5 01 015
Dr. med. Helga Bürgel
Fachärztin für Anästhesiologie
Tel.: 0621-4186-17 (Fax: 4186424)
Tullastr. 16
68161 Mannheim (Oststadt)

Stoelting/Dierdorf

Anästhesie bei
Begleiterkrankungen

Anästhesie bei Begleiterkrankungen

Robert F. Stoelting · Stephen F. Dierdorf

2. deutsche Ausgabe herausgegeben und bearbeitet von
Walter H. Striebel und Klaus Eyrich

185 Abbildungen
252 Tabellen

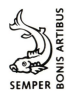

Gustav Fischer Verlag
Stuttgart · Jena · New York · 1996

First edition © Churchill Livingstone Inc. 1983
Third edition © Churchill Livingstone Inc. 1993
Titel der Originalausgabe: Anesthesia and Co-existing Disease
This Translation of «Anesthesia and Co-existing Disease», Third Edition is published by arrangement with Churchill Livingstone, Inc., New York.

Die 1. deutsche Ausgabe wurde unter dem Titel «Anästhesie und Vorerkrankungen» herausgegeben.

Übersetzer und Herausgeber:

PD Dr. med. H. W. Striebel, D.E.A.A.
Ltd. Oberarzt an der Klinik für Anaesthesiologie und Operative Intensivmedizin
Universitätsklinikum Benjamin Franklin der Freien Universität Berlin
Hindenburgdamm 30
D-12200 Berlin

Prof. Dr. med. K. Eyrich
Leiter der Klinik für Anaesthesiologie und Operative Intensivmedizin
Universitätsklinikum Benjamin Franklin der Freien Universität Berlin
Hindenburgdamm 30
D-12200 Berlin

Mitarbeiter:

Dr. med. C. Bühler
Dr. med. R. Castello
Dr. med. M. Hölzl
Dr. med. D. Martens, D.E.A.A.

Dr. med. B. Oldörp
Dr. med. W. Ruf
Dr. med. U. Wegenhorst

Bezeichnungen, die zugleich eingetragene Warenzeichen sind, wurden nicht immer kenntlich gemacht. Es kann also aus der Bezeichnung einer Ware mit dem für diese eingetragenen Warenzeichen nicht in jedem Falle geschlossen werden, daß die Bezeichnung ein freier Warenname ist. Ebensowenig ist zu entnehmen, ob Patente oder Gebrauchsmuster vorliegen.

Wichtiger Hinweis

Die pharmazeutischen Erkenntnisse in der Medizin unterliegen laufendem Wandel durch Forschung und klinische Erfahrungen. Autoren und Herausgeber dieses Werkes haben große Sorgfalt darauf verwendet, daß die in diesem Werk gemachten therapeutischen Angaben (insbesondere hinsichtlich Indikation, Dosierung und unerwünschten Wirkungen) dem derzeitigen Wissensstand entsprechen. Das entbindet den Benutzer des Werkes aber nicht von der Verpflichtung, anhand der Beipackzettel zu verschreibender Präparate zu überprüfen, ob die dort gemachten Angaben von denen in diesem Buch abweichen und seine Verordnung in eigener Verantwortung zu bestimmen.

Die Deutsche Bibliothek – CIP-Einheitsaufnahme

Stoelting, Robert K.:
Anästhesie bei Begleiterkrankungen : 252 Tabellen / Robert F.
Stoelting ; Stephen F. Dierdorf. – 2. dt. Ausg. / hrsg. und
bearb. von Walter H. Striebel und Klaus Eyrich. – Stuttgart ;
Jena ; New York : G. Fischer, 1996
   Einheitssacht.: Anesthesia and co-existing disease ⟨dt.⟩
   ISBN 3-437-11674-6
NE: Dierdorf, Stephen F.:; Striebel, Walter H. [Bearb.]

© Gustav Fischer Verlag · Stuttgart · Jena · New York · 1996
Wollgrasweg 49, D-70599 Stuttgart (Hohenheim)
Das Werk einschließlich aller seiner Teile ist urheberrechtlich geschützt. Jede Verwertung außerhalb der engen Grenzen des Urheberrechtsgesetzes ist ohne Zustimmung des Verlages unzulässig und strafbar. Das gilt insbesondere für Vervielfältigungen, Übersetzungen, Mikroverfilmungen und die Einspeicherung und Verarbeitung in elektronischen Systemen.
Satz: Typomedia Satztechnik GmbH, Ostfildern
Druck und Einband: Wilhelm Röck GmbH, Weinsberg
Printed in Germany

Gewidmet unseren Frauen und Kindern

| Ursula Striebel | Rosemarie Eyrich | Martina Castello | Andrea Hölzl | Susanne Martens | Anette Ruf |

und   und   und

Julia   Christoph   Christian
Matthias   Susanne
               Michael

Ohne deren verständnisvolle Nachsicht und Geduld
wäre die arbeitsintensive Übersetzung dieses Buches
nicht möglich gewesen.

Vorwort zur 3. amerikanischen Auflage

Diese dritte Auflage von «Anesthesia and Co-existing Disease» erscheint zehn Jahre nach der 1983 publizierten Erstauflage. Wie bei den beiden ersten Auflagen war es auch bei dieser Auflage das Ziel, dem Leser eine aktuelle und genaue Beschreibung der Pathophysiologie anästhesierelevanter Erkrankungen sowie deren eventuelle Auswirkungen auf die Narkoseführung an die Hand zu geben. Während häufige Erkrankungen ausführlich dargestellt wurden, sind bei seltenen Erkrankungen vor allem die Besonderheiten beschrieben worden, die in der perioperativen Phase wichtig werden könnten.

In dieser Auflage wurden von einigen Kapiteln auch die Titel umbenannt, um stärker auf Krankheitsbilder hinzuweisen, die für bestimmte Patientengruppen, wie z.B. für Schwangere oder Kinder, typisch sind. Während das Asthma bronchiale nun in einem eigenen Kapitel abgehandelt wird, wurden Themen wie Herzschrittmacher, Störungen des Säure-Basen-Haushalts und Transfusionstherapie nicht mehr in eigenen Kapiteln abgehandelt, sondern in entsprechende andere Kapitel mit integriert. In die dritte Auflage wurden auch zahlreiche neue Abbildungen und Tabellen aufgenommen. Außerdem wurden ausführliche Abschnitte über periphere Nervenverletzungen, Gerinnungsproblematik, Regionalanästhesie, Diabetes mellitus und maligne Hyperthermie aufgenommen.

Diese Ausgabe von «Anesthesia and Co-existing Disease» stammt – wie auch die zweite Auflage – aus der Feder der Herausgeber. Wir hoffen, daß dadurch das Buch einen einheitlichen Stil hat, daß unnötige Wiederholungen oder Überschneidungen fehlen und daß in den einzelnen Kapiteln keine sich widersprechenden Aussagen gemacht werden. Wir glauben, daß diese Ausgabe – genauso wie die vorausgehenden Auflagen – sowohl als Einführung in anästhesierelevante Krankheitsbilder als auch als Nachschlagewerk dienen kann. Daher sollte dieses Buch sowohl für den Anfänger als auch für den erfahrenen Anästhesisten wertvoll sein.

Die Herausgeber möchten sich auch nochmals bei Deanna M. Walker für die unschätzbare Hilfe bei der Vorbereitung des Manuskripts bedanken. Toni M. Tracy (Vorsitzender des Churchill Livingstone Verlags) sei für seine Unterstützung und Ermutigung gedankt. Bridgett Dickinson sei für die ausgezeichnete Lektoratsarbeit gedankt, die wir stets sehr schätzten.

Robert K. Stoelting, M.D.
Stephen F. Dierdorf, M.D.

Vorwort zur 1. amerikanischen Auflage

Eine optimale Narkoseführung verlangt mehr als nur entsprechendes Wissen um die Pharmakologie der perioperativ eingesetzten Medikamente und Geschicklichkeit bei der Durchführung fachspezifischer Maßnahmen. Daneben sind insbesondere Kenntnisse über die Pathophysiologie vorbestehender Erkrankungen sowie über die Auswirkungen einer eventuell durchgeführten medikamentösen Begleittherapie absolute Voraussetzung für eine optimale Narkoseführung von Patienten.

Das Ziel von «Anesthesia and Co-existing Disease» ist es, die Pathophysiologie und die Therapie derjenigen Erkrankungen genau zu beschreiben, die im Rahmen der perioperativen Patientenbetreuung relevant sind. Erkrankungen und Besonderheiten bei Kindern, geriatrischen Patienten und schwangeren Patientinnen werden in speziellen Kapiteln abgehandelt. Anhand zahlreicher Abbildungen und Tabellen wird das im Text Beschriebene vertieft.

Bei der Beschreibung der einzelnen Krankheitsbilder wird zumeist in einem Abschnitt über Narkoseführung auf anästhesierelevante Probleme eingegangen. In diesen Abschnitten wird besprochen, was für Auswirkungen diese Erkrankung auf die Auswahl von Anästhetika und Anästhesietechniken sowie auf die Überwachungsverfahren in der perioperativen Phase hat.

Wir glauben, daß «Anesthesia and Co-existing Disease» sowohl als Einführung als auch als Nachschlagewerk dienen kann. Daher sollte das Buch für den Anfänger genauso wie für den erfahrenen Anästhesisten geeignet sein. Obwohl mehrere Autoren an diesem Buch mitgearbeitet haben, zeichnet sich das Buch durch einen einheitlichen Stil aus, denn die Autoren haben sämtliche Beiträge nochmals überarbeitet, so daß sich das Buch liest, als ob es von einem einzelnen Autor verfaßt sei.

Die Autoren möchten sich für die unschätzbare Hilfe von Deanna Walker bei der Vorbereitung des Manuskripts bedanken. Von Lewis Reines (Präsident des Churchill Livingston Verlags) stammte die Idee zu diesem Buch, er hat uns mit seinem ansteckenden Enthusiasmus dazu begeistert. Die hervorragende Zusammenarbeit mit Bonna Balopole ermöglichte es uns, nachträglich noch wichtige neue Erkenntnisse und neueste Publikationen aufzunehmen. Dadurch wurde es möglich, auch noch hochaktuelle Literatur zu zitieren, die zum Teil nur sechs Monate vor Erscheinen des Buches publiziert wurde. Schließlich möchten wir auch unseren Kollegen und Familien für ihr Verständnis und ihre Unterstützung während der Vorbereitungszeit für dieses Buch danken.

R.K. Stoelting, M.D.
Stephen F. Dierdorf, M.D.

Vorwort der Übersetzer zur 2. deutschen Auflage

Die erste deutsche Übersetzung von «Anesthesia and Co-Existing Disease» fand einen sehr guten Anklang. Nach ihrem Erscheinen im Frühjahr 1992 war die Auflage bereits Anfang 1994 schon fast vergriffen. Damit kann auch die deutsche Übersetzung an den enormen Erfolg des amerikanischen Originals anknüpfen.

In den USA ist inzwischen bereits die dritte amerikanische Auflage von «Anesthesia and Co-Existing Disease» erschienen. Diese dritte amerikanische Auflage wurde von den Autoren R.K. Stoelting und S.F. Dierdorf intensivst überarbeitet und aktualisiert. Die vorliegende zweite deutsche Auflage entspricht bereits der dritten amerikanischen Auflage und erscheint relativ kurz nach dem Original. Die Übersetzung für diese zweite deutsche Auflage wurde von den Herausgebern sowie den ebenfalls in der Klinik für Anästhesiologie und operative Intensivmedizin des Universitätsklinikum Benjamin Franklin der FU Berlin arbeitenden Kolleginnen und Kollegen Dr. C. Bühler, Dr. R. Castello, Dr. M. Hölzl, Dr. D. Martens D.E.A.A., Dr. B. Oldörp, Dr. W. Ruf und Dr. U. Wegenhorst vorgenommen. Sämtliche Kapitel wurden von den Herausgebern redigiert, um wie beim amerikanischen Original einen einheitlichen und durchgehenden Stil zu garantieren.

Unser besonderer Dank gilt Frau K. Konopka, die in sorgfältigster Weise die zahlreich angefallenen Manuskriptkorrekturen vorgenommen und uns auch in vieler anderer Hinsicht höchst lobenswert unterstützte. Bedanken möchten wir uns auch bei Herrn B. von Breitenbuch vom Gustav Fischer Verlag für die sehr gute Zusammenarbeit.

H.W. Striebel
K. Eyrich

Berlin, im Februar 1996

Vorwort der Übersetzer zur 1. deutschen Auflage

Grundvoraussetzung zur Durchführung einer Anästhesie sind entsprechende Kenntnisse über pharmakokinetische und pharmakodynamische Eigenschaften der zur Narkose verwendeten Medikamente sowie ein fundiertes Wissen über die verschiedenen Anästhesietechniken. Diese notwendigen theoretischen Kenntnisse kann der Anfänger aus einer großen Anzahl deutschsprachiger Lehrbücher beziehen.

Für den erfahrenen Anästhesisten stellen sich jedoch in der täglichen Praxis häufig andere Probleme. Ihm werden oft schwerkranke Patienten anvertraut, die aufgrund bestimmter Begleiterkrankungen ein deutlich erhöhtes Anästhesierisiko aufweisen. Die Betreuung dieser Patienten verlangt daher zusätzlich ein fundiertes Wissen über diese Begleiterkrankungen und deren Einfluß auf die Narkoseführung.

Will sich der Anästhesist über anästhesierelevante Begleiterkrankungen, deren Pathophysiologie, Symptomatik, Therapie sowie über deren Auswirkungen auf die Narkoseführung sachkundig machen, muß er oft entweder auf Zeitschriftenpublikationen oder auf englischsprachige Lehrbücher zurückgreifen. Die deutschsprachigen Anästhesiebücher gehen meist nur wenig auf diese Problematik ein.

Das von R.K. Stoelting und S.F. Dierdorf verfaßte amerikanische Standardwerk «Anesthesia and Co-Existing Disease» ist unserer Meinung nach ein brillantes Lehrbuch, das diese Lücke auf das Beste füllt. Dies hat uns dazu veranlaßt, dieses Buch ins Deutsche zu übersetzen. Wir haben großen Wert darauf gelegt, den einheitlichen und durchgehenden Stil der Originalausgabe beizubehalten.

An dieser Stelle möchten wir uns ganz herzlich bei unseren Familien bedanken, deren Geduld und Verständnis diese Übersetzung erst ermöglichte.

H.W. Striebel Berlin, im Sommer 1991
K. Eyrich
U. Klettke

Inhalt

1	**Koronare Herzerkrankungen** übersetzt von B. Oldörp und H.W. Striebel		1.15.1	Therapie 14
			1.15.2	Chirurgische Intervention 15
1.1	Risikofaktoren	1	**1.16**	**Anästhesie bei nicht-kardiochirurgischen Eingriffen** 15
1.1.1	Hypercholesterinämie	1	1.16.1	Präoperative Medikation 15
1.1.2	Hypertonus	2	1.16.2	Intraoperatives Vorgehen 16
1.1.3	Nikotinabusus	2	1.16.3	Narkoseeinleitung 17
1.1.4	Bewegungsmangel	2	1.16.4	Aufrechterhaltung der Narkose .. 17
1.1.5	Andere Risikofaktoren	3	1.16.5	Auswahl des Muskelrelaxans 19
1.1.6	Kardiale Untersuchung	3	1.16.6	Monitoring 19
1.1.7	Anamnese	4	1.16.7	EKG 19
1.1.8	Kardiale Belastbarkeit	4	1.16.8	Pulmonalarterienkatheter 20
1.2	**Angina pectoris**	4	1.16.9	Transösophageale Echokardiographie 21
1.3	**Stummer Myokardinfarkt**	5	1.16.10	Postoperative Phase 21
1.3.1	Frühere Myokardinfarkte	5	**1.17**	**Herztransplantation** 21
1.4	**Begleitende nicht-kardiale Erkrankungen**	6	1.17.1	Narkoseführung 21
			1.17.2	Komplikationen 22
1.5	**Aktuelle Medikation**	6		
1.5.1	Beta-Rezeptorenblocker	6	**2**	**Herzklappenfehler** übersetzt von M. Hölzl und H.W. Striebel
1.5.2	Nitrate	7		
1.5.3	Kalziumantagonisten	7	**2.1**	**Präoperative Beurteilung** 26
1.5.4	Aspirin	7	2.1.1	Anamnese und körperliche Untersuchung 26
1.5.5	Medikamentenkombinationen ..	8	2.1.2	Medikamentöse Behandlung 27
1.6	**Körperliche Untersuchung**	8	2.1.3	Apparative Untersuchungen 27
1.7	**Röntgenbild des Thorax**	8	2.1.4	Doppler-Echokardiographie 29
1.8	**EKG**	8	2.1.5	Behandlung 29
1.9	**Myokardischämie**	8	**2.2**	**Mitralstenose** 29
1.10	**Weiterführende diagnostische Verfahren**	9	2.2.1	Pathophysiologie 30
			2.2.2	Narkoseführung bei nicht-kardiochirurgischen Eingriffen 30
1.10.1	Langzeit-EKG	9		
1.10.2	Echokardiographie	9	**2.3**	**Mitralinsuffizienz** 32
1.10.3	Szintigraphische Verfahren	9	2.3.1	Pathophysiologie 33
1.10.4	Angiographie	10	2.3.2	Narkoseführung bei nicht-kardiochirurgischen Eingriffen 34
1.10.5	Herzkatheterisierung	10		
1.11	**Akuter Myokardinfarkt**	11	**2.4**	**Mitralklappenprolaps** 35
1.11.1	Pathogenese	11	2.4.1	Komplikationen 36
1.11.2	Diagnose	11	2.4.2	Narkoseführung bei nicht-kardiochirurgischen Eingriffen 36
1.11.3	Therapie	12		
1.11.4	Komplikationen	13	**2.5**	**Aortenstenose** 37
1.12	**Herzrhythmusstörungen und Reizleitungsstörungen**	13	2.5.1	Pathophysiologie 37
			2.5.2	Narkoseführung bei nicht-kardiochirurgischen Eingriffen 38
1.13	**Perikarditis**	14		
1.14	**Linksventrikuläre Thromben** ...	14	**2.6**	**Aorteninsuffizienz** 39
1.15	**Schwere Herzinsuffizienz und kardiogener Schock**	14	2.6.1	Pathophysiologie 39
			2.6.2	Narkoseführung bei nicht-kardiochirurgischen Eingriffen 40

2.7	Trikuspidalinsuffizienz	41		4.2.2	Elektrische Kardioversion	70
2.7.1	Pathophysiologie	41		4.2.3	Herzschrittmacher	72
2.7.2	Narkoseführung bei nicht-kardiochirurgischen Eingriffen	41		4.3	Störungen der Reizleitung	75

3 Angeborene Herzfehler
übersetzt von M. Hölzl und H.W. Striebel

3.1	Intrakardialer Links-Rechts-Shunt	44
3.1.1	Vorhofseptumdefekt vom Ostium-secundum-Typ	44
3.1.2	Vorhofseptumdefekt vom Ostium-primum-Typ	45
3.1.3	Ventrikelseptumdefekte	46
3.1.4	Offener Ductus arteriosus	48
3.1.5	Aortopulmonales Fenster	49
3.2	Intrakardialer Rechts-Links-Shunt	49
3.2.1	Fallotsche Tetralogie	49
3.2.2	Eisenmenger-Syndrom	52
3.2.3	Ebstein-Syndrom (Fehlbildung der Trikuspidalklappe)	53
3.2.4	Trikuspidalatresie	53
3.2.5	Foramen ovale	54
3.3	Parallelschaltung von Pulmonal- und Systemkreislauf	54
3.3.1	Transposition der großen Gefäße	54
3.4	Vermischung des Blutes aus Pulmonal- und Systemkreislauf	55
3.4.1	Truncus arteriosus communis	55
3.4.2	Partielle Lungenvenenfehlmündung	56
3.4.3	Komplette Lungenvenenfehlmündung	56
3.4.4	Hypoplastisches Linksherz	57
3.4.5	Rechter Ventrikel mit doppelter Ausflußbahn	59
3.5	Erhöhte myokardiale Belastung	59
3.5.1	Aortenstenose	59
3.5.2	Aortenisthmusstenose	60
3.5.3	Präduktale Aortenisthmusstenose	60
3.5.4	Postduktale Aortenisthmusstenose	61
3.5.5	Pulmonalstenose	62
3.6	Mechanische Trachealeinengung	63
3.6.1	Doppelter Aortenbogen	63
3.6.2	Aberrierende linke Pulmonalarterie	63
3.6.3	Fehlende Pulmonalklappe	63

4 Störungen von Reizleitung und Herzrhythmus
übersetzt von M. Hölzl und H.W. Striebel

4.1	Diagnostik von Herzrhythmusstörungen	67
4.1.1	Langzeit-EKG und Telemetrie	67
4.2	Behandlung	68
4.2.1	Antiarrhythmika	68

4.3.1	AV-Block ersten Grades	75
4.3.2	AV-Block zweiten Grades	75
4.3.3	Unifaszikulärer Block (Hemiblock)	76
4.3.4	Rechtsschenkelblock	76
4.3.5	Linksschenkelblock	76
4.3.6	Bifaszikulärer Block	76
4.3.7	AV-Block dritten Grades	77
4.4	Herzrhythmusstörungen	77
4.4.1	Sinustachykardie	77
4.4.2	Sinusbradykardie	78
4.4.3	Sick-Sinus-Syndrom	78
4.4.4	Supraventrikuläre Extrasystolen	78
4.4.5	Paroxysmale supraventrikuläre Tachykardien	78
4.4.6	Vorhofflattern	79
4.4.7	Vorhofflimmern	79
4.4.8	AV-(Knoten-)Rhythmus	80
4.4.9	Wandernder Vorhofschrittmacher	80
4.4.10	Ventrikuläre Extrasystolen	80
4.4.11	Ventrikuläre Tachykardie	81
4.4.12	Kammerflimmern	82
4.4.13	Automatische implantierbare Kardioverter/Defibrillatoren	82
4.5	Präexzitationssyndrome	82
4.5.1	Wolff-Parkinson-White Syndrom	83
4.5.2	Lown-Ganong-Levine Syndrom	85
4.5.3	Maheim-Syndrom	85
4.6	QT-Syndrom	85

5 Hypertonie
übersetzt von M. Hölzl und H.W. Striebel

5.1	Behandlung	90
5.1.1	Medikamente	91
5.2	Narkoseführung	92
5.2.1	Präoperative Untersuchung	92
5.2.2	Narkoseeinleitung	94
5.2.3	Aufrechterhaltung der Narkose	95
5.2.4	Postoperative Betreuung	96
5.3	Hypertensive Krise	96

6 Herzinsuffizienz
übersetzt von M. Hölzl und H.W. Striebel

6.1	Physiologische Kompensationsmechanismen	98
6.1.1	Frank-Starling-Mechanismus	98
6.1.2	Inotropie	98
6.1.3	Nachlast (Afterload)	99
6.1.4	Herzfrequenz	100
6.1.5	Myokardiale Hypertrophie und Dilatation	100

6.1.6	Aktivität des sympathischen Nervensystems 100	8.1.1	Röntgenaufnahme des Thorax 117
6.1.7	Hormonale Regelkreise 100	8.1.2	EKG 117
6.2	**Hämodynamische Parameter der Ventrikelfunktion** 100	**8.2**	**Therapie** 117
6.2.1	Herzzeitvolumen 100	8.2.1	Narkoseführung 118
6.2.2	Ejektionsfraktion 101	8.2.2	Prämedikation 118
6.2.3	Enddiastolischer Druck 101	8.2.3	Narkoseeinleitung 118
		8.2.4	Aufrechterhaltung der Narkose . . . 118
6.3	**Symptome der Linksherzinsuffizienz** . 101	8.2.5	Monitoring 119
6.3.1	Dyspnoe 101		
6.3.2	Orthopnoe 101	**8.3**	**Primäre pulmonale Hypertonie** . . . 119
6.3.3	Paroxysmale nächtliche Dyspnoe . . . 101		
6.3.4	Akutes Lungenödem 102	**9**	**Erkrankungen des Perikards**
6.3.5	Behandlung des Lungenödems 102		übersetzt von D. Martens und K. Eyrich
6.3.6	Symptome 102		
6.3.7	Röntgenbild des Thorax 102	**9.1**	**Akute Perikarditis** 121
6.4	**Symptome einer Rechtsherz-insuffizienz** 103	**9.2**	**Perikarderguß** 121
6.4.1	Venöse Stauung 103	**9.3**	**Chronisch-konstriktive Perikarditis** . . 122
6.4.2	Organstauung 103	9.3.1	Therapie 122
6.4.3	Periphere Ödeme 103	9.3.2	Narkoseführung 122
6.5	**Behandlung der Herzinsuffizienz** . . . 103	**9.4**	**Herzbeuteltamponade** 123
6.5.1	Digitalis 103	9.4.1	Symptome 123
6.5.2	Prophylaktische Digitalisierung 104	9.4.2	Therapie 124
6.5.3	Digitalisintoxikation 105	9.4.3	Narkoseführung 125
6.5.4	Kardiale Symptome einer Digitalisintoxikation 105	**10**	**Aneurysmata der thorakalen und abdominalen Aorta**
6.5.5	Plasmakonzentration von Digitalispräparaten 105		übersetzt von D. Martens und K. Eyrich
6.5.6	Therapie digitalisbedingter Herzrhythmusstörungen 105	**10.1**	**Aneurysmata der thorakalen Aorta** . . 127
6.5.7	Operative Eingriffe bei Vorliegen einer Digitalisintoxikation 105	10.1.1	Klassifikation 127
		10.1.2	Ursachen 128
6.6	**Operative Eingriffe bei Vorliegen einer Herzinsuffizienz** 107	10.1.3	Symptome 128
6.6.1	Allgemeinanästhesie 107	10.1.4	Diagnose 129
6.6.2	Regionalanästhesie 108	10.1.5	Therapie 129
		10.1.6	Narkoseführung 130
		10.1.7	Postoperative Betreuung 131
7	**Kardiomyopathien**	**10.2**	**Herzkontusion** 131
	übersetzt von M. Hölzl und H.W. Striebel	10.2.1	Behandlung 132
7.1	**Dilatative Kardiomyopathie** 109	**10.3**	**Aneurysmata der abdominalen Aorta** . 132
7.1.1	Behandlung 110	10.3.1	Behandlung 132
7.1.2	Narkoseführung 110	10.3.2	Narkoseführung 133
7.2	**Restriktive Kardiomyopathie** 111	10.3.3	Postoperative Betreuung 135
7.3	**Hypertrophe Kardiomyopathie** . . . 111	**11**	**Periphere Gefäßerkrankungen**
7.3.1	Symptome 111		übersetzt von B. Oldörp und K. Eyrich
7.3.2	Behandlung 113		
7.3.3	Narkoseführung 113	**11.1**	**Takayasu-Syndrom** 137
7.4	**Obliterative Kardiomyopathie** 114	11.1.1	Narkoseführung 138
		11.2	**Thrombangiitis obliterans** 138
8	**Cor Pulmonale**	11.2.1	Narkoseführung 139
	übersetzt von B. Oldörp und H.W. Striebel	**11.3**	**Wegener-Granulomatose** 139
		11.3.1	Narkoseführung 139
8.1	**Symptome** 116	**11.4**	**Arteriitis temporalis** 140

11.5	Polyarteriitis nodosa 140		13.4.1	Narkoseführung 164
11.6	Purpura Schönlein-Henoch 140		13.5	Bronchiolitis obliterans 164
11.7	Raynaud-Syndrom 141		13.6	Trachealstenose 164

11.7.1 Therapie 141
11.7.2 Narkoseführung 141

11.8 Moyamoya-Syndrom 141
11.8.1 Narkoseführung 141

11.9 Klippel-Trenaunay-Syndrom 142

11.10 Morbus Bechterew 142

11.11 Kawasaki-Syndrom 142

11.12 Akuter arterieller Verschluß 142

11.13 Chronisch-arterielle
 Verschlußkrankheit 142
11.13.1 Therapie 143
11.13.2 Narkoseführung 143

11.14 Subclavian-Steal-Syndrom 144

11.15 Koronar-Subclavian-Steal-Syndrom . 144

12 Tiefe Venenthrombose und Lungenembolie
übersetzt von B. Oldörp und K. Eyrich

12.1 Tiefe Venenthrombose 146
12.1.1 Diagnose und Therapie 147
12.1.2 Prophylaxe 148

12.2 Lungenembolie 149
12.2.1 Diagnose 149
12.2.2 Therapie 150
12.2.3 Narkoseführung 150

12.3 Fettembolie 151

13 Chronisch obstruktive Lungenerkrankung
übersetzt von C. Bühler und K. Eyrich

13.1 Chronische Bronchitis und
 Lungenemphysem 153
13.1.1 Epidemiologie 153
13.1.2 Klinische Symptomatik und
 Diagnostik 154
13.1.3 Therapie 155
13.1.4 Präoperative Beurteilung 156
13.1.5 Narkoseführung 157
13.1.6 Postoperative Überwachung 159

13.2 Bronchiektasien 163

13.3 Mukoviszidose 163
13.3.1 Narkoseführung 163

13.4 Kartagener Syndrom 164

14 Asthma bronchiale
übersetzt von C. Bühler und K. Eyrich

14.1 Pathogenese 167
14.2 Symptomatik 168
14.3 Klassifizierung 169
14.3.1 Allergeninduziertes Asthma 170
14.3.2 Belastungsinduziertes Asthma 170
14.3.3 Nächtliche Asthmaattacken 170
14.3.4 Berufsbedingtes Asthma 170
14.3.5 Infektbedingtes Asthma 170

14.4 Therapie 170
14.4.1 Bronchodilatatoren 171
14.4.2 Entzündungshemmende
 Medikamente 172
14.4.3 Notfalltherapie 172

14.5 Narkoseführung 173
14.5.1 Präoperative Beurteilung 173
14.5.2 Prämedikation 173
14.5.3 Einleitung und Aufrechterhaltung der
 Narkose 173
14.5.4 Intraoperativer Bronchospasmus . . . 176

15 Restriktive Lungenerkrankungen
übersetzt von C. Bühler und K. Eyrich

15.1 Lungenödem 179
15.1.1 ARDS (Adult Respiratory Distress
 Syndrome) 179
15.1.2 Posttraumatisches
 Multiorganversagen 181
15.1.3 Aspirationspneumonitis 181
15.1.4 Neurogenes Lungenödem 181
15.1.5 Opioidinduziertes Lungenödem . . . 182
15.1.6 Lungenödem bei Höhenkrankheit . . 182
15.1.7 Lungenödem durch negativen
 Atemwegsdruck 182

15.2 Primär pulmonalbedingte chronisch-
 restriktive Lungenerkrankung 182
15.2.1 Sarkoidose 182
15.2.2 Allergische Pneumonie 183
15.2.3 Eosinophiles Granulom
 (Histiocytosis X) 183
15.2.4 Alveolarproteinose 183
15.2.5 Lymphangiomyomatose 183

15.3 Primär extrapulmonalbedingte
 chronisch-restriktive
 Lungenerkrankung 183
15.3.1 Pleurafibrose 183
15.3.2 Neuromuskuläre Erkrankungen . . . 183
15.3.3 Instabiler Thorax 184

15.4	Erkrankungen der Pleura und des Mediastinums 184	17.1.3	Symptome 203
15.4.1	Pleuraerguß 184	17.1.4	Narkoseführung 204
15.4.2	Pneumothorax 184	17.1.5	Druck-Volumen-Compliance-Kurve . 205
15.4.3	Mediastinaltumore 185	17.2	Zerebrovaskuläre Erkrankungen . . . 220
15.4.4	Akute Mediastinitis 185	17.2.1	Transitorisch ischämische Attacken . . 220
15.4.5	Pneumomediastinum 185	17.2.2	Schlaganfall 227
		17.2.3	Intrakranielle Blutung 229
15.5	Präoperative Vorbereitungen 185		
15.6	Narkoseführung 186	17.3	Schädel-Hirn-Trauma 233
		17.3.1	Epidurales Hämatom 233
15.7	Diagnostische Techniken 187	17.3.2	Subdurales Hämatom 233

16 Akute Ateminsuffizienz
übersetzt von C. Bühler und H.W. Striebel

16.1	Diagnostik 188	17.4	Degenerative Erkrankungen des Nervensystems 233
16.2	Therapie der Ateminsuffizienz 189	17.4.1	Aquäduktstenose 234
16.2.1	Erhöhung der inspiratorischen Sauerstoffkonzentration 189	17.4.2	Arnold-Chiari-Syndrom 234
		17.4.3	Syringomyelie 234
16.2.2	Endotracheale Intubation und maschinelle Beatmung 189	17.4.4	Amyotrophe Lateralsklerose (ALS) . 235
		17.4.5	Friedreich-Ataxie 235
16.2.3	Intravasales Flüssigkeitsvolumen . . . 193	17.4.6	Morbus Parkinson (Paralysis agitans) . 236
16.2.4	Tracheobronchialtoilette 193	17.4.7	Hallervorden-Spatz-Syndrom 237
16.2.5	Therapie bronchopulmonaler Infekte . 193	17.4.8	Chorea Huntington 238
16.2.6	Ernährung 193	17.4.9	Tortikollis spasticus 238
16.3	Apparative Überwachung der Therapie 194	17.4.10	Shy-Drager-Syndrom 239
		17.4.11	Familiäre Dysautonomie 240
16.3.1	Sauerstoffaustausch und arterielle Oxygenierung 194	17.4.12	Angeborenes Analgesie-Syndrom . . . 240
		17.4.13	Progressive Erblindung 240
16.3.2	Kohlendioxidausscheidung 195	17.4.14	Alzheimer-Krankheit 241
16.3.3	Gemischt-venöser Sauerstoffpartialdruck 195	17.4.15	Jakob-Creutzfeldt-Erkrankung 241
		17.4.16	Leigh-Syndrom 242
16.3.4	Faktoren, die die Genauigkeit von Blutgasanalysen beeinflussen 196	17.4.17	Rett-Syndrom 242
		17.4.18	Sotos-Syndrom 242
16.3.5	Arterieller pH-Wert 196	17.4.19	Menkes-Syndrom 242
16.3.6	Herzminutenvolumen 196	17.4.20	Leukodystrophien 243
16.3.7	Kardiale Füllungsdrücke 197	17.4.21	Multiple Sklerose 243
16.3.8	Intrapulmonale Shunts 197	17.4.22	Neuritis nervi optici 245
16.3.9	Statische Lungencompliance 197	17.4.23	Querschnittsmyelitis 245
16.4	Beendigung einer maschinell unterstützten Atmung 198	17.4.24	Stiff-man-Syndrom 246
		17.4.25	Neuropathien 246
16.4.1	Entwöhnung von der maschinellen Beatmung 198	17.4.26	Postoperative Neuropathie 247
		17.4.27	Idiopathische Fazialisparese 247
16.4.2	Extubation 199	17.4.28	Trigeminusneuralgie 247
16.4.3	Entwöhnung von einer erhöhten inspiratorischen Sauerstoff- konzentration 199	17.4.29	Glossopharyngeusneuralgie 248
		17.4.30	Vestibularisneuronitis 249
		17.4.31	Karzinombedingte Neuropathien von Hirnnerven 249
16.5	Lungentransplantation 199	17.4.32	Möbius-Syndrom 249
16.5.1	Narkoseführung 200	17.4.33	Karpaltunnel-Syndrom 249
		17.4.34	Ulnarislähmung 250
		17.4.35	Neuropathie des Plexus brachialis . . . 251

17 Erkrankungen des Nervensystems
übersetzt von U. Wegenhorst und H.W. Striebel

		17.4.36	Radialisparese 251
		17.4.37	Thoracicus-longus-Lähmung 251
		17.4.38	Meralgia parästhetica 251
		17.4.39	Femoralis-Neuropathie 251
		17.4.40	Peronaeuslähmung 252
		17.4.41	Alkoholbedingte Neuropathie 252
		17.4.42	Vitamin-B_{12}-Mangel 252
17.1	Intrakranielle Tumoren 202	17.4.43	Diabetes mellitus 253
17.1.1	Diagnose 202	17.4.44	Hypothyreose 253
17.1.2	Behandlung 203	17.4.45	Urämie 253

17.4.46	Porphyrie	253	17.22.2	Narkoseführung . . . 278
17.4.47	Karzinome	253	**17.23**	**Neurofibromatose** . . . 278
17.4.48	Sarkoidose	253	17.23.1	Symptome . . . 278
17.4.49	Gefäßerkrankungen im Rahmen von Kollagenosen	253	17.23.2	Therapie . . . 278
17.4.50	Akute idiopathische Polyneuritis	254	17.23.3	Narkoseführung . . . 279
17.4.51	Atrophie der Peronaeusmuskulatur	255		
17.4.52	Refsum-Krankheit	255		

17.5 Querschnittsyndrom . . . 255
17.5.1 Pathophysiologie . . . 256
17.5.2 Narkoseführung . . . 258

18 Leber- und Gallenwegserkrankungen
übersetzt von R. Castello und K. Eyrich

17.6 Hirnprotektion und Wiederbelebung 261
17.6.1 Herzstillstand . . . 261
17.6.2 Schlaganfall . . . 262
17.6.3 Schädel-Hirn-Trauma . . . 262

18.1 Physiologische Funktionen der Leber 285
18.1.1 Stoffwechselfunktion . . . 285
18.1.2 Medikamentenmetabolismus . . . 287

17.7 Anfallsleiden . . . 263
17.7.1 Pathophysiologie . . . 264
17.7.2 Therapie . . . 264
17.7.3 Grand-mal-Anfälle . . . 265
17.7.4 Narkoseführung . . . 265

18.2 Leberdurchblutung . . . 287

18.3 Leberfunktionstests . . . 289
18.3.1 Bilirubin . . . 289
18.3.2 Transaminasen . . . 290
18.3.3 Alkalische Phosphatase (AP) . . . 290
18.3.4 Albumin . . . 290

17.8 Synkope . . . 266

17.9 Tourette-Syndrom . . . 266

17.10 Kopfschmerzen . . . 266
17.10.1 Migräne . . . 266
17.10.2 Cluster-Kopfschmerz . . . 267
17.10.3 Erhöhter intrakranieller Druck . . . 267
17.10.4 Benigne intrakranielle Hypertension . 268

18.4 Differentialdiagnose postoperativer Leberfunktionsstörungen . . . 291

18.5 Akute Hepatitis . . . 292
18.5.1 Virus-Hepatitis . . . 292

17.11 Bandscheibenvorfall . . . 268
17.11.1 Zervikaler Bandscheibenvorfall . . . 268
17.11.2 Zervikale Spondylose . . . 269
17.11.3 Lumbaler Bandscheibenvorfall . . . 269

18.6 Medikamentös bedingte Hepatitis . . 295
18.6.1 Anästhetika . . . 295

18.7 Chronische Hepatitis . . . 297
18.7.1 Chronisch aktive Hepatitis . . . 297
18.7.2 Chronisch persistierende Hepatitis . . 298

17.12 Schlafstörungen . . . 269
17.12.1 Schlaflosigkeiten . . . 269
17.12.2 Narkolepsie . . . 270
17.12.3 Schlafapnoe-Syndrom . . . 270

18.8 Leberzirrhose . . . 298
18.8.1 Formen der Leberzirrhose . . . 298
18.8.2 Komplikationen einer Leberzirrhose . 299

17.13 Abnormale Atemmuster . . . 271

17.14 Akute Höhenkrankheit . . . 272

17.15 Epistaxis (Nasenbluten) . . . 272

17.16 Ménière-Krankheit . . . 272

18.9 Narkoseführung bei Patienten mit Leberzirrhose . . . 302
18.9.1 Akutes Leberversagen . . . 302
18.9.2 Narkoseführung bei alkoholintoxikierten Patienten . . . 305

17.17 Lachgasbedingte Mittelohrkomplikationen . . . 273

17.18 Glaukom . . . 274
17.18.1 Therapie . . . 274
17.18.2 Narkoseführung . . . 275

18.10 Idiopathische Hyperbilirubinämie . . 306
18.10.1 Gilbert-Syndrom . . . 306
18.10.2 Crigler-Najjar-Syndrom . . . 306
18.10.3 Dubin-Johnson-Syndrom . . . 306
18.10.4 Benigne postoperative intrahepatische Cholestase . . . 306

17.19 Kataraktoperation . . . 275

17.20 Augenverletzungen . . . 276

18.11 Orthotope Lebertransplantation . . . 306
18.11.1 Narkoseführung . . . 307
18.11.2 Komplikationen . . . 307

17.21 Glomus-jugulare-Tumor . . . 276
17.21.1 Symptome . . . 277
17.21.2 Therapie . . . 277
17.21.3 Narkoseführung . . . 277

18.12 Erkrankungen der Gallenwege . . . 308
18.12.1 Akute Cholezystitis . . . 308
18.12.2 Chronische Cholelithiasis und chronische Cholezystitis . . . 308
18.12.3 Die Entfernung von Gallensteinen . . 308
18.12.4 Narkoseführung . . . 309

17.22 Karotissinus-Syndrom . . . 277
17.22.1 Therapie . . . 278

19	**Erkrankungen des Gastrointestinaltraktes** übersetzt von M. Hölzl und H.W. Striebel		20.2.1	Harnstoffkonzentration im Blut 328
			20.2.2	Kreatininkonzentration im Plasma . . 329
			20.2.3	Kreatinin-Clearance 329
			20.2.4	Konzentrierung des Urins 330
19.1	Erkrankungen des Ösophagus 313		20.2.5	Natriumausscheidung 330
19.1.1	Ösophagospasmus 313		20.2.6	Proteinurie 330
19.1.2	Chronische Refluxösophagitis 313		20.2.7	Hämaturie 330
19.1.3	Hiatushernie 314		20.2.8	Harnsediment 330
19.1.4	Achalasie 314		20.2.9	Harnmenge 330
19.1.5	Kollagene Gefäßerkrankungen 314		20.2.10	Zusatzuntersuchungen 331
19.1.6	Medikamenteninduzierte Ösophagitis. 314		20.2.11	Nierenbiopsie 331
19.1.7	Ösophagitis und Ösophagusstriktur durch ätzende Chemikalien 315		20.3	Auswirkungen von Anästhetika auf die Nierenfunktion 331
19.1.8	Infektionen des Ösophagus 315		20.3.1	Direkte nephrotoxische Wirkungen . 333
19.1.9	Ösophagusdivertikel 315		20.4	Chronisches Nierenversagen 335
19.1.10	Ösophaguskarzinom 315		20.4.1	Typische Veränderungen 335
19.2	Ulkuskrankheit 315		20.4.2	Narkoseführung 337
19.2.1	Duodenalulzera 315		20.5	Perioperative Oligurie 342
19.2.2	Gastrinome 317		20.5.1	Behandlung 342
19.2.3	Magengeschwüre 317		20.6	Primäre Erkrankungen der Nieren . . 343
19.3	Reizkolon 317		20.6.1	Glomerulonephritis 344
19.4	Entzündliche Darmerkrankungen . . 317		20.6.2	Zystennieren 344
19.4.1	Colitis ulcerosa 317		20.6.3	Debré-de-Toni-Fanconi-Syndrom . . . 345
19.4.2	Morbus Crohn 318		20.6.4	Bartter-Syndrom 345
19.4.3	Pseudomembranöse Enterokolitis . . . 319		20.6.5	Renal bedingte Hypertonie 345
19.4.4	Narkoseführung 319		20.6.6	Uratnephropathie 346
19.5	Karzinoide 319		20.6.7	Hepatorenales Syndrom 346
19.5.1	Karzinoidsyndrom 319		20.7	Nephrolithiasis 346
19.6	Pankreaserkrankungen 321		20.7.1	Behandlung 347
19.6.1	Akute Pankreatitis 321		20.7.2	Narkoseführung 347
19.6.2	Chronische Pankreatitis 322		20.8	Prostatahyperplasie 348
19.6.3	Pankreaskarzinome 322		20.8.1	Narkoseführung 348
19.7	Gastrointestinale Blutungen 322		20.9	Nierentransplantation 349
19.8	Erkrankungen, die zu Malabsorption und Maldigestion führen 322		20.9.1	Narkoseführung 350
			20.9.2	Komplikationen 351
19.8.1	Zöliakie 323			
19.8.2	Tropische Sprue 323		**21**	**Störungen des Wasser-, Elektolyt- und Säure-Basen-Haushaltes** übersetzt von D. Martens und K. Eyrich
19.8.3	Diabetes mellitus 323			
19.8.4	Dünndarmresektion 323			
19.8.5	Dünndarmischämie 323			
19.8.6	Strahlenenteritis 323		21.1	Verteilung des Körperwassers 354
19.9	Divertikulose und Divertikulitis . . . 323		21.2	Elektrolytverteilung 356
19.9.1	Appendizitis 324		21.3	Elektrophysiologie der Zelle 356
19.10	Gastrointestinale Polypen 324		21.4	Überschuß an Körpergesamtwasser . 358
19.10.1	Familiäre Polyposis coli 324		21.4.1	Symptome 358
			21.4.2	Therapie 358
20	**Erkrankungen der Niere** übersetzt von R. Castello und K. Eyrich		21.4.3	Unangemessene Sekretion des antidiuretischen Hormons 358
			21.4.4	Narkoseführung 360
20.1	Funktionelle Anatomie der Nieren . . 326		21.5	Defizit an Körpergesamtwasser 360
20.1.1	Endokrine Funktionen 326		21.5.1	Symptome 360
20.1.2	Glomeruläre Filtrationsrate 327		21.5.2	Therapie 360
20.1.3	Renaler Blutfluß 328		21.5.3	Narkoseführung 360
20.2	Nierenfunktionstests 328		21.6	Natriumüberschuß 361

21.6.1	Symptome	361	22.5.2	Unterfunktion der Nebennierenrinde	406
21.6.2	Therapie	361	22.5.3	Hyperaldosteronismus	409
21.6.3	Narkoseführung	361	22.5.4	Hypoaldosteronismus	410
			22.5.5	Phäochromozytom	410

21.7 Natriummangel ... 361
- 21.7.1 Symptome ... 361
- 21.7.2 Therapie ... 361
- 21.7.3 Narkoseführung ... 362

21.8 Hyperkaliämie ... 362
- 21.8.1 Erhöhter Kaliumgehalt des Körpers ... 362
- 21.8.2 Störungen der Kaliumverteilung ... 363
- 21.8.3 Symptome ... 364
- 21.8.4 Therapie ... 365
- 21.8.5 Narkoseführung ... 365

21.9 Pseudohyperkaliämie ... 366

21.10 Hypokaliämie ... 367
- 21.10.1 Erniedrigter Kaliumgesamtgehalt des Körpers ... 367
- 21.10.2 Störungen der Kaliumverteilung ... 368
- 21.10.3 Symptome ... 369
- 21.10.4 Therapie ... 370
- 21.10.5 Narkoseführung ... 370

21.11 Kalzium ... 371
- 21.11.1 Hyperkalzämie ... 371
- 21.11.2 Hypokalzämie ... 372

21.12 Magnesium ... 373
- 21.12.1 Hypermagnesiämie ... 374
- 21.12.2 Hypomagnesiämie ... 374

21.13 Störungen des Säure-Basen-Haushaltes ... 375
- 21.13.1 Respiratorische Azidose ... 378
- 21.13.2 Respiratorische Alkalose ... 378
- 21.13.3 Metabolische Azidose ... 379
- 21.13.4 Metabolische Alkalose ... 379

22 Endokrine Erkrankungen
übersetzt von D. Martens und K. Eyrich

22.1 Diabetes mellitus ... 382
- 22.1.1 Behandlung ... 383
- 22.1.2 Komplikationen eines Diabetes mellitus ... 384
- 22.1.3 Narkoseführung ... 387

22.2 Insulinom ... 390

22.3 Störungen der Schilddrüsenfunktion ... 391
- 22.3.1 Schilddrüsenfunktionstests ... 391
- 22.3.2 Hyperthyreose ... 392
- 22.3.3 Hypothyreose ... 396

22.4 Funktionsstörungen der Epithelkörperchen ... 400
- 22.4.1 Hyperparathyreoidismus ... 400
- 22.4.2 Hypoparathyreoidismus ... 402
- 22.4.3 Di-George-Syndrom ... 403

22.5 Störungen der Nebennierenfunktion ... 403
- 22.5.1 Cushing-Syndrom ... 405

22.6 Funktionsstörungen von Hoden und Ovarien ... 414
- 22.6.1 Klinefelter-Syndrom ... 415
- 22.6.2 Physiologische Menopause ... 415
- 22.6.3 Prämenstruelles Syndrom ... 415
- 22.6.4 Orale Antikontrazeptiva ... 415
- 22.6.5 Syndrom der gesteigerten Ovarfunktion ... 415
- 22.6.6 Gonadendysgenesie (Turner-Syndrom) ... 416
- 22.6.7 Noonan-Syndrom ... 416
- 22.6.8 Kleinzystische Degeneration der Ovarien (Stein-Leventhal-Syndrom) ... 416

22.9 Hypophyse ... 416
- 22.9.1 Akromegalie ... 417
- 22.9.2 Diabetes insipidus ... 418
- 22.9.3 Unangemessene Sekretion des antidiuretischen Hormons ... 418

23 Störungen des Stoffwechsels und der Ernährung
übersetzt von D. Martens und H.W. Striebel

23.1 Porphyrie ... 422
- 23.1.1 Akute intermittierende Porphyrie ... 422
- 23.1.2 Porphyria cutanea tarda ... 424
- 23.1.3 Porphyria variegata ... 424
- 23.1.4 Hereditäre Koproporphyrie ... 425
- 23.1.5 Erythropoetische Uroporphyrie ... 425
- 23.1.6 Erythropoetische Protoporphyrie ... 425

23.2 Gicht ... 425
- 23.2.1 Narkoseführung ... 425

23.3 Lesch-Nyhan-Syndrom ... 426

23.4 Hyperlipoproteinämie ... 426
- 23.4.1 Behandlung ... 426

23.5 Carnitin-Mangel-Krankheit ... 427
- 23.5.1 Narkoseführung ... 427

23.6 Störungen des Kohlenhydratstoffwechsels ... 427
- 23.6.1 Gierke-Krankheit ... 427
- 23.6.2 Pompe-Krankheit ... 428
- 23.6.3 McArdle-Krankheit ... 428
- 23.6.4 Galaktosämie ... 428
- 23.6.5 Fruktose-1,6-diphosphatase-Mangel ... 428
- 23.6.6 Pyruvatdehydrogenase-Mangel ... 429

23.7 Störungen des Aminosäurestoffwechsels ... 429
- 23.7.1 Phenylketonurie ... 430
- 23.7.2 Homozystinurie ... 430
- 23.7.3 Ketoazidurie (Ahorn-Sirup-Krankheit) ... 430

23.7.4	Methylmalonazidurie (Methylmalonyl-Coenzym-A-Mutase-Mangel) ... 430		24.7.4	Pyruvat-Kinase-Mangel 450
			24.7.5	Immunhämolytische Anämien 450
23.8	**Mukopolysaccharidosen** 431		24.7.6	Kältehämagglutination 451
23.8.1	Narkoseführung 431		24.7.7	Sichelzellanämie 451
			24.7.8	Methämoglobinämie 454
23.9	**Gangliosidosen** 432		24.7.9	Sulfhämoglobinämie 454
23.9.1	Gaucher-Krankheit 432			
			24.8	**Leukozyten** 455
23.10	**Adipositas** 432		24.8.1	Neutrophile Granulozyten 455
23.10.1	Behandlung 432		24.8.2	Lymphozyten 455
23.10.2	Nebenwirkungen der Adipositas ... 433		24.8.3	Eosinophile Granulozyten 455
23.10.3	Narkoseführung 434		24.8.4	Basophile Granulozyten und Mastzellen 456
23.10.4	Postoperative Komplikationen 436		24.8.5	Monozyten 456
23.11	**Pickwick-Syndrom** 436		**24.9**	**Polyzythämie** 456
23.12	**Bulimia nervosa** 436		24.9.1	Absolute Polyzythämie 456
			24.9.2	Relative Polyzythämie 456
23.13	**Anorexia nervosa** 436			
23.13.1	Narkoseführung 437		**25**	**Gerinnungsstörungen**
23.14	**Mangelernährung** 437			übersetzt von W. Ruf und H.W. Striebel
23.14.1	Behandlung 437		**25.1**	**Physiologie der Hämostase** 458
23.15	**Vitaminmangelstörungen** 438		**25.2**	**Präoperative Diagnostik bei Patienten mit hämorrhagischer Diathese** 459
23.15.1	Thiamin (Vitamin B1) 438		25.2.1	Anamnese 459
23.15.2	Ascorbinsäure (Vitamin C) 439		25.2.2	Körperliche Untersuchung 460
23.15.3	Nikotinsäureamid (Nikotinamid) ... 439		25.2.3	Laborchemische Untersuchungen ... 460
23.15.4	Vitamin A 439			
23.15.5	Vitamin D 439		**25.3**	**Angeborene Gerinnungsstörungen** .. 461
23.15.6	Vitamin K 439		25.3.1	Hämophilie A 462
			25.3.2	Hämophilie B 463
24	**Anämie**		25.3.3	Von-Willebrand-Jürgens-Syndrom .. 463
	übersetzt von W. Ruf und H.W. Striebel		25.3.4	Afibrinogenämie 463
			25.3.5	Faktor-V-Mangel 464
24.1	**Eisenmangelanämie** 443		25.3.6	Faktor-XII-Mangel 464
24.1.1	Narkoseführung 444		25.3.7	Faktor-XIII-Mangel 464
24.2	**Anämie im Rahmen chronischer Erkrankungen** 445		25.3.8	Angeborene hämorrhagische Teleangiektasie 464
			25.3.9	May-Hegglin-Anomalie 464
24.3	**Thalassämie** 445		25.3.10	Erkrankungen, die mit einer Hyperkoagulabilität einhergehen 465
24.3.1	Majorform der Beta-Thalassämie ... 445			
24.3.2	Minorform der Beta-Thalassämie ... 446		**25.4**	**Erworbene Gerinnungsstörungen** ... 465
24.3.3	Alpha-Thalassämie 446		25.4.1	Vitamin-K-Mangel 465
24.4	**Akuter Blutverlust** 446		25.4.2	Medikamentös induzierte Blutungen . 465
24.4.1	Hämorrhagischer Schock 446		25.4.3	Massivtransfusionen 466
24.5	**Aplastische Anämie** 447		25.4.4	Blutungen nach Abgang vom kardiopulmonalen Bypass 467
24.5.1	Fanconi-Syndrom 447		25.4.5	Disseminierte intravasale Gerinnung . 468
24.5.2	Diamond-Blackfan-Syndrom 447		25.4.6	Medikamentös bedingte Thrombozytenfunktionsstörungen 468
24.5.3	Narkoseführung 447			
24.6	**Megaloblastische Anämie** 448		25.4.7	Idiopathische thrombozytopenische Purpura 469
24.6.1	Vitamin-B_{12}-Mangel 448			
24.6.2	Folsäure 448		25.4.8	Thrombotische thrombozytopenische Purpura 470
24.7	**Hämolytische Anämie** 449		25.4.9	Durch Katheter induzierte Thrombozytopenie 470
24.7.1	Hereditäre Sphärozytose 449			
24.7.2	Paroxysmale nächtliche Hämoglobinurie 449		**25.5**	**Transfusionstherapie** 470
24.7.3	Glukose-6-Phosphat-Dehydrogenase-Mangel 449		25.5.1	Blutkomponententherapie 471

25.5.2 Mögliche Komplikationen einer
Bluttransfusion 473

26 Erkrankungen der Haut und des muskuloskelettalen Systems
übersetzt von W. Ruf und H.W. Striebel

26.1 Epidermolysis bullosa (Acantholysis bullosa) 481
26.1.1 Symptome 481
26.1.2 Therapie 482
26.1.3 Narkoseführung 482

26.2 Pemphigus 483
26.2.1 Therapie 483
26.2.2 Narkoseführung 483

26.3 Psoriasis 483
26.3.1 Therapie 484
26.3.2 Narkoseführung 484

26.4 Mastozytose 484
26.4.1 Symptome 484
26.4.2 Narkoseführung 484

26.5 Atopische Dermatitis (Neurodermitis) 485

26.6 Urtikaria 485

26.7 Kälteurtikaria 485

26.8 Erythema exsudativum multiforme . . 485
26.8.1 Stevens-Johnson-Syndrom 486

26.9 Sklerodermie 486
26.9.1 Symptome 486
26.9.2 Narkoseführung 487

26.10 Pseudoxanthoma elasticum 488
26.10.1 Narkoseführung 488

26.11 Ehlers-Danlos-Syndrom 488
26.11.1 Narkoseführung 488

26.12 Polymyositis (Dermatomyositis) . . . 489
26.12.1 Symptome 489
26.12.2 Diagnose und Behandlung 489
26.12.3 Narkoseführung 489

26.13 Systemischer Lupus erythematodes . . 490
26.13.1 Symptome 490
26.13.2 Laboruntersuchungen 491
26.13.3 Therapie 491
26.13.4 Narkoseführung 491

26.14 Urbach-Wiethe-Krankheit 491

26.15 Cornelia-de-Lange-Syndrome 491

26.16 Tumorkalzinose 491

26.17 Muskeldystrophien 492
26.17.1 Muskeldystrophie Typ Duchenne
(pseudohypertrophische Dystrophie) . 492
26.17.2 Dystrophie vom Beckengürteltyp . . . 493
26.17.3 Faszio-skapulo-humerale Dystrophie . 493
26.17.4 Nemaline Myopathie 493
26.17.5 Okulopharyngeale Dystrophie 493

26.18 Myotone Dystrophien 493
26.18.1 Dystrophia myotonica (Myotonia Curschmann-Steinert) 494
26.18.2 Myotonia congenita (Thomsen) . . . 495
26.18.3 Paramyotonia congenita 495

26.19 Floppy-Infant-Syndrom 495

26.20 Hyperekplexie 496

26.21 Tracheomegalie 496

26.22 Myasthenia gravis 496
26.22.1 Pathophysiologie 496
26.22.2 Klassifizierung 497
26.22.3 Symptome 497
26.22.4 Therapie 498
26.22.5 Narkoseführung 498

26.23 (Pseudo-)myasthenisches Syndrom
(Lambert-Eaton Syndrom) 501
26.23.1 Narkoseführung 501

26.24 Familiäre paroxysmale Lähmung . . . 501
26.24.1 Narkoseführung 502

26.25 Alkoholisch bedingte Myopathie . . . 502

26.26 Freeman-Sheldon-Syndrom 502

26.27 Prader-Willi-Syndrom 503
26.27.1 Narkoseführung 503

26.28 Prune-Belly-Syndrom 503

26.29 Rheumatoide Arthritis 503
26.29.1 Symptome 504
26.29.2 Therapie 505
26.29.3 Narkoseführung 506

26.30 Spondyloarthropathien 507
26.30.1 Spondylarthritis ankylopoetica 507
26.30.2 Reiter-Syndrom 508
26.30.3 Juvenile rheumatische Arthritis 508
26.30.4 Arthropathien bei Darmerkrankungen 508

26.31 Arthrose 508
26.31.1 Behandlung 508

26.32 Osteoporose 509

26.33 Morbus Paget 509
26.33.1 Behandlung 509

26.34 Osteogenesis imperfecta 509
26.34.1 Narkoseführung 509

26.35 McCune-Syndrom 510

26.36 Fibrodysplasia ossificans
(Myositis ossificans) 510
26.36.1 Behandlung 510

26.37 Marfan-Syndrom 510
26.37.1 Kardiovaskuläres System 510
26.37.2 Narkoseführung 511

26.38 Kyphoskoliose 511
26.38.1 Symptome 511
26.38.2 Narkoseführung 511

26.39 Sternale Mißbildungen 512

26.40	Achondroplasie 512		27.11	Infektionen durch Herpes-Viren	. . . 529
26.40.1	Narkoseführung 513		27.11.1	Herpes-simplex-Virus 529	

26.40 Achondroplasie 512
26.40.1 Narkoseführung 513

26.41 Hallermann-Syndrom 514

26.42 Dutch-Kentucky-Syndrom 514

26.43 Williams-Beuren-Syndrom 514

26.44 Klippel-Feil-Syndrom 514

26.45 Arthrogryposis multiplex congenita .514

27 Infektionskrankheiten
übersetzt von W. Ruf und K. Eyrich

27.1 Antibiotika 518

27.2 Infektionen durch grampositive Bakterien 519
27.2.1 Pneumokokken 519
27.2.2 Streptokokken 519
27.2.3 Staphylokokken 520

27.3 Infektionen durch gramnegative Bakterien 521
27.3.1 Salmonellose 521
27.3.2 Shigellose 522
27.3.3 Cholera 522
27.3.4 Durch Escherichia coli bedingte Diarrhoe 522

27.4 Infektionen durch sporenbildende Anaerobier 522
27.4.1 Clostridium perfringens (Gasbranderreger) 522
27.4.2 Tetanus 523
27.4.3 Botulismus 524

27.5 Infektionen durch Spirochäten 524
27.5.1 Syphilis 524
27.5.2 Lyme-Krankheit 525

27.6 Infektionen durch Mykobakterien . . 525
27.6.1 Behandlung 525

27.7 Systemische Pilzinfektionen 526
27.7.1 Blastomykose 526
27.7.2 Kokzidioidomykose 526
27.7.3 Histoplasmose 526

27.8 Infektionen durch Mykoplasmen . . . 527

27.9 Infektionen durch Rickettsien 527
27.9.1 Rocky Mountain spotted fever 527
27.9.2 Q-Fieber 527

27.10 Virusinfektionen der oberen Atemwege 527
27.10.1 Influenzavirus 527
27.10.2 Rhinoviren 528
27.10.3 Adenoviren 528
27.10.4 RS-Virus (Respiratory syncytial virus) 528
27.10.5 Parainfluenzavirus 528
27.10.6 Narkoseführung 528

27.11 Infektionen durch Herpes-Viren . . . 529
27.11.1 Herpes-simplex-Virus 529
27.11.2 Varizellen-Zoster-Virus 530
27.11.3 Cytomegalievirus 530
27.11.4 Epstein-Barr-Virus 530

27.12 Röteln-Virus (Rubellavirus) 531

27.13 Jakob-Creutzfeldt-Krankheit 531

27.14 AIDS (Acquired immunodefiency Syndrom) 531
27.14.1 Übertragungsmodus 531
27.14.2 Pathogenese 532
27.14.3 Symptome 532
27.14.4 Labordiagnose 533
27.14.5 Behandlung 533
27.14.6 Narkoseführung 533

27.15 Nosokomiale Infektionen 534
27.15.1 Narkoseausrüstung 534
27.15.2 Bakteriämien durch gramnegative Keime 535
27.15.3 Spinalanästhesie und Bakteriämie . . . 535

27.16 Septischer Schock 535
27.16.1 Frühe (hyperdyname) Phase 535
27.16.2 Späte (hypovolämische) Phase 535
27.16.3 Diagnostik 536
27.16.4 Therapie 537

27.17 Infektiöse Endokarditis 537
27.17.1 Prädisponierende Faktoren 537
27.17.2 Antibiotikaprophylaxe 537
27.17.3 Klinische Symptome 538

27.18 Infektionen des Zentralen Nervensystems 539
27.18.1 Meningitis 539
27.18.2 Hirnabszeß 539
27.18.3 Periduraler Abszeß 540

27.19 Bakterielle Infektionen der oberen Luftwege 540
27.19.1 Sinusitis 540
27.19.2 Akute Otitis media 540
27.19.3 Pharyngitis 541
27.19.4 Peritonsillarabszeß 541
27.19.5 Retropharyngeale Infektionen . . . 541
27.19.6 Angina Ludovici 541
27.19.7 Akute Epiglottitis 541

27.20 Infektionen des Lungenparenchyms .542
27.20.1 Bakterielle Pneumonie 542
27.20.2 Legionärskrankheit 542
27.20.3 Bronchiektasen 543
27.20.4 Lungenabszeß 543

27.21 Intraabdominelle Infektionen 543
27.21.1 Peritonitis 543
27.21.2 Subphrenischer Abszeß 543

27.22 Infektionen des harnableitenden Systems 543

27.23 Unklares Fieber 544

27.24	Mukokutanes Lymphknotensyndrom (Kawasaki-Syndrom) 544		**29**	**Störungen des Immunsystems** übersetzt von W. Ruf und K. Eyrich
27.25	Infektionen bei immunsupprimierten Patienten 544		29.1	Humorale Immunität 566
27.25.1	Pneumocystis carinii 545		29.2	Zelluläre Immunität 567
			29.3	Das Komplementsystem 567
28	**Krebs** übersetzt von W. Ruf und K. Eyrich		29.4	Interferon 567
			29.5	Allergische Reaktionen 567
28.1	Diagnose 547		29.5.1	Anaphylaxie 568
28.2	Behandlung 548		29.5.2	Heuschnupfen 570
28.3	Immunologie der Krebszellen 548		29.5.3	Allergische Konjunktivitis 571
28.4	Pathophysiologische Veränderungen . 548		29.5.4	Allergisches Asthma 571
28.4.1	Fieber und Gewichtsverlust 548		29.5.5	Nahrungsmittelallergie 571
28.4.2	Hämatologische Veränderungen ... 549		29.5.6	Medikamentenallergie 571
28.4.3	Neuromuskuläre Störungen 549		29.6	Resistenz gegenüber Infektionen ... 576
28.4.4	Ektope Hormonproduktion 549		29.7	Resistenz gegenüber Krebserkrankungen 577
28.4.5	Hyperkalzämie 549			
28.4.6	Tumorzerfallsyndrom 550		29.8	Störungen der Immunglobuline 577
28.4.7	Nebenniereninsuffizienz 550		29.8.1	X-chromosomale Agamma-Globulinämie 577
28.4.8	Nierenfunktionsstörung 550			
28.4.9	Akute respiratorische Komplikationen 550		29.8.2	Erworbenes Antikörpermangelsyndrom 577
28.4.10	Akute kardiale Komplikationen 551			
28.4.11	Verlegung der Vena cava superior ... 551		29.8.3	Selektiver Mangel an Immunglobulin A 577
28.4.12	Kompression des Rückenmarks 551			
28.4.13	Erhöhter intrakranieller Druck 551		29.8.4	Kälte-Autoimmunerkrankungen ... 578
28.5	Narkoseführung 554		29.8.5	Multiples Myelom 578
28.6	Häufige Karzinomarten 554		29.8.6	Makroglobulinämie Waldenström . 579
28.6.1	Lungenkarzinom (Bronchialkarzinom) 554		29.8.7	Amyloidose 579
28.6.2	Mammakarzinom 556		29.8.8	Syndrom der Hyperimmunoglobulinämie E 580
28.6.3	Kolonkarzinom 556			
28.6.4	Prostatakarzinom 557		29.8.9	Wiskott-Aldrich-Syndrom 580
28.7	Seltenere Karzinomarten 558		29.8.10	Ataxia teleangiectasia 580
28.7.1	Krebs im Kopf- und Halsbereich ... 558		29.9	Störungen des Komplementsystems . 580
28.7.2	Malignome der Schilddrüse 558		29.9.1	Das angeborene Quincke-Ödem ... 580
28.7.3	Malignome des Ösophagus 558		29.9.2	Mangel an Komplementfaktor C_2 .. 582
28.7.4	Kardiale Tumore 558		29.9.3	Mangel an Komplementfaktor C_3 .. 582
28.7.5	Magenkrebs 559		29.10	Autoimmunerkrankungen 582
28.7.6	Leberkrebs 559			
28.7.8	Gallenblasenkrebs 560			
28.7.9	Pankreaskrebs 560		**30**	**Psychiatrische Erkrankungen und Drogenmißbrauch** übersetzt von U. Wegenhorst und H.W. Striebel
28.7.10	Nierenzellkarzinom 560			
28.7.11	Blasenkrebs 560			
28.7.12	Hodenkrebs 561		30.1	Endogene Depressionen 585
28.7.13	Zervixkarzinom 561		30.1.1	Therapie 585
28.7.14	Uteruskarzinom 561		30.2	Manie 592
28.7.15	Ovarialkarzinom 561		30.2.1	Behandlung 592
28.7.16	Malignes Melanom der Haut 562		30.2.2	Narkoseführung 593
28.7.17	Knochenkrebs 562		30.3	Schizophrenie 593
28.7.18	Lymphome 562		30.3.1	Therapie 593
28.7.19	Leukämien 562		30.4	Angstzustände 594
			30.5	Autismus 594

30.6	Drogenmißbrauch und Medikamentenüberdosierung 595		31.8.3	Mehrlingsschwangerschaften 632
30.6.1	Alkoholismus 596		31.9	Schwangerschaft und Herzerkrankungen 632
30.6.2	Kokain 598		31.9.1	Mitralklappenstenose 633
30.6.3	Opioide 599		31.9.2	Mitralklappeninsuffizienz 633
30.6.4	Barbiturate 601		31.9.3	Aortenklappeninsuffizienz 633
30.6.5	Benzodiazepine 602		31.9.4	Aortenklappenstenose 633
30.6.6	Amphetamine 602		31.9.5	Fallot-Tetralogie 634
30.6.7	Halluzinogene 603		31.9.6	Eisenmenger-Syndrom 634
30.6.8	Marihuana 604		31.9.7	Aortenisthmusstenose 635
30.6.9	Überdosierung von trizyklischen Antidepressiva 604		31.9.8	Primär pulmonalvaskuläre Hypertension 635
30.6.10	Überdosierung von Salicylsäure 605		31.9.9	Schwangerschaftsbedingte Kardiomyopathie 636
30.6.11	Überdosierung von Paracetamol . . . 606		31.9.10	Aneurysma dissecans der Aorta . . . 636
30.6.12	Orale Aufnahme von Methylalkohol . 606		31.9.11	Künstlicher Herzklappenersatz . . . 636
30.6.13	Aufnahme von Äthylenglykol 606			
30.6.14	Aufnahme von Petroleumprodukten . 606		31.10	Schwangerschaftsinduzierter Hypertonus 636
30.6.15	Überdosierung von Organophosphaten 607		31.10.1	Pathophysiologie 637
30.6.16	Kohlenmonoxidvergiftung 607		31.10.2	Behandlung 638
			31.10.3	Narkoseführung 639
31	**Physiologische Veränderungen in der Schwangerschaft und schwangerschaftsspezifische Erkrankungen** übersetzt von M. Hölzl und H.W. Striebel		31.11	Schwangerschaft und Diabetes mellitus 640
			31.12	Myasthenia gravis und Schwangerschaft 640
31.1	Physiologische Veränderungen in der Schwangerschaft 611		31.13	Blutungen bei schwangeren Patientinnen 641
31.1.1	Kardiovaskuläres System 611		31.13.1	Placenta praevia 641
31.1.2	Respiratorisches System 613		31.13.2	Plazentalösung 642
31.1.3	Nervensystem 615		31.13.3	Uterusruptur 642
31.1.4	Nieren 616		31.13.4	Retentio placentae 643
31.1.5	Leber 616		31.13.5	Uterusatonie 643
31.1.6	Gastrointestinaltrakt 616		31.14	Asherman-Syndrom 643
31.2	Physiologie des uteroplazentaren Kreislaufs 617		31.15	Fruchtwasserembolie 643
31.2.1	Der uterine Blutfluß 617		31.16	Narkoseführung bei Operationen während der Schwangerschaft 644
31.3	Verabreichung von Medikamenten an die Schwangere während der Wehen . 621		31.16.1	Vermeidung teratogener Medikamente 644
31.4	Geburtsverlauf 621		31.16.2	Vermeidung einer intrauterinen fetalen Hypoxie und Azidose 645
31.5	Regionalanästhesieverfahren für Wehenschmerz und vaginale Entbindung 623		31.16.3	Vermeidung vorzeitiger Wehen . . . 645
31.5.1	Parazervikalblockade 624		31.16.4	Narkoseführung 646
31.5.2	Lumbale Periduralanästhesie 624		31.17	Diagnostik und Therapie einer drohenden fetalen Asphyxie 646
31.5.3	Kaudalanästhesie 624		31.17.1	Elektronische Überwachung des Feten 646
31.5.4	Spinalanästhesie und Sattelblock . . . 625			
31.5.5	Pudendusblock 626		31.18	Beurteilung des Feten 648
31.6	Inhalationsanalgetika für die vaginale Entbindung 626		31.18.1	Fruchtwasseranalyse 649
			31.18.2	Ultraschalluntersuchung 649
31.7	Narkoseführung bei Sectio caesarea . 626		31.19	Beurteilung des Neugeborenen . . . 650
31.7.1	Allgemeinanästhesie 627		31.19.1	APGAR-Schema 650
31.7.2	Regionalanästhesieverfahren 628		31.19.2	Zeitspanne bis zum Einsetzen einer suffizienten Atmung 650
31.8	Regelwidriger Geburtsverlauf und Mehrlingsgeburten 630		31.19.3	Beurteilung des neurologischen Status und des Verhaltens 650
31.8.1	Hintere Hinterhauptslage 630			
31.8.2	Beckenendlage 631			

31.20	Die unmittelbar postnatale Phase	651	32.9.6	Trisomie 21 682
31.20.1	Mekoniumaspiration	651	32.9.7	Neurofibromatose 683
31.20.2	Choanalstenose und Choanalatresie	652	32.9.8	Reye-Syndrom 683

31.20 Die unmittelbar postnatale Phase ... 651
31.20.1 Mekoniumaspiration 651
31.20.2 Choanalstenose und Choanalatresie . 652
31.20.3 Zwerchfellhernie 652
31.20.4 Hypovolämie 652
31.20.5 Hypoglykämie 652
31.20.6 Ösophagotracheale Fistel 652
31.20.7 Larynxmißbildungen 652
31.20.8 Pierre-Robin-Syndrom 652

31.21 Postpartale Tubenligatur 653

32 Pädiatrische Erkrankungen
übersetzt von B. Oldörp und H.W. Striebel

32.1 Anatomie der Luftwege 657

32.2 Physiologie 658
32.2.1 Respiratorisches System 658
32.2.2 Kardiovaskuläres System 658
32.2.3 Verteilung des Körpergesamtwassers . 659
32.2.4 Nierenfunktion 659
32.2.5 Hämatologie 660
32.2.6 Temperaturregulation 660

32.3 Pharmakologie 661
32.3.1 Bedarf an Anästhetika 661
32.3.2 Muskelrelaxantien 663

32.4 Pharmakokinetik 664

32.5 Überwachung während der perioperativen Phase 664

32.6 Erkrankungen des Neugeborenenalters 665
32.6.1 Das Atemnotsyndrom 665
32.6.2 Bronchopulmonale Dysplasie 666
32.6.3 Intrakranielle Blutungen 666
32.6.4 Frühgeborenen-Retinopathie 667
32.6.5 Apnoephasen 667
32.6.6 Kernikterus 668
32.6.7 Hypoglykämie 668
32.6.8 Hypokalzämie 669
32.6.9 Sepsis 669

32.7 Operativ angehbare Erkrankungen des Neugeborenenalters 669
32.7.1 Zwerchfellhernie 669
32.7.2 Ösophagotracheale Fistel 672
32.7.3 Narkoseführung 672
32.7.4 Defekte der Bauchwand 674
32.7.5 Pylorusstenose 675
32.7.6 Lobäres Emphysem 676
32.7.7 Nekrotisierende Enterokolitis 677

32.8 Traumatische Verletzungen 677

32.9 Nervensystem 678
32.9.1 Infantile Zerebralparese 678
32.9.2 Hydrozephalus 679
32.9.3 Meningomyelozele 680
32.9.4 Kraniostenose 681
32.9.5 Epilepsie 681
32.9.6 Trisomie 21 682
32.9.7 Neurofibromatose 683
32.9.8 Reye-Syndrom 683

32.10 Mißbildungen des Gesichtsschädels . 684
32.10.1 Lippenspalte und Gaumenspalte ... 684
32.10.2 Hypoplasie des Unterkiefers 685
32.10.3 Hypertelorismus 687

32.11 Störungen der oberen Luftwege ... 688
32.11.1 Epiglottitis 688
32.11.2 Laryngotracheobronchitis 690
32.11.3 Intubationsbedingtes Larynxödem . 691
32.11.4 Fremdkörperaspiration 691
32.11.5 Papillomatosis des Larynx 692
32.11.6 Lungenabszeß 693

32.12 Jeune-Syndrom 693

32.13 Maligne Hyperthermie 694
32.13.1 Symptome 694
32.13.2 Therapie 695
32.13.3 Erfassung von MH-empfindlichen Patienten 696
32.13.4 Narkoseführung 697

32.14 Familiäre Dysautonomie 699
32.14.1 Symptome 699
32.14.2 Narkoseführung 699
32.14.3 Postoperative Betreuung 700

32.15 Solide Tumore 700
32.15.1 Neuroblastom 700
32.15.2 Nephroblastom 701

32.16 Onkologische Notfälle 703
32.16.1 Kompression des oberen Mediastinums 703
32.16.2 Rückenmarkskompression 703
32.16.3 Tumorlyse-Syndrom 703

32.17 Verbrennungen 703
32.17.1 Pathophysiologie 703
32.17.2 Narkoseführung 708

32.18 Elektrische Verbrennungen 712

32.19 Trennung siamesischer Zwillinge ... 712

33 Geriatrische Patienten
übersetzt von B. Oldörp und K. Eyrich

33.1 Organfunktionen 717

33.2 Pharmakokinetik und Pharmakodynamik 719

33.3 Narkoseführung 720

33.4 Osteoporose 722

33.5 Progerie 723

Sachregister 725

1 Koronare Herzerkrankung

Es wird geschätzt, daß bei ungefähr 10 Millionen erwachsenen Amerikanern eine koronare Herzerkrankung (KHK) mit Atherosklerose der Herzkranzgefäße vorliegt [1]. Jährlich erleiden in den USA ungefähr 1,3 Millionen Patienten einen Myokardinfarkt. Die koronare Herzerkrankung ist in den USA die häufigste Erkrankungs- und Todesursache. Jedes Jahr versterben dort daran ca. 500.000 Patienten [2]. Oft treten ein akuter Myokardinfarkt oder ein plötzlicher Herztod als Folge der KHK auf, ohne daß vorher sonstige Beschwerden aufgrund der Koronarsklerose bestanden hätten. Mehr als 50% derjenigen Patienten, die einen plötzlichen Herztod erleiden, haben eine bis dahin unerkannte KHK. Es scheint, daß die Prognose von Patienten mit einer KHK davon abhängt, ob Herzrhythmusstörungen, ein Myokardinfarkt oder eine Linksherzinsuffizienz auftreten und wie stark die Symptome ausgeprägt sind. Von den ca. 25 Millionen Patienten, die sich in den USA jährlich einer Operation unterziehen, ist bei ca. 30% mit dem Vorliegen einer KHK zu rechnen [3].

1.1 Risikofaktoren

Die zwei wichtigsten Risikofaktoren für die Entwicklung einer Atherosklerose der Koronararterien sind männliches Geschlecht und höheres Lebensalter (Tab. 1.1) [4]. Zusätzliche Risikofaktoren sind Hypercholesterinämie, Hypertonus und Nikotinabusus [1]. Als weitere Risikofaktoren gelten Diabetes mellitus, Übergewicht, Bewegungsmangel und familiäre Prädisposition.

1.1.1 Hypercholesterinämie

Es besteht eine lineare Korrelation zwischen der Plasmakonzentration von Cholesterin und dem Risiko, eine koronare Herzerkrankung zu entwickeln

Tab. 1.1: Risikofaktoren für koronare Herzerkrankung

männliches Geschlecht
höheres Lebensalter
Hypercholesterinämie
Bluthochdruck
Nikotinabusus
Diabetes mellitus
Adipositas
psychosoziale Faktoren
Bewegungsmangel
familienanamnestische Hinweise auf eine vorzeitige Entwicklung einer KHK

(Abb. 1.1) [4, 5]. Ungefähr 30% der Erwachsenen in den Vereinigten Staaten weisen eine Plasma-Cholesterinkonzentration von über 240 mg/dl auf. Das Risiko dieser Patienten, an einer KHK zu erkranken, ist im Vergleich zu den Personen mit einem Plasma-Cholesterinspiegel von unter 180 mg/dl doppelt so hoch. Es besteht ein grundsätzlicher Zusammen-

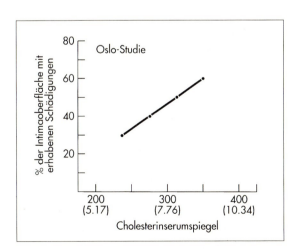

Abb. 1.1: Beziehung zwischen der prämortalen Cholesterinserumkonzentration und dem Schweregrad der autoptisch festgestellten Arteriosklerose.
(Aus: Grundy SM. Cholesterol and coronary artery disease. A new era. JAMA 1986; 256; 2849–2858; mit freundlicher Genehmigung.)

hang zwischen der Entwicklung einer Atherosklerose und der erhöhten Plasmakonzentration von Low-Density-Lipoproteinen. High-Density-Lipoproteine hingegen haben einen protektiven Effekt. Dieser beruht vermutlich darauf, daß High-Density-Lipoproteine das Cholesterin aus der glatten Muskulatur zur weiteren Verstoffwechselung in die Leber transportieren. Das Verhältnis von Gesamtcholesterin zu High-Density-Lipoproteinen hat eine größere Aussagekraft für das Vorliegen einer KHK als die Konzentration der jeweils einzelnen Fraktion.

Die Anzahl der Rezeptoren für die (cholesterintransportierenden) Low-Density-Lipoproteine ist genetisch festgelegt; von ihnen hängt die Elimination des Cholesterins aus dem Blut hauptsächlich ab. Diese Rezeptoren befinden sich vorwiegend in den Leberzellen, in geringerer Anzahl auch in anderen Geweben. Patienten mit einem Mangel an Low-Density-Lipoproteinrezeptoren (Heterozygote) entwickeln eine Hypercholesterinämie und neigen dazu, vorzeitig Symptome einer KHK zu entwickeln. Ungefähr eine von 500 Personen hat eine solche familiäre heterozygote Hypercholesterinämie. Viel seltener tritt die homozygote familiäre Hypercholesterinämie auf, bei der die Plasma-Cholesterinspiegel auf das Vierfache der Norm erhöht sind und die häufig mit einer frühzeitigen Atherosklerose einhergeht.

Die ideale Plasmakonzentration für Cholesterin sollte für einen Erwachsenen, der älter als 30 Jahre ist, unter 200 mg/dl liegen. Bei Werten, die 240 mg/dl, d.h. die 75. Perzentile überschreiten, sind lipidsenkende Maßnahmen angezeigt [6]. Werden diese Werte zugrundegelegt, leiden 15 bis 20% der Bevölkerung an einer Hypercholesterinämie.

Eine Diät mit reduziertem Fettgehalt und Austausch gesättigter gegen mehrfach ungesättigter Fettsäuren ist die entscheidende Maßnahme, um den Plasma-Cholesterinspiegel zu senken. Eine Diät, die noch einigermaßen schmackhaft ist und von Patienten akzeptiert wird, vermag die Plasma-Cholesterinkonzentration jedoch typischerweise nur um höchstens 10% zu senken. Bei der Behandlung einer nicht-familiären Hypercholesterinämie kann der Einsatz solcher Medikamente sinnvoll sein, die das limitierende Enzym in der Cholesterinsynthese hemmen (wie z.B. Gemfibrozil, Lovastatin, Clofibrat) [7]. Es wird geschätzt, daß durch eine Erniedrigung der Plasma-Cholesterinkonzentration auf unter 200 mg/dl die Inzidenz einer Koronarsklerose bei Patienten unter 65 Jahre um 30 bis 50% gesenkt werden könnte [8]. Wird die Gesamtcholesterinkonzentration im Plasma um ein Prozent gesenkt, dann kann das Risiko einer koronaren Herzerkrankung um 2 bis 3% vermindert werden [1].

1.1.2 Hypertonus

Ein vorliegender Hypertonus kann das Risiko, an einer KHK zu erkranken, erhöhen. Die hypertoniebedingte übermäßige Schädigung der Arterienwand begünstigt das Auftreten arteriosklerotischer Veränderungen. Des weiteren kann sich bei einer längerdauernden Hypertonie eine deutlich höhere Druckbelastung und Hypertrophie des linken Ventrikels entwickeln, die den ischämischen Effekt stenosierender Koronararterienprozesse noch verstärken.

Die erfolgreiche Therapie des Bluthochdruckes ist für die Verhütung eines Schlaganfalles jedoch sicherlich von größerer Bedeutung als für die Vermeidung eines Myokardinfarktes. Dennoch wird geschätzt, daß das Risiko eines Myokardinfarktes pro mm Hg, den der diastolische Blutdruck gesenkt wird, um 2 bis 3% abnimmt [1].

1.1.3 Nikotinabusus

Nikotinabusus ist der einzige Risikofaktor, für den in allen Studien eine Erhöhung des Risikos, an einer KHK zu erkranken, bescheinigt wurde [1, 9]. Es wird angenommen, daß Zigarettenrauchen für ca. 30% der 500.000 Todesfälle, die auf eine KHK zurückgeführt werden, verantwortlich ist. Der Risikofaktor Zigarettenrauchen ist einer Erhöhung der Plasma-Cholesterinkonzentration um 50 bis 100 mg/dl gleichzusetzen. Rauchen wirkt synergistisch mit anderen Risikofaktoren wie z.B. Diabetes mellitus und Bluthochdruck [1]. Zwischen dem Auftreten von Koronarthrombosen und plötzlichem Herztod einerseits und dem Rauchen andererseits bestehen enge Beziehungen. Zwischen atherosklerotischen Prozessen und dem Rauchen bestehen dagegen weniger enge Beziehungen. Die wichtigsten mit Zigarettenrauchen in Zusammenhang stehenden physiologischen Störungen sind eine dadurch bedingte vermehrte Plättchenaggregation, nikotinbedingte koronare Vasokonstriktion und eine arterielle Hypoxämie, die mit der Inhalation größerer Mengen an Kohlenmonoxid einhergeht. Im Gegensatz zum Lungenkarzinom, bei dem das Risiko mit zunehmender Dauer des Nikotinmißbrauchs kumuliert, scheint das Risiko einer KHK mit dem jeweils gegenwärtigen Zigarettenkonsum zusammenzuhängen und nach zwei bis drei Jahren der Abstinenz reversibel zu sein.

1.1.4 Bewegungsmangel

Bewegungsmangel erhöht das Risiko einer Herzerkrankung um fast das Zweifache [2]. Es wird angenommen, daß sich weniger als 10% der erwachsenen Amerikaner körperlich ausreichend betätigen [10].

Es fehlen jedoch Hinweise, daß körperliche Aktivität zu einer Ausbildung koronarer Kollateralgefäße oder zu einem Rückgang atheromatöser Veränderungen führt. Während die Plasma-Lipidkonzentration durch eine Gewichtsreduktion abnimmt, gibt es wenig Anhalt dafür, daß körperliche Aktivität allein auch den Plasma-Cholesterinspiegel beeinflussen kann.

Ein hohes Maß an körperlicher Aktivität erhöht das Wohlbefinden des Patienten und verzögert das Einsetzen einer vorzeitigen KHK, verlängert die Lebensdauer jedoch nicht signifikant [11].

Klinische Manifestation körperlicher Aktivität

Wichtigstes kardiales Symptom einer intensiven sportlichen Betätigung z.B. bei einem guttrainierten Athleten ist eine Ruhebradykardie. Sie ist vermutlich Ausdruck eines erhöhten Vagotonus. Zeigt das EKG Hinweise auf eine Linksherzhypertrophie, können eine funktionelle Mitral- und/oder Trikuspidalinsuffizienz vorhanden sein. Körperliche Betätigung kann bei einem Patienten mit KHK Herzrhythmusstörungen, eventuell mit dadurch bedingtem plötzlichen Herztod auslösen. Die häufigste Ursache, die bei jungen Sportlern während einer physischen Anstrengung zum plötzlichen Tod führt, sind eine unerkannte hypertrophe Kardiomyopathie oder eine kongenitale Anomalie des Koronarkreislaufes. Die häufigste pulmonale Komplikation während eines Ausdauertrainings ist ein durch körperliche Anstrengung induziertes Asthma bronchiale.

Menstruationsstörungen kommen bei hochtrainierten Sportlerinnen häufig vor. Es wird angenommen, daß bei Frauen der Anteil des Körperfettes mindestens 22% des Körpergewichts betragen muß, damit ein normaler Menstruationszyklus möglich ist. Ausdauertraining verringert den Fettanteil des Körpers eventuell unter diesen kritischen Anteil. Physische Aktivität verzögert eine Osteoporose durch eine Erhöhung des Knochenmineralgehaltes. Langjähriges Ausdauertraining erhöht möglicherweise die Insulinempfindlichkeit, so daß ein Diabetes mellitus eventuell besser einzustellen ist.

Körperliche Betätigung geht normalerweise mit einer erhöhten Plasmakonzentration der Skelettmuskelenzyme, insbesondere der Kreatinkinase (CK) einher. Zusätzlich kann die SGOT (Serum-Aspartataminotransferase) erhöht sein. Diese erhöhten Enzymkonzentrationen haben keinerlei pathologische Bedeutung, können jedoch bei fehlenden Angaben über eine sportliche Betätigung falsch gedeutet werden.

Selbst der Plasmaspiegel der CK-MB kann nach großer körperlicher Belastung erhöht sein; da es hierbei keine Hinweise auf eine kardiale Schädigung gibt, stammt dieses Enzym vermutlich aus dem Skelettmuskel. Nach starker körperlicher Anstrengung kann beim ersten Wasserlassen eine leichte Albuminurie und sogar Hämaturie nachweisbar sein.

Anstrengende körperliche Betätigung kann selten auch zu einer reversiblen Neuropathie führen, die durch eine Nervenkompression durch hypertrophierte Skelettmuskeln bedingt sein kann.

1.1.5 Andere Risikofaktoren

Ein aggressives oder zwanghaftes Verhalten oder ständiges Leben unter Termindruck (Typ-A-Verhalten) scheint nicht sicher mit dem erhöhten Risiko einer KHK verbunden zu sein [12]. Ein Diabetes mellitus stellt dagegen einen erheblichen Risikofaktor bei der Entwicklung einer KHK dar.

Offensichtlich wird jedoch das Risiko nicht gemindert, auch wenn eine Hyperglykämie therapiert bzw. vermieden wird. Eine positive Familienanamnese bezüglich Diabetes mellitus und eine gleichzeitige Erkrankung an einem Diabetes mellitus sind insbesondere bei Männern unter 60 Jahren mit dem erhöhten Risiko einer KHK verbunden. Da ein Diabetes mellitus meist mit Bluthochdruck und Hypercholesterinämie kombiniert ist, fällt es schwer, die Rolle des Diabetes mellitus als eigenständigen Risikofaktor für eine KHK zu beurteilen.

Aus dem gleichen Grund kann Fettleibigkeit nur schwer als ein unabhängiger Risikofaktor identifiziert werden.

1.1.6 Kardiale Untersuchung

Anamnese, körperliche Untersuchung, Röntgenthoraxaufnahme und EKG sind die ersten wichtigen Untersuchungen bei einem Patienten mit symptomatischer bzw. vermuteter KHK (Tab. 1.2). Zu-

Tab. 1.2: Diagnose einer koronaren Herzerkrankung (KHK)

orientierende Untersuchungen
Anamnese
körperliche Untersuchung
Laboruntersuchungen/Labordaten

Belastungstests bei klinischem Verdacht auf KHK
Belastungs-EKG
Radionukliduntersuchungen
– Thallium-Streß-Szintigraphie
– Dipyridamol-Thallium-Streß-Szintigraphie

bei positiven Belastungstests
Koronarangiographie

sätzlich können im Rahmen der Herzdiagnostik spezielle und teure Spezialuntersuchungen eingesetzt werden.

Es ist möglich, die linksventrikuläre Funktion anhand von Anamnese, körperlicher Untersuchung und Ergebnissen der Herzkatheteruntersuchung zu beurteilen und als gut bzw. eingeschränkt einzustufen (Tab. 1.3).

Tab. 1.3: Untersuchung der linksventrikulären Funktion

Gute Funktion	Eingeschränkte Funktion
Anamnese und körperliche Untersuchung	
angina pectoris	früherer Myokardinfarkt
essentielle Hypertonie	
keine Zeichen einer Herzinsuffizienz	Zeichen einer Herzinsuffizienz
Herzkatheteruntersuchung	
Ejektionsfraktion > 0,55	Ejektionsfraktion < 0,4
linksventrikulärer enddiastolischer Druck < 12 mm Hg	linksventrikulärer enddiastolischer Druck > 12 mm Hg
Cardiac Index > 2,5 l/min/m2	Cardiac Index < 2,5 l/min/m2
keine ventrikulären Dyskinesien	mehrere ventrikuläre dyskinetische Areale

1.1.7 Anamnese

Bei der Anamneseerhebung ist es wichtig festzustellen, wie ausgeprägt die koronare Herzerkrankung ist, wie schnell sie fortschreitet und wie stark die dadurch bedingten Funktionseinschränkungen sind. Die Symptome der KHK sind normalerweise Folge von Herzrhythmusstörungen, Myokardischämie oder einer linksventrikulären Funktionseinschränkung. Aus diesem Grund ist es von entscheidender Wichtigkeit, die kardiale Belastbarkeit und entsprechende Symptome wie Dyspnoe, angina pectoris und periphere Ödeme richtig einzuschätzen, um eine myokardiale Funktionseinschränkung erkennen zu können. Unter Ruhebedingungen können Symptome einer Herzerkrankung fehlen; es ist daher eventuell notwendig, die Reaktion des Patienten in verschiedenen Belastungssituationen zu untersuchen (Treppen steigen, Gehen mit einer bestimmten Geschwindigkeit). Es ist zu beachten, daß Patienten asymptomatisch sein können, obwohl eine 50- bis 70%ige Stenose einer großen Koronararterie vorliegt.

1.1.8 Kardiale Belastbarkeit

Eine eingeschränkte körperliche Belastbarkeit ist, falls keine ausgeprägte Lungenerkrankung vorliegt, der wichtigste Hinweis auf eine eingeschränkte kardiale Leistungsreserve. Kann der Patient ohne größere Mühe zwei bis drei Stockwerke hochsteigen, ist die kardiale Belastbarkeit vermutlich ausreichend. Kommt es nach Auftreten von pektanginösen Beschwerden zu einer Dyspnoe, ist zu vermuten, daß aufgrund einer myokardialen Ischämie eine akute Linksherzinsuffizienz eingetreten ist.

Es ist wichtig, diejenigen Patienten zu erfassen, die sich an der Grenze zur Herzinsuffizienz befinden, denn bei ihnen kann der zusätzliche Streß durch Narkose, Operation und perioperativen Flüssigkeitsumsatz eine akute Dekompensation auslösen.

1.2 Angina pectoris

Eine myokardiale Ischämie äußert sich in pektanginösen Beschwerden. Sie ist Folge eines Mißverhältnisses zwischen myokardialem Sauerstoffangebot und myokardialem Sauerstoffverbrauch. Für pektanginöse Beschwerden sind substernale Schmerzen typisch, die in den Hals, Unterkiefer, die linke Schulter und den linken Arm ausstrahlen können. Diese Schmerzen werden typischerweise durch körperliche Belastung ausgelöst und bessern sich durch Ruhe und/oder sublingual verabreichtes Nitroglyzerin.

Ein Patient mit einer Aortenstenose kann trotz einer unauffälligen Koronarangiographie über pektanginöse Beschwerden klagen. Diese lassen sich vermutlich auf einen enorm hohen myokardialen Sauerstoffbedarf zurückführen. Ein verdicktes und relativ steifes Myokard sowie ein durch die Aortenstenose bedingter hoher intraventrikulärer Druck behindern möglicherweise die subendokardiale Perfusion. Die Prognose dieser Patienten ist nicht von der Schwere ihrer pektanginösen Beschwerden abhängig.

Auch ösophageale Spasmen können substernale Schmerzen erzeugen. Im Gegensatz zu pektanginösen Beschwerden sind diese Schmerzen nicht belastungsabhängig und strahlen nicht in den linken Arm aus. Sie treten meist in liegender Position auf und bessern sich auf die Gabe von Nitroglyzerin. Ein stechender Schmerz, der durch tiefes Atmen und Husten verstärkt wird, deutet auf eine Pleurairritation oder Perikarditis hin.

Die vasospastische angina pectoris wird durch Koronarspasmen ausgelöst (Prinzmetal-Angina). Sie unterscheidet sich von der klassischen angina pectoris dadurch, daß sie während körperlicher Ruhe auftreten kann. Diese Form der angina pectoris wird oft von Herzrhythmusstörungen begleitet. Ungefähr 85% der betroffenen Patienten weisen eine manifeste Obstruktion einer großen Arterie auf. Bei den restlichen 15% der Patienten gibt es angiographisch keinen Anhalt für eine KHK. Bei ihnen tritt zum Zeitpunkt der pektanginösen Beschwerden vermutlich ein Vasospasmus auf. Bei Patienten mit vasospastischer Angina konnten vermehrt migräneartige Kopfschmerzen sowie Raynaud-artige Phänomene beobachtet werden. Dies ist möglicherweise Ausdruck einer generalisierten vasospastischen Erkrankung.

Die Therapie einer angina pectoris zielt darauf ab, den myokardialen Sauerstoffbedarf mit Medikamenten wie Beta-Blockern, Nitroglyzerin oder Kalziumantagonisten zu senken. Präoperativ ist es wichtig festzustellen, ob es sich um eine stabile angina pectoris handelt. Von einer stabilen Angina wird gesprochen, wenn sich in den letzten 60 Tagen auslösende Faktoren, Häufigkeit und Dauer der Anfälle nicht verändert haben. Treten die pektanginösen Beschwerden seit kurzem bereits bei einer geringeren Anstrengung als früher auf oder dauern sie länger an als bisher, so ist dies für eine instabile Angina pectoris typisch. Eine instabile Angina kann auf einen drohenden Infarkt hindeuten. Bei den meisten Patienten mit einer instabilen angina pectoris wird eine Koronarangiographie durchgeführt.

1.3 Stummer Myokardinfarkt

Ein stummer Myokardinfarkt geht typischerweise nicht mit pektanginösen Beschwerden einher. Blutdruck und Herzfrequenz liegen während eines solchen Ereignisses typischerweise deutlich unter den Werten, die bei einer belastungsinduzierten myokardialen Ischämie vorliegen. Bei Patienten mit einer KHK lassen sich im Ruhe- oder Langzeit-EKG manchmal vorübergehende und asymptomatische myokardiale Ischämien nachweisen, die insbesondere bei Zuständen geistiger und psychischer Anspannung auftreten können [13]. Die höchste Rate an stummen myokardialen Ischämien tritt bei Patienten auf, die in der Anamnese Hinweise auf eine KHK oder ein pathologisches EKG mit Verdacht auf einen alten Myokardinfarkt haben. Ähnliche Veränderungen können jedoch auch auftreten, ohne daß eine KHK vorhanden ist [14]. Es scheint einen Zusammenhang zwischen einer stummen Myokardischämie und einer Ejektionsfraktion unter 0,4 zu geben.

Es wird angenommen, daß ungefähr 70% der ischämischen Episoden bei Patienten mit symptomatischer KHK nicht mit angina-pectoris-Beschwerden einhergehen und daß ungefähr 10 bis 15% der akuten Myokardinfarkte stumm verlaufen [14]. Die Mortalität eines Myokardinfarktes bei Patienten mit einer asymptomatischen myokardialen Ischämie ist mindestens genauso hoch wie bei Patienten mit klassischen angina-pectoris-Beschwerden. Die Therapie der stummen Myokardischämie ist genauso durchzuführen, wie bei der klassischen angina pectoris.

1.3.1 Frühere Myokardinfarkte

Bei der präoperativen Beurteilung eines Patienten ist es wichtig zu erfahren, ob der Patient früher bereits einen Herzinfarkt erlitten hat. Zwei große retrospektive Studien bei erwachsenen Patienten haben nachgewiesen, daß die Gefahr eines perioperativen Reinfarktes davon abhängt, wieviel Zeit seit dem letzten Infarkt verstrichen ist (Tab. 1.4) [15–18]. In diesen Untersuchungen nahm die Inzidenz perioperativer Herzinfarkte mit zunehmendem Abstand zum Infarktereignis ab und erreichte sechs Monate nach einem vorausgegangenen Infarkt einen konstanten Wert von etwa 6% (Tab. 1.4) [15–18]. Dar-

Tab. 1.4: Häufigkeit myokardialer Reinfarkte in der perioperativen Phase

Zeitspanne seit dem letzten Myokardinfarkt (Monate)	Tarhan et al. (15) (%)	Steen et al. (16) (%)	Rao et al. (18) (%)	Shah et al. (17) (%)
0–3	37	27	5,7	4,3
4–6	16	11	2,3	0
> 6	5	6	–	5,7

auf beruht die Empfehlung, daß elektive Operationen – insbesondere Thorax- und Oberbaucheingriffe – nach einem Herzinfarkt 6 Monate hinausgezögert werden sollten. Selbst nach 6 Monaten ist die zu erwartende Reinfarktrate von 6% ca. 50mal höher als die Infarktrate bei Patienten ohne vorhergehenden Herzinfarkt, die sich einer ähnlichen Operation unterziehen. Die Infarktrate beträgt hier 0,13%.

Die Mortalität eines myokardialen Reinfarktes in der postoperativen Phase ist höher als 20%. Mehr als 90% der Reinfarkte treten in den ersten 48 Stunden nach einer Operation auf [17]. Im Gegensatz dazu ist die im Rahmen von koronaren Bypass-Operationen auftretende Reinfarktrate zwar hoch, die Mortalität liegt jedoch hierbei normalerweise unter 3%. Vermutlich ist die niedrige Mortalität dadurch bedingt, daß das Herz nach einer Revaskularisierungsoperation über ein verbessertes Sauerstoffangebot verfügt. Im Gegensatz dazu ließ sich bei nicht-kardiochirurgischen Operationen kein günstiger Einfluß auf das Myokard nachweisen.

Es konnte gezeigt werden, daß bei Hochrisikopatienten die Gefahr eines perioperativen Reinfarktes dadurch gesenkt werden kann, daß eine engmaschige hämodynamische Überwachung mit Hilfe einer intraarteriellen Druckmessung und eines Pulmonalarterienkatheters erfolgt und Abweichungen hämodynamischer Parameter vom Normalbereich sofort entsprechend pharmakologisch oder durch Volumenzufuhr therapiert werden [17, 18]. Die Reinfarktrate betrug z.B. bei engmaschig überwachten und sofort adäquat therapierten Patienten 5,7% bzw. 2,3%, falls das Infarktereignis bis zu 3 Monate bzw. 4 bis 6 Monate zurücklag. Die entsprechende Mortalitätsrate betrug 5,3% bzw. 0%. Diese Reinfarkt- und Mortalitätsraten sind allerdings wesentlich niedriger als die von anderen Autoren angegebenen Werte [15–18].

Die Inzidenz eines Reinfarktes ist bei Patienten, die sich einem länger als 3 Stunden dauernden thorakalen oder abdominellen Eingriff unterziehen, erhöht (Tab. 1.5) [16]. Auch ein länger als 10 Minuten anhaltender Abfall des Blutdruckes um mehr als 30% ist mit einer erhöhten Reinfarktrate verbunden. Genauso sind intraoperative Hypertonie und Tachykardie mit einem erhöhten Risiko eines Reinfarktes verbunden.

Es gibt Hinweise darauf, daß eine intraoperative

Tab. 1.5: Häufigkeit eines Reinfarktes

Operationsdauer (Stunden)	Oberbaucheingriffe und intrathorakale Eingriffe (%)	Operationen an anderen Körperstellen (%)
< 3 Stunden	5.9%	3.6%
> 3 Stunden	15.9%	3.8%

* < 0.05 im Vergleich mit Operationen an anderen Körperstellen.
(Daten von Steen PA, Tinker JH, Tarhan S. Myocardial reinfarction after anesthesia and surgery. An update: Incidence, mortality, and predisposing factors. JAMA 1978; 239; 2566–70.)

myokardiale Ischämie, die meist im Rahmen einer Tachykardie auftritt, die Gefahr eines postoperativen Herzinfarktes erhöht [19]. Bei Patienten mit einer bekannten Dreigefäßerkrankung oder einer linken Hauptstammstenose ist nach nicht-kardiochirurgischen Operationen das Risiko eines postoperativen Herzinfarktes erhöht [20]. Dagegen scheint dieses Risiko bei Patienten mit einer Ein- oder Zweigefäßerkrankung relativ niedrig zu sein. Auch Patienten, bei denen bereits eine aortokoronare Bypassoperation durchgeführt wurde, haben bei einer späteren nicht-kardiochirurgischen Operation kein erhöhtes Risiko [20]. Es konnte nicht bewiesen werden, daß die Lokalisation eines vorausgegangenen Myokardinfarktes, der Operationsort (falls der Eingriff weniger als drei Stunden dauert), die Auswahl bestimmter Medikamente und/oder eines bestimmten Anästhesieverfahrens (Regional- vs. Allgemeinanästhesie) einen Einfluß auf die Reinfarktrate haben [17]. Es wurde versucht, eine präoperative Checkliste zu erstellen, in der Alter, vorausgegangene Myokardinfarkte, Aortenstenose, Hinweise auf eine Herzinsuffizienz und Herzrhythmusstörungen erfaßt werden, um damit eventuelle lebensbedrohliche postoperative Komplikationen vorhersagen zu können. Es konnte jedoch nicht belegt werden, daß diese Checkliste der ASA-Risikoklassifikation (nach der American Society of Anaesthesiologists) überlegen ist [21, 22].

1.4 Begleitende nicht-kardiale Erkrankungen

Bei der Anamneseerhebung sollten auch vorbestehende nicht-kardiale Nebenerkrankungen sowie deren Symptomatik erfaßt werden. Patienten mit einer schweren koronaren Herzerkrankung haben zum Beispiel häufig auch eine periphere Gefäßerkrankung. Sind aus der Anamnese ein apoplektischer Insult oder eine Synkope bekannt, sollte eine ausgeprägte zerebrale Gefäßerkrankung vermutet werden.

Besteht ein Nikotinabusus, sollte an eine vorliegende chronisch-obstruktive Atemwegserkrankung gedacht werden. Ein Hypertonus ist häufig mit einer Nierenfunktionsstörung verbunden. Die bei Patienten mit einer koronaren Herzerkrankung am häufigsten vorliegende endokrinologische Störung ist der Diabetes mellitus.

1.5 Aktuelle Medikation

Es ist wichtig, sich über die aktuelle Medikation der koronaren Herzerkrankung des Patienten zu informieren, da diese in Zusammenhang mit einer Anästhesie gefährliche Nebenwirkungen haben kann. Das Ziel einer medikamentösen Therapie der koronaren Herzkrankheit ist es, den myokardialen Sauerstoffverbrauch zu reduzieren und den koronaren Blutfluß zu steigern. Dies wird meist durch die kombinierte Gabe eines Beta-Rezeptorenblockers, Nitratpräparates und eines Kalziumantagonisten erreicht.

1.5.1 Beta-Rezeptorenblocker

Beta-Rezeptorenblocker erniedrigen den myokardialen Sauerstoffverbrauch, indem sie Herzfrequenz, Blutdruck und myokardiale Kontraktilität vermindern. Eine suffiziente Beta-Rezeptorenblockade liegt vermutlich dann vor, wenn die Ruhefrequenz des Herzens zwischen 50 und 60 Schlägen pro Minute beträgt.

Bei normaler körperlicher Aktivität kommt es dann üblicherweise zu einer Steigerung der Herzfrequenz um 10 bis 20%. Patienten, die optimal mit Beta-Rezeptorenblockern eingestellt sind, haben weder Zeichen einer Herzinsuffizienz noch gibt es im EKG Hinweise auf einen AV-Block. Daß ein Bronchospasmus auftritt ist weniger wahrscheinlich, wenn ein kardioselektiver Beta-Rezeptorenblocker verwendet wird. Es ist nicht belegt, daß Beta-Rezeptorenblocker die negativ inotropen Eigenschaften der volatilen Anästhetika ungünstig verstärken. Es ist daher allgemein üblich, die Gabe dieser Medikamente in der perioperativen Phase fortzusetzen. Kommt es aufgrund einer Beta-Rezeptorenblockade perioperativ zu einer übermäßig negativ inotropen und/oder negativ chronotropen Wirkung, so ist Atropin das Mittel der Wahl (0,4–0,6 mg i.v.) Die vagolytische Wirkung des Atropins läßt die verbleibende sympathische Innervation des Herzens uneingeschränkt zum Tragen kommen.

Isoproterenol ist der spezifische pharmakologische Antagonist einer exzessiven Beta-Rezeptorenblockade. Initial werden 2 bis 5 µg/Minute mittels kontinuierlicher intravenöser Infusion verabreicht. Anschließend wird die Infusionsgeschwindigkeit so eingestellt, daß Herzfrequenz und Blutdruck im gewünschten Bereich liegen. Je nach Ausmaß der Beta-Rezeptorenblockade können unter Umständen höhere Isoproterenoldosierungen notwendig werden.

Das Katecholamin Dobutamin ist ebenfalls geeignet, nachteilige kardiale Auswirkungen einer Beta-Rezeptorenblockade aufzuheben. Werden zur Antagonisierung einer Beta-Rezeptorenblockade hohe Dopamindosierungen notwendig, so kann der systemische Widerstand unerwünscht stark ansteigen, da es zu einer fast reinen Alpha-Rezeptorstimulation kommt.

Auch Kalzium bewirkt eine Steigerung der myokardialen Kontraktilität. Der Angriffspunkt ist jedoch ein anderer als bei den Betamimetika. Da Kalzium nicht über die Beta-Rezeptoren wirkt, ist zu erwarten, daß – im Gegensatz zum Isoproterenol – bereits übliche Dosierungen wirksam sind (500–1.000 mg Kalziumchlorid bzw. Kalziumglukonat i.v.).

Es ist möglich, daß in der postoperativen Phase die Gabe des Beta-Rezeptorenblockers unbeabsichtigt unterbleibt. Dieser plötzliche Medikamentenentzug kann zu einem Rebound mit Anstieg von Blutdruck und Herzfrequenz führen.

1.5.2 Nitrate

Die Gabe von Nitroglyzerin vermindert pektanginöse Beschwerden vermutlich dadurch, daß Nitroglyzerin den myokardialen Sauerstoffverbrauch senken kann. Durch Nitroglyzerin kommt es unter anderem zu einer Venodilatation und Zunahme der venösen Kapazität, was mit einer Abnahme des venösen Rückstroms zum Herzen (Verminderung des Preloads) verbunden ist. Hierdurch nehmen die ventrikulären enddiastolischen Drücke und Volumina und damit auch der myokardiale Sauerstoffverbrauch ab.

Nitroglyzerin ist in der Lage, die Koronararterien zu dilatieren. Diese Wirkung scheint bei der Behandlung einer vasospastischen angina von Bedeutung zu sein. Die Wirkdauer von sublingual verabreichtem Nitroglyzerin beträgt ca. 30 Minuten. Die Bedeutung dieses Medikaments liegt daher mehr in der Behandlung aktueller pektanginöser Beschwerden als in deren Prophylaxe. Die transdermale Applikation hat einen anhaltenden therapeutischen Effekt, der jedoch häufig durch eine Toleranzentwicklung geschmälert wird. Diese kann durch ein nitratfreies Intervall – z.B. während des Schlafes – verhindert werden.

Nitroglyzerin kann auch intravenös so lange verabreicht werden, bis sich die pektanginösen Beschwerden bessern oder ein Abfall von Blutdruck und linksventrikulärem Füllungsdruck eintritt.

1.5.3 Kalziumantagonisten

In erregbaren Zellmembranen befinden sich sogenannte «langsame» Kalziumkanäle. Kalziumantagonisten vermindern den Einstrom von Kalzium in die Myokardzellen und Zellen der glatten Gefäßmuskulatur durch diese «langsamen» Kalziumkanäle. Verapamil setzt die kardiale Reizleitung durch den AV-Knoten am stärksten herab. Es ist daher bei der Behandlung von atrialen Tachyarrhythmien besonders geeignet. Nifedipin besitzt unter den Kalziumantagonisten den stärksten vasodilatierenden Effekt. Es wird daher oft bei der Behandlung von Koronarspasmen und pektaginösen Beschwerden eingesetzt. Diltiazem hat sich bei der Behandlung von vasospastischer und klassischer angina pectoris bewährt. Es scheint im Vergleich zum Nifedipin weniger Nebenwirkungen (Kopfschmerzen, Gesichtsrötungen, Parästhesien, Schwächegefühl) zu haben.

Bei einer Behandlung mit Kalziumantagonisten können während der perioperativen Phase unerwünschte Medikamenteninteraktionen auftreten [23]. Dies ist darauf zurückzuführen, daß Kalziumionen für ein normales Funktionieren von Myokardzellen, quergestreiften Muskelzellen und glatten Gefäßmuskelzellen notwendig sind. So kann z.B. eine durch volatile Anästhetika verursachte Myokarddepression und periphere Vasodilatation durch eine Kalziumblockade verstärkt werden. Falls bei Patienten, die unter einer Dauermedikation mit Kalziumblockern und Beta-Rezeptorenblockern stehen, volatile Anästhetika verabreicht werden, scheint es trotz dieser theoretischen Bedenken nur zu einer additiven, nicht jedoch zu einer potenzierenden negativ inotropen Wirkung zu kommen [24–26].

Da Verapamil zu einem AV-Block führen kann, sollte es bei Patienten, die Digitalispräparate oder Beta-Rezeptorenblocker erhalten, nur mit Vorsicht eingesetzt werden. Patienten, die seit längerem Kalziumantagonisten und Beta-Rezeptorenblocker kombiniert einnehmen und präoperativ keinen Anhalt für eine Reizleitungsstörung haben, entwickeln normalerweise auch perioperativ keine Reizleitungsstörungen [27]. Eine durch Kalziumblocker verursachte Hypotension oder Bradykardie kann unter anderem durch die intravenöse Gabe von Atropin, Isoproterenol oder Kalzium therapiert werden.

Kalziumblocker können die Wirkung von depolarisierenden und nicht-depolarisierenden Muskelrelaxantien erhöhen und Erkrankungen, die mit einer Muskelschwäche einhergehen, verstärken [28]. Da es unter einer Therapie mit Kalziumantagonisten zu einer verminderten präsynaptischen Freisetzung von Acetylcholin kommt, kann die Antagonisierung einer neuromuskulären Blockade unter diesen Bedingungen weniger effektiv sein [29].

1.5.4 Aspirin

Die Gabe von Acetylsalicylsäure (325 mg/die) verhindert eine Plättchenaggregation. Diese Therapie kann möglicherweise einen akuten Myokardinfarkt – insbesondere bei Patienten mit instabiler angina pectoris – verhindern [30]. Es ist belegt, daß diese Acetylsalicylsäuredosierung das Risiko eines akuten Herzinfarktes bei Männern über 50 Jahre senkt [31]. Die Gabe von Aspirin hat jedoch keinen Einfluß auf die Mortalitätsrate von kardiovaskulären Erkrankungen. Die Inzidenz eines hämorrhagischen apoplektischen Insultes ist unter einer Aspirintherapie hingegen erhöht [32]. Bei bevorstehender Operation stellt intravenös appliziertes Heparin eine Alternative zur Acetylsalicylsäure dar.

1.5.5 Medikamentenkombinationen

Ein Beta-Rezeptorenblocker und ein Nitratpräparat können in Kombination verwendet werden, um bei Patienten mit einer koronaren Herzerkrankung den Blutdruck und die Herzfrequenz (unter 60 Schläge pro Minute) in den gewünschten Bereich zu senken. Die zusätzliche Gabe eines Kalziumantagonisten kann zur Linderung pektanginöser Beschwerden notwendig werden. Nifedipin wird bei derartigen Kombinationstherapien bevorzugt eingesetzt, da es nicht zu einer weiteren, bereits durch den Beta-Rezeptorenblocker verursachten Blockade des Sinusknotens beiträgt. Sowohl Nifedipin als auch Nitrate sind in der Lage, die Koronargefäße zu dilatieren. Durch ihre unterschiedlichen Angriffspunkte wirken sie bei einer Kombinationstherapie von Koronarspasmen synergistisch [33].

1.6 Körperliche Untersuchung

Selbst bei Vorliegen einer ausgeprägten koronaren Herzerkrankung ist die körperliche Untersuchung oft unauffällig. Eventuell vorliegende Zeichen einer Linksherzinsuffizienz (3. Herzton, gestaute Jugularvenen) müssen jedoch erkannt werden (vgl. Kapitel 6). Strömungsgeräusche über den Karotiden können auf eine bisher unbekannte zerebrovaskuläre Erkrankung hindeuten. Eine orthostatische Hypotonie kann auf eine Dämpfung des vegetativen Nervensystems hinweisen und kann z.B. im Rahmen einer Therapie mit Antihypertensiva auftreten.

Bei der präoperativen körperlichen Untersuchung ist es weiterhin wichtig, die oberen Luftwege und mögliche Intubationsprobleme zu beurteilen, die peripheren Venenverhältnisse einzuschätzen und sich – falls eine arterielle Kanülierung zur intraoperativen Überwachung geplant ist – von einem suffizienten arteriellen Kollateralkreislauf zu überzeugen.

1.7 Röntgenbild des Thorax

Es ist unwahrscheinlich, daß in der Röntgenaufnahme des Thorax Veränderungen zu finden sind, die auf eine koronare Herzerkrankung schließen lassen. Es sollte jedoch immer nach Hinweisen für eine Kardiomegalie und Herzinsuffizienz gesucht werden.

Die ersten radiomorphologischen Zeichen einer Lungenstauung sind relativ enge Pulmonalvenen in den unteren Lungenabschnitten, während die Pulmonalvenen in den oberen Lungenabschnitten erweitert sind. Dies ist Folge einer Umverteilung des pulmonalen Blutflusses durch die Erhöhung des pulmonalvenösen Druckes.

Eine chronische Lungenerkrankung kann dagegen vermutet werden, wenn die Lungen überbläht sind und ein Zwerchfelltiefstand vorliegt.

1.8 EKG

Eine Zwölf-Kanal-EKG-Ableitung in Ruhe bleibt eine der kostengünstigsten Untersuchungsmethoden bei der Beurteilung der kardialen Situation eines Patienten mit einer koronaren Herzerkrankung. Im präoperativen EKG sollte nach Hinweisen gesucht werden, die auf das Vorliegen 1. einer myokardialen Ischämie, 2. vorausgegangener myokardialer Infarkte, 3. Herzrhythmus- und/oder Reizleitungsstörungen, 4. Herzhypertrophie und 5. Elektrolytstörungen hindeuten können. Es ist wichtig, sich zu vergegenwärtigen, daß das Ruhe-EKG selbst bei schweren koronaren Veränderungen normal sein kann, falls der Patient während der EKG-Ableitung keine pektanginösen Beschwerden hatte. Des weiteren muß ein früherer Herzinfarkt – insbesondere wenn es sich um ein subendokardiales Ereignis handelte – nicht im EKG nachweisbar sein.

Liegen ventrikuläre Extrasystolen vor, muß damit gerechnet werden, daß diese auch intraoperativ auftreten oder Ausdruck einer myokardialen Ischämie sind. Ein verlängertes PR-Intervall (> 0,2 Sekunden) ist häufig durch eine Digitalistherapie bedingt. Ist die Reizleitung unterhalb des AV-Knotens blockiert, so handelt es sich in der Regel um pathologisch-anatomische Veränderungen und seltener um medikamentöse Nebenwirkungen.

1.9 Myokardischämie

Weist ein Ruhe-EKG eine ST-Streckensenkung von mehr als 1 mm auf, liegt eine subendokardiale Ischämie vor. Es wird allgemein von einer Ischämie ausgegangen, wenn während eines Belastungstests eine ST-Streckensenkung von mehr als 1 mm bei einem Patienten auftritt, dessen Ruhe-EKG keine derartigen Veränderungen aufweist. Anhand derjenigen Ableitung, in der die Ischämiezeichen auftreten, kann eventuell auf die betroffene Koronararterie geschlossen werden (Tab. 1.6). Das Belastungs-EKG eines Patienten mit verengter linker Hauptstammarterie kann eine ST-Streckensenkung von mehr als 2 mm zeigen. Dies ist häufig mit pektanginösen Beschwerden, Blutdruckabfall und Herzrhythmusstörungen verbunden. Kommt es während einer belastungsbedingten ST-Streckensenkung zu einem Blutdruckabfall, deutet dies auf eine großflächige Ischämie des Myokards hin und macht eine Dreigefäßerkrankung oder Erkrankung des Hauptstammes der linken Kranzarterie wahrscheinlich. Es wird angenommen, daß es durch die Einengung einer großen Koronararterie um mehr als 50% (der Blutfluß verhält sich proportional zur 4. Potenz des Radius) zu einem unzureichenden Sauerstoffangebot kommt, falls der myokardiale Sauerstoffbedarf – z.B. im Rahmen einer belastungsinduzierten Hypertonie und Tachycardie – erhöht ist.

Bei 95% der Frauen und 85% der Männer entspringt der den AV-Knoten versorgende Arterienast aus der rechten Koronararterie. Die übrigen Personen haben eine vor allem von der linken Kranzarterie ausgehende myokardiale Blutversorgung. Bei ihnen entspringt die für die Versorgung des AV-Knotens verantwortliche Arterie aus dem Ramus circumflexus der linken Koronararterie.

Bei der Durchführung eines Belastungs-EKGs kommt es zu einer Sympathikusstimulation, ähnlich wie in bestimmten perioperativen Situationen, wie z.B. der Laryngoskopie oder bei operativen Stimuli. Die Interpretation des Belastungs-EKGs beruht auf 1. der Dauer der Belastungsfähigkeit, 2. der maximal erreichten Herzfrequenz, 3. der Zeit bis zum Einsetzen von ST-Streckensenkungen, 4. dem Ausmaß der ST-Streckensenkung und 5. der Zeit, die in der Erholungsphase zur Normalisierung des EKGs benötigt wird. Ein unauffälliges Belastungs-EKG weist auf einen relativ suffizienten Koronarkreislauf hin. Es kann jedoch bei ungefähr 10% der Erwachsenen mit normalen Koronararterien zu einer ST-Streckenveränderung während eines Belastungs-EKGs kommen. Diese Veränderungen ähneln denen, die bei Patienten mit einer KHK auftreten. Aus diesem Grund ist die Durchführung eines Belastungs-EKGs bei asymptomatischen Patienten von zweifelhaftem Wert.

Bei einer vasospastischen angina pectoris kommt es während einer myokardialen Ischämie typischerweise zu einer ST-Streckenhebung im EKG. Eine ST-Streckenhebung bedeutet eine schwere transmurale myokardiale Ischämie, während eine ST-Streckensenkung für eine subendokardiale Ischämie spricht.

Tab. 1.6: Beziehung zwischen EKG-Ableitung und ischämischem Myokardareal

EKG-Ableitung	für die Ischämie verantwortliche Koronararterie	vermutlich betroffenes Myokardareal
II, III, aVF	rechte Koronararterie	rechter Vorhof rechter Ventrikel Sinusknoten AV-Knoten
I, aVL	Ramus circumflexus	lateraler Anteil des linken Ventrikels
V3–V5	Ramus interventricularis der linken Kranzarterie	anterolateraler Anteil des linken Ventrikels

1.10 Weiterführende diagnostische Verfahren

Weiterführende diagnostische Verfahren im Rahmen der Beurteilung der kardialen Leistungsfähigkeit können in nicht-invasive (Langzeit-EKG, Echokardiographie, szintigraphische Verfahren) und invasive Verfahren (Angiographie, Herzkatheterisierung) eingeteilt werden.

1.10.1 Langzeit-EKG

Ein EKG-Monitoring bei nicht stationären Patienten mittels Bandaufzeichnung (Holter-Monitoring, zeitgerafftes Langzeit-EKG) wird hauptsächlich zur Erfassung von Herzrhythmusstörungen, insbesondere von paroxysmalen Tachykardien, eingesetzt. Die eventuell mögliche Korrelation der Bandaufzeichnungen mit Symptomen wie Palpitationen, Schwindel oder Synkopen sind oft die wertvollsten Ergebnisse einer derartigen Überwachung.

1.10.2 Echokardiographie

Die Echokardiographie kann dynamische Bilder des Herzens vermitteln. Mit dieser Methode können Aussagen über ventrikuläre Wandbewegungen, Wanddicke, Ventrikeldurchmesser, intrakardiale Shunts und kardiale Funktionsparameter gemacht werden. Es ist außerdem möglich, hiermit die Ejektionsfraktion abzuschätzen.

1.10.3 Szintigraphische Verfahren

Bei der Szintigraphie werden Radionuklide (Gamma-Strahlen emittierende, radioaktiv markierte Substanzen) intravenös verabreicht. Damit kann das Blutvolumen innerhalb des Herzens und der Lungen dargestellt werden. Thallium ist das zur Herzdarstellung am häufigsten verwendete Isotop [34]. Dieses Isotop wird fast vollständig aus der Koronarzirkulation extrahiert, so daß auf diese Weise der Blutstrom zum linken Ventrikel sichtbar gemacht werden kann. Sind Gebiete mit einer verminderten Perfusion (kalter Bezirk) nur während einer kardialen Belastung vorhanden, weist dies auf eine myokardiale Ischämie hin. Dagegen lassen konstante Perfusionsdefekte an einen alten Myokardinfarkt denken. Ein Belastungstest mit Thallium ergänzt das Belastungs-EKG bei der Diagnose der koronaren Herzkrankheit.

Die Radionuklidangiographie, die mit radioaktivem, an Albumin gebundenem Technetium durchgeführt wird, ermöglicht ebenfalls die Darstellung von Blut in Herz und Lungen. Diese Methode wird eingesetzt, um Größe und Kontraktilität der Herzkammern zu bestimmen, Wandbewegungsstörungen des linken Ventrikels zu erfassen und die Ejektionsfraktion zu berechnen.

1.10.4 Angiographie

Die Koronarangiographie und Linksherzangiographie sind sehr spezielle Untersuchungsverfahren, die vor nicht-kardiochirurgischen Operationen nicht routinemäßig durchgeführt werden und normalerweise auch nicht indiziert sind. Liegen diese Untersuchungsergebnisse jedoch vor, kann damit die linksventrikuläre Funktion objektiv beurteilt werden. Außerdem kann damit auch die Reaktion des Patienten auf den Streß durch Narkose und Operation abgeschätzt werden (Tab. 1.3). Nach Injektion einer kleinen Menge röntgendichten Kontrastmittels können mit Hilfe der digitalen Subtraktionsangiographie während einer einzigen Herzkatheteruntersuchung eine große Anzahl angiographischer Befunde erhoben werden. Obwohl die Koronarangiographie die meisten Informationen über den Zustand der Koronargefäße bietet, ist diese Untersuchung doch teuer und mit einem gewissen Risiko verbunden (Mortalität 0,1%). Die wichtigste Indikation für diese Untersuchung ist eine nicht zu beherrschende angina pectoris bei einem Patienten, dessen medikamentöse Behandlungsmöglichkeiten bereits ausgeschöpft sind. Eine Koronararterie gilt dann als operabel, wenn sie genügend groß ist, eine hochgradige proximale Stenose und keine relevante distale Verengung aufweist.

Das Risiko, an einer KHK zu sterben, hängt weitgehend von dem Ausmaß der anatomischen Veränderungen, die durch die Angiographie erfaßt werden können, und der Funktionstüchtigkeit des linken Ventrikels ab. So ist z.B. die 4/5-Jahresüberlebensrate bei Erkrankung der linken Koronararterie am niedrigsten, gefolgt von der Drei- und Zweigefäßerkrankung. Die Eingefäßerkrankung schließlich hat die geringste 4/5-Jahresmortalität [35]. Patienten mit einer Dreigefäßerkrankung haben eine höhere Mortalität, wenn eine linksventrikuläre Funktionsstörung vorliegt, als Patienten mit intaktem linken Ventrikel.

Die linksventrikuläre Angiographie ermöglicht die Berechnung der Ejektionsfraktion (Schlagvolumen dividiert durch enddiastolisches Volumen) und eine Aussage über den Kontraktilitätszustand des Myokards (Hypokinesien, Akinesien, Dyskinesien). Die Ejektionsfraktion kann auch mit Hilfe der Echokardiographie bestimmt werden. Ein sich ungestört kontrahierender linker Ventrikel wirft bei jeder Herzkontraktion 55% bis 75% (Ejektionsfraktion von 0,55–0,75) seines enddiastolischen Volumens als Schlagvolumen aus. Patienten mit einer verminderten myokardialen Kontraktilität, die z.B. durch einen vorausgegangenen Herzinfarkt oder durch eine im Rahmen einer essentiellen Hypertonie auftretende erhöhte linksventrikuläre afterload verursacht ist, haben meist eine Ejektionsfraktion von 0,4 bis 0,55. Patienten mit einer Ejektionsfraktion in dieser Größenordnung sind normalerweise asymptomatisch. Beträgt die Ejektionsfraktion zwischen 0,25 und 0,4, so sind Symptome einer eingeschränkten kardialen Belastbarkeit wahrscheinlich. Liegt die Ejektionsfraktion unter 0,25, so treten Symptome vermutlich bereits in Ruhe auf (New York Heart Association Class IV). Es ist zu erwarten, daß Patienten mit einer so gravierenden linksventrikulären Funktionseinschränkung die Belastung einer Narkose und Operation nur schlecht tolerieren werden.

1.10.5 Herzkatheterisierung

Der normale linksventrikuläre enddiastolische Druck (left ventricular enddiastolic pressure; LVEDP) beträgt 12 mm Hg oder weniger, der entsprechende Druck im rechten Ventrikel beträgt 5 mm Hg oder weniger. Ein linksventrikulärer Druck von mehr als 18 mm Hg in Ruhe deutet auf eine stark eingeschränkte linksventrikuläre Kontraktilität. Ein insuffizienter linker Ventrikel ist nicht mehr in der Lage, während der Systole genügend Blut auszuwerfen. Daher sind linksventrikuläres enddiastolisches Volumen und linksventrikulärer enddiastolischer Druck erhöht.

Der enddiastolische Druck wird nicht nur durch das enddiastolische Volumen, sondern auch durch die Compliance des linken Ventrikels beeinflußt. Ein erhöhter linksventrikulärer Druck kann somit Ausdruck eines erhöhten enddiastolischen Volumens und/oder einer eingeschränkten Ventrikelcompliance sein. Liegt kein Mitralvitium vor, entsprechen der linksatriale Druck und der pulmonalkapilläre Verschlußdruck dem linksventrikulären enddiastolischen Druck.

Bettruhe, Flüssigkeitsrestriktion und Diuretikagabe können einen erhöhten enddiastolischen Druck normalisieren, obwohl eine schwere linksventrikuläre Funktionseinschränkung bestehenbleibt. Ein ausgeprägter Anstieg des enddiastolischen Drucks nach der Injektion des zur Koronarangiographie notwendigen Kontrastmittels kann ein Hinweis auf eine stark eingeschränkte ventrikuläre Kompensationsbreite sein. Bei der Interpretation der linksventrikulären enddiastolischen Drücke muß die körperliche Belastbarkeit des Patienten berücksichtigt werden.

Der Cardiac-Index beträgt in Ruhe normalerweise 2,5 bis 3,5 l/min/m². Patienten mit einer linksventrikulären Funktionseinschränkung können zwar in Ruhe ein normales Herzminutenvolumen haben, sind aber unter Umständen nicht mehr in der Lage, es bei Streß oder körperlicher Belastung entsprechend zu steigern.

Bei Patienten mit einer koronaren Herzerkrankung bedeutet ein Cardiac-Index von weniger als 2 l/min/m² eine schwere linksventrikuläre Funktionseinschränkung (Tab. 1.3). Ein Abfall des Herzminutenvolumens kann mit einer erhöhten arteriovenösen Sauerstoffgehaltsdifferenz einhergehen, da die Gewebe den gleichen Sauerstoffbedarf haben, diesen aber einem verminderten Blutfluß entnehmen müssen.

1.11 Akuter Myokardinfarkt

Der akute Myokardinfarkt tritt jährlich bei ungefähr 500.000 Amerikanern auf, wobei er bei Männern bis zum 70. Lebensjahr häufiger ist. Mit zunehmendem Alter steigt die Infarktrate für beide Geschlechter signifikant an. Zur klassischen klinischen Symptomatik gehören der plötzliche Beginn charakteristischer Symptome, anschließend treten typische, zeitlich aufeinanderfolgende EKG-Veränderungen und eine vorübergehende Erhöhung der Herzenzyme im Plasma auf.

Das erste Symptom eines akuten Herzinfarktes ist normalerweise der Brustschmerz, der typischerweise dem Schmerz bei angina pectoris ähnelt. Im Unterschied dazu ist der Schmerz des Herzinfarktes jedoch deutlich stärker, anhaltend und durch die Gabe von Nitroglyzerin nicht zu beeinflussen. Magenbeschwerden, Schweißausbrüche und Übelkeit sind aufgrund der Schmerzen häufig.

Bei ungefähr zwei Drittel der Patienten gehen dem eigentlichen akuten Myokardinfarkt ungefähr einen Monat vorher Zeichen wie Veränderung der charakteristischen pektanginösen Beschwerden und zunehmende Ermüdbarkeit voraus. Bei vielen, insbesondere den älteren Patienten, verläuft der akute Herzinfarkt allerdings asymptomatisch. Er wird meist an der für einen alten Infarkt typischen Q-Wellen im Routine-EKG erkannt.

1.11.1 Pathogenese

Der plötzliche totale Verschluß einer großen Kranzarterie durch einen Thrombus verursacht eine Infarzierung, die die gesamte Dicke der Ventrikelwand im Versorgungsgebiet dieser Arterie erfaßt. Die Thrombosierung einer Koronararterie findet zumeist dort statt, wo bereits atheromatöse Veränderungen vorliegen. An diesen Stellen kann es zur Ulzeration mit anschließender Ausbildung von Plättchenaggregaten kommen. Aus diesen Plättchen wird Thromboxan freigesetzt, das eine weitere Plättchenadhäsion sowie eine koronare Vasokonstriktion bewirkt und schließlich zur Bildung eines echten Thrombus führt. In einigen Fällen kann eine ausgeprägte Einengung des Gefäßlumens genügen – insbesondere wenn ein lokaler Vasospasmus hinzukommt – um eine Plättchenaggregation zu initiieren.

Ein plötzliches Mißverhältnis zwischen myokardialem Sauerstoffangebot (Hypotonie) und Sauerstoffbedarf (Hypertonie, Tachykardie) kann ebenfalls zu einem akuten Myokardinfarkt führen. Dies kann z.B. in der perioperativen Phase der Fall sein, auch ohne daß eine Stenose der Koronararterien vorliegt.

Kokainmißbrauch kann, ähnlich wie Katecholamine, einen plötzlichen Anstieg des myokardialen Sauerstoffbedarfs verursachen und auch zu einem Koronarspasmus führen. Die Infarzierung des Herzmuskels ist nach 3 bis 6 Stunden weitgehend abgeschlossen und kann sogar innerhalb kürzerer Zeit irreversibel sein, falls es zu einem plötzlichen kompletten Verschluß ohne ausreichende Kollateralversorgung gekommen ist.

1.11.2 Diagnose

Die Diagnose eines akuten Myokardinfarktes kann anhand der anamnestischen Angaben des Patienten sowie zusätzlicher Hinweise auf eine myokardiale Infarzierung gestellt werden. Eine ausgeprägte Stimulation des sympathischen Nervensystems mit Hypertonie und Tachykardie wird häufig bei einem Vorderwandinfarkt beobachtet.

Diese Überaktivität kann innerhalb der ersten Stunden nach dem Infarktgeschehen zu einem Kammerflimmern führen. Ein Hinterwandinfarkt geht oft mit einer Hypotonie und Bradykardie einher, die auf eine Überaktivität des parasympathischen Nervensystems zurückzuführen sind. Eine mit dem Herzinfarkt einhergehende Hypotonie weist entweder auf eine übermäßige parasympathische Aktivität oder ein akutes Linksherzversagen durch eine ausgeprägte Infarzierung des Herzmuskels hin. Ventrikuläre Extrasystolen sind bei 90% der Patienten zu beobachten. Es findet sich häufig eine erhöhte Körpertemperatur. Die Diagnose eines Herzinfarktes in der perioperativen Phase kann z.B. durch operationsbedingte Schmerzen oder die Gabe von Analgetika erschwert sein. Der Myokardinfarkt kann auch stumm verlaufen. Perioperativ auftretendes und ansonsten nicht erklärbares Auftreten von Herzrhythmusstörungen, Blutdruckabfall oder Herzinsuffizienz legen den dringenden Verdacht eines akuten Herzinfarkts nahe. Dies gilt insbesondere für Patienten mit einem erhöhten Infarktrisiko.

Die Ausbildung pathologischer Q-Wellen und

ST-Strecken- und T-Wellenveränderungen im EKG sind geradezu beweisend für einen akuten Myokardinfarkt. Eine konvexe ST-Streckenhebung in den Ableitungen V_1 bis V_4 deutet auf einen Verschluß des Ramus interventricularis anterior der linken Koronararterie hin. Eine ST-Streckenerhöhung in den Ableitungen II, III und aVF bedeutet bei 80% der Patienten einen Verschluß der rechten Koronararterie, und bei 20% der Patienten ist dies Zeichen eines Verschlusses des Ramus circumflexus der linken Koronararterie. Die Zeichen eines aufgetretenen subendokardialen Infarktes können minimal sein, da das EKG die subendokardiale elektrische Aktivität nur in geringem Ausmaß widerspiegelt. Bei einem subendokardialen Infarkt ist das zur Herzhöhle hin am nächsten liegende innere Drittel des Myokards betroffen. Die subendokardialen Schichten des linken Ventrikels sind gegenüber einer myokardialen Ischämie besonders empfindlich, da hier die Koronardurchblutung durch den hohen intramuralen Druck, den der Herzmuskel während der Kontraktion erzeugt, am stärksten behindert wird.

Normalisiert sich die ST-Streckenerhebung nach einem akuten Infarkt wieder, dann kommt es zu einer symmetrischen und häufig ausgeprägten Negativierung der T-Welle. Bleibt die ST-Streckenerhöhung über 2 bis 4 Tage hinaus bestehen, muß der Verdacht auf ein linksventrikuläres Aneurysma geäußert werden. Q-Wellen fehlen, solange es sich nicht um einen transmuralen Myokardinfarkt handelt. Sie entwickeln sich auch nicht sofort, sondern erst nachdem die Nekrotisierung des Herzmuskels eingesetzt hat.

Innerhalb der ersten 3 Stunden nach Beginn des Infarktes werden durch den Untergang von Herzmuskelgewebe die Enzyme Creatinkinase (CK) und das Isoenzym CK-MB (Myokardtyp) freigesetzt.

Die Konzentration dieser Enzyme im Plasma ist nach 12 Stunden am höchsten. Nach 12 bis 24 Stunden haben sich die Plasmaspiegel wieder normalisiert. Die maximale Konzentration der CK-MB im Plasma korreliert mit dem Ausmaß des Infarktes und ist daher von prognostischer Bedeutung. Es werden Blutentnahmen zur Bestimmung der Plasmakonzentration der CK-MB nach 0, 12 und 24 Stunden empfohlen. Es wird vorgeschlagen, den oberen Grenzwert für die CK-MB mit 13 IU/l anzunehmen; es sollte in den ersten 4 bis 12 Stunden ein Anstieg dieser Plasmakonzentration um mehr als 50% stattgefunden haben, um einen Myokardinfarkt diagnostizieren zu können.

Die zweidimensionale Echokardiographie ist eine sinnvolle, am Bett durchführbare Methode, um linksventrikuläre Wandbewegungsstörungen nach einem akuten Myokardinfarkt feststellen zu können. Derartige Bewegungsstörungen können auch mit Hilfe der Kernspintomographie sichtbar gemacht werden. Die Darstellung der myokardialen Perfusion mit Hilfe der Myokardperfusionszintigraphie mittels Thallium sowie die topographische Darstellung nekrotischer Myokardbezirke mit Technetium (durch selektive Technetiumaufnahme in vor kurzem entstandene Myokardnekrosen) sind weitere Verfahren, die zur Diagnose eines Myokardinfarktes eingesetzt werden können.

1.11.3 Therapie

Die Therapie des akuten Myokardinfarktes besteht in medikamentöser Behandlung und eventuell operativer Intervention. Durch eine thrombolytische Therapie, die in der frühen Phase nach dem Infarktereignis (spätestens 6 Stunden nach Beginn des Infarktes) eingeleitet wird, kann eine verschlossene Koronararterie unter Umständen rekanalisiert, die Perfusion wiederhergestellt und das Ausmaß der Herzmuskelnekrose eingedämmt werden. Auf diese Weise kann die Ventrikelfunktion eventuell erhalten und die Mortalität gesenkt werden.

Das Hauptrisiko dieser Thrombolysetherapie besteht darin, daß Blutungen auftreten können. Bei 0,5 bis 1% der behandelten Patienten kommt es zu einer intrazerebralen Blutung. Da ein Wiederverschluß des Koronargefäßes relativ häufig auftritt (20%), wird normalerweise unmittelbar nach Abschluß der fibrinolytischen Maßnahmen mit einer antithrombotischen Therapie (Aspirin, Heparin) begonnen. Eine Behandlung mit einem Beta-Rezeptorenblocker, der möglichst bald nach Beginn des Myokardinfarktes intravenös verabreicht wird, kann unter Umständen das Ausmaß der Infarzierung vermindern. Eine langfristige orale Einnahme dieses Medikamentes kann möglicherweise die Reinfarktrate günstig beeinflussen.

Wird Lidocain in der frühen Phase des Herzinfarktes verabreicht, kann die Häufigkeit begleitender Herzrhythmusstörungen vermindert werden. Diese Therapie hat aber keinen Einfluß auf die Mortalität. Tritt im Rahmen des Myokardinfarktes ein hämodynamisch wirksamer AV-Block auf, ist die Anlage eines Herzschrittmachers indiziert.

Eine notfallmäßige Koronarangiographie und perkutane transluminale koronare Angioplastie (PTCA) können zur Behandlung eines akuten Myokardinfarktes eingesetzt werden. Bei der PTCA wird ein Ballonkatheter bis in den stenosierten Teil der Koronararterie vorgeschoben, der Ballon dann aufgeblasen und die Stenose auf diese Weise geweitet. Ungefähr 4% der Patienten, die sich einer PTCA unterziehen, bedürfen einer notfallmäßigen Revaskularisation, weil eine hierbei eventuell auftretende verstärkte myokardiale Ischämie mit anderen Mitteln nicht zu beherrschen ist.

Bei 25 bis 35% der behandelten Patienten tritt meistens innerhalb von 6 Monaten nach der PTCA ein erneuter Verschluß des Gefäßes ein. Dies ist häufig eine Indikation für eine erneute PTCA [36].

Eine notfallmäßige chirurgische Revaskularisation stellt eine weitere Behandlungsmöglichkeit des akuten Myokardinfarktes dar, insbesondere dann, wenn die initial wiederhergestellte Durchgängigkeit des Gefäßes nicht aufrechterhalten werden kann. Eine schwere angina pectoris, die durch Medikamente nicht mehr zu beeinflussen ist, stellt eine Indikation für eine aortokoronare Bypassoperation dar. Die chirurgische Revaskularisierung erhöht die Überlebensrate bei Patienten mit einer hochgradigen Stenose des Hauptstammes der linken Koronararterie. In gleichem Sinne profitieren diejenigen Patienten von einer chirurgischen Revaskularisation, die eine Dreigefäßerkrankung mit einer Ejektionsfraktion von unter 0,5 haben [37].

Durch einen operativen Eingriff kann die Lebensqualität erhöht werden, denn der körperliche Zustand verbessert sich zumeist, die pektanginösen Beschwerden werden gelindert und der Bedarf an Medikamenten kann herabgesetzt werden. Die mit einer solchen Operation verbundene Mortalität beträgt bei Patienten mit einer guten linksventrikulären Funktion 1 bis 2%. Bei einer stark eingeschränkten Funktion des linken Ventrikels verschlechtert sich die Prognose. Dabei spielt es keine Rolle, ob eine medikamentöse oder chirurgische Behandlungsform gewählt wird.

Der Schwerpunkt der Rehabilitationsmaßnahmen nach einem akuten Myokardinfarkt liegt – nach einem unkomplizierten Verlauf – auf einer frühen Mobilisation und gezieltem körperlichem Aktivitätstraining.

Nur 7 Tage Bettruhe können bereits ausreichen, um nachteilige physiologische Veränderungen zu bewirken. So verringert sich z.B. hierbei die Skelettmuskelmasse, und eine Abnahme des intravasalen Volumens führt zu einer orthostatischen Hypotonie. Eine zu befürchtende Hämokonzentration geht mit einer Erhöhung der Blutviskosität einher und kann das Risiko thrombembolischer Komplikationen erhöhen. Typisches körperliches Aktivitätstraining ist Spazierengehen, Joggen oder das Fahren auf einem Fahrradergometer/Heimtrainer. Die Belastungsintensität sollte so gewählt sein, daß die Herzfrequenz auf 70 bis 85% des Wertes gesteigert wird, der während eines Belastungstests als maximal definiert wurde. Gezielte Bewegungstherapie trägt dazu bei, den Erfolg einer chirurgischen Revaskularisierung zu stabilisieren. Der Einfluß einer Bewegungstherapie auf den Gesamtverlauf einer KHK bleibt unklar. Es ist jedoch belegt, daß die Gesamtmortalität nach einem Herzinfarkt um etwa 25% gesenkt werden kann, wenn entsprechende Rehabilitationsmaßnahmen durchgeführt werden, die unter anderem eine Bewegungstherapie beinhalten [38].

1.11.4 Komplikationen

Nach einem Myokardinfarkt kann die Mortalität bis zu 60% betragen, wenn sich bei den betroffenen Patienten ein Lungenödem entwickelt und es Hinweise auf eine Organminderperfusion (mentale Beeinträchtigung und Oligurie) gibt. Liegt eine Lungenstauung vor, erhöht sich die Mortalität bereits auf 11%, während sie für diejenigen Patienten, die keinerlei hämodynamische Beeinträchtigungen zeigen, nur 1% beträgt. Patienten mit einer Ejektionsfraktion unter 0,3 haben eine erhöhte Spätmortalität. Ventrikuläre Extrasystolen, die nach einer anfänglichen Erholung auftreten, bergen ein erhöhtes Mortalitätsrisiko.

1.12 Herzrhythmusstörungen und Reizleitungsstörungen

Ein akuter Herzinfarkt wird häufig von Herzrhythmusstörungen und Reizleitungsstörungen begleitet. Ventrikuläre Extrasystolen treten bei mehr als 90% der Patienten auf, eine ventrikuläre Tachykardie bei ca. 10% der Patienten. Bei ungefähr 15% der Patienten kommt es zu Kammerflimmern. Diese Komplikationen zeigen, wie wichtig eine adäquate Überwachung der Patienten auf einer entsprechenden kardiologischen Station ist.

Den ventrikulären Rhythmusstörungen liegt wahrscheinlich ein Reentry-Phänomen zugrunde, das Folge einer verzögerten Reizleitung im ischämischen Bezirk ist. Eine andere Erklärungsmöglichkeit ist eine erhöhte Irritabilität im Bereich der verletzten Herzmuskelzellen. Eine diuretikabedingte Hypokaliämie oder eine erhöhte Plasmakonzentration zirkulierender Katecholamine können ebenfalls dazu beitragen, daß ventrikuläre Rhythmusstörungen auftreten. Zur Behandlung ventrikulärer Rhythmusstörungen, die im Rahmen eines akuten Myokardinfarktes auftreten, ist Lidocain das Mittel der Wahl. Initial wird ein Bolus von 50 bis 100 mg intravenös empfohlen und anschließend eine kontinuierliche intravenöse Infusion mit 1 bis 4 mg/min. Bei ungefähr 20% der Patienten persistieren die ventrikulären Extrasystolen trotz Lidocain, so daß hier Procainamid (in Deutschland nicht zur i.v. Injektion erhältlich) eingesetzt werden muß (1.000 mg i.v. über eine Stunde, anschließend 1–4 mg/Minute i.v.).

Bei Patienten, bei denen sich im Rahmen eines akuten Myokardinfarktes eine Herzinsuffizienz mit begleitender Nierenfunktionseinschränkung entwickelt, muß die Dosis von Lidocain oder Procainamid entsprechend angepaßt werden. Das Auftreten einer Kammertachykardie macht gegebenenfalls eine elektrische Kardioversion notwendig.

Patienten, die nach einem Infarkt eine Myokardinsuffizienz entwickeln, haben häufig supraventrikuläre Extrasystolen und Vorhofflattern bzw. -flimmern. Diese Rhythmusstörungen können Ausdruck einer akuten Druckerhöhung im linken Vorhof sein oder auf eine Ischämie oder Infarzierung auf Vorhofebene hinweisen. Das Ziel bei der Behandlung hämodynamisch wirksamer Vorhofarrhythmien ist es, eine eventuell zu schnelle Herzfrequenz entweder durch eine medikamentöse Therapie (Digoxin, Verapamil), elektrische Kardioversion oder Elektrostimulation (overpacing) zu senken.

Tritt im Rahmen eines akuten Herzinfarktes eine Sinusbradykardie auf, kann dies Hinweis auf eine erhöhte parasympathische Aktivität oder eine Ischämie im Bereich des Sinus- oder AV-Knotens sein, insbesondere dann, wenn die rechte Koronararterie betroffen ist.

Eine Bradykardie, die mit einer Hypotension einergeht, wird initial mit Atropin i.v. behandelt. Falls diese sich als therapieresistent erweist, muß die Anlage eines temporären transkutanen bzw. transvenösen Schrittmachers in Erwägung gezogen werden.

1.13 Perikarditis

Die Perikarditis ist eine häufige Komplikation des akuten Myokardinfarktes. Sie kann sich in Brustschmerz äußern, der mit persistierenden bzw. intermittierenden pektanginösen Beschwerden verwechselt werden kann. Im Gegensatz zum pektanginösen Schmerz verstärkt sich der perikarditische Schmerz in Inspiration. Im EKG können unspezifische ST-Streckenhebungen vorliegen. Nach einem Myokardinfarkt tritt ungefähr bei einem Drittel der Patienten ein Perikarderguß auf. Eine spezifische Therapie ist selten erforderlich. Die Gabe von Corticoiden kann jedoch oft eine ausgeprägte Linderung der Symptome bewirken. Das Dressler-Syndrom (postinfarzielles Syndrom) ist eine Spätform der akuten Perikarditis. Es entwickelt sich bei ungefähr 3% der Patienten zwischen einer Woche und mehreren Monaten nach dem akuten Infarktereignis.

1.14 Linksventrikulärer Thrombus

Nach einem akuten Herzinfarkt kann sich auf der endokardialen Oberfläche im Bereich des akinetischen Myokards ein wandständiger Thrombus bilden. Die Echokardiographie wird eingesetzt, um solche eventuell vorhandenen Thromben ausfindig zu machen. Nur eine geringe Anzahl dieser Patienten entwickelt jedoch systemische arterielle Embolien.

1.15 Schwere Herzinsuffizienz und kardiogener Schock

Der akute Myokardinfarkt wird oft durch eine mehr oder weniger starke Funktionseinschränkung (Insuffizienz) des linken Ventrikels kompliziert. Dies äußert sich in einem erhöhten linksventrikulären enddiastolischen Druck, pulmonaler Stauung, vermindertem PaO_2 und einem dritten Herzton. Der Begriff «kardiogener Schock» sollte nur den Situationen vorbehalten bleiben, in denen eine Hypotonie und Oligurie persistieren, obwohl für ausreichende Schmerzlinderung gesorgt wurde, eine exzessive parasympathische Aktivität und Hypovolämie ausgeglichen und Rhythmusstörungen behandelt wurden. Ein «kardiogener Schock» stellt ein fortgeschrittenes Stadium einer akuten schweren Herzinsuffizienz dar. Das Herzminutenvolumen reicht nicht mehr aus, um die Nieren und andere lebenswichtige Organe adäquat zu perfundieren. Dieses klinische Bild zeigt sich bei ca. 7,5% der Patienten, die einen akuten Myokardinfarkt erlitten haben [39]. Der systolische Blutdruck beträgt oft weniger als 60 mm Hg, gleichzeitig kann ein Lungenödem und eine arterielle Hypoxämie vorliegen. Elektrische Aktivität im EKG ohne tastbaren Puls (elektromechanische Entkoppelung) kann ebenfalls mit einem kardiogenen Schock einhergehen. Entwickelt sich im Zuge eines akuten Myokardinfarktes ein kardiogener Schock, so sind wahrscheinlich mehr als 40% des linken Ventrikels von der Infarzierung betroffen. Die Mortalität der Patienten mit einem kardiogenen Schock beträgt mehr als 70% [39].

1.15.1 Therapie

Die initiale Behandlung des kardiogenen Schocks besteht darin, die linksventrikuläre Nachlast unter kontinuierlicher invasiver Kontrolle von Blutdruck und kardialen Füllungsdrücken zu senken. Dazu werden Vasodilatantien eingesetzt wie z.B. Nitroglyzerin. Um das Herzminutenvolumen zu steigern, kann die Gabe von Dopamin oder Dobutamin in Erwägung gezogen werden. Digitalis ist bei der Behandlung des kardiogenen Schocks vermutlich nicht sinnvoll.

Um den koronaren Blutfluß wiederherzustellen, kann eine thrombolytische Therapie, eine PTCA oder eine chirurgische Revaskularisation versucht werden. Unter Umständen müssen kreislaufassistierende Maßnahmen in Betracht gezogen werden, um die Zeit bis zu einer eventuellen Revaskularisationsoperation zu überbrücken oder bis die Möglichkeit einer Herztransplantation abgeklärt worden ist. Durch eine apparativ-mechanische Unterstützung des linken Ventrikels kann ein signifikant größeres Herzminutenvolumen erzeugt werden als durch die intraaortale Gegenpulsation. Der intraaortale Ballon ist so EKG-gesteuert, daß er kurz vor Kontraktionsbeginn abgelassen und während der Diastole aufgeblasen wird. Das Entleeren des Ballons unmittelbar vor der Systole senkt den systemischen Blutdruck und die Nachlast und damit Herzarbeit und myokardialen Sauerstoffbedarf. Das Aufblasen des Ballons während der Diastole erhöht den diastolischen Blutdruck und verbessert somit den koronaren Blutfluß und das myokardiale Sauerstoffangebot. Eine pharmakologische Alternative zu der mechanischen intraaortalen Gegenpulsation stellt unter Umständen die Kombination von Katecholaminen mit Vasodilatantien dar.

1.15.2 Chirurgische Intervention

Bei ungefähr 0,5 bis 1% der Patienten tritt nach einem akuten Myokardinfarkt eine Ruptur des Ventrikelseptums auf. Eine akute Mitralinsuffizienz kann auf die Infarzierung eines Papillarmuskels hinweisen. Diese ist meist durch eine V-Welle von mehr als 50 mm Hg auf der pulmonalarteriellen Verschlußdruckkurve charakterisiert. Ventrikuläre Rhythmusstörungen und/oder eine therapierefraktäre schwere Herzinsuffizienz können Hinweis auf ein postinfarzielles linksventrikuläres Aneurysma sein. Bei 2 bis 3% der Patienten entwickelt sich nach einem akuten Myokardinfarkt eine Herzruptur, die typischerweise 3 bis 10 Tage nach dem akuten Ereignis auftritt. Es gibt fast keine Hinweise, die auf die bevorstehende drohende Ruptur deuten. Es kommt zu einem plötzlichen Kreislaufzusammenbruch, einer Herztamponade und/oder einer elektromechanischen Entkoppelung.

1.16 Anästhesie bei nicht-kardiochirurgischen Eingriffen

Das Ziel bei der präoperativen Einschätzung der kardialen Situation ist es, diejenigen Patienten zu erfassen, die ein erhöhtes perioperatives Infarktrisiko haben und/oder deren koronare Herzerkrankung so ausgeprägt ist, daß ein zusätzlicher Streß nur bedingt kompensiert werden kann [40]. Bei der Durchführung einer Narkose für nicht-kardiochirurgische Eingriffe können bei Patienten mit einer koronaren Herzerkrankung kardiale Komplikationen, insbesondere ein akuter Myokardinfarkt, auftreten [3]. Es ist davon auszugehen, daß mehr als 50% aller postoperativen Probleme kardialer Ursache sind. Es konnte gezeigt werden, daß bei einem kurz zurückliegenden Myokardinfarkt und präoperativ bestehender Herzinsuffizienz in der Regel mit postoperativen kardialen Komplikationen gerechnet werden muß. Präoperativ durchgeführte Spezialuntersuchungen (Belastungs-EKG, Langzeit-EKG, Dipyridamol-Thallium-Szintigraphie) können sinnvoll sein, um Patienten zu erfassen, die ein erhöhtes postoperatives Risiko für kardiale Komplikationen haben. Der vielleicht zuverlässigste Hinweis auf mögliche postoperative kardiale Komplikationen bei einem Patienten, der sich einer nicht-kardiochirurgischen Operation unterzieht, ist das Auftreten einer myokardialen Ischämie während der ersten 48 Stunden nach der Operation [3]. Präoperative Hinweise auf eine myokardiale Ischämie sind z.B. 1. eine linksventrikuläre Hypertrophie, 2. ein Bluthochdruck in der Anamnese, 3. ein Diabetes mellitus, 4. eine bekannte koronare Herzkrankheit und 5. die Einnahme von Digitalis [3]. Es ist einleuchtend, daß das Risiko gefährdeter Patienten, postoperativ eine myokardiale Ischämie zu entwickeln, durch ein adäquates Monitoring und eine sofortige entsprechende Therapie verbessert werden kann.

1.16.1 Präoperative Medikation

Hauptziel der präoperativen Medikation bei Patienten mit einer koronaren Herzerkrankung besteht darin, deren Angst zu vermindern. Angstzustände können zu einer Freisetzung von Katecholaminen und damit zu einer Steigerung von Blutdruck und Herzfrequenz führen. Dadurch ist mit einem erhöhten myokardialen Sauerstoffbedarf zu rechnen. Wenn Patienten mit einer koronaren Herzerkrankung im Operationssaal ankommen, sind im EKG oft myokardiale Ischämiezeichen zu sehen, die im präoperativen EKG nicht nachweisbar waren [19]. In den meisten Fällen können solche EKG-Veränderungen als stumme Ischämien angesehen werden, da sie weder mit pektanginösen Beschwerden noch hämodynamischen Veränderungen einhergehen. Es ist jedoch nicht klar, ob sich diese stummen myokardialen Ischämien von solchen Ischämieereignissen unterscheiden, wie sie bei diesen Patienten auch unter Alltagsbedingungen auftreten [41]. Es wird sogar angenommen, daß ungefähr 90% der während der Anästhesie «neu» aufgetretenen myokardialen Ischämien Ausdruck einer stummen myokardialen Ischämie sind, die bereits vor der Operation bestand [42].

Zur Angstverminderung sind sowohl psychologische als auch pharmakologische Maßnahmen notwendig. Die Patienten kommen ruhiger im Operationssaal an, wenn bei ihnen eine präoperative Visite durchgeführt wurde und wenn ihnen das anästhesiologische Vorgehen genau erklärt wurde. Die pharmakologische Anxiolyse kann mit einer Vielzahl von Medikamenten oder Medikamentenkombinationen erreicht werden. Wie die pharmakologische Anxiolyse durchgeführt wird, hängt häufig von der persönlichen Präferenz des Anästhesisten ab. Das Ziel dieser medikamentösen Therapie ist es, eine maximale Anxiolyse und Amnesie zu erreichen, ohne daß eine unerwünschte Kreislauf- und Atemdepression auftritt. Ein sinnvolles Vorgehen bei der präoperativen Medikation von Patienten mit einer koronaren Herzerkrankung besteht darin, intramuskulär Morphin (10–15 mg) und Scopolamin (0,4–0,6 mg) – mit oder ohne zusätzlicher Benzodiazepingabe – zu verabreichen. Scopolamin ist sinnvoll, da es eine stark sedierende und amnestische Wirkung entfaltet, ohne daß es zu unerwünschten Veränderungen der Herzfrequenz führt. Die zur Therapie einer koronaren Herzerkrankung bereits präoperativ eingenommenen Medikamente sollten auch perioperativ verabreicht werden. Im Einzelfall sollten diese Medikamente auch zusätzlich zur präoperativen Medikation verordnet werden [27, 43]. Es ist hinreichend belegt, daß ein plötzliches Absetzen von Beta-Rezeptorenblockern oder Antihypertensiva zu einer überschießenden Aktivitätszunahme des sympathischen Nervensystems führen kann. Dieser erhöhte Sympathikotonus ist insbesondere bei Patienten mit einer koronaren Herzerkrankung unerwünscht. Zusammen mit der Prämedikation kann auch ein Nitroglyzerinpflaster verabreicht werden.

In der Phase unmittelbar vor Narkoseeinleitung sollten die Patienten sublingual applizierbares Nitroglyzerin stets griffbereit haben. Werden bei Patienten mit einer koronaren Herzerkrankung H_2-Blokker verabreicht, um den pH-Wert des Magensaftes anzuheben, so scheint dies keine nachteiligen Auswirkungen zu haben, auch wenn bei diesen Medikamenten theoretisch das Problem besteht, daß sie über die H_1-Rezeptorenblockade zu einer Vasokonstriktion der Koronararterien führen können.

1.16.2 Intraoperatives Vorgehen

Bei Patienten mit einer koronaren Herzerkrankung ist es von entscheidender Bedeutung, daß während der Narkoseeinleitung und Narkoseführung eine myokardiale Ischämie vermieden wird. Dieses Ziel wird dadurch erreicht, daß das Gleichgewicht zwischen myokardialem Sauerstoffangebot und myokardialem Sauerstoffbedarf nicht zur unerwünschten Seite verschoben wird. Intraoperative Ereignisse, die zu anhaltender Tachykardie, systolischer Hypertension, Stimulation des sympathischen Nervensystems, arterieller Hypoxämie oder diastolischer Hypotonie führen, können dieses kritische Gleichgewicht nachteilig stören (Tab. 1.7). Ein Anstieg der Herzfrequenz führt dabei vermutlich eher zu Zeichen der myokardialen Ischämie im EKG als eine Hypertonie. Bei anästhesierten Patienten kommt es zu einer drastischen Zunahme von Ischämiezeichen im EKG, wenn die Herzfrequenz 110 Schläge/Minute überschreitet (ischämische Schwelle) (Abb. 1.2) [44]. Liegt die Herzfrequenz unter 110 Schlägen/Minute kann zwar eventuell auch eine Ischämie auftreten, sie ist dann aber normalerweise asymptomatisch und korreliert nicht mit der Herzfrequenz. Grundsätzlich bedeutet eine hohe Herzfrequenz einen Anstieg des myokardialen Sauerstoffbedarfs. Gleichzeitig steht während der Diastole weniger Zeit zur Myokardperfusion zur Verfügung, so daß hierbei Koronardurchblutung und damit das Sauerstoffangebot aus dem Myokard abnehmen.

Tab. 1.7: Intraoperative Ereignisse, die das Gleichgewicht zwischen myokardialem Sauerstoffangebot und myokardialem Sauerstoffbedarf beeinflussen

verminderte Sauerstoffabgabe	erhöhter Sauerstoffbedarf
verminderter Koronarer Blutfluß	**Stimulation des sympathischen Nervensystems**
Tachykardie	Tachykardie
diastolische Hypotonie	systolische Hypertonie
Hypokapnie (Koronarkonstriktion)	gesteigerte myokardiale Kontraktilität
Koronarspasmus	erhöhte Nachlast
verminderter Sauerstoffgehalt des Blutes	
Anämie	
arterielle Hypoxämie	
Verschiebung der Sauerstoffdissoziationskurve nach links	
erhöhte Vorlast (Wandspannung)	

Im Gegensatz dazu wird der im Rahmen einer Hypertonie erhöhte myokardiale Sauerstoffbedarf oft dadurch kompensiert, daß hierbei die vom Perfusionsdruck abhängige Durchblutung in atherosklerotisch veränderten Koronararterien aufgrund des hohen Drucks verbessert ist.

Eine iatrogene Hyperventilation mit einem deutlichen Abfall des arteriellen Kohlendioxidpartialdrucks ist zu vermeiden, da gezeigt wurde, daß eine Hypokapnie zu einer Vasokonstriktion der Koronararterien führt. Letztendlich ist dieses Gleichgewicht zwischen myokardialem Sauerstoffangebot und -bedarf wahrscheinlich viel wichtiger als die Auswahl eines speziellen Narkoseverfahrens und/oder bestimmter Medikamente. Viele Studien an

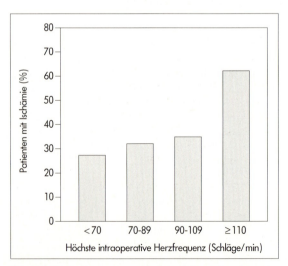

Abb. 1.2: Die Inzidenz einer myokardialen Ischämie korreliert nicht mit der Herzfrequenz (stumme Ischämie), solange die Herzfrequenz 110 Schläge pro Minute nicht überschreitet.
(Aus: Slogoff S, Keats AS. Does chronic treatment with calcium entry blocking drugs reduce perioperative myocardial ischemia? Anesthesiology 1988; 68; 676–680; mit freundlicher Genehmigung.)

Patienten, die sich einer koronaren Bypass-Operation unterzogen, belegen die Tatsache, daß die Inzidenz intraoperativer myokardialer Ischämien und postoperative Folgen durch die Wahl bestimmter Anästhetika (Halothan, Enfluran, Isofluran, Opioid) nicht beeinflußt wird [42, 45, 46]. Obwohl Isofluran den koronarvaskulären Widerstand herabsetzt und zu einem «coronary steal» führen kann, gibt es Hinweise darauf, daß sich die Inzidenz myokardialer Ischämien nicht erhöht, wenn es bei Patienten mit entsprechend pathologisch veränderten Koronargefäßen eingesetzt wird [47].

Es ist ganz entscheidend, daß anhaltende und stärkere Veränderungen von Herzfrequenz und Blutdruck vermieden werden. Eine sinnvolle Empfehlung besagt, daß Herzfrequenz und Blutdruck nicht mehr als 20% vom Ausgangswert des wachen Patienten abweichen sollen. Dennoch treten die meisten intraoperativen Ischämien auf, ohne daß wesentliche hämodynamische Veränderungen vorliegen, so daß es unwahrscheinlich ist, daß diese Form der Ischämie durch den Anästhesisten verhindert werden kann [42]. Bei mindestens 45% der Patienten lassen sich bei einer Untersuchung mittels Thalliumszintigraphie während der endotrachealen Intubation Hinweise auf eine myokardiale Ischämie ohne begleitende hämodynamische Veränderungen nachweisen [48]. Vermutlich sind diese stummen Myokardischämien durch eine regionale Verminderung von myokardialer Perfusion und Sauerstoffversorgung bedingt. Ihre Bedeutung ist unklar und sie entsprechen vermutlich Episoden, wie sie bei diesen Patienten auch unter Alltagsbedingungen auftreten, ohne daß es zu pektanginösen Beschwerden kommt.

1.16.3 Narkoseeinleitung

Zur Narkoseeinleitung bei Patienten mit einer koronaren Herzerkrankung eignen sich nahezu alle intravenösen Induktionsanästhetika. Ketamin wird jedoch nur selten verabreicht, da es über eine Steigerung von Herzfrequenz und Blutdruck wahrscheinlich zu einer Zunahme des myokardialen Sauerstoffbedarfs kommt. Zur Erleichterung der endotrachealen Intubation ist Succinylcholin oder ein nicht-depolarisierendes Muskelrelaxans sinnvoll.

Eine im Rahmen der direkten Laryngoskopie und endotrachealen Intubation auftretende Sympathikusstimulation kann zu einer myokardialen Ischämie führen [49]. Um Ausmaß und Dauer der im Rahmen einer endotrachealen Intubation auftretenden Kreislaufstimulation zu minimieren, ist es wichtig, die direkte Laryngoskopie möglichst kurz (im Idealfall weniger als 15 Sekunden) zu gestalten. Falls damit zu rechnen ist, daß die direkte Laryngoskopie länger dauern wird, oder falls bereits eine Hypertonie besteht, sollte daran gedacht werden, eventuell zusätzlich Medikamente zu verabreichen, um intubationsbedingte Blutdruckreaktionen zu minimieren. Wird z.B. unmittelbar vor Einführen des Endotrachealtubus Lidocain (2 mg/kg) laryngotracheal verabreicht, kommt es bei der trachealen Stimulation zu einem weniger stark ausgeprägten und kürzer dauernden Blutdruckanstieg. Bei einigen Patienten kann auch eine intravenöse Lidocaininjektion von 1,5 mg/kg KG wirksam sein. Lidocain ist hierbei ungefähr 90 Sekunden vor Beginn der direkten Laryngoskopie intravenös zu injizieren. Die Effizienz einer solchen intravenösen Lidocaingabe wird zum Teil auch bestritten.

Eine Alternative stellt die intravenöse Gabe von Nitroprussid (1–2 µg/kg KG) dar. Nitroprussid soll ungefähr 15 Sekunden vor Beginn der direkten Laryngoskopie verabreicht werden [50]. Diese Nitroprussiddosierung ist in der Lage, Blutdruckreaktionen auf die Laryngoskopie (nicht jedoch Herzfrequenzveränderungen) abzuschwächen. Mit Nitroprussid können auch nach der endotrachealen Intubation eventuell auftretende hypertensive Reaktionen behandelt werden. Es ist aber meist nicht möglich, die durch die direkte Laryngoskopie ausgelösten Herzfrequenzveränderungen zu beeinflussen. Wird vor oder während der direkten Laryngoskopie eine kontinuierliche intravenöse Infusion mit 100 bis 300 µg/kg/Minute Esmolol durchgeführt, kann die im Rahmen der endotrachealen Intubation auftretende Herzfrequenzsteigerung normalerweise abgeschwächt werden [51]. Um solche Kreislaufreaktionen zu minimieren, kann es auch sinnvoll sein, vor der direkten Laryngoskopie ein kurzwirksames Opioid wie z.B. Fentanyl (1–3 µg/kg) oder eine entsprechende Alfentanil- oder Sufentanildosis zu verabreichen. Obwohl eine solche medikamentöse Intervention einleuchtend ist, muß festgehalten werden, daß ihre Wirksamkeit bis jetzt nicht nachgewiesen ist.

Um Koronarspasmen vorzubeugen, die bei prädisponierten Patienten zu einer myokardialen Ischämie führen können, wurde prophylaktisch auch eine kontinuierliche intravenöse Infusion von Nitroglyzerin (0,25–1 µg/kg/Minute) durchgeführt. Obwohl auch diese Maßnahme sehr logisch erscheint, konnte anhand von kontrollierten Studien nicht sicher nachgewiesen werden, daß durch dieses Vorgehen die Anzahl der intraoperativ auftretenden Myokardischämien vermindert werden kann [52, 53]. Bei Patienten, die eine kontinuierliche intravenöse Nitroglyzerininfusion erhalten, treten jedoch während starker Stimulationen (wie z.B. der endotrachealen Intubation) seltener Hypertensionen auf [53].

1.16.4 Aufrechterhaltung der Narkose

Welche Medikamente zur Aufrechterhaltung der Narkose verwendet werden, wird meist von der linksventrikulären Funktion des Patienten abhängig gemacht. Diese kann anhand der Anamnese und körperlichen Untersuchung, eventuell auch anhand

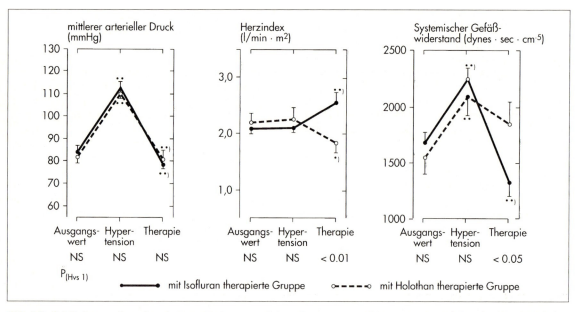

Abb. 1.3: Bei Patienten, die während einer aortakoronaren Bypass-Operation eine Hypertension entwickelten, konnte mit Halothan (inspiratorisch 1–1,5 Volumen %) und Isofluran (inspiratorisch 1,5–2 Volumen %) der arterielle Druck gleich gut wieder auf das Ausgangsniveau gesenkt werden. Während Halothan den Blutdruck aufgrund einer Verminderung der myokardialen Kontraktilität (Herzindex) senkt, erniedrigt Isofluran den Blutdruck aufgrund einer Verminderung des systemischen Gefäßwiderstandes. (Hess W, Arnold B, Schulte-Sasse U, Tarnow J. Comparison of isoflurane and halothane when used to control intraoperative hypertension in patients undergoing coronary artery bypass surgery. Anesth Analg 1983; 62: 15–20. Reprinted with permission from IARS.)

von Ergebnissen einer Herzkatheteruntersuchung beurteilt werden (Tab. 1.3). Patienten, die eine koronare Herzerkrankung, aber eine uneingeschränkte linksventrikuläre Funktion haben, können z.B. auf die direkte Laryngoskopie oder schmerzhafte operative Stimulation mit Tachykardie und Hypertension reagieren. Bei diesen Patienten ist es angebracht, mit Hilfe eines volatilen Anästhetikums eine kontrollierte Myokarddepression durchzuführen. Damit kann auch ein erhöhter Sympathikotonus und eine damit einhergehende Steigerung des myokardialen Sauerstoffbedarfs verhindert werden. Halothan, Enfluran und Isofluran sind gleich gut geeignet, um eine kontrollierte myokardiale Depression zu erzeugen.

Halothan und Isofluran führen bei Patienten mit einer koronaren Herzerkrankung zu vergleichbaren Veränderungen von Blutdruck und Herzfrequenz [54]. Volatile Anästhetika können hierbei allein oder in Kombination mit Lachgas verabreicht werden. Zur Aufrechterhaltung der Narkose eignet sich genausogut eine Lachgas-Opioid-Kombination. Um unerwünschte Blutdruckanstiege zu therapieren, die im Rahmen von schmerzhaften Manipulationen auftreten können, ist dann zusätzlich ein volatiles Anästhetikum zu verabreichen. Isofluran und Halothan sind in dieser Hinsicht gleich gut geeignet. Der Mechanismus jedoch, über den diese Medikamente zu einem Blutdruckabfall führen, ist unterschiedlich. Bei Isofluran ist dies eine periphere Vasodilatation, bei Halothan vor allem eine Verminderung des Herzminutenvolumens (Abb. 1.3)

[55]. Abschließend ist festzustellen, daß der Einsatz eines volatilen Anästhetikums für den koronargeschädigten Patienten von Vorteil sein kann, weil es den myokardialen Sauerstoffverbrauch senkt.

Es kann sich jedoch auch nachteilig auswirken, falls es den Blutdruck und damit den koronaren Perfusionsdruck zu stark senkt. Obwohl Isofluran zu einer Dilatation der Koronararterien führt, gibt es keinen Hinweis darauf, daß es die Wahrscheinlichkeit ischämischer Ereignisse im Sinne eines Coronary-Steal-Effektes erhöht, insbesondere wenn für einen ausreichenden koronaren Perfusionsdruck gesorgt ist [47].

Patienten mit einer stark eingeschränkten linksventrikulären Funktion, wie z.B. nach einem vorausgegangenen Myokardinfarkt, tolerieren eine anästhetikabedingte Myokarddepression meist nicht. Bei diesen Patienten sind vermutlich Opioide den volatilen Anästhetika vorzuziehen. Bei Patienten, die selbst eine minimale myokardiale Depression nicht mehr tolerieren, wurde eine hochdosierte Fentanylgabe empfohlen (50–100 µg/kg) [56]. Werden eher konventionelle Opioiddosen verabreicht, müssen sie mit anderen Medikamenten wie z.B. Lachgas appliziert werden, damit eine komplette Amnesie garantiert ist. Obwohl bei Patienten mit einer eingeschränkten Ventrikelfunktion die Kombination eines Opioids mit Lachgas als sehr sicher beschrieben ist, können auch hierdurch stärkere Kreislaufreaktionen wie z.B. eine Verminderung von Blutdruck und Herzminutenvolumen ausgelöst werden [57]. Auch bei der Kombination von Diazepam und Fentanyl kommt es zu einem Abfall des Blutdruckes. Dieser Blutdruckabfall tritt jedoch nicht auf, wenn diese beiden Medikamente einzeln verabreicht werden [58]. Wird Lachgas zusätzlich zu Diazepam oder einem volatilen Anästhetikum gegeben, treten keine Hinweise auf eine myokardiale Depression auf [59]. Lachgas allein kann jedoch bei Patienten mit einer koronaren Herzerkrankung zu Zeichen der myokardialen Funktionseinschränkung führen [60].

Bei Patienten mit einer Koronarerkrankung sind auch Regionalanästhesieverfahren gut geeignet. Obwohl es hierbei aufgrund der peripheren Sympathikusblockade zu einer Verminderung des myokardialen Sauerstoffbedarfs kommt, muß jedoch beachtet werden, daß der Blutfluß im Bereich atherosklerotisch veränderter Koronararterien druckabhängig ist. Deshalb sollte ein im Rahmen von Regionalanästhesieverfahren auftretender Blutdruckabfall nicht über längere Zeit toleriert werden. Es wäre in diesem Fall ein Irrtum anzunehmen, daß der Patient durch eine Verminderung des myokardialen Sauerstoffverbrauches geschützt ist. Fällt der Blutdruck mehr als 20% unter den Ausgangswert ab, so ist eine sofortige Therapie mit Hilfe intravenöser Flüssigkeitszufuhr oder Sympathomimetika angezeigt. Hierzu werden häufig Ephedrin und Phenylephrin (beide sind in Deutschland nicht zur i.v. Injektion erhältlich) empfohlen. Der Nachteil einer entsprechenden Volumenzufuhr ist, daß es relativ lange dauert, bis diese Maßnahme zu einem Blutdruckanstieg führt.

1.16.5 Auswahl des Muskelrelaxans

Welches nicht-depolarisierende Muskelrelaxans zur Aufrechterhaltung der Narkose bei Patienten mit einer koronaren Herzerkrankung eingesetzt wird, hängt davon ab, welchen Einfluß dieses Medikament auf das Gleichgewicht zwischen myokardialem Sauerstoffangebot und myokardialem Sauerstoffbedarf hat. In dieser Hinsicht ist ein Muskelrelaxans, das nur minimale bzw. keine Auswirkungen auf Herzfrequenz und Blutdruck hat, bei Patienten mit einer koronaren Herzerkrankung wünschenswert.

Vecuronium, Doxacurium und Pipecuronium haben z.B. günstige Kreislaufwirkungen. Atracurium hat ebenfalls nur mäßige Auswirkungen auf den Blutdruck, insbesondere dann, wenn es langsam über 30 bis 45 Sekunden injiziert wird, um eine Histaminfreisetzung zu verringern.

Pancuronium ist über viele Jahre hinweg bei Patienten mit einer koronaren Herzkrankheit problemlos eingesetzt worden, obwohl es durch einen leichten Anstieg von Herzfrequenz und Blutdruck eventuell den myokardialen Sauerstoffbedarf erhöht. Diese Wirkung auf den Kreislauf kann die negativ inotropen und negativ chronotropen Wirkungen anderer zur Anästhesie eingesetzter Medikamente ausgleichen. Bei einer stärkeren opioidbedingten Bradykardie kann dies von besonderem Nutzen sein.

Die Idee, daß eine begleitende Medikation mit einem Beta-Rezeptorenblocker einen durch Pancuronium verursachten Anstieg der Herzfrequenz verhindert, ist möglicherweise nicht schlüssig, da der Anstieg der Herzfrequenz höchstwahrscheinlich auf einen vagolytischen und nicht auf einen sympathomimetischen Effekt zurückzuführen ist. Vorsicht bei der routinemäßigen Verwendung von Pancuronium ist angeraten, da einem Bericht zufolge bei einem koronargeschädigten Patienten sogar die geringste durch Pancuronium bedingte Erhöhung der Herzfrequenz eventuell zu Zeichen der myokardialen Ischämie im EKG führen kann [61].

Bei Patienten mit einer koronaren Herzerkrankung können nicht-depolarisierende Muskelrelaxantien gefahrlos mit einer Kombination aus Cholinesterasehemmer und Anticholinergikum antagonisiert werden. Falls übermäßige Herzfrequenzsteigerungen befürchtet werden, kann als Anticholinergikum Glykopyrrolat eingesetzt werden, das eine geringere positiv chronotrope Wirkung hat als Atropin. Bei der Antagonisierung nicht-depolarisierender Muskelrelaxantien kommt es jedoch selten zu einer stärkeren Steigerung der Herzfrequenz. Atropin scheint daher in Kombination mit einem Cholinesterasehemmer genausogut geeignet zu sein wie Glykopyrrolat.

1.16.6 Monitoring

Das perioperative Monitoring hängt davon ab, wie ausgeprägt der operative Eingriff und wie schwer die koronare Herzerkrankung sind. Bei Patienten mit einer koronaren Herzerkrankung sollte die Auswahl der Überwachungsverfahren speziell unter dem Gesichtspunkt erfolgen, daß eine myokardiale Ischämie (mittels EKG) oder verminderte myokardiale Kontraktilität (mittels Pulmonalarterienkatheter) frühzeitig erkennbar sein müssen.

1.16.7 EKG

Das EKG ist gut geeignet, um intraoperativ das Gleichgewicht zwischen myokardialem Sauerstoffangebot und Sauerstoffbedarf zu überwachen. Welche Myokardareale von der Ischämie betroffen sind, läßt sich daran erkennen, in welchen EKG-Ableitungen es zu ST-Streckenveränderungen kommt (Tab. 1.6). So weist z.B. eine präkordiale V_5-Ableitung (5. ICR in der vorderen Axillarlinie) eine Myokardischämie in dem Bereich des linken Ventrikels nach, der vom Ramus interventricularis anterior der linken Koronararterie versorgt wird [62]. Daher scheint es sinnvoll zu sein, bei Patienten mit einer Erkrankung der linken Koronararterie perioperativ die V_5-Ableitung oder eine entsprechende Ableitung anzulegen.

Wird eine 3-Punkt-EKG-Ableitung durchgeführt, so läßt sich eine der V_5 entsprechende Ableitung dadurch erzielen, daß die Elektrode des linken Armes in die V_5-Position geklebt und auf dem EKG-Monitor die Ableitung aVL gewählt wird [62].

Um Ischämien im Versorgungsbereich der rechten Koronararterie zu erfassen, ist die Ableitung II besser geeignet. Zudem eignet sich die Ableitung II sehr gut für die Beurteilung von P-Wellen und Herzrhythmusstörungen. Mit der Ableitung II können allerdings die im Bereich der anterioren und lateralen Myokardwand häufiger auftretenden Ischämien nicht erfaßt werden. Diese Myokardischämien werden speziell durch präkordiale Ableitungen erfaßt. Ein im Ösophagus abgeleitetes EKG weist aufgrund seiner Lage unmittelbar hinter Vorhof und Ventrikel eine vergrößerte P-Zacke auf. Mit einer ösophagealen EKG-Ableitung können unter Umständen Herzrhythmusstörungen oder eine Ischämie der Myokardhinterwand besser beurteilt werden [63].

Kommt es zu einer ST-Streckensenkung um mehr als 1 mm unter die isoelektrische Linie, so kann von einer ausgeprägten myokardialen Ischämie gesprochen werden. Herzrhythmusstörungen, Reizleitungsstörungen, Digitalistherapie, Elektrolytstörungen und Fieber können zu ähnlichen Veränderungen der ST-Strecke führen, ohne daß eine myokardiale Ischämie vorliegt. Plötzliche Anstiege des pulmonalkapillären Verschlußdruckes und gleichzeitig auftretende abnorme Wellenformen (A-Welle größer als 15 mm Hg oder V-Welle größer als 30 mm Hg) können auf eine myokardiale Ischämie hinweisen [64]. Veränderungen der pulmonalkapillären Verschlußkurve können bei einer myokardialen Ischämie den entsprechenden EKG-Veränderungen vorausgehen.

Treten myokardiale Ischämiezeichen im EKG auf, so müssen unerwünschte Veränderungen von Herzfrequenz und/oder Blutdruck sofort und aggressiv therapiert werden. Eine längerdauernde Erhöhung der Herzfrequenz wird oft durch die intravenöse Injektion eines Beta-Rezeptorenblockers, wie z.B. Esmolol, therapiert. Exzessive Blutdruckanstiege, bei denen keine Hinweise auf eine myokardiale Ischämie bestehen, werden oft mit Nitroprussid behandelt. Kommt es dagegen im Rahmen eines normalen oder nur leicht erhöhten Blutdruckes zu Zeichen einer myokardialen Ischämie, so ist Nitroglyzerin besser geeignet. In solchen Situation verbessert eine nitroglyzerinbedingte Verminderung des Preloads den subendokardialen Blutfluß. Der systemische Blutdruck wird unter Nitroglyzerin nicht so stark gesenkt, daß eine Gefährdung des koronaren Perfusionsdruckes befürchtet werden muß.

Eine Hypotension sollte mit Sympathomimetika therapiert werden, damit sich die druckabhängige Perfusion arteriosklerotischer Gefäße rasch wieder normalisiert. Häufig werden hierzu Medikamente gewählt, die eine Blutdruckerhöhung sowohl über eine Steigerung der myokardialen Kontraktilität als auch über eine Steigerung des peripheren Gesamtwiderstandes verursachen. In dieser Hinsicht kann Ephedrin den fast reinen Alpha-Agonisten wie z.B. Phenylephrin überlegen sein. Eine vorbestehende Beta-Rezeptorenblockade kann jedoch dazu führen, daß Ephedrin fast nur noch seine alpha-adrenergen Wirkungen entfalten kann und damit ähnlich wie Phenylephrin wirkt. Die Phenylephrindosierung, die eine Venokonstriktion bewirkt, liegt unter derjenigen Dosierung, die eine arterielle Konstriktion verursacht. Daher wird die Wahrscheinlichkeit einer phenylephrinbedingten Konstriktion der Koronararterien über eine Stimulation der Alpha-Rezeptoren vermindert.

Zur Steigerung des Blutdrucks ist neben einer medikamentösen Therapie auch eine intravenöse Flüssigkeitszufuhr sinnvoll, denn der myokardiale Sauerstoffbedarf ist bei einer erhöhten Volumenbelastung geringer als bei einer Druckbelastung. Der Nachteil einer schnellen Flüssigkeitszufuhr bei der Therapie einer Hypotonie besteht darin, daß der damit verbundene Anstieg der Vorlast eventuell zu einer verminderten subendokardialen Perfusion und zu einer Ischämie führt. Unabhängig davon, welche Form der Therapie gewählt wird, ist entscheidend, daß der Blutdruck sofort normalisiert wird, um den druckabhängigen Blutfluß im Bereich arteriosklerotisch verengter Koronararterien aufrechtzuerhalten.

1.16.8 Pulmonalarterienkatheter

Falls intraoperativ große Flüssigkeitsumsätze erwartet werden, ist es sinnvoll, den pulmonalkapillären Verschlußdruck zu messen. Dieser entspricht normalerweise dem linksventrikulären Füllungsdruck. Bei Patienten mit einer koronaren Herzerkrankung kann die Zufuhr großer Flüssigkeitsmengen notwendig werden, da bereits präoperativ aufgrund eines erhöhten Sympathikotonus ein relativer intravasaler Volumenmangel vorliegen kann. Dieses Volumendefizit wird durch eine präoperative Nahrungskarenz noch verstärkt. Die kardiovaskulären Parameter können während der operativen Phase dadurch stabil gehalten werden, daß der pulmonalkapilläre Verschlußdruck durch Infusion kristalloider oder kolloidaler Lösungen konstant gehalten wird. Mit Hilfe eines Pulmonalarterienkatheters ist die Volumenersatztherapie besser steuerbar. Außerdem können anhand eines Pulmonalarterienkatheters das Herzminutenvolumen bestimmt sowie systemische und pulmonalvaskuläre Widerstände errechnet werden. Anhand dieser Größen kann beurteilt werden, wie der Patient auf die Gabe einer positiv inotropen Substanz oder eines Vasodilatans reagiert. Das über die Thermodilutionsmethode gemessene Herzzeitvolumen sollte sich um mindestens 10 bis 15% ändern, bevor von einer signifikanten Veränderung gesprochen werden kann.

Selbst wenn es zu signifikanten Änderungen des Herzzeitvolumens gekommen ist, sollten diese stets in Zusammenhang mit der klinischen Situation wie z.B. der peripheren Perfusion und Urinproduktion betrachtet werden. Plötzliche Anstiege des pulmonalkapillären Verschlußdruckes können eine akute myokardiale Ischämie anzeigen. Weist die pulmonalkapilläre Verschlußdruckkurve eine überhöhte V-Welle auf, so kann dies ein Hinweis auf eine Mitralinsuffizienz sein, deren Ursache z.B. eine Kapillarmuskelischämie ist. Eine überhöhte A-Welle entsteht meist nur dadurch, daß die ventrikuläre Compliance im Rahmen einer myokardialen Ischämie vermindert ist.

Bei der Indikationstellung für einen Pulmonalarterienkatheter müssen stets die dadurch erzielbaren Informationen gegen den finanziellen Aufwand abgewogen werden. Z. B. konnte nicht gezeigt werden, daß die Ergebnisse nach Revaskularisationsoperationen durch den Einsatz eines Pulmonalarterienkatheters gegenüber der alleinigen Messung des zentralen Venendruckes beeinflußt werden konnten [65, 66]. Zentraler Venendruck und pulmonalarterieller Verschlußdruck korrelieren bei Patienten mit einer koronaren Herzerkrankung gut, falls die Ejektionsfraktion größer als 0,5 ist und keine Hinweise auf eine linksventrikuläre Dyskinesie vorliegen [67]. Liegt die Ejektionsfraktion dagegen unter 0,5, ist diese Korrelation aufgehoben und die Füllungsdrücke können sich sogar entgegengesetzt verhalten.

1.16.9 Transösophageale Echokardiographie

Mit der transösophagealen Echokardiographie steht ein Überwachungsverfahren zur Verfügung, mit dem intraoperativ kontinuierlich die linksventrikuläre Funktion beurteilt werden kann [68]. Die globale linksventrikuläre Funktion kann dadurch beurteilt werden, daß die endsystolischen und enddiastolischen Dimensionen des Herzens ausgemessen werden. Daraus lassen sich dann Ventrikelvolumen, Herzminutenvolumen und Ejektionsfraktion ableiten. Die transösophageale Echokardiographie kann bei Patienten mit einer koronaren Herzkrankheit indiziert sein oder auch bei Patienten, bei denen die Aorta abgeklemmt werden muß und das Risiko einer akuten ventrikulären Funktionsstörung besteht [69, 70]. Anhand regionaler Veränderungen von Wanddicke oder Wandbewegung kann mit diesem Verfahren unter Umständen frühzeitig eine myokardiale Ischämie festgestellt werden. Eine Abnahme der myokardialen Kontraktilität äußert sich dagegen in einer Abnahme der Ejektionsfraktion [71].

1.16.10 Postoperative Phase

Ein intraoperativer Abfall der Körpertemperatur kann dazu führen, daß es in der Aufwachphase zu starkem Zittern und damit zu einem plötzlichen enormen Anstieg des myokardialen Sauerstoffbedarfs kommt. Es ist daher wichtig, geeignete Maßnahmen zu ergreifen, um den Temperaturabfall möglichst gering zu halten. Außerdem ist es wichtig, in der unmittelbar postoperativen Phase zusätzlich Sauerstoff zu verabreichen. Auch durch postoperative Schmerzen kann es zu einer Stimulation des sympathischen Nervensystems und damit zu einem erhöhten myokardialen Sauerstoffbedarf und einer Myokardischämie kommen. Dies verdeutlicht, wie enorm wichtig eine adäquate postoperative Schmerztherapie bei Patienten mit einer koronaren Herzerkrankung ist. Postoperative Reinfarkte treten häufig 48 bis 72 Stunden nach der Operation auf. Dies könnte vielleicht dem Zeitpunkt entsprechen, zu dem kein zusätzlicher Sauerstoff mehr verabreicht und die Schmerztherapie nicht mehr so konsequent durchgeführt wird [15, 16].

1.17 Herztransplantation

Die Herztransplantation ist die einzig verfügbare Therapiemöglichkeit, um Patienten mit einer Herzerkrankung im Endstadium (die meist durch eine koronare Herzerkrankung oder eine Kardiomyopathie bedingt ist) wieder zu einem aktiven Leben zu verhelfen [72]. Damit eine Herztransplantation indiziert ist, müssen die durch die Herzerkrankung verursachten sekundären Organschädigungen reversibel und die Chancen für ein langfristiges Überleben gut sein (die Patienten sollten unter 55 Jahre alt sein) [55]. Liegt die linksventrikuläre Ejektionsfraktion unter 0,2, beträgt die Lebenserwartung ohne Herztransplantation weniger als 12 Monate. Eine irreversible pulmonalvaskuläre Hypertension stellt eine Kontraindikation für eine Herztransplantation dar. Dagegen stellt eine irreversible pulmonalvaskuläre Hypertonie bei einem Patienten mit einer Herzerkrankung im Endstadium die Hauptindikation für eine Herz-Lungentransplantation dar. Entsprechende Spender sind selten, da bei Opfern tödlicher Unfälle häufig Lungenverletzungen vorliegen und außerdem die notwendige endotracheale Intubation die Entwicklung einer Pneumonie begünstigt.

1.17.1 Narkoseführung

Zur Narkoseeinleitung bei einer Herztransplantation können Ketamin und/oder ein Benzodiazepin, zur intraoperativen Analgesie zusätzlich ein Opioid verabreicht werden [73]. Alternativ können Opioide auch zur Einleitung und Aufrechterhaltung der

Narkose verwendet werden. Bei volatilen Anästhetika besteht insbesondere in höherer Dosierung die Gefahr, daß es zu einer schweren myokardialen Depression und systemischen Vasodilatation kommt. Lachgas wird selten verabreicht, da es in Kombination mit Opioiden zu einer myokardialen Depression führt. Außerdem besteht bei Lachgas die Gefahr, daß sich eine zufällig entstandene Luftemboliebase – z.B. durch das intraoperative Eröffnen großer Blutgefäße – möglicherweise vergrößert. Pancuronium oder auch andere Muskelrelaxantien, die zu keinem oder nur minimalem Blutdruckabfall führen, sind sinnvoll. Beatmungsutensilien, einschließlich des endotrachealen Tubus, müssen steril sein und mit sterilen Handschuhen angefaßt werden. Häufig werden Bakterienfilter im In- und Exspirationsschenkel des Narkosegerätes angebracht. Viele Patienten, die sich einer Herztransplantation unterziehen müssen, haben Gerinnungsstörungen. Dies ist Folge einer Leberstauung aufgrund der chronischen Herzinsuffizienz.

Das operative Vorgehen besteht darin, daß im kardiopulmonalen Bypass Aorta, Pulmonalarterie, linker und rechter Vorhof anastomosiert werden. Bereits in der präoperativen Phase wird mit einer immunsuppressiven Therapie begonnen. Intravasale Katheter müssen daher unter streng aseptischen Kautelen gelegt werden. Falls ein zentraler Venenkatheter oder ein Pulmonalarterienkatheter liegt, muß dieser in die Vena jugularis interna zurückgezogen werden, sobald das Herz des Empfängers explantiert wird. Sobald das Spenderherz implantiert ist, wird dieser Katheter wieder vorgeschoben. Wird ein zentralvenöser Katheter über die linke Vena jugularis interna vorgeschoben, so besteht postoperativ noch über die rechte Vena jugularis interna ein guter Zugangsweg, um Herzbiopsien durchzuführen. Kurzfristig können positiv inotrope Medikamente, insbesondere Isoproterenol, notwendig werden, um nach der Entwöhnung vom kardiopulmonalen Bypass Kontraktilität und Schlagfrequenz des implantierten Herzens aufrechtzuerhalten. Es kann auch notwendig werden, entsprechende Maßnahmen zu ergreifen, um den pulmonalvaskulären Widerstand zu senken. Dies ist mittels Gabe von Isoproterenol und vasodilatatorisch wirkenden Prostaglandinen möglich [74].

Das denervierte transplantierte Herz schlägt initial mit einer Spontanfrequenz von ungefähr 100 Schlägen pro Minute. Dies ist auf den fehlenden Vagotonus zurückzuführen. Bei einer Zunahme der Vorlast kommt es über den Frank-Starling-Mechanismus zu einer Zunahme des Schlagvolumens. Eine Hypovolämie wird von diesen Patienten entsprechend schlecht toleriert. Auch eine plötzliche Vasodilatation, wie sie im Rahmen einer Spinal- oder Epiduralanästhesie auftreten kann, ist bei diesen Patienten unerwünscht. Das transplantierte Herz spricht gut auf direkt wirkende Katecholamine an, unter Umständen sogar sensibler als ein normales Herz. Indirekt wirkende Sympathomimetika (Ephedrin) haben dagegen eine geringere Wirkung. Die Herzfrequenz verändert sich nach Gabe von Anticholinergika oder Cholinesterasehemmern nicht.

1.17.2 Komplikationen

Die frühe postoperative Morbidität ist Folge von chirurgischen Komplikationen (Blutung), Sepsis und Abstoßungsreaktion. Die häufigste Todesursache in der frühen postoperativen Phase nach einer Herztransplantation ist eine durch die immunsuppressive Therapie hervorgerufene Infektion mit opportunistischen Keimen. Während der frühen postoperativen Phase werden transvenöse rechtsventrikuläre Endokardbiopsien vorgenommen, um frühzeitig Hinweise auf eine eventuelle Abstoßungsreaktion zu erhalten. Die Abstoßung des Spenderherzens äußert sich in einer Abnahme des QRS-Komplexes im EKG, dem echokardiographischen Nachweis einer Verkürzung der isovolumetrischen Erschlaffungsphase oder einer beginnenden Einschränkung der linksventrikulären Füllung. Die Entwicklung von Herzrhythmusstörungen oder einer schweren Herzinsuffizienz sind späte Zeichen einer Abstoßungsreaktion.

Es wird angenommen, daß der herztransplantierte Patient aufgrund der afferenten Denervierung keine pektanginösen Beschwerden entwickeln kann. Es kommt jedoch normalerweise innerhalb der ersten 6 bis 12 Monate zu einer gewissen sympathischen Reinnervation, so daß die Entwicklung einer angina pectoris möglich ist [75]. Es wird geschätzt, daß bis zu 40% der Patienten innerhalb von 3 Jahren nach einer Herztransplantation eine koronare Herzerkrankung entwickeln. Dieses beschleunigte Auftreten einer koronaren Herzerkrankung kann Ausdruck einer chronischen Abstoßungsreaktion sein, die sich im Endothel der transplantierten Arterien abspielt. Mehr als 90% der herztransplantierten Patienten leiden unter einem cyclosporininduzierten Bluthochdruck, der häufig nicht auf die Gabe von antihypertensiven Medikamenten anspricht [76]. Cyclosporin ist außerdem nephrotoxisch.

Die Langzeittherapie mit Immunsuppressiva geht mit einer erhöhten Inzidenz lymphoproliferativer Tumoren einher. Die chronische Einnahme von Glukokortikoiden führt zu einer Demineralisation der Knochen (Osteoporose, aseptische Nekrose statisch wichtiger Gelenke) und einer Glukoseintoleranz.

Literaturhinweise

1. Manson, J.E., Tosteson, H., Ridker, P.M., et al.: The primary prevention of myocardial infarction. N. Engl. J. Med. 1992; 326: 1406–16

2. Cases of specified notifiable diseases, United States. MMWR 1987; 35: 813–4
3. Hollenberg, M., Mangano, D.T., Browner, W.S., London, M.J., Tubau, J.F., Tateo, I.M.: Predictors of postoperative myocardial ischemia in patients undergoing noncardiac surgery. JAMA 1992; 268: 205–9
4. Grundy, S.M.: Cholesterol and coronary heart disease. A new era. JAMA 1986; 256: 2849–58
5. Grundy, S.M.: Cholesterol and coronary heart disease. Future directions. JAMA 1990; 264: 3053–9
6. Lowering blood cholesterol to prevent heart disease. Consensus Conference. JAMA 1985; 253: 2080–90
7. Therapeutic response to lovastatin (Mevinolin) in nonfamilial hypercholesterolemia. A multicenter study. JAMA 1986; 256: 2829–34
8. Stamler, J., Wentworth, D., Neaton, J.: Is the relationship between serum cholesterol and risk of death from coronary heart disease continuous and graded? JAMA 1986; 256: 2823–8
9. Barry, J., Mead, K., Nabel, E.G., et al.: Effect of smoking on the activity of ischemic heart disease. JAMA 1989; 261: 398–402
10. Harris, S.S., Caspersen, C.J., De Friese, G.H., et al.: Physical activity counseling for healthy adults as a primary preventive intervention in the clinical setting: Report for the US Preventive Services Task Force. JAMA 1989; 261: 3590–5
11. Pekkaneu, J., Marti, B., Nissinen, A., et al.: Reduction of premature mortality by high physical activity: A 20-year follow-up of middle-aged Finnish men. Lancet 1987; 1: 1473–5
12. Dimsdale, J.E.: A perspective on type A behavior and coronary disease. N. Engl.J. Med. 1988; 318: 110
13. Rozanski, A., Bairey, C.N., Krantz, D.S., et al.: Mental stress and the induction of silent myocardial ischemia in patients with coronary artery disease. N. Engl.J. Med. 1988; 318: 1005–12
14. Muir, A.D., Reeder, M.K., Foex, P., Ormerod, O.J.M., Sear, J.M., Johnston, C.: Perioperative silent myocardial ischemia: Incidence and predictors in a general surgical population. Br.J. Anaesth. 1991; 67: 373–7
15. Tarhan, S., Moffitt, E.A., Taylor, W.F., Guiliani, E.R.: Myocardial infarction after general anesthesia. JAMA 1972; 220: 1451–4
16. Steen, P.A., Tinker, J.H., Tarhan, S.: Myocardial reinfarction after anesthesia and surgery. An update: Incidence, mortality, and predisposing factors. JAMA 1978; 239: 2566–70
17. Shah, K.B., Kleinman, B.S., Sami, H., Patel, J., Rao, T.L.K.: Reevaluation of perioperative myocardial infarction in patients with prior myocardial infarction undergoing noncardiac operations. Anesth. Analg. 1991; 71: 231–5
18. Rao, T.L.K., Jacobs, E.H., El-Etr, A.A.: Reinfarction following anesthesia in patients with myocardial infarction. Anesthesiology 1983; 59: 499–505
19. Slogoff, S., Keats, A.S.: Does perioperative myocardial ischemia lead to postoperative myocardial infarction? Anesthesiology 1985; 62: 107–14
20. Mahar, L.J., Steen, P.A., Tinker, J.H., et al.: Perioperative myocardial infarction in patients with coronary artery disease with and without aorto-coronary artery bypass grafts. J. Thorac. Cardiovasc. Surg. 1978; 76: 533–7
21. Goldman, L., Caldera, D.L., Nussbaum, S.R., et al.: Multifactorial index of cardiac risk in noncardiac surgical procedures. N. Engl.J. Med. 1977; 297: 845–50
22. Jeffrey, C.C., Kunsman, J., Cullen, D.J., Brewster, D.C.: A prospective evaluation of cardiac risk index. Anesthesiology 1983; 58: 462–4
23. Reves, J.G., Kissin, I., Lell, W.A., Tosone, S.: Calcium entry blockers: Uses and implications for anesthesiologists. Anesthesiology 1982; 57: 504–18
24. Schulte-Sasse, U., Hess, W., Markschies-Harnung, A., Tarnow, J.: Combined effects of halothane anesthesia and verapamil on systemic hemodynamics and left ventricular myocardial contractility in patients with ischemic heart disease. Anesth. Analg. 1984; 63: 791–8
25. Kapur, P.A., Bloor, B.C., Flacke, W.E., Olewine, S.K.: Comparison of cardiovascular responses to verapamil during enflurane, isoflurane, or halothane anesthesia in the dog. Anesthesiology 1984; 61: 156–60
26. Merin, R.G.: Calcium channel blocking drugs and anesthetics: Is the drug interaction beneficial or detrimental? Anesthesiology 1987; 66: 111–13
27. Henling, C.E., Slogoff, S., Kodali, S.V., Arlund, C.: Heart block after coronary artery bypass – effect of chronic administration of calcium-entry blockers and beta-blockers. Anesth. Analg. 1984; 63: 515–20
28. Durant, N.N., Nguyen, N., Katz, R.: Potentiation of neuromuscular blockade by verapamil. Anesthesiology 1984; 60: 298–303
29. Lawson, N.W., Kraynack, B.J., Gintautas, J.: Neuromuscular and electrocardiographic responses to verapamil in dogs. Anesth. Analg. 1983; 62: 50–4
30. Cairns, J.A., Gent, M., Singer, J., et al.: Aspirin, sulfinpyrazone, or both in unstable angina: Results of a Canadian multicenter trial. N. Engl.J. Med. 1985; 313: 1369–73
31. The Steering Committee of the Physicians Health Study Research Group. Final report on the aspirin component of the ongoing physicians' health study. N. Engl.J. Med. 1989; 321: 129–35
32. Peto, R., Gray, R., Collins, R., et al.: Randomized trial of prophylactic daily aspirin in British male doctors. Br. Med.J. 1988; 296: 313–4
33. White, H.D., Polak, J.F., Wynne, J., et al.: Addition of nifedipine to maximal nitrate and beta-adrenoreceptor blocker therapy in coronary artery disease. Am.J. Cardiol. 1985; 55: 1303–8
34. Beller, G.A.: Pharmacologic stress imaging. JAMA 1991; 265: 633–8
35. Mock, M.B., Ringqvist, I., Fisher, L.D., et al.: Survival of medically treated patients in the Coronary Artery Surgery Study (CASS) registry. Circulation 1982; 66: 562–6
36. McBride, W., Lange, R.A., Hillis, L.D.: Restenosis after successful coronary angioplasty. Pathophysiology and prevention. N. Engl.J. Med. 1988; 318: 1734–7
37. Passamani, E., Davis, K.B., Gillespie, M.J., et al.: A randomized trial of coronary artery bypass surgery: Survival of patients with a low ejection fraction. N. Engl.J. Med. 1985; 312: 1665–8
38. Oldridge, N.B., Guyatt, G.H., Fischer, M.E., et al.: Cardiac rehabilitation after myocardial infarction: Combined experience of randomized clinical trials. JAMA 1988; 260: 945–9
39. Goldberg, R.J., Gore, J.M., Alpert, J.S., et al. Cardiogenic shock after acute myocardial infarction. Inci-

40. dence and mortality from a community-wide perspective, 1975–1988. N. Engl.J. Med. 1991; 325: 1117–22
40. deBono, D.P., Rose, E.L.: Silent myocardial ischaemia in preoperative patients: What does it mean, and what should be done about it? Br.J. Anaesth. 1991; 67: 367–8
41. Slogoff, S., Keats, A.S.: Further observations on perioperative myocardial ischemia. Anesthesiology 1986; 65: 539–42
42. Slogoff, S., Keats, A.S.: Randomized trial of primary anesthetic agents on outcome of coronary artery bypass operations. Anesthesiology 1989; 70: 179–88
43. Slogoff, S., Keats, A.S., Ott, E.: Preoperative propranolol therapy and aorto-coronary bypass operation. JAMA 1978; 240: 1487–90
44. Slogoff, S., Keats, A.S.: Does chronic treatment with calcium entry blocking drugs reduce perioperative myocardial ischemia? Anesthesiology 1988; 68: 676–80
45. Tuman, K., McCarthy, R., Spies, B., DaValle, M., Dabir, R., Ivankovich, A.: Does choice of anesthetic agent significantly affect outcome after coronary artery surgery? Anesthesiology 1989; 70: 189–98
46. Leung, J.M., Goehner, P., O'Kelly, B.F., et al.: Isoflurane anesthesia and myocardial ischemia: Comparative risk versus sufentanil anesthesia in patients undergoing coronary artery bypass graft surgery. Anesthesiology 1991; 74: 838–47
47. Slogoff, S., Keats, A.S., Dear, W.E. et al.: Steal-prone coronary anatomy and myocardial ischemia associated with four primary anesthetic agents in humans. Anesth. Analg. 1991; 72: 22–7
48. Kleinman, B., Henkin, R.E., Glisson, S.N., et al.: Qualitative evaluation of coronary flow during anesthetic induction using thallium-201 perfusion scans. Anesthesiology 1986; 64: 157–64
49. Roy, W.L., Edelist, G., Gilbert, B.: Myocardial ischemia during non-cardiac surgical procedures in patients with coronary artery disease. Anesthesiology 1979; 51: 393–7
50. Stoelting, R.K.: Attenulation of blood pressure response to laryngoscopy and tracheal intubation with sodium nitroprusside. Anesth. Analg. 1979; 58: 116–9
51. Menkhaus, P.G., Reves, J.G., Kisson, I., et al. Cardiovascular effects of esmolol in anesthetized humans. Anesth. Analg. 1985; 64: 327–34
52. Thomson, I.R., Mutch, W.A.C., Culligan, J.D.: Failure of intravenous nitroglycerin to prevent intraoperative myocardial ischemia during fentanyl-pancuronium anesthesia. Anesthesiology 1984; 61: 385–93
53. Gallagher, J.D., Moore, R.A., Jose, A.B., Botros, S.B., Clark, D.L.: Prophylactic nitroglycerin infusions during coronary artery bypass surgery. Anesthesiology 1986; 64: 785–9
54. Bastard, O.G., Carter, J.G., Moyers, J.R., Bross, B.A.: Circulatory effects of isoflurane in patients with ischemic heart disease: A comparison with halothane. Anesth. Analg. 1984; 63: 635–9
55. Hess, W., Arnold, B., Schulte-Sasse, U., Tarnow, J.: Comparison of isoflurane and halothane when used to control intraoperative hypertension of patients undergoing coronary artery bypass surgery. Anesth. Analg. 1983; 62: 15–20
56. Lunn, J.K., Stanley, T.H., Eisele, J., et al.: High dose fentanyl anesthesia for coronary artery surgery: Plasma fentanyl concentrations and influence of nitrous oxide on cardiovascular responses. Anesth. Analg. 1979; 58: 390–5
57. Stoelting, R.K., Gibbs, P.S.: Hemodynamic effects of morphine and morphine-nitrous oxide in valvular heart disease and coronary artery disease. Anesthesiology 1973; 38: 45–52
58. Tomicheck, R.C., Rosow, C.E., Philbin, D.M., et al.: Diazepam-fentanyl interaction – hemodynamic and hormonal effects in coronary artery surgery. Anesth. Analg. 1983; 62: 881–4.8
59. McCammon, R.L., Hilgenberg, J.C., Stoelting, R.K.: Hemodynamic effects of diazepam and diazepam-nitrous oxide in patients with coronary artery disease. Anesth. Analg. 1980; 59: 438–41
60. Eisele, J.H., Smith, N.T.: Cardiovascular effects of 40% nitrous oxide in man. Anesth. Analg. 1972; 51: 956–61
61. Thomson, I.R., Putnins, C.L.: Adverse effects of pancuronium during high-dose fentanyl anesthesia for coronary artery bypass grafting. Anesthesiology 1985; 62: 708–13
62. Kaplan, J.A., King, S.B.: The precordial electrocardiographic lead (V_5) in patients who have coronary-artery disease. Anesthesiology 1976; 45: 570–4
63. Kates, R.A., Zaidan, J.R., Kaplan, J.A.: Esophageal lead for intraoperative electrocardiographic monitoring. Anesth. Analg. 1982; 61: 781–5
64. Kaplan, J.A., Wells, P.H.: Early diagnosis of myocardial ischemia using the pulmonary arterial catheter. Anesth. Analg. 1981; 60: 789–93
65. Tuman, K.J., McCarthy, R.J., Spiess, B.D., et al.: Effect of pulmonary artery catheterization on outcome in patients undergoing coronary artery surgery. Anesthesiology 1989; 70: 199–206
66. Pearson, K.S., Gomez, M.N., Moyers, J.R., Carter, J.G., Tinker, J.H.: A cost/benefit analysis of randomized invasive monitoring for patients undergoing cardiac surgery. Anesth. Analg. 1989; 69: 336–41
67. Mangano, D.T.: Monitoring pulmonary artery pressure in coronary-artery disease. Anesthesiology 1980; 53: 364–70
68. Clements, F.M., deBruijn, N.P.: Perioperative evaluation of regional wall motion by transesophageal two-dimensional echocardiography. Anesth. Analg. 1987; 66: 249–61
69. Konstadt, S.N., Thys, D., Mindich, B.P., Kaplan, J.A., Goldman, M.: Validation of quantitative intraoperative transesophageal echocardiography. Anesthesiology 1986; 65: 418–21
70. LaMantia, K., Lehmann, K., Barash, P.: Echocardiography in the perioperative period. Acute Care 1985; 11: 106–16
71. Smith, J.S., Cahalan, M.K., Benefiel, D.J.: Intraoperative detection of myocardial ischemia in high risk patients. Circulation 1985; 72: 1015–21
72. Schroeder, J.S., Hunt, S.: Cardiac transplantation. Update 1987. JAMA 1987; 258: 3142–6
73. Demas, K., Wyner, J., Mihm, F.G., Samuels, S.: Anaesthesia for heart transplantation. A retrospective study and review. Br.J. Anaesth. 1986; 58: 1357–64
74. Casella, E.S., Humphrey, L.S.: Bronchospasm after cardiopulmonary bypass in a heart-lung transplant recipient. Anesthesiology 1988; 69: 135–8
75. Stark, R.P., McGinn, A.L., Wilson, R.F.: Chest pain in

cardiac-transplant recipients. Evidence of sensory reinnervation after cardiac transplantation. N. Engl. J. Med. 1991; 324: 1791–4

76. Scherrer, U., Vissing, S. F., Morgan, B. J., et al.: Cyclosporine-induced sympathetic activation and hypertension after heart transplantation. N. Engl. J. Med. 1990; 323: 693–9

2 Herzklappenfehler

Um Patienten mit Herzklappenfehlern perioperativ optimal betreuen zu können, müssen die bei Herzklappenfehlern auftretenden hämodynamischen Veränderungen bekannt sein. Die häufigsten Herzklappenfehler führen entweder zu Drucküberlastung (Mitralstenose, Aortenstenose) oder Volumenüberlastung (Mitralinsuffizienz, Aorteninsuffizienz) des linken Vorhofs oder Ventrikels. Welche Medikamente bei Patienten mit Herzklappenfehler perioperativ am besten eingesetzt werden sollen, hängt davon ab, was für Auswirkungen die in Frage kommenden Medikamente auf Herzrhythmus, Herzfrequenz, Blutdruck, systemischen und pulmonalvaskulären Widerstand normalerweise haben.

2.1 Präoperative Beurteilung

Bei der präoperativen Beurteilung eines Patienten mit Herzklappenerkrankung müssen 1. der Schweregrad der Herzerkrankung und 2. das Ausmaß der myokardialen Kontraktilitätsminderung beurteilt werden und 3. muß geklärt werden, ob Begleiterkrankungen wichtiger Organsysteme (Lunge, Niere, Leber) vorliegen. Es muß auch festgestellt werden, über welche Kompensationsmechanismen das Herzzeitvolumen bei diesem Patienten aufrecht erhalten wird (erhöhter Sympathikotonus, Herzmuskelhypertrophie). Außerdem müssen eventuell vom Patienten eingenommene Medikamente berücksichtigt werden. Diese Informationen können anhand von Anamnese, körperlicher Untersuchung und apparativen Untersuchungsmethoden erhoben werden.

Bei der präoperativen Beurteilung eines Patienten mit einer künstlichen Herzklappe muß geklärt werden, ob 1. eine extravalvuläre Leckage oder andere mechanische Fehlfunktionen vorliegen, 2. eine Herzinsuffizienz besteht und 3. ob bei dem Patienten eine Antikoagulantienbehandlung durchgeführt wird, die entsprechend berücksichtigt werden muß (siehe Absatz 2.2 Mitralstenose). Es ist nach Veränderungen der Herztöne und nach eventuell neu aufgetretenen Herzgeräuschen zu suchen. Eventuell empfiehlt es sich, eine Echokardiographie oder gelegentlich auch eine Herzkatheteruntersuchung durchzuführen, um die Leistungsfähigkeit einer künstlichen Herzklappe einschätzen zu können. Falls sich ein Patient mit einer künstlichen Herzklappe einem zahnärztlichen oder operativen Eingriff unterzieht, sollte eine entsprechende Antibiotikaprophylaxe durchgeführt werden. Eine präoperative Bestimmung von Plasma-Bilirubinkonzentration und Retikulozytenzahl können sinnvoll sein, um eine okkulte Hämolyse durch Fehlfunktion einer künstlichen Herzklappe aufzudecken. Die Inzidenz einer Cholecystitis ist bei Patienten mit künstlichen Herzklappen erhöht. Ursache ist wahrscheinlich eine chronische geringgradige intravasale Hämolyse.

2.1.1 Anamnese und körperliche Untersuchung

Gezielte Fragen nach der Belastbarkeit des Patienten sind wichtig, um die kardiale Reserve bei Patienten mit Herzklappenfehlern einschätzen zu können. Hierbei scheint es sinnvoll, den Patienten entsprechend den Kriterien der New York Heart Association einzustufen (Tab. 2.1). Eine langbestehende Herzklappenerkrankung geht oft mit einer Herz-

Tab. 2.1: Klassifikation von Patienten mit einer Herzerkrankung nach der New York Heart Association (NYHA)

Schweregrad	Beschreibung
1	Asymptomatisch
2	Symptome bei normaler körperlicher Belastung, asymptomatisch in Ruhe
3	Symptome bei minimaler körperlicher Belastung, asymptomatisch in Ruhe
4	Symptome in Ruhe

insuffizienz einher. Falls die myokardiale Kontraktilität vermindert ist, klagen die Patienten oft über Dyspnoe, Orthopnoe und leichte Erschöpfbarkeit. Eine kompensatorische Erhöhung des Sympathikotonus kann sich in Ängstlichkeit, Schwitzen und Ruhetachykardie äußern. Die Diagnose Herzinsuffizienz wird bekräftigt, falls bei der körperlichen Untersuchung basale Rasselgeräusche, gestaute Jugularvenen und ein 3. Herzton (Galopprhythmus) festgestellt werden (siehe Kapitel 6). Ein elektiver Eingriff wird bei solchen Patienten am besten so lange verschoben, bis die Herzinsuffizienz behandelt und die myokardiale Kontraktilität optimiert ist.

Herzklappenerkrankungen treten selten ohne begleitende Geräusche auf. Diese Herzgeräusche sind Folge von Turbulenzen des Blutstromes an der Klappe. Klangcharakter, Punctum maximum, Lautstärke und Fortleitung geben Hinweise auf Lokalisation und Schweregrad des Herzklappenfehlers (Tab. 2.1), [1]. Während der Systole sind Aorten- und Pulmonalklappe geöffnet, Mitral- und Trikuspidalklappe geschlossen. Daher sind systolische Herzgeräusche entweder durch eine Stenose der Aorten- oder Pulmonalklappe oder durch eine Insuffizienz der Mitral- oder Trikuspidalklappe bedingt. Während der Diastole sind Aorten- und Pulmonalklappe geschlossen, Mitral- und Trikuspidalklappe geöffnet. Daher sind diastolische Herzgeräusche entweder auf eine Insuffizienz der Aorten- oder Pulmonalklappe oder auf eine Stenose der Mitral- oder Trikuspidalklappe zurückzuführen.

Bei sämtlichen Herzklappenfehlern können Herzrhythmusstörungen auftreten. Vorhofflimmern tritt vor allem im Rahmen einer rheumatischen Mitralklappenveränderung mit vergrößertem linkem Vorhof auf. Anfangs liegt meist paroxysmales Vorhofflimmern vor. Nach einigen Jahren geht dies in permanentes Vorhofflimmern über.

Bei Patienten mit einem Herzklappenfehler können – auch ohne daß eine koronare Herzerkrankung vorliegt – pektanginöse Beschwerden auftreten. Dies ist durch einen erhöhten myokardialen Sauerstoffbedarf bedingt. Ursache hierfür ist die manchmal so stark vergrößerte Herzmuskelmasse, daß unter Umständen selbst gesunde Koronararterien nicht mehr in der Lage sind, genügend Sauerstoff zur Verfügung zu stellen. Häufig liegen jedoch sowohl ein Herzklappenfehler als auch eine koronare Herzerkrankung vor. Bei Patienten mit einer Aortenstenose, die über 50 Jahre alt sind, liegt in ca. 50% zusätzlich eine koronare Herzerkrankung vor.

2.1.2 Medikamentöse Behandlung

Patienten mit einem Herzklappenfehler nehmen häufig Digitalispräparate und Diuretika ein. Digitalis wird meist eingesetzt, um die myokardiale Kontraktilität zu verbessern und um bei Patienten mit Vorhofflimmern die Herzfrequenz zu senken. Durch die Erniedrigung der Herzfrequenz wird die Diasto-

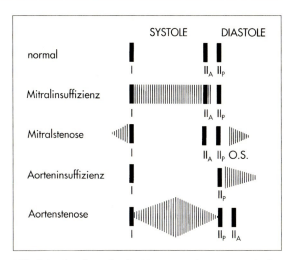

Abb. 2.1: Charakteristika der Herztöne und Herzgeräusche bei Vorliegen eines Herzklappenfehlers. (Fishman MC, Hoffman AR, Klausner RD, Rockson SG, Thaler MS. Medicine. Philadelphia. JB Lippincott Co. 1981; 42.)

lendauer verlängert und damit die linksventrikuläre Füllung verbessert. Die Herzfrequenz ist mit Digitalis dann adäquat eingestellt, wenn die Ruhefrequenz der Ventrikel unter 80 Schlägen pro Minute liegt und während leichter körperlicher Belastung um nicht mehr als 15 Schläge pro Minute ansteigt. Falls die Herzfrequenz präoperativ nicht adäquat eingestellt wurde, kann es bei Stimulation des sympathischen Nervensystems wie z.B. während der endotrachealen Intubation oder sehr schmerzhaften operativen Manipulationen leicht zu Herzfrequenzanstiegen kommen. Dadurch nimmt die Dauer der diastolischen Ventrikelfüllung und das Herzzeitvolumen ab. An eine Digitalisintoxikation ist bei Verlängerung der PQ-Zeit, bei Auftreten von ventrikulären Extrasystolen im EKG sowie bei Klagen des Patienten über gastrointestinale Beschwerden zu denken. Die Gefahr einer Digitalisintoxikation ist erhöht, falls im Rahmen einer gleichzeitigen Diuretikatherapie ein Kaliummangel besteht.

2.1.3 Apparative Untersuchungen

Bei Herzklappenerkrankungen kann es oft zu typischen EKG-Veränderungen kommen. Liegt z.B. eine verbreiterte und doppelgipflige P-Welle vor, so läßt dies eine Vergrößerung des linken Vorhofs vermuten, die typisch für eine Mitralstenose ist. Eine ventrikuläre Hypertrophie spiegelt sich meist in einer Verlagerung der Herzachse nach links oder rechts wider. Auf der Röntgenthoraxaufnahme sollten Größe und Form des Herzens und der großen herznahen Gefäße sowie die periphere Lungengefäßzeichnung beurteilt werden. Auf einer posteroanterioren Röntgenthoraxaufnahme sollte der Herzschatten nicht mehr als 50% des Thoraxinnendurchmessers betragen. Der linke Herzrand wird – von oben nach unten betrachtet – durch Aorta,

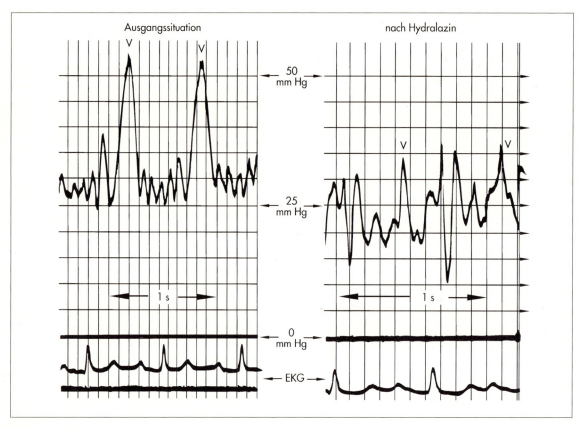

Abb. 2.2: Diese Aufzeichnungen der pulmonalkapillären Verschlußdruckkurve wurden bei einem Patienten mit einer Mitralinsuffizienz registriert. Das in den linken Vorhof regurgitierende Blut verursacht in der pulmonalkapillären Verschlußdruckkurve eine große V-Welle. Durch die Verabreichung eines Vasodilators (Hydralazin) nimmt der Widerstand für den linksventrikulären Auswurf ab. Infolgedessen ist das Regurgitationsvolumen in den linken Vorhof geringer, die V-Welle in der pulmonalvaskulären Verschlußdruckkurve wird niedriger. (Greenberg BH, Rahimtoola SH. Vasodilator therapy for valvular heart disease. JAMA 1981; 246: 269–72. Copyright 1981, American Medical Association.)

Arteria pulmonalis, linken Vorhof und linken Ventrikel gebildet. Der rechte Herzrand wird durch Vena cava superior und rechten Vorhof gebildet. Eine Vergrößerung des linken Vorhofs kann zu einer Anhebung des linken Hauptbronchus und zu einer Vergrößerung des Carina-Winkels auf mehr als 90° führen. Falls eine schwere pulmonalvaskuläre Hypertension vorliegt, ist die periphere Gefäßzeichnung unter Umständen nur sehr schwach ausgebildet.

Schwere Herzklappenfehler können die Oxygenierung und Ventilation beeinträchtigen, was sich anhand der arteriellen Blutgase nachweisen läßt. Eine langdauernde Erhöhung des linksatrialen Druckes kann sich bis in die Lungenvenen und unter Umständen bis ins Lungenparenchym zurück auswirken. Hierdurch kann es zu einer Beeinträchtigung des Ventilations-Perfusionsverhältnisses und zur Ausbildung eines Lungenödems mit Verminderung des arteriellen Sauerstoffpartialdruckes kommen.

Der Druckgradient über einer erkrankten Herzklappe kann bei einer Herzkatheterisierung bestimmt werden. Dieser Druckgradient liefert wichtige Informationen über den Schweregrad eines Herzklappenfehlers. Von einer Mitral- bzw. Aortenstenose kann ausgegangen werden, falls der Druckgradient mehr als 10 bzw. 50 mmHg beträgt [2]. Diese Richtwerte für den Druckgradienten gelten nur, falls keine Herzinsuffizienz vorliegt. Liegt z.B. neben einer Aortenstenose auch eine Herzinsuffizienz vor, so weist bereits ein Druckgradient von nur 20 mmHg auf eine schwere Klappenerkrankung hin. Der Schweregrad einer Klappeninsuffizienz kann anhand des zurückfließenden Kontrastmittels sichtbar gemacht werden. Wird die pulmonalarterielle Verschlußdruckkurve aufgezeichnet, so ist die Größe der V-Wellen ein gutes Maß für den Schweregrad einer Mitralinsuffizienz (Abb. 2.2), [3]. Falls bei Patienten mit einer Mitralstenose oder Mitralinsuffizienz der pulmonalarterielle Druck und der rechtsventrikuläre Füllungsdruck gemessen werden, kann daraus eventuell abgeleitet werden, ob eine pulmonalarterielle Hypertension und eine Rechtsherzinsuffizienz vorliegen. Mittels einer Koronarangiographie ist bei Patienten mit einer Herzklappenerkrankung eine unter Umständen gleichzeitig vorliegende koronare Herzerkrankung nachweisbar. Eine myokardiale Ischämie oder ein vorausgegangener Myokardinfarkt können zu einer Papillarmuskelstörung und damit zu einer Mitralinsuffizienz führen.

2.1.4 Doppler-Echokardiographie

Die Doppler-Echokardiographie hat die nicht-invasive Untersuchung von Patienten mit einem Herzklappenfehler entscheidend verbessert (Tab. 2.2), [4, 5]. Mit Hilfe der Doppler-Technik können Blutflußgeschwindigkeiten im Herzen und in den großen Gefäßen bestimmt werden, wodurch eine nicht-invasive Beurteilung der hämodynamischen Verhältnisse ermöglicht wird. Die Echokardiographie ist besonders nützlich, um die Bedeutung eines systolischen Austreibungsgeräusches bei Verdacht auf das Vorliegen einer Aortenstenose zu beurteilen und um eine Mitralstenose nachzuweisen. Diese Technik erlaubt sowohl die Bestimmung der Klappenöffnungsfläche als auch des über der Klappe auftretenden Druckgradienten. Insbesondere die Farbdoppler-Echokardiographie erlaubt auch die Darstellung des regurgitierenden Blutes bei Vorliegen einer Herzklappeninsuffizienz.

2.1.5 Behandlung

Obwohl gelegentlich eine Kommissurotomie (Klappensprengung) oder eine Wiederherstellung des Klappenringes in Betracht kommen, besteht die Behandlung der meisten Herzklappenfehler im Ersatz der geschädigten Klappe. Die am häufigsten verwendeten künstlichen Herzklappen sind die Starr-Edwards-Klappe (Kugel-Klappe), die Bjork-Shiley-Klappe (Kipp-Scheiben-Klappe) und die St. Jude-Klappe (2-Scheiben-Klappe). Künstliche Herzklappen sind geringgradig stenotisch (Druckgradient einer künstlichen Mitralklappe 4–7 mmHg, einer künstlichen Aortenklappe 7–19 mmHg). Der größte Nachteil künstlicher Herzklappen ist jedoch die Begünstigung der Thrombenbildung und das daraus folgende Emboliersiko. Infektionen und Ausrisse der Klappenbefestigung können ebenfalls vorkommen. Die einzige z. Zt. eingesetzte Bioprothese ist die Aortenklappe des Schweines. Ihr Vorteil gegenüber der künstlichen Herzklappe ist das geringere Thromboemboliersiko. Hauptnachteil der Schweineklappe ist die mit der Zeit auftretende Gewebsermüdung.

Der richtige Zeitpunkt des operativen Herzklappenersatzes hängt vom natürlichen Verlauf der Erkrankung ab, insbesondere von der linksventrikulären Funktion. Ein höheres Lebensalter ist wahrscheinlich keine Kontraindikation für einen Herzklappenersatz. Bei den meisten Herzklappenfehlern kann die Entscheidung zur Klappenoperation durch die klinische Untersuchung und durch nicht-invasive Verfahren getroffen werden. Mittels Herzkathe-

Tab. 2.2: Ultraschall – Echokardiographie und Herzklappenfehler

Objektivierung der Relevanz auskultatorisch festgestellter Herzgeräusche (meist Aortenstenose)
Objektivierung von hämodynamischen Störungen (meistens eine Mitralinsuffizienz) die bei der klinischen Untersuchung vermutet werden
Beurteilung des Druckgradienten über den Klappen
Beurteilung der Fläche der Klappenöffnung
Beurteilung des Regurgitationsvolumens
Funktionsbeurteilung künstlicher Herzklappen

teruntersuchung kann der Schweregrad eines Herzklappenfehlers und einer eventuell gleichzeitig vorliegenden koronaren Herzerkrankung beurteilt werden.

Eine Linksherzinsuffizienz ist nach dem operativen Herzklappenersatz häufig reversibel, kann in anderen Fällen jedoch auch weiterbestehen oder wiederauftreten. Ursachen hierfür sind wahrscheinlich bereits präoperativ bestehende irreversible Schädigungen. Der erhöhte pulmonale Gefäßwiderstand normalisiert sich bei den meisten Patienten nach erfolgtem Klappenersatz. Der Gesamterfolg eines Herzklappenersatzes hängt vor allem davon ab, wie ausgeprägt eine präoperativ bestehende linksventrikuläre Dilatation ist, wie stark die Ejektionsfraktion präoperativ vermindert ist und ob präoperativ eine koronare Herzerkrankung vorliegt.

2.2 Mitralstenose

Eine Mitralstenose ist fast immer dadurch bedingt, daß es bei Abheilung einer akuten rheumatischen Endokarditis zu einer Verwachsung der Mitralklappensegel an der Klappenkommissur kommt. Klinische Symptome aufgrund der zunehmenden Verkleinerung der Mitralklappenöffnung (Belastungsdyspnoe, Orthopnoe, leichte Ermüdbarkeit) entwickeln sich normalerweise erst ungefähr 20 Jahre nach dem ersten rheumatischen Fieberschub. Symptome treten normalerweise erst auf, wenn die Mitralklappenöffnung (normal 4–6 cm^2) auf mindestens 50% verringert ist. Falls die Mitralklappenöffnung kleiner als 1,0 cm^2 ist, ist ein mittlerer linksatrialer Druck von ca. 25 mmHg notwendig, damit unter Ruhebedingungen ein adäquates Herzzeitvolumen aufrechterhalten werden kann. Zur richtigen Einschätzung des Schweregrades einer Mitralstenose ist die Messung des diastolischen Druckgradienten über der Klappe mittels Herzkatheteruntersuchung von entscheidender Wichtigkeit. Ein Druckgradient über 10 mmHg (normal > 5 mmHg) spricht für eine schwere Stenose. Vom Auftreten erster Symptome bis zur Entwicklung einer schwersten Herzinsuffizienz vergehen im Mittel 7 Jahre. Beim Vorliegen einer ausgeprägten Stenose kann eine zusätzliche kardiale Beanspruchung wie z.B. im Rahmen einer Sepsis, Vorhofflimmern, Lungenembolie oder

Schwangerschaft zu einer akuten Dekompensation mit Lungenödem führen.

Eine Mitralklappenstenose kann typischerweise an einem charakteristischen frühdiastolischen Öffnungsklick und einem gießenden, hauchenden diastolischen Geräusch mit Punctum maximum über der Herzspitze erkannt werden. Der Öffnungsklick entsteht dadurch, daß es beim Öffnen der noch beweglichen, aber stenosierten Mitralklappe zu Vibrationen kommt. Verkalkt die Klappe, kann der Öffnungsklick verschwinden. Die Vergrößerung des linken Vorhofs ist in der Röntgenthoraxaufnahme oft dadurch zu erkennen, daß die Herztaille verstrichen, der Carina-Winkel vergrößert und daß auf der lateralen Aufnahme der bariumgefüllte Ösophagus verlagert ist. Auf der Röntgenthoraxaufnahme lassen sich eventuell Zeichen eines Lungenödems nachweisen. Falls kein Vorhofflimmern besteht, deutet eine verbreiterte, biphasische P-Welle im EKG auf eine Vergrößerung des linken Vorhofs hin. Vorhofflimmern liegt bei ca. einem Drittel der Patienten mit schwerer Mitralstenose vor. Es tritt meistens auf, wenn der linke Vorhof stark vergrößert ist.

Letztendlich kann ein operativer Ersatz der erkrankten Mitralklappe notwendig werden. Führt die Mitralstenose zu schwerster Herzinsuffizienz, dann sterben ca. 20% der Patienten innerhalb von sechs Monaten, falls keine operative Behandlung durchgeführt wird. Eine durch die Lungenstauung bedingte Dyspnoe wird durch die Operation meist gebessert, während chronische Müdigkeit und Herzrhythmusstörungen normalerweise nicht beeinflußt werden. Bei einzelnen Patienten kann eine Mitralklappensprengung mit Hilfe eines transvenös und transseptal eingeführten Ballonkatheters durchgeführt werden [6].

2.2.1 Pathophysiologie

Bei der Mitralstenose kommt es aufgrund einer fortschreitenden Verringerung der Mitralklappenöffnungsfläche zu einer mechanischen Behinderung der linksventrikulären diastolischen Füllung. Dies führt zu einer linksatrialen Druckerhöhung sowie zu einer Vergrößerung des linken Vorhofs. Unter Ruhebedingungen wird bei einer leichten Mitralstenose das Schlagvolumen über den erhöhten linksatrialen Druck aufrecht erhalten. Das Schlagvolumen kann jedoch abfallen, falls es zu einer streßbedingten Tachykardie kommt, oder falls aufgrund von Vorhofflimmern keine effektiven Vorhofkontraktionen mehr stattfinden.

Mit der Steigerung des linksatrialen Drucks kommt es auch zu einer Druckzunahme in den Pulmonalvenen. Folgen sind die Transsudation von Flüssigkeit in das Lungeninterstitium, verminderte Lungencompliance sowie verstärkte Atemarbeit. Dadurch kommt es zu fortschreitender Belastungsdyspnoe. Falls der pulmonalvenöse Druck den onkotischen Druck der Plasmaproteine überschreitet, droht ein Lungenödem. Steigt der pulmonalvenöse Druck nur langsam an, kommt es zu einer Steigerung der pulmonalen Lymphdrainage und zu einer Verdickung der kapillären Basalmembranen. Dadurch werden höhere pulmonalvenöse Drucke toleriert, ohne daß ein Lungenödem auftritt. Aus ungeklärten Gründen kommt es bei ungefähr 30% der Patienten mit einer Mitralstenose zu einer schnellen Zunahme des pulmonalarteriellen Druckes, des pulmonalvaskulären Widerstandes und zu einer fixierten pulmonalvaskulären Hypertension. Falls der linksatriale Druck dauerhaft über 25 mmHg liegt, kommt es meist zu einer pulmonalen Hypertension. Das Vorliegen einer reinen Mitralstenose führt nur selten zu linksventrikulärer Insuffizienz. Liegen dagegen gleichzeitig eine Aorten- oder Mitralinsuffizienz oder beides vor, ist das Auftreten einer linksventrikulären Insuffizienz wahrscheinlich. In diesen Fällen ist der linksventrikuläre enddiastolische Druck erhöht.

Der langsame Blutfluß im überdehnten linken Vorhof begünstigt die Ausbildung von Vorhofthromben, die besonders beim Beginn von Vorhofflimmern zu Embolisationen in den Körperkreislauf führen können. Außerdem werden venöse Thrombosen aufgrund des geringeren Herzzeitvolumens und der charakteristischerweise eingeschränkten körperlichen Aktivität dieser Patienten begünstigt. Aus diesem Grunde sollten Patienten mit einer Mitralstenose eine Dauertherapie mit Antikoagulantien erhalten.

2.2.2 Narkoseführung bei nicht-kardiochirurgischen Eingriffen

Bei der Narkoseführung von Patienten mit Mitralstenose sind alle Ereignisse zu vermeiden, die das Herzzeitvolumen weiter vermindern können (Tab. 2.3). Bei Auftreten von Vorhofflimmern mit rascher ventrikulärer Überleitung kann das Herzzeitvolumen stark abfallen und ein Lungenödem auftreten. Therapeutisch kommt entweder eine Kardioversion mit zunächst 25 Ws oder eine intravenöse Applikation eines Betarezeptorenantagonisten (wie z.B. Esmolol) in Frage, um die Herzfrequenz unter 110

Tab. 2.3: Anästhesiologische Ziele bei Patienten mit Mitralstenose

es sollte eine Sinustachykardie vermieden werden

bei Vorhofflimmern sollte eine schnelle Überleitung ventrikulärer Tachykardie vermieden werden

es sollte ein stärkerer Anstieg des zentralen Blutvolumens z.B. durch Übertransfusion oder Kopftieflagerung vermieden werden

es sollte ein medikamentös bedingter Abfall des peripheren Gefäßwiderstandes vermieden werden

Ereignisse, die eine pulmonal-vaskuläre Hypertension mit Rechtsherzversagen verursachen können, wie z.B. eine arterielle Hypoxämie oder eine Hypoventilation, sollten vermieden werden

Schläge pro Minute zu senken. Digoxin (0,25–0,5 mg i.v. über 10 min.) kann eingesetzt werden, falls eine längerfristige, aber nicht sofortige Erniedrigung der Herzfrequenz angestrebt wird. Ein Anstieg des zentralen Blutvolumens wie dies z.B. durch exzessive Volumenzufuhr, Kopftieflagerung oder Autotransfusion aufgrund von Uteruskontraktion möglich ist, kann zu Herzinsuffizienz, Lungenödem oder Vorhofflimmern führen. Von Patienten mit schwerer Mitralstenose wird ein plötzlicher Abfall des peripheren Gefäßwiderstandes schlecht toleriert, da hierbei der Blutdruck nur noch über eine Steigerung der Herzfrequenz aufrecht erhalten werden kann. Blutdruck und peripherer Gefäßwiderstand können nötigenfalls mit Sympathomimetika wie z.B. Ephedrin oder Phenylephrin aufrechterhalten bzw. wieder angehoben werden. Der Vorteil von Ephedrin liegt in dessen betamimetischer Wirkung, die zu einer Steigerung der myokardialen Kontraktilität führt. Jegliche medikamentös bedingte Tachykardie ist dagegen von Nachteil. Phenylephrin führt zwar zu keiner Steigerung der Herzfrequenz, nach Verabreichung dieses vor allem alphamimetisch wirkenden Medikaments kommt es jedoch zur Erhöhung der ventrikulären Nachlast und damit unter Umständen zu einem Abfall des Herzzeitvolumens [7].

Pulmonalvaskuläre Hypertension und Rechtsherzinsuffizienz können durch viele Faktoren wie z.B. Hyperkapnie, Hypoxämie, Überblähung der Lungen und erhöhten Lungenwassergehalt verursacht werden. Sollte es zu pulmonalvaskulärer Hypertension und Rechtsherzinsuffizienz kommen, kann eine Inotropiesteigerung durch Dopamingabe (3–10 µg/kgKG/min) und eine Senkung des pulmonalen Gefäßwiderstandes mit Nitroprussid (0,1–0,5 µg/kgKG/min) sinnvoll sein.

Die präoperative Vorbereitung eines Patienten mit Mitralstenose sollte darauf abzielen, Angstzustände und Herzfrequenzsteigerungen mit der Gefahr von unerwünschten Herzkreislaufveränderungen zu verhindern. Welches Medikament oder welche Medikamentenkombination hierzu am besten geeignet ist, kann nicht eindeutig gesagt werden. Es muß jedoch beachtet werden, daß diese Patienten auf atemdepressive Nebenwirkungen von Sedativa relativ empfindlich reagieren können. Auch der Einsatz von Anticholinergika ist umstritten, denn es muß befürchtet werden, daß diese Medikamente zu einem Herzfrequenzanstieg führen könnten. Falls im Rahmen einer Prämedikation dennoch anticholinerge Medikamente verabreicht werden sollen, scheint es sinnvoll, Scopolamin oder Glykopyrollat zu verwenden, da diese Medikamente eine geringere positiv chronotrope Wirkung als Atropin aufweisen.

Bei Patienten mit einer Mitralstenose, bei denen ein zahnärztlicher oder operativer Eingriff geplant ist, wird normalerweise eine prophylaktische Antibiotikagabe empfohlen. Diese Antibiotikaprophylaxe wird bereits präoperativ begonnen und soll die Entstehung einer bakteriellen Endokarditis verhindern. Bei Patienten, die wegen eines Vorhofflimmerns zur Verlangsamung der Ventrikelfrequenz Digitalispräparate einnehmen, sollte die Digitalisgabe präoperativ nicht unterbrochen werden. Da diese Patienten häufig zusätzlich Diuretika einnehmen, sollte präoperativ die Plasmakaliumkonzentration überprüft werden. Besteht bei diesen Patienten eine orthostatische Hypotension, so kann dies auf eine diuretikabedingte Hypovolämie hinweisen. Ob es ratsam ist, vor einem elektiven operativen Eingriff eine Antikoagulantientherapie abzusetzen, ist umstritten. In einer Untersuchung war die Inzidenz von Thromboembolien nicht erhöht, nachdem die Antikoagulantien 1–3 Tage vor der Operation ausschleichend reduziert wurden. Bei dieser Untersuchung wurde ein Anstieg des Quick-Wertes bis maximal 20% unterhalb des Normbereichs zugelassen [8].

Die Anästhesieeinleitung kann bei Vorliegen einer Mitralstenose mit den üblichen intravenös zu applizierenden Einleitungshypnotika erfolgen. Ketamin sollte jedoch aufgrund der häufig auftretenden Herzfrequenzsteigerung vermieden werden. Zur endotrachealen Intubation sollte normalerweise ein Muskelrelaxans verabreicht werden. Bei digitalisierten Patienten wurden nach Gabe von Succinylcholin gehäuft ventrikuläre Herzrhythmusstörungen beschrieben. Diese Feststellung wird jedoch von anderen Autoren nicht bestätigt. Pancuronium sollte vermieden werden, da es die AV-Überleitung beschleunigen und damit zu einer starken Zunahme der Herzfrequenz führen kann [9]. Eine solche Steigerung der Herzfrequenz ist insbesondere bei Vorliegen eines Vorhofflimmerns zu erwarten, denn hierbei wird die Ventrikelfrequenz vor allem durch die Verzögerung im AV-Knoten bestimmt. Bei Patienten mit Mitralstenose sollte ein Muskelrelaxans mit möglichst geringen Auswirkungen auf Herzfrequenz, Blutdruck und peripheren Gefäßwiderstand verwendet werden. Es gibt keinen Grund, auf die medikamentöse Antagonisierung nicht-depolarisierender Muskelrelaxantien zu verzichten. Die Nebenwirkungen einer eventuell medikamentös bedingten Tachykardie müssen hierbei jedoch beachtet werden. Theoretisch scheint es daher besser zu sein, einen Cholinesterasehemmer mit Glykopyrrolat anstatt mit Atropin zu kombinieren, denn Glykopyrrolat weist eine geringere positiv chronotrope Wirkung auf als Atropin.

Die zur Aufrechterhaltung der Narkose eingesetzten Medikamente sollten nur zu minimalen Veränderungen von Herzfrequenz, peripherem und pulmonalem Gefäßwiderstand führen. Die verwendeten Medikamente sollten auch die myokardiale Kontraktilität nicht wesentlich verringern. Diese Ziele sind am besten mit Lachgas in Kombination mit einem Opioid oder einer niedrigen Konzentration eines volatilen Anästhetikums zu erreichen. Lachgas kann eine pulmonalvaskuläre Konstriktion hervorrufen und den pulmonalen Gefäßwiderstand

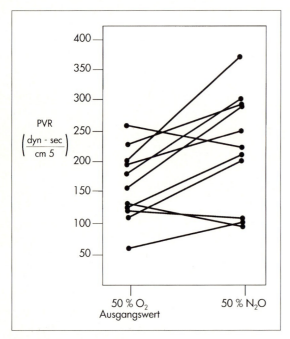

Abb. 2.3: Bei 11 Patienten, die aufgrund eines Mitralklappenfehlers eine pulmonale Hypertension hatten, wurde die Auswirkung von Lachgas auf den pulmonalvaskulären Widerstand (PVR) gemessen. Jeder Punkt repräsentiert einen Patienten. Im Vergleich zum Ausgangswert unter Einatmen von 50% Sauerstoff stieg bei 8 von 11 Patienten der pulmonalvaskuläre Widerstand nach einer 10-minütigen Zufuhr von 50% Lachgas an. Die Zunahme des pulmonalvaskulären Widerstandes war jedoch nicht signifikant. Bei Patienten mit einer vorbestehenden pulmonalarteriellen Hypertension braucht der regelmäßige Verzicht auf Lachgas nicht empfohlen werden. (Hilgenberg JC, McCammon RL, Stoelting RK. Pulmonary and systemic vascular responses to nitrous oxide in patients with mitral stenosis and pulmonary hypertension. Anesth Analg 1980; 59: 323–6. Reprinted with permission from IARS.)

erhöhen. Da diese Widerstandserhöhung jedoch normalerweise relativ gering ist, scheint es nicht gerechtfertigt zu sein, bei Patienten mit Mitralstenose auf Lachgas zu verzichten (Abb. 2.3), [10, 11]. Liegt jedoch eine schwere pulmonale Hypertension vor, ist die Gefahr größer, daß Lachgas eine relevante Erhöhung des pulmonalen Gefäßwiderstandes verursacht [12].

Ob invasive Überwachungsverfahren eingesetzt werden, hängt vom Ausmaß des operativen Eingriffs und dem Schweregrad der Mitralstenose ab. Bei einem asymptomatischen Patienten ohne Anzeichen einer Lungenstauung brauchen normalerweise keine erweiterten Überwachungsmaßnahmen vorgenommen werden. Andererseits ist eine kontinuierliche blutig-arterielle Druckmessung und eine Überwachung der atrialen Füllungsdrucke indiziert, falls große operative Eingriffe geplant sind. Dies gilt insbesondere für Patienten mit einer Mitralstenose, die bereits in Ruhe Symptome aufweisen. Anhand des entsprechenden Monitorings kann dann beurteilt werden, ob Ventilation, Oxygenierung und intravasale Flüssigkeitszufuhr adäquat sind, und welche Auswirkungen die eingesetzten Medikamente auf die myokardiale Kontraktilität haben. Ein Anstieg des rechtsatrialen Druckes könnte eventuell durch eine lachgasbedingte Steigerung des pulmonalvaskulären Widerstandes bedingt sein. Dann ist die Lachgaszufuhr abzuschalten. Die intraoperative Flüssigkeitszufuhr muß sehr sorgfältig titriert werden, da diese Patienten empfindlich auf eine Volumenüberladung reagieren und leicht eine Linksherzinsuffizienz und ein Lungenödem entwickeln. Auch eine Kopftieflagerung wird von diesen Patienten nur schlecht toleriert, da das intrapulmonale Blutvolumen bereits vorher erhöht ist.

Flache Narkoseführung und operative Stimulation können zu einer Steigerung von peripherem Gesamtwiderstand und pulmonalvaskulärem Widerstand und damit zu einer Hypertension im großen Kreislauf und zum Abfall des Herzzeitvolumens führen. In einem solchen Falle können mit einer Nitroprussidinfusion peripherer Gesamtwiderstand, pulmonalarterieller Druck und linksatrialer Druck eventuell gesenkt werden [13]. Bei einer nitroprussidbedingten Verminderung des systemischen Gesamtwiderstandes nimmt das linksventrikuläre Schlagvolumen zu, insbesondere dann, wenn eine ausgeprägte pulmonalvaskuläre Hypertension vorliegt oder neben der Mitralstenose auch eine Mitralinsuffizienz besteht (Abb. 2.4), [13].

In der postoperativen Phase besteht bei Patienten mit einer Mitralstenose das erhöhte Risiko eines Lungenödems oder einer Rechtsherzinsuffizienz. Schmerzen, Hypoventilation mit respiratorischer Azidose sowie arterielle Hypoxämie können hierbei zu einer Steigerung von Herzfrequenz oder pulmonalvaskulärem Widerstand führen. Dies verdeutlicht, wie wichtig es ist, auch in der postoperativen Phase die kardiale Situation zu überwachen. Bei Patienten mit einer Mitralstenose ist die Compliance der Lunge oft vermindert und der Sauerstoffbedarf für die Atemarbeit erhöht. Hierdurch kann postoperativ eine maschinelle Unterstützung der Ventilation notwendig werden. Dies gilt insbesondere nach großen Thorax- oder Abdominaleingriffen.

2.3 Mitralinsuffizienz

Eine Mitralinsuffizienz ist meist Folge eines rheumatischen Fiebers und fast immer mit einer Mitralstenose kombiniert. Bei einer isolierten Mitralinsuffizienz, die nicht durch ein vorausgehendes rheumatisches Fieber bedingt ist, handelt es sich meist um eine akut aufgetretene Mitralinsuffizienz. Diese kann z.B. durch Funktionsstörungen eines Papillarmuskels bedingt sein. Eine Beeinträchtigung der Papillarmuskelfunktion kann Folge eines Herzinfarktes oder einer bakteriellen Endokarditis mit Ruptur der Chordae tendineae sein. Ursache einer

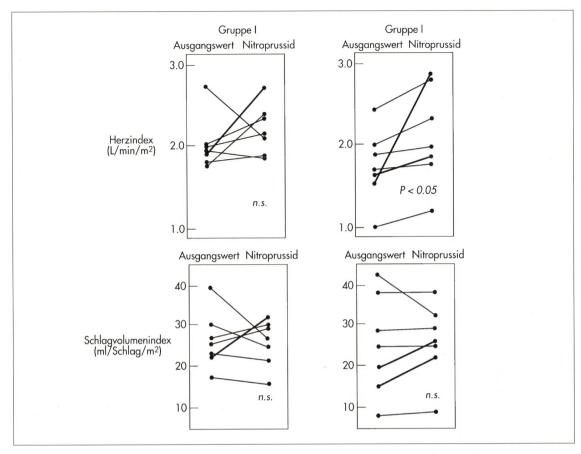

Abb. 2.4: Bei 7 Patienten mit einer reinen Mitralstenose (Gruppe 1) und 7 Patienten mit einem kombinierten Mitralvitium (Stenose und Insuffizienz) (Gruppe 2) wurden intraoperativ die kardiovaskulären Auswirkungen einer intravenösen Nitropussidinfusion (0,2–4 µg · kg^{-1} · min^{-1}) untersucht. Bei keinem Patienten kam es nach der Nitropussidinfusion zu nachteiligen Auswirkungen. Dagegen nahmen bei Patienten mit einer schweren pulmonalen Hypertension (dicke Linien) durch die Nitropussidinfusion Herzindex und Schlagvolumenindex deutlich zu. Diese Daten bestätigen, daß die durch Nitropussid ausgelöste Erniedrigung des systemischen Gefäßwiderstandes bei Patienten mit einer reinen Mitralstenose nicht nachteilig für die Herzfunktion ist. Wenn gleichzeitig eine schwere pulmonale Hypertension vorliegt, kann die medikamentös bedingte Verminderung der Nachlast sogar von Vorteil sein. (Stone JG, Hoar PF, Faltas AN, Khambatta HJ. Nitroprusside and mitral stenosis. Anesth Analg 1980; 59: 662–5. Reprinted with permission from IARS.)

Mitralinsuffizienz kann auch eine Dilatation des Mitralklappenrings aufgrund einer linksventrikulären Hypertrophie sein. Hauptsymptom einer Mitralinsuffizienz ist ein hauchendes pansystolisches Geräusch mit Punctum maximum über der Herzspitze, welches oft in die linke Axilla ausstrahlt. Gerissene Chordae tendineae als Ursache einer akuten Mitralinsuffizienz können mittels Echokardiographie nachgewiesen werden. Eine chronische Mitralinsuffizienz wird normalerweise gut toleriert, die Patienten bleiben meist für 30–40 Jahre symptomfrei. Wenn sich dann eine Herzinsuffizienz entwickelt, kommt es rasch zu einer zunehmenden Verschlechterung mit einer 5-Jahres Mortalitätsrate von annähernd 50%. Letztendlich kann auch ein operativer Ersatz der erkrankten Klappe notwendig werden. Die medikamentöse Vasodilatation mit Hydralazin oder Nitroprussid ist besonders dann geeignet, das linksventrikuläre Schlagvolumen und damit das Herzzeitvolumen zu steigern, falls die akute Mitralinsuffizienz zu einem plötzlichen Anstieg des linksatrialen Drucks mit drohendem Lungenödem führte. Ist die Mitralinsuffizienz Folge einer myokardbedingten Papillarmuskelschädigung, kann mittels Vasodilatatortherapie das Herzzeitvolumen normalerweise soweit verbessert werden, daß der operative Herzklappenersatz solange aufgeschoben werden kann, bis der Zustand des Patienten stabilisiert werden konnte.

2.3.1 Pathophysiologie

Die wichtigste pathophysiogische Veränderung im Rahmen einer Mitralinsuffizienz ist die Volumenüberlastung des linken Vorhofs. Entscheidendes hämodynamisches Problem bei einer Mitralinsuffizienz ist der verminderte linksventrikuläre Auswurf in die Aorta, denn ein Teil des Schlagvolumens regurgitiert durch die insuffiziente Mitralklappe in den linken Vorhof zurück. Ist die Regurgitationsfraktion größer als 60%, liegt eine schwere Mitralinsuffizienz vor. Diese Regurgitation ist für die V-Wellen verantwortlich, die auf der pulmonalarteriellen Verschlußdruckkurve zu sehen sind (Abb. 2.2), [3]. Die Amplitude der V-Wellen korreliert mit der Größe des regurgitierten Volumens.

Wie groß der in den linken Vorhof regurgitierte Anteil des linksventrikulären Schlagvolumens ist, hängt davon ab, 1. wie groß die Mitralöffnungsfläche, 2. wie hoch die Herzfrequenz (denn dadurch wird die Dauer der ventrikulären Auswurfzeit vorgegeben) und 3. wie groß der Druckgradient über der Mitralklappe ist. Bei einer leichten Steigerung der Herzfrequenz kann das in die Aorta ausgeworfene linksventrikuläre Schlagvolumen zunehmen, während eine Bradykardie eventuell zu einer akuten Volumenüberlastung des linken Vorhofs führt. Der Druckgradient über der Mitralklappe hängt von der Compliance des linken Ventrikels und davon ab, welchen Widerstand der linke Ventrikel beim Auswurf in die Aorta überwinden muß. Eine medikamentöse Veränderung dieses Auswurfwiderstandes hat enorme Auswirkungen darauf, wie groß das Regurgitationsvolumen und das in die Aorta ausgeworfene Volumen sind.

Im Gegensatz zu Patienten mit einer Mitral- oder Aortenstenose ist es bei Patienten mit einer isolierten Mitralinsuffizienz für die linksventrikuläre Füllung nicht so wichtig, daß eine genaue zeitliche Koordination zwischen Vorhof- und Ventrikelkontraktionen besteht. Durch die Umwandlung eines Vorhofflimmerns – was bei einem Drittel der Patienten mit einer Mitralinsuffizienz besteht – in einen Sinusrhythmus wird das Herzzeitvolumen kaum beeinflußt. Patienten, bei denen die Mitralinsuffizienz durch ein rheumatisches Fieber verursacht wurde, weisen zumeist eine Vergrößerung des linken Vorhofs und gleichzeitig ein Vorhofflimmern auf. Bei einer Mitralinsuffizienz tritt normalerweise keine myokardiale Ischämie auf, denn die ventrikuläre Wandspannung nimmt während der Systole schnell ab, da das Schlagvolumen rasch – sowohl in die Aorta als auch in den linken Vorhof – ausgeworfen wird. Falls sich eine Mitralinsuffizienz langsam entwickelt, ist der dehnbare linke Vorhof in der Lage, auch große Regurgitationsvolumina aufzunehmen, ohne daß es zu einer Drucksteigerung im Vorhof kommt. Eine schwere Mitralinsuffizienz kann im EKG als Hypertrophie sowohl des linken Vorhofs als auch des Ventrikels nachgewiesen werden. Außerdem ist eine schwere Mitralinsuffizienz auch in der Röntgenthoraxaufnahme nachweisbar.

Die häufig auftretende Kombination aus Mitralinsuffizienz und -stenose führt sowohl zu einer erhöhten Volumen- als auch Druckbelastung für das Herz. Bei diesen Patienten muß aufgrund des Regurgitationsvolumens mehr Blut durch die stenosierte Klappe fließen. Hierdurch kommt es zu einem deutlichen Anstieg des linksatrialen Druckes. Bei diesen Patienten entwickeln sich schneller Vorhof-flimmern, Lungenödem und pulmonalvaskuläre Hypertension als bei Patienten mit einer isolierten Mitralinsuffizienz.

Tab. 2.4: Anästhesiologisches Vorgehen bei Patienten mit Mitralinsuffizienz

plötzliche Abfälle der Herzfrequenz sind zu vermeiden
plötzliche Anstiege des peripheren Gefäßwiderstandes sind zu vermeiden
eine medikamentöse Myokarddepression ist zu vermeiden
die Größe der V-Welle ist zu überwachen, da sie das Ausmaß des Regurgitationsvolumens widerspiegelt

2.3.2 Narkoseführung bei nicht-kardiochirurgischen Eingriffen

Bei Patienten mit Mitralinsuffizienz müssen während der Narkoseführung bei nicht-kardiochirurgischen Eingriffen alle Situationen vermieden werden, die das Herzzeitvolumen vermindern können (Tab. 2.4).

Eine normale bis leicht erhöhte Herzfrequenz ist empfehlenswert, da das linksventrikuläre Auswurfvolumen in die Aorta frequenzabhängig ist. Durch eine plötzliche Bradykardie kann es zu einer schlagartigen Volumenüberlastung des linken Vorhofs kommen. Ebenso kann ein plötzliches Ansteigen des systemischen Gefäßwiderstandes zu einer akuten linksventrikulären Dekompensation führen. Eine so bedingte Linksherzinsuffizienz kann durch eine medikamentöse Nachlastsenkung mit Nitroprussid verbessert werden. Zusätzlich ist eine positiv inotrope Substanz wie Dopamin zu verabreichen, um die myokardiale Kontraktilität zu steigern. Da eine Mitralinsuffizienz normalerweise von einer Linksherzinsuffizienz begleitet wird, sollten auch geringfügige medikamentös verursachte Myokarddepressionen vermieden werden. Bei der Narkoseführung sollte darauf geachtet werden, daß es möglichst weder zu einem Abfall der Herzfrequenz noch zu einer Zunahme des systemischen Gefäßwiderstandes kommt. Dadurch droht eine Abnahme des in die Aorta ausgeworfenen Volumens. Das Herzzeitvolumen kann dagegen durch eine geringe Herzfrequenzzunahme und eine leichte Abnahme des systemischen Gefäßwiderstandes verbessert werden.

Für Patienten, bei denen ein zahnärztlicher oder operativer Eingriff durchgeführt werden soll, ist normalerweise eine präoperativ begonnene Antibiotikagabe zur Prophylaxe einer bakteriellen Endokarditis empfehlenswert. Bei Patienten mit Mitralinsuffizienz bietet sich eine Allgemeinanästhesie an. Obwohl eine Erniedrigung des peripheren Gesamtwiderstandes theoretisch von Vorteil ist, werden rückenmarksnahe Regionalanästhesieverfahren eher zurückhaltend eingesetzt, da diese Widerstandserniedrigung schlecht kontrollierbar ist. Die Anästhesieeinleitung kann beim Vorliegen einer Mitralinsuffizienz mit den üblichen intravenösen Hypnotika durchgeführt werden. Hierbei ist es jedoch wichtig, ausgeprägte und plötzliche Änderungen des systemischen Gefäßwiderstandes sowie Erniedrigungen der Herzfrequenz zu vermeiden. Eine durch Succinylcholingabe hervorgerufene Bradykardie ist unerwünscht. Es können entsprechend vorbeugende Maßnahmen getroffen werden, um diese seltene Komplikation zu vermeiden. Es kann vorher z.B. ein Anticholinergikum verabreicht werden.

Falls keine schwere linksventrikuläre Funktionsstörung vorliegt, kann die Narkose mit Lachgas und einem volatilen Anästhetikum aufrecht erhalten werden. Volatile Anästhetika können auch eingesetzt werden, um die während einer operativen Stimulation eventuell auftretenden unerwünschten Steigerungen von Blutdruck und peripherem Gesamtwiderstand zu senken. Bisher konnte nicht gezeigt werden, daß ein bestimmtes volatiles Anästhetikum deutliche Vorteile bietet. Dennoch spricht die geringe direkte Myokarddepression bei normalerweise erhöhter Herzfrequenz und verringertem peripherem Gesamtwiderstand für die Verwendung von Isofluran. Falls eine schwere myokardiale Funktionseinschränkung – z.B. bei einer akuten Mitralinsuffizienz aufgrund einer Störung der Papillarmuskeln oder eines Abrisses der Chordae tendineae – vorliegt, scheint sich jedoch eine Kombination aus Lachgas und einem Opioid anzubieten, da diese Kombination die myokardiale Kontraktilität nur minimal beeinflußt. Welches Muskelrelaxans eingesetzt wird, hängt davon ab, was für Auswirkungen von diesem Medikament auf den Kreislauf zu erwarten sind. Die durch Pancuronium hervorgerufene leichte Herzfrequenzsteigerung kann möglicherweise von Vorteil sein, um das linksventrikuläre Herzzeitvolumen aufrecht zu erhalten.

Es sollte eine kontrollierte Beatmung bei nahezu normalem Kohlendioxidpartialdruck durchgeführt werden. Bei der Einstellung des Beatmungsmusters ist darauf zu achten, daß zwischen den einzelnen Atemhüben genügend Zeit für den venösen Rückstrom gewährleistet wird. Damit kardiale Füllungsvolumina und linksventrikulärer Blutauswurf in die Aorta optimal bleiben, ist es wichtig, Blutverluste umgehend zu ersetzen.

Falls bei Patienten mit einer asymptomatischen Mitralinsuffizienz kleinere Operationen durchgeführt werden, ist kein invasives Monitoring erforderlich. Liegt eine schwere Mitralinsuffizienz vor, kann mit Hilfe eines invasiven Monitorings erkannt werden, ob sich eine unerwünschte myokardiale Kontraktilitätsminderung einstellt. Außerdem ist damit der intraoperative Flüssigkeitsersatz besser steuerbar. Werden zur Steigerung des linksventrikulären Auswurfs in die Aorta Vasodilatantien verabreicht, sollte ein Pulmonalarterienkatheter plaziert werden. Durch Bestimmung des Herzzeitvolumens mit Hilfe der Thermodilutionsmethode kann überprüft werden, wie der Patient auf eine nitroprussid-bedingte Erniedrigung des peripheren Gesamtwiderstandes reagiert. Durch die Regurgitation in den linken Vorhof kommt es, wie bereits erwähnt, zu V-Wellen in der pulmonalarteriellen Verschlußdruckkurve. Auch anhand einer Änderung der Amplitude dieser V-Wellen kann abgeschätzt werden, wie ausgeprägt die Mitralinsuffizienz ist (Abb. 2.2), [3]. Der pulmonalarterielle Verschlußdruck ist bei chronischer Mitralinsuffizienz weniger gut geeignet, um das linksatriale Volumen oder das linksventrikuläre enddiastolische Volumen zu beurteilen. Dagegen korreliert der pulmonalarterielle Verschlußdruck bei einer akuten Mitralinsuffizienz besser mit den Änderungen des linksatrialen und -ventrikulären enddiastolischen Druckes, da der linke Vorhof bei einer akuten Mitralinsuffizienz eine geringe Compliance aufweist. Eine Alternative zu invasiven Überwachungsmaßnahmen bietet die Doppler-Echokardiographie. Damit können Änderungen der Mitralklappenfunktion festgestellt werden.

2.4 Mitralklappenprolaps

Der Mitralklappenprolaps ist der häufigste Herzklappenfehler. Er tritt bei ca. 5–10% der Bevölkerung auf. Bei einem Mitralklappenprolaps kommt es während der Systole zu einem Prolaps eines Mitralklappensegels in den linken Vorhof [14]. Ein Mitralklappenprolaps kann vermutet werden, falls auskultatorisch ein systolischer Klick zu hören ist («Klick-Syndrom»). Dieses Klick-Phänomen kann am besten über der Herzspitze auskultiert werden. Unter Umständen kann gleichzeitig ein spätsystolisches Geräusch aufgrund einer Mitralinsuffizienz vorhanden sein. Da dieses Geräusch sehr variabel ist und das Erkennen viel Übung erfordert, kommt der Echokardiographie immer mehr Bedeutung bei der Feststellung eines Mitralklappenprolapses zu [15].

Die Ursache eines Mitralklappenprolapses ist unbekannt, eine deutliche familiäre Häufung ist jedoch zu beobachten [16]. Patienten mit einem Mitralklappenprolaps sind oft groß und schlank. Zusätzlich können z.B. ein hohes Gaumengewölbe, eine Trichterbrust, eine Kyphoskoliose oder überstreckbare Gelenke vorliegen. Der Mitralklappenprolaps kommt typischerweise beim Marfan-Syndrom vor. Auch bei Patienten mit einem von Willebrand-Syndrom findet sich dieser Herzfehler häufig [17]. Ein Mitralklappenprolaps kann mit einer verminderten myokardialen Kontraktilität aufgrund einer muskulären Dystrophie, einer Kardiomyopathie oder koronaren Herzerkrankung vergesellschaftet sein. Dieser Klappenfehler kann auch bei Patienten mit Vorhofseptumdefekt oder Trikuspidalinsuffizienz auftreten. Auch eine rheumatische Herzerkrankung kann zu einer Mitralklappenschädigung und damit zu einem Mitralklappenprolaps führen.

Tab. 2.5: Mögliche Komplikationen bei Mitralklappenprolaps

Mitralklappeninsuffizienz
bakterielle Endokarditis
Ruptur der Chordae tendineae
TIA (transitorische ischämische Attacke)
Herzrhythmusstörungen – ventrikuläre Extrasystolen
AV-Block
ST-Strecken- und T-Wellenveränderungen im EKG
plötzlicher Herztod (selten)

2.4.1 Komplikationen

Ein Mitralklappenprolaps tritt zwar häufig auf, die Mehrzahl der Patienten (85% und mehr) ist jedoch asymptomatisch. Es handelt sich also normalerweise um eine harmlose Störung. Dennoch kann es bei einem Mitralklappenprolaps auch zu schwerwiegenden Komplikationen kommen (Tab. 2.5), [14]. Wahrscheinlich ist der Mitralklappenprolaps die häufigste Ursache für eine reine Mitralinsuffizienz. Diese kann sich soweit verschlechtern, daß eine operative Intervention notwendig wird. Eine mögliche und wichtige Komplikation des Mitralklappenprolapssyndroms ist die bakterielle Endokarditis. Sie tritt bei ungefähr 10–15% der Patienten auf. Bei der Mehrzahl der Patienten, bei denen es zu einer Ruptur der Chordae tendineae kommt, liegt ein Mitralklappenprolaps ohne gleichzeitige Endokarditis vor. Bei ungefähr 40% der Patienten, die vor dem 45. Lebensjahr eine transitorisch ischämische Attacke erleiden, ist hierfür ein Mitralklappenprolaps verantwortlich. Es wurde postuliert, daß eventuell auftretende Embolien von der rauhen Oberfläche der prolabierten Mitralklappe oder der angrenzenden, traumatisierten Oberfläche des linken Vorhofs stammen. Daher werden diese Patienten manchmal mit Antikoagulantien behandelt. Nicht selten kommt es zu supraventrikulären oder ventrikulären Herzrhythmusstörungen, am häufigsten treten ventrikuläre Extrasystolen auf. Zur Therapie dieser Herzrhythmusstörungen sind am besten Beta-Rezeptorenblocker geeignet. Dies beruht möglicherweise darauf, daß es durch die Beta-Rezeptorenblocker zu einer Zunahme des enddiastolischen Volumens im linken Ventrikel kommt. Dadurch wird der Mitralklappenprolaps vermindert. Auch supraventrikuläre Tachyarrhythmien können bei diesen Patienten auftreten. Dies paßt zu der Tatsache, daß ein Mitralklappenprolaps gelegentlich mit einem Präexzitationssyndrom vergesellschaftet ist. Bei einer Bradykardie in Verbindung mit einem AV-Block sprechen diese Patienten häufig nicht auf Atropin an, und es kann unter Umständen eine intravenöse Isoproterenol-Infusion und der Einsatz eines Herzschrittmachers notwendig werden. Das EKG ist zwar normalerweise unauffällig, es kann jedoch eine abgeflachte oder negative T-Welle mit oder ohne zusätzliche ST-Streckensenkung auftreten [16]. Vermutlich sind in den USA ca. 4000 plötzliche Todesfälle pro Jahr auf einen Mitralklappenprolaps zurückzuführen. Wird allerdings davon ausgegangen, daß ca. 7 Millionen der erwachsenen Amerikaner einen Mitralklappenprolaps haben, ist diese Zahl eher gering.

2.4.2 Narkoseführung bei nicht-kardiochirurgischen Operationen

Bei der Narkoseführung von Patienten mit einem Mitralklappenprolaps sind die gleichen Dinge zu beachten, wie bei Patienten mit einer Mitralklappeninsuffizienz (Tab. 2.4). Bei Patienten mit einem Mitralklappenprolaps muß unbedingt beachtet werden, daß es bei verstärkter systolischer Ventrikelentleerung zu einer Zunahme des Mitralklappenprolapses und damit zu Herzrhythmusstörungen und/oder einer akuten Mitralinsuffizienz kommen kann [17]. Zu den perioperativ eventuell auftretenden Bedingungen, die die systolische linksventrikuläre Entleerung verstärken können, gehören 1. ein erhöhter Sympathikotonus, 2. die Erniedrigung des peripheren Gesamtwiderstandes und 3. die Einnahme einer aufrechten Körperhaltung. Eine Angstminderung muß das Ziel der Prämedikationsvisite und medikamentösen Prämedikation sein. Soll zur Prämedikation auch Atropin eingesetzt werden, so ist eine möglicherweise dadurch auftretende und unerwünschte Herzfrequenzsteigerung zu beachten. Für Patienten, die sich einem zahnärztlichen oder operativen Eingriff unterziehen müssen, wird normalerweise eine Antibiotikaprophylaxe empfohlen, um einer bakteriellen Endokarditis vorzubeugen.

Die Narkoseeinleitung kann mit den üblichen intravenösen Einleitungshypnotika erfolgen. Es muß jedoch beachtet werden, daß ein plötzlicher und länger dauernder Abfall des systemischen Gefäßwiderstandes zu vermeiden ist. In Anbetracht dieser Tatsache scheint es wichtig, bereits präoperativ das intravasale Flüssigkeitsvolumen zu optimieren. Ketamin ist wegen seiner Sympathikusstimulation bei Patienten mit einem Mitralklappenprolaps nicht zu empfehlen. Bei der Aufrechterhaltung der Narkose muß darauf geachtet werden, daß schmerzhafte operative Stimulationen möglichst nur zu einer minimalen Sympathikusaktivierung führen. Um einen erhöhten Smpathikotonus zu senken, eignen sich volatile Anästhetika in Kombination mit Lachgas und/oder Opioiden. Es muß jeoch beachtet werden, daß diese Medikamente streng nach Wirkung titriert werden müssen, um so einen starken Abfall des systemischen Gesamtwiderstandes zu vermeiden. Zur Skelettmuskelrelaxierung werden häufig solche nicht-depolarisierende Muskelrelaxantien eingesetzt, die keinen wesentlichen Einfluß auf die Kreislaufverhältnisse haben. Die Gabe von Pancuronium sollte vermieden werden, da es die linksventrikuläre Entleerung – durch Anhebung der Herzfrequenz und der myokardialen Kontraktilität – erhöhen kann. Falls bei Patienten mit einem Mitralklappenprolaps eine Epidural- oder Spinalanästhesie durchgeführt werden sollen, muß der dabei abfallende systemische Gesamtwiderstand beachtet werden.

Da bei diesen Patienten während der Narkose unerwartet Herzrhythmusstörungen auftreten können, ist stets eine EKG-Überwachung notwendig [18]. Ventrikuläre Herzrhythmusstörungen drohen vor allem bei Operationen in sitzender Position oder bei Kopf-hoch-Bein-tief-Lagerung. Die Ursache ist darin zu sehen, daß es bei diesen Lagerungen zu einer verstärkten systolischen Ventrikelentleerung und damit zu einer Zunahme des Mitralklappenprolapses kommt. Lidocain und Beta-Rezeptorenantagonisten wie Esmolol und Propranolol sind gut für die Therapie dieser Herzrhythmusstörungen geeignet. Ein intraoperativ auftretender Blutverlust muß sofort ersetzt werden. Außerdem muß eine großzügige intravenöse Flüssigkeitszufuhr (5 ml/kgKG/h) durchgeführt werden. Wird ein Volumenmangel vermieden, dann können auch die eventuell auftretenden Nebenwirkungen einer intermittierenden Überdruckbeatmung minimiert werden. Auch falls es intraoperativ zu einer akuten Mitralinsuffizienz kommt, kann das in die Aorta ausgeworfene Blutvolumen dadurch optimiert werden, daß das intravasale Flüssigkeitsvolumen im oberen Normbereich gehalten wird. Wird ein Vasopressor benötigt, eignet sich ein Alpha-Rezeptorenagonist wie z.B. Phenylephrin. Eine kontrollierte Hypotension mit peripher wirkenden Vasodilatantien ist nicht zu empfehlen, da der Mitralklappenprolaps hierbei aufgrund der peripheren Widerstandserniedrigung verstärkt werden kann.

2.5 Aortenstenose

Eine isolierte, nicht rheumatisch bedingte Aortenstenose entwickelt sich meist aufgrund einer fortschreitenden Verkalkung und Stenosierung einer angeboren mißgebildeten (meist bikuspidalen) Klappe. Eine rheumatisch bedingte Aortenstenose tritt dagegen fast immer in Kombination mit einer Erkrankung der Mitralklappe auf. Bei beiden Formen wird normalerweise eine lange Latenzphase (oft 30 Jahre oder länger) durchlaufen, bevor die Aortenstenose symptomatisch wird. Klinisch kann eine Aortenstenose an dem typischen Systolikum mit Punctum maximum im 2. ICR rechts erkannt werden. Dieses systolische Geräusch wird bis in den Hals fortgeleitet. Da viele Patienten mit einer Aortenstenose asymptomatisch sind, ist es wichtig, daß bei allen Patienten, bei denen eine Operation durchgeführt werden soll, bei der Auskultation nach diesem Herzgeräusch gesucht wird. Bei nahezu jedem Patienten mit verkalkter Aortenklappenstenose zeigt die echokardiographische Untersuchung eine Verdickung und Kalzifizierung der Aortenklappe mit eingeschränkter Beweglichkeit der Klappensegel. Aufgrund einer poststenotischen Dilatation kann auf der Röntgenthoraxaufnahme eine prominente Aorta ascendens imponieren. Im EKG sind Zeichen der linksventrikulären Hypertrophie nachweisbar.

Zu den typischen anamnestischen Symptomen einer Aortenstenose gehört die Trias aus angina pectoris, Belastungsdyspnoe und Synkopen. Die Synkopen treten normalerweise während körperlicher Belastung auf. Die Ursache ist darin zu sehen, daß es während körperlicher Belastung zu einer peripheren Vasodilatation kommt, das Herz jedoch nicht in der Lage ist, ein entsprechendes Herzzeitvolumen und einen entsprechenden systemischen Blutdruck zu gewährleisten. Bei Patienten mit Aortenstenose ist die Gefahr eines plötzlichen Herztodes erhöht. Liegt eines der drei oben genannten Hauptsymptome einer Aortenstenose vor, ist die Lebenserwartung dieser Patienten – falls keine Operation durchgeführt wird – unter 5 Jahren, und 15 bis 20% dieser Patienten versterben plötzlich. Der operative Aortenklappenersatz ist indiziert, wenn Symptome wie angina pectoris, Synkopen und Linksherzinsuffizienz auftreten oder wenn es sich um eine schwere Stenose handelt. Eine solche liegt vor, falls es zu einem Druckgradient von mehr als 50 mmHg über der Klappe kommt, oder wenn die Klappenöffnungsfläche kleiner als 1 cm^2 ist. In Anbetracht des Risikos eines plötzlichen Herztodes ist eine Operation meist auch dann zu empfehlen, wenn nur geringe Symptome vorliegen. Dennoch gibt es keinen Hinweis, daß selbst eine höhergradige Aortenklappenstenose ein erhöhtes Risiko bei elektiven nicht-kardiochirurgischen Eingriffen darstellt [19]. Bei einigen Patienten kann die perkutane transluminale Valvuloplastie eine Alternative zum operativen Klappenersatz bieten.

2.5.1 Pathophysiologie

Ist die Aortenklappe stenosiert, wird der Blutauswurf in die Aorta behindert. Um das Schlagvolumen aufrecht erhalten zu können, sind erhöhte linksventrikuläre Drucke erforderlich. Bei einer hämodynamisch wirksamen Aortenklappenstenose entsteht über der Klappe ein Druckgradient von normalerweise mehr als 50 mmHg und die Klappenöffnungsfläche beträgt weniger als 1 cm^2 (normal: 2,5–3,5 cm^2). Eine Aortenklappenstenose ist außerdem fast immer mit einer gewissen Aortenklappeninsuffizienz verbunden. Der Druckgradient über der Aortenklappe kann mittels Echokardiographie nicht-invasiv abgeschätzt und mittels einer Herzkatheteruntersuchung exakt bestimmt werden.

Auch ohne daß eine koronare Herzerkrankung vorliegt, kommt es bei Patienten mit einer Aortenstenose oft zu pektanginösen Beschwerden. Ursache ist der erhöhte myokardiale Sauerstoffbedarf, der durch die konzentrische Herzhypertrophie und die damit verbundene Zunahme der ventrikulären Muskelmasse bedingt ist. Gleichzeitig ist der linksventrikuläre Druck erhöht, wodurch die subendokardialen Koronargefäße stärker komprimiert und weniger durchblutet werden.

2.5.2 Narkoseführung während nicht-kardiochirurgischer Operationen

Zum Ziel bei der Narkoseführung von Patienten mit einer Aortenstenose während nicht kardiochirurgischer Eingriffe gehört es, Ereignisse zu vermeiden, die das Herzzeitvolumen weiter erniedrigen können (Tab. 2.6). Es ist wichtig, einen normalen Sinusrhythmus aufrechtzuerhalten, da eine zeitlich richtig koordinierte Vorhofkontraktion für ein optimales linksventrikuläres enddiastolisches Volumen wichtig ist. Daher kann das Ausbleiben normaler Vorhofkontraktionen – z.B. durch einen AV-Rhythmus oder ein Vorhofflimmern – zu einem deutlichen Abfall von Herzzeitvolumen und Blutdruck führen. Die Bestimmung der Herzfrequenz ist wichtig, da durch die Herzfrequenz diejenige Zeit vorgegeben wird, die für die Füllung der Ventrikel und den Auswurf des Herzzeitvolumens zur Verfügung steht. Beispielsweise kann ein deutlicher und längerfristiger Anstieg der Herzfrequenz die linksventrikuläre Füllungs- und Auswurfzeit verkürzen, was zu einem unerwünschten Abfall des Herzzeitvolumens führt. Ebenso kann eine plötzliche Bradykardie zu einer akuten Überdehnung des linken Ventrikels führen. Wegen des eingeschränkten linksventrikulären Herzzeitvolumens muß beachtet werden, daß ein Abfall des peripheren Gesamtwiderstandes zu einem massiven Blutdruckabfall und damit zu einer Verminderung des koronaren Blutflusses führen kann. Andererseits können eine Zunahme von peripherem Gesamtwiderstand und Blutdruck zu einem Abfall des Schlagvolumens führen. Während einer Narkose bei Patienten mit einer Aortenstenose sollte stets ein Defibrillator verfügbar sein. Bei einem Herzstillstand ist eine externe Herzdruckmassage wahrscheinlich unwirksam, da es bei einer mechanischen Kompression des Sternums aufgrund der stenosierten Aortenklappe schwierig ist, ein adäquates Schlagvolumen aufzubauen.

Um einer bakteriellen Endokarditis vorzubeugen, wird normalerweise eine präoperative Antibiotikaprophylaxe empfohlen, falls sich Patienten mit einer Aortenstenose einem operativen oder zahnärztlichen Eingriff unterziehen müssen. Die Prämedikation sollte darauf ausgerichtet sein, den Abfall des peripheren Gesamtwiderstands zu minimieren. Oft wird der Allgemeinanästhesie gegenüber einer Peridural- oder Spinalanästhesie der Vorzug gegeben, da die Blockade des sympathischen Nervensystems durch eine rückenmarksnahe Regionalanästhesie zu einem unerwünschten Abfall des peripheren Gesamtwiderstands führen kann. Falls eine Regionalanästhesie durchgeführt wird, sollte vorzugsweise die Periduralanästhesie eingesetzt werden, da es hierbei zu einem langsameren Einsetzen der sympathischen Blockade kommt als bei einer Spinalanästhesie.

Bei Patienten mit einer Aortenstenose kann die Narkoseeinleitung mit den üblichen Einleitungshypnotika erfolgen. Die endotracheale Intubation kann durch die Gabe eines Muskelrelaxans erleichtert werden. Eine durch Succinylcholin bedingte Bradykardie ist allerdings unerwünscht. Um dieser Komplikation vorzubeugen, kann die vorherige Gabe eines Anticholinergikums erwogen werden. Zur Aufrechterhaltung der Narkose wird meist eine Kombination aus Lachgas und einem volatilen Anästhetikum oder einem Opioid eingesetzt. Ein Nachteil der volatilen Anästhetika (insbesondere des Halothans) ist darin zu sehen, daß sie die Spontanaktivität des Sinusknotens hemmen. Dadurch kann ein AV-Knotenrhythmus auftreten, wodurch die zeitlich richtig koordinierten Vorhofkontraktionen wegfallen. Ist die linksventrikuläre Funktion aufgrund einer Aortenstenose bereits stark vermindert, ist es wichtig, eine zusätzliche Minderung der myokardialen Kontraktilität durch volatile Anästhetika zu vermeiden. Der durch Isofluran verursachte Abfall des peripheren Gesamtwiderstandes ist unerwünscht, obwohl die klinische Erfahrung mit niedrigen Konzentrationen dieses Anästhetikums bisher keine schwerwiegenden Probleme erkennen ließ. Bei schwerer linksventrikulärer Funktionsstörung aufgrund einer Aortenstenose wurde zur Aufrechterhaltung der Narkose Lachgas in Kombination mit einem Opioid oder nur die hochdosierte Gabe eines Opioids (50 bis 100 µg/kgKG Fentanyl oder Äquivalenzdosen von Sufentanil oder Alfentanil) empfohlen. Sinnvoll ist es, solche nicht-depolarisierenden Muskelrelaxantien einzusetzen, die nur minimale Kreislaufwirkungen haben. Dennoch ist der unter Pancuronium typischerweise auftretende leichte Anstieg von Blutdruck und Herzfrequenz tolerabel. Das intravasale Flüssigkeitsvolumen muß konstant gehalten werden, Blutverluste sind umgehend zu ersetzen, und es muß eine großzügige Flüssigkeitszufuhr (5 ml/kgKG/h) durchgeführt werden.

Bei Patienten mit einer Aortenstenose sollte intraoperativ möglichst eine solche EKG-Ableitung ge-

Tab. 2.6: Anästhesiologische Ziele bei Patienten mit Aortenklappenstenose

- es sollte ein Sinusrhythmus aufrechterhalten werden
- es sollte eine Bradykardie vermieden werden
- es sollten plötzliche Änderungen des peripheren Gefäßwiderstandes vermieden werden
- es sollte ein optimales intravasales Volumen angestrebt werden, um den venösen Rückfluß und die linksventrikuläre Füllung zu optimieren

wählt werden, mit der eine linksventrikuläre Ischämie gut erkannt werden kann. Ob eine arterielle Kanüle und ein Pulmonalarterienkatheter plaziert werden, hängt von der Größe des operativen Eingriffs und dem Schweregrad der Aortenstenose ab. Diese Überwachungsmaßnahmen sind entscheidend, falls intraoperativ geklärt werden muß, ob eine aufgetretene Hypotension durch eine Hypovolämie oder durch eine akute Herzinsuffizienz bedingt ist. Es ist jedoch zu beachten, daß anhand des pulmonalkapillären Verschlußdruckes der linksventrikuläre enddiastolische Druck überschätzt werden kann, da bei einer chronischen Aortenstenose die Compliance des linken Ventrikels vermindert ist.

Falls intraoperativ ein AV-Knotenrhythmus oder eine Bradykardie auftreten, sollte dies umgehend durch eine intravenöse Injektion von Atropin therapiert werden. Länger anhaltende Tachykardien können durch die intravenöse Gabe eines Beta-Rezeptorenblockers wie Esmolol oder Propranolol therapiert werden. Hohe Dosierungen eines Beta-Rezeptorenblockers sind jedoch zu vermeiden, da diese Patienten unter Umständen auf eine endogene Beta-Rezeptorenstimulation angewiesen sind, um ihr Schlagvolumen aufrechterhalten zu können. Dies ist vor allem dann der Fall, wenn aufgrund der operativen Stimulation der systemische Gefäßwiderstand ansteigt. Eine supraventrikuläre Tachykardie sollte sofort mittels elektrischer Kardioversion beendet werden. Auch Lidocain sollte stets griffbereit sein, denn diese Patienten neigen dazu, ventrikuläre Herzrhythmusstörungen zu entwickeln.

2.6 Aorteninsuffizienz

Es muß zwischen akuter und chronischer Aorteninsuffizienz unterschieden werden. Eine akute Aorteninsuffizienz ist meist durch eine infektiöse Endokarditis, eine Verletzung oder die Dissektion eines thorakalen Aortenaneurysmas bedingt. Die Therapie besteht normalerweise in einem sofortigen operativen Aortenklappenersatz. Ursache einer chronischen Aorteninsuffizienz ist meistens ein vorausgehendes rheumatisches Fieber oder ein chronischer arterieller Hypertonus. Typisch für eine Aorteninsuffizienz ist ein Diastolikum mit Punctum maximum im zweiten ICR rechts, eine hohe Blutdruckamplitude, ein erniedrigter diastolischer Blutdruck und ein Pulsus celer et altus. Hinweise auf eine Vergrößerung des linken Ventrikels lassen sich sowohl auf der Röntgenthoraxaufnahme als auch im EKG und bei der Echokardiographie finden. Die Herzkatheteruntersuchung in Verbindung mit einer Angiographie sind die genauesten Methoden, um den Schweregrad einer Aorteninsuffizienz einzuschätzen. Im Gegensatz zur Aortenstenose kommt es bei einer Aorteninsuffizienz selten zum plötzlichen Versterben der Patienten. Letztendlich kann ein operativer Klappenersatz notwendig werden. Wird die Klappenoperation bis zum Auftreten einer Herzinsuffizienz hinausgezögert, so kann dies zu einer irreversiblen Herzschädigung führen.

2.6.1 Pathophysiologie

Das entscheidende hämodynamische Problem bei einer Aorteninsuffizienz ist darin zu sehen, daß ein Teil des ausgeworfenen Schlagvolumens aus der Aorta wieder in den linken Ventrikel regurgitiert. Das Ausmaß der Regurgitation hängt davon ab, 1. wieviel Zeit für die Regurgitation zur Verfügung steht (diese Zeitspanne wird durch die Herzfrequenz vorgegeben) und 2. wie hoch der Druckgradient über der Aortenklappe ist (dies ist abhängig vom peripheren Gesamtwiderstand). Die Größe des Regurgitationsvolumens kann durch eine Steigerung der Herzfrequenz und durch eine Senkung des peripheren Gesamtwiderstandes vermindert werden.

Der linke Ventrikel toleriert normalerweise eine langfristige linksventrikuläre Volumenüberlastung gut. Kommt es jedoch zum Linksherzversagen, steigt das linksventrikuläre enddiastolische Volumen rasch an, was häufig zur Ausbildung eines Lungenödems führt. Liegt eine Aorteninsuffizienz vor, dann kann die linksventrikuläre Funktion gut durch die echokardiographische Bestimmung von endsystolischem Volumen und Ejektionsfraktion eingeschätzt werden. Diese beiden Parameter liegen so lange im Normbereich, wie die linksventrikuläre Leistungsfähigkeit noch ungestört ist. Bei einer langsam sich entwickelnden Aorteninsuffizienz kommt es zu einer starken Zunahme der linksventrikulären Muskelmasse. Aufgrund dieser linksventrikulären Hypertrophie ist der myokardiale Sauerstoffbedarf erhöht. Außerdem sind typischerweise der diastolische Aortendruck und damit auch der koronare Blutfluß vermindert. Hierdurch kann es zu subendokardialer Ischämie und pektanginösen Beschwerden kommen, obwohl keine koronare Herzerkrankung voliegt. Im Gegensatz hierzu führt eine akute Aorteninsuffizienz zu einer schnellen Volumenzunahme des linken Ventrikels, bevor sich eine linksventrikuläre Hypertrophie entwickeln kann. Kompensationsmechanismen wie Steigerung der Herzfrequenz und Erhöhung der myokardialen Kontraktilität sind daher weniger wirksam, was letztendlich zu vermindertem Herzzeitvolumen und erniedrigtem Blutdruck führt. Falls die akute Aorteninsuffizienz zu einer linksventrikulären Volumenüberladung und zu einem Abfall des Herzzeitvolumens führt, kann mittels einer Nitroprussidinfusion das effektive Schlagvolumen eventuell erhöht werden.

2.6.2 Narkoseführung bei nicht-kardiochirurgischen Operationen

Bei der Narkoseführung von Patienten mit einer Aorteninsuffizienz während nicht-kardiochirurgischer Eingriffe muß vor allem darauf geachtet werden, daß das linksventrikuläre effektive Schlagvolumen aufrechterhalten wird (Tab. 2.7). Daher ist es sinnvoll, eine Herzfrequenz von über 80 Schlägen pro Minute sicherzustellen, da eine Bradykardie durch die verlängerte Diastolendauer zu einer akuten linksventrikulären Volumenüberlastung führt. Ein plötzlicher Anstieg des peripheren Gefäßwiderstandes kann schnell zu einem Linksherzversagen führen, was die Behandlung mit einem peripheren Vasodilatator wie z.B. Nitroprussid erfordert. Die Aorteninsuffizienz führt normalerweise zu einer linksventrikulären Funktionseinschränkung. Eine anästhetikabedingte Einschränkung der myokardialen Kontraktilität ist daher nicht wünschenswert. Eine Linksherzinsuffizienz kann durch Nachlastsenkung mit Nitroprussid behandelt werden. Zusätzlich sollte die myokardiale Kontraktilität durch eine positiv inotrope Substanz wie Dopamin erhöht werden. Während der Anästhesie sind eine leicht erhöhte Herzfrequenz und ein mäßiger Abfall des peripheren Widerstandes anzustreben. Es sei nochmals darauf hingewiesen, daß diese Patienten extrem empfindlich auf eine periphere Vasodilatation reagieren können.

Für Patienten mit einer Aorteninsuffizienz, die für einen zahnärztlichen oder operativen Eingriff vorgesehen sind, wird normalerweise eine präoperative Antibiotikaprophylaxe empfohlen. Üblicherweise wird eine Allgemeinanästhesie durchgeführt. Bei einer Regionalanästhesie kommt es zwar zu einem wünschenswerten Abfall des peripheren Gesamtwiderstandes, das Ausmaß dieser Widerstandsverminderung ist jedoch schlecht beeinflußbar. Die Narkoseeinleitung ist mit den üblichen intravenösen Einleitungshypnotika durchführbar. Ketamin kann zwar von Vorteil sein, da es die Herzfrequenz erhöht, aber die gleichzeitige Erhöhung des peripheren Gesamtwiderstandes könnte sich nachteilig auswirken, da hierdurch der linksventrikuläre Auswurf behindert wird und es zu einer Erhöhung des Regurgitationsvolumens kommen kann. Ist das intravasale Volumen jedoch vermindert, scheint Ketamin zur Narkoseeinleitung gut geeignet zu sein. Eine durch Succinylcholin hervorgerufene Bradykardie ist allerdings unerwünscht. Um dieser seltenen Komplikation vorzubeugen, kann die vorherige Gabe eines Anticholinergikums erwogen werden.

Liegt nur eine mäßiggradige kardiale Funktionsstörung vor, kann die Narkose mit einer Kombination aus Lachgas und einem volatilen Anästhetikum oder aus Lachgas und einem Opioid aufrechterhalten werden. Keines der volatilen Anästhetika ist den anderen eindeutig überlegen. Dennoch sprechen die normalerweise erhöhte Herzfrequenz, der erniedrigte periphere Gefäßwiderstand und die nur geringe direkte myokarddepressive Wirkung von Isofluran für dessen Verwendung. Liegt eine schwere kardiale Funktionsstörung vor, so kann es am sinnvollsten sein, zur Aufrechterhaltung der Narkose nur Opioide in hoher Dosierung zu verwenden (z.B. Fentanyl, 50 bis 100 µg/kgKG oder Äquivalenzdosen von Sufentanil oder Alfentanil). Hierdurch kann eine ausreichende Amnesie erreicht werden, ohne daß es zu einer weiteren myokardialen Depression kommt. Außerdem muß beachtet werden, daß Lachgas oder Benzodiazepine in Kombination mit einem Opioid zu einer ausgeprägten Kreislaufdepression führen können [20, 21]. Welches nicht-depolarisierende Muskelrelaxans verwendet wird, hängt von dessen üblicherweise auftretenden kardiozirkulatorischen Nebenwirkungen ab. Ein Relaxans möglichst ohne jede Wirkung auf Blutdruck und Herzfrequenz scheint die beste Wahl zu sein. Dennoch kann die mäßige Herzfrequenzerhöhung bei Verwendung von Pancuronium dazu beitragen, das linksventrikuläre Auswurfvolumen aufrechtzuerhalten.

Die Beatmungsparameter sollten so gewählt werden, daß ein nahezu normaler Kohlendioxidpartialdruck ($PaCO_2$) aufrechterhalten wird. Zwischen den Atemhüben sollte das Beatmungsmuster genügend Zeit für den venösen Rückstrom zum Herzen lassen. Das intravasale Flüssigkeitsvolumen muß konstant gehalten und Blutverluste müssen umgehend ausgeglichen werden, um eine optimale Ventrikelfüllung zu gewährleisten und das linksventrikuläre Schlagvolumen aufrechtzuerhalten. Eine präoperative Volumensubstitution und eine intraoperative Nitroprussidinfusion können sinnvoll sein, um das Herzzeitvolumen während der Operation konstant zu halten (Abb. 2.5), [22]. Eine Bradykardie oder AV-Knotenrhythmus sind unerwünscht und müssen sofort durch die intravenöse Gabe von Atropin therapiert werden.

Die Durchführung einer kleineren Operation bei einem Patienten mit asymptomatischer Aorteninsuffizienz erfordert wahrscheinlich kein invasives Monitoring. In Anbetracht einer möglichen Myokardischämie ist es sinnvoll, eine EKG-Ableitung zu wählen, mit der eine Myokardischämie sofort erkannt werden kann. Beim Vorliegen einer schweren Aorteninsuffizienz können durch invasives Monitoring eine auftretende schwere myokardiale Kontraktilitätseinschränkung festgestellt und der intravenöse Volumenersatz kann besser gesteuert wer-

Tab. 2.7: Anästhesiologische Ziele bei Patienten mit Aortenklappeninsuffizienz

es sollte ein plötzlicher Herzfrequenzabfall vermieden werden
es sollte ein rascher Anstieg des peripheren Gefäßwiderstandes vermieden werden
eine medikamentös bedingte myokardiale Depression sollte möglichst gering gehalten werden

den. Werden periphere Vasodilatatoren eingesetzt, um den linksventrikulären Auswurf zu erleichtern, ist es sinnvoll, einen Pulmonalarterienkatheter zu plazieren. Durch Messung des Herzzeitvolumens mittels Thermodilutionsmethode können die Auswirkungen eines erniedrigten peripheren Gefäßwiderstandes – wie z.B. durch Nitroprussid – überprüft werden.

2.7 Trikuspidalinsuffizienz

Eine Trikuspidalinsuffizienz ist normalerweise durch eine rechtsventrikuläre Dilatation bedingt. Ursache der rechtsventrikulären Dilatation ist meist eine pulmonalvaskuläre Hypertension. Falls es im Rahmen eines Aorten- oder Mitralklappenfehlers zu einer linksventrikulären Insuffizienz kommt, kann diese zu einer pulmonalvaskulären Hypertension und zu einer Volumenüberladung des rechten Ventrikels und damit zu einer Trikuspidalinsuffizienz führen. Eine Trikuspidalinsuffizienz aufgund einer bakteriellen Endokarditis tritt häufiger bei Patienten mit intravenösem Drogenabusus auf. Falls es nach einem rheumatischen Fieber zur Mitralklappeninsuffizienz kommt, liegt stets auch eine zusätzliche Stenose vor.

2.7.1 Pathophysiologie

Das entscheidende hämodynamische Problem bei einer Trikuspidalinsuffizienz ist die Volumenüberlastung des rechten Vorhofs. Normalerweise wird dies gut toleriert. Da rechter Vorhof und Vena cava eine hohe Compliance haben, steigt der rechtsatriale Druck nur minimal an, selbst wenn ein großes Regurgitationsvolumen vorliegt. Sogar eine operative Entfernung der gesamten Trikuspidalklappe, etwa bei Patienten mit einer infektiösen Endokarditis, wird normalerweise gut toleriert. Eine reine Trikuspidalinsuffizienz ist zwar relativ harmlos, falls es jedoch aufgrund einer Linksherzinsuffizienz oder einer pulmonalvaskulären Hypertension zu einer zusätzlichen rechtsventrikulären Drucküberlastung kommt, stellt sich leicht eine Rechtsherzinsuffizienz ein. Bei einer Rechtsherzinsuffizienz kommt es zu einer weiteren Zunahme des Regurgitationsvolumens. Hierdurch nimmt auch das linksventrikuläre Schlagvolumen weiter ab, da der pulmonale Blutfluß vermindert ist. Liegen eine Rechtsherzinsuffizienz und gleichzeitig ein vermindertes Volumenangebot an das linke Herz vor, können die rechtsatrialen Drucke höher als die linksatrialen Drucke sein. Hierdurch kann es bei einigen Patienten über ein inkomplett verschlossenes Foramen ovale zu einem Rechts-Links-Shunt auf Vorhofebene kommen. Für eine operative Korrektur der Trikuspidalinsuffizienz wird meistens die Rekon-

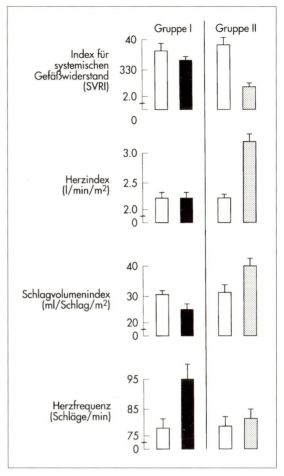

Abb. 2.5: Die Daten (Mittelwert ± SE) wurden bei 17 Patienten mit einer Herzklappeninsuffizienz (7 Patienten mit einer Mitralinsuffizienz, 7 Patienten mit einer Aorteninsuffizienz und 3 Patienten mit einer Mitral- und Aorteninsuffizienz) vor Narkoseeinleitung (leere Balken) und während der Operation (volle Balken) erhoben. Bei allen Patienten wurde jeweils die insuffiziente Klappe erstellt. Nach der ersten Messung bei den wachen Patienten erhielten beide Gruppen eine kontinuierliche, intravenöse Nitropussidinfusion (1,3–3,7 $\mu g \cdot kg^{-1} \cdot min^{-1}$).
Bei den Patienten der Gruppe II wurden präoperativ außerdem noch ca. 2 Liter Ringerlaktat zugeführt. Die vorliegenden Daten belegen, daß die Kombination einer Verminderung von Nachlast und Erhöhung der Vorlast (Gruppe 2) positivere Auswirkungen auf die Herzkreislauffunktion hat als eine alleinige Nachlastsenkung (Gruppe 1). Der Index für den systemischen Gefäßwiderstand (SVRI) wird in Einheiten angegeben. Diese sind definiert als (MAP-CVP): CI. (Stone JG, Hoar PF, Calabro JR, et al. Afterload reductions and preload augmentation of patients with cardiac failure and valvular regurgitation. Anesth Analg 1980; 59: 737–42. Reprinted with permission from IARS.)

struktion des Klappenrings (Annuloplastie) einem kompletten Klappenersatz vorgezogen.

2.7.2 Narkoseführung bei nicht-kardiochirurgischen Eingriffen

Für die Narkoseführung bei Patienten mit einer Trikuspidalklappeninsuffizienz gelten unabhängig davon, ob es sich um eine isolierte Trikuspidalinsuffizienz handelt oder ob gleichzeitig eine Aorten- oder Mitralklappenerkrankung vorliegen, die gleichen anästhesiologischen Richtlinien. Intravasales Flüssigkeitsvolumen und zentraler Venendruck müssen im oberen Normbereich gehalten werden, um ein ausreichendes rechtsventrikuläres Schlagvolumen und eine ausreichende linksventrikuläre Füllung sicherzustellen. Hohe intrathorakale Drucke im Rahmen einer Überdruckbeatmung oder ein medikamentös bedingtes venöses Pooling führen zu einer Verminderung des venösen Rückstroms und können unter Umständen zu einer Verminderung des linksventrikulären Schlagvolumens führen. Auch arterielle Hypoxämie, Hyperkapnie sowie sonstige Ereignisse, die zu einer Steigerung des pulmonalvaskulären Widerstandes führen, sollten vermieden werden.

Bei Patienten mit einer Trikuspidalinsuffizienz können keine Anästhetika oder Narkoseverfahren besonders empfohlen werden. Der Einsatz eines volatilen Anästhetikums, das zu einer pulmonalen Vasodilatation führt, kann sinnvoll sein. Auch Ketamin scheint geeignet, da es den venösen Rückstrom aufrechterhält. Lachgas kann dagegen in Kombination mit einem Opioid zu einer leichten Erhöhung des pulmonalvaskulären Widerstandes führen, wodurch das Regurgitationsvolumen bei einer Trikuspidalinsuffizienz möglicherweise erhöht wird. Falls Lachgas eingesetzt wird, scheint es sinnvoll zu sein, den zentralen Venendruck zu überwachen. Steigt der rechtsatriale Druck an, sollte an diese Lachgaswirkung gedacht werden. Um die intravenöse Flüssigkeitszufuhr zu überwachen und nachteilige Auswirkungen von Anästhetika oder Narkosetechniken auf das Regurgitationsvolumen beurteilen zu können, sollte intraoperativ der rechtsatriale Druck überwacht werden. Bei intravenösen Infusionen müssen Luftembolien vermieden werden, da bei Vorliegen eines inkomplett verschlossenen Foramen ovale auf Vorhofebene ein Rechts-Links-Shunt bestehen könnte.

Literaturhinweise

1. Fischman, M.C., Hoffman, A.R., Klausner, R.D., Rockson, S.G., Thalar, M.S.: Medicine. Philadelphia. JB Lippincott 1981; 42
2. Rapaport, E.: Natural history of aortic and mitral valve disease. Am.J. Cardiol. 1975; 35: 221–7
3. Greenberg, B.H., Rahimtoola, S.H.: Vasodilator therapy for valvular heart disease. JAMA 1981; 246: 269–72
4. Clements, F.M., de Bruijn, N.P.: Perioperative evaluation of regional wall motion by transesophageal two-dimensional echocardiography. Anesth. Analg. 1987; 66: 249–61
5. Lee, R.T., Bhatia, S.J.S., Sutton, M.G.: Assessment of valvular heart disease with Doppler echocardiography. JAMA 1989; 262: 2131–5
6. McKay, C.R., Kawanishi, D.T., Rahimtoola, S.H.: Catheter balloon valvuloplasty of the mitral valve in adults using a double-balloon technique. JAMA 1987; 257: 1753–61
7. Bolen, J.L., Lopes, M.G., Harrison, D.C., Alderman, E.L.: Analysis of left ventricular function in response to afterload changes in patients with mitral stenosis. Circulation 1975; 52: 894–900
8. Tinker, J.H., Tarhan, S.: Discontinuing anticoagulant therapy in surgical patients with cardiac prosthesis. JAMA 1978; 239: 738–9
9. Geha, D.G., Rozelle, B.C., Raessler, K.L., et al.: Pancuronium bromide enhances atrioventricular conduction in halothane-anesthetized dogs. Anesthesiology 1977; 46: 342–5
10. Hilgenberg, J.C., McCammon, R.L., Stoelting, R.K.: Pulmonary and systemic vascular responses to nitrous oxide in patients with mitral stenosis and pulmonary hypertension. Anesth. Analg. 1980; 59: 323–6
11. Konstadt, S.N., Reich, D.L., Thys, D.M.: Nitrous oxide does not exacerbate pulmonary hypertension or ventricular dysfunction in patients with mitral valvular disease. Can.J. Anaesth. 1990; 37: 613–7
12. Schulte-Sasse, U., Hess, W., Tarnow, J.: Pulmonary vascular responses to nitrous oxide in patients with normal and high pulmonary vascular resistance. Anesthesiology 1982; 57: 9–13
13. Stone, J.G., Hoar, P.F., Baltas, A.N., Khambatta, H.J.: Nitroprusside and mitral stenosis. Anesth. Analg. 1980; 59: 662–5
14. Jeresaty R.M.: Mitral valve prolapse: An update. JAMA 1985; 254: 793–5
15. Devereux, R.B.: Diagnosis and prognosis of mitral valve prolapse. N. Engl.J. Med. 1989; 320: 1077–9
16. Kowalski, S.E.: Mitral valve prolapse. Can. Anaesth. Soc.J. 1985; 32: 138–41
17. Krantz, E.M., Viljoen, J.F., Schermer, R., Canas, M.S.: Mitral valve prolapse. Anesth. Analg. 1980; 59: 379–83
18. Berry, F.A., Lake, C.L., Johns, R.A., Rogers, B.M.: Mitral valve prolapse – another cause of intraoperative dysrhythmias in the pediatric patient. Anesthesiology 1985; 62: 662–4
19. O'Keefe, J.H., Shub, C., Rettke, S.R.: Risk of noncardiac surgical procedures in patients with aortic stenosis. Mayo Clin. Proc. 1989; 64: 400–5
20. Stoelting, R.K., Gibbs, P.S.: Hemodynamic effects of morphine and morphine-nitrous oxide in valvular heart disease and coronary-artery disease. Anesthesiology 1973; 38: 45–52
21. Tomicheck, R.C., Rosow, C.E., Philbin, D.M., Moss, J., Teplick, R.S., Schneider, R.C.: Diazepam-fentanyl interaction – hemodynamic and hormonal effects in coronary artery surgery. Anesth. Analg. 1983; 62: 881–4
22. Stone, J.G., Hoar, P.F., Calabro, J.R., Khambata, H.J.: Afterload reduction and preload augmentation improve the anesthetic management of patients with cardiac failure and valvular regurgitation. Anesth. Analg. 1980; 59: 737–42

3 Angeborene Herzfehler

Etwa ein Prozent aller Neugeborenen haben einen angeborenen Herzfehler [1]. Die Gründe für einen angeborenen Herzfehler sind unbekannt, angeboren oder erworben (z.B. Rötelninfektion der Mutter im ersten Schwangerschaftsdrittel, Lithiumeinnahme oder alkoholtoxische Embryopathie). Liegt bereits bei den Eltern ein angeborener Herzfehler vor, so ist für das Neugeborene das Risiko eines angeborenen Herzfehlers erhöht. Auch bei Frühgeborenen, sowie bei Müttern, die zum wiederholten Male schwanger sind und bei Vorliegen anderer angeborener, nicht kardialer Mißbildungen ist die Inzidenz von Herzmißbildungen erhöht. Zu den Symptomen eines angeborenen Herzfehlers gehören meist Dyspnoe und körperliche Retardierung. Außerdem liegen normalerweise ein deutlich hörbares Herzgeräusch sowie EKG- und Röntgenthoraxveränderungen vor (Tab. 3.1). Die Diagnose eines angeborenen Herzfehlers wird bei 50% der betroffenen Neugeborenen innerhalb der ersten Lebenswoche gestellt, bei nahezu allen anderen vor Vollendung des fünften Lebensjahres. Bei Verdacht auf einen angeborenen Herzfehler ist zunächst die Durchführung einer echokardiographischen Untersuchung empfehlenswert. Die Doppler-Echokardiographie liefert weitere Informationen bezüglich Klappenfehlern und Septumdefekten. Das Computertomogramm bietet Vorteile gegenüber der Echokardiographie, wenn Anomalien der großen Gefäße dargestellt werden sollen. Die Magnetresonanztomographie ist in ihrer Aussagekraft der Computertomographie vergleichbar, bietet jedoch ein besseres Auflösungsvermögen, ohne daß Röntgenkontrastmittel benötigt werden. Herzkatheterisierung und Koronarangiographie stellen die aussagekräftigsten Untersuchungsmethoden bei Patienten mit angeborenen Herzfehlern dar. Das bisher ungelöste Hauptproblem bei der Behandlung angeborener Herzfehler stellen die begleitenden pulmonalvaskulären Störungen und die dadurch bedingte pulmonalvaskuläre Hypertension dar. Für einige Patienten ist die Herz-Lungen-Transplantation die einzige Überlebenschance.

Bei Patienten mit angeborenen Herzfehlern können eine Reihe von Problemen auftreten (Tab. 3.2). Die bakterielle Endokarditis ist beispielsweise eine häufige Komplikation der meisten angeborenen Herzfehler. Dies betrifft insbesondere Patienten mit einem Ventrikelseptumdefekt (VSD) oder einem persistierenden Ductus Botalli (PDA). Da Patienten mit angeborenen Herzfehlern zu bakteriellen Endokarditiden neigen, sollten sie vor zahnärztlichen oder operativen Eingriffen eine Antibiotikaprophylaxe erhalten. Herzrhythmusstörungen werden bei angeborenen Herzfehlern selten beobachtet. Ausnahme ist das Vorhofflimmern, das sich häufig bei über 40jährigen Patienten mit einem Vorhofseptumdefekt (ASD) entwickelt. Chirurgische Eingriffe im Bereich des AV-Knotens – z.B. beim Verschluß eines VSD – können zu AV-Blockierungen führen, so daß eine Schrittmacherimplantation notwendig wird. Einige Patienten, bei denen eine operative Korrektur eines angeborenen Herzfehlers durchgeführt wurde, können später aufgrund von Herzrhythmusstörungen einem plötzlichen Herztod er-

Tab. 3.1: Symptome eines angeborenen Herzfehlers

Säuglinge	Kinder
Tachypnoe	Dyspnoe
schlechte Gewichtszunahme	verzögerte körperliche Entwicklung
Herzfrequenz > 200/min	verminderte körperliche Belastbarkeit
Herzgeräusch	Herzgeräusch
Herzinsuffizienz	Herzinsuffizienz
Zyanose	Zyanose
	Trommelschlegelfinger
	Hockerstellung
	Bluthochdruck

Tab. 3.2: Bei Patienten mit angeborenen Herzfehlern häufig bestehende Probleme

infektiöse Endokarditis	Thromboembolien
Herzrhythmusstörungen	Gerinnungsstörungen
AV-Block des dritten Grades	Hirnabszeß
Hypertension	erhöhte Harnsäurekonzentration
Polycythämie	

Tab. 3.3: Häufige angeborene Herzfehler

	Gesamt (%)
Ventrikelseptumdefekt	28
Vorhofseptumdefekt, Ostium-sekundum-Typ	10
offener Ductus arteriosus	10
Fallot'sche Tetralogie	10
Pulmonalklappenstenose	10
Aortenklappenstenose	7
Aortenisthmusstenose	5
Transposition der großen Arterien	5
Vorhofseptumdefekt, Ostium-primum-Typ	3
totale Lungenvenenfehlmündung	1

liegen. Diese Herzrhythmusstörungen werden durch myokardiale Narbenbildung oder Beschädigungen des Reizleitungssystems verursacht. Die operative Korrektur der meisten angeborenen Herzfehler ist mit einem gewissen Mortalitätsrisiko verbunden [2].

Patienten mit Aortenisthmusstenose haben häufig einen erhöhten Blutdruck. Dieser kann auch nach der operativen Versorgung weiterbestehen, was bei einigen Patienten das Wiederauftreten der Stenose anzeigen kann. Bei Patienten mit einem angeborenen cyanotischen Herzfehler stellt die reaktive Polycytämie einen physiologischen Kompensationsmechanismus der arteriellen Hypoxämie dar. Das führt – insbesondere wenn der Hämatokrit 70% überschreitet – zu einem erhöhten Thromboembolierisiko. Ein Aderlaß stellt eine effektive Behandlung dar, kann jedoch zu einer Verstärkung der Dyspnoe führen. Patienten mit reaktiver Polycytämie können Gerinnungsstörungen entwickeln. Diese entstehen zumeist aufgrund mangelhafter Synthese Vitamin K-abhängiger Gerinnungsfaktoren in der Leber und gestörter Thrombozytenaggregation. Die Gefahr eines Hirnabszesses ist ein Hauptproblem bei Patienten mit angeborenen zyanotischen Herzfehlern. Ein Hirnabszeß kann einem apoplektischen Insult sowohl klinisch als auch in der Computertomographie stark ähneln. Die Harnsäurekonzentration ist bei Patienten mit angeborenen zyanotischen Herzfehlern häufig erhöht, was für eine manchmal durchgeführte prophylaktische Gabe von Allopurinol bei diesen Patienten spricht.

Obwohl mehr als 100 verschiedene angeborene Herzfehler bekannt sind, lassen sich 90% davon einer von 10 Kategorien zuordnen (Tab. 3.3). Für die Narkoseführung bei Patienten mit angeborenen Herzfehlern ist die genaue Kenntnis der Pathophysiologie des entsprechenden Herzfehlers notwendig. Es ist daher sinnvoll, angeborene Herzfehler in folgende sechs Gruppen zu unterteilen:

1. Herzfehler mit intrakardialem Links-Rechts-Shunt,
2. Herzfehler mit intrakardialem Rechts-Links-Shunt,
3. Herzfehler mit Parallelschaltung von Pulmonal- und Systemkreislauf,
4. Herzfehler mit Vermischung des Blutes aus Pulmonal- und Systemkreislauf,
5. Herzfehler mit erhöhter myokardialer Belastung und
6. Herzfehler mit mechanischer Verlegung der Luftwege.

3.1 Intrakardialer Links-Rechts-Shunt

Ein intrakardialer Links-Rechts-Shunt kann auf Vorhofebene, Ventrikelebene oder im Bereich der vom Herzen abgehenden großen Arterien vorliegen (Tab. 3.4). Folge eines solchen Shunts sind – unabhängig auf welcher Ebene er stattfindet – erhöhter pulmonaler Blutfluß, pulmonalvaskuläre Hypertension, rechtsventrikuläre Hypertrophie und möglicherweise eine Herzinsuffizienz. Je jünger die Patienten zum Zeitpunkt der operativen Korrektur des Herzfehlers sind, desto größer ist die Wahrscheinlichkeit, daß sich der erhöhte pulmonale Gefäßwiderstand wieder normalisiert. Falls der pulmonale Gefäßwiderstand ein Drittel des systemischen Gefäßwiderstandes oder weniger beträgt, ist es bei älteren Patienten unwahrscheinlich, daß es nach der operativen Korrektur noch zu einer fortschreitenden pulmonalen Gefäßerkrankung kommt [3]. Beginn und Schweregrad der klinischen Symptomatik hängen von Lage und Größe des Shunts ab.

3.1.1 Vorhofseptumdefekt vom Ostium-secundum-Typ

Vorhofseptumdefekte vom Ostium-secundum-Typ (Atriumseptumdefekt – ASD II) befinden sich meistens in der Mitte des Vorhofseptums. Diese Vorhofseptumdefekte können von einer solitären Öffnung bis hin zu einem mehrfach gefensterten Septum reichen. (Abb. 3.1). Isolierte Vorhofseptumdefekte werden während der Kindheit in der Regel gut toleriert und oft erst im zweiten oder dritten Lebensjahrzehnt symptomatisch. Der ASD ist der im Erwachsenenalter am häufigsten diagnostizierte Herzfehler.

Symptome

Die Verdachtsdiagnose eines Vorhofseptumdefektes vom Ostium-secundum-Typ wird häufig dann erstmals gestellt, wenn gehäuft Lungeninfektionen auftreten oder bei der körperlichen Routineuntersu-

Tab. 3.4: Angeborene Herzfehler mit Links-Rechts-Shunt

Vorhofseptumdefekt, Ostium-sekundum-Typ
Vorhofseptumdefekt, Ostium-primum-Typ (Endokardkissendefekt)
Ventrikelseptumdefekt
aortopulmonales Fenster

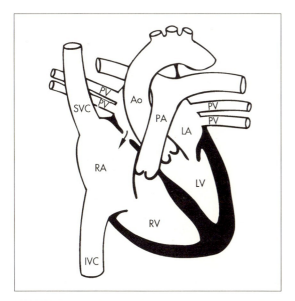

Abb. 3.1: Schematische Darstellung eines in der Mitte des Vorhofseptums gelegenen Vorhofseptumdefekts vom Ostium-secundum-Typ. Das Blut fließt entsprechend des Druckgradienten vom linken Vorhof (LA) zum rechten Vorhof (RA). Der daraus resultierende intrakardiale links-rechts-Shunt ist mit einem gesteigerten Blutfluß in der Arteria pulmonalis (PA) verbunden. Ein operativer Verschluß dieses Defektes ist indiziert, wenn der Blutfluß in der Arteria pulmonalis doppelt so hoch ist wie in der Aorta (Ao). Ein Abfall des systemischen Gefäßwiderstandes oder eine Zunahme des pulmonalvaskulären Widerstandes führen zu einer Abnahme des Druckgradienten im Bereich des Vorhofseptumdefektes und damit zu einer Abnahme des Shunts. RV = rechter Ventrikel; LV = linker Ventrikel; SVC = Vena cava superior; IVC = Vena cava inferior; PV = Venae pulmonalis.

chung ein systolisches Geräusch über dem Auskultationsgebiet der Pulmonalklappe zu hören ist. Weniger als 20% der Neugeborenen mit einem Vorhofseptumdefekt haben ein charakteristisches Herzgeräusch. Bei Fünfjährigen beträgt die Inzidenz eines Systolikums im Auskultationsbereich der Pulmonalklappe jedoch 80%. Bei Vorliegen eines Vorhofseptumdefektes ist der zweite Herzton weit gespalten. Das Herzgeräusch und die fixierte Spaltung des zweiten Herztones sind durch den erhöhten pulmonalen Blutfluß beim ASD bedingt. Die beiden wichtigsten Komplikationen des ASD sind – aufgrund des erhöhten pulmonalen Blutflusses – die pulmonalvaskuläre Hypertension und die Rechtsherzinsuffizienz. Eine Röntgenthoraxaufnahme zeigt aufgrund des gesteigerten pulmonalen Blutflusses häufig einen vergrößerten Truncus pulmonalis und eine Hypertrophie von rechtem Vorhof und Ventrikel. Das EKG weist typischerweise Zeichen eines Rechtsschenkelblocks und einer Verschiebung der Herzachse nach rechts auf. Auch ein AV-Block ersten Grades kann vorhanden sein. Mit Hilfe der Echokardiographie können oft ein vergrößerter rechter Ventrikel und paradoxe Bewegungen des Vorhofseptums nachgewiesen werden. Ein Mitralklappenprolaps, der bei 30% dieser Patienten vor-

liegt, kann ebenfalls echokardiographisch dargestellt werden. Anhand einer Herzkatheteruntersuchung läßt sich in aller Regel eine erhöhte venöse Sauerstoffsättigung im rechten Vorhof nachweisen. Diese Erhöhung der Sauerstoffsättigung kann allerdings auch erst im rechten Ventrikel auftreten, da das Shuntblut dorthin weiterströmt.

Therapie

Der operative Verschluß eines ASD II ist erst angezeigt, wenn der pulmonale Blutfluß doppelt so groß wie der systemische ist. Eine Operation ist kontraindiziert, falls die pulmonalvaskuläre Hypertension bereits soweit fortgeschritten ist, daß der pulmonalvaskuläre Druck fast so hoch ist wie der arterielle Blutdruck. Unter diesen Umständen ist der operative Verschluß des Defektes mit einer hohen Mortalität behaftet.

3.1.2 Vorhofseptumdefekt vom Ostium-primum-Typ

Charakteristisch für einen Vorhofseptumdefekt vom Ostium-primum-Typ (Atriumseptumdefekt – ASD I) sind große Öffnungen im Vorhofseptum, die häufig die Mitral- und Trikuspidalklappen in Mitleidenschaft ziehen. Bei ungefähr 50% der Patienten liegt aufgrund eines gespalteten anterioren Segels der Mitralklappe eine Mitralinsuffizienz vor. Unter pathophysiologischen Gesichtspunkten sind Vorhofseptumdefekte vom Ostium-primum- und vom Ostium-secundum-Typ vergleichbar.

Symptome

Die klinischen Symptome eines Vorhofseptumdefektes vom Ostium-primum-Typ treten normalerweise schon bei Kleinkindern oder in der frühen Kindheit auf. Sie sind durch häufig auftretende pulmonale Infekte, Entwicklungsstörungen, Tachykardie und eine Herzinsuffizienz charakterisiert. Anhand der körperlichen Untersuchung kann ein ASD vom Ostium-primum-Typ nur dann von einem ASD vom Ostium-secundum-Typ unterschieden werden, falls eine Mitral- und/oder Trikuspidalklappeninsuffizienz vorliegt. Auch Röntgenthoraxaufnahme und EKG zeigen ähnliche Veränderungen wie beim Ostium-secundum-Defekt. Echokardiographie und Angiokardiographie sind gut geeignet, um die anatomischen Verhältnisse der Mitral- und Trikuspidalklappe festzustellen. Anhand einer Herzkatheteruntersuchung lassen sich normalerweise eine pulmonalvaskuläre Hypertension und eine erhöhte Sauerstoffsättigung sowohl im Vorhof als auch im rechten Ventrikel nachweisen.

Behandlung

Die operative Korrektur eines Vorhofseptumdefektes vom Ostium-primum-Typ wird in der Regel im ersten Lebensjahrzehnt durchgeführt, damit eine irreversible pulmonalvaskuläre Hypertension verhindert werden kann. Initial kann eine palliative Bändelung («banding») der Pulmonalarterie durchgeführt werden, um den intrakardialen Links-Rechts-Shunt zu drosseln. Die Mortalität bleibt trotz «banding» hoch. Aus diesem Grunde wird von einigen Operateuren selbst bei sehr jungen Patienten primär eine vollständige Korrektur bevorzugt. Eine komplette operative Korrektur gelingt jedoch oft nicht, da es unter Umständen nicht möglich ist, aus den rudimentären Mitral- und Trikuspidalklappensegeln funktionierende Klappen herzustellen. Selbst eine nur teilweise gespaltene Mitralklappe kann besonders anfällig für eine bakterielle Endokarditis sein. Auch eine trotz Operation fortbestehende leichte pulmonalvaskuläre Hypertension kann postoperativ von Bedeutung sein, denn hierdurch kann es zu einer Trikuspidalinsuffizienz und einer rechtsventrikulären Insuffizienz kommen. Bei operativer Korrektur eines tiefliegenden Defektes besteht auch die Gefahr, daß ein AV-Block dritten Grades entsteht, da diese Defekte in der Nähe des Reizleitungssystems liegen. Auch noch Jahre nach einer erfolgreichen operativen Korrektur können Störungen des Sinus- oder AV-Knotens oder ein Vorhofflimmern auftreten.

Narkoseführung

Vorhofseptumdefekte mit einem intrakardialen Links-Rechts-Shunt haben nur geringe Auswirkungen auf die Narkoseführung. Solange der systemische Blutfluß normal ist, verändert sich die Pharmakokinetik der volatilen Anästhetika nicht, selbst wenn der pulmonale Blutfluß erhöht ist [4]. Bei einem erhöhten pulmonalen Blutfluß kann es jedoch bei der intravenösen Gabe von Medikamenten zu einem Verdünnungseffekt kommen. Es ist aber unwahrscheinlich, daß dieser eventuell auftretende Verdünnungseffekt klinisch relevant ist, denn die Zirkulationszeit im Pulmonalkreislauf ist sehr kurz. Bei einem erhöhten pulmonalen Blutfluß wird eine intermittierende positive Überdruckbeatmung gut toleriert.

Perioperative Veränderungen des systemischen Gefäßwiderstandes können bei Patienten mit einem Vorhofseptumdefekt wichtige Folgen haben. Es sollten beispielsweise Medikamente oder Ereignisse vermieden werden, die zu einem anhaltenden Anstieg des systemischen Gefäßwiderstandes führen. Dadurch würde es zu einer Zunahme des Links-Rechts-Shunts auf Vorhofebene kommen, insbesondere dann, falls ein Ostium-primum-Defekt in Kombination mit einer Mitralinsuffizienz vorliegt. Dagegen kommt es bei einem Abfall des systemischen Gefäßwiderstandes – wie es nach Gabe eines volatilen Anästhetikums der Fall sein kann – zu einer Verminderung des Shuntvolumens. Dies ist auch bei einer Steigerung des pulmonalvaskulären Widerstandes aufgrund einer Überdruckbeatmung der Fall.

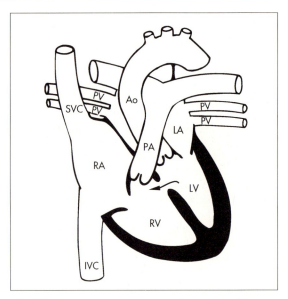

Abb. 3.2: Schematische Darstellung eines Ventrikelseptumdefektes, der unmittelbar unterhalb des Muskelwalls liegt, der den rechten Ventrikel (RV) von der pulmonalarteriellen Ausflußbahn trennt. Das Blut fließt entlang des Druckgradienten vom linken Ventrikel (LV) in den rechten Ventrikel (RV). Der dadurch bedingte intrakardiale Links-Rechts-Shunt führt dazu, daß der Blutfluß in der Arteria pulmonalis (PA) größer ist als in der Aorta (Ao). Bei einem Abfall des systemischen Gefäßwiderstandes fällt auch der Druckgradient im Bereich des Ventrikelseptumdefektes und damit nimmt auch die Größe des Shunts ab.

Falls ein Vorhofseptumdefekt vorliegt, müssen präoperativ Antibiotika verabreicht werden, um einer bakteriellen Endokarditis vorzubeugen. Außerdem muß peinlich darauf geachtet werden, daß keine Luft in den Kreislauf eintritt. Dies ist z.B. bei Infusionsbestecken möglich. In der frühen postoperativen Phase nach der operativen Korrektur eines Vorhofseptumdefekts treten häufig vorübergehende supraventrikuläre Arrhythmien und atrioventrikuläre Überleitungsstörungen auf.

3.1.3 Ventrikelseptumdefekte

Ventrikelseptumdefekte (VSD) stellen die häufigsten angeborenen Herzfehler dar. Bei Erwachsenen wird ein Ventrikelseptumdefekt nur selten angetroffen, da der nicht operativ korrigierte Defekt mit einer hohen Mortalität behaftet ist (Tab. 3.2). Außerdem ist die spontane Verschlußrate eines VSD relativ hoch. Die Inzidenz dieses Herzfehlers ist bei Frühgeborenen viermal höher als bei Reifgeborenen. Ungefähr 90% dieser Defekte liegen unterhalb der Crista supraventricularis, einem Muskelzug, der den Corpus des rechten Ventrikels vom pulmonalarteriellen Ausflußtrakt trennt (Abb. 3.2). Ventrikelseptumdefekte können einfache Öffnungen sein oder aus mehreren Defekten bestehen, wodurch ein gefenstertes Septum entsteht.

Symptome

Die Symptome eines Ventrikelseptumdefekts hängen von der Größe des Defekts und vom pulmonalvaskulären Widerstand ab. Patienten mit einem kleinen Defekt sind in der Regel asymptomatisch, haben aber laute pansystolische Geräusche mit einem Punctum maximum über dem linken Sternalrand. Röntgenthoraxaufnahme und EKG sind typischerweise unauffällig. Der intrakardiale Links-Rechts-Shunt ist hierbei in der Regel gering, so daß das Verhältnis von pulmonalem zu systemischem Blutfluß weniger als 1,5 : 1 beträgt. Folglich sind auch pulmonalvaskuläre Hypertension und Herzinsuffizienz selten.

Patienten mit einem mittelgroßen Ventrikelseptumdefekt können asymptomatisch sein, aber die Röntgenthoraxaufnahme zeigt typischerweise eine biventrikuläre Herzvergrößerung und Zeichen eines erhöhten pulmonalen Blutflusses. Mittels Herzkatheteruntersuchung kann normalerweise gezeigt werden, daß der pulmonale Blutfluß 1,5–3mal so groß ist wie der systemische. Der pulmonalvaskuläre Widerstand kann leicht erhöht sein. Im Bereich des Ausflußtraktes der Arteria pulmonalis kann sich ein Druckgradient von 15–20 mmHg entwickeln, denn eine rechtsventrikuläre Hypertrophie kann an dieser Stelle zu einer Behinderung des Blutflusses führen.

Bei einem großen Ventrikelseptumdefekt kommt es typischerweise zu einem ausgeprägten intrakardialen Links-Rechts-Shunt. Der pulmonale Blutfluß beträgt das 3–5fache des systemischen Blutflusses. Die Symptome treten früh auf (häufig im Alter von 4 Wochen). Dazu gehören Tachypnoe, verminderte Gewichtszunahme, rezidivierende pulmonale Infekte und Herzinsuffizienz. Röntgenthorax und EKG weisen Anzeichen einer pulmonalvaskulären Hypertension auf. Überschreitet der pulmonale den systemischen Gefäßwiderstand kommt es zur Shunt-Umkehr, was eine Zyanose hervorruft.

Reicht der Ventrikelseptumdefekt bis in die rechtsventrikuläre Ausflußbahn, kann als Komplikation auch eine Aortenklappeninsuffizienz auftreten. Ursache ist der Vorfall eines Aortenklappensegels in den Ventrikelseptumdefekt. Entsteht durch den Defekt eine Verbindung zwischen linkem Ventrikel und rechtem Vorhof, wird von einem Gerbode-Defekt gesprochen. Der Gerbode-Defekt ist mit einer Störung des Reizleitungssystems und einer Trikuspidalinsuffizienz verbunden.

Therapie

Ungefähr 25% aller Ventrikelseptumdefekte verschließen sich spontan ohne operative Intervention. Ca. 50% der Kinder, die eine Herzinsuffizienz aufgrund eines Ventrikelseptumdefekts entwickeln, können erfolgreich medikamentös behandelt werden. Schlägt diese Behandlung fehl, muß ein palliativer operativer Eingriff, wie z.B. eine Bändelung («banding») der Arteria pulmonalis in Erwägung gezogen werden. Dieses «banding», das zu einer Einengung der Arteria pulmonalis führt, soll den rechtsventrikulären Auswurf drosseln. Durch die Widerstandserhöhung in der Arteria pulmonalis nimmt der Links-Rechts-Shunt auf Ventrikelebene ab. Dadurch kann unter Umständen auch verhindert werden, daß sich eine irreversible pulmonalvaskuläre Hypertension entwickelt. Eine Erhöhung des pulmonalvaskulären Widerstandes scheint reversibel zu sein, falls das «banding» vor dem 2. Lebensjahr durchgeführt wird.

Narkoseführung

Falls bei einem Patienten mit einem Ventrikelseptumdefekt ein nicht-kardialer operativer Eingriff vorgesehen ist, muß zur Prophylaxe einer bakteriellen Endokarditis eine Antibiotikatherapie durchgeführt werden. Die Pharmakokinetik volatiler und intravenös zu applizierender Anästhetika wird durch einen VSD nicht wesentlich verändert. Genau wie bei einem Vorhofseptumdefekt sollte ein plötzlicher und anhaltender Anstieg des systemischen Gefäßwiderstands oder eine Verringerung des pulmonalvaskulären Widerstands vermieden werden, denn hierdurch kann der Links-Rechts-Shunt auf Ventrikelebene zunehmen. Volatile Anästhetika, die den systemischen Gefäßwiderstand verringern, sowie eine intermittierende Überdruckbeatmung, die den pulmonalvaskulären Widerstand erhöht, werden daher gut toleriert. Falls der koronare Blutfluß aufgrund der hypertrophierten Ventrikel gesteigert ist, können myokarddepressive Medikamente verstärkt am Myokard anfluten. Es ist durchaus denkbar, daß hohe inspiratorische Konzentrationen volatiler Anästhetika – wie sie häufig bei gesunden Kindern verabreicht werden, um eine schnelle Narkoseeinleitung zu ermöglichen – zu einer starken Myokarddepression führen, bevor sich die anästhetische Wirkung am ZNS bemerkbar macht.

Bei Patienten mit einem VSD kann eine rechtsventrikuläre Hypertrophie im Infundibulumbereich vorliegen. Normalerweise handelt es sich hierbei um eine günstige Veränderung, da dadurch der rechtsventrikuläre Auswurfwiderstand erhöht und so die Größe des Links-Rechts-Shunts vermindert wird. Dennoch müssen perioperativ Ereignisse vermieden werden, die diese Obstruktion verstärken können. Hierzu gehören myokardiale Kontraktilitätssteigerung und Hypovolämie. Aus diesem Grunde werden solche Patienten häufig mit einem volatilen Anästhetikum narkotisiert. Außerdem sollte das intravasale Volumen konstant gehalten, ein eventueller Blutverlust sofort ausgeglichen werden.

Zur Narkoseführung bei einem «banding» der Arteria pulmonalis werden am besten solche Medikamente eingesetzt, die nur eine minimale kardiodepressive Wirkung aufweisen. Normalerweise

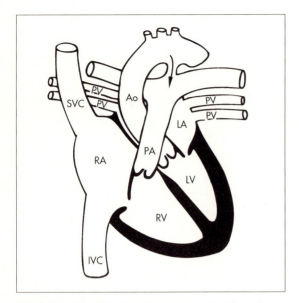

Abb. 3.3: Schematische Darstellung eines noch offenen Ductus arteriosus, der den Aortenbogen (Ao) mit der Arteria pulmonalis (PA) verbindet. Entsprechend dem Druckgradienten fließt das Blut von der Aorta (Ao) in die Arteria pulmonalis (PA). Dieser Shunt zwischen dem systemischen und dem pulmonalen Kreislauf (Links-Rechts-Shunt) führt zu einer Zunahme der Lungendurchblutung. Bei einem Abfall des systemischen Gefäßwiderstandes oder bei einer Zunahme des pulmonalvaskulären Widerstandes nimmt die Shuntmenge über den Ductus arteriosus ab.

werden auch Muskelrelaxantien verabreicht. Kommt es während des operativen Eingriffs zu Bradykardie oder Hypotension, muß unter Umständen das «banding» der Pumonalarterie sofort wieder entfernt werden. Eine kontinuierliche blutige Überwachung des arteriellen Drucks ist sinnvoll. Die Anwendung eines positiven endexspiratorischen Drucks (PEEP) kann angebracht sein, falls eine Herzinsuffizienz vorliegt. Die PEEP-Beatmung sollte jedoch beendet werden, sobald das «banding» angelegt wurde. Die hohe Mortalität beim Anlegen des «bandings» hat dazu geführt, daß meist schon im frühen Alter eine komplette operative Korrektur im kardiopulmonalen Bypass versucht wird. Bei der operativen Korrektur kann ein AV-Block dritten Grades auftreten, falls der VSD in der Nähe des Reizleitungssystems liegt. Nach der operativen Ventrikulotomie können ventrikuläre Extrasystolen aufgrund einer elektrischen Instabilität der Ventrikel auftreten. Das Risiko einer ventrikulären Tachykardie ist allerdings gering, wenn postoperativ die ventrikulären Füllungsdrucke im Normbereich liegen.

3.1.4 Offener Ductus arteriosus

Schließt sich der Ductus arteriosus nach der Geburt nicht, tritt oxygeniertes Blut aus der Aorta in die Pulmonalarterie über (Abb. 3.3). Das Verhältnis von pulmonalarteriellem zu systemischem Blutfluß hängt 1. vom Druckgradienten zwischen Aorta und Pulmonalarterie, 2. vom Verhältnis von pulmonalem zu systemischem Gefäßwiderstand und 3. von Durchmesser und Länge des Ductus arteriosus ab.

Symptome

Die meisten Patienten mit einem offenen Ductus arteriosus sind asymptomatisch und haben nur einen mäßigen Links-Rechts-Shunt. Dieser Herzfehler wird oft bei einer Routineuntersuchung entdeckt. Es ist ein charakteristisches kontinuierliches systolisches und diastolisches Geräusch («Maschinengeräusch») zu hören. Liegt ein großer Links-Rechts-Shunt vor, können in der Röntgenthoraxaufnahme und im EKG Zeichen einer linksventrikulären Hypertrophie und eines erhöhten pulmonalen Blutflusses festgestellt werden.

Behandlung

Die Behandlung besteht in der operativen Ligatur des Ductus arteriosus über eine linksseitige Thorakotomie. Am besten wird der Eingriff erst durchgeführt, wenn der Patient älter als zwei Jahre ist. Ohne operative Korrektur bleiben die meisten Patienten bis zur Adoleszenz asymptomatisch, dann können sich eine pulmonalvaskuläre Hypertension und eine Herzinsuffizienz einstellen. Durch Gabe von Indometazin kann bei Frühgeborenen mit einem Atemnotsyndrom eventuell ein Verschluß des offenen Ductus arteriosus erreicht werden.

Narkoseführung

Bei Patienten mit einem offenen Ductus arteriosus sollten – falls ein nicht-kardiochirurgischer Eingriff durchgeführt werden soll – zur Endokarditisprophylaxe Antibiotika verabreicht werden. Ist eine operative Ligatur des Ductus arteriosus geplant, sollten entsprechende Vorbereitungen getroffen werden, damit eventuell auftretende große Blutverluste beherrscht werden können. Eine Narkoseführung mit volatilen Anästhetika ist sinnvoll, da diese Medikamente den Blutdruck eher senken, so daß die Gefahr geringer ist, daß beim Durchtrennen des Ductus arteriosus die Gefäßklemme abgeht oder der Ductus einreißt. Durch Erniedrigung des systemischen Gefäßwiderstandes mittels volatiler Anästhetika kann der Links-Rechts-Shunt vermindert und dadurch der systemische Blutfluß erhöht werden. Auch eine intermittierende Überdruckbeatmung wird gut toleriert, da es hierbei über den erhöhten Atemwegsdruck zu einer Zunahme des pulmonalvaskulären Widerstandes kommt und dadurch der Druckgradient über dem Ductus arteriosus abnimmt. Dagegen sollten ein Anstieg des systemischen Gefäßwiderstandes oder ein Abfall der pulmonalvaskulären Widerstandes vermieden werden, da es hierbei zu einer Zunahme des Shunts kommen würde. Eine kontinuierliche blutige Überwachung des arteriellen Drucks während der intraoperativen Phase ist angezeigt.

Nach Ligatur des Ductus arteriosus kommt es in der frühen postoperativen Phase häufig zu einer deutlichen systemischen Hypertension. Zur Behandlung dieser Hypertension können Vasodilatatoren wie Nitroprussid per Spritzenpumpe verabreicht werden. Bleibt die Hypertension bestehen, kann Nitroprussid schrittweise durch länger wirksame antihypertensive Medikamente (wie z.B. Hydralazin) ersetzt werden.

3.1.5 Aortopulmonales Fenster

Für ein aortopulmonales Fenster ist eine Verbidung zwischen der linken Seite der aszendierenden Aorta und der rechten Wand der Arteria pulmonalis charakteristisch. Das aortopulmonale Fenster liegt unmittelbar vor dem Abgang der rechten Pulmonalarterie. Diese Verbindung kommt dadurch zustande, daß sich das aortopulmonale Septum nicht verschließt und somit die Aorta nicht von der Arteria pulmonalis getrennt wird. Klinische und hämodynamische Auswirkungen einer aortopulmonalen Verbindung ähneln denen eines großen offenen Ductus arteriosus. Die Diagnose wird mittels Angiokardiographie gestellt. Die Behandlung besteht im operativen Verschluß und muß im kardiopulmonalen Bypass durchgeführt werden. Für die Narkoseführung gelten dieselben Richtlinien, wie sie für Patienten mit einem offenen Ductus arteriosus beschrieben wurden.

3.2 Intrakardialer Rechts-Links-Shunt

Eine Vielzahl angeborener Herzfehler führt zu einem intrakardialen Rechts-Links-Shunt mit vermindertem pulmonalvaskulärem Blutfluß und arterieller Hypoxämie (Tab. 3.5). Bei einem intrakardialen Rechts-Links-Shunt müssen zusätzlich eine Verbindung zwischen System- und Pulmonalkreislauf und eine Obstruktion der rechtsventrikulären Ausflußbahn vorhanden sein, um ein Überleben zu ermöglichen. Beginn und Schwere der Symptomatik hängen normalerweise vom Grad dieser Obstruktion ab. Die Fallotsche Tetralogie ist der Prototyp dieser Art von Herzfehlern. Die Richtlinien für die Narkoseführung sind bei all diesen Defekten dieselben.

3.2.1 Fallotsche Tetralogie

Die Fallotsche Tetralogie ist der häufigste angeborene Herzfehler mit intrakardialem Rechts-Links-Shunt, vermindertem pulmonalem Blutfluß und arterieller Hypoxämie. Zu den anatomischen Mißbildungen dieser Tetralogie gehören ein Ventrikelseptumdefekt, eine über der pulmonalen Ausflußbahn reitende Aorta, eine Obstruktion des

Tab. 3.5: Angeborene Herzfehler mit intrakardialem Rechts-Links-Shunt

Fallot'sche Tetralogie
Eisenmenger Syndrom
Ebstein-Anomalie der Trikuspidalklappe
Pulmonalklappenatresie mit Ventrikelseptumdefekt (Pseudotruncus pulmonalis)
Trikuspidalklappenatresie
Foramen ovale

pulmonalarteriellen Ausflußtraktes und eine rechtsventrikuläre Hypertrophie (Abb. 3.4). Der bestehende Ventrikelseptumdefekt ist typischerweise groß und solitär. Außerdem liegt eine ausgeprägte Stenose der Pulmonalarterie im Bereich des Infundibulums vor, und ungefähr 70% der Patienten haben eine bikuspidale Aortenklappe. Die distale Pulmonalarterie kann hypoplastisch sein oder ganz fehlen. Je größer die Stenose der Pulmonalarterie, desto stärker reitet die Aorta über der pulmonalen Ausflußbahn. Die rechtsventrikuläre Hypertrophie entsteht dadurch, daß der rechte Ventrikel aufgrund des großen Ventrikelseptumdefektes kontinuierlich den hohen Drucken des linken Ventrikels ausgesetzt ist.

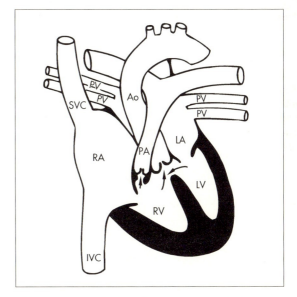

Abb. 3.4: Schematische Darstellung der bei einer Fallotschen Tetralogie auftretenden Herzfehler. Diese Herzfehler umfassen 1. einen Ventrikelseptumdefekt, 2. eine über der pulmonalarteriellen Ausflußbahn reitende Aorta (Ao), 3. eine Behinderung des Blutflusses aufgrund einer verengten Arteria pulmonalis (PA) oder einer Pulmonalklappenstenose und 4. eine Rechtsherzhypertrophie. Die Obstruktion der rechtsventrikulären Ausflußbahn führt zu einem Druckgradienten, der eine Blutströmung vom rechten Ventrikel (RV) über den Ventrikelseptumdefekt in den linken Ventrikel (LV) begünstigt. Der daraus resultierende intrakardiale Rechts-Links-Shunt und die gleichzeitige Behinderung des rechtsventrikulären Auswurfs führen dazu, daß der Blutfluß in der Arteria pulmonalis stark vermindert ist und sich eine arterielle Hypoxämie entwickelt. Ereignisse, die den pulmonal-vaskulären Widerstand erhöhen oder den systemischen Gefäßwiderstand verringern, führen zu einer Zunahme der Shuntgröße und verschlechtern die arterielle Hypoxämie.

Symptome

Die klinischen Symptome der Fallotschen Tetralogie hängen von der Größe des rechtsventrikulären Ausflußtraktes ab. Normalerweise tritt eine Zyanose innerhalb der ersten sechs Lebensmonate auf. Trommelschlegelfinger sind dagegen selten vor dem 6. Lebensmonat zu beobachten. Der häufigste Auskultationsbefund ist ein Austreibungsgeräusch links parasternal. Ursache hierfür ist die Blutströmung über der infundibulären Pulmonalstenose. Eine Herzinsuffizienz entwickelt sich nur selten, da es über den großen Ventrikelseptumdefekt zu einem Ausgleich der links- und rechtsventrikulären Druckverhältnisse und der kardialen Arbeitsbelastung kommt. Die Röntgenthoraxaufnahme zeigt typischerweise eine verminderte Gefäßzeichnung der Lunge. Im EKG fallen eine Verschiebung der Herzachse nach rechts und eine rechtsventrikuläre Hypertrophie auf. Die arteriellen Blutgase zeigen meist einen normalen CO_2-Partialdruck, einen normalen pH-Wert und einen deutlich erniedrigten arteriellen Sauerstoffpartialdruck (in der Regel unter 50 mmHg), selbst bei einer Atmung von 100% Sauerstoff.

Die sogenannte Hockstellung ist bei Kindern mit Fallotscher Tetralogie häufig anzutreffen. Es wird davon ausgegangen, daß durch die Hockstellung der systemische Gefäßwiderstand durch Abknicken der großen Gefäße in der Inguinalgegend erhöht wird. Der so erzielte Anstieg des systemischen Gefäßwiderstandes verringert das Ausmaß des intrakardialen Rechts-Links-Shunts, führt damit zu einer Zunahme des pulmonalarteriellen Blutflusses und verbessert so die arterielle Oxygenierung und die CO_2-Elimination.

Hypoxische Anfälle. Bei ca. 35% der Kinder mit Fallotscher Tetralogie kommt es zu hypoxischen Anfällen («tet spells»). Diese Attacken können ohne äußerlichen Reiz auftreten, sind aber häufig mit Schreien oder körperlicher Anstrengung verbunden. Auch Hyperventilation und Synkopen können akute hypoxische Anfälle begleiten. Der Pathomechanismus dieser Attacken ist unbekannt. Die wahrscheinlichste Erklärung ist jedoch eine Verminderung des pulmonalvaskulären Blutflusses aufgrund eines Myokardspasmus im Infundibulumbereich oder eines plötzlichen Abfalls des systemischen Gefäßwiderstandes. Die Behandlung dieser Hypoxieanfälle richtet sich nach der Ursache der pulmonalen Ausflußbehinderung [5]. Falls die Attacke durch einen Myokardspasmus im Infundibulumbereich bedingt ist, eignet sich ein Beta-Rezeptorenantagonist wie z.B. Propranolol oder Esmolol am besten. Treten rezidivierende hypoxische Anfälle aufgrund eines solchen Myokardspasmus auf, dann sollte eine orale Dauermedikation mit Propranolol durchgeführt werden. Liegt die Ursache der hypoxischen Anfälle in einer Verminderung des systemischen Gefäßwiderstandes, so besteht die Behandlung in der intravenösen Volumen- und/oder Phenylephringabe. Sympathomimetika mit beta-stimulierenden Eigenschaften kommen nicht zum Einsatz, da sie den Myokardspasmus verstärken können. Rezidivierende hypoxische Anfälle sind eine Indikation zur operativen Korrektur der Fallotschen Tetralogie.

Zerebrovaskuläre Komplikationen. Bei Kindern mit schwerer Fallotscher Tetralogie treten häufig zerebrovaskuläre Komplikationen auf. Vermutlich sind cerebrale Thrombosen oder schwere arterielle Hypoxämien die Ursachen hierfür. Thrombosen werden durch Dehydratation und Polycytämie begünstigt. Hämoglobinkonzentrationen von mehr als 20 g/dl kommen bei diesen Patienten häufig vor.

Hirnabszesse. Plötzliche Kopfschmerzen, Fieber und Lethargie sowie anhaltende Übelkeit und Krampfanfälle können Anzeichen für einen Hirnabszeß sein. Die wahrscheinlichste Erklärung hierfür ist eine bakterielle Besiedlung alter cerebraler Infarktgebiete.

Bakterielle Endokarditis. Die bakterielle Endokarditis ist eine ständig drohende Gefahr bei Patienten mit Fallotscher Tetralogie. Diese Komplikation ist mit einer hohen Mortalität verbunden. Falls zahnärztliche oder operative Eingriffe geplant sind, sollten zur Endokarditisprophylaxe stets Antibiotika verabreicht werden.

Behandlung

Operativ werden bei der Fallotschen Tetralogie zunächst palliative Maßnahmen durchgeführt, um den pulmonalen Blutfluß zu erhöhen. Hierzu wird eine Verbindung zwischen einer Arterie des großen Kreislaufs und einer Pulmonalarterie hergestellt. Nach erfolgreicher Durchführung einer solchen systemisch-pulmonalarteriellen Anastomose kommt es normalerweise zu einer Erweiterung des pulmonalen Gefäßbetts, der arterielle Sauerstoffpartialdruck nimmt zu und die Polycytämie geht zurück. Die vollständige Korrektur des Herzfehlers wird unter Einsatz eines kardiopulmonalen Bypasses durchgeführt, wenn die Patienten zwischen drei und sechs Jahren alt sind.

Palliative operative Maßnahmen zur Verbesserng des pulmonalen Blutflusses sind 1. die Potts-Operation, 2. der Waterston-Shunt und 3. der Blalock-Taussig-Shunt. Bei der Potts-Operation wird eine direkte Anastomose zwischen der deszendierenden thorakalen Aorta und der linken Pulmonalarterie angelegt. Diese Operation wird nur noch selten durchgeführt, da es über eine exzessive Steigerung des pulmonalen Blutflusses zu pulmonalvaskulärer Hypertension und Herzinsuffizienz kommen kann. Außerdem gestaltet sich der Verschluß dieser Anastomose bei der späteren vollständigen operativen Korrektur schwierig.

Der Waterston-Shunt ist eine direkte Anastomose zwischen der aszendierenden thorakalen Aorta und der rechten Pulmonalarterie. Bei der späteren definitiven operativen Korrektur ist diese Anastomose einfacher als nach der Potts-Operation wieder zu verschließen. Die richtige Größe eines Waterston-Shunts herzustellen ist jedoch schwierig. Auch hier kann es zu exzessivem Anstieg der pulmonalen Durchblutung und zu einer pulmonalvaskulären Hypertension kommen. Bei einigen Patienten kann außerdem die rechte Pulmonalarterie nach diesem Eingriff thrombosieren.

Der Blalock-Taussig-Shunt besteht in einer Anastomose zwischen einem Ast der thorakalen Aorta und einem Pulmonalarterienast. Ein häufig gewähltes Verfahren ist die End-zu-Seit-Anastomose zwischen der Arteria subclavia und der Pulmonalarterie auf der rechten Seite. Durch die lange Arteria subclavia wird der pulmonale Blutfluß durch den Shunt eingeschränkt. Daher kommt es selten zu einem exzessivem Anstieg der pulmonalen Durchblutung und einer pulmonalvaskulären Hypertension. Häufigste Komplikation dieser Gefäßanastomose ist eine Thrombose des Shunts und die Entwicklung eines Subclavian-Steal-Syndromes. Der Verwendung von Gefäßprothesen kommt immer mehr Bedeutung zu, da dadurch einige der Probleme vermieden werden können, die aus der Verwendung von patienteneigenen Arterien entstehen.

Bei der vollständigen operativen Korrektur der Fallotschen Tetralogie wird normalerweise der Ventrikelseptumdefekt mit einem Dacron-Patch verschlossen und die rechtsventrikuläre Ausflußbahn mit einem Patch erweitert. Durch die operative Korrektur kommt es meist zu einer Pulmonalklappeninsuffizienz. Dies führt in der Regel aber zu keinen Problemen, solange die distalen Pulmonalarterien nicht hypoplastisch sind. Ist dies der Fall, kann es zu einer Überlastung des rechten Ventrikels durch das regurgitierende Blut kommen. Die größten Komplikationen der kompletten operativen Korrektur können ein AV-Block 3. Grades und Schwierigkeiten bei der Blutstillung sein. Thrombozytenfunktionsstörungen und Hypofibrinogenämie kommen bei diesen Patienten häufig vor und können zur gesteigerten postoperativen Blutungsneigung beitragen. Postoperativ entwickelt sich oft ein intrakardialer Rechts-Links-Shunt über das Foramen ovale. Dieser Shunt hat die Funktion eines Sicherheitsventils, falls der rechte Ventrikel nicht in der Lage sein sollte, genauso effektiv zu arbeiten wie der linke Ventrikel.

Narkoseführung

Für die Narkoseführung bei Patienten mit Fallotscher Tetralogie muß dem Anästhesisten klar sein, durch welche Ereignisse und Medikamente die Größe des Rechts-Links-Shunts verändert werden kann. Kommt es z.B. zu einer plötzlichen Zunahme des Shuntvolumens, bedeutet dies eine Abnahme des pulmonalen Blutflusses und des arteriellen Sauerstoffpartialdruckes. Außerdem beeinflußt eine Änderung des Shuntvolumens die Pharmakokinetik sowohl der Inhalations- als auch der Injektionsanästhetika.

Die Größe des Rechts-Links-Shunts kann erhöht werden durch 1. eine Abnahme des systemischen Gefäßwiderstandes, 2. eine Erhöhung des pulmonalvaskulären Widerstands und 3. eine Steigerung der myokardialen Kontraktilität. Bei einer Kontraktilitätssteigerung kommt es aufgrund einer Tonuszunahme der Infundibulummuskulatur zu einer weiteren Behinderung des rechtsventrikulären Blutauswurfs. Die Behinderung des rechtsventrikulären Blutauswurfs in den pulmonalarteriellen Ausflußtrakt ist relativ konstant. Daher ist die Größe des Shunts vor allem umgekehrt proportional zum systemischen Gefäßwiderstand. Eine pharmakologisch bedingte Senkung des systemischen Gefäßwiderstandes (z.B. durch volatile Anästhetika, Histaminfreisetzung, Ganglienblockade und Alpha-Rezeptorenblockade) führt zur Zunahme der Shuntmenge und Verstärkung der arteriellen Hypoxämie. Die Lungendurchblutung kann abnehmen, falls der pulmonalvaskuläre Widerstand zunimmt. Dies ist durch eine intraoperative intermittierende Überdruckbeatmung (IPPV) oder positiven endexspiratorischen Druck (PEEP) möglich. Bei Eröffnung des Brustkorbes kommt es durch den Verlust des negativen intrapleuralen Drucks zu einem weiteren Anstieg des pulmonalvaskulären Widerstands und zu einer Zunahme des Shuntvolumens. Trotzdem wiegen die Vorteile einer kontrollierten Beatmung während eines operativen Eingriffs diese möglichen Probleme auf. Eine Verschlechterung der arteriellen Oxygenierung ist bei Patienten mit einer Fallotschen Tetralogie normalerweise weder bei intermittierender Überdruckbeatmung noch nach Eröffnung des Brustkorbes festzustellen.

Präoperativ ist es sehr wichtig, daß eine Dehydrierung vermieden wird. Bei sehr kleinen Patienten sollte bis zu 4 Stunden präoperativ oral Flüssigkeit verabreicht werden oder bereits vor Ankunft im Operationssaal mit der intravenösen Flüssigkeitszufuhr begonnen werden. Fängt ein Kind bei der intramuskulären Prämedikation an zu schreien, kann es zu einem hypoxischen Anfall kommen. Aus diesem Grund scheint es ratsam, eine intramuskuläre Medikamentengabe nur vorzunehmen, falls eine Intensivüberwachung gewährleistet ist und die Möglichkeit besteht, einen hypoxischen Anfall sofort optimal zu behandeln (siehe Abschitt: Hypoxische Anfälle). Erhalten die Patienten Beta-Rezeptorenblocker, um schweren hypoxischen Anfällen vorzubeugen, sollte diese Medikation bis zur Narkoseeinleitung fortgesetzt werden.

Zur Narkoseeinleitung bei Patienten mit Fallotscher Tetralogie wird häufig Ketamin intramuskulär (3–4 mg/kgKG) oder intravenös (1–2 mg/kgKG) verabreicht. Nach Injektion von Ketamin kann es zur Verbesserung der arteriellen Oxygenierung kommen. Dies ist höchstwahrscheinlich durch eine Zunahme der Lungendurchblutung bedingt, da Ketamin zu einer Steigerung des systemischen Gefäßwiderstandes und damit zu einer Abnahme des Rechts-Links-Shunts führt. Ketamin soll angeblich auch den pulmonalvaskulären Widerstand steigern; dies wäre bei Patienten mit einem Rechts-Links-Shunt jedoch unerwünscht. Da Patienten mit einer Fallotschen Tetralogie sehr gut auf Ketamin ansprechen, scheint diese Befürchtung klinisch nicht relevant zu sein. Die endotracheale Intubation kann durch Gabe von Muskelrelaxantien erleichtert werden. Es sollte jedoch beachtet werden, daß der Wirkungsbeginn intravenös verabreichter Medikamente bei einem Rechts-Links-Shunt beschleunigt ist, da es in der Lunge zu keinem Verdünnungseffekt kommt. Aus diesem Grunde scheint es ratsam, die Injektionsgeschwindigkeit intravenös verabreichter und möglicherweise kreislaufdepressiver Medikamente zu verringern.

Die Narkoseeinleitung mit einem volatilen Anästhetikum wie z.B. Halothan ist möglich, sollte jedoch sehr vorsichtig und unter sorgfältiger Überwachung der systemischen Oxygenierung erfolgen [6]. Aufgrund des verminderten pulmonalen Blutflusses wird die notwendige anästhetische Konzentration in den Cerebralarterien schneller erreicht, und es besteht hierbei die große Gefahr, daß es zu einem Abfall von systemischem Gefäßwiderstand und Blutdruck kommt. Schon bei Gabe niedriger Konzentrationen volatiler Anästhetika können schwere hypoxische Anfälle auftreten.

Zur Aufrechterhaltung der Narkose wird oft Lachgas in Kombination mit Ketamin verwendet. Der Vorteil dieser Kombination ist darin zu sehen, daß der systemische Gefäßwiderstand aufrechterhalten wird. Lachgas kann zwar auch den pulmonalvaskulären Widerstand steigern, aber diese möglicherweise auftretende Nebenwirkung wird durch dessen positive Auswirkungen auf den systemischen Kreislauf mehr als aufgewogen. Der Hauptnachteil von Lachgas ist darin zu sehen, daß die inspiratorische Sauerstoffkonzentration reduziert werden muß. Theoretisch können erhöhte inspiratorische Sauerstoffkonzentrationen den pulmonalvaskulären Widerstand senken, den pulmonalen Blutfluß steigern und den arteriellen Sauerstoffpartialdruck erhöhen. Aus diesem Grunde scheint es ratsam, die inspiratorische Lachgaskonzentration auf 50% zu beschränken. Auch Opioide und Benzodiazepine können zur Aufrechterhaltung der Narkose verwendet werden, aber Dosierung und Injektionsgeschwindigkeit sollten so angepaßt werden, daß ein Abfall von Blutdruck und systemischem Gefäßwiderstand vermieden wird.

Zur intraoperativen Relaxierung wird häufig Pancuronium eingesetzt, da dieses Medikament Blutdruck und systemischen Gefäßwiderstand nicht erniedrigt. Die bei Gabe von Pancuronium auftretende leichte Steigerung der Herzfrequenz ist erwünscht, um das linksventrikuläre Herzzeitvolumen aufrechtzuerhalten. Vecuronium, Atracurium, Pipecuronium und Doxacurium können ebenfalls eingesetzt werden, eine vorteilhafte hämodynamische Stimulation ist von ihnen aber nicht zu erwarten.

Es sollte eine kontrollierte Beatmung durchgeführt werden, aber es muß beachtet werden, daß übermäßig hohe Beatmungsdrucke den pulmonalen Blutfluß behindern können. Das intravasale Flüssigkeitsvolumen sollte durch eine entsprechende intravenöse Flüssigkeitszufuhr aufrechterhalten werden, denn bei einer akuten Hypovolämie droht eine Zunahme des intrakardialen Rechts-Links-Shunts. In Anbetracht der meist bestehenden Polycytämie erscheint ein Blutersatz nicht notwendig, solange der Blutverlust 20% nicht überschreitet. Es ist besonders wichtig, akribisch darauf zu achten, daß über das Infusionssystem keine Luftblasen ins Gefäßsystem gelangen. Ansonsten droht eine Luftembolie im großen Kreislauf. Alpha-Agonisten wie z.B. Phenylephrin sollten unmittelbar verfügbar sein, um unerwünschte Abfälle des systemischen Blutdrucks aufgrund einer Abnahme des systemischen Gesamtwiderstandes behandeln zu können.

3.2.2 Eisenmenger-Syndrom

Mit dem Begriff Eisenmenger-Syndrom wird eine Situation beschrieben, bei der der pulmonalvaskuläre Widerstand genauso hoch oder höher als der systemische Widerstand ist. Hierdurch kommt es zu einer Umkehr des intrakardialen Links-Rechts-Shunts in einen Rechts-Links-Shunt. Bei etwa 50% der Patienten mit einem großen Ventrikelseptumdefekt und bei etwa 10% der Patienten mit einem Vorhofseptumdefekt kommt es zu einer solchen Shunt-Umkehr. Die Symptome der Shunt-Umkehr sind durch die Abnahme des pulmonalen Blutflusses bedingt und führen zu einer arteriellen Hypoxämie. Beim Vorliegen eines Eisenmenger-Syndroms ist die operative Korrektur eines angeborenen Herzfehlers kontraindiziert, da die pulmonalvaskuläre Widerstandserhöhung irreversibel ist.

Narkoseführung

Die Narkoseführung für nicht-kardiochirurgische Eingriffe bei Patienten mit Eisenmenger-Syndrom entspricht dem Vorgehen, wie es bei der Fallotschen Tetralogie beschrieben wurde. Trotz der Gefahr eines unerwünschten Blutdruckabfalls und einer Abnahme des systemischen Gefäßwiderstandes wurde bei solchen Patienten der erfolgreiche Einsatz einer Periduralanästhesie zur Tubenligatur oder Sectio caesarea beschrieben [7]. Soll eine Periduralanästhesie durchgeführt werden, scheint es sinnvoll, kein adrenalinhaltiges Lokalanästhetikum zu verwenden. Diese Empfehlung basiert auf der Beobachtung, daß der im Rahmen der Periduralanästhesie auftretende Abfall von Blutdruck und systemischem Gefäßwiderstand noch deutlich verstärkt wird, falls die geringe Adrenalinmenge aus dem Periduralraum resorbiert wird und die für niedrige Adrenalindosen typische periphere beta-2-adrenerge Wirkung entfaltet.

3.2.3 Ebstein-Syndrom (Fehlbildung der Trikuspidalklappe)

Das Ebstein-Syndrom kommt bei weniger als 1% der Patienten mit einem angeborenen Herzfehler vor. Die wesentliche anatomische Fehlbildung dieses Syndroms ist die Verlagerung der Trikuspidalklappe in den rechten Ventrikel hinein. Auch die Mitralklappensegel können eine veränderte anatomische Lage aufweisen. Der rechte Vorhof ist hierbei fast immer vergrößert. Häufig besteht ein Rechts-Links-Shunt bei einem gleichzeitig offenen Foramen ovale oder einem Vorhofseptumdefekt. Die Fehlbildung der Trikuspidalklappe führt zu einer Behinderung der rechtsventrikulären Füllung und daraus folgend zu einer Verkleinerung des rechten Ventrikels und einer Trikuspidalklappeninsuffizienz. Folge ist eine Rechtsherzinsuffizienz. Die Vergrößerung des rechten Vorhofs kann so ausgeprägt sein, daß die apikalen Lungenanteile komprimiert werden und es zu einer restriktiven Lungenerkrankung kommt. Leichte Ermüdbarkeit, Dyspnoe und Tachyarrhythmien werden bei diesen Patienten häufig beobachtet. Während einer Narkose besteht die Gefahr, daß es aufgrund einer Zunahme des Rechts-Links-Shunts zu Tachyarrhythmie und arterieller Hypoxämie kommt [8]. Bei 5–10% dieser Patienten besteht gleichzeitig ein Wolff-Parkinson-White Syndrom (siehe Kapitel 4). Erhöhte rechtsatriale Drucke können auf eine Rechtsherzinsuffizienz hindeuten. Ein verzögerter Wirkungsbeginn nach intravenöser Medikamentengabe ist in der Regel durch Pooling und Verdünnungseffekt im vergrößerten rechten Vorhof bedingt.

3.2.4 Trikuspidalatresie

Die Trikuspidalatresie ist durch eine arterielle Hypoxämie, einen kleinen rechten und einen vergrößerten linken Ventrikel sowie eine deutlich verringerte Lungendurchblutung gekennzeichnet. Das sauerstoffarme Blut des rechten Vorhofs gelangt über einen Vorhofseptumdefekt in den linken Vorhof, vermischt sich mit dem dortigen sauerstoffreichen Blut und wird über den linken Ventrikel in den systemischen Kreislauf ausgeworfen. Die Lungendurchblutung erfolgt über einen Ventrikelseptumdefekt, einen offenen Ductus arteriosus oder die Bronchialgefäße.

Behandlung

Operativ wird eine Anastomose zwischen rechtem Vorhof und rechter Pulmonalarterie angelegt, um den rudimentären rechten Ventrikel auszuschalten (Operation nach Fontan). Diese Operationsmethode wird auch bei einer Pulmonalarterienatresie eingesetzt.

Narkoseführung

Zur Narkoseführung bei der Operation nach Fontan sind erfolgreich Opioide oder volatile Anästhetika eingesetzt worden [9]. Direkt nach Abgang vom kardiopulmonalen Bypass sowie in der frühen postoperativen Phase ist es wichtig, einen erhöhten rechtsatrialen Druck aufrechtzuerhalten (16 bis 20 mmHg), um die Lungendurchblutung zu verbessern. Ein Anstieg des pulmonalvaskulären Widerstandes aufgrund von Azidose, Hypothermie, hohen Beatmungsdrucken (Spitzendrucke über 15 cm H_2O) oder als Reaktion auf den Endotrachealtubus können eine Rechtsherzinsuffizienz verursachen. Eine frühzeitige Extubation und Spontanatmung sind daher wünschenswert. Oft werden positiv inotrope Medikamente wie z.B. Dopamin – eventuell in Kombination mit Vasodilatatoren (z.B. Nitroprussid) – notwendig, um das Herzzeitvolumen zu verbessern und den pulmonalvaskulären Widerstand niedrig zu halten. Pleuraergüsse, Aszites und Ödeme der unteren Extremitäten sind postoperativ nicht selten, verschwinden aber meist innerhalb weniger Wochen spontan wieder. Der rechtsatriale Druck, der dem pulmonalarteriellen Druck entspricht, bleibt nach dieser Operation erhöht (auf durchschnittlich 15 mmHg), [10].

Obwohl der Ausfall des rechten Ventrikels mit einem längerfristigen Überleben vereinbar ist, ist die Anpassungsfähigkeit des Kreislaufsystems eingeschränkt. Die verringerte Kompensationsmöglichkeit des solitären Ventrikels während kardialer Belastung kann entscheidende Auswirkungen auf die Narkoseführung bei diesen Patienten haben. Wurde ein Patient bereits nach Fontan operiert, wird die Narkoseführung erleichtert, wenn der zentralvenöse Druck gemessen wird. Bei diesen Patienten sind der zentralvenöse und der pulmonalarterielle Druck gleich hoch. Daher können anhand des zentralen Venendrucks sowohl das intravasale Volumen eingeschätzt als auch eine plötzliche Fehlfunktion des linken Ventrikels und ein Anstieg des pulmonalvaskulären Widerstandes erfaßt werden [11]. Die eingeschränkte Möglichkeit des singulären Ventrikels, einen plötzlichen Anstieg der Nachlast (afterload) zu kompensieren, können durch Messung des zentralvenösen Drucks überwacht werden. Ein plötzlicher Nachlastanstieg kann die sofortige Gabe positiv inotroper Medikamente notwendig machen.

Das Plazieren eines Pulmonalarterienkatheters kann nach einer Fontan-Operation aufgrund der ungewöhnlichen anatomischen Verhältnisse schwierig sein. Außerdem ist nicht bekannt, wie genau die Bestimmung des Herzzeitvolumens durch die Thermodilutionsmethode bei diesen Patienten ist.

3.2.5 Foramen ovale

Das Foramen ovale wird mechanisch dadurch verschlossen, daß der linksatriale Druck höher ist als der Druck im rechten Vorhof. Mit der Zeit verschließt sich das Foramen ovale dauerhaft. Bei etwa 30% der Bevölkerung bleibt das Foramen ovale jedoch funktionell offen [12]. Bei diesen Patienten kann es zu einem Rechts-Links-Shunt durch das Foramen ovale kommen, falls der rechtsatriale Druck höher als der linksatriale Druck wird. Perioperativ auftretende unerklärliche arterielle Hypoxämien bzw. paradoxe Luftembolien können dadurch bedingt sein, daß Blut bzw. Luft durch das nun offene Foramen ovale in den linken Vorhof übertritt [13].

3.3 Parallelschaltung von Pulmonal- und Systemkreislauf

Die Transposition der großen Arterien gehört zu den Herzfehlern, die durch eine Parallelschaltung von Pulmonal- und Systemkreislauf gekennzeichnet sind.

3.3.1 Transposition der großen Gefäße

Die Transposition der großen Arterien entsteht durch eine fehlende Rotation des Truncus arteriosus (Abb. 3.5). Dadurch entspringt die Aorta aus dem rechten und die Pulmonalarterie aus dem linken Ventrikel. Anatomisch bedeutet die Transposition, daß linker und rechter Ventrikel nicht hintereinander geschaltet sind. Pulmonal- und Systemkreislauf sind unabhängig voneinander, wodurch eine schwere arterielle Hypoxämie entsteht. Ein Überleben ist nur möglich, falls zwischen den beiden Kreisläufen aufgrund eines Vorhofseptumdefekts, Ventrikelseptumdefekts oder eines offenen Ductus arteriosus ein Kurzschluß besteht und damit eine Blutvermischung zustandekommt. Etwa 10% der Kinder mit einer präduktalen Aortenisthmusstenose haben zusätzlich eine Transposition der großen Arterien.

Symptomatik

Eine postpartal persistierende Zynose ist häufig der erste Hinweis für eine Transposition der großen Arterien. Es kommt bereits früh zur Herzinsuffi-

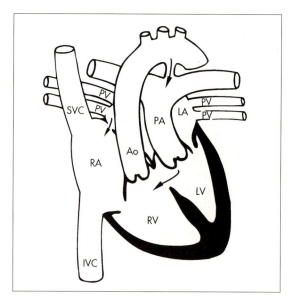

Abb. 3.5: Schematische Darstellung einer Transposition der großen Arterien. Der rechte Ventrikel (RV) und der linke Ventrikel (LV) sind nicht in Serie geschaltet. Stattdessen sind die beiden Ventrikel parallel und unabhängig voneinander geschaltet. Die Aorta (Ao) entspringt dem rechten Ventrikel (RV) und die Arteria pulmonalis (PA) dem linken Ventrikel. Ein Überleben ist nur möglich, wenn sich das Blut aus den beiden Kreisläufen über einen Vorhofseptumdefekt, einen Ventrikelseptumdefekt oder einen offenen Ductus arteriosus vermischt. Die initiale Therapie bei einer Transposition der großen Arterien besteht darin, einen Vorhofseptumdefekt zu schaffen bzw. den vorhandenen Vorhofseptumdefekt zu vergrößern.

zienz. Das EKG ist bei der Geburt normal, jedoch bleiben die für das Neugeborene typischen Zeichen einer rechtsventrikulären Hypertrophie beim Vorliegen einer Transposition auch über die Neugeborenenphase hinaus bestehen. Eine Herzkatheteruntersuchung zeigt normale arterielle Drucke im System- und Pulmonalkreislauf und eine schwere arterielle Hypoxämie. Mit Hilfe der Echokardiographie kann gezeigt werden, daß die Pulmonalklappe früher öffnet und später als die Aortenklappe schließt, was normalerweise genau umgekehrt der Fall ist.

Behandlung

Bei der Transposition der großen Arterien werden zunächst palliative Maßnahmen durchgeführt, um den Blutaustausch zwischen den beiden Kreisläufen und damit die systemische Oxygenierung zu verbessern. Diese Maßnahme wird mittels Herzkatheter sobald als möglich nach Diagnosestellung durchgeführt. Die definitive operative Korrektur wird dann im Alter von sechs bis neun Monaten unter Einsatz eines kardiopulmonalen Bypasses durchgeführt. Die häufigste palliative Maßnahme besteht darin, einen Vorhofseptumdefekt herzustellen. Hierzu wird ein Ballonkatheter durch das Foramen ovale geführt, anschließend wird der Ballon aufgeblasen und der geblockte Katheter durch das

Foramen ovale zurückgezogen, um dadurch die Öffnung zu vergrößern. Diese Vorhofseptostomie mittels Ballonkatheter wird als Ballonseptostomie nach Rashkind bezeichnet [14]. Nach einer Ballonseptostomie kann ein AV-Block 3. Grades auftreten. Aus diesem Grunde müssen positiv chronotrope Medikamente wie Atropin und Isoproterenol zur sofortigen intravenösen Infusion bereitstehen. Es kann notwendig sein, ein «banding» der Pulmonalarterie durchzuführen, um die Entwicklung einer therapieresistenten Herzinsuffizienz zu verhindern, falls neben einer Transposition der großen Arterien auch ein großer Ventrikelseptumdefekt vorliegt.

Früher wurde bei der definitiven operativen Korrektur der Transposition der großen Arterien das Vorhofseptum entfernt und durch einen Perikardflicken ersetzt. Dieser Pericardflicken wurde so angebracht, daß das Blut aus der Vena cava superior und inferior zur Mitralklappe, das Blut aus den Pulmonalvenen zur Trikuspidalklappe geleitet wurde. Diese operative Flußumkehr auf Vorhofebene wird als Vorhofumkehr nach Mustard bezeichnet [15]. Mögliche Komplikationen dieser Operation sind die Entwicklung eines AV-Blocks 3. Grades und eine Obstruktion der Vena cava. In wieweit der rechte Ventrikel auf Dauer in der Lage ist, die Funktion des linken Ventrikels zu übernehmen, ist nicht bekannt. Insbesondere die koronare Durchblutung und die Funktion der Trikuspidalklappe sind hierbei langfristig gefährdet. Heute besteht die definitive operative Versorgung der Transpostition der großen Gefäße in einer arteriellen Umkehroperation. Diese Operation erfordert die operative Abtrennung und Reanastomosierung der Aorta und des Pulmonalarterienhauptstammes sowie eine Reimplantation der Koronararterien.

Bei Patienten mit einer Transposition der großen Arterien und einer zusätzlichen Obstruktion der linksventrikulären Ausflußbahn kann der Ventrikelseptumdefekt verschlossen und ein pulmonaler Ausflußtrakt mittels einer klappentragenden Dacronprothese konstruiert werden. Dieser Eingriff wird als Operation nach Rastelli bezeichnet [16]. Im Gegensatz zur Operation nach Mustard stellt dieser Eingriff die normalen anatomischen Verhältnisse wieder her. Der linke Ventrikel pumpt dann Blut in den Systemkreislauf, der rechte Ventrikel pumpt Blut in den Pulmonalkreislauf. Auch die Operation nach Fontan kann zur Behandlung dieser Patienten durchgeführt werden (vgl. Abschnitt: Trikuspidalatresie).

Narkoseführung

Bei der Narkoseführung von Patienten mit einer Transposition der großen Gefäße muß berücksichtigt werden, daß eine Trennung von Pulmonal- und Systemkreislauf vorliegt. Intravenös verabreichte Medikamente fluten an Organen wie z.B. Herz und Gehirn an, ohne daß es zu einer stärkeren Verdünnung gekommen wäre. Aus diesem Grunde kann es notwendig sein, Dosierung und Injektionsgeschwindigkeit intravenös verabreichter Medikamente zu reduzieren. Dagegen wird der Narkosebeginn bei Gabe von volatilen Anästhetika verzögert sein, da nur kleine Mengen des Medikaments den systemischen Kreislauf erreichen. Zur Einleitung und Aufrechterhaltung der Narkose wird häufig Ketamin eingesetzt. Mittels zusätzlicher Gabe eines Muskelrelaxans kann die Intubation erleichtert werden. Neben Ketamin können zur Aufrechterhaltung der Narkose noch ein Opioid oder ein Benzodiazepin verabreicht werden. Der Einsatz von Lachgas wird dadurch limitiert, daß es wichtig ist, diesen Patienten hohe inspiratorische Sauerstoffkonzentrationen anzubieten. Nachteil volatiler Anästhetika ist deren möglicherweise negativ inotrope Wirkung. Deshalb werden sie normalerweise nicht eingesetzt. Falls intraoperativ eine Muskelrelaxation notwendig ist, bietet sich Pancuronium an.

In der perioperativen Phase muß eine Dehydratation vermieden werden. Der Hämatokrit dieser Patienten kann über 70% betragen. Auch dadurch kann die bei diesen Patienten hohe Inzidenz cerebralvenöser Thrombosen begünstigt werden. Bei diesen Patienten ist es deshalb auch wichtig, daß die orale Flüssigkeitszufuhr nicht über einen längeren Zeitraum unterbrochen ist. Falls perioperativ eine orale Flüssigkeitszufuhr nicht möglich ist, sollte eine entsprechende intravenöse Flüssigkeitszufuhr durchgeführt werden. Postoperativ kann es bei diesen Patienten zu supraventrikulären Rhythmusstörungen und Überleitungsstörungen kommen.

3.4 Vermischung des Blutes aus Pulmonal- und Systemkreislauf

Bei einigen seltenen angeborenen Herzfehlern kommt es zu einer Vermischung von oxygeniertem und nicht oxygeniertem Blut. Aus diesem Grund hat das pulmonalarterielle Blut eine höhere Sauerstoffsättigung als das venöse Blut des Systemkreislaufs, und das systemische arterielle Blut hat eine geringere Sauerstoffsättigung als das Blut in den Pulmonalvenen. Die arterielle Hypoxämie kann verschieden stark ausgeprägt sein. Dies hängt von der Größe des pulmonalen Blutflusses ab.

3.4.1 Truncus arteriosus communis

Beim Truncus arteriosus communis entspringen die Aorta und die Pulmonalarterie aus einem gemeinsamen arteriellen Gefäß (Abb. 3.6). Dieses gemeinsame arterielle Gefäß reitet über beiden Ventrikeln, die über einen Ventrikelseptumdefekt miteinander verbunden sind. Die Mortalität ist hoch, die mittlere

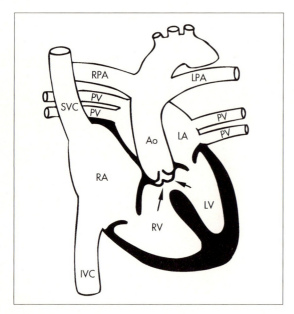

Abb. 3.6: Schematische Darstellung eines Truncus arteriosus (TA), bei dem die Arteria pulmonalis (RPA = rechte Arteria pulmonalis; LPA = linke Arteria pulmonalis) und die Aorta (Ao) aus nur einem arteriellen Hauptstamm entspringen. Dieser Truncus arteriosus reitet über dem linken (LV) und rechten Ventrikel (RV). Aufgrund eines Ventrikelseptumdefekts fließt über den Truncus arteriosus Blut aus beiden Ventrikeln.

Überlebensdauer beträgt nur fünf bis sechs Wochen.

Symptome

Hauptsymptome eines Truncus arteriosus communis sind eine Gedeihstörung, eine arterielle Hypoxämie und eine Herzinsuffizienz kurz nach der Geburt. Es kann eine ausgeprägte periphere Pulsamplitude imponieren. Ursache hierfür ist der schnelle diastolische Blutabstrom in das pulmonale Gefäßbett. Auskultation des Thorax und das EKG geben keine typischen Informationen und haben keinen diagnostischen Wert. Die Röntgenthoraxuntersuchung zeigt eine Kardiomegalie und eine vermehrte Gefäßzeichnung der Lungenfelder. Die Diagnose kann durch eine Herzkatheteruntersuchung angiographisch bestätigt werden.

Behandlung

Zur operativen Behandlung eines Truncus arteriosus communis gehört eine Bändelung («banding») der rechten und linken Pulmonalarterie, falls der pulmonale Blutfluß sehr hoch ist. Außerdem kann der Ventrikelseptumdefekt verschlossen werden, so daß nur noch das Blut des linken Ventrikels in den Truncus arteriosus ausgeworfen wird. Danach wird eine klappentragende Gefäßprothese zwischen rechtem Ventrikel und Pulmonalarterie angelegt.

Narkoseführung

Die Narkoseführung bei einem Truncus arteriosus communis hängt davon ab, wie groß der pulmonale Blutfluß ist. Bei erhöhtem pulmonalem Blutfluß ist der Einsatz eines positiven endexspiratorischen Drucks (PEEP) von Vorteil. Dadurch können die Symptome einer Herzinsuffizienz vermindert werden. Bei erhöhtem pulmonalem Blutfluß können Ischämiezeichen im EKG sichtbar sein. Falls eine intraoperativ auftretende Ischämie weder auf die Gabe von Phenylephrin oder Volumen noch auf die Anwendung eines positiven endexspiratorischen Drucks anspricht, kann ein zeitweises «banding» der Pulmonalarterie angelegt werden, um den systemischen und koronaren Blutfluß zu erhöhen [17]. Bei Patienten mit einem verminderten pulmonalen Blutfluß und einer arteriellen Hypoxämie sollte die Narkose wie bei der Fallotschen Tetralogie geführt werden.

3.4.2 Partielle Lungenvenenfehlmündung

Eine partielle Lungenvenenfehlmündung ist dadurch gekennzeichnet, daß die rechten oder linken Lungenvenen anstatt in den linken Vorhof in den rechten Kreislauf münden. Bei ungefähr der Hälfte der Fälle münden diese abnormen Pulmonalvenen in die Vena cava superior. In den übrigen Fällen münden sie in den rechten Vorhof, die Vena cava inferior, die Vena azygos oder den Sinus coronarius. Eine partielle Lungevenenfehlmündung scheint häufiger zu sein als bisher angenommen. Dafür spricht die Tatsache, daß bei ungefähr 0,5% der Routineautopsien eine partielle Lungenvenenfehlmündung zu finden ist.

Beginn und Schweregrad der Symptomatik hängen davon ab, wieviel pulmonalvenöses Blut durch das rechte Herz fließt. Leichte Ermüdbarkeit und Belastungsdyspnoe sind die häufigsten Frühsymptome. Sie treten in der Regel im frühen Erwachsenenalter auf. Fließen mehr als 50% des pulmonalvenösen Blutes in das rechte Herz, muß mit Zyanose und Herzinsuffizienz gerechnet werden.

Die Angiographie ist die zuverlässigste Methode, um die Diagnose einer partiellen Lungenvenenfehlmündung zu stellen. Bei der Herzkatheteruntersuchung zeigen sich normale intrakardiale Drucke und eine erhöhte Sauerstoffsättigung im rechten Herzen. Die Behandlung besteht in der operativen Korrektur.

3.4.3 Komplette Lungenvenenfehlmündung

Die komplette Lungenvenenfehlmündung ist dadurch gekennzeichnet, daß alle vier Pulmonalvenen in den venösen Schenkel des systemischen Kreislaufs einmünden. Bei ungefähr 50% der Fälle münden die vier Pulmonalvenen in den Truncus bra-

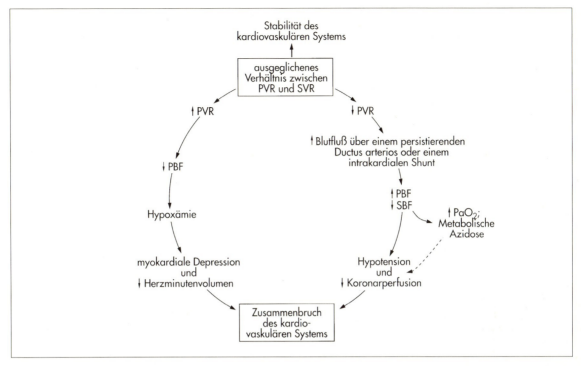

Abb. 3.7: Damit bei dem Syndrom des hypoplastischen linken Ventrikels (hypoplastic left heart syndrome, HLHS) das kardiovaskuläre Septum stabil bleibt, muß ein ausgeglichenes Verhältnis zwischen dem pulmonal-vaskulären Widerstand (PVR) und dem systemischen Gefäßwiderstand (SVR) bestehen. Nach der Geburt kann aufgrund des plötzlich abfallenden pulmonalvaskulären Widerstandes der pulmonale Blutfluß (PBF) wesentlich stärker zunehmen als der systemische Blutfluß (SBF). Hierdurch kann es zu einem Zusammenbruch des kardiovaskulären Systems kommen, obwohl keine arterielle Hypoxämie besteht. Postnatale Veränderungen, die zu einem Anstieg des pulmonalvaskulären Widerstandes führen, können ebenfalls zu einem Zusammenbruch des kardiovaskulären Systems führen. Hierbei besteht eine arterielle Hypoxämie. (Hansen DD, Hickey PR. Anesthesia for hypoplastic left heart syndrome: Use of high-dose fentanyl in 30 neonates. Anesth Analg 1986; 65: 127–32. Reprinted with permission from IARS.)

chiocephalicus (V. anonyma). Gleichzeitig liegt eine persistierende linksseitige Vena cava superior vor. Das sauerstoffreiche Blut gelangt über einen Vorhofseptumdefekt in den linken Vorhof. Bei ungefähr einem Drittel der Patienten besteht außerdem ein offener Ductus arteriosus.

Symptome

Die komplette Lungenvenenfehlmündung führt bei 50% der Patienten schon im Alter von einem Monat und bei 90% der Patienten im Alter von einem Jahr zur Herzinsuffizienz. Die endgültige Diagnosestellung erfolgt mittels Angiokardiographie. Die Mortalität beträgt etwa 80% innerhalb des ersten Lebensjahres, falls nicht eine operative Korrektur im kardiopulmonalen Bypass durchgeführt wird.

Narkoseführung

Bei der Narkoseführung für Patienten mit kompletter Lungenvenenfehlmündung kann mittels eines positiven endexspiratorischen Druckes (PEEP) versucht werden, den stark erhöhten pulmonalen Blutfluß zu drosseln. Patienten mit Lungenödem sollten vor einer Herzkatheteruntersuchung intubiert und mit intermittierender Überdruckbeatmung ventiliert werden. Operative Manipulationen im Bereich des rechten Vorhofs, die von gesunden Patienten toleriert würden, können bei diesen Patienten den Bluteinstrom in den rechten Vorhof behindern. Hierdurch kann es zu plötzlichem Blutdruckabfall und Bradykardie kommen. Eine größere intravenöse Volumengabe ist problematisch, da ein Anstieg des rechten Vorhofdruckes direkt auf die Pulmonalvenen übertragen wird. Dadurch kann es zu einem Lungenödem kommen.

3.4.4 Hypoplastisches Linksherz

Das Syndrom des hypoplastischen Linksherzens (hypoplastic left heart syndrome, HLHS) kommt bei ungefähr 7,5% der Kinder mit einem angeborenen Herzfehler vor und ist durch linksventrikuläre Hypoplasie, Mitralklappenhypoplasie, Aortenklappenatresie und Hypoplasie der Aorta ascendens gekennzeichnet [18]. Bei diesem Syndrom liegen normalerweise keine angeborenen extrakardialen Anomalien vor. Es kommt zu einer kompletten Durchmischung von pulmonalvenösem Blut und Blut aus dem Systemkreislauf im singulär angelegten Ventrikel. Pulmonal- und Systemkreislauf sind durch den gemeinsamen Ventrikel parallel geschaltet. Wie

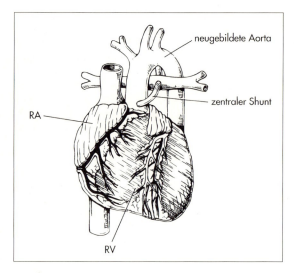

Abb. 3.8: Anatomische Verhältnisse beim hypoplastischen linken Ventrikel, nachdem beim Neugeborenen die erste palliative Korrektur durchgeführt wurde. Aus dem proximalen Anteil der Arteria pulmonalis wurde eine neue Aorta ascendens gebildet. (Hansen DD, Hickey PR. Anesthesia for hypoplastic left heart syndrome: Use of high-dose fentanyl in 30 neonates. Anesth Analg 1986; 65: 127–32. Reprinted with permission from IARS.)

hoch der systemische Blutfluß ist, hängt davon ab, ob ein offener Ductus arteriosus vorhanden ist. Damit das Kind überleben kann, ist nicht nur ein offener Ductus arteriosus notwendig, es muß auch ein entsprechendes Gleichgewicht zwischen systemischem und pulmonalem Gefäßwiderstand vorliegen, da beide Kreisläufe von einem einzigen Ventrikel gleichzeitig versorgt werden. Durch den plötzlichen Abfall des pulmonalen Gefäßwiderstandes nach der Geburt kommt es beim Neugeborenen zu einer Zunahme des pulmonalen Blutflusses zu Lasten des systemischen Blutflusses (Pulmonary-Steal-Phänomen). Hierdurch kommt es zu einem insuffizienten Blutfluß im Koronar- und Systemkreislauf. Trotz eines zunehmend hohen arteriellen Sauerstoffpartialdrucks aufgrund des hohen pulmonalen Blutflusses können dadurch metabolische Azidose, «high-output»-Herzversagen und Kammerflimmern entstehen (Abb. 3.7), [18]. Dagegen können alle postnatalen Ereignisse, die zu einem Anstieg des pulmonalen Gefäßwiderstandes führen, die pulmonale Durchblutung so stark erniedrigen, daß sich die arterielle Hypoxämie verschlimmert und es zu einer zunehmenden metabolischen Azidose und einem Kreislaufzusammmenbruch kommt (Abb. 3.7), [18]. Da sich in der postpartalen Phase der pulmonale Gefäßwiderstand schnell ändert, ist das Gleichgewicht zwischen pulmonalem und systemischem Gefäßwiderstand labil und nur schwer aufrechtzuerhalten.

Behandlung

Ein hypoplastisches Linksherz muß operativ korrigiert werden. Zunächst wird ein palliativer Eingriff durchgeführt, damit der offene Ductus arteriosus nicht länger benötigt wird. Präoperativ kann mittels kontinuierlicher intravenöser Gabe von Prostaglandin E_1 der physiologische Verschluß des Ductus arteriosus verhindert werden. Auch positiv inotrope Medikamente und Natriumbicarbonat können notwendig werden.

Bei dem palliativen Eingriff wird zur Rekonstruktion der Aorta ascendens die proximale Pulmonalarterie verwendet (Abb. 3.8), [18]. Zwischen der wiederhergestellten Aorta und der distalen Pulmonalarterie wird ein systemo-pulmonaler Shunt angelegt, um den pulmonalen Blutfluß sicherzustellen. In der Regel wird bei den Kindern im kardiopulmonalen Bypass eine generelle Hypothermie herbeigeführt. Die Aorta wird dann während eines 40–60minütigen Kreislaufstillstands rekonstruiert. Der systemo-pulmonale Shunt wird nach Wiederaufnahme des kardiopulmonalen Bypasses während der Wiedererwärmungsphase angelegt. Trotz des palliativen Eingriffs bleiben System- und Pulmonalkreislauf über den gemeinsamen rechten Ventrikel parallel geschaltet. Damit sind allerdings die Voraussetzungen für eine spätere Operation nach Fontan geschaffen. Diese wird durchgeführt, wenn der pulmonale Gefäßwiderstand auf normale Erwachsenenwerte abgefallen ist (vgl. Abschnitt: Trikuspidalatresie). Durch die Operation nach Fontan und die Beseitigung der systemo-pulmonalen Anastomose werden die zwei Kreisläufe getrennt und in Serie geschaltet. Dadurch ist es möglich, daß eine normale arterielle Sauerstoffsättigung entsteht.

Narkoseführung

Schon bevor die Neugeborenen in den Operationssaal gebracht werden, sind normalerweise ein Nabelarterien- und ein Nabelvenenkatheter gelegt. Nachdem das entsprechende Monitoring angelegt wurde, erfolgt die Narkoseeinleitung in der Regel mit Fentanyl (50–75 µg/kgKG) und Pancuronium (0,1–0,15 mg/kgKG), [18]. Es wird auch empfohlen, postoperativ eine tiefe Narkose mit einem Opioid für 24 Stunden aufrechtzuerhalten. Dies reduziert die hormonale und metabolische Streßantwort des schwerkranken Neugeborenen im Vergleich zu Neugeborenen, die nur eine leichtere Narkose (mit Halothan und Morphin) erhalten. Daraus resultieren eine geringere Morbidität und Mortalität [19]. Dennoch kann aufgrund dieser nur begrenzten Daten nicht gefolgert werden, daß bei schwer kranken Patienten eine tiefe Narkose einer flachen immer vorzuziehen wäre [20].

Solange der palliative Eingriff noch nicht durchgeführt wurde, sind Kinder mit hypoplastischem Linksherz besonders durch Kammerflimmern aufgrund eines ungenügenden koronaren Blutflusses gefährdet. Die Gefahr eines Kammerflimmerns und die grenzwertige kardiale Situation sprechen gegen den Einsatz volatiler Anästhetika bei diesen Kindern. Die Neugeborenen werden intubiert und mit 100% Sauerstoff beatmet. Bevor der kardiopulmonale Bypass angeschlossen wird, sollten 10–15 ml/kgKG einer kristalloiden Lösung infundiert werden. Nach Narkoseeinleitung und endotrachealer Intubation wird die Beatmung entsprechend den arteriellen Blutgasen eingestellt. Bei einem hohen arteriellen Sauerstoffpartialdruck ist die pulmonale Durchblutung vermutlich auf Kosten des systemischen Blutflusses erhöht. Beträgt der arterielle Sauerstoffpartialdruck initial über 100 mmHg, sollten Maßnahmen getroffen werden, um den pulmonalen Gefäßwiderstand zu steigern und den pulmonalen Blutfluß zu senken. Beispielsweise führt eine Erniedrigung des Atemminutenvolumens zu einem Anstieg des arteriellen CO_2-Partialdrucks und einem Abfall des pH-Wertes. Dadurch nimmt der pulmonale Gefäßwiderstand zu und der pulmonale Blutfluß ab. Bleibt der arterielle Sauerstoffpartialdruck weiterhin zu hoch, können mittels eines positiven endexspiratorischen Drucks (PEEP) die Lungenvolumina und damit auch der pulmonale Gefäßwiderstand erhöht werden. In extremen Fällen kann eine Pulmonalarterie vorübergehend verschlossen werden, um den arteriellen Sauerstoffpartialdruck zu senken.

Bei Beendigung des kardiopulmonalen Bypasses empfiehlt sich die Gabe von Dopamin oder Isoproterenol, falls positiv inotrope Medikamente notwendig werden. Welches positiv inotrope Medikament verabreicht wird, hängt vom pulmonalen Gefäßwiderstand ab. Das häufigste Problem nach Abgang vom kardiopulmonalen Bypass ist eine zu geringe pulmonale Durchblutung und eine damit verbundene arterielle Hypoxämie (arterieller Sauerstoffpartialdruck unter 20 mmHg), [18]. Mittels Hyperventilation kann versucht werden, die arterielle Oxygenierung zu verbessern, indem der arterielle CO_2-Partialdruck (auf 20–25 mmHg) gesenkt und der pH-Wert angehoben wird. Dadurch und durch eine Isoproterenolinfusion wird der pulmonale Gefäßwiderstand gesenkt. Beträgt der arterielle Sauerstoffpartialdruck nach dem kardiopulmonalen Bypass über 50 mmHg, kann dies ein Zeichen dafür sein, daß der systemische Blutfluß unzureichend ist. Dabei besteht die Gefahr einer fortschreitenden metabolischen Azidose, falls nicht entsprechende Schritte eingeleitet werden, um den pulmonalen Blutfluß zu senken.

3.4.5 Rechter Ventrikel mit doppelter Ausflußbahn

Bei einem rechten Ventrikel mit doppelter Ausflußbahn (double outlet right ventricle) entspringt die Aorta an der hinteren Wand des rechten Ventrikels. Der linksventrikuläre Ausfluß erfolgt über einen Ventrikelseptumdefekt in den rechten Ventrikel. Eine arterielle Hypoxämie tritt hierbei nur auf, falls eine Obstruktion des pulmonalen Ausflußtraktes besteht. Dieser Herzfehler ist selten, er kommt nur bei ungefähr 0,5% der Patienten mit einem angeborenen Herzfehler vor.

Die meisten dieser Patienten weisen Zeichen einer Herzinsuffizienz auf. Die Symptomatik ist klinisch nicht von den Symptomen eines großen Ventrikelseptumdefektes zu unterscheiden. In der Regel muß die Diagnose angiokardiographisch gestellt werden, denn Röntgenthoraxaufnahme und EKG sind nur unspezifisch verändert.

Im Rahmen der operativen Korrektur können auch eine Bändelung («banding») der Pulmonalarterie oder ein Blalock-Taussig-Shunt durchgeführt werden. Dies hängt davon ab, wie groß der pulmonale Blutfluß ist. Eine vollständige Korrektur kann versucht werden, indem eine Verbindung (aus künstlichem Material) zwischen dem Ventrikelseptumdefekt und der Aorta hergestellt wird. Die Narkoseführung hängt davon ab, wie groß der pulmonale Blutfluß ist.

3.5 Erhöhte myokardiale Belastung

Aortenstenose, Aortenisthmusstenose und Pulmonalarterienstenose sind Beispiele für angeborene Herzfehler, bei denen es aufgrund einer Obstruktion der links- oder rechtsventrikulären Ausflußbahn zu einer erhöhten myokardialen Belastung kommt. Bei diesen Veränderungen muß das Myokard wesentlich höhere Drucke aufbringen als normal.

3.5.1 Aortenstenose

Die Aortenstenose ist die häufigste Ursache für eine Behinderung des linksventrikulären Auswurfs. Die Obstruktion kann subvalvulär (hypertrophe obstruktive Kardiomyopathie), valvulär oder supravalvulär sein (vgl. Kapitel 2 und 7). Um festzustellen, wo die Obstruktion liegt und um den Druckgradienten über der Aortenklappe zu messen, ist eine Herzkatheteruntersuchung notwendig. Unabhängig von der Form der Aortenstenose muß das Myokard intraventrikuläre Drucke entwickeln, die zwei- bis dreimal höher als normal sind. Der Druck in der Aorta bleibt dagegen im Normbereich. Die daraus resultierende konzentrische myokardiale Hypertrophie führt zu einem erhöhtem myokardialen Sauerstoffbedarf. Aufgrund der hohen Flußgeschwindigkeiten im Bereich der Stenose besteht die Gefahr, daß es zu bakterieller Endokarditis und poststenotischer Dilatation der Aorta kommt.

Symptome

Bei der Auskultation des Thorax fällt ein systolisches Austreibungsgeräusch mit Punctum maximum über dem zweiten ICR rechts auf, das bis in den Hals fortgeleitet wird. Die meisten Patienten mit angeborener Aortenstenose bleiben bis ins Erwachsenenalter asymptomatisch. Kinder mit schwerer Aortenstenose können jedoch Zeichen einer Herzinsuffizienz entwickeln. Die meisten Kinder mit einer symptomatischen Aortenstenose entwickeln eine Fibroelastosis endocardiaca, die das linke Herz befällt. Eine subvalvuläre Aortenstenose manifestiert sich nur selten in der Kindheit. Das EKG weist bei einer angeborenen Aortenstenose typischerweise Zeichen einer linksventrikulären Hypertrophie auf. Eine ST-Streckensenkung unter Belastung tritt insbesondere dann auf, wenn der Druckgradient über der Aortenklappe größer als 50 mmHg ist. In der Röntgenthoraxaufnahme zeigen sich normalerweise Anzeichen einer linksventrikulären Hypertrophie und/oder einer poststenotischen Aortendilatation. Eine Verkalkung der Aortenklappe tritt in der Regel nicht vor dem 15. Lebensjahr auf.

Ein plötzlicher Herztod ist bei Kindern mit Aortenstenose selten, kann aber bei erwachsenen Patienten vorkommen und ist vermutlich durch Herzrhythmusstörungen bedingt. Auch angina pectoris ist bei sehr jungen Patienten selten, tritt aber im Alter zwischen 15 und 30 Jahren mit einer Inzidenz von ungefähr 20% auf. Angina pectoris bei fehlender koronarer Herzerkrankung ist dadurch bedingt, daß der koronare Blutfluß nicht ausreicht, um den gesteigerten myokardialen Sauerstoffbedarf des hypertrophierten linken Ventrikels zu decken. Falls der Druckgradient über der Aortenklappe mehr als 50 mmHg beträgt, können Synkopen auftreten.

Patienten mit einer supravalvulären Stenose können z.B. typische Gesichtsveränderungen mit prominenten Gesichtsknochen, runder Stirn und breiter Oberlippe aufweisen. Auch ein Strabismus, Leistenhernien, Zahnanomalien und eine mittelschwere geistige Retardierung kommen häufig vor. Der in den oberen Extremitäten gemessene Blutdruck kann stärker differieren, je nachdem, ob der mit hoher Geschwindigkeit durch die stenosierte Aortenklappe gepreßte Blutstrahl auf die Mündung des Truncus brachiocephalicus (A. innominata) trifft oder nicht.

Behandlung

Es kann nicht davon ausgegangen werden, daß eine konservative Behandlung von Patienten mit einer Aortenstenose erfolgversprechend ist. Die Ausnahme bilden Patienten mit einer subvalvulären Stenose. Bei ihnen kann eine Verminderung der myokardialen Kontraktilität durch Beta-Rezeptorenblocker solange sinnvoll sein, bis eine operative Korrektur durchgeführt werden kann.

Die operative Korrektur ist angezeigt, wenn der Ruhedruckgradient über der Aortenklappe mehr als 50 mmHg beträgt oder wenn Synkopen bzw. pektanginöse Beschwerden auftreten. Auch Druckgradienten von ca. 40 mmHg bei einer supravalvulären Aortenstenose werden als Indikation für eine operative Korrektur angesehen, denn aufgrund der hierbei hohen Druckverhältnisse in den Koronararterien kann es zu einer vorzeitigen Koronarsklerose kommen. Bei Kindern mit angeborener Aortenklappenstenose wird in der Regel eine Valvulotomie im kardiopulmonalen Bypass durchgeführt. Im späteren Alter wird häufig ein Aortenklappenersatz notwendig. Bei einer subvalvulären Aortenstenose wird eine Resektion des abnormen Muskelgewebes vorgenommen. Bei der supravalvulären Aortenstenose wird eine Erweiterung der Klappenöffnungsfläche durch einen künstlichen Patch durchgeführt. Die Narkoseführung bei Patienten mit einer Aortenstenose ist in den Kapiteln 2 und 7 beschrieben.

3.5.2 Aortenisthmusstenose

Ungefähr 5% der Patienten mit einem angeborenen Herzfehler weisen eine Aortenisthmusstenose auf. Je nachdem, wie die Aortenisthmusstenose in Bezug auf den Ductus arteriosus liegt, wird von einer präduktalen (infantiler Typ) oder postduktalen (Erwachsenentyp) Aortenisthmusstenose gesprochen.

3.5.3 Präduktale Aortenithmusstenose

Pathologisch-anatomisch gesehen liegt bei der präduktalen Aortenisthmusstenose meistens eine lokale Verengung der Aorta unmittelbar proximal des Ductus arteriosus oder aber eine diffuse Einengung des Aortenbogens vor. Zusätzlich können Herzfehler wie beispielsweise ein offener Ductus arteriosus (bei zwei Drittel der Patienten), ein Ventrikelseptumdefekt (bei einem Drittel der Patienten) und eine bikuspidale Aortenstenose (bei ungefähr einem Viertel der Patienten) auftreten. Daneben kommt bei etwa 10% der Patienten eine Transposition der großen Arterien vor. Zur Diagnosestellung der zusätzlichen Herzfehler ist eine Herzkatheteruntersuchung notwendig. Die Röntgenthoraxaufnahme zeigt häufig eine biventrikuläre Herzvergrößerung. Auffällige Schwankungen des Femoralispulses sind charakteristisch für die Aortenisthmusstenose.

Eine Herzinsuffizienz aufgrund dieses Herzfehlers tritt normalerweise bereits innerhalb der ersten Lebenswochen auf. Die Behandlung erfolgt zunächst mit Digitalis und Diuretika. Läßt sich kein schneller Therapieerfolg erreichen, sollte eine operative Korrektur erfolgen. Bei der operativen Korrektur wird eine Resektion des stenotischen Anteils der Aorta durchgeführt und der eventuell offene Ductus arteriosus verschlossen. Es kann notwendig sein, während dieser Operation auch eine Bändelung («banding») der Arteria pulmonalis vorzunehmen, falls zusätzlich ein Ventrikelseptumdefekt besteht.

Narkoseführung

Während der Narkoseführung von Patienten mit einer präduktalen Aortenisthmusstenose kann eine Reanimation notwendig werden, da diese Kinder meist schwerst herzkrank sind. Ein positiver endexspiratorischer Druck (PEEP) kann bei Vorliegen einer Linksherzinsuffizienz günstig sein. Dadurch kann auch ein exzessiv erhöhter pulmonaler Blutfluß aufgrund eines Ventrikelseptumdefektes vermindert werden. Ein offener Ductus arteriosus muß operationstechnisch vor Korrektur der Aortenisthmusstenose ligiert werden. Diese initiale Ligatur kann dazu führen, daß ein Großteil des Blutflusses zur unteren Körperhälfte solange unterbrochen ist, bis die Korrektur des verengten Aortensegments durchgeführt ist. Aus diesem Grund kann sich während dieser Phase der Operation eine metabolische Azidose entwickeln, die eine Therapie mit Natriumbikarbonat erforderlich macht. Zur Überwachung des arteriellen Blutdrucks wird am besten die rechte Arteria radialis kanüliert, denn die linke Arteria subclavia wird während des operativen Eingriffs eventuell vorübergehend abgeklemmt.

3.5.4 Postduktale Aortenisthmusstenose

Wird eine Aortenisthmusstenose erst im frühen Erwachsenenalter symptomatisch, ist in der Regel die Aorta direkt distal des Abgangs der linken Arteria subclavia stenosiert. Oft handelt es sich um eine Zufallsdiagnose, die während einer körperlichen Routineuntersuchung aufgrund einer Hypertension oder eines systolischen Geräuschs gestellt wurde. Typischerweise finden sich eine Hypertension im Bereich der oberen Extremitäten, ein verringerter Blutdruck in den Beinen und eine tastbare Pulsverzögerung in der Arteria femoralis. Die Hypertension entsteht dadurch, daß das linksventrikuläre Schlagvolumen gegen den konstanten Widerstand der verengten Aorta ausgeworfen wird. Die arteriellen Pulse sind in den oberen Extremitäten kräftig, in den Beinen dagegen schwach oder gar nicht vorhanden. Die systolischen Geräusche haben ihr Punctum maximum über dem stenotischen Gebiet der Aorta im linksparavertebralen Bereich. Bei besonders starker Obstruktion fließt das Blut über sich kräftig entwickelnde Kollateralkreisläufe, z.B. die Arteria mammaria interna und die Interkostalarterien, in die untere Körperhälfte. Über diesen Kollateralgefäßen können kontinuierliche Strömungsgeräusche auskultierbar sein.

Die Röntgenthoraxaufnahme zeigt unter Umständen eine linksventrikuläre Hypertrophie und Usuren an den Unterkanten der Rippen, die durch einen Kollateralkreislauf über die Interkostalarterien bedingt sind. Das EKG weist in der Regel Veränderungen im Sinne einer linksventrikulären Hypertrophie auf. Eine Herzkatheteruntersuchung und eine Angiokardiographie sind notwendig, um den Druckgradienten über der Stenose zu bestimmen und die anatomischen Besonderheiten der Stenose darzustellen. Auch eine Echokardiographie kann hilfreich sein, um die Lokalisation und den Schweregrad der Aortenisthmusstenose zu beurteilen. Ungefähr die Hälfte dieser Patienten haben außerdem eine bikuspidale Aortenklappe.

Im Rahmen einer postduktalen Aortenisthmusstenose können Komplikationen wie Hirnblutungen, cerebrale Thrombosen, Aortenrupturen und eine nekrotisierende Arteriitis auftreten. Eine bikuspidale Aortenklappe ist besonders anfällig für eine bakterielle Endokarditis. Aus diesem Grunde sollten diese Patienten vor einem zahnärztlichen oder operativen Eingriff mit Antibiotika behandelt werden.

Behandlung

Eine operative Korrektur ist indiziert, falls der systolische Blutdruck über 180 mmHg oder der Ruhedruckgradient über der Stenose mehr als 40 mmHg beträgt. Die operative Korrektur wird mittels Resektion des stenotischen Aortenanteils und einer End-zu-End-Anastomose erreicht. Auch der Einsatz von synthetischem Gefäßmaterial kann nötig werden, um die Aorta zu verlängern, falls der resezierte stenotische Bereich ungewöhnlich lang war.

Narkoseführung

Bei der Narkoseführung zur Korrektur einer Aortenisthmusstenose muß beachtet werden, daß 1. die Perfusion der unteren Körperhälfte während des Abklemmens der Aorta ausreichend ist, daß 2. während des Abklemmens der Aorta die Gefahr einer Hypertension der oberen Körperhälfte besteht und daß 3. aufgrund einer drohenden Ischämie des Rückenmarks die Gefahr neurologischer Schädigungen besteht. Die Blutzufuhr zur Arteria spinalis anterior erfolgt über Äste der Interkostalarterien und kann durch das Abklemmen der Aorta beeinträchtigt werden. Die Häufigkeit einer Paraplegie nach Korrektur einer Aortenisthmusstenose wird mit etwa 0,41% eingeschätzt [21]. Eine kontinuierliche Überwachung des arteriellen Blutdrucks ober- und unterhalb der Stenose ist dadurch zu gewährleisten, daß die rechte Arteria radialis und die rechte Arteria femoralis kanüliert werden. Werden diese beiden Drucke gleichzeitig überwacht, kann während des Abklemmens der Aorta die Suffizienz der Kollateralkreisläufe beurteilt werden. Der arterielle Mitteldruck sollte in den unteren Extremitäten mindestens 40 mmHg betragen, um eine ausreichende Blutversorgung von Nieren und Rückenmark sicherzustellen. Kann ein solcher Blutdruck in der unteren Körperhälfte nicht aufrechterhalten werden, ist unter Umständen ein partieller Bypass notwendig. Die Ableitung evozierter somatosensorischer Potentiale ist sinnvoll, um die Funktion des Rückenmarkes und dessen Blutversorgung während des Abklemmens der Aorta überwachen zu können. Aufgrund von Fallberichten muß dennoch vermutet werden, daß mittels Ableitung evozierter somatosensorischer Potentiale zwar die dorsalen sensiblen Rückenmarksfasern überwacht werden, daß damit jedoch die Blutversorgung der ventralen motorischen Rückenmarksfasern nicht erfaßt werden kann [22, 23]. Ein exzessiver systolischer Blutdruckanstieg während des Abklemmens der Aorta kann zu einer nachteiligen Mehrbelastung des Herzens führen und die operative Korrektur erschweren. In diesem Fall ist der Einsatz volatiler Anästhetika zur Herstellung normaler Blutdruckverhältnisse sinnvoll. Bleibt die Hypertension bestehen, kann die kontinuierliche intravenöse Gabe von Nitroprussid erwogen werden. Nachteile einer Blutdrucksenkung auf normotone Werte sind eine Hypotonie in der unteren Körperhälfte und die sich daraus ergebende Gefahr einer Ischämie von Rückenmark und Nieren.

Postoperativ kann es zu einem paradoxen Anstieg des Blutdruckes kommen. Barorezeptorenreflexe, die Aktivierung des Renin-Angiotensin-Aldosteron-Systems und eine vermehrte Katecholaminfreisetzung wurden hierfür als mögliche Gründe in Erwägung gezogen. Unabhängig von der Ursache des Blutdruckanstiegs ist die Infusion von Nitroprussid – eventuell in Kombination mit Propranolol oder Esmolol – wirksam, um diese systemische Hypertension in der frühen postoperativen Phase zu behandeln. Bleibt die Hypertension bestehen, können länger wirkende Antihypertensiva wie z.B. Hydralazin oder Labetalol eingesetzt werden. In der postoperativen Phase können auch Bauchschmerzen auftreten. Es wird davon ausgegangen, daß diese Schmerzen durch einen plötzlichen Anstieg des Blutflusses zum Gastrointestinaltrakt entstehen. Eine intraoperative Schädigung des Rückenmarkes aufgrund einer längerfristigen Hypotension oder der Ligatur von Kollateralgefäßen kann sich postoperativ in einer Paraplegie äußern. Selbst nach erfolgreicher Korrektur der Aortenisthmusstenose kann eine Hypertonie bestehen bleiben. Je jünger der Patient zur Zeit der operativen Korrektur ist, umso größer ist die Wahrscheinlichkeit, daß sich der Blutdruck postoperativ wieder normalisiert [3]. Eine bereits bestehende koronare Herzerkrankung ist Folge der präoperativen Hypertension. Die Gefahren der bikuspidalen Aortenklappe bleiben auch nach dem operativen Eingriff bestehen. Dazu gehören z.B. die Neigung zu bakterieller Endokarditis oder Aorteninsuffizienz.

3.5.5 Pulmonalstenose

Bei ungefähr 10% der Patienten mit angeborenem Herzfehler liegt eine Pulmonalstenose vor. Die angeborene Pulmonalstenose ist in 90% der Fälle valvulär und in den übrigen 10% der Fälle infundibulär. Etwa 75% der Patienten haben ein sondierbares Foramen ovale und 10% weisen zusätzlich einen Vorhofseptumdefekt auf. Eine infundibuläre Pulmonalstenose ist häufig mit einem Ventrikelseptumdefekt vergesellschaftet.

Symptome

Die Symptomatik der angeborenen Pulmonalstenose hängt davon ab, wie stark der Auswurf des rechtsventrikulären Schlagvolumens behindert ist. Eine leichte bis mittelschwere Pulmonalstenose ist in der Regel asymptomatisch. Ein systolisches Austreibungsgeräusch mit Punctum maximum über dem zweiten ICR links ist häufig der erste Hinweis. Intensität und Dauer des Herzgeräusches korrelieren mit dem Schweregrad der Stenose. Bei einer schweren Stenose können eine Hypertrophie von rechtem Vorhof und Ventrikel sowie eine rechtsventrikuläre Insuffizienz auftreten. Bei Neugeborenen kann sich eine schwere Pulmonalstenose in arterieller Hypoxämie und Herzinsuffizienz äußern. Diese Symptome können sich nach dem Verschluß des Ductus arteriosus einstellen. Ältere Patienten entwickeln oft Synkopen oder pektanginöse Beschwerden. Es kann zum plötzlichen Herztod der Patienten aufgrund eines Infarktes des rechten Ventrikels kommen. Röntgenthoraxuntersuchung und EKG weisen Zeichen einer rechtsatrialen und rechtsventrikulären Vergrößerung auf. Die Pulmonalstenose wird als schwer eingestuft, wenn bei der Herzkatheteruntersuchung über der Pulmonalklappe ein Druckgradient von mehr als 50 mmHg nachweisbar ist.

Behandlung

Die operative Behandlung der angeborenen Pulmonalstenose besteht meistens in der Valvulotomie im kardiopulmonalen Bypass. Alternativ kann auch eine Valvuloplastik mit einem Ballonkatheter sinnvoll sein. Eine infundibuläre Pulmonalstenose wird durch die Resektion der überschüssigen Ventrikelmuskulatur behandelt.

Narkoseführung

Bei der Narkoseführung muß darauf geachtet werden, daß es zu keinem Anstieg des rechtsventrikulären Sauerstoffbedarfs kommt. Stärkere Anstiege von Pulsfrequenz und myokardialer Kontraktilität sind aus diesem Grunde unerwünscht. Eine Änderung des pulmonalvaskulären Widerstandes hat nur minimale Folgen, da die Obstruktion der Pulmonalklappe keinen Änderungen unterliegt. Daher führt ein Anstieg des pulmonalvaskulären Widerstandes aufgrund einer Überdruckbeatmung nur selten zu stärkeren Anstiegen von rechtsventrikulärem Afterload und Sauerstoffbedarf. Eine kardiopulmonale Reanimation ist bei diesen Patienten im Falle eines Herzstillstandes sehr schwierig, da es durch Herzdruckmassage kaum möglich ist, Blut durch die stenosierte Pulmonalklappe zu pressen. Aus diesem Grunde sollte ein Blutdruckabfall sofort mit Sympathomimetika behandelt werden. Auch Herzrhythmusstörungen oder ein Anstieg der Herzfrequenz sollten, falls sie hämodynamisch wirksam werden, schnell unter Einsatz von Medikamenten wie z.B. Lidocain oder Propranolol therapiert werden. Wird bei Patienten mit einer Pulmonalstenose eine Narkose durchgeführt, sollte ein Defibrillator verfügbar sein.

3.6 Mechanische Trachealeinengung

Die Trachea kann durch Gefäßanomalien wie Gefäßringe oder eine – aufgrund einer fehlenden Pulmonalklappe dilatierte Pulmonalarterie – komprimiert werden. An solche Veränderungen ist zu denken, falls Kinder mit unklarem Stridor oder anderen Zeichen einer Obstruktion der Luftwege untersucht werden müssen. Kommt es nach Einführen einer Magensonde oder eines Ösophagusstethoskops zu einer Obstruktion der Luftwege, sollte differentialdiagnostisch immer an einen Gefäßring gedacht werden.

3.6.1 Doppelter Aortenbogen

Ein doppelter Aortenbogen ist ein Gefäßring, der Trachea oder Ösophagus einengen kann. Diese Kompression kann zu inspiratorischem Stridor, zu Schwierigkeiten beim Abhusten und zur Dysphagie führen. Solche Patienten liegen gerne mit überstrecktem Hals, denn bei einer Beugung des Halses wird die Kompression der Trachea verstärkt.

Die operative Durchtrennung des kleineren Aortenbogens ist bei symptomatischen Patienten die Therapie der Wahl. Für den operativen Eingriff sollte der Endotrachealtubus bis unterhalb der trachealen Kompression eingeführt werden, falls dies möglich ist. Eine endobronchiale Intubation ist hierbei aber zu vermeiden. Es muß beachtet werden, daß ein Ösophagusstethoskop oder eine Magensonde zur Verlegung der Trachea führen können, falls der Endotrachealtubus oberhalb der Gefäßkompression endet. Häufig kommt es sofort nach der operativen Durchtrennung zu einer klinischen Verbesserung. Kam es aufgrund einer längerfristigen Kompression zu einer Tracheomalazie, kann die Durchgängigkeit der Trachea gefährdet sein.

3.6.2 Aberrierende linke Pulmonalarterie

Eine Tracheal- oder Bronchialobstruktion kann dadurch entstehen, daß die linke Pulmonalarterie nicht angelegt wurde, und die arterielle Versorgung der linken Lunge durch einen Ast der rechten Pulmonalarterie erfolgt, der zwischen Trachea und Ösophagus verläuft. Diese anatomische Variante wird als Gefäßschlinge bezeichnet, da es sich nicht um einen vollständigen Ring handelt. Die Schlinge kann eine Obstruktion des rechten Hauptbronchus, der distalen Trachea oder selten des linken Hauptbronchus verursachen.

Symptome einer aberrierenden linken Pulmonalarterie sind beispielsweise Stridor, pfeifendes Atemgeräusch und gelegentlich eine arterielle Hypoxämie. Im Gegensatz zu einem echten Gefäßring ist hierbei eine Ösophagusobstruktion selten und der Stridor eher exspiratorisch als inspiratorisch. Auf der Röntgenthoraxaufnahme ist unter Umständen ein vergrößerter Abstand zwischen Ösophagus und Trachea erkennbar. Es kann eine Lungenüberblähung oder eine Atelektase sowohl der rechten als auch der linken Lunge vorliegen. Zur Bestätigung der Diagnose ist insbesondere die Angiographie geeignet.

Die Behandlung der Wahl ist die operative Durchtrennung der aberrierenden linken Pulmonalarterie an ihrem Ursprung und ihre Verlegung vor die Trachea. Anschließend wird eine Anastomose zum Truncus pulmonalis hergestellt. Es wurden erfolgreiche operative Korrekturen in den ersten Lebensmonaten beschrieben, die in tiefer Hypothermie ohne kardiopulmonalen Bypass durchgeführt wurden [24]. Theoretisch sollten ein kontinuierlicher positiver Atemwegsdruck (CPAP) oder ein positiver endexspiratorischer Druck (PEEP) die Obstruktion der Luftwege und den Stridor verringern.

3.6.3 Fehlende Pulmonalklappe

Bei einem Fehlen der Pulmonalklappe kommt es zur Dilatation der Pulmonalarterie. Dadurch kann es zu einer Kompression von Trachea und linkem Hauptbronchus kommen. Eine fehlende Pulmonalklappe kann isoliert oder in Verbindung mit einer Fallotschen Tetralogie vorkommen. Als Symptome können Zeichen einer trachealen Obstruktion auftreten. Gelegentlich entwickeln sich auch eine arterielle Hypoxämie und eine Herzinsuffizienz. Jeder Anstieg des pulmonalvaskulären Widerstands, wie dies z.B. bei einer arteriellen Hypoxämie oder Hyperkapnie der Fall ist, verstärkt die Obstruktion der Luftwege. Die endotracheale Intubation und ein kontinuierlich positiver Atemwegsdruck von 4–6 mmHg können angewandt werden, um die Trachea offenzuhalten und dadurch das Ausmaß der Atemwegsobstruktion zu vermindern. Die definitive Behandlung besteht darin, daß eine Gefäßprothese mit einer künstlichen Pulmonalklappe implantiert wird.

Literaturhinweise

1. Nora, J.J., Nora, A.H.: Genetic epidemiology of congenital heart diseases. Prog. Med. Genet. 1983; 5: 91–6
2. Morris, C.D., Menashe, V.D.: 25 year mortality after surgical repair of congenital heart defect in childhood. A population-based cohort study. JAMA 1991; 226: 3447–52
3. Perloff, J.K.: Adults with surgically treated congenital heart disease. JAMA 1983: 250: 2033–6
4. Eger, E.I. II.: Effect of ventilation/perfusion abnormalities. In: Eger, E.I. II, ed.: Anesthetic Uptake and Action. Baltimore. Williams & Wilkins 1974; 146–59
5. Greeley, W.J., Stanley, T.E., Ungerleider, R.M., Kisslo, J.A.: Intraoperative hypoxemic spells in tetralogy of Fallot, an echocardiographic analysis of diagnosis and treatment. Anesth. Analg. 1989; 68: 815–9
6. Greeley, W.J., Bushman, G.A., Davis, D.P., Reves, J.G. Comparative effects of halothane and ketamine on systemic arterial oxygen saturation in children with cyanotic heart disease. Anesthesiology 1986; 65: 666–8
7. Spinnato, J.A., Kraynack, B.J., Cooper, M.W.: Eisenmenger's syndrome in pregnancy: Epidural anesthesia for elective cesarean section. N. Engl. J. Med. 1981; 304: 1215–6
8. Elsten, J.L., Kim, Y.D., Hanowell, S.T., Macnamara, T.E.: Prolonged induction with exaggerated chamber enlargement in Ebstein's anomaly. Anesth. Analg. 1981; 60: 909–10
9. Fyman, P.N., Goodman, K., Casthely, P.A., et al.: Anesthetic management of patients undergoing Fontan procedure. Anesth. Analg. 1986; 65: 516–9
10. Laks, H., Milliken, J.C., Perloff, J.K., et al.: Experience with the Fontan procedure. J. Thorac. Cardiovasc. Surg. 1984; 88: 934–51
11. Hosking, M.P., Beynen, F.: Repair of coarctation of the aorta in a child after a modified Fontan's operation: Anesthetic implications and management. Anesthesiology 1989; 71: 312–15
12. Hagen, P.T., Scholtz, D.G., Edwards, W.D.: Incidence and size of patent foramen ovale during the first 10 decades of life: An autopsy study of 965 normal hearts. Mayo Clin. Proc. 1984; 59: 17–20
13. Moorthy, S.S., LoSasso, A.M.: Patency of the foramen ovale in the critically ill patient. Anesthesiology 1974; 41: 405–7
14. Rashkind, W.J., Miller, W.W.: Creation of an atrial septal defect without thoracotomy. JAMA 1966; 196: 991–2
15. Mustard, W.T., Keith, J.D., Trusler, G.A., et al.: The surgical management of transposition of the great vessels. J. Thorac. Cardiovasc. Surg. 1964; 48: 953–8
16. Rastelli, G.C., McGoon, D.C., Wallace, R.B.: Anatomic correction of the great arteries with ventricular septal defect and subpulmonary stenosis. J. Thorac. Cardiovasc. Surg. 1969; 58: 545–52
17. Wong, R.S., Baum, V.C., Sangivan, S.: Truncus arteriosus: Recognition and therapy of intraoperative cardiac ischemia. Anesthesiology 1991; 74: 378–80
18. Hansen, D.D., Hickey, P.R.: Anesthesia for hypoplastic left heart syndrome: Use of high-dose fentanyl in 30 neonates. Anesth. Analg. 1986; 65: 127–32
19. Anand, K.J.S., Hickey, P.R.: Halothane-morphine compared with high-dose sufentanil for anesthesia and postoperative analgesia in neonatal cardiac surgery. N. Engl. J. Med. 1992; 326: 1–9
20. Larson, C.P.: Anesthesia in neonatal cardiac surgery. N. Engl. J. Med. 1992; 327: 124
21. Brewer, L.A., Fosburg, R.G., Mulder, G.A., Berska, J.J.: Spinal cord complication following surgery for coarctation of the aorta. A study of 66 cases. J. Thorac. Cardiovasc. Surg. 1972; 64: 368–78
22. Takaki, O., Okumura, F.: Application and limitation of somatosensory evoked potential monitoring during thoracic aortic aneurysm surgery. A case report. Anesthesiology 1985; 63: 700–3
23. Ginsburg, H.H., Shelter, A.G., Raudzens, P.A.: Postoperative paraplegia with preserved intraoperative somatosensory evoked potentials. J. Neurosurg. 1985; 63: 296–300
24. McLeskey, C.H., Martin, W.E.: Anesthesia for repair of a pulmonary-artery sling in an infant with severe tracheal stenosis. Anesthesiology 1977; 46: 368–70

4 Störungen von Reizleitung und Herzrhythmus

Perioperativ auftretende Herzrhythmusstörungen können in Reizleitungs- und Reizbildungsstörungen unterteilt werden. Die häufigste Ursache für Extrasystolen und Tachyarrhythmien ist ein «Reentry»-Mechanismus. Damit ein «Reentry»-Mechanismus auftreten kann, müssen u. a. zwei Reizleitungswege vorhanden sein, über die der Impuls mit verschiedener Geschwindigkeit weitergeleitet wird (Abb. 4.1) [1]. Auf dem einen Reizleitungsweg wird der elektrische Impuls vorwärts (anterograd), auf dem anderen Reizleitungsweg wird der sogenannte «Reentry»-Impuls rückwärts (retrograd) weitergeleitet. In dem rückwärts leitenden Reizleitungsweg werden normale, anterograd fortgeleitete Impulse nur verzögert oder nicht weitergeleitet, während die retrograde Impulsweiterleitung ungestört ist (unidirektionaler Block). Bestimmte pharmakologische oder physiologische Ereignisse können das wichtige Gleichgewicht zwischen Reizleitungsgeschwindigkeit und Refraktärzeit solcher Zweier-Leitungsbahnen stören, wodurch ein «Reentry»-Mechanismus ausgelöst oder durchbrochen werden kann (Tab. 4.1). Extrasystolen entstehen aufgrund einer gesteigerten Automatie eines bestimmten Myokardbereiches. Solche Bereiche sind – ähnlich wie der Sinusknoten – in der Lage, eine spontane Depolarisation auszulösen. Maß für die Automatie eines bestimmten Myokardbereichs ist der Anstiegswinkel des instabilen Membranpotentials in Phase 4 des Membranpotentials. Ein steilerer Anstiegswinkel in

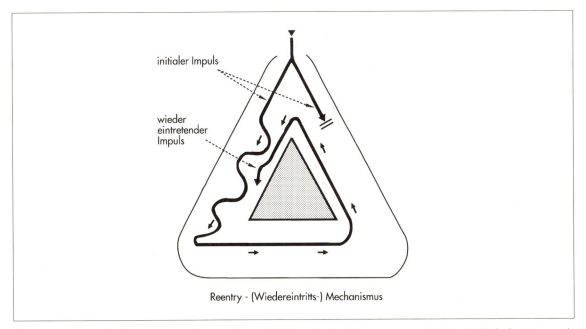

Abb. 4.1: Die entscheidende Voraussetzung für einen Reentry-(Wiedereintritts-)Mechanismus ist ein unidirektionaler Block, der eine normale anterograde Ausbreitung des initialen Impulses hemmt. Der gleiche Impuls kann unter entsprechenden Bedingungen die Blockierung von retrograd überqueren und damit kann ein Reentry-(Wiedereintritts-)Mechanismus entstehen. (Akhtar M. Management of ventricular tachyarrhytmias. JAMA 1982; 247: 671–4. Copyright 1982, American Medical Association.)

Tab. 4.1: Perioperative Ereignisse, die zu Herzrhythmusstörungen führen können

arterielle Hypoxämie
Elektrolytstörungen
    Kalium
    Magnesium
Störungen des Säure-Basen-Haushalts
Aktivitätsänderung des vegetativen Nervensystems
verstärkte Dehnung der Myokardfasern
    Bluthochdruck
    endotracheale Intubation
Myokardischämie
Medikamente
    Katecholamine
    volatile Anästhetika
vorbestehende Herzerkrankung
    Präexzitationssyndrom
    QT-Syndrom

Tab. 4.2: Veränderungen von Phase 4 der diastolischen Depolarisation

Verkürzung	Verlängerung
arterielle Hypoxämie	vagale Reizung
Hyperkapnie	positiver Atemwegsdruck
Katecholamine	akute Hyperkaliämie
sympathomimetische Medikamente	Hypothermie
akute Hypokaliämie	
Hyperthermie	
Bluthochdruck	

Phase 4 – d.h. eine schnellere Spontandepolarisation – oder eine Erniedrigung des Ruhemembranpotentials bedeuten eine gesteigerte Automatie und führen zu höherer Herzfrequenz und gesteigerter ventrikulärer Erregbarkeit (Tab. 4.2). Ein flacherer Anstiegswinkel in Phase 4 des Aktionspotentials führt dagegen zu einem Abfall der Herzfrequenz (Abb. 4.2). Wie gut ein Patient Herzrhythmusstörungen toleriert, hängt unter anderem davon ab, wie hoch die Herzfrequenz ist, wie lange die Rhythmusstörung andauert, ob eine Herzerkrankung vorliegt und wie schwer sie ausgeprägt ist. Für die Narkoseführung ist es wichtig zu wissen, welche Auswirkungen eine eventuell vorliegende Rhythmusstörung auf das Herzzeitvolumen hat. Außerdem ist zu beachten, welche Wechselwirkungen

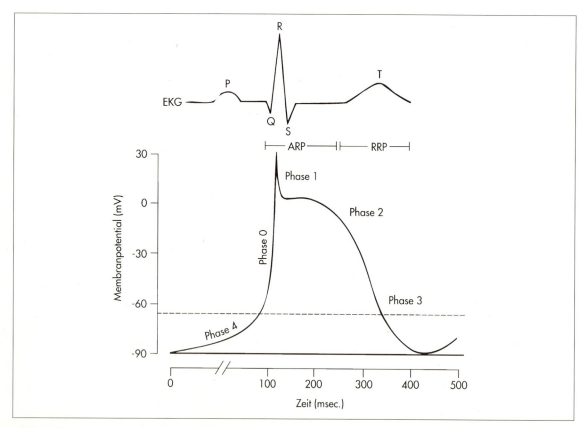

Abb. 4.2: Schematische Darstellung eines Aktionspotentials, das durch automatische Schrittmacherzellen des Herzens ausgelöst wird. Das Aktionspotential und die mittels EKG ableitbaren Veränderungen sind gegenübergestellt. Ausgehend von einem Ruhemembranpotential (– 90 mV) kommt es während der Phase 4 soweit zu einer langsamen Depolarisation, bis das Schwellenpotential (unterbrochene Linie) erreicht ist. Ist das Schwellenpotential erreicht, so kommt es zur schnellen Depolarisation (Phase 0). Die schnelle Depolarisation entspricht im EKG dem QRS-Komplex. Die Phasen 1 bis 3 entsprechen der Repolarisation, wobei die Phase 3 der T-Welle im EKG entspricht. Die absolute Refraktärphase (ARP) ist diejenige Zeitspanne, während der ein Impuls nicht weitergeleitet werden kann, unabhängig davon, wie stark dieser Impuls ist. Während der relativen Refraktärphase (RRP) kann ein übernormal starker Reiz ein Aktionspotential auslösen. Das Aktionspotential des nicht-automatischen Arbeitsmyokards unterscheidet sich vom Aktionspotential einer Schrittmacherzelle dadurch, daß in der Phase 4 keine spontane langsame Depolarisation stattfindet.

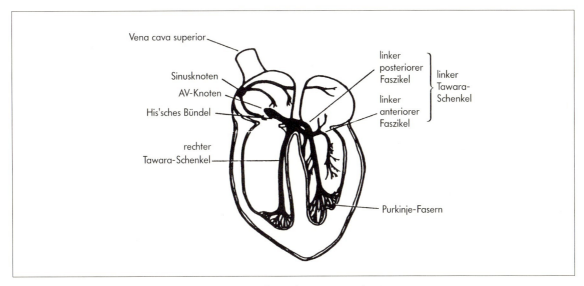

Abb. 4.3: Anatomie des Reizleitungssystems des Herzens.

zwischen Antiarrhythmika und den zur Narkose verwendeten Medikamenten und Muskelrelaxantien auftreten können.

4.1 Diagnostik von Herzrhythmusstörungen

Das entscheidende diagnostische Verfahren zur Beurteilung von Reizleitungsstörungen und Herzrhythmusstörungen ist das EKG. Das normale EKG enthält drei Ausschläge, die P-Welle, den QRS-Komplex und die T-Welle. Die P-Welle entspricht der Depolarisation der Vorhöfe, der QRS-Komplex entspricht der Depolarisation der Ventrikel, und die T-Welle repräsentiert die Repolarisation der Ventrikel (Abb. 4.2). Die PQ-Zeit entspricht dem Zeitintervall, das der elektrische Impuls benötigt, um durch den AV-Knoten geleitet zu werden. Der vom Sinusknoten ausgehende Impuls wird über ein hierfür spezialisiertes Reizleitungssystem fortgeleitet (Abb. 4.3). Bei der Interpretation des EKGs sollten folgende Fragen beantwortet werden:
1. Wie hoch ist die Herzfrequenz?
2. Sind P-Wellen vorhanden und wie ist deren Beziehung zum QRS-Komplex?
3. Wie lang ist die PQ-Zeit?
4. Wie breit ist der QRS-Komplex?
5. Ist der Ventrikelrhythmus regelmäßig?
6. Liegen vorzeitige QRS-Komplexe (Extrasystolen) vor oder treten nach dem QRS-Komplex verlängerte (kompensatorische) Pausen auf?

Vor jedem QRS-Komplex muß eine P-Welle vorhanden sein. In der EKG-Ableitung II kommen die P-Wellen am besten zur Darstellung. Diese Ableitung wird zumeist gewählt, um in der perioperativen Phase Herzrhythmusstörungen zu beurteilen. Die P-Welle ist normalerweise positiv. Negative P-Wellen kommen vor, falls zusätzliche Leitungsbündel vorliegen oder der Reiz nicht dem Sinusknoten sondern einem anderen atrialen Fokus entspringt. Bei normaler Herzfrequenz beträgt die PQ-Zeit zwischen 0,12 und 0,20 Sekunden. Ist die Reizleitung im Bereich des AV-Knotens verzögert, ist dieses Intervall verlängert. Bei Vorliegen eines AV-Knotenrhythmus ist es dagegen verkürzt. Der QRS-Komplex ist normalerweise 0,05 bis 0,1 Sekunden breit. Eine intraventrikuläre Reizleitungsstörung wird angenommen, falls der QRS-Komplex länger als 0,12 Sekunden dauert. Eine pathologische Q-Welle liegt vor, falls diese breiter als 0,03 Sekunden ist (und tiefer als ein Viertel der Höhe der nachfolgenden R-Zacke). Die ST-Strecke ist normalerweise isoelektrisch, kann jedoch in den Extremitätenableitungen sowie in den präkordialen Ableitungen bis zu 1 mm angehoben sein, ohne daß eine kardiale Störung vorliegt. Normalerweise ist die ST-Strecke jedoch nie unter die Nullinie abgesenkt. Die T-Welle schlägt in die gleiche Richtung aus wie der QRS-Komplex. In den Extremitätenableitungen sollte die T-Welle nicht höher als 5 mm, in den Brustwandableitungen nicht höher als 10 mm sein. Die QT-Zeit ist herzfrequenzabhängig, sollte jedoch immer weniger als 50% des vorausgegangenen RR-Intervalls betragen.

4.1.1 Langzeit-EKG und Telemetrie

Die Telemetrie ist sinnvoll, falls 1. das Auftreten lebensbedrohlicher Herzrhythmusstörungen, 2. die Wirksamkeit einer antiarrhythmischen Therapie oder 3. das eventuelle Auftreten stiller (asymptomatischer) Myokardischämien erfaßt werden sollen [2]. Mittels Aufzeichnung eines Langzeit-EKGs (Holter-Monitoring) können gegebenenfalls Herzrhythmusstörungen aufgezeichnet werden, die nur selten und unregelmäßig auftreten. Durch halbautomatische EKG-Auswertung ist es möglich, die Aufzeichnungen vieler Stunden schnell zu analysieren.

4.2 Behandlung

Vor Einleitung einer antiarrhythmischen Therapie oder Implantation eines Herzschrittmachers ist es notwendig, die Ursachen der Herzrhythmusstörung festzustellen und falls möglich zu korrigieren (Tab. 4.1). Hierbei ist es von grundlegender Wichtigkeit, arteriellen Sauerstoff- und Kohlendioxidpartialdruck, pH-Wert, Kalium- und Magnesiumplasmakonzentration in den Normalbereich zu bringen und einen normalen Aktivitätszustand des vegetativen Nervensystems zu erzielen. Es wird häufig nicht beachtet, daß eine Alkalose eher Herzrhythmusstörungen verursachen kann als eine Azidose.

Durch eine Bradykardie kann eine zeitliche Verschiebung der Refraktärzeiten innerhalb der Purkinje-Fasern auftreten, wodurch Herzrhythmusstörungen ausgelöst werden.

4.2.1 Antiarrhythmika

Die Gabe von Antiarrhythmika ist notwendig, falls es trotz Korrektur von begünstigenden Störungen nicht gelingt, die Herzrhythmusstörungen zu beseitigen (Tab. 4.3). Antiarrhythmika wirken dadurch, daß sie die elektrophysiologischen Vorgänge in den Herzmuskelzellen beeinflussen. Die meisten Antiarrhythmika hemmen die Automatie der Schrittmacherzellen, indem sie die Geschwindigkeit der Spontandepolarisation in Phase 4 vermindern. Chinidin, Procainamid und Propranolol verzögern die Reizleitung und verlängern die absolute Refraktärphase. Durch eine Verlängerung der absoluten Refraktärphase können «Reentry»-Mechanismen unterdrückt werden, da hierdurch ein unidirektionaler Block in einen bidirektionalen Block umgewandelt werden kann. Lidocain und Phenytoin verbessern dagegen die Reizleitung. Dadurch kann ein unidirektionaler Block beseitigt und Herzrhythmusstörungen aufgrund eines «Reentry»-Mechanismus verhindert werden. Antiarrhythmika können auch zu typischen EKG-Veränderungen führen (Verlängerung der PQ-Zeit oder des QRS-Komplexes).

Wie gut ein bestimmtes Antiarrhythmikum wirkt, hängt von der zugrundeliegenden Reizleitungs- oder Herzrhythmusstörung ab (Tab. 4.3). Chinidin (50–75 mg/h i.v.) ist gut zur Therapie supraventrikulärer und ventrikulärer Tachyarrhythmien sowie zur Konvertierung eines Vorhofflatterns oder -flimmerns in einen regelmäßigen Sinusrhythmus geeignet. Chinidin kann zu direkter Myokarddepression, peripherer Vasodilatation und Hypotension führen. Antiarrhythmika können die neuromuskuläre Übertragung beeinflussen und die Wirkung nicht-depolarisierender Muskelrelaxantien verstärken [3, 4]. Selten können sie auch zu paradoxen ventrikulären Tachykardien führen. Diesen geht normalerweise eine Verlängerung des QT-Intervalls im EKG voraus.

Procainamid (100 mg i.v. alle 5 Minuten, bis zu einer Maximaldosis von ca. 500 mg) ist für die Therapie ventrikulärer Tachyarrhythmien und ventrikulärer Extrasystolen ähnlich gut geeignet wie Chinidin. Bei der Behandlung supraventrikukärer Tachyarrhythmien ist Procainamid dagegen nicht so effektiv. Die gelegentlich auftretende Hypotension ist wahrscheinlich auf eine direkte Myokarddepression zurückzuführen. Während der intravenösen Applikation von Procainamid muß das EKG kontinuierlich überwacht werden, da Procainamid das QT-Intervall verlängern kann. Im Tierexperiment können hohe Dosen von Procainamid zur Potenzierung nicht-depolarisierender Muskelrelaxantien führen [3, 4].

Disopyramid ist zur Therapie supraventrikulärer und ventrikulärer Tachyarrhythmien gut geeignet. Dieses Medikament verursacht jedoch auch eine starke direkte Myokarddepression, eine Verlängerung des QT-Intervalls im EKG sowie anticholinerge Effekte (Mundtrockenheit, Harnverhaltung).

Propranolol reduziert die Überleitungsgeschwindigkeit im AV-Knoten und kann daher die ventrikuläre Herzfrequenz bei Vorhofflimmern oder -flattern senken. Normalerweise werden 0,1 bis 0,2 mg/min i.v. verabreicht, eine Dosis von 50 µg/kg KG sollte nicht überschritten werden. Propranolol kann auch bei der Behandlung digitalisinduzierter ventrikulärer Herzrhythmusstörungen erfolgreich eingesetzt werden. Die toxischen Wirkungen von Propranolol beruhen auf der beta-antagonistischen Wirkung. Es kann daher zu Sinusbradykardie, Herzinsuffizienz sowie Bronchokonstriktion – insbesondere bei Patienten mit obstruktiver Atemwegserkrankung – kommen. Esmolol (100–300 µg/kg KG/min i.v.) stellt bei der perioperativen Behandlung supraventrikulärer Tachyarrhythmien eine Alternative zum Propranolol dar.

Verapamil (75–150 µg/kg KG i.v. über 5 Minuten verabreicht) hat hemmende Wirkung auf den AV-Knoten. Es ist daher gut geeignet, paroxysmale supraventrikuläre Tachykardien zu durchbrechen sowie die Ventrikelfrequenz bei Vorhofflattern oder -flimmern zu senken. Ebenso wie Digitalis hat Verapamil keinen hemmenden Einfluß auf akzessorische Leitungsbahnen. Bei gleichzeitiger Anwendung von Verapamil und Beta-Rezeptorenantagonisten ist Vorsicht geboten, da beide Medikamente die AV-Knotenüberleitung, die Sinusknotenautoma-

Tab. 4.3: Antiarrhythmika

Medikament	Indikation	Nebenwirkungen
Chinidin	supraventrikuläre Tachyarrhythmie ventrikuläre Tachyarrhythmie ventrikuläre Extrasystolen Vorhofflimmern Vorhofflattern	direkte Myokarddepression periphere Vasodilatation Blutdruckabfall paradoxe ventrikuläre Tachykardie Thrombozytopenie Diarrhoe Hepatitis Potenzierung der Wirkung von nicht-depolarisierenden Muskelrelaxanzien
Procainamid	ventrikuläre Tachyarrhythmie ventrikuläre Extrasystolen	direkte Myokarddepression periphere Vasodilatation Blutdruckabfall paradoxe ventrikuläre Tachykardie Lupus erythematodes-ähnliche Veränderungen Anstieg der Plasmakonzentration bei Nierenfunktionsstörungen Potenzierung der Wirkung von nicht-depolarisierenden Muskelrelaxanzien
Disopyramid	ventrikuläre Tachyarrhythmie supraventrikuläre Tachyarrhythmie	direkte Myokarddepression anticholinerge Wirkung paradoxe ventrikuläre Tachykardie Anstieg der Plasmakonzentration bei Nierenfunktionsstörungen Potenzierung von nicht-depolarisierenden Muskelrelaxanzien
Propranolol	Vorhofflimmern Vorhofflattern paroxysmale supraventrikuläre Tachykardie ventrikuläre Tachyarrhythmie Digitalis-induzierte ventrikuläre Arrhythmie	Sinusbradykardie direkte Myokarddepression Bronchokonstriktion Müdigkeit
Verapamil	paroxysmale supraventrikuläre Tachykardie Vorhofflimmern Vorhofflattern	direkte Myokarddepression Bradykardie Blutdruckabfall Potenzierung von depolarisierenden und nicht-depolarisierenden Muskelrelaxanzien beeinträchtigt die Antagonisierung von nicht-depolarisierenden Muskelrelaxanzien
Digoxin	supraventrikuläre-Tachyarrhythmien Vorhofflimmern Vorhofflattern	Toxizität, insbesondere bei Niereninsuffizienz und/oder Hypokaliämie
Adenosin	paroxysmale supraventrikuläre Tachykardie, auch bei Präexzitationssyndromen	periphere Vasodilatation Erregungsüberleitungsstörungen
Phenytoin	Digitalis-induzierte supraventrikuläre und ventrikuläre Herzrhythmusstörungen paradoxe ventrikuläre Tachykardie	Blutdruckabfall Erregungsüberleitungsstörungen Sedierung Ataxie Hyperglykämie Gingivahyperplasie
Bretylium (in Deutschland nicht im Handel)	wiederholt auftretendes Kammerflimmern wiederholt auftretende ventrikuläre Arrhythmien	initiale Blutdrucksteigerung periphere Vasodilatation Blutdruckabfall Anstieg der Plasmakonzentration bei Nierenfunktionsstörung Verstärkung der Digitalistoxizität
Amiodaron	supraventrikuläre Tachyarrhythmie ventrikuläre Tachyarrhythmie	lange Eliminationshalbwertszeit Bradykardie Blutdruckabfall Lungenfibrose postoperative Atemstörungen Skelettmuskelschwäche

Fortsetzung s. S. 70

Tab. 4.3: Antiarrhythmika – Fortsetzung

Medikament	Indikation	Nebenwirkungen
Amiodaron	supraventrikuläre Tachyarrhythmie ventrikuläre Tachyarrhythmie	periphere Neuropathien Hepatitis Schilddrüsendysfunktion zyanotische Gesichtsverfärbung Cornealablagerungen
Lidocain	ventrikuläre Extrasystolen wiederholt auftretendes Kammerflimmern	Anstieg der Plasmakonzentration bei vermindertem hepatischem Blutfluß ZNS-Toxizität, direkte Myokarddepression und periphere Vasodilatation bei sehr hohen Plasmakonzentrationen

tie sowie die myokardiale Kontraktilität senken. Bei vorbestehender linksventrikulärer Funktionsstörung kann Verapamil den negativ-inotropen Effekt volatiler Anästhetika potenzieren [5]. Verapamil verstärkt – ebenso wie Aminoglykosid-Antibiotika – die Wirkung von Muskelrelaxantien [6].

Digoxin (0,25 mg i.v. alle 20–30 Minuten, bis zu einer Höchstdosis von 0,5–0,75 mg) setzt die Überleitungsgeschwindigkeit im AV-Knoten herab. Daher ist es gut geeignet, um die ventrikuläre Herzfrequenz bei Vorhofflimmern oder -flattern zu senken oder um supraventrikulären Tachyarrhythmien vorzubeugen.

Adenosin (3–12 mg i.v.) ist geeignet, um paroxysmale supraventrikuläre Tachykardien in einen Sinusrhythmus zu überführen. Dies schließt auch Tachykardien bei Patienten mit akzessorischen Leitungsbahnen mit ein. Selten können eine Hypotension oder eine Hautrötung vor allem des Gesichts (Flush) bei Gabe von Adenosin auftreten.

Phenytoin (100 mg i.v. alle 5 Minuten, bis zu einer Gesamtdosis von 500 mg) ist besonders gut zur Therapie ventrikulärer Herzrhythmusstörungen geeignet, die auf eine Digitalisintoxikation zurückzuführen sind. Außerdem kann es auch bei paradoxen ventrikulären Tachykardien (Torsades des Pointes) wirksam sein, die mit verlängerter QT-Zeit im EKG einhergehen. Unter allen Antiarrhythmika besitzt Phenytoin die größte Wirksamkeit, um das QT-Intervall zu verkürzen, während Auswirkungen auf die ST-Strecke oder die T-Welle völlig fehlen.

Bretylium (5 mg/kg KG i.v. über 5 Minuten [in Deutschland nicht im Handel]) kann zur Behandlung rezidivierenden Kammerflimmerns oder ventrikulärer Arrhythmien selbst dann noch wirksam sein, wenn Medikamente wie Lidocain oder Phenytoin versagt haben.

Amiodaron (5 mg/kg KG i.v. über 5 Minuten) eignet sich zur Therapie supraventrikulärer und ventrikulärer Tachyarrhythmien. Die antiadrenergen Wirkungen von Amiodaron können während einer Allgemeinanästhesie verstärkt werden. Dies kann sich in einer atropinresistenten Bradykardie und einer Hypotension äußern [7]. Bei Patienten, die Amiodaron erhalten hatten, wurde die Notwendigkeit einer postoperativen Nachbeatmung sowie das Auftreten einer Lungenfibrose beschrieben [7].

Lidocain

Die meisten ventrikulären Rhythmusstörungen, die während der perioperativen Phase medikamentös behandelt werden müssen, lassen sich durch die Gabe von Lidocain erfolgreich therapieren. Durch Lidocain wird die Automatie ektoper Schrittmacherzentren vermindert und die Flimmerschwelle des Herzens erhöht. Supraventrikuläre Tachyarrhythmien lassen sich mit Lidocain nicht unterdrükken. Die Behandlung ventrikulärer Extrasystolen erfolgt normalerweise mit einer Initialdosis von 1 bis 2 mg/kg KG i.v. und einer anschließenden kontinuierlichen Lidocaininfusion von 1 bis 4 mg/min. Es sollten so therapeutische Plasmakonzentrationen von 2 bis 5 µg/ml aufrechterhalten werden. Falls die Leberdurchblutung vermindert ist, wie z.B. im Rahmen einer Allgemeinanästhesie, sollte eine niedrigere Initialdosis verwendet werden. Bei normaler therapeutischer Dosierung verändert Lidocain weder PQ-Zeit, QRS-Komplex noch QT-Intervall im EKG. Außerdem hat es nur eine sehr geringe negativ-inotrope Wirkung. Bei exzessiv hohen Plasmakonzentrationen von Lidocain kann die Überleitung im AV-Knoten und im Purkinje-Fasersystem herabgesetzt sein. Außerdem können hierbei zerebrale Krampfanfälle und anschließende Bewußtlosigkeit auftreten. Durch hohe Lidocaindosen (5 mg/kg KG) konnten im Tierexperiment Intensität und Dauer einer neuromuskulären Blockade durch nicht-depolarisierende Muskelrelaxantien verstärkt werden [4].

4.2.2 Elektrische Kardioversion

Auf die elektrische Kardioversion sprechen am besten Vorhofflattern und -flimmern sowie ventrikuläre Tachykardien an. Auch ektope Tachyarrhythmien, die durch eine medikamentöse antiarrhythmische Therapie nicht zu beeinflussen sind, können oft mittels elektrischer Kardioversion durchbrochen werden. Einzige Ausnahme bilden digitalisindu-

Tab. 4.4: Erklärung der im Rahmen eines Herzschrittmachers häufig gebrauchten Begriffe

Begriffe	Definition
Schrittmacheraggregat	Besteht aus einer Energiequelle (Batterie) und elektrischen Stromkreisen, die für die Schrittmacherstimulation und die Detektionsfunktionen (sensing) notwendig sind.
intern oder extern	Anatomische Lokalisierung des Schrittmacheraggregats in Bezug zur Haut.
Schrittmachersonde	Isolierter Draht, der das Schrittmacheraggregat mit der Elektrode verbindet.
Schrittmacherelektrode	Freies Metallende der Schrittmachersonde, die mit dem Endokard oder dem Epikard in Kontakt ist.
endokardiale Stimulation	Stimulation (pacing) des rechten Vorhofs oder des rechten Ventrikels durch Elektrodenkontakt mit dem Endokard nach transvenöser Sondeneinführung.
epikardiale Stimulation	Stimulation (pacing) des rechten Vorhofs oder des rechten Ventrikels durch eine Elektrode, die unter Sicht im Myokard plaziert wird.
unipolare Stimulation	Das distale, negative (stimulierende) Sondenende (Schrittmacherelektrode) wird im Vorhof oder Ventrikel, der positive (proximale, indifferente Erdungs-)Pol wird weit entfernt vom Herzen plaziert (Metallteil des Schrittmacheraggregats oder im Subkutangewebe).
bipolare Stimulation	Die negative und positive Elektrode werden im Ventrikel plaziert. Die Stimulation erfolgt wie bei einem passageren Ventrikelschrittmacher.
Reizschwelle	Minimale Stromstärke (Ampère) oder Spannung (Volt) die notwendig ist, um eine Kontraktion des stimulierten Ventrikels auszulösen.
Widerstand (resistance)	Bestimmung des Gesamtwiderstandes am Übergang von der Schrittmacherelektrode zum Myokard. Mit Hilfe des Ohmschen Gesetzes und den Schwellenwerten für Stromstärke und Spannung wird dieser Gesamtwiderstand errechnet. Der Normalwert liegt zwischen 350–1000 Ohm.
R-Zacken-Detektionsempfindlichkeit (sensitivity)	Erforderliche Mindestspannung der spontanen R-Zacke um die Detektionsfunktion des Schrittmacheraggregates zu aktivieren und damit die Stimulation zu hemmen oder triggern. Eine R-Zacken-Detektionsempfindlichkeit von ungefähr 3 mV ermöglicht bei einem externen Impulsgeber eine ventrikel-inhibierte Schrittmacherstimulation.
Hysterese	Wird bei einem Schrittmacher, der eine Stimulationsfrequenz von 70 Schlägen/min hat, eine Hysterese von 60 Schlägen/min programmiert, so beginnt der Schrittmacher erst bei einer Eigenfrequenz von unter 60 Schlägen/min mit einer Frequenz von 70 Schlägen/min zu stimulieren. Dem Patienten werden also größere Frequenzschwankungen erlaubt.

zierte Herzrhythmusstörungen. Diese Arrhythmien sind häufig gegenüber einer elektrischen Kardioversion refraktär. Es können hierbei durch eine Kardioversion sogar weitaus schwerere ventrikuläre Herzrhythmusstörungen entstehen. Bei Patienten mit Vorhofflimmern kann durch eine Kardioversion eine Thrombembolie in den Systemkreislauf ausgelöst werden. Darauf gründet die Empfehlung, vor einer elektiven Kardioversion eine Antikoagulantienbehandlung einzuleiten, falls die Rhythmusstörung schon länger als 48 Stunden andauert [8].

Die elektive elektrische Kardioversion wird normalerweise unter intravenöser Sedierung (z.B. mit Metohexital, Etomidat oder Propofol) durchgeführt. Die für eine eventuelle Reanimation erforderlichen Utensilien müssen unmittelbar zur Verfügung stehen. Medikamente wie Atropin und Lidocain (ventrikuläre Ektopien kommen häufig vor) müssen sofort einsetzbar sein. Auch die zum Einführen eines temporären Herzschrittmachers nötige Ausrüstung sollte vorhanden sein, falls nach erfolgreicher Kardioversion eine zugrundeliegende Sinusknotendysfunktion manifest wird. Die zur Kardioversion notwendige elektrische Energie wird mittels zweier thorakaler Elektroden übertragen (ein Elektrodenpaddel wird über der Herzbasis, das andere über der Herzspitze plaziert). Zunächst wird eine Energie von 50 bis 100 Joules gewählt, die nötigenfalls in Schritten von 50 bis 100 Joules gesteigert werden kann. Bei Patienten mit vergrößertem Thoraxdurchmesser (z.B. bei Vorliegen eines Lungenemphysems) können hohe Energien erforderlich sein. Auch bei wiederholten Kardioversionen scheint kein hohes Risiko vorzuliegen, einen Myokardschaden zu verursachen. Wegen der kurzen Stromflußdauer (2–3 ms) ist es möglich, eine R-Zacken-getriggerte Kardioversion durchzuführen. Dabei wird der Stromstoß während des QRS-Komplexes ausgelöst, so daß er nicht in die relative Refraktärzeit des Herzaktionspotentials fällt. Ein elektrischer Impuls kann während der relativen Refraktärzeit ventrikuläre Tachykardien oder Kammerflimmern auslösen (R-auf-T Phänomen).

Tab. 4.5: Internationaler 3–5 Buchstaben-Code zur Kennzeichnung unterschiedlicher Schrittmacherfunktionsarten (ICHD-Code: Inter-Society Commisson for heart disease resources)

1. Buchstabe	2. Buchstabe	3. Buchstabe	4. Buchstabe	5. Buchstabe
Stimulierte Kammer	Ort des sensing (Impulsdetektion)	Reaktion des SM-Aggregates auf eine registrierte R- und P-Zacke	Programmierbare Funktionen des Schrittmacheraggregates	spezifische antitachykarde Funktion des Schrittmacheraggregates
V-Ventricle (Ventrikel)	V-Ventricle (Ventrikel)	T-Triggerung	P-programmierbar (Frequenz und/oder Amplitude)	B-Burst-Stimulation
A-Atrium (Vorhof)	A-Atrium (Vorhof)	I-Inhibition	M-multiprogrammierbar (vgl. Tabelle 5.2)	N-kompetitive Stimulation mit normaler Frequenz
D-Dual (Vorhof und Ventrikel)	D-Dual (Vorhof und Ventrikel)	D-Dual (R-inhibiert und P-synchron)		S-Scanning (Abtasten in Intervallen mit veränderlicher Dauer)
	0-kein Sensing (Asynchron)	0-keines (Asynchron)	0-nicht programmierbar	E-Externe Steuerung

4.2.3 Herzschrittmacher

Bei Reizleitungsstörungen aufgrund eines AV--Blocks ist die Implantation eines Herzschrittmachers die Therapie der Wahl. Der Einsatz eines temporären Herzschrittmachers wird oft auch notwendig, falls ein vorübergehender Block nach einem kardiopulmonalen Bypass auftritt. Werden gleichzeitig eine intrakardiale Drucküberwachung und ein Schrittmacher benötigt, sollte ein Pulmonalarterienkatheter mit einer Schleuse für eine Schrittmacherelektrode gelegt werden. Ein artefizieller Herzschrittmacher funktioniert nur deshalb, da sich das Myokard bei elektrischer Stimulation kontrahiert.

Ein Herzschrittmacher kann transvenös (endokardiale Elektrode) oder transthorakal (epikardiale oder myokardiale Elektrode) plaziert werden. Die transvenöse Elektrode wird normalerweise über die Vena jugularis interna oder externa, die Vena femoralis oder eine Ellenbogenvene vorgeschoben. Alle Herzschrittmacher bestehen aus zwei Komponenten: dem Schrittmacheraggregat und den Elektrodenkabeln (Tab. 4.4), [9]. Die elektrischen Impulse werden im Schrittmacheraggregat gebildet und zum Endokard oder Myokard geleitet. Hierdurch wird eine mechanische Herzkontraktion ausgelöst. Durch einen 5-Buchstabencode können die verschiedenen Schrittmacherfunktionen beschrieben werden (Tab. 4.5). Mit den ersten drei Buchstaben werden die verschiedenen künstlichen Schrittmacheraggregate kodiert (Tab. 4.6).

Das Standardmodell eines ventrikulären Demand-Schrittmachers wird VVI-Schrittmacher genannt, ein atrioventrikulärer Schrittmacher mit zwei Stimulationselektroden wird als DVI-Schrittmacher bezeichnet. Einen Zwei-Kammer-Schrittmacher, der in Vorhof und Ventrikel sowohl Eigenaktionen detektiert (Sensing) als auch künstliche Aktionen auslöst (Pacing), wird als DDD-Schrittmacher bezeichnet. Dieser Schrittmacher wird durch Vorhofaktionen aktiviert (getriggert) und durch Ventrikelaktionen gehemmt (inhibiert). Herzschrittmacher, die das zeitliche Nacheinander von Vorhof- und Ventrikelkontraktion erhalten, werden «physiologische» (sequentielle) Herzschrittmacher genannt. Durch die elektrisch ausgelösten Vorhofkontraktionen wird die ventrikuläre Füllung verbessert. Im Vergleich zur reinen Ventrikelstimulation führt dies zu einer Steigerung des Herzzeitvolumens um 20 bis 30%. Die Messung des Herzzeitvolumens kann notwendig sein, um sequentielle Schrittmacher optimal einzustellen.

Kommt es kurz nach der Implantation zum Schrittmacherausfall, ist dies meistens durch eine Elektrodendislokation oder einen Elektrodenbruch verursacht. Ein Ausfall des Schrittmachers, der nach mehr als 6 Monaten auftritt, ist dagegen meist durch eine vorzeitige Batterieerschöpfung oder eine Fehlfunktion des Impulsgenerators bedingt. Aufgrund der Entwicklung von Lithiumbatterien mit einer voraussichtlichen Lebensdauer von 8 bis 20 Jahren konnte die Notwendigkeit eines Schrittmacherwechsels aufgrund einer Batterieerschöpfung stark reduziert werden. Durch Herzschrittmacher – insbesondere durch Zwei-Kammersysteme – können aber auch Herzrhythmusstörungen ausgelöst werden. Durch die verbesserte Abschirmung der Schrittmacher konnten Schrittmacherfunktionsstörungen aufgrund äußerer elektrischer Felder (z.B. Mikrowellen, Elektrokauter, Magnetresonanztomographie) weitgehend ausgeschaltet werden. Diese Funktionsstörungen betrafen vor allem die ventrikulär-inhibierten Aggregate, die dadurch blockiert wurden. Heute sind die meisten Herzschrittmachermodelle so konstruiert, daß äußere elektrische Felder sie nicht mehr blockieren können, sondern in einen asynchronen Betriebsmodus umschalten. Viele Schrittmacherfunktionen können nicht-invasiv verändert werden. Dazu wird ein Magnet, der auf die Thoraxwand in die Nähe des Aggregates gehalten wird, benutzt. Ein Demand-Schrittmacher wird durch eine spontane Herzfrequenz, die über der Schrittmacherfrequenz liegt, inhibiert. Mittels eines von extern aufgelegten Magneten kann ein Demand-Schrittmacher vorübergehend in den Asynchron-Modus umgeschaltet werden. Ein akuter Myokardinfarkt in der Nähe der Schrittmacherelektrode kann die Kontaktfläche zwischen Elektrode und Myokard verändern und so zu einem Schrittmacherausfall führen.

Transthorakaler Herzschrittmacher

Eine Alternative zum notfallmäßigen transvenösen Einführen eines Herzschrittmachers stellt die transthorakale Stimulation dar (nicht-invasiver transthorakaler Schrittmacher) [10]. Hierfür werden zwei großflächige Stimulationselektroden auf Brust und Rücken geklebt. Durch geschicktes Plazieren der Elektroden auf Gebiete mit geringer Muskelmasse und durch Anwendung elektrischer Impulse von nur geringer Energie kann eine gute Stimulation des Herzens bei nur geringer bzw. fehlender Stimulation der Muskulatur erzielt werden. Die hämodynamischen Auswirkungen einer transthorakalen Stimulation sind denen der herkömmlichen rechtsventrikulären Stimulation vergleichbar. In Situationen, die notfallmäßig einen externen Herzschrittmacher erfordern (z.B. bei Bradyarrhythmien, Herzstillstand aufgrund einer Asystolie), wird die transthorakale Stimulation sicherlich bald Therapieverfahren der Wahl sein. Durch frühzeitigen Einsatz einer transthorakalen Stimulation können beim beobachteten bradyarrhythmischen Kreislaufstillstand gute Ergebnisse erzielt werden. Transvenös eingebrachte Schrittmachersysteme lassen in diesen Situationen keine besseren Resultate erwarten [10]. Diese Methode kann auch zum elektiven «Overpacing» hämodynamisch stabiler Tachyarrhythmien eingesetzt werden. Ebenso können transthorakale Schrittmacherelektroden auch prophylaktisch bei Patienten mit bereits vorhandenem Herzschrittmacher (z.B. bei Batteriewechsel) eingesetzt werden oder bei Patienten mit einem Linksschenkelblock, bei denen ein Pulmonalarterienkatheter eingeschwemmt werden muß (vgl. Abschnitt: Linksschenkelblock).

Präoperative Beurteilung

Bei der präoperativen Beurteilung von Patienten mit künstlichem Herzschrittmacher muß geklärt werden, warum der Schrittmacher implantiert wurde und wie der Schrittmacher zur Zeit programmiert ist (Tab. 4.5). Schwindel oder eine Synkope in der Anamnese können Ausdruck einer Funktionsstörung des Schrittmachers sein. Bei asynchronen (starrfrequenten) vorhof- oder ventrikelstimulierenden Herzschrittmachern ist die Stimulationsfrequenz der wichtigste Parameter für die Funktion des Impulsgenerators. Diese Frequenz beträgt normalerweise 70 bis 72 Impulse pro Minute. Ein Abfall der Herzfrequenz um 10% unter die ursprünglich eingestellte Frequenz ist Ausdruck dafür, daß die Batterie erschöpft ist. Eine unregelmäßige Herzfrequenz kann dadurch bedingt sein, daß die Eigenfrequenz des Herzens intermittierend unter die Schrittmacherfrequenz abfällt und der Demand-Schrittmacher sich ein- und ausschaltet. Dies kann

Tab. 4.6: Verschiedene Typen von Schrittmacheraggregaten

Buchstabencode*			Beschreibung
I	II	III	
A	O	O	asynchrone (fixfrequente) Vorhofstimulation
V	O	O	asynchrone (fixfrequente) Ventrikelstimulation ohne Sensing und ohne Inhibierung oder Triggerung
A	A	I	Vorhofstimulation im demand-Modus. Sensing im Vorhof. Der Impulsgeber wird durch spontane Vorhoferregungen (P-Zacke) blockiert
V	V	I	Ventrikelstimulation im demand-Modus. Sensing im Ventrikel. Der Impulsgeber wird durch spontane Ventrikelerregungen (R-Zacken) blockiert
A	A	T	Vorhofgetriggerte Schrittmacherstimulation. Die Schrittmacherimpulse werden von spontanen Vorhoferregungen (P-Zacken) getriggert
V	V	T	Ventrikelgetriggerte Schrittmacherstimulation. Die Schrittmacherimpulse werden von spontanen Ventrikelerregungen (P-Zacken) getriggert
D	V	I	sequentielle Stimulation des Vorhofs und des Ventrikels. Die P-Zacken werden nicht detektiert, die R-Zacken werden detektiert.
D	D	D	Stimulation und Reizwahrnehmung in Vorhof und Ventrikel. Stimulation von Vorhof und Kammer in physiologischer Reihenfolge, falls keine herzeigene Erregung in Vorhof oder Ventrikel wahrgenommen wird. Bei herzeigenen Erregungen im Vorhof oder Ventrikel wird der Schrittmacher völlig oder teilweise inhibiert.
V	D	D	Ventrikelstimulation, die von herzeigenen Vorhofaktionen getriggert wird. Reizdetektion in Vorhof und Ventrikel. Inhibierung durch herzeigene Aktionen. Die Stimulation ist mit der Vorhofaktivität synchronisiert. Der Ventrikel wird mit einer vorgegebenen Verzögerung nach der Vorhoferregung stimuliert

* = Definition des Buchstabencodes vgl. Tab. 5.3

Tab. 4.7: Anästhesieführung bei Patienten mit Herzschrittmacher

kontinuierliche EKG-Überwachung
kontinuierliche periphere Pulskontrolle
Defibrillator griffbereit
Magnet vorhanden
Medikamente griffbereit – Atropin (Isoproterenol [in Deutschland nicht im Handel], alternativ Orciprenalin)

aber auch dadurch bedingt sein, daß der Impulsgenerator die R-Zacken nicht mehr erfassen kann (Sensing-Defekt). Um bei Schrittmacherpatienten sicherzustellen, daß jeder Schrittmacherimpuls zu einer Ventrikelkontraktion führt, muß der Puls getastet und gleichzeitig das EKG beobachtet werden. Das EKG ist allerdings keine Hilfe, falls die Eigenfrequenz des Herzens höher liegt als die eingestellte Schrittmacherfrequenz. In diesem Fall können synchron arbeitende ventrikelstimulierende oder sequentielle Schrittmacher dadurch überprüft werden, daß sie durch externes Auflegen eines Umschaltmagneten auf den Impulsgeber in einen starrfrequenten Funktionsmodus umgeschaltet werden. Dann müssen im EKG 70 bis 72 Schrittmacherimpulse nachweisbar sein. Der Versuch, die Herzfrequenz durch Massage des Sinus caroticus zu senken, sollte unterbleiben, da hierdurch arteriosklerotische Plaques abgelöst werden könnten. Der Valsalva-Versuch reicht unter Umständen nicht aus, um die Herzeigenfrequenz entsprechend senken und die Schrittmacherfunktion überprüfen zu können. Um eventuell ausschließen zu können, daß ein Kabelbruch der Schrittmacherelektrode vorliegt, kann eine Röntgenthoraxaufnahme angefertigt werden.

Narkoseführung

Bei der Narkoseführung von Patienten mit künstlichem Herzschrittmacher muß die Schrittmacherfunktion kontinuierlich überwacht werden. Außerdem müssen eine entsprechende Ausrüstung und geeignete Medikamente zur Verfügung stehen, um gegebenenfalls eine ausreichende spontane Herzfrequenz aufrechterhalten zu können, falls die Schrittmacherfunktion ausfällt (Tab. 4.7). Wird die EKG-Ableitung durch den Elektrokauter gestört, kann durch Palpation einer peripheren Arterie und/oder Auskultation mittels eines Ösophagusstethoskops die Herzaktivität kontinuierlich überwacht werden. Epikardiale Schrittmacherelektroden werden durch Einführen eines Pulmonalarterienkatheters nicht beeinflußt. Kurz zuvor transvenös eingeschwemmte (endokardiale) Elektroden können hierbei jedoch dislozieren oder sich mit dem Pulmonalarterienkatheter verknoten. Eine Dislokation von endokardialen Elektroden, die bereits länger als 4 Wochen liegen, ist bisher noch nicht beschrieben worden [9]. Ein künstlicher Herzschrittmacher hat keinen Einfluß darauf, welche Anästhetika zur Narkose eingesetzt werden sollen. Künstliche Herzschrittmacher, die präoperativ störungsfrei funktionieren, arbeiten im Normalfall auch intraoperativ störungsfrei weiter.

Durch eine verbesserte elektrische Abschirmung der Schrittmacheraggregate konnten Interferenzprobleme mit dem Elektrokauter weitestgehend ausgeschaltet werden. Die elektrischen Artefakte des Elektrokauters wurden als Myokardeigenimpulse (R-Zacken) detektiert, was zu einer Inhibition des Herzschrittmachers führte. Die Möglichkeit dieser Störung besteht allerdings auch heute noch zu einem gewissen Grad. Aus diesem Grunde sind eine sorgfältige Überwachung und ein hohes Maß an Aufmerksamkeit notwendig. Außerdem müssen die entsprechenden Medikamente (Atropin, Isoproterenol) unmittelbar verfügbar sein, falls der künstliche Herzschrittmacher ausfällt [11]. Durch Magnetauflage kann der Herzschrittmacher auf einen asynchronen Betriebszustand umgeschaltet werden. Trotz der inzwischen verbesserten Abschirmung der künstlichen Herzschrittmacher ist es sinnvoll, die Neutralelektrode des Elektrokauters so weit wie möglich vom Schrittmacheraggregat entfernt zu plazieren, um so Fehldeutungen von Stromimpulsen durch den Schrittmacher zu minimieren. Außerdem sollte die Stromstärke des Elektrokauters so gering wie möglich eingestellt werden. Falls ein Einsatz des Elektrokauters in kurzen Intervallen nötig ist, sollte er nicht häufiger als etwa alle 10 Sekunden benutzt werden. Dies gilt insbesondere dann, wenn der Elektrokauter in unmittelbarer Nähe zum Schrittmacheraggregat eingesetzt wird [12]. Andererseits konnte ein fehlfunktionierender VVI-Schrittmacher dadurch inhibiert werden, daß ipsilateral zum Schrittmacheraggregat elektrische Reize eines peripheren Nervenstimulators (Stimulationsfrequenz von 2 Hertz) verabreicht wurden [13].

Müssen Patienten mit künstlichem Herzschrittmacher wegen eines Kammerflimmerns defibrilliert werden, sollte in üblicher Weise vorgegangen werden. Als einziges muß beachtet werden, daß die Defibrillationselektroden nicht direkt über dem Impulsgeber plaziert werden. Durch die externe Defibrillation kann ein akuter Anstieg der notwendigen Reizschwelle verursacht werden. Die deshalb nach einem Schrittmacherimpuls eventuell ausbleibende Kontraktion kann die sofortige Plazierung eines transvenösen Herzschrittmachers bzw. den Einsatz eines nicht-invasiven transkutanen Herzschrittmachers erforderlich machen [14]. Wahrscheinlich entstehen durch die elektrische Defibrillation endokardiale Verbrennungen und Fibrosen an der Kontaktfläche von Schrittmacherelektrode und Endokard, wodurch eine Reizschwellenerhöhung hervorgerufen wird. Es ist daher wichtig, daß nur die jeweils niedrigste, noch zum Erfolg führende Energie zur Defibrillation eingesetzt werden darf.

Es gibt keinen Hinweis dafür, daß Narkosemedikamente bzw. übliche perioperative Ereignisse die Stimulationsschwelle eines künstlichen Herzschrittmachers beeinflussen (Tab. 4.8). Dennoch sollte alles vermieden werden, was zu einer plötzlichen Änderung der Plasmakaliumkonzentration führen könnte (wie Hyperventilation, diuretikabedingter Kaliumverlust). Es ist denkbar, daß Succinylcholin durch einen akuten Anstieg der Plasmakaliumkonzentration die Stimulationsschwelle erhöht. Außerdem kann durch succinylcholinbedingtes Muskelfaszikulieren ein ansonsten normal funktionierender Schrittmacher blockiert werden, falls diese Muskelpotentiale vom Schrittmacheraggregat als R-Zacken interpretiert werden [14]. Es wird daher zum Teil empfohlen, einen unipolaren Demand-Schrittmacher vor der Gabe von Succinylcholin durch Auflegen eines präkordialen Magneten in den asynchronen Betriebsmodus umzuschalten [14]. Der Einsatz eines präkordialen Magneten kann allerdings das Risiko von Herzrhythmusstörungen durch Auftreten eines R-auf-T Phänomens erhöhen. Versehentlich können hierbei auch einige Schrittmachertypen umprogrammiert werden. Es ist nicht geklärt, ob durch eine Präkurarisierung mit einem nicht-depolarisierenden Muskelrelaxans und die so minimierten Muskelfaszikulationen das Risiko einer Schrittmacherblockade durch Muskelpotentiale vermindert werden kann. Die klinische Erfahrung zeigt jedoch, daß Succinylcholin unter diesem Aspekt bei Schrittmacherpatienten ein sicheres Medikament darstellt. Falls eine Schrittmacherblockade durch Muskelpotentiale auftritt, ist diese normalerweise nur vorübergehend und ohne Folgen. Selten kann es bei einer maschinellen Beatmung zu einer Fehlfunktion eines temporären, transvenös plazierten Herzschrittmachers kommen. Ursache hierfür kann eine plötzliche Änderung des intrakardialen Volumens mit Verlagerung der Herzscheidewand sein, wodurch es zum Kontaktverlust der Schrittmacherelektrode mit dem Myokard kommt [15].

Narkoseführung zur Implantation eines permanenten Herzschrittmachers

Wird bei Patienten mit AV-Block III. Grades eine Narkose zur Implantation eines künstlichen Herzschrittmachers durchgeführt, so besteht das Risiko, daß aus einem vorbestehenden AV-Block III. Grades ein Herzstillstand resultiert. Deshalb wird für diese Operation empfohlen, vor Narkoseeinleitung transvenös einen passageren Herzschrittmacher zu legen oder alternativ einen nicht-invasiven transthorakalen Schrittmacher zu plazieren. Falls der transvenös gelegte Schrittmacher über eine Armvene eingeführt wurde, sollte der Arm des Patienten nicht übermäßig abduziert werden. Es muß stets beachtet werden, daß durch einen transvenös eingeführten Schrittmacher eine direkte Verbindung zwischen Körperoberfläche und Endokard geschaffen wird. Bei diesen Patienten besteht daher die Gefahr, daß bereits durch geringe externe Ströme ein Kammerflimmern ausgelöst werden kann.

Tab. 4.8: Faktoren, die die Stimulationsschwelle eines Herzschrittmachers beeinflussen können

Hyperkaliämie (Succinylcholin)
Hypokaliämie (Hyperventilation)
arterielle Hypoxämie
Myokardischämie/Myokardinfarkt
Katecholamine

4.3 Störungen der Reizleitung

Reizleitungsstörungen können danach klassifiziert werden, wo sich der Reizleitungsblock in Bezug zum AV-Knoten befindet (Tab. 4.9). Ein Reizleitungsblock oberhalb des AV-Knotens ist normalerweise harmlos und nur vorübergehender Natur. Ein unterhalb des AV-Knotens befindlicher Block ist dagegen meistens permanent und verschlimmert sich im Laufe der Zeit oft noch.

4.3.1 AV-Block ersten Grades

Als AV-Block ersten Grades wird willkürlich eine Verlängerung der PQ-Zeit auf mehr als 0,2 Sekunden – bei einer Herzfrequenz von 70 Schlägen pro Minute – definiert. Die verlängerte PQ-Zeit weist auf eine Überleitungsverzögerung im AV-Knoten hin. Dies ist normalerweise durch altersbedingte degenerative Veränderungen im Reizleitungssystem bedingt. Andere Ursachen können Digitalis, eine Ischämie im Bereich des AV-Knotens (z.B. bei einem inferioren Myokardinfarkt) oder eine gesteigerte Aktivität des parasympathischen Nervensystems sein. Auch eine Aortenklappeninsuffizienz wird häufig von einem AV-Block ersten Grades begleitet. Diese Form der Reizleitungsstörung ist normalerweise asymptomatisch. Durch intravenöse Atropingabe kann die Reizleitung durch den AV-Knoten beschleunigt werden.

4.3.2 AV-Block zweiten Grades

Ein AV-Block zweiten Grades kann in einen Typ I (Wenckebach) und einen Typ II (Mobitz) unterteilt werden. Beim Block vom Typ I liegt eine Reizlei-

Tab. 4.9: Einteilung der Überleitungsstörungen

AV-Block I. Grades
AV-Block II. Grades
   AV-Block IIa (Mobitz I bzw. Wenckebach)
   AV-Block IIb (Mobitz II)
unifaszikuläre Blöcke
   linksanteriorer Hemiblock
   linksposterior Hemiblock
Rechtsschenkelblock
Linksschenkelblock
bifaszikulärer Block
   Rechtsschenkelblock mit linksanteriorem Hemiblock
   Rechtsschenkelblock mit linksposteriorem Hemiblock
AV-Block III. Grades bzw. trifaszikulärer (kompletter) Block
   nodal
   infranodal

tungsverzögerung im Bereich des AV-Knotens vor. Dadurch kommt es zur zunehmenden Verlängerung der PQ-Zeit, bis schließlich ein QRS-Komplex ausfällt. Diese Sequenz wiederholt sich regelmäßig. Dagegen liegt beim Typ II eine Störung im Bereich des His-Bündels vor (infranodaler Block). Hierdurch kommt es zu einer plötzlichen Reizleitungshemmung ohne vorherige Verlängerung der PQ-Zeit. Ein Block vom Typ II hat eine deutlich schlechtere Prognose als ein Typ-I-Block, denn er geht häufig in einen AV-Block dritten Grades über. Selbst wenn Patienten mit einem AV-Block zweiten Grades Typ II noch keine Synkopen in der Anamnese haben, ist die Implantation eines künstlichen Herzschrittmachers gerechtfertig [16].

4.3.3 Unifaszikulärer Block (Hemiblock)

Eine Reizleitungsblockade im Bereich des linksanterioren oder des linksposterioren Faszikels des linken Tawara-Schenkels wird als unifaszikulärer Block oder Hemiblock bezeichnet. Eine Reizleitungsblockade des linken anterioren Faszikels wird als linksanteriorer Hemiblock bezeichnet. Der linksposteriore Hemiblock kommt nur selten vor, da der linksposteriore Faszikel größer ist und besser durchblutet wird als der linksanteriore Faszikel. Obwohl es sich beim Hemiblock um einen intraventrikulären Block handelt, ist die Dauer des QRS-Komplexes normal oder nur gering verlängert.

4.3.4 Rechtsschenkelblock

Bei ungefähr 1% der hospitalisierten erwachsenen Patienten liegt ein Block im Bereich des rechten Tawara-Schenkels vor [17]. Im EKG kann ein Rechtsschenkelblock daran erkannt werden, daß der QRS-Komplex breiter als 0,1 Sekunden ist. In den Ableitungen V_1 bis V_3 liegt hierbei ein breiter RSR'-Komplex vor. Dem Rechtsschenkelblock liegt nicht immer eine Herzerkrankung zugrunde, und er ist oft ohne klinische Relevanz. Ein inkompletter Rechtsschenkelblock (mit Dauer des QRS-Komplexes zwischen 0,09 und 0,1 Sekunden) ist häufig bei Patienten mit erhöhten rechtsventrikulären Drücken anzutreffen (z.B. bei einer chronischen Lungenerkrankung oder einem Vorhofseptumdefekt).

4.3.5 Linksschenkelblock

Wesentliche EKG-Merkmale eines Linksschenkelblocks sind QRS-Komplexe von mehr als 0,12 Sekunden Dauer sowie plumpe und aufgesplitterte R-Zacken in allen Ableitungen. Bei einer QRS-Dauer zwischen 0,1 und 0,12 Sekunden liegt ein inkompletter Linksschenkelblock vor. Im Gegensatz zum Rechtsschenkelblock tritt ein Linksschenkelblock häufig im Rahmen einer koronaren Herzerkrankung auf. Außerdem weist ein Linksschenkelblock oft auf eine linksventrikuläre Hypertrophie hin. Dies ist z.B. im Rahmen einer chronischen Hypertonie oder einem Herzklappenfehler möglich. Ein Linksschenkelblock kann während einer Narkose auftreten (insbesondere bei Herzfrequenzen über 115 Schlägen pro Minute oder bei Vorliegen einer Hypertonie) und kann Anzeichen eines akuten Myokardinfarktes sein [18–20]. Beim Vorliegen eines Linksschenkelblocks im EKG ist die Diagnose eines Myokardinfarktes schwer zu stellen. Die breiten, für einen Linksschenkelblock typischen QRS-Komplexe können als Kammertachykardie fehlgedeutet werden.

Falls ein Linksschenkelblock vorliegt, muß dies beim eventuellen Einschwemmen eines Pulmonalarterienkatheters beachtet werden [21]. Bei ungefähr 5% der Patienten mit koronarer Herzerkrankung kommt es beim Einschwemmen eines Pulmonalarterienkatheters zu einem Rechtsschenkelblock. Daher könnte es bei vorbestehendem Linksschenkelblock während des Einführens eines Pulmonalarterienkatheters zu einem AV-Block dritten Grades kommen. Die klinische Erfahrung zeigt jedoch, daß es bei diesen Patienten beim Plazieren eines Pulmonalarterienkatheters nur selten zu einem AV-Block dritten Grades kommt.

4.3.6 Bifaszikulärer Block

Ein bifaszikulärer Block liegt vor, falls neben einem Rechtsschenkelblock zusätzlich noch der anteriore oder posteriore Faszikel des linken Tawara-Schenkels blockiert ist. Am häufigsten ist die Kombination eines Rechtsschenkelblocks mit einem linksanterioren Hemiblock. Diese läßt sich bei ca. 1% der bei Erwachsenen registrierten EKGs nachweisen [22]. Pro Jahr kommt es bei ungefähr 1 bis 2% dieser Patienten zu einem AV-Block dritten Grades [16]. Das gleichzeitige Auftreten eines Rechtsschenkelblocks und eines linksposterioren Hemiblocks ist selten. Im Gegensatz zur Kombination aus Rechtsschenkelblock plus linksanteriorem Hemiblock geht die Kombination aus Rechtsschenkelblock plus linksposteriorem Hemiblock jedoch oft in einen AV-Block dritten Grades über. Die Implantation eines künstlichen Herzschrittmachers wird allerdings erst empfohlen, falls symptomatische Bradyarrhythmien auftreten.

Ein theoretisches Risiko bei Patienten mit einem bifaszikulären Block besteht darin, daß es durch perioperative Ereignisse wie z.B. Veränderungen von Blutdruck, arterieller Oxygenierung oder Störungen des Elektrolythaushaltes zu einer Beeinträchtigung der Reizleitung in dem noch verbleibenden intakten Faszikel kommen kann. Dadurch kann plötzlich ein AV-Block dritten Grades auftreten. Es gibt jedoch keine sicheren Hinweise, daß eine Allgemein- oder Regionalanästhesie bei Patienten mit einem vorbestehenden bifaszikulären Block zur

Ausbildung eines AV-Blocks dritten Grades prädisponiert [22–24]. Daher wird bei Patienten mit einem bifaszikulären Block nicht empfohlen, vor Durchführung einer Regional- oder Allgemeinanästhesie prophylaktisch einen künstlichen Herzschrittmacher zu legen. Diese Empfehlung basiert auf Erfahrungen bei Patienten mit bifaszikulärem Block, die im präoperativen EKG eine normale PQ-Zeit hatten und anamnestisch keine unerklärlichen Synkopen aufwiesen, die auf einen vorübergehenden AV-Block dritten Grades hätte schließen lassen. Möglicherweise sollte vor großen operativen Eingriffen transvenös ein passagerer Schrittmacher gelegt werden, falls im präoperativen EKG die PQ-Zeit verlängert oder falls anamnestisch Synkopen bekannt sind. Dennoch wurden auch bei symptomatischen Patienten mit bifaszikulärem Block schon problemlos operative Eingriffe durchgeführt, ohne daß vorher prophylaktisch ein künstlicher Schrittmacher gelegt wurde [22–24].

4.3.7 AV-Block dritten Grades

Bei einem AV-Block dritten Grades (trifaszikulärer Block, kompletter AV-Block) besteht ein totaler Reizleitungsblock zwischen Vorhof und Ventrikel. Die Ventrikelstimulation erfolgt durch Schrittmacherzentren distal des Reizleitungsblocks. Ist der Reizleitungsblock nahe des AV-Knotens lokalisiert, beträgt die Ruheherzfrequenz 45 bis 55 Schläge/min, und der QRS-Komplex scheint normal konfiguriert. Falls sich der Block wesentlich unterhalb des AV-Knotens befindet, beträgt die Ruheherzfrequenz 30 bis 40 Schläge/min, und die QRS-Komplexe sind verbreitert. Ein AV-Block dritten Grades kann sich durch Schwindel und/oder eine Synkope äußern. Treten gleichzeitig eine Synkope, ein zerebraler Krampfanfall und eine Bradykardie/Asystolie auf, wird von einem Adams-Stokes-Anfall gesprochen. Da es bei einem AV-Block dritten Grades zu einer Erniedrigung der Herzfrequenz kommt, droht ein Abfall des Herzzeitvolumens. Falls die dadurch ausgelöste kompensatorische Zunahme des Schlagvolumens nicht ausreicht, droht eine Herzinsuffizienz. Die häufigste Ursache für einen AV-Block dritten Grades ist bei Erwachsenen eine altersbedingte, primär fibröse Degeneration des Reizleitungssystems (Lenègre-Krankheit), (Tab. 4.10). Auch durch degenerative Gewebsveränderungen in der unmittelbaren Nachbarschaft des Mitralklappenrings kann es zu einer Unterbrechung der Reizleitung kommen (Lev-Krankheit). Ein angeborener AV-Block dritten Grades liegt fast immer auf Höhe des AV-Knotens.

Behandlung

Die Behandlung des AV-Blocks dritten Grades besteht in der Implantation eines permanenten künstlichen Herzschrittmachers. Bevor zur Anlage eines permanenten Herzschrittmachers die Narkose eingeleitet wird, sollte transvenös ein passagerer Herzschrittmacher gelegt bzw. die Ausrüstung für einen nicht-invasiven transthorakalen Schrittmacher bereitgestellt werden. Eine kontinuierliche intravenöse Infusion von Isoproterenol (1–4 µg/min) kann – auch in Kombination mit Atropin – notwendig werden, um eine entsprechende Ventrikelfrequenz so lange aufrechterhalten zu können, bis der permanente Herzschrittmacher implantiert ist. Es muß beachtet werden, daß Antiarrhythmika ektope Schrittmacherzentren in den Ventrikeln unterdrücken können. Sie sollten daher bei Patienten mit einem AV-Block dritten Grades nicht verabreicht werden, solange noch kein künstlicher Herzschrittmacher plaziert ist.

Tab. 4.10: Ursachen eines AV-Blocks III. Grades

primär fibrinöse Degeneration des Reizleitungsgewebes (Lenègre'sche Krankheit, Lev'sche Krankheit)
koronare Herzkrankheit (akuter Myokardinfarkt)
Kardiomyopathie
Myokarditis
ankylosierende Spondylitis (Bechterew-Krankheit)
nach kardiochirurgischen Eingriffen (iatrogen)
kongenital
gesteigerte Aktivität des parasympathischen Nervensystems
medikamentös bedingt (Digitalis, Beta-Rezeptorenblocker, Chinidin)
Elektrolytstörungen (Hyperkaliämie)

4.4 Herzrhythmusstörungen

Herzrhythmusstörungen, die ihren Ursprung im Vorhof oder AV-Knoten haben, werden als supraventrikuläre Rhythmusstörungen, solche die ihren Ursprung unterhalb des AV-Knotens haben, als ventrikuläre Rhythmusstörungen bezeichnet.

4.4.1 Sinustachykardie

Von einer Sinustachykardie wird gesprochen, falls die Herzfrequenz mehr als 120 Schläge pro Minute beträgt. Diese wird durch eine Beschleunigung der spontanen Depolarisation des Sinusknotens hervorgerufen. In der perioperativen Phase kommt eine erhöhte Herzfrequenz häufig vor. Ursachen können Angst, Schmerzen, Sepsis, Hypovolämie, Fieber oder eine Herzinsuffizienz sein. Auch eine für die operative Stimulation zu flache Narkoseführung kann eine Tachykardie auslösen. Intraoperativ kommen außerdem arterielle Hypoxämie, Hypoglykämie, Hyperthyreose oder eine maligne Hyperthermie als Ursache in Betracht. Die Behandlung hängt von der Ursache der Tachykardie ab. Falls die Sinustachykardie zu einer myokardialen Ischämie führt, sollte die Herzfrequenz mit einem Betarezeptorenblocker wie z.B. Propranolol oder Esmolol gesenkt werden.

4.4.2 Sinusbradykardie

Von einer Sinusbradykardie wird gesprochen, falls die Herzfrequenz weniger als 60 Schläge pro Minute beträgt. Diese wird durch eine Verlangsamung der spontanen Depolarisation des Sinusknotens hervorgerufen. Bei körperlich sehr aktiven Patienten mit hohem Parasympathikotonus kann eine Sinusbradykardie normal sein («Sportherzsyndrom»). Bei einem durchtrainierten Sportler wurde während einer Spinalanästhesie ein plötzlicher Herzstillstand beschrieben [25]. Ursache hierfür könnte die Blockade der Nervi accelerantes durch die Spinalanästhesie sein, wodurch der ohnehin dominierende Parasympathikuseinfluß noch verstärkt wurde. Auch ein akuter inferiorer (diaphragmaler) Myokardinfarkt oder schwere Schmerzzustände können zu einer sehr langsamen Entladungsfrequenz des Sinusknotens führen. Halothan kann ebenfalls zu einem Abfall der Herzfrequenz führen, da es die Automatie des Sinusknotens dämpft [26]. Außer durch eine Vagusstimulation kann die Spontanaktivität des Sinusknotens (und damit die Herzfrequenz) auch durch andere Faktoren wie z.B. durch Betarezeptorenblocker, Hypothermie oder Hypothyreose vermindert werden. Bei einem überempfindlichen Sinus caroticus kann es bereits bei minimalem Druck auf diesen Sinus zu einer längerdauernden Asystolie kommen. Durch Zug an den Augenmuskeln (Okulokardialer Reflex) oder durch Zug am Mesenterium (Stimulation des Plexus coeliacus) kann es zu einer Reflexbradykardie kommen. Eine Reflexbradykardie kann auch während der Laryngoskopie, Laparoskopie oder Elektrokrampftherapie auftreten [26]. Zu den Medikamenten, die zu einer Reflexbradykardie führen können, gehören z.B. Opioide und Succinylcholin. Falls es aufgrund der Sinusbradykardie zu klinisch relevanten hämodynamischen Veränderungen kommt, besteht die Therapie der Wahl in einer intravenösen Atropingabe.

4.4.3 Sick-Sinus-Syndrom

Das Sick-Sinus-Syndrom (Bradykardie-Tachykardie Syndrom) ist durch eine Bradykardie, die von Episoden mit supraventrikulären Tachykardien unterbrochen wird, gekennzeichnet. Es wird meistens bei älteren Patienten beobachtet. Bei den betroffenen Patienten scheint die Aktivität des Sinusknotens gedämpft zu sein, und der Sinusknoten scheint empfindlicher gegenüber äußeren Einflüssen wie z.B. Vagusstimulation oder bestimmten Medikamenten zu sein. Viele Patienten sind zwar beschwerdefrei, oft klagen solche Patienten aber über Herzklopfen und Synkopen. Durch die Bradykardie kann es zur Herzinsuffizienz kommen, während die eventuell auftretende Tachykardie bei Patienten mit koronarer Herzerkrankung zu pektanginösen Zuständen führen kann. Bei bis zu 20% dieser Patienten kommt es zu Embolisationen in den großen Kreislauf [27].

Die Behandlung der Bradykardie besteht bei diesen Patienten in der Implantation eines künstlichen Herzschrittmachers. Die Unterdrückung der Tachyarrhythmien ist dagegen schlechter zu steuern. Bei normaler AV-Überleitung kann ein Herzschrittmacher verwendet werden, der den Vorhof stimuliert (z.B. AAI). Dagegen ist bei gestörter AV-Überleitung ein ventrikulär stimulierender (VVI) oder ein sequentieller Schrittmacher (DDD) indiziert. Digitalis, Chinidin oder Betarezeptorenblocker sind zur Therapie dieser Tachyarrhythmien geeignet. Aufgrund der hemmenden Wirkung dieser Medikamente auf den Sinusknoten ist jedoch die vorherige Implantation eines künstlichen Herzschrittmachers empfehlenswert. Kommt es aufgrund der Tachykardie zur Herzinsuffizienz, kommen die operative Durchtrennung des His-Bündels und die Implantation eines ventrikelstimulierenden Schrittmachers in Betracht. Die akute Behandlung der Bradykardie erfolgt bei diesen Patienten mit Atropin (0,5–1 mg i.v.) oder Isoproterenol (1–4 µg/min i.v.). Aufgrund der hohen systemischen Embolierate wird von einigen Autoren empfohlen, eine langfristige Therapie mit Antikoagulantien durchzuführen.

4.4.4 Supraventrikuläre Extrasystolen

Supraventrikuläre Extrasystolen entstehen in ektopen Schrittmacherzentren des Vorhofs oder in der Nähe des AV-Knotens. Sie sind im EKG an vorzeitig auftretenden und atypisch geformten P-Wellen zu erkennen. Die Dauer des QRS-Komplexes ist nicht verlängert, da die ventrikuläre Erregung über die normalen Reizleitungswege verläuft. Falls es zu einer abnormalen (aberranten) Überleitung kommt, sind die QRS-Komplexe verbreitert und können eine ventrikuläre Extrasystole vortäuschen. Nach supraventrikulären Extrasystolen kommt es – im Gegensatz zu ventrikulären Extrasystolen – normalerweise zu keiner kompensatorischen Pause. Supraventrikuläre Extrasystolen können sowohl bei Herzgesunden als auch bei Patienten mit einer Herzerkrankung auftreten. Sie sind in der Regel harmlos, es sei denn, sie lösen eine Tachyarrhythmie aus. Durch eine Steigerung der Herzfrequenz – z.B. durch die intravenöse Gabe von Atropin – können supraventrikulären Extrasystolen meistens beseitigt werden. Bei den wenigen Patienten, bei denen die ständige Unterdrückung der supraventrikulären Extrasystolen notwendig ist, kann Chinidin eingesetzt werden.

4.4.5 Paroxysmale supraventrikuläre Tachykardien

Paroxysmale supraventrikuläre Tachykardien entspringen dem Vorhof oder dem AV-Knoten. Sie sind durch plötzlichen Beginn und abruptes Ende gekennzeichnet. Auslöser ist oft eine supraventrikuläre Extrasystole [28, 29]. Der Herzrhythmus ist absolut regelmäßig. Die Frequenz beträgt zwischen 130 und 220 Schlägen pro Minute. Paroxysmale Tachykardien werden häufig bei Patienten mit einem Präexzitationssyndrom beobachtet. Gleichzeitig liegen bei diesen Patienten oft angeborene Herzfehler wie z.B. ein Vorhofseptumdefekt oder ein Ebstein-Syndrom (Fehlbildung der Trikuspidalklappe) vor.

In der Regel werden paroxysmale Tachykardien gut toleriert. Gelegentlich können jedoch auch Herzinsuffizienz oder Hypotonie ausgelöst werden. Während oder nach einer supraventrikulären Tachykardie kommt es häufig zur Polyurie.

Behandlung

Die Behandlung der paroxysmalen supraventrikulären Tachykardie besteht zunächst in Maßnahmen, die den Vagotonus erhöhen. Insbesondere die Massage des Sinus caroticus ist hierfür geeignet. Der Sinus caroticus befindet sich dort, wo im Bereich des Halses die stärksten Pulsationen der Arteria carotis getastet werden können. Dies ist normalerweise unmittelbar neben dem Schildknorpel der Fall. Falls über der Arteria carotis keine Strömungsgeräusche auskultierbar sind, kann unter konstanter EKG-Überwachung 10 bis 20 Sekunden lang Druck auf den Sinus caroticus ausgeübt werden. Auf der rechten Seite führt dieses Manöver häufiger zum Erfolg als auf der linken. Unter keinen Umständen darf der Druck gleichzeitig auf beiden Seiten ausgeübt werden. Andere vagusstimulierende Maßnahmen sind die Reizung der Rachenhinterwand oder das Valsalva-Manöver.

Falls die paroxysmale supraventrikuläre Tachykardie durch diese Manöver nicht sofort unterbrochen werden kann, ist eine medikamentöse Therapie bzw. eine elektrische Kardioversion indiziert. Um einen normalen Sinusrhythmus wiederherzustellen ist Adenosin (3–12 mg i.v.) – auch beim Vorliegen akzessorischer Leitungsbahnen – geeignet. Verapamil (75–150 µg/kgKG i.v. über 1–3 Minuten) führt meistens innerhalb von 10 Minuten zum Sinusrhythmus. Esmolol als Bolusinjektion (1–2 mg/kgKG i.v.) und/oder eine kontinuierliche Infusion (100–300 µg/kgKG/min i.v.) kann ebenfalls erfolgreich eingesetzt werden [30, 31]. Führt die paroxysmale supraventrikuläre Tachykardie zu Hypotension oder pektanginösen Beschwerden, sollte primär eine elektrische Kardioversion durchgeführt werden. Die Langzeitbehandlung dieser Herzrhythmusstörung kann mit Verapamil, Digitalis, Betarezeptorenblockern, Chinidin oder Procainamid erfolgen. Auch die elektrochirurgische Verödung des AV-Knotens und anschließende Implantation eines Herzschrittmachers können durchgeführt werden.

Eine paroxysmale supraventrikuläre Tachykardie in Verbindung mit AV-Blockierungen wechselnden Grades ist meistens auf eine Digitalisintoxikation zurückzuführen. Dies gilt insbesondere bei Patienten mit chronisch obstruktiver Lungenerkrankung. In dieser Situation hat die Massage des Sinus caroticus keinen positiven Einfluß, sondern kann eher den Grad der AV-Blockierung erhöhen. Die Behandlung umfaßt die Normalisierung der Plasmakaliumkonzentration und die Gabe von Phenytoin (100 mg i.v. über 5 Minuten, Maximaldosis 600 mg). Bei digitalisbedingten supraventrikulären Tachykardien kann die elektrische Kardioversion zu ventrikulären Arrhythmien führen.

4.4.6 Vorhofflattern

Bei Vorhofflattern liegt eine absolut regelmäßige Vorhoffrequenz von 220 bis 350 Schlägen pro Minute vor. Hierbei kann es zu einer wechselnden Überleitung über den AV-Knoten kommen. Häufig liegt eine 2:1-Überleitung vor. Die Grundlinie des EKGs weist Flatterwellen auf, es kommt zum typischen «Sägezahn»-Phänomen. Diese Herzrhythmusstörung unterscheidet sich von der paroxysmalen supraventrikulären Tachykardie dadurch, daß die Massage des Sinus caroticus nicht zur Besserung führt sondern eher den Grad der AV-Blockierung erhöht. Die Initialtherapie des Vorhofflatterns besteht in der intravenösen Gabe von Digoxin (0,25–0,75 mg i.v.). Zusätzlich kann ein Betarezeptorenblocker oder Verapamil verabreicht werden. Falls die medikamentöse Therapie nicht sofort erfolgreich ist, kann mittels elektrischer Kardioversion meistens ein Sinusrhythmus erzielt werden. Gegen rezidivierendes Vorhofflattern kann prophylaktisch eine Dauertherapie mit Digoxin und – falls notwendig – zusätzlich mit Chinidin oder Procainamid durchgeführt werden.

4.4.7 Vorhofflimmern

Vorhofflimmern ist die häufigste chronische Herzrhythmusstörung überhaupt. Es liegt bei etwa 0,4% aller Amerikaner und ungefähr 10% der über 60jährigen Menschen vor. Beim Vorhofflimmern kommt es zu völlig unregelmäßigen Vorhofaktivitäten (350–500 Schläge pro Minute). Die Ventrikelfrequenz ist dagegen langsamer und unregelmäßig. Falls keine Behandlungsversuche unternommen werden, um die Überleitungsgeschwindigkeit im AV-Knoten zu bremsen, kann die Ventrikelfrequenz über 140 Schläge pro Minute betragen. Im EKG sind keine P-Wellen zu erkennen. Aberrante Überleitungen, die wie ein Rechtsschenkelblock aussehen, können mit ventrikulären Extrasystolen verwechselt werden (Ashman-Sequenz). Da sich auch eine Digitalisüberdosierung zunächst durch ventrikuläre Rhythmusstörungen äußern kann, ist es wichtig, ventrikuläre Extrasystolen von Ashman-Sequenzen zu unterscheiden. Fehlen synchronisierte

Vorhofkontraktionen und liegt gleichzeitig eine hohe Ventrikelfrequenz vor, dann kann bei einigen Patienten ein deutlicher Abfall des Herzzeitvolumens zur Herzinsuffizienz führen. Ein großes Problem bei Patienten mit Vorhofflimmern sind Embolisationen in den Systemkreislauf. Die Ursache ist darin zu sehen, daß es aufgrund der unkoordinierten Vorhofkontraktionen im Vorhof zur Blutstase und zur Ausbildung von Vorhofthromben kommen kann. Ein Vorhofflimmern kann durch ein Sick-Sinus-Syndrom, einen Mitralklappenfehler, eine koronare Herzerkrankung oder einen vorausgegangenen thorax- oder kardiochirurgischen Eingriff bedingt sein.

Behandlung

Zur Behandlung des Vorhofflimmerns werden zunächst Medikamente wie Digitalis, Kalziumantagonisten und Betarezeptorenblocker eingesetzt. Die Ventrikelfrequenz soll dadurch gesenkt werden, daß die Reizleitung im AV-Knoten verzögert wird [32]. Früher wurde zunächst Digoxin eingesetzt (0,25–0,75 mg i.v.). Heute werden meistens die schneller wirksamen Kalziumantagonisten und Betarezeptorenblocker verwendet. Mit Verapamil (75–150 µg/kgKG i.v. über 5 Minuten) kann die Herzfrequenz sofort gesenkt werden. Diese Wirkung hält allerdings nur vorübergehend an und ist nach ca. 90 Minuten nicht mehr nachweisbar. Außerdem besitzt Verapamil eine negativ inotrope Wirkung und kann so eine Herzinsuffizienz verstärken. Alternativ kann auch Diltiazem eingesetzt werden, falls diese negativ inotrope Wirkung zu gefährlich erscheint. Auch ein Betarezeptorenblocker wie z.B. Esmolol kann – meistens in Form einer kontinuierlichen intravenösen Infusion – zur Senkung der Ventrikelfrequenz verwendet werden. Bei Kombination eines Betarezeptorenblockers mit Digoxin kommt es zu einer additiven Wirkung. Eine andere Möglichkeit, um die Ventrikelfrequenz zu senken, besteht in der elektrischen Kardioversion. Der entscheidende Nachteil der elektrischen Kardioversion ist, daß hierfür eine Kurznarkose durchgeführt werden muß. Da es bei erfolgreicher Kardioversion häufig zu Thromboembolien kommt, empfiehlt es sich, vorher eine Antikoagulantienbehandlung einzuleiten.

Falls ein Vorhofflimmern erst kurze Zeit besteht, kann auch mit Hilfe von Procainamid der Sinusrhythmus wiederhergestellt werden. Wenn die Wiederherstellung des Sinusrhythmus nicht sofort erfolgen muß, kommt auch eine orale Therapie zumeist mit Chinidin in Betracht. Chinidin ist auch geeignet, um den Sinusrhythmus nach erfolgreicher Kardioversion zu stabilisieren.

Können symptomatische Patienten mit Vorhofflimmern nicht erfolgreich medikamentös behandelt werden, besteht die Möglichkeit, den AV-Knoten operativ oder mittels eines Hochfrequenzkatheters zu zerstören. Diese Methode wird allerdings nur selten eingesetzt, da sie irreversibel ist und die Patienten dann einen künstlichen Herzschrittmacher benötigen. Es wurde inzwischen ein alternatives operatives Verfahren entwickelt, bei dem der normale Rhythmus des Sinusknotens aufrechterhalten wird. Hierbei wird der AV-Knoten über eine Gewebebrücke mit dem Sinusknoten verbunden und so vom übrigen Vorhof elektrisch isoliert. Mittels vieler kleiner Einschnitte im Vorhofmyokard wird versucht, «Reentry»-Bahnen zu durchbrechen, die zu Vorhofflimmern führen könnten.

4.4.8 AV-(Knoten-)Rhythmus

Bei einem AV-(Knoten-)Rhythmus entspringen die Impulse aus ektopen Schrittmacherzentren, die sich in der Nähe des AV-Knotens befinden. Die von diesen Schrittmacherzentren ausgehenden Impulse wandern über die normalen Reizleitungswege zu den Ventrikeln, erregen aber außerdem retrograd die Vorhöfe. Je nachdem, wo sich das Schrittmacherzentrum befindet, gehen 1. die P-Wellen entweder dem QRS-Komplex voraus, wobei die PQ-Zeit auf weniger als 0,1 Sekunde verkürzt ist, oder 2. die P-Wellen befinden sich hinter dem QRS-Komplex oder aber 3. die P-Wellen verschwinden im QRS-Komplex. Während der Allgemeinanästhesie – insbesondere wenn Halothan verabreicht wird – kommt es häufig zu einem AV-Rhythmus mit Abfall von Blutdruck und Herzzeitvolumen. Falls der AV-Rhythmus hämodynamische Auswirkungen hat, ist eine Atropingabe indiziert.

4.4.9 Wandernder Vorhofschrittmacher

Sind verschiedene Stellen in den Vorhöfen als Schrittmacherzentren tätig, so wird von einem wandernden Vorhofschrittmacher gesprochen. Das EKG zeigt dabei P-Wellen mit unterschiedlicher Konfiguration und unterschiedlichen PQ-Zeiten, die mit jedem QRS-Komplex variieren. Eine Behandlung ist normalerweise nicht notwendig. Kommt es durch den Verlust der koordinierten Vorhofkontraktionen jedoch zu einem Blutdruckabfall, kann Atropin intravenös verabreicht werden.

4.4.10 Ventrikuläre Extrasystolen

Ventrikuläre Extrasystolen entspringen aus einzelnen (unifokalen, monotopen) oder mehreren (multifokalen, polytopen) ektopen Schrittmacherzentren unterhalb des AV-Knotens. Im EKG können ventrikuläre Extrasystolen anhand typischer Veränderungen leicht erkannt werden (Tab. 4.11). Eine ventrikuläre Extrasystole, die in die vulnerable Phase des Herzens fällt, kann ventrikuläre Tachykardien oder Kammerflimmern auslösen (R-auf-T Phäno-

Tab. 4.11: Charakteristika ventrikulärer Extrasystolen im EKG

vorzeitiges Auftreten des QRS-Komplexes
fehlende P-Welle vor dem QRS-Komplex
verbreiterter und deformierter QRS-Komplex
diskordante ST-Strecke und T-Welle
kompensatorische Pause nach der Extrasystole

men). Diese vulnerable Phase entspricht der relativen Refraktärphase und liegt etwa im mittleren Teil der T-Welle (Abb. 4.2). Ventrikuläre Extrasystolen kommen auch bei herzgesunden – insbesondere bei älteren – Patienten vor. Meistens sind sie jedoch Anzeichen für eine kardiale Erkrankung (Tab. 4.12). Beispielsweise kommt es bei 95% der Patienten mit einem akuten Myokardinfarkt zu ventrikulären Extrasystolen. Bei Patienten mit einer chronischen myokardialen Ischämie kann die Häufigkeit ventrikulärer Extrasystolen in Beziehung zum Schweregrad der koronaren Herzerkrankung und der linksventrikulären Funktion gesetzt werden. Zu den Situationen, in denen ventrikuläre Extrasystolen lebensbedrohliche ventrikuläre Herzrhythmusstörungen hervorrufen können, zählen Myokardischämie, Herzklappenfehler (falls diese zu Druck- oder Volumenüberlastung der Ventrikel führen), Kardiomyopathien, verlängerte QT-Zeit im EKG sowie Elektrolytverschiebungen (insbesondere eine Hypokaliämie). Gutartige ventrikuläre Extrasystolen verschwinden meist unter Belastung, während eine Zunahme der Extrasystolen unter Belastung auf eine kardiale Erkrankung hinweist.

Behandlung

Ventrikuläre Extrasystolen sollten behandelt werden, falls sie häufig auftreten (mehr als 6 pro Minute), polytop sind, in Salven von drei oder mehr Extrasystolen erscheinen oder falls sie in die vulnerable Phase fallen (R-auf-T Phänomen). Bei diesen Gegebenheiten besteht ein erhöhtes Risiko für ventrikuläre Tachykardien und Kammerflimmern. Die erste Maßnahme besteht darin, Ursachen zu beseitigen, die zu einem starken Anstieg des Sympathikotonus

Tab. 4.12: Ventrikuläre Extrasystolen können unter folgenden Bedingungen auftreten:

gesundes Herz
arterielle Hypoxämie
Myokardischämie
Myokardinfarkt
Myokarditis
Stimulation des sympathischen Nervensystems
Hypokaliämie
Hypomagnesiämie
Digitalisintoxikation
Koffeinwirkung
Kokainwirkung
Alkoholwirkung
mechanische Irritation
(z.B. durch zentralvenöse Katheter oder Pulmonalarterienkatheter)

führen können wie z.B. eine arterielle Hypoxämie. Bleiben die ventrikulären Extrasystolen weiterhin bestehen oder falls sie hämodynamisch wirksam werden, so ist Lidocain das Medikament der Wahl. Die initiale Lidocaindosierung beträgt 1 bis 2 mg/kgKG i.v. Anschließend an diese Bolusgabe kann eine kontinuierliche Lidocaininfusion durchgeführt werden (1–4 mg/min i.v.), um therapeutische Plasmakonzentrationen und eine kontinuierliche Unterdrückung der ventrikulären Extrasystolen sicherzustellen. Ventrikuläre Extrasystolen, die auf mechanische Irritation des Herzens zurückzuführen sind, können allerdings nicht mit Lidocain erfolgreich behandelt werden. Um die Aktivität ektoper Schrittmacherzentren dauerhaft zu unterdrücken, kann eine Therapie mit Chinidin, Procainamid, Disopyramid oder Amiodaron durchgeführt werden.

4.4.11 Ventrikuläre Tachykardie

Von einer ventrikulären Tachykardie wird gesprochen, falls drei oder mehr aufeinanderfolgende ventrikuläre Extrasystolen auftreten und die resultierende Herzfrequenz über 120 Schlägen pro Minute liegt. Der QRS-Komplex ist hierbei aufgrund der aberranten intraventrikulären Reizleitung verbreitert. P-Wellen sind nicht erkennbar. Eine ventrikuläre Tachykardie kann ohne Registrierung eines His-Bündel EKGs nicht immer von einer paroxysmalen supraventrikulären Tachykardie mit aberranter Überleitung unterschieden werden. Nach einem akuten Myokardinfarkt oder bei einer entzündlichen bzw. bakteriellen Erkrankung des Herzens tritt oft eine ventrikuläre Tachykardie auf. Auch eine Digitalisintoxikation kann zu einer ventrikulären Tachkardie führen. Eine seltene Form der ventrikulären Tachkardie ist die Torsade-de-pointes-Tachykardie, die durch eine ventrikuläre Extrasystole verursacht wird. Gleichzeitig muß eine vorbestehende gestörte ventrikuläre Repolarisation mit verlängerter QT-Zeit im EKG vorhanden sein (siehe Abschnitt: QT-Syndrom).

Behandlung

Bei einer hämodynamisch wirksamen ventrikulären Tachykardie besteht die Behandlung der Wahl in der elektrischen Kardioversion. Wird die ventrikuläre Tachykardie jedoch gut toleriert, so kann als Initialtherapie auch eine Lidocainbolusinjektion durchgeführt werden (1–2 mg/kgKG i.v.). Im Anschluß erfolgt eine kontinuierliche intravenöse Lidocaininfusion (1–4 mg/min), um wirksame Plasmakonzentrationen aufrechtzuerhalten. Auch mittels Procainamid (100 mg i.v. alle 2 Minuten bis zu einer Höchstdosis von 2 g) kann diese Arrhythmie erfolgreich in einen supraventrikulären Rhythmus überführt werden. Falls die Injektion von Lidocain oder Procainamid erfolglos bleibt, kann die intravenöse

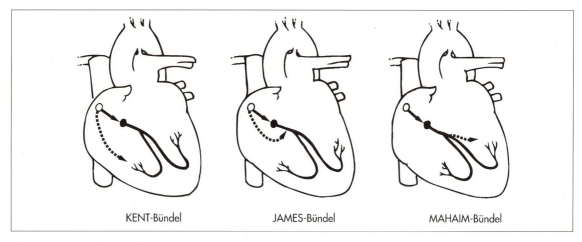

Abb. 4.4: Schematische Darstellung der drei häufigsten akzessorischen atrioventrikulären Leitungsbahnen, die zu einer Präexzitation führen. Das Kent-Bündel verbindet typischerweise den Vorhof mit dem Ventrikel, ohne daß es durch den AV-Knoten läuft. Das James-Bündel umgeht den AV-Knoten und mündet in das His-Bündel. Das Mahaim-Bündel leitet den Impuls vom His-Bündel oder einem Schenkel des Reizleitungssystems zur Septummuskulatur. ○ Sinusknoten; ● AV-Knoten.

Bretyliumgabe (5 mg/kgKG) eventuell noch wirksam sein.

Das ektope Schrittmacherzentrum, von dem ventrikuläre Tachykardien ausgehen, befindet sich oftmals im Bereich von Narbengewebe oder einem ventrikulären Aneurysma. Dieses Zentrum kann auch operativ mittels Elektroresektion des entsprechenden Endokardbereichs beseitigt werden.

4.4.12 Kammerflimmern

Typische EKG-Veränderungen für ein Kammerflimmern sind ungeordnete Ventrikelkontraktionen ohne erkennbare QRS-Komplexe. Bei dieser Rhythmusstörung wird kein Blut mehr ausgeworfen. Daher ist eine sofortige kardiopulmonale Reanimation notwendig. Lediglich die elektrische Defibrillation ist sinnvoll, um einen entsprechenden Herzrhythmus mit spontanem Blutauswurf wiederherzustellen. Diese Maßnahme sollte so früh wie möglich zum Einsatz kommen, da Herzzeitvolumen, koronarer und zerebraler Blutfluß auch bei korrekt durchgeführter externer Herzdruckmassage nur sehr gering sind. Koronarer und zerebraler Blutfluß können auch während korrekt durchgeführter externer Herzdruckmassage unterhalb von lediglich 10% der Normalwerte liegen [34]. Bleibt das Kammerflimmern bestehen, können durch eine intravenöse Lidocain- oder Bretyliumgabe die Erfolgsaussichten einer erneuten elektrischen Defibrillation verbessert werden.

4.4.13 Automatische implantierbare Kardioverter/Defibrillatoren

Bei Patienten, die bereits einen Herzstillstand überlebt haben, können eventuell wiederauftretende ventrikuläre Tachykardien bzw. Kammerflimmern zum plötzlichen Herztod führen. Diese können mittels implantierbarer automatischer Kardioverter bzw. Defibrillatoren (automatic implantable cardioverter defibrillator = AICD) möglicherweise behandelt werden. Diese Aggregate können ventrikuläre Tachykardien bzw. Kammerflimmern automatisch feststellen und geben dann synchronisiert elektrische Impulse mit einer Energie von 25 Ws (Joule) ab [35]. Voraussetzung für die Implantation eines AICD-Schrittmachers sind ventrikuläre Tachykardien bzw. Kammerflimmern, die durch eine medikamentöse antiarrhythmische Therapie nicht zu beeinflussen sind. Für die Plazierung der epikardialen Elektroden eines AICD-Schrittmachers ist eine Allgemeinanästhesie erforderlich. Während der Implantation muß eine ventrikuläre Arrhythmie künstlich ausgelöst und durch den AICD-Schrittmacher beendet werden können. Das Schrittmacheraggregat wird in eine subkutane Tasche in Nabelgegend implantiert. Im Rahmen regelmäßiger Nachuntersuchungen müssen Anzahl der abgegebenen Defibrillationsimpulse, Batteriekapazität, Stimulations- und Sensing-Funktion des AICD-Aggregates kontrolliert werden.

4.5 Präexzitationssyndrome

Präexzitationssyndrome zeichnen sich dadurch aus, daß die aus dem Vorhof kommenden Impulse über akzessorische (abnormale) Leitungsbahnen am AV-Knoten vorbei zu den Ventrikeln geleitet werden und zur Erregung von Teilen der Kammermuskulatur führen. Diese akzessorischen Leitungsbahnen wirken wie eine elektrische Brücke. Da die normale Verzögerung der elektrischen Impulse durch den AV-Knoten entfällt, kommt es zur vorzeitigen Ven-

Tab. 4.13: Pathophysiologie der Präexzitationssyndrome

Bezeichnung	akzessorische Verbindung	typische EKG-Veränderungen
Kent-Bündel (akzessorische atrioventrikuläre Leitungsbahn, WPW-Syndrom)	vom Vorhof zum Ventrikelmyokard	kurze PQ-Zeit (< 0,12 s) verbreiterter QRS-Komplex (> 0,12 s) Delta-Welle
James-Bündel (intranodales Bypass-Bündel, LGL-Syndrom)	vom Vorhof zum His-Bündel	kurze PQ-Zeit (< 0,12 s) normaler QRS-Komplex keine Delta-Welle
Maheim-Bündel (nodoventrikuläre oder faszikuloventrikuläre Leitungsbahn, Maheim-Syndrom)	vom AV-Knoten oder His-Bündel zum Ventrikelmyokard	normale oder kurze PQ-Zeit verbreiterter QRS-Komplex (> 0,12 s) Delta-Welle

trikelerregung. Als Ursache dieser akzessorischen Leitungsbahnen wird vermutet, daß sich aufgrund einer unvollständigen Ausbildung des Annulus fibrosus atrioventrikuläre Leitungsbahnen, die während der Kardiogenese normalerweise nur vorübergehend vorhanden sind, nicht vollständig zurückgebildet haben. Solche akzessorischen Leitungsbahnen sind vermutlich bei 0,1 bis 0,3% der Menschen vorhanden [36]. Die bei weitem häufigste akzessorische Leitungsbahn ist das atrioventrikuläre Kent-Bündel. Andere akzessorische Bündel (z.B. James- und Maheim-Bündel) kommen nur selten vor und können nur mit anspruchsvollen intrakardialen Stimulations- und Registrierungsmethoden nachgewiesen werden. (Abb. 4.4, Tab. 4.13). Die bei Patienten mit akzessorischen Leitungsbahnen häufigsten Rhythmusstörungen sind paroxysmale supraventrikuläre Tachykardie, Vorhofflimmern und Vorhofflattern. Normalerweise treten diese Rhythmusstörungen nur selten auf und werden gut toleriert, denn die betroffenen Patienten sind in der Regel jung und haben keine anderen Herzerkrankungen. Es können allerdings auch schwere Rhythmusstörungen auftreten, die zur Herzinsuffizienz oder sogar zum plötzlichen Herztod führen [37].

4.5.1 Wolff-Parkinson-White Syndrom

Das Wolff-Parkinson-White Syndrom (WPW-Syndrom) ist das häufigste Präexzitationssyndrom. Beim WPW-Syndrom werden die Impulse des Sinusknotens sowohl über die normale Leitungsbahn als auch über das akzessorische Kent-Bündel am AV-Knoten vorbei zu den Ventrikeln geleitet (Abb. 4.4). Da es im Kent-Bündel nicht zur physiologischen Leitungsverzögerung wie im AV-Knoten kommt, ist die PQ-Zeit im EKG verkürzt (< 0,12 Sekunden). Die Delta-Welle und der dadurch verbreiterte QRS-Komplex (> 0,12 Sekunden) sprechen dafür, daß die Ventrikel sowohl über das akzessorische als auch über das normale Leitungssystem erregt werden. Die Delta-Welle wird durch die vorzeitige Erregung der Ventrikel über die akzessorische Leitungsbahn verursacht. Eine paroxysmale supraventrikuläre Tachykardie ist die häufigste Rhythmusstörung im Rahmen dieses Syndroms. In extremen Fällen kann diese Tachykardie zu Synkopen und/oder Herzinsuffizienz führen. Bei 5 bis 10% der Patienten mit WPW-Syndrom liegt außerdem eine Ebstein-Anomalie der Trikuspidalklappe vor (siehe Kapitel 3). Zusätzlich kann auch ein Vorhofseptumdefekt vorliegen. Die Inzidenz eines plötzlichen Herztodes bei Patienten mit WPW-Syndrom wird mit 1:700 bis 1:1000 angegeben [38, 39]. Bei ca. 12% der Patienten besteht die Erstmanifestation des WPW-Syndroms in einem Herzstillstand [40]. Ein WPW-Syndrom kann auch während der perioperativen Phase erstmals auftreten [41].

Behandlung

Zur Erstbehandlung einer supraventrikulären Tachykardie beim WPW-Syndrom sollte eine Vagusstimulation in Erwägung gezogen werden (Tab. 4.14), [36, 42]. Diese Stimulation sollte sofort nach Beginn der supraventrikulären Tachykardie durchgeführt werden, denn später kommt es zu einem Anstieg des Sympathikotonus und damit nimmt die Wahrscheinlichkeit einer erfolgreichen Vagusstimulation ab. Ist die Vagusstimulation erfolglos, sollten intravenös Medikamente verabreicht werden, die die Refraktärphase des AV-Knotens (Adenosin) oder der akzessorischen Leitungsbahnen (Procainamid) verlängern, um die supraventrikuläre Tachykardie zu beenden [36, 42]. Herzschrittmacher («Overpa-

Tab. 4.14: Behandlung supraventrikulärer Tachykardien bei Patienten mit WPW-Syndrom

Paroxysmale supraventrikuläre Tachykardie
    Vagusstimulation
        Valsalva-Manöver
        Würgereflex («Finger in den Hals»)
        Gesicht in kaltes Wasser tauchen
    Adenosin 3–12 mg i.v.
    Verapamil 2,5–10 mg i.v.
    Esmolol 50–100 mg i.v.
    Procainamid 500 mg i.v.
    passagerer Herzschrittmacher («Overpacing»)
    elektrische Kardioversion

Vorhofflimmern
    elektrische Kardioversion (falls hämodynamisch instabil)
    Procainamid (falls hämodynamisch stabil)

cing») oder Kardioversion werden nur selten benötigt, um eine solche Tachykardie zu durchbrechen. Bei Patienten, die gleichzeitig mit Verapamil und einem Betarezeptorenblocker behandelt werden, kann es nach Kardioversion häufiger zur Asystolie kommen. In dieser Situation ist es daher wichtig, einen passageren künstlichen Herzschrittmacher griffbereit zu haben. Zur Vorbeugung supraventrikulärer Tachykardien eignen sich Medikamente wie Amiodaron, die die Reizleitungsgeschwindigkeit bremsen und gleichzeitig die relative Refraktärzeit sowohl im AV-Knoten als auch in den akzessorischen Leitungsbahnen verlängern. Welches Medikament am besten geeignet ist, muß unter Umständen bei jedem einzelnen Patienten nach dem Versuch-und-Irrtum-Prinzip herausgefunden werden.

Die Behandlung eines Vorhofflimmerns bei Patienten mit WPW-Syndrom hängt von der Ventrikelfrequenz und den hämodynamischen Folgen der Herzrhythmusstörung ab (Tab. 4.14), [32, 36, 42]. Führt eine hohe Ventrikelfrequenz zu lebensbedrohlicher Hypotension, wird eine Kardioversion notwendig. Wird das Vorhofflimmern dagegen toleriert, sollten Medikamente verabreicht werden, die die Refraktärzeit der akzessorischen Leitungsbahnen verlängern (Procainamid, Chinidin, Encainid [in Deutschland nicht im Handel]). Verapamil und Digitalis können die relative Refraktärzeit der akzessorischen Leitungsbahnen verkürzen. Hierdurch kann die Ventrikelfrequenz unter Umständen zunehmen. Auch falls es nach Einsetzen des Vorhofflimmerns zu einer Erhöhung des Sympathikotonus kommt, wird dadurch eine Verkürzung der Refraktärzeit im Bereich der akzessorischen Leitungsbahnen begünstigt. Zur Prophylaxe gegen ein paroxysmales Vorhofflimmern können bei diesen Patienten Medikamente eingesetzt werden, die die Refraktärzeit der akzessorischen Leitungsbahnen verlängern. Diese werden oft in Kombination mit einem Betarezeptorenblocker angewandt.

In therapieresistenten Fällen kann eine operative Durchtrennung der akzessorischen Leitungsbahnen durchgeführt werden. Dies kann entweder am offenen Herzen (kryochirurgische Durchtrennung nach elektrischer Identifizierung der Bahnen) oder mittels transvenös eingeschwemmter Katheter erfolgen [43]. Operative Maßnahmen erfordern eine Sternotomie und in den meisten Fällen den Einsatz einer Herz-Lungen-Maschine. Hochfrequenzkatheter sind sehr gut geeignet, um akzessorische Leitungsbahnen zu veröden. Morbidität und Mortalität sind dabei gering [44, 45]. Mittels dieser Hochfrequenzkatheter können gut kontrollierbare Läsionen gesetzt werden. Dadurch treten bei diesem Vorgehen normalerweise weder hämodynamische Veränderungen noch Herzrhythmusstörungen oder neuromuskuläre Erregungen auf. Daher muß für diesen Eingriff auch keine Allgemeinanästhesie durchgeführt werden. Durch exakte intrakardiale EKG-Ableitungen konnte gezeigt werden, daß die meisten akzessorischen Leitungsbahnen den linken Vorhof mit dem linken Ventrikel verbinden.

Narkoseführung bei Patienten mit WPW-Syndrom

Ziel bei der Narkoseführung von Patienten mit einem WPW-Syndrom muß es sein, alle Ereignisse (z.B. Steigerung des Sympathikotonus, Hypovolämie) und Medikamente (z.B. Digitalis) zu vermeiden, die die Überleitungsgeschwindigkeit in den akzessorischen Leitungsbahnen steigern könnten [46]. Eine antiarrhythmische Dauertherapie sollte auch während der perioperativen Phase fortgesetzt werden. Eine Prämedikation mit Medikamenten, die die Herzfrequenz steigern können, sollte vermieden werden. Obwohl Atropin zur Prämedikation bereits eingesetzt wurde, ohne daß kardiale Nebenwirkungen auftraten, scheinen Scopolamin oder Glykopyrrolat besser geeignet zu sein, falls ein Anticholinergikum notwendig erscheint. Die Prämedikation mit einem Anxiolytikum ist wünschenswert. Es gibt jedoch kein Anxiolytikum, das bei diesen Patienten bevorzugt eingesetzt werden sollte.

Die Narkoseeinleitung kann mit verschiedenen intravenös zu applizierenden Medikamenten (Barbiturate, Benzodiazepine, Opioide) erfolgen [47–49]. Droperidol kann die Refraktärzeit akzessorischer Leitungsbahnen verlängern. Die dafür erforderlichen hohen Dosen (200–600 µg/kgKG i.v.) lassen eine entsprechende Droperidolgabe allerdings für die klinische Praxis ungeeignet erscheinen (Abb. 4.5), [49]. Dem Thiopental wurde nachgesagt, daß es die Reizleitung in den akzessorischen

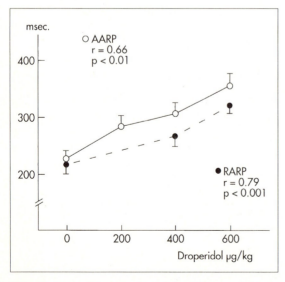

Abb. 4.5: Droperidol verursacht eine dosisabhängige Verlängerung der anterograden (AARP) und retrograden (RARP) absoluten Refraktärphase von akzessorischen Leitungsbahnen. (Gomez-Arnau J, Marquez-Montes J, Avello F. Fentanyl and droperidol effects on the refractoriness of the accessory pathway in the Wolff-Parkinson-White syndrome. Anesthesiology 1983; 58: 307–13.)

Bahnen beschleunigt. Dies wurde bisher aber klinisch nicht bestätigt. Die elektrophysiologischen Effekte von Propofol, Etomidat und Ketamin wurden bisher noch nicht genau untersucht und die klinischen Erfahrungen mit diesen Medikamenten bei Patienten mit einem WPW-Syndrom sind bisher zu gering, um entsprechende Empfehlungen abzugeben. Der Einsatz von Ketamin kann bei diesen Patienten aufgrund dessen sympathomimetischer Wirkung nicht empfohlen werden.

Zur endotrachealen Intubation und zur Aufrechterhaltung der Narkose sollten solche Medikamente verabreicht werden, mit denen die Gefahr einer Sympathikusstimulation im Rahmen von direkter Laryngoskopie und operativer Stimulation verringert werden kann. In entsprechender Dosierung vermindern volatile Anästhetika sowohl den Sympathikotonus als auch die Reizleitungsgeschwindigkeit in den akzessorischen Leitungsbahnen [50, 51]. Zur Aufrechterhaltung der Narkose wurde bei Patienten mit einem WPW-Syndrom z.B. Lachgas in Kombination mit einem volatilen Anästhetikum erfolgreich eingesetzt [47–49, 52]. Es wird empfohlen, ausreichende Konzentrationen eines volatilen Anästhetikums zu verabreichen, um auch bei starken Stimulationen eine Steigerung des Sympathikotonus zu verhindern. Daher sollte bereits vor Beginn der endotrachealen Intubation mittels eines volatilen Anästhetikums und/oder eines intravenös zu applizierenden Medikamentes eine ausreichend tiefe Narkose sichergestellt werden.

Auch Succinylcholin wurde bereits erfolgreich eingesetzt. Es scheint jedoch besser zu sein, ein Muskelrelaxans ohne kardiovaskuläre Nebenwirkungen zu verwenden. Pancuronium besitzt vagolytische Eigenschaften und erhöht die Überleitungsgeschwindigkeit im AV-Knoten und möglicherweise auch in den akzessorischen Leitungsbahnen [53]. Die Antagonisierung nicht-depolarisierender Muskelrelaxantien mittels eines Cholinesterasehemmers sollte kein Risiko bedeuten, denn früher wurde sogar Edrophonium verwendet, um supraventrikuläre Herzrhythmusstörungen zu behandeln. Es ist jedoch denkbar, daß eine hohe Dosis eines Anticholinergikums in Kombination mit einem Cholinesterasehemmer die Überleitungsgeschwindigkeit in Sinus- und AV-Knoten steigern kann. Bei Patienten mit einem WPW-Syndrom kann dadurch das Risiko einer supraventrikulären Tachyarrhythmie erhöht werden. Die Entscheidung, ob ein nicht-depolarisierendes Muskelrelaxans mit einer Kombination aus Anticholinergikum und Cholinesterasehemmer antagonisiert werden soll, muß im Einzelfall entschieden werden. Die klinischen Erfahrungen sind zu gering, als daß generelle Empfehlungen ausgesprochen werden könnten.

Welche perioperativen Überwachungsmaßnahmen bei Patienten mit WPW-Syndrom getroffen werden sollen, hängt vom Ausmaß des geplanten operativen Eingriffs ab. Außerdem spielt es eine Rolle, ob eine weitere kardiale Störung vorliegt. Die Indikation zur direkten arteriellen Blutdruckmessung kann häufiger gestellt werden, während die Überwachung der kardialen Füllungsdrucke für nicht-kardiochirurgische Eingriffe meist nicht erforderlich ist. Wird ein zentralvenöser Katheter oder ein Pulmonalarterienkatheter plaziert, so kann dies theoretisch sogar das Risiko einer supraventrikulären Tachyarrhythmie erhöhen. Dennoch kann ein Pulmonalarterienkatheter – der die Möglichkeit besitzt, einen passageren Schrittmacher einzuführen – indiziert sein. Es sollten auch die Medikamente vorbereitet sein, die zur Behandlung akuter supraventrikulärer Tachyarrhythmien geeignet sind (Tab. 4.14). Ist eine intrakardiale EKG-Ableitung zum «Mapping» der akzessorischen Leitungsbahnen vorgesehen, muß unbedingt Normothermie aufrechterhalten werden.

4.5.2 Lown-Ganong-Levine Syndrom

Das Lown-Ganong-Levine Syndrom (LGL-Syndrom) entsteht durch akzessorische Leitungsbahnen, die als James-Bündel bezeichnet werden. Diese Bündel umgehen den AV-Knoten und münden direkt in das His-Bündel (Abb. 4.4). Hierdurch entfällt die physiologische Reizleitungsverzögerung im AV-Knoten. Im EKG ist das LGL-Syndrom durch eine verkürzte PQ-Zeit sowie einen normal konfigurierten QRS-Komplex ohne Delta-Welle gekennzeichnet. Vorhofflattern oder -flimmern sind die häufigsten Herzrhythmusstörungen bei diesem Syndrom. Dennoch sind die betroffenen Patienten meistens asymptomatisch. Behandlung und Narkoseführung sind wie bei Patienten mit einem Wolff-Parkinson-White Syndrom durchzuführen.

4.5.3 Maheim-Syndrom

Typisch für diese Variante der Präexzitationssyndrome sind eine normale bis leicht verkürzte PQ-Zeit, ein verbreiterter QRS-Komplex und eine Delta-Welle im EKG. Dieses Bild kann leicht mit einem kompletten Schenkelblock verwechselt werden. Das Maheim-Syndrom ist Folge von akzessorischen Bahnen, die als Maheim-Bündel bezeichnet werden. Sie entspringen unterhalb des AV-Knotens und münden direkt in das Ventrikelmyokard (Abb. 4.4). Behandlung und Narkoseführung sind wie bei Patienten mit einem Wolff-Parkinson-White Syndrom durchzuführen.

4.6 QT-Syndrom

Das QT-Syndrom kann angeboren (Jervell-Lange-Nielsen-Syndrom bei gleichzeitiger Schwerhörigkeit; Romano-Ward-Syndrom ohne gleichzeitige

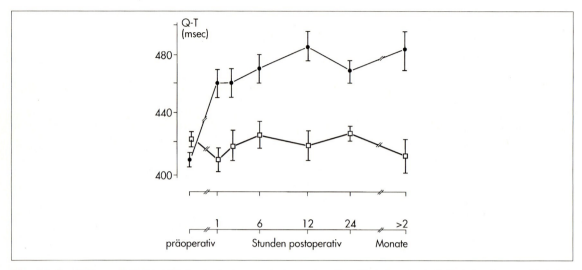

Abb. 4.6: Das Q-T-Intervall (Q-T) in Millisekunden (ms) war nach einer rechtsseitigen Neck dissection (volle Kreise) verlängert, nicht jedoch nach einer linksseitigen Neck dissection (leere Kästchen). Mittelwerte ± SE. (Otteni JC, Pottecher T, Bronner G, Flesch H, Diebolt JR. Prolongation of the Q-T interval and sudden cardiac arrest following right radical neck dissection. Anesthesiology 1982; 59: 358–61.)

Schwerhörigkeit) oder erworben sein (durch Chinidin, Disopyramid, trizyklische Antidepressiva, Subarachnoidalblutung, Hypokaliämie, Hypomagnesiämie). Auch eine radikale rechtsseitige Neck dissection kann zu einer verlängerten QT-Zeit und postoperativen Herzrhythmusstörungen führen. Ähnliche Veränderungen sind nach einer linksseitigen Neck dissection nicht festzustellen (Abb. 4.6), [54]. Diagnostisches Merkmal ist eine verlängerte QT-Zeit von mehr als 0,44 Sekunden. Die QT-Dauer ist auch dann noch verlängert, wenn die frequenzkorrigierte QT-Zeit zugrunde gelegt wird. Treten beim QT-Syndrom Synkopen auf, können diese mit einem Krampfanfall verwechselt werden, falls kein EKG geschrieben wird. Unerwartet auftretende Synkopen aufgrund einer Sympathikusstimulation werden häufig durch körperliche Anstrengung oder Furcht ausgelöst. Ein plötzlicher Herztod ist bei Patienten mit diesem Syndrom meistens auf eine ventrikuläre Tachykardie zurückzuführen [55]. Als Grund für ein QT-Syndrom wird meistens eine kongenitale asymmetrische sympathische Innervation des Herzens angenommen. Ursache ist ein gesteigerter linksventrikulärer oder ein verminderter rechtsventrikulärer Sympathikotonus. Die verlängerte QT-Zeit im EKG ist Zeichen für eine verzögerte Ventrikelrepolarisation. Hierdurch ist das Myokard empfindlicher für die Entwicklung ventrikulärer Arrhythmien.

Behandlung

Die Behandlung des QT-Syndroms beruht auf empirischen Erfahrungen. Es wird versucht, pharmakologisch oder chirurgisch den Sympathikotonus des Herzens zu senken. Betarezeptorenblocker verkürzen beispielsweise die QT-Zeit, vermindern den Sympathikotonus und erhöhen die Flimmerschwelle des Herzens. Bleibt die medikamentöse Therapie erfolglos, kann eine linksseitige Stellatumblockade in Erwägung gezogen werden, um vorübergehend das Ungleichgewicht zwischen links- und rechtsseitigen kardialen Sympathikusfasern aufzuheben [56]. Eine erfolgreiche Blockade kann am besten an einer Verkürzung der QT-Zeit im EKG erkannt werden. Die Wirkung einer linksseitigen Stellatumblockade ist jedoch nur vorübergehend. Sie kann nur dazu dienen, akute Herzrhythmusstörungen zu behandeln oder die Erfolgsaussichten einer operativen Entfernung des Ganglion stellatum einschätzen zu können und um unbehandelte Patienten auf einen Notfalleingriff vorbereiten zu können.

Narkoseführung

Ein präoperatives EKG zum Ausschluß eines QT-Syndroms ist bei Kindern mit angeborener Schwerhörigkeit oder bei Fällen von plötzlichem Herztod in der Familie zu empfehlen, denn die körperliche Untersuchung ergibt bei diesen Patienten häufig keinen pathologischen Befund. Auch bei den Familienangehörigen der betroffenen Patienten sollte eine EKG-Kontrolle durchgeführt wird. Bei Patienten mit QT-Syndrom kann eine Allgemeinanästhesie lebensbedrohliche ventrikuläre Arrhythmien oder einen Herzstillstand verursachen [55, 57]. Aus diesem Grunde sollte bei Risikopatienten vor Narkoseeinleitung diskutiert werden, ob eine Beta-Blockade oder eine prophylaktische linksseitige Stellatum-Blockade durchgeführt wird. Ereignisse, die die QT-Zeit verlängern können, wie z.B. eine plötzliche Erhöhung des Sympathikotonus aufgrund präoperativer Angstzustände oder starker intraoperativer Reize bei unzureichender Narkosetiefe bzw. eine akute Hypokaliämie aufgrund iatrogener Hyperventilation, müssen vermieden werden. Zur Angstminderung ist eine entsprechende präoperative Medikation angebracht. Der Einsatz von Anticholinergika im Rahmen der Prämedikation ist fragwürdig, da hierdurch eine Veränderung des Gleichgewichts von Sympathikotonus und Parasympathikotonus auftreten kann.

Eine sichere Narkoseeinleitung kann mit Thiopental durchgeführt werden, obwohl dieses Medikament die QT-Zeit bei herzgesunden Patienten verlängern kann. Ketamin sollte aufgrund seiner sympathomimetischen Wirkung nicht verabreicht werden. Die endotracheale Intubation sollte erst unter ausreichend tiefer Narkose erfolgen, um Reaktionen auf Schmerzreize vermeiden zu können. Eine ausreichende Narkosetiefe vor der Intubation kann mittels volatiler Anästhetika oder Opioiden erreicht werden. Werden volatile Anästhetika eingesetzt, muß beachtet werden, daß diese Medikamente nicht nur geeignet sind, eine schmerzbedingte Steigerung des Sympathikotonus zu unterdrücken. Insbesondere muß daran gedacht werden, daß bestimmte volatile Anästhetika das Herz für die arrhythmogenen Wirkungen der Katecholamine sensibilisieren können. Isofluran, Enfluran oder Desfluran – eventuell in Kombination mit Lachgas – sind in dieser Hinsicht relativ gut geeignet [55, 57, 58]. Da es bei einer erhöhten Katecholaminkonzentration und gleichzeitiger Halothangabe gehäuft zu Herzrhythmusstörungen kommt, ist Halothan möglichst zu vermeiden. Die Extubation sollte möglichst in noch tiefer Narkose erfolgen, um hierbei eine Sympathikusstimulation zu vermeiden.

Bei der Wahl der Muskelrelaxantien sollte darauf geachtet werden, daß sie weder zu einer Stimulation des sympathischen Nervensystems noch zu einer Histaminfreisetzung führen. Succinylcholin wurde bei solchen Risikopatienten schon problemlos eingesetzt. Auch Pancuronium wurde zur Muskelrelaxierung ohne Zwischenfälle benutzt, obwohl es eine sympathomimetische Wirkung aufweist. Die Antagonisierung nicht-depolarisierender Muskelrelaxantien scheint bei diesen Patienten keine Veränderung der QT-Zeit zu bewirken.

Ein Defibrillator sollte stets bereit stehen, da eine erhöhte Gefahr eines perioperativen Kammerflimmerns besteht. Zur Behandlung akuter intraoperativer Rhythmusstörungen kann ein Betarezeptorenblocker wie z.B. Esmolol oder Propranolol eingesetzt werden. Lidocain, Procainamid und Chinidin sind zur Behandlung akuter Herzrhythmusstörungen nicht zu empfehlen, da diese Medikamente die QT-Zeit verlängern können [54]. Es wurde allerdings auch schon berichtet, daß bei einem Patienten mit QT-Syndrom erfolgreich Lidocain zur intraoperativen Behandlung einer ventrikulären Tachykardie eingesetzt wurde. Phenytoin ist in der Lage, die QT-Zeit zu verkürzen. Aus diesem Grunde ist eine postoperative orale Phenytoingabe empfehlenswert.

Literaturhinweise

1. Akhtar, M.: Management of ventricular tachyarrhythmias. JAMA 1982; 247: 671–4
2. Campbell, S., Barry, J., Rebacca, G.S., et al.: Active transient myocardial ischemia during daily life in asymptomatic patients with positive exercise tests and coronary artery disease. Am.J. Cardiol. 1986; 57: 1010–6
3. Miller, R.D., Way, W.L., Katzung, B.G.: The potentiation of neuromuscular blocking agents by quindine. Anesthesiology 1967; 28: 1036–41
4. Harrah, M.D., Way, W.L., Katzung, B.G.: The interaction of d-tubocurarine with antiarrhythmic drugs. Anesthesiology 1970; 33: 406–10
5. Schulte-Sasse, U., Hess, W., Markschies-Harnung, A., Tarnow, J.: Combined effects of halothane anesthesia and verapamil on systemic hemodynamics and left ventricular myocardial contractility in patients with ischemic heart disease. Anesth. Analg. 1984; 63: 791–8
6. Durant, N.N., Nguyen, N., Katz, R.: Potentiation of neuromuscular blockade by verapamil. Anesthesiology 1984; 60: 298–303
7. Chassard, D., George, M., Guiraud, M., et al.: Relationship between preoperative amiodarone treatment and complications observed during anesthesia for valvular cardiac surgery. Can.J. Anaesth. 1990; 37: 151–4
8. Dunn, M., Alexander, J., deSilva, R., et al.: Antithrombotic therapy in atrial fibrillation. Chest 1986; 89: 68S-72S
9. Zaidan, J.R.: Pacemakers. Anesthesiology 1984; 60: 319–34
10. Kelly, J.S., Royster, R.L.: Noninvasive transcutaneous cardiac pacing. Anesth. Analg. 1989; 69: 229–38
11. Mangar, D., Atlas, G.M., Kane, P.G.: Electrocautery-induced pacemaker malfunction during surgery. Can.J. Anaesth. 1991; 38: 616–8
12. Domino, K.B., Smith, T.C.: Electrocautery-induced reprogramming of a pacemaker using a precordial magnet. Anesth. Analg. 1983; 62: 609–12
13. Ducey, J.P., Fincher, C.W., Baysinger, C.L.: Therapeutic suppression of a permanent ventricular pacemaker using a peripheral nerve stimulator. Anesthesiology 1991; 75: 533–6
14. Finer, S.R.: Pacemaker failure on induction of anaesthesia. Br.J. Anaesth. 1991; 66: 509–12
15. Thiagarajah, S., Azar, I., Agres, M., Lear, E.: Pacemaker malfunction associated with positive-pressure ventilation. Anesthesiology 1983; 58: 565–6
16. Phibbs, B., Friedman, H.S., Graboys, T.B., et al.: Indications for pacing in the treatment of bradyarrhythmias. Report of an independent study group. JAMA 1984; 252: 1307–11
17. Mulcahy, R., Hickey, N., Mauser, B.: An etiology of bundle branch block. Br. Heart.J. 1968; 30: 34–7
18. Rorie, D.K., Muldoon, S.M., Krabill, D.R.: Transient bundle branch block occurring during anesthesia. Anesth. Analg. 1972; 51: 633–7
19. Pratila, M., Pratilas, V., Dimich, I.: Transient left-bundle branch block during anesthesia. Anesthesiology 1979; 51: 461–3

20. Edelman, J.D., Hurlbert, B.J.: Intermittent left bundle branch block during anesthesia. Anesth. Analg. 1981; 59: 628–30
21. Thomson, I.R., Dalton, B.C., Lappas, D.G., Lowenstein, E.: Right bundle-branch block and complete heart block caused by the Swan-Ganz catheter. Anesthesiology 1979; 51: 359–62
22. Rooney, S.-M., Goldiner, P.L., Muss, E.: Relationship of right bundle-branch block and marked left axis deviation to complete heart block during general anesthesia. Anesthesiology 1976; 44: 64–6
23. Venkataraman, K., Madias, J.E., Hood, W.B.: Indications for prophylactic preoperative insertion of pacemakers in patients with right bundle branch block and left anterior hemiblock. Chest 1975; 68: 501–6
24. Coriat, P., Harari, A., Ducardonet, A., et al.: Risk of advanced heart block during extradural anaesthesia in patients with right bundle branch block and left anterior hemiblock. Br.J. Anaesth. 1981; 53: 545–8
25. Kreutz, J.M., Mazuzan, J.E.: Sudden asystole in a marathon runner: The athletic heart syndrome and its anesthetic implications. Anesthesiology 1990; 73: 1266–8
26. Doyle, D.J., Mark, P.W. S.: Reflex bradycardia during surgery. Can.J. Anaesth. 1990; 37: 219–22
27. Fairfax, A.J., Lambert, C.D., Latham, A.: Systemic embolism in chronic sinoatrial disorder. N. Engl.J. Med. 1976; 295: 190–6
28. Jones, R.M., Broadbent, M.P., Adams, A.P.: Anaesthetic considerations in patients with paroxysmal supraventricular tachycardia. A review and report of cases. Anaesthesia 1984; 39: 307–13
29. Sprague, D.H., Mandel, S.D.: Paroxysmal supraventricular tachycardia during anesthesia. Anesthesiology 1977; 46: 75–7
30. Oxorn, D., Knox, J.W. D., Hill, J.: Bolus doses of esmolol for the prevention of perioperative hypertension and tachycardia. Can.J. Anaesth. 1990; 37: 206–9
31. Menkhaus, P.G., Reves, J.G., Kisson, I., et al.: Cardiovascular effects of esmolol in anesthetized humans. Anesth. Analg. 1985; 64: 327–34
32. Pritchett, E.L. C.: Management of atrial fibrillation. N. Engl.J. Med. 1992; 326: 1264–71
33. Cox, J.L., Boineau, J.P., Schuessler, R.B., et al.: Successful surgical treatment of atrial fibrillation. Review and clinical update. JAMA 1991; 266: 1976–80
34. White, B.C., Wiegenstein, J.G., Winegar, C.D.: Brain ischemic anoxia. Mechanisms of injury. JAMA 1984; 251: 1586–90
35. Goldsmith, M.F.: Implanted efibrillators slash sudden death rate in study, thousands more may get them in future. JAMA 1991; 266: 3400–2
36. Wellens, H.J.J., Brugada, P., Penn, O.C.: The management of preexcitation syndromes. JAMA 1987; 257: 2325–33
37. Klein, G.J., Bashore, T.M., Sellers, T.D., Pritchett, E.L. C., Smith, W.W., Gallagher, J.J.: Ventricular fibrillation in the Wolff-Parkinson-White syndrome. N. Engl.J. Med. 1979; 301: 1080–5
38. Gallagher, J.J., Pritchett, E.L. C., Sealy, W.C., Kasell, J., Wallace, A.G.: The preexcitation syndrome. Prog. Cardiovasc. Dis. 1978; 20: 285–327
39. Gillette, P.C.: Concealed anomalous cardiac conduction pathways: A frequent cause of supraventricular tachycardia. Am.J. Cardiol. 1977; 40: 848–54
40. Berkman, N.L., Lamb, L.E.: The Wolff-Parkinson-White syndrome electrocardiogram: A follow-up study of 5 to 18 years. N. Engl.J. Med. 1968; 278: 492–4
41. Lubarsky, D., Kaufman, B., Turndorf, H.: Anesthesia unmasking benign Wolff-Parkinson-White syndrome. Anesth. Analg. 1989; 68: 172–4
42. Camm, A.J., Garratt, C.J.: Adenosine and spraventricular tachycardia. N. Engl.J. Med. 1991; 325: 1621–9
43. Ruskin, J.N.: Catheter ablation for supraventricular tachycardia. N. Engl.J. Med. 1991; 324: 1660–2
44. Jackman, W.M., Wang, X., Friday, K.J., et al. Catheter ablation of accessory atrioventricular pathways (Wolff-Parkinson-White syndrome) by radiofrequency current. N. Engl.J. Med. 1991; 324: 1605–11
45. Calkins, H., Sousa, J., El-Atassi, R., et al.: Diagnosis and cure of the Wolff-Parkinson-White syndrome or paroxysmal supraventricular tachycardias during a single electrophysiologic test. N. Engl.J. Med. 1991; 324: 1612–8
46. Irish, C.L., Murkin, J.M., Guiraudon, G.M.: Anaesthetic management for surgical cryoablation of accessory conducting pathways; a review and report of 181 cases. Can.J. Anaesth. 1988; 35: 634–40
47. vanderStarre, P.J. A.: Wolff-Parkinson-White syndrome during anesthesia. Anesthesiology 1978; 48: 369–72
48. Sadowski, A.R., Moyers, J.R.: Anesthetic management of the Wolff-Parkinson-White syndrome. Anesthesiology 1979; 51: 553–6
49. Gomez-Arnau, J., Marques-Montes, J., Avello, F.: Fentanyl and droperidol effects on the refractoriness of the accessory pathway in the Wolff-Parkinson-White syndrome. Anesthesiology 1983; 58: 307–13
50. Sharpe, J.M., Murkin, W.B., Dobkowski, C., et al.: Halothane depresses conduction of normal and accessory pathways during surgery for Wolff-Parkinson-White syndrome. Anesth. Analg. 1990; 70: S$_{365}$
51. Dobkowski, W.B., Murkin, J.M., Sharpe, M.D., Sharma Yee, R., Guiraudon, G.M.: The effect of isoflurane on the normal AV conduction system and accessory pathways. Anesth. Analg. 1990; 70: S$_{86}$
52. Hunnington-Kiff, J.G.: The Wolff-Parkinson-White syndrome and general anaesthesia. Br.J. Anaesth. 1968; 40: 791–5
53. Ghea, D.G., Rozella, B. C, Raessler, K.L., et al.: Pancuronium bromide enhances atrioventricular conduction in halothane anesthetized dogs. Anesthesiology 1977; 46: 342–5
54. Otteni, J.C., Pottecher, T., Bronner, G., Flesch, H., Diebold, J.R.: Prolongation of the Q-T interval and sudden cardiac arrest following right radical neck dissection. Anesthesiology 1983; 59: 358–61
55. Adu-Gyamfi, Y., Said, A., Chowdhary, U.M., Abomelha, A., Sanyal, S.K.: Anaesthetic-induced ventricular tachyarrhythmia in Jervell and Lange-Nielsen syndrome. Can.J. Anaesth. 1991; 38: 345–6
56. Moss, A.J.: Prolonged QT interval syndromes. JAMA 1986; 256: 2985–8
57. Galloway, P.A., Glass, P.S. A.: Anesthetic implications of prolonged QT interval syndromes. Anesth. Analg. 1985; 64: 612–20
58. Wilton, N.C. T., Hantler, C.B.: Congenital long QT syndrome: Changes in QT interval during anesthesia with thiopental, vecuronium, fentanyl and isoflurane. Anesth. Analg. 1989; 66: 375–60

5 Hypertonie

Die Hypertonie ist die häufigste Kreislaufstörung. Wahrscheinlich sind etwa 60 Millionen Amerikaner davon betroffen [1]. Bei Vorliegen eines erhöhten systemischen Blutdruckes ist das Risiko, eine koronare Herzerkrankung zu entwickeln, signifikant erhöht. Außerdem stellt eine Hypertonie eine wichtige Ursache für Herzinsuffizienz, Niereninsuffizienz sowie zerebrale Insulte (Schlaganfälle) dar (Abb. 5.1). Normalerweise wird der Blutdruck über mehrere Regelkreise (Barorezeptoren) sowie über die Ausscheidung vasoaktiver Hormone (Renin, Angiotensin, Aldosteron, Katecholamine) kontrolliert (Abb. 5.2). Jede Störung dieser Systeme kann zu Bluthochdruck führen. Über 90% der Patienten mit einer Hypertonie haben einen essentiellen (primären) Hypertonus, dessen Ursache unbekannt ist. Der sekundäre Hypertonus ist dagegen auf erkennbare Ursachen zurückzuführen (Tab. 5.1). Häufigste Ursache für einen sekundären Hypertonus sind Nierenerkrankungen. Ein Phäochromozytom kommt dagegen nur selten ursächlich in Frage.

Es gibt keine kritische Blutdruckgrenze, ab der das Komplikationsrisiko deutlich stärker ansteigt. Daher bleibt die Definition des Hypertonus willkürlich. Von einem Hypertonus wird übereinstimmend gesprochen, falls der systolische Blutdruck über 160 mmHg und/oder der diastolische Blutdruck über 90 mmHg beträgt [2]. Morbidität und Mortalität steigen linear mit dem erhöhten systolischen bzw. diastolischen Blutdruck an. Das Herzinfarktri-

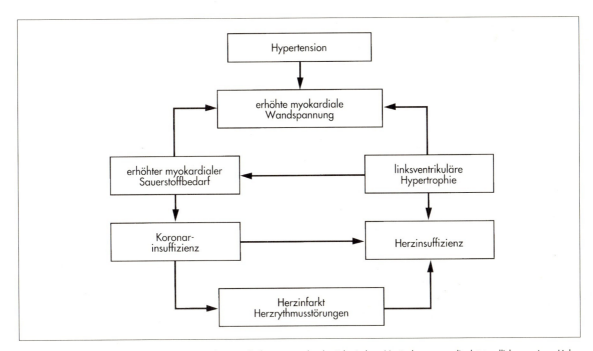

Abb. 5.1: Eine chronische Hypertonie verursacht eine Reihe von pathophysiologischen Veränderungen, die letztendlich zu einer Linksherzinsuffizienz führen können.

5.1 Behandlung

Eine medikamentöse Behandlung des Hypertonus wird meistens ab diastolischen Blutdruckwerten von über 90 mmHg empfohlen. Der isolierte systolische Bluthochdruck (über 160 mmHg) kann dagegen zunächst auch auf nicht-medikamentöse Maßnahmen wie z.B. salzarme Diät und Gewichtsreduktion ansprechen [2]. Bei Patienten mit grenzwertig erhöhten Blutdruckwerten (Borderline-Hypertonus) können körperliches Training und Gewichtsreduktion sowohl den systolischen als auch den diastolischen Blutdruck signifikant senken. Falls

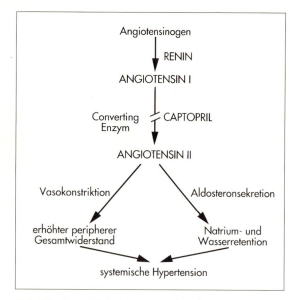

Abb. 5.2: Captoril hemmt kompetitiv das Converting-Enzym, das normalerweise Angiotensin I in Angiotensin II umwandelt. Als Folge dessen ist die Bildung von Angiotensin II vermindert und die durch Angiotensin II ausgelösten und eine Blutdrucksteigerung begünstigenden Veränderungen sind abgeschwächt.

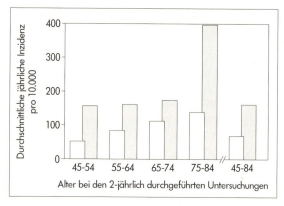

Abb. 5.3: Risiko eines Myokardinfarktes bei Männern mit einer systolischen Blutdruckerhöhung über 160 mm Hg (schwarze Balken) oder unter 160 mm Hg (weiße Balken).
(Aus: Tjoa HI, Kaplan NM. Treatment of hypertension in the elderly. JAMA 1990; 264: 1015–1018; mit freundlicher Genehmigung).

Tab. 5.1: Ursachen eines sekundären Hypertonus

Ätiologie	Screening-Test
Nierenerkrankung (Pyelonephritis, Glomerulonephritis, diabetische Nephropathie, Gefäßerkrankung)	Pyelographie Reninkonzentration Angiographie
Aortenisthmusstenose	Röntgen-Thorax
Morbus Cushing	Cortisolkonzentration im Plasma nach Dexamethason-Hemmtest
Phaeochromozytom	Metanephrin- bzw. Vanillinmandelsäurekonzentration im Urin Clonidin-Hemmtest Katecholaminplasmakonzentration
primärer Hyperaldosteronismus	Kaliumkonzentration in Plasma und Urin
medikamentös induziert	Drug-Screening
intrakranielle Drucksteigerung	

siko ist bei Männern, die als Risikofaktor einen Hypertonus (Blutdruck systolisch größer als 160 mmHg) haben, deutlich erhöht (Abb. 5.3) [3, 4]. Die Prävalenz des Hypertonus steigt mit dem Alter an. So weisen annähernd zwei Drittel der Menschen, die 65 Jahre oder älter sind, einen Hypertonus (über 160/90 mmHg) auf (Abb. 5.4) [3].

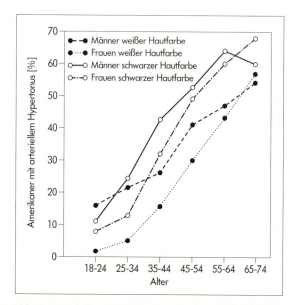

Abb. 5.4: Häufigkeit eines Bluthochdrucks (über 160/90 mm Hg) bei erwachsenen Amerikanern.
(Aus: Tjoa HI, Kaplan NM. Treatment of hypertension in the elderly. JAMA 1990; 264: 1015–1018; mit freundlicher Genehmigung).

der diastolische Blutdruck Werte von 105 mmHg übersteigt, ist jedoch eine aggressivere Therapie angezeigt, da eine Verringerung des Blutdruckes sowohl Morbidität als auch Mortalität im Hinblick auf Herzinfarkt, Herzinsuffizienz, Schlaganfall und Niereninsuffizienz deutlich senkt. Umfangreiche klinische Untersuchungen haben gezeigt, daß Patienten mit einem diastolischen Blutdruck zwischen 90 und 104 mmHg von der Behandlung profitieren, da die Inzidenz von Herzinsuffizienz und Schlaganfall verringert wird. Die Indikationen für eine medikamentöse Behandlung des isolierten systolischen Hypertonus sind dagegen nicht so eindeutig. Liegen andere Risikofaktoren für kardiovaskuläre Erkrankungen wie Hypercholesterinämie, Diabetes mellitus, Linksherzhypertrophie oder Nikotinabus vor, so ist die Blutdruckgrenze, ab der Hypertoniker behandelt werden sollten, erniedrigt.

Tab. 5.2: Antihypertensiva

Diuretika
   Thiazide
   kaliumsparende Diuretika
   Kombination von Thiaziden und kaliumsparenden Diuretika
   Schleifendiuretika
ACE-Hemmer (Angiotensin Converting Enzyme Hemmer)
   Captopril
   Enalapril
   Lisinopril
Kalziumantagonisten
   Diltiazem
   Nifedipin
   Verapamil
Vasodilatatoren
   Hydralazin
   Minoxidil
Sympatholytika
   Beta-Rezeptorenblocker
   kombinierte Alpha- und Beta-Rezeptblocker
      Labetalol
   Clonidin
   Guanabenz (in Deutschland nicht im Handel)
   Methyldopa
   Guanadrel (in Deutschland nicht im Handel)
   Prazosin

5.1.1 Medikamente

Zu den Medikamenten, die für die Behandlung der Hypertonie eingesetzt werden, gehören Diuretika, Angiotensin-converting-enzyme-Hemmer (ACE-Hemmer), Kalziumantagonisten, Vasodilatantien und Sympatholytika (Tab. 5.2). Begonnen werden kann die Hypertoniebehandlung mit einem Diuretikum, einem ACE-Hemmer oder einem Betarezeptorenblocker. Eine diuretikabedingte Hypokaliämie kann ventrikuläre Rhythmusstörungen begünstigen. Sie ist außerdem unerwünscht bei Patienten, die Digitalispräparate erhalten oder an einer koronaren Herzerkrankung leiden. ACE-Hemmer sind für die initiale Behandlung der Hypertonie besonders geeignet, da sie wenig Nebenwirkungen haben und eine hohe Patientencompliance aufweisen [5]. Diese Medikamente können allerdings zu einer Hyperkaliämie führen. Insbesondere gilt dies bei Patienten mit einer Niereninsuffizienz oder bei gleichzeitiger Gabe von kaliumsparenden Diuretika. Bei weniger als 0,1% der mit ACE-Hemmern behandelten Patienten kommt es zu Hautausschlag oder einem Quincke-Ödem. Letzteres kann jedoch zu Dyspnoe und Obstruktion der oberen Atemwege führen, was die sofortige Behandlung mit Adrenalin erforderlich macht. Die antihypertensive Monotherapie mit einem Betarezeptorenantagonist scheint bei unter 40jährigen Patienten am wirkungsvollsten zu sein. Bei selektiven Beta-1-Rezeptorenblockern wie z.B. Atenolol ist es unwahrscheinlich, daß es zur Verschlimmerung einer obstruktiven Lungenerkrankung oder Abschwächung der über Betarezeptoren vermittelten Gegenregulationsmechanismen bei einer Hypoglykämie kommt. Kalziumantagonisten haben sich besonders bei der Behandlung des Hypertonus bei älteren Patienten bewährt.

Daß häufig eine Kombination mehrerer Antihypertensiva eingesetzt wird, beruht auf der Feststellung, daß es bei Einsatz eines einzelnen Antihypertensivums häufig aufgrund eines Kompensationsmechanismus zur Aufhebung von dessen Wirkung kommt. So führen zum Beispiel Diuretika zu einer kompensatorischen Steigerung der Reninaktivität. Ursache ist wahrscheinlich das erniedrigte intravasale Flüssigkeitsvolumen. Dagegen führen Medikamente, die den Sympathikotonus herabsetzen, oft zu einer kompensatorischen Erhöhung des intravasalen Flüssigkeitsvolumens. Vasodilatantien, die die Reflexaktivität der Barorezeptoren nicht vermindern, führen typischerweise zu einer kompensatorischen Erhöhung der Herzfrequenz. Hierdurch kann der blutdrucksenkende Effekt dieser Medikamente wieder aufgehoben werden. Unter Berücksichtigung dieser Gegenregulationsmechanismen kann es oft sinnvoll sein, eine Kombination von antihypertensiven Medikamenten zu verordnen. Ziel dieser Kombination ist es, den Blutdruck zu senken und unerwünschte Kompensationsmechanismen zu blockieren. Durch eine Kombinationstherapie kann auch der größtmögliche Therapieerfolg erzielt werden. Außerdem können hierbei die einzelnen Medikamente niedrig dosiert und unerwünschte, dosisabhängige Nebenwirkungen minimiert werden. Dennoch wird geschätzt, daß sich durch Gabe nur eines Antihypertensivums bei 50% oder mehr der Patienten mit einer leichten Hypertonie die Blutdruckwerte unter 140/90 mmHg senken lassen und daß mit zwei Medikamenten bei mehr als 90% der Patienten der Blutdruck in den Griff zu bekommen ist [6].

Tab. 5.3: Narkoseführung bei Hypertonikern

präoperative Untersuchung
    Ist der Bluthochdruck ausreichend behandelt?
    Klärung der Pharmakologie der eingesetzten Antihypertensiva
    begleitende Organerkrankungen?
        orthostatische Hypotension
        koronare Herzkrankheit
        zerebrovaskuläre Erkrankung
        periphere Gefäßerkrankung
        Nierenfunktionsstörung
Narkoseeinleitung
    Gefahr stärkerer Blutdruckschwankungen beachten
    möglichst kurzdauernde Laryngoskopie
Aufrechterhaltung der Narkose
    volatile Anästhetika zur Blutdruckregulation
    Erfassung eventuell auftretender Myokardischämien
postoperative Überwachung
    häufig auftretende hypertensive Phasen beachten
    Fortführung der intraoperativen Überwachungsmaßnahmen

5.2 Narkoseführung

In Tabelle 5.3 sind Empfehlungen für die perioperative Führung von Patienten mit einer essentiellen Hypertonie aufgeführt, die sich einer elektiven oder einer notfallmäßigen Operation unterziehen müssen. Entgegen früherer Empfehlungen, daß eine antihypertensive Therapie präoperativ unterbrochen werden sollte, wird heute die Meinung vertreten, daß eine wirksame antihypertensive Therapie perioperativ beibehalten werden sollte, um eine optimale Blutdruckkontrolle zu gewährleisten. Muß bei einem Patienten mit einer unkontrollierten Hypertonie eine Notfalloperation durchgeführt werden, so stellt sich die Frage, wie hoch der Blutdruck perioperativ angestrebt werden sollte. Der systemische Blutdruck kann wahrscheinlich komplikationslos auf ungefähr 140/90 mmHg gesenkt werden, falls weder zentralnervöse Erkrankungen noch eine Nierenfunktionseinschränkung vorliegen.

Tab. 5.4: Risiken von Allgemeinanästhesie und elektiver Eingriffe bei Patienten mit Hypertonus

Blutdruckverhalten präoperativ	Inzidenz perioperativer hypertensiver Phasen (%)	Indzidenz postoperativer kardialer Komplikationen (%)
normotensiv	8[a]	11
normotensiv unter Behandlung	27	24
hypertensiv trotz Behandlung	25	7
unbehandelt, hypertensiv	20	12

[a] $p < 0,5$ im Vergleich zu den anderen Gruppen der selben Spalte
(Aus Goldman L., Caldera D. L.: Risk of general anesthesia and elective operation in the hypertensive patient. Anesthesiology 1979; 50 : 285–92)

5.2.1 Präoperative Untersuchung

Bei der präoperativen Untersuchung von Patienten mit einer essentiellen Hypertonie sollte überprüft werden, ob eine adäquate antihypertensive Therapie durchgeführt wird. Antihypertensive Medikamente, mit denen der Patient präoperativ auf normotone Blutdruckwerte eingestellt wurde, sollten auch in der perioperativen Phase weiter verordnet werden. Idealerweise sollten alle Patienten mit einer Hypertonie vor einer elektiven Operation auf normale Blutdruckwerte eingestellt werden. Diese Empfehlung beruht auf der Beobachtung, daß es bei Patienten, die präoperativ hyperton sind, während der Narkoseführung häufiger zu einer Hypotonie und im EKG häufiger zu Anzeichen einer Myokardischämie kommt [7–9]. Außerdem sind Blutdruckabfälle bei Hypertoniepatienten stärker ausgeprägt als bei normotensiven Patienten [10]. Bei Patienten mit einer essentiellen Hypertonie in der Anamnese kommt es intraoperativ auch häufiger zu einem Blutdruckanstieg. Dies ist unabhängig davon, wie suffizient die antihypertensive Therapie vor Narkoseeinleitung war (Tab. 5.4) [10]. Es gibt jedoch keine Hinweise dafür, daß es bei Hypertoniepatienten unmittelbar nach elektiven Eingriffen häufiger zu kardialen Komplikationen kommt – sofern die präoperativen diastolischen Blutdruckwerte nicht über 110 mmHg liegen (Tab. 5.4) [10]. Bei bestimmten Eingriffen, wie z.B. einer Endarteriektomie der Arteria carotis, konnte jedoch gezeigt werden, daß es bei Patienten mit ungenügend eingestelltem Hypertonus häufiger zu neurologischen Defiziten kommt [11]. Weiterhin besteht bei Patienten mit einer Hypertonie und einem bereits stattgehabten Herzinfarkt ein erhöhtes Risiko für einen postoperativen Reinfarkt [12]. Es gibt keine Hinweise dafür, daß eine antihypertensive Therapie Nachteile für den Narkoseverlauf hätte.

Es ist nicht ungewöhnlich, daß der Blutdruck zum Zeitpunkt der Krankenhausaufnahme erhöht ist. Die im weiteren Verlauf gemessenen Blutdruckwerte sind dann häufig normal, so daß der anfangs erhöhte Wert als eine normale Reaktion auf die zumeist angstbeladene Krankenhausaufnahme gewertet werden kann. Solche Patienten reagieren jedoch aufgrund eines verstärkten Barorezeptorenreflexes auch oft mit einem höheren Blutdruckanstieg auf die Laryngoskopie. Außerdem entwickeln sie perioperativ häufiger eine myokardiale Ischämie bzw. benötigen intraoperativ öfter vasodilatierende Medikamente [13]. Solche Patienten können bei sorgfältiger Durchsicht der Krankenakte erkannt werden.

Es ist wichtig, die möglichen Nebenwirkungen der für die antihypertensive Therapie benutzten Medikamente zu kennen (Tab. 5.5) [14]. Viele Medikamente, die zur Behandlung der essentiellen Hypertonie eingesetzt werden, haben Einfluß auf die Funktion des vegetativen Nervensystems. Dies kann sich präoperativ in einer orthostatischen Dysregulation äußern. Ein während der Narkose auftretender übermäßiger Blutdruckabfall – wie z.B. bei mäßigem Blutverlust, bei Überdruckbeatmung oder plötzlicher Änderung der Körperlage – kann auf einen gestörten Vasokonstriktionsmechanismus hinweisen, der durch eine antihypertensivabedingte Hemmung des vegetativen Nervensystems verursacht ist. Im Tierversuch konnten sehr hohe Dosen von Antihypertensiva die blutdrucksteigernde Wirkung von Ephedrin abschwächen [15]. Bei Patienten, die mit Antihypertensiva behandelt sind, führt die Gabe von Ephedrin jedoch zu einem vorhersehbaren, ausreichenden Blutdruckanstieg. Dies gilt auch, falls die Sympathikusaktivität durch Antihypertensiva gedämpft ist [16]. Eine Bradykadie kann Zeichen einer selektiven Dämpfung des sympathischen Nervensystems mit relativem Überwiegen der Parasympathikusaktivität sein. Es gibt allerdings keinen Hinweis dafür, daß Veränderungen der Herzfrequenz auf operative Reize oder Blutverluste bei antihypertensiv behandelten Patienten ausbleiben. Ebenso zeigt die klinische Erfahrung, daß es nach intraoperativer Gabe eines Parasympathikomimetikums wie eines Cholinesterasehemmers zu keinem ausgeprägten Herzfrequenzabfall kommt. Die sedierende Nebenwirkung einiger antihypertensiver Medikamente kann zu einem verringerten Narkosemittelbedarf führen. Insbesondere bei Patienten mit einer Clonidintherapie wurde ein geringerer Verbrauch an volatilen und intravenös zu applizierenden Narkosemedikamenten beschrieben (Abb. 5.5) [17, 18]. Ein plötzliches Absetzen von zentral wirkenden Antihypertensiva oder von Betarezeptorenblockern kann zu einem überschießenden Blutdruckanstieg (einer «Rebound»-Hypertonie) führen. Bei Patienten, die mehr als 1,2 mg Clonidin pro Tag erhalten, ist eine solche «Rebound»-Hypertonie sehr wahrscheinlich. Zu einem solchen Blutdruckanstieg kann es sowohl vor Einleitung der Narkose als auch erst im Aufwachraum kommen [19, 20]. Antihypertensiva, die das vegetative Nervensystem nicht beeinflussen – wie z.B. ACE-Hemmer –, scheinen dagegen nicht zu einer solchen «Rebound»-Hypertonie zu führen. Bei 20 bis 40% aller Hypertoniker, die mit Diuretika behandelt werden, kommt es trotz entsprechender Kaliumsubstitution zur Hypokaliämie mit Kaliumkonzentrationen von weniger als 3,5 mmol/l. Diese medikamenteninduzierte Hypokaliämie scheint jedoch weder beim wachen noch beim narkotisierten Patienten Herzrhythmusstörungen zu begünstigen [21, 22]. Bei Patienten, die ACE-Hemmer einnehmen und gleichzeitig eine Kaliumsubstitution erhalten oder niereninsuffizient sind, muß auf eine eventuelle Hyperkaliämie geachtet werden. Bradykardie, AV-Blockierungen und Herzinsuffizienz sind Nebenwirkungen einer hochdosierten Gabe von Betarezeptorenblockern.

Mögliche Begleiterkrankungen einer Hypertonie sollten präoperativ durch Routineuntersuchungen wie Bestimmung der Elektrolyt-, Harnstoff- und Kreatininwerte sowie Ableitung eines EKGs festgestellt werden. Insbesondere eine eventuell beginnende Herzinsuffizienz muß hierbei erfaßt werden. Bis zum Beweis des Gegenteils muß bei Hypertonikern auch eine gleichzeitig bestehende koronare Herzerkrankung angenommen werden. Ob eine arterielle Kanüle zur direkten intraoperativen Blutdruckmessung plaziert wird, hängt unter anderem davon ab, ob eine periphere Gefäßerkrankung vorliegt. Schwindelgefühl oder Synkopen, die durch Änderung der Kopflage hervorgerufen werden, können Anzeichen einer zerebrovaskulären Erkrankung sein. Dies ist von besonderem Interesse, da

Tab. 5.5: Mögliche Nebenwirkungen von Antihypertensiva

Medikamente	
Thiazid Diuretika	
Hypokaliämie	Hyperglykämie
Hypomagnesiämie	Hypercholesterinämie
Hyperurikämie	verminderte Lithium-Clearance
Hyperkalziämie	Dermatitis
Alkalose	erhöhte Photosensibilität
Kaliumsparende Diuretika	
Hyperkaliämie	
Hyponatriämie	
Megaloblastäre Anämie	
Dermatitis	
ACE-Hemmer (Angiotensin Converting Enzyme Hemmer)	
Hyperkaliämie	intrauteriner Fruchttod
Proteinurie	Dermatitis
Husten	angioneurotisches Ödem
Beta-Rezeptorenblocker	
Herzinsuffizienz	Raynaud-Phänomen
Bradykardie	Sedierung
Bronchospasmus	Anginapectoris Beschwerden bei
maskierte Hypoglykämie	abruptem Absetzen
	Parästhesien
Kalziumantagonisten	
Bradykardie	Muskelschwäche
Tachykardie	Leberfunktionsstörung
Erregungsleitungsstörungen	Synkopen
Herzinsuffizienz	
Clonidin	
Sedierung	Erregungsleitungsstörungen
orthostatische Hypotension	Mundtrockenheit
Rebound-Bluthochdruck	gestörte Glukosetoleranz
Bradykardie	
Methyldopa	
Sedierung	positiver Coombs-Test
orthostatische Hypotension	Verstärkung einer Parkinson-
Rebound-Bluthochdruck	Krankheit
Hepatotoxizität	
Prazosin	
Sedierung	
Muskelschwäche	
orthostatische Hypotension	
Tachykardie	
Hydralazin	
Tachykardie	
Lupus erythematodes- ähnliches Syndrom	
Fieber	
Minoxidil	
orthostatische Hypotension	Natrium- und Wasserretention
Tachykardie	Hämodilution
Herzinsuffizienz	Perikarderguß
Hypertrichosis	unspezifische T-Wellenänderungen im EKG

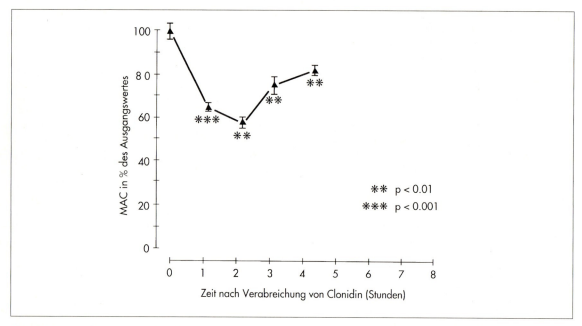

Abb. 5.5: Dargestellt ist der veränderte Halothanbedarf (MAC; Mittelwert ± SE) nach intravenöser Verabreichung von 5 mikrog/kg Clonidin beim Hund. (Bloor BC, Flacke WE. Reduction in halothane anesthetic requirement by clonidine, an alpha-adrenergic ahonist. Anesth Analg 1982; 61: 741–5 Reprinted with permission from IARS.)

entsprechende Kopflagerungen auch zur endotrachealen Intubation oder bei bestimmten operativen Eingriffen erforderlich sind. Bei der essentiellen Hypertonie kommt es zu einer Verlagerung der Autoregulationskurve des zerebralen Blutflusses nach rechts. Daher scheint der zerebrale Blutfluß bei Hypertonikern stärker vom Perfusionsdruck abhängig zu sein als bei normotensiven Patienten. Liegt eine Nierenerkrankung aufgrund einer bereits längere Zeit bestehenden Hypertonie vor, so muß von vielfältigen Sekundärkomplikationen ausgegangen werden. Für solche Patienten muß ein höheres perioperatives Risiko angenommen werden.

5.2.2 Narkoseeinleitung

Die Narkose kann bei Hypertonikern mittels schnell wirkender und intravenös zu applizierender Hypnotika eingeleitet werden. Insbesondere falls präoperativ ein hoher Blutdruck besteht, sind übermäßige Blutdruckabfälle bei der Narkoseeinleitung möglich. Der wahrscheinlichste Grund hierfür ist eine medikamentös bedingte Vasodilatation bei gleichzeitigem intravasalem Volumenmangel. Dies ist insbesondere bei einem erhöhten diastolischen Blutdruck zu befürchten. Ketamin wird selten zur Narkoseeinleitung bei Hypertonikern eingesetzt. Aufgrund seiner kreislaufstimulierenden Wirkung können bereits manipulationsbedingte Blutdruckanstiege weiter verstärkt werden.

Direkte Laryngoskopie und endotracheale Intubation können bei Hypertonikern zu einem überschießenden Blutdruckanstieg führen. Dies kann auch dann der Fall sein, wenn diese Patienten präoperativ auf normotensive Blutdruckwerte eingestellt waren [8]. Blutdruck- und Herzfrequenzsteigerungen mit Zeichen einer myokardialen Ischämie im EKG sind zumeist Folge der direkten Laryngoskopie und endotrachealen Intubation [9, 23]. Solche myokardialen Ischämien gehen mit einem erhöhten end-diastolischen Druck im linken Ventrikel einher. Diese enddiastolische Drucksteigerung im Ventrikel führt zu einer Kompression der subendokardialen Arterien. Außerdem kommt es aufgrund der Tachykardie zu einem erhöhten myokardialen Sauerstoffbedarf. Oft besteht die Sorge, daß die zur Narkoseeinleitung verabreichten Hypnotika eventuell keine ausreichende Narkosetiefe garantieren, um unerwünschte Kreislaufreaktionen bei der endotrachealen Intubation sicher zu vermeiden. Deshalb kann es sinnvoll sein, unmittelbar vor der endotrachealen Intubation die Narkose z.B. durch ein Opioid (Fentanyl 50–150 μg i.v. oder Sufentanil 10–30 μg i.v.) oder ein volatiles Anästhetikum zu vertiefen. Es liegen Daten vor, daß schmerzbedingte Reaktionen des sympathischen Nervensystems erst bei einer Konzentration des volatilen Anästhetikums von 1,5 MAC ausreichend geblockt sind [24]. Während der kurzen Zeit, die bei einer üblichen Narkoseeinleitung zur Verfügung steht, kann eine solche Konzentration des volatilen Anästhetikums im Blut allerdings kaum erreicht werden. Abgesehen von der Narkosetiefe spielt die Dauer der direkten Laryngoskopie eine entscheidende Rolle für eventuelle Blutdruckanstiege. Falls die direkte Laryngoskopie weniger als 15 Sekunden dauert, kann der durch diesen starken Schmerzreiz bedingte Blutdruckanstieg deutlich minimiert werden [25]. Wird zusätzlich kurz vor der Intubation laryngotracheal Lidocain (2 mg/kg KG) verabreicht, so kann der reaktive Blutdruckanstieg weiter vermindert werden [26]. Alternativ hierzu kann Lidocain (1,5 mg/kg KG) auch ca. 1 Minute vor Narkoseeinleitung intravenös appliziert werden, um einen Blutdruckanstieg zu vermeiden. Diese Empfehlung ist jedoch nicht unumstritten. Beträgt die Dauer der direkten Laryngoskopie voraussichtlich mehr als 15 Sekunden, so kann es sinnvoll sein, Nitroprussid (1–2 µg/kg KG) intravenös zu verabreichen [27]. Auch Esmolol (100–200 mg i.v.) kann ca. 15 Sekunden vor Narkoseeinleitung injiziert werden. Eine solche Betarezeptorenblockade hat den Vorteil, daß gleichzeitig Blutdruck- und Herzfrequenzanstieg vermindert werden [28]. Unabhängig von den hierfür verwendeten Medikamenten muß beachtet werden, daß es zu einer übermäßigen Wirkung mit Hypotonie kommen kann. Diese kann beim Hypertoniker eine ungünstigere Wirkung als die Hypertension haben, die möglicherweise durch die Intubation verursacht wird.

5.2.3 Aufrechterhaltung der Narkose

Ziel während der Narkose ist es, die Narkosetiefe so zu steuern, daß keine größeren Blutdruckschwankungen auftreten. Unter diesem Gesichtspunkt ist der Einsatz eines volatilen Anästhetikums sinnvoll, da diese bei Blutdruckschwankungen eine rasche Veränderung der Narkosetiefe ermöglichen. Eine gute intraoperative Steuerung eines labilen Blutdruckes kann wichtiger sein als die präoperative Einstellung der Hypertonie [10].

Die häufigsten intraoperativen Blutdruckveränderungen sind hypertone Phasen, die durch schmerzhafte operative Stimulationen verursacht werden. Es sei nochmals darauf hingewiesen, daß es bei Patienten mit einer essentiellen Hypertonie perioperativ häufiger zu hypertonen Phasen kommt, selbst wenn sie präoperativ mit antihypertensiv wirksamen Medikamenten auf normotensive Blutdruckwerte eingestellt wurden (Tab. 5.4) [10]. Volatile Anästhetika sind geeignet, um die Sympathikusaktivität zu dämpfen. Dies ist wünschenswert, da Stimulationen des Sympathikus für die Blutdruckschwankungen verantwortlich sind. Mit Halothan, Enfluran und Isofluran läßt sich der Blutdruck dosisabhängig senken. Obwohl diese Medikamente über unterschiedliche Mechanismen den Blutdruck senken (Halothan durch Verminderung des Herzzeitvolumens, Isofluran durch periphere Vasodilatation), gibt es keinen Hinweis dafür, daß einem dieser volatilen Anästhetika zur Kontrolle einer intraoperativen Hypertonie der Vorzug gegeben werden sollte (Abb. 1.3) [29]. Desfluran kann den Blutdruck möglicherweise am schnellsten senken. Dies liegt wahrscheinlich daran, daß die alveoläre Konzentration dieses Medikamentes aufgrund seiner geringen Blutlöslichkeit am schnellsten gesteigert werden kann.

Zur Aufrechterhaltung der Narkose ist auch der Einsatz einer Kombination von Lachgas mit einem Opioid akzeptabel. Wird diese Kombination gewählt, so sollte jedoch beachtet werden, daß zur Therapie zusätzlich vorübergehend ein volatiles Anästhetikum notwendig werden kann, damit es während starker operativer Stimulationen zu keinen unerwünschten Blutdruckanstiegen kommt. Alternativ zur Verabreichung eines volatilen Anästhetikums kann auch eine Nitroprussidinfusion durchgeführt werden, um normotensive Blutdruckwerte aufrechtzuerhalten. Bezüglich der Muskelrelaxantien gibt es keinen Beweis dafür, daß ein bestimmtes Relaxans bei Patienten mit einer essentiellen Hypertonie besonders geeignet sei. Obwohl Pancuronium den Blutdruck leicht steigern kann, gibt es keine Hinweise darauf, daß bei Patienten mit einer Hypertonie ein stärkerer Blutdruckanstieg zu erwarten ist.

Ein Blutdruckabfall während der Narkose wird oft dadurch behandelt, daß die Konzentration des volatilen Anästhetikums erniedrigt wird. Zusätzlich sollten kristalloide oder kolloidale Infusionslösungen gegeben werden, um das intravasale Flüssigkeitsvolumen zu erhöhen. Zur Aufrechterhaltung eines ausreichenden Perfusionsdrucks kann es eventuell auch notwendig sein, ein sympathomimetisches Medikament wie z.B. Ephedrin oder Phenylephrin zu verabreichen, bis die Ursache der Hypotension beseitigt ist. Obwohl viele Antihypertensiva eine bekannte hemmende Wirkung auf das vegetative Nervensystem aufweisen, zeigen umfangreiche klinische Erfahrungen, daß die Wirkung von Sympathomimetika erhalten bleibt. Ein weiterer Grund für einen akuten Blutdruckabfall kann ein plötzlich auftretender AV-Knotenrhythmus sein. Werden deutlich erniedrigte arterielle CO_2-Konzentrationen und hohe Konzentrationen eines volatilen Anästhetikums (insbesondere Halothan) vermieden, so läßt sich diese Gefahr verringern. Bleibt ein hämodynamisch wirksamer AV-Knotenrhythmus bestehen, so ist die intravenöse Gabe von Atropin Therapie der Wahl.

Der Umfang des perioperativen Monitorings hängt bei Patienten mit einer essentiellen Hypertonie von der Größe des operativen Eingriffs ab. Das EKG ist ständig zu überwachen, da hiermit myokardiale Ischämien im Rahmen schmerzhafter Eingriffe wie z.B. der direkten Laryngoskopie erkannt werden können. Ein invasives Monitoring mittels arterieller Kanüle und Pulmonalarterienkatheter ist oft indiziert, wenn größere Operationen geplant und präoperativ Zeichen einer linksventrikulären Funktionseinschränkung vorhanden sind. Ein invasives Monitoring kann auch notwendig werden, falls es sich um Notoperationen bei Patienten mit einer nicht eingestellten Hypertonie handelt.

Auch Regionalanästhesieverfahren sind bei diesen Patienten geeignet. Es muß jedoch beachtet werden, daß ein hohes sensibles Niveau und die damit verbundene ausgeprägte Sympathikusblokkade eine unerkannte relative Hypovolämie demaskieren kann. Es sollte auch beachtet werden, daß eine essentielle Hypertonie nicht nur mit einem erniedrigten intravasalen Flüssigkeitsvolumen, sondern häufig auch mit einer Erkrankung der Herzkranzgefäße einhergeht. Deshalb kann bei diesen Patienten ein Blutdruckabfall schneller zu einer myokardialen Ischämie führen.

5.2.4 Postoperative Betreuung

Bei Patienten mit einer vorbestehenden Hypertonie treten in der postoperativen Phase häufig Hypertensionen auf. Der zugrundeliegende Mechanismus ist nicht bekannt, möglicherweise handelt es sich um eine überschießende Reaktion auf Sympathikusstimulationen, eventuell spielt auch eine relative Hypervolämie aufgrund einer intraoperativen Flüssigkeitszufuhr eine Rolle. Eine postoperative Hypertonie muß sofort erkannt und behandelt werden, um das Risiko von myokardialer Ischämie, Herzrhythmusstörungen, Herzinsuffizienz, Schlaganfall und Nachblutungen zu reduzieren. Bleibt die Hypertonie trotz adäquater Schmerztherapie bestehen, kann es notwendig werden, peripher wirkende Vasodilatatoren wie z.B. Hydralazin (2,5–10 mg i.v. alle 10–20 Minuten) oder Nitroprussid einzusetzen. Falls Nitroprussid zur Blutdrucksenkung verwendet wird, muß die Dosis unter kontinuierlicher direkter Blutdrucküberwachung austitriert werden (0,5–10 µg/kg KG/min.i.v.). Alternativ kann auch Labetalol (0,1–0,25 mg/kg KG i.v. alle 10 Minuten) zur Senkung eines postoperativ erhöhten Blutdruckes eingesetzt werden [30].

5.3 Hypertensive Krise

Als hypertensive Krise wird willkürlich ein akuter Anstieg des diastolischen Blutdruckes auf über 130 mmHg definiert [1]. Die Ursachen hierfür sind vielfältig. Eine hypertensive Krise kommt zumeist bei Patienten mit einer chronischen Hypertonie vor und beruht dann wahrscheinlich auf einer Aktivierung des Renin-Angiotensin-Aldosteron-Systems (Tab. 5.6). Ein hypertensiver Notfall liegt dann vor, wenn neben der Hypertonie neurologische bzw. Symptome einer Herz- oder Niereninsuffizienz (Oligurie, Proteinurie) vorliegen.

Bei diesen Patienten muß sofort der Blutdruck kontrolliert gesenkt werden. Am besten geschieht dies mittels Nitroprussidinfusion (0,5–10 µg/kg KG/min.i.v.) unter kontinuierlicher direkter Blutdrucküberwachung und Kontrolle der Urinausscheidung [1, 31]. Ziel ist es, den diastolischen Blutdruck innerhalb von Minuten bis einigen Stunden auf Werte zwischen 100 und 110 mmHg zu senken. Bei einer übermäßigen Blutdrucksenkung droht eine Ischämie lebenswichtiger Organe («Endorgane»).

Tab. 5.6: Ursachen einer hypertensiven Krise

chronischer essentieller Bluthochdruck
renovaskulärer Bluthochdruck
plötzliches Absetzen einer antihypertensiven Medikation
 (zentral wirksame Antihypertensiva und Beta-Rezeptorenblocker)
Medikamenten- und Drogenüberdosierung
 (Kokain, LSD, Amphetamin, trizyklische Antidepressiva)
schwangerschaftsinduzierter Bluthochdruck (Eklampsie)
Schädel-Hirn-Trauma
Phäochromozytom
Guillain-Barré-Syndrom
Rückenmarksverletzungen
kollagene Gefäßerkrankungen
thorakale Aortendissektion

Literaturhinweise

1. Calhoun, D.A., Oparil, S.: Treatment of hypertensive crisis. N. Engl. J. Med. 1990; 323: 1177–83
2. 1989 Guidelines for the management of mild hypertension: Memorandum from a WHO/ISH meeting. J. Hypertens. 1989; 7: 689–93
3. Tjoa, H.I., Kaplan, N.M.: Treatment of hypertension in the elderly. JAMA 1990; 264: 1015–8
4. Kannel, W.B.: Risk factors in hypertension. J. Cardiovasc. Pharmacol. 1989; 13: S_4-10
5. Croog, S.H., Levine, S., Testa, M.A., et al.: The effects of antihypertensive therapy on the quality of life. N. Engl. J. Med. 1986; 314: 1657–64
6. Chobanian, A.V.: Antihypertensive therapy in evolution. N. Engl. J. Med. 1986; 314: 1701–2
7. Prys-Roberts, C.: Anaesthesia and hypertension. Br. J. Anaesth. 1984; 56: 711–24
8. Prys-Roberts, C., Meloche, R., Foex, P.: Studies of anaesthesia in relation to hypertension. I. Cardiovascular responses to treated and untreated patients. Br. J. Anaesth. 1971; 43: 122–37
9. Stone, J.G., Foex, P., Sear, J.W., Johnson, L.L., Khambatta, H.J., Triner, L.: Risk of myocardial ischaemia during anaesthesia in treated and untreated hypertensive patients. Br. J. Anaesth. 1988; 61: 675–9
10. Goldman, L., Caldera, D.L.: Risks of general anesthesia and elective operation in the hypertensive patient. Anesthesiology 1979; 50: 285–92
11. Asiddas, C.B., Donegan, J.H., Whitesell, R.C., Kalbfleisch, J.H.: Factors associated with perioperative complications during carotid endarterectomy. Anesth. Analg. 1982; 61: 631–7
12. Steen, P.A., Tinker, J.H., Tarhan, S.: Myocardial reinfarction after anesthesia and surgery. An update: Incidence, mortality and predisposing facotrs. JAMA 1978; 239: 2566–70
13. Bedford, R.F., Feinstein, B.: Hospital admission blood pressure: A predictor for hypertension following en-

dotracheal intubation. Anesth. Analg. 1980; 59: 367–70
14. Husserl, F.E., Messerli, F.H.: Adverse effects of antihypertensive drugs. Drug 1981; 22: 188–210
15. Miller, R.D., Way, W.L., Eger, E.I.: The effects of alpha-methyldopa, reserpine, guanethidine, and iproniazid on minimum alveolar anesthetic requirement (MAC). Anesthesiology 1969; 29: 1153–8
16. Katz, R.L., Weintraub, H.D., Papper, E.M.: Anesthesia, surgery, and rauwolfia. Anesthesiology 1964; 25: 142–7
17. Bloor, B.C., Flacke, W.E.: Reduction in halothane anesthetic requirements by clonidine, an alpha-adrenergic agonist. Anesth. Analg. 1982; 61: 741–5
18. Ghignone, M., Quintin, L., Duke, P.C., et al.: Effects of clonidine on narcotic requirements and hemodynamic response during induction of fentanyl anesthesia and endotracheal intubation. Anesthesiology 1986; 64: 36–42
19. Bruce, D.L., Croley, T.F., Lee, J.S.: Preoperative clonidine withdrawal syndrome. Anesthesiology 1979; 51: 90–2
20. Brodsky, J.B, Bravo, J.J.: Acute postoperative clonidine withdrawal syndrome. Anesthesiology 1976; 44: 519–20
21. Papademetrious, V., Burris, J., Kukich, S., Freis, E.D.: Effectiveness of potassium chloride or triameterene in thiazide hypokalemia. Arch. Intern. Med. 1985; 145: 1986–90
22. Vitez, T.S., Soper, L.E., Wong, K.C., Soper, P.: Chronic hypokalemia and intraoperative dysrhythmias. Anesthesiology 1985; 63: 130–3
23. Roy, W.L., Edelist, G., Gilbert, B.: Myocardial ischemia during noncardiac surgical procedures in patients with coronary artery disease. Anesthesiology 1979; 51: 393–7
24. Roizen, M.F., Horrigan, R.W., Frazer, B.M.: Anesthetic doses blocking adrenergic (stress) and cardiovascular responses to incision-MAC BAR. Anesthesiology 1981; 54: 390–8
25. Stoelting, R.K.: Blood pressure and heart rate changes during short duration laryngoscopy for tracheal intubation: Influence of viscous or intravenous lidocaine. Anesth. Analg. 1978; 57: 197–9
26. Stoelting, R.K.: Attenuation of blood pressure response to laryngoscopy and tracheal intubation with sodium nitroprusside. Anesth. Analg. 1979; 58: 116–9
27. Stoelting, R.K.: Attenuation of blood pressure response to laryngoscopy and tracheal intubation with sodium nitroprusside. Anesth. Analg. 1979; 58: 116–9
28. Sheppard, S., Eagle, C.J., Strunin, L.: A bolus dose of esmolol attenuates tachycardia and hypertension after tracheal intubation. Can.J. Anaesth. 1990; 37: 202–5
29. Hess, W., Arnold, B., Schulte-Sasse, U.W.E., Tarnow, J.: Comparison of isoflurane and halothane when used to control intraoperative hypertension in patients undergoing coronary artery bypass surgery. Anesth. Analg. 1983; 62: 15–20
30. Leslie, J.B., Kalayjian, R.W., Sirgo, M.A., Plachetka, J.R., Watkins, W.D.: Intravenous labetalol for treatment of postoperative hypertension. Anesthesiology 1987; 67: 413–6
31. Gifford, R.W.: Management of hypertensive crises. JAMA 1991; 266: 829–35

6 Herzinsuffizienz

Die wichtigsten Ursachen einer Herzinsuffizienz können 1. eine Veränderung der Herzklappen, 2. eine myokardiale Kontraktilitätsstörung aufgrund einer koronaren Herzerkrankung oder Kardiomyopathie, 3. eine systemische Hypertension oder 4. eine pulmonalvaskuläre Hypertension (Cor pulmonale) sein. Eine Rechtsherzinsuffizienz ist zumeist Folge einer Insuffizienz des linken Herzens. Die pathophysiologischen Merkmale einer Herzinsuffizienz sind 1. ein vermindertes Herzzeitvolumen, 2. ein erhöhter enddiastolischer Druck im Ventrikel, 3. eine periphere Vasokonstriktion und 4. eine metabolische Azidose. Typischerweise führt die Linksherzinsuffizienz zum Lungenödem, die Rechtsherzinsuffizienz dagegen zur Druckerhöhung im venösen Schenkel des großen Kreislaufs und damit zu peripheren Ödemen.

Die Inzidenz der Herzinsuffizienz nimmt mit dem Alter zu und ist die häufigste Todesursache. Eine präoperative Herzinsuffizienz stellt den wichtigsten Risikofaktor für die postoperative kardial bedingte Morbidität und Mortalität dar [1].

6.1 Physiologische Kompensationsmechanismen

Sind die Herzklappen voll funktionsfähig, kann das Herz den venösen Rückstrom (Preload) adäquat aufnehmen und gegen den systemischen Gefäßwiderstand (Afterload) auswerfen. Das Herz kann aufgrund einer Aorten- oder Mitralklappeninsuffizienz (mit hohen Regurgitationsvolumen) entweder volumenüberlastet oder aufgrund eines arteriellen Hypertonus oder einer Aortenstenose mit erhöhtem systemischem Gefäßwiderstand drucküberlastet sein. Um das Herzzeitvolumen aufrechtzuerhalten, verfügt das Herz über eine Reihe von physiologischen Kompensationsmechanismen. Dazu gehören 1. der Frank-Starling-Mechanismus, 2. die Änderung der Inotropie, 3. die Änderung des Afterloads (des sytemischen Gefäßwiderstandes), 4. eine Änderung der Herzfrequenz und 5. die Möglichkeit zur myokardialen Hypertrophie und Dilatation. Zusätzlich kommt es im Rahmen einer Herzinsuffizienz sowohl zur Änderung des Sympathikotonus als auch zur Beeinflussung hormonaler Regelkreise.

6.1.1 Frank-Starling-Mechanismus

Der Frank-Starling-Mechanismus besagt, daß es bei einer Steigerung des links- oder rechtsventrikulären enddiastolischen Volumens zu einer entsprechenden Erhöhung des linksventrikulären Schlagvolumens kommt (Abb. 6.1) [2]. Das Schlagvolumen nimmt unter diesen Bedingungen deshalb zu, weil der sich kontrahierende Herzmuskel einen höheren Druck aufbaut, wenn die Vordehnung der Muskelfasern größer ist. Wie stark das Schlagvolumen bei einer stärkeren Vordehnung zunimmt, hängt vom Kontraktilitätszustand des Myokards ab. Ist die myokardiale Kontraktilität verringert (wie z.B. bei einer Herzinsuffizienz), dann ist das – bei einem vorgegebenen linksventrikulären enddiastolischen Füllungsdruck – ausgeworfene Schlagvolumen vermindert (Abb. 6.1). Durch eine Kontraktion der venösen Kapazitätsgefäße kommt es zu einer Verlagerung eines großen Teils des Blutes nach zentral. Diese Verschiebung des Blutvolumens trägt dazu bei, das Herzzeitvolumen über den Frank-Starling-Mechanismus aufrechtzuerhalten.

6.1.2 Inotropie

Die Inotropie ist ein Maß für die Geschwindigkeit und Kraft, mit der sich die Myokardfasern kontrahieren; die maximale Kontraktionsgeschwindigkeit wird als Vmax bezeichnet. Wird die Inotropie des Herzens etwa durch Katecholamine gesteigert, ist die Vmax erhöht. Umgekehrt ist die Vmax erniedrigt, wenn die Kontraktilität vermindert ist. Es

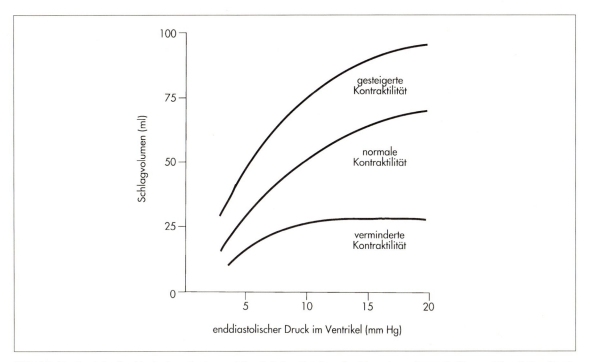

Abb. 6.1: Der Frank-Starling-Mechanismus bedeutet, daß es bei einer Zunahme des links- oder rechtsventrikulären enddiastolischen Drucks zu einer Steigerung des Schlagvolumens kommt.
Anhand dieser schematischen Funktionskurven des Herzens wird der Frank-Starling-Mechanismus für 3 verschiedene myokardiale Kontraktilitätszustände dargestellt.

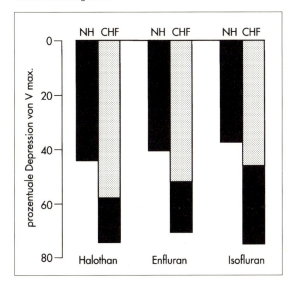

Abb. 6.2: Dargestellt sind die Auswirkungen äquipotenter Konzentrationen (1 MAC) von Halothan, Enfluran und Isofluran auf die maximale Verkürzungsgeschwindigkeit (Vmax) von isolierten Papillarmuskeln. Die Untersuchungen wurden an den isolierten Papillarmuskeln von ausgewachsenen Katzen mit einem gesunden Herzen (NH) oder mit einer experimentell induzierten Herzinsuffizienz (CHF) durchgeführt. Die Depression der Papillarmuskel-Kontraktilität (Vmax) war bei Muskelfasern, die dem gesunden Herzen (NH) entnommen und dem Anästhetikum ausgesetzt werden (schwarze Säulen) weniger stark ausgeprägt als bei Muskelfasern, die dem insuffizienten Herzen (schraffierte Säulen) entnommen und dem Anästhetikum ausgesetzt wurden (schwarze Säulen) (Daten aus: Kemmotsu O, Hashimoto Y, Shimosato S. The effects of fluroxene and enflurane on contractile performance of isolated papillary muscles from failing hearts. Anesthesiology 1974; 40: 252–60)

wurde nachgewiesen, daß volatile Anästhetika die Vmax negativ beeinflussen. Dieser Effekt kann eine verminderte Vmax aufgrund einer vorbestehenden Herzinsuffizienz weiter reduzieren (Abb. 6.2) [3]. Klinisch stellt die ventrikuläre Druckanstiegsgeschwindigkeit (dp/dt) eine gute Annäherung an die Vmax dar und wird als brauchbares Maß für die Inotropie des Herzens angesehen.

Bei einer Herzinsuffizienz kommt es zu einer Verarmung des Herzens an Katecholaminen, wodurch die myokardiale Kontraktilität abnimmt. Während die myokardialen Katecholaminspeicher bei Patienten mit einer Herzinsuffizienz entleert werden, steigen die Plasmakonzentration und die Urinausscheidung der Katecholamine stets an [4]. Außerdem nimmt die Dichte der Beta-Rezeptoren in der insuffizienten Herzmuskulatur ab, und es läßt sich eine verringerte Inotropiesteigerung bei einer Beta-Stimulation nachweisen. Medikamente wie Digitalis oder Katecholamine können gut zur Steigerung der myokardialen Kontraktilität eingesetzt werden (siehe Abschnitt: Behandlung der Herzinsuffizienz).

6.1.3 Nachlast (Afterload)

Die Nachlast (das Afterload) ist definiert als die Spannung, die das Ventrikelmyokard aufbringen muß, um die Aorten- bzw. Pulmonalklappe zu öffnen. Im Rahmen einer systemischen Hypertension ist die Nachlast für den linken Ventrikel erhöht (Laplace-Gesetz). Das linksventrikuläre Auswurfvolumen kann durch Gabe eines vasodilatierenden Medikamentes erhöht werden (siehe Abschnitt: Behandlung der Herzinsuffizienz).

6.1.4 Herzfrequenz

Beim gesunden Herzen verändert sich die zur Ventrikelfüllung verfügbare Zeit parallel zur Herzfrequenz. Bei einer Zunahme der Herzfrequenz nimmt daher das Schlagvolumen ab, bei einer Bradykardie sind die Verhältnisse umgekehrt. Daher kommt es bei einer Herzfrequenzänderung meist zu keiner wesentlichen Änderung des Herzzeitvolumens. Dagegen ist bei Vorliegen einer Herzinsuffizienz und eines niedrigen Herzminutenvolumens das Schlagvolumen mit niedrigem Ruheherzzeitvolumen kaum variabel. Das Herzminutenvolumen kann über eine Steigerung der Herzfrequenz erhöht werden. Eine Steigerung der myokardialen Kontraktilität aufgrund einer Erhöhung der Herzfrequenz wird als Bowditch-Effekt (rate treppe phenomenon) bezeichnet. Das Auftreten einer Tachykardie ist typisch für die Herzinsuffizienz. Ursache ist eine Aktivierung des sympathischen Nervensystems.

6.1.5 Myokardiale Hypertrophie und Dilatation

Die myokardiale Hypertrophie stellt einen Kompensationsmechanismus des Herzens auf eine chronische Drucküberlastung dar (z.B. durch Aorten-(klappen-)stenose, arteriellen Hypertonus, pulmonalen Hypertonus). Zur Dilatation des Herzens kommt es dagegen durch eine Volumenüberlastung (z.B. im Rahmen einer Mitralklappeninsuffizienz, Aortenklappeninsuffizienz). Die myokardiale Hypertrophie dient dazu, die Druckbelastung des Herzens zu kompensieren. Dieser Kompensationsmechanismus hat jedoch Grenzen, denn ein hypertrophierter Herzmuskel arbeitet im Vergleich zu einem nicht-hypertrophierten Herzmuskel auf einem niedrigeren Inotropieniveau. Eine kardiale Dilatation führt entsprechend dem Frank-Starling-Mechanismus zu einer kompensatorischen Erhöhung des Herzzeitvolumens. Eine erhöhte myokardiale Wandspannung aufgrund eines vergrößerten Ventrikelradius führt jedoch auch zu einer Steigerung des myokardialen Sauerstoffbedarfs und zu einer Erniedrigung des kardialen Wirkungsgrades.

6.1.6 Aktivität des sympathischen Nervensystems

Im Rahmen einer Herzinsuffizienz kommt es zur Konstriktion des arteriolären und venösen Systems. Die arterioläre Konstriktion dient dazu, den systemischen Blutdruck trotz des verminderten Herzzeitvolumens aufrechtzuerhalten. Durch den erhöhten Venentonus wird dagegen Blut nach zentral verlagert, wodurch der Preload und damit das Herzzeitvolumen entsprechend dem Frank-Starling-Mechanismus erhöht werden. Außerdem kommt es durch die arterioläre Konstriktion zu einer Umverteilung des Blutes aus Nieren, Bauchorganen, Muskulatur und Haut, um trotz des verminderten Herzzeitvolumens einen ausreichenden koronaren und zerebralen Blutfluß sicherzustellen. Der verminderte renale Blutfluß (ca. 25% des Normalwertes) führt zur verstärkten tubulären Rückresorption von Wasser und Natrium, wodurch Plasmavolumen und Preload zunehmen. Auch dies führt zu einer Steigerung des Herzzeitvolumens über den Frank-Starling-Mechanismus. Zu solchen Kompensationsmechanismen kommt es auch bei einem akuten Blutverlust. Bei Vorliegen einer Herzinsuffizienz können sie allerdings zu einem Circulus vitiosus führen. Bei durch gesteigerte Flüssigkeitsretention erhöhtem Preload und Afterload muß das geschädigte Herz eine höhere Leistung aufbringen, was zu einem weiteren Abfall des Herzzeitvolumens führen kann. Durch eine medikamentöse Behandlung der Herzinsuffizienz muß daher versucht werden, diesen Circulus vitiosus zu durchbrechen. Dies ist beispielsweise durch vasodilatierende Medikamente oder ACE-Hemmer möglich (siehe Abschnitt: Behandlung der Herzinsuffizienz).

6.1.7 Hormonale Regelkreise

Das atriale natriuretische Hormon ist in der Vorhofmuskulatur gespeichert und wird durch eine Steigerung des atrialen Drucks (z.B. durch Tachykardie oder Hypervolämie) freigesetzt. Dieses Hormon führt zu einer Steigerung der glomerulären Filtrationsrate und damit zu einer verstärkten Wasser- und Natriumausscheidung. Außerdem vermindert es die Aldosteronsekretion und die Freisetzung des antidiuretischen Hormons.

6.2 Hämodynamische Parameter der Ventrikelfunktion

Hämodynamische Parameter der Ventrikelfunktion, die sich im Rahmen einer Herzinsuffizienz ändern, sind 1. Herzzeitvolumen, 2. Ejektionsfraktion und 3. ventrikulärer enddiastolischer Druck.

6.2.1 Herzzeitvolumen

Das Herzzeitvolumen ist das Produkt von Schlagvolumen und Herzfrequenz. Myokardiale Kontraktilität, koordinierte Kontraktion aller Anteile des

Ventrikelmyokards, Afterload und vor allem der venöse Rückstrom zum Herzen bestimmen das Schlagvolumen. Im Rahmen einer Linksherzinsuffizienz kann das Herzzeitvolumen in Ruhe noch normal sein, während eine leistungsadaptierte Steigerung nicht möglich ist. Eine schwere Herzinsuffizienz geht mit einem verminderten Herzindex einher (weniger als 2,5 l/Minute/m^2). Wenn das Herzzeitvolumen nicht gesteigert werden kann, führt jede verstärkte Sauerstoffausschöpfung im peripheren Gewebe zu einem verminderten venösen Sauerstoffgehalt und zu einer Zunahme der arteriovenösen Sauerstoffdifferenz.

6.2.2 Ejektionsfraktion

Normalerweise wirft das Herz während der Systole 56 bis 75% seines Blutvolumens aus. Das entspricht einer Ejektionsfraktion von 0,56 bis 0,75 (Verhältnis von Schlagvolumen zu enddiastolischem Volumen). Sie kann mittels Angiographie, Radionuklidventrikulographie oder Echokardiographie bestimmt werden. Bei verminderter myokardialer Kontraktilität, gesteigertem Afterload oder unkoordinierter Ventrikelkontraktion nimmt die Ejektionsfraktion ab.

6.2.3 Enddiastolischer Druck

Enddiastolischer Druck und das sich parallel verhaltende enddiastolische Volumen sind im Rahmen einer Herzinsuffizienz erhöht. Der enddiastolische Druck kann aufgrund einer verminderten Ventrikelcompliance auch dann erhöht sein, wenn das Ventrikelvolumen nicht erhöht ist. Der linksventrikuläre enddiastolische Druck liegt normalerweise unter 12 mm Hg, der rechtsventrikuläre enddiastolische Druck unter 5 mm Hg. Bei intakter Mitralklappenfunktion entspricht der linksatriale Druck dem linksventrikulären enddiastolischen Druck. Ebenso entspricht der enddiastolische Pulmonalarteriendruck dem linksventrikulären enddiastolischen Druck, falls keine Erhöhung des pulmonalvaskulären Widerstandes oder ein Mitralklappenfehler vorliegen. Bei einem akuten Anstieg des linksatrialen Druckes kommt es aufgrund der Vorhofdehnung zu Veränderungen der P-Welle im EKG. Die P-Welle dauert dann länger als 0,1 Sekunde und ist zweigipflig (P-mitrale bzw. P-sinistroatriale).

6.3 Symptome der Linksherzinsuffizienz

Anzeichen einer Linksherzinsuffizienz können sowohl durch Anamneseerhebung als auch durch körperliche Untersuchung und Auswertung apparativer Untersuchungen festgestellt werden. Schlaflosigkeit, Muskelschwäche und rasche Ermüdbarkeit können durch eine Linksherzinsuffizienz bedingt sein. Insbesondere eine rasche Ermüdbarkeit in Ruhe bzw. bei geringer körperlicher Belastung ist sicheres Zeichen einer Linksherzinsuffizienz. Sie ist Ausdruck einer geringen kardialen Reserve und eines verminderten Herzzeitvolumens. Durch einen gleichzeitig verminderten zerebralen Blutfluß kann es zu Verwirrtheit kommen. Ein reduzierter renaler Blutfluß kann zur Azotämie führen. Hierfür ist ein überproportionaler Anstieg der Serum-Harnstoffkonzentration im Vergleich zum Serum-Kreatinin typisch.

6.3.1 Dyspnoe

Die Dyspnoe ist eines der zuerst auftretenden subjektiven Symptome der Linksherzinsuffizienz. Ursache der Dypnoe ist eine erhöhte Atemarbeit aufgrund einer verminderten Lungencompliance. Diese ist auf ein interstitielles Lungenödem zurückzuführen. Zunächst tritt Dyspnoe nur bei Belastung auf. Der Schweregrad der Dyspnoe kann danach beurteilt werden, wieviele Treppen der Patient beschwerdefrei steigen oder welche Gehstrecke er auf ebener Erde zurücklegen kann. Auch Patienten, die pektanginöse Beschwerden haben, beschreiben ihre Symptome manchmal als Luftnot.

6.3.2 Orthopnoe

Zur Othopnoe kommt es, wenn der insuffiziente linke Ventrikel nicht mehr in der Lage ist, den im Liegen verstärkten venösen Rückstrom zu bewältigen. Ein trockener, unproduktiver Husten, der nur im Liegen auftritt und sich beim Aufsetzen des Patienten bessert, ist charakteristisch für eine Orthopnoe aufgrund einer Lungenstauung. Dieser Husten unterscheidet sich deutlich vom produktiven, morgendlichen Husten von Patienten mit einer chronischen Bronchitis.

6.3.3 Paroxysmale nächtliche Dyspnoe

Die paroxysmale nächtliche Dyspnoe ist eine Kurzatmigkeit, durch die die Patienten erwachen. Dieses Symptom muß von einer angstbedingten Hyperventilation abgegrenzt werden. Auch asthmoide Beschwerden durch Sekretverhalt bei Patienten mit chronischer Bronchitis unterscheiden sich von der paroxysmalen nächtlichen Dyspnoe. Ist ein pfeifendes Atemgeräusch durch eine Lungenstauung bedingt (Asthma cardiale), zeigen sich in der Röntgenthoraxaufnahme die hierfür typischen Befunde. Eine Sekretverhaltung in den Luftwegen aufgrund einer chronischen Bronchitis kann röntgenologisch eindeutig vom Asthma cardiale unterschieden werden.

6.3.4 Akutes Lungenödem

Ein akutes Lungenödem, das Folge einer Flüssigkeitsansammlung in den Alveolen ist, stellt das zuletzt auftretende Zeichen der Linksherzinsuffizienz dar. Der Blutdruck ist dann häufig erhöht. Auch andere Zeichen der Aktivierung des sympathischen Nervensystems wie z.B. Tachykardie und Vasokonstriktion sind oft nachweisbar. Feuchte Rasselgeräusche und eventuell zusätzliches Giemen sind über der ganzen Lunge zu auskultieren. Der pulmonalarterielle Verschlußdruck (PCWP) ist bei Vorliegen eines Lungenödems meistens größer als 30 mm Hg. Ist der pulmonalarterielle Verschlußdruck dagegen im Normbereich, ist das Lungenödem wahrscheinlich nicht kardialer Ursache. Es ist dann in der Regel auf eine direkte Schädigung der Alveolar- und/oder der Pulmonalkapillarwände zurückzuführen. Auch das Verhältnis des kolloidosmotischen Druckes der Ödemflüssigkeit zu der des Blutplasmas kann dazu dienen, ein kardiales von einem nicht-kardialen Lungenödem zu unterscheiden. Ist dieser Quotient kleiner als 0,6, spricht das für ein kardiales Lungenödem. Beträgt der Quotient dagegen etwa 1 (durch einen hohen Proteingehalt der Ödemflüssigkeit), liegt wahrscheinlich ein nicht-kardiales Lungenödem vor.

6.3.5 Behandlung des Lungenödems

Die Behandlung des Lungenödems besteht zunächst darin, den Patienten in eine sitzende Lagerung zu bringen sowie befeuchteten Sauerstoff über eine Gesichtsmaske zuzuführen. Außerdem sollte Morphin verabreicht werden (5–10 mg i.v.), um den venösen Rückstrom zum Herzen zu senken. Auch ein schnell wirkendes Diuretikum wie z.B. Furosemid (10–40 mg i.v.) sollte frühzeitig appliziert werden. Digitalis dient im Rahmen der Initialbehandlung nur zur Behandlung supraventrikulärer Tachyarrhythmien. Dopamin ist von den positiv inotropen Substanzen zur Therapie des akuten Lungenödems wahrscheinlich am besten geeignet, da es den systemischen Gefäßwiderstand aufrechterhält und den renalen Blutfluß erhöht. Bei Patienten mit hohem systemischem Gefäßwiderstand kann auch Dobutamin eingesetzt werden, da es nur relativ geringen Einfluß auf den Gefäßwiderstand hat. Die arteriellen Blutgase und der pH-Wert sollten bestimmt werden. Auch eine direkte arterielle Druckmessung sowie die Messung des pulmonalarteriellen Druckes können indiziert sein.

6.3.6 Symptome

Häufigster Untersuchungsbefund bei Patienten mit einer Linksherzinsuffizienz sind feuchte Rasselgeräusche über der Lunge. Die Patienten sind auch oft tachypnoisch. Bei einer leichten Linksherzinsuffizienz sind die feuchten Rasselgeräusche zunächst nur in den unteren Lungenabschnitten zu hören. Im akuten Lungenödem sind sie dagegen ubiquitär auskultierbar. Bei einem Linksherzversagen ist der Sympathikotonus kompensatorisch gesteigert. Dies äußert sich in Ruhetachykardie und peripherer Vasokonstriktion. Dadurch soll – trotz eines verringerten Herzzeitvolumens – der arterielle Blutdruck und damit die Versorgung von Gehirn und Herz aufrechterhalten werden. Allerdings wird gleichzeitig die Blutversorgung der Nieren gedrosselt. Dadurch kann es zu einer Erhöhung der Kreatininkonzentration und der Harnstoff-Stickstoffkonzentration im Blut und zu einer Oligurie kommen.

Bei einer unerklärlichen präoperativen Ruhetachykardie sollte insbesondere bei älteren Patienten oder bei bekannten kardialen Vorerkrankungen stets an eine Herzinsuffizienz gedacht werden. Ein dritter Herzton (S_3-Galopp oder ventrikulärer diastolischer Galopprhythmus) weist auf eine schwere linksventrikuläre Funktionsstörung hin und kann erstes Zeichen einer Herzinsuffizienz sein. Dieser Ton entsteht durch den Bluteinstrom und die Dehnung des relativ steifen linken Ventrikels.

6.3.7 Röntgenbild des Thorax

Frühestes radiologisches Zeichen einer Linksherzinsuffizienz und einer damit verbundenen pulmonalvenösen Hypertension ist eine verstärkte Venenzeichnung in den oberen Lungenabschnitten. Weiteres Zeichen ist ein perivaskuläres Ödem, das sich auf dem Röntgenthoraxbild als hiläre und parahiläre Verschattung darstellt. Die Hili sind vergrößert und unscharf begrenzt. Bei einem chronischen interstitiellen Lungenödem kommt es zur Verbreiterung der interlobären Septen. Diese stellen sich als sogenannte Kerley-Linien dar. In den oberen Lungenabschnitten werden diese Kerley-A-Linien, in den weiter unten gelegenen Abschnitten Kerley-B-Linien genannt. In den basilaren Lungenabschnitten kann es zur Ausbildung von Kerley-C-Linien kommen (Honigwabenmuster). Ein später auftretendes subpleurales Ödem ist typisch für die Ausbreitung des Lungenödems bis in die Lungenperipherie. Aufgrund eines alveolären Lungenödems kann es schließlich zu einer homogenen Verschattung von Lungenabschnitten kommen. Diese Verschattung ist meistens zentral gelegen, symmetrisch angeordnet und nimmt häufig eine typische «Schmetterlings»-Form an. Insbesondere bei einer biventrikulären Herzinsuffizienz kann es auch zu Pleura- und Perikarderguß kommen. Bei einer Stauung der Pulmonalvenen treten radiologische Veränderungen meistens erst 12 Stunden nach einem akuten Anstieg des linksatrialen Druckes auf. Andererseits können radiologische Zeichen noch für 1 bis 4 Tage nach Normalisierung der kardialen Füllungsdrucke bestehenbleiben.

6.4 Symptome einer Rechtsherzinsuffizienz

Die Symptome einer Rechtsherzinsuffizienz beruhen auf einer venösen Blutstauung im großen Kreislauf. Folge sind Organvergrößererungen (Hepatosplenomegalie) und periphere Ödeme.

6.4.1 Venöse Stauung

Wichtigstes Zeichen einer Rechtsherzinsuffizienz ist eine venöse Stauung im Körperkreislauf. Sie kann am deutlichsten an den Jugularvenen beurteilt werden. Treten bei sitzenden Patienten die Venae jugulares externae oberhalb der Clavicula hervor, so ist eine Rechtsherzinsuffizienz zu vermuten. Bei der Inspiration wird der thorakale Druck negativ. Der venöse Rückstrom wird dadurch verbessert, der Jugularvenendruck sinkt ab. Ist der rechte Ventrikel normal funktionstüchtig, kann dieses vermehrte Blutangebot vom rechten Herzen problemlos in den Pulmonalkreislauf gepumpt werden. Ist dagegen der rechte Ventrikel insuffizient, führt jede Steigerung des venösen Rückstroms nicht zum Abfall, sondern zum weiteren Anstieg des Jugularvenendrucks. Daher kann es während der Inspiration zu einem verstärkten Hervortreten der Halsvenen kommen (Kußmaul-Zeichen). Ein ähnliches Symptom kann im Rahmen einer Pericarditis constrictiva oder einer Herzbeuteltamponade beobachtet werden.

6.4.2 Organstauung

Die Leber ist typischerweise das erste Organ, welches im Rahmen einer Rechtsherzinsuffizienz mit Blut überfüllt wird. Kommt es innerhalb sehr kurzer Zeit zur Leberüberdehnung, treten Schmerzen und Berührungsempfindlichkeit im rechten oberen Quadranten des Abdomens auf. Diese werden durch die Leberkapselspannung hervorgerufen. Bei einer nur leichten Leberstauung kommt es zu einem leichten Anstieg der Leberfunktionstests. Dagegen kann es bei einer starken Lebervergrößerung auch zu einer verlängerten Prothrombinzeit kommen. Ein Aszites gilt als spätes Zeichen der Rechtsherzinsuffizienz und tritt meistens bei Patienten mit einer Herzinsuffizienz auf, die auf eine Pericarditis constrictiva oder eine Trikuspidalklappenstenose zurückzuführen ist.

6.4.3 Periphere Ödeme

Eindrückbare Ödeme an abhängigen Körperteilen, besonders an den Knöcheln, sind frühes Zeichen einer Rechtsherzinsuffizienz. Sie werden durch Kombination von venöser Stauung sowie Wasser- und Natriumretention verursacht. Knöchelödeme aufgrund regionaler Venen- oder Lymphstauung, Leberzirrhose oder Hypalbuminämie können von Ödemen aufgrund einer Rechtsherzinsuffizienz dadurch unterschieden werden, daß die inspiratorische Jugularvenenstauung fehlt.

6.5 Behandlung der Herzinsuffizienz

Bei der Behandlung der Herzinsuffizienz muß zunächst versucht werden, die Ursachen zu beseitigen (arterieller Hypertonus, Herzklappenfehler, Anämie, Beta-Blockade). Kann die Herzinsuffizienz auf diesem Wege nicht gebessert werden, erfolgt die medikamentöse Therapie mit Digitalis, Diuretika und Vasodilatantien [5]. Die Optimierung der Pumpfunktion mittels eines peripheren Vasodilatators wird zur Zeit favorisiert [2]. Daher werden ACE-Hemmer immer häufiger als Therapie der Wahl bei einer chronischen Herzinsuffizienz propagiert. Dennoch werden primär meistens Digitalis und Diuretika bei Patienten mit einer Linksherzinsuffizienz eingesetzt, während Vasodilatantien nur zusätzlich verordnet werden [6]. Bei einer Behandlung mit wirkstarken Diuretika wird eine streng natriumarme Diät nur noch in den wenigsten Fällen erforderlich.

6.5.1 Digitalis

Digitalis ist das einzige oral applizierbare positiv inotrope Medikament. Zur Therapie der Herzinsuffizienz wird es schon seit über 200 Jahren erfolgreich eingesetzt [6]. Bei herzinsuffizienten Patienten, bei denen der systemische Widerstand aufgrund eines gesteigerten Sympathikotonus erhöht ist, steigert Digitalis myokardiale Kontraktilität und Herzzeitvolumen. Der Herzdurchmesser wird unter Digitalis geringer. Durch die digitalisbedingte Steigerung des Herzzeitvolumens nimmt die periphere Vasokonstriktion ab. Durch therapeutische Digitaliskonzentrationen wird auch der Parasympathikotonus erhöht. Dadurch kommt es zu einer Abnahme der Herzfrequenz. Dies ist insbesondere bei Patienten mit Vorhofflimmern von Vorteil.

Es sind viele verschiedene Digitalispräparate im Handel. In den meisten Fällen ist es jedoch ausreichend, detaillierte Kenntnisse über Digoxin zu besitzen (Tab. 6.1). Digoxin wird vor allem über die Nieren ausgeschieden. Die Digoxin-Clearance (normalerweise etwa ein Drittel der täglichen Erhaltungsdosis) korreliert eng mit der Kreatinin-Clearance. Daher sollte die Tagesdosis so abgestimmt sein, daß sie gerade die tägliche Digitalisausscheidung ersetzt. Verschlechtert sich während der perioperativen Phase die Nierenfunktion, kann die Digoxin-Plasmakonzentration zunehmen.

Tab. 6.1: Charakteristika häufig verwendeter Digitalispräparate

	Digoxin	Ouabain	Digitoxin
gastrointestinale Resorption	gut	schlecht	sehr gut
Wirkungseintritt nach intravenöser Applikation (Min.)	15–30	5–10	30–120
Wirkungsmaximum (h)	1,5–5	0,5–2	4–12
Eliminationshalbwertszeit (h)	31–33	21	120–168
Haupteliminationsweg	Nieren	Nieren	Leber
durchschnittliche Sättigungsdosis (mg)			
intravenös	0,75–1,0	0,3–0,5	0,7–1,0
oral (über 12–24 h)	0,75–1,5		0,7–1,2
durchschnittliche Erhaltungsdosis (Erwachsene mit normaler Leber- und Nierenfunktion) oral (mg)	0,125–0,5		0,05–0,2
therapeutische Plasmakonzentrationen (ng/ml)	1,0–1,5	0,5	15–25

6.5.2 Prophylaktische Digitalisierung

Der prophylaktische Einsatz von Digitalis bei Patienten, die sich einer elektiven Operation unterziehen müssen und keine Hinweise auf eine Herzinsuffizienz bieten, wurde zum Teil propagiert. Das Problem einer solchen Prophylaxe ist, daß ein Medikament mit nur geringer therapeutische Breite verabreicht wird, ohne daß dafür eine klinische Indikation vorliegt. Außerdem kann es dann schwierig sein, anästhesiebedingte Herzrhythmusstörungen von Rhythmusstörungen aufgrund einer Digitalisintoxikation zu unterscheiden [7]. Des weiteren kommt es intraoperativ häufig zu einer Zunahme des Sympathikotonus, einem Abfall der Serum-Kaliumkonzentration und einer Verschlechterung der Nierenfunktion. Dadurch können die pharmakologischen Wirkungen von Digitalispräparaten verstärkt werden. Andererseits wurde berichtet, daß Patienten mit einer eingeschränkten kardialen Leistungsreserve unter Umständen von einer prophylaktischen Digitalisierung profitieren können. Beispielsweise kann bei älteren Patienten, bei denen

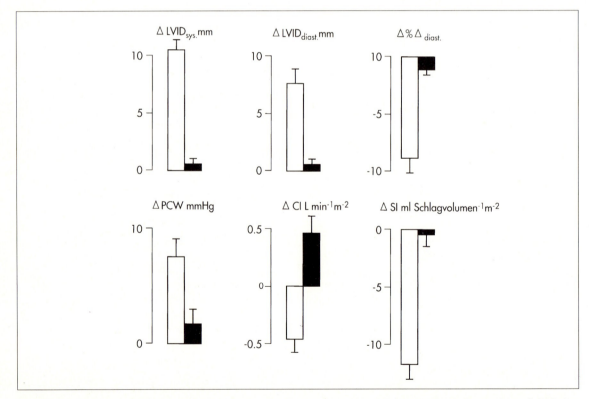

Abb. 6.3: Bei Patienten mit einer koronaren Herzerkrankung, die 48, 24 und 3 Stunden präoperativ Digoxin intravenös (10 µg/kg) erhielten (schwarze Säulen) bzw. kein Digoxin erhielten (leere Säulen) wurde eine M-mode Echokardiographie durchgeführt und die hämodynamischen Parameter bestimmt. Dargestellt sind jeweils die Differenzen zwischen den präoperativen und den postoperativen Werten.
Beim linksventrikulären Durchmesser (LVID, left ventricular internal dimension), beim pulmonal-kapillären Verschlußdruck (PCWP), beim Herzindex (CI) und beim Schlagvolumen (SI) gab es signifikante Unterschiede zwischen den beiden Gruppen.
Bei diesen koronarkranken Patienten konnte durch eine prophylaktische präoperative intravenöse Digoxingabe eine postoperative kardiale Funktionsstörung vermindert werden. (Nachgezeichnet nach den Daten von: Pinaud MLJ, Blanloeil YAG, Souron HJ. Preoperative prophylactic digitalization of patients with coronary artery disease – a randomized echocardiographic and hemodynamic study. Anesth Analg 1983; 62: 865–9. Reprinted with permission from IARS.)

thorakale oder abdominale Eingriffe durchgeführt werden, durch eine präoperative Gabe von Digoxin (insgesamt 0,75 mg in mehreren Dosen am Tag vor der Operation und 0,25 mg vor Narkoseeinleitung) die Inzidenz von Vorhofflimmern vermindert werden [8]. Auch bei Patienten mit einer koronaren Herzerkrankung kann durch eine prophylaktische Digoxingabe eine postoperative Verschlechterung der Herzfunktion vermieden werden (Abb. 6.3) [9]. Daraus läßt sich schließen, daß bei ausgewählten Patienten die Vorteile einer prophylaktischen Digitalismedikation das Risiko einer Digitalisintoxikation aufwiegen können. Inzwischen wird eine prophylaktische Digitalisierung fast generell abgelehnt. Eine bereits präoperativ durchgeführte Digitalismedikation sollte jedoch sicherlich nicht unterbrochen werden, besonders wenn diese der Regulierung der Herzfrequenz dient.

6.5.3 Digitalisintoxikation

Bei Patienten, die mit Digitalis behandelt werden, besteht stets die Gefahr einer Digitalisintoxikation. Hypokaliämie, Hyperkalziämie, Hypomagnesiämie und arterielle Hypoxämie erhöhen die Digitalistoxizität. Klagen Patienten präoperativ über Übelkeit und Erbrechen, sollte – insbesondere im Zusammenhang mit einer Hypokaliämie – an die Möglichkeit einer Digitalisintoxikation gedacht werden.

6.5.4 Kardiale Symptome einer Digitalisintoxikation

Bei ungefähr einem Drittel der Patienten sind Herzrhythmusstörungen erstes Zeichen einer Digitalisintoxikation. Obwohl keine bestimmte Herzrhythmusstörung für eine Digitalisintoxikation pathognomonisch ist, treten doch oft ventrikuläre Extrasystolen (insbesondere ein Bigeminus) sowie verschiedene Grade eines AV-Blocks auf. Eine muldenförmige ST-Streckensenkung und eine Erniedrigung der T-Wellen sind unspezifische Zeichen, die nicht unbedingt durch eine Digitalisintoxikation verursacht sein müssen. Kammerflimmern ist die häufigste Todesursache einer Digitalisintoxikation.

6.5.5 Plasmakonzentration von Digitalispräparaten

Da sich therapeutische und toxische Plasmakonzentrationen der Digitalispräparate überlappen, sind Zweifel aufgekommen, ob die Bestimmung der Plasmakonzentrationen als einziger Parameter zur Beurteilung einer Digitalisintoxikation ausreicht (Tab. 6.1). Dennoch lassen Digoxin-Plasmakonzentrationen von über 3 ng/ml normalerweise eine Intoxikation vermuten [10].

6.5.6 Therapie digitalisbedingter Herzrhythmusstörungen

Bei der Behandlung digitalisbedingter Herzrhythmusstörungen müssen begünstigende Faktoren (insbesondere eine Hypokaliämie) korrigiert und bestimmte Medikamente (Lidocain, Phenytoin, Atropin) verabreicht werden. Falls ein AV-Block III. Grades vorliegt, kann die Implantation eines temporären Herzschrittmachers notwendig werden [11].

6.5.7 Operative Eingriffe bei Vorliegen einer Digitalisintoxikation

Ob bei einer vermuteten oder sicher nachgewiesenen Digitalisintoxikation eine Narkose und ein operativer Eingriff durchgeführt werden, sollte nur von der Dringlichkeit des Eingriffs abhängen. Ein elektiver Eingriff sollte sicherlich so lange verschoben werden, bis die Digitalisintoxikation abgeklungen ist. Handelt es sich um eine lebensbedrohliche, operativ therapierbare Erkrankung, muß der Eingriff jedoch trotz der Digitalisintoxikation durchgeführt werden. In diesem Falle sollten Ereignisse und Medikamente (z.B. Ketamin) vermieden werden, die zu einer Stimulation des autonomen Nervensystems führen können. Im Tierexperiment konnte gezeigt werden, daß Halothan (und vermutlich auch andere volatile Anästhetika) die kardialen Wirkungen von Digitalis antagonisieren kann [12]. Aufgrund dieser Untersuchungen scheinen volatile Anästhetika bei einer Digitalisintoxikation gut geeignet zu sein. Eine Hyperventilation muß vermieden werden, da es hierdurch zu einer akuten Erniedrigung der Plasma-Kaliumkonzentration kommen kann. Medikamente zur Behandlung digitalisbedingter Herzrhythmusstörungen sollten stets griffbereit sein (siehe Abschnitt: Therapie digitalisbedingter Herzrhythmusstörungen). Durch Kalium wird die Bindung von Digitalis an das Myokard vermindert. Dadurch können kardiotoxische Effekte von Digitalis direkt antagonisiert werden. Eine Kaliumgabe kann zwar zu einer Hemmung ektoper Schrittmacherzentren in den Ventrikeln, aber auch zu einer Verstärkung eines digitalisbedingten AV-Blocks und damit zu einem kompletten AV-Block führen. Wichtig ist, daß die Plasma-Kaliumkonzentration bestimmt wird, bevor zusätzliches Kalium verabreicht wird. Falls die Nierenfunktion normal ist und kein AV-Block vorliegt, können 0,025 bis 0,05 mmol/kg KG Kalium i.v. verabreicht werden, um lebensbedrohliche Herzrhythmusstörungen aufgrund einer Digitalisintoxikation zu therapieren.

Die intravenöse Gabe von Lidocain (0,5–1 mg/kg KG i.v.) stellt eine sinnvolle initiale Therapiemaßnahme bei digitalisbedingten ventrikulären Herzrhythmusstörungen dar, falls keine zusätzliche Hypokaliämie vorliegt [9]. Mit therapeutischen Li-

Tab. 6.2: Vasodilatatoren zur Behandlung einer Herzinsuffizienz

	Wirkung auf venöse Gefäße	Wirkung auf arterielle Gefäße	Wirkungsmaximum (h)	Wirkungsdauer (h)	Durchschnittliche Dosis und Applikationsweg
Nitroglycerin	+++	+			0,5–5 µg/kg KG/min i.v.
Hydralazin	0	+++	1–2	4–6	25–100 mg p.o.
Nitroprussid	+++	+++			0,5–5 µg/kg KG/min i.v.
Prazosin	++	++	1–2	4–6	1–5 mg p.o.
Captopril	++	+++	1–2	4–8	25–75 mg p.o.
Enalapril	++	+++	4–8	18–30	5–40 mg p.o.
Lisinopril	++	+++	2–6	18–30	5–40 mg p.o.

docain-Plasmakonzentrationen können ektope ventrikuläre Schrittmacherzentren unterdrückt werden, ohne daß die myokardiale Kontraktilität und die Überleitungsverzögerung im AV-Knoten beeinflußt wird. Zur Behandlung digitalisbedingter supraventrikulärer Rhythmusstörungen ist Lidocain dagegen nicht besonders wirksam. Hierfür ist Phenytoin das Medikament der Wahl. Dies wird in einer Dosis von 20 mg/Minute solange intravenös verabreicht, bis die Herzrhythmusstörungen entweder verschwinden oder eine Gesamtdosis von 1.000 mg verabreicht wurde [7]. Zur Steigerung der Herzfrequenz kann Atropin verabreicht werden. Atropin ist in der Lage, den durch die Digitalisintoxikation enorm erhöhten Parasympathikotonus zu durchbrechen. Bleibt die Herzfrequenz trotz entsprechender medikamentöser Therapie zu niedrig, kann es notwendig werden, einen temporären Herzschrittmacher zu legen.

Eine lebensbedrohliche Digitalisintoxikation kann auch durch Gabe von Antikörpern (F_{ab}-Fragmente) gegen Digitalis therapiert werden. Hierdurch kann die Digitalismenge, die sich an die Zellmembranen des Myokards bindet, vermindert werden [13]. Eine Kardioversion sollte bei digitalisbedingten supraventrikulären Herzrhythmusstörungen nur mit Vorsicht durchgeführt werden, denn hierdurch können eventuell noch schwerere Herzrhythmusstörungen wie z.B. Kammerflimmern ausgelöst werden.

6.5.8 Diuretika

Chlorothiazide und Hydrochlorothiazide sind die am meisten eingesetzten Thiaziddiuretika. Häufigste Nebenwirkung dieser Medikamente ist eine Hypokaliämie, die Herzrhythmusstörungen hervorrufen kann. Auch eine Hypomagnesiämie kann hierdurch auftreten. Thiaziddiuretika können auch eine Hyperglykämie verstärken. Insbesondere wenn die Patienten außer Thiaziddiuretika gleichzeitig Digitalispräparate erhalten, muß die Plasma-Kaliumkonzentration in regelmäßigen Abständen überprüft werden.

Die chronische Einnahme von Schleifendiuretika (Furosemid, Etacrynsäure, Bumetanid) kann zu Hypovolämie, orthostatischer Dysregulation, Hypokaliämie und Azotämie führen. Ein Anstieg der Plasma-Harnstoffkonzentration ist erstes Anzeichen dafür, daß durch die Hypovolämie die Nierendurchblutung abnimmt.

Durch Gabe kaliumsparender Diuretika wie z.B. Spironolacton, Triamteren oder Amilorid kann der kaliuretische Effekt von Thiazid- und Schleifendiuretika abgeschwächt werden. Der diuretische Effekt dieser Medikamente wird dagegen noch verstärkt. Außerdem vermindern kaliumsparende Diuretika auch die Magnesiumausscheidung. Häufigste Nebenwirkung kaliumsparender Diuretika ist eine Hyperkaliämie. Diese tritt insbesondere bei Patienten mit eingeschränkter Nierenfunktion auf.

6.5.9 Vasodilatantien

Aktueller Trend bei der medikamentösen Behandlung der Herzinsuffizienz ist die Verbesserung des Herzzeitvolumens durch Beeinflussung der peripheren Kreislaufverhältnisse durch Vasodilatantien (Tab. 6.2) [2]. Vasodilatantien verbessern das Herzzeitvolumen durch eine Reduktion des peripheren Widerstandes, gegen den das Schlagvolumen ausgeworfen werden muß. Früher bestand die Behandlung zunächst in der Steigerung der myokardialen Kontraktilität mittels positiv inotroper Substanzen oder in der Verminderung der Vorlast durch Diuretika. Heutzutage kann man auf positiv inotrope Medikamente solange verzichten, bis die Reduktion des Afterloads keine ausreichende Verbesserung mehr bewirkt.

Die im Rahmen der Herzinsuffizienz verabreichten Vasodilatantien wirken auf venöse (Nitroglycerin), arterioläre (Hydralazin) oder auf venöse und arterielle Gefäße (Prazosin, Nitroprussid). Eine zweite große Gruppe bilden die ACE-Hemmer (Captopril, Enalapril, Lisinopril) (Tab. 6.2) [2]. Die Wirksamkeit der ACE-Hemmer bei der Behandlung einer Herzinsuffizienz macht deutlich, wie nachteilig der Einfluß des stimulierten Renin-Angiotensin-Systems (periphere Vasokonstriktion, Natrium- und Wasserretention) bei diesen Patienten ist. Eine Therapie mit Vasodilatantien ist vor allem dann wirkungsvoll, wenn eine Herzinsuffizienz aufgrund einer plötzlich auftretenden mechanischen Störung therapiert werden muß. Beispiele einer mechanischen Störung sind 1. eine akute Mitralklappeninsuffizienz aufgrund von Myokardinfarkt, rupturierten Cordae tendineae oder infektiöser Endokarditis, 2. eine akute Aorteninsuffizienz aufgrund eines Aortenaneurysmas oder einer infektiösen Endokarditis oder 3. eine Perforation des Ventrikelseptums im Rahmen eines Herzinfarktes. Die Behandlung einer akuten Herzinsuffizienz mit Vasodilatantien wird dadurch eingeschränkt, daß es zum Abfall des systemischen Blutdruckes kommt. Eine Behandlung mit Vasodilatantien erscheint nicht mehr sinnvoll, wenn der mittlere arterielle Blutdruck unter Behandlung um mehr als 20% unter den Ausgangsdruck abfällt.

In den meisten Fällen muß die Gabe dieser Medikamente mittels kontinuierlicher intravenöser Infusion erfolgen. Außerdem müssen häufig eine arterielle Kanüle und ein Pulmonalarterienkatheter plaziert werden, um Änderungen der kardialen Füllungsdrücke und des Herzzeitvolumens feststellen zu können sowie um den systemischen und pulmonalvaskulären Widerstand berechnen zu können.

6.5.10 Beta-Agonisten

Dopamin besitzt eine dosisabhängige Wirkung auf Dopaminrezeptoren, auf Beta- und Alpha-Rezeptoren. Die dopaminerge Wirkung setzt bereits bei niedrigen Dosen ein (unter 3µg/kg KG/Minute), während die alpha-mimetische Komponente erst bei hohen Dosen (über 10 µg/kg KG/Minute) eine Rolle spielt. Dobutamin bewirkt dagegen eine dosisabhängige selektive Stimulation der Beta-1-Rezeptoren. Auf den systemischen Gesamtwiderstand hat Dobutamin nur einen sehr geringen Einfluß. Bei einer Kombination von Dopamin und Dobutamin reichen Dosierungen aus, bei denen sowohl die gewünschte Steigerung der Nierendurchblutung als auch eine Beta-Rezeptorenstimulation erreicht werden, ohne daß gleichzeitig ein klinisch relevanter Anstieg des Afterloads durch die alpha-mimetische Wirkung des Dopamins auftritt. Eine kontinuierliche intravenöse Infusion von Dopamin und/oder Dobutamin wird häufig während der perioperativen Phase verabreicht, wenn es darum geht, die myokardiale Kontraktilität zu steigern. In solchen Fällen kann es sinnvoll sein, die Auswirkungen dieser Medikamente auf Herzzeitvolumen und kardiale Füllungsdrücke mittels eines Pulmonalarterienkatheters zu überwachen.

6.5.11 Phosphodiesterasehemmer

Phosphodiesterasehemmer wirken durch eine Erhöhung der intrazellulären cAMP-Konzentration (zyklisches Adenosinmonophosphat) positiv inotrop. Außerdem führen sie zu einer arteriellen und venösen Gefäßdilatation. Amrinon kann zur Akutbehandlung einer Herzinsuffizienz intravenös verabreicht werden. Eine orale Langzeitbehandlung wird dagegen nicht empfohlen. Milrinon (in Deutschland nicht im Handel) ähnelt dem Amrinon. Bei Patienten mit schwerer chronischer Herzinsuffizienz führt es bei Langzeitapplikation allerdings aus bisher ungeklärten Gründen zu einer erhöhten Morbidität und Mortalität [14].

6.6 Operative Eingriffe bei Vorliegen einer Herzinsuffizienz

Bei Patienten mit einer manifesten (dekompensierten) Herzinsuffizienz sollten keine elektiven Eingriffe vorgenommen werden. Eine manifeste Herzinsuffizienz ist der wichtigste Faktor für eine postoperative kardiale Morbidität [1]. Falls der operative Eingriff nicht verschoben werden kann, sollten die zur Anästhesie eingesetzten Medikamente sowie die Anästhesieverfahren so gewählt werden, daß ein optimales Herzzeitvolumen erreicht werden kann.

6.6.1 Allgemeinanästhesie

Zur Narkoseeinleitung bei Patienten mit einer Herzinsuffizienz eignet sich z.B. Ketamin. Der Einsatz volatiler Anästhetika zur Aufrechterhaltung der Narkose ist fragwürdig, da diese Medikamente eine dosisabhängige myokarddepressive Wirkung haben. Werden volatile Anästhetika bei Vorliegen einer Herzinsuffizienz verabreicht, kommt es zu einer stärkeren myokardialen Depression als beim Herzgesunden (Abb. 6.2) [3]. Opioide, Benzodiazepine und auch Etomidat können bei diesen Patienten verwendet werden, da sie nur eine geringe bzw. gar keine myokardiale Depression verursachen. Es muß jedoch beachtet werden, daß es durch die Kombination von Lachgas mit Opioiden oder durch die Kombination von Benzodiazepinen mit Opioiden zu einer deutlichen Verminderung von Herzzeitvolumen und Blutdruck kommt [15, 16]. Dagegen führt eine Kombination von Lachgas und Diazepam zu keiner myokardialen Depression [17]. Bei Vorliegen einer schweren Herzinsuffizienz kann es gerechtfertigt sein, zur Aufrechterhaltung der Narkose nur Opioide zu verabreichen. Eine intermittierende Überdruckbeatmung (IPPV) kann sinnvoll sein, um ein Lungenödem zu vermindern und die arterielle Oxygenierung zu verbessern. Muß bei Vorliegen einer Herzinsuffizienz ein größerer Eingriff durchgeführt werden, ist ein invasives Monitoring des arteriellen Blutdruckes und der kardialen Füllungsdrücke gerechtfertigt. Perioperativ kann zur Unterstützung des Herzzeitvolumens der Einsatz von Dopamin oder Dobutamin notwendig sein.

Bei Patienten, die Digitalis erhalten, muß auf Medikamenteninteraktionen geachtet werden. Werden Succinylcholin oder andere Medikamente verwendet, die den Parasympathikotonus steigern können, kann es theoretisch zu einer additiven Wirkung mit Digitalis kommen. Die klinische Erfahrung widerspricht jedoch der theoretischen Annahme, daß es bei digitalisierten Patienten, die Succinylcholin erhalten, häufiger zu Herzrhythmusstörungen kommt [18]. Durch Sympathomimetika mit beta-agonistischer Wirkung, aber auch durch Pancuronium kann bei digitalisierten Patienten die Gefahr zunehmen, daß es zu Herzrhythmusstörungen kommt. Durch eine Kalziumgabe ist eine Wirkungsverstärkung therapeutischer Digitaliskonzentrationen möglich. Eine Hyperventilation mit akutem Abfall der Plasma-Kaliumkonzentration sollte bei digitalisierten Patienten vermieden werden.

6.6.2 Regionalanästhesieverfahren

Bei Vorliegen einer Herzinsuffizienz sind Regionalanästhesieverfahren sinnvolle Narkoseverfahren für Eingriffe an der Körperperipherie. Bei einer leichten Erniedrigung des systemischen Gefäßwiderstandes kann das Herzminutenvolumen ansteigen. Jedoch ist die Abnahme des systemischen Gefäßwiderstandes im Rahmen von Peridural- und Spinalanästhesie nur schwer kontrollierbar. Ein Regionalanästhesieverfahren sollte einer Allgemeinanästhesie nicht vorgezogen werden, falls hierdurch lediglich eine Steigerung des Herzzeitvolumens erwartet wird.

Literaturhinweise

1. Goldman, L., Caldera, D.L., Nussbaum, S.R., et al.: Multifactorial index of cardiac risk in noncardiac surgical procedures. N. Engl. J. Med. 1977; 297: 845–50
2. Fyman, P.N., Cottrell, J.E., Kushins, L., Casthely, P.A.: Vasodilator therapy in the perioperative period. Can. Anaesth. Soc. J. 1986; 33: 629–43
3. Kemmotsu, O., Hashimoto, Y., Shimosato, S.: The effects of fluroxene and enflurane on contractile performance of isolated papillary muscles from failing hearts. Anesthesiology 1974; 40: 252–60
4. Francis, G.S., Goldsmith, S.R., Ziesche, S.M., Cohn, J.N.: Response of plasma norepinephrine and epinephrine to dynamic exercise in patients with congestive heart failure. Am. J. Cardiol. 1982; 49: 1152–6
5. Braunwald, E.: ACE inhibitors – cornerstone of the treatment of heart failure. N. Engl. J. Med. 1991; 325: 351–3
6. Kulick, D.L., Rahimtoola, S.H.: Current role of digitalis therapy in patients with congestive heart failure. JAMA 1991; 265: 2995–7
7. Chung, D.C.: Anaesthetic problems associated with the treatment of cardiovascular disease. I. Digitalis toxicity. Can. Anaesth. Soc. J. 1981; 28: 6–16
8. Chee, T.P., Prakash, N.S., Desser, K.B., Benchimol, A.: Postoperative supraventricular arrhythmias and the role of prophylactic digoxin in cardiac surgery. Am. Heart J. 1982; 104: 974–7
9. Pinaud, M.L.J., Blanloeil, Y.A.G., Souron, R.J.: Preoperative prophylactic digitalization of patients with coronary artery disease – a randomized echocardiographic and hemodynamic study. Anesth. Analg. 1983; 62: 865–9
10. Doherty, J.A.: How and when to use digitalis serum levels. JAMA 1978; 239: 2594–6
11. Mason, D.T., Zelis, R., Lee, G., et al. Current concepts and treatment of digitalis toxicity. Am. J. Cardiol. 1971; 27: 546–59
12. Morrow, D.H., Townley, N.T.: Anesthesia and digitalis toxicity: An experimental study. Anesth. Analg. 1964; 43: 510–19
13. Ochs, H.R., Smith, T.W.: Reversal of advanced digitoxin toxicity and modification of pharmacokinetics by specific antibodies and Fab fragments. J. Clin. Invest. 1977; 60: 1303–13
14. Packer, M., Carver, J.R., Rodeheffer, R.J., et al.: Effect of oral milrinone on mortality in severe chronic heart failure. N. Engl. J. Med. 1991; 325: 1468–75
15. Stoelting, R.K., Gibbs, P.S.: Hemodynamic effects of morphine and morphine-nitrous oxide in valvular heart disease and coronary artery disease. Anesthesiology 1973; 38: 45–52
16. Tomicheck, R.C., Rosow, C.E., Philbin, D.M., et al.: Diazepam-fentamyl interaction-hemodynamic and hormonal effects in coronary artery surgery. Anesth. Analg. 1983; 62: 881-
17. McCammon, R.L., Hilgenberg, J.C., Stoelting, R.K.: Hemodynamic effects of diazepam and diazepam-nitrous oxide in patients with coronary artery disease. Anesth. Analg. 1980; 59: 438–41
18. Bartolone, R.S., Rao, T.L.K.: Dysrhythmias following muscle relaxant administration in patients receiving digitalis. Anesthesiology 1983; 58: 567–9

7 Kardiomyopathien

Unter Kardiomyopathien werden verschiedene myokardiale Erkrankungen verstanden, die nicht auf häufige kardiale Veränderungen wie z.B. koronare Herzerkrankung, Herzklappenfehler oder Bluthochdruck zurückzuführen sind. Allen Kardiomyopathien ist eine fortschreitende und zuletzt lebensbedrohliche Herzinsuffizienz gemeinsam. Ursachen für Kardiomyopathien können vielfältig sein (Tab. 7.1). Kardiomyopathien können auch aufgrund ihrer morphologischen und hämodynamischen Veränderungen in 1. dilatative, 2. hypertrophe, 3. restriktive und 4. obliterative Kardiomyopathien eingeteilt werden (Tab. 7.2). Bei einem Patienten können Merkmale mehrerer Kardiomyopathieformen gleichzeitig vorhanden sein.

7.1 Dilatative Kardiomyopathie

Die dilatative Kardiomyopathie ist durch eine verminderte myokardiale Kontraktilität gekennzeichnet, die normalerweise beide Ventrikel betrifft. Dies äußert sich in einem verminderten Herzzeitvolumen und erhöhten ventrikulären Füllungsdrücken (Tab. 7.2). Die ventrikuläre Dilatation kann so stark ausgeprägt sein, daß es zu einer funktionellen Mitral- und/oder Trikuspidalklappeninsuffizienz kommt. Im EKG sind häufig Zeichen einer myokardialen

Tab. 7.1: Ätiologie der Kardiomyopathien

infektiös
  viral
  bakteriell

toxisch
  Alkohol
  Daunorubicin
  Doxorubicin
  Kokain

systemisch
  muskuläre Dystrophie
  myotonische Dystrophie
  kollagene Gefäßerkrankungen
  Sarkoidose
  Phäochromozytom
  Akromegalie
  Thyreotoxikose
  Myxödem

infiltrativ
  Amyloidose
  Hämochromatose
  primäre Tumoren bzw. Tumormetastasen

nutritiv
ischämisch
idiopathisch

Hypertrophie, ST-Strecken- und T-Wellenveränderungen, ein AV-Block I. Grades und Schenkelblockbilder zu erkennen. Oft kommt es zu ventrikulären Extrasystolen und Vorhofflimmern. Auf der Röntgenthoraxaufnahme können eine Herzvergröße-

Tab. 7.2: Einteilung der Kardiomyopathien nach Morphologie und Hämodynamik

	Kardiomyopathieform			
	dilatativ	restriktiv	hypertroph	obliterativ
Morphologie	biventrikuläre Dilatation	verminderte Ventrikel-Compliance	linksventrikuläre und septale Hypertrophie	verdicktes Endokard und wandständige Thromben
Ventrikelvolumen	↑↑	normal oder ↑	normal oder ↓	↓
Ejektionsfraktion	↓↓	normal oder ↓	↑↑	normal oder ↓
Ventrikelcompliance	normal oder ↓	↓↓	↓↓	↓↓
ventr. Füllungsdruck	↑↑	↑↑	normal oder ↑	↑
Schlagvolumen	↓↓	normal oder ↓	normal oder ↑	nomal oder ↓

rung mit Beteiligung aller vier Herzhöhlen sowie Anzeichen eines interstitiellen Lungenödems nachweisbar sein. Echokardiographische Kriterien für das Vorliegen einer dilatativen Kardiomyopathie sind eine Ejektionsfraktion unter 0,4, ein dilatierter, hypokinetischer linker Ventrikel sowie eine leichte bis mittelgradige Mitralklappeninsuffizienz. Aufgrund wandständiger Thromben in den dilatierten und hypokinetischen Ventrikeln kommt es häufig zu arteriellen Embolien.

Häufigste Ursache einer dilatativen Kardiomyopathie sind wiederholte Myokardinfarkte aufgrund einer schweren koronaren Herzerkrankung [1]. Es besteht auch ein enger Zusammenhang zwischen einer dilatativen Kardiomyopathie und chronischem Alkoholabusus. Eine dilatative Kardiomyopathie kann auch bei Patientinnen im Rahmen einer Entbindung auftreten. Meistens manifestiert sie sich dann 1 bis 6 Wochen nach der Geburt. Auch eine virale Genese kann in einigen Fällen vermutet werden, da der kardialen Funktionsstörung häufig eine febrile Erkrankung vorausgeht.

Die Prognose der dilatativen Kardiomyopathie ist schlecht. Nur 25 bis 40% der Patienten leben 5 Jahre nach der Diagnosestellung noch. Bei 75% der Patienten kommt es zum Tod aufgrund der fortschreitenden Herzinsuffizienz. Pektanginöse Beschwerden können klinisch im Vordergrund stehen. Häufig kommt es aufgrund von Herzrhythmusstörungen zum plötzlichen Herztod. Bei mehr als 50% der Patienten können im Rahmen einer Obduktion systemische und/oder pulmonalvaskuläre Embolien nachgewiesen werden.

7.1.1 Behandlung

Vermeidung jeglicher unnötiger körperlicher Anstrengung sowie absolute Alkoholkarenz werden für alle Patienten mit dilatativer Kardiomyopathie empfohlen. Eine Herzinsuffizienz im Rahmen einer Kardiomyopathie wird zunächst mit Digitalis und Diuretika behandelt. Auch eine Behandlung mit Vasodilatantien oder positiv inotropen Medikamenten, die gleichzeitig eine vasodilatierende Wirkung besitzen – wie z.B. dem Phosphodiesterasehemmer Amrinon – kann sinnvoll sein. Ventrikuläre Herzrhythmusstörungen können mit Procainamid oder Chinidin behandelt werden. Da es häufig zu Embolisationen in den großen Kreislauf kommt, erscheint eine Therapie mit Antikoagulantien wie z.B. Phenprocoumon (Marcumar) oder Warfarin angebracht.

Bei einzelnen Patienten, bei denen eine dilatative Kardiomyopathie im Zusammenhang mit einer kollagenen Gefäßerkrankung oder einer Sarkoidose vorliegt oder bei denen im Rahmen einer Endokardbiopsie eine aktive Entzündung festgestellt wurde, kann eine immunsuppressive Therapie (z.B. mit Kortikosteroiden oder Azathioprin) sinnvoll sein. Wenn es zum Auftreten von Tachyarrhythmien kommt, können gelegentlich auch Betarezeptorenblocker überraschend günstige Wirkung zeigen. Liegen eine dilatative Kardiomyopathie und gleichzeitig eine koronare Herzerkrankung vor, kann durch Steigerung des koronaren Blutflusses (Revaskularisation) die linksventrikuläre Funktion verbessert werden. Bei fortgeschrittener Herzinsuffizienz kann letztlich eine Herztransplantation erwogen werden, falls keine pulmonalvaskuläre Hypertension oder eine andere systemische Erkrankung besteht.

7.1.2 Narkoseführung

Zu den Zielen bei der Narkoseführung von Patienten mit einer dilatativen Kardiomyopathie gehört, daß 1. eine medikamentös bedingte myokardiale Depression vermieden, 2. eine Normovolämie garantiert und 3. einem Anstieg des ventrikulären Afterloads vorgebeugt wird. Kommt es bei Patienten, die einen chronischen Alkoholabusus betreiben, bei der Narkoseeinleitung zu einer ausgeprägten myokardialen Depression, kann dies auf eine bislang nicht erkannte Kardiomyopathie hinweisen [2]. Andererseits kann es aufgrund einer verlängerten Kreislaufzeit dazu kommen, daß Einleitungshypnotika erst verzögert wirken. Diese Patienten erhalten eventuell eine zu hohe Medikamentendosis, falls – wegen des verzögerten Wirkungsbeginns und der dadurch bedingten Annahme, eine zu geringe Dosis appliziert zu haben – eine zu frühe Nachinjektion erfolgt. Die konzentrationsabhängige direkt myokarddepressive Wirkung volatiler Anästhetika muß berücksichtigt werden, auch wenn die vasodilatierenden Eigenschaften des Isoflurans theoretisch wünschenswert erscheinen. Opioide haben keine nachteiligen Auswirkungen auf die kardiale Kontraktilität, sie führen aber bei einer Mononarkose nicht zu einer ausreichenden Schlaftiefe. Die Kombination von Opioiden mit Lachgas oder einem Benzodiazepin kann zu einer unerwartet starken myokardialen Depression führen. Ein Anstieg der Herzfrequenz oder des systemischen Gefäßwiderstandes aufgrund eines starken operativen Reizes kann mit einem Betarezeptorenblocker wie z.B. Esmolol behandelt werden. Allerdings ist zu beachten, daß auch diese Medikamente myokarddepressiv wirken können. Eine Muskelrelaxation sollte mit solchen nicht-depolarisierenden Muskelrelaxantien erfolgen, die nur minimale kardiovaskuläre Nebenwirkungen aufweisen. Infusionen kristalloider Lösungen oder auch Bluttransfusionen sollten an den kardialen Füllungsdrücken orientiert werden, um das Risiko einer Volumenüberladung zu minimieren. Da mit Hilfe eines Pulmonalarterienkatheters Herzzeitvolumen und kardiale Füllungsdrücke bestimmt werden können, ist damit frühzeitig feststellbar, ob eine positiv inotrope Unterstützung oder eine Verabreichung peripherer Vasodilatantien notwendig wird. Bei Aufzeichnung der zentralvenösen Druckkurve weisen überhöhte A-Wellen auf eine verminderte ventrikuläre Compliance hin. Prominente V-Wellen sind dagegen auf eine Trikuspidal- oder Mitralklappeninsuffizienz aufgrund der Herzdilatation zurückzuführen. Eine intraoperative Hypotension wird am besten mit Medikamenten wie z.B. Ephedrin behandelt, die eine gewisse betamimetische Wirkung haben. Eine überwiegend alphamimetische Stimulation, wie sie z.B. durch Phenylephrin erzeugt wird, kann über eine Steigerung des systemischen Gefäßwiderstandes einen nachteiligen Anstieg des ventrikulären Afterloads verursachen.

Regionalanästhesieverfahren können bei einigen Patienten mit dilatativer Kardiomyopathie eine gute Alternative zur Allgemeinanästhesie darstellen [3]. Eine Periduralanästhesie führt zu einer Senkung von Preload und Afterload, was den pharmakologischen Therapiezielen bei dieser Krankheit entspricht. Die klinische Erfahrung hierbei ist allerdings begrenzt und es ist Vorsicht geboten, da eine plötzlich auftretende Sympathikusblockade vermieden werden sollte.

7.2 Restriktive Kardiomyopathie

Bei einer restriktiven Kardiomyopathie ist die diastolische Füllung eingeschränkt. Eine restriktive Kardiomyopathie ähnelt vom klinischen und hämodynamischen Bild der konstriktiven Perikarditis mit erhöhten Füllungsdrücken und erniedrigtem Herzzeitvolumen (siehe Kapitel 9). Im Gegensatz zur konstriktiven Perikarditis, bei der sich die links- und rechtsventrikulären Füllungsdrücke möglicherweise angleichen können, neigt die restriktive Kardiomyopathie dazu, die linksventrikuläre Füllung stärker zu beeinträchtigen als die rechtsventrikuläre. Daher sind die linksventrikulären Füllungsdrücke fast immer höher als die rechtsventrikulären. Die restriktive Kardiomyopathie wird meist durch Erkrankungen wie Amyloidose, Hämochromatose oder Glykogenspeicherkrankheiten ausgelöst, im Rahmen derer es zu Ablagerungen im Myokard kommt. Typisch ist daher eine verminderte Ventrikel-Compliance. Es gibt keine effektive Behandlung für die restriktive Kardiomyopathie; der Tod des Patienten ist normalerweise Folge von Herzrhythmusstörungen oder einer therapierefraktären Herzinsuffizienz. Bei der Narkoseführung sind dieselben Richtlinien zu beachten, wie sie für Patienten mit einer Herzbeuteltamponade beschrieben sind (siehe Kapitel 9).

7.3 Hypertrophe Kardiomyopathie

Eine hypertrophe Kardiomyopathie wird oft autosomal-dominant vererbt [4]. Die Diagnose dieser Erkrankung wird zumeist am Anfang des 5. oder 7. Lebensjahrzehnts gestellt (zweigipflige Häufigkeitsverteilung). Falls ältere Patienten eine hypertrophe Kardiomyopathie entwickeln, handelt es sich meist um Frauen. In Einzelfällen scheint eine hypertrophe Kardiomyopathie auch in Verbindung mit einer chronischen Hypertonie oder einer abnormen Reaktion der Herzmuskulatur auf eine längerfristige Katecholaminstimulation zu stehen.

Der genetische Defekt der hypertrophen Kardiomyopathie scheint in den kontraktilen Bereichen (im Myokard) zu liegen (erhöhte Dichte an Kalziumkanälen). Dies äußert sich in einer sonst unerklärlichen myokardialen Hypertrophie, von der das Septum stärker als die übrige linke Ventrikelwand betroffen ist. Daher wurde die Erkrankung auch schon als asymmetrische septale Hypertrophie bezeichnet. Inzwischen wurde jedoch festgestellt, daß sich auch eine konzentrische Hypertrophie ausbilden kann. Echokardiographisch zeigt sich eine große Variationsbreite bezüglich Lokalisation und Ausbreitung der Hypertrophie. Zumeist wird von hypertropher Kardiomyopathie gesprochen. Eine hypertrophe Kardiomyopathie kann sowohl mit als auch ohne Obstruktion des linksventrikulären Ausflußtraktes vorliegen. Bei Patienten mit hypertropher Kardiomyopathie kommt es unter Belastung häufig zum plötzlichen Herztod. Sie sollten daher keinen Leistungssport ausüben.

In der schwersten Form ist der hypertrophierte linke Ventrikel nur noch schlitzförmig vorhanden (Tab. 7.2). Selbst bei schwerer Ausflußbehinderung ist die Ejektionsfraktion aufgrund der Hyperkontraktilität des Herzens normalerweise größer als 0,8. Durch das hypertrophierte Septum kann die Beweglichkeit des septalen Segels der Mitralklappe gestört werden. Aus diesem Grund kann es zur Mitralklappeninsuffizienz kommen. Die Hypertrophie des Septums kann auch zu einer konstanten oder dynamischen, d.h. nur intermittierend nachweisbaren Behinderung des linksventrikulären Blutauswurfs führen. Wie groß die Obstruktion der linksventrikulären Ausflußbahn ist, hängt ab von 1. der myokardialen Kontraktilität, 2. dem Preload und 3. dem Afterload (Tab. 7.3).

7.3.1 Symptome

Hauptsymptome einer hypertrophen Kardiomyopathie sind Angina pectoris, Synkopen, Tachyarrhythmien und Herzinsuffizienz. Pektanginöse Beschwerden, die im Liegen nachlassen, sind beinahe pathognomonisch für eine hypertrophe Kardiomyopathie. Ursache hierfür ist wahrscheinlich die Tatsache, daß die Größe des linken Ventrikels im Liegen zunimmt und somit die Obstruktion der Ausflußbahn vermindert wird. Eine ausgeprägte linksventrikuläre Hypertrophie prädestiniert diese Patienten besonders für Myokardischämien; insbesondere dann, wenn die subendokardiale Durchblutung aufgrund von exzessiv hohen Drücken im

Tab. 7.3: Einflußfaktoren auf die Stenose der linksventrikulären Ausstrombahn bei Patienten mit hypertropher Kardiomyopathie

Zunahme der Obstruktion	Abnahme der Obstruktion
erhöhte myokardiale Kontraktilität	verminderte myokardiale Kontraktilität
Beta-Stimulation (Katecholamine)	Beta-Blockade (Propranolol, Esmolol)
Digitalis	volatile Anästhetika (Halothan)
Tachykardie	Kalziumantagonisten
vermindertes Preload	gesteigertes Preload
Hypovolämie	Hypervolämie
Vasodilatatoren (Nitroglycerin, Nitroprussid)	Bradykardie
Tachykardie	
Überdruckbeatmung (IPPV)	
vermindertes Afterload	gesteigertes Afterload
Blutdruckabfall	Alpha-Stimulation (Phenylephrin)
Hypovolämie	Hypervolämie
Vasodilatatoren	

linken Ventrikel vermindert ist. Auch die Inzidenz koronarer Herzerkrankungen ist bei diesen Patienten erhöht, woraus sich ein erhöhtes perioperatives Risiko ergibt [5].

Aufgrund der extremen linksventrikulären Hypertrophie ist eine zeitgerechte Vorhofkontraktion wichtig, um ein entsprechendes Herzzeitvolumen aufrechtzuerhalten. Ein eventuell auftretendes Vorhofflimmern wird daher in aller Regel nur schlecht toleriert. Tritt im Rahmen eines Vorhofflimmerns außerdem eine schnelle Ventrikelfrequenz auf, sind die negativen Auswirkungen noch gravierender. Arterielle Embolien aufgrund von Vorhofflimmern kommen bei dieser Erkrankung häufig vor. Selbst bei asymptomatischen Patienten kann es zum plötzlichen Herztod kommen. Dieser wird wahrscheinlich durch eine akute Obstruktion des linksventrikulären Ausflußtraktes oder Herzrhythmusstörungen wie eine ventrikuläre Tachykardie verursacht [6]. Solche schwerwiegenden Herzrhythmusstörungen kommen vor allem bei Patienten zwischen 10 und 30 Jahren vor [4].

Bei Patienten mit einer hypertrophen Kardiomyopathie können Herzgeräusche auftreten. Diese werden entweder von der linksventrikulären Obstruktion oder einer Mitralklappeninsuffizienz hervorgerufen. Eine hypertrophe Kardiomyopathie wird öfters mit einem Aorten- oder Mitralklappenfehler verwechselt. Typischerweise verändert sich der Geräuschcharakter bei bestimmten Manövern. Durch den Valsalva-Versuch wird beispielsweise die Größe des linken Ventrikels vermindert, wodurch sich die Obstruktion der linksventrikulären Ausflußbahn verstärkt. Gleichzeitig wird durch den gesteigerten linksventrikulären systolischen Druck auch das Geräusch der Mitralklappeninsuffizienz verstärkt. Nach Nitroglyceringabe oder beim stehenden Patienten ist das Geräusch lauter als beim liegenden Patienten. Bei Patienten, die ansonsten asymptomatisch sind, muß an eine hypertrophe Kardiomyopathie gedacht werden, falls sich im Rahmen einer länger anhaltenden Hypertension ein systolisches Herzgeräusch entwickelt [7]. Eine bislang unerkannte hypertrophe Kardiomyopathie kann sich intraoperativ als Hypotension bemerkbar machen. Zusätzlich kann ein vorbestehendes Systolikum lauter werden. Dies ist typischerweise während eines akuten Blutverlustes bzw. einer medikamentös bedingten Vasodilatation zu erwarten [8, 9].

In Röntgenthoraxaufnahme und EKG sind normalerweise Zeichen einer Linksherzhypertrophie erkennbar. Bei asymptomatischen Patienten kann eine ausgeprägte unerklärliche linksventrikuläre Hypertrophie einziger Hinweis für diese Erkrankung sein. Eventuell vorhandene Q-Zacken im EKG ähneln denen nach einem alten Myokardinfarkt. Diese sind bei Patienten mit einer hypertrophen obstruktiven Kardiomyopathie jedoch höchstwahrscheinlich Folge der septalen Hypertrophie. Daher sollte bei jedem jungen Patienten mit Zeichen eines alten Myokardinfarktes im EKG eine hypertrophe Kardiomyopathie diskutiert werden. Allerdings haben etwa 15% der Patienten mit hypertropher Kardiomyopathie keinerlei Anzeichen einer linksventrikulären Hypertrophie im EKG.

Echokardiographisch kann eine asymmetrische Hypertrophie des interventrikulären Septums nachgewiesen werden. Gleichzeitig kann mit diesem Verfahren der Druckgradient über dem linksventrikulären Ausflußtrakt abgeschätzt werden. Falls das Verhältnis von Dicke des Septums zur Stärke der Hinterwand des linken Ventrikels eine Relation von 1,3:1 überschreitet, kann von einer hypertrophen Kardiomyopathie ausgegangen werden.

Mittels einer Herzkatheteruntersuchung können eine Mitralklappeninsuffizienz oder erhöhte enddiastolische Drücke nachgewiesen werden. Diese Veränderungen sind Folge einer verminderten linksventrikulären Compliance. Die verminderte linksventrikuläre Compliance kann zu einer Überhöhung der A-Welle in der zentralvenösen Druckkurve führen. Der zentrale Venendruck kann auf über 30 mm Hg erhöht sein. Beim Vorliegen einer Obstruktion der linksventrikulären Ausflußbahn ist ein Druckgradient zwischen linkem Ventrikel und Aorta nachweisbar. Provokationstests wie z.B. der Valsalva-Versuch können notwendig sein, um während einer Echokardiographie oder Herzkatheteruntersuchung eine Obstruktion der linksventrikulären Ausflußbahn nachweisen zu können. Auch hierdurch wird das dynamische Verhalten dieser Obstruktion deutlich. Eine linksventrikuläre Angiographie zeigt einen typischen engen und hyperdynamen Ventrikel.

7.3.2 Behandlung

Ziel der Behandlung einer hypertrophen Kardiomyopathie ist es, die Obstruktion des linksventrikulären Ausflußtraktes zu vermindern. Diese Obstruktion kann fixiert oder dynamisch (variabel) sein (Tab. 7.3). Zur Initialbehandlung der hypertrophen Kardiomyopathie eignen sich vor allem Betarezeptorenblocker, mit denen Herzfrequenz und myokardiale Kontraktilität gesenkt werden können. Es existieren Hinweise, daß die Anzahl der myokardialen Kalziumkanäle im Rahmen einer hypertrophen Kardiomyopathie erhöht ist. Möglicherweise können daher auch Kalziumantagonisten günstige Wirkungen zeigen [10]. Verapamil konnte auch bereits erfolgreich eingesetzt werden, obwohl eine dadurch eventuell verursachte Hypotension bzw. ein negativ inotroper Effekt bei Patienten mit schwerer Obstruktion des linksventrikulären Ausflußtraktes ungünstig erscheinen. Beim Auftreten pektanginöser Beschwerden bei Patienten mit hypertropher Kardiomyopathie sollte kein Nitroglycerin verabreicht werden. Da Diuretika zu einer Hypovolämie führen können und Digitalispräparate die myokardiale Kontraktilität erhöhen, wird durch diese Medikamente die Obstruktion des linksventrikulären Ausflußtraktes möglicherweise verstärkt. Dies gestaltet die Behandlung einer Herzinsuffizienz schwierig. Eine Kardioversion kann in Betracht kommen, um gegebenenfalls einen regelmäßigen Sinusrhythmus wiederherzustellen. Bei Patienten mit bereits längere Zeit bestehendem Vorhofflimmern liegt ein erhöhtes Risiko für eine systemische Embolie vor. Aus diesem Grunde sollte eine prophylaktische Behandlung mit Antikoagulantien erfolgen. Aufgrund des Endokarditisrisikos sollte vor einem operativen oder zahnärztlichen Eingriff eine Antibiotikaprophylaxe durchgeführt werden. Wird das Risiko eines plötzlichen Herztodes aufgrund von Herzrhythmusstörungen – insbesondere ventrikulärer Tachykardien – als erhöht eingeschätzt, kann diesen Patienten Amiodaron verabreicht werden.

Bei 10 bis 15% der Patienten mit hypertropher Kardiomyopathie wird septales Muskelgewebe operativ entfernt. Diese Operation muß im kardiopulmonalen Bypass durchgeführt werden. Auch ein operativer Mitralklappenersatz kann notwendig werden. Ziel der operativen Therapie ist es, die linksventrikuläre Auswurfbehinderung und gleichzeitig den linksventrikulären systolischen Blutdruck zu verringern. Die Mortalität kann hierbei bis 8% betragen. Deshalb ist die operative Therapie in der Regel Patienten mit einem Ausflußgradienten von mehr als 50 mm Hg vorbehalten [4]. In den meisten Fällen kommt es nach einer solchen Operation zu einer symptomatischen Besserung. Die Häufigkeit eines plötzlichen Herztodes bleibt jedoch unverändert [11].

7.3.3 Narkoseführung

Ziel der Narkoseführung bei Patienten mit einer hypertrophen Kardiomyopathie ist es, den Druckgradienten im Bereich des linksventrikulären Ausflußtraktes zu minimieren [5]. Es muß berücksichtigt werden, daß eine Verminderung der myokardialen Kontraktilität und ein Anstieg von Preload und Afterload die linksventrikuläre Obstruktion verringern (Tab. 7.3). Eine leichte myokardiale Depression durch volatile Anästhetika und eine Erhöhung des intravasalen Volumens führen über eine Volumenzunahme des linken Ventrikels zu einer Steigerung des Schlagvolumens. Intraoperative Ereignisse, die mit einer Steigerung der myokardialen Kontraktilität einhergehen, müssen vermieden werden, da sie die Obstruktion des linksventrikulären Ausflußtraktes verstärken können (Tab. 7.3). Insgesamt erscheint das Risiko einer Allgemeinanästhesie bei Patienten mit hypertropher Kardiomyopathie vertretbar zu sein.

Prämedikation

Die Prämedikation sollte im Idealfall die Angst und die damit verbundene Steigerung des Sympathikotonus entsprechend vermindern. Der Einsatz von Atropin ist fragwürdig, da eine Steigerung der Herzfrequenz zu einer Verstärkung der linksventrikulären Ausflußbehinderung führen kann. Dagegen verursacht Scopolamin eine wünschenswert starke Sedierung, falls es in Verbindung mit anderen zentral dämpfenden Medikamenten eingesetzt wird. Veränderungen der Herzfrequenz sind bei Gabe von Scopolamin eher unwahrscheinlich. Eine Vergrößerung des intravasalen Flüssigkeitsvolumens ist in der präoperativen Phase wichtig, um intraoperativ das Schlagvolumen aufrechtzuerhalten und um die negativen Auswirkungen einer intermittierenden Überdruckbeatmung zu vermindern.

Narkoseeinleitung

Die Narkoseeinleitung kann mit den üblichen intravenös zu applizierenden Medikamenten erfolgen. Wichtig ist jedoch, daß es hierbei nicht zu einem medikamentös bedingten plötzlichen Abfall des systemischen Gefäßwiderstandes kommt. Eine leichte myokardiale Depression ist allerdings zu tolerieren. Ketamin ist keine gute Wahl, da es über eine Steigerung der myokardialen Kontraktilität die Obstruktion des linksventrikulären Ausflußtraktes verstärken und das Schlagvolumen vermindern kann. Um eine Stimulation des sympathischen Nervensystems zu vermindern, sollte die direkte Laryngoskopie von kurzer Dauer sein. Vor der Intubation kann es sinnvoll sein, ein volatiles Anästhetikum oder einen Betarezeptorenblocker zu verabreichen, um die Reaktion auf den Intubationsreiz zu vermindern.

Aufrechterhaltung der Narkose

Bei der Narkoseführung sollte darauf geachtet werden, daß die myokardiale Kontraktilität leicht vermindert und gleichzeitig der systemische Gefäßwiderstand und das intravasale Flüssigkeitsvolumen konstant gehalten werden. Hierfür kann Lachgas mit einem volatilen Anästhetikum wie Halothan kombiniert werden. Theoretisch scheinen andere volatile Anästhetika weniger geeignet als Halothan, da diese Medikamente den systemischen Gefäßwiderstand stärker vermindern. Trotzdem wurde Enfluran bei solchen Patienten eingesetzt, ohne daß nachteilige Wirkungen auftraten [5]. Opioide sind weniger geeignet, da sie keine myokardiale Depression verursachen, aber den systemischen Widerstand vermindern können. Die Kombination eines Opioids mit Lachgas kann dagegen zu einer direkten Myokarddepression und gleichzeitig zu einem geringen Anstieg des systemischen Widerstandes führen [12]. Hämodynamische Veränderungen wie z.B. Hypotension oder verminderter venöser Rückstrom, wie sie im Rahmen einer hohen Spinal- oder Periduralanästhesie auftreten können, verstärken möglicherweise die Obstruktion des linksventrikulären Ausflußtraktes [13].

Zur Muskelrelaxation sollten nicht-depolarisierende Relaxantien verwendet werden, die nur minimalen bzw. keinen Einfluß auf die Kreislaufverhältnisse haben. Ein Anstieg der Herzfrequenz, wie er bei der Verabreichung von Pancuronium häufiger vorkommt, ist nicht wünschenswert. Auch eine medikamentös bedingte Histaminfreisetzung oder eine Hypotension – wie sie bei zu rascher Injektion von Atracurium auftreten kann – sollte vermieden werden.

Eine invasive Überwachung des arteriellen Blutdrucks und der kardialen Füllungsdrücke ist bei Patienten mit einer hypertrophen Kardiomyopathie wünschenswert. Mittels transösophagealer Echokardiographie und farbkodierter Doppler-Untersuchung kann intraoperativ die Funktion des linken Ventrikels und der Mitralklappe überwacht werden [14]. Kommt es intraoperativ aufgrund eines verminderten Preloads oder Afterloads zu einer Hypotension, kann der Blutdruck mit einem überwiegend alphamimetisch wirkenden Medikament – wie z.B. Phenylephrin (50–100 µg i.v.) – in den Normbereich angehoben werden. Medikamente mit überwiegend betamimetischer Wirkung wie z.B. Ephedrin, Dopamin oder Dobutamin können für die Behandlung einer Hypotension nicht empfohlen werden, da durch den Anstieg der myokardialen Kontraktilität und der Herzfrequenz die Obstruktion des linksventrikulären Ausflußtraktes verstärkt werden kann [9]. Um den arteriellen Blutdruck aufrechtzuerhalten ist es wichtig, etwa auftretende Blutverluste frühzeitig zu ersetzen. Die intravenöse Volumenzufuhr sollte dabei anhand der kardialen Füllungsdrücke titriert werden. Bei Patientinnen mit hypertropher Kardiomyopathie wurde ein kurz nach der Geburt auftretendes Lungenödem beschrieben. Dies verdeutlicht, wie der Flüssigkeitsbedarf dieser Patientinnen einzuschätzen ist [15]. Zur Behandlung einer länger andauernden Hypertension ist die Anwendung höherer Konzentrationen volatiler Anästhetika sinnvoll. Vasodilatantien wie Nitroprussid oder Nitroglycerin sollten bei Patienten mit hypertropher Kardiomyopathie nicht angewendet werden, da sie durch eine Verminderung des systemischen Gefäßwiderstandes die linksventrikuläre Obstruktion verstärken können (Tab. 7.3).

Da die ventrikuläre Füllung von einer koordinierten Vorhofkontraktion abhängig ist, ist es bei Patienten mit hypertropher Kardiomyopathie wichtig, einen Sinusrhythmus aufrechtzuerhalten. Kommt es intraoperativ zu einem Knotenrhythmus, sollte zunächst die Konzentration volatiler Anästhetika gesenkt werden. Bleibt der Knotenrhythmus weiter bestehen, kann die intravenöse Gabe von Atropin sinnvoll sein. Um eine erhöhte Herzfrequenz zu normalisieren, sollten Betarezeptorenblocker wie Propranolol oder Esmolol verabreicht werden.

Gebärende Frauen mit hypertropher Kardiomyopathie stellen eine besondere anästhesiologische Herausforderung dar. Aufgrund einer erhöhten Katecholaminausschüttung durch die Preßwehen während der Geburt (Valsalva-Manöver) kann die linksventrikuläre Obstruktion verstärkt werden. Viele Kliniker sind der Meinung, daß bei diesen Patientinnen Regionalanästhesieverfahren zur Sectio caesarea nicht angewendet werden sollten. Statt dessen wird für diesen Fall eine Inhalationsanästhesie mit Halothan empfohlen. Dennoch wurden auch bei diesen Patientinnen erfolgreich Periduralanästhesien durchgeführt [15].

Auch Patienten mit hypertropher Kardiomyopathie, bei denen eine intrakranielle Operation unter kontrollierter Hypotension durchgeführt werden muß, bieten einige Schwierigkeiten während der Narkoseführung [16]. Die Erfahrungen auf diesem Gebiet sind nur sehr begrenzt. Die Gabe eines Betarezeptorenblockers wie z.B. Esmolol und ein invasives Monitoring können auch bei diesen Patienten den Einsatz von Techniken ermöglichen (osmotische Diurese, kontrollierte Hypotension), die normalerweise beim Vorliegen einer hypertrophen Kardiomyopathie vermieden werden sollten.

7.4 Obliterative Kardiomyopathie

Die obliterative Kardiomyopathie wird von einigen Autoren als Variante der restriktiven Kardiomyopathie angesehen. Sie ist durch eine deutlich reduzierte ventrikuläre Compliance gekennzeichnet (Tab. 7.2). Diese Form der Kardiomyopathie kann mit Erkrankungen einhergehen, die durch eine Eosinophilie gekennzeichnet sind und bei denen es zu eosinophilen Infiltraten verschiedenster Organe kommt. Häufig liegen bei der obliterativen Kardiomyopathie Herzrhythmusstörungen, Reizleitungsstörungen, systemische Embolien oder eine Trikuspidal- und/oder Mitralklappeninsuffizienz vor. Zur medikamentösen Behandlung werden unter anderem Kortikosteroide eingesetzt.

Literaturhinweise

1. Johnson, R.A., Palacios, I.: Dilated cardiomyopathies of the adult. N. Engl. J. Med. 1982; 307: 1051–8
2. Hanson, C.W.: Asymptomatic cardiomyopathy presenting as cardiac arrest in the day surgical unit. Anesthesiology 1989; 71: 982–4
3. Amaranath, L., Eskandiari, S., Lockrem, J., Rollins, M.: Epidural analgesia for total hip replacement in a patient with dilated cardiomyopathy. Can. Anaesth. Soc. J. 1986; 33: 84–8
4. Maron, B.J., Bonow, R.O., Canon, R.O., et al.: Hypertrophic cardiomyopathy. Interrelations of clinical manifestations, pathophysiology and therapy. N. Engl. J. Med. 1987; 316: 780–90; 844–51
5. Thompson, R.C., Liberthson, R.R., Lowenstein, E.: Perioperative anesthetic risk of noncardiac surgery in hypertrophic obstructive cardiomyopathy. N. Engl. J. Med. 1989; 320: 755–61
6. Nicod, P., Polikar, R., Peterson, K.L.: Hypertrophic cardiomyopathy and sudden death. N. Engl. J. Med. 1988; 318: 1255–7
7. Petrin, T.J., Tavel, M.E.: Idiopathic hypertrophic subaortic stenosis as observed in a large community hospital. Relation to age and history of hypertension. J. Am. Geriatr. Soc. 1979; 27: 43–6
8. Lanier, W., Prough, D.S.: Intraoperative diagnosis of hypertrophic obstructive cardiomyopathy. Anesthesiology 1984; 60: 61–3
9. Pearson, J., Reves, J.G.: Unusual cause of hypotension after coronary artery bypass grafting: Idiopathic hypertrophic subaortic stenosis. Anesthesiology 1984; 60: 592–4
10. Wagner, J.A., Sax, F.L., Weisman, H.F., et al.: Calcium-antagonist receptors in atrial tissue of patients with hypertrophic cardiomyopathy. N. Engl. J. Med. 1989; 320: 755–61
11. McIntosh, C.L., Maron, B.J.: Current operative treatment of obstructive hypertrophic cardiomyopathy. Circulation 1988; 78: 487–93
12. Stoelting, R.K., Gibbs, P.S.: Hemodynamic effects of morphine and morphine-nitrous oxide in valvular heart disease and coronary artery disease. Anesthesiology 1973; 38: 45–52
13. Loubser, P., Suh, K., Cohen, S.: Adverse effects of spinal anesthesia in a patient with idiopathic hypertrophic subaortic stenosis. Anesthesiology 1984; 60: 228–30
14. Stanley, T.E., Rankin, J.S.: Idiopathic hypertrophic subaortic stenosis and ischemic mitral regurgitation: The value of intraoperative transesophageal echocardiography and Doppler color flow imaging in guiding operative therapy. Anesthesiology 1990; 72: 1083–5
15. Tessler, M.J., Hudson, R., Naugler-Colville, M.A., Biehl, D.R.: Pulmonary oedema in two parturients with hypertrophic obstructive cardiomyopathy (HOCM). Can. J. Anaesth. 1990; 37: 469–73
16. Freilich, J.D., Jacobs, B.R.: Anesthetic management of cerebral aneurysm resection in a patient with idiopathic hypertrophic subaortic stenosis. Anesth. Analg. 1990; 71: 558–60

8 Cor Pulmonale

Von einem Cor pulmonale wird gesprochen, wenn es aufgrund einer chronischen pulmonalarteriellen Hypertension zu einer rechtsventrikulären Hypertrophie kommt [1]. Bei Personen über 50 Jahre ist das Cor pulmonale nach der koronaren Herzerkrankung und einer hypertoniebedingten Schädigung des Herzens die dritthäufigste kardiale Erkrankung. Männer sind fünfmal häufiger betroffen als Frauen. Es wird geschätzt, daß ungefähr 10 bis 30% der Patienten, die mit einer Herzinsuffizienz ins Krankenhaus eingeliefert werden, Zeichen eines Cor pulmonale aufweisen.

Die häufigste Ursache eines Cor pulmonale ist eine chronisch obstruktive Lungenerkrankung (COLD), die mit Zerstörung von Lungenkapillaren und einer arteriellen Hypoxämie mit pulmonaler Vasokonstriktion einhergeht. Besteht diese pulmonale Vasokonstriktion längere Zeit, dann kommt es zu einer Hypertrophie der glatten Gefäßmuskulatur, und es entwickelt sich eine irreversible pulmonalvaskuläre Widerstandserhöhung. Es ist bekannt, daß ein zu niedriger Sauerstoffpartialdruck im gesamten Alveolarbereich den stärksten Reiz für eine pulmonale Vasokonstriktion darstellt. Ist die alveoläre Hypoxie auf bestimmte Alveolarabschnitte beschränkt, dient die in diesem Bereich im Gefolge auftretende lokale pulmonale Vasokonstriktion (hypoxische pulmonale Vasokonstriktion) dazu, den pulmonalen Blutfluß zu besser oxygenierten Alveolen umzuleiten. Dadurch werden das Ventilations/Perfusionsverhältnis und die arterielle Oxygenierung optimiert. Auch eine systemische Azidose verursacht eine Vasokonstriktion der Pulmonalgefäße und hat die gleichen Folgen wie eine arterielle Hypoxämie.

Die Prognose von Patienten mit einem Cor pulmonale hängt vor allem davon ab, welche Lungenerkrankung zum Anstieg des pulmonalvaskulären Widerstandes geführt hat. Patienten mit einer chronisch obstruktiven Lungenerkrankung, bei denen die arterielle Oxygenierung noch nahezu normal ist, haben eine günstige Lebenserwartung. Ist dagegen das Cor pulmonale Folge einer langsam fortschreitenden Zerstörung der Pulmonalgefäße aufgrund einer Gefäßerkrankung oder Lungenfibrose, dann ist die Lebenserwartung schlecht. Derartige anatomische Veränderungen führen zu irreversiblen Schädigungen im Pulmonalkreislauf und damit zu einer fixierten pulmonalvaskulären Hypertonie.

8.1 Symptome

Die klinischen Symptome eines Cor pulmonale sind häufig unspezifisch. Oft werden sie durch eine gleichzeitig bestehende chronisch obstruktive Lungenerkrankung verdeckt. Verschlechtert sich die Funktion des rechten Ventrikels, kommt es zu einer zunehmenden Belastungsdyspnoe, und es können belastungsabhängige Synkopen auftreten. Über einen Pulmonalarterienkatheter können hierbei erhöhte pulmonalarterielle Drücke (mehr als 20 mm Hg), jedoch normale pulmonalkapilläre Verschlußdrücke, nachgewiesen werden. Liegen die pulmonalarteriellen Drücke über 35 mm Hg wird von einer mäßigen pulmonalvaskulären Hypertonie gesprochen. Eine Verstärkung des Pulmonalanteils des zweiten Herztones und ein Diastolikum, das auf eine Pulmonalklappeninsuffizienz zurückzuführen ist, weisen auf eine schwere pulmonalarterielle Hypertonie hin. Eine Überhöhung der A-Welle der rechtsatrialen Druckkurve ist ein Hinweis auf eine verstärkte Kontraktion des rechten Vorhofs aufgrund einer eingeschränkten rechtsventrikulären Compliance. Mit der Doppler-Sonographie läßt sich gewöhnlich eine gewisse Trikuspidalinsuffizienz nachweisen, selbst dann, wenn kein Geräuschphänomen zu auskultieren ist. Bei einem Rechtsherzversagen treten erhöhte Drücke in den Jugularvenen, eine Hepatosplenomegalie und lageabhängige periphere Ödeme auf. Patienten mit einer chronisch obstruktiven Lungenerkrankung sind häufig Zigarettenraucher. Es ist daher wahrscheinlich, daß bei ihnen neben dem Rechtsherzversagen eine koronare Herzerkrankung vorliegt, die zu einer linksventrikulären Funktionsstörung führen kann.

Wie schnell sich eine rechtsventrikuläre Funktionsstörung entwickelt, ist davon abhängig, wie hoch der Druck im Pulmonalkreislauf ist und wie schnell sich dieser Druckanstieg entwickelt. Lungenembolien können z.B. zu einem Rechtsherzversagen führen, obwohl der pulmonalarterielle Mitteldruck nur ca. 30 mm Hg beträgt. Bei einem langsamen Anstieg des pulmonalarteriellen Druckes, wie dies z.B. bei einer chronisch obstruktiven Lungenerkrankung der Fall ist, hat der rechte Ventrikel dagegen genügend Zeit zur Kompensation. Hierbei tritt eine Herzinsuffizienz selten auf, solange der pulmonalarterielle Mitteldruck 50 mm Hg nicht überschreitet [2]. Patienten mit einer chronisch obstruktiven Lungenerkrankung können während eines pulmonalen Infektes eine Rechtsherzinsuffizienz entwickeln. Diese kann sich spontan wieder zurückbilden, wenn der pulmonale Infekt erfolgreich therapiert wird. Mit Beherrschung des Infekts nimmt der passager weiter erhöhte pulmonalvaskuläre Widerstand wahrscheinlich wieder ab.

8.1.1 Röntgenaufnahme des Thorax

Bei einem Cor pulmonale zeigt die seitliche Röntgenaufnahme des Thorax aufgrund der rechtsventrikulären Hypertrophie eine Verkleinerung des retrosternalen Raumes. Prominente Pulmonalarterien und verminderte Lungengefäßzeichnungen sind Hinweise auf eine pulmonalvaskuläre Hypertonie. Bei Patienten mit einer chronisch obstruktiven Lungenerkrankung kann die Herzgröße enorm variieren, je nachdem, wie stark im Moment die Lungenfunktionsstörung ausgeprägt ist.

8.1.2 EKG

Bei einem Cor pulmonale können sich im EKG Zeichen einer Hypertrophie von rechtem Vorhof und rechtem Ventrikel zeigen. Eine rechtsatriale Hypertrophie ist anzunehmen, wenn erhöhte P-Wellen in den Ableitungen II, III und avF vorliegen. Bei einer rechtsventrikulären Hypertrophie finden sich im EKG häufig eine Verlagerung der Herzachse nach rechts und ein inkompletter oder kompletter Rechtsschenkelblock.

8.2 Therapie

Ziel der Therapie eines Cor pulmonale ist es, den pulmonalvaskulären Widerstand und damit die Belastung des rechten Ventrikels zu vermindern (Tab. 8.1). Dies wird am besten dadurch erreicht, daß

Tab. 8.1: Therapie des Cor pulmonale

Sauerstofftherapie
Diuretika
Digitalis
Vasodilatantien
Antikoagulantien
Antibiotika
Herz-Lungen-Transplantat

arterieller Sauerstoffpartialdruck, CO_2-Partialdruck und pH-Wert normalisiert werden. Voraussetzung ist allerdings, daß die Vasokonstriktion der Pulmonalarterien und -arteriolen noch reversibel ist. Dies trifft normalerweise auf die chronisch obstruktive Lungenerkrankung zu, insbesondere im Rahmen einer Exazerbation während eines akuten pulmonalen Infektes. Demgegenüber spricht ein erhöhter pulmonalvaskulärer Widerstand auf eine Behandlung nicht an, wenn dieser durch anatomisch fixierte Veränderungen des pulmonalen Gefäßsystems bedingt ist.

Mit einer Sauerstofftherapie, die einen paO_2 von über 60 mm Hg oder eine Sauerstoffsättigung von über 90% bewirkt, kann die Mortalität eines Cor pulmonale gesenkt werden, und mentale Funktion und Lebensqualität können verbessert werden [1]. Die unkontrollierte Gabe von Sauerstoff ist jedoch mit gewissen Risiken behaftet, insbesondere wenn die alveoläre Ventilation über eine Hypoxie stimuliert wird. Eine Alternative zur Sauerstofftherapie stellt möglicherweise die Gabe von Almitrine dar, einem Stimulans der Karotiskörperchen, das das Ventilations-/Perfusionsverhältnis verbessert, ohne das Atemminutenvolumen zu beeinflussen [1].

Um einer Thrombenbildung und möglichen Lungenembolie vorzubeugen, wird häufig eine Langzeit-Antikoagulation mit Kumarinderivaten oder Thrombozytenaggregationshemmern empfohlen. Tatsächlich sind Patienten mit einem Cor pulmonale, die ein geringes Herzzeitvolumen und wenig körperliche Bewegung haben, mit einem erhöhten Thromboserisiko behaftet. Eine kleine Lungenembolie, die bei gesunden Patienten nur wenig Auswirkung hat, kann bei Patienten mit einer pulmonalen Hypertonie fatale Folgen haben.

Diuretika und Digitalis können bei der Behandlung einer Herzinsuffizienz aufgrund eines Cor pulmonale dann eingesetzt werden, falls diese auf eine Optimierung der arteriellen Blutgase nicht anspricht. Bei der Gabe von Diuretika ist Vorsicht geboten, da eine hierdurch eventuell bedingte medikamenteninduzierte metabolische Alkalose die Wirkung des Karbondioxids als Atemreiz vermindern und damit eine bestehende respiratorische Insuffizienz verstärken kann. Außerdem können Diuretika die Blutviskosität weiter verschlechtern, da sie zu einer Hämokonzentration mit Hämatokritanstieg führen. Auch Digitalis sollte mit Vorsicht eingesetzt werden, da das Risiko einer Digitalisintoxikation bei Patienten mit einem Cor pulmonale erhöht ist, wenn eine arterielle Hypoxämie, Azidose oder Elektrolytentgleisung vorliegen.

Trotz der anfänglichen Begeisterung für den Einsatz von Vasodilatantien profitiert nur ungefähr ein Drittel der Patienten davon, unter Umständen sogar nur kurzfristig. Kalzium-Blocker, insbesondere Nifedipin und Diltiazem wurden mit gewissem Erfolg eingesetzt. Unglücklicherweise haben Vasodilatantien oft eine größere Wirkung auf den systemischen Kreislauf als auf den Pulmonalkreislauf. Wird bei einer Vasodilatation, die primär die systemische Zirkulation betrifft, nicht gleichzeitig das Herzminutenvolumen gesteigert, kommt es zu einer systemischen Hypotonie. Neben einem solchen Blutdruckabfall kann die Gabe von Vasodilatantien auch eine arterielle Hypoxämie akut verschlimmern, indem die hypoxische Vasokonstriktion abgeschwächt und das Ventilations-/Perfusionsverhältnis verschlechtert wird. In einem Tiermodell mit pulmonalvaskulärer Hypertonie konnten Pulmonalarteriendruck und pulmonalvaskulärer Widerstand durch Nitroglycerin, nicht aber durch Nitroprussid, gesenkt werden [3].

Bei akuten pulmonalen Infektionen kann durch eine sofortige Antibiotikatherapie ein weiterer Anstieg des pulmonalvaskulären Widerstandes minimiert werden. Zumeist handelt es sich um Haemophilus- oder Pneumokokkenstämme, die in der Regel auf Ampicillin oder alternativ auf ein Cephalosporin empfindlich sind. Ist das Fortschreiten eines Cor pulmonale trotz maximaler medikamentöser Therapie nicht mehr aufzuhalten, können die Transplantation von einer oder zwei Lungenhälften oder eine Herz-Lungen-Transplantation eine dramatische Verbesserung des kardiopulmonalen Versagens bewirken [1].

8.2.1 Narkoseführung

Bei Patienten mit einem Cor pulmonale sollten elektive Eingriffe solange verschoben werden, bis reversible Komponenten einer gleichzeitig bestehenden chronisch obstruktiven Lungenerkrankung behandelt wurden. Die präoperative Vorbereitung muß darauf abzielen, 1. akute und/oder chronische pulmonale Infektionen zu behandeln und möglichst zu beseitigen, 2. Bronchospasmen zu durchbrechen, 3. die tracheobronchiale Sekretclearance zu verbessern, 4. kollabierte oder schlecht belüftete Alveolen aufzudehnen, 5. den Hydrationszustand zu optimieren und 6. Elektrolytstörungen zu korrigieren. Die arteriellen Blutgase und der pH-Wert sollten bestimmt werden, um Ausgangswerte für die intra- und postoperative Behandlung dieser Patienten zu haben.

8.2.2 Prämedikation

Bei der Prämedikation sind atemdepressiv wirkende Medikamente möglichst zu vermeiden. Obwohl Opioide in dieser Hinsicht am gefährlichsten sind, kann auch jede andere Medikation, die eine stärkere Sedierung verursacht, zu einer Atemdepression führen. Mit Hilfe des präoperativen Gesprächs ist oft eine Verminderung der Ängste des Patienten zu erreichen, wodurch eine pharmakologische Prämedikation unter Umständen überflüssig wird.

Anticholinergika hemmen die mukoziliare Aktivität und möglicherweise die Sekretclearance. Diese Nachteile überwiegen oft die Vorteile, die durch eine präoperative Gabe dieser Medikamente zu erwarten sind. Falls eine anticholinerge Medikation notwendig erscheint, stellt deren intravenöse Applikation unmittelbar vor Narkoseeinleitung eine gute Alternative dar.

8.2.3 Narkoseeinleitung

Zur Narkoseeinleitung werden gewöhnlich schnell wirkende Induktionsanästhetika intravenös appliziert. Dabei ist besonders darauf zu achten, daß bei erhöhtem und fixiertem pulmonalvaskulärem Widerstand ein akuter Abfall des systemischen Widerstandes zu vermeiden ist. Vor der endotrachealen Intubation sollte eine ausreichende Narkosetiefe erreicht sein, da bei Intubation in zu flacher Narkose ein reflektorischer Bronchospasmus ausgelöst werden kann. Bei zu niedriger Dosierung der Anästhetika können während der endotrachealen Intubation sowohl der systemische als auch der pulmonalvaskuläre Widerstand ansteigen [4].

8.2.4 Aufrechterhaltung der Narkose

Zur Aufrechterhaltung der Narkose wird normalerweise ein Inhalationsanästhetikum zugesetzt. Bei Patienten mit einem reversiblen Bronchospasmus sind Enfluran und Isofluran als Bronchodilatatoren wahrscheinlich genauso effektiv wie Halothan [5]. Hohe Opioiddosierungen sollten wegen einer eventuell verlängerten postoperativen Atemdepression intraoperativ vermieden werden. Lachgas kann eine pulmonalarterielle Konstriktion und einen weiteren Anstieg des pulmonalvaskulären Widerstandes bewirken [6, 7]. Aus diesem Grunde scheint es ratsam, den rechtsatrialen Druck zu messen, um frühzeitig zu erkennen, ob es zu einer unerwünschten Steigerung der pulmonalvaskulären Hypertonie kommt. Es gibt allerdings auch Hinweise, daß die Zufuhr von Lachgas eine pulmonale Hypertonie nicht weiter verstärkt [8]. Die Wahl des nicht-depolarisierenden Muskelrelaxans hat keine große Bedeutung. Bei Verabreichung bestimmter Muskelrelaxantien kommt es allerdings zu einer Histaminausschüttung, was nachteilige Auswirkungen auf den Gefäß- und Atemwegswiderstand haben könnte.

Bei Patienten mit einem Cor pulmonale wird für die intraoperative Beatmung meist eine intermittierende positive Überdruckbeatmung bevorzugt. Obwohl durch den positiven Druck, der auf Luftwege und Alveolen ausgeübt wird, der pulmonalvaskuläre Widerstand ansteigen kann, wird diese mögliche Nebenwirkung durch die verbesserte arterielle Oxygenierung normalerweise mehr als ausgeglichen. Die bessere arterielle Oxygenierung während einer maschinellen Überdruckbeatmung ist vermutlich durch eine Verbesserung der Ventilations-/Perfusionsverhältnisse bedingt.

Eine zu starke Erniedrigung des arteriellen CO_2-Partialdrucks sollte während der kontrollierten Beatmung vermieden werden, da eine respiratorische Alkalose zu einer Hypokaliämie führen kann. Dies ist besonders bei Patienten mit einer Digitalismedikation wichtig, da durch eine akute Erniedrigung der Plasma-Kaliumkonzentration eine Digitalisintoxikation begünstigt wird. Die Anfeuchtung der Inspirationsgase ist sinnvoll, um den Feuchtigkeitsverlust zu minimieren und das Tracheobronchialsekret zu verflüssigen.

Bei Patienten mit einem Cor pulmonale stellen Regionalanästhesieverfahren bei Oberflächen- oder Extremitäteneingriffen eine sinnvolle Alternative dar. Falls allerdings ein hohes sensibles Niveau notwendig ist, sind Regionalanästhesieverfahren bei Patienten mit einer pulmonalvaskulären Hypertonie nicht gut geeignet. Bei Vorliegen einer fixierten Erhöhung des pulmonalvaskulären Widerstandes könnte jeder Abfall des peripheren Gesamtwiderstandes zu einem unerwünschten systemischen Blutdruckabfall führen.

8.2.5 Monitoring

Das intraoperativ notwendige Monitoring bei Patienten mit einem Cor pulmonale ist von der Größe des geplanten Eingriffs abhängig. Mit Hilfe einer blutigen arteriellen Druckmessung können arterielle Blutgase regelmäßig kontrolliert und die inspiratorische Sauerstoffkonzentration entsprechend angepaßt werden. Durch eine kontinuierliche Überwachung von SaO_2 und endexspiratorischem CO_2 kann jedoch auf häufige Kontrollen der arteriellen Blutgase verzichtet werden.

Mittels Kavakatheter können entscheidende Informationen über die rechtsventrikuläre Funktion erhoben werden und darüber, ob die intravenöse Flüssigkeitszufuhr adäquat ist. Ein plötzlicher intraoperativer Druckanstieg im rechten Vorhof signalisiert eine rechtsventrikuläre Funktionsstörung. Dann muß nach den Ursachen für die Erhöhung des pulmonalvaskulären Widerstandes gesucht werden, wie z.B. eine unerkannte arterielle Hypoxämie, eine Hypoventilation oder Medikamente wie Lachgas. Um ein optimales rechtsventrikuläres Schlagvolumen sicherzustellen, muß außerdem ein adäquater rechtsventrikulärer Füllungsdruck aufrechterhalten werden. Falls bei einem Cor pulmonale gleichzeitig eine Funktionsstörung des linken Ventrikels besteht und aufgrund der Größe des Eingriffs ein hoher Flüssigkeitsumsatz zu erwarten ist, dann scheint es sinnvoll, einen Pulmonalarterienkatheter einzuschwemmen. Damit können intravasales Flüssigkeitsvolumen und Herzminutenvolumen mit Hilfe entsprechender Volumenzufuhr und Gabe positiv inotroper Medikamente optimal eingestellt werden.

8.3 Primäre pulmonale Hypertonie

Die sehr selten auftretende primäre pulmonale Hypertonie ist eine Ausschlußdiagnose. Sie basiert darauf, daß andere Ursachen für die Entwicklung eines erhöhten pulmonalvaskulären Drucks und eines Cor pulmonale, wie z.B. eine Lungenembolie oder eine chronisch obstruktive Lungenekrankung nicht nachweisbar sind [1, 12]. Bei Diagnosestellung sind die Patienten im Mittel 33 Jahre alt, wobei Frauen häufiger betroffen sind. Die hohe Inzidenz von antinukleären Antikörpern läßt darauf schließen, daß einige dieser Patienten an einer Kollagenkrankheit mit begleitender Vaskulitis der Lungenstrombahn leiden. Ein weiterer Hinweis darauf, daß bei Patienten mit einer primären pulmonalen Hyertonie eine generalisierte vasospastische Erkrankung vorliegt, ist das gehäufte Auftreten von Raynaud-Phänomen, Prinzmetal-Angina und Migräne bei diesen Patienten. Das Auftreten einer pulmonalvaskulären Hypertonie bei Patienten mit fortgeschrittener Lebererkrankung läßt auf einen unzureichenden Abbau vasoaktiver Substanzen schließen. Es können auch familiäre Häufungen einer pulmonalvaskulären Hypertonie auftreten. Im Rahmen einer Schwangerschaft mit den entsprechenden Kreislaufveränderungen kann es zur Erstmanifestation einer primär pulmonalvaskulären Hypertonie kommen.

Die Zeit vom Auftreten erster Symptome (Dyspnoe, Müdigkeit, Belastungssynkopen) bis zur Diagnose einer pulmonalvaskulären Hypertonie (erhöhter Pulmonalarteriendruck bei normalen linksventrikulären Füllungsdrücken) beträgt ungefähr 2 Jahre. Die Synkopen sind vermutlich darauf zurückzuführen, daß das rechtsventrikuläre Schlagvolumen bei einer fixierten Erhöhung des pulmonalvaskulären Widerstandes nicht gesteigert werden kann. Ereignisse, die mit einer akuten peripheren Vasodilatation einhergehen (starke körperliche Aktivität, schnelles Aufstehen nach einem heißen Bad, medikamenteninduzierte Hypotonie) können ebenfalls zu Synkopen führen.

Im Rahmen einer primär pulmonalvaskulären Hypertonie können Brustschmerzen auftreten, die einer Angina pectoris ähnlich sind. Wahrscheinlich kann dabei durch die Koronararterien, die den rechten Ventrikel versorgen, der erhöhte Sauerstoffbedarf des rechten Ventrikels nicht garantiert werden. Der spontane Verlauf einer primären pulmonalvaskulären Hypertonie ist nicht vorhersehbar. Nach der Diagnosestellung beträgt die durchschnittliche Überlebensdauer 2 Jahre, wobei es einzelne Patienten gibt, die 15 bis 20 Jahre überleben. Die Behandlung der primären pulmonalvaskulären Hypertonie ist dieselbe wie beim Cor pulmonale. Das Ziel bei der Narkoseführung ist es, einen akuten und anhaltenden Abfall das sytemischen Widerstandes sowie einen weiteren Anstieg des pulmonalvaskulären Widerstandes zu vermeiden.

Alle Personen, die auf großer Höhe leben (auch wenn sie auf auf Meereshöhe geboren wurden), weisen eine gewisse pulmonalvaskuläre Druckerhöhung auf. Die meisten Patienten mit einer primären pulmonalvaskulären Hypertonie werden bereits ungünstige Folgen verspüren, falls sie sich in etwas höher gelegenen Regionen (Höhenunterschied 1.500 m) aufhalten. Es kommt dann zu einer Verstärkung der Belastungsdyspnoe, vermutlich aufgrund einer hypoxisch bedingten Erhöhung des pulmonalvaskulären Widerstandes.

Literaturhinweise

1. Palevsky, H.I., Fishman, A.P.: Chronic cor pulmonale. Etiology and management. JAMA 1991; 263: 2347–53
2. Robotham, J.L.: Cardiovascular disturbance in chronic respiratory insufficiency. Am.J. Cardiol. 1981; 47: 941–9
3. Pearl, R.G., Rosenthal, M.H., Ashton, J.P.A.: Pulmonary vasodilator effects of nitroglycerin and sodium nitroprusside in canine oleic acid induced pulmonary hypertension. Anesthesiology 1983; 58: 514–8
4. Sorensen, M.B., Jacobsen, E.: Pulmonary hemodynamics during induction of anesthesia. Anesthesiology 1977; 46: 246–51
5. Hirshman, C.A., Edelstein, G., Peetz, S., et al.: Mechanism of action of inhalational anesthesia on airways. Anesthesiology 1982; 56: 107–111
6. Hilgenberg, J.C., McCammon, R.L., Stoelting, R.K.: Pulmonary and systemic vascular responses to nitrous oxide in patients with mitral stenosis and pulmonary hypertension. Anesth. Analg. 1980; 59: 323–6
7. Schulte-Sasse, U., Hess, W., Tarnow, J.: Pulmonary vascular responses to nitrous oxide in patients with normal and high pulmonary vascular resistance. Anesthesiology 1982; 57: 9–13
8. Konstadt, S.N., Reich, D.L., Thys, D.M.: Nitrous oxide does not exacerbate pulmonary hypertension or ventricular dysfunction in patients with mitral valvular disease. Can.J. Anaesth. 1990; 37: 613–7
9. Rich, S., Dantzker, D.R., Ayres, S.M., et al.: Primary pulmonary hypertension: A national prospective study. Ann. Intern. Med. 1987; 107: 216–23

Erkrankungen des Perikards

Zahlreiche Ursachen können zu Perikarderkrankungen führen. Zu den Erkrankungen des Perikards gehören vor allem akute Perikarditis, Perikarderguß und chronisch-konstriktive Perikarditis. Von einer Herzbeuteltamponade wird gesprochen, wenn es zu einer deutlichen Zunahme der Perikardflüssigkeit kommt und der Druck im Perikardbeutel positiv, anstatt – wie dies normalerweise der Fall ist – negativ ist. Wird bei einem Patienten, der eine dieser Erkrankungen hat, eine Narkose durchgeführt, so müssen die kardiovaskulären Auswirkungen dieser Perikarderkrankungen bekannt sein [1].

9.1 Akute Perikarditis

Unter akuter Perikarditis wird ein entzündlicher Prozeß des Perikards verstanden, der durch verschiedene Ursachen – zumeist Virusinfektionen – ausgelöst wird (Tab. 9.1) [2].

Nach einem Herzinfarkt kann sich mit einer gewissen zeitlichen Verzögerung eine akute Perikarditis einstellen. Es wird dann von einem Dressler-Syndrom gesprochen. Die Verdachtsdiagnose einer akuten Perikarditis sollte gestellt werden, wenn plötzlich zusätzlich starke Thoraxschmerzen, die bei Inspiration verstärkt werden, und ST-Hebungen in allen EKG-Ableitungen auftreten. Die ST-Streckenhebung zeigt an, daß sich die Entzündung vom Perikard auf die Herzoberfläche ausgedehnt hat. Die Auskultation des Thorax ergibt häufig ein lauter- und leiserwerdendes reibendes Geräusch von ledernder Qualität, dessen Intensität bei der Ausatmung zunimmt. Eine Sinustachykardie und subfebrile Temperaturen sind häufige zusätzliche Symptome. In einigen Fällen kann der Schmerz bei akuter Perikarditis ins Abdomen ausstrahlen und eine operativ angehbare Krankheit vortäuschen. Die Behandlung der akuten Perikarditis ist symptomatisch. Vor allem werden Analgetika und Kortikosteroide eingesetzt. Falls kein Perikarderguß vorliegt, führt eine akute Perikarditis zu keiner Beeinträchtigung der Herzfunktion.

9.2 Perikarderguß

Die für eine akute Perikarditis charakteristische entzündliche Reaktion kann mit einer Flüssigkeitsansammlung im Herzbeutel einhergehen. Beim Gesunden befinden sich 20 bis 25 ml Perikardflüssigkeit (ein Plasmaultrafiltrat) im Perikardbeutel. Im Perikardraum herrscht ein negativer Druck, der bei Inspiration weiter abnimmt und bei Exspiration ansteigt. Die Auswirkungen des Perikardergusses hängen davon ab, ob der Druck in der Perikardflüssigkeit – im Gegensatz zu normalen Verhältnissen – positiv ist und so eine Herzbeuteltamponade verursacht (siehe Abschnitt: Herzbeuteltamponade). Falls sich der Perikarderguß langsam entwickelt, kann sich der Herzbeutel ausdehnen, und es kann sich eine große Flüssigkeitsmenge im Perikardbeutel ansammeln, ohne daß es zu einem relevanten Druckanstieg im Perikardbeutel kommt. Entwickelt sich ein Perikarderguß dagegen schnell, so kann bereits ein kleines Flüssigkeitsvolumen (von 100–200 ml)

Tab. 9.1: Ursachen einer akuten Perikarditis mit oder ohne Perikarderguß

Infektion
    viral
    bakteriell
    Pilzinfektion
    Tuberkulose (öfters bei AIDS-Patienten)
Postmyokardinfarktsyndrom (Dressler-Syndrom)
posttraumatisch (Herzchirurgie, Schrittmacher,
    zentraler Venenkatheter oder Pulmonalarterienkatheter)
Tumormetastasierung
medikamentös (Minoxidil, Procainamid)
mediastinale Bestrahlung
systemische Erkrankungen
    rheumatoide Arthritis
    systemischer Lupus erythematodes
    Sklerodermie

zu einer Herzbeuteltamponade führen. Die Echokardiographie ist die sinnvollste Methode, um einen Perikarderguß nachzuweisen. Auch die Computertomographie ist sehr zuverlässig, um Perikardergüsse und Perikardverdichtungen nachzuweisen.

9.3 Chronisch-konstriktive Perikarditis

Die chronisch-konstriktive Perikarditis ähnelt insofern einer Herzbeuteltamponade, als daß auch hierbei die diastolische Füllung der Ventrikel vermindert, das Schlagvolumen reduziert und auch der zentrale Venendruck erhöht sind. Bei den meisten Fällen von chronisch-konstriktiver Perikarditis ist die Ursache unbekannt. Prädisponierende Faktoren sind allerdings chronisches Nierenversagen, Strahlentherapie, rheumatoide Arthritis und herzchirurgische Eingriffe. Die typischen bindegewebigen Narben und Verwachsungen des Perikards führen zu einer starren Einschnürung des Herzens.

Zur Diagnose einer chronisch-konstriktiven Perikarditis gehört ein erhöhter zentralvenöser Druck bei einem Patienten, bei dem ansonsten keine weiteren Hinweise oder Symptome einer Herzerkrankung vorliegen. Die chronisch-konstriktive Perikarditis befällt zwar beide Seiten des Herzens, im Vordergrund stehen jedoch meist die Symptome einer Rechtsherzinsuffizienz mit venösem Rückstau, Hepatosplenomegalie und Aszites. Der Druck im rechten Vorhof, der diastolische pulmonalarterielle Druck und der pulmonalkapilläre Verschlußdruck sind erhöht. Unter Umständen sind diese Drücke ungefähr gleich hoch. Dieses ist sowohl bei der chronisch-konstriktiven Perikarditis als auch der Herzbeuteltamponade möglich. Bei Patienten mit chronisch-konstriktiver Perikarditis treten häufig Vorhofarrhythmien (Vorhofflattern oder -flimmern) auf. Als Ursache wird ein Befall des Sinusknotens durch den Krankheitsprozeß angenommen. Fast immer treten die Halsvenen während der Inspiration stark hervor (Kußmaul'sches Venenzeichen). Dagegen kommt es bei Patienten mit Herzbeuteltamponade während der Inspiration häufiger zu starken Abfällen des systolischen Blutdruckes (Pulsus paradoxus). Das Röntgenbild des Thorax zeigt ein normales oder kleines Herz. Häufig sind Kalkschatten im Perikard sichtbar. Das Elektrokardiogramm kann niedrige QRS-Komplexe, Inversion der T-Wellen und Kerben der P-Welle zeigen. Der Nachweis einer Perikardverdickung gelingt mittels Computertomographie besser als mit der Echokardiographie.

9.3.1 Therapie

Die Behandlung der chronisch-konstriktiven Perikarditis besteht in der operativen Entfernung des einengenden Perikards. Hierbei kann es zu massiven Blutungen aus der epikardialen Herzoberfläche kommen. Die Operation kann im kardiopulmonalen Bypass durchgeführt werden, insbesondere bei schwieriger Blutstillung. Im Gegensatz zur Therapie der Herzbeuteltamponade, bei der sofort eine hämodynamische Verbesserung eintritt, bringt die operative Entfernung des einengenden Perikards keinen schlagartigen Abfall des rechten Vorhofdruckes und sofortigen Anstieg des Herzminutenvolumens. Der Druck im rechten Vorhof fällt typischerweise erst binnen 3 Monaten auf Normalwerte ab. Bleibt eine baldige hämodynamische Verbesserung aus, so ist dieses ein Hinweis auf eine stattgefundene Atrophie der Herzmuskulatur bei langandauernder Konstriktion oder es besteht weiterhin eine Einengung aufgrund sklerotischen Epikards, das bei der Abtragung des parietalen Perikardblattes nicht entfernt wurde. Im allgemeinen ist die myokardiale Funktion der Patienten mit chronisch-konstriktiver Perikarditis allerdings normal.

9.3.2 Narkoseführung

Liegt keine Hypotension aufgrund eines erhöhten Druckes im Herzbeutel vor, sollten normalerweise Narkotika und Anästhesieverfahren Anwendung finden, die 1. die Kontraktionskraft des Myokards nicht stark hemmen, 2. den Blutdruck nicht senken, 3. keine Bradykardie verursachen und 4. den Rückstrom des venösen Blutes nicht beeinflussen. Eine Kombination aus Benzodiazepin, Opioid, Lachgas und eventuell eine Supplementierung mit einem volatilen Anästhetikum erscheint ein geeignetes Narkoseverfahren zu sein. Zumeist werden Muskelrelaxantien mit geringer Kreislaufwirkung verwendet. Die geringe Zunahme der Herzfrequenz durch Pancuronium ist akzeptabel. Präoperativ ist es bei diesen Patienten wichtig, den Flüssigkeitshaushalt zu optimieren. Wenn aufgrund eines erhöhten Druckes im Herzbeutel Kreislaufprobleme bestehen, sollten die gleiche Therapie und Narkoseführung durchgeführt werden, wie sie für die Herzbeuteltamponade beschrieben ist (vgl. Abschnitt: Herzbeuteltamponade).

Ein invasives Monitoring des arteriellen und zentralvenösen Druckes ist sinnvoll, da die langwierige Entfernung des verklebten Perikards mit Blutdruckabfällen und Verminderung des Herzminutenvolumens verbunden sein kann. Während der Ablösung des Perikards treten häufig Herzrhythmusstörungen auf. Sie werden vermutlich durch direkte mechanische Irritation des Herzens verursacht. Daher sollten Antiarrhythmika aufgezogen und ein Defibrillator verfügbar sein. Um die bei einer Perikardektomie gelegentlich auftretenden massiven Blutverluste ersetzen zu können, sind mehrere venöse Zugänge und eine entsprechende Flüssigkeitszufuhr notwendig.

Eine eventuelle postoperative Ateminsuffizienz kann eine postoperative maschinelle Beatmung not-

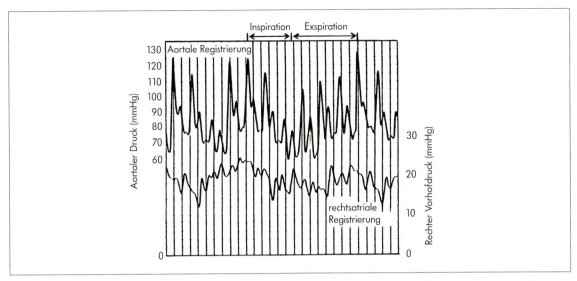

Abb. 9.1: Bei Vorliegen einer Herzbeuteltamponade vermindert sich während der Inspiration der arterielle Blutdruck um mehr als 10 mm Hg. Dies ist Ausdruck des hierbei verminderten Schlagvolumens. Da es normalerweise während der Inspiration zu einem umgekehrten Blutdruckverhalten kommt, wird bei Vorliegen einer Herzbeuteltamponade auch von einem paradoxen Puls (Pulsus paradoxus) gesprochen.

wendig machen. Postoperativ auftretende Herzrhythmusstörungen und ein niedriges Herzminutenvolumen müssen gegebenenfalls entsprechend therapiert werden. Eine seltene Komplikation der subtotalen Perikardektomie ist das Pneumoperikard.

9.4 Herzbeuteltamponade

Die Herzbeuteltamponade ist Folge einer Flüssigkeitsansammlung im Herzbeutel, wodurch es zu einer Druckerhöhung im Perikardbeutel kommt. Dadurch kommt es 1. zu einer ungenügenden diastolischen Füllung des Herzens, 2. einer Verminderung des Schlagvolumens und 3. einem Blutdruckabfall. Eine Vielzahl von Ursachen kann zu einer Flüssigkeitsansammlung im Herzbeutel und somit zur Herzbeuteltamponade führen. Sie kann z.B. Ursache für ein erniedrigtes Herzminutenvolumen unmittelbar nach herzchirurgischen Eingriffen sein. Dieses erfordert dann eine notfallmäßige Reoperation [1]. Eine Herzbeuteltamponade wird bei niereninsuffizienten Patienten in bis zu 6% und bei Patienten mit urämischer Perikarditis 15 bis 55% der Fälle beobachtet [3]. Die geeignete Methode zum Nachweis von Flüssigkeit im Perikard ist die Echokardiographie. Auf dem Röntgenthoraxbild stellt sich der Herzschatten erst dann typisch verändert dar, wenn die Flüssigkeitsmenge im Perikard bereits etwa 250 ml beträgt.

Tab. 9.2: Symptome bei Herzbeuteltamponade

erhöhter zentraler Venendruck
Sympatikusstimulation
Angleichung von atrialen Drucken und enddiastolischem Pulmonalarteriendruck
Niedervoltage und elektrischer Alternans im EKG
paradoxer Puls
Hypotension

9.4.1 Symptome

Ein hohes Maß an Aufmerksamkeit ist notwendig, um die Diagnose einer Herzbeuteltamponade sofort stellen zu können (Tab. 9.2). Mit dem Anstieg des Druckes im Herzbeutel kommt es auch zum Anstieg des zentralen Venendruckes. Somit kann eine Herzbeuteltamponade dadurch erkannt werden, daß der zentrale Venendruck kontrolliert wird. Um Herzminutenvolumen und Blutdruck aufrechtzuerhalten, kommt es zur Sympathikusstimulation und dadurch zu Tachykardie und peripherer Vasokonstriktion. Herzminutenvolumen und Blutdruck können solange aufrechterhalten werden, wie der zentrale Venendruck höher als der rechtsventrikuläre enddiastolische Druck ist. Steigt der Druck im Herzbeutel weiter an, kommt es oft zu einem gleichhohen Anstieg von rechtem und linkem Vorhofdruck sowie rechtsventrikulärem enddiastolischem Druck auf etwa 20 mm Hg, was mittels Pulmonalarterienkatheter gemessen werden kann [4]. Es muß ferner beachtet werden, daß es nach herzchirurgischen Eingriffen häufig zu einer Ansammlung von Blut und Blutkoageln über dem rechten Ventrikel kommt. Dadurch kann es zu einem Anstieg des rechtsatrialen Druckes kommen,

Tab. 9.3: Auswirkungen einer Volumenzufuhr und einer Pericardpunktion bei Patienten mit akuter Herzbeuteltamponade

	Herzbeuteltamponade	Zufuhr von 500 ml physiologischer Kochsalzlösung bei Vorliegen einer Herzbeuteltamponade	nach Pericardpunktion
mittlerer arterieller Druck (mmHg)	83 ± 16	82 ± 19	80 ± 13
rechtsatrialer Druck (mmHg)	15 ± 3	17 ± 4	8 ± 4[a]
Pulsus paradoxus (mmHg)	25 ± 12	25 ± 15	8 ± 4[a]
Herzminutenvolumen (L · min^{-1})	5.1 ± 2.6	5.5 ± 2.6	9.1 ± 3[a]
Herzfrequenz (beats · min^{-1})	118 ± 11	112 ± 11	121 ± 16

a = signifikanter Unterschied (p < 0,05) gegenüber den anderen Meßwerten.
(Daten von: Kerber RE, Gascho JA, Litchfield R, et al. Hemodynamic effects of volume expansion and nitroprusside compared with pericardiocentesis in patients with acute cardiac tamponade. N Engl J Med 1982; 307:929–31.)

obwohl der pulmonalkapilläre Verschlußdruck normal ist. Letztendlich können die Kompensationsmechanismen versagen, und es kommt zu einem schweren Blutdruckabfall. Viele der frühen Symptome einer Herzbeuteltamponade täuschen eine Lungenembolie vor.

Das EKG kann bei einem Patienten mit Herzbeuteltamponade – aufgrund der Flüssigkeit im Herzbeutel – eine Niedervoltage zeigen. Zeichen einer myokardialen Ischämie können auftreten, falls der erhöhte transmurale Druck des Ventrikelmyokards die koronare Durchblutung beeinträchtigt. Ein elektrischer Alternans tritt bei 10 bis 15% dieses Patienten auf. Er entsteht durch eine kontraktionsabhängige Lageveränderung des Herzens im Herzbeutel [1].

Bei erhöhtem Druck im Perikardbeutel kann es während der Inspiration zu einem ausgeprägten Abfall des Blutdruckes (um mehr als 10 mm Hg) kommen. Dieses Phänomen wird als Pulsus paradoxus bezeichnet (Abb. 9.1). Die Festlegung, daß der Abfall mehr als 10 mm Hg betragen muß, ist jedoch willkürlich festgelegt worden und daher nicht zwingend bei jeder Herzbeuteltamponade anzutreffen. Die physiologische Grundlage des Pulsus paradoxus ist nicht ganz geklärt, ursächlich scheint eine Behinderung vor allem der linksventrikulären Füllung während der Inspiration zu sein. Ein Anstieg des venösen Drucks während der Inspiration (Kußmaul'sches Zeichen) wird nur bei einer Herzbeuteltamponade mit gleichzeitig vorliegender chronisch-konstriktiver Perikarditis beobachtet.

9.4.2 Therapie

Das am häufigsten angewandte Verfahren zur operativen Therapie der Herzbeuteltamponade ist die perkutane Perikardpunktion über einen subxyphoidalen Zugang. Zuvor wird eine entsprechende Lokalanästhesie angelegt. Das Einführen der Nadel in den Perikardraum sollte unter echokardiographischer oder kontinuierlicher EKG-Überwachung erfolgen [5]. Selbst nach Ablassen nur kleiner Mengen eines Perikardergusses kommt es oft zu einem ausgeprägten Druckabfall im Herzbeutel. Eine Perikardpunktion im Operationssaal unter Lokal- oder Allgemeinanästhesie ist dann zu empfehlen, wenn die Herzbeuteltamponade Folge eines Traumas oder eines thoraxchirurgischen Eingriffes ist.

Um das Schlagvolumen des Herzens solange aufrechtzuerhalten, bis eine definitive Behandlung der Herzbeuteltamponade durchgeführt werden kann, können vorübergehend 1. das intravasale Flüssigkeitsvolumen erhöht, 2. Katecholamine zur Steigerung der myokardialen Kontraktilität verabreicht und 3. eine metabolische Azidose ausgeglichen werden [1].

Eine Vergrößerung des intravasalen Flüssigkeitsvolumens kann durch Infusion kristalloider oder kolloidaler Lösungen (500 ml über 5–10 Minuten) erreicht werden. Um die Auswirkungen der Druckerhöhung im Herzbeutel zu kompensieren und um den gedrosselten venösen Rückfluß zum rechten Vorhof zu steigern, kann es notwendig sein, so viel Volumen zu infundieren, daß der Druck im rechten Vorhof auf 25 bis 30 mm Hg ansteigt [6]. Die akute Erhöhung des intravasalen Flüssigkeitsvolumens ist bei einer Herzbeuteltamponade zwar erfolgreich, die dadurch erzielte Verbesserung der hämodynamischen Situation kann jedoch nur von begrenzter Dauer sein. Eine Perikardpunktion sollte daher nicht hinausgezögert werden (Tab. 9.3) [7].

Die kontinuierliche intravenöse Zufuhr von Isoproterenol oder einem anderen Katecholamin kann eventuell vorübergehend sinnvoll sein, um myokardiale Kontraktilität und Pulsfrequenz zu steigern. Im Tiermodell mit experimentell erzeugter Herzbeuteltamponade konnte eine gute Wirkung dieser Medikamente nachgewiesen werden. Diese Ergebnisse konnten jedoch bei Patienten mit einer Herzbeuteltamponade nicht bestätigt werden [8]. Die durch hochdosierte Dopaminzufuhr verursachte Erhöhung des systemischen Gefäßwiderstandes ist unerwünscht. Vasodilatantien wie Nitroprussid oder Hydralazin können theoretisch das Herzminutenvolumen verbessern, aber ihr Einsatz kann nur bei optimalem intravasalem Flüssigkeitsvolumen in Erwägung gezogen werden. Auch durch eine medikamentöse Therapie sollte die definitive Therapie einer Herzbeuteltamponade (Perikardpunktion) niemals hinausgezögert werden.

Eine metabolische Azidose – wie sie im Rahmen eines erniedrigten Herzminutenvolumens auftreten kann – sollte durch eine intravenöse Gabe von 0,5

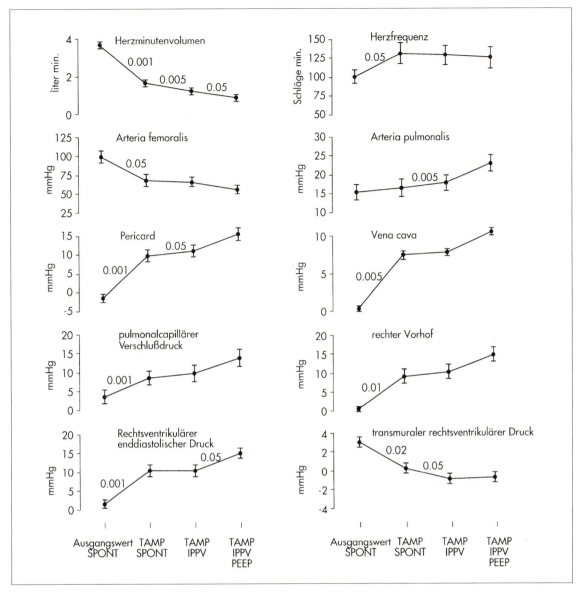

Abb. 9.2: Herzminutenvolumen intrapleurale, perikardiale, arterielle und intrakardiale Drucke (Mittelwert ± SE) wurden bei Tieren während einer akuten Herzbeuteltamponade unter verschiedenen Beatmungsmustern gemessen. SPONT=Spontanatmung; TAMP: Herzbeuteltamponade; IPPV=intermittierende positive Überdruckbeatmung; PEEP=positiver endexspiratorischer Druck. (Moller CT, Schoonbee CG, Rosendorff C. Haemodynamics of cardiac tamponade during various modes of ventilation. Br J Anaesth 1979; 51: 409–15. Mit freundlicher Genehmigung.)

bis 1 mval/kg KG Natriumbikarbonat symptomatisch behandelt werden. Der Ausgleich einer metabolischen Azidose ist wichtig, da eine erhöhte Wasserstoffionenkonzentration die myokardiale Kontraktilität vermindern und die positiv inotropen Wirkungen der Katecholamine abschwächen kann. Zur Behandlung einer Bradykardie kann die Gabe von Atropin notwendig werden. Die Bradykardie ist Folge eines vagalen Reflexes, der bei einer Druckerhöhung im Herzbeutel ausgelöst werden kann [9].

9.4.3 Narkoseführung

Einleitung einer Allgemeinanästhesie und Beginn einer intermittierenden Überdruckbeatmung können bei einer hämodynamisch wirksamen Herzbeuteltamponade zu einem lebensbedrohlichen Blutdruckabfall führen. Gründe für diese Hypotension können eine anästhetikabedingte periphere Vasodilatation, eine direkte Myokarddepression und ein verminderter venöser Rückfluß sein. Daher wird bei Patienten, die im Rahmen einer Herzbeuteltamponade eine Hypotension aufgrund eines zu geringen

Herzminutenvolumens haben, die Perikardpunktion vorzugsweise unter Lokalanästhesie durchgeführt [10]. Bei bestimmten Patienten kann zur Sedierung auch die intravenöse Gabe von Ketamin eingesetzt werden [1].

Hat sich die hämodynamische Situation nach teilweisem Ablassen der im Perikardbeutel angesammelten Flüssigkeit verbessert, ist die Einleitung einer Allgemeinanästhesie und eine intermittierende Überdruckbeatmung möglich, um eine operative Exploration des Thorax und eine ursächliche Behandlung der Herzbeuteltamponade durchzuführen. Zur Einleitung und Aufrechterhaltung der Narkose werden häufig Ketamin oder ein Benzodiazepin in Kombination mit Lachgas eingesetzt. Aufgrund seiner Kreislaufwirkungen ist Pancuronium gut zur Relaxierung dieser Patienten geeignet. An Überwachungsmaßnahmen sollten auch eine intraarterielle und zentralvenöse Druckmessung durchgeführt werden.

Falls es nicht möglich ist, den für die Herzbeuteltamponade verantwortlichen hohen Druck im Perikardbeutel vor Einleitung der Narkose abzulassen, muß streng darauf geachtet werden, daß das Herzminutenvolumen nicht abfällt. Eine narkosebedingte Verminderung von myokardialer Kontraktilität, systemischem Gefäßwiderstand oder Herzfrequenz müssen vermieden werden. Bei Patienten mit einem erhöhten Druck im Herzbeutel kann es durch eine Steigerung der intrathorakalen Druckverhältnisse – z.B. aufgrund von Pressen oder Husten während der Narkoseeinleitung oder während einer kontrollierten Beatmung – zu einer weiteren Drosselung des venösen Rückflusses kommen (Abb. 9.2) [11]. Daher erscheint es sinnvoll, eine Beatmung mit hohen Drücken solange zu unterlassen, bis der Thorax eröffnet und die Drainage des Perikardbeutels durchgeführt ist. Ketamin eignet sich bei diesen Patienten zur Einleitung und Aufrechterhaltung der Narkose, denn es steigert die myokardiale Kontraktilität, den systemischen Gefäßwiderstand und die Herzfrequenz. Zur Einleitung wurde bei diesen Patienten auch Diazepam, zur Narkoseweiterführung wurde Lachgas in Kombination mit Fentanyl und zur Relaxierung Pancuronium erfolgreich eingesetzt [12]. Bereits vor der Narkoseeinleitung sollte eine kontinuierliche Überwachung des zentralvenösen und arteriellen Blutdruckes angelegt werden. Es ist notwendig, durch eine großzügige intravenöse Flüssigkeitsgabe einen hohen zentralvenösen Druck aufrechtzuerhalten, um damit den venösen Rückfluß sicherzustellen. Bis zur operativen Drainage des Perikardbeutels kann eine kontinuierliche Gabe von Katecholaminen wie z.B. Isoproterenol, Dopamin oder Dobutamin notwendig sein, um somit ein entsprechendes Herzminutenvolumen aufrechtzuerhalten. Außerdem sollte für den Fall, daß es nach der Narkoseeinleitung zu einer kardiopulmonalen Dekompensation kommt, entsprechendes Personal und geeignete Ausrüstung zur Verfügung stehen, um gegebenenfalls eine notfallmäßige Perikardpunktion durchführen zu können.

Literaturhinweise

1. Lake, C.L.: Anesthesia and pericardial disease. Anesth. Analg. 1983; 62: 431–43
2. Permanyer-Miralda, G., Sagrista-Sauleda, J., Soler-Soler, J.: Primary acute pericardial disease: A prospective series of 231 consecutive patients. Am.J. Cardiol. 1985; 56: 623–6
3. Singh, S., Newmark, K., Ishikawa, I.: Pericardectomy in uremia, treatment of choice for cardiac tamponade in chronic renal failure. JAMA 1974; 228: 1132–5
4. Weeks, K.R., Chatterjee, K., Block, S. et al.: Bedside hemodynamic monitoring: Its value in the diagnosis of tamponade complicating cardiac surgery.J. Thorac. Cardiovasc. Surg. 1976; 71: 250–2
5. Callahan, J.A., Seward, J.B., Nishimura, R.A., et al.: Two-dimensional echocardiographically guided pericardiocentesis: Experience in 117 consecutive patients. Am.J. Cardiol. 1985; 55: 476–80
6. DeCrestofaro, D., Liu, C.K.: The hemodynamics of cardiac tamponade and blood volume overload in dogs. Cardiovasc. Res. 1969; 3: 292–8
7. Kerber, R.E., Gascho, J.A., Litchfield, R., et al.: Hemodynamic effects of volume expansion and nitroprusside compared with pericardiocentesis in patients with acute cardiac tamponade.N. Engl.J. Med. 1982; 307: 929–31
8. Martins, J.B., Manuel, J.B., Marcus, M.L., Kerber, R.E.: Comparative effects of catecholamines in cardiac tamponade: Experimental and clinical studies. Am.J. Cardiol. 1980; 46: 59–66
9. Friedman, H.S., Lajam, F., Gomes, J.A., et al.: Demonstration of a depressor reflex in acute cardiac tamponade.J. Thorac. Cardiovasc. Surg. 1977; 73: 278–86
10. Stanley, T.H., Weidauer, H.E.: Anesthesia for the patient with cardiac tamponade. Anaesth Analg. 1973; 52: 110–4
11. Moller, C.T., Schoonbee, C.G., Rosendorff, C.: Haemodynamics of cardiac tamponade during various modes of ventilation. Br.J. Anaesth. 1979; 51: 409–15
12. Konchigere, H.N., Levitsky, S.: Anesthetic considerations for pericardectomy in uremic pericardial effusion. Anesth. Analg. 1976; 55: 378–82

10 Aneurysmata der thorakalen und abdominalen Aorta

Aneurysmata sind die häufigste Erkrankung der Aorta. Dagegen tritt in den peripheren Arterien zumeist eine Verschlußkrankheit auf. Aortenaneurysmata können im thorakalen Bereich der Aorta ascendens oder descendens und auch unterhalb des Zwechfelles auftreten. Bei einem Aneurysma dissecans liegt initial ein Riß in der Intima vor. Das Blut wühlt sich durch diesen Riß in ein falsches Lumen, das die Intima – über eine unterschiedlich lange Strecke – von der Adventitia trennt [1]. Hierdurch können aus der Aorta abgehende Arterien komprimiert werden, und es kann hierdurch auch eine Aortenklappeninsuffizienz verursacht werden. Die Dissektion kann durch einen zweiten Intimariß wieder Anschluß an das eigentliche Gefäßlumen der Aorta erhalten. Häufiger aber kommt es zur Ruptur der Aorta in den Herzbeutel oder die linke Pleurahöhle.

10.1 Aneurysmata der thorakalen Aorta

Im gesamten Verlauf der Aorta kann es zur Dissektion kommen. Am häufigsten entspringt diese aber ein paar Zentimeter oberhalb der Aortenklappe im Bereich der Aorta ascendens. Am zweithäufigsten beginnt die Dissektion in der thorakalen Aorta descendens, unmittelbar distal des Abganges der linken Arteria subclavia im Bereich des Ansatzes des Ligamentum arteriosum.

10.1.1 Klassifikation

Die Aneurysmata dissecans werden üblicherweise in drei anatomische Gruppen unterteilt (Abb. 10.1) [2]. Typ I und II der Aortendissektion entspringen beide aus der Aorta ascendens. Typ I kann sich entweder retrograd um den Aortenbogen und/oder nach antegrad in Richtung der abdominalen Aorta ausdehnen. Dagegen ist beim Typ II die Dissektion auf die Aorta ascendens beschränkt. Bei etwa 70% der thorakalen Aortenaneurysmata liegt der Typ I zugrunde. Der Typ III beginnt in der Aorta descendens, wobei sich der Typ IIIA oberhalb und der Typ IIIB bis unterhalb des Zwerchfelles ausdehnt. Bei einer anderen Einteilung werden die dissezierenden Aortenaneurysmata in solche unterteilt,

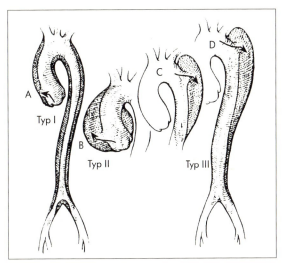

Abb. 10.1: Schematische Darstellung der 3 unterschiedlichen Typen eines Aneurysma dissecans der Aorta. **A:** Die Typ-I-Dissektion entsteht durch einen Intimaeinriß im Bereich der Aorta ascendens. Die entstehende Dissektion (dunkel dargestellt) kann sich entweder retrograd ausdehnen und so die Aortenklappe mitbetreffen oder eine Herzbeuteltamponade verursachen. Die Typ-I-Dissektion kann sich aber auch antegrad ausdehnen und die abgehenden Äste der Aorta mitbefallen. **B:** Die Dissektion vom Typ II unterschiedet sich vom Typ I dadurch, daß sie nur auf den Aortenbogen beschränkt ist. **C und D:** Die Typ-III-Dissektion entsteht durch einen Intimaeinriß im Bereich des dezendierenden thorakalen Aorta, gewöhnlich unmittelbar distal der linken Arteria subclavia.
(Aus: DeBakey ME, McCollum CH, Crawford ES, et al. Dissection and dissecting aneurysms of the aorta: Twenty year follow-up of five hundred twenty patients treated surgically. Surgery 1982; 92: 1118-34. Mit freundlicher Genehmigung.)

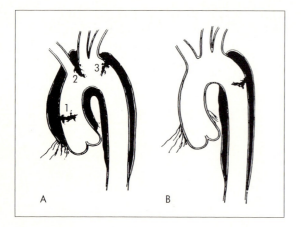

Abb. 10.2: Die Aortendissektionen können auch in solche unterteilt werden, die (A) die Aorta ascendens befallen (Typ A) und solche (B), die auf die Aorta desendens beschränkt sind (Typ B). Der Intimaeinriß befindet sich bei der Dissektion vom Typ A gewöhnlich an der als Position 1 markierten Stelle, während er bei der Dissektion vom Typ B im allgemeinen 2 bis 5 cm von der linken Arteria subclavia entfernt ist.
(Aus: Daily PO, Trueblood W, Stinson EB, Wuerflein RD, Shumway NE. Management of acute aortic dissections. Ann Thorac Surg 1970; 10: 237–47. Mit freundlicher Genehmigung.)

die die Aorta ascendens (Typ A) oder Aorta descendens distal der linken Arteria subclavia (Typ B) befallen. (Abb. 10.2) [3]. Der Typ A darf sich hierbei bis in die Aorta descendens ausdehnen. Die Aortendissektion wird in den ersten 14 Tagen nach Auftreten der Symptome als «akut» und danach als «chronisch» bezeichnet. Diese zeitliche Trennung ist deshalb wichtig, da eine unbehandelte Dissektion in den ersten 14 Tagen nach Krankheitsbeginn eine Mortalität von 65 bis 75% aufweist.

10.1.2 Ursachen

Üblicherweise wird bei der Aortendissektion von einer Degeneration der Media der Aortenwand ausgegangen (zystische Medianekrose). Der wichtigste Risikofaktor für eine Aortendissektion ist der Bluthochdruck, den etwa 70 bis 90% aller betroffenen Patienten aufweisen. Obwohl – insbesondere bei distaler Dissektion – zusätzlich häufig eine Arteriosklerose besteht, ist deren ursächliche Bedeutung unklar. Andere begünstigende Faktoren, besonders bei einer Dissektion der Aorta ascendens, sind angeborene Bindegewebserkrankungen wie das Marfan-Syndrom und seltener das Ehler-Danlos-Syndrom. Eine weitere Ursache für eine Aortendissektion sind Dezelerationsverletzungen, wie sie bei Autounfällen vorkommen. Hierbei ist zumeist die distale Aorta descendens im Bereich der Fixierung am Thorax durch das Ligamentum arteriosum unmittelbar distal des Abganges der linken Arteria subclavia betroffen. Bei jedem Patienten mit schweren Thoraxverletzungen muß an ein stumpfes Trauma der thorakalen Aorta und/oder des Herzen gedacht werden (siehe Abschnitt: Herzkontusion). Die zugrundeliegende Thoraxverletzung kann eventuell unbedeutend erscheinen, so daß nicht an eine Verletzung der thorakalen Aorta gedacht wird. Männer haben häufiger eine Aortendissektion. Sie entsteht jedoch auch gehäuft während der Schwangerschaft. Aortendissektionen bei unter 40 Jahre alten Frauen treten etwa zur Hälfte während einer Schwangerschaft auf, gewöhnlich im 3. Trimester [4]. Nach einer Operation im kardiopulmonalen Bypass kann eine Dissektion auch als iatrogene Komplikation im Bereich der aortalen Kanülierungsstelle auftreten. Des weiteren kann eine Dissektion auch in dem Bereich auftreten, in dem die Aorta abgeklemmt oder inzidiert wurde. Beispielsweise beim Aortenklappenersatz oder bei proximaler Anastomose eines Venenbypasses ist es notwendig, die Aorta abzuklemmen oder zu inzidieren.

10.1.3 Symptome

Eine akute thorakale Aortendissektion ist von quälenden Brustschmerzen mit reißendem oder zerrendem Gefühl begleitet. Die stärkste Intensität tritt bereits mit Symptombeginn auf. Im Gegensatz dazu nimmt der Schmerz bei Angina pectoris während des Anfalls zu. Entsprechend dem Fortschreiten der Aortendissektion wandert auch die Schmerzlokalisation. Zu den neurologischen Komplikationen, die im Rahmen einer Aortendissektion auftreten können, gehören ein Schlaganfall, der durch einen dissektionsbedingten Verschluß der Arteria carotis verursacht wird, eine ischämische periphere Neuropathie bei gleichzeitiger Minderperfusion der Extremität sowie eine Paraparese oder Paraplegie, die durch eine Minderversorgung des Rückenmarks verursacht sind. Patienten mit Aortendissektion weisen häufig Zeichen eines Volumenmangelschocks mit Vasokonstriktion auf. Trotzdem ist bei der Hälfte bis zu zwei Drittel dieser Patienten der Blutdruck erhöht, insbesondere im Falle einer distalen Dissektion. Ein wichtiger diagnostischer Hinweis bei Aortendissektion sind die abgeschwächten oder fehlenden peripheren Pulse. Eine neu aufgetretene Aorteninsuffizienz mit oder ohne gleichzeitige Herzinsuffizienz ist ein wichtiger Hinweis auf eine proximale Aortendissektion und tritt bei etwa zwei Drittel dieser Patienten auf. Bei proximaler Aortendissektion kann ein Herzinfarkt Ausdruck eines dadurch bedingten Koronararterienverschlusses sein. Die Haupttodesursache in der Frühphase der Aortendissektion ist die retrograde Dissektion in den Sinus Valsalva mit Einbruch in den Herzbeutel und sich entwickelnder Herzbeuteltamponade. Bei einer Einengung der Nierenarterien kommt es zu einem Anstieg des Serum-Kreatininspiegels.

10.1.4 Diagnose

Hämodynamisch stabile Patienten können mit der Kernspintomographie nicht invasiv auf eine Dissektion untersucht werden. Bei Patienten, die für den hierfür notwendigen Transport zu instabil sind, stellt die Doppler-Echokardiographie das diagnostische Verfahren der Wahl zum Nachweis einer thorakalen Aortendissektion dar. Bei schwerstkranken Patienten mit einer Dissektion ist die Kernspintomographie nur eingeschränkt einsetzbar, da sie relativ zeitaufwendig ist. Falls der Patient beispielsweise beatmet werden muß, ist zu beachten, daß Metallgerätschaften dem starken Magnetfeld nicht ausgesetzt werden dürfen. Die Röntgenaufnahme der Thoraxorgane zeigt zumeist nur eine geringe Ausweitung der thorakalen Aorta als Ausdruck der mediastinalen Einblutung.

10.1.5 Therapie

Das therapeutische Vorgehen bei der Aortendissektion beruht auf empirischen Daten. Kontrollierte Studien zum Vergleich von medikamentöser und operativer Therapie liegen nicht vor [1, 5]. Die Therapie der Aortendissektion kann in zwei Phasen unterteilt werden: sofortige Initialtherapie und eine anschließende endgültige therapeutische Versorgung. Die Frühüberlebensrate von Patienten die so medikamentös und chirurgisch versorgt werden ist über 90% [5].

Initialtherapie

Bereits die klinische Verdachtsdiagnose einer Aortendissektion zwingt zur Einleitung einer medikamentösen Therapie, auch wenn noch keine Untersuchungen wie z.B. eine notfallmäßige Aortographie durchgeführt wurden. Die medikamentöse Therapie muß darauf abzielen, 1. den Blutdruck auf das niedrigste, für den zerebralen, koronaren und renalen Perfusiondruck gerade noch ausreichende Niveau zu senken, 2. die Geschwindigkeit der Herzmuskelkontraktion zu vermindern und 3. den begleitenden Schmerz zu lindern. Die ersten beiden Anliegen können durch eine kontinuierliche Infusion von Nitroprussid (Erniedrigung des systolischen Blutdruckes auf etwa 100 mm Hg, Urinproduktion über 25 ml/h) und eines Beta-Rezeptorenantagonisten wie Esmolol (Verminderung der Kontraktionsgeschwindigkeit und Senkung der Herzfrequenz auf etwa 60 Schläge/min) erreicht werden. Wird Nitroprussid verabreicht, ohne gleichzeitig eine Beta-Rezeptorenblockade durchzuführen, so kommt es zu einer Zunahme der myokardialen Kontraktionsgeschwindigkeit. Falls Begleiterkrankungen wie eine obstruktive Lungenerkrankung oder ein AV-Block die Anwendung von Beta-Rezeptorenblockern verbieten, bietet sich Trimethaphan als Ausweichmedikament an. Allerdings kann die längerfristige Anwendung von Trimethaphan zu paralytischem Ileus und Tachyphylaxie führen. Die Pharmakotherapie wird zumeist durch kontinuierliche Meßung von Blutdruck, Füllungsdrücken und Urinausscheidung überwacht. Es ist daher im Rahmen der Initialtherapie bereits notwendig, die rechte Arteria radialis zu kanülieren sowie einen Pulmonalarterienkatheter und einen Blasenkatheter zu plazieren. Sobald die Verdachtsdiagnose bestätigt wurde, muß die endgültige (medikamentöse oder operative) Versorgung des Patienten erfolgen.

Endgültige Therapie

Es herrscht allgemeine Übereinkunft darüber, daß, sofern irgend möglich, die akute proximale Dissektion der Aorta (Typ-A-Dissektion) operativ behandelt wird, sogar bei Vorliegen von so gravierenden Komplikationen wie Herzinfarkt oder Schlaganfall. Die postoperative Mortalität bei Typ-A-Dissektion liegt bei unter 10% [5]. Wenn immer möglich, soll bei der operativen Therapie der Intimariß reseziert werden. Das falsche Lumen muß nach proximal und distal obliteriert und die Aorta rekonstruiert werden. Dieses erfordert für gewöhnlich den Einsatz einer Gefäßprothese. Bei der proximalen Aortendissektion kann gleichzeitig die Rekonstruktion oder der Ersatz der Aortenklappe notwendig sein. Der Einsatz einer Aortenprothese mit eingearbeiteter Aortenklappe kann alternativ zum getrennten Einsatz einer künstlichen Aortenklappe und Aortenprothese Anwendung finden. Die Ostien der Koronararterien müssen in diese Kombinationsprothese implantiert werden. Eine andere operative Möglichkeit besteht darin, eine aus Dacron bestehende Prothese in das Lumen der Aorta einzunähen, so daß ihre Enden den Bereich der Dissektion nach proximal und distal überspannen. Die Prothese wird durch um die Aorta geschlungene Bänder in Position gehalten. Die abgehenden Arterien müssen mit der Prothese anastomosiert werden.

Umstritten ist dagegen die endgültige Versorgung der akuten distalen thorakalen Aortendissektion (Typ B). Bei akuter stabiler Typ-B-Aortendissektion beträgt die Überlebensrate unter medikamentöser Therapie während des Krankenhausaufenthaltes 80%. Von anderen Autoren wird dagegen bei unkomplizierter Typ-B-Dissektion die operative Therapie empfohlen [1]. Die Dissektion ist hierbei zumeist antegrad und reicht bis unterhalb des Zwerchfells. Eine Aortenklappeninsuffizienz und Herzbeuteltamponade sind hierbei unwahrscheinlich. Ein operatives Vorgehen wird im allgemeinen bei Patienten mit Typ-B-Dissektion durchgeführt, falls 1. ein Marfan-Syndrom vorliegt, 2. die Dissektion durch Leckage, Ruptur oder Einschränkung der Durchblutung mit Ischämie der Extremitäten kompliziert wird, 3. kontinuierliche oder immer wieder auftretende Schmerzen bestehen oder 4. falls keine befriedigende medikamentöse Blutdruckkontrolle möglich ist [6]. Patienten mit distaler thorakaler Aortendissektion sind häufig älter und haben einen Bluthochdruck mit generalisierter Arteriosklerose, sie sind häufig Raucher und haben daher auch meist eine chronisch-obstruktive Lungenerkrankung. Zusätzlich besteht häufig auch noch eine chronische Nierenerkrankung. Diese Begleiterkrankungen erhöhen das operative Risiko und lassen zunächst eine medikamentöse Behandlung angezeigt erscheinen. Die ischämische Rückenmarksschädigung stellt eine seltene, aber verheerende Operationskomplikation bei distaler Aortendissektion dar. Um die Wahrscheinlichkeit dieser Komplikation zu vermindern, sollte die intraoperative Abklemmzeit der Aorta kurz gehalten werden (unter 30 Minuten). Ferner können ein partieller Bypass oder eine Shuntanlage dieses Risiko vermindern [7].

Patienten, die mit einer chronischen Aortendissektion vorstellig werden, haben bereits die gefährlichste Zeit der Erkrankung überlebt und werden daher, sofern nicht neu auftretende Komplikationen eine operative Therapie erzwingen, im allgemeinen medikamentös behandelt. Die bei weitem häufigste Komplikation ist die Aortenklappeninsuffizienz. Die pharmakologische Langzeitbehandlung besteht normalerweise aus einem Beta-Rezeptorenantagonisten und einem Antihypertensivum. Die Antihypertensiva Hydralazin und Minoxidil dürfen hierbei nicht eingesetzt werden, da sie die Kontraktionsgeschwindigkeit der Ventrikel erhöhen können. Bei diesen Patienten sind Kalziumantagonisten dagegen hilfreich.

Von den Patienten, die das Krankenhaus wieder verließen, lebten nach 10 Jahren noch etwa 60%. Dieses ist unabhängig von der Lokalisation der Aortendissektion, der Therapie und davon, wie akut die Dissektion war. Ein bedeutsames Risiko stellt bei diesen Patienten die erneute Dissektion dar.

10.1.6 Narkoseführung

Bei der operativen Therapie von Aortenaneurysmata im deszendierenden thorakalen Anteil müssen die thorakale Aorta oberhalb des Abganges der Nierenarterien oder des Truncus coeliacus abgeklemmt werden. Hierbei kommt es zu einem deutlichen Anstieg von systemischem Gefäßwiderstand, mittlerem arteriellem Blutdruck, zentralem Venendruck und pulmonalarteriellem Verschlußdruck. Das Herzminutenvolumen fällt dagegen ab [9]. In der Echokardiographie sind oft abnorme linksventrikuläre Wandbewegungen als Ausdruck einer myokardialen Ischämie nachweisbar. Eine intestinale Ischämie und Freisetzung vasoaktiver Substanzen tragen wohl zur Ausbildung dieser hämodynamischen Effekte bei, falls die Aorta thoracalis oberhalb des Truncus coeliacus abgeklemmt wird. Wird der hohe prozentuale Anteil des Herzminutenvolumens, der zur Durchblutung der Nieren (22%) sowie des Truncus coeliacus und der Arteria mesenterica superior (27%) notwendig ist, bedacht, sind die erwähnten hämodynamischen Auswirkungen beim Abklemmen der thorakalen Aorta nicht überraschend. Im Vergleich hierzu sind die hämodynamischen Auswirkungen beim Abklemmen der infrarenalen Aorta, wie dies zur operativen Versorgung einer abdominalen Aortenresektion notwendig ist, eher gering.

Sofern ein Abklemmen oberhalb des Truncus coeliacus erforderlich ist, kann bei Operationen der deszendierenden thorakalen Aorta eine spinale Ischämie mit Paraplegie drohen [7]. Blutdruckabfall und operativ bedingte Unterbrechung der Blutversorgung des vorderen Rückenmarksanteiles werden hierfür als Ursachen angeschuldigt. Die hauptsächlich radikuläre Blutversorgung des kaudalen Rückenmarkes erfolgt bei den meisten Patienten über Gefäße (Adamkievicz'sche Arterie), die im Bereich von T_9 bis T_{12} entspringen. In experimentellen Untersuchungen konnte keine Beziehung zwischen Rückenmarksschädigung, arteriellem Blutdruck und intraspinalem Druck gezeigt werden [10]. Trotz zunächst positiver Berichte erlaubt auch die intraoperative Ableitung somatosensorisch evozierter Potentiale nicht, Rückenmarksischämien zu erkennen und postoperative neurologische Schäden zu vermeiden [11, 12]. Dieses Ergebnis ist nicht überraschend, denn die Ableitung somatosensorisch evozierter Potentiale gibt Auskunft über die Funktion der Rückenmarkshinterstränge. Die ischämischen Schäden der (motorischen) vorderen Rückenmarksanteile können so nicht erkannt werden [13]. Die Überwachung somatosensorisch evozierter Potentiale ist daher von begrenztem Wert bei der operativen Versorgung der thorakale Aortenaneurysmata [12]. Die Überwachung motorisch evozierter Potentiale würde zwar eine Funktionsüberwachung des vorderen Rückenmarks zulassen, bleibt jedoch unpraktikabel, da hierbei auf eine Muskelrelaxierung verzichtet werden müßte.

Bei Patienten, die sich der Resektion eines thorakalen Aortenaneurysmas unterziehen, ist ein adäquates Monitoring wichtiger als die Auswahl bestimmter Narkosemedikamente. Die Blutdruckmessung muß oberhalb (Arteria radialis rechts oder – bei Aneurysmabeteiligung der Arteria annonyma – Arteria radialis links) und unterhalb (Arteria femoralis) des Aneurysmas erfolgen. Damit können während des Abklemmens der Aorta der zerebrale als auch renale Perfusionsdruck beurteilt werden. Somatosensorisch evozierte Potentiale oder die Elektroenzephalographie geben während des Abklemmens Auskunft über die Funktion des zentralen Nervensystems. Sympathomimetika und/oder Vasodilatantien können zur Regulierung der Perfusionsdrücke unter- und oberhalb der Aortendissektion notwendig sein. Esmolol ist hierbei zur Blutdruckkontrolle dem Nitroprussid vergleichbar gut geeignet. Allerdings löst es keine Reflextachykardie aus und führt nicht zu der bei Vasodilatantien häufig zu beobachtenden PaO_2-Verminderung [14]. Der mittlere arterielle Blutdruck sollte in der oberen Körperhälfte etwa 100 mm Hg und distal des Aneurysmas über 50 mm Hg betragen. Bei der Therapie erhöhter Blutdruckwerte oberhalb der Abklemmung mittels Vasodilatantien ist das Risiko eines dadurch wahrscheinlich induzierten Blutdruckabfalls distal der Abklemmung abzuwägen. Um die Durchblutung der Nieren und des Rückenmarks aufrechtzuerhalten, kann die abgeklemmte thorakale Aorta durch einen Shunt zwischen proximaler Aorta und Femoralarterie umgangen werden. Hierfür steht heparinbeschichtetes Shuntmaterial zur Verfügung. Als weitere Möglichkeit bietet sich ein Linksherzbypass an. Die hierfür notwendige Vollheparinisierung ist aber von Nachteil. Zur Überwachung der Herzfunktion und eines ausreichenden Flüssigkeits- und Blutersatzes sollte ein Pulmonalarterienkatheter eingeschwemmt werden. Eine ausreichende Diurese sollte bereits präoperativ sichergestellt sein. Sie muß intraoperativ gegebenenfalls durch Mannitol- und/oder Furosemidgabe aufrechterhalten werden. Allerdings konnte im Tierexperiment gezeigt werden, daß Abfälle von glomerulärer Filtrationsrate und Nierendurchblutung durch Mannitol und Dopamin nicht wesentlich verbessert werden. Dies unterstreicht, daß das Ziel nierenprotektiver Maßnahmen vor allem darin bestehen sollte, nach dem Abgehen von der zur Operation thorakaler Aortenaneurysmata notwendigen Herz-Lungenmaschine den renalen Blutfluß zu verbessern [15].

Während Narkoseeinleitung und endotrachealer Intubation sollten unerwünschte Blutdrucksteigerungen auf ein Minimum beschränkt werden, damit es zu keiner Ausdehnung der Aortendissektion kommt. Das operative Vorgehen bei thorakaler Aortenaneurysmataresektion kann durch Verwendung eines Doppellumentubus und Ausschaltung der linken Lunge erleichtert werden. Trotzdem ist der Einsatz von Endobronchialtuben bei dieser Operation nicht zwingend. Nachteil der einseitigen Lungenbeatmung ist ein iatrogen verursachter intrapulmonaler Shunt. Dieser kann selbst bei Beatmung mit 100% Sauerstoff zu einer arteriellen Hypoxämie führen. Die Größe dieses iatrogenen Shunts kann dadurch vermindert werden, daß die Durchblutung der kollabierten Lunge minimiert wird. Die Oxygenierung kann durch einen kontinuierlichen positiven Atemwegsdruck von 5 bis 10 cm H_2O in der nicht beatmeten Lunge verbessert werden. Falls dies hierdurch nicht zu erreichen ist, kann ein zusätzlicher kontinuierlicher positiver Atemwegsdruck im Bereich der abhängigen, beatmeten Lunge von Vorteil sein. Zur Aufrechterhaltung einer Allgemeinanästhesie werden im allgemeinen ein volatiles Anästhetikum in Kombination mit einem Opioid eingesetzt. Bei diesem Vorgehen kommt es zu einer erwünschten Reduzierung des zerebralen Stoffwechsels. Sinnvoll ist auch die Anwendung langwirkender Muskelrelaxantien, wobei berücksichtigt werden sollte, inwieweit deren Elimination von der Nierenfunktion abhängig ist.

10.1.7 Postoperative Betreuung

Der unmittelbare postoperative Verlauf nach Resektion eines thorakalen Aneurysmas kann durch Herzinsuffizienz, Gasaustauschstörungen und Nierenversagen kompliziert sein. Luftembolien und Thrombembolien, die während der operativen Aortenresektion drohen, können zu zerebrovaskulären Störungen führen. Besonders Patienten mit vorbestehenden zerebrovaskulären Störungen sind für solche Komplikationen prädestiniert. Das Risiko postoperativer neurologischer Komplikationen unterstreicht nochmals, wie wichtig eine genaue präoperative neurologische Untersuchung und Dokumentation ist. Eine Rückenmarksschädigung imponiert in der postoperativen Phase durch eine Parese oder schlaffe Lähmung.

Blutdrucksteigerungen sind in der postoperativen Phase nicht selten, und es besteht dann die Gefahr, daß es zum Einreißen der angelegten Gefäßanastomose und zur myokardialen Ischämie kommt. Als Ursache eines Bluthochdrucks sollten immer auch Schmerzen diskutiert werden. Eine ausreichende Analgesie hat einen hohen Stellenwert und sollte z.B. mittels rückenmarksnaher Opioide, eventuell in Kombination mit Lokalanästhetika, und/oder einer patientenkontrollierten Analgesie durchgeführt werden. Es kann notwendig sein, eine antihypertensive Therapie einzuleiten. Hierfür eignen sich Nitroglyzerin, Nitroprussid, Hydralazin oder Labetalol. Die Gabe eines Beta-Rezeptorantagonisten kann bei einigen Patient sinnvoll sein, um so die Auswirkungen einer hyperdynamischen Kreislaufsituation zu verringern.

10.2 Herzkontusion

Dezelerationsverletzungen der vorderen Thoraxwand können nicht nur zu einer akuten Dissektion der thorakalen Aorta descendens führen, sondern sind auch die häufigste Ursache für eine Herzkontusion [16]. Der bei einem Autounfall auftretende plötzliche Stoß der vorderen Thoraxwand gegen das Lenkrad ist ein häufiger Mechanismus, der zur Herzkontusion führt. Bereits plötzliche Dezelerationen bei Geschwindigkeiten von nur 33 km/h können zu Verletzungen des Herzens führen, ohne daß äußerlich sichtbare Verletzungszeichen vorliegen. Dabei betrifft die Verletzung in der Regel den rechten Ventrikel, da dieser unmittelbar substernal liegt. Brustschmerzen wie bei einer Angina pectoris, die aber nicht auf Nitratgabe ansprechen, können auftreten. Stumpfe Thoraxtraumen können auch zu Thrombosierungen in den Koronararterien führen. Treten Brustschmerzen oder EKG-Veränderungen ähnlich wie bei einem Myokardinfarkt auf, dann sollte besonders bei jungen Menschen sofort nach einem vor kurzem erlittenen Thoraxtrauma gefragt werden, auch wenn dieses Trauma dem Patienten als unbedeutend erschien.

Herzrhythmusstörungen und Herzinsuffizienz sind die zwei häufigsten Folgen einer Herzkontusion. Die kontinuierliche EKG-Überwachung ist wichtig, um lebensbedrohliche ventrikuläre Rhythmusstörungen, ST-Strecken- und T-Wellenveränderungen und Schenkelblockbilder erkennen zu können [16]. Eine Kontusion des rechten Ventrikels kann zu Rechtsschenkelblock und isoliertem Rechtsherzversagen führen. Zu den nicht invasiven diagnostischen Methoden zum Nachweis einer Herzkontusion gehören Echokardiographie, Radionuklidangiokardiographie und Bestimmung des MB-Anteils der Kreatinkinase (CK-MB).

10.2.1 Behandlung

Die Behandlung der Herzkontusion ist symptomatisch und bezüglich eventueller Komplikationen zunächst abwartend. Bei Unfallopfern mit Thoraxverletzungen sollten wiederholt EKG's geschrieben werden. Wichtig ist, eventuelle ventrikuläre Herzrhythmusstörungen zu therapieren. Bei Blockbildern kann der Einsatz eines passageren Herzschrittmachers notwendig sein. Bei Rechtsherzinsuffizienz sind hohe rechtsventrikuläre Füllungsdrücke anzustreben. Der Einsatz inotroper Medikamente kann erforderlich werden. Allerdings können diese zu einer Erhöhung des pulmonalarteriellen Drucks oder einer Verstärkung der unfallbedingten pulmonalarteriellen Hypertonie führen. Bei den meisten Patienten, die die akute Phase überleben, erholt sich schließlich die Herzfunktion wieder.

10.3 Aneurysmata der abdominalen Aorta

Aneurysmata der abdominalen Aorta sind meistens durch arteriosklerotische Veränderungen bedingt. Es scheint eine genetische Disposition möglich zu sein [17]. Bei der klinischen Untersuchung kann ein abdominales Aneurysma normalerweise als pulsierende abdominelle Masse imponieren, die ansonsten keine weiteren Beschwerden verursacht. Fast alle abdominalen Aneurysmata können mittels Ultraschalldiagnostik erkannt und in ihrer Ausdehnung gut beurteilt werden. Auch die Kernspintomographie ist diagnostisch hilfreich.

10.3.1 Behandlung

Beim abdominalen Aortenaneurysma beträgt die Mortalität bei elektiver Resektion und Implantation eines Protheseninterponates weniger als 5%. Die Haupttodesursache ist ein Herzinfarkt [18]. Unter Berücksichtigung der geringen Mortalität bei elektiver abdomineller Aortenaneurysmaresektion sollten alle abdominalen Aneurysmata mit einem Durchmesser von über 5 cm der Operation zugeführt werden [19]. Obwohl die Rupturgefahr bei kleineren Aneurysmata unwahrscheinlich ist, kann deren Resektion bei klinischem Nachweis gerechtfertigt sein, falls der Patient ein niedrigeres operatives Risiko hat [20]. Patienten mit erhöhtem Operationsrisiko können durch Anamnese (Angina pectoris, Zeichen einer generalisierten Arteriosklerose), Belastungstests, Radionukliduntersuchung und, sofern notwendig, Koronarangiographie erfaßt werden. Wiederholte Sonographieuntersuchungen lassen Veränderungen in der Ausdehnung eines abdominalen Aneurysmas nachweisen. Um eine Ausdehnung zu verlangsamen, kann eine langfristige orale Therapie mit Beta-Rezeptorenblocker sinnvoll sein [21]. Die perioperative Mortalität beträgt bei notfallmäßiger Operation eines eingerissenen oder rupturierten abdominalen Aortenaneurysmas zwischen 25 und 50%. Etwa 5% der abdominalen Aortenaneurysmata sind von einem fibrotischen, periaortalen Entzündungsprozeß umgeben. Hierdurch kann es zur Einengung von Nierenvenen, Ureteren oder Duodenum kommen [22].

Bei der abdominalen Aortenchirurgie sind ein infrarenales Abklemmen und Wiedereröffnen notwendig. Die hämodynamischen Auswirkungen des infrarenalen Abklemmens sind abhängig von 1. dem präoperativen kardialen Befund, 2. dem intravasalen Flüssigkeitsvolumen und 3. der Auswahl der Narkosemittel und -technik. An zu erwartenden Auswirkungen eines plötzlichen Abklemmens der Aorta sind ein erhöhter Widerstand für das durch den Ventrikel ausgeworfene Volumen (Afterload) und ein verminderter venöser Rückstrom (Preload) zu nennen. Die myokardiale Leistungsfähigkeit und andere Kreislaufparameter bleiben beim infrarenalen Abklemmen der Aorta im vertretbaren Rahmen. Dieses trifft meist auch bei Patienten mit begleitender Herzerkrankung zu [23]. Bei einigen Patienten kann es während des infrarenalen Aortenverschlusses jedoch notwendig sein, die Narkose zu vertiefen oder Vasodilatantien zu geben, um die Herzleistung in vertretbaren Grenzen halten zu können. Trotz dieser beruhigenden Beobachtungen lassen vereinzelte Berichte den Schluß zu, daß Patienten mit koronarer Herzerkrankung auf eine plötzliche Erhöhung des Afterloades leichter mit der Entwicklung einer myokardialen Ischämie oder Linksherzinsuffizienz reagieren [18, 24].

Sowohl die Herauslagerung des Dünndarmes (Eventeration) als auch der Zug am Mesenterium sind bei der Resektion von abdominalen Aortenaneurysmata notwendig. Hierbei kommt es zur Freisetzung von Prostaglandin I-2 (Prostacyclin), das zu peripherer Vasodilatation, Blutdruckabfall und Rötung des Gesichtes (Flush) führen kann. Beim Abklemmen der Aorta kommt es zu einer weiteren Freisetzung vasodilatierend wirkender Prostaglandine. Das Wiedereröffnen der Aorta führt dagegen zur Freisetzung von Prostaglandinen, die dem drohenden Blutdruckabfall entgegenwirken. Bei Patienten mit ausreichendem intravasalem Flüssigkeitsvolumen kann durch präoperative Gabe von Cyclooxygenasehemmern – z.B. Aspirin oder Ibuprofen – eine Minderung der myokardialen Kontraktilität während des Abklemmens verhindert und ein relativ konstantes Herzminutenvolumen aufrechterhalten werden [25].

Auch wenn beim Abklemmen der Aorta nur geringe kardiozirkulatorische Effekt auftreten, so kann doch beim Entfernen der Klemmen der Blutdruck abfallen. Starke Hypotensionen sind ungewöhnlich, aber kurzdauernde Abfälle des systolischen Blutdruckes um etwa 40 mm Hg sind nicht selten. Diese Entlastungshypotension kann dadurch verhindert und das Herzminutenvolumens dadurch aufrechterhalten werden, daß eine entsprechende Flüssigkeitszufuhr durchgeführt und vor dem Öffnen der Aorta höhere pulmonalarterielle Verschlußdrücke als präoperativ und vor dem Abklemmen angestrebt werden. Des weiteren kann durch schrittweises Entfernen der Aortenklemmen der Blutdruckabfall vermindert werden. Die Bedeutung des Auswaschens saurer Metabolite aus den ischämischen Extremitäten nach der Klemmenentfernung wird inzwischen als Ursache für den hierbei drohenden Blutdruckabfall angezweifelt [9, 26]. Falls der Blutdruckabfall länger als 4 Minuten nach Eröffnen der Klemme anhält, muß von einer unbemerkten Blutungsquelle im Bereich der Anastomosen oder einem nicht ausreichenden Volumenersatz ausgegangen werden. Mittels Echokardiographie kann in dieser Situation beurteilt werden, ob der Volumenersatz und das Herzminutenvolumen ausreichend sind.

Nach Resektion eines abdominalen Aortenaneurysmas mit infrarenalem Abklemmen der Aorta ist die Entwicklung einer akuten Niereninsuffizienz möglich. Trotzdem ist selbst bei Patienten mit geringer Einschränkung der Nierenfunktion (Serumkreatinin unter 4 mg/dl) die Mortalität bei elektiver abdomineller Aneurysmaresektion nicht erhöht [18]. Um die Nierenfunktion nach Eingriffen an der abdominalen Aorta aufrechterhalten zu können, sind eine ausreichende präoperative Flüssigkeitszufuhr (durch bilanzierte Salzlösungen) sowie ein zügiger Ersatz intraoperativer Blutverluste notwendig. Wichtig ist es, ein ausreichendes intravasales Volumen aufrechtzuerhalten. Die entsprechende Volumenzufuhr sollte unter hämodynamischer Kontrolle mittels Pulmonalarterienkatheters erfolgen.

Eine Rückenmarksschädigung ist bei der Resektion eines thorakalen Aneurysmas wesentlich wahrscheinlicher als bei der Resektion eines abdominalen Aortenaneurysmas (siehe Abschnitt: Aortenaneurysmata der thorakalen Aorta, Narkoseführung).

Eine wohlbekannte Komplikation bei Operationen der abdominalen Aorta ist das Auftreten einer ischämischen Kolitis, die bei einer intraoperativ notwendigen Unterbindung der Arteria mesenterica inferior droht. Im Gegensatz zu Nitroprussid kann Nitroglyzerin, wenn es zur Afterloadsenkung verabreicht wird, zu einer Verschlechterung der intestinalen Durchblutung führen, da hierbei aufgrund vermehrter Shunts die Dickdarmschleimhaut schlechter durchblutet wird.

10.3.2 Narkoseführung

Bei der Narkoseführung zur Resektion eines abdominalen Aortenaneurysmas muß berücksichtigt werden, daß es sich für gewöhnlich um alte Patienten handelt mit einer hohen Rate an Begleiterkrankungen wie koronarer Herzerkrankung, Bluthochdruck, chronisch obstruktiver Lungenerkrankung, Diabetes mellitus und Nierenfunktionseinschränkung. Dementsprechend ist der Herzinfarkt für 40 bis 70% der Todesfälle bei Eingriffen an der abdominalen Aorta verantwortlich [18, 25]. Zur präoperativen Einschätzung der kardialen Leistungsfähigkeit sind eventuell Belastungstest, Echokardiographie, Radionuklidangiographie und Dipyridamol-Thallium-Szintigraphie sinnvoll.

Da die operative Resektion des abdominalen Aortenaneurysmas viele Komplikationen birgt, ist es in der präoperativen Phase wichtig, sorgfältig den Flüssigkeitshaushalt sowie die Funktion von Herz, Lunge und Niere zu überwachen. Der Blutdruck ist kontinuierlich über eine intraarterielle Kanüle zu messen. Bei den meisten Patienten ist es notwendig, einen Pulmonalarterienkatheter einzuschwemmen, denn es kann nicht immer davon ausgegangen werden, daß sich zentralvenöser und linksventrikulärer Füllungsdruck parallel verhalten. Dieses trifft insbesondere bei Patienten mit noch nicht allzulang zurückliegendem Herzinfarkt zu sowie für Patienten mit Angina pectoris und Zeichen einer Herzinsuffizienz. Treten abnorme V-Wellen bei der Registrierung des pulmonalkapillären Verschlußdruckes auf, so kann dies Zeichen einer myokardialen Ischämie sein, noch bevor Zeichen einer Ischämie im EKG sichtbar werden. Weitverbreitet ist inzwischen auch die Echokardiographie zur Überwachung der kardialen Reaktionen auf das Abklemmen und Wiedereröffnen der Aorta. Sie ermöglicht eine Abschätzung des linksventrikulären Füllungsvolumens und der regionalen und globalen muskulären Kontraktilität. Die Überwachung der Urinausscheidung sollte kontinuierlich erfolgen. Um die Körpertemperatur aufrechtzuerhalten, sollten zu verabreichende Flüssigkeiten und Blut angewärmt werden.

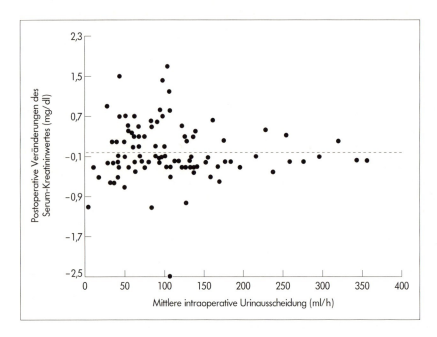

Abb. 10.3: Bei 137 Patienten, denen elektiv ein abdominales Aortenaneurysma reseziert wurde, ließ sich keine Beziehung zwischen der intraoperativ stündlich gemessenen Urinausscheidung und den postoperativen Veränderungen des Serumkreatininspiegels nachweisen.
(Aus: Alpert RA, Roizen MF, Hamilton WK, et al. Intraoperative urinary output does not predict postoperative renal function in patients undergoing abdominal aortic revascularization. Surgery 1984; 95: 701–11, mit freundlicher Genehmigung.)

Keine spezielle Narkoseform und keine speziellen Narkosemedikamente haben sich als optimal für alle Patienten erwiesen, die sich einer operativen Resektion eines abdominalen Aortenaneurysmas unterziehen müssen. Ganz allgemein kann festgestellt werden, daß vermutlich eine solche Narkoseform vorzuziehen ist, bei der ein niedriger Blutdruck und ein niedriger Sauerstoffbedarf des Herzens erreicht werden [25]. Häufig wird die Kombination eines volatilen Anästhetikums und Opioids mit oder ohne Lachgas angewandt. Umstritten bleibt die klinische Bedeutung der (bei Patienten mit einer koronaren Herzerkrankung) durch Isofluran induzierten Dilatation der Koronararteriolen (möglicher Coronary-Steal-Effekt). Die Muskelrelaxierung kann mittels eines mittellang oder lang wirkenden nicht-depolarisierenden Muskelrelaxans erreicht werden. Hierbei muß berücksichtigt werden, inwieweit einzelne Substanzen von der renalen Elimination abhängig sind. Umstritten ist auch die prophylaktische Anwendung von Vasodilatantien zur Verhinderung eventueller Blutdruckanstiege. Allerdings erscheint die intravenöse Infusion von Nitrogylzerin gerechtfertigt, falls Bluthochdruckanstiege (um mehr als 20% über den Ausgangswert), myokardiale Kontraktilitätsminderung oder Zeichen einer Myokardischämie auftreten. Wird Nitroprussid anstatt Nitroglyzerin zur Drucksenkung eingesetzt, dann ist die Gefahr von Myokardischämien erhöht. Bei Anzeichen einer verminderten Myokardkontraktilität während des Abklemmens der Aorta kann der Einsatz von Dopamin oder Dobutamin notwendig werden.

Während Operationen an der abdominalen Aorta kommt es im allgemeinen zu großen Flüssigkeits- und Blutverlusten. Eine entsprechende Infusion von Elektrolyt- und Kolloidlösungen ist wichtig, um ein adäquates intravasales Flüssigkeitsvolumen, Herzminutenvolumen und eine ausreichende Urinausscheidung sicherzustellen. Die Flüssigkeitszufuhr sollte an den kardialen und renalen Überwachungsparametern orientiert werden. Die Zufuhr von Elektrolytlösungen, eventuell auch von Kolloiden sollte auch während der Zeit der Aortenabklemmung erfolgen. Hierbei ist der pulmonalkapilläre Verschlußdruck 3 bis 5 mm Hg über dem Ausgangswert vor Abklemmen der Aorta zu halten. Dadurch kann nach dem Eröffnen der Abfall von Blutdruck und Herzminutenvolumen minimiert werden. Falls trotz ausreichenden Flüssigkeits- und Blutersatzes die Urinausscheidung unbefriedigend ist (unter 50 ml/h), sollte die Gabe von Diuretika wie Mannitol oder Furosemid erwogen werden. Um die Nierenfunktion zu verbessern, kann auch niedrig dosiertes Dopamin (3 µg/kg KG/min i.v.) verabreicht werden. Trotz dieser Maßnahmen ist nach dem Entfernen der infrarenalen Aortenklemmen mit einer kurzfristigen Verminderungen der glomerulären Filtrationsrate zu rechnen. Auch eine vor Einleitung der Anästhesie durchgeführte Volumenexpansion – mit oder ohne Mannitol- bzw. Dopamingabe – vermochte diese Veränderung nicht zu beeinflussen [27]. Darüber hinaus besteht bei einer Rekonstruktion der abdominalen Aorta keine Beziehung zwischen intraoperativer Urinausscheidung (bei normalen Blutdrücken und Füllungsdrücken) einerseits und einer postoperativen Nierenfunktionseinschränkung andererseits (Abb. 10.3) [28]. Eine bereits vorbestehende Nierenerkrankung scheint dagegen von großer Bedeutung zu sein.

Da viele Patienten, die sich einem abdominalen Aorteneingriff unterziehen, erhöhte Fibrinspaltprodukte aufweisen, muß präoperativ die Blutgerinnung laborchemisch überprüft werden [29]. Während der elektiven Resektion eines abdominalen Aortenaneurysmas kommt es normalerweise während der Aneurysmaeröffnung zu den stärksten Blutverlusten durch ein Zurückbluten aus den Lumbalarterien. Absaugen von Blut und dessen Wiederaufbereitung mit anschließender Retransfusion sowie die Bereitschaft, eine mäßige Hämodilution zu tolerieren, haben bei elektiven Eingriffen wegen eines abdominalen Aneurysmas zur deutlichen Verminderung homologer Bluttransfusionen geführt.

Eine kontinuierliche Periduralanästhesie, eventuell in Kombination mit einer Intubationsnarkose, bietet den Vorteil, daß weniger kardiodepressive Pharmaka benötigt werden, der Anstieg des systemischen Widerstandes während des Aortenabklemmens verringert ist und außerdem eine gute postoperative Schmerztherapie möglich ist. Allerdings fehlt bisher der Nachweis, daß bei Patienten mit gleichhohem Operationrisiko unter dieser kombinierten Anästhesietechnik weniger kardiale und pulmonale Probleme als bei alleiniger Allgemeinanästhesie auftreten [30]. Eine gute Periduralanalgesie kann jedoch möglicherweise den postoperativen Verlauf günstig beeinflussen. Umstritten bleibt die Anlage eines Periduralkatheters aber deshalb, da während Operationen an der abdominalen Aorta eine Antikoagulation notwendig ist. Es besteht somit die geringe Gefahr, daß ein peridurales Hämatom entsteht. Es ist jedoch gut belegt, daß nach atraumatischer Anlage eines Periduralkatheters eine Antikoagulation mit Heparin (die nach der aktivierten Blutungszeit gesteuert wird) relativ sicher ist [31].

10.3.3 Postoperative Betreuung

Patienten, bei denen die Resektion eines abdominalen Aortenaneurysmas durchgeführt wurde, haben in der frühen postoperativen Phase ein erhöhtes Risiko, ein Kreislauf-, Lungen- und Nierenversagen zu entwickeln. Wichtig ist es, Interponatdurchgängigkeit und die Durchblutung der unteren Extremitäten wiederholt zu kontrollieren. Um eine gute postoperative Schmerzlinderung sicherzustellen, sollte eine rückenmarksnahe Opioidgabe, eventuell in Kombination mit zusätzlicher Lokalanästhetikagabe, oder eine patientenkontrollierte Analgesie bevorzugt werden. Eine gute Schmerzlinderung erlaubt eventuell eine frühzeitige Extubation und ein besseres Durchatmen.

Blutdruckanstiege stellen eine ernsthafte postoperative Komplikation dar. Sie scheinen bei Patienten mit bereits präoperativ bestehender Hypertonie häufiger zu sein. Diese postoperativen Blutdruckanstiege können durch eine überschießende intraoperative Flüssigkeitszufuhr und/oder eine postoperative Hyothermie mit kompensatorischer Vasokonstriktion mitbedingt sein. Nach Ausschluß eventuell mitverantwortlicher Ursachen hat die Therapie postoperativer Blutdruckanstiege rasch zu erfolgen. Hierfür geeignete Substanzen sind unter anderem Nitroglyzerin, Nitroprussid, Labetalol und Hydralazin. Durch eine präoperative Gabe von Clonidin können hyperdyname Kreislaufreaktionen in der postoperativen Phase vermutlich vermindert werden [32].

Literaturhinweise

1. DeSanctis, R.W., Doroghazi, R.M., Austen, W.G., Buckley, M.J.: Aortic dissection. N. Engl. J. Med. 1987; 317: 1060–8
2. Debakey, M.E., McCollum, C.H., Crawford, E.S., et al.: Dissection and dissecting aneurysms of the aorta: Twenty year followup of five hundred twenty patients treated surgically. Surgery 1982; 92: 1118–34
3. Daily, P.O., Trueblood, W., Stinson, E.B., Wuerflein, R.D., Shumway, N.E.: Management of acute aortic dissections. Ann. Thorac. Surg. 1970; 237–47
4. Williams, G.M., Gott, V.L., Brawley, R.K., et al.: Aortic disease associated with pregnancy. J. Vasc. Surg. 1988; 8: 470–5
5. Crawford, E.S.: The diagnosis and management of aortic dissection. JAMA 1990; 264: 2537–41
6. Carlson, D.E., Karp, R.B., Kouchoukas, N.T.: Surgical treatment of aneurysms of the desceding thoracic aorta: An analysis of 85 patients. Ann. Thoryc. Surg. 1983; 35: 58–63
7. Katz, N.M., Blackstone, E.H., Kirklin, J.W., Karp, R.B.: Incremental risk factors for spinal cord injury following operation for acute traumatic aortic transection. J. Thorac. Cardiovasc. Surg. 1981; 81: 669–74
8. Yamaguchi, T., Guthaner, D.F., Wexler, L.: Natural history of the false channel of Type A aortic dissection after surgical repair: CT study. Radiology 1989; 170: 743–8
9. Kouchoukos, N.T., Lell, W.A., Karp, R.B., et al.: Hemodynamic effects of aortic clamping and decompression with a temporary shunt for resection of the descending thoracic aorta. Surgery 1979; 85: 25–32
10. Wadouh, F., Lindemann, E.M., Arndt, C.F., et al.: The arteria radicularis magna anterior as a decisive factor influencing spinal cord damage during aortic occlusion. J. Thorac. Cardiovasc. Surg. 1984; 88: 1–10
11. Crawford, E.S., Mizrahi, E.M., Hess, K.R., Coselli, J.S., Safi, R.J., Patel, V.M.: The impact of distal aortic perfusion and somatosensory evoked potential monitoring on prevention of paraplegia after aortic aneurysm operation. J. Thorac. Cardiovasc. Surg. 1988; 95: 357–67
12. Takaki, O., Okumura, F.: Application and limitation

of somatosensory evoked potential monitoring during thoracic aortic aneurysm surgery: A case report. Anesthesiology 1985; 63: 700–3
13. Loughman, B.A., Hall, G.M.: Spinal cord monitoring 1989. Br.J. Anaesth. 1989; 63: 587–94
14. Fenner, S.G., Mahoney, A., Cashman, J.N.: Repair of traumatic transection of the thoracic aorta: Esmolol for intraoperative control of arterial pressure. Br.J. Anaesth. 1991; 67: 483–7
15. Pass, L.J., Eberhart, R.C., Brown, J.C., Rohn, G.N., Estrera, A.S.: The effect of mannitol and dopamine on the renal response to thoracic aortic cross-clamping.J. Thorac. Cardiovasc. Surg. 1988; 95: 608–12
16. Rothstein, R.J.: Myocardial contusion. JAMA 1983; 250: 2189–91
17. Johansen, K., Loepsell, T.: Familial tendency for abdominal aortic aneurysms. JAMA 1986; 256: 1934–6
18. Cunningham, A.J.: Anaesthesia for abdominal aortic surgery – a review. Part 1. Can.J. Anaesth. 1989; 36: 426–44
19. Nevitt, M.P., Ballard, D.J., Hallett, J.W.: Prognosis of abdominal aortic aneurysms: A population-based study.N. Engl.J. Med. 1989; 321: 1009–11
20. Crawford, E.S., Hess, K.R.: Abdominal aortic aneurysm.N. Engl.J. Med. 1989; 321: 1040–1
21. Leach, S.D., Toole, A.L., Stern, H., et al.: Effect of beta adrenergic blockade on the growth rate of abdominal aortic aneurysms. Arch. Surg. 1988; 123: 606–10
22. Moosa, H.H., Pietzman, A.B., Steed, D.L., et al.: Inflammatory aneurysms of the abdominal aorta. Arch. Surg. 1989; 124: 673–8
23. Roizen, M.G., Beaupre, P.N., Alpert, R.N., et al.: Monitoring with two dimensional transesophageal echocardiography: Comparison of myocardial function in patients undergoing supraceliac, suprarenal-infraceliac, or infrarenal aortic occlusion.J. Vasc. Surg. 1984; 1: 300–11
24. Attia, R.R., Murphy, J.D., Snider, M.T., et al.: Myocardial ischemia due to infrarenal aortic cross clamping during aortic surgery in patients with severe coronary artery disease. Circulation 1976; 53: 961–5
25. Cunningham, A.J.: Anaesthesia for abdominal aortic surgery – a review. Part II. Can.J. Anaesth. 1989; 36: 568–77
26. Bush, H.L., LoGerfo, R.W., Weisel, R.D., et al.: Assessment of myocardial performance and optimal volume loading during elective abdominal aortic aneurysm resection. Arch. Surg. 1977; 112: 1301–6
27. Paul, M.D., Mazer, C.D., Byrick, R.J., Rose, D.K., Goldstein, M.B.: Influence of mannitol and dopamine on renal function during elective infrarenal aortic clamping in man. Am.J. Nephrol. 1986; 6: 427–34
28. Alpert, R.A., Roizen, M.F., Hamilton, W.K., et al.: Intraoperative urinary output does not predict postoperative renal function in patients undergoing abdominal aortic revascularization. Surgery 1984; 95: 707–11
29. Fisher, D.F., Yawn, D.H., Crawford, E.S.: Preoperative disseminated intravascular coagulation associated with aortic aneurysms. Arch. Srug. 1983; 118: 1252–5
30. Baron, J.-F., Bertrand, M., Barre, E., et al.: Combined epidural and general anesthesia versus general anesthesia for abdominal aortic surgery. Anesthesiology 1991; 75: 611–8
31. Rao, T.K.L., El-Etr, A.A.: Anticoagulation following placement of epidural and subarachnoid catheters: An evaluation of neurologic sequelae. Anesthesiology 1981; 55: 618–20
32. Flacke, J.W., Bloor, B.C., Flacke, W.E., et al.: Reduced narcotic requirement by clonidine with improved hemodynamic and adrenergic stability in patients undergoing coronary bypass surgery. Anesthesiology 1987; 67: 11–9

11 Periphere Gefäßerkrankungen

Periphere Gefäßerkrankungen können in eine systemische Vaskulitis und arterielle Verschlußkrankheit unterteilt werden (Tab. 11.1). Klinische Syndrome, die mit Gefäßentzündungen einhergehen, äußern sich unspezifisch, und eventuell werden dann Bindegewebserkrankungen, Sepsis oder auch Tumoren vermutet (Tab. 11.2) [1]. Die Diagnose einer systemischen Vaskulitis kann durch Biopsie eines betroffenen Organs und durch Nachweis von Autoantikörpern, die gegen zytoplasmatische (extranukleäre) Bestandteile von neutrophilen Granulozyten gerichtet sind, gesichert werden. Die wahrscheinlichste Ursache einer systemischen Vaskulitis ist eine Reaktion des Immunsystems auf ein oder mehrere auslösende Faktoren. Ein akuter arterieller Verschluß ist meist auf eine Embolie zurückzuführen, eine chronische Verschlußkrankheit dagegen aller Wahrscheinlichkeit nach auf eine Atherosklerose.

11.1 Takayasu-Syndrom

Takayasu-Arteriitis (pulslose Krankheit) betrifft vor allem jüngere Frauen asiatischer Herkunft. Sie ist meist durch eine Claudicatio der oberen Extremität sowie fehlende oder minimale arterielle Pulsationen an Hals und Armen gekennzeichnet. Die fehlenden peripheren Pulse sind Folge einer chronischen Entzündung von Aorta und ihrer großen Äste. Die endgültige Diagnose wird durch eine Kontrast-Angiographie gesichert.

Die Symptome des Takayasu-Syndroms betreffen mehrere Organsysteme (Tab. 11.3). Sind die Karotiden von dem entzündlich stenosierenden und thrombosierenden Prozeß betroffen, so führt dies zu einer Verminderung der Hirndurchblutung. Diese kann sich in Schwindel, Sehstörungen, Krampfanfällen und zerebralen Durchblutungsstörungen mit Hemiparese und Hemiplegie äußern. Über den stenosierten Arteriae carotes oder Arteriae subclaviae sind Strömungsgeräusche zu hören. Eine Überstreckung der Halswirbelsäule kann zu einer Minderperfusion im Bereich der Karotiden führen. Betroffene Patienten nehmen oft eine gebeugte Kopfhaltung ein, um so Synkopen vorzubeugen.

In über 50% der Fälle ist die Pulmonalarterie in den entzündlichen Prozeß miteinbezogen, und es kann zu einer pulmonalvaskulären Hypertonie kommen. Ventilations-/Perfusionsstörungen können unter Umständen auf einen Verschluß kleiner Pulmonalarterien zurückgeführt werden und zu einem stärker erniedrigten PaO_2 beitragen.

Als Folge einer Entzündung der Koronararterien können myokardiale Ischämien auftreten. Eine Beteiligung von Herzklappen und Reizleitungssystem ist ebenfalls möglich. Liegt eine Stenosierung der

Tab. 11.1: Periphere Gefäßerkrankungen

systematische Vaskulitis
Takayasu-Arteriitis
    Thrombangiitis obliterans (Morbus Buerger)
    Wegener-Granulomatose
    Arteriitis temporalis
    Polyarteriitis nodosa
    Purpura Schönlein-Henoch
    Raynaud-Syndrom
    Moyamoya-Syndrom
    Kawasaki-Syndrom

akuter arterieller Verschluß (Embolie)

chronisch-arterielle Verschlußkrankheit (Atherosklerose)
    distale abdominelle Aorta oder Arteriae iliacae
    Arteriae femorales
    Subclavian-steal-Syndrom
    Koronar-Subclavian-steal-Syndrom

Tab. 11.2: Symptome einer systemischen Vaskulitis

Fieber
leichte Ermüdbarkeit
Gewichtsverlust
Neuropathie
erhöhte Blutsenkungsgeschwindigkeit
Anämie
Hypalbuminämie

Tab. 11.3: Symptome der Takayasu-Arteriitis

Zentrales Nervensystem
   Schwindel
   Sehstörungen
   Synkopen
   Krampfanfälle
   zerebrale Ischämie oder Infarkte

kardiovaskuläres System
   multiple Verschlüsse in peripheren Arterien
   koronare Herzerkrankung
   Funktionsstörung der Herzklappen
   Störungen der kardialen Reizleitung

pulmonales System
   pulmonalvaskuläre Hypertension
   Ventilations-/Perfusionsstörungen

Nieren
   Nierenarterienstenose

muskuloskelettales System
   Spondylarthritis ankylopoetica (Morbus Bechterew)
   rheumatoide Arthritis

Nierenarterien vor, so kann dies sowohl zu einer Verminderung der Nierenfunktion führen als auch schließlich eine renale Hypertension auslösen. Das Takayasu-Syndrom kann mit einer Spondylitis ankylopoetica (Morbus Bechterew) und einer rheumatoiden Arthritis einhergehen.

Die Takayasu-Arteriitis wird mit Kortikosteroiden behandelt. Bei einigen Patienten werden auch Plättchenaggregationshemmer oder orale Antikoagulantien eingesetzt. Zur Therapie einer Hypertonie können Kalziumantagonisten oder ACE-Hemmer eingesetzt werden. Lebensbedrohliche oder stark die Lebensqualität beeinträchtigende arterielle Verschlüsse können manchmal chirurgisch angegangen werden.

11.1.1 Narkoseführung

Das Takayasu-Syndrom kann im Rahmen von geburtshilflicher Anästhesie, Unfallchirurgie oder gefäßchirurgischen Eingriffen wie z.B. einer Endarterektomie der Arteria carotis vorkommen. Bei der Narkoseführung müssen sowohl die medikamentöse Dauertherapie als auch der multiple Organbefall durch die Gefäßentzündung beachtet werden [2, 3]. Beispielsweise kann eine Langzeittherapie mit Kortikosteroiden zu einer Nebennierenunterfunktion führen, so daß eine perioperative Kortikoidsubstitution erforderlich wird. Erhält ein Patient Antikoagulantien, ist die Durchführung einer Regionalanästhesie möglicherweise kontraindiziert. Begleitende muskuloskelettale Veränderungen können die Durchführung einer Peridural- oder Spinalanästhesie erschweren. Dennoch ist bei solchen Patienten die Durchführung einer lumbalen Periduralanästhesie zur Geburtserleichterung bzw. Tubenligatur beschrieben [3].

Es kann schwierig werden, den Blutdruck mittels nichtinvasiver Methoden an den oberen Extremitäten zu messen. In den oberen Extremitäten ist aufgrund des verminderten Gefäßquerschnittes ein niedriger Blutdruck zu erwarten. Ein theoretisches, bisher jedoch nicht bewiesenes Problem betrifft die Punktion von eventuell entzündlich veränderten Arterien. Zur Überwachung eines adäquaten Perfusionsdruckes ist bei größeren Operationen dennoch die Kanülierung der Arteria radialis sinnvoll. Eine kontinuierliche Blutdrucküberwachung ist auch in der Arteria femoralis möglich, wobei jedoch beachtet werden muß, daß die an den unteren Extremitäten gemessenen systolischen Blutdruckwerte höher als der zentrale Aortendruck sind. Auch eine fortlaufende EKG-Kontrolle und kontinuierliche Überwachung der Urinausscheidung geben einen Hinweis auf die Qualität der koronaren bzw. renalen Durchblutung. Falls es der Umfang des operativen Eingriffes erforderlich macht, kann ein Pulmonalarterienkatheter eingeschwemmt werden [2]. Bei Patienten, bei denen eine Minderdurchblutung der Arteriae carotes bekannt ist, kann ein intraoperatives EEG-Monitoring sinnvoll sein, um eventuelle zerebrale Ischämien zu erkennen.

Es muß beachtet werden, daß eine Überstreckung des Kopfes wie z.B. während der direkten Laryngoskopie im Rahmen der endotrachealen Intubation die Durchblutung in den entzündlich verkürzten Karotiden drosseln kann. Bei der präoperativen Visite ist es daher wichtig zu klären, welchen Einfluß verschiedene Kopfhaltungen auf die zerebrale Funktion haben.

Unabhängig davon, welche Anästhetika verwendet werden, ist es stets das wichtigste Ziel, während der operativen Phase adäquate Perfusionsdrücke aufrechtzuerhalten. Daher muß ein anästhetikabedingter Abfall des Blutdruckes, der durch eine Reduktion des Herzminutenvolumens oder des systemischen Widerstandes bedingt sein kann, sofort erkannt und z.B. durch eine entsprechende Reduktion des volatilen Anästhetikums und/oder eine intravasale Flüssigkeitszufuhr therapiert werden. Bis die dem Blutdruckabfall zugrundeliegende Ursache behoben werden kann, ist zur Aufrechterhaltung eines entsprechenden Perfusionsdruckes auch der Einsatz von Sympathomimetika indiziert.

Es ist sinnvoll, insbesondere bei denjenigen Patienten, bei denen der Krankheitsprozeß die Karotiden betrifft, eine exzessive Hyperventilation zu vermeiden und ein volatiles Anästhetikum zu wählen, das eine Zunahme des zerebralen Blutflusses begünstigt [2].

11.2 Thrombangiitis obliterans

Die Thrombangiitis obliterans (Morbus Buerger) ist eine entzündlich stenosierende Erkrankung, die das arterielle und venöse System befällt. Am häufigsten betrifft die Erkrankung jüdische Männer in einem Alter zwischen 20 und 40 Jahren. Die Beziehung zu einem Nikotinabusus ist gesichert. Auch Kälteexposition sowie traumatische Ereignisse können zu einer Exazerbation des Krankheitsprozesses führen.

Die auffallendsten klinischen Frühsymptome sind Vasospasmen, die sich mit beschwerdefreien Perioden abwechseln. Die Gefäßveränderungen finden sich typischerweise an den Extremitäten, obwohl in seltenen Fällen auch zerebrale, koronare und mesenteriale Gefäße betroffen sein können. Eine Claudicatio intermittens ist durch eine verminderte Durchblutung der Skelettmuskulatur bedingt, die zu einer Anhäufung schmerzauslösender Metabolite führt. In einem hohen Prozentsatz der Fälle findet sich auch eine Thrombophlebitis migrans, die meist die unteren Extremitäten befällt. Die Diagnose einer Thrombangiitis obliterans kann nur anhand einer Biopsie eines akut entzündeten Gefäßwandbereichs gestellt werden.

Die Behandlung der Thrombangiitis obliterans besteht darin, daß Nikotin, Kälteexposition und eine Traumatisierung der ischämischen Extremitäten vermieden werden. Kortikosteroide und periphere Vasodilatantien sind mit wechselndem Erfolg eingesetzt worden. Reicht die medikamentöse Therapie allein nicht aus, so kann eine operative Sympathektomie (Resektion der sympathischen Ganglien L_1 bis L_3) in Betracht gezogen werden.

11.2.1 Narkoseführung

Bei der Narkoseführung von Patienten mit einer Thrombangiitis obliterans muß eine Schädigung der bereits ischämischen Extremitäten vermieden werden. Bei der Lagerung der Patienten zur Operation muß gewährleistet werden, daß die Extremitäten keinem zusätzlichen Druck ausgesetzt sind. Um die Körpertemperatur aufrechtzuerhalten, scheint es ratsam, die Temperatur im Operationssaal zu erhöhen und die Inspirationsgase anzuwärmen und zu befeuchten. Es ist eine nichtinvasive Blutdruckmessung zu bevorzugen, da die Kanülierung einer erkrankten Arterie zumindest theoretisch nachteilig sein kann. Da viele dieser Patienten Zigarettenraucher sind, muß mit dem Vorliegen einer Lungenerkrankung und erhöhten Kohlenmonoxidspiegeln gerechnet werden (siehe Kapitel 13).

Perioperativ sollte eine mögliche Interaktion der Anästhetika mit den zur Therapie der Thrombangiitis obliterans eingesetzten peripheren Vasodilatantien beachtet werden. Außerdem kann eine Kortikosteroidsubstitution erforderlich werden. Bei Patienten mit einer Thrombangiitis obliterans kann sowohl eine Regional- als auch eine Allgemeinanästhesie durchgeführt werden. Bei einer Regionalanästhesie sollte das Lokalanästhetikum keinen Adrenalinzusatz enthalten, um eine Verstärkung vorbestehender Vasospasmen zu vermeiden.

Tab. 11.4: Symptome der Wegener-Granulomatose

zentrales Nervensystem
 zerebrale arterielle Aneurysmen
 periphere Neuropathie

Respirationstrakt und Lunge
 Sinusitis
 Kehlkopfstenose
 Destruktion der Epiglottis
 Ventilations-/Perfusionsstörungen
 Pneumonie
 Hämoptysis
 Destruktion des Bronchialsystems

kardiovaskuläres System
 Destruktion der Herzklappen
 Reizleitungsstörungen
 Myokardischämie
 Infarzierung der Fingerspitzen

Nieren
 Hämaturie
 Urämie
 Nierenversagen

11.3 Wegener-Granulomatose

Die Wegener-Granulomatose ist durch Veränderungen gekennzeichnet, die auf die Entwicklung nekrotisierender Granulome in entzündlich veränderten Gefäßen zurückzuführen sind. Betroffen sind zentrales Nervensystem, Atemwege und Lunge, kardiovaskuläres System und Nieren (Tab. 11.4). Patienten mit einer Wegener-Granulomatose können Symptome einer Sinusitis, Pneumonie oder auch eines Nierenversagens aufweisen. Die Schleimhaut des Kehlkopfes kann durch Granulationsgewebe ersetzt sein, das möglicherweise die Glottisöffnung einengt. Die Vaskulitis kann zum Verschluß von Pulmonalgefäßen führen. Die Granulome können willkürlich über das gesamte interstitielle Lungengewebe verteilt sein. In ihrer Umgebung können Infektionen und Blutungen auftreten. Die häufigste Todesursache der Patienten mit einer Wegener-Granulomatose ist die fortgeschrittene Niereninsuffizienz. Tests zum Nachweis antineutrophiler zytoplasmatischer Antikörper sind für die Wegener-Granulomatose hochspezifisch. Dies weist auf eine mögliche immunologische Störung und eine allergische Reaktion auf ein unbekanntes Antigen in der Ätiologie dieser Vaskulitis hin. Die Behandlung der Wegener-Granulomatose mit Cyclophosphamid erzielt bei fast jedem Patienten beeindruckende Remissionen.

11.3.1 Narkoseführung

Bei der Narkoseführung von Patienten mit einer Wegener-Granulomatose muß beachtet werden, daß bei dieser Erkrankung meist viele Organsysteme in Mitleidenschaft gezogen sind [4]. Es sollte in Betracht gezogen werden, daß die Therapie mit Cyclophosphamid zu einer schweren Immunsuppression führen kann. Außerdem kann es im Zusammenhang mit Cyclophosphamid zu Leukopenie, hämolytischer Anämie und verminderter Plasma-Cholinesteraseaktivität kommen. Eine Verlängerung der neuromuskulären Blockade nach Succinylcholingabe ist jedoch nicht beobachtet worden [5].

Bei der direkten Laryngoskopie muß sehr vorsichtig vorgegangen werden, da es sonst zu Blutungen aus den Granulomen und zur Verschleppung von bröckeligem, ulzierten Gewebe kommen kann. Sollte die Glottisöffnung durch granulomatöse Veränderungen eingeengt sein, so muß zur Intubation eventuell ein kleinerer Tubus verwendet werden. Möglicherweise müssen die Atemwege abgesaugt werden, um nekrotisches Material zu entfernen. Da von pulmonalen Schädigungen auszugehen ist, sollte daran gedacht werden, eine höhere inspiratorische Sauerstoffkonzentration zu verabreichen. Eine arterielle Kanülierung zur kontinuierlichen blutigen Blutdruckmessung sollte ebenso wie arterielle Einmalpunktionen zur Bestimmung von pH-Wert und arteriellen Blutgasen möglichst selten durchgeführt werden, da die Arteriitis vermutlich auch die peripheren Gefäße befallen hat. Vor Durchführung einer Regionalanästhesie muß eine sorgfältige neurologische Untersuchung erfolgen, um eine vorbestehende periphere Neuropathie nicht zu übersehen. Das Ausmaß einer eventuell vorbestehenden Niereninsuffizienz muß bei der Auswahl und Dosierung der Muskelrelaxantien berücksichtigt werden. Besteht aufgrund der Neuritis eine Atrophie der Skelettmuskulatur, ist dies bei der Gabe von Succinylcholin zu berücksichtigen. Es ist denkbar, daß volatile Anästhetika zu einer verstärkten Myokarddepression führen, falls sich der Krankheitsprozeß auch auf Myokard und Herzklappen ausgedehnt hat. Um mögliche Herzrhythmusstörungen festzustellen, ist eine kontinuierliche EKG-Überwachung sinnvoll. Letztlich orientiert sich die Narkoseführung von Patienten mit einer Wegener-Granulomatose an Art und Ausmaß der krankheitsbedingten Organschädigungen.

11.4 Arteriitis temporalis

Die Arteriitis temporalis ist eine Gefäßentzündung im Kopf- und Halsbereich. Die Symptome sind hauptsächlich Kopfschmerzen, erhöhte Empfindlichkeit der Kopfhaut oder eine Claudicatio des Kiefers. Bei jedem Patienten über 50 Jahre, der über einen einseitigen Kopfschmerz klagt, muß an eine Arteriitis temporalis gedacht werden. Die oberflächlichen Äste der Arteria temporalis sind oft vergrößert und druckempfindlich. Sind Äste der Arteria ophthalmica von dem entzündlichen Prozeß betroffen, kann dies zu ischämischer Neuritis des Nervus opticus und plötzlicher einseitiger Erblindung führen. Um solche Augensymptome beherrschen und eine irreversible Erblindung verhindern zu können, ist die hochdosierte Gabe von Kortikosteroiden erforderlich.

In über 90% der Fälle kann die Diagnose einer Arteriitis durch eine Biopsie der Arteria temporalis gestellt werden.

11.5 Polyarteriitis nodosa

Die Polyarteriitis nodosa (früher als Periarteriitis nodosa bezeichnet) ist eine Vaskulitis, die hauptsächlich Frauen zwischen 20 und 60 Jahren betrifft. Normalerweise sind gleichzeitig Hepatitis-B-Antigene und allergische Medikamentenreaktionen nachweisbar. Von dem entzündlichen Prozeß sind kleine und mittelgroße Arterien betroffen. In der Folge kommt es zu Glomerulonephritis, Myokardischämie, peripherer Neuropathie und Krampfanfällen. Häufig findet sich ein Hypertonus, der vermutlich auf die Nierenbeteiligung zurückzuführen ist. Ein Nierenversagen ist die häufigste Todesursache bei diesen Patienten. Im Rahmen einer AIDS-Erkrankung kann es zu einer der Polyarteriitis nodosa ähnlichen Vaskulitis kommen.

Die Diagnose der Polyarteriitis nodosa wird durch eine Biopsie und Arteriographie mit Nachweis charakteristischer Aneurysmen gesichert. Die Therapie ist weitgehend unspezifisch. Gewöhnlich werden Kortikosteroide und Cyclophosphamid verabreicht, mögliche auslösende Medikamente abgesetzt und Grunderkrankungen wie ein eventuelles Tumorleiden behandelt. Eventuelle Nebenwirkungen von Cyclophosphamid, das bei Patienten mit einer Polyarteriitis nodosa eingesetzt wird, sind zu berücksichtigen (siehe Abschnitt: «Wegener-Granulomatose»).

Bei der Narkoseführung von Patienten mit einer Polyarteriitis nodosa sollte beachtet werden, daß vermutlich eine renale und kardiale Beteiligung vorliegt. Ebenso sind die Folgen eines eventuell bestehenden Hypertonus zu beachten. Falls die Patienten zur Behandlung der Grunderkrankung präoperativ Kortikosteroide erhielten, ist perioperativ eine Kortikoidsubstitution angezeigt.

11.6 Purpura Schönlein-Henoch

Bei der Purpura Schönlein-Henoch sind von dem Krankheitsprozeß hauptsächlich Arteriolen und Kapillaren von Haut, Nieren, Gastrointestinaltrakt und bei Kindern auch die großen Gelenke betroffen. Diese Erkrankung verläuft normalerweise gutartig. Bei Patienten mit einer Nierenbeteiligung können Kortikosteroide verabreicht werden.

11.7 Raynaud-Syndrom

Das Raynaud-Syndrom wird als Komplikation einer Erkrankung aufgefaßt, die die Arterien der Extremitäten betrifft und bei der zusätzlich intermittierend kälteinduzierte Vasospasmen auftreten. Es sind überwiegend erwachsene Frauen von dieser Krankheit betroffen. Fast immer ist sie mit einer anderen Grunderkrankung assoziiert (Sklerodermie, systemischer Lupus erythematodes). Auch eine primäre pulmonalvaskuläre Hypertension kann mit einem Raynaud-Phänomen vergesellschaftet sein. Letztlich hängt die Prognose von der Grunderkrankung ab. Häufig schreitet das Raynaud-Phänomen nur langsam fort, und es können jahrelange Phasen auftreten, in denen die Krankheit nicht schlimmer wird.

Die ersten klinischen Symptome des Raynaud-Phänomens sind Blässe und Zyanose der Finger. Anschließend kommt es zu Rötung und Ödementwicklung. Für die initiale Blässe ist eine Vasokonstriktion der Digitalarterien verantwortlich. Die Blutstase führt zur Zyanose. Rötung und Ödem entstehen, wenn plötzlich eine Wiederdurchblutung einsetzt. Typischerweise setzen nach einer ischämischen Phase brennende und pochende Schmerzen ein.

11.7.1 Therapie

Die Therapie des Raynaud-Syndroms besteht darin, daß auslösende Faktoren wie Kälteexposition und Nikotin vermieden werden. Arteriospasmen und Schmerzen können gelegentlich durchbrochen werden, indem Reserpin oder Guanethidin nach Anlegen einer Blutleere in das Gefäßsystem dieser Extremität injiziert werden [6, 7]. In schweren Fällen mit trophischen Störungen kann erwogen werden, die die Hand versorgenden sympathischen Fasern zu durchtrennen (Durchtrennung der präganglionären Fasern des Grenzstranges bei Th2 und Th3). Die Resultate sind jedoch nicht immer gut.

11.7.2 Narkoseführung

Für die Durchführung einer Allgemeinnarkose bei Patienten mit einem Raynaud-Phänomen gibt es hinsichtlich der Medikamentenauswahl keine spezifischen Empfehlungen. Die Aufrechterhaltung der normalen Körpertemperatur und eine Erhöhung der Umgebungstemperatur im Operationsraum sind logische Forderungen. Es empfiehlt sich, den Blutdruck mit nichtinvasiven Methoden zu überwachen, da die Kanülierung einer peripheren Arterie (die eine potentiell ischämische Extremität versorgt) theoretisch mit einem Risiko behaftet ist.

Für periphere Operationen ist bei Patienten mit einem Raynaud-Phänomen eine Regionalanästhesie möglich. Regionalanästhesieverfahren, mit denen die sympathische Innervation einer Extremität blockiert wird, werden zu diagnostischen Zwecken öfters eingesetzt. Bei der Durchführung einer Regionalanästhesie sollte ein Lokalanästhetikum ohne Adrenalinzusatz verwendet werden, da Katecholamine eine unerwünschte Vasokonstriktion provozieren können.

11.8 Moyamoya-Syndrom

Das Moyamoya-Syndrom ist eine seltene neurovaskuläre Erkrankung, bei der beide Arteriae carotes internae verengt oder verschlossen sind. Sowohl Kinder als auch Erwachsene können von dieser Erkrankung betroffen sein. Es ist eine familiäre Disposition möglich. Im Kindesalter äußert sich die Krankheit meist in Form transitorisch ischämischer Attacken, während sie im Erwachsenenalter meist zu intrazerebralen Blutungen führt. Die Inzidenz intrakranieller Aneurysmata wird bei diesen Erwachsenen auf 14% geschätzt. Im Kindesalter treten sie dagegen selten auf.

Bei der Behandlung dieser Patienten werden u.a. Thrombozytenaggregationshemmer (Acetylsalicylsäure) und zerebrale Vasodilatantien (Verapamil) eingesetzt. An operativen Eingriffen wurden sowohl eine Bypassoperation (Anastomose der Arteria temporalis superficialis mit der Arteria cerebri media) als auch revaskularisiernde Operationen durchgeführt.

11.8.1 Narkoseführung

Bei der Narkoseführung muß besonders darauf geachtet werden, daß zerebraler Blutfluß und zerebraler Sauerstoffverbrauch ausgewogen sind. Isofluran ist empfohlen worden, weil es zum einen eine geringe Dilatation der zerebralen Gefäße verursacht und zum anderen den zerebralen Stoffwechsel stark reduzieren kann [8]. Um eventuell nachteilige Auswirkungen eines erniedrigten CO_2-Partialdruckes auf die zerebrale Perfusion zu vermeiden, wird eine Normokapnie angestrebt. Neurologische Veränderungen können den Einsatz von Succinylcholin verbieten. Aufgrund einer Therapie mit Thrombozytenaggregationshemmern kann es intraoperativ zu einer verstärkten Blutungsneigung kommen. Herzrhythmusstörungen sind während der Narkose und Operation beschrieben worden. Patienten mit einem Anfallsleiden in der Anamnese sollten weiterhin ihre antikonvulsiven Medikamente erhalten. Nach einer Spinalanästhesie sind bei einem Kind generalisierte Krampfanfälle und eine temporäre Hemiparese beschrieben worden [9]. Es ist möglich, daß der durch die Spinalanästhesie verursachte Blutdruckabfall den zerebralen Blutfluß so beeinflußt hat, daß es aufgrund des vorgeschädigten zerebrovaskulären Systems zu einer fokalen zerebralen Ischämie kam.

11.9 Klippel-Trenaunay-Syndrom

Das Klippel-Trenaunay-Syndrom ist durch ein dunkelrotes Hämangiom an Hals, Stamm und Extremitäten gekennzeichnet. Es geht mit arteriovenösen Malformationen im Bereich des Rückenmarks einher. Diese Läsionen können nach Anstrengung oder Husten spontan bluten. Eine Spinal- oder Epiduralanästhesie ist bei diesen Patienten kontraindiziert [10].

11.10 Morbus Behçet

Der Morbus Behçet ist durch rezidivierende Schleimhautgeschwüre im Bereich des Mundes und der Genitalorgane bei gleichzeitiger chronischer Iridozyklitis gekennzeichnet. In Japan beträgt die Inzidenz ungefähr 1:1.000, während in den USA weniger als 1 von 15.000 Personen betroffen sind. Die Behandlung mit Chlorambucil hat sich als sehr effektiv erwiesen, während Kortikosteroide nur mäßig wirksam sind.

11.11 Kawasaki-Syndrom

Das Kawasaki-Syndrom (mukokutanes Lymphknoten-Syndrom) wird vorwiegend bei Kindern beobachtet. Symptome sind Fieber, Konjunktivitis, Entzündung von Schleimhäuten, gerötete und geschwollene Hände und Füße, Hautausschlag im Stammbereich und eine zervikale Lymphadenopathie. Bei dieser Krankheit kommt es frühzeitig zu einer Vaskulitis. Koronararterien und andere mittelgroße muskuläre Arterien können daher Zeichen einer fokalen Zerstörung zeigen. Bei ungefähr 15 bis 25% der betroffenen Kinder entwickeln sich Aneurysmata oder Ektasien der Koronararterien. Als Komplikationen dieser Erkrankung sind Perikarditis, Myokarditis, Angina pectoris, Myokardinfarkt und intrazerebrale Blutungen beschrieben worden. Es ist möglich, daß dieses Syndrom durch ein Retrovirus hervorgerufen wird, obwohl eine Übertragung von Mensch zu Mensch nicht bekannt ist. Die Behandlung erfolgt mit Gamma-Globulinen und Aspirin.

11.12 Akuter arterieller Verschluß

Der akute arterielle Verschluß einer Extremität entsteht meist durch eine embolische Streuung von Thromben, die im Bereich des Herzens entstehen.

Diese Embolien haben ihren Ursprung in 1. einer Thrombenbildung in akinetischen Abschnitten des linken Ventrikels bei Patienten mit einem früheren Myokardinfarkt; 2. einem dilatierten und dann häufig flimmernden linken Vorhof; 3. künstlichen Herzklappen; 4. Wucherungen einer infektiösen Endokarditis und 5. einem Myxom im linken Vorhof. Die Thromben können auch aus atheromatösen Läsionen der abdominellen Aorta oder der ileofemoralen Arterien stammen. Normalerweise bleiben die Emboli an den Bifurkationen der großen Arterien hängen wie z.B. der distalen abdominellen Aorta oder der Femoralarteriengabelung. Das typische klinische Bild eines akuten arteriellen Verschlusses ist ein plötzlicher Schmerz, eine deutliche Verfärbung der Haut, Taubheitsgefühl und eine niedrigere Hauttemperatur unterhalb des Verschlusses. Bei dem akuten Verschluß einer großen peripheren Arterie mit persistierender Ischämie ist eine operative Embolektomie mit gleichzeitiger Heparintherapie angezeigt. Alle operativ entfernten Emboli sollten daraufhin untersucht werden, ob es sich um Material aus einem Myxom handelt, um ein eventuell bestehendes Vorhofmyxom nicht zu übersehen (vgl. Kapitel 2).

Beim Verschluß der Arterien einer unteren Extremität durch atheromatöse Emboli kommt es zu plötzlich einsetzenden Ischämiezeichen im Bereich des Unterschenkels oder Fußes. In den meisten Fällen imponieren ein starker Schmerz und eine deutliche Demarkation des ischämischen Bezirkes auf der Haut. Die proximalen Extremitätenpulse sind meist noch tastbar. Eine Embolektomie ist meist nicht durchführbar.

11.13 Chronisch-arterielle Verschlußkrankheit

Die chronisch-arterielle Verschlußkrankheit entsteht fast immer auf dem Boden einer Atherosklerose. Die Mehrzahl der Patienten mit einer symptomatischen chronisch-arteriellen Verschlußkrankheit (Claudicatio, Ulzera, Gangrän) weist zusätzlich klinische Symptome einer koronaren oder zerebralen Atherosklerose auf. Die periphere Atherosklerose kann insbesondere bei älteren Menschen oder bei Patienten mit einem Diabetes mellitus generalisiert sein. Sie kann aber auch auf bestimmte Segmente der großen Arterien beschränkt sein. Der Verschluß der distalen abdominellen Aorta oder der Arteriae iliacae kommt eher bei Männern unter 60 Jahren vor. Typisches Symptom ist eine Claudicatio der Hüften und des Gesäßes. Der Verschluß der Arteria femoralis communis oder Arteria femoralis superficialis ist, insbesondere bei älteren Patienten, die häufigste Form einer peripheren segmentalen Atherosklerose. Diese äußert sich in einer Claudicatio im

Bereich der Wade oder distal davon. Die mittels Doppler-Sonographie ermittelte arterielle Pulskurve zeigt hierbei unterhalb der Obstruktion ein monophasiges Geschwindigkeitsprofil, während für normale Arterien ein zweiphasiges Flußsignal charakteristisch ist, das durch eine kurze Rückflußphase unterbrochen wird.

11.13.1 Therapie

In der Behandlung der chronisch-arteriellen Verschlußkrankheit sind Vasodilatantien und thrombolytische Therapie normalerweise wenig wirksam. Die transluminale Angioplastie mittels eines Ballonkatheters in Verbindung mit Bewegungstraining und Nikotinabstinenz haben sich in der Behandlung einer peripheren arteriellen Stenose als besonders effektiv erwiesen [11]. Bei Patienten, bei denen die großen Arterien streckenweise befallen sind, ist eine operative Rekonstruktion dann erfolgversprechend, wenn die kleineren Gefäße unterhalb des Knies noch durchgängig sind. Mittels Arteriographie kann darüber entschieden werden, ob eine operative Rekonstruktion durchgeführt werden kann. Ein einseitiger Verschluß der Arteria iliaca kann durch einen femoro-femoralen Bypass überwunden werden.

Bei der operativen Versorgung erkrankter femoropoplitealer Gefäße wird unter Umständen ein autologer Bypass mit Veneninterponat (aus der Vena saphena magna) einem synthetischen Bypass oder einer Endarteriektomie vorgezogen. Die Funktionsfähigkeit eines femoropoplitealen Venenbypasses kann auf längere Sicht durch eine lumbale Sympathektomie nicht verbessert werden, es kann aber möglicherweise in der frühen postoperativen Phase ein günstiger Einfluß auf die Durchgängigkeit des Transplantats erzielt werden. Acetylsalicylsäure und Dipyridamol können bei Patienten, die einen synthetischen oder autologen (venösen) femoropoplitealen Bypass erhalten, sinnvoll sein. Die Plättchenaggregationshemmung sollte präoperativ mit Dipyridamol erfolgen, während Aspirin postoperativ eingesetzt werden sollte. Dextran 40 braucht nach Revaskularisationsoperationen an der unteren Extremität nicht routinemäßig verabreicht zu werden, um postoperative Thrombosen zu verhindern. Bei Verschlußlokalisationen distal der Arteria poplitea verspricht eine operative Versorgung wenig Erfolg.

11.13.2 Narkoseführung

Die Narkoseführung bei einer operativen Revaskularisation im Bereich der unteren Extremität ist in vieler Hinsicht der Narkoseführung bei der operativen Versorgung eines abdominellen Aortenaneurysmas vergleichbar [12]. Bei Operationen zur Rekonstruktion peripherer Gefäße stellt die begleitende Atherosklerose, insbesondere die koronare Herzkrankheit, das anästhesiologisch wichtigste Risiko dar. Bei Patienten, die sowohl unter einer angina pectoris als auch Claudicatio intermittens leiden, wird normalerweise eine koronare Bypassoperation durchgeführt bevor eine Operation an den peripheren Gefäßen vorgenommen wird. Bei Patienten mit einer Claudicatio intermittens kann ein Belastungs-EKG oft nicht durchgeführt werden. Eine Thallium-Perfusionsszintigraphie stellt in diesen Fällen eine sinnvolle Methode dar, um eine koronare Herzerkrankung zu verifizieren. Eine weitere sinnvolle Maßnahme ist das Langzeit-EKG (Holter-Monitoring), mit dem asymptomatische (stumme) myokardiale Ischämieperioden erfaßt werden können.

Oft wird die Indikation für eine Spinal- oder Epiduralanästhesie bei Patienten, die sich einer Revaskularisationsoperation an den unteren Extremitäten unterziehen müssen, nur zurückhaltend gestellt. Dabei sind einige Vorteile zu erwarten, falls diese Regionalanästhesieverfahren entweder allein oder in Kombination mit einer Allgemeinnarkose angewandt werden. Es sind z.B. ein erhöhter Blutfluß durch den Bypass, ein geringerer Anstieg des systemischen Widerstandes beim Abklemmen der Aorta und eine gute postoperative Schmerzlinderung zu erzielen. Daß eine Allgemeinnarkose häufig bevorzugt wird, ist zum Teil auf die kontroversen Diskussionen über das Thema Regionalanästhesieverfahren bei Patienten mit medikamentöser Antikoagulation zurückzuführen (siehe Kapitel 25). Wird bei Patienten, die sich einer Revaskularisationsoperation an den unteren Extremitäten unterziehen müssen, der Periduralkatheter vor Begin einer Heparinisierung plaziert, so sind keine neurologischen Probleme zu befürchten [13]. Des weiteren wird durch eine gute peridurale Analgesie eine postoperative streßinduzierte Hyperkoagulabilität vermindert. Dadurch kann das postoperative Ergebnis bei Hochrisikopatienten, die sich einer ausgedehnten Gefäßoperation unterzogen haben, unter Umständen günstig beeinflußt werden [14].

Wird bei Patienten mit einer chronisch-arteriellen Verschlußkrankheit (aber angiographisch gesichertem guten Kollateralkreislauf) die Aorta infrarenal abgeklemmt, dann sind weniger hämodynamische Probleme zu erwarten als bei Patienten, bei denen ein arterielles Aortenaneurysma reseziert wird. Ebenso können die meist nur geringen hämodynamischen Veränderungen nach Wiedereröffnen der Aorta zum Teil darauf zurückgeführt werden, daß die Kollateraldurchblutung einen deutlichen Laktatanstieg während der Abklemmphase verhindert. Da bei diesen Patienten beim Abklemmen der Aorta ausgeprägte hämodynamische Veränderungen eher unwahrscheinlich sind, ist es eventuell zu vertreten, anstatt eines Pulmonalarterienkatheters nur einen zentralen Venenkatheter zu plazieren. Dies gilt insbesondere dann, wenn keine linksventrikuläre Funktionsstörung und/oder koronare Herzerkrankung vorliegt.

Vor dem Abklemmen der Aorta wird üblicherweise Heparin verabreicht, um damit möglicherweise das Risiko thrombembolischer Komplikationen zu vermindern. Es ist jedoch inzwischen bekannt, daß distale Thrombosierungen, insbesondere im Bereich der Nieren, höchstwahrscheinlich auf die Ablösung atheroembolischer Gewebstrümmer aus der erkrankten Aorta zurückzuführen sind. Falls keine ausgedehnte distale arterielle Verschlußkrankheit vorliegt und um ein eventuelles Ablösen embolischer Gewebstrümmer zu vermindern, scheint es wichtiger zu sein, bei Manipulationen an und beim Abklemmen der Aorta vorsichtig vorzugehen, als Heparin zu applizieren. Eine Schädigung des Rückenmarks bei Revaskularisationsoperationen an den unteren Extremitäten ist unwahrscheinlich, und ein spezielles Monitoring ist daher nicht notwendig. Postoperativ sind u.a. eine suffiziente Schmerztherapie mit z.B. rückenmarksnah applizierten Opioiden sowie die Behandlung des eventuell gestörten Wasser- und Elektrolythaushaltes wichtig.

11.14 Subclavian-Steal-Syndrom

Ein Verschluß der Arteria subclavia oder des Truncus brachiocephalicus proximal des Abganges der Arteria vertebralis durch eine atherosklerotische Läsion kann zu einer Strömungsumkehr durch die gleichseitige Arteria vertebralis in die distale Arteria subclavia führen [15, 16] (Abb. 11.1). Diese Flußumkehr bewirkt eine Durchblutung des Armes auf Kosten der Hirndurchblutung (Subclavian-steal-Syndrom). Gewöhnlich treten Symptome einer zerebralen Minderdurchblutung (Synkope, Schwindel, Ataxie, Hemiplegie) und/oder eine Ischämie der oberen Extremität auf. Anstrengungen mit dem gleichseitigen Arm kann diese hämodynamischen Veränderungen verstärken und neurologische Symptome hervorrufen. Oft ist der Puls am gleichseitigen Arm schwächer oder fehlt ganz, und der Blutdruck ist zumeist um mindestens 20 mm Hg niedri-

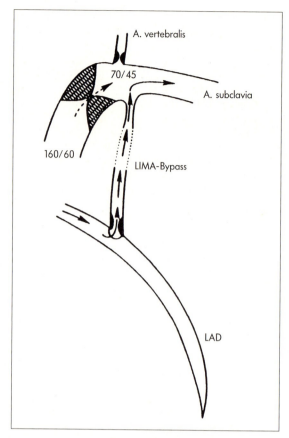

Abb. 11.2: Entwickelt sich eine inkomplette Stenose in der linken Arteria subclavia, so kann dies zu einer Strömungsumkehr in einen offenen Bypass zwischen Arteria mammaria interna und Ramus interventricularis anterior führen (LIMA-Bypass). Dabei kommt es zu einem Koronar-Subclavian-steal-Syndrom mit Minderperfusion des Ramus interventricularis anterior (RIVA) der linken Koronararterie, der eigentlich über diesen Bypass besser perfundiert werden sollte. (Aus: Martin JL, Rock P. Coronary-subclavian steal syndrome: Anesthetic implications and management in the perioperative period. Anesthesiology 1988; 68: 933–936; mit freundlicher Genehmigung.)

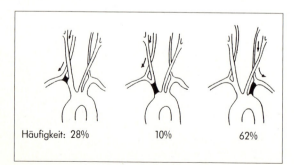

Abb. 11.1: Inzidenz eines linksseitigen, rechtsseitigen und beidseitigen Subclavian-steal-Syndroms.
(Aus: Heidrich H, Bayer O. Symptomatology of the subclavian steal syndrome. Angiology 1969; 20: 406–413; mit freundlicher Genehmigung.)

ger als am gegenüberliegenden Arm [16]. Bei der körperlichen Untersuchung kann ein Strömungsgeräusch über der Arteria subclavia auffallen. Bei über 70% der Patienten ist eine Stenose der Arteria subclavia für das Subclavian-steal-Syndrom verantwortlich. Mittels Endarteriektomie der Arteria subclavia kann das Problem unter Umständen erfolgreich behandelt werden.

11.15 Koronar-Subclavian-Steal-Syndrom

Eine seltene Komplikation nach Verwendung der Arteria mammaria interna für eine koronare Bypassoperation ist das Koronar-Subclavian-steal-Syndrom. Dieses Syndrom tritt auf, wenn sich in der linken Arteria subclavia eine inkomplette proximale Stenose entwickelt und es zu einer Strömungsumkehr durch den durchgängigen arteriellen Bypass kommt (Abb. 11.2) [17]. Symptome dieses Koronar-Subclavian-steal-Syndroms sind Angina pectoris, Zeichen der zerebralen Ischämie und ein um mindestens 20 mm Hg erniedrigter systolischer Blutdruck am gleichseitigen Arm. Bei der präoperativen Untersuchung von Patienten mit einem Koronarbypass aus der Arteria mammaria interna ist es daher sinnvoll, den Blutdruck an beiden Armen zu messen. Pektanginöse Beschwerden bei einem Koronar-Subclavian-steal-Syndrom erfordern die operative Versorgung mit einem Bypass. Bei der Narkoseführung dieser Patienten müssen dieselben Prinzipien beachtet werden, wie sie bei Patienten mit einer atherosklerotisch bedingten koronaren Herzerkrankung zu beachten sind.

Literaturhinweise

1. Conn, D.L.: Update on systemic necrotizing vasculitis. Mayo Clin. Proc. 1989; 64: 535–46
2. Warner, M.A., Hughes, D.R., Messick, J.M.: Anesthetic management of a patient with pulseless disease. Anesth. Analg. 1983; 62: 532–5
3. McKay, R.S.F., Dillard, S.R.: Management of epidural anesthesia in a patient with Takayasu's disease. Anesth. Analg. 1992; 74: 297–9
4. Lake, C.L., Anesthesia and Wegener's granulomatosis: Case report and review of the literature. Anesth. Analg. 1978; 57: 353–9
5. Dillman, J.F.: Safe use of succinylcholine during repeated anesthetics in a patient treated with cyclophosphamide. Anesth. Analg. 1987; 66: 351–3
6. Gorsky, B.H.: Intravenous perfusion with reserpine for Raynaud's phenomenon. Reg. Anaesth. 1977; 2: 5
7. Holland, A.J.C., Davies, K.H., Wallace, D.H.: Sympathetic blockade of isolated limbs by intravenous guanethidine. Can. Anaesth.Soc.J. 1977; 24: 597–602
8. Brown, S.C., Lam, A.M.: Moyamoya disease – a review of clinical experience and anaesthetic management. Can.J. Anaesth. 1987; 34: 71–5
9. Yasukawa, M., Yasukawa, K., Akawaga, S., Nakagawa, Y., Miyasaka, K.: Convulsions and temporary hemiparesis following spinal anesthesia in a child with Moyamoya disease. Anesthesiology 1988; 69: 1023–4
10. deLeon-Casasola, O.A., Lema, M.J.: Epidural anesthesia in patients with Klippel-Trenaunay syndrome. Anesth. Analg. 1992; 74: 470
11. Widlus, D.M., Osterman, F.A.: Evaluation and percutaneous management of atherosclerotic peripheral vascular disease. JAMA 1989; 261: 3148–55
12. Cunningham, A.J.: Anaesthesia for abdominal aortic surgery – a review. Can.J. Anaesth. 1989; 36: 426–44; 568–77
13. Baron, H.C., LaRaja, R.D., Rossi, G., Atkinson, D.: Continuous epidural analgesia in the heparinized vascular surgical patient: A retrospective review of 912 patients.J. Vasc. Surg. 1987; 6: 144–6
14. Tuman, K.J., McCarthy, R.J., March, R.J., DeLaria, G.A., Patel, R.V., Ivankovich, A.D.: Effects of epidural anesthesia and analgesia on coagulation and outcome after major vascular surgery. Anesth. Analg. 1991; 73: 696–704
15. Heidrich, H., Bayer, O.: Symptomatology of the subclavian steal syndrome. Angiology 1969; 20: 406–13
16. Killen, D.A., Fostert, J.H., Gobbel, W.G., et al.: The subclavian steal syndrome.J. Thorac. Cardiovasc. Surg. 1966; 60: 539–60
17. Martin, J.L., Rock, P.: Coronary-subclavian steal syndrome: Anesthetic implications and management in the perioperative period. Anesthesiology 1988; 68: 933–6

12 Tiefe Venenthrombose und Lungenembolie

Tiefe Venenthrombosen mit anschließender Lungenembolie sind eine der häufigsten Ursachen für die postoperative Morbidität und Mortalität [1, 2]. Die Entstehung eines Blutgerinnsels innerhalb eines Blutgefäßes wird als Thrombus bezeichnet. Ein Thrombus ist gegen die normale extravasale Koagelbildung abzugrenzen. Ein Embolus ist ein Thrombusfragment, das sich gelöst hat und mit dem Blutstrom so lange weitertransportiert wird, bis es sich an einer Verengung der Gefäßbahn festsetzt. Ein venöser Embolus wird daher vorzugsweise in der Lungenstrombahn steckenbleiben, während ein arterieller Embolus gewöhnlich distale und kleinere Arterien verlegt (siehe Kapitel 11).

Thrombembolische Ereignisse können durch verschiedene Faktoren begünstigt werden. Sie treten jedoch häufig im Rahmen einer Anästhesie und Operation auf (Tab. 12.1). So können z.B. bei einer venösen Stase, wie sie bei postoperativer Immobilisation oder Schwangerschaft auftritt, aktivierte Gerinnungsfaktoren nicht mehr ausreichend verdünnt oder schnell genug aus den Venen abtransportiert werden, so daß eine Thrombenbildung begünstigt wird. Alles, was zu einer Aufrauhung des Gefäßwandendothels führt, wie z.B. Infektion, Trauma oder medikamentenbedingte Gefäßirritation, prädisponiert zu einer Thrombenbildung. Eine Embolie in die Lungenstrombahn (Lungenembolie) kann außer durch venöse Thromben auch durch Fett, Luft, Fruchtwasser und, in seltenen Fällen, durch Tumorzellen verursacht werden.

12.1 Tiefe Venenthrombose

Studien mit radiomarkiertem Fibrinogen zeigen, daß 20 bis 30% aller Patienten über 50 Jahre, die sich einer Herniotomie unterzogen haben, eine tiefe Beinvenenthrombose aufweisen; nach einer Prostatektomie oder Hüftoperation kann sogar bei mehr als 50% der Patienten eine tiefe Beinvenenthrombose nachgewiesen werden [1]. Die meisten dieser venösen Thrombosen verlaufen symptomlos und verschwinden, sobald mit der Mobilisierung begonnen wird. Gelegentlich kommt es jedoch vor, daß die Venenklappen dadurch geschädigt werden und daß eine chronische venöse Insuffizienz resultiert. Einige dieser venösen Thromben können jedoch auch in die Lungengefäßbahn gelangen und eine Lungenembolie verursachen. Die Entstehung venöser Thromben wird durch venöse Stase, Endothelschädigung und Hyperkoagulabilität, wie sie im Rahmen von Anästhesie und Operationen vorkommt, begünstigt. Venöse Thromben, die unterhalb des Knies oder im Arm entstehen, sind selten Ursache für schwere Lungenembolien. Thromben, die jedoch im ileofemoralen Gefäßsystem entstehen, können unter Umständen zu lebensbedrohlichen Lungenembolien führen.

Auch Thromben, die bei Vorhofflimmern im rechten Vorhof entstehen, sind häufig Ursache für eine Lungenembolie.

Tab. 12.1: Prädisponierende Faktoren für eine Thrombose

venöse Stase
  Trauma (einschließlich Operation)
  Immobilisation
  Schwangerschaft
  erniedrigtes Herzzeitvolumen (schwere Herzinsuffizienz, Myokardinfarkt)

Schädigung der Venenwand
  Varizen
  medikamentenbedingte Venenreizung

Hyperkoagulabilität
  Östrogentherapie (orale Kontrazeptiva)
  Malignome
  Mangel an endogenen Antikoagulantien (Antithrombin III, Protein C, Protein S)
  operationsbedingter Streß

anamnestisch bekannte frühere thrombembolische Komplikationen

Adipositas permagna

höheres Lebensalter

12.1.1 Diagnose und Therapie

Eine oberflächliche Thrombosierung als Folge intravenöser Injektionen oder Infusionen führt selten zu einer Lungenembolie. Der Grund dafür ist vermutlich darin zu sehen, daß oberflächliche Venenthrombosen mit einer stark entzündlichen Reaktion einhergehen, die schnell zu einem vollständigen Verschluß der Vene führen. Die thrombosierte Vene ist typischerweise als derber Strang zu tasten. Die Umgebung ist geschwollen, gerötet und überwärmt. Eine erhöhte Körpertemperatur weist auf eine bakterielle Infektion hin. Die Behandlung einer oberflächlichen Venenthrombose erfolgt gewöhnlich mit konservativen Maßnahmen wie Hochlagerung der betroffenen Extremität, lokaler Wärmeapplikation und Gabe von Antibiotika bei Verdacht auf eine bakterielle Infektion.

Die Diagnose der tiefen Venenthrombose aufgrund klinischer Zeichen ist unzuverlässig. So können die charakteristischen Symptome einer Thrombophlebitis wie pochender Schmerz, Ödembildung und begleitender Spasmus der Skelettmuskulatur fehlen, sogar dann, wenn es schon zu einer Lungenembolie gekommen ist. Letztlich beruht die Diagnose der tiefen Venenthrombose auf spezifischen Tests. Von diesen Untersuchungen ist die Phlebographie am zuverlässigsten. Sie zeigt bei Vorliegen einer Thrombose einen Füllungsdefekt im Phlebogramm. Dennoch ist die Phlebographie der Beinvenen bei ungefähr einem Drittel aller Patienten, die später eine Lungenembolie erleiden, ohne pathologischen Befund. Außerdem ist die Phlebographie eine invasive und teure Untersuchung, so daß ein routinemäßiger Einsatz im klinischen Alltag nicht zu vetreten ist. Bei dem Fibrinogen-Anreicherungstest (fibrinogen uptake test) wird vor der Operation radioaktiv markiertes Fibrinogen injiziert. Mit Hilfe einer nichtinvasiven szintigraphischen Untersuchung kann dann der Einbau des markierten Fibrinogens in einen neu entstandenen Thrombus nachgewiesen werden. Dieser Test ist für den Nachweis von Thromben unterhalb Oberschenkelmitte zuverlässig, ergibt aber bei Operationen im Hüftbereich in mehr als 30% falsch-positive Ergebnisse. Diese Untersuchung kann daher als Screening-Test angesehen werden. Ein weiteres Risiko dieses Fibrinogen-Anreicherungstests ist die Übertragung infektiöser Krankheiten. Hinzu kommt, daß diese Untersuchung nicht zum Nachweis bereits vorbestehender Thromben geeignet ist. Die Plethysmographie und die Doppler-Sonographie sind sehr sensible nichtinvasive Methoden, um Thromben oberhalb der Knieregion (ileofemoral) nachzuweisen. Mit diesen Untersuchungsverfahren kann festgestellt werden, ob eine Behandlung mit Antikoagulantien notwendig ist [3, 4]. Es wird jedoch zur Zeit davon ausgegangen, daß tiefe Thromben unterhalb der Knieregion selten eine klinisch relevante Lungenembolie verursachen und eine Therapie mit Antikoagulantien daher wahrscheinlich nicht indiziert ist.

Heparin

Bei der Therapie einer tiefen Beinvenenthrombose oberhalb der Knieregion wird initial eine intravenöse Bolusinjektion von Heparin (5.000 i.E.) und anschließend eine kontinuierliche intravenöse Infusion durchgeführt. Die partielle Thromboplastinzeit sollte dabei auf das 1,5- bis 2fache erhöht sein [5]. Alternativ dazu kann niedermolekulares Heparin einmal täglich subkutan appliziert werden. Dies kann genauso sicher und effektiv sein wie intravenös verabreichtes Heparin und hat den Vorteil, daß es auch ambulant verabreicht werden kann [6]. Die Wirkung des Heparins setzt sofort ein, so daß sowohl eine weitere Thrombenbildung als auch eine Freisetzung von Serotonin und Thromboxan aus Plättchen, die den eventuell embolisierenden Thromben anhaften, verhindert werden. Es wird angenommen, daß diese vasoaktiven Substanzen an der ausgeprägten pulmonalarteriellen Vasokonstriktion beteiligt sind, die dann zu einer schweren pulmonalvaskulären Hypertonie führen kann. Die intravenöse Heparintherapie wird normalerweise für 10 Tage fortgeführt, da tierexperimentelle Daten belegen, daß es 7 bis 10 Tage dauert, bis ein Thrombus fest mit der Venenwand verwachsen ist. Die Gabe über lediglich 5 Tage scheint jedoch auch ausreichend zu sein [7].

Anschließend an die intravenöse Heparintherapie erfolgt die Umstellung auf die orale Antikoagulation mit Marcumar. Dabei sollte der Quickwert auf 15 bis 25% erniedrigt sein. Obwohl es keine Übereinstimmung über die optimale Dauer einer langfristigen oralen Antikoagulantientherapie gibt, wird oft ein Zeitraum von 3 bis 6 Monaten als adäquat angesehen. Cimetidin, Cephalosporine der 3. Generation und Aspirin sind Beispiele für Medikamente, die den gerinnungshemmenden Effekt von Marcumar verstärken können. Heparin ist im Gegensatz zu Marcumar nicht plazentagängig und wird daher zur Antikoagulation in der Schwangerschaft bevorzugt eingesetzt.

Komplikationen

Heparininduzierte Blutungen treten normalerweise nach ungefähr 48 Stunden auf. Dabei ist das Auftreten einer intrakraniellen Blutung besonders gefährlich. Dennoch ist die einzige absolute Kontraindikation für den Einsatz von Heparin eine bekannte Gerinnungsstörung oder eine aktuelle Blutung. Eine durch einen Lungeninfarkt bedingte Hämoptoe ist dagegen keine Kontraindikation für eine Heparintherapie. Etwa 30% derjenigen Patienten, die therapeutische Dosen von Heparin erhalten, entwickeln eine Thrombozytopenie, typischerweise 3 bis 15 Tage (im Mittel 10 Tage) nach Beginn der Heparintherapie [5]. Eine Hyperkaliämie, die vermutlich auf einen heparininduzierten Hypoaldosteronismus zurückzuführen ist, ist sehr ungewöhnlich und kommt am ehesten bei Patienten mit einem Diabetes mellitus oder einer Niereninsuffizienz vor. Die meisten Patienten, die mit Heparin behandelt werden, weisen eine erhöhte GOT auf, gewöhnlich mit einem Maximum am 7. Tag nach Therapiebeginn. Die intravenöse Infusion von Nitroglyzerin kann eine Heparinresistenz verursachen. Nach dem Absetzen einer intravenösen Nitroglyzerininfusion ist dagegen eine gesteigerte Sensibilität gegenüber Heparin zu beobachten [8].

12.1.2 Prophylaxe

Eine venöse Stase wird durch Bewegungsübungen, u.a. Beugen und Strecken von Knie, Knöchel und Füßen, vermindert. Es ist sinnvoll, den Patienten diese Übungen bereits vor einer elektiven Operation zu zeigen. Elastische Strümpfe, die vor der Operation angebracht werden, sorgen für eine abgestufte Kompression des Venensystems vom Knöchel bis zur Hüfte. Dadurch wird die Inzidenz einer tiefen Venenthrombose bei Patienten, die sich großen chirurgischen Eingriffen unterziehen, vermindert. Diese Kompressionsstrümpfe müssen nicht speziell angefertigt werden. Ihr Effekt scheint die Wirkung niedrigdosierten Heparins zu unterstützen. Es ist wichtig, daß diese elastischen Strümpfe richtig angelegt werden und gut passend sind, da es sonst zu einer arteriellen Thrombose kommen kann. Diese Strümpfe sind nicht teuer und sind in vielen Fällen die kostengünstigste Maßnahme, um eine tiefe Venenthrombose in der postoperativen Phase zu verhindern [9]. Bei Patienten, die sich einer neurochirurgischen Operation oder einem Hüftgelenksersatz unterziehen müssen, kann ein pneumatischer Kompressionsstrumpf für die Wadenmuskulatur sinnvoll sein [10].

Subkutane Heparingabe

Es konnte gezeigt werden, daß durch die perioperative subkutane Gabe von Heparin (5.000 i.E. Heparin alle 12 Stunden) bei Patienten, die sich einer urologischen, orthopädischen oder allgemeinchirurgischen Operation unterziehen, ungefähr zwei Drittel aller tiefen Beinvenenthrombosen und die Hälfte aller Lungenembolien verhindert werden können [1, 5]. Bei bestimmten Patienten kann die prophylaktische perioperative subkutane Gabe von Heparin als eine kostengünstige Maßnahme angesehen werden, um die Mortalität durch Lungenembolien zu senken. Das heißt nicht, daß nicht auch andere prophylaktische Maßnahmen anstelle oder zusätzlich zu der subkutanen Applikation von Heparin, wie z.B. Kompressionsstrümpfe und orale Antikoagulantien, sinnvoll sein können. Acetylsalicylsäure hat sich dabei in der Prophylaxe der tiefen Venenthrombose als unwirksam erwiesen.

Wird Heparin subkutan verabreicht, stellt sich die Frage, ob unter dieser Therapie Regionalanästhesien durchgeführt werden können. Dabei steht vor allem die Gefahr einer Hämatombildung insbesondere im Periduralraum im Vordergrund. Unter diesen Bedingungen wäre es sicherlich denkbar, eine Therapie mit subkutanem Heparin erst nach der Operation zu beginnen [1]. Die Low-dose-Heparinisierung ist mit einer erhöhten Inzidenz von Wundhämatomen, nicht jedoch mit dem Auftreten größerer Blutungen, verbunden.

Obwohl eine Low-dose-Heparinisierung die Inzidenz einer tiefen Venenthrombose nach Hüftoperationen senkt, bleibt mit 25 bis 30% dennoch ein beträchtliches Thromboserisiko bestehen. Es ist möglich, daß bei Patienten, die sich großen orthopädischen Operationen unterziehen müssen, niedrig dosiertes Marcumar zur Prophylaxe einer tiefen Venenthrombose wirkungsvoller ist als eine Low-dose-Heparinisierung [5].

Regionalanästhesieverfahren

Im Vergleich zu den Patienten, die für einen Hüft- oder Kniegelenksersatz eine Vollnarkose erhalten, ist die Inzidenz einer tiefen Venenthrombose und Lungenembolie um mehr als 50% verringert, falls hierfür eine rückenmarksnahe Regionalanästhesie durchgeführt wird [11–14]. Wird jedoch ein längerer Zeitraum betrachtet, so kommt es auch nach solchen Operationen in rückenmarksnaher Regionalanästhesie im späteren Verlauf zu Thrombosen, und das Outcome nach diesen Operationen wird durch das Narkoseverfahren nicht wesentlich beeinflußt [15].

Vermutlich ist dieser – im Vergleich zu einer Vollnarkose – günstigere Effekt der Regionalanästhesie darauf zurückzuführen, daß eine dadurch bedingte Vasodilatation den venösen Rückstrom fördert und eine gute postoperative Analgesie eine frühere Mobilisation ermöglicht. Des weiteren wird den Patienten, die eine rückenmarksnahe Anästhesie erhalten, oft mehr Flüssigkeit intravenös zugeführt, um einen möglichen Blutdruckabfall zu vermeiden. Dadurch kann unter Umständen die Blutviskosität vermindert und eine venöse Stase vermieden werden. Lokalanästhetika können auch einen günstigen Effekt auf die Plättchenaggregation haben [12]. Im Gegensatz dazu kann der im Rahmen einer Vollnarkose verminderte Blutfluß in der unteren Extremität zu einer erhöhten Inzidenz (ungefähr 50%) tiefer Venenthrombosen beitragen. Theoretisch kann die kontrollierte Beatmung während einer Vollnarkose den venösen Rückstrom aus den unteren Extremitäten weiter behindern. Die Inzidenz tiefer Venenthrombosen ist jedoch unabhängig vom Ventilationsverfahren [16].

12.2 Lungenembolie

Die klinischen Symptome einer Lungenembolie sind unspezifisch. Die Diagnose nur aufgrund der klinischen Symptome zu stellen, ist häufig schwierig (Tab. 12.2). Ein hohes Maß an Aufmerksamkeit ist notwendig, um eine Lungenembolie zu erkennen. Das häufigste Symptom ist eine plötzlich auftretende Luftnot. Diese ist am ehesten Folge eines plötzlich vergrößerten alveolären Totraumes und einer verminderten pulmonalen Compliance. Häufig scheint ein Mißverhältnis zwischen Dyspnoe und Angstzustand des Patienten einerseits und objektiv feststellbaren Veränderungen andererseits zu bestehen. Typischerweise ist die Atmung schnell und flach. Bei der Auskultation der Lungen kann ein pfeifendes Atemgeräusch zu hören sein. Eine ausgedehnte Lungenembolie wird häufig von substernalen Brustschmerzen begleitet, die unter Umständen von pektanginösen Beschwerden nicht zu unterscheiden sind. Hypotension, Tachykardie und erhöhter zentralvenöser Druck sind typisch für eine lebensbedrohliche Lungenembolie mit Entwicklung eines Cor pulmonale. Trotzdem kann es sein, daß die Füllungsdrücke im rechten Herzen erst dann erhöht sind, wenn mehr als 50% der Lungenstrombahn durch einen Embolus verschlossen wurden. Andererseits kann bei Patienten mit vorbestehenden kardiopulmonalen Erkrankungen schon ein relativ kleiner Embolus einen akuten Anstieg des pulmonalarteriellen Drucks mit Zeichen eines akuten Cor pulmonale verursachen. Ein Lungeninfarkt, der typischerweise Stunden oder Tage nach dem thrombembolischen Ereignis auftritt, ist häufig durch die Symptomtrias Husten, Hämoptoe und pleuritischer Brustschmerz gekennzeichnet. Bei der Konsolidierung des Lungenparenchyms und der Ausbildung eines Ergusses kommt es oft zu einem Anstieg der Körpertemperatur. Tritt Fieber auf, so ist es schwierig, einen Lungeninfarkt von einer Pneumonie abzugrenzen. Ein isoliertes, infarktbedingtes Lungeninfiltrat kann als Pneumonie fehlinterpretiert werden.

Die arterielle Blutgasanalyse zeigt bei einer Lungenembolie einen Abfall des PaO_2 mit normaler oder erhöhter alveoloarterielle Sauerstoffpartialdruckdifferenz (A-aDO_2) sowie eine Zunahme der PA-aCO_2. EKG-Veränderungen sind unwahrscheinlich, solange die Lungenembolie nicht so ausgeprägt ist, daß sich ein akutes Cor pulmonale entwickelt (mit akzentuierten P-Wellen, Vorhofflimmern, Rechtsschenkelblock). Das EKG dient hauptsächlich dazu, zwischen einer massiven Lungenembolie und einem Myokardinfarkt zu unterscheiden.

Bei ungefähr 80% der Patienten mit einer Lungenembolie kommt es zu einem Anstieg der entsprechenden Isoenzymfraktion der Laktatdehydrogenase. Serum-Glutamatoxalazetattransaminase (SGOT) und die herzspezifische Isoenzymfraktion der Kreatinkinase (CK-MB) sind bei Patienten mit einer Lungenembolie normalerweise nicht erhöht. Bei Patienten mit einer myokardialen Ischämie oder einem akuten Myokardinfarkt kommt es dagegen häufig zu einem deutlichen Anstieg dieser Enzyme. Im Rahmen einer Lungenembolie sind häufig eine Leukozytose und erhöhte Blutsenkungsgeschwindigkeit zu beobachten.

Die Symptome einer in Narkose auftretenden Lungenembolie sind unspezifisch und häufig nur kurzfristig nachweisbar [17]. Veränderungen, die auf eine intraoperative Lungenembolie hindeuten, sind eine ungeklärte arterielle Hypoxämie, Hypotension, Tachykardie und ein Bronchospasmus. Mittels EKG-Überwachung und zentraler Venendruckmessung können die plötzlich auftretende pulmonalvaskuläre Hypertension und das Rechtsherzversagen nachgewiesen werden. Bei Überwachung des endexspiratorischen CO_2 fällt eine erhöhte arterioalveoläre CO_2-Differenz (A-aDO_2) auf, die auf eine Ventilation minderperfundierter Alveolen zurückzuführen ist. Mit der transösophagealen Echokardiographie kann eine Dilatation von rechtem Vorhof, rechtem Ventrikel und der Pulmonalarterie nachgewiesen werden. Damit kann diese Methode zu der intraoperativen Diagnostik einer Lungenembolie beitragen [18].

12.2.1 Diagnose

Die endgültige Sicherung der Diagnose einer Lungenembolie kann sowohl invasive als auch nichtinvasive diagnostische Maßnahmen erforderlich machen. Die Ventilations-/Perfusionsszintigraphie ist eine nichtinvasive Methode, bei der gammaemittierende Isotope verwendet werden, um die Lungendurchblutung darzustellen. Obwohl die Ventilations-/Perfusionsszintigraphie als ein hochempfindliches Untersuchungsverfahren gilt, stellte sich heraus, daß bei ungefähr 4% der normalen bzw. minimal auffälligen Szintigraphien später eine Lungenembolie nachgewiesen werden konnte [19]. Falls bezüglich der Diagnose einer Lungenembolie Zweifel bestehenbleiben, ist die Angiographie der Arteria pulmonalis das Verfahren mit der größten Sensitivität und Spezifität zum Nachweis einer Lungenembolie. Kosten und Risiken (Herzrhythmus-

Tab. 12.2: Symptome einer Lungenembolie

Symptome	Prozent der Patienten (%)
Akute Dyspnoe	80–85
Tachypnoe (> 20 Atemzüge/Min.)	75–85
pleuritischer Brustschmerz	65–70
nichtproduktiver Husten	50–60
verstärkter Pulmonalklappenverschlußton	50–60
Rasselgeräusche	50–60
Tachykardie (> 100 Herzschläge/Min.)	45–65
Fieber (38–39° C)	40–50
Hämoptoe	40

störungen, Kontrastmittelallergien) verbieten einen routinemäßigen Einsatz dieses diagnostischen Verfahrens. Tritt bei Patienten, die aus Überwachungsgründen einen Pulmonalarterienkatheter haben, eine Lungenembolie auf, so kann dieser Katheter zur Verabreichung des Kontrastmittels für die Angiographie der Arteria pulmonalis verwendet werden [20]. Das Kontrastmittel wird durch das distale Lumen injiziert, wobei der Katheter in der proximalen Pulmonalarterie plaziert wird. Mit der digitalen Subtraktionsangiographie kann sich unter Umständen die direkte Injektion des Kontrastmittels in die Arteria pulmonalis erübrigen. Bei ungefähr 45% der Patienten mit einer angiographisch nachgewiesenen Lungenembolie lassen sich unspezifische Veränderungen im Röntgenthoraxbild nachweisen. Diese Veränderungen treten im Durchschnitt ungefähr 2 Tage nach dem akuten Ereignis auf. Mit Hilfe der Computertomographie lassen sich unter Umständen Lungenembolien nachweisen, die in der konventionellen Röntgenthoraxaufnahme nicht sichtbar sind.

12.2.2 Therapie

Therapieziel bei einer Lungenembolie ist es, die kardiopulmonale Funktion aufrechtzuerhalten und eine Vergrößerung des Embolus oder eine erneute Embolisation zu verhindern. Die Wirkung intravenös verabreichten Heparins setzt sofort ein und verhindert sowohl eine Vergrößerung des venösen Thrombus als auch das Auftreten erneuter Lungenembolien und verbessert die Überlebensrate (siehe Abschnitt: Heparin). Eine medikamentöse Thrombolyse kann in Erwägung gezogen werden. Die Lyse von Blutgerinnseln, die sich außerhalb der Lunge befinden, kann jedoch in der postoperativen Phase unter Umständen unerwünscht sein [21]. Bei einer Hypotension infolge eines verminderten Herzzeitvolumens kann es notwendig werden, Katecholamine wie Isoproterenol, Dopamin oder Dobutamin zu verabreichen. Isoproterenol ist hierzu gut geeignet, weil es vermutlich den pulmonalvaskulären Widerstand stärker senkt als die anderen Katecholamine. Trotzdem ist der Wert von Vasodilatantien, die den pulmonalarteriellen Widerstand senken sollen, bei der Behandlung der Lungenembolie nicht gut belegt. Es kann notwendig werden, Patienten mit einer Lungenembolie zu intubieren und mit einem positiven endexspiratorischen Druck kontrolliert zu beatmen. Eine Behandlung der im Rahmen einer Lungenembolie auftretenden Schmerzen ist wichtig; es sollte dabei jedoch die instabile Kreislaufsituation des Patienten berücksichtigt werden.

Mit Hilfe der Pulmonalisangiographie kann die Indikation für eine operative Embolektomie gestellt werden. Außerdem kann es aufgrund der Pulmonalisangiographie als indiziert angesehen werden, den Blutfluß in der Vena cava inferior zu unterbinden. Da mehr als 90% aller Lungenembolien ihren Ursprung in Thromben im Bereich der unteren Extremitäten haben, kann das Einsetzen eines Schirmfilters in die Vena cava inferior indiziert sein. Eine ernste Gefahr stellt das Wandern des Schirmfilters dar. Es tritt bei ungefähr 5% dieser Patienten auf. Die unter Einsatz eines kardiopulmonalen Bypasses durchgeführte Embolektomie der Arteria pulmonalis ist auf Patienten mit einer massiven Lungenembolie beschränkt, bei denen der Embolus mittels Arteriographie nachgewiesen wurde und die auf eine medikamentöse Therapie nicht ansprechen.

12.2.3 Narkoseführung

Ziel der Narkoseführung bei der operativen Behandlung einer lebensbedrohlichen Lungenembolie ist es, die lebenswichtigen Organfunktionen aufrechtzuerhalten und eine durch Anästhetika bedingte myokardiale Depression möglichst gering zu halten. Die Mehrzahl der Patienten kommt bereits intubiert und mit einer hohen inspiratorischen Sauerstoffkonzentration kontrolliert beatmet in den Operationssaal. Die Überwachung des arteriellen Blutdrucks und der kardialen Füllungsdrücke ist notwendig. Es ist wichtig, den Druck im rechten Vorhof zu überwachen und die intravasale Flüssigkeitszufuhr so zu steuern, daß das Schlagvolumen des rechten Ventrikels trotz der stark erhöhten rechtsventrikulären Nachlast optimiert ist. Während der Operation kann es notwendig sein, das Herzminutenvolumen durch eine kontinuierliche intravenöse Katecholaminzufuhr zu optimieren. Isoproterenol steigert die myokardiale Kontraktilität und senkt eventuell den pulmonalvaskulären Widerstand. Nachteil von Isoproterenol ist allerdings, daß der diastolische Blutdruck abfällt, wodurch der koronare Blutfluß gefährdet sein kann. Dopamin oder Dobutamin sind akzeptable Alternativen zu Isoproterenol, aber keines dieser Medikamente ist in der Lage, den Lungengefäßwiderstand zu senken. Dopamin kann in hohen Dosen den pulmonalvaskulären Widerstand sogar erhöhen.

Bei Einleitung und Aufrechterhaltung der Narkose sollte eine Verstärkung der vorbestehenden arteriellen Hypoxämie, Hypotension und pulmonalvaskulären Hypertension vermieden werden. Bei den intravenösen Induktionsanästhetika muß die möglicherweise ungünstige Wirkung von Ketamin auf den pulmonalvaskulären Widerstand beachtet werden. Die Aufrechterhaltung der Narkose kann mit allen Medikamenten oder Medikamentenkombinationen durchgeführt werden, die keine stärkere Myokarddepression verursachen. Lachgas scheint keine gute Wahl zu sein, da 1. eine hohe inspiratorische Sauerstoffkonzentration notwendig ist und 2. die Inhalation von Lachgas unter Umständen zu einer Erhöhung des pulmonalvaskulären Widerstandes führt. Pancuronium ist zur Muskelrelaxierung gut geeignet. Mittellang wirkende Muskelrelaxantien, die nur geringe bzw. keine Nebenwirkungen auf den Kreislauf haben, sind ebenfalls akzeptabel.

Eine operative Embolektomie aus einer distalen Lungenarterie kann dadurch erleichtert werden, daß in dem Moment, in dem der Chirurg über eine Arteriotomie in der Arteria pulmonalis einen Sog anlegt, eine Beatmung mit einem positiven endexspiratorischen Druck durchgeführt wird. Obwohl die Herzkreislaufsituation dieser Patienten vor der Operation sehr schlecht ist, kommt es bei gelungener Operation postoperativ meist zu einer wesentlichen Verbesserung der hämodynamischen Situation.

12.3 Fettembolie

Die Symptome einer Fettembolisation in die Lunge treten typischerweise 12 bis 48 Stunden (selten auch später als 72 Stunden) nach der Fraktur eines langen Röhrenknochens, insbesondere des Femurs oder der Tibia, auf [22]. Die dadurch bedingte pulmonale Funktionseinschränkung kann sich auf eine immer vorhandene arterielle Hypoxämie beschränken. Es kann aber auch über eine Tachypnoe und eine Kapillarschädigung (capillary leak) bis zu einem ARDS (adult respiratory distress syndrome) kommen. Zentrale Funktionsstörungen können von Vigilanzminderungen bis hin zu Krampfanfällen und Koma reichen. Bei mindestens 50% der Patienten mit klinischem Hinweis auf eine Fettembolie treten Petechien auf, besonders im Hals-, Schulter- und Brustbereich. Eine Koagulopathie oder Thrombozytopenie sind wahrscheinlich auf andere Komplikationen des meist zugrundeliegenden schweren Traumas zurückzuführen, z.B. eine disseminierte intravasale Koagulopathie. Ein Anstieg der Plasmakonzentration der Lipase sowie eine Lipidurie lassen an eine Fettembolie denken. Diese Symptome können aber auch im Rahmen eines Traumas auftreten, ohne daß eine Fettembolie vorliegt. Ein Temperaturanstieg bis zu 42 °C und eine Tachykardie sind häufig begleitende Symptome.

Woher das Fett, das eine Fettembolie auslöst, stammt, wird kontrovers diskutiert. Es stammt möglicherweise aus traumatisierten Fettstrukturen des Knochenmarks. Zur Behandlung einer Fettembolie gehören die Therapie eines eventuell auftretenden ARDS und die Immobilisation frakturierter langer Röhrenknochen. Bei Patienten, die ein erhöhtes Risiko haben, eine Fettembolie zu entwickeln, kann unter Umständen die prophylaktische Gabe von Kortikosteroiden sinnvoll sein. Die Wirksamkeit von Kortikosteroiden zur Behandlung einer Fettembolie ist jedoch nicht erwiesen [23].

Literaturhinweise

1. Collins, R., Scrimgeour, A., Yusuf, S., Peto, R.: Reduction in fatal pulmonary embolism and venous thrombosis by perioperative administration of subcutaneous heparin. Overview of results of randomized trials in general, orthopedic, and urologic surgery. N. Engl. J. Med. 1988; 318: 1162–73
2. McKenzie, P.J.: Deep vein thrombosis and anaesthesia. Br. J. Anaesth. 1991; 66: 4–7
3. Huisman, M.V., Buller, H.R., tenCate, J.W.: Utility of impedance plethysmography in the diagnosis of recurrent deep vein thrombosis. Arch. Intern. Med. 1988; 148: 681–6
4. White, R.H., McGahan, J.P., Dashbach, M.M., et al.: Diagnosis of deep vein thrombosis using duplex ultra sound. Ann. Intern. Med. 1989; 111: 297–303
5. Hirsh, J.: Heparin. N. Engl. J. Med. 1991; 324: 1565–73
6. Hull, R.D., Raskob, G.E., Pineo, G.F., et al.: Subcutaneous low-molecular weight heparin compared with continuous intravenous heparin in the treatment of proximal vein thrombosis. N. Engl. J. Med. 1992; 326: 975–82
7. Hull, R.D., Raskob, G.E., Rosenbloom, D., et al.: Heparin for 5 days as compared with 10 days in the initial treatment of proximal venous thrombosis. N. Engl. J. Med. 1990; 322: 1260–6
8. Habbab, M.A., Haft, J.I.: Heparin resistance induced by intravenous nitroglycerin: A word of caution when both drugs are used concomitantly. Arch. Intern. Med. 1987; 147: 857–61
9. Oster, G., Tuden, R.L., Colditz, G.A.: Prevention of venous thromboembolism after general surgery: Cost-effectiveness of alternative approaches to prophylaxis. Am. J. Med. 1987; 82: 889–93
10. Hull, R.D., Raskob, G.E., Gent, M., et al.: Effectiveness of intermittent pneumatic leg compression for preventing deep vein thrombosis after total hip replacement. JAMA 1990; 263: 2313–7
11. Modig, J., Maripuu, E., Sahlstedt, B.: Thromboembolism following total hip replacement. A prospective investigation of 94 patients with emphasis on efficacy of lumbar epidural anaesthesia in prophylaxis. Reg. Anaesth. 1986; 11: 72–9
12. McKenzie, P.J., Wishart, H.Y., Gray, I., Smith, G.: Effects of anaesthetic technique on deep vein thrombosis. A comparison of subarachnoid and general anesthesia. Br. J. Anaesth. 1985; 57: 853–7
13. Jorgensen, L.N., Rasmussen, L.S., Neilsen, P.T., Leffers, A., Albrecht-Beste, E.: Antithrombotic efficacy of continuous extradural analgesia after knee replacement. Br. J. Anaesth. 1991; 66: 8–12
14. Modig, J., Borg, T., Karlstrom, G., Maripuu, E., Sahlstedt, B.: Thromboembolism after total hip replacement: Role of epidural and general anesthesia. Anesth. Analg. 1983; 62: 174–80
15. Davis, F.M., Woolner, D.F., Frampton, C., et al.: Prospective, multicentre trial of mortality following general or spinal anaesthesia for hip fracture surgery in the elderly. Br. J. Anaesth. 1987; 59: 1080–8
16. Coleman, S.A., Boyce, W.J., Cosh, P.H., McKenzie, P.J.: Outcome after general anaesthesia for repair of fractured neck of femur: A randomized trial of spontaneous v. controlled ventilation. Br. J. Anaesth. 1988; 60: 43–7
17. Divekan, V.M., Kamdar, B.M., Pansare, S.N.: Pulmo-

nary embolism during anaesthesia: Case report. Can Anaesth. Soc.J. 1981; 28: 277–9
18. Langeron, O., Goarin, J.-P., Pansard, J.-L., Riou, B., Viars, P.: Massive intraoperative pulmonary embolism: Diagnosis with transesophageal two-dimensional echocardiography. Anesth. Analg. 1992 74: 148–50
19. The PIOPED Investigators: Value of the ventilation/perfusion scan in acute pulmonary embolism: Results of the prospective investigation of pulmonary embolism diagnosis (PIOPED). JAMA 1990; 263: 2753–59
20. Berry, A.J.: Pulmonary embolism during spinal anesthesia: Angiographic diagnosis via a flow-directed pulmonary artery catheter. Anesthesiology 1982; 57: 57–9
21. Sasahara, A.A., Sharma, G.V. R.K., Tow, D.E., et al.: Clinical use of thrombolytic agents in venous thromboembolism. Arch. Intern. Med. 1982; 142: 684–8
22. Gossling, H.R., Donahue, T.A.: The fat embolism syndrome. JAMA 1979; 241: 2740–6
23. Schonfeld, S.A., Ploysongsang, Y., DiLisio, R., et al.: Fat embolism prophylaxis with corticosteroids: A prospective study in high-risk patients. Ann. Intern. Med. 1983; 99: 438–43

13 Chronisch obstruktive Lungenerkrankung

Rund 10 Millionen Amerikaner leiden an einer chronisch obstruktiven Lungenerkrankung. Die chronisch obstruktive Lungenerkrankung (COLD) stellt derzeit die fünfthäufigste Todesursache in den USA dar [1]. Chronische Bronchitis und Lungenemphysem sind die häufigsten Ursachen einer COLD und zumeist auf einen Nikotinabusus zurückzuführen. Typisch für eine COLD ist eine irreversible oder nur minimal reversible exspiratorische Atemwegsobstruktion. Zum Zeitpunkt der Diagnosestellung findet sich bei den meisten dieser Patienten Husten oder Atemnot, wodurch ihre Lebensqualität stark beeinträchtigt wird. Die eingeschränkte Belastbarkeit dieser Patienten äußert sich typischerweise in zunehmender Atemnot, die bereits auftritt, wenn die Patienten eine Treppe oder weniger hochsteigen. In gewissem Ausmaß ist meist auch ein Cor pulmonale vorhanden. Bereits Einflüsse auf die Atemwege, die bei lungengesunden Patienten keine wesentliche Beeinträchtigung zur Folge hätten (zum Beispiel akute Atemwegsinfekte oder operative Interventionen), können bei diesen Patienten zu einer akuten Ateminsuffizienz führen (s. Kap. 16). Von der COLD wird das Asthma bronchiale unterschieden, das sich durch eine Reversibilität seiner Atemwegsobstruktion auszeichnet.

13.1 Chronische Bronchitis und Lungenemphysem

Ursächlich für eine chronische Bronchitis ist die langfristige Inhalation von Atemwegsnoxen. Eine chronische Bronchitis äußert sich klinisch in übermäßiger Schleimsekretion und produktivem Husten. Die akute Bronchitis unterscheidet sich von einer chronischen Bronchitis dadurch, daß sie selbstlimitierend ist und daß ein infektiöses Agens vorliegt. Die klinischen Symptome einer chronischen Bronchitis können denen eines Lungenemphysems sehr ähnlich sein, sich andererseits aber auch deutlich davon unterscheiden (Tab. 13.1). Die Prognose der chronischen Bronchitis ist schlecht. Viele Patienten versterben innerhalb von 5 Jahren nach dem erstmaligen Auftreten einer bronchitisch bedingten akuten Ateminsuffizienz.

Das Lungenemphysem ist durch eine Zerstörung des Lungenparenchyms gekennzeichnet, wodurch es zu einem Verlust der elastischen Fasern kommt (Tab. 13.1). Folge ist ein Kollaps der Atemwege während der Exspiration mit konsekutiver Erhöhung des Atemwegswiderstandes. Die Behinderung des exspiratorischen Gasflusses kann eventuell zur Bildung von Emphysemblasen (sog. Bullae) führen, die das umgebende Lungengewebe komprimieren können. Die gesteigerte Atemarbeit aufgrund des Verlustes an elastischen Fasern äußert sich in einer schweren Dyspnoe.

13.1.1 Epidemiologie

Nikotinabusus ist die Hauptursache für die Entwicklung einer COLD. Das Risiko, an den Folgen einer chronischen Bronchitis oder eines Lungenemphysems zu versterben, ist für starke Raucher (mit einem Konsum von über 25 Zigaretten pro Tag) ca. 30fach erhöht. Die Umweltverschmutzung scheint ätiologisch im Vergleich zum Zigarettenrauchen eine eher untergeordnete Rolle zu spielen. Die meisten Raucher haben eine leicht verminderte exspiratorische Atemflußrate, und bei ungefähr 10% von ihnen liegt eine chronische Einschränkung der exspiratorischen Flußrate mit einer FEV_1 (Forciertes Exspiratorisches Volumen in 1 Sekunde) von weniger als 65% des Normalwertes vor. Die Aussagekraft einer FEV_1 im Bereich von 25–75% der Vitalkapazität ist jedoch begrenzt. Welche Substanz im Zigarettenrauch krankheitsauslösend ist, konnte bislang noch nicht mit Sicherheit geklärt werden. Es ist aber wahrscheinlich, daß Partikelgröße und Gaslöslichkeit dafür entscheidend sind, welche Substan-

Tab. 13.1: Merkmale der chronischen Bronchitis bzw. des Lungenemphysems

Merkmale	Chronische Bronchitis	Lungenemphysem
Ursache der Atemwegsobstruktion	vermindertes Lumen der Atemwege durch Schleim und Entzündung	Verlust der elastischen Rückstellkräfte
Dyspnoe	mäßig	schwer
forciertes Exspirationsvolumen in 1 Sekunde (FEV_1)	vermindert	vermindert
PaO_2	stark vermindert (»blue bloater«)	leicht vermindert (»pink puffer«)
$PaCO_2$	erhöht	normal bis vermindert
Diffusionskapazität	normal	vermindert
Hämatokrit	erhöht	normal
Cor pulmonale	ausgeprägt	geringgradig
Prognose	schlecht	gut

zen sich in Trachea und großen Bronchien ablagern und zu bronchitischen Symptomen führen und welche Partikel sich in Bronchiolen und Alveolen ablagern und ein Lungenemphysem verursachen. Praktisch alle über 60jährigen Raucher weisen Symptome eines Lungenemphysems auf.

Wichtigstes Merkmal einer COLD ist eine progrediente Atemwegsobstruktion, was an einer Verminderung des FEV_1 erkennbar ist. Akute Atemwegsinfekte beeinflußen den Gesamtverlauf der Erkrankung nicht. Die Schädigung des Lungenparenchyms ist vermutlich dann irreversibel geworden, wenn bei Patienten mit chronischer Bronchitis oder Lungenemphysem eine chronische Einschränkung der Atemflußrate und eine Verminderung des FEV_1 unter den Normalbereich vorliegen. Wird der Zigarettenkonsum erst zu diesem Zeitpunkt eingestellt, kann lediglich noch die Geschwindigkeit des weiteren Verlustes an funktionsfähigem Lungengewebe gedrosselt werden.

Die Entwicklung eines Emphysems ist bei manchen Patienten auch durch ein Ungleichgewicht zwischen Proteasen und Antiproteasen bedingt. Ein Mangel an Alpha-1-Antitrypsin führt aufgrund der dadurch ungehinderten Aktivität des Enzyms Elastase zum progredienten Verlust an interstitiellen Elastinfasern und frühzeitiger Entwicklung eines Lungenemphysems. Bei ungefähr 0,1% der Bevölkerung fehlt Alpha-1-Antitrypsin vollständig. 80% dieser Patienten entwickeln ein Lungenemphysem. Patienten mit einem Alpha-1-Antitrypsin-Mangel, die zusätzlich einen Nikotinabusus betreiben, zeigen bereits 15–20 Jahre früher schwere Störungen der Atmungsfunktion als solche Patienten mit Alpha-1-Antitrypsin-Mangel, die zusätzliche Noxen vermeiden [2]. Bei 5–10% der Erwachsenen mit Alpha-1-Antitrypsin-Mangel treten Lebererkrankungen, vor allem eine Leberzirrhose auf. Heterozygot Erkrankte, deren Alpha-1-Antitrypsin-Aktivität mindestens 40% des Normalwertes beträgt, sind wahrscheinlich vor der Entwicklung eines Lungenemphysems geschützt [3]. Die meisten Zigarettenraucher weisen normale Plasmakonzentrationen an Alpha-1-Antitrypsin auf. Durch chronische Inhalation von Zigarettenrauch kann jedoch die Aktivität der Elastase in der Lunge gesteigert werden. Weiterhin können die im Zigarettenrauch enthaltenen Oxidantien das Alpha-1-Antitrypsin inaktivieren.

13.1.2 Klinische Symptomatik und Diagnostik

Chronischer Husten mit Auswurf und zunehmende Einschränkung der Belastungsfähigkeit sind die Hauptsymptome einer bleibenden Verminderung der exspiratorischen Flußrate und typisch für eine COLD (Tab. 13.1). Lungenfunktionstests sind sinnvoll, um Vorliegen, Schweregrad und Reversibilität einer Atemwegsbehinderung beurteilen sowie ein eventuelles Fortschreiten der Erkrankung erfassen zu können. Diagnosestellung und Beurteilung des Schweregrades einer COLD erfolgen zumeist mittels spirometrischer Messungen (Tab. 13.1). Charakteristisch für eine exspiratorische Atemwegsobstruktion ist die Verminderung des Verhältnisses von FEV_1 zur forcierten Vitalkapazität (FVC). Das FEV_1 beträgt bei Vorliegen einer COLD typischerweise weniger als 80% der FVC. Die alleinige Bestimmung des FEV_1 kann irreführend sein. So können niedrige FEV_1-Werte dadurch bedingt sein, daß auch die Vitalkapazität vermindert oder der Patient unkooperativ ist. Bei der Bestimmung der Lungenvolumina ergeben sich ein erhöhtes Residualvolumen und häufig auch eine erhöhte funktionelle Residualkapazität (FRC) (Abb. 13.1). Für die Vergrößerung des Residualvolumens (RV) sind die Verlangsamung des exspiratorischen Gasflusses und das sogenannte «air trapping» distal der kollabierten Atemwege verantwortlich. Eine Erhöhung des RV und der FRC können bei Patienten mit ausgeprägter COLD auch von Vorteil sein, da es hierdurch zu einer Vergrößerung des Durchmessers und zu einer Stabilitätszunahme der Atemwege kommt. Außerdem sind die elastischen Retraktionskräfte dann in der Ausatemphase erhöht. Erkauft werden diese Vorteile eines erhöhten RV und einer vergrößerten FRC allerdings durch eine erhöhte Atemarbeit.

Selbst bei fortgeschrittener COLD sind eventuell nur minimale radiomorphologische Veränderungen nachweisbar. Erhöhte Strahlentransparenz der Lungen infolge verminderter peripherer Lungengefäßzeichnung und erhöhten Luftgehaltes des Lungenparenchyms (mit Abflachung der Zwerchfellkuppel und vertikal ausgerichteter Herzsilhouette) lassen an ein Emphysem denken. Finden sich zusätzlich Emphysemblasen, ist die Diagnose eines Lungenemphysems als gesichert anzusehen. Emphysemblasen

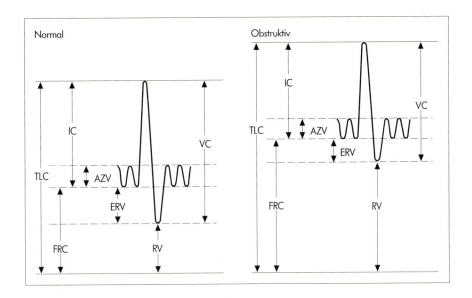

Abb. 13.1: Darstellung der Lungenvolumina bei Patienten mit einer chronisch obstruktiven Lungenerkrankung bzw. beim Lungengesunden. Liegt eine obstruktive Lungenerkrankung vor, dann ist die Vitalkapazität (VC) normal bis vermindert, das Residualvolumen (RV) und die funktionelle Residualkapazität (FRC) sind erhöht, die totale Lungenkapazität (TLC) ist normal bis erhöht, und das Verhältnis von Residualvolumen zu totaler Lungenkapazität (RV/TLC) ist erhöht. Atemzugvolumen (AZV), inspiratorische Kapazität (IC), exspiratorisches Reservevolumen (ERV).

lassen sich jedoch nur bei einem geringen Prozentsatz der Emphysematiker nachweisen. Eine eventuell bestehende chronische Bronchitis kann nur selten aufgrund eines Röntgenthoraxbildes diagnostiziert werden.

Eine arterielle Blutgasanalyse ist normalerweise zur Differenzierung der Patienten mit fortgeschrittenem COLD notwendig. Es wird zwischen den sogenannten «pink puffern» (mit einem PaO_2 von mehr als 60 mm Hg und einem normalen $PaCO_2$) und den sogenannten «blue bloatern» (mit einem PaO_2 unter 60 mm Hg, einem $PaCO_2$ über 45 mm Hg und Zeichen eines Cor pulmonale) unterschieden (Tab.13.1). Die «pink puffer» zeigen normalerweise Symptome eines ausgeprägten Emphysems, während eine chronische Bronchitis häufiger zur Diagnose eines «blue bloaters» gehört. Sowohl «pink puffer» als auch «blue bloater» weisen zumeist einen chronischen Nikotinabusus auf, und die meisten dieser Patienten bieten Symptome sowohl eines Lungenemphysems als auch einer chronischen Bronchitis. Patienten mit arterieller Hypoxämie und Hyperkapnie («blue bloater») entwickeln mit großer Wahrscheinlichkeit einen pulmonalvaskulären Hochdruck und schließlich ein Cor pulmonale. Bei den «pink puffern» kommt es aufgrund der für ein Emphysem typischen alveolären Zerstörungsprozesse mit Verlust an Lungenkapillaren zu einer Verminderung der Diffusionskapazität für Kohlenmonoxid. Da bei «pink puffern» die arterielle Hypoxämie nicht sehr ausgeprägt ist und auch die pulmonale Vasokonstriktion minimal ist, entwickelt sich bei diesen Patienten weder eine sekundäre Polyglobulie noch ist die Entwicklung eines Cor pulmonale wahrscheinlich.

13.1.3 Therapie

Die einzig sinnvolle Maßnahme bei Patienten mit COLD besteht darin, den Nikotinabusus zu beenden und längerfristig Sauerstoff zu verabreichen, falls eine arterielle Hypoxämie vorliegt. Eine zusätzliche Sauerstoffgabe wird üblicherweise empfohlen, falls der PaO_2 unter 60 mm Hg beträgt, der Hämatokrit über 55% liegt und Symptome eines Cor pulmonale bestehen. Ziel ist es, eine arterielle Sauerstoffsättigung (SaO_2) von über 90% (PaO_2 60–80 mm Hg) zu erreichen, was normalerweise mit einer Sauerstoffgabe von 2 l/min über eine Nasensonde erzielt werden kann. Die individuell nötige Sauerstoffzufuhr pro Minute sollte mit Hilfe arterieller Blutgasanalysen ermittelt werden. Bei manchen Patienten mit akuter Exazerbation einer COLD kann eine endotracheale Intubation und maschinelle Beatmung dadurch vermieden werden, daß mittels einer dichtgeschlossenen Gesichtsmaske ein positiver inspiratorischer Druck erzeugt wird [4].

Durch Gabe eines Bronchodilatators kann der exspiratorische Atemfluß bei COLD-Patienten selten um mehr als 10% verbessert werden. Bei Patienten mit chronischer Bronchitis und/oder Lungenemphysem scheint der Einsatz von Anticholinergika effektiver zu sein als bei Patienten mit Asthma bronchiale. Bei einer akuten Verschlechterung mit Dyspnoe, verstärkter Bronchialsekretion und eitrigem

Auswurf ist die Gabe von Breitspektrumantibiotika (wie zum Beispiel Ampicillin, Cephalosporin, Erythromycin oder Tetracycline) angezeigt [5]. Bei bestimmten Patienten erscheint auch eine jährliche Grippeschutzimpfung von Vorteil.

Bei Patienten mit Cor pulmonale und Rechtsherzinsuffizienz kann eine medikamentös induzierte Diuresesteigerung in Betracht gezogen werden. Versuche, eine medikamentöse Vasodilatation im Bereich der Pulmonalarterie mit beispielsweise Hydralazin oder Nifedipin durchzuführen, erbrachten keinen nachweisbaren Vorteil. Diese Substanzen können aber zu unerwünschter systemischer Hypotension und Abnahme der Nierendurchblutung führen [5]. Um den pulmonalvaskulären Gefäßwiderstand möglichst stark zu senken und einer übermäßigen Erythropoese mit nachfolgender Erhöhung der Blutviskosität vorzubeugen, erwies sich die chronische Sauerstoffzufuhr mit Besserung der arteriellen Hypoxämie wirksamer als alle medikamentösen Maßnahmen. Durch körperliche Trainingsprogramme kann die Belastungsfähigkeit von Patienten mit COLD erhöht werden. Nachweisbare Auswirkungen auf die FEV_1 sind hierdurch jedoch nicht erreichbar. Nach Beendigung des Trainingsprogrammes kommt es bei diesen Patienten schnell wieder zu einer Abnahme der Leistungsfähigkeit.

13.1.4 Präoperative Beurteilung

Bei der präoperativen Beurteilung eines Patienten mit COLD sollte der Schweregrad der Erkrankung beurteilt und geklärt werden, ob eventuell reversible Störungen wie Bronchospasmus oder Infektionen vorliegen. Durch konsequente präoperative Behandlung einer COLD können Inzidenz und Schweregrad postoperativer Lungenfunktionsstörungen vermindert werden [6, 7]. Anamnese, Lungenfunktionstests, Bestimmung von arteriellen Blutgaswerten und ph-Wert sind hilfreiche Parameter, um Schweregrad und anästhesiologische Relevanz der COLD vor Elektiveingriffen einschätzen zu können [8]. Bei Vorliegen von Atemnot (insbesondere einer Ruhedyspnoe) sowie Husten und Auswurf sollten eine Lungenfunktionsprüfung und arterielle Blutgasanalyse durchgeführt werden. Die Bestimmung des Verhältnisses von FEV_1 zu FVC scheint hilfreich zu sein, um den Schweregrad einer COLD und die Fähigkeit zum effektiven Abhusten von Sputum beurteilen zu können. Eine Hyperkapnie ist bei diesen Patienten unwahrscheinlich, solange das Verhältnis FEV_1/FVC nicht weniger als 0,35 beträgt. Bei einem präoperativen $PaCO_2$-Wert von über 50 mm Hg sollte von einem Elektiveingriff möglichst Abstand genommen werden, da hierbei das Risiko eines postoperativen Lungenversagens erhöht sein kann [9]. Präoperativ ist es wichtig, ein eventuell vorliegendes Cor pulmonale zu erkennen und eine zusätzliche Sauerstoffgabe einzuleiten. Mittels medikamentöser Diuresesteigerung und Einsatz positiv inotroper Substanzen kann bei COLD-Patienten die Herzfunktion verbessert werden, obwohl beim Cor pulmonale keine eigentliche kardiale Funktionsstörung vorliegt. Akute bakterielle Infekte müssen mit Hilfe geeigneter Antibiotika ausgeheilt werden, insbesondere wenn diese mit einer Hyperkapnie einhergehen. Produziert der Patient eitriges Sputum, so weist dies auf eine akute Infektion hin und stellt die Indikation für eine antibiotische Therapie dar. Liegt kein akuter Infekt vor, so sollte der Einsatz von Antibiotika unterbleiben, da hierdurch eine Selektion multiresistenter Bakterien und Pilze begünstigt werden kann. Um das Abhusten von tracheobronchialem Sekret zu erleichtern, eignen sich Physiotherapie und ausreichende Flüssigkeitszufuhr.

Zur präoperativen Kräftigung der Atemmuskulatur tragen eine ausgewogene Ernährung und die Behandlung einer vorbestehenden Hypokaliämie bei. Um postoperativ eine optimale Kooperation des Patienten zu gewährleisten, sollte der Patient mit den für die postoperative Atemtherapie vorgesehenen Gerätschaften und Techniken bereits präoperativ vertraut gemacht werden. Die Inzidenz postoperativer pulmonaler Komplikationen konnte durch den Einsatz einer intermittierenden Überdruckbeatmung (IPPB) nicht signifikant verringert werden [10].

Nach erfolgter Therapie mit Antibiotika und Bronchodilatatoren sollte eine Wiederholung von Lungenfunktionstests und arterieller Blutgasanalyse veranlaßt werden. Im Idealfall haben sich verminderte exspiratorische Atemflußrate und erhöhter $PaCO_2$-Wert fast wieder normalisiert, und die Sputumproduktion sollte vermindert sein. Ein auskultatorisch nachweisbares Giemen sollte rückläufig oder nicht mehr nachweisbar sein. In Hinblick auf die postoperative pulmonale Komplikationsrate weisen so vorbereitete COLD-Patienten vermutlich einen deutlich günstigeren Verlauf auf.

Nikotinabstinenz

COLD-Patienten, die Zigaretten rauchen, haben ein höheres postoperatives Risiko in bezug auf pulmonale Komplikationen als COLD-Patienten, die nicht rauchen [11]. Daher scheint es dringend angeraten, das Rauchen perioperativ einzustellen, obwohl das präoperative Abstinenzintervall oft nicht ausreicht, um regenerative Lungenveränderungen erwarten zu können. Die negativen Auswirkungen von inhaliertem Kohlenmonoxid auf die Sauerstoffbindungskapazität des Blutes und von Nikotin auf das Herz-Kreislaufsystem sind jedoch nur von kurzer Dauer. Die Eliminationshalbwertszeit von Kohlenmonoxid beispielsweise beträgt ungefähr 4–6 Stunden, so daß ein rauchfreies Intervall von 12–18 Stunden zu einer deutlichen Verminderung der Kohlenmonoxidspiegel führt. Eine kohlenmonoxidbedingte Gewebehypoxie kann durch eine entsprechende

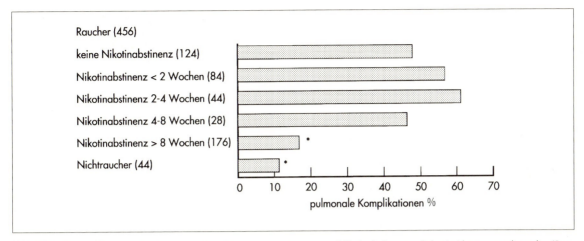

Abb. 13.2: Dargestellt ist die Beziehung zwischen Dauer einer präoperativen Nikotinabstinenz und der Inzidenz von pulmonalen Komplikationen nach aortokoronaren Bypass-Operationen. Bei diesen Operationen ist die Inzidenz postoperativer pulmonaler Komplikationen vermindert, wenn eine präoperative Nikotinabstinenz von länger als 8 Wochen eingehalten wird.
(Aus: Warner MA, Divertie MB, Tinker JH. Preoperative cessation of smoking and pulmonary complications in coronary artery bypass graft patients. Anesthesiology 1984; 60: 380–383; mit freundlicher Genehmigung.)

Karenzzeit beseitigt und eine Normalisierung der Sauerstoffdissoziationskurve dadurch erzielt werden. Nach 12stündiger Nikotinabstinenz steigt der P_{50}-Wert von 22,9 mm Hg auf 26,4 mm Hg, und der Plasmaspiegel für Karboxyhämoglobin (COHb-Konzentration) vermindert sich von 6,5% auf 1,1% [12]. Erhöhte COHb-Konzentrationen können zu falsch hohen pulsoxymetrisch gemessenen Sättigungswerten führen. Es ist jedoch unwahrscheinlich, daß die durch Rauchen bedingten relativ niedrigen COHb-Konzentrationen zu einer gravierenden falsch hohen Sauerstoffsättigung führen. Kohlenmonoxid kann negativ inotrop auf das Herz wirken. Nikotinbedingte sympathomimetische Wirkungen am Herzen sind mit einer Wirkdauer von 20–30 Minuten nur vorübergehender Natur. Es zeigte sich, daß durch kurzzeitige Nikotinabstinenz – trotz günstiger Einflüsse auf die COHb-Konzentration – die Inzidenz postoperativer Lungenfunktionsstörungen nicht vermindert wird.

Zigarettenrauchen führt zu übermäßiger bronchialer Schleimproduktion, beeinträchtigter mukoziliarer Transportkapazität und Verengung der kleinen Atemwege. Während sich eine kurzzeitige Nikotinabstinenz günstig auf die COHb-Konzentration auswirkt, lassen sich eine verbesserte Funktion der Flimmerepithelien, ein positiver Einfluß auf die kleinen Luftwege und eine verminderte Sputumbildung erst nach mehreren Wochen nachweisen. Untersuchungen nach koronarchirurgischen Eingriffen zeigten, daß hierbei erst durch ein nikotinfreies Intervall von über 8 Wochen die postoperative Inzidenz pulmonaler Komplikationen vermindert werden kann [13] (Abb. 13.2).

Bestimmte Substanzen im Zigarettenrauch beeinflussen die körpereigene Immunabwehr. Die Beeinträchtigung der Immunabwehr durch Narkose und Operation kann hierdurch unter Umständen noch verstärkt werden. Um eine normale Immunabwehr wiederzuerlangen, ist eine Nikotinabstinenz von mindestens 6 Wochen erforderlich [9]. Manche Inhaltsstoffe des Tabakrauches stimulieren bestimmte Leberenzyme, wodurch der postoperative Schmerzmittelbedarf beeinflußt werden kann. Die Aktivität der Leberenzyme normalisiert sich erst nach 6–8 Wochen. Paradoxerweise ist die Inzidenz tiefer Beinvenenthrombosen bei Rauchern nach einem Herzinfarkt oder nach Eingriffen im Unterbauch deutlich niedriger als bei Nichtrauchern [14, 15]. Dies überrascht um so mehr, als bei chronischem Zigarettenkonsum Hämatokrit und Blutviskosität häufig erhöht sind. Dieses Phänomen könnte dadurch bedingt sein, daß Raucher im Rahmen eines Nikotinentzugs unruhiger sind und sich daher mehr bewegen als Nichtraucher. Das Risiko einer venösen Stase könnte hierdurch vermindert sein [15].

Rauchern sollte vor elektiven Eingriffen dringend angeraten werden, ihren Zigarettenkonsum einzustellen. Sogar eine kurzzeitige Abstinenz vermag die Sauerstoffbindungskapazität des Blutes zu verbessern. Der Einwand, daß die Zeit bis zum Eingriff zu kurz sei, ist nicht überzeugend. Nachgewiesene Vorteile einer Nikotinabstinenz sollten nicht theoretischen Überlegungen weichen, wie z.B. dem Argument, daß das Sputum nach abruptem Einstellen des Nikotinkonsums möglicherweise zäher und damit für den Patienten schwerer abzuhusten sei.

13.1.5 Narkoseführung

Bei Patienten mit einer COLD müssen nicht unbedingt bestimmte Medikamente oder Anästhesieverfahren bevorzugt werden. Für Eingriffe, bei denen die Peritonealhöhle nicht eröffnet wird oder für Operationen an den Extremitäten sind Regionalanästhesieverfahren am besten geeignet [7, 16]. Für

Unterbauchoperationen sind Regionalanästhesie und eine Vollnarkose gleich gut geeignet. Bei Oberbauch- und Thoraxeingriffen stellt die Intubationsnarkose das Verfahren der Wahl dar.

Wichtiger als die im Einzelfall gewählte Medikamentenkombination und Anästhesietechnik ist, daß sich der Anästhesist über die postoperativ erhöhte Anfälligkeit dieser Patienten für eine akut auftretende Ateminsuffizienz bewußt ist. Daher kann es – insbesondere nach großen operativen Eingriffen – notwendig sein, die Patienten weiterhin zu beatmen. Die Anlage eines Periduralkatheters und seine Bedienung mit Lokalanästhetika oder Opioiden kann bei diesen Patienten im Rahmen der postoperativen Schmerztherapie sinnvoll sein. Die Patienten können dadurch normalerweise schmerzfrei durchatmen, und eine frühzeitige Extubation wird eventuell möglich. Die dämpfenden Nebenwirkungen systemisch verabreichter Analgetika auf Atmung und Vigilanz werden hiermit umgangen.

Regionalanästhesie

Bei Patienten mit COLD bieten sich Regionalanästhesieverfahren nur dann an, falls keine zusätzlichen sedierenden Medikamente benötigt werden. Es muß z.B. beachtet werden, daß diese Patienten extrem empfindlich auf atemdepressive Nebenwirkungen einer systemischen Medikation reagieren können. Bei sehr ängstlichen Patienten können jedoch kleine intravenöse Dosen eines Benzodiazepins (z.B. Midazolam in Repetitionsdosen von 1–2 mg) verabreicht werden, ohne daß mit einem größeren Risiko einer Atemdepression gerechnet werden muß. Vor allem ältere Patienten reagieren gelegentlich auf die Gabe anxiolytischer Medikamente besonders empfindlich mit einer stärker ausgeprägten Atemdepression. Nicht zu empfehlen sind Regionalanästhesietechniken mit einer Ausbreitung des sensiblen Niveaus über das Segment Th6, da hierbei das exspiratorische Reservevolumen deutlich abfallen kann. Wichtigste Nebenwirkung einer dadurch bedingten Abnahme der exspiratorischen Strömungsgeschwindigkeit ist, daß nicht mehr effektiv abgehustet werden kann. Es kann hierdurch zu einer verminderten Sekret-Clearance kommen.

Allgemeinanästhesie

Eine Allgemeinanästhesie bei Patienten mit COLD wird zumeist mit einem volatilen Anästhetikum, kontrollierter maschineller Beatmung und mit befeuchtetem Inspirationsgemisch durchgeführt. Volatile Anästhetika sind deshalb von Vorteil, da sie schnell über die Lungen abgeatmet werden. Dadurch kann in der unmittelbar postoperativen Phase die Gefahr einer Atemdepression vermindert werden. Die volatilen Anästhetika sind auch aufgrund ihrer bronchodilatatorischen Fähigkeiten günstig. Die volatilen Anästhetika Halothan, Enfluran und Isofluran sind bei Patienten mit COLD gleich gut geeignet.

Zusätzlich zum volatilen Anästhetikum wird meist auch Lachgas (N_2O) verabreicht. Beim Einsatz von Lachgas muß beachtet werden, daß es auch in Emphysemblasen gelangt. Es ist denkbar, daß Lachgas zu einer Volumenzunahme und Ruptur von Emphysemblasen und zu einem Spannungspneumothorax führen kann [17]. Ein weiterer Nachteil der Lachgaszugabe besteht darin, daß hierbei die inspiratorische Sauerstoffkonzentration nicht hoch eingestellt werden kann. In diesem Zusammenhang sei nochmals darauf hingewiesen, daß Inhalationsanästhetika eine regionale hypoxiebedingte Konstriktion von Lungengefäßen (hypoxische Vasokonstriktion = Euler-Liljestrand Reflex) möglicherweise abschwächen können. Die Folge kann eine Erhöhung des intrapulmonalen Rechts-Links-Shunts sein. Daher ist eventuell eine erhöhte inspiratorische Sauerstoffkonzentration notwendig, um diese möglicherweise auftretenden Nebenwirkungen volatiler Anästhetika auszugleichen. Eine anästhetikabedingte Blockade des Euler-Liljestrand Reflexes konnte allerdings in einigen Studien nicht bestätigt werden.

Für die Aufrechterhaltung einer Narkose erscheinen Opioide bei COLD-Patienten weniger geeignet. Opioide können aufgrund ihrer langsamen Inaktivierung durch die Leber und ihrer langsamen Ausscheidung über die Nieren zu einer längerdauernden Atemdepression führen. Auch Thiopental und Midazolam zeigen bei Patienten mit COLD – im Gegensatz zu lungengesunden Patienten – eine verlängerte Wirkdauer [18]. Bei einer Opioidnarkose wird eine hohe inspiratorische Lachgaskonzentration benötigt, um eine Amnesie sicherzustellen. Einerseits wird also eine hohe Lachgaskonzentration, andererseits aber oft auch eine hohe inspiratorische Sauerstoffkonzentration notwendig. Dies schließt sich jedoch gegenseitig aus.

Während der Narkose ist eine Befeuchtung der Atemgase wichtig, um ein Austrocknen der Atemwege zu verhindern. Es sollte bedacht werden, daß durch einen Endotrachealtubus nahezu der gesamte physiologische Befeuchtungsmechanismus der Atemwege ausgeschaltet wird. Hohe Gasflußraten steigern die Austrocknung der Atemwege noch mehr und verlangen eine entsprechende Befeuchtung. Trotz ausreichender Befeuchtung können die Atemwegssekrete stark austrocknen, falls perioperativ nicht auf eine ausreichende Flüssigkeitszufuhr geachtet wird.

Um eine optimale Oxygenierung bei COLD-Patienten sicherzustellen, sollte bei Durchführung einer Allgemeinanästhesie stets eine kontrollierte Beatmung vorgenommen werden [9]. Durch ein hohes Atemzugvolumen (10–15 ml/kg Kg) in Verbindung mit einem niedrigen Inspirationsflow kann die Gefahr von Turbulenzen in den Atemwegen minimiert und ein optimales Ventilations-Perfusions-

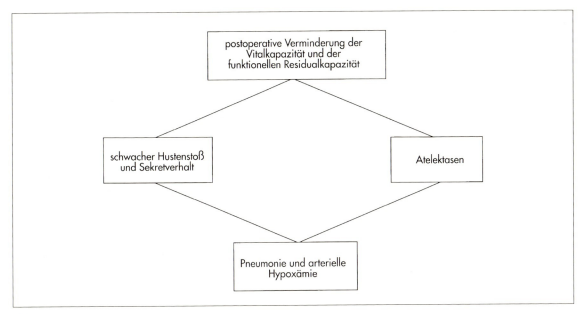

Abb. 13.3: Pathogenese von postoperativen pulmonalen Komplikationen.

Verhältnis aufrechterhalten werden. Eine langsame Beatmungsfrequenz (von 6–10 Atemzügen in der Minute) ermöglicht einen ausreichenden venösen Rückstrom zum Herzen und führt seltener zu einer unerwünschten Hyperventilation mit entsprechendem Abfall des endexspiratorischen $PaCO_2$-Wertes. Bei einer niedrigen Beatmungsfrequenz besteht auch genügend Zeit für eine vollständige Ausatmung. Dies ist insbesondere dann wichtig, wenn bei COLD-Patienten ein «air-trapping» minimiert werden soll. Bei Patienten mit Emphysemblasen muß mit einem eventuell auftretenden Barotrauma gerechnet werden, vor allem dann, wenn hohe Atemwegsdrücke notwendig sind, um eine ausreichende Ventilation zu erzielen. Im Vergleich zu einer Beatmung mit positivem endexspiratorischem Druck (PEEP) hat die Anwendung von hohen Atemhubvolumina und niedrigen Atemfrequenzen den Vorteil, daß die Oxygenierung des Blutes vergleichbar gut ist, aber die kardiovaskulären Nebenwirkungen der PEEP-Beatmung nicht auftreten. Falls der Patient während der Narkose spontan atmet, so muß beachtet werden, daß die atemdepressive Wirkung von Halothan und vermutlich auch der anderen Inhalationsanästhetika bei Patienten mit COLD ausgeprägter ist als bei lungengesunden Patienten [9]. Unabhängig davon, welche intraoperative Beatmungsform gewählt wird, die objektive Beurteilung und Einstellung der Beatmungsparameter kann nur anhand von 1. intermittierenden arteriellen Blutgas- und pH-Wertmessungen, 2. kontinuierlicher pulsoxymetrischer Sättigungsmessung und 3. kontinuierlicher endexspiratorischer Kohlendioxidmessung mittels Kapnometrie erreicht werden.

13.1.6 Postoperative Überwachung

Patienten mit einer COLD haben ein erhöhtes Risiko, postoperativ ein akutes Lungenversagen zu entwickeln. Das Hauptaugenmerk der postoperativen Überwachung muß deshalb darauf gerichtet sein, Inzidenz und Schweregrad pulmonaler Komplikationen zu minimieren. Die Inzidenz postoperativer Lungenkomplikationen ist besonders bei solchen Patienten erhöht, bei denen die COLD bereits präoperativ mit gesteigerter Sputumproduktion, verminderter Vitalkapazität bzw. erniedrigter FEV_1 einhergeht. Die Inzidenz postoperativer pulmonaler Komplikationen ist schwer anzugeben, da es bisher keine allgemeingültige Definition dafür gibt, was unter postoperativen pulmonalen Komplikationen alles subsumiert wird. Postoperativ verminderte Lungenvolumina (wie erniedrigte Vitalkapazität und erniedrigte funktionelle Residualkapazität) hemmen ein effektives Abhusten von Tracheobronchialsekret und begünstigen den Kollaps von Alveolen. Atelektasenbildungen, die zu Pneumonie und Abfall des Sauerstoffpartialdruckes führen, stellen die häufigsten postoperativen pulmonalen Komplikationen dar (Abb. 13.3).

Wie nicht anders zu erwarten, treten nach Oberbaucheingriffen – aufgrund der starken Beeinträchtigung der Atemmechanik – pulmonale Komplikationen am häufigsten auf [19]. Nach Oberbaucheingriffen fällt die Vitalkapazität am OP-Tag um 40% unter den präoperativ gemessenen Wert ab. Die Ausgangswerte werden erst wieder nach 10 bis 14 Tagen erreicht. Demgegenüber fällt die FRC erst ca. 16 Stunden nach Oberbauchoperationen ab, was vermutlich auf das veränderte Atemmuster in der

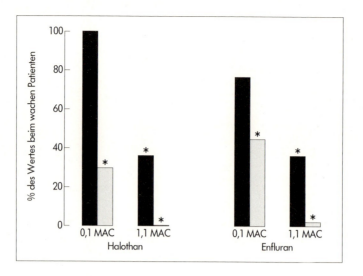

Abb. 13.4: Halothan und Enfluran weisen einen konzentrationsabhängigen Einfluß auf die ventilatorische Antwort bei Hyperkapnie (dunkle Balken) und Hypoxie (gestrichelte Balken) auf.
*p < 0,05 im Vergleich zum Wachzustand.
(Daten modifiziert nach: Knill RL, Clement JL. Variable effects of anesthetics on the ventilatory response to hypoxemia in man. Can Anesth Soc J 1982; 29: 93–99; mit freundlicher Genehmigung.)

postoperativen Phase zurückzuführen ist. Selbst durch eine optimale postoperative Analgesie kann die FRC und VC nicht normalisiert werden. Auch das spricht dafür, daß ein operatives Trauma in Kombination mit einem veränderten Atemmuster für die nach Oberbaucheingriffen typischerweise verminderten Lungenvolumina mitverantwortlich sind [20].

Ein in der unmittelbar postoperativen Phase verminderter PaO_2- und erhöhter $PaCO_2$-Wert können häufig auf einen Überhang von Narkosemitteln zurückgeführt werden. Anästhetika können sowohl die hypoxische Vasokonstriktion (Euler-Liljestrand Reflex) negativ beeinflussen, als auch die durch eine Hypoxie und Hyperkapnie normalerweise ausgelöste Steigerung des Atemantriebs abschwächen [21] (Abb. 13.4). Bleibt ein verminderter Sauerstoffpartialdruck über die frühe postoperative Periode hinaus bestehen, so ist dies am häufigsten auf eine gestörte Atemmechanik zurückzuführen. Dafür spricht die erniedrigte FRC bei diesen Patienten [19]. Wie bereits erwähnt, beeinträchtigen Oberbaucheingriffe die FRC am stärksten und führen daher zu einem ausgeprägten PaO_2-Abfall. Die durch einen Abfall der FRC beeinträchtigte Oxygenierung erreicht erst 10 bis 14 Tage nach der Operation wieder die präoperativen Ausgangswerte. Bislang gibt es keine eindeutigen Beweise dafür, daß eine bestimmte Schnittführung beim Hautschnitt (horizontal oder vertikal) im Hinblick auf die Inzidenz postoperativ auftretender Lungenkomplikationen zu bevorzugen ist [22].

Vermutlich bestehen zwischen den verschiedenen Narkosemitteln und -techniken keine signifikanten Unterschiede, was die Inzidenz postoperativer Lungeninfektionen betrifft [19]. Einige Untersuchungen ergaben, daß Patienten mit COLD nach einer Vollnarkose eine erhöhte Inzidenz an akuter Ateminsuffizienz aufweisen. Dies läßt sich jedoch wahrscheinlich darauf zurückführen, daß sich eine Regionalanästhesie aufgrund von Art oder Lokalisation des Eingriffs verbot und eine Allgemeinnarkose nötig war. Unklarheit besteht weiterhin darüber, ob ein Zusammenhang zwischen Operationsdauer und Inzidenz postoperativer pulmonaler Komplikationen besteht. In einigen Studien wurde eine positive Korrelation zwischen Operationsdauer und Entwicklung von Lungenkomplikationen gefunden [19].

Prophylaktische Maßnahmen gegen postoperative pulmonale Komplikationen

Ziel prophylaktischer Maßnahmen zur Vermeidung postoperativer pulmonaler Komplikationen bei Patienten mit COLD ist es, die erniedrigten Lungenvolumina zu erhöhen, ein effektives Abhusten zu ermöglichen und dadurch den Abtransport der Tracheobronchialsekrete aus den Atemwegen zu verbessern. Da die funktionelle Residualkapazität (FRC) unter anästhesiologischen Gesichtspunkten das wichtigste Lungenvolumen darstellt, steht ihre Beurteilung und Verbesserung postoperativ im Mittelpunkt der Therapie. Maßnahmen, die einen Abfall der FRC verhindern oder sie gar steigern können, verbessern dadurch sowohl die Atemmechanik als auch den Gasaustausch (Tab. 13.2). Bereits die Tatsache, daß es eine große Auswahl therapeutischer Ansätze zur Prophylaxe postoperativer Lungenkomplikationen gibt, deutet darauf hin, daß es bisher keine Maßnahme der ersten Wahl gibt. Der beste klinische Erfolg zeigt sich oft dann, wenn die zur Verfügung stehenden Maßnahmen kombiniert werden. Zusätzlich tragen auch Ort und Dauer des operativen Eingriffes zur postoperativen Morbidität dieser Patienten bei [23].

Tab. 13.2: Postoperative Maßnahmen zur Verminderung der Inzidenz pulmonaler Komplikationen

postoperative Nachbeatmung
rückenmarktnahe Opioidgabe und/oder Blockaden
transkutane elektrische Nervenstimulation
physikalische Therapie
Deep Breath Exercise
Incentive Spirometrie

Maschinelle Nachbeatmung

Bei Patienten mit schwerer COLD kann es nötig sein, die maschinelle Beatmung in der unmittelbar postoperativen Phase fortzuführen, wenn sie sich größeren Oberbauchoperationen oder thoraxchirurgischen Eingriffen unterziehen müssen [19]. Bei Patienten, bei denen der präoperative Quotient FEV_1/FRC unter 0,5 beträgt, wird in der frühen postoperativen Phase nach Oberbauch- oder Thoraxeingriffen oft eine maschinelle Nachbeatmung notwendig [6]. Auch wenn präoperativ der Kohlendioxidpartialdruck ($PaCO_2$) über 50 mm Hg beträgt, muß postoperativ häufig maschinell nachbeatmet werden. Beachtet werden muß jedoch, daß präoperativ eventuell falsch niedrige $PaCO_2$-Werte gemessen wurden, falls während der arteriellen Punktion eine schmerzbedingte Hyperventilation mit Hypokapnie ausgelöst wurde. Eine erhöhte Plasmabikarbonatkonzentration bei gleichzeitig niedrigem oder normalem arteriellen $PaCO_2$-Wert weist darauf hin, daß eine chronische Hyperkapnie durch eine akute Hyperventilation kompensiert wurde. Wenn der arterielle CO_2-Partialdruck chronisch erhöht ist, so sollte er nicht akut normalisiert werden. Eine plötzliche Erniedrigung des Kohlendioxidgehaltes im Blut kann zu einer Alkalose führen, da das Bikarbonat nur langsam über die Nieren ausgeschieden wird. Herzrhythmusstörungen und eine Stimulierung des ZNS bis hin zu zerebralen Krampfanfällen sind mögliche Folgen einer solchen Alkalose.

Wenn postoperativ eine maschinelle Beatmung nötig wird, sollten das Beatmungsgerät und die inspiratorische Sauerstoffkonzentration so eingestellt werden, daß der PaO_2 zwischen 60–100 mm Hg liegt und der angestrebte $PaCO_2$ einen pH-Wert von 7,35 bis 7,45 garantiert. Bis diese Parameter postoperativ durch eine arterielle Blutgasanalyse kontrolliert und ggf. korrigiert werden können, wird normalerweise mit mindestens 50% Sauerstoff, einem Atemzugvolumen von 10–15 ml/kg KG und einer Atemfrequenz von 6–10/min beatmet. Der Einsatz eines positiv endexspiratorischen Druckes (PEEP) kann notwendig werden, falls der arterielle PaO_2 trotz 50% Sauerstoff im Einatmungsgemisch nicht über 60 mm Hg steigt. Hierbei muß jedoch beachtet werden, daß bei Patienten mit chronisch obstruktiver Lungenerkrankung ein positiver endexspiratorischer Druck zu verstärktem «airtrapping» führen kann. Die Entscheidung, ob eine maschinelle Beatmung beendet und der Patient extubiert werden kann, richtet sich nach dem klinischen Status und der Bestimmung objektiver Lungenfunktionsparameter.

Schmerztherapie

Eine postoperative Schmerztherapie mittels periduraler Opioidgabe erlaubt bei vielen Patienten, bei denen ansonsten eine systemische Opioid- und Sedativagabe nötig wäre, um eine längerfristige maschinelle Beatmung zu tolerieren, eine frühzeitige Extubation [24]. Bei der periduralen Analgesie mit Opioiden werden – im Gegensatz zur Gabe von Lokalanästhetika – keine sympathischen und propriozeptiven Nerven blockiert. Deshalb können Patienten, die peridural Opioide erhalten, frühzeitig wieder mobilisiert werden. Diese frühzeitige Mobilisierung ist sinnvoll, um die funktionelle Residualkapazität und damit die arterielle Oxygenierung zu verbessern. Die bessere Oxygenierung ist wahrscheinlich Folge eines verbesserten Ventilations-Perfusions-Verhältnisses. Eine peridurale Opioidgabe ist auch sinnvoll, um die FEV_1 nach Eingriffen im Thorax oder Oberbauch wieder den präoperativen Werten anzunähern [24]. Treten trotz peridural verabreichter Opioide akute Schmerzspitzen auf, kann der Einsatz systemisch verabreichter Opioide notwendig werden. Die «patientenkontrollierte Analgesie» (PCA) scheint eine sinnvolle Ergänzung zur periduralen Gabe von Opioiden darzustellen. Bei der periduralen Opioidgabe kommt es gelegentlich zur Sedierung der Patienten, und selten kann ca. 6–12 Stunden nach periduraler Opioidgabe eine verzögerte Atemdepression auftreten. Vermutlich werden peridural applizierte Opioide in den Subarachnoidalraum resorbiert und können letztlich mit der physiologischen Liquorzirkulation langsam nach kranial bis in den Bereich des vierten Ventrikels und des Atemzentrums transportiert werden. Diese verzögert auftretende Atemdepression ist vor allem bei 1. älteren Patienten, 2. bei Patienten, die bisher keine Opioidtherapie erhielten, 3. bei Patienten, denen zusätzlich systemisch Opioide verabreicht wurden und 4. bei solchen Patienten, bei denen ein gut wasserlösliches Opioid verwendet wurde, zu befürchten. Durch die peridurale Gabe eines Lokalanästhetikums kann zwar eine gute Analgesie erreicht werden, durch Blockade der sympathischen und sensiblen Nerven kann jedoch eine orthostatische Hypotension verursacht werden. Diese Nebenwirkung behindert eine frühzeitige Mobilisierung der Patienten. Eine weitere Möglichkeit zur Analgesie nach Thorax- und Oberbaucheingriffen besteht darin, ein Lokalanästhetikum über einen Katheter in den Pleuraraum zu injizieren [25]. Hierbei ist jedoch eine starke Resorption des intrapleural applizierten Lokalanästhetikums zu befürchten, was als allgemein bekannte Nebenwirkung der intrapleuralen Schmerztherapie beschrieben ist.

Eine weitere wirkungsvolle Methode der postoperativen Schmerztherapie stellt die bei eröffnetem Thorax von intrathorakal durchgeführte Blockade der Interkostalnerven am Ende eines thoraxchirurgischen Eingriffes dar. Nach intrathorakalen Blockaden wurden allerdings vereinzelt Blutdruckabfälle und sogar eine totale Spinalanästhesie beschrieben [26, 27]. Die Ursache des Blutdruckabfalls ist nicht klar. Eine hierbei beschriebene totale Spinalanästhesie entstand wahrscheinlich durch Diffusion des Lokalanästhetikums entlang der Nervenscheiden in den Subarachnoidalraum. Das klinische Bild einer totalen spinalen Anästhesie ist nur schwer von dem einer unbemerkten, intraoperativ aufgetretenen zerebralen Hypoxie zu unterscheiden. Postoperativ sind diese Patienten schlaff und apnoisch, ihre Pupillen sind weit und lichtstarr. Bei einer beidseitigen Interkostalblockade ist es unter Umständen auch möglich, daß die Fähigkeit des Patienten zum Abhusten und damit die Effektivität der Sekret-Clearance eingeschränkt sind.

Die transkutane elektrische Nervenstimulation (TENS) ist aufgrund ihrer Einfachheit ein attraktives Verfahren zur postoperativen Schmerztherapie und vermag die Inzidenz postoperativer pulmonaler Komplikationen anscheinend zu verringern. Nach Oberbaucheingriffen kann eine Verminderung der FRC und der Vitalkapazität durch TENS abgeschwächt werden [28].

Physiotherapie

Wird mit den Patienten bereits präoperativ eine Kombination aus Physiotherapie, Drainagelagerung und «deep breathing exercise» (DBE) geübt, dann ist es möglich, die Inzidenz radiomorphologisch nachweisbarer Atelektasen nach Cholezystektomien zu vermindern [19]. Eine Vibrationsmassage im Rahmen der Physiotherapie ist in der Lage, zähe Schleimpfropfen von der Schleimhaut der Atemwege abzulösen. Durch eine entsprechende Lagerung kann auch das Abhusten der losgelösten Schleimpfropfen aus den Atemwegen erleichtert werden. Eine engmaschige Überwachung der Patienten durch einen Physiotherapeuten ist notwendig, um beurteilen zu können, wieviel Tracheobronchialsekret abgehustet wird und um sicherzustellen, daß der Patient ausreichend tief ein- und ausatmet.

Ultraschallvernebler bilden aus destilliertem Wasser ein dichtes Aerosol, das Larynx- und oberen Tracheabereich irritiert. Dies bewirkt ein unfreiwilliges, reflexgesteuertes Abhusten und unterstützt so die Sekretelimination aus den Atemwegen, vorausgesetzt der Patient verfügt über eine intakte Hustenmechanik. Bei Patienten mit hyperreaktiven Atemwegen kann die Inhalation des Aerosols allerdings eine Bronchokonstriktion hervorrufen. Einige Patienten sprechen auf diese Therapie nicht an und husten selbst während der ersten Behandlung nicht, andere wiederum entwickeln allmählich eine gewisse Toleranz gegenüber dieser Behandlung.

Deep Breathing Exercise

Bei der «deep breathing exercise» atmet der Patient bewußt tief und langsam ein und hält die Luft in maximaler Inspirationsstellung 3–5 Sekunden an. Dadurch wird ein hoher transpulmonaler Druckgradient erzeugt, der die Wiedereröffnung kollabierter Alveolen ermöglicht und so zu einer Normalisierung der Lungenvolumina beiträgt [29]. Diese Therapieform erfordert einerseits einen motivierten Patienten, andererseits aber auch eine wirkungsvolle postoperative Schmerztherapie, um ein schmerzfreies tiefes Einatmen zu ermöglichen.

Incentive Spirometrie

Die sogenannte «incentive spirometry» ist der «deep breathing exercise» sehr ähnlich. Auch hier atmet der Patient bewußt tief ein. Allerdings muß er hierbei versuchen, ein vorgegebenes Inspirationsvolumen zu erreichen. Dieses Inhalationsvolumen soll dann für einige Sekunden gehalten werden, um ein Eröffnen kollabierter Alveolen zu ermöglichen. Soll die Behandlung erfolgreich sein, muß der Patient motiviert und kooperativ sein.

Ausatemübungen, wie das Aufblasen von Luftballons, der Einsatz von sogenannten «blow bottles» oder die forcierte Ausatmung, ähnlich wie bei der Bestimmung der Vitalkapazität, sind nicht zu empfehlen, da die Patienten bis unter die funktionelle Residualkapazität ausatmen. Bläst der Patient beispielsweise einen Ballon auf, so muß der intrapleurale Druck über den Atemwegsdruck erhöht werden. Als Folge verkleinern sich die Alveolen oder kollabieren vollständig. Der einzige therapeutisch nützliche Teil dieser Atemübung ist die initial tiefe Inspiration.

IPPB

Der Einsatz von IPPB (intermittend positive pressure breathing) zur Verminderung postoperativer Lungenkomplikationen ist umstritten. Es wird angenommen, daß durch die positiven Atemwegsdrücke bei IPPB kollabierte Alveolen aufgedehnt, Lungenvolumina wieder normalisiert und Sekretelimination und Oxygenierung verbessert werden. Trotzdem gibt es widersprüchliche Studien über die Effektivität der IPPB [10]. Ein Teil der IPPB-Versager sind darauf zurückzuführen, daß bei der Einstellung des Beatmungsgerätes oft zu großer Wert auf den inspiratorischen Spitzendruck gelegt und weniger auf ein ausreichend hohes Atemzugvolumen geachtet wird. Insbesondere bei unkooperativen Patienten besteht keine Korrelation mehr zwischen Spitzendruck und Atemzugvolumen. Im Idealfall sollte es dem Patienten möglich sein, das vorgegebene Atemzugvolumen 3- bis 6mal hintereinander ein- und auszuatmen. Nur so kann IPPB einen wirksamen Beitrag zur Prophylaxe von Lungenkomplikationen leisten. Das eingeatmete Hubvolumen sollte über ein Spirometer am Ausatemventil gemessen werden.

13.2 Bronchiektasien

Bronchiektasien stellen umschriebene, irreversible Erweiterungen der Bronchien dar. Sie entstehen durch destruktive Entzündungsprozesse, die die Bronchialwand mit einbeziehen. Eine nicht oder ungenügend behandelte Bronchopneumonie kann zu Bronchiektasenbildung führen. Die betroffenen Bronchien enthalten häufig eitriges Sekret und äußern sich klinisch mit eitrigem Auswurf. Die ektatischen Bronchien sind häufig von stark vaskularisiertem Granulationsgewebe durchzogen, aus dem es wiederholt zu Blutungen mit Hämoptoe kommen kann. Wichtigste und häufigste Komplikation der Bronchiektasien ist die erhöhte Anfälligkeit gegenüber akuten und chronischen bakteriellen Infekten. Dies ist Folge von geschädigter mukoziliarer Clearance und Schleimansammlung in den ektatischen Bronchien. Trommelschlegelfinger sind bei diesen Patienten ein häufiger Nebenbefund. Prognosen über die weitere Entwicklung der Lungenfunktion bei diesen Patienten sind nicht möglich. Lungenfunktionsstörungen können fehlen, aber auch bis hin zu den für eine chronisch obstruktive oder chronisch restriktive Lungenerkrankung typischen Funktionsstörungen reichen. Mit Hilfe der Computertomographie lassen sich bronchiektatische Areale hervorragend darstellen. Mit diesem Verfahren kann auch das Ausmaß der Erkrankung gut eingestuft werden.

Zur Therapie der Bronchiektasien gehören – unabhängig von der Pathogenese – orale Antibiotikagabe und Drainagelagerung. Hämoptysen können meist durch die Verabreichung von Antibiotika unter Kontrolle gebracht werden. In schweren Fällen kann eine Embolisierung der entsprechenden Bronchialarterie sinnvoll sein. Eine chirurgische Resektion muß eventuell in Betracht gezogen werden, wenn sich Bronchiektasien distal einer Bronchialobstruktion entwickelt haben.

Bei der Narkoseführung von Patienten mit Bronchiektasien sollte der Einsatz eines doppellumigen Endotrachealtubus in Erwägung gezogen werden, um eine Verschleppung von purulentem Sputum in gesunde Lungenbezirke zu verhindern. Instrumentelle Manipulationen in der Nase sollten bei diesen Patienten unterbleiben, da häufig chronische Entzündungen der Nasennebenhöhlen vorliegen.

13.3 Mukoviszidose

Die Mukoviszidose ist in der weißen Bevölkerung die häufigste potentiell tödliche autosomal rezessive Erbkrankheit. Sie tritt mit einer Häufigkeit von 1 pro 2500 Neugeborenen auf [30, 31]. Ursache der Erkrankung ist eine Genmutation auf dem Chromosom Nummer 7, auf dem Chloridtransportkanäle kodiert sind. Die Genmutation führt zu einer Dysfunktion der exokrinen Drüsen, wodurch ein chemisch abnormaler Schweiß und Schleim produziert wird. Der zugrundeliegende biochemische Defekt besteht darin, daß die Regulation des Chloridtransports durch die Membranen der Epithelzellen gestört ist [31]. Es findet sich bei fast allen Mukoviszidosepatienten ein mit 60 mmol/l stark erhöhter Chloridgehalt im Schweiß. Die eingeschränkte tracheobronchiale Clearance des hochviskösen Schleims begünstigt eine Verlegung der Atemwege. Es drohen bakterielle Superinfektion dieser Schleimpfröpfe und Bronchiektasenbildung. Bei nahezu allen Mukoviszidosepatienten ist eine exspiratorische Atembehinderung nachweisbar. Charakteristisch für die Mukoviszidose sind Dyspnoe und chronischer Husten mit purulentem Auswurf. Im oberen Respirationstrakt treten gehäuft Nasenpolypen und chronische Sinusitiden auf, im unteren Respirationstrakt sind bei Patienten mit Mukoviszidose vor allem Blutungen mit Hämoptysen sowie ein Pneumothorax zu befürchten.

Durch eine zunehmende Verlegung der Pankreasgänge mit hochviskösem Sekret entwickelt sich allmählich eine Pankreasinsuffizienz. Als weitere extrapulmonale Komplikation kann es – aufgrund einer progredienten Gallenwegsobstruktion – zu einer Leberzirrhose mit portaler Hypertension kommen. Eine Verlegung des Gastrointestinallumens kann sich unter Umständen schon bei der Geburt als Mekoniumileus äußern. Kinder mit Mukoviszidose haben aufgrund eines Vitamin K-Mangels ein erhöhtes Blutungsrisiko. Dieser Vitamin K-Mangel läßt sich auf eine Malabsorption der fettlöslichen Vitamine zurückführen.

13.3.1 Narkoseführung

Bei der Narkoseführung von Patienten mit Mukoviszidose sind die gleichen Prinzipien zu beachten, wie sie für Patienten mit einer chronisch obstruktiven Lungenerkrankung (COLD) beschrieben wurden. Elektive operative Eingriffe sollten so lange verschoben werden, bis eine optimale Lungenfunktion erreicht ist, bronchopulmonale Infekte unter

Kontrolle sind und sich die Sekret-Clearance verbessert hat. Bei eingeschränkter Leberfunktion oder verminderter gastrointestinaler Resorption von fettlöslichen Vitaminen kann eine Substitution von Vitamin K nötig sein. Eine Prämedikation ist bei diesen Patienten meist nicht notwendig. Eine Sedierung kann zu einer unerwünscht starken Atemdepression führen, und anticholinerge Medikamente erhöhen die ohnehin gesteigerte Viskosität der Sekrete noch weiter. Wird zur Aufrechterhaltung der Narkose ein volatiles Anästhetikum eingesetzt, können problemlos hohe Sauerstoffkonzentrationen zugeführt werden. Damit kann auch der Atemwegswiderstand über eine Tonusverminderung der glatten Bronchialmuskulatur gesenkt werden. Weiterhin wird durch volatile Anästhetika die Empfindlichkeit der Atemwege vermindert, die im Rahmen einer Mukoviszidose typischerweise erhöht ist. Eine Anfeuchtung der Inspirationsgase ist wichtig, um die Atemwegssekrete möglichst dünnflüssig zu halten. Während der Operation ist ein wiederholtes endotracheales Absaugen notwendig.

13.4 Kartagener Syndrom

Zum Kartagener Syndrom gehören Situs inversus, chronische Sinusitis und Bronchiektasien [32, 33]. Dieses Syndrom wird autosomal rezessiv vererbt und betrifft ungefähr 0,5% der Patienten mit Rechtsverlagerung des Herzens (Dextrokardie). Ab dem Kindesalter machen diese Patienten wiederholt pulmonale Infekte und eine chronische Otitis media durch. Bronchiektasien sind das wichtigste Merkmal dieses Syndroms. Daher bestehen bei den Patienten auch meist produktiver Husten und Hämoptysen. Eine isoliert auftretende Dextrokardie ist fast immer mit angeborenen Herzfehlern kombiniert.
Der zugrundeliegende Defekt bei Patienten mit Kartagener Syndrom besteht in einer generalisierten Fehlfunktion der Zilien im Sinne einer primären Ziliendyskinesie. Der normale Schleimtransport in Richtung Glottis ist gestört. Diese Störung der Ziliarmotilität betrifft nicht nur den Respirationstrakt, auch die Spermienmotilität ist vermindert. Die meisten Männer mit Kartagener Syndrom sind daher zeugungsunfähig.

13.4.1 Narkoseführung

Die präoperative Vorbereitung der Patienten mit Kartagener Syndrom ist vor allem darauf gerichtet, bestehende pulmonale Infekte zu behandeln und ein eventuell vorliegendes Cor pulmonale zu erfassen. Medikamente, die die Spontanatmung und die Zilienmotilität unterdrücken, sollten bei der Prämedikation vermieden werden. Falls eine Dextrokardie besteht, ist es selbstverständlich nötig, die Elektroden für die EKG-Ableitung entsprechend umzukehren. Nur so ist eine richtige Interpretation des EKG zu gewährleisten. Sind zusätzlich auch die großen Gefäße seitenverkehrt, sollte für eine zentrale Venenpunktion möglichst die linke Vena jugularis interna gewählt werden, um eine akzidentelle Punktion des Ductus thoracicus zu vermeiden und um einen möglichst geradlinigen Gefäßverlauf bis zum rechten Vorhof zu bekommen. Bei Gebärenden ist logischerweise der Uterus zur rechten Seite hin zu verlagern, falls ein aorto-kavales Kompressionssyndrom vermieden werden soll. Auch wenn eine Intubation mit einem Doppellumentubus indiziert ist, müssen die inversen anatomischen Verhältnisse im Lungenbereich beachtet werden. Wegen der hohen Inzidenz an Sinusitiden ist die nasotracheale Intubation bei diesen Patienten möglichst zu vermeiden.

13.5 Bronchiolitis obliterans

Die Bronchiolitis obliterans führt zu einer chronischen Atemwegsobstruktion. Sie kann sich zum Beispiel im Gefolge von viralen Infekten, Kollagenosen (vor allem bei rheumatoider Arthritis) oder einer Inhalation von Stickstoffdioxid (bei Siloarbeitern) entwickeln. Sie kann aber auch im Rahmen einer «graft-versus-host»-Reaktion nach einer Knochenmarkstransplantation auftreten [34]. Stickstoffdioxid reichert sich über frischem Silofutter an und verursacht Atemnot, nicht produktiven Reizhusten und ein nicht kardial bedingtes Lungenödem. Die Therapie der Bronchiolitis obliterans bleibt im allgemeinen erfolglos, auch wenn versucht wird, die bronchioläre Entzündungsreaktion mit Kortikosteroiden zu unterdrücken. Eine symptomatische Besserung kann manchmal durch den Einsatz von Bronchodilatatoren erreicht werden.

13.6 Trachealstenose

Die Trachealstenose stellt ein extremes Beispiel einer chronisch obstruktiven Lungenerkrankung dar. Sie ist eine zwar seltene, aber typische Komplikation nach Langzeitbeatmung über einen Endotrachealtubus oder ein Tracheostoma. Eine Ischämie der Trachealschleimhaut, die letztlich zu einer Zerstörung von Knorpelspangen mit nachfolgender ringförmiger Narbenstriktur führen kann, läßt sich bei Langzeitbeatmung meist dadurch verhindern, daß Endotrachealtuben mit einem hohen Cuffvolumen (sogenannte high volume/low pressure cuffs) eingesetzt werden und dadurch der Druck auf die umgebende Schleimhaut minimiert wird. Auch Infektionen und eine systemische Hypotension erhöhen das Risiko für eine Trachealstenose.

Eine Trachealstenose wird symptomatisch, wenn bei Erwachsenen der Tracheadurchmesser auf weniger als 5 mm verringert ist. Die Symptomatik kann sich unter Umständen erst mit einer Latenzzeit von mehreren Wochen nach der Extubation entwickeln. Im Vordergrund steht eine Atemnot, die bereits unter Ruhebedingungen auftritt, da diese Patienten während des gesamten Atemzyklus ihre Atemhilfsmuskulatur einsetzen müssen. Die Patienten können nicht effektiv abhusten und manchmal ist auch ein Stridor zu hören. Patienten mit Trachealstenose atmen langsam, denn sie können ihr Atemzugvolumen selbst durch erhöhte Muskelarbeit nicht steigern. Der exspiratorische Spitzenfluß ist vermindert. Im Fluß/Volumen-Diagramm findet sich zumeist eine abgeflachte Kurve für die Ex-und Inspiration (Abb. 14.2). Mit Schichtaufnahmen der Trachea läßt sich die tracheale Einengungen darstellen.

Bei einigen Patienten kann eine Dilatation der Trachea sinnvoll sein, meist jedoch ist eine operative Resektion des betroffenen Tracheasegmentes mit einer primären Reanastomose notwendig [35]. Die Narkoseführung bei einer Trachearesektion kann dadurch erschwert werden, daß während der operativen Mobilisation der Trachea eine vollständige Verlegung der Atemwege auftreten kann. Initial wird translaryngeal mit einem Endotrachealtubus intubiert. Nach der operativen Freilegung wird die gesunde Trachea distal der Stenose eröffnet, ein steriler, blockbarer Tubus eingeführt und dieser an das Beatmungsgerät angeschlossen. Zur Aufrechterhaltung der Narkose ist ein volatiles Anästhetikum sinnvoll, da hierbei gegebenenfalls auf Lachgas verzichtet werden kann und eine maximale Sauerstoffzufuhr möglich ist. Bei bestimmten Patienten ist der Einsatz einer Hochfrequenzbeatmung von Nutzen. Durch Zusatz von Helium (50–70%) zu den Inspirationsgasen kann deren Dichte vermindert und so der Gasfluß im Bereich der Trachealstenose erhöht werden.

Literaturnachweise

1. Schmidt, G.A., Hall, J.B.: Acute or chronic respiratory failure. Assessment and management of patients with COPD in the emergent setting. JAMA 1989; 261: 3444–53
2. Pierce, J.A.: Antitrypsin and emphysema: Perspective and prospects. JAMA 1988; 259: 2890–6
3. Bruce, R.M., Cohen, B.H., Diamond, E.L., et al.: Collaborative study to assess risk of lung disease in Pi MZ phenotype subjects. Am. Rev. Respir. Dis. 1984; 130: 386–92
4. Brochard, L., Isabey, D., Piquet, J., et al.: Reversal of acute exacerbations of chronic obstructive lung disease by inspiratory assistance with a face mask. N. Engl. J. Med. 1990; 323: 1523–30
5. Anthonisen, N.R., Manfreda, J., Warren, C.P.W., et al.: Antibiotic therapy in exacerbations of chronic obstructive pulmonary disease. Ann. Intern. Med. 1987; 106: 196–202
6. Stenin, M., Cassara, E.L.: Preoperative pulmonary evaluation and therapy for surgery patients. JAMA 1970; 211: 878–90
7. Tarhan, S., Moffitt, E.A., Sessler, A.D., et al.: Risk of anesthesia and surgery in patients with chronic bronchitis and chronic obstructive pulmonary disease. Surgery 1973; 74: 720–6
8. Nunn, J.F., Milledge, J.S., Chen, D., Dore, C.: Respiratory criteria of fitness for surgery and anaesthesia. Anaesthesia 1988; 43: 543–51
9. Pietak, S., Weenig, C.S., Hickey, R.F., Fairley, H.B.: Anesthetic effects on ventilation in patients with chronic obstructive pulmonary disease. Anesthesiology 1975; 42: 160–6
10. Cottrell, J.E., Siker, E.S.: Preoperative intermittent positive pressure breathing therapy in patients with chronic obstructive lung disease: Effect on postoperative pulmonary complications. Anesth. Analg. 1973; 52: 258–62
11. Pearce, A.C., Jones, R.M.: Smoking and anesthesia: Preoperative abstinence and perioperative morbidity. Anesthesiology 1984; 61: 576–84
12. Kambam, J.R., Chen, L.H., Hyman, S.A. Effect of short-term smoking halt on carboxyhemoglobin levels and P_{50} values. Anesth. Analg. 1986; 65: 1186–8
13. Warner, M.A., Divertie, M.B., Tinker, J.H.: Preoperative cessation of smoking and pulmonary complications in coronary artery bypass patients. Anesthesiology 1984; 60: 380–3
14. Clayton, J.K., Anderson, J.A., McNicol, G.P.: Effect of cigarette smoking on subsequent postoperative thromboembolic disease in gynaecological patients. Br. Med. J. 1978; 2: 402–3
15. Bucknall, T.E., Bowker, T., Leaper, D.J.: Does increased movement. protect smokers from postoperative deep vein thrombosis? Br. Med. J. 1980; 1: 447–8
16. Ravin, M.B.: Comparison of spinal and general anesthesia for lower abdominal surgery in patients with chronic obstructive pulmonary disease. Anesthesiology 1971; 35: 319–22
17. Gold, M.I., Joseph, S.I.: Bilateral tension pneumothorax following induction of anesthesia in two patients with chronic obstructive airway disease. Anesthesiology 1973; 38: 93–6
18. Gross, J.B., Zebrowski, M.E., Carel, W.D., et al.: Time course of ventilatory depression after thiopental and midazolam in normal subjects and in patients with chronic obstructive pulmonary disease. Anesthesiology 1983; 58: 540–4
19. Craig, D.B.: Postoperative recovery of pulmonary function. Anesth. Analg. 1981; 60: 46–52
20. Spence, A.A., Smith, G.: Postoperative analgesia and lung function: A comparison of morphine with extradural block. Br. J. Anaesth. 1971; 43: 144–8
21. Knill, R.L., Clement, J.L.: Variable effects of anaesthetics on the ventilatory response to hypoxemia in man. Can. Anaesth. Soc. J. 1982; 29: 93–9
22. Williams, C.D., Brenowitz, J.B.: Ventilatory patterns after vertical and transverse upper abdominal incisions. Am. J. Surg. 1975; 130: 725–8

23. Kroenke, K., Lawrence, V.A., Theroux, J.F., Tuley, M.R.: Operative risk in patients with severe obstructive pulmonary disease. Arch. Intern. Med. 1992; 152: 967–71
24. Shulman, M., Sandler, A.N., Bradley, J.W., Young, P.S., Brebner, J.: Postthoracotomy pain and pulmonary function following epidural and systemic morphine. Anesthesiology 1984; 61: 569–75
25. Ferrante, F.M., Chan, V.W. S., Arthur, R., Rocco, A.G.: Interpleural analgesia after thoracotomy. Anesth. Analg. 1991; 72: 105–9
26. Brodsky, J.B., James, M.B. D.: Hypotension from intraoperative intercostal nerve blocks. Reg. Anaesth. 1979; 4: 17–8
27. Benumof, J.L., Semenza, J.: Total spinal anesthesia following intrathoracic intercostal nerve blocks. Anesthesiology 1975; 43: 124–5
28. Ali, J., Yaffe, C., Serrette, C.: The effect of transcutaneous electric nerve stimulation on postoperative pain and pulmonary function. Surgery 1981; 89: 507–12
29. Bartlett, R.H., Gazzaniga, A.B., Geraghty, T.R.: Respiratory maneuvers to prevent postoperative pulmonary complications. JAMA 1973; 224: 1017–21
30. Collins, F.S.: Cystic fibrosis: Molecular biology and therapeutic implications. Science 1992; 256: 774–9
31. Fizzell, R.A., Rechkemmer, G., Shoemaker, R.L.: Altered regulation of airway epithelial cell chloride channels in cystic fibrosis. Science 1986; 233: 558–60
32. Woodring, J.H., Royer, J.M., McDonagh, D.: Kartagener's syndrome. JAMA 1982; 247: 2814–6
33. Ho, A.M.-H., Friedland, M.J.: Kartagener's syndrome: Anesthetic considerations. Anesthesiology 1992; 77: 386–8
34. Ralph, D.D., Springmeyer, S.C., Sullivan, K.M., et al.: Rapidly progressive airflow obstruction in marrow transplant recipients: Possible association between obliterative bronchiolitis and chronic graft-versus-host disease. Am. Rev. Respir. Dis. 1984; 129: 641–6
35. Boyan, C.P., Privitera, P.A.: Resection of stenotic trachea: A case presentation. Anesth. Analg. 1976; 55: 191–4

14 Asthma bronchiale

Asthma bronchiale ist definiert als eine Kombination von 1. hyperreaktiven Atemwegen, 2. reversibler Atemwegsobstruktion und 3. chronisch entzündlicher Veränderungen der Schleimhaut der Atemwege. Eine Hyperreaktivität des Bronchialsystems ist auch bei symptomfreien Patienten nachweisbar. Patienten mit Bronchialasthma reagieren auf äußere Reize wie Allergene oder Anstrengung – die ein gesundes Bronchialsystem nicht oder kaum beeinflussen – mit einer Verengung der Atemwege. Wie schwer eine Hyperreaktivität der Atemwege ausgeprägt ist, hängt wahrscheinlich vom Grad der Entzündungsreaktion an den Atemwegen ab und kann vermutlich auch anhand der Anzahl eosinophiler Granulozyten im peripheren Blut abgelesen werden [1]. Im Unterschied zu der fixierten, nicht rückbildungsfähigen Atemwegsobstruktion bei Patienten mit einer chronisch obstruktiven Lungenerkrankung (z.B. chronische Bronchitis, Lungenemphysem, Bronchiektasien) ist die exspiratorische Atemwegsobstruktion von Asthmapatienten reversibel (siehe Kapitel 13). Eine Hyperreaktivität und reversible Obstruktion der Atemwege kommt jedoch nicht nur beim Bronchialasthma vor. Viele Patienten mit chronisch obstruktiver Lungenerkrankung weisen auch eine Hyperreaktivität der Atemwege auf. Andererseits entwickeln manche Asthmapatienten eine irreversible exspiratorische Atemwegsobstruktion. Bei Zigarettenrauchern und Ex-rauchern mit einer chronischen Bronchitis, die episodenhaft asthmaartige Beschwerden mit Giemen und Dyspnoe entwickeln, wird möglicherweise die Diagnose einer asthmatoiden Bronchitis gestellt werden. Die Tatsache, daß die eigentlich für das Asthma bronchiale reservierte Definition zum Teil auch auf andere Krankheitsbilder zutrifft, verdeutlicht, wie schwierig und zum Teil unscharf die Definition von Krankheitsbildern ist, für die es keine pathognomonischen Merkmale oder spezifische diagnostische Tests gibt. Wird aufgrund klinischer Symptome ein Asthma bronchiale vermutet, so kann die Diagnose bestätigt werden, falls nach Gabe eines Bronchodilatators der exspiratorische Atemfluß um mindestens 15% zunimmt. Im Sputum von Asthmapatienten finden sich häufig eosinophile Granulozyten, während neutrophile Granulozyten für Bronchitiden oder Pneumonien charakteristisch sind.

Schätzungsweise 3 bis 6% der Bevölkerung der Vereinigten Staaten leiden an Asthma bronchiale [2]. Zwei Drittel dieser Patienten werden bereits vor dem 5. Lebensjahr symptomatisch. Jungen erkranken ungefähr doppelt so häufig wie Mädchen. Eine vollständige Heilung des Bronchialasthmas ist bei Kindern – im Gegensatz zu Erwachsenen – häufig. Schwere Asthmaanfälle können unter Umständen tödlich enden. Ein letaler Ausgang kann möglicherweise auch durch toxische Nebenwirkungen der zur Therapie des Asthmaanfalles verwendeten Medikamente mitverschuldet sein [3, 4]. Bei Patienten, die infolge eines schweren Asthmaanfalles verstorben sind, wird häufig eine ausgedehnte Obstruktion der Atemwege durch Schleimpfropfen gefunden.

14.1 Pathogenese

Pathogenetisch findet sich beim Asthma bronchiale eine explosionsartige Freisetzung chemischer Mediatoren (wie Histamin, Leukotriene und Prostaglandine) aus Mastzellen atopischer Patienten. Eine andere Hypothese geht von einer Regulationsstörung des autonomen Nervensystems im Bereich des Atmungstraktes aus. Gestützt wird diese Annahme dadurch, daß bei Asthmatikern, die mit einem nicht-selektiven Beta-Rezeptorenblocker (wie z.B. Propranolol) behandelt werden, ein erhöhter exspiratorischer Atemwegswiderstand nachweisbar ist. Ursache hierfür ist vermutlich ein Ungleichgewicht zwischen erregenden (bronchokonstriktorischen) und hemmenden (bronchodilatatorischen) Nervenimpulsen. Auch Wechselwirkungen zwischen den

Tab. 14.1: Auslöser eines akuten Asthmaanfalles

inhalierte oder oral aufgenommene Antigene
starke körperliche Anstrengung
virale Infekte der oberen Atemwege
Inhalation von Reizstoffen
gastroösophagealer Reflux

chemischen Mediatorstoffen der Mastzellen und dem autonomen Nervensystem sind möglich. So können einige Mediatoren einen reflektorischen Bronchospasmus durch Stimulation spezifischer Rezeptoren in den Atemwegen triggern. Andere wiederum sensibilisieren die glatte Bronchialmuskulatur für Azetylcholin. Die Stimulation muskarinerger Azetylcholinrezeptoren erleichtert eine Mediatorfreisetzung aus Mastzellen. Durch diesen Regelkreis wird eine dauerhafte Entzündung und Bronchokonstriktion begünstigt. Reize, durch die ein Asthmaanfall ausgelöst werden kann, sind individuell unterschiedlich (Tab. 14.1). Bei der Pathogenese eines Asthma bronchiale spielen höchstwahrscheinlich auch chronisch entzündliche Veränderungen der Atemwege eine bedeutende Rolle.

14.2 Symptomatik

Patienten mit Asthma bronchiale haben zeitweise eine grenzwertige bis normale Lungenfunktion. In diesem Intervall lassen sich häufig keine klinischen Symptome finden, die auf ein Bronchialasthma hinweisen. Schreitet die exspiratorische Atemwegsobstruktion fort, zeigen sich zunehmend asthmatypische Symptome, anhand derer der Schweregrad des Asthmaanfalles eingestuft werden kann. Ein Asthmaanfall präsentiert sich typischerweise mit Giemen, Husten und Dyspnoe.

Giemen ist der häufigste Befund während eines Asthmaanfalles. Als Giemen wird ein in der Ausatemphase hörbares Geräusch bezeichnet, welches durch Turbulenzen des Gasflusses in verengten Atemwegen entsteht. Je ausgeprägter eine Atemwegsobstruktion ist, umso deutlicher wird auch das Giemen und ist bereits in der frühen Ausatemphase hörbar. Ein unter Ruheatmung nicht hörbares Giemen kann durch forcierte Exspiration provoziert werden. Das Ausmaß einer Atemwegsobstruktion kann sich abrupt verändern. Fehlendes Giemen kann bei schweren Asthmaanfällen ein Hinweis darauf sein, daß fast kein Atemgasfluß mehr zustande kommt und dadurch kein exspiratorisches Geräusch mehr vernehmbar ist.

Bei einem Asthma bronchiale kann sowohl nichtproduktiver Reizhusten, als auch produktiver Husten mit Auswurf großer Mengen Sputums, welches typischerweise eine schleimartige, zähe Konsistenz besitzt, vorliegen. Parallel zum Schweregrad der Atemwegsobstruktion verstärkt sich meist auch die subjektive Dyspnoe. Häufig wird bei schweren Asthmaanfällen nur eine sitzende Lagerung toleriert. Brustschmerzen begleiten oft eine asthmabedingte Dyspnoe und müssen von pektanginösen Beschwerden abgegrenzt werden.

Das forcierte Exspirationsvolumen in einer Sekunde (FEV_1) und die maximale mittelexspiratori-

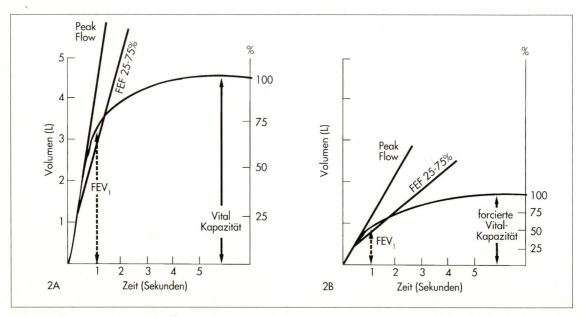

Abb. 14.1: Spirometrische Werte bei einem lungengesunden Menschen (2a) und einem Patienten mit einem Bronchospasmus (2b). Das forcierte Exspirationsvolumen in 1 Sekunde (FEV_1) beträgt bei einer obstruktiven Atemwegserkrankung typischerweise weniger als 80 % der Vitalkapazität. Der »peak flow« und die forcierte mittelexspiratorische Atemstromstärke (FEF 25 – 75) sind bei diesen Patienten ebenfalls erniedrigt. (Kingston HGG, Hirshman CA. Perioperative management of the patient with asthma. Anesth Analg 1984; 63: 844-55. Reprinted with permission from IARS)

Tab. 14.2: Schweregrad einer exspiratorischen Atemwegsobstruktion

	$FEV_1{}^a$ (% des Sollwertes)	$FEF_{25-75\%}{}^a$ (% des Sollwertes)	$PaO_2{}^b$ (mm Hg)	$PaCO_2{}^b$ (mm Hg)
gering (symptomfrei)	65–80	60–75	> 60	< 40
mäßig	50–64	45–59	> 60	< 45
stark	35–49	30–44	< 60	> 50
sehr stark (Status asthmaticus)	< 35	< 30	< 60	> 50

[a] Definitionen siehe Abb. 14.1
[b] geschätzte Werte
(Daten aus: Kingston HGG, Hirshmann CA. Perioperative management of the patient with asthma. Anaesth. Analg. 1984; 63: 844–855)

sche Atemstromstärke (FEF) spiegeln den Schweregrad der exspiratorischen Atemwegsobstruktion wider (Abb. 14.1 und Tab. 14.2) [5]. Diese Messungen liefern objektive Daten, um bei einer akuten Exazerbation den Schweregrad beurteilen und den Verlauf kontrollieren zu können. Typischerweise haben Patienten, die mit einem therapiebedürftigen Asthmaanfall ins Krankenhaus eingeliefert werden, eine FEV_1 unter 35% und eine FEF unter 20% der Norm [6]. Das Fluß-Volumen-Diagramm zeigt eine charakteristische Abflachung des exspiratorischen Schenkels (Abb. 14.2). Mit Hilfe eines Fluß-Volumen-Diagramms kann eine obere Atemwegsobstruktion (verursacht durch Fremdkörper, Trachealstenose, Mediastinalprozesse) vom Asthma bronchiale abgegrenzt werden. Bei einer oberen Atemwegsobstruktion sind die Ein- und Ausatmungsschenkel der Schleife abgeflacht (Abb. 15.2). Die funktionelle Residualkapazität kann bei mittelschweren bis schweren Asthmaanfällen um 1 bis 2 Liter ansteigen, während die Totalkapazität der Lunge üblicherweise normal bleibt. Die Diffusionskapazität für Kohlenmonoxid ist bei einem Asthmaanfall nicht vermindert. Leichte Störungen der Lungenfunktionstests können – trotz subjektiver Symptomfreiheit – auch noch Tage nach einem akuten Asthmaanfall nachweisbar sein.

Bei einem leichten Asthmaanfall liegen die Partialdrücke für Sauerstoff (PaO_2) und Kohlendioxid ($PaCO_2$) im Normbereich. Treten im Verlauf eines akuten Asthmaanfalles Tachypnoe und Hyperventilation auf, so ist dies nicht als Antwort auf eine arterielle Hypoxämie zu interpretieren, sondern Folge neuraler Reflexe, die in der Lunge ausgelöst werden. Während eines Asthmaanfalles kann mittels arterieller Blutgasanalyse häufig eine Verminderung des $PaCO_2$ und eine respiratorische Alkalose festgestellt werden. Durch eine zunehmende Atemwegsobstruktion und ein dadurch verschlechtertes Ventilations-/Perfusionsverhältnis kann der PaO_2 bei Atmung von Raumluft unter 60 mm Hg abfallen. Beträgt die FEV_1 weniger als 25% des Normalwertes, steigt häufig der $PaCO_2$ an. Eine sich entwickelnde Hyperkapnie kann durch eine zunehmende Ermüdung der Atemmuskulatur mitverursacht werden.

Auf der Röntgen-Thoraxaufnahme können Zeichen einer Überblähung der Lungen sichtbar sein. Eine Röntgen-Thoraxaufnahme ist aber vor allem wichtig, um eine Pneumonie oder Herzinsuffizienz auszuschließen, die im Rahmen eines Asthma bronchiale auftreten können. Während eines akuten Asthmaanfalles können im EKG Anzeichen einer akuten Rechtsherzinsuffizienz sowie ventrikuläre Rhythmusstörungen auftreten.

14.3 Klassifizierung

Das Asthma bronchiale stellt keine einheitliche Erkrankung dar, sondern umfaßt eine Gruppe von Störungen unterschiedlicher Genese.

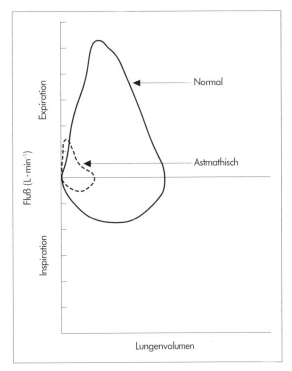

Abb. 14.2: Dargestellt sind die Fluß-Volumen-Diagramme eines lungengesunden Patienten und eines Patienten mit Asthma bronchiale.
(Aus: Kingston HGG, Hirshman CA. Perioperative management of the patient with asthma. Anesth Analg 1984; 63: 844–855; mit freundlicher Genehmigung.)

14.3.1 Allergeninduziertes Asthma

Das allergeninduzierte Asthma (IgE-vermitteltes Asthma) ist die häufigste Form einer reversiblen obstruktiven Lungenerkrankung. Patienten mit allergeninduziertem Asthma leiden häufig auch unter anderen atopischen Erkrankungen, wie allergischer Rhinitis und Dermatitis (Neurodermitis). Aufgrund einer familiären Häufung wird angenommen, daß Asthma bronchiale erblich bedingt ist. Eosinophilie und erhöhte Plasmakonzentrationen an Immunglobulin E stützen die Theorie, daß es sich um eine atopische Erkrankung handelt. Die Inhalation von Antigenen soll eine Freisetzung vasoaktiver Substanzen aus den Mastzellen verursachen und dadurch zu Bronchokonstriktion, Ödem der Bronchialschleimhaut und Sekretion von viskösem Schleim führen.

14.3.2 Belastungsinduziertes Asthma

Ein belastungsinduziertes Asthma bronchiale ist dadurch gekennzeichnet, daß im Rahmen einer stärkeren körperlichen Belastung eine Bronchokonstriktion auftritt. Körperliche Anstrengung bei kalter Luft führt typischerweise häufiger zu asthmatischen Symptomen. Falls bei Anstrengung aufgrund eines erhöhten Atemgasflusses mehr kalte und trockene Luft in die Atemwege gelangt und der transmuköse Temperaturgradient verändert wird, kann bei empfindlichen Patienten hierdurch ein Asthmaanfall ausgelöst werden [7].

14.3.3 Nächtliche Asthmaattacken

Nächtliche Verschlechterung eines Asthma bronchiale kann zurückgeführt werden auf Tonusveränderungen der Atemwege, zirkadiane Schwankungen der zirkulierenden Katecholaminkonzentration, gastroösophagealen Reflux in Rückenlage sowie Sputumretention durch den im Schlaf unterdrückten Hustenreflex. Eine erhöhte Inzidenz asthmabedingter Todesfälle in der Zeit zwischen Mitternacht und frühem Morgen stützt diese These.

14.3.4 Acetylsalicylsäure-induziertes Asthma

Bereits nach Aufnahme geringer Mengen Acetylsalicylsäure treten bei 10 bis 20% der asthmakranken Patienten Überempfindlichkeitsreaktionen auf. Charakteristisch sind Bronchokonstriktion, Rhinorrhoe und Rötung der Konjunktiven. Nasenpolypen, die häufig bei Acetylsalicylsäure-empfindlichen Asthmapatienten gefunden werden, sind aber auch oft bei Patienten nachweisbar, die Acetylsalicylsäure gut vertragen. Acetylsalicylsäure hemmt das Enzym Zyklooxygenase und dadurch die Bildung von Prostaglandinen aus Arachidonsäure. Es steht nun mehr Arachidonsäure zur Bildung von Leukotrienen zur Verfügung, die potente Bronchokonstriktoren sind. Hierdurch kann bei empfindlichen Patienten ein Bronchospasmus ausgelöst werden. Da dieses Problem auch häufig bei anderen nicht-steroidalen Antiphlogistika auftritt, wird die Erklärung über die Hemmung der Zyklooxygenase unterstützt.

Schätzungsweise 5% der Asthmapatienten reagieren sensibel auf Hydrogensulfite und Disulfite (z.B. Natriumdisulfit: E_{222}; E_{223}), die als Konservierungsmittel und Antioxydantien in der Nahrungsmittelindustrie verwendet werden. Sie finden sich aber auch in einer Vielzahl von Medikamenten, darunter einigen bronchodilatatorisch wirksamen Lösungen. Weiterhin sind Asthmapatienten häufig empfindlich gegenüber Benzoesäure. Deshalb ist beim Einsatz von Lokalanästhetika vom Estertyp theoretisch Vorsicht geboten. Diese Bedenken haben sich aber in der Praxis nicht bestätigt.

14.3.5 Berufsbedingtes Asthma

Bei Patienten mit Asthma bronchiale, die irritierenden Stäuben, Tierhaaren oder Rauch ausgesetzt sind, kann sich die obstruktive Lungenerkrankung verschlechtern. Diese Reizstoffe wirken auf die Atemwege direkt bronchokonstringierend und nicht über immunologische Prozesse.

14.3.6 Infektbedingtes Asthma

Beim infektbedingten Asthma ist der Atemwegswiderstand aufgrund einer akuten Entzündung des Bronchialbaumes erhöht. Ursächliches Agens können Viren, Bakterien oder Mykoplasmen sein. Nach Beseitigung des Infektionsherdes bessert sich die Bronchokonstriktion rasch.

14.4 Therapie

Ziel der konventionellen Asthmatherapie sind Prävention und Therapie eines Bronchospasmus mit Bronchodilatatoren. Da zusätzlich ein chronisch entzündlicher Prozeß der Atemwege besteht, gehört zur modernen Asthmatherapie auch die Bekämpfung der bronchialen Entzündungsreaktion [8, 9, 10]. Bronchodilatatoren beeinflussen die entzündlichen Veränderungen der Atemwege nicht. Sie können aber eine zugrundeliegende Entzündung durch Besserung der Symptomatik maskieren. Eine Erweiterung der Bronchien nach alleiniger Gabe von Bronchodilatatoren hat eventuell zur Folge, daß die Patienten den Allergenen, Reizstoffen und anderen Umwelteinflüssen noch stärker ausgesetzt sind. Bei mittelschwerem bis schwerem Asthma bronchiale sollen daher regelmäßig entzündungshemmende Medikamente, bevorzugt glukokortikoidhaltige Aerosole, verabreicht werden [9]. Die Gabe von Beta-2-Agonisten wird nur zur Prophylaxe eines Anstrengungsasthmas und zur symptomatischen Erleichterung einer akuten asthmatischen Exazerbation empfohlen, wenn eine entzündungshemmende Therapie allein nicht mehr ausreicht [9].

Grundsätzlich erfolgt die Therapie eines Asthma bronchiale mit Bronchodilatatoren und entzündungshemmenden Medikamenten. Ein Therapieerfolg läßt sich durch wiederholt durchgeführte Lungenfunktionstests objektivieren. Ist die FEV_1 wieder auf ca. 50% des Normwertes angestiegen, sind die meisten Patienten (fast völlig) symptomfrei.

14.4.1 Bronchodilatatoren

Zu den Bronchodilatatoren, die für die Therapie eines Asthma bronchiale verwendet werden, gehören Beta-2-Rezeptoragonisten, Theophyllin und Anticholinergika. Selektive Beta-2-Agonisten sind die derzeit stärksten Bronchodilatatoren, da an der glatten Muskulatur der menschlichen Atemwege ausschließlich Beta-2-Rezeptoren vorkommen. Durch Aktivierung von Beta-2-Rezeptoren wird wahrscheinlich die Adenylatzyklaseaktivität stimuliert, so daß sich das intrazelluläre zyklische Adenosinmonophosphat (cAMP) vermehrt.

Beta-2-Agonisten

Salbutamol, ein selektiver Beta-2-Agonist, gilt als Standardtherapeutikum bei Patienten mit Bronchialasthma oder anderen Formen eines Bronchospasmus. Salbutamol wird als Dosieraerosol verabreicht. Es sollen 2 bis 3 Hübe im Abstand von 1 bis 5 Minuten inhaliert werden. Bei Bedarf kann dies alle 4 bis 6 Stunden wiederholt werden. Inhalierbare Beta-2-Agonisten sind zur kurzfristigen Besserung einer Bronchokonstriktion angezeigt und daher auch Mittel der Wahl bei akuter Verschlechterung eines Bronchialasthmas. Hilfreich sind diese Medikamente auch zur Prävention eines belastungsabhängigen Asthma bronchiale. Nach oraler Gabe entfalten Beta-2-Agonisten eine langanhaltende Wirkung. Nebenwirkungen wie Tachykardie, Herzrhythmusstörungen und Hypokaliämie durch eine Kaliumaufnahme in die Zellen entsprechen den Symptomen wie bei Stimulation des sympathischen Nervensystems. Bei inhalativer Anwendung sind diese Nebenwirkungen selten. Ein ursächlicher Zusammenhang zwischen der Anwendung von Beta-2-Agonisten und einer erhöhten Mortalität bei Asthma bronchiale konnte nicht überzeugend bewiesen werden. Theoretisch kann bei chronischer Anwendung von Beta-2-Agonisten, infolge einer Verminderung der Beta-Rezeptorzahl an der Zellmembran («down regulation»), eine Toleranzentwicklung auftreten. Dies konnte in der Praxis jedoch bislang nicht bestätigt werden.

Theophyllin

Die bronchodilatatorische Wirkung von Theophyllin ist schwächer als die von Beta-2-Agonisten. Theophyllin galt dennoch in der Vergangenheit als Mittel der Wahl für die Therapie eines akuten Asthmaanfalles. Heute wird Theophyllin oft wegen seines vermutlich synergistischen Effektes mit Beta-2-Agonisten eher als sekundäres Begleittherapeutikum empfohlen. Eine durch Theophyllin hervorgerufene Bronchodilatation ist hauptsächlich dadurch bedingt, daß es die Wirkung von Adenosin aufhebt. Die Hemmung der Phosphodiesterase und eine dadurch erhöhte cAMP-Konzentration scheint bei therapeutischen Plasmakonzentrationen von 10 bis 20 mg/l nur eine geringe Bedeutung zu haben. Aminophyllin (Euphyllin), das Ethylendiaminsalz von Theophyllin, das für die intravenöse Applikation verwendet wird, verfügt über dieselbe bronchodilatatorische Wirkung wie Theophyllin. Initial wird Theophyllin in einer Dosierung von 5 mg/kg intravenös über 15 Minuten und anschließend als Dauerinfusion mit 0,5 bis 1 mg/kg/h verabreicht.

Nachteile des Theophyllins sind seine Wirkungslosigkeit bei inhalativer Anwendung und Nebenwirkungen wie Herzrhythmusstörungen und Krampfanfälle bei einem Plasmaspiegel über 20 mg/l. Aufgrund einer relativ geringen therapeutischen Breite und einer interindividuell stark schwankenden Clearance ist es notwendig, die Plasmaspiegel von Theophyllin wiederholt zu bestimmen, vor allem wenn therapeutisch Höchstdosen verabreicht werden. Mit einem erhöhten Plasmaspiegel von Theophyllin muß insbesondere bei akuten viralen Infektionen, dekompensierter Herzinsuffizienz, Einnahme von Medikamenten wie Cimetidin und Lebererkrankungen gerechnet werden. Durch eine akute, nicht jedoch chronische Euphyllingabe nimmt diejenige Adrenalindosis ab, die bei halothannarkotisierten Tieren Herzrhythmusstörungen auslöst [11]. Euphyllin ist leicht plazentagängig und kann beim Neugeborenen toxische Nebenwirkungen verursachen, wenn es die werdende Mutter während der Geburt einnimmt. Bei Frühgeborenen ist dieses Risiko erhöht, da bei ihnen ein größerer Prozentsatz des Euphyllins zu Koffein umgebaut wird [5]. Im Tierversuch läßt sich durch Euphyllingabe die Wirkung von Barbituraten abschwächen. Dies ist vermutlich dadurch bedingt, daß Euphyllin Adenosinrezeptoren hemmt, was zu einer erleichterten Freisetzung von Noradrenalin führt. Eine hierdurch eventuell flachere Narkose bei Asthmapatienten ist bedeutsam, da durch eine zu flache Narkose ein akuter Bronchospasmus ausgelöst werden kann. Diese mögliche Medikamenteninteraktion sollte beachtet werden, insbesondere wenn die

Patienten mit Euphyllin behandelt sind und zur Narkoseeinleitung ein Barbiturat verwendet wird. Gleichermaßen kann durch Euphyllin der Bedarf an volatilen Anästhetika erhöht sein, was eventuell zu einer unerwartet flachen Narkose führen kann. Dennoch ist im Tierversuch der Halothanbedarf (MAC-Wert) nicht verändert, falls die Tiere unter einer akuten Euphyllintherapie stehen [12].

Anticholinergika

Anticholinergika hemmen den vagalen Tonus der glatten Atemwegsmuskulatur durch Blockade muskarinerger Acetylcholinrezeptoren und bewirken damit eine Bronchodilatation. Ipratropiumbromid ist ein synthetisches Derivat von Atropin, das als Dosieraerosol verabreicht wird. Für die Behandlung einer Bronchokonstriktion infolge einer chronischen Bronchitis, eines Lungenemphysems oder eines durch Betablocker induzierten Bronchospasmus ist Ipratropiumbromid hervorragend geeignet. Bei Patienten mit einem Asthmaanfall ist Ipratropiumbromid weniger wirksam als ein Beta-2-Agonist, jedoch kann es bei einzelnen Patienten in Kombination mit einem Beta-2-Agonisten sinnvoll sein. Der maximale bronchodilatierende Effekt tritt bei Ipratropiumbromid – im Vergleich zu den sofort wirksamen Beta-2-Agonisten – erst mit 15- bis 30minütiger Verzögerung ein. Die quarternäre Struktur des Ipratropiumbromid vermindert seine systemische Absorption und die Ausbildung anticholinerger Nebenwirkungen.

14.4.2 Entzündungshemmende Medikamente

Da chronisch entzündliche Prozesse in der Pathogenese eines Asthma bronchiale eine zentrale Bedeutung haben, ist es logisch, Medikamente wie Kortikosteroide und Chromoglykat einzusetzen, um Entzündungsprozesse zu unterdrücken [8]. Diese Medikamente werden vor allem zur Prophylaxe von Asthmaanfällen eingesetzt, da sie weder einen raschen bronchodilatatorischen Effekt noch eine schnelle Besserung der Symptomatik bewirken können.

Kortikosteroide

Kortikosteroide als Dosieraerosol sind Mittel der ersten Wahl bei chronischem Asthma bronchiale [8]. Inhalierbare Kortikosteroide wie Beclomethason und Triamcinolon vermindern die Reaktivität der Atemwege. Patienten, die an eine schnelle Symptombesserung durch Beta-2-Agonisten gewöhnt sind, nutzen häufig die Wirkung inhalativer Kortikosteroide zu wenig aus. Eine Inhalation von Kortikosteroiden verursacht weder systemische Nebenwirkungen noch eine Hemmung der Nebennierenrindenfunktion. Allerdings können eine oropharyngeale Candidainfektion, Glossitis und Dysphonie auftreten. Bei manchen Patienten ist eine orale Gabe von Kortikosteroiden (wie Prednison, Prednisolon und Methylprednisolon) nötig, um die asthmatischen Symptome zu beherrschen. Hierbei können die bekannten Nebenwirkungen der Kortikosteroide wie Osteoporose, Bluthochdruck, Diabetes mellitus, Myopathie und Hemmung der Nebennierenrindenfunktion auftreten, vor allem wenn eine Dosis von 10 mg Prednisolonäquivalent pro Tag überschritten wird. Als Adjuvans kann eventuell Methotrexat gegeben und damit die notwendige Steroidmenge vermindert werden [13].

Chromoglykat

Chromoglykat, in Form eines Dosieraerosols verabreicht, ist das entzündungshemmende Mittel der ersten Wahl bei Kindern, während Steroide im Erwachsenenalter bevorzugt werden. Aber auch Erwachsene können von Chromoglykat profitieren. Der Wirkungsmechanismus ist noch unklar. Es wird jedoch angenommen, daß unter anderem durch eine membranstabilisierende Wirkung die Mediatorfreisetzung aus Mastzellen, Makrophagen und eosinophilen Granulozyten gehemmt wird. Eine gelegentlich dramatische Linderung des asthmatischen Hustens könnte durch eine Hemmung sensibler Atemwegsnerven erklärt werden. Nebenwirkungen unter Chromoglykattherapie sind selten. Chromoglykat wird nur zur Prophylaxe einer Bronchokonstriktion benutzt, bei einem akuten Bronchospasmus ist es wirkungslos. Normalerweise ist Chromoglykat ca. 10 bis 20 Minuten vor einem bekannten asthmaauslösenden Stimulus (wie z.B. körperliche Anstrengung) zu inhalieren.

14.4.3 Notfalltherapie

Zur Notfalltherapie eines Asthmaanfalles (bzw. des Status asthmaticus) gehört unter anderem die wiederholte inhalative oder subkutane Gabe eines Beta-2-Agonisten. Zur Basistherapie beim Status asthmaticus gehört auch die Gabe von Kortikosteroiden. Hierdurch kann nachweislich die Dauer eines Krankenhausaufenthaltes verkürzt und die Morbidität gesenkt werden [14]. Allgemein gebräuchlich sind folgende Behandlungsschemata: 1. Kortisol in einer Dosierung von 2 mg/kg intravenös als Bolus und einer anschließenden Infusion von 0,5 mg/kg/h oder 2. Methylprednisolon 60 bis 120 mg intravenös alle 6 Stunden. Bei manchen Patienten ist die orale Zufuhr von Methylprednisolon ebenso wirksam wie eine intravenöse Gabe [15]. Bei Patienten mit einer FEV_1 oder einem exspiratorischen Spitzenfluß von weniger als 25% des Normwerts, entwickelt sich eventuell eine Hyperkapnie. Falls sich trotz aggressiver Therapie mit Bronchodilatatoren und Kortikosteroiden eine Hyperkapnie mit

PaCO$_2$-Werten über 50 mm Hg entwickelt, kann eine endotracheale Intubation mit assistierter bzw. kontrollierter Beatmung nötig werden. Eine therapieresistente Atemwegsobstruktion ist häufig durch Schleimhautödem, Entzündung und Sekretstau in den Atemwegen verursacht. Patienten mit schwerster Exazerbation eines Asthma bronchiale droht eine Asphyxie durch Schleimpfropfe in den Atemwegen [16]. Nicht ausreichend therapierte Asthmapatienten zeigen wahrscheinlich eine höhere Mortalität als übertherapierte Patienten.

Im Falle eines lebensbedrohlichen Status asthmaticus, der auch nach maximaler Pharmakotherapie nicht unter Kontrolle gebracht werden kann, kann eine Allgemeinnarkose in Erwägung gezogen werden, um eventuell damit eine Bronchodilatation zu erreichen. Halothan, Enfluran oder Isofluran können bei diesen Patienten unter Umständen mit Erfolg eingesetzt werden [17, 18]. Dieses Vorgehen ist nicht ohne Risiken und natürlich nur bei schwerstkranken Patienten in Erwägung zu ziehen, falls die erwartete Nutzen-/Risikoabwägung günstig eingestuft wird.

14.5 Narkoseführung

Für eine adäquate Narkoseführung bei Patienten mit Asthma bronchiale ist es notwendig, die Pathophysiologie der Erkrankung und die Pharmakologie der zur Asthmatherapie eingesetzten Medikamente zu kennen [5].

14.5.1 Präoperative Beurteilung

Ist präoperativ über den Lungen kein Giemen auskultierbar und besteht keine Dyspnoe, so kann davon ausgegangen werden, daß keine akute Exazerbation des Bronchialasthmas besteht. Da sich die Anzahl eosinophiler Granulozyten im Blut parallel zu dem Schweregrad der Entzündung und Hyperreaktivität der Atemwege verhält, kann die Eosinophilenzahl zur präoperativen Beurteilung einer Asthmaerkrankung herangezogen werden. Bei Patienten mit bekanntem Asthma bronchiale, die sich größeren elektiven Eingriffen unterziehen müssen, scheint die Durchführung von Lungenfunktionstests (vor allem der FEV$_1$) vor und nach Gabe eines Bronchodilatators indiziert. Durch Atemtherapie, Flüssigkeitszufuhr, Antibiotikagabe und eine bronchodilatatorische Therapie lassen sich in der perioperativen Phase häufig die reversiblen Komponenten eines Asthma bronchiale positiv beeinflussen, was sich mit Hilfe von Lungenfunktionstests nachweisen läßt. Der Vergleich einer aktuellen Röntgenthoraxaufnahme mit früheren Bildern ist sinnvoll, um erkennen zu können, ob die Erkrankung in letzter Zeit fortgeschritten ist. Bestehen irgendwelche Zweifel bezüglich ausreichender Ventilation oder arterieller Oxygenierung, sollte vor elektiven Eingriffen stets eine arterielle Blutgasanalyse durchgeführt werden.

14.5.2 Prämedikation

Für die Prämedikation von Patienten mit Asthma bronchiale konnte bislang nicht nachgewiesen werden, daß irgend ein Medikament oder eine Medikamentenkombination besonders geeignet wäre. Auch gibt es keine Beweise dafür, daß Opioide in den zur Prämedikation üblichen Dosierungen eine direkte oder reflektorische Bronchokonstriktion auslösen oder eine Freisetzung vasoaktiver Substanzen aus Mastzellen stimulieren. Wichtiger ist es, die möglichen atemdepressiven Wirkungen der Opioide zu berücksichtigen. Über den Einsatz anticholinerger Medikamente sollte jeweils im Einzelfall entschieden werden. Es muß beachtet werden, daß diese Medikamente die Viskosität des Bronchialsekrets erhöhen und damit die Sekret-Clearance erschweren können. Es ist unwahrscheinlich, daß die im Rahmen einer Prämedikation verabreichten Dosen von Anticholinergika über eine Hemmung postganglionärer cholinerger Rezeptoren den Atemwegswiderstand erniedrigen. Der Einsatz von H$_2$-Antagonisten (z.B. Cimetidin) ist bei Patienten mit Asthma bronchiale fragwürdig. Histamine bewirken über H$_1$-Rezeptoren eine Bronchokonstriktion, während sie über H$_2$-Rezeptoren eine Bronchodilatation verursachen [19]. Denkbar ist, daß durch Blockierung der H$_2$-Rezeptoren eine über H$_1$-Rezeptoren vermittelte histaminerge Bronchokonstriktion plötzlich demaskiert und symptomatisch wird. Ein akuter Anstieg des Atemwegswiderstandes bei Patienten mit Asthma bronchiale könnte die Folge sein.

Die zur Behandlung eines Asthma bronchiale eingesetzten bronchodilatatorischen Medikamente sollten bis zur Narkoseeinleitung weitergegeben werden. Chromoglykat z.B. zeigt keine Interaktionen mit den zur Anästhesie eingesetzten Medikamenten und kann daher auch in der unmittelbar präoperativen Phase gefahrlos verabreicht werden. Eine zusätzliche Gabe von Kortikosteroiden kann bei größeren operativen Eingriffen notwendig sein, falls es im Rahmen der medikamentösen Behandlung eines Asthma bronchiale zur Suppression der Nebennierenrinde gekommen ist.

14.5.3 Einleitung und Aufrechterhaltung der Narkose

Ziel während Einleitung und Aufrechterhaltung einer Narkose bei Patienten mit Asthma bronchiale ist, die Atemwegsreflexe durch entsprechende Anästhetika zu unterdrücken, damit durch mechani-

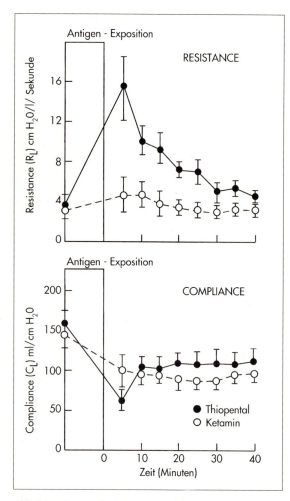

Abb. 14.3: Dargestellt sind Resistance (R_L) und dynamische Compliance (C_L) der Lunge von Hunden, bevor und nachdem sie einem Askariden-Antigen-Aerosol ausgesetzt wurden. (Hirshman CA, Downes H, Farbood A, Bergman NA. Ketamine block of bronchospasm in experimental canine asthma. Br J Anaesth 1979; 51: 713–8)

sche Irritationen keine Bronchokonstriktion ausgelöst wird. Bei Patienten mit Asthma bronchiale können Stimuli, die bei lungengesunden Patienten keine Probleme verursachen, eine lebensbedrohliche Bronchokonstriktion auslösen.

Regionalanästhesieverfahren bieten sich an, wenn es sich um Operationen an der Körperoberfläche oder an den Extremitäten handelt und wenn eine endotracheale Intubation vermieden werden soll. Bei der Mehrheit der Patienten ist jedoch eine Vollnarkose notwendig. Zur Narkoseeinleitung eignen sich Barbiturate, Benzodiazepine, Etomidat oder Propofol. Es muß jedoch beachtet werden, daß diese Medikamente die Atemwegsreflexe nicht ausreichend unterdrücken, so daß bei frühzeitiger endotrachealer Intubation unter alleiniger Gabe eines solchen Induktionshypnotikums ein Bronchospasmus ausgelöst werden kann. Ketamin ist aufgrund seiner sympathomimetischen Effekte dem Thiopental insofern überlegen, als es einer Erhöhung des Atemwegswiderstandes wirksamer vorbeugt als Thiopental (Abb. 14.3) [20]. Ketamin eignet sich in einer Dosierung von 1 bis 2 mg/kg zur Narkoseeinleitung. Der Einsatz von Ketamin bei Asthmapatienten wird jedoch dadurch eingeschränkt, daß es zu einer verstärkten Sekretproduktion führt.

Nachdem der Patient durch Gabe eines intravenösen Einleitunghypnotikums bewußtlos geworden ist, wird häufig noch ein volatiles Anästhetikum zugeführt. Damit die hyperreaktiven Atemwegsreflexe wirksam unterdrückt sind, muß die Narkose für die Intubation ausreichend tief sein, um eine intubationsbedingte Bronchokonstriktion zu vermeiden. Bei einer endotrachealen Intubation kann vor allem dann eine Bronchokonstriktion ausgelöst werden, wenn die Atemwegsreflexe wegen noch nicht ausreichend tiefer Narkose nicht sicher ausgeschaltet sind [21]. Am häufigsten wird bei diesen Patienten Halothan gewählt, da es dilatierend auf die verengten Atemwege wirkt. Halothan ist jedoch kein ideales Medikament, weil es das Myokard für die arrhythmogene Wirkung einer beta-adrenergen Stimulation, wie sie durch Beta-Agonisten und Euphyllin hervorgerufen wird, sensibilisiert. Bei Patienten, die unter einer Euphyllintherapie stehen, scheinen Herzrhythmusstörungen seltener aufzutreten, wenn andere volatile Anästhetika wie z.B. Enfluran oder Isofluran eingesetzt werden. Sie bewirken keine Sensibilisierung des Myokards. Zu dieser Vermutung paßt auch, daß bei Tieren, die mit Euphyllin behandelt werden, während einer Narkoseeinleitung mit Enfluran keine Herzrhythmusstörungen beobachtet werden [22]. Enfluran und Isofluran sind bei Patienten mit erhöhtem Atemwegswiderstand durch ein Asthma bronchiale vermutlich gleichwertige Alternativen für Halothan. Beide haben auch einen günstigen Einfluß auf die Atemwege bei Patienten mit Status asthmaticus. Außerdem sind Enfluran und Isofluran bei der Behandlung einer allergischen Bronchokonstriktion im Hundemodell genauso wirksam wie Halothan (Abb. 14.4) [23].

Es kann intraoperativ notwendig sein, die Infusionsrate von Euphyllin zu senken, da durch eine intraoperativ verminderte Leberdurchblutung der Euphyllinabbau in der Leber herabgesetzt ist. Infusionsraten, die beim wachen Patienten für eine therapeutische Plasmakonzentration nötig sind (0,5–1 ml/kg/h), können daher unter Narkose zu toxischen Plasmakonzentrationen führen. Deshalb scheint es sinnvoll, die Infusionsgeschwindigkeit um ungefähr 30% zu senken. Die Auswirkungen des ebenfalls um ca. 30% erniedrigten hepatischen Blutflusses während Narkose und operativer Stimulation – insbesondere bei Oberbaucheingriffen – werden dadurch weitgehend ausgeglichen.

Vor der endotrachealen Intubation kann, alternativ zur Verabreichung eines volatilen Anästhetikums, auch intravenös Lidocain injiziert werden,

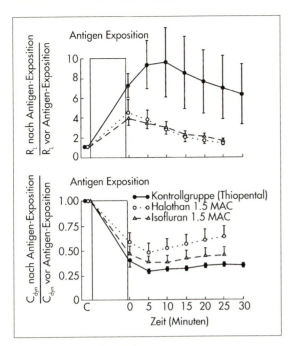

Abb. 14.4: Dargestellt sind Resistance (R_L) und dynamische Compliance (C_{dyn}) von Hunden, bevor und nachdem sie während einer Thiopental-, Halothan- oder Isofluran-Narkose einem Askariden-Antigen ausgesetzt wurden. (Hirshman CA, Edelstein G, Peetz S, et al. Mechanism of action of inhalation anesthesia on airways. Anesthesiology 1982; 56: 107–11)

um die Atemwegsreflexe zu unterdrücken [24]. Eine unmittelbar vor der endotrachealen Intubation durchgeführte intravenöse Gabe von 1 bis 2 mg/kg Lidocain soll sinnvoll sein, um einer reflektorischen Bronchokonstriktion vorzubeugen, wie sie durch eine instrumentelle Manipulation an den Atemwegen provoziert werden kann. Bei Patienten mit eingeschränkter kardialer Leistungsreserve, bei denen eine tiefe Narkose notwendig ist, um die Reflexaktivität der hyperreaktiven Atemwege zu unterdrücken, kann anscheinend anstelle eines volatilen Anästhetikums auch eine Lidocaininfusion (1–3 mg/kg/h) verabreicht werden. Eine intratracheale Applikation von Lidocain unmittelbar vor der endotrachealen Intubation scheint zwar sinnvoll, möglicherweise kann aber durch diese Manipulation im Bereich der hyperreaktiven Atemwege ein Bronchospasmus ausgelöst werden. Es liegen zwar keine speziellen Daten vor, anhand derer bei Patienten mit Asthma bronchiale eine intratracheale Lidocaingabe empfohlen werden könnte, jedoch zeigen die klinischen Erfahrungen, daß – eine adäquate Narkosetiefe vorausgesetzt – bei der intratrachealen Lidocaingabe kein Bronchospasmus zu befürchten ist.

Zur Relaxierung der quergestreiften Muskulatur wird während der Narkose häufig ein nicht-depolarisierendes Muskelrelaxans eingesetzt. Es sollte ein Relaxans gewählt werden, bei dem die Gefahr einer Histaminfreisetzung gering ist (wie z.B. Vecuronium, Pancuronium und Atracurium). Im Zusammenhang mit der Gabe von Atracurium wurde von schweren Bronchospasmen bei Asthmapatienten berichtet [25]. Trotzdem ergaben große Vergleichsstudien, daß die Inzidenz eines Bronchospasmus nach Atracuriumgabe nicht höher ist als nach Gabe anderer nicht-depolarisierender Muskelrelaxantien [26]. Obwohl Succinylcholin eine Histaminfreisetzung zugeschrieben wird, gibt es keinen Hinweis, daß bei Patienten mit Asthma bronchiale nach dessen Gabe der Atemwegswiderstand zunimmt.

Theoretisch kann durch Antagonisierung von nicht-depolarisierenden Muskelrelaxantien mit einem Cholinesterasehemmer ein Bronchospasmus hervorgerufen werden, da hierbei postganglionäre cholinerge Rezeptoren in der glatten Muskulatur der Atemwege stimuliert werden. Daß Cholinesterasehemmer nicht zwangsläufig zu einem Bronchospasmus führen scheint dadurch bedingt zu sein, daß normalerweise gleichzeitig ein Anticholinergikum verabreicht wird.

Um intraoperativ beim intubierten Patienten eine ausreichende arterielle Oxygenierung und Beatmung sicherzustellen, wird am besten eine kontrollierte Beatmung durchgeführt. Durch einen niedrigen inspiratorischen Flow kann eine optimale Verteilung des Atemhubvolumens erreicht werden. Die Exspirationsdauer muß ausreichend lang gewählt werden, um ein «air-trapping» durch die beim Asthma bronchiale typischerweise erhöhten endexspiratorischen Atemwegswiderstände zu vermeiden. Ein positiver endexspiratorischer Druck (PEEP) erscheint nicht sinnvoll, da hierdurch eine adäquate Ausatmung bei den verengten Atemwegen möglicherweise behindert wird. Besonders bei belastungsbedingtem Asthma bronchiale ist es sinnvoll, die Inspirationsgase anzufeuchten und anzuwärmen, da bei dieser Patientengruppe die Bronchokonstriktion unter anderem auf einen Wärmeverlust über die Mukosa zurückzuführen ist. Es sollte jedoch beachtet werden, daß spezielle Anfeuchtungsverfahren, wie z.B. Ultraschallvernebler und Düsenvernebler eventuell einen Bronchospasmus auslösen können. Eine großzügige Zufuhr kristalloider Lösungen ist in der perioperativen Phase wichtig, um eine adäquate Hydratation sicherzustellen und um ein niederviskoses Sekret produzieren zu können, welches leichter aus den Atemwegen abgehustet werden kann.

Bei elektiven Eingriffen sollte die Extubation in tiefer Narkose durchgeführt werden, solange die hyperreaktiven Atemwegsreflexe noch blockiert sind. Falls es notwendig ist, den Endotrachealtubus so lange zu belassen bis der Patient wach ist, sollte eine Reizung der Atemwege durch unnötige Manipulationen am Tubus möglichst vermieden werden. In diesen Fällen wird zum Teil eine kontinuierliche intravenöse Zufuhr von 1 bis 3 mg/kg/h Lidocain empfohlen.

Tab. 14.3: Differentialdiagnose von einem intraoperativ auftretenden Bronchospasmus und Giemen

mechanische Obstruktion des Endotrachealtubus
  Abknickung
  Sekretverlegung
  Cuffhernie
unzureichende Narkosetiefe
  Atmen gegen die Beatmungsmaschine
  erniedrigte funktionelle Residualkapazität
endobronchiale Intubation
Aspiration
Lungenödem
Lungenembolie
Pneumothorax
akuter Asthmaanfall

14.5.4 Intraoperativer Bronchospasmus

Ein angeblicher intraoperativer Bronchospasmus kann nicht nur durch ein Asthma bronchiale, sondern häufiger auch durch andere Faktoren ausgelöst werden (Tab. 14.3). Medikamente, die zur Behandlung einer asthmatisch bedingten Bronchokonstriktion geeignet sind, sollten daher erst nach Ausschluß wahrscheinlicherer Ursachen für ein exspiratorisches Pfeifen und einen erhöhten Beatmungsspitzendruck verabreicht werden. Wahrscheinlichere Ursachen sind eine mechanische Obstruktion im Bereich des Beatmungssystems oder der Atemwege des Patienten. Um eine mechanische Obstruktion auszuschließen, kann auch eine fiberoptische Bronchoskopie sinnvoll sein. Wird intraoperativ ein Bronchospasmus vermutet und liegt keine Verlegung der Beatmungsschläuche und Atemwege vor, so sollte die Narkose mit Hilfe eines volatilen Anästhetikums und/oder eines Muskelrelaxans vertieft werden. Ein asthmatisch bedingter Bronchospasmus bessert sich durch Vertiefung der Narkose, nicht aber auf die Gabe von Muskelrelaxantien. Besteht ein Bronchospasmus trotz adäquater Vertiefung der Narkose weiter, kann die Zufuhr eines Beta-2-Agonisten erwogen werden. Salbutamol kann direkt in die Atemwege des Patienten appliziert werden, indem das Dosieraerosol mit Hilfe eines T-Konnektors in den Inspirationsschenkel des Narkosekreissystems appliziert wird. Die Effektivität dieses Applikationsmodus kann dadurch gesteigert werden, daß der Beta-2-Agonist über einen dünnen Katheter appliziert wird, dessen Spitze bis kurz vor das aborale Ende des Endotrachealtubus vorgeschoben wird [27]. Ein Hub des Dosieraerosols enthält ca. 90 µg Salbutamol. Die bronchodilatierenden Effekte von Salbutamol und volatilem Anästhetikum sind additiv [28]. Falls ein Bronchospasmus trotz Therapie mit Beta-2-Agonisten fortbesteht, kann eine zusätzliche Gabe von Aminophyllin und Kortikosteroiden indiziert sein (siehe Abschnitte: «Theophyllin/ Kortikosteroide»).

Literaturhinweise

1. Taylor, K.J., Luksza, A.R.: Peripheral blood eosinophil counts and bronchial responsiveness. Thorax 1987; 42: 452–6
2. Weiss, K.B., Gergen, P.J., Hodgson, T.A.: An economic evaluation of asthma in the United States. N. Engl. J. Med. 1992; 326: 862–6
3. Benatar, S.R.: Fatal asthma. N. Engl. J. Med. 1986; 314: 423–6
4. Drislane, F.W., Samuels, M.A., Kozakewich, H., et al.: Myocardial contraction band lesions in patients with fatal asthma: Possible neurocardiologic mechanisms. Am. Rev. Respir. Dis. 1987; 135: 498–506
5. Kingston, H.G.G., Hirshman, C.A.: Perioperative management of the patient with asthma. Anesth. Analg. 1984; 63: 844–55
6. McFadden, E.R.: Clinical physiologic correlates in asthma. J. Allergy Clin. Immunol. 1986; 77: 1–6
7. Deal, E.C., McFadden, E.R., Ingram, R.H., et al.: Airway responsiveness to cold air and hyperpnea in normal subjects and in those with hay fever and asthma. Am. Rev. Respir. Dis. 1980; 121: 621–8
8. Barnes, P.J.: A new approach to the treatment of asthma. N. Engl. J. Med. 1989; 321: 1517–27
9. Randall, T.: International consensus report urges sweeping reform in asthma treatment. JAMA 1992; 267: 2153–4
10. Larsen, G.L.: Asthma in children. N. Engl. J. Med. 1992; 326: 1540–5
11. Prokocimer, P.G., Nichols, F., Gaga, D.M., Maze, M.: Epinephrine arrhythmogenicity is enhanced by acute, but not by chronic aminophylline administration during halothane anesthesia in dogs. Anesthesiology 1986; 65: 13–8
12. Nichols, E.A., Louie, G.L., Prokocimer, P.G., Maze, M.: Halothane anesthetic requirements are not affected by aminophylline treatment in rats and dogs. Anesthesiology 1986; 65: 637–41
13. Mullarkey, M.F., Blumenstine, B.A., Andrade, W.P., et al.: Methotrexate in the treatment of corticosteroid-dependent asthma: A double blind crossover study. N. Engl. J. Med. 1988; 318: 603–8
14. Fanta, C.H., Rossing, T.H., McFadden, E.R.: Glucorticoids in acute asthma. A critical controlled trial. Am. J. Med. 1983; 74: 845–51
15. Ratto, D., Alfaro, C., Sipsey, J., Glovsky, M.M., Sharma, O.P.: Are intravenous corticosteroids required in status asthmaticus? JAMA 1988; 260: 527–9
16. Molfino, N.A., Nannine, L.J., Martelli, A.N., Slutsky, A.S.: Respiratory arrest in near-fatal asthma. N. Engl. J. Med. 1991; 324: 285–8
17. Parnass, S.M., Feld, J.M., Chamberlin, W.H., Segil, L.J.: Status asthmaticus treated with isoflurane and enflurane. Anesth. Analg. 1987; 66: 193–5
18. Schwartz, S.H.: Treatment of status asthmaticus with halothane. JAMA 1984; 151: 2688–9
19. Nathan, R., Segall, N., Schocket, A.: A comparison of the actions of H-1 and H-2 antihistamine on histamine-induced bronchoconstriction and cutaneous wheal response in asthmatic patients. J. Allergy Clin. Immunol. 1981; 67: 171–7
20. Hirshman, C.A., Downes, H., Farbood, A., Bergman, N.A.: Ketamine block of bronchospasm in experimental canine asthma. Br. J. Anaesth. 1979; 51: 713–8

21. Shnider, S.M., Papper, E.M.: Anesthesia for the asthmatic patient. Anesthesiology 1961; 22: 886–92
22. Stirt, J.A., Berger, J.M., Roe, S.D., et al.: Safety of enflurane following administration of aminophylline in experimental animals. Anesth. Analg. 1981; 60: 871–3
23. Hirshman, C.A., Edelstein, G., Peetz, S., et al. Mechanism of action of inhalational anesthesia on airways. Anesthesiology 1982; 56: 107–11
24. Downes, H., Gerber, N., Hirshman, C.A.: I.V. lidocaine in reflex and allergic bronchoconstriction. Br.J. Anaesth. 1980; 52: 873–8
25. Oh, T.E., Horton, J.M.: Adverse reactions to atracurium. Br.J. Anaesth. 1989; 62: 467–70
26. Lawson, D.H., Paice, G.M., Glavin, R.J., et al. Atracurium – a postmarketing surveillance study: U.K. Study and discussion. Br.J. Anaesth. 1989; 62: 596–600
27. Taylor, R.H., Lerman, J.: High-efficiency delivery of salbutamol with a metered-dose inhaler in narrow tracheal tubes and catheters. Anesthesiology 1991; 74: 360–3
28. Tobias, J.D., Hirshman, C.A.: Attenuation of histamine-induced airway constriction by albuterol during halothane anesthesia. Anesthesiology 1990; 72: 105–110

15 Restriktive Lungenerkrankungen

Restriktive Lungenerkrankungen sind durch eine Verminderung der Totalkapazität der Lunge gekennzeichnet. Ursache hierfür ist häufig ein primär von der Lunge ausgehender Krankheitsprozeß, der die elastischen Eigenschaften des Lungenparenchyms derart verändert, daß es zu einer Versteifung der Lunge kommt (Abb. 15.1 und Tab. 15.1). Zu den primär pulmonalbedingten restriktiven Lungenerkrankungen gehören die verschiedenen Formen des Lungenödems und die chronische, von der Lunge ausgehende restriktive Lungenerkrankung. Beim Lungenödem sammelt sich Flüssigkeit im Lungeninterstitium, wodurch es zu einer Versteifung der Lunge kommt. Bei einer chronisch restriktiven Lungenerkrankung kommt es aufgrund einer Veränderung der elastischen Fasern des Lungenparenchyms zu einer Versteifung der Lunge. Krankheitsbedingte Schädigungen der Lungengefäße können zu einer pulmonalvaskulären Hypertension und schließlich zum Cor pulmonale führen. Bei einzelnen Patienten ist die restriktive Lungenerkrankung Folge einer primär extrapulmonalen Erkrankung. Erkrankungen des Brustkorbes, der Pleura oder der Bauchorgane vermindern hierbei die Totalkapazität der Lunge. Mediastinale und pleurale Veränderungen können unter Umständen auch zu einer restriktiven Lungenerkrankung beitragen.

Typisches Zeichen einer restriktiven Lungenerkrankung ist die verminderte Vitalkapazität (die normalerweise mehr als 70 ml/kg beträgt). Bei einer restriktiven Lungenerkrankung ist – im Gegensatz zu einer obstruktiven Lungenerkrankungen – die exspiratorische Strömungsgeschwindigkeit normal. Bei einer restriktiven Lungenerkrankung bleibt auch das Verhältnis von forciertem Exspirationsvolumen in einer Sekunde (FEV_1) zu forcierter Vitalkapazität (FVC) im Normbereich, während es bei einer obstruktiven Lungenerkrankung vermindert ist. Patienten mit einer restriktiven Lungenerkrankung klagen über Atemnot. Dies ist Folge einer erhöhten Atemarbeit, die notwendig ist, um die Lunge mit ihrer verminderten Compliance zu dehnen. Charakteristisch ist eine schnelle und flache Atmung, wodurch sich die Atemarbeit senken läßt. Aufgrund dieses Atmungsmusters kommt es meist zu einer Hyperventilation und einem Abfall des arteriellen CO_2-Partialdruckes. Der $PaCO_2$-Wert ist bei diesen Patienten normalerweise erniedrigt oder im unteren Normbereich. Erst wenn die restriktive Lungener-

Tab. 15.1: Ursachen einer chronisch-restriktiven Lungenerkrankung

Lungenödem (primär pulmonalbedingte akut-restriktive Lungenerkrankung)
  ARDS (Adult Respiratory Distress Syndrome)
  Aspiration
  neurogene Störungen
  Opioidüberdosierung
  Höhenkrankheit
  negative Atemwegsdrücke
  Herzinsuffizienz

Primär pulmonalbedingte chronisch-restriktive Lungenerkrankung
  Sarkoidose
  allergische Pneumonie
  eosinophiles Granulom
  Alveolarproteinose
  medikamentös bedingte Lungenfibrose

Primär extrapulmonalbedingte chronisch-restriktive Lungenerkrankung
  Adipositas
  Aszites
  Schwangerschaft
  Kyphoskoliose
  Spondylitis ankylopoetica (Morbus Bechterew-Strümpell-Marie)
  Deformitäten des Sternums
  neuromuskuläre Störungen
    Querschnittslähmung
    Guillain-Barré-Syndrom
    Myasthenia gravis
    Eaton-Lambert-Syndrom
    Muskeldystrophien
    Pleurafibrose
    instabiler Thorax

Störungen der Pleura und des Mediastinums
  Pleuraerguß
  Pneumothorax
  mediastinale Tumore
  Pneumomediastinum

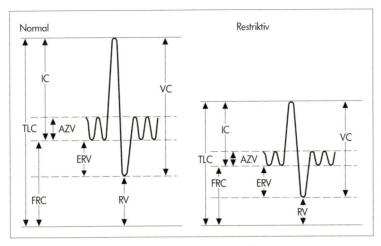

Abb. 15.1: Lungenvolumina bei restriktiver Lungenerkrankung und gesunder Lunge. Bei einer restriktiven Lungenerkrankung sind VC, RV, FRC und TLC vermindert (TLC = Totale Lungenkapazität; FRC = funktionelle Residualkapazität; RV = Residualvolumen; VC = Vitalkapazität; AZV = Atemzugvolumen; IRV = inspiratorisches Reservevolumen; ERV = exspiratorisches Reservevolumen).

krankung sehr weit fortgeschritten ist, steigt der arterielle CO_2-Partialdruck an.

Veränderungen der Eigenelastizität der Lunge können durch Bestimmung der Lungencompliance quantifiziert werden. Die Compliance (C) ist definiert als der Quotient aus Änderung des Lungenvolumens (ΔV) zu Änderung des pulmonalen Druckes (ΔP) (C = ΔV / ΔP). Die Compliance beträgt bei lungengesunden Personen 0,1 bis 0,2 l/cm H_2O. Bei Patienten mit restriktiver Lungenerkrankung kann sie bis auf 0,02 l/cm H_2O sinken. Das Druck-Volumen-Diagramm ist bei diesen Patienten nach unten und rechts verschoben [1] (Abb. 15.2). Häufig ist die Diffusionskapazität der Lunge für Kohlenmonoxid vermindert. Dies wird eher einem Ventilations-/Perfusionsmißverhältnis als einem gestörten Gasaustausch über die alveolokapilläre Membran zugeschrieben.

15.1 Lungenödem

Eine akute pulmonalbedingte restriktive Lungenerkrankung entsteht zumeist dadurch, daß intravasale Flüssigkeit in Lungeninterstitium und Alveolen übertritt. Dies kann durch einen erhöhten pulmonalkapillären Druck infolge eines Linksherzversagens oder durch ein geschädigtes Lungenkapillarendothel bedingt sein.

15.1.1 ARDS (Adult Respiratory Distress Syndrome)

Das ARDS ist durch eine abnorme Durchlässigkeit des Endothels der Lungenkapillaren gekennzeichnet. Flüssigkeit mit hohem Proteingehalt tritt dadurch in das Lungenparenchym und die Alveolen über [2]. Die mit dem dadurch bedingten Lungenödem verbundene Abnahme von funktioneller Residualkapazität und Lungencompliance sowie die gleichzeitig gesteigerte Perfusion nicht-ventilierter Alveolen führen zu erhöhtem venös-arteriellen Shuntvolumen und zu schwerer arterieller Hypoxämie. Trotz deutlicher Fortschritte in der unterstützenden Therapie liegt die Sterblichkeit im Zusammenhang mit einem ARDS während der letzten 25 Jahre unverändert bei ca. 60 bis 70% [3].

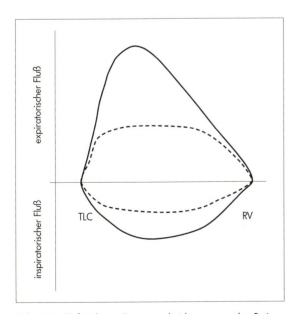

Abb. 15.2: Fluß-Volumen-Diagramm bei lungengesunden Patienten (durchgezogene Linie) und bei Patienten mit einem intrathorakalen (mediastinalen) Tumor (unterbrochene Linie) (TLC = Totale Lungenkapazität; RV = Residualvolumen). (Nach Pullerits J, Holzman R. Anaesthesia for patients with mediastinal masses. Can J Anaesth 1989; 36: 681–688, mit freundlicher Genehmigung.)

Ätiologie

Das ARDS tritt zumeist im Rahmen eines Schockgeschehens oder einer Sepsis auf (Tab. 15.2). Eine Komplementaktivierung, die zu einer Leukozytenaggregation in den Lungen prädisponiert, kann eine Sepsis begleiten. Auch eventuell im Verlauf einer akuten Pankreatitis freigesetzte Proteinasen und Lipasen können das Endothel der Lungenkapillaren schädigen. Die Alveolar- und Lungenepithelien können bei empfindlichen Patienten auch durch hohe Sauerstoffkonzentrationen geschädigt werden. Daher sollte stets die niedrigste inspiratorische Sauerstoffkonzentration gewählt werden, mit der noch eine ausreichende arterielle Oxygenierung möglich ist. Auch Chemotherapeutika wie Bleomycin und Busulfan sowie das Antiarrhythmikum Amiodaron können zu einer dosisabhängigen Lungenfibrose und zur Ausbildung eines ARDS führen (siehe Kapitel 4 und 28). Auch die bei einer Rauchvergiftung möglicherweise eingeatmeten Phosgene und Nitrosegase können zu einer Lungenschädigung führen. Im Rahmen einer disseminierten intravasalen Gerinnung werden sowohl die Lungengefäße als auch das übrige Gefäßbett geschädigt. Lungenkontusionen führen ebenfalls häufig zu einem ARDS. Selbst wenn nur eine Thoraxhälfte direkt verletzt wurde, können letztlich beide Lungen geschädigt sein, da die mechanischen Kräfte vermutlich auf beide Lungen übertragen werden. Patienten, die sich nach einem «Beinaheertrinken» zuerst scheinbar gut erholen, können im weiteren Verlauf ein diffuses Lungenödem entwickeln, das alle Merkmale eines ARDS aufweist. Dies ist wahrscheinlich Folge einer direkten osmotischen Schädigung der Lungen durch aspirierte hyper- oder hypoosmolare Flüssigkeiten.

Symptome

Patienten mit ARDS entwickeln typischerweise eine zunehmende Tachypnoe. Röntgenthoraxaufnahmen zeigen bilateral diffuse Infiltrate. Das Röntgenbild, das an ein Lungenödem erinnert, kann im Extremfall eine sogenannte «weiße Lunge» zeigen. Der pulmonalkapilläre Verschlußdruck ist bei Patienten mit ARDS normal oder sogar vermindert, außer wenn erschwerend ein Linksherzversagen hinzutritt. Eine pulmonalvaskuläre Hypertension kann manchmal zum Teil Folge einer Obliteration der Kapillaren durch fibrotische Prozesse sein. Die Compliance der Lunge nimmt stetig ab, so daß immer höhere Beatmungsdrücke notwendig sind, um ein vorgegebenes Atemhubvolumen aufrechtzuerhalten. Anfangs kann der arterielle Sauerstoffpartialdruck (PaO_2) mit Hilfe einer zusätzlichen Sauerstoffgabe annähernd konstant gehalten werden, während sich der $PaCO_2$ vermindert. Beim fortgeschrittenen ARDS läßt sich eine arterielle Hypoxämie unter Umständen nicht einmal durch eine inspiratorische Konzentration von 100% Sauerstoff

Tab. 15.2: Ursachen des ARDS (Adult Respiratory Distress Syndrome)

Schock	medikamentös bedingt
Sepsis	Aspiration
Multiorganversagen	Fettembolie
Akute Pankreatitis	Lungenkontusion
Sauerstofftoxizität	Herz-Lungenmaschine
Rauchvergiftung	Beinahe-Ertrinken
Disseminierte intravasale Gerinnung (DIC)	

verhindern. Der $PaCO_2$ steigt gleichzeitig langsam an. Über 50% der Patienten mit ARDS entwickeln zusätzlich eine nosokomiale Pneumonie. Eine Thrombozytopenie kann im Vordergrund stehen, und häufig treten auch Superinfektionen mit Pilzen oder Bakterien hinzu. Im weiteren Verlauf kann ein Multiorganversagen auftreten. Tatsächlich versterben heute ca. 75% der Patienten mit ARDS nicht an einem Lungenversagen, sondern vielmehr infolge eines Multiorgan- und Herz-Kreislaufversagens [4].

Therapie

Um eine ausreichende arterielle Oxygenierung sicherzustellen, muß bei der Therapie eines ARDS zuerst eine Sauerstoffgabe durchgeführt werden, um einen akzeptablen Sauerstoffpartialdruck zu garantieren (siehe Kapitel 16). Spätestens wenn die inspiratorische Sauerstoffkonzentration, die zur Aufrechterhaltung eines PaO_2 von ca. 60 mm Hg notwendig ist, über 50% beträgt, sind nach mehreren Empfehlungen eine endotracheale Intubation und maschinelle Beatmung angezeigt. Verschlechtert sich die Lungenfunktion weiter, erkennbar an verminderter Lungencompliance und zunehmender arterieller Hypoxämie, so kann versucht werden, durch Beatmung mit positivem endexspiratorischen Druck (PEEP), Gabe von Diuretika und einer Flüssigkeitsrestriktion den PaO_2 zu verbessern. Falls Hypotension und Oligurie vorliegen, kann die Zufuhr positiv-inotroper Substanzen wie Dopamin und Dobutamin sinnvoll sein. Bereits ein relativ niedriger PEEP kann den venösen Rückstrom eventuell soweit vermindern, daß sowohl positiv-inotrope Substanzen als auch eine zusätzliche Volumensubstitution nötig sind, um ein ausreichendes Schlagvolumen sicherzustellen. Der pulmonalkapilläre Verschlußdruck kann unter PEEP-Beatmung falsch hohe Werte anzeigen, da der intraalveoläre Druck auf die Lungenkapillaren übertragen werden kann. Patienten, die einen erhöhten pulmonalkapillären Verschlußdruck aufweisen, können mit Diuretika behandelt werden. Patienten, die einen verminderten pulmonalkapillären Verschlußdruck haben, sollte zusätzlich intravenös Flüssigkeit verabreicht werden. Therapieziel ist es, mit einem möglichst niedrigen pulmonalkapillären Verschlußdruck ein ausreichend hohes Schlagvolumen und einen ausreichenden Blutdruck aufrecht zu erhalten.

Häufig werden beim ARDS hochdosiert Glukokortikoide zugeführt, obwohl es bislang keine Beweise gibt, daß hierdurch die Überlebensrate erhöht werden kann [3]. Kurzinfusionen mit Prostacyclin wurden verabreicht, um eine pulmonalvaskuläre Hypertension bei ARDS zu behandeln [5]. In verzweifelten Fällen sollte an die Möglichkeit der extrakorporalen Membranoxygenierung gedacht werden.

15.1.2 Posttraumatisches Multiorganversagen

Ein Multiorganversagen tritt vor allem bei schwerstkranken und polytraumatisierten Patienten auf. Es beginnt typischerweise mit einem hyperdynamen und hypermetabolischen Stadium, ähnlich wie bei einer Sepsis [4]. Bei den meisten Patienten tritt zuerst ein Lungenversagen auf. In der Folge versagen die Leber und schließlich auch die Nieren. Häufig bricht die Barriere der gastrointestinalen Mukosa zusammen, so daß Darmbakterien in den Blutkreislauf gelangen können. Trotz eines erhöhten Herzzeitvolumens ist die kardiale Funktion beeinträchtigt. Es sind Kontraktilitätsstörungen der Ventrikelwand nachweisbar. Katabole Stoffwechselprodukte können Störungen des zentralen Nervensystems auslösen. Die Mortalität erreicht 100%, wenn drei oder mehr Organsysteme betroffen sind.

15.1.3 Aspirationspneumonitis

Bei Aspiration von saurem Magensekret verteilt sich dieses rasch über beide Lungen, zerstört die surfactant-bildenden Alveolarzellen und schädigt das Endothel der Lungenkapillaren. In der Folge treten Atelektasen auf, und intravasale Flüssigkeit tritt in die Lungen über. Das entstehende klinische Bild ähnelt einem ARDS. Häufigstes Zeichen einer Aspirationspneumonitis ist eine arterielle Hypoxämie. Zusätzlich können Tachypnoe, Bronchospasmus und eine Konstriktion der Lungengefäße mit nachfolgender pulmonalvaskulärer Hypertension auftreten. Durch Röntgen-Thoraxaufnahmen lassen sich innerhalb der ersten 6 bis 12 Stunden nach Magensaftaspiration unter Umständen noch keine Anzeichen einer Aspirationspneumonitis nachweisen. Diese sind am häufigsten im rechten Unterlappen zu suchen.

Therapie

Wird sofort nach Aspiration von Magensaft endotracheal intubiert, ist es sinnvoll, kleinere Mengen von Kochsalzlösung (ca. 5 ml) in den Tubus zu injizieren und anschließend endotracheal abzusaugen. Es muß jedoch beachtet werden, daß sich der Magensaft rasch bis in die peripheren Lungenbezirke verteilt und daß eine Lavage mit großen Flüssigkeitsmengen diese Ausbreitung begünstigen kann. Der pH-Wert des Magensaftes sollte gemessen werden, denn er entspricht dem pH-Wert der aspirierten Flüssigkeit. Eine pH-Messung des Aspirates aus der Trachea ist fragwürdig, da vermutlich der aspirierte Magensaft schnell durch Sekrete des Tracheobronchialsystems verdünnt wird.

Die wirksamste Behandlung einer Aspirationspneumonitis besteht in einer zusätzlichen Sauerstoffgabe und maschinellen Beatmung mit PEEP. Ein Bronchospasmus kann dadurch eventuell erfolgreich behandelt werden, daß ein Beta-2-Agonist wie z.B. Salbutamol über einen Vernebler verabreicht wird. Obwohl eine säuregeschädigte Lunge für bakterielle Infektionen anfällig ist, gibt es keine Beweise dafür, daß sich durch eine prophylaktische Gabe von Antibiotika die Häufigkeit von Sekundärinfektionen senken oder die Überlebensrate verbessern läßt. Auch eine Behandlung der Aspirationspneumonitis mit Kortikosteroiden wird kontrovers diskutiert. Im Tierversuch konnte gezeigt werden, daß durch eine sofortige Gabe von Kortikosteroiden nach der Aspiration von Magensaft die Lungenschädigungen vermindert werden können [6]. Andere Untersuchungen konnten dies hingegen nicht bestätigen oder wiesen gar darauf hin, daß durch Kortikosteroide Pneumonien durch gramnegative Bakterien begünstigt werden [7]. Obwohl ein günstiger Einfluß von Kortikosteroiden nicht gesichert ist, werden öfters aus empirischen Gründen Methylprednisolon (30 mg/kg i.v.) oder Dexamethason (1 mg/kg i.v.) verabreicht. Eine Hypoalbuminämie kann durch Austritt proteinhaltiger Flüssigkeit aus den Lungengefäßen verursacht werden. Sie ist dementsprechend mit Albuminlösungen zu behandeln. Es sollte jedoch berücksichtigt werden, daß diese Lösungen ebenfalls durch das geschädigte Endothel der Lungenkapillaren wandern und so zusätzlich intravasale Flüssigkeit in das Lungeninterstitium ziehen können.

15.1.4 Neurogenes Lungenödem

Nach Verletzungen des Gehirns, insbesondere im Markbereich, kann sich manchmal ein neurogenes Lungenödem entwickeln. Typischerweise tritt diese Form des Lungenödems einige Stunden nach der Gehirntraumatisierung auf und kann so eventuell erst in der perioperativen Phase symptomatisch werden [8]. Durch die Schädigung des ZNS kommt es zu einer massiven, zentralgesteuerten Hyperaktivität des Sympathikus. Folge ist eine generalisierte Vasokonstriktion und Umverteilung des Blutvolumens in den Lungenkreislauf. Wahrscheinlich führt der erhöhte pulmonalkapilläre Druck zu einer Transsudation von Flüssigkeit in das Lungen- bzw. Alveolarinterstitium. Auch durch eine pulmonalvaskuläre Hypertension und eine Hypervolämie können die Blutgefäße der Lunge unter Umständen geschädigt werden. Selbst nach Normalisierung der systemischen und pulmonalvaskulären Drücke kann dann eine veränderte Permeabilität der Lungenkapillaren bestehenbleiben. Bei der Behandlung eines neurogenen Lungenödems ist es von entscheidender Wichtigkeit, daß der intrakranielle Druck gesenkt wird. Zusätzlich muß eine entsprechende Oxygenierung und maschinelle Beatmung durchgeführt werden. Eine Digitalisierung ist bei der Behandlung eines neurogenen Lungenödems nicht indiziert, da die kardiale Funktion normal ist.

15.1.5 Opioidinduziertes Lungenödem

Eine Überdosierung von Opioiden, insbesondere von Heroin, kann zu einem fulminanten Lungenödem führen. Da die Ödemflüssigkeit sehr proteinreich ist, wird angenommen, daß eine veränderte Permeabilität der Lungenkapillaren zugrundeliegt. Wie auch beim neurogenen Lungenödem ist beim opioidinduzierten Lungenödem die linksventrikuläre Funktion nicht beeinträchtigt. Dies ist an einem normalen pulmonalarteriellen Verschlußdruck erkennbar.

15.1.6 Lungenödem bei Höhenkrankheit

Aufgrund einer ausgeprägten alveolären Hypoxie kann beim Aufenthalt in großer Höhe (über 2.000 m) ein Lungenödem entstehen. Auslöser ist wahrscheinlich eine hypoxiebedingte Verengung der Lungengefäße mit anschließender Erhöhung des pulmonalvaskulären Druckes. Der Patient soll unter zusätzlicher Sauerstoffgabe schnellstmöglich in niedrigere Höhenlagen, möglichst auf Meereshöhe, gebracht werden. Bei gefährdeten Patienten ist eine prophylaktische Gabe von Nifedipin wirksam, um den Pulmonalarteriendruck zu senken und einem Lungenödem vorzubeugen [9]. Eine transportable Überdruckkammer kann benutzt werden, um einen raschen Höhenabstieg zu simulieren.

15.1.7 Lungenödem durch negativen Atemwegsdruck

Auch im Rahmen einer akuten Verlegung der oberen Atemwege wurde ein Lungenödem beschrieben [10]. Verantwortlich für diese Art des Lungenödems ist wahrscheinlich ein negativer Druck in den Atemwegen und im Pleuraspalt, der sich aufgrund einer akuten Atemwegsobstruktion entwickelt. Auslöser waren bei den meisten dieser Patienten ein Laryngospasmus oder eine Epiglottitis. Typischerweise entwickelt sich das Lungenödem innerhalb von Minuten nach Auftreten einer akuten Obstruktion der oberen Atemwege oder kurz nach deren Beseitigung. Die Symptome bilden sich meist rasch zurück. Therapeutisch genügt es meist, die oberen Atemwege offenzuhalten und zusätzlich Sauerstoff zu verabreichen. Gelegentlich kann jedoch eine maschinelle Beatmung mit PEEP notwendig sein.

15.2 Primär pulmonalbedingte chronisch-restriktive Lungenerkrankung

Primär pulmonalbedingte chronisch-restriktive Lungenerkrankungen sind durch veränderte Eigenschaften des Lungenparenchyms gekennzeichnet. Meist sind sie auf eine Lungenfibrose zurückzuführen. Eine fortgeschrittene Lungenfibrose geht mit einer Rarefizierung der Pulmonalgefäße einher, so daß sich eine pulmonale Hypertension und ein Cor pulmonale entwickeln können. Bei weit fortgeschrittener Lungenfibrose entsteht häufig ein Pneumothorax. Beispiele primär pulmonalbedingter chronisch-restriktiver Lungenerkrankungen sind die Sarkoidose, die allergische Pneumonie, das eosinophile Granulom und die Alveolarproteinose.

15.2.1 Sarkoidose

Die Sarkoidose ist eine systemische Granulomatose, bei der bevorzugt thorakale Lymphknoten und die Lungen befallen werden. Bei 1 bis 5% dieser Patienten findet sich eine Sarkoidose des Kehlkopfes. Intubationsprobleme können z.B. entstehen, wenn ein normal großer Tubus verwendet wird [11]. Ein Cor pulmonale kann sich im Verlauf einer Sarkoidose entwickeln. Auch können Ohrspeicheldrüse, Gesichts- und Sehnerv in Mitleidenschaft gezogen werden. Die seltene Sarkoidose des Herzmuskels kann sich in Blockbildern, Herzrhythmusstörungen oder einer restriktiven Kardiomyopathie äußern. Lebergranulome und Splenomegalie sind häufig. Möglich ist auch das Auftreten von Fieber unklarer Genese. Ein klassisches aber seltenes Symptom der Sarkoidose ist die Hyperkalziämie.

Mittels Mediastinoskopie kann aus thorakalen Lymphknoten eine Biopsie entnommen und die Diagnose gesichert werden. Die Diffusionskapazität für Kohlenmonoxid über die alveolokapilläre Membran kann, trotz unauffälliger Blutgaswerte, vermindert sein. Welche Bedeutung eine erhöhte Aktivität des Angiotensin-Converting-Enzyms bei diesen Patienten hat, ist noch unklar. Dieses Enzym ist für die Inaktivierung von Bradykinin und für die Umwandlung von Angiotensin I in aktives Angiotensin II verantwortlich. Wird die Sarkoidose von einer restriktiven Lungenerkrankung begleitet, werden in der Therapie häufig Kortikosteroide eingesetzt.

15.2.2 Allergische Pneumonie

Charakteristisch für eine allergische Pneumonie ist eine diffuse, interstitielle granulomatöse Reaktion. Sie entsteht durch Inhalation von Stäuben, die mit Pilzen, Sporen, tierischem oder pflanzlichem Material verunreinigt sind. Die Symptome beginnen 4 bis 6 Stunden nach Inhalation des Antigens mit Dyspnoe und Husten. Im weiteren Verlauf findet sich im Blutbild eine Leukozytose und Eosinophilie. Trotz Hyperventilation kann eine arterielle Hypoxämie entstehen. Eine Röntgen-Thoraxaufnahme zeigt multiple Infiltrate in den Lungen. Tritt eine allergische Pneumonie wiederholt auf, so kann sich allmählich eine Lungenfibrose entwickeln.

15.2.3 Eosinophiles Granulom (Histiocytosis X)

Im Rahmen eines sogenannten eosinophilen Granuloms entwickelt sich eine Lungenfibrose. Solange der fibrotische Umbau der Lunge nicht zu weit fortgeschritten ist, ist der Einsatz von Kortikosteroiden erfolgversprechend.

15.2.4 Alveolarproteinose

Die Alveolarproteinose ist eine Erkrankung unbekannter Genese, die dadurch gekennzeichnet ist, daß ein lipidreiches, proteinhaltiges Material in den Alveolen abgelagert wird. Typische Symptome sind Atemnot und arterielle Hypoxämie. Diese Erkrankung kann isoliert oder in Verbindung mit einer Chemotherapie, HIV-Infektion oder Inhalation mineralischer Stäube auftreten. Eine spontane Remission ist möglich. Zur Behandlung schwerer Fälle wird eine Lavage der Lunge durchgeführt, damit das in den Alveolen abgelagerte Material entfernt und die Funktion der Makrophagen verbessert werden kann. Eine Lungenlavage kann jedoch bei Patienten mit arterieller Hypoxämie die Oxygenierung weiter verschlechtern. Für eine Lavage der Lunge muß ein doppelläufiger Endotrachealtubus eingeführt werden, um eine optimale Oxygenierung während der Lavage zu ermöglichen [12].

15.2.5 Lymphangiomyomatose

Die Lymphangiomyomatose ist eine gutartige Proliferation der glatten Muskulatur in abdominellen bzw. thorakalen Lymph- und Venengefäßen sowie in den Bronchiolen. Betroffen sind Frauen im fortpflanzungsfähigen Alter [13]. Lungenfunktionstests zeigen sowohl Zeichen einer restriktiven als auch einer obstruktiven Lungenerkrankung. Außerdem ist die Diffusionskapazität vermindert. Klinische Symptome sind fortschreitende Dyspnoe, Hämoptyse, rezidivierende Pneumothoraces und Aszites. Da die Erkrankung ausschließlich bei Frauen auftritt, liegt es nahe, daß der Steroidhormonmetabolismus mitverantwortlich ist. Im weiteren Verlauf verschlechtert sich die Lungenfunktion zunehmend. Innerhalb von 4 Jahren tritt meist der Tod ein.

15.3 Primär extrapulmonalbedingte chronisch-restriktive Lungenerkrankung

Primär extrapulmonalbedingte chronisch-restriktive Lungenerkrankungen sind meist auf Erkrankungen des Brustkorbes zurückzuführen, die eine Ausdehnung der Lungen behindern (Tab.15.1). Die Lungen werden komprimiert und die Lungenvolumina vermindert. Die Atemarbeit ist aufgrund abnormaler mechanischer Eigenschaften des Thorax und erhöhter Atemwegswiderstände vermehrt, die Lungenvolumina sind gleichzeitig vermindert. Jede Thoraxdeformität führt zu einer Kompression der Lungengefäße und eventuell zu Funktionsstörungen des rechten Ventrikels. Es treten gehäuft pulmonale Infekte auf, da die Hustenmechanik beeinträchtigt ist. Diese rezidivierenden pulmonalen Infekte können für die Entwicklung einer zusätzlichen obstruktiven Komponente verantwortlich sein.

15.3.1 Pleurafibrose

Eine Pleurafibrose kann sich nach einem Hämatothorax, Empyem oder einer chirurgischen Pleurodese im Rahmen der Behandlung rezidivierender Pneumothoraces entwickeln. Die Auswirkungen dieser funktionell chronisch-restriktiven Lungenerkrankung sind, trotz obliteriertem Pleuraspalt, meist nur geringgradig. Nur wenn eine dicke Pleuraschwarte im Sinne einer chronisch-restriktiven Lungenerkrankung symptomatisch wird, kommt eine technisch schwierige, chirurgische Dekortikation in Betracht.

15.3.2 Neuromuskuläre Erkrankungen

Neuromuskuläre Erkrankungen, die die Innervation der Atemmuskulatur beeinträchtigen, können zu einer chronisch-restriktiven Lungenerkrankung führen. Uneffektives Abhusten oder antitussive Medikamente verursachen eine Sekretretention, was die Entwicklung einer Pneumonie, Atelektase oder einer akuten Ateminsuffizienz begünstigen kann. Ein extremes Beispiel ist die zervikale Querschnittslähmung. Hierbei sind aufgrund einer Lähmung der abdominellen und interkostalen Muskulatur spontane Hustenstöße unmöglich. Die Bestimmung der

Vitalkapazität ist ein wichtiger Indikator dafür, wie stark die Ventilation durch eine neuromuskuläre Störung beeinträchtigt ist.

Im Falle einer beidseitigen Phrenikusparese wird das Zwerchfell nach kranial verlagert. Dies entsteht durch Druck der Bauchorgane und den negativen intrathorakalen Druck infolge einer Kontraktion der Atemhilfsmuskulatur. Es können sich so Störungen der Atemmechanik und des Gasaustausches entwickeln, die denen eines instabilen Thorax ähnlich sind. In sitzender Position kann die Atmung deutlich verbessert werden.

Eine einseitige Phrenikuslähmung wird meist als zufälliger Nebenbefund bei einer Röntgenaufnahme entdeckt. Sie entsteht u.a. durch Kompression oder Schädigung des Nervus phrenicus aufgrund von Operationen, aneurysmatisch veränderten Gefäßen oder Tumormetastasen. Eine reversible Phrenikusparese findet sich manchmal als Komplikation nach herzchirurgischen Eingriffen. Der Nerv kann vorübergehend durch die kalte, lokal applizierte kardioplege Lösung geschädigt werden.

15.3.3 Instabiler Thorax

Ein instabiler Thorax kann nach Rippenserienfrakturen entstehen (vor allem dann, wenn die Frakturen auf gleicher Höhe liegen) oder wenn nach herzchirurgischen Eingriffen eine mediane Sternotomienaht aufgeht. Die Stabilität der Brustwand ist nötig, um eine effektive inspiratorische Atemmechanik zu gewährleisten. Beim instabilen Thorax wird das betroffene Thoraxsegment in der Inspiration eingezogen, während sich der Rest des Thorax entfaltet (paradoxe Atmung). Dies führt zu einer Abnahme von Atemzugvolumen, zu einer arteriellen Hypoxämie und Hyperkapnie. Durch PEEP-Beatmung kann die Brustwand stabilisiert werden.

15.4 Erkrankungen der Pleura und des Mediastinums

Erkrankungen der Pleura und des Mediastinums können atemmechanische Veränderungen hervorrufen, die eine optimale Ausdehnung der Lungen verhindern.

15.4.1 Pleuraerguß

Die Diagnose eines Pleuraergusses wird meist durch eine Röntgen-Thoraxaufnahme bestätigt. Ist der normalerweise spitze phrenikokostale Winkel in der seitlichen Projektion abgeflacht, so deutet dies auf eine intrapleurale Flüssigkeitsansammlung von mindestens 25 bis 50 ml hin. Größere Flüssigkeitsmengen zeigen eine charakteristische homogene Verschattung, die mit der Brustwand einen konkaven Halbmond bildet (Ellis-Damoiseau-Linie). Zur Beurteilung des Ergusses eignen sich auch Ultraschalluntersuchung und Computertomographie. Bei Patienten mit einer dekompensierten Herzinsuffizienz kann sich Flüssigkeit in den interlobulären Spalten ansammeln. Es entsteht ein interlobulärer Erguß. Je nach Zusammensetzung der pleuralen Flüssigkeit können ein Hämatothorax (Blut), Empyem (Eiter), Chylothorax (lipidhaltige Lymphe) und Hydrothorax (seröse Flüssigkeit) unterschieden werden. Eine Unterscheidung dieser Formen ist radiologisch nicht möglich. Die Therapie eines Pleuraergusses besteht in einer Pleurapunktion. Ein blutiger Erguß findet sich meist, wenn eine maligne Erkrankung oder eine Thoraxverletzung zugrundeliegen. Die Tatsache, daß die Pleuraflüssigkeit blutig tingiert ist, läßt sich diagnostisch noch nicht verwerten, da bereits der Zusatz von 1 bis 2 µl Blut auf 1.000 ml Flüssigkeit dieser ein blutig-seröses Aussehen verleiht.

15.4.2 Pneumothorax

Die Ansammlung von Gas im Pleuraspalt wird als Pneumothorax bezeichnet. Gas kann bei Eröffnung der parietalen Pleura (z.B. durch äußere penetrierende Verletzungen) oder der viszeralen Pleura (z.B. durch einen Riß im Lungenparenchym) in den Pleuraspalt eindringen. Ein spontaner Pneumothorax kommt am häufigsten bei Männern im Alter von 20 bis 30 Jahren vor. Meist sind diese Patienten groß, schlank und Zigarettenraucher. Häufig tritt innerhalb eines Jahres nach dem ersten Ereignis ein weiterer Spontanpneumothorax auf. Körperliche Anstrengung oder Flugreisen erhöhen die Wahrscheinlichkeit eines Spontanpneumothorax nicht.

Häufigstes Symptom eines Spontanpneumothorax sind plötzlich auftretende, starke Brustschmerzen, die von Atemnot begleitet werden. Leise oder fehlende Atemgeräusche und eine Röntgen-Thoraxaufnahme bestätigen die Diagnose. Sind große Teile der Lunge kollabiert, so ist eine Thoraxdrainage indiziert. Ist der Patient hingegen asymptomatisch oder sind weniger als 20% der Lunge kollabiert, kann eine spontane Resorption des Pneumothorax abgewartet werden. Die Resorption kann durch zusätzliche inspiratorische Sauerstoffgabe beschleunigt werden, da hierdurch der Partialdruck von Stickstoff abfällt und sein Übertritt vom Pleuraspalt in den venösen Kreislauf gefördert wird. Strenge Bettruhe beschleunigt den Resorptionsprozeß nicht. Besteht ein Parenchymleck mehr als 7 bis 10 Tage, kann dies eine Indikation zur chirurgischen Intervention sein. Rezidivierende Pneumothoraces können, falls nötig, mit Hilfe einer chemischen Pleurodese (ohne Thorakotomie) versorgt werden. Hierzu wird Tetracyclin in den Pleuraspalt eingespritzt [14].

Spannungspneumothorax

Ein Spannungspneumothorax entsteht, wenn Gas während der Inspiration in den Pleuraspalt eintritt und ihn in der Exspiration nicht wieder verlassen kann. Das eingeschlossene Luftvolumen und der interpleurale Druck steigen hierbei stetig an. Ein Spannungspneumothorax tritt bei weniger als 2% der Patienten mit einem Spontanpneumothorax auf. Bei Patienten mit Rippenfrakturen oder Barotrauma, die mechanisch beatmet werden müssen, kommt es dagegen häufig zu einem Spannungspneumothorax. Die Patienten leiden unter schwerer Atemnot, und oft besteht eine arterielle Hypoxämie und Hypotension. Das Einführen eines englumigen Katheters (über eine Punktionskanüle) in Höhe des zweiten Interkostalraums kann lebensrettend sein.

15.4.3 Mediastinale Tumoren

Bei einer Verbreiterung des Mediastinums kann mit Hilfe einer kontrastverstärkten Computertomographie zwischen Gefäßstrukturen, Weichteilgewebe und Verkalkungen unterschieden werden. Eine Verbreiterung des vorderen Mediastinums wird häufig durch Lymphome, Thymome, Teratome und retrosternale Strumen verursacht. Große mediastinale Tumore können mit zunehmender Atemwegsobstruktion, erniedrigten Lungenvolumina, Kompression der Pulmonalarterie oder des Herzens und oberer Einflußstauung einhergehen [15].

Obere Einflußstauung

Patienten mit einem mediastinalen Tumor können eine obere Einflußstauung entwickeln [1]. Der erhöhte Venendruck verursacht 1. eine Dilatation von Kollateralvenen im Thorax- und Halsbereich, 2. Ödem und Zyanose im Gesicht, an Hals und oberem Thorax, 3. Ödem der Konjunktiven und 4. Zeichen eines erhöhten intrakraniellen Druckes mit Kopfschmerzen und psychischen Veränderungen. Häufig findet sich zusätzlich auch eine Atemnot. Ursache einer oberen Einflußstauung ist fast immer eine Krebserkrankung.

15.4.4 Akute Mediastinitis

Eine akute Mediastinitis entsteht meist durch bakterielle Kontamination in Folge einer Ösophagusperforation. Brustschmerz und Fieber sind die wichtigsten Symptome. Therapeutisch werden Breitspektrumantibiotika verabreicht und häufig auch operativ eine Drainage eingelegt.

15.4.5 Pneumomediastinum

Ein Pneumomediastinum kann nach einer Tracheostomaanlage oder nach Alveolarrupturen auftreten. Meist läßt sich jedoch keine eindeutige Ursache finden [16]. Ein spontan auftretendes Pneumomediastinum wurde nach Kokainmißbrauch beobachtet [17]. Retrosternaler Brustschmerz und Atemnot beginnen typischerweise abrupt und treten meist unmittelbar nach starken Atemanstrengungen (wie Husten, Erbrechen oder Valsalva-Manöver) auf. Ein eventuell auftretendes Hautemphysem kann sehr ausgedehnt sein und Hals, Arme, Abdomen und Skrotum einbeziehen. Gas aus dem Mediastinum kann bis in den Pleuraspalt dringen und zu einem meist linksseitigen Pneumothorax führen. Die Diagnose eines Pneumomediastinums wird durch eine Röntgen-Thoraxaufnahme gesichert. Ein spontan aufgetretenes Pneumomediastinum bildet sich ohne spezifische Therapie zurück. Die Gasresorption kann jedoch durch zusätzliche Sauerstoffgabe beschleunigt werden. Eine Kompression der mediastinalen Gefäße ist im Erwachsenenalter höchst selten. Eine chirurgische Dekompression ist nur selten nötig.

15.5 Präoperative Vorbereitungen

Präoperativ sollte bei Patienten mit einer chronisch-restriktiven Lungenerkrankung die Schwere der Erkrankung abgeschätzt werden. Sind die Symptome besserungsfähig, müssen sie präoperativ therapiert werden. Findet sich anamnestisch Atemnot mit eingeschränkter körperlicher Belastbarkeit, die auf eine chronisch-restriktive Lungenerkrankung zurückgeführt werden kann, so sollten Lungenfunktionstests und eine arterielle Blutgasanalyse durchgeführt werden. Am genauesten lassen sich chronisch-restriktive Atmungsstörungen durch eine Analyse des Fluß-Volumen-Diagramms beurteilen. Ein Patient mit chronisch-restriktiver Lungenerkrankung hat, im Vergleich zu einem lungengesunden Patienten, einen verminderten Spitzenfluß, eine geringere Totalkapazität und ein geringeres Residualvolumen [1] (Abb. 15.2). Eine Verringerung der Vitalkapazität von normalerweise 70 ml/kg auf weniger als 15 ml/kg oder ein erhöhter CO_2-Partialdruck in Ruhe sind Hinweise darauf, daß bei diesen Patienten ein hohes Risiko besteht, postoperativ erhebliche Lungenfunktionsstörungen zu entwickeln. Es sollte jedoch berücksichtigt werden, daß die Aussagefähigkeit vieler Lungenfunktionstests von der Mitarbeit des Patienten abhängig ist und u.a. auch von einer schmerzbedingten Einschränkung der Atembewegungen beeinträchtigt werden kann. Zur präoperativen Vorbereitung gehört auch, daß Infekte der Atemwege beseitigt, der Sekrettransport verbessert, eine kardiale Funktionsstörung behandelt und Übungen zur Stärkung der Atemmuskulatur durchgeführt sowie solche Atemtechniken geübt werden, die postoperativ angewandt werden sollen.

Zur präoperativen Beurteilung von Patienten mit einem mediastinalen Tumor gehören eine Röntgen-

Thoraxaufnahme, die Erstellung eines Fluß-Volumen-Diagramms und eine Thorax-Computertomographie sowie die klinische Beurteilung einer eventuell bestehenden tracheobronchialen Einengung [1] (Abb.15.2). Die Größe eines mediastinalen Tumors und der Schweregrad einer tracheobronchialen Einengung können normalerweise anhand von Computertomographie-Bildern beurteilt werden. Ob unter der Narkose Beatmungsschwierigkeiten aufgrund einer tracheobronchialen Kompression auftreten können, läßt sich recht gut anhand der Computertomographie-Aufnahmen vorhersagen. Alternativ kann zur Beurteilung von Atemwegsobstruktionen auch eine fiberoptische Bronchoskopie in Lokalanästhesie durchgeführt werden. Manchmal steht das Ausmaß intraoperativ auftretender Lungenfunktionsstörungen allerdings in keinem Verhältnis mit dem präoperativ beurteilbaren Schweregrad der bestehenden Lungensymptome. Eine Reihe präoperativ symptomfreier Patienten entwickeln unter Narkose unerwartet Atemwegsobstruktionen [1, 15, 18]. Präoperativ sollte daher eine Bestrahlung von strahlensensitiven mediastinalen Tumoren in Betracht gezogen werden. Wird bei symptomatischen Patienten die Entnahme einer diagnostischen Gewebeprobe benötigt, so sollte diese in Lokalanästhesie durchgeführt werden. Patienten können im Wachzustand symptomfrei sein, während sie unter Narkose eine Atemwegsobstruktion entwickeln. Verantwortlich dafür kann eventuell die Rückenlage sein, in der das intrathorakale Gasvolumen durch eine Kranialverlagerung des Zwerchfells vermindert und das zentrale Blutvolumen vermehrt wird. Patienten, bei denen ein mediastinaler Tumor die Pulmonalarterien oder Vorhöfe komprimiert, können im Wachzustand relativ symptomfrei sein, jedoch unter Narkose eine lebensbedrohliche arterielle Hypoxämie, Hypotension oder gar einen Herzstillstand entwickeln [19].

15.6 Narkoseführung

Eine chronisch-restriktive Lungenerkrankung, die nicht durch einen mediastinalen Tumor bedingt ist, beeinflußt die Wahl der Medikamente zur Einleitung und Unterhaltung einer Vollnarkose nicht. Eine möglicherweise postoperativ noch bestehende Atemdepression sollte jedoch bedacht und durch Einsatz entsprechender Anästhetika vermieden werden. Immer muß auch an die Entstehung eines Pneumothorax gedacht werden und ggf. auf Lachgas verzichtet bzw. die Lachgaszufuhr unterbrochen werden. Regionalanästhesieverfahren können bei peripheren Operationen in Betracht gezogen werden. Es sollte aber beachtet werden, daß ein sensibles Niveau über Th10 zu einer Schwächung der Atemmuskulatur führen kann. Dadurch ist bei Patienten mit einer chronisch-restriktiven Lungenerkrankung eine ausreichende Ventilation eventuell nicht mehr gewährleistet. Intraoperativ scheint eine kontrollierte Beatmung sinnvoll zu sein, um die Oxygenierung und Ventilation zu optimieren. Bei schlechter pulmonaler Compliance können hohe Beatmungsdrücke nötig sein, um die Lungen ausreichend zu entfalten. Haben Patienten bereits präoperativ eine eingeschränkte Lungenfunktion, ist postoperativ oft eine vorübergehende maschinelle Beatmung nötig. Selbstverständlich sollte erst extubiert werden, wenn die Patienten die üblichen Kriterien für eine Extubation erfüllen (vgl. Kapitel 16). Chronisch-restriktive Lungenerkrankungen prädisponieren postoperativ zu pulmonalen Komplikationen, da aufgrund der verminderten Lungenvolumina ein effektives Abhusten von Sekret aus den Atemwegen erschwert ist.

Bei Bestehen eines mediastinalen Tumors hängt das Vorgehen bei der Narkoseeinleitung und endotrachealen Intubation davon ab, wie die Atemwege präoperativ eingeschätzt werden. Ein äußerlich sichtbares Ödem und eine obere Einflußstauung können auf eine ähnlich starke ödematöse Schwellung im Mund- und Hypopharynxbereich hinweisen. Bei einer hochgradigen venösen Stauung sollte die Anlage eines venösen Zugangs eventuell eher am Bein als am Arm plaziert werden. Gleiches gilt auch für die Anlage eines zentralvenösen Katheters und eines Pulmonalarterienkatheters, die, falls nötig, auch über die Vena femoralis eingeführt werden können. Eine direkte Blutdruckmessung gehört zur Standardüberwachung. Wenn eine ausreichende Ventilation nur in sitzender Position möglich ist, kann die Narkoseeinleitung auch in dieser Position mit Hilfe eines Fiberbronchoskops vorgenommen werden. Für die fiberbronchoskopische Intubation ist eine lokale Betäubung der Atemwege, eventuell zusätzlich mit Sedierung (häufig mit Midazolam und Fentanyl), sinnvoll. Bei sehr jungen Patienten kann eine Einleitung per inhalationem unter Spontanatmung durchgeführt werden. Sollte doch eine Atemwegsobstruktion auftreten, so kann eine Seiten- oder Bauchlagerung unter Umständen lebensrettend sein. Spontanatmung und Verzicht auf Muskelrelaxantien werden zwar empfohlen; dies kann jedoch im Einzelfall nicht immer durchgeführt werden. Eine akute Verschlechterung einer venösen Einflußstauung kann eventuell auf eine zu großzügige intraoperative Flüssigkeitssubstitution zurückgeführt werden. Die Tumorgröße kann durch Gabe von Diuretika möglicherweise vermindert werden. Bei Patienten mit bereits reduziertem venösen Rückfluß kann aber eine damit verbundene Vorlastminderung zu einem unerwünschten Blutdruckabfall führen. Intraoperative Blutungen sind vermutlich bei Patienten mit erhöhtem zentralen Venendruck häufiger. Nach diagnostischen Maßnahmen wie Mediastinoskopie oder Bronchoskopie mit Teilresektion oder Biopsie eines Tumors kann es postoperativ zu einer schwellungsbedingten Atemwegsobstruktion kommen, die eine Reintubation notwendig macht.

15.7 Diagnostische Techniken

Die fiberoptische Bronchoskopie hat das starre Bronchoskop bei der Beurteilung der Atemwege und bei der Probenentnahme für Kulturen, zytologische und histologische Untersuchungen abgelöst. Nach transbronchialer Entnahme von Lungenbiopsien entwickelt sich bei 5 bis 10% der Patienten ein Pneumothorax. Es ist daher nötig, nach einer solchen Untersuchung eine Röntgenthoraxaufnahme anzufertigen. Gleiches gilt auch für die perkutane Feinnadelbiopsie peripherer Lungenabschnitte. Hier muß in 10 bis 20% der Fälle mit einem Pneumothorax gerechnet werden. Prinzipiell ist eine Pleurabiopsie bei Patienten mit einer Gerinnungsstörung kontraindiziert. Mit Hilfe der Pleuroskopie können die Pleuraoberflächen fiberoptisch direkt beurteilt werden. Die Fiberoptik wird interkostal in den Pleuraspalt eingeführt. Eine explorative Thorakotomie zur Biopsiegewinnung kann so umgangen werden.

Eine Mediastinoskopie wird über einen kleinen Hautschnitt direkt oberhalb des Jugulums in Allgemeinanästhesie durchgeführt. Es folgt eine stumpfe Präparation entlang der prätrachealen Faszie. Dies ermöglicht die Biopsie paratrachealer Lymphknoten in Höhe der Carina. Als Komplikationen können ein Pneumothorax, mediastinale Blutungen, eine Luftembolie und Verletzung des Nervus laryngeus recurrens mit nachfolgender Heiserkeit und Stimmbandlähmung auftreten. Weiterhin kann das Mediastinoskop auf die rechte Arteria subclavia drücken, so daß die peripheren Pulse am rechten Arm verschwinden (was eventuell als Herzstillstand mißgedeutet wird). Es kann hierdurch auch zur Kompression der rechten Arteria carotis (mit postoperativem neurologischem Defizit) kommen.

Literaturhinweise

1. Pullerits, J., Holzman, R.: Anaesthesia for patients with mediastinal masses. Can.J. Anaesth. 1989; 36: 681–8
2. Bone, R.C., Jacobs, E.R.: Advances in pharmacologic treatment of acute lung injury and septic shock. In: Stoelting, R.K., Barash, P.G., Gallagher, T.J., eds.: Advances in Anesthesia. Chicago. Year Book Medical Publishers 1986; 4: 327–45
3. Bernard, G.R., Luce, J.M., Sprung, C.L., et al.: High-dose corticosteroids in patients with the adult respiratory distress syndrome. N. Engl.J. Med. 1987; 317: 1565–70
4. Decamp, M.M., Demling, R.H.: Posttraumatic multisystem organ failure. JAMA 1988; 260: 530–4
5. Radermacher, P., Santak, B., Wust, H.J., Tarnow, J., Falke, K.J.: Prostacyclin for the treatment of pulmonary hypertension in the adult respiratory distress syndrome: Effects on pulmonary capillary pressure and ventilator-perfusion distributions. Anesthesiology 1990; 72: 238–44
6. Dudley, W.R., Marshall, B.E., Steroid treatment for acid-aspiration pneumonia. Anesthesiology 1974; 40: 136–41
7. Wynne, J.W., DeMarco, F.J., Hood, C.I.: Physiological effects of corticosteroids in food-stuff aspiration. Arch. Surg. 1981; 116: 46–9
8. Braude, N., Ludgrove, T.: Neurogenic pulmonary oedema precipitated by induction of anaesthesia. Br.J. Anaesth. 1989; 62: 101–3
9. Bartsch, P., Maggiorini, M., Ritter, M., Noti, C., Vock, P., Oelz, O.: Prevention of high-altitude pulmonary edema by nifedipine. N. Engl.J. Med. 1991; 315: 1284–9
10. Lang, S.A., Duncan, P.G., Shephard, D.A.E., Ha, H.C., Pulmonary oedema associated with airway obstruction. Can.J. Anaesth. 1990; 37: 210–8
11. Willis, M.H., Harris, M.M.: An unusual airway complication with sarcoidosis. Anesthesiology 1987; 66: 554–5
12. Spragg, R.G., Benumof, J.L., Alfery, D.D.: New method for performance of unilateral lung lavage. Anesthesiology 1982; 57: 535–8
13. Smith, M.B., Elwood, R.J.: Anesthetic management for oophorectomy in a patient with lymphangiomyomatosis. Anesthesiology 1989; 70: 548–50
14. Krasnik, M., Christensen, B., Halkier, E., et al.: Pleurodesis in spontaneous pneumothorax by means of tetracycline: Follow-up evaluation of a method. Scand.J. Thorac. Cardiovasc. Surg. 1987; 21: 181–8
15. John, R.E., Narang, V.P.S.: A boy with an anterior mediastinal mass. Anaesthesia 1988; 43: 864–6
16. Maunder, R.J., Pierson, D.J., Hudson, L.D. Subcutaneous and mediastinal emphysema: Pathophysiology, diagnosis, and management. Arch. Intern. Med. 1984; 144: 1447–54
17. Shesser, R., David, C., Edelstine, S.: Pneumomediastinum and pneumothorax after inhaling alkaloidal cocaine. Ann. Emerg. Med. 1981; 10: 213–5
18. deSoto, H.: Direct laryngoscopy as an aid to relieve airway obstruction in a patient with a mediastinal mass. Anesthesiology 1987; 67: 116–7
19. Levin, H., Bursztein, S., Heifetz, M.: Cardiac arrest in a child with mediastinal mass. Anesth. Analg. 1985; 64: 1129–30

16 Akute Ateminsuffizienz

Eine akute Ateminsuffizienz ist durch eine unzureichende arterielle Oxygenierung über die Lungen gekennzeichnet. Die Elimination von Kohlendioxid über die Lunge kann hierbei normal oder vermindert sein. Eine Vielzahl primärer und sekundärer Störungen der Atemwege, des Lungenparenchyms, des Brustkorbes als auch neurale Prozesse, die die Atmung beeinträchtigen, können zur Ausbildung einer Ateminsuffizienz führen. Eine Ateminsuffizienz kann einerseits akut oder chronisch auftreten, andererseits aber auch Folge einer akuten Exazerbation eines chronischen Krankheitsprozesses sein [1, 2]. Eine akut auftretende Ateminsuffizienz ist zum großen Teil auf eine Erschöpfung der Atemmuskulatur zurückzuführen. Ein arterieller Sauerstoffmangel, der durch einen intrakardialen Shunt, durch Anämie oder z.B. eine Kohlenmonoxidvergiftung bedingt ist, wird nicht zu den Ursachen einer akuten Ateminsuffizienz gezählt, da hierbei keine Störung des Atemsystems vorliegt.

16.1 Diagnostik

Für die Diagnosestellung und Behandlung von Patienten mit akuter Ateminsuffizienz ist es erforderlich, die arteriellen Blutgase (PaO_2, $PaCO_2$) und den pH-Wert zu bestimmen. Wenn trotz zusätzlicher Sauerstoffgabe der arterielle Sauerstoffpartialdruck unter 60 mm Hg beträgt, so spricht dies normalerweise für die Diagnose einer akuten Ateminsuffizienz. Dabei wird jedoch vorausgesetzt, daß kein intrakardialer Rechts-Links-Shunt vorliegt. Theoretische Grundlage für diesen Richtwert ist die Form der Sauerstoffdissoziationskurve. Diese Kurve zeigt, daß es zu einem steilen Abfall der Sauerstoffsättigung kommt, wenn der Sauerstoffpartialdruck unter 60 mm Hg sinkt (Abb. 24.1). Die Sauerstoffsättigung fällt beispielsweise um weniger als ein Prozent ab, wenn der Sauerstoffpartialdruck von 100 auf 90 mm Hg erniedrigt ist. Sinkt jedoch der Sauerstoffpartialdruck von 55 auf 45 mm Hg, so fällt die Sauerstoffsättigung bereits von 88 auf 80% ab. Bei einer akuten Ateminsuffizienz kann der arterielle Kohlendioxidpartialdruck sowohl erhöht, normal, als auch vermindert sein, je nach Verhältnis zwischen alveolärer Ventilation und metabolischer CO_2-Produktion. Falls es sich nicht um eine respiratorische Kompensation einer metabolischen Alkalose handelt, spricht ein arterieller CO_2-Partialdruck von über 50 mm Hg für die Diagnose einer akuten Ateminsuffizienz.

Eine akute Ateminsuffizienz läßt sich von einer chronischen Ateminsuffizienz anhand des Verhältnisses von $PaCO_2$ zu pH-Wert unterscheiden. Bei einer akuten Ateminsuffizienz kommt es häufig zu einem plötzlichen Anstieg des CO_2-Partialdruckes und zu einem entsprechenden Abfall des pH-Wertes. Bei einer chronischen Ateminsuffizienz hingegen liegt der arterielle pH-Wert normalerweise zwischen 7,36 und 7,44, obwohl der CO_2-Partialdruck erhöht ist. Dieser normale pH-Wert ist Ausdruck einer gesteigerten kompensatorischen Rückresorption von Bikarbonat in den Nierentubuli.

Zusätzlich zur arteriellen Hypoxämie tritt bei einer Ateminsuffizienz üblicherweise ein Abfall von funktioneller Residualkapazität (FRC) und Lungencompliance auf. Auf der Röntgenthoraxaufnahme findet sich oft eine bilaterale diffuse Verschattung. Der pulmonalkapilläre Verschlußdruck ist meist niedriger als 15 mm Hg, obwohl häufig ein Lungenödem vorliegt (siehe Kapitel 15). Bleibt die Ateminsuffizienz über längere Zeit bestehen, entwickeln sich meist ein erhöhter pulmonalvaskulärer Widerstand und eine pulmonalvaskuläre Hypertension. Durch Inhalation von Stickstoffmonoxid (NO; in einer Dosierung von 5–80 ppm) können bei Patienten mit schwerer Ateminsuffizienz der Pulmonalarteriendruck gesenkt und die arterielle Oxygenierung verbessert werden, ohne daß eine systemische Vasodilatation verursacht wird [3].

Tab. 16.1: Therapie einer akuten Ateminsuffizienz

Erhöhung der inspiratorischen Sauerstoffkonzentration
endotracheale Intubation
maschinelle Unterstützung der Atmung
positiver endexspiratorischer Druck
Optimierung des intravasalen Flüssigkeitsvolumens
medikamentöse Diurese
Unterstützung der kardialen Inotropie
Therapie bronchopulmonaler Infekte
entsprechende Nährstoffsubstitution

16.2 Therapie der Ateminsuffizienz

Das Ziel der Therapie einer Ateminsuffizienz besteht darin, durch entsprechende therapeutische Maßnahmen die Lungenfunktion so lange zu unterstützen, bis sich die Lunge von ihrer Schädigung regeneriert hat und ihre Funktion wieder selbständig übernehmen kann (Tab. 16.1). Das Hauptaugenmerk bei der Therapie einer akuten Ateminsuffizienz muß 1. auf die Normalisierung der arteriellen Hypoxämie, 2. auf die Elimination überschüssigen Kohlendioxids und 3. auf die sichere Freihaltung der Atemwege gerichtet sein.

16.2.1 Erhöhung der inspiratorischen Sauerstoffkonzentration

Um eine Normalisierung der arteriellen Hypoxämie zu erreichen, kann die inspiratorische Sauerstoffkonzentration so weit erhöht werden, bis der PaO_2 auf Werte zwischen 60 und 80 mm Hg angehoben ist. Unnötig hohe Sauerstoffpartialdrücke sollten aufgrund ihrer toxischen Nebenwirkungen auf das Lungenparenchym vermieden werden. Bei spontan atmenden Patienten kann Sauerstoff über eine Nasensonde, Venturi-Gesichtsmaske, eine Gesichtsmaske mit Reservoirbeutel, eine Gesichtsmaske mit Nichtrückatmungsventil oder mit Hilfe eines T-Konnektors über eine Trachealkanüle zugeführt werden. Es gelingt mit diesen Maßnahmen selten, die inspiratorische Sauerstoffkonzentration über 50% anzuheben. Sie sind daher lediglich für die Therapie einer arteriellen Hypoxämie geeignet, die durch leichte bis mittelschwere Störungen des Ventilations-/Perfusionsverhältnisses verursacht wurden. Falls diese Möglichkeiten einer zusätzlichen Sauerstoffzufuhr nicht ausreichen, um die arterielle Hypoxämie zu beheben, müssen invasivere Maßnahmen in Betracht gezogen werden. Hierzu gehören eine endotracheale Intubation und eine assistierte bzw. kontrollierte Beatmung.

Im Idealfall sollte die inspiratorische Sauerstoffkonzentration, mit der noch eine zufriedenstellende Oxygenierung erreicht werden kann, nicht längere Zeit mehr als 50% betragen. Wird länger als 24 Stunden mit einer inspiratorischen Sauerstoffkonzentration von über 50% beatmet, besteht das Risiko, daß sich eine sauerstofftoxische Lungenschädigung entwickelt. Ist es durch eine Beatmung mit einer inspiratorischen Sauerstoffkonzentration von unter 50% nicht möglich, einen Sauerstoffpartialdruck von über 60 mm Hg zu erreichen, wird empfohlen, einen kontinuierlichen positiven Atemwegsdruck (CPAP) oder einen positiven endexspiratorischen Druck (PEEP) anzuwenden. Bei manchen Patienten mit akuter Exazerbation einer chronischen Lungenerkrankung kann mit Hilfe eines inspiratorischen positiven Atemwegsdruckes (unter Verwendung einer dichtsitzenden Gesichtsmaske) eine endotracheale Intubation und maschinelle Beatmung vermieden werden. Es hat wenig Sinn, den arteriellen Sauerstoffpartialdruck über 80 mm Hg anzuheben, da die Sauerstoffsättigung des Hämoglobins in diesem Bereich bereits fast 100% beträgt.

Der häufiger vorgebrachte Einwand, eine zusätzliche Sauerstoffzufuhr bei Patienten, die von einem hypoxischen Atemantrieb abhängig sind, führe zu einer Hypoventilation, ist nicht gesichert. Tritt bei solchen Patienten während einer Sauerstofftherapie eine Zunahme des $PaCO_2$ auf, ist dies eher ein Zeichen einer zunehmenden Ermüdung der Atemmuskulatur, einer vermehrten Totraumventilation oder des Haldaneeffektes. Es ist davor zu warnen, das Risiko einer zusätzlichen Sauerstoffzufuhr überzubewerten und dadurch den Patienten eventuell eine sinnvolle Therapiemöglichkeit vorzuenthalten [2].

16.2.2 Endotracheale Intubation und maschinelle Beatmung

Endotracheale Intubation und maschinelle Beatmung sollten spätestens dann in Betracht gezogen werden, wenn 1. die arteriellen Sauerstoffpartialdrücke unter 60 mm Hg bleiben, obwohl die inspiratorische Sauerstoffkonzentration über 50% beträgt, 2. der CO_2-Partialdruck ansteigt und gleichzeitig der arterielle pH-Wert abfällt, 3. Anzeichen einer Erschöpfung der Atemmuskulatur auftreten, 4. die Schutzreflexe der oberen Luftwege fehlen und 5. der Patient nur unzureichend abhusten kann.

Die endotracheale Intubation

Die endotracheale Intubation kann primär oral oder nasal durchgeführt werden. Nasale Tuben sind einfacher zu fixieren und werden von den Patienten besser toleriert. Bei der oralen Intubation können allerdings Tuben mit einem größeren Innendurchmesser (mindestens 8 mm) verwendet werden, wodurch Tracheobronchialsekrete leichter abzusaugen sind und ein Fiberbronchoskop leichter eingeführt werden kann.

Das Risiko, daß sich durch eine translaryngeale endotracheale Intubation Komplikationen im Bereich der oberen Atemwege (wie Larynxstenose und Stimmbandlähmung) entwickeln, wird nach ungefähr 21 Tagen so hoch eingeschätzt, daß zahlreiche Autoren dann eine Tracheotomie für gerechtfertigt halten. Außerdem hat eine Tracheotomie gegenüber einer translaryngealen Intubation möglicherweise Vorteile, falls eine sehr starke tracheobronchiale Sekretion besteht. Ernste Komplikationen sowohl bei der transpharyngealen endotrachealen Intubation als auch bei der Tracheostomie sind die Trachealstenose und die Tracheomalazie in dem Bereich, in dem die Trachealschleimhaut mit dem Tubuscuff in Berührung kommt. Das Risiko einer ischämischen Schädigung der Trachealschleimhaut kann durch einen möglichst niedrig gehaltenen Cuffdruck vermindert werden. Die Blockermanschette sollte nur soweit aufgeblasen werden, daß während der intermittierenden positiven Druckbeatmung ein hörbares Entweichen von Gas gerade verhindert wird.

Maschinelle Beatmung

Eine maschinelle Beatmung der Lungen mit einem positiven Atemwegsdruck setzt eine endotracheale Intubation voraus. Die zwei Grundtypen der Geräte zur Durchführung einer positiven Druckbeatmung sind 1. volumengesteuerte Beatmungsgeräte mit konstantem Atemhubvolumen bei variablem Beatmungsdruck und 2. druckgesteuerte Beatmunggeräte, die einen Gasfluß solange aufrechterhalten, bis ein vorher eingestellter Druck erreicht ist. Hierbei stellt das Atemhubvolumen die variable Größe dar. Das Atemhubvolumen wird bei Änderungen des Atemwegswiderstandes und/oder der Lungencompliance durch volumengesteuerte Beatmungsgeräte besser konstant gehalten. Bei druckgesteuerten Beatmungsgeräten verändert sich das Atemhubvolumen umgekehrt proportional zum Atemwegswiderstand und direkt proportional zur Lungencompliance.

Ein volumengesteuertes Beatmungsgerät hält das Atemhubvolumen konstant, auch wenn der Beatmungsdruck aufgrund von Sekretansammlung, Gegenatmen des Patienten oder eines endobronchial gelegenen Tubus ansteigt. Ein druckgesteuertes Beatmungsgerät gibt unter diesen Bedingungen jedoch ein vermindertes Atemhubvolumen ab. Der Nachteil volumengesteuerter Geräte besteht darin, daß entstehende Lecks im System nicht kompensiert werden können. Zum Beispiel kann ein Leck aufgrund eines undichten Cuffs zu einer Hypoventilation führen, obwohl das Gerät weiterhin das vorgegebene inspiratorische Atemminutenvolumen abgibt.

Druckgesteuerte Beatmungsgeräte geben auch bei einer Leckage ein konstantes inspiratorisches Volumen an den Patienten ab, solange eine für die Inspiration vorgegebene Zeitspanne oder ein vorgegebener Atemwegsdruck nicht überschritten wird. Für die maschinelle Unterstützung der Atmung bei Patienten mit akuter Ateminsuffizienz wird zumeist ein volumengesteuerter Respirator gewählt.

Bei der initialen Einstellung des Beatmungsgerätes werden normalerweise eine Atemfrequenz von 6 bis 12 Atemzüge/Minute, ein Atemzugvolumen von 10 bis 15 ml/kg KG und eine inspiratorische Sauerstoffkonzentration von ungefähr 50% eingestellt. Die Ausatmung erfolgt passiv und kann im Falle eines erhöhten Atemwegswiderstandes, z.B. bei Patienten mit chronisch obstruktiver Lungenerkrankung oder Asthma bronchiale, verlängert sein. Wird eine zu hohe Atemfrequenz gewählt und daher eine vollständige Ausatmung bis zum Beginn des nächsten Atemhubes nicht mehr garantiert, besteht das Risiko eines sogenannten Air trappings. Durch eine langsame Atemfrequenz und ein hohes Atemzugvolumen kann die Verteilung der Atemgase in der Lunge, insbesondere wenn regionale Unterschiede in den Atemwegswiderständen vorliegen, optimiert werden. Außerdem steht dadurch genügend Zeit für eine vollständige Ausatmung zur Verfügung. Eine spätere Feineinstellung des Beatmungsgerätes und Änderung der inspiratorischen Sauerstoffkonzentration orientiert sich an den arteriellen Blutgasanalysen und am pH-Wert. Ziel ist es, einen arteriellen Sauerstoffpartialdruck zwischen 60 und 80 mm Hg, einen arteriellen CO_2-Partialdruck zwischen 35 und 45 mm Hg und einen pH-Wert zwischen 7,36 und 7,44 zu erreichen.

Eine Sedierung mit Opioiden oder Benzodiazepinen und/oder eine Muskelrelaxation mit einem nicht-depolarisierenden Muskelrelaxans können die Durchführung einer maschinellen Beatmung erleichtern. Das Outcome der Patienten wird durch diese Medikamente jedoch nicht beeinflußt. Die längerfristige Gabe von Muskelrelaxantien (länger als 48 Stunden) kann mit einer langanhaltenden motorischen Schwäche einhergehen, vor allem dann, wenn zusätzlich ein Nierenversagen oder eine Sepsis bestehen [4].

Formen der Beatmung

Die Formen der maschinellen Beatmung mit positivem Druck werden unterteilt in kontrollierte, assistierte sowie kontrolliert/assistierte Beatmung, kontrollierte Beatmung mit PEEP und assistiert/kontrollierte Beatmung mit intermittierender maschineller Beatmung (IMV). Ist dieser intermittierende maschinelle Beatmungshub mit der Spontanatmung des Patienten synchronisiert, wird von synchronisierter intermittierender maschineller Beatmung (SIMV) gesprochen (Abb. 16.1). Bei der Beatmung mit positivem endexspiratorischen Druck (PEEP) bestehen während des gesamten Beatmungszyklus ein positiver Atemwegsdruck und ein positiver intrathorakaler Druck. Durch zyklische, intermittierende Erhöhungen des positiven Druckes werden die Lungen gebläht. Wird ein kontinuierlicher positiver Druck bei spontan atmenden Patienten ange-

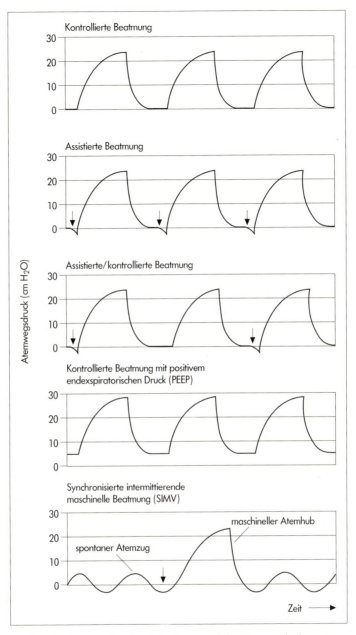

Abb. 16.1: Schematische Darstellung des Atemzug- bzw. Atemhubvolumens und des Atemwegsdruckes unter verschiedenen Beatmungsformen bei intubierten Patienten. Die Pfeile zeigen den Beginn spontaner Atemzüge des Patienten an, die das Beatmungsgerät triggern und maschinelle Atemhübe auslösen.

wandt, so spricht man von einem kontinuierlichen positiven Atemwegsdruck (CPAP). Eine assistiert/kontrollierte Beatmungsform erfordert vom Patienten nur minimale Atemanstrengungen und erlaubt so, die Atemmuskulatur zu schonen.

Im Gegensatz dazu wird die Atemmuskulatur durch eine intermittierende maschinelle Beatmung (IMV) trainiert und kräftiger und der mittlere intrathorakale Druck sinkt. Die Hochfrequenz-Beatmung (high frequency positive pressure ventilation; mit einer Atemfrequenz von 60–100 Atemzügen/Minute) wurde als Alternative zu der üblichen intermittierenden positiven Druckbeatmung eingeführt [5]. Ein Hauptvorteil dieser Beatmungsmethode sei, daß das Atemhubvolumen bei dieser Beatmung durch Veränderungen der Atemwegswiderstände und der Lungencompliance nicht beeinflußt wird. Zusätzlich führe der konstant niedrige mittlere Atemwegsdruck nur zu minimalen Auswirkungen auf das Herzzeitvolumen und die Gefahr eines Barotraumas der Lunge (Pneumothorax) sei vermindert. Trotzdem läßt sich eine Überlegenheit

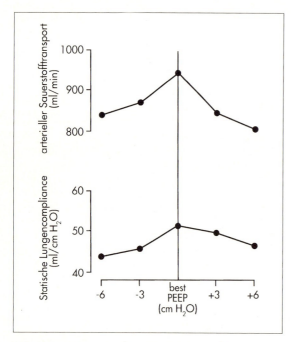

Abb. 16.2: Patienten mit einer akuten Ateminsuffizienz werden maschinell mit verschiedenen PEEP-Niveaus beatmet. Es wurden die arterielle Sauerstofftransportkapazität und die statische Lungencompliance bestimmt. Bei dem PEEP-Niveau mit der höchsten arteriellen Sauerstofftransportkapazität (Sauerstoffgehalt x HZV) war stets auch die statische Lungencompliance am größten. Dieses PEEP-Niveau wird als »best PEEP« bezeichnet (Daten modifiziert nach: Suter PM, Fairley HB, Isenberg MD. Optimum and exspiratory airway pressure in patients with acute respiratory failure. N Engl J Med 1975; 292: 284–289)

gegenüber konventionelleren Beatmungsformen nicht in allen Studien nachweisen [6].

Positiver endexspiratorischer Druck (PEEP)

Ein positiver endexspiratorischer Druck wird häufig dann empfohlen, wenn der arterielle Sauerstoffpartialdruck trotz einer inspiratorischen Sauerstoffkonzentration von 50% nicht über 60 mm Hg gehalten werden kann [1]. Es wird angenommen, daß ein positiver endexspiratorischer Druck die arterielle Oxygenierung, die Lungencompliance und die funktionelle Residualkapazität dadurch erhöht, daß kollabierte, aber noch perfundierte Alveolen wieder aufgedehnt werden. Daraus resultieren ein verbessertes Ventilations-/Perfusionsverhältnis und ein verminderter intrapulmonaler Rechts-Links-Shunt. Es muß jedoch beachtet werden, daß ein positiver endexspiratorischer Druck die arterielle Oxygenierung normalerweise nicht verbessert, falls die arterielle Hypoxämie auf einer Hypoventilation beruht oder falls die funktionelle Residualkapazität normal oder erhöht ist. Ein positiver endexspiratorischer Druck kann die extrazelluläre Lungenflüssigkeit im Lungeninterstitium nicht vermindern und die Entwicklung eines Lungenödems nicht verhindern. Es ist jedoch möglich, daß unter PEEP-Beatmung alveoläre Ödemflüssigkeit in das Lungeninterstitium zurückgedrängt wird und so bislang mit Ödemflüssigkeit gefüllte Alveolen wieder ventiliert werden [7].

Ein positiver endexspiratorischer Druck wird initial in Schritten von 2,5 bis 5 cm H_2O solange gesteigert, bis bei einer inspiratorischen Sauerstoffkonzentration von unter 50% die arteriellen Sauerstoffpartialdrücke beim spontan atmenden Patienten höher als 60 mm Hg sind. Ziel ist es, den PEEP so hoch einzustellen, daß die arterielle Oxygenierung maximal verbessert wird, ohne das Herzminutenvolumen wesentlich zu vermindern. Das optimale PEEP-Niveau ist dann erreicht, wenn die Sauerstofftransportkapazität (arterieller Sauerstoffgehalt x Herzminutenvolumen) maximal hoch ist. Ein solcher Best-PEEP erlaubt oft auch eine größtmögliche Verbesserung der statischen Lungencompliance [8] (Abb. 16.2). Bei der Mehrzahl der Patienten läßt sich mit einem PEEP von weniger als 15 cm H_2O eine maximale Verbesserung der arteriellen Sauerstofftransportkapazität und der Lungencompliance erreichen. Eine übermäßige Erhöhung des PEEP-Niveaus kann jedoch den Sauerstoffpartialdruck senken, da durch überblähte Alveolen die umgebenden Kapillaren komprimiert werden, so daß mehr Blutvolumen in nicht-ventilierte Lungenbezirke umgeleitet wird.

Eine wichtige Nebenwirkung des positiven endexspiratorischen Drucks ist eine Erniedrigung des Herzminutenvolumens. Dies ist dadurch zu erklären, daß es hierbei zu einer Behinderung des venösen Rückstroms und zu einer Linksverlagerung des Ventrikelseptums kommt, wodurch die linksventrikuläre Füllung behindert wird [9]. Es ist denkbar, daß eine durch PEEP-Beatmung verbesserte arterielle Oxygenierung dadurch wieder aufgehoben wird, weil ein gleichzeitig auftretender Abfall des Herzminutenvolumens die Gewebeperfusion beeinträchtigt. Die negativen Auswirkungen eines PEEP auf das Herzminutenvolumen sind dann besonders stark ausgeprägt, wenn ein vermindertes intravasales Flüssigkeitsvolumen und/oder normale Lungenverhältnisse vorliegen, da dadurch die erhöhten Atemwegsdrücke maximal auf die intrapulmonalen Gefäße übertragen werden. Diese nachteiligen Auswirkungen eines PEEP auf das Herzminutenvolumen können minimiert werden, indem das intravasale Flüssigkeitsdefizit ausgeglichen wird und kontraktilitätssteigernde Medikamente verabreicht werden. Ein Pulmonalarterienkatheter ist bei Patienten, die mit einer PEEP-Beatmung behandelt werden, gut geeignet, um eine ausreichende Flüssigkeitszufuhr, die Kontraktilität des Herzens und eine Gewebeoxygenierung (mit Hilfe der gemischt-venösen Sauerstoffsättigung) zu überwachen. Eine genaue Bestimmung des pulmonalarteriellen Verschlußdruckes wird dadurch erschwert, daß der in den Alveolen herrschende positive endexspiratorische Druck auf die Lungenkapillaren übertragen und so als pulmonaler Verschlußdruck fehlinterpretiert wird.

Pneumothorax, Pneumomediastinum und subkutanes Emphysem sind Beispiele für Barotraumen der Lunge, wie sie durch PEEP-Beatmung entstehen können. Ein Barotrauma wird dadurch verursacht, daß Alveolen durch hohen positiven endexspiratorischen Druck überdehnt werden und rupturieren. Verschlechtern sich die arterielle Oxygenierung und die kardiovaskulären Parameter plötzlich während einer Beatmung mit positivem endexspiratorischen Druck, sollte stets an einen Spannungspneumothorax gedacht werden.

16.2.3 Intravasales Flüssigkeitsvolumen

Bei der Behandlung von Patienten mit einer akuten Ateminsuffizienz ist es wichtig, einerseits einen optimalen Flüssigkeitsgehalt der Lungen anzustreben, andererseits muß aber auch ein entsprechendes intravasales Flüssigkeitsvolumen aufrechterhalten werden. Für viele Formen einer akuten Ateminsuffizienz ist eine exzessive Flüssigkeitsansammlung in den Lungen charakteristisch, insbesondere für das ARDS (siehe Kapitel 15). Eine maschinelle Beatmung kann vor allem bei Anwendung eines zusätzlichen positiven endexspiratorischen Druckes die Ausschüttung von Hormonen (wie antidiuretisches Hormon [ADH] und atrialer natriuretischer Faktor [ANF]) verursachen, die zu einer Flüssigkeitsretention beitragen. Zur Überwachung des intravasalen Flüssigkeitsvolumens gehören die Bestimmung von pulmonalarteriellem Verschlußdruck, Urinausscheidung und Körpergewicht. Der Normalwert des pulmonalarteriellen Verschlußdruckes liegt bei ca. 15 mm Hg. Werte, die darüber oder darunter liegen, können eine intravasale Flüssigkeitsüberladung oder ein intravasales Flüssigkeitsdefizit anzeigen. Eine Urinausscheidung von 0,5 bis 1 ml/kg KG/Stunde spricht für ein adäquates Herzminutenvolumen und ein adäquates intravasales Flüssigkeitsvolumen. Ein täglicher Gewichtsverlust von 0,2 bis 0,4 kg ist bei erwachsenen Intensivpatienten zu erwarten, wenn sie eine übliche intravenöse Flüssigkeitstherapie erhalten. Ein konstant bleibendes oder zunehmendes Körpergewicht deutet auf eine exzessive Flüssigkeitsretention hin. Der zentrale Venendruck ist bei Patienten mit akuter Ateminsuffizienz vermutlich kein zuverlässiger Parameter, um den intravasalen Volumenstatus zu überwachen.

Zur Behandlung einer exzessiven Flüssigkeitsansammlung in den Lungen bietet sich eine medikamentöse Diuresesteigerung an. Furosemid eignet sich hierfür besonders. Eine erfolgreiche Diuretikatherapie läßt sich anhand einer verbesserten arteriellen Oxygenierung und in der Röntgenthoraxaufnahme am Verschwinden pulmonaler Infiltrate nachweisen. Die Diurese muß jedoch vorsichtig stimuliert werden, um eine übermäßige Verminderung des intravasalen Flüssigkeitsvolumens zu vermeiden, was zu einem Abfall des Herzminutenvolumens, zu Hypotension und zu einer verminderten Gewebsoxygenierung führen könnte. Besondere Vorsicht ist bei gleichzeitiger Beatmung mit positivem endexspiratorischen Druck geboten.

16.2.4 Tracheobronchialtoilette

Eine optimale Entfernung des Tracheobronchialsekretes kann dadurch erleichtert werden, daß eine adäquate Flüssigkeitszufuhr durchgeführt wird und die Atemgase angefeuchtet werden. Zusätzlich ist eine Physiotherapie wichtig, um die lageabhängige Sekretdrainage zu fördern und ein effektives Abhusten anzuregen. Auch ein steriles endotracheales Absaugen ist hilfreich, um ein aktives Abhusten des Tracheobronchialsekrets zu stimulieren und um Sekrete zu entfernen. Schleimpfröpfe, die Atelektasen begünstigen, können fiberbronchoskopisch entfernt werden.

16.2.5 Therapie bronchopulmonaler Infekte

Bei der Behandlung einer akuten Ateminsuffizienz spielt die spezifische Antibiotikatherapie eine wichtige Rolle. Sie muß sich an der Erreger- und Resistenzbestimmung aus dem Tracheobronchialsekret orientieren. Eine prophylaktische Gabe von Antibiotika, ohne daß die infektionsauslösenden Mikroorganismen identifiziert wurden, wird nicht empfohlen, da dies zu einer Selektion resistenter Bakterien oder Pilze führen kann. Eine weitere Verschlechterung der Lungenfunktion bei Patienten mit einer Ateminsuffizienz ist oft das erste Anzeichen einer pulmonalen Infektion.

16.2.6 Ernährung

Eine künstliche Ernährung ist bei Intensivpatienten wichtig, da eine eventuell auftretende Muskelschwäche die Entwöhnung von der maschinellen Beatmung nach erfolgreicher Behandlung der Ateminsuffizienz verzögern kann [10]. Ein Phosphatmangel kann im Rahmen einer akuten Ateminsuffizienz zur Schwächung der Skelettmuskulatur und zu einer verminderten Zwerchfellkontraktilität beitragen. Eine übermäßige Kalorienzufuhr kann eine verstärkte metabolische Kohlendioxidbildung verursachen, so daß eine gesteigerte alveoläre Ventilation nötig ist, um das anfallende CO_2 abzuatmen. Die Patienten sind hierzu eventuell nicht mehr in der Lage, so daß aus diesem Grund eine maschinelle Unterstützung der Atmung nötig sein kann.

Das Risiko einer gastrointestinalen Blutung ist bei allen Patienten mit akuter Ateminsuffizienz erhöht. Um dieses Risiko zu vermindern, kann eine prophylaktische Gabe von Antazida und/oder H_2-Antagonisten erfolgen [11].

Tab. 16.2: Überwachung der Therapie bei akuter Ateminsuffizienz

arterielle und venöse Blutgasanalyse
arterieller pH-Wert
Herzminutenvolumen
kardiale Füllungsdrücke
intrapulmonales Shuntvolumen
statische Lungencompliance

16.3 Apparative Überwachung der Therapie

Die Therapie einer akuten Ateminsuffizienz wird anhand des pulmonalen Gasaustausches und der kardialen Funktion überwacht (Tab. 16.2). Hierfür erscheint ein Pulmonalarterienkatheter sinnvoll.

16.3.1 Sauerstoffaustausch und arterielle Oxygenierung

Ob der Sauerstoffaustausch über die alveolo-kapilläre Membran ausreichend ist, zeigt sich im arteriellen Sauerstoffpartialdruck. Wie suffizient dieser Sauerstoffaustausch ist, äußert sich in der Differenz zwischen dem errechenbaren Sauerstoffpartialdruck in den Alveolen (P_{AO_2}) und dem im arteriellen Blut gemessenen Sauerstoffpartialdruck (P_{aO_2}) (Tab. 16.3). Die Berechnung der alveolo-arteriellen Sauerstoffpartialdruckdifferenz ($AaDO_2$) ist sinnvoll, um den Gasaustausch in der Lunge zu beurteilen und die verschiedenen Ursachen einer arteriellen Hypoxämie zu unterscheiden (Tab. 16.4). Die während einer Beatmung mit 100% Sauerstoff berechnete alveolo-arterielle Sauerstoffpartialdruckdifferenz stellt ein Maß für die Größe des intrapulmonalen Rechts-Links-Shunts dar. Bei Atmung von Raumluft ist die Berechnung der $AaDO_2$ dagegen sowohl ein Maß für ein Ventilations-/Perfusionsmißverhältnis als auch für einen intrapulmonalen Rechts-Links-Shunt. Die Normalwerte der $AaDO_2$ erhöhen sich mit dem Alter (9 mm Hg mit 20 Jahren und 15 mm Hg mit 70 Jahren), da sich der Sauerstoffpartialdruck mit zunehmendem Alter vermindert. Als klinisch sinnvolle Richtlinie kann gelten, daß für eine alveolo-arterielle Sauerstoffpartialdruckdifferenz von jeweils 20 mm Hg (bei Atmung von 100% Sauerstoff) eine venöse Beimischung von jeweils 1% des Herzminutenvolumens vorliegt. Beträgt jedoch die arterielle Sauerstoffsättigung weniger als 100% oder ist das Herzminutenvolumen erhöht, wird mit dieser groben Richtlinie das tatsächliche Ausmaß der venösen Beimischung unterschätzt. Eine alveolo-arterielle Sauerstoffpartialdruckdifferenz aufgrund einer gestörten Sauerstoffdiffusion entlang der alveolo-kapillären Membran wurde bislang nicht festgestellt.

Ein Problem bei der Überwachung der alveolo-arteriellen Sauerstoffpartialdruckdifferenz besteht darin, daß die Größe der physiologischen $AaDO_2$ von der inspiratorischen Sauerstoffkonzentration abhängt. Aus diesem Grund kann es sinnvoll sein, den Quotienten aus den alveolären und den arteriellen Sauerstoffpartialdrücken zu bilden, da dieser Quotient weniger von der inspiratorischen Sauerstoffkonzentration abhängt [12] (Tab. 16.5). Bei einem alveolo-arteriellen Sauerstoffpartialdruckverhältnis von beispielsweise 0,5 beträgt der arterielle Sauerstoffpartialdruck 50% des alveolären Sauer-

Tab. 16.3: Berechnung der alveolo-arteriellen Sauerstoffpartialdruckdifferenz ($AaDO_2$)

$AaDO_2 = P_{AO_2} - P_{aO_2}$

$P_{AO_2} = (P_B - P_{H_2O}) \times F_iO_2 - P_aCO_2/0.8$

Beispiel:
Die arteriellen Blutgase betragen:
$P_aO_2 = 100$ mm Hg bei $F_iO_2 = 0.5$;
$P_aCO_2 = 40$ mm Hg.
Der Barometerdruck sei 747 mm Hg.
Der Wasserdampfdruck (P_{H_2O}) im Tracheobronchialsystem beträgt 47 mm Hg bei 37° C.
Der P_aO_2 und die $AaDO_2$ berechnen sich folgendermaßen:

$P_{AO_2} = (747-47) \times 0.5 - 40/0.8$

$P_{AO_2} = 350 - 50 = 300$ mm Hg

$AaDO_2 = 300 - 100 = 200$ mm Hg

Tab. 16.4: Entstehungsmechanismen einer arteriellen Hypoxämie

	PaO_2	$PaCO_2$	$AaDO_2$	Ansprechen auf zusätzliche Sauerstoffgabe
niedrige inspiratorische Sauerstoffkonzentration (z.B. Aufenthalt in größer Höhe)	vermindert	normal bis vermindert	normal	verbessert
Hypoventilation (z.B. Medikamentenüberdosierung)	vermindert	erhöht	normal	verbessert
Ventilations-/Perfusionsmißverhältnis (z.B. COLD, Pneumonie)	vermindert	normal bis vermindert	erhöht	verbessert
Rechts-Links-Shunt (z.B. Lungenödem)	vermindert	normal bis vermindert	erhöht	keine oder nur geringe Verbesserung
Diffusionsstörungen (z.B. Lungenfibrose)	vermindert	normal bis vermindert	erhöht	verbessert

COLD: chronisch obstruktive Lungenerkrankung

Tab. 16.5: Berechnung des arteriolo-alveolären Sauerstoffpartialdruckquotienten (a/A)

$a/A = PaO_2/P_AO_2$

Beispiel:
Bei Atmung von 50% Sauerstoff sei der PaO_2 250 mm Hg, der $PaCO_2$ 40 mm Hg.
Der Barometerdruck sei 747 mm Hg, der P_{H_2O} ist 47 mm Hg (siehe Tabelle 16.3).
Der berechnete P_AO_2 beträgt 300 mm Hg (siehe Tabelle 16.3).

$a/A = 250/300$
$a/A = 0.83$ (normal: größer als 0.75)

Tab. 16.7: Berechnung des Quotienten aus physiologischem Totraum zu Atemzugvolumen

$V_D/V_T = (PaCO_2 - P_ECO_2)/PaCO_2$

Beispiel:
Während einer kontrollierten Beatmung mit Sauerstoff und Isofluran seien der $PaCO_2$ 40 mm Hg, der P_ECO_2 30 mm Hg. Der rechnerische Totraumquotient V_D/V_T berechnet sich folgendermaßen:

$V_D/V_T = (40-30)/40$
$V_D/V_T = 10/40$
$V_D/V_T = 0.25$

stoffpartialdrucks und zwar unabhängig von der jeweiligen inspiratorischen Sauerstoffkonzentration. Ist das Verhältnis kleiner als 0,75, so ist anzunehmen, daß der Sauerstoffaustausch in der Lunge gestört ist.

Ein steiler Sättigungsabfall tritt erst ab einem arteriellen Sauerstoffpartialdruck von weniger als 60 mm Hg auf. Daher wird normalerweise von einer Hypoxämie gesprochen, wenn der PaO_2 unter 60 mm Hg beträgt. Hauptursachen einer arteriellen Hypoxämie sind ein Ventilations-/Perfusionsmißverhältnis, ein intrapulmonaler Rechts-Links-Shunt und eine Hypoventilation (Tab. 16.4). Wird die inspiratorische Sauerstoffkonzentration erhöht, so kann in diesen Fällen der arterielle Sauerstoffpartialdruck zumeist verbessert werden, außer wenn ein intrapulmonaler Rechts-Links-Shunt mehr als 30% des Herzminutenvolumens beträgt.

Das Ausmaß der Kompensationsmechanismen bei einer arteriellen Hypoxämie ist individuell sehr unterschiedlich. Normalerweise treten Kompensationsmechanismen erst auf, wenn der arterielle Sauerstoffpartialdruck unter 60 mm Hg abfällt. Kompensatorische Mechanismen treten auch bei chronisch hypoxischen Patienten auf, wenn der PaO_2 unter 50 mm Hg abfällt. Zu den Kompensationsmöglichkeiten einer arteriellen Hypoxämie gehören 1. die Stimulation des Glomus caroticum mit nachfolgender Steigerung der alveolären Ventilation, 2. eine regionale pulmonalarterielle Vasokonstriktion (sogenannter Euler-Liljestrand-Reflex, hypoxische pulmonale Vasokonstriktion), die den pulmonalen Blutfluß weg von hypoxischen Alveolen und hin zu gut belüfteten Alveolen umleitet, sowie 3. eine Stimulierung des sympathischen Nervensystems, um mit Hilfe eines erhöhten Herzminutenvolumens eine verbesserte Gewebsperfusion und Oxygenierung zu gewährleisten. Bei chronischer arterieller Hypoxämie kann durch eine erhöhte Erythrozytenzahl die Sauerstofftransportkapazität des Blutes gesteigert werden. Eine chronische arterielle Hypoxämie kann mit Somnolenz und Nierenfunktionsstörungen vergesellschaftet sein. Sinkt der arterielle Sauerstoffpartialdruck unter 30 mm Hg, versagen die genannten Kompensationsmöglichkeiten und eine hypoxische Zellschädigung ist wahrscheinlich.

16.3.2 Kohlendioxidausscheidung

Anhand des arteriellen CO_2-Partialdruckes ist zu erkennen, ob die alveoläre Ventilation ausreicht, um das aus dem Stoffwechsel anfallende Kohlendioxid ausreichend zu eliminieren (Tab. 16.6). Wie effektiv der CO_2-Transport über die alveolo-kapilläre Membran ist, kann an dem Verhältnis von Totraumventilation zu Atemzugvolumen (VD/VT) abgelesen werden (Tab. 16.7). Mit diesem Quotienten werden Lungenareale erfaßt, die adäquat ventiliert, aber vermindert oder gar nicht perfundiert werden. Normalerweise ist das Verhältnis von Totraumventilation zu Atemzugvolumen kleiner als 0,3. Es kann aber auf 0,6 und mehr ansteigen, falls die «wasted ventilation» zunimmt. Das Verhältnis von Totraumventilation zu Atemzugvolumen ist bei einer akuten Ateminsuffizienz, bei einem erniedrigten Herzminutenvolumen (aufgrund von Anästhetika oder Hypovolämie) oder bei einer Lungenembolie erhöht.

Von einer Hyperkapnie wird ab einem CO_2-Partialdruck von über 45 mm Hg gesprochen. Die Symptome hängen davon ab, wie schnell und wie hoch der CO_2-Partialdruck ansteigt. Eine akute Zunahme des CO_2-Partialdruckes geht mit einem erhöhten intrazerebralen Blutfluß und einem erhöhten intrakraniellen Druck einher. Extreme Steigerungen des CO_2-Partialdruckes über 80 mm Hg können zu Krampfanfällen und nachfolgenden Funktionsstörungen des zentralen Nervensystems führen.

16.3.3 Gemischt-venöser Sauerstoffpartialdruck

Der gemischt-venöse Sauerstoffpartialdruck (PvO_2) und die arteriovenöse Sauerstoffgehaltsdifferenz (CaO_2-CvO_2; C = Content = Gehalt) sind vom

Tab. 16.6: Entstehungsmechanismen einer Hyperkapnie

	$PaCO_2$	Vd/VT	$AaDO_2$
Medikamentenüberdosierung	erhöht	normal	normal
restriktive Lungenerkrankung (z.B. Kyphoskoliose)	erhöht	normal bis erhöht	normal bis erhöht
chronisch-obstruktive Lungenerkrankung	erhöht	erhöht	erhöht
neuromuskuläre Störungen	erhöht	normal bis erhöht	normal bis erhöht

Herzminutenvolumen und von der Sauerstoffextraktion durch die Gewebe abhängig. Nimmt das Herzminutenvolumen ab, während der Sauerstoffverbrauch der Gewebe gleichbleibt, so kommt es zu einem Abfall des gemischt-venösen Sauerstoffpartialdruckes und zu einer Erhöhung der arteriovenösen Sauerstoffgehaltsdifferenz. Es wird also trotz einer verminderten Gewebedurchblutung die gleiche Menge Sauerstoff vom Gewebe aus dem Blut entnommen. Sinkt der gemischt-venöse Sauerstoffpartialdruck unter 30 mm Hg ab oder steigt die arteriovenöse Sauerstoffgehaltsdifferenz über 6 ml/dl an, muß das Herzminutenvolumen erhöht werden, um eine adäquate Gewebsoxygenierung sicherzustellen. Gemischt-venöses Blut zur Bestimmung des PvO_2 und zur Berechnung des CvO_2 kann über die distale Öffnung eines Pulmonalarterienkatheters abgenommen werden.

16.3.4 Faktoren, die die Genauigkeit von Blutgasanalysen beeinflussen

Die Empfehlung, bei der Bestimmung einer arteriellen Blutgasanalyse eine Korrektur für die Temperaturdifferenz zwischen Körpertemperatur des Patienten und Temperatur der Meßelektrode durchzuführen, basiert darauf, daß die Löslichkeit von Sauerstoff und Kohlendioxid im Blut temperaturabhängig ist. Wird die Blutprobe eines Patienten, dessen Körpertemperatur unter 37 °C liegt, in eine Meßelektrode mit 37 °C gegeben, so treten nun mehr Moleküle in die Gasphase über (als dies in vivo bei der niedrigeren Körpertemperatur der Fall ist) und werden als Partialdruck gemessen. Es wurde jedoch behauptet, daß ein (mit einer 37 °C warmen Elektrode gemessener) CO_2-Partialdruck und der pH-Wert zuverlässige Werte des Säure-Basen-Haushaltes widergeben und daß dies unabhängig davon sei, bei welcher Körpertemperatur die Blutprobe entnommen wurde [13]. Wird dies akzeptiert, so ist es für die Bestimmung des CO_2-Partialdruckes und pH-Wertes nicht notwendig, eine Temperaturkorrektur vorzunehmen. Für eine zuverlässige Bestimmung der Oxygenierung, also des Sauerstoffpartialdruckes, sollte jedoch eine Temperaturkorrektur vorgenommen werden. Auch für die Berechnung der alveolo-arteriellen Sauerstoffpartialdruckdifferenz ist eine Temperaturkorrektur für die Sauerstoff- und Kohlendioxidpartialdrücke erforderlich. Für die Temperaturkorrektur der Blutgase und des pH-Wertes gibt es Normogramme.

Bei der Interpretation der arteriellen Blutgase ist außerdem zu beachten, daß die Leukozyten und Thrombozyten Sauerstoff verbrauchen. Dies kann bei einer In-vitro-Messung zu einer Erniedrigung des Sauerstoffpartialdruckes führen. Aus diesem Grund müssen die Blutproben in Eiswasser gekühlt werden, insbesonders dann, wenn die Zeit zwischen Entnahme und Analyse der Blutprobe über 20 Minuten betragen wird [14]. Eine weitere Fehlerquelle stellen Luftblasen in der Blutprobe dar. So kann z.B. das Kohlendioxid entlang des Partialdruckgradienten aus dem Blut in die Luftblasen diffundieren, was zu einer falsch-niedrigen Partialdruckbestimmung für Kohlendioxid führt. Ebenso kann Sauerstoff entweder aus dem Blut in die Luftblase oder aus der Luftblase ins Blut diffundieren, je nachdem, wie hoch der Sauerstoffpartialdruck im Blut ist. Hierdurch können die Sauerstoffpartialdrücke fälschlich zu niedrig oder zu hoch bestimmt werden.

16.3.5 Arterieller pH-Wert

Bestimmungen des arteriellen pH-Wertes sind notwendig, um eine Azidose oder Alkalose zu diagnostizieren. Es kann davon ausgegangen werden, daß sich bei einer Hypoxämie und einer ungenügenden Sauerstoffabgabe an das Gewebe eine metabolische Azidose entwickelt. Außerdem führen eine metabolische oder respiratorische Azidose häufig zu Herzrhythmusstörungen und aufgrund einer Konstriktion der Pulmonalgefäße zu einem Anstieg des pulmonalvaskulären Widerstandes.

Eine Alkalose, die sich in einer Erhöhung des pH-Wertes äußert, ist oft durch eine iatrogene maschinelle Hyperventilation bedingt oder durch eine medikamentös stimulierte Diurese verursacht, die zu Chlorid- und Kaliumverlusten führt. Wie bei der Azidose treten auch bei einer metabolischen oder respiratorischen Alkalose häufiger Herzrhythmusstörungen auf [15]. Liegt bei einem Patienten, der sich von einer akuten Ateminsuffizienz erholt, eine Alkalose vor, kann dies die Entwöhnung von der maschinellen Beatmung verzögern oder gar unmöglich machen, denn der Patient versucht nun, über eine kompensatorische Hypoventilation den CO_2-Gehalt des Körpers zu erhöhen. Diese sogenannte Posthyperventilationshypoxie entwickelt sich – falls dem Patienten nicht zusätzlich Sauerstoff verabreicht wird – aufgrund einer Hypoventilation, deren Ursache die vorausgegangene maschinelle Hyperventilation und die dabei entleerten CO_2-Speicher sind [16].

16.3.6 Herzminutenvolumen

Um eine adäquate Sauerstoffabgabe an das Gewebe sicherstellen zu können, ist es wichtig, das Herzminutenvolumen zu messen und dieses im Normbereich zu halten. Dies ist auch wichtig, um Erfolg oder Mißerfolg der Behandlung einer akuten Ateminsuffizienz beurteilen zu können. Das Herzminutenvolumen wird meistens mit Hilfe der Thermodilutionsmethode über einen Pulmonalarterienkatheter gemessen.

Tab. 16.8: Berechnung des pulmonalvaskulären Widerstandes und des systemischen Gefäßwiderstandes

$$PVR = \frac{MPAP-PAOP}{HMV} \times 80$$

$$SVR = \frac{MAP-ZVD}{HMV} \times 80$$

Beispiel:
Die folgenden kardiovaskulären Parameter wurden mit Hilfe eines Pulmonalarterienkatheters und einer arteriellen Druckmessung in der Arteria radialis erhoben: MPAP 15 mm Hg, PAOP 8 mm Hg, MAP 90 mm Hg, ZVD 5 mm Hg, HMV 5 l/Minute. Der errechnete PVR und der SVR betragen:

$$PVR = \frac{15-8}{5} \times 80$$

PVR = 112 dyn $\times$ sek cm^5 (Normalwert: 50–140 dyn $\times$ sek cm^5)

$$SVR = \frac{90-5}{5} \times 80$$

SVR = 1.360 dyn $\times$ sek cm^5
(Normalwert: 900–1.500 dyn $\times$ sek cm^5)

MPAP	= mittlerer pulmonalarterieller Druck, mm Hg
PAOP	= pulmonalarterieller Verschlußdruck, mm Hg
MAP	= arterieller Mitteldruck, mm Hg
ZVD	= zentraler Venendruck, mm Hg
HMV	= Herzminutenvolumen, l/Minute
PVR	= pulmonalvaskulärer Widerstand, dyn $\times$ sek cm^5
SVR	= systemischer Gefäßwiderstand, dyn $\times$ sek cm^5
80	= Umrechnungsfaktor von mm Hg in dyn $\times$ sek cm^5

16.3.7 Kardiale Füllungsdrücke

Ein richtig plazierter Pulmonalarterienkatheter ermöglicht es, den rechtsatrialen Druck und den pulmonalkapillären Verschlußdruck zu messen. Diese kardialen Füllungsdrücke erlauben es, zusammen mit dem ebenfalls meßbaren Herzminutenvolumen, die Funktion des rechten und linken Ventrikels zu beurteilen. Diese beiden Parameter stellen die Richtschnur für eine differenzierte Flüssigkeitszufuhr und medikamentöse Therapie dar. Zusätzlich können anhand der mit Hilfe eines Pulmonalarterienkatheters gemessenen kardialen Füllungsdrücke, des mittleren pulmonalarteriellen Druckes und des arteriellen Mitteldruckes die pulmonalvaskulären und systemischen Gefäßwiderstände errechnet werden (Tab. 16.8).

16.3.8 Intrapulmonale Shunts

Zu einem intrapulmonalen Rechts-Links-Shunt kommt es, wenn perfundierte Alveolen nicht ventiliert werden. Folge ist ein erniedrigter Sauerstoffpartialdruck. Dies ist dadurch bedingt, daß oxygeniertes Blut aus ventilierten Alveolen mit sauerstoffarmem Blut aus nicht-ventilierten, aber perfundierten Alveolen vermischt wird. Eine Berechnung der Shuntfraktion ermöglicht es, das Ventilations-/Perfusionsverhältnis zuverlässig zu beurteilen. Die Shuntfraktion ist ein nützlicher Parameter, um Erfolg oder Mißerfolg der Therapie einer akuten Ateminsuffizienz beurteilen zu können (Tab. 16.9, Tab. 16.10).

Normalerweise besteht ein physiologischer Shunt von 2 bis 5% des Herzminutenvolumens. Dieser physiologische intrapulmonale Rechts-Links-Shunt ist dadurch bedingt, daß pulmonalarterielles Blut über die Venae bronchiales (Vasa privata) und die Venae Thebesii unter Umgehung der Lungenkapillaren direkt in den großen Kreislauf mündet. Wird bei einem Patienten die Shuntfraktion bestimmt, ohne daß dieser reinen Sauerstoff einatmet, hängt die Shuntfraktion sowohl vom Ventilations-/Perfusionsmißverhältnis als auch vom tatsächlichen intrapulmonalen Rechts-Links-Shunt ab. Wird die Shuntfraktion bei Patienten ermittelt, die reinen Sauerstoff einatmen, spielt ein Ventilations-/Perfusionsmißverhältnis bei der Berechnung keine Rolle.

16.3.9 Statische Lungencompliance

Die statische Lungencompliance ergibt sich, wenn das Atemzugvolumen durch die Differenz aus endexspiratorischem und endinspiratorischem Atemwegsplateaudruck geteilt wird [8]. Die statische Lungencompliance ist ein guter Parameter für die Lungenvolumina und ist hilfreich, um bei der Therapie einer akuten Ateminsuffizienz die ideale Höhe eines positiven endexspiratorischen Druckes zu ermitteln.

Tab. 16.9: Berechnung der intrapulmonalen Shuntfraktion

Q_S/Q_T	= $(CcO_2-CaO_2)/(CcO_2-CvO_2)$ [a]
CaO_2	= (Hb $\times$ 1.39) $\times$ SaO_2 + PaO_2 $\times$ 0,003
CcO_2	= gleiche Berechnung wie für CaO_2
CvO_2	= gleiche Berechnung wie für CaO_2
Q_s	= Anteil des pulmonalen Blutflusses, der nicht-ventilierte Alveolen durchströmt
Q_T	= gesamte Lungendurchblutung
CaO_2	= Sauerstoffgehalt des arteriellen Blutes, ml/dl
CcO_2	= Sauerstoffgehalt des pulmonalkapillären Blutes, ml/dl
CvO_2	= Sauerstoffgehalt von gemischt-venösem Blut, ml/dl
Hb	= Hämoglobinkonzentration, g/dl
1,39	= Hüfnersche Zahl, 1 g gesättigtes Hämoglobin kann 1.39 ml O_2 binden, ml/g
SaO_2	= Sauerstoffsättigung des Hämoglobins, %
0,003	= Löslichkeitskoeffizient für Sauerstoff in Plasma, ml/mm Hg $\times$ dl

a) Voraussetzung für die Berechnung der Shuntfraktion ist ein Pulmonalarterienkatheter, denn es werden hierfür der Sauerstoffgehalt im Lungenkapillarblut und im gemischt-venösen Blut benötigt. Da zahlreiche Berechnungen nötig sind, ist diese Formel zur Berechnung der Shuntfraktion jedoch für die tägliche Routine zu kompliziert. Eine akzeptable alternative Berechnungsmöglichkeit wird in Tabelle 16.10 dargestellt.

Tab. 16.10: Alternative Berechnung der intrapulmonalen Shuntfraktion

$((Q_S/Q_T = [AaDO_2 \times (0.003)]/[CaO_2-CvO_2) + AaDO_2 \times (0.003)]^{a)})$

alternativ könnte evtl. eine übersichtlichere Form der Gleichung so aussehen:

$$Q_S/Q_T = \frac{AaDO_2 \times 0.003}{CaO_2-CvO_2 + AaDO_2 \times 0.003} \quad ^{a)}$$

Beispiel:
Die $AaDO_2$ bei einem Patienten, der 100% Sauerstoff atmet, sei 200 mm Hg (für die Berechnung siehe Tabelle 16.3). Bei einer angenommenen arteriovenösen Sauerstoffpartialdruckdifferenz von 5 ml/dl (für die genaue Berechnung siehe Tabelle 16.9) errechnet sich die intrapulmonale Shuntfraktion (Q_S/Q_T) folgendermaßen:

$Q_S/Q_T = [200 \times (0.003)]/[5 + 200 \times (0.003)]$
$Q_S/Q_T = 0.6/5.6$
$Q_S/Q_T = 0.107$ oder 10.7% des totalen pulmonalen Blutflusses

a) Diese Gleichung kann verwendet werden, wenn die Patienten 100% Sauerstoff atmen und der arterielle Sauerstoffpartialdruck über 150 mm Hg beträgt. Damit kann sichergestellt werden, daß eine maximale Sauerstoffsättigung des Hämoglobins vorliegt. Der Faktor 0.003 entspricht dem Löslichkeitskoeffizienten von Sauerstoff im Plasma.

16.4 Beendigung einer maschinell unterstützten Atmung

Die Entscheidung, nach einer maschinellen Unterstützung der Atmung mit der Entwöhnung (dem sogenannten weaning) zu beginnen, hängt von den gemessenen Lungenfunktionsparametern ab. Letztlich bleibt es aber oft eine empirische Entscheidung, die auf klinischen und physiologischen Bewertungskriterien beruht. Zum Teil wird dies auch nach dem Versuch-und-Irrtumsprinzip durchgeführt. Die Entwöhnung von einer maschinell unterstützten Atmung verläuft in der Praxis in 3 Schritten: 1. Entwöhnung (weaning) von der maschinellen Beatmung, 2. Extubation und 3. Entwöhnung von einer erhöhten inspiratorischen Sauerstoffkonzentration.

16.4.1 Entwöhnung von der maschinellen Beatmung

Es sind willkürliche Richtlinien vorgeschlagen worden, wann eine maschinelle Beatmung beendet werden kann. Zu diesen Richtlinien gehören 1. eine Vitalkapazität größer als 15 ml/kg, 2. eine alveoloarterielle Sauerstoffpartialdruckdifferenz (bei Atmung von 100% Sauerstoff) von weniger als 350 mm Hg, 3. ein arterieller Sauerstoffpartialdruck von über 60 mm Hg (bei Atmung von weniger als 50% Sauerstoff), 4. ein maximaler inspiratorischer Sog von mehr als 20 cm H_2O (bei Verschluß der Atemwege), 5. ein konstant normaler pH-Wert, 6. eine Atemfrequenz bei Spontanatmung von weniger als 20 Atemzüge/Minute und 7. ein Verhältnis zwischen Totraum- und Atemzugvolumen von weniger als 0,6 [17]. Eine schnelle und flache Atmung, die sich auch am Verhältnis von Atemfrequenz zu Atemzugvolumen widerspiegelt, kann ein zuverlässiger Parameter für den voraussichtlichen Erfolg oder Mißerfolg einer Entwöhnung sein.

Letztlich muß die Entscheidung, wann eine maschinelle Beatmung beendet werden soll, individuell getroffen werden. Dabei sollte nicht nur die Lungenfunktion, sondern es sollten auch eventuell zusätzlich bestehende Probleme berücksichtigt werden. So müssen z.B. vorher Bewußtseinsgrad, kardiale Funktion, arterieller Sauerstoffgehalt (Hämoglobingehalt), intravasales Flüssigkeitsvolumen, Elektrolythaushalt (Hypokaliämie und Phosphatmangel schwächen die Muskelkraft) und Ernährungszustand optimiert werden, bevor ein Versuch gestartet wird, den Patienten von der maschinellen Beatmung zu entwöhnen. Ebenso wichtig ist es, eine eventuelle bronchopulmonale Infektion vorher in den Griff zu bekommen, bevor dieser Schritt des Entwöhnungsprozesses begonnen wird. Der Einsatz von Sedativa, ein Bronchospasmus oder eine starke tracheobronchiale Sekretion können eine Entwöhnung von der maschinellen Beatmung verzögern.

Der Einsatz eines T-Stückes oder einer synchronisierten IMV (SIMV, synchronized intermittend mandatory ventilation) sind zwei Verfahren, mit denen häufig der erste Schritt in der Entwöhnung von der maschinellen Beatmung eingeleitet wird. Beide Methoden erscheinen gleichwertig zu sein. Verschlechtert sich die Oxygenierung nach Absetzen der assistierten Beatmung, kann dies Zeichen eines Alveolenkollapses sein. Meist spricht dies gut auf die Anwendung eines kontinuierlichen positiven Atemwegsdruckes (CPAP) an, so daß eine Wiederaufnahme der maschinellen Unterstützung nicht nötig ist. Fällt das Atemzugvolumen nach Aussetzen der maschinellen Unterstützung zunehmend ab und erhöht sich gleichzeitig der CO_2-Partialdruck, kann dies auf eine Schwäche der Atemmuskulatur zurückzuführen sein. Zu einer Schwächung der Atemmuskulatur können Inaktivitätsatrophie, Hypokaliämie, Phosphatmangel sowie erhöhte Atemarbeit aufgrund kollabierter Alveolen, vermehrter Atemwegssekretion oder Bronchospasmus beitragen. Eine solche Schwächung der Atemmuskulatur muß möglichst kausal therapiert werden.

T-Stück (Querflöte)

Die Entwöhnung mit einem T-Stück wird so durchgeführt, daß der Tubus des Patienten mit einem T-Stück verbunden wird, über das angefeuchtete und sauerstoffangereicherte Atemgase zugeführt werden. Bei Atmung über ein T-Stück wird häufig zusätzlich ein kontinuierlicher positiver Atemwegsdruck (CPAP) von 2,5 bis 5 cm H_2O angewendet. Durch Anwendung eines CPAP kann einem Abfall der funktionellen Residualkapazität vorgebeugt werden, der sich bei Beendigung einer intermittierenden positiven Überdruckbeatmung einstellt [18]. Anfänglich dürfen die Patienten stündlich für 5 bis 10 Minuten spontan über das T-Stück atmen. Eine Tachypnoe (mit mehr als 30 Atemzügen/Minute), eine Tachykardie oder eine Änderung des Bewußtseinsgrades während dieser kurzen Spontanatmungsphasen bestätigen, daß der Entwöhnungsversuch zu früh begonnen wurde, und es muß wieder eine maschinelle Unterstützung durchgeführt werden. Hat sich die Lungenfunktion soweit erholt, daß eine Entwöhnung von der maschinellen Beatmung indiziert ist, dann ist es möglich, die Spontanatmungsperioden schrittweise immer weiter zu verlängern.

Intermittierende maschinelle Beatmung (IMV)

Die intermittierende maschinelle Beatmung (intermittend mandatory ventilation; IMV) erlaubt es dem Patienten, zwischen den maschinellen, mit einer niedrigen Frequenz verabreichten Atemhüben spontan zu atmen und zwar bei der gleichen inspiratorischen Sauerstoffkonzentration und dem gleichen PEEP-Niveau, das für die maschinelle Beatmung vorgegeben wurde. Die maschinellen Atemhübe können als nicht-synchronisierte maschinelle Atemhübe mit einem vorgegebenen starren zeitlichen Rhythmus (IMV) oder als synchronisierte Atemhübe – die durch die Eigenatmung des Patienten getriggert werden (SIMV) – erfolgen. Die Beendigung der maschinellen Beatmung wird dadurch begonnen, daß die IMV- bzw. SIMV-Frequenz schrittweise vermindert wird. Solange der arterielle CO_2-Partialdruck in einem Bereich liegt, der einen arteriellen pH-Wert zwischen 7,35 und 7,45 garantiert, können die maschinellen Atemhübe Schritt für Schritt weiter reduziert werden.

Ein Vorteil der IMV besteht darin, daß der Übergang zur Spontanatmung nicht abrupt, sondern schrittweise erfolgt. Außerdem sind bei diesem Beatmungstyp die mittleren Atemwegsdrücke niedrig. Dadurch wird der venöse Rückstrom nur wenig behindert, und die Gefahr eines Barotraumas ist vermindert. Während einer intermittierenden maschinellen Beatmung ist die Spontanatmung erhalten, die Atemmuskulatur wird also weiter beansprucht. Dadurch ist die Gefahr einer Inaktivitätsatrophie der Atemmuskulatur vermindert.

16.4.2 Extubation

Die Extubation sollte in Betracht gezogen werden, wenn der Patient eine zweistündige Spontanatmung über ein T-Stück toleriert oder wenn bei der intermittierenden maschinellen Beatmung eine Atemfrequenz von 1 bis 2 maschinellen Atemhüben/Minute ausreicht, ohne daß es dabei zu einer Verschlechterung der arteriellen Blutgase, des Bewußtseinsgrades oder der Herz-Kreislauffunktion kommt. Die Sauerstoffpartialdrücke sollten über 60 mm Hg bleiben, auch wenn der Patient weniger als 50% Sauerstoff atmet. Außerdem sollten der arterielle CO_2-Partialdruck unter 50 mm Hg und der arterielle pH-Wert über 7,30 bleiben. Weitere wichtige Kriterien, die erfüllt sein müssen, bevor der Tubus entfernt werden kann, sind, 1. daß der positive endexspiratorische Druck unter 5 cm H_2O betragen sollte, 2. daß die Atemfrequenz unter 30 Atemzüge/Minute liegen sollte und 3. daß die Vitalkapazität größer als 15 ml/kg sein sollte. Zusätzlich sollten die Patienten wach und die laryngealen Reflexe vorhanden sein. Außerdem sollte ein kräftiger Hustenstoß möglich sein, um Sekrete aus den Atemwegen abhusten zu können.

16.4.3 Entwöhnung von einer erhöhten inspiratorischen Sauerstoffkonzentration

Nach der Extubation wird häufig noch eine erhöhte inspiratorische Sauerstoffkonzentration (fraction of inspired oxygen; FiO_2) benötigt. Diese erhöhte FiO_2 deutet auf ein noch bestehendes Ventilations-/Perfusionsmißverhältnis hin. Die Entwöhnung von einer erhöhten inspiratorischen Sauerstoffkonzentration wird durch eine schrittweise Verminderung der FiO_2 durchgeführt. Diese schrittweise Reduktion orientiert sich an wiederholt durchgeführten Messungen der arteriellen Sauerstoffpartialdrücke und an einer kontinuierlichen Überwachung der arteriellen Sauerstoffsättigung mit Hilfe eines Pulsoxymeters.

16.5 Lungentransplantation

Die Transplantation einer einzelnen Lunge kann bei solchen Patienten in Betracht kommen, die sich im Endstadium einer Ateminsuffizienz befinden. Dies gilt insbesondere für Patienten mit einer chronischen interstitiellen Lungenfibrose [19]. Bei Patienten mit einer chronisch obstruktiven Lungenerkrankung oder einer Mukoviszidose kommt eher die Transplantation beider Lungen in Frage. Patienten mit einer schweren Herzerkrankung oder einem aufgrund einer Herzerkrankung erhöhten pulmonalvaskulären Widerstand profitieren eher von einer kombinierten Herz-Lungen-Transplantation. Falls der Patient mit Kortikosteroiden behandelt wird, kann dies Einfluß auf die Entscheidung haben, ob eine Lungentransplantation durchgeführt wird oder nicht, da ein Zusammenhang zwischen einer Kortikosteroidtherapie und einer erhöhten Inzidenz an postoperativen Bronchialdehiszenzen besteht. Die meisten Patienten, die für eine Lungentransplantation ausgewählt werden, haben eine restriktive Lungenerkrankung und eine hohe alveolo-arterielle

Sauerstoffpartialdruckdifferenz. Zum Teil weisen sie auch einen leichten bis mittelschweren pulmonalarteriellen Hochdruck und eventuell Zeichen einer Rechtsherzinsuffizienz auf. Präoperativ muß abgeklärt werden, ob der rechte Ventrikel des Empfängers in der Lage ist, nach Abklemmen der Pulmonalarterie – was bei Durchführung einer Pneumonektomie notwendig ist – ein ausreichend hohes Schlagvolumen aufrechtzuerhalten.

16.5.1 Narkoseführung

Bei der Narkoseführung für eine Lungentransplantation sind die gleichen Richtlinien wie bei einer Pneumonektomie zu beachten. Die zusätzliche Beachtung aseptischer Kautelen ist bei diesen Patienten besonders wichtig, da ihre Immunabwehr medikamentös geschwächt ist. Zur intraoperativen Überwachung der Patienten gehören direkte arterielle Blutdruckmessung, Pulmonalarterienkatheter, Pulsoxymeter und Kapnographie. Die Überwachung des pulmonalarteriellen Druckes ist bei diesen Patienten besonders wichtig. Für Einleitung und Aufrechterhaltung der Narkose sowie für die Muskelrelaxation gibt es zwar kein bestimmtes Medikament, das zu bevorzugen wäre, jedoch sollte auf Medikamente, die Histamin freisetzen, verzichtet werden. Medikamente, die eine Bronchodilatation hervorrufen, scheinen dagegen sinnvoll.

Die endotracheale Intubation erfolgt mit einem Doppellumentubus. Eine genaue Lagekontrolle kann mit Hilfe eines Fiberbronchoskops erfolgen. Als intraoperatives Problem kann beispielsweise eine arterielle Hypoxämie entstehen, besonders wenn nur noch eine Lunge belüftet wird. Außerdem kann der pulmonalarterielle Druck ansteigen, wenn die Pulmonalarterie abgeklemmt wird. Entwickelt sich unter der Ein-Lungen-Beatmung eine arterielle Hypoxämie, so kann versucht werden, die Lunge mit einem positiven endexspiratorischen Druck zu beatmen. Um einen pulmonalarteriellen Hypertonus beherrschen zu können, kann eine Prostazyklininfusion hilfreich sein. In Extremfällen ist ein partieller kardiopulmonaler Bypass erforderlich. Nach einer kombinierten Herz-Lungen-Transplantation wurde das Auftreten eines Bronchospasmus beschrieben, obwohl die transplantierte Lunge denerviert ist [20]. Die Verbindung der Spenderlunge mit dem Herzen des Empfängers wird meist in folgender Reihenfolge vorgenommen: Zuerst werden die Pulmonalvenen mit dem linken Vorhof verbunden, dann erfolgt die Anastomosierung der Pulmonalarterienstümpfe und schließlich die Anastomosen der Bronchien, die häufig mit einem Anteil des Omentums ummantelt werden. In der postoperativen Phase wird eine maschinelle Beatmung so lange aufrechterhalten, bis alle Voraussetzungen für eine Entwöhnung erfüllt sind [21]. Die häufigsten Todesursachen sind eine Bronchialdehiszenz oder eine akute Ateminsuffizienz aufgrund einer bronchopulmonalen Infektion oder einer Abstoßungsreaktion. In der transplantierten und denervierten Lunge kann in kleineren Atemwegen kein normaler Hustenreflex mehr ausgelöst werden, so daß die Patienten prädisponiert sind, eine Pneumonie zu entwickeln. Wenn keine Abstoßungsreaktion stattfindet, sind die Lungenfunktionsprüfungen im Normbereich.

Literaturhinweise

1. Bone, R.C., Jacobs, E.R.: Advances in pharmacologic treatment of acute lung injury and septic shock. In: Stoelting, R.K., Barash, P.G., Gallagher, T.J., eds.: Advances in Anesthesia. Chicago. Year Book Medical Publishers 1986; 327–45
2. Schmidt, G.A., Hall, J.B.: Acute or chronic respiratory failure: Assessment and management of patients with COPD in the emergent setting. JAMA 1989; 261: 3444–53
3. Rossaint, R., Falke, K.J., Lopez, F., Slama, K., Pison, U., Zapol, W.M.: Inhaled nitric oxide for the adult respiratory distress syndrome. N. Engl. J. Med. 1993; 328: 399–405
4. Segredo, V., Caldwell, J.E., Matthay, M.A., Gruenke, L.D., Miller, R.D.: Persistent paralysis in critically ill patients after long-term administration of vecuronium. N. Engl. J. Med. 1992; 327: 524–8
5. O'Rourke, P.P., Crone, R.K.: High-frequency ventilation. A new approach to respiratory support. Jama 1983; 250: 2845–7
6. Bishop, M.J., Benson, M.S., Sato, P., Pierson, D.J.: Comparison of high-frequency jet ventilation with conventional mechanical ventilation for bronchopleural fistula. Anesth. Analg. 1987; 66: 833–8
7. Malo, J., Ali, J., Wood, L.D.H. How does positive end-expiratory pressure reduce intrapulmonary shunt in canine pulmonary edema? J. Appl. Physiol. 1984; 57: 1002–8
8. Suter, P.M., Fairley, H.B., Isenberg, M.D. Optimum end-expiratory airway pressure in patients with acute pulmonary failure. N. Engl. J. Med. 1975; 292: 284–9
9. Jardin, F., Farcot, J.-C., Boisante, L., et al.: Influence of positive end-expiratory pressure on left ventricular performance. N. Engl. J. Med. 1981; 304: 387–92
10. Rochester, D.F.: Malnutrition and the respiratory muscles. Clin. Chest Med. 1986; 7: 91–5
11. Shuman, R.B., Shuster, D.P., Zuckerman, G.R.: Prophylactic therapy for stress ulcer bleeding: A reappraisal. Ann. Intern. Med. 1987; 106: 562–7
12. Doyle, D.J.: Arterial/alveolar oxygen tension ratio: A critical appraisal. Can. Anaesth. Soc. J. 1986; 33: 471–4
13. Ream, A.K., Reitz, B.A., Silverberg, G.: Temperature correction of PCO_2 and pH in estimating acid-base status: An example of the emperor's new clothes? Anesthesiology 1982; 56: 41–4
14. Nanju, A.A., Whitlow, K.J.: Is it necessary to transport arterial blood samples on ice for pH and gas analysis? Can. Anaesth. Soc. J. 1984; 31: 568–71
15. Lawson, N.W., Butler, G.H., Ray, C.T.: Alkalosis and cardiac arrhythmias. Anesth. Analg. 1973; 52: 951–64
16. Sullivan, S.F., Patterson, R.W.: Posthyperventilation

hypoxia: Theoretical considerations in man. Anesthesiology 1968; 29: 981–6
17. Yang, K.L., Tobin, M.J.: A prospective study of indexes predicting the outcome of trials of weaning from mechanical ventilation. N. Engl. J. Med. 1991; 324: 1445–50
18. Brochard, L., Isabey, D., Piquet, J., et al.: Reversal of acute exacerbations of chronic obstructive lung disease by inspiratory assistance with a face mask. N. Engl. J. Med. 1990; 323: 1523–30
19. Conacher, I.D.: Isolated lung transplantation: A review of problems and guide to anaesthesia. Br. J. Anaesth. 1988; 61: 468–74
20. Casella, E.S., Humphrey, L.S.: Bronchospasm after cardiopulmonary bypass in a heart-lung transplant recipient. Anesthesiology 1988; 69: 135–8
21. Smiley, R.M., Navedo, A.T., Kirby, T., Schulman, L.L.: Postoperative independent lung ventilation in a single-lung transplant patient. Anesthesiology 1991; 74: 1144–8

17 Erkrankungen des Nervensystems

Vermutlich ist in keinem anderen Bereich der Anästhesie die Auswahl der einzusetzenden Medikamente, die anzuwendende Beatmungstechnik und die Wahl der Überwachungsverfahren wichtiger als bei der Betreuung von Patienten mit einer Erkrankung des zentralen Nervensystems. Bei diesen Patienten spielen außerdem die zum Schutz und eventuell zur Wiederbelebung des Gehirns einsetzbaren Therapiemaßnahmen eine zentrale Rolle.

17.1 Intrakranielle Tumoren

Bei intrakraniellen Tumoren kann es sich um Primärtumoren (die vom Gehirn und seinen Hüllen abstammen) oder um Metastasen handeln [1] (Tab. 17.1). Die häufigsten primären Gehirntumoren im Kindesalter sind Astrozytome und Medulloblastome. Bei Erwachsenen überwiegen Meningeome, Glioblastome, Hypophysenadenome und Metastasen. Ein Astrozytom entsteht typischerweise als langsam wachsender Tumor in einer Hirnhemisphäre, während das Medulloblastom meistens im Kleinhirn heranwächst. Beim Meningeom handelt es sich um den häufigsten gutartigen Gehirntumor, der etwa 15% aller primären Gehirntumoren ausmacht. Viele der betroffenen Patienten weisen einen Defekt am Chromosom 22 auf. Es wird eine hormonelle Beteiligung vermutet, da es während der Schwangerschaft zu einem verstärkten Meningeomwachstum kommt. Ein Meningeom entsteht aus Arachnoidalzellen, wächst langsam und kann die Schädeldecke infiltrieren. Die hierbei auftretende osteoplastische Aktivität kann mittels Röntgenaufnahme des Schädels nachgewiesen werden. Glioblastome sind hochmaligne infiltrativ wachsende intrakranielle Tumoren, die meistens in den Hemisphären entstehen. Die Einteilung der Hypophysenadenome in chromophobe, basophile und eosinophile Adenome basiert darauf, wie sich die in den Tumorzellen vorhandenen Granula anfärben

Tab. 17.1: Einteilung der Gehirntumoren

primäre Gehirntumoren	
histologisch benigne	histologisch maligne
Meningeom	Glioblastom
Hypophysenadenom	Medulloblastom
Astrozytom	Hirnmetastasen
Akustikusneurinom	

lassen. Annähernd 80% der Hypophysenadenome gehören zu den chromophoben Adenomen. Diese Tumoren sezernieren nur selten Hormone. Statt dessen führen sie durch expansives Wachstum und Kompression des Hypophysenvorderlappens zu einer globalen Hypophysenunterfunktion. Außerdem verursacht eine suprasellare Ausdehnung dieser Adenome charakteristischerweise eine bitemporale Hemianopsie, die durch Kompression des Chiasma opticum bedingt ist. Chromophobe Adenome können auch im Rahmen eines erblichen Syndroms auftreten, das durch multiple endokrine Neoplasien charakterisiert ist (siehe Kapitel 22). Bei intrakraniellen Metastasen sind die Primärtumoren meist Lungen- oder Mammakarzinome. Maligne Melanome, Hypernephrome und Kolonkarzinome metastasieren ebenfalls häufig in das zentrale Nervensystem. Können mehrere Läsionen nachgewiesen werden, handelt es sich wahrscheinlich um Hirnmetastasen. Akustikusneurinome sind gutartige Tumoren, die aus der Nervenscheide des Nervus vestibularis (VIII. Hirnnerv) entstehen. Erstsymptome eines Akustikusneurinoms sind eine progrediente einseitige Innenohrtaubheit und Schwindel. Füllt der Tumor schließlich den inneren Gehörgang aus, so verursacht er durch Druck auf den Nervus facialis eine Gesichtslähmung und -taubheit.

17.1.1 Diagnose

Intrakranielle Tumoren können nicht nur anhand der klassischen Symptome und der klinisch-neurologischen Untersuchung, sondern auch durch spezifische diagnostische Verfahren objektiviert werden. Hier sind vor allem die zerebrale Computertomographie mit Kontrastverstärkung und die Kernspintomographie zu nennen, die die Möglichkeiten der darstellenden Verfahren bei der Identifizierung von Gehirntumoren revolutioniert haben. Die Positronenemissionstomographie und die Single-Photon-Emissions-Computertomographie (SPECT) erlauben nicht nur die Darstellung anatomischer Strukturen, sondern auch die Darstellung bestimmter funktioneller Vorgänge im Gehirn, beispielsweise des Blutflusses und der Konzentrationen und Lokalisationen spezifischer Neurotransmitter. Die Scannerszintigraphie des Gehirns nach Injektion von Technetiumverbindungen und die Pneumenzephalographie gelten inzwischen als ungeeignet bei der Diagnostik von Gehirntumoren [1]. Ein Gefäßkonvolut kann von einem Gehirntumor mit Hilfe der Magnetresonanzangiographie unterschieden werden. Die Kernspintomographie mit Kontrastmittel verbessert die Darstellbarkeit bestimmter intrakranieller Tumoren (Meningeome, Akustikusneurinome), die weder bei der zerebralen Computertomographie noch bei der einfachen Kernspintomographie deutlich sichtbar sind.

Patienten mit Klaustrophobie und solche mit Implantaten aus Metall (Herzschrittmacher, künstliche Herzklappen, intrakranielle Metall-Clips) dürfen nicht mit Hilfe der Kernspintomographie untersucht werden.

17.1.2 Behandlung

Die operative Intervention ist Teil der initialen Behandlung nahezu aller Hirntumoren. Dadurch kann die Verdachtsdiagnose schnell bewiesen und die durch die intrakranielle Raumforderung hervorgerufenen Symptome können beseitigt werden. Die Entwicklung des Operationsmikroskopes, der Zusammenschluß von Darstellungssystemen mit Resektionstechniken und die intraoperative Überwachung sensorisch evozierter Potentiale haben zusammen die Effektivität der neurochirurgischen Tumorresektion verbessert. Die intraoperative Überwachung akustisch evozierter Potentiale des Hirnstammes (bei der Resektion eines Akustikusneurinoms), der visuell evozierten Potentiale (bei parasellären Tumoren) und der somatosensorisch evozierten Potentiale (bei parenchymalen Schädigungen und Hirnstammläsionen) ist zur Orientierung bei der neurochirurgischen Resektion nützlich. Bei einer Biopsie oder Resektion kann mit Hilfe der intraoperativen Sonographie die Lage des Hirntumors festgestellt werden. Eine neurochirurgische Intervention in den Bereichen des Cortex, die die Sprache bzw. die motorische Funktion kontrollieren, kann unter Lokalanästhesie und mit Hilfe von Stimulationstechniken sowie entsprechenden stereotaktischen Geräten durchgeführt werden. Damit ist eine genaue Tumorresektion möglich. Die Laserresektion eines Hirntumors erlaubt die Verdampfung (Vaporisation) des Tumors ohne größere Manipulation am umgebenden Gehirn. Bei benignen Tumoren kann die komplette Resektion kurativ sein, während die ausgedehnte Resektion maligner Tumoren wahrscheinlich nur die Überlebenszeit verlängert.

Die Strahlentherapie ist bei der Behandlung maligner Hirntumoren besonders nützlich. Eine Zunahme des neurologischen Defizits unter der Strahlenbehandlung ist durch ein dadurch ausgelöstes Hirnödem bedingt, welches normalerweise auf Kortikosteroide anspricht. Nach Bestrahlung eines Hirnstammtumors ist ein Herz-Kreislaufstillstand beschrieben worden [2]. Bei der Kurzzeittherapie werden Strahlenquellen stereotaktisch für 4 bis 6 Tage in den Tumor implantiert. Diese Therapieform wirkt insbesondere bei Patienten mit Glioblastom lebensverlängernd. Auf die Strahlentherapie wird bei Kindern unter 2 Jahren wegen der Langzeitwirkungen verzichtet, insbesondere wegen der Entwicklungsverzögerung und des Panhypopituitarismus. Die Chemotherapie, oft eingesetzt in Kombination mit anderen Therapieformen, stellt für viele maligne Hirntumoren bei Kindern die initiale Behandlungsform dar. Techniken zur Entwicklung monoklonaler Antikörper werden in Zukunft bei der Herstellung tumorspezifischer Antikörper eine Rolle spielen.

17.1.3 Symptome

Die im Rahmen intrakranieller Tumoren auftretenden Symptome sind meistens durch einen erhöhten intrakraniellen Druck (intracranial pressure = ICP) bedingt. Zeichen eines erhöhten intrakraniellen Druckes sind z.B. Kopfschmerzen, Übelkeit, Erbrechen, mentale Veränderungen und Bewußtseinsstörungen. Zu Beginn einer intrakraniellen Drucksteigerung sind diese Symptome in den frühen Morgenstunden am stärksten ausgeprägt. Die Patienten wachen mit dumpfen Kopfschmerzen auf und erbrechen danach spontan. Die Symptome lassen dann bis zum nächsten Morgen wieder nach. Vermutlich führt ein während des Schlafes auftretender Anstieg des arteriellen pCO_2 und die damit verbundene zerebrale Vasodilatation zu einer nicht mehr kompensierbaren Volumenzunahme des Schädelinhalts. Die Folge ist ein Anstieg des intrakraniellen Druckes (Abb. 17.1). Entwickelt sich der Anstieg des intrakraniellen Druckes langsam progredient, kann es zu unklarer Müdigkeit und Benommenheit kommen. Ein Papillenödem wird oft von Sehstörungen begleitet. Erstmals im Erwachsenenalter ohne erkennbare Ursache auftretende Krampfanfälle können Hinweise auf einen Hirntumor sein und müssen computer- und/oder kernspintomographisch abgeklärt werden. Der systemische Blutdruck kann erhöht sein, um den zerebralen Perfusionsdruck trotz eines erhöhten intrakraniellen

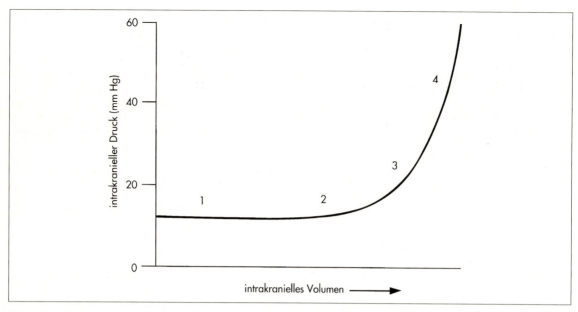

Abb. 17.1: Die Druck-Volumen-Compliance-Kurve stellt den Zusammenhang zwischen steigendem intrakraniellem Volumen und intrakraniellem Druck dar. Nimmt das intrakranielle Volumen von 1 nach 2 zu, kommt es zu keiner Steigerung des intrakraniellen Druckes, denn Liquor cerebrospinalis wird aus dem zerebralen in den spinalen Subarachnoidalraum verdrängt. Patienten, die einen intrakraniellen Tumor haben, sich aber auf der Druck-Volumen-Kurve zwischen Punkt 1 und 2 befinden, entwickeln vermutlich keine klinischen Symptome eines erhöhten intrakraniellen Druckes. Patienten, die sich auf dem ansteigenden Teil der Kurve befinden (Punkt 3), können eine intrakranielle Volumenzunahme nicht mehr kompensieren. Der intrakranielle Druck beginnt zu steigen, und es treten wahrscheinlich klinische Symptome eines erhöhten Hirndruckes auf. Eine weitere Zunahme des intrakraniellen Volumens an diesem Punkt (Punkt 3), wie es z.B. aufgrund einer Steigerung des zerebralen Blutflusses während der Narkose der Fall sein kann, führt schließlich zu einem übermäßigen Anstieg des intrakraniellen Druckes (Punkt 4).

Druckes aufrechtzuerhalten. Im Rahmen eines solchen Blutdruckanstieges kommt es zu einem Abfall der Herzfrequenz. Ursache ist eine hypertoniebedingte Stimulation des Sinus caroticus. Die durch lokale Gewebezerstörung, durch Infiltration oder Kompression auftretenden Symptome sind davon abhängig, welche Region des Gehirns betroffen ist. Beispielsweise sind mentale Veränderungen und Verhaltensstörungen besonders bei Patienten ausgeprägt, bei denen sich ein Tumor im Bereich des Frontalhirns entwickelt. Insbesondere in der Umgebung von schnellwachsenden intrakraniellen Tumoren kommt es häufig zu einem Hirnödem. Dieses perifokale Ödem kann zu einem neuronalen Funktionsverlust beitragen und zu der Fehleinschätzung führen, daß es sich um einen großen, destruktiv wachsenden Tumor handelt. Es wird vermutet, daß die Ödementstehung in der Umgebung eines intrakraniellen Tumors auf einer erhöhten Permeabilität der Tumorkapillaren beruht. Hierdurch können Proteine und Flüssigkeit in das angrenzende normale Hirngewebe übertreten. Auf dieser abnormen Permeabilität beruht die Darstellbarkeit eines hypodensen Bereiches bei der Computertomographie.

Intrakranielle Tumoren können zu einer Verlagerung des Gehirns und zur Kompression selbst von entfernten Nervenstrukturen führen. Häufigstes Beispiel sind supratentorielle Tumoren, die dazu führen, daß der Uncus des Temporallappens in den Tentoriumschlitz eindringt. Dadurch kommt es zu einer Kompression des Nervus oculomotorius an der Clivuskante, was zu einer weiten und reaktionslosen homolateralen Pupille führt. Schließlich treten Apnoe und Bewußtlosigkeit auf, wenn auch das Mittelhirn komprimiert wird. Eine Kompression der Arteria cerebralis posterior am Rand des Tentoriums kann zu einem Infarkt des Okzipitallappens und zu einer kontralateralen Hemianopsie führen. Kompression des Hirnstieles verursacht eine kontralaterale Hemiplegie. Ein Tumor der hinteren Schädelgrube führt zu einer Behinderung der normalen Liquorzirkulation, wodurch der intrakranielle Druck steigt und eine Herniation der Kleinhirntonsillen durch das Foramen magnum begünstigt wird. Dies äußert sich in einer Bewußtseinsänderung und in einer verlangsamten Atemfrequenz.

17.1.4 Narkoseführung

Die Narkoseführung bei der Entfernung intrakranieller Tumoren erfordert detaillierte Kenntnisse der Druck-Volumen-Compliance-Kurve, der Überwachungsverfahren für den intrakraniellen Druck, der möglichen hirndrucksenkenden Maßnahmen und der Einflußgrößen auf die Hirndurchblutung. Bei der perioperativen Betreuung dieser Patienten ist es besonders wichtig, daß vor allem ein normaler intrakranieller Druck aufrechterhalten und eine eventuell auftretende Störung der zerebralen Autoregulation erkannt wird.

17.1.5 Druck-Volumen-Compliance-Kurve

Die Druck-Volumen-Compliance-Kurve spiegelt die durch einen wachsenden intrakraniellen Tumor verursachten Veränderungen wider (Abb. 17.1). Sie zeigt, wie sich der intrakranielle Druck in Abhängigkeit von intrakraniellen Volumenänderungen entwickelt. Während eines langsamen Tumorwachstums wird Liquor cerebrospinalis aus dem Schädel in den spinalen Subarachnoidalraum verlagert. Dadurch wird ein Anstieg des intrakraniellen Druckes über seinen Normalwert von 15 mm Hg lange Zeit vermieden. Zusätzlich wird durch eine erhöhte Liquorresorption ein – durch das Wachstum bedingter – Anstieg des intrakraniellen Druckes vermindert. In diesem Stadium bestehen nur geringe Symptome, die auf einen intrakraniellen Tumor hinweisen. Mit der Zeit wird aber auf der Druck-Volumen-Compliance-Kurve ein Punkt erreicht, an dem selbst eine geringe Erhöhung des intrakraniellen Volumens (z.B. aufgrund des Tumorwachstums) zu einem ausgeprägten Anstieg des intrakraniellen Druckes führt. Ist dieser Punkt auf der Druck-Volumen-Compliance-Kurve erreicht, können Anästhetika und Narkosetechniken, die Auswirkungen auf das zerebrale Blutvolumen haben, unerwünschte und abrupte Steigerungen des intrakraniellen Druckes bewirken.

Ein derartiger Anstieg des intrakraniellen Druckes kann die ausreichende Blutversorgung des Gehirns bedrohen. Der zerebrale Perfusionsdruck wird durch die Differenz zwischen dem arteriellen Mitteldruck und dem rechtsatrialen Druck bestimmt. Wenn der intrakranielle Druck höher ist als der rechtsatriale Druck, so ergibt sich der zerebrale Perfusionsdruck aus der Differenz zwischen arteriellem Mitteldruck und intrakraniellem Druck. Ist der zerebrale Perfusionsdruck aufgrund eines erhöhten intrakraniellen Druckes deutlich vermindert, kommt es zu einem kompensatorischen Blutdruckanstieg. Der Körper versucht so, den zerebralen Perfusionsdruck wiederherzustellen und den zerebralen Blutfluß konstant zu halten. Im Extremfall versagt jedoch dieser Kompensationsmechanismus, und es kommt zu einer zerebralen Ischämie.

Überwachung des intrakraniellen Druckes

Der intrakranielle Druck kann kontinuierlich mittels eines Katheters, der durch ein Bohrloch in einem Hirnventrikel plaziert wird, oder mit Hilfe eines auf der Hirnoberfläche plazierten Transducers (Richmond-Bolzen) überwacht werden. Die normale Hirndruckkurve ist pulsatil und verändert sich in Abhängigkeit von Herzaktion und Atmung. Der mittlere intrakranielle Druck sollte weniger als 15 mm Hg betragen. Wie wichtig die Hirndrucküberwachung bei Patienten mit raumfordernden intrakraniellen Tumoren ist, wird dadurch unterstrichen, daß Veränderungen des intrakraniellen Druckes nicht zwangsläufig von einem neurologischen Defizit oder von Störungen der Vitalfunktionen begleitet sind. Bei nicht ansprechbaren Patienten kann der erste Hinweis auf eine gefährliche Erhöhung des intrakraniellen Druckes eine plötzliche, beidseitige Pupillenerweiterung sein. Ursache ist hierbei eine Herniation des Hirnstammes durch das Foramen magnum occipitale. Wird eine hirndrucksenkende Therapie erst beim Auftreten dieser Zeichen eingeleitet, drohen irreversible Hirnschädigungen.

Plateauwellen

Während einer kontinuierlichen Überwachung werden oft plötzliche Steigerungen des intrakraniellen Druckes beobachtet. Diese Drucksteigerungen sind als Plateauwellen bekannt (Abb. 17.2). Charakteristischerweise steigt hierbei der Hirndruck von normalen oder annähernd normalen Werten auf bis zu 100 mm Hg an. Während dieser Anstiege zeigen die Patienten oft deutliche Symptome, wobei auch eine spontane Hyperventilation auftreten kann. Üblicherweise dauern diese Plateauwellen 10 bis 20 Minuten, danach kommt es zu einem raschen Abfall des intrakraniellen Druckes auf Werte unterhalb des Ausgangsbereiches. Der Grund dieser plötzlichen Druckanstiege ist unbekannt. Es wird angenommen, daß plötzliche Steigerungen des intrakraniellen Blutvolumens hierfür verantwortlich sind. Dieses erhöhte Blutvolumen führt möglicherweise zur Verminderung des Liquorvolumens, wodurch es dann zu dem anschließenden Abfall des intrakraniellen Druckes kommt.

Es konnte gezeigt werden, daß Angstzustände, Schmerzreize und eine Narkoseeinleitung mögliche auslösende Ursachen für diese Plateauwellen sind. Bei gesunden Patienten können Angstzustände und Schmerzreize zu einer deutlichen Steigerung der Sauerstoffaufnahme und des zerebralen Blutflusses führen. Liegt ein intrakranieller Tumor vor, so kann diese Steigerung eine plötzliche Erhöhung des intrakraniellen Druckes auslösen. Aus diesem Grunde sollten bei Patienten mit einem intrakraniellen Tumor alle schädigenden Stimuli vermieden werden, und zwar unabhängig von der Bewußtseinslage des Patienten. Der großzügige Einsatz von Analgetika zur Schmerzprophylaxe ist daher auch bei nicht ansprechbaren Patienten indiziert. Beim Einsatz atemdepressiver Medikamente, insbesondere von Opioiden, ist eine assistierte Beatmung notwendig, um eine Hyperkapnie zu vermeiden. Genauso wichtig ist es, eine ausreichend tiefe Narkose zu gewährleisten, damit Reaktionen auf Laryngoskopie oder operative Schmerzreize blockiert werden.

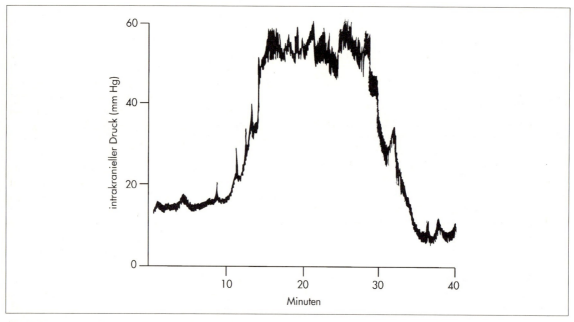

Abb. 17.2: Schematische Darstellung einer Plateauwelle. Ausgehend von einem normalen oder fast normalen Hirndruck kommt es typischerweise zu einem plötzlichen Anstieg des intrakraniellen Druckes. Plateauwellen persistieren für 10 bis 20 Minuten. Anschließend wird ein schneller Abfall des intrakraniellen Druckes, oft auf Werte, die unterhalb des Ausgangsniveaus liegen, beobachtet.

Methoden zur Senkung des intrakraniellen Druckes

Methoden, die zur Senkung des intrakraniellen Druckes eingesetzt werden, sind Oberkörperhochlagerung, Hyperventilation, Liquordrainage sowie die Gabe von hyperosmolaren Medikamenten, Diuretika, Kortikosteroiden und Barbituraten. Beim einzelnen Patienten ist es nicht möglich, sicher denjenigen intrakraniellen Druck zu eruieren, bei dem es zu einer Drosselung des zerebralen Blutflusses kommt. Aus diesem Grund wird häufig empfohlen, bereits eine konstante Erhöhung des intrakraniellen Druckes über 20 mm Hg zu therapieren. Eine Behandlung kann auch bei einem intrakraniellen Druck von weniger als 20 mm Hg indiziert sein, und zwar dann, wenn vereinzelt auftretende Plateauwellen auf eine geringe intrakranielle Compliance hinweisen.

Oberkörperhochlagerung

Eine adäquate Lagerung des Patienten ist wichtig, um einen optimalen venösen Abstrom aus dem Gehirn zu gewährleisten. So begünstigt z.B. eine Anhebung des Oberkörpers um etwa 30° den venösen Abfluß aus dem Gehirn und vermindert dadurch den intrakraniellen Druck. Außerdem sollte beachtet werden, daß eine extreme Beugung oder Rotation des Kopfes die Jugularvenen komprimieren und den venösen Abfluß aus dem Gehirn behindern kann. Eine Kopftieflagerung muß vermieden werden, da diese zu einer deutlichen Steigerung des intrakraniellen Druckes führt.

Hyperventilation

Die Hyperventilation ist eine effektive und schnell wirkende Methode, um den intrakraniellen Druck zu senken. Bei Erwachsenen wird empfohlen, den arteriellen CO_2-Partialdruck zwischen 25 und 30 mm Hg einzustellen. Theoretisches Risiko einer massiven Hyperventilation ist, daß es zu einer starken Verminderung des zerebralen Blutflusses, im Extremfall zu einer zerebralen Ischämie, kommt. Es gibt allerdings keine Beweise dafür, daß es zu einer zerebralen Ischämie kommt, solange der arterielle CO_2-Partialdruck über 20 mm Hg gehalten wird. Da eine extreme Senkung des arteriellen CO_2-Partialdruckes keinen weiteren therapeutischen Nutzen bringt, scheint es sinnvoll, bei der Behandlung eines erhöhten intrakraniellen Druckes einen Bereich von 25 bis 30 mm Hg anzustreben. Wie lange eine Hyperventilation zur Verminderung des intrakraniellen Druckes sinnvoll ist, ist unbekannt. Bei gesunden Versuchspersonen läßt die Wirkung einer Hyperventilation mit der Zeit nach, und die zerebrale Durchblutung kehrt nach etwa 6 Stunden auf den Normalwert zurück [3].

Bei Kindern ist möglicherweise die Hyperventilation aggressiver als bei Erwachsenen durchzuführen. So kann es sinnvoll sein, den arteriellen CO_2-Partialdruck bis auf Werte zwischen 20 und 25 mm Hg zu senken. Daß dieser niedrigere arterielle CO_2-Partialdruck bei Kindern einen größeren therapeutischen Nutzen hat, beruht vermutlich darauf, daß bei Kindern – insbesondere bei einem akuten Schädelhirntrauma – eine relativ hohe zerebrale Durchblutung besteht. Im Gegensatz zu Erwachsenen liegen für Kinder außerdem auch Hinweise dafür vor, daß eine Hyperventilation zu einer länger als 6 Stunden anhaltenden Verminderung der zerebralen Durchblutung führt.

Liquordrainage

Die Liquordrainage im Bereich der Seitenventrikel oder des lumbalen Spinalraumes ist eine wirkungsvolle Methode, um das intrakranielle Volumen und damit den intrakraniellen Druck zu senken. Eine lumbale Liquordrainage ist bei Patienten mit erhöhtem intrakraniellen Druck nicht empfehlenswert, da es hierbei zu einem Durchtritt von Kleinhirnanteilen durch das Foramen occipitale magnum kommen kann. Aus diesem Grund ist die lumbale Drainage solchen Patienten vorbehalten, bei denen eine Hypophysenoperation durchgeführt oder ein intrakranielles Aneurysma operativ angegangen werden soll und bei denen eine schwierige operative Freilegung erwartet wird.

Hyperosmolare Lösungen

Hyperosmolare Lösungen wie Mannitol oder Harnstoff sind wichtige und wirksame Mittel, um den intrakraniellen Druck zu senken. Diese Medikamente verursachen einen vorübergehenden Anstieg der Plasma-Osmolarität, wodurch Wasser den Geweben und damit auch dem Gehirn entzogen wird. Das Ziel der Therapie mit hyperosmolaren Lösungen ist nicht die Dehydratation des Patienten, sondern vielmehr ein Flüssigkeitsentzug nur aus dem Gehirn (aufgrund eines osmotischen Gradienten). Daher wäre es falsch, wenn die im Rahmen einer Osmotherapie über die Nieren ausgeschiedene intravasale Flüssigkeit nicht wenigstens zum Teil wieder ersetzt würde (vgl. Abschnitt: Flüssigkeitstherapie). Wird das ausgeschiedene intravasale Flüssigkeitsvolumen nicht ersetzt, kann es zu einer Hypotension kommen, wodurch die Aufrechterhaltung des zerebralen Perfusionsdruckes gefährdet wird. Auch der Elektrolytverlust über den Urin, insbesondere von Kalium, macht eine sorgfältige Überwachung und Substitution notwendig. Es ist jedoch wichtig zu beachten, daß eine intakte Blut-Hirn-Schranke Voraussetzung dafür ist, daß Mannitol oder Harnstoff ihre volle Wirkung am Gehirn entfalten können. Ist die Blut-Hirn-Schranke gestört, können diese Medikamente ins Gehirn übertreten und zu einem Hirnödem und zu einer Zunahme des Hirnvolumens führen. Mit der Zeit adaptiert sich das Gehirn an eine langandauernde Erhöhung der Plasma-Osmolarität, so daß es bei chronischem Einsatz von hyperosmolaren Lösungen vermutlich zu einem Wirkungsverlust kommt.

Mannitol Mannitol wird intravenös in einer Dosierung von 0,25 bis 1,0 g/kg KG über 15 bis 30 Minuten verabreicht. Was die Erniedrigung des intrakraniellen Druckes betrifft, bestehen innerhalb dieses Dosierungsbereiches keine großen Unterschiede; höhere Dosierungen können allerdings eine längere Wirkung haben [4]. Bei niedrigeren Dosierungen ist ein geringes Flüssigkeitsvolumen notwendig, und auch das Risiko einer Serum-Hyperosmolarität wird vermieden. Liegt die Dosierung von Mannitol in dem angegebenen Bereich, werden dem Gehirn schätzungsweise 100 ml Wasser entzogen. Nach Gabe des Medikamentes sinkt der intrakranielle Druck innerhalb von 30 Minuten, die maximale Wirkung tritt nach 1 bis 2 Stunden auf. In der ersten Stunde nach Beginn der Mannitolgabe kann die Urinausscheidung 1 bis 2 Liter betragen. Oft ist eine angemessene Infusion kristalloider oder kolloidaler Lösungen notwendig, um aufgrund einer gesteigerten Diurese unerwünschte Veränderungen der Plasma-Elektrolytkonzentrationen und des intravasalen Flüssigkeitsvolumens zu vermeiden. Umgekehrt kann es bei einer Mannitolgabe aber anfänglich auch zu einer überproportionalen Zunahme des intravasalen Flüssigkeitsvolumens kommen, so daß insbesondere Patienten mit einer eingeschränkten kardialen Reserve sehr sorgfältig überwacht werden müssen. Mannitol hat auch direkt gefäßerweiternde Eigenschaften, die zu einer Erhöhung des zerebralen Blutvolumens und des intrakraniellen Druckes beitragen können. Die Dauer der hyperosmotischen Wirkung von Mannitol beträgt ungefähr 6 Stunden. Nach Mannitol kommt es nur selten zu einem Rebound-Anstieg des intrakraniellen Druckes. Die Inzidenz venöser Thrombosen ist nach Gabe von Mannitol gering.

Harnstoff Harnstoff wird intravenös in einer Dosierung von 1 bis 1,5 g/kg KG über 15 bis 30 Minuten verabreicht. Rebound-Anstiege des intrakraniellen Druckes treten nach 3 bis 7 Stunden auf und halten ungefähr 12 Stunden an. Anschließend sinkt der Druck langsam wieder ab. Der Rebound-Effekt mit Steigerung des intrakraniellen Druckes wird durch den Übertritt von Harnstoffmolekülen ins Gehirn und durch den nachfolgenden Wassereinstrom entlang des entstandenen Konzentrationsgradienten verursacht. Weitere Nachteile des Harnstoffes sind die hohe Inzidenz venöser Thrombosen und die Möglichkeit von Gewebenekrosen, falls es zu einer paravasalen Injektion kommt.

Diuretika

Diuretika, insbesondere Furosemid und Etacrynsäure, wurden mit dem Ziel eingesetzt, den intrakraniellen Druck zu senken. Diuretika sind besonders dann nützlich, wenn Hinweise auf eine Hypervolämie oder auf ein Lungenödem vorliegen. In diesen Situationen kann durch eine Diuresesteigerung und eine systemische Entwässerung die ar-

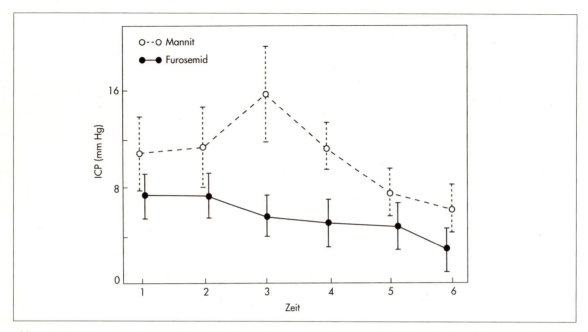

Abb. 17.3: Bei 20 Patienten, denen ein intrakranieller Tumor entfernt werden sollte, wurde der intrakranielle Druck (Mittelwert ± SE) vor (1, 2) und nach (3–6) rascher Injektion von Mannitol (1 g/kg i.v.) oder Furosemid (1 mg/kg KG i.v.) gemessen. Der intrakranielle Druck war zu Beginn der Mannitol-induzierten Diurese erhöht (3). Dagegen war der intrakranielle Druck über den gesamten Meßzeitraum nach Furosemidgabe erniedrigt.
(Aus: Cottrell JE, Robustelli A, Post K, Turndorf H. Furosemide – and mannitol-induced changes in intracranial pressure and serum osmolarity and electrolytes. Anesthesiology 1977; 47: 28–30; mit freundlicher Genehmigung.)

terielle Sauerstoffsättigung verbessert und gleichzeitig der intrakranielle Druck gesenkt werden.

Furosemid (1 mg/kg KG i.v.). Wenn bei Patienten mit einem normalen intrakraniellen Druck eine Kraniotomie zur Resektion eines intrakraniellen Tumors oder eines Aneurysmas durchgeführt wird, dann läßt sich durch eine intravenöse Gabe von Furosemid der intrakranielle Druck besser senken als durch Mannitol (1g/kg KG i.v.) [5] (Abb. 17.3). Furosemid verursacht keine signifikanten Veränderungen der Plasma-Osmolarität oder der Plasma-Kaliumkonzentration. Dagegen führt Mannitol zu einem Anstieg der Plasma-Osmolarität und zu einem Abfall der Plasma-Kaliumkonzentration. Aufgrund dieser Beobachtungen wurde empfohlen, bei der Behandlung von Patienten mit erhöhtem intrakraniellen Druck Furosemid anstelle von Mannitol einzusetzen, insbesondere dann, wenn eine Störung der Blut-Hirn-Schranke oder ein erhöhter Wassergehalt der Lunge vorliegt [5].

Kortikosteroide

Kortikosteroide können den erhöhten intrakraniellen Druck, der durch ein perifokales Ödem im Rahmen eines intrakraniellen Tumors verursacht wird, wirksam senken. Die hierfür am häufigsten angewandten Kortikosteroide sind Dexamethason und Methylprednisolon. Über welchen Mechanismus Kortikosteroide diese Wirkung entfalten, ist nicht bekannt. Möglicherweise beruht sie auf einer Stabilisierung der Kapillarmembranen und/oder einer verminderten Liquorproduktion. Patienten mit intrakraniellen Metastasen oder einem Glioblastom sprechen am besten auf Kortikosteroide an. Häufig kommt es 12 bis 36 Stunden nach dem Beginn einer Kortikosteroidbehandlung zu einer Verbesserung des neurologischen Status und der Symptome Kopfschmerz, Übelkeit und Erbrechen. Bei einer kurzdauernden Anwendung von Kortikosteroiden besteht keine erhöhte Inzidenz an Pneumonien oder gastrointestinalen Blutungen.

Barbiturate

Eine hochdosierte Barbituratgabe ist vor allem dann wirksam, wenn ein erhöhter intrakranieller Druck aufgrund eines akuten Schädel-Hirn-Traumas behandelt werden muß. Dies gilt insbesondere dann, wenn die üblichen Therapiemaßnahmen versagt haben (vgl. Abschnitt: Schädel-Hirn-Trauma).

Faktoren, die die Hirndurchblutung beeinflussen

Die Hirndurchblutung wird beeinflußt durch 1. den arteriellen CO_2-Partialdruck, 2. den arteriellen Sauerstoffpartialdruck, 3. den arteriellen Blutdruck und die zerebrale Autoregulation, 4. den zentralen Venendruck und 5. Anästhetika sowie Narkosetechniken. Die Hirngefäße werden zwar durch das vegetative Nervensystem innerviert, dieses hat jedoch nur einen minimalen Einfluß auf die Hirn-

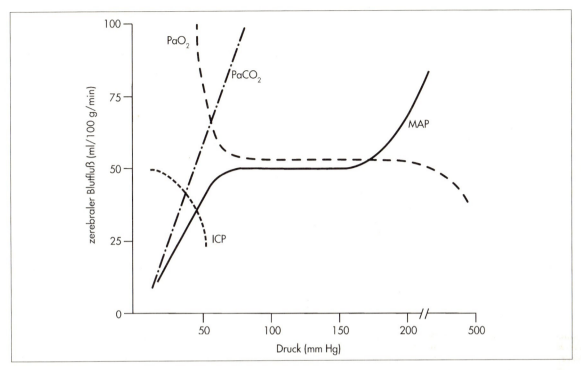

Abb. 17.4: Schematische Darstellung des Zusammenhanges zwischen intrakraniellem Druck (ICP), PaO₂, PaCO₂, dem mittleren arteriellen Druck und dem zerebralen Blutfluß.

durchblutung. Es wird geschätzt, daß über diese neurogene Kontrolle die Hirndurchblutung nur um 5 bis 10% verändert werden kann [6]. Auch eine Stellatum-Blockade führt zu keinem signifikanten Anstieg der Hirndurchblutung.

Arterieller CO_2-Partialdruck. Veränderungen des arteriellen CO_2-Partialdruckes führen zu gleichsinnigen Veränderungen der Hirndurchblutung (Abb. 17.4). Als Richtwert gilt, daß die Hirndurchblutung (normalerweise 50 ml/100 g/min) pro Erhöhung des arteriellen CO_2-Partialdruckes um 1 mm Hg (über den Normalwert von 40 mm Hg) jeweils um 1 ml/100 g/min zunimmt. Bei einer Hypokapnie kommt es zu einer entsprechenden Verminderung der Hirndurchblutung. Bei einem arteriellen CO_2-Partialdruck von nur 20 mm Hg ist der zerebrale Blutfluß auf 50% erniedrigt. Der Zusammenhang zwischen arteriellem CO_2-Partialdruck und zerebralem Blutfluß wird durch pH-Veränderungen in dem die Arteriolen umgebenden Liquor hergestellt. Ein Abfall des pH-Wertes verursacht eine starke zerebrale Gefäßerweiterung. Ein erhöhter pH-Wert führt zur Gefäßengstellung. Dadurch bedingte Veränderungen des zerebralen Gefäßwiderstandes haben einen entsprechenden Einfluß auf die Hirndurchblutung.

Die Möglichkeit, über eine Hypokapnie die Hirndurchblutung und den intrakraniellen Druck zu senken, ist Grundlage der modernen Neuroanästhesie. Befürchtungen, daß es aufgrund dieser zerebralen Gefäßengstellung zu einem Sauerstoffmangel im Gehirn kommen könnte, falls der arterielle CO_2-Partialdruck auf Werte unter 20 mm Hg gesenkt wird, haben sich nicht bestätigt [2]. Da es jedoch keinen Hinweis darauf gibt, daß ein extrem niedriger Partialdruck einen größeren therapeutischen Nutzen ergibt, scheint es ratsam, den arteriellen CO_2-Partialdruck während einer Narkose zur Exstirpation eines intrakraniellen Tumors zwischen 25 und 30 mm Hg zu halten. Eine langfristige Hypokapnie zur Senkung des intrakraniellen Druckes ist zwecklos, da sich der pH-Wert des Liquor cerebrospinalis wieder normalisiert. Hierdurch kommt es trotz eines weiterhin niedrigen arteriellen CO_2-Partialdruckes wieder zu einem Anstieg der Hirndurchblutung [3]. Diese adaptiven Veränderungen sind dadurch bedingt, daß Bikarbonationen in den Liquor hinein oder aus dem Liquor heraus transportiert werden. Es dauert ungefähr 6 Stunden, bis der pH-Wert des Liquors wieder im Normalbereich liegt.

Die Auswirkungen einer CO_2-Partialdruckänderung auf die lokale Hirndurchblutung können durch die häufig im Randgebiet von intrakraniellen Tumoren auftretende Azidose verändert sein. So diffundieren z.B. saure Metaboliten des Tumors ins angrenzende Gewebe, wo sie zu einer maximalen Gefäßerweiterung und erhöhter Durchblutung führen. Die Gefäße in diesem Gebiet haben ihre Ansprechbarkeit auf Kohlendioxid verloren und die Vasomotorik ist gelähmt. Eine erhöhte Durchblutung im Bereich intrakranieller Tumoren wird als «Luxusperfusion» bezeichnet [6]. Wird bei solchen Patienten ein Anstieg des arteriellen CO_2-Partialdruckes toleriert, kommt es zu einer relativ geringeren Durchblutung im Tumorbereich. Dies ist dadurch bedingt, daß es hierbei zu einer Dilatation der normalen Gefäße, nicht hingegen zu einer weiteren Dilatation der bereits maximal erweiterten Gefäße, kommt. Der für den Blutfluß entscheidende Druckgradient tendiert nun dazu, sich umzukehren. Dieses Phänomen wurde als intrazerebrales Steal-Phänomen bezeichnet. Dagegen führt eine Hypokapnie zu einer Engstellung normaler Gefäße, während die Gefäße mit einer gelähmten Vasomotorik nicht beeinflußt werden. Dadurch wird ein Einstrom von Blut in die azidotischen peritumorösen Bereiche begünstigt. Dieses Phänomen wird als umgekehrter Steal-Effekt oder als Robin-Hood-Phänomen bezeichnet. Wie wichtig diese Phänomene sind, ist nicht geklärt; sie treten wahrscheinlich eher selten auf. Nur wenn die regionale Hirndurchblutung gemessen wird, läßt sich sagen, ob ein bestimmter Patient normal oder paradox auf Veränderungen des arteriellen CO_2-Partialdruckes reagiert. Aus diesem Grund ist die Behandlung fokaler zerebraler Ischämien mittels Hypo- oder Hyperventilation zweifelhaft. Wenn zerebrale Steal-Phänomene in Betracht gezogen werden müssen, scheint es sinnvoll zu sein, einen normalen oder nur leicht erniedrigten arteriellen CO_2-Partialdruck anzustreben. Wird eine Erniedrigung des intrakraniellen Druckes beabsichtigt, so gilt weiterhin die Empfehlung, den arteriellen CO_2-Partialdruck zwischen 25 und 30 mm Hg zu halten. Die Ansprechbarkeit der Hirndurchblutung auf Veränderungen des arteriellen CO_2-Partialdruckes wird durch volatile Anästhetika nicht verändert.

Arterieller O_2-Partialdruck. Solange der arterielle Sauerstoffpartialdruck einen Grenzwert von 50 mm Hg nicht unterschreitet, kommt es zu keinem signifikanten Anstieg der Hirndurchblutung (Abb. 17.4). Unterhalb dieses Grenzwertes zeigt sich eine ausgeprägte zerebrale Gefäßerweiterung und eine Steigerung der Hirndurchblutung. Bei einer Kombination aus arterieller Hypoxämie und Hyperkapnie steigt die Hirndurchblutung stärker an als durch eine Hyperkapnie oder eine Hypoxämie allein [7].

Arterieller Blutdruck und zerebrale Autoregulation. Die Fähigkeit des Gehirns, den zerebralen Blutfluß trotz Veränderungen des arteriellen Mitteldruckes auf einem konstanten Niveau zu halten, wird als zerebrale Autoregulation bezeichnet [Abb. 17.4]. Der zerebralen Autoregulation liegen aktive Gefäßreaktionen zugrunde. Charakteristischerweise kommt es bei einem Blutdruckanstieg zu einer Engstellung der Arterien, bei einem Blutdruckabfall zu einer Dilatation. Die oberen und unteren Grenzen des arteriellen Mitteldruckes, innerhalb derer eine Aufrechterhaltung der Autoregulation möglich ist, sind inzwischen bekannt. Bei normotensiven Patienten liegt z.B. die untere Grenze des arteriellen Mitteldruckes, die noch eine Autoregulation erlaubt, etwa bei 60 mm Hg. Unterhalb dieses Grenzwertes kommt es zu einer Verminderung der Hirndurchblutung, die dann direkt abhängig vom arteriellen Mitteldruck wird. Bei einem arteriellen Mitteldruck von 40 bis 55 mm Hg treten Symptome einer zerebralen Ischämie wie Übelkeit, Schwindel und Verlangsamung der neurologischen Aktivität auf. Die Autoregulation der Hirndurchblutung hat auch eine obere Grenze. Wird diese überschritten, so steigt die Durchblutung direkt proportional zum arteriellen Mitteldruck an. Bei normotensiven Patienten liegt diese obere Grenze der Autoregulation bei einem arteriellen Mitteldruck von etwa 150 mm Hg. Oberhalb dieses Grenzwertes nimmt die Hirndurchblutung zu. Dies führt zu einer Überdehnung der zerebralen Gefäße. Dadurch wird Flüssigkeit durch die Gefäßwände ins Hirngewebe gepreßt, und es entwickelt sich ein Hirnödem [8].

Bei einer chronischen Hypertonie kommt es zu Veränderungen der Autoregulationsmechanismen der Hirndurchblutung. Die Autoregulationskurve wird hierbei nach rechts verlagert, so daß ein höherer arterieller Mitteldruck toleriert wird, bevor die Hirndurchblutung vom Blutdruck abhängig wird. Die Adaption der Gehirngefäße an einen erhöhten Blutdruck dauert allerdings 1 bis 2 Monate. Bei einem akuten Bluthochdruck, wie z.B. bei Kindern mit einer Glomerulonephritis oder bei Patientinnen mit einer EPH-Gestose finden sich daher oft auch Symptome einer Fehlfunktion des zentralen Nervensystems. Diese Fehlfunktionen treten bereits bei einem Mitteldruck auf, der von chronisch hypertensiven Patienten noch toleriert wird. Genauso können auch bei akuten Hochdruckkrisen – z.B. im Rahmen einer Laryngoskopie oder einer Operation – die Grenzen der Autoregulation überschritten werden. Die untere Grenze der Autoregulation ist bei chronisch hypertensiven Patienten nach oben verschoben. Daher tolerieren diese Patienten akute Blutdruckabfälle nicht bis zu solch niedrigen Werten, wie dies bei normotensiven Patienten der Fall ist. Kommt es im Rahmen einer antihypertensiven Therapie zu einer allmählichen Erniedrigung des Blutdruckes, kann sich die Toleranz des Gehirns für Blutdruckabfälle verbessern, da sich hierbei die Autoregulationskurve wieder der Ausgangslage nähert [8].

Es gibt zahlreiche Umstände, unter denen es zu einem Ausfall oder einer Beeinträchtigung der zerebralen Autoregulation kommt. Dazu zählen ein intrakranieller Tumor oder ein Schädel-Hirn-Trauma sowie die Verabreichung volatiler Anästhetika. In den Blutgefäßen, die sich in der Umgebung eines intrakraniellen Tumors befinden, fallen die Autoregulationsmechanismen aus. Ursache ist eine dort vorliegende Azidose, die zu einer maximalen Gefäß-

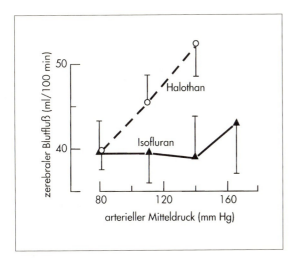

Abb. 17.5: Bei Tieren bleibt die Autoregulation des zerebralen Blutflusses in Abhängigkeit von Änderungen des arteriellen Mitteldruckes in Anwesenheit von 1 MAC Isofluran erhalten, nicht jedoch bei Halothan.
(Aus: Eger EI. Pharmacology of isoflurane. Br. J. Anesth. 1984; 56: 71–99; mit freundlicher Genehmigung.)

erweiterung führt, so daß der Blutfluß druckabhängig wird.

Bei Tieren bleibt die Autoregulation der Hirndurchblutung während der Gabe von 1 MAC Isofluran, nicht jedoch bei 1 MAC Halothan, erhalten [9] (Abb. 17.5). Der Ausfall der zerebralen Autoregulation unter Halothan ist vermutlich dafür verantwortlich, daß es bei Tieren, die mit Halothan anästhesiert werden, zu einer stärkeren Hirnschwellung kommt als bei Verwendung von Isofluran.

Zentraler Venendruck. In Rückenlage oder stehender Position ist der venöse Druck im Gehirn normalerweise niedrig, so daß der zerebrale Perfusionsdruck in erster Linie vom arteriellen Mitteldruck abhängt. Da die venösen Durchtrittsstellen durch den Schädel von unnachgiebigen, knöchernen Öffnungen umgeben sind, wird bei einem Anstieg der Hirndurchblutung der Abfluß behindert und der Druck in den Hirnvenen erhöht. Außerdem kann es bei einer gesteigerten Hirndurchblutung aufgrund der starren Duraschichten, die die intrakraniellen venösen Sinus umgeben, zu einer Erhöhung des Venendruckes kommen. Eine Erhöhung des zentralen Venendruckes überträgt sich direkt auf die intrakraniellen Venen. Der Zusammenhang zwischen erhöhtem zentralen Venendruck, zerebralem Perfusionsdruck und intrakraniellem Druck muß bedacht werden, wenn während eines intrakraniellen operativen Eingriffes oder bei Patienten mit erhöhtem intrakraniellen Druck eine Überdruckbeatmung zur Anwendung kommen soll. Auch bei der Beatmung mit einem positiven endexspiratorischen Druck sind unerwünschte Steigerungen des intrakraniellen Druckes zu erwarten. Hierdurch kann bei Patienten mit einem intrakraniellen Tumor der zerebrale Perfusionsdruck abfallen [4, 10]. Letztlich trägt ein erhöhter Venendruck auch zu verstärkten Blutungen während einer intrakraniellen Operation bei.

Anästhetika. Werden unter normokapnischen Bedingungen volatile Anästhetika in einer Konzentration von über 0,6 MAC verabreicht, kommt es zu einer starken Erweiterung der Gehirngefäße und zu einem dosisabhängigen Anstieg der Hirndurchblutung [11] (Abb. 17.6). Dieser medikamentös bedingte Anstieg der Hirndurchblutung ist am stärksten bei Anwendung von Halothan, er ist mäßig bei Einsatz von Enfluran und Desfluran und am geringsten bei Verabreichung von Isofluran. Dieser Anstieg der Hirndurchblutung tritt auf, obwohl in Narkose der zerebrale Sauerstoffbedarf erniedrigt ist. Ketamin ist ebenfalls ein potenter zerebraler Vasodilatator. Eine intrakranielle Drucksteigerung aufgrund einer Erhöhung der Hirndurchblutung wird normalerweise dadurch vermieden, daß Liquor aus dem Schädel verdrängt wird. Bei Patienten mit einem intrakraniellen Tumor kann dieser Kompensationsmechanismus allerdings erschöpft sein, so daß eine medikamentös bedingte Steigerung der Hirndurchblutung zu einer plötzlichen Erhöhung des intrakraniellen Druckes führt. Im Gegensatz zu volatilen Anästhetika und zu Ketamin werden Barbiturate und Opioide als zerebrale Vasokonstriktoren eingestuft. Medikamente, die eine zerebrale Vaso-

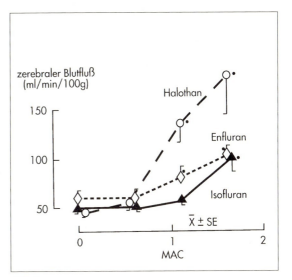

Abb. 17.6: Volatile Anästhetika sind, wenn sie während normokapnischer Bedingungen in Konzentrationen von über 0,6 MAC verabreicht werden, potente zerebrale Vasodilatatoren und führen zu einer dosisabhängigen Zunahme des zerebralen Blutflusses (Halothan > Enfluran > Isofluran). *P 0,05 im Vergleich zum Wert im Wachzustand.
(Aus: Eger EI. Isoflurane (Forane). A compendium and reference. Madison WI. Anaquest, a division of BOC, 1986; 1–160; mit freundlicher Genehmigung.)

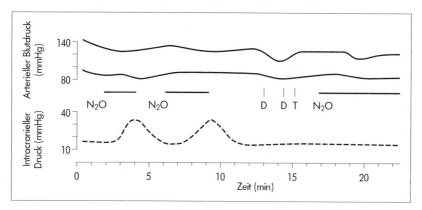

Abb. 17.7: Die Anwendung von 70% N$_2$O bei einem Patienten mit plötzlich auftretendem Koma unbekannter Ursache führte zu einem Anstieg des intrakraniellen Druckes. Durch Gabe von Diazepam (D) oder Thiopental (T) vor Verabreichung von N$_2$O konnte der lachgasbedingte Anstieg des intrakraniellen Druckes unterdrückt werden.
(Aus: Phirman JR, Shapiro HM. Modification of nitrous oxide-induced intracranial hypertension by prior induction of anesthesia. Anesthesiology 1977; 46: 150–151; mit freundlicher Genehmigung.)

konstriktion bewirken, führen zu einer Verminderung der Hirndurchblutung und des intrakraniellen Druckes.

Wird Halothan unmittelbar zu Beginn einer maschinellen Hyperventilation, bei der der arterielle CO$_2$-Partialdruck auf etwa 25 mm Hg gesenkt wird, den Atemgasen zugesetzt, kann bei Patienten mit einem intrakraniellen Tumor eine halothanbedingte Steigerung der Hirndurchblutung und des intrakraniellen Druckes nicht sicher vermieden werden [12]. Wird dagegen Halothan zu den Atemgasen zugemischt, nachdem schon 10 Minuten vorher eine Hyperventilation begonnen wurde, kommt es zu keinem Anstieg des intrakraniellen Druckes. Bei Patienten mit einem intrakraniellen Tumor kann Enfluran wie auch Halothan zu einem plötzlichen Anstieg des intrakraniellen Druckes führen. Wie beim Halothan läßt sich durch eine Verabreichung von Enfluran bereits bei Beginn einer Hyperventilation ein Anstieg des intrakraniellen Druckes nicht immer vermeiden. Unter normokapnischen Bedingungen verursacht Isofluran bei Patienten mit einem intrakraniellen Tumor einen Anstieg des intrakraniellen Druckes. Dieser Anstieg kann im Gegensatz zu den anderen volatilen Anästhetika jedoch vermieden werden, wenn zu Beginn der Isoflurangabe schon mit einer Hyperventilation begonnen wird. Bei äquipotenten MAC-Konzentrationen bewirkt Isofluran eine stärkere Verminderung des zerebralen Sauerstoffbedarfs als Halothan. Diese stärkere Verminderung des zerebralen Sauerstoffbedarfs durch Isofluran könnte eine Erklärung dafür sein, daß unterhalb von 1.1 MAC Isofluran nur eine minimale Steigerung des zerebralen Blutflusses auftritt [11] (Abb. 17.6). Folge einer verminderten zerebralen Stoffwechsellage ist z.B. eine geringere CO$_2$-Produktion. Dies wirkt der isofluranbedingten Dilatation der Zerebralgefäße entgegen. Es ist jedoch denkbar, daß Isofluran zu einer unerwartet starken Zunahme der Hirndurchblutung führen kann, wenn es bei Patienten eingesetzt wird, bei denen die Hirndurchblutung medikamentös oder krankheitsbedingt vermindert ist. Bei Patienten mit supratentoriellen Prozessen, die eine Hypokapnie aufweisen, verursacht 1 MAC Desfluran einen diskreten Anstieg des intrakraniellen Druckes, Isofluran dagegen nicht [13].

Im Gegensatz zu den volatilen Anästhetika hat Lachgas nur eine geringe Auswirkung auf die Hirndurchblutung, was vielleicht auf seine Dosierung von weniger als 1 MAC zurückzuführen ist. Aus diesem Grund ist es unwahrscheinlich, daß Lachgas bei normoventilierten Patienten mit einem intrakraniellen Tumor einen Anstieg des intrakraniellen Druckes verursacht. Dennoch bestehen Hinweise darauf, daß Lachgas als zerebraler Vasodilatator wirkt, der bei entsprechend empfindlichen Patienten zu einem intrakraniellen Druckanstieg führen kann [14] (Abb. 17.7). Lachgas hat im Gegensatz zu den volatilen Anästhetika keinen Einfluß auf die zerebrale Autoregulation. Die Zufuhr von Lachgas während einer Kraniotomie und nach Duraverschluß kann zur Entwicklung eines Spannungspneumozephalus beitragen. Dieser ist durch den Eintritt von Lachgas in die subduralen Luftnischen bedingt.

Barbiturate wie Thiopental sind potente zerebrale Vasokonstriktoren, die in der Lage sind, durch eine Verminderung der Hirndurchblutung einen zuvor erhöhten intrakraniellen Druck zu senken. Besteht gleichzeitig eine Hypokapnie, ist die barbituratabhängige Verminderung der Hirndurchblutung noch ausgeprägter. Ein durch Ketamin induzierter Anstieg der Hirndurchblutung und des intrakraniellen Druckes kann durch die vorherige Gabe von Thiopental abgeschwächt werden [15]. Dennoch ist die hirndrucksenkende Wirkung von Thiopental bei gleichzeitiger Gabe von Ketamin nicht so zuver-

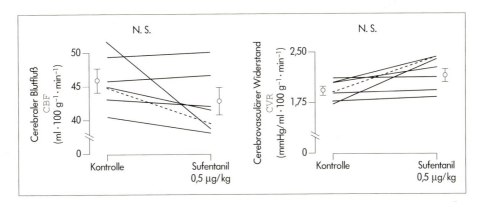

Abb. 17.8: Die intravenöse Gabe von Sufentanil beeinflußt den zerebralen Blutfluß oder den zerebralvaskulären Widerstand nicht signifikant verglichen mit den Ausgangswerten.
(Aus: Mayer N, Weinstable C, Podreka I, Spiss CK. Sufentanil does not increase cerebral blood flow in healthy human volunteers. Anesthesiology 1990; 73: 240–243; mit freundlicher Genehmigung.)

lässig, daß die Anwendung von Ketamin bei Patienten mit einem intrakraniellen Tumor zu rechtfertigen wäre. Opioide werden – ähnlich den Barbituraten – als zerebrale Vasokonstriktoren eingestuft, vorausgesetzt daß die opioidinduzierte Atemdepression nicht zu einem Anstieg des arteriellen CO_2-Partialdruckes führt. Beim Menschen bleibt unter normokapnischen Bedingungen nach Gabe von Fentanyl oder Sufentanil die Hirndurchblutung unverändert oder sinkt etwas ab [16] (Abb. 17.8).

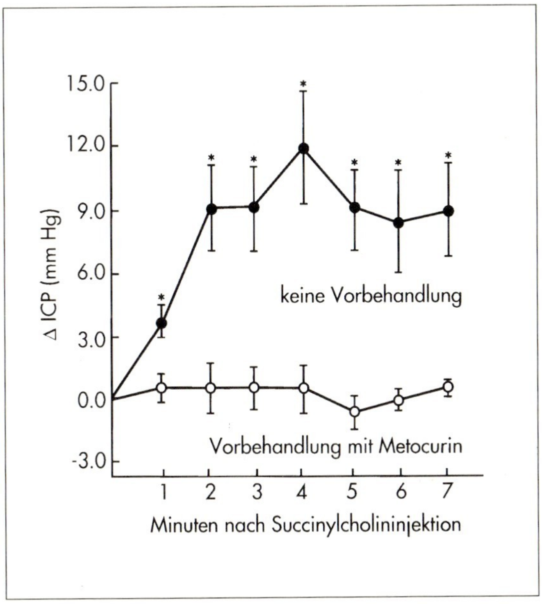

Bei anästhesierten Patienten, bei denen ein intrakranieller Tumor reseziert werden soll, kommt es nach Gabe von Atracurium oder Vecuronium zu keiner Veränderung des intrakraniellen Druckes [17, 18]. Diese Tatsache läßt vermuten, daß Atracurium zur Muskelrelaxation während neurochirurgischer Operationen eingesetzt werden kann, obwohl es möglicherweise zu einer Histaminfreisetzung führt. Die Histaminfreisetzung könnte eine zerebrale Vasodilatation und damit einen Anstieg der Hirndurchblutung und des intrakraniellen Druckes verursachen. Die Gabe von Succinylcholin kann bei Patienten mit einem intrakraniellen Tumor zu einem mäßigen und normalerweise nur kurzfristigen Anstieg des intrakraniellen Druckes führen [19] (Abb. 17.9). Diese Hirndrucksteigerung könnte Ausdruck einer Histaminfreisetzung und/oder eines erhöhten zentralvenösen Druckes sein. Ein erhöhter zentraler Venendruck nach Succinylcholingabe ist Folge des gesteigerten intraabdominellen und intrathorakalen Druckes aufgrund der succinylcholinbedingten initialen Kontraktionen der quergestreiften Muskulatur. Werden die succinylcholinbedingten Muskelfaszikulationen durch die vorhergehende Gabe eines nicht-depolarisierenden Muskelrelaxans verhindert, so läßt sich eine succinylcholinbedingte Steigerung des intrakraniellen Druckes vermeiden [19] (Abb. 17.9).

Präoperative Beurteilung

Bei der präoperativen Beurteilung von Patienten mit einem intrakraniellen Tumor sollte geklärt werden, ob der intrakranielle Druck erhöht ist oder nicht. Zu den Symptomen eines erhöhten intrakraniellen Druckes gehören Übelkeit und Erbrechen, Bewußtseinsveränderungen, Pupillenerweiterung und verzögerte Pupillenreaktion auf Licht, Papillenödem, Bradykardie, Bluthochdruck sowie Atemstörungen.

Abb. 17.9: Dargestellt sind die Veränderungen des intrakraniellen Druckes (ICP) nach Gabe von Succinylcholin (Sch) (1 mg/kg i.v.) mit oder ohne Präkurarisierung mit Metocurin. Mittelwert ± SE.
(Aus: Stirt JA, Grosslight KR, Bedford RF, Vollmer D. Defasciculation with metocurine prevents succinylcholine-induced increases in intracranial pressure. Anesthesiology 1987; 67: 50–53; mit freundlicher Genehmigung.)

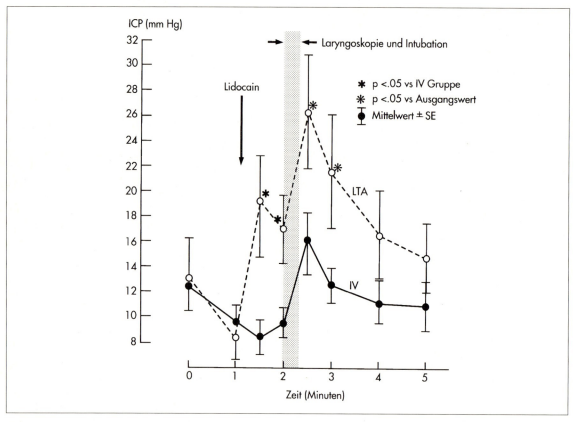

Abb. 17.10: Zur Vermeidung eines Anstieges des intrakraniellen Druckes (ICP) während Laryngoskopie und endotrachealer Intubation bei Patienten mit einem intrakraniellen Tumor hat sich die intravenöse Gabe (IV) von Lidocain als wirksamer erwiesen als die laryngotracheale Instillation (LTA) von Lidocain.
(Aus: Hamill JF, Bedford RF, Weaver DC, Colohan AR. Lidocaine before endotracheal intubation: Intravenous or laryngotracheal? Anesthesiology 1981; 55: 578–581; mit freundlicher Genehmigung.)

Eine Mittellinienverlagerung des Gehirns (mehr als 0,5 cm) im zerebralen Computertomogramm ist ebenfalls ein Hinweis auf einen erhöhten intrakraniellen Druck.

Präoperative Medikation

Eine Medikation, die zur Sedierung oder Atemdepression führt, sollte bei Patienten mit einem intrakraniellen Tumor vermieden werden. Es muß berücksichtigt werden, daß Patienten mit intrakraniellen Prozessen extrem empfindlich auf die ZNS-depressive Wirkung von Medikamenten – wie z.B. den Opioiden – reagieren. Eine opioidbedingte Hypoventilation kann zu einer Zunahme der Hirndurchblutung und damit zu einer Steigerung des intrakraniellen Druckes führen. Falls nach Verabreichung der präoperativen Medikation Übelkeit und Erbrechen auftreten, ist es schwierig zu unterscheiden, ob dies durch die Prämedikation oder durch einen zunehmenden intrakraniellen Druck bedingt ist. Eine medikamentös induzierte Sedierung kann auch eine Bewußtseinsveränderung verschleiern, die durch einen erhöhten Hirndruck bedingt ist. Werden alle eventuell nachteiligen Wirkungen einer präoperativen Medikation berücksichtigt, ist festzustellen, daß eine medikamentöse Prämedikation bei Patienten mit einem intrakraniellen Tumor nur sehr zurückhaltend, wenn überhaupt, durchgeführt werden sollte. Auf jeden Fall sind bei Patienten, die eine eingeschränkte Vigilanz aufweisen, präoperativ stark dämpfende Medikamente zu vermeiden. Bei wachen und erwachsenen Patienten mit einem intrakraniellen Tumor kann durch orale Gabe von Diazepam (5–10 mg) eine angstmindernde Wirkung erreicht werden, ohne daß die Gefahr einer Atemdepression auftritt. Anticholinergika oder H_2-Rezeptorenblocker sind unabhängig vom intrakraniellen Druck einsetzbar.

Narkoseeinleitung

Die Narkoseeinleitung muß mit schnell und zuverlässig wirkenden Medikamenten durchgeführt werden. Diese Medikamente dürfen nur minimale Auswirkungen auf die Hirndurchblutung haben. Dieses Ziel läßt sich oft durch die intravenöse Injektion von Thiopental (4–6 mg/kg) erreichen. Zuvor muß der Patient präoxygeniert und eventuell zur spontanen Hyperventilation aufgefordert werden. Da Thiopental die Hirndurchblutung vermindert und das Verhältnis der zerebralen Perfusion zum zerebralen Stoffwechsel erhöht, ist es zur Narkoseeinleitung bei Patienten mit erhöhtem intrakraniellen Druck geeignet. Benzodiazepine, Etomidat und Propofol vermindern ebenfalls die Hirndurchblutung und wären unter diesem Gesichtspunkt auch für die Narkoseeinleitung geeignet. Nach der Thiopentalinjektion wird eine 2- bis 3fache ED_{95}-Dosis an Vecuronium, Atracurium oder Pancuronium verabreicht. Die Gabe von Succinylcholin kann zu einem geringen und kurzfristigen intrakraniellen Druckanstieg führen [19] (Abb. 17.9). Nach Verabreichung eines Muskelrelaxans ist mit einer maschinellen Hyperventilation zu beginnen, wobei ein arterieller CO_2-Partialdruck von 25 bis 30 mm Hg anzustreben ist.

Die laryngoskopische endotracheale Intubation wird dann durchgeführt, wenn sich mittels einer peripheren Nervenstimulation eine ausgeprägte Muskelrelaxation feststellen läßt. Die zusätzliche Verabreichung eines Thiopentalbolus oder die Gabe eines starken, kurz wirksamen Opioids vor Beginn der direkten Laryngoskopie kann Blutdruckreaktionen auf diesen schmerzhaften Reiz vermindern. Auch eine intravenöse Gabe von 1,5 mg/kg Lidocain eine Minute vor Beginn der direkten Laryngoskopie scheint den durch die Intubation verursachten Anstieg von Blutdruck und intrakraniellem Druck zu unterdrücken [20] (Abb. 17.10). Durch laryngotracheal verabreichtes Lidocain können diese Reaktionen anscheinend nicht in gleichem Maße abgeschwächt werden, wie dies durch intravenös verabreichtes Lidocain der Fall sein soll. Es muß beachtet werden, daß plötzliche Blutdruckanstiege in den Hirnbereichen, in denen die zerebrale Autoregulation gestört ist, zu einem Hirnödem und zu unerwünschten Steigerungen von Hirndurchblutung und intrakraniellem Druck führen können. Auch eine Hypotension sollte vermieden werden, denn bei einer gestörten Autoregulation kann es durch Abfall des zerebralen Perfusionsdruckes zur Ischämie des Gehirns kommen. Während der endotrachealen Intubation kann es aufgrund einer unzureichenden Muskelrelaxation über eine Erhöhung des zentralen Venendruckes zu einem weiteren Anstieg des intrakraniellen Druckes kommen. Genauso muß vermieden werden, daß bei einer späteren Lageänderung des Endotrachealtubus solche Reaktionen ausgelöst werden. Dies verdeutlicht, daß eine Muskelrelaxation auch noch nach der Intubation notwendig ist. Eine angemessene Narkosetiefe sowie eine vollständige Muskelrelaxation sind notwendig, denn bei Wahrnehmung schmerzhafter Reize droht ein plötzlicher Anstieg von zerebralem Sauerstoffbedarf und Hirndurchblutung. Nach der endotrachealen Intubation wird die Beatmung so durchgeführt, daß der arterielle CO_2-Partialdruck möglichst zwischen 25 und 30 mm Hg liegt. Eine Beatmung mit PEEP ist nicht empfehlenswert, da hierdurch der venöse Abstrom aus dem Gehirn behindert wird und es zu einem Anstieg des intrakraniellen Druckes kommen könnte.

Narkoseführung

Die Narkose wird oft mit Lachgas und zusätzlichen intravenösen Gaben eines Opioids und/oder Barbiturats aufrechterhalten. Fentanyl oder ein ähnliches Opioid ist geeignet, denn bei diesen Substanzen ist es unwahrscheinlich, daß es zu unerwünschten Veränderungen des intrakraniellen Druckes kommt. Von manchen Autoren wird die Frage gestellt, ob es sinvoll ist, Lachgas zu verabreichen, wenn eine größere Gefahr von Luftembolien besteht, wie z.B. bei Operationen in sitzender Position. Die Inzidenz oder die Schwere einer venösen Luftembolie wird jedoch nicht dadurch beeinflußt, ob Lachgas zu dem Narkosegas, mit dem der Patient in sitzender Position beatmet wird, zugemischt wird [21]. Volatile Anästhetika müssen mit Vorsicht eingesetzt werden, da sie möglicherweise zu einem Anstieg der Hirndurchblutung führen und die zerebrale Autoregulation beeinträchtigen können. Trotzdem sind niedrige Konzentrationen volatiler Anästhetika (weniger als 0,6 MAC) sinnvoll, um Blutdruckanstiege im Rahmen schmerzhafter operativer Manipulationen zu vermeiden. Durch volatile Anästhetika kann der Blutdruck gesenkt und die Narkose vertieft werden. Während der Verabreichung volatiler Anästhetika ist die Gefahr vermindert, daß es durch schmerzhafte Reize zu einem Anstieg der Hirndurchblutung kommt. Der Einsatz volatiler Anästhetika setzt jedoch eine mäßige Hyperventilation voraus. Der arterielle CO_2-Partialdruck sollte zwischen 25 und 30 mm Hg gehalten werden. Da Isofluran im Vergleich zu anderen volatilen Anästhetika nur eine geringe Wirkung auf die Hirndurchblutung hat und bereits mit Beginn der Hyperventilation verabreicht werden kann, stellt Isofluran bei intrakraniellen Operationen ein geeignetes volatiles Anästhetikum dar. Periphere Vasodilatantien wie Nitroprussid oder Nitroglycerin steigern die Hirndurchblutung und den intrakraniellen Druck, obwohl sie gleichzeitig zu einem Abfall des systemischen Blutdruckes führen. Aus diesem Grunde ist es fraglich, ob peripher wirksame gefäßdilatierende Medikamente geeignet sind, um bei Patienten mit erhöhtem intrakraniellem Druck intraoperative Blutdruckanstiege zu therapieren. Während intrakranieller Operationen müssen spontane Bewegungen der Patienten strikt vermieden werden. Bewegungen können zu fatalen intrakraniellen Druckanstiegen, zu starken Blutungen im Operationsbereich und zu einer Vorwölbung des Gehirns in den Operationssitus führen, wodurch das operative Vorgehen erschwert wird. Deshalb wird während intrakranieller Operationen neben einer entsprechenden Narkosetiefe meist auch eine Muskelrelaxation durchgeführt.

Flüssigkeitstherapie

Die Verabreichung ungeeigneter Infusionslösungen oder die Infusion exzessiver Mengen an kristalloiden Lösungen kann bei Patienten mit einem intrakraniellen Tumor eine nachteilige Wirkung auf den intrakraniellen Druck haben. Glukoselösungen sowie elektrolytfreie Lösungen sind nicht empfehlenswert, da sie sich schnell und gleichmäßig im Körpergesamtwasser verteilen. Wenn die Glukosekonzentration im Blut schneller abfällt als im Gehirn, dann wird die Flüssigkeit in den Hirnzellen im Vergleich zum Plasma hyperosmolar. Es kommt dann zu einem Übertritt von Wasser in das Gehirn und damit zu einem Hirnödem. Wird die Glukose im Gehirn verstoffwechselt, so entsteht außerdem ein Überschuß an freiem Wasser. Als Infusionslösung eignet sich dagegen eine hypertone Salzlösung, wie z.B. 5% Glukose in Ringer-Laktat-Lösung. Diese Lösung bewirkt einen Anstieg der Plasma-Osmolalität und führt zunächst eher dazu, daß dem Gehirn Wasser entzogen wird. Unabhängig davon, was für eine kristalloide Lösung verwendet wird, muß berücksichtigt werden, daß jede in großen Mengen verabreichte Infusionslösung zu einer Zunahme des Wassergehaltes im Gehirn und damit bei Patienten mit einem intrakraniellen Tumor zu einem intrakraniellen Druckanstieg führen kann. Aus diesem Grunde sollte die perioperative Infusionsgeschwindigkeit 1 bis 3 ml/kg/Stunde nicht übersteigen. Ein perioperativer Blutverlust sollte durch Erythrozytenkonzentrate, Vollblut oder kolloidale Lösungen und nicht durch große Volumina an balancierten Elektrolytlösungen ausgeglichen werden.

Überwachungsverfahren

Eine kontinuierliche blutige Drucküberwachung in einer peripheren Arterie ist günstig, um einen übermäßigen Anstieg oder Abfall des zerebralen Perfusionsdruckes sofort erkennen zu können. Die Kapnographie ist sinnvoll, um das Ausmaß einer gewünschten Hyperventilation zu überwachen und um venöse Luftembolien sofort erfassen zu können (siehe Abschnitt: Venöse Luftembolie). Eine kontinuierliche Überwachung des intrakraniellen Druckes scheint zwar sinnvoll zu sein, kann jedoch nicht bei jedem Patienten, bei dem ein intrakranieller Tumor operiert wird, routinemäßig durchgeführt werden. Die nasopharyngeale oder ösophageale Temperatur sollte stets überwacht werden, um unerwartete Veränderungen der Körpertemperatur zu erfassen. Soll intraoperativ eine Diurese provoziert werden, so ist ein Blasenkatheter zwingend erforderlich.

Um die intravenöse Flüssigkeitszufuhr besser steuern zu können, ist ein Kavakatheter hilfreich. Außerdem kann ein liegender Kavakatheter notwendig sein, um im Falle einer venösen Luftembolie Luft aus dem Herzen absaugen zu können (siehe Abschnitt: Venöse Luftembolie). Die Lage der Katheterspitze kann 1. durch eine Röntgen-Thoraxaufnahme, 2. anhand der P-Wellenveränderung bei der intrakardialen EKG-Ableitung (wobei der mit Kochsalzlösung gefüllte Katheter als unipolare Elektrode dient) oder 3. anhand der aufgezeichneten Venendruckkurve überprüft werden. Der Nachteil des röntgenologischen Verfahrens besteht darin, daß es oft schwierig ist, im Operationssaal eine Röntgen-Thoraxaufnahme durchzuführen. Für die Ableitung des intrakardialen EKGs über den Katheter liegen inzwischen entsprechende Spezialkabel vor, so daß keine Gefahr eines Elektrounfalls mehr besteht. Es scheint auch akzeptabel zu sein, die zentralvenöse Lage der Katheterspitze anhand der dann auftretenden biphasischen Druckkurve zu überprüfen. Ein ähnliches Vorgehen besteht darin, den Katheter in Ausnahmefällen so weit vorzuschieben, bis eine rechtsventrikuläre Druckkurve ableitbar ist und dann den Katheter wieder so weit zurückzuziehen, bis eine Vorhofdruckkurve bzw. zentrale Venendruckkurve abgeleitet wird. Die Mortalität bei einer venösen Luftembolie läßt sich dadurch senken, daß die Luft aus dem rechten Vorhof abgesaugt wird. Falls während der Operation mit einer venösen Luftembolie gerechnet werden muß, erscheint es ratsam, die Katheterspitze im rechten Vorhof zu plazieren. Alternativ könnte auch empfohlen werden, statt eines Kavakatheters einen Pulmonalarterienkatheter zu legen [22].

Um den Grad der Muskelrelaxation zu überwachen, ist der Einsatz eines peripheren Nervenstimulators sinnvoll. Falls jedoch im Rahmen eines intrakraniellen Tumors eine Parese oder Lähmung einer oberen Extremität vorliegt, muß berücksichtigt werden, daß die paretische im Vergleich zur gesunden Extremität weniger empfindlich auf nichtdepolarisierende Muskelrelaxantien reagiert [23] (Abb. 17.11). Unter diesen Bedingungen kann die Überwachung der Relaxation irreführend sein, falls die Elektroden des peripheren Nervenstimulators am paretischen Arm plaziert werden. Dann kann z.B. eine auslösbare Muskelzuckung als unzureichende Relaxation fehlinterpretiert werden. Außerdem kann es sein, daß die gleiche Muskelzuckung gegen Ende der Operation als Ausdruck einer nachlassenden Muskelrelaxation gewertet wird, obwohl in Wirklichkeit noch eine deutliche neuromuskuläre Blockade vorliegt. Diese Unempfindlichkeit gegenüber Muskelrelaxantien könnte dadurch bedingt sein, daß es innerhalb von 48 bis 72 Stunden nach einer Denervierung zu einer Vermehrung extrasynaptischer Acetylcholin-empfindlicher cholinerger Rezeptorstellen kommt (vgl. Abschnitt: Chronische Querschnittssymptomatik).

Bei intrakraniellen Operationen wird oft mit Hilfe der präkordialen Doppler-Sonographie kontrolliert, ob venöse Luftembolien auftreten. Der Schallkopf wird rechts parasternal im 3. bis 6. Interkostalraum plaziert. Die korrekte Lage wird dadurch überprüft, daß schnell 5 bis 10 ml einer kristalloiden Lösung in

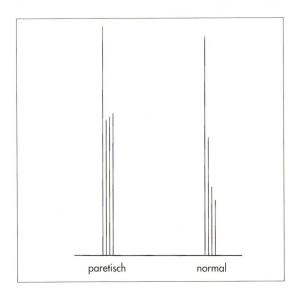

Abb. 17.11: Der größere Train-of-four-Quotient der paretischen Extremität (0,6) im Vergleich zum gesunden Arm (0,3) veranschaulicht die Resistenz des paretischen Armes gegenüber nicht-depolarisierenden Muskelrelaxantien.
(Aus: Moorthy SS, Hilgenberg JC. Resistance to nondepolarizing muscle relaxants in paretic upper extremities of patients with residual hemiplegia. Anesth. Analg. 1980; 59: 624–627; mit freundlicher Genehmigung.)

den Kavakatheter injiziert werden. Durch diese Flüssigkeitsinjektion entstehen Turbulenzen, wodurch ein fauchendes Geräusch (ähnlich wie bei einer Luftembolie) verursacht wird. Selbst Luftmengen von nur 0,25 ml können durch die präkordiale Doppler-Sonographie erfaßt werden. Luftblasen führen zu einer Veränderung des Doppler-Signals, denn dieses wird durch die Grenzfläche zwischen Luft und Blut wesentlich besser reflektiert als durch Erythrozyten. Außerdem können anhand des Doppler-Geräusches auch Veränderungen von Herzfrequenz oder Herzrhythmus sofort erkannt werden.

Stets muß eine EKG-Überwachung durchgeführt werden, um Herzrhythmusstörungen zu erfassen, die z.B. durch den intrakraniellen Tumor oder durch die operative Manipulation an medullären Zentren ausgelöst werden können. Das EKG kann bei Patienten mit einem intrakraniellen Tumor Veränderungen aufweisen. Es wird angenommen, daß sie Ausdruck einer gesteigerten Sympathikusaktivität infolge des erhöhten intrakraniellen Druckes sind. Wichtiger sind Veränderungen von Herzfrequenz oder Herzrhythmus, die durch Zug oder operative Maßnahmen an Hirnstamm oder Hirnnerven ausgelöst werden können. Herzkreislaufzentrum, Atemzentrum und die Kerne der kaudalen Hirnnerven liegen im Hirnstamm eng nebeneinander. Bei einer Manipulation am Hirnstamm können daher Hypotonie und Bradykardie oder Hypertonie und Tachykardie auftreten. Die Herzrhythmusstörungen können von plötzlichen Sinusarrhythmien bis zu ventrikulären Extrasystolen oder ventrikulären Tachykardien reichen.

Lagerung

Um den venösen Abfluß aus dem Gehirn zu erleichtern, wird eine Kraniotomie zur Exstirpation eines supratentoriellen Tumors normalerweise in Rückenlage durchgeführt. Hierbei wird der Kopf des Patienten um 10 bis 15° angehoben. Eine übermäßige Beugung oder Drehung des Kopfes sollte jedoch vermieden werden, da hierdurch die Jugularvenen eingeengt und der venöse Abfluß eventuell behindert werden.

Die sitzende Lagerung wird oft dann durchgeführt, wenn die hintere Schädelgrube exploriert werden muß. Dies kann notwendig sein, wenn intrakranielle Tumoren exstirpiert, Aneurysmen abgeklemmt, Hirnnerven dekomprimiert oder Elektroden zur Kleinhirnstimulierung implantiert werden sollen. Die Vorteile der sitzenden Lagerung sind z.B., daß der Operateur einen hervorragenden Zugang zum Operationsgebiet hat und daß ein guter Abfluß von venösem Blut und Liquor besteht. Hierdurch können sowohl Blutverluste als auch Anstiege des intrakraniellen Druckes minimiert werden. Diesen Vorteilen der sitzenden Lagerung stehen ein lagerungsbedingter Abfall von Blutdruck und Herzminutenvolumen sowie die potentielle Gefahr einer venösen Luftembolie gegenüber. Aus diesen Gründen kann statt dessen eine Seiten- oder Bauchlagerung gewählt werden. Wird die sitzende Lagerung angewandt, so ist es unbedingt erforderlich, mit äußerster Wachsamkeit auf eventuell auftretende venöse Luftembolien zu achten (vgl. Abschnitt: Venöse Luftembolie). Eine schwere postoperative Komplikation nach einer Kraniotomie in der hinteren Schädelgrube kann ein Atemstillstand aufgrund einer intrakraniellen Blutung sein. Kommt es zu einer Verletzung derjenigen Hirnnerven, die an der Innervierung von Pharynx und Larynx beteiligt sind, sind die Patienten postoperativ durch eine Aspiration gefährdet.

Venöse Luftembolie

Immer wenn sich der Operationsort oberhalb des Herzniveaus befindet und in den Venen ein negativer Druck herrscht, besteht die Gefahr einer venösen Luftembolie. Obgleich diese Komplikation am häufigsten bei neurochirurgischen Eingriffen besteht, kann sie auch bei anderen Operationen auftreten. Dazu gehören Operationen an Hals, Thorax, Abdomen und Becken sowie Eingriffe am offenen Herzen, Zerreißungen von Leber und Vena cava, Totalendoprothesen der Hüfte sowie vaginale Entbindungen bei einer Placenta praevia. Während eines intrakraniellen Eingriffes ist das Risiko nicht nur deshalb erhöht, weil der Operationsort in der Regel über dem Herzniveau liegt, sondern auch dadurch, daß die intrakraniellen Venen zum Teil mit dem

Knochen oder der Dura verwachsen sind und daher nicht kollabieren können. An den Schnitträndern der Schädelknochen kommt es häufig zum Lufteintritt, da hier die Venen durch den Knochen offen gehalten werden.

Pathophysiologie

Der genaue Mechanismus, wie es durch eine Luftembolie zu einem Herzkreislaufversagen kommt, ist unbekannt. Vermutlich wird der Blutfluß in die Pulmonalarterien behindert, wenn Luft in den rechten Ventrikel eindringt. Falls die Luft in den Lungenkreislauf gelangt, kann es zu einem Lungenödem und einer reflektorischen Bronchokonstriktion kommen. Da der Blutstrom aus dem rechten Ventrikel in die Pulmonalarterien behindert wird, sind Todesfälle in der Regel Folge eines akuten Cor pulmonale, eines Herzkreislaufversagens oder einer zusätzlich auftretenden arteriellen Hypoxämie.

Kleine Luftmengen können die Lungengefäße passieren und so den Koronar- und Zerebralkreislauf erreichen. Liegt ein intrakardialer Rechts/Links-Shunt (z.B. ein offenes Foramen ovale) vor, dann können große Luftmengen direkt in den systemischen Kreislauf übertreten. Bei einer sitzenden Lagerung während neurochirurgischer Operationen ist das Risiko einer paradoxen Luftembolie erhöht, denn hierbei kehrt sich der normale Druckgradient zwischen den beiden Vorhöfen oft um [24]. Wenn die Gefahr einer venösen Luftembolie erhöht ist, dann ist es zwar nicht zwingend, aber doch sinnvoll, vor Operationsbeginn einen Kavakatheter (mit der Spitze im rechten Vorhof) zu plazieren (vgl. Abschnitt: Überwachungsverfahren). Todesfälle aufgrund einer paradoxen Luftembolie können dadurch bedingt sein, daß es durch Luftblasen zu einer Verlegung der Koronararterien kommt. Dies führt zu myokardialer Ischämie und Kammerflimmern. Gelangen paradoxe Luftembolien ins Gehirn, treten neurologische Defizite auf.

Diagnostik

Um eine venöse Luftembolie erfolgreich behandeln zu können, muß sie sofort erkannt werden. Die rechtspräkordiale Doppler-Sonographie ist das empfindlichste Verfahren, um intrakardiale Luft festzustellen [25]. Die mittels Doppler-Sonographie bereits erfaßten Luftmengen sind allerdings klinisch oft bedeutungslos. Die Doppler-Sonographie gibt keine Information darüber, wieviel Luft in den venösen Kreislauf eingetreten ist. Ein plötzlicher Abfall des endexspiratorischen CO_2-Partialdruckes kann Ausdruck einer Totraumvergrößerung sein. Der Grund für die erhöhte Totraumventilation ist darin zu sehen, daß nicht mehr perfundierte Alveolen weiterhin ventiliert werden, während die entsprechenden Gefäße durch Luft verschlossen sind. Ein Anstieg der Drücke im rechten Vorhof und in der Pulmonalarterie sind Ausdruck eines akuten Cor pulmonale. Sie korrelieren mit einem plötzlichen Abfall des endexspiratorischen CO_2-Partialdruckes. Diese Veränderungen sind zwar nicht so empfindlich für eine venöse Luftembolie wie die Doppler-Sonographie, sie korrelieren jedoch mit dem eingetretenen Luftvolumen [25]. Auch ein Anstieg der endexspiratorischen Stickstoffkonzentration kann während einer kontinuierlichen Massenspektrometrie einen Hinweis auf eine venöse Luftembolie geben. Veränderungen der endexspiratorischen Stickstoffkonzentration gehen oft einem Abfall des endexspiratorischen CO_2-Partialdruckes und einem Anstieg des pulmonalarteriellen Druckes voraus [26]. Während einer kontrollierten Beatmung können plötzliche Atembewegungen («Schnappatmung») des Patienten erstes Anzeichen für eine eingetretene venöse Luftembolie sein. Spätzeichen einer venösen Luftembolie sind Blutdruckabfall, Tachykardie, Herzrhythmusstörungen und Zyanose. Das charakteristische «Mühlenrad-Geräusch», das mit einem Ösophagusstethoskop festgestellt werden kann, ist sicherlich ein spätes Zeichen einer katastrophalen venösen Luftembolie.

Therapie

Falls sich das Doppler-sonographische Signal ändert, sollte dies den Operator dazu veranlassen, den Ort des venösen Lufteintritts zu identifizieren und zu verschließen. Letzteres geschieht dadurch, daß z.B. der Operationssitus unter Wasser gesetzt und an allen Knochenrändern okkludierendes Material aufgebracht wird. Außerdem sollte versucht werden, durch den mit der Spitze im rechten Vorhof plazierten Kavakatheter Luft abzusaugen. Welches die beste Position für die Katheterspitze ist, wird kontrovers diskutiert. Es gibt jedoch Hinweise dafür, daß die Katheterspitze am besten in der Vena cava superior (an der Grenze zwischen Vena cava superior und rechtem Vorhof) zu liegen kommen sollte. Hierbei kann die Luft anscheinend am schnellsten aspiriert werden [27]. Bei einem Vorhofkatheter mit mehreren distalen Öffnungen ist es möglich, ein größeres Luftvolumen pro Zeiteinheit abzusaugen als bei Kathetern mit nur einer Öffnung. Ein Pulmonalarterienkatheter ist zum Absaugen von Luft nicht besonders nützlich, denn das entsprechende Lumen ist eng und damit die Fließgeschwindigkeit niedrig. Ein Anstieg des pulmonalarteriellen Druckes ist jedoch ein zusätzliches Zeichen dafür, daß eine venöse Luftembolie stattgefunden hat. Die Zufuhr von Lachgas muß sofort gestoppt werden, um eine Vergrößerung der im venösen System befindlichen Luftblasen zu vermeiden [28] (Abb. 17.12).

Wird nach der Feststellung einer venösen Luftembolie die Zufuhr von Lachgas unterbrochen, so kommt es oft zu einem Abfall des pulmonalarteriellen Druckes. Es kann sinnvoll sein, in dem Moment, in dem die Lachgaszufuhr unterbrochen

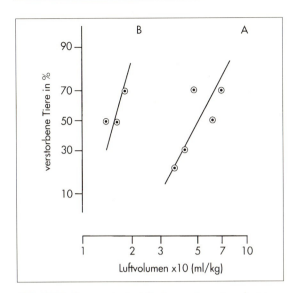

Abb. 17.12: Das errechnete Luftvolumen, das notwendig ist, um den Tod von 50% der Versuchstiere zu verursachen, war während alleiniger Gabe von Halothan (A) größer als bei einem Halothan-Lachgas-Gemisch (B). Vermutlich war die rasche Diffusion des Lachgases in die Luftblasen und die dadurch bedingte Volumenzunahme dieser Luftblasen dafür verantwortlich, daß unter Lachgasverabreichung die Letalität von venösen Luftembolien höher ist.
(Aus: Munson ES, Merrick HC. Effect of nitrous oxide on venous air embolism. Anesthesiology 1966; 27: 783–787; mit freundlicher Genehmigung.)

und 100% Sauerstoff eingestellt wird, gleichzeitig einen PEEP einzuschalten, um dadurch den Venendruck zu steigern. Obwohl dieses Vorgehen theoretisch logisch erscheint, hat sich die prophylaktische Anwendung eines PEEPs zur Vorbeugung gegen venöse Luftembolien nicht bewährt. Außerdem erhöht ein PEEP den rechten Vorhofdruck stärker als den linken, so daß Patienten mit einem persistierenden Foramen ovale für eine paradoxe Luftembolie prädestiniert sind. Trotzdem scheint ein PEEP (bis zu 10 cm H_2O) den Druckgradienten zwischen beiden Vorhöfen bei einem neurochirurgischen Patienten in sitzender Position nicht so stark zu beeinflussen, daß das Risiko für eine paradoxe Luftembolie in diesen Fällen steigt [29]. Kommt es zu einem extremen Blutdruckabfall, kann die Gabe sympathomimetischer Medikamente notwendig werden. Bei einem stärkeren Abfall des Herzminutenvolumens ist die Infusion von beta-adrenerg wirkenden Medikamenten wie Dopamin oder Dobutamin zu erwägen. Bronchospasmen sollten mit Beta-2-Sympathomimetika (als Aerosol oder als intravenöse Injektion) behandelt werden. Der übliche Ratschlag, die Patienten in Linksseitenlage zu bringen, läßt sich während intrakranieller Operationen oft nicht befolgen und ist auch nicht ungefährlich. Außerdem geht bei dem Versuch, den Patienten in diese Lage zu bringen, wertvolle Zeit verloren. Diese kann sinnvoller dazu verwendet werden, Luft abzusaugen und den Kreislauf zu unterstützen.

Nach der erfolgreichen Behandlung einer venösen Luftembolie kann der operative Eingriff fortgesetzt werden. Allerdings muß die Entscheidung darüber, ob Lachgas wieder eingeschaltet wird, jeweils individuell getroffen werden. Ohne Lachgas muß zur Aufrechterhaltung einer angemessenen Narkosetiefe vermutlich auf ein volatiles Anästhetikum zurückgegriffen werden. Wird Lachgas den Atemgasen wieder zugesetzt, ist es möglich, daß die im Kreislauf noch verbliebene Luft erneut zu Symptomen führt. Kommt es nach erneuter Zufuhr von Lachgas zu einem Anstieg des pulmonalarteriellen Druckes, sollte dies als Hinweis darauf gewertet werden, daß trotz einer anscheinend erfolgreichen Behandlung der venösen Luftembolie sich noch Luft im Kreislauf befindet [22]. Die Verlegung des Patienten in eine Überdruckkammer – um damit die Größe der Luftblasen zu verringern und den Blutfluß im Gehirn zu verbessern – ist wahrscheinlich nur dann sinnvoll, wenn diese Verlegung innerhalb von 8 Stunden möglich ist.

Postoperative Betreuung

Im Idealfall sind die Wirkungen der Anästhetika und Muskelrelaxantien am Ende der Operation abgeklungen oder sie werden pharmakologisch antagonisiert. Dadurch kann der neurologische Status wieder überwacht und intraoperativ gesetzte Schädigungen können erkannt werden. Es ist wichtig, daß beim Wachwerden der Patienten unerwünschte Reaktionen auf den noch liegenden Endotrachealtubus vermieden werden. Durch eine intravenöse Gabe von Lidocain (0,5–1,5 mg/kg) kann in der Aufwachphase versucht werden, unerwünschte Reaktionen auf den noch liegenden Endotrachealtubus abzuschwächen. Es muß allerdings beachtet werden, daß dieses Lokalanästhetikum die Aktivität des zerebralen Nervensystems beeinträchtigen und die Schutzreflexe der oberen Luftwege vermindern kann. Falls die Patienten präoperativ wach waren, kann es sinnvoll sein, den Tubus bereits am Ende der Operation wieder zu entfernen. Dadurch lassen sich eventuell in der Aufwachphase auftretende unerwünschte Reaktionen auf den Tubus vermeiden. War die Vigilanz dagegen bereits präoperativ vermindert, ist es am besten, mit der Extubation solange zu warten, bis die Schutzreflexe sicher vorhanden sind und die Spontanatmung ausreicht, so daß es zu keiner CO_2-Retention kommt. Eine mögliche Ursache für ein verzögertes postoperatives Erwachen kann ein intraoperativer Abfall der Körpertemperatur unter 34 °C sein. Unabhängig von der präoperativen Bewußtseinslage sollte bei einer Hypothermie der Endotrachealtubus postoperativ vorerst noch belassen werden.

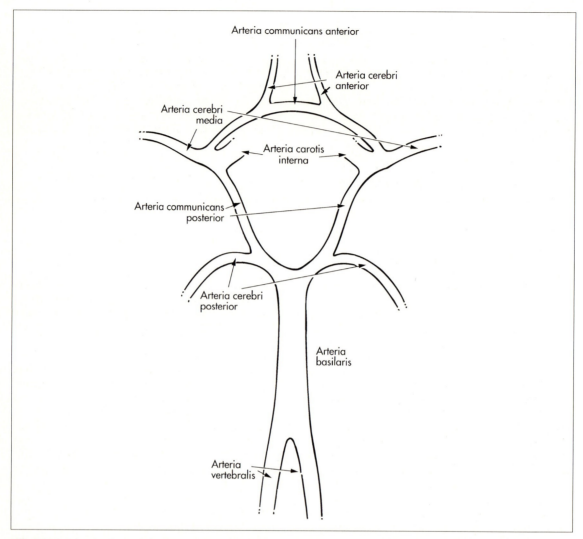

Abb. 17.13: Schematische Darstellung des zerebralen Kreislaufes und des Circulus Willisii. Die zerebrale Blutversorgung geschieht über die Arteriae vertebrales (entspringen den Arteriae subclaviae) und die Arteriae carotes internae (entspringen den Arteriae carotes communes).

17.2 Zerebrovaskuläre Erkrankungen

Eine Erkrankung der Hirngefäße kann sich 1. als transistorisch ischämische Attacke mit einer vorübergehenden Verschlechterung der zerebralen Funktionen, 2. als leichter Schlaganfall mit einer kompletten oder fast kompletten Restitutio ad integrum und 3. als schwerer Schlaganfall, der oft zu einer schweren und bleibenden Behinderung oder zum Tode führt, äußern. Der Schlaganfall ist die dritthäufigste Todesursache in den Vereinigten Staaten. Nur Herzerkrankungen und Krebsleiden führen häufiger zum Tode als ein Schlaganfall. Die größten Risikofaktoren für das Entstehen einer zerebrovaskulären Erkrankung sind Diabetes mellitus und Bluthochdruck. Durch eine wirksame antihypertensive Therapie konnte die durch Schlaganfälle bedingte Mortalität gesenkt werden.

17.2.1 Transitorisch ischämische Attacken

Transitorisch ischämische Attacken (TIA) äußern sich in kurzfristigen und umschriebenen neurologischen Funktionsstörungen, die plötzlich auftreten und nur wenige Minuten bis mehrere Stunden, nie jedoch länger als 24 Stunden andauern. Die Diagnose einer TIA ergibt sich aus der spontanen Rückbildung innerhalb von 24 Stunden, aus dem Fehlen einer neurologischen Restsymptomatik und aus einem normalen zerebralen Computertomogramm. Transitorisch ischämische Attacken treten bevorzugt zwischen dem 60. und 70. Lebensjahr auf. Diese Attacken können mehrmals am Tag auftreten. Ohne Therapie kommt es bei etwa einem Drittel dieser Patienten innerhalb von 5 Jahren zu einem leichten oder schweren Schlaganfall.

Als Ursachen der transitorisch ischämischen Attacken werden Thromboembolien durch Fibrin-

und Thrombozytenaggregate oder auch Absprengungen von arteriosklerotischen Plaques aus extrakraniellen Gefäßen angenommen. Daß die Attacken nur von kurzer Dauer sind, wird dadurch erklärt, daß es zu einer schnellen Spaltung und Auflösung der Mikroembolie kommt. Erkrankungen der Karotiden oder des vertebrobasilären Kreislaufs sind am häufigsten für transitorisch ischämische Attacken verantwortlich (Abb. 17.13). TIAs nach einer Spinalanästhesie werden einer fokalen zerebralen Ischämie zugeschrieben. Sie wird verursacht durch anästhetikainduzierte Veränderungen des zerebralen Blutflusses bei entsprechend empfindlichen Patienten (mit gleichzeitig bestehender zerebrovaskulärer Erkrankung), auch wenn es zu keiner systemischen Hypotonie kommt [30]. Aufgrund der unterschiedlichen Prognose und Therapie ist es wichtig zu unterscheiden, ob die neurologische Funktionsstörung durch eine Erkrankung der Karotiden oder durch eine Erkrankung des Vertebralis-Basilaris-Kreislaufs bedingt ist.

Erkrankungen der Karotiden

Arteriosklerotische Veränderungen finden sich häufig an der Bifurkation der Arteria carotis communis. Ein passagerer Visusverlust läßt einen in der ipsilateralen Arteria carotis lokalisierten Prozeß vermuten. Zusätzlich tritt hierbei oft eine kontralaterale Lähmung oder Sensibilitätsstörung auf. Ein vorübergehender Visusverlust (Amaurosis fugax) ist durch eine Ischämie der Netzhaut bedingt. Ursache ist eine Einschwemmung eines Embolus in die Arteria ophthalmica. Mit einer Einschwemmung von Mikroemboli in die Arteria ophthalmica muß deshalb gerechnet werden, weil die Arteria ophthalmica als erster Ast aus der Arteria carotis interna abgeht. Wird während einer solchen passageren Erblindung der Augenhintergrund gespiegelt, kann unter Umständen ein Embolus in einer Netzhautarterie nachgewiesen werden.

Nach einer transitorisch ischämischen Attacke ist der neurologische Untersuchungsbefund vermutlich normal, denn die Veränderungen sind meist diskret und bilden sich innerhalb einiger Sekunden wieder zurück. Ist die dominante Hemisphäre betroffen, kann es zu Dysästhesien, Taubheitsgefühl, Ungeschicklichkeit bei Bewegungen der Extremitäten oder zu kurzdauernden Störungen des Denkens oder Sprechens kommen. Bewußtseinsstörungen sind selten.

Bei der Auskultation kann sich am Hals ein Strömungsgeräusch über der Arteria carotis communis finden. Asymptomatische Strömungsgeräusche am Hals treten allerdings bei 4% aller Personen über 40 Jahren auf. Bei diesen Personen ist jedoch das Risiko für einen Herzinfarkt größer als für einen Schlaganfall. Es gibt keine Beweise, daß bei diesen Patienten nach einer nicht-neurochirurgischen Operation die Inzidenz eines postoperativen Schlaganfalls erhöht wäre [31]. Liegt kein Strömungsgeräusch über den Karotiden vor, ist damit eine signifikante Stenose nicht ausgeschlossen. Ist die Stenose z.B. so eng, daß nur noch ein minimaler Blutfluß besteht, kann das Strömungsgeräusch verschwinden. Das Fehlen eines palpablen Karotispulses am Hals ist sicherlich ein Hinweis für eine schwere Verschlußkrankheit. Die Radionuklidangiographie kann eingesetzt werden, um eine Erkrankung der Karotiden nachzuweisen.

Erkrankungen der Vertebralis-Basilaris-Arterien

Erkrankungen der Vertebralis-Basilaris-Arterien äußern sich in Symptomen, die auf eine Minderdurchblutung der hinteren Hirnanteile (einschließlich des Okzipitallappens und des Hirnstammes) zurückzuführen sind. Bei Durchblutungsstörungen in den Arteriae cerebri posteriores, die den visuellen Cortex versorgen, kommt es zu bilateralen Sehstörungen. Diese Sehstörungen reichen von verschwommenem Sehen bis hin zu völliger Erblindung. Häufig wird über Doppelbilder geklagt. Schwindelattacken, Ataxie, Übelkeit und Erbrechen weisen auf Kreislaufstörungen im Labyrinth des Innenohres oder in den Vestibulariskernen der Medulla oblongata hin. Dysarthrie, Dysphagie, periorales Taubheitsgefühl und Schwäche oder Parästhesien an allen vier Extremitäten sind ebenfalls Symptome einer Hirnstammischämie. Charakteristisch für eine Basilarisinsuffizienz ist ein plötzlicher Verlust des Haltetonus in den Beinen. Das Bewußtsein bleibt dabei erhalten. Typischerweise stürzen Patienten plötzlich zu Boden, oft in eine kniende Stellung. Durch den Versuch, sofort wieder aufzustehen, läßt sich dieses Ereignis von einer Synkope infolge eines AV-Blokkes III. Grades unterscheiden.

Episoden einer vorübergehenden totalen Amnesie sind am ehesten auf eine Erkrankung der Vertebralis-Basilaris-Arterien zurückzuführen. Charakteristischerweise treten ganz abrupt Gedächtnisverlust und Verwirrung auf. Während der Attacken besteht eine retrograde Amnesie. Der Patient bleibt jedoch zur eigenen Person orientiert. Die Attacken verschwinden nach einigen Minuten bis Stunden wieder. Letztlich bleibt nur für die Phase der ischämischen Episode eine Amnesie bestehen. Es wird angenommen, daß hierfür eine Mangeldurchblutung von Teilen des Temporallappens oder des Thalamus verantwortlich ist, die über die Arteriae cerebri posteriores versorgt werden.

Im Gegensatz zu Patienten mit einer Verschlußkrankheit der Karotiden, beschreiben Patienten mit Durchblutungsstörungen der Vertebralis-Basilaris-Arterien häufiger einen Zusammenhang ihrer Symptome mit einem plötzlichen Lagewechsel. Oft findet sich eine orthostatische Hypotension oder ein für das Alter des Patienten relativ niedriger Blutdruck. Die Vertebralarterien können auch bei Kopfbewegungen – besonders bei Überstreckung des

Kopfes – komprimiert werden, falls eine Osteoarthritis im HWS-Bereich vorliegt. Gelegentlich besteht bei einer Insuffizienz der Vertebro-Basilararterien ein Strömungsgeräusch über der Arteria subclavia. Auf der Röntgenaufnahme der Halswirbelsäule kann sich eine Verkalkung der Arteriae vertebrales darstellen.

Medikamentöse Behandlung

Die medikamentöse Behandlung einer transitorisch ischämischen Attacke wird vorzugsweise bei solchen Patienten durchgeführt, bei denen eine Vertebralis-Basilaris-Insuffizienz oder multiple Gefäßveränderungen vorliegen. Die medikamentöse Therapie wird in Form einer Dauermedikation mit Thrombozytenaggregationshemmern oder eventuell mit Antikoagulantien vom Cumarin-Typ durchgeführt. Ob auch die orale Gabe von Cumarin-Derivaten einen Schutz vor Schlaganfällen bietet – ähnlich wie die prophylaktische Gabe von Acetylsalizylsäure – ist nicht sicher nachgewiesen. Trotzdem wird bei Patienten mit transitorisch ischämischen Attacken, die kein Aspirin vertragen, Warfarin eingesetzt. Die größte Gefahr bei der Therapie mit oralen Antikoagulantien sind spontane Blutungen. Nach einer transitorisch ischämischen Attacke sollte für 6 bis 12 Monate eine Behandlung mit oralen Antikoagulantien durchgeführt werden, da in dieser Phase das Risiko eines Schlaganfalls am größten ist. Wenn die Symptome durch Überstreckung oder Drehung des Kopfes verursacht werden, kann eine Halskrause hilfreich sein.

Operative Behandlung

Die operative Behandlung bei Patienten mit einer mehr als 80 %igen Karotisstenose und mehreren TIAs in der Vorgeschichte besteht in einer Endarteriektomie der Arteria carotis. Ungefähr 75 % der Patienten haben eine Gefäßobstruktion an einer operativ zugänglichen Stelle, am häufigsten an der Bifurkation der Arteria carotis communis. Auch ulzerierende arteriosklerotische Plaques sind eine Indikation für die Endarteriektomie der Arteria carotis. Bei ungefähr 80 % der Patienten kommt es nach einer solchen Operation zu einer Besserung oder sogar zu einem völligen Verschwinden der klinischen Symptomatik. Im Vergleich zu medikamentös behandelten Patienten wird durch eine Endarteriektomie der Arteria carotis die schlaganfallsfreie Überlebenszeit verlängert. Bei Patienten mit einem frischen Schlaganfall oder einer sich verschlimmernden Hemiparese kommt die Endarteriektomie der Arteria carotis normalerweise nicht in Betracht. In diesen Fällen würde bei über der Hälfte der Patienten postoperativ ein hämorrhagischer Hirninfarkt auftreten. Die prophylaktische Endarteriektomie der Arteria carotis bei Patienten mit einer asymptomatischen Erkrankung der Karotiden vor kardiochirurgischen Eingriffen ist wahrscheinlich unnötig [32].

Narkoseführung

Das Ziel der Narkoseführung bei einer Endarteriektomie der Arteria carotis besteht darin, den zerebralen Perfusionsdruck und die Hirndurchblutung aufrechtzuerhalten. Die gefährliche Phase ist die Zeitspanne, während der die Arteria carotis communis abgeklemmt ist. Die Mehrzahl der Patienten toleriert diesen Verschluß aufgrund der Kollateralversorgung über den Circulus Willisii (Abb. 17.13). Ein Verschluß beispielsweise einer Arteria carotis wird normalerweise toleriert, weil ein Kollateralkreislauf über die kontralaterale Arteria carotis und über die Vertebralarterien besteht. Andere wichtige arterielle Kollateralkreisläufe sind eine Verbindung zwischen Arteria carotis externa und Arteria ophthalmica sowie eine Verbindung zwischen Arteria occipitalis und den distalen Ästen der Arteria carotis interna. Trotzdem kann es bei einigen Patienten zu einer unzureichenden Hirndurchblutung kommen, wenn bei Durchführung der Endarteriektomie die Arteria carotis vorübergehend abgeklemmt wird.

Präoperative Beurteilung

Zusätzlich zu der neurologischen Untersuchung sollte bei diesen Patienten sorgfältig nach kardiovaskulären und renalen Erkrankungen gesucht werden. Patienten mit einer zerebrovaskulären Verschlußkrankheit weisen häufig auch Verschlüsse an anderen Arterien auf. Eine koronare Herzerkrankung ist die Hauptursache für die Morbidität und Mortalität nach einer Endarteriektomie der Arteria carotis. Häufig findet sich bei diesen Patienten ein chronischer Bluthochdruck. Es ist wichtig, präoperativ den normalen Blutdruckbereich dieser Patienten zu eruieren, damit bei der intraoperativen Blutdrucküberwachung ein verläßlicher Richtwert zur Verfügung steht. Es sollte bei diesen Patienten auch Klarheit darüber bestehen, welche Auswirkungen eine Lageveränderung des Kopfes auf die Hirnfunktion hat. Denn bei Patienten mit einer Erkrankung der Arteriae vertebrales kann durch eine extreme Drehung, Beugung oder Streckung des Kopfes eine Abknickung oder Kompression der Arteriae vertebrales verursacht werden. Wird dies bereits präoperativ festgestellt, können gefährliche Kopfstellungen (insbesondere eine Überstreckung) während der Allgemeinnarkose und vor allem während der endotrachealen Intubation vermieden werden. Eine Palpation der Arteria carotis ist nicht zu empfehlen, denn dadurch können Bruchstücke aus dem Thrombus abgelöst werden und in den Zerebralkreislauf embolisieren.

Wahl des Anästhesieverfahrens

Die Endarteriektomie der Arteria carotis kann in Regional- oder Allgemeinanästhesie durchgeführt werden. Die Morbidität und Mortalität nach End-

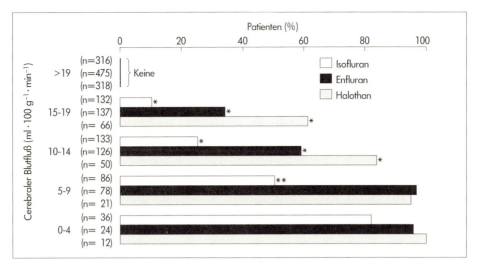

Abb. 17.14: Schematische Darstellung der Inzidenz von Ischämiezeichen im EEG nach Abklemmen der Arteria carotis für 3 Minuten bei verschiedenen Ausgangswerten für den zerebralen Blutfluß (CBF). Es handelt sich um Patienten (%), die sich unter Verabreichung eines volatilen Anästhetikums einer Endarteriektomie unterzogen. Isofluran scheint einen hirnprotektiven Effekt zu haben, obwohl bezüglich des Outcomes keine Unterschiede zwischen den Anästhetikagruppen bestehen.
* signifikanter Unterschied innerhalb einer Gruppe
** signifikanter Unterschied im Vergleich zu den anderen Gruppen
(Aus: Michenfelder JD, Sundt TM, Fode N, Sharbrough FW. Isoflurane when compared to enflurane and halothane decreases the frequency of cerebral ischemia during carotid endarterectomy. Anesthesiology 1987; 67: 336–340; mit freundlicher Genehmigung).

arteriektomie der Arteria carotis ist unabhängig vom gewählten Anästhesieverfahren [33].

Regionalanästhesie. Die Operation in Regionalanästhesie hat den Vorteil, daß während des Abklemmens der Arteria carotis die zerebralen Funktionen des Patienten anhand des Sprachkontaktes überwacht werden können. Dies ist möglich durch eine Blockade des Plexus cervicalis. Hierbei wird ein Lokalanästhetikum (Lidocain oder Bupivacain) an den Querfortsätzen C_3 bis C_4 (tiefe Blockade des Plexus cervicalis) injiziert und anschließend eine Infiltration mit Lokalanästhetikum entlang des hinteren unteren Randes des Musculus sternocleidomastoideus (oberflächliche Blockade des Plexus cervicalis) durchgeführt. Auch wenn während der Regionalanästhesie die zerebrale Funktion anscheinend normal war, kann es postoperativ noch zu einem Schlaganfall kommen [34]. Zu den Nachteilen einer Operation in Regionalanästhesie gehört, daß es – im Vergleich zur Operation in Allgemeinnarkose – zu stärkeren kardiovaskulären Reaktionen auf Manipulationen im Bereich des Karotissinus kommt. Außerdem entfällt die hirnprotektive Wirkung der zur Allgemeinnarkose eingesetzten Medikamente.

Allgemeinanästhesie. Eine Allgemeinanästhesie läßt sich gut dadurch erreichen, daß zur Narkoseeinleitung ein Barbiturat, Benzodiazepin bzw. Etomidat oder Propofol und anschließend zur Aufrechterhaltung der Narkose Lachgas und ein volatiles Anästhetikum bzw. ein Opioid verabreicht werden. Patienten, die mit Lachgas und Isofluran bzw. mit Sufentanil für eine Endarteriektomie der Arteria carotis anästhesiert werden, zeigen keine Unterschiede im zerebralen Blutfluß und im zerebralen O_2-Bedarf [35, 36]. Oft wird eine Relaxierung durchgeführt. Damit ist im Falle eines Blutdruckabfalles eine flache Narkoseführung möglich, ohne daß das Risiko besteht, daß der Patient plötzlich unerwünschte Bewegungen macht. Was das neurologische Ergebnis nach einer Endarteriektomie der Arteria carotis betrifft, so sind zwar keine Unterschiede zwischen den verschiedenen volatilen Anästhetika festzustellen, Isofluran scheint jedoch eine gewisse hirnprotektive Wirkung zu gewährleisten [34] (Abb. 17.14). Trotzdem bleibt Thiopental in den Situationen, in denen ein pharmakologischer Schutz des Gehirnes angezeigt ist, vermutlich das Mittel der ersten Wahl.

Bei der Narkoseführung wird versucht, den arteriellen Blutdruck in dem für den jeweiligen Patienten normalen Bereich zu halten. Durch einen längerdauernden und stärkeren Blutdruckabfall können der zerebrale Perfusionsdruck und eine adäquate zerebrale Durchblutung über entsprechende Kollateralkreisläufe gefährdet werden. Falls der Blutdruck unter den Normalbereich des Patienten abgefallen ist und nicht auf eine Verminderung der Anästhetikakonzentration anspricht, kann es notwendig werden, den Blutdruck mittels kontinuierlicher Infusion eines Sympathomimetikums wie z.B. Phenylephrin wieder in den Normalbereich (jedoch nicht darüber) anzuheben. Die Kombination aus tiefer Narkose (mittels volatilem Anästhetikum) und Phenylephrin (zur Erhaltung eines akzeptablen Blutdruckes) führt eher zu einer myokardialen Ischämie als derselbe Blutdruck unter einer flachen Narkose [37]. Es wird angenommen, daß die durch Phenylephrin erhöhte myokardiale Wandspannung für das Auftreten einer myokardialen Ischämie verantwortlich ist. Bei Patienten mit einer koronaren Herzerkrankung ist die Inzidenz von postoperativen Herzinfarkten deutlich erhöht, wenn intraoperativ der Blutdruck durch Sympathomimetika angehoben wurde. Die Gefahr eines unkontrollierten intraoperativen Blutdruckanstieges besteht darin, daß sich hierbei ein Hirnödem entwickeln kann. Diese Gefahr besteht insbesondere in pathologisch veränderten Hirnbereichen, in denen die Fähigkeit zur Autoregulation der Hirndurchblutung beeinträchtigt ist.

Die verbreitete Ansicht, ein Blutdruckabfall könne zu einem Schlaganfall führen, ist nicht belegt. Es gibt eher Hinweise darauf, daß ein Blutdruckabfall nicht zu den wichtigen Prädilektionsfaktoren für einen Schlaganfall zu rechnen ist [38]. Obwohl der Einfluß eines Blutdruckabfalls für die Entstehung eines Schlaganfalls fragwürdig ist, sollte dies nicht als Freibrief dafür angesehen werden, daß der Blutdruck während der Narkose unterhalb des Normalbereiches bleiben kann. Dies gilt insbesondere für den Zeitraum des Abklemmens der Arteria carotis. Es ist auch zu beachten, daß vorübergehende intraoperative Blutdruckabfälle nicht automatisch als einzige Ursache für postoperativ festgestellte neurologische Defizite angesehen werden können.

Während der Mobilisierung der Arteria carotis kann es durch die operativen Manipulationen im Bereich des Sinus caroticus zu einer Stimulation der afferenten Nervenendigungen und damit zu Auswirkungen ähnlich wie bei einer Dehnung des Sinus caroticus kommen. Hierdurch können eine reflektorische Bradykardie und ein Blutdruckabfall ausgelöst werden (siehe Abschnitt: Karotissinus-Syndrom). Im Gegensatz dazu kann es während des Abklemmens der Arteria carotis auch zu Tachykardie und Blutdruckanstieg kommen. Ursache hierfür ist wohl der Druckabfall in der abgeklemmten Arteria carotis und im Bereich des Sinus caroticus, wodurch das sympathische Nervensystem aktiviert wird. Diese intraoperativen Blutdruck- und Herzfrequenzveränderungen können durch intravenöse Gabe von Atropin oder auch durch lokale Infiltration im Bereich des Sinus caroticus mit 3 bis 5 ml 1%gen Lidocain (da hierdurch die Afferenzen der Barorezeptoren blockiert sind) beeinflußt werden.

Die vorliegenden Daten weisen darauf hin, daß Barbiturate unter Umständen die Toleranz des Gehirns für fokale Ischämien – wie sie im Rahmen des Abklemmens der Arteria carotis während einer Endarteriektomie eventuell entstehen – verlängern können (siehe Abschnitt: Hirnprotektion und Wiederbelebung). Unter diesem Gesichtspunkt mag es ratsam sein, unmittelbar vor Abklemmen der Arteria carotis Thiopental (4–6 mg/kg) zu verabreichen. Es liegen allerdings keine speziellen Daten vor, die eine Verminderung der Morbidität nach einer Endarteriektomie der Arteria carotis bestätigen, wenn vor dem Abklemmen Barbiturate verabreicht werden [39].

Die Beatmung während einer Endarteriektomie der Arteria carotis sollte mit einem solchen Atemhubvolumen und einer solchen Atemfrequenz durchgeführt werden, daß der arterielle CO_2-Partialdruck um 35 mm Hg gehalten wird. Es ist nicht empfehlenswert, den arteriellen CO_2-Partialdruck absichtlich zu verändern, um über eine Gefäßerweiterung die Hirndurchblutung zu steigern oder um ein Inversed-Steal-Phänomen auszulösen. Solche Manipulationen können paradoxe und unvorhersehbare Reaktionen des zerebrovaskulären Gefäßsystems auslösen, und sie bieten keinen verläßlichen Schutz für das Gehirn. Die Überwachung während der Allgemeinnarkose schließt oft die kontinuierliche Blutdruckmessung über eine kanülierte periphere Arterie und die Kapnographie ein, die es ermöglicht, die Ventilation so einzustellen, daß sich der arterielle CO_2-Partialdruck in dem gewünschten Bereich befindet. Da bei diesen Patienten oft eine koronare Herzerkrankung vorliegt, sollte eine solche EKG-Abteilung gewählt werden, in der Zeichen einer myokardialen Ischämie sofort erkannt werden können.

Überwachung einer adäquaten Hirndurchblutung

Durch eine Überwachung der Hirndurchblutung sollen diejenigen Patienten erfaßt werden, bei denen die Kollateralkreisläufe nicht ausreichen, um während des Abklemmens der Arteria carotis eine Minderdurchblutung zu verhindern (Tab. 17.2). Im Idealfall kann damit gesagt werden, welche Patienten während des Abklemmens der Arteria carotis einen intraluminalen Shunt benötigen. Einige Operateure legen – unabhängig von den Daten, die über die Hirndurchblutung vorliegen – routinemäßig einen Shunt an. Es muß jedoch berücksichtigt werden, daß auch während einer Shuntanlage die Arteria carotis für eine kurze Zeit abgeklemmt werden muß. Außerdem können Shunts den operativen Zugang behindern, und in manchen Fällen können sie eine Embolisation ins zerebrale Gefäßsystem auslösen. Eine Unterbrechung des Blutflusses über die

Tab. 17.2: Methoden zur Überwachung eines adäquaten zerebralen Blutflusses

EEG
    konventionelle 16-Kanal-Ableitung
    compressed spectral array analysis
    density-modulated spectral array analysis
    cerebral function monitor
SSEP (somatosensorisch evozierte Potentiale)
Druck im Gefäßstumpf
regionaler zerebraler Blutfluß
Okuloplethysmographie

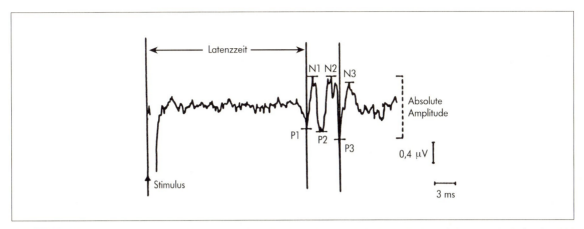

Abb. 17.15: Die typischen somatosensorisch evozierten Potentiale zeigen drei positive Peaks (P_1, P_2, P_3) und drei negative Zacken (N_1, N_2, N_3). Die Operationstechnik muß geändert werden, wenn es zu einer Amplitudenverminderung um etwa 50% (ausgehend vom Boden des niedrigsten positiven Peaks zur Spitze der tiefsten negativen Zacke) oder zu einem kompletten Verlust einer oder mehrerer negativer Zacken kommt.
(Aus: Loghnan BA, Hall GM. Spinal cord monitoring 1989; Br. J. Anesth. 1989; 63: 587–794; mit freundlicher Genehmigung.)

rechte Vertebralarterie kann auftreten, wenn durch den Shunt die Arteria anonyma verschlossen wird. Es hat sich gezeigt, daß neurologische Defizite auch dann auftreten können, wenn routinemäßig Shunts angelegt werden. Dies kann dadurch bedingt sein, daß sich auch durch eine Shuntanlage eine zerebrale Ischämie nicht vermeiden läßt, dies kann aber auch Folge einer von der Arteria carotis ausgehenden Embolisation oder eines distal der Stenose spontan entstandenen Thrombus sein.

EEG. Das mit 16 Kanälen abgegriffene EEG ist ein zuverlässiges Verfahren, um eine regionale zerebrale Ischämie zu diagnostizieren. Ableitung und Interpretation sind zur Zeit allerdings noch zu kompliziert, als daß dieses Verfahren routinemäßig eingesetzt werden könnte. Außerdem muß berücksichtigt werden, daß das EEG nicht nur durch eine zerebrale Ischämie verändert wird, sondern auch durch Anästhetika, Körpertemperatur und arteriellen CO_2-Partialdruck. Zu den Alternativen einer konventionellen EEG-Ableitung gehören die Compressed Spectral Array Analyse (CSA) und die Density-modulated Spectral Array Analyse (DSA), welche ein dreidimensionales Bild des Elektroenzephalogramms aufzeichnen, wobei die Zeitachse komprimiert wird. Kommt diese Form der Darstellung zur Anwendung, ist es möglich, die kontinuierliche Ableitung des EEGs über eine Stunde auf einem einzigen Blatt Papier abzubilden. Diese Komprimierung ermöglicht es, Trends leicht zu erkennen. Der Cerebral Function Monitor (CFM) erlaubt eine komprimierte Darstellung der elektrischen Gesamtaktivität. Die Aussagekraft entspricht in etwa dem integrierten Summenpotential eines einzelnen Kanals [40]. Aus diesem Grund ist der Cerebral Function Monitor für die Erkennung einer regionalen Minderdurchblutung während der Endarteriektomie der Arteria carotis vielleicht nicht spezifisch genug.

Somatosensorisch evozierte Potentiale. Werden die durch einen spezifischen Reiz ausgelösten somatosensorisch evozierten Potentiale analysiert, so kann anhand ihrer überprüft werden, ob die neuronalen Funktionen sowie die sensorischen Bahnen intakt sind [41] (Abb. 17.15). Somatosensorisch evozierte Potentiale (SSEP) überwachen nur die sensorische Funktion. So gibt es Berichte, daß es trotz einer Unterbrechung der motorischen Funktion zu keinen Veränderungen in den SSEPs kam. Wie bei der mehrkanaligen EEG-Registrierung ist auch die Ableitung und Interpretation der evozierten Potentiale recht kompliziert. Volatile Anästhetika führen zu einer dosisabhängigen und medikamentenspezifischen Amplitudenverminderung und zu einer Verlängerung der Latenz von akustisch evozierten, von somatosensorisch evozierten und von visuell evozierten Potentialen [42].

Opioide führen – wenn auch weniger stark als volatile Anästhetika – zu einer Dämpfung der somatosensorisch evozierten Potentiale. Eine niedrig dosierte Dauerinfusion mit Fentanyl verursacht eine geringere Dämpfung als wiederholte Bolusinjektionen [43]. Eine akute Hyperventilation führt dagegen zu keiner wesentlichen Änderung von Amplitude oder Latenz der SSEPs [44].

Druck im Gefäßstumpf. Der Druck im Gefäßstumpf der Arteria carotis interna wird direkt distal der operativ durchgeführten Gefäßabklemmung gemessen. Der Druck im Gefäßstumpf repräsentiert den über den Circulus Willisii gewährleisteten Druck (Abb. 17.13). Er ist von einer suffizienten Kollateraldurchblutung, dem zerebralen Perfusionsdruck und dem zerebralen Gefäßwiderstand abhän-

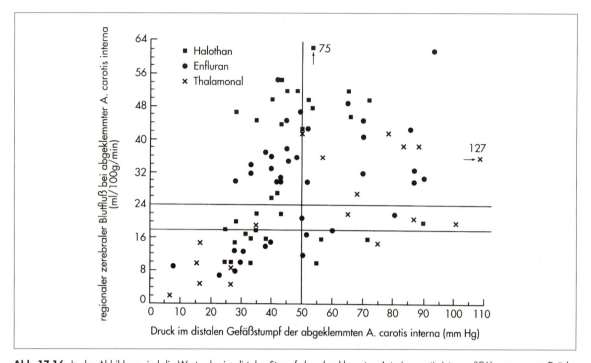

Abb. 17.16: In der Abbildung sind die Werte der im distalen Stumpf der abgeklemmten Arteria carotis interna (ICA) gemessenen Drücke gegen die entsprechenden Werte des regionalen zerebralen Blutflusses (rCBF) aufgetragen. Es handelt sich um Patienten, die entweder mit Lachgas und Halothan (HAL), Enfluran (ENF) oder Thalamonal (INV) anästhesiert wurden. Bei den meisten Patienten lag bei einem Druck im Gefäßstumpf von mehr als 60 mm Hg ein regionaler zerebraler Blutfluß von mehr als 18 ml/100 g x Minute vor.
(Aus: McKay RD, Sundt TM, Michenfelder JD, et al. Internal carotid endarterectomy: Modification by halothane, enflurane, and Innovar. Anesthesiology 1976; 45: 390–399; mit freundlicher Genehmigung.)

gig. Der zerebrale Gefäßwiderstand wird durch Barbiturate und eine Hypokapnie gesteigert, durch volatile Anästhetika und eine Hyperkapnie gesenkt. Es muß jedoch berücksichtigt werden, daß durch Veränderungen des zerebralen Gefäßwiderstandes die Interpretation des Druckes im Gefäßstumpf und dessen Korrelation mit der Hirndurchblutung beeinflußt wird [45]. Der Druck im Gefäßstumpf muß während einer Regionalanästhesie oder während einer Narkosetechnik, bei der Lachgas und Opioide zum Einsatz kommen, vermutlich höher sein als derjenige Druck, der während der Gabe von volatilen Anästhetika notwendig ist. Diese Vermutung basiert darauf, daß bei wachen Patienten oder bei Patienten, die Lachgas und ein Opioid erhalten, ein höherer zerebraler Gefäßwiderstand zu erwarten ist, als dies beim Einsatz eines volatilen Anästhetikums der Fall ist. Es ist auch anzunehmen, daß der Druck im Gefäßstumpf erhöht wird, wenn Barbiturate kurz vor dem Abklemmen der Arteria carotis verabreicht werden, denn Barbiturate führen zu einer zerebralen Gefäßengstellung. Die vorliegenden Daten legen nahe, daß während einer Allgemeinnarkose ein Druck von mehr als 60 mm Hg im Gefäßstumpf eine ausreichende Durchblutung normaler Hirngebiete garantiert, und zwar unabhängig davon, welche Medikamente verabreicht werden [45] (Abb. 17.16). Daher sollte vermutlich dann ein intraluminaler Shunt gelegt werden, wenn der Druck im Gefäßstumpf weniger als 60 mm Hg beträgt. Trotz zahlreicher Einschränkungen hat die Messung des Druckes im Gefäßstumpf den großen Vorteil, daß dieses Verfahren einfach und in den meisten Operationssälen durchführbar ist.

Messung des regionalen zerebralen Blutflusses. Die Messung des regionalen zerebralen Blutflusses mit einer Isotopen-Auswasch-Technik ist allein oder in Kombination mit dem EEG eine ideale Methode, um die Suffizienz der Durchblutung zu überwachen. Der regionale zerebrale Blutfluß sollte über 18 ml/100 mg/Minute betragen. Gegenwärtig ist diese Technik jedoch noch zu kompliziert für den routinemäßigen Einsatz im Operationssaal.

Okuloplethysmographie. Bei der Okuloplethysmographie wird der Blutfluß in der Arteria supraorbitalis beurteilt. Damit kann die Suffizienz des operativ angelegten intraluminalen Shunts überprüft werden. Eine Verzögerung des okulären Pulses bedeutet, daß die Shuntposition korrigiert werden muß.

Postoperative Probleme

Zu den postoperativen Problemen nach einer Endarteriektomie der Arteria carotis gehören instabiler systemischer Blutdruck, Einengung der Luftwege aufgrund eines Hämatoms im Operationsbereich,

Funktionsverlust der Karotiskörperchen, Herzinfarkt und Schlaganfall [46–49].

In der frühen postoperativen Phase werden häufig Blutdruckanstiege beobachtet. Sie treten zumeist bei Patienten mit einem bereits vorbestehenden Hypertonus auf [48]. Der Blutdruckanstieg ist oft 2 bis 3 Stunden nach dem operativen Eingriff am höchsten und kann über 24 Stunden andauern. Es ist wichtig, den Blutdruck wieder in den Normbereich zu senken, um die Gefahr eines Hirnödems und einer Myokardischämie zu vermindern. Bei Patienten, die postoperativ eine Hypertension entwickeln, ist die Inzidenz neurologischer Defizite auf das Dreifache erhöht. Zur akuten Blutdrucksenkung ist die kontinuierliche Infusion von Nitroprussid vertretbar. Falls der Bluthochdruck bestehenbleibt, sollten längerwirkende Medikamente wie Labetalol oder Hydralazin in Betracht gezogen werden. Wie es zu dem Blutdruckanstieg kommt, ist nicht klar. Möglicherweise ist er Ausdruck eines erhöhten intravasalen Flüssigkeitsvolumens, einer Aktivitätsänderung des Sinus caroticus oder Folge seiner Denervierung während der Operation. Ähnlich könnten auch Blutdruckabfälle erklärt werden. Falls der Sinus caroticus wegen eines atheromatösen Plaques vor der Operation weniger empfindlich reagierte, kann es nach Entfernung der Plaques zu einer erhöhten Aktivität der Afferenzen aus dem Sinus caroticus und damit zu einem Blutdruckabfall kommen. Blutdruckabfälle sollten mit einem Vasopressor wie Phenylephrin, durch Volumengabe und durch eine Infiltration des Sinus caroticus mit einem Lokalanästhetikum therapiert werden.

Die Inzidenz für einen Schlaganfall nach der Endarteriektomie der Arteria carotis beträgt etwa 5%. Er ist meist Folge einer zerebralen Embolie oder eines hämorrhagischen Hirninfarktes. Um eine Thrombose im Operationsbereich auszuschließen, muß eine Angiographie durchgeführt werden. Präoperativ bestehende Risikofaktoren (TIAs, Verschluß der kontralateralen Arteria carotis, Plaquewachstum über den Operationsbereich hinaus, koronare Herzerkrankung, Hypertonie) erhöhen das Risiko für einen Schlaganfall nach einer Endarteriektomie [49]. Der Schweregrad eines postoperativen Schlaganfalles wird nicht durch intraoperative Ereignisse wie Abklemmzeit, durchgeführte oder nicht durchgeführte Shuntanlage oder intravenöse Gabe von glukosehaltigen Lösungen beeinflußt.

Während der Endarteriektomie der Arteria carotis kann es nicht nur zu einer Zerstörung der Innervation des Sinus caroticus, sondern auch des Glomus caroticum kommen [47]. Durch einen einseitigen Funktionsverlust des Glomus caroticum kommt es normalerweise zu keiner Beeinträchtigung der hypoxisch ausgelösten Hyperventilationsantwort. Die respiratorische Antwort auf eine Hypoxie geht allerdings nach bilateraler Endarteriektomie verloren. Während Patienten mit intakten Karotiskörperchen im Falle einer arteriellen Hypoxämie eine kompensatorische Steigerung der alveolären Ventilation durchführen, ist dies nach beidseitiger Denervierung der Karotiskörperchen kaum mehr möglich.

Während der Freilegung der Arteria carotis kann es auch zu einer Schädigung von peripheren Nerven kommen. Eine Traumatisierung des Nervus facialis kann sich z.B. in einer einseitigen perioralen Schwäche äußern. Eine eventuelle Schädigung des Nervus hypoglossus führt zu einer Schwächung der Zungenmuskulatur. Eine postoperativ fortbestehende Heiserkeit kann Ausdruck einer operativ bedingten Schädigung des Nervus recurrens sein.

17.2.2 Schlaganfall

Der Schlaganfall umfaßt eine heterogene Gruppe von verschiedenen Erkrankungen, die die Hirngefäße betreffen [50]. Die zwei Hauptursachen für einen Schlaganfall sind die Blutung und die Ischämie. Die Blutung kann weiter unterteilt werden in eine subarachnoidale und eine intrazerebrale Blutung. Die Subarachnoidalblutung, bei der das Blut das Gehirn umgibt, wird gewöhnlich durch eine plötzliche Zerreißung eines kongenitalen arteriellen Aneurysmas verursacht. Bei der intrazerebralen Blutung bricht das Blut direkt ins Hirnparenchym ein. Die Ursache liegt meist in einer hypertoniebedingten Zerreißung einer kleinen Arterie. Die Ischämie ist dadurch charakterisiert, daß es in einer begrenzten Hirnregion zu einer Minderdurchblutung kommt. Diese ist Folge einer systemischen Hypotension, einer Embolie oder Thrombose. Diese verschiedenen Arten eines Schlaganfalles zeigen zwar gemeinsame Merkmale, bedürfen jedoch unterschiedlicher Diagnostik und Behandlungsstrategien [50] (Tab. 17.3).

Treten bei einem vorher neurologisch gesunden Patienten in der unmittelbaren postoperativen Phase fokale neurologische Funktionsstörungen auf, so ist dies am ehesten Folge einer intraoperativen Thromboembolie, zerebralen Einblutung oder zerebralen Minderdurchblutung [32]. Neurologische Funktionsstörungen, die nach einer Operation im kardiopulmonalen Bypass auftreten, sind zumeist durch Luftembolien bedingt. Die Gefahr einer Luftembolie besteht besonders dann, wenn die Herzkammern zur Durchführung des operativen Eingriffs eröffnet werden (z.B. bei einem Herzklappenersatz). Wenn postoperativ bisher nicht bekannte neurologische Funktionsstörungen auftreten, sind eine zerebrale Computertomographie und die Konsultation eines geeigneten Spezialisten indiziert, ebenso die Überprüfung der Anamnese hinsichtlich prädisponierender Faktoren (TIA, Vorhofflimmern, Strömungsgeräusch über der Arteria carotis, intraoperativer Verlauf). Die Computertomographie stellt das geeignetste Verfahren zur Differenzierung zwischen zerebraler Blutung und Hirninfarkt dar. Allerdings ist die Kernspintomo-

Tab. 17.3: Charakteristik der Schlaganfall-Typen

	subarachnoidale Blutung	intrazerebrale Blutung	systemische Minderversorgung	Embolie	Thrombose
Risikofaktoren	oft nicht vorhanden; Hypertonie, Gerinnungsstörung, Medikamente, Trauma	Hypertonie, Gerinnungsstörung, Medikamente, Trauma	Hypotonie, Blutung, Herzstillstand	Rauchen, koronare Herzerkrankung, periphere Gefäßkrankheit, Diabetes mellitus, Weiße Männer	Rauchen, koronare Herzerkrankung, periphere Gefäßkrankheit, Diabetes mellitus, Weiße Männer
Beginn	plötzlich, oft während einer Anstrengung	schleichend	entsprechend den Risikofaktoren	plötzlich	oft geht eine TIA voraus, fortschreitend
Symptome	Kopfschmerzen, Erbrechen, vorübergehender Bewußtseinsverlust	Kopfschmerzen, Erbrechen, Bewußtseinsstörungen, Krämpfe	Blässe, Schweißigkeit, Hypotonie	Kopfschmerzen	Kopfschmerzen
Diagnostisches Verfahren	CT: Hyperdensität (weiß) MRI	CT: fokale Hyperdensität (schwarz) MRI	CT: Hypodensität (schwarz) MRI	CT: Hypodensität (schwarz) MRI	CT: Hypodensität (schwarz) MRI

CT: cerebrale Computertomographie
MRI: Magnetresonanz-Untersuchung (Kernspintomographie)
(Aus: Caplan LR. Diagnosis and treatment of ischemic stroke. JAMA 1991; 266: 2413–2418)

graphie sensitiver bezüglich des Nachweises eines akuten Hirninfarktes. Das EEG ist bei der Frühdiagnose akuter fokaler neurologischer Funktionsstörungen nicht hilfreich.

Zerebrale Thrombosen

Eine zerebrale Thrombose kann zu neurologischen Funktionsstörungen führen, die sich über mehrere Minuten bis Stunden entwickeln. Diese Funktionsstörungen können geringgradig und nur vorübergehend oder aber schwer und irreversibel sein. Nahezu 50% der Patienten, die einen Schlaganfall erleiden, hatten vorher eine oder mehrere transitorisch ischämische Attacken. Für gewöhnlich treten diese zerebralen Thrombosen während des Schlafens auf. Ursache ist wahrscheinlich ein im Schlaf erniedrigter Blutdruck und eine damit verminderte Hirndurchblutung. Die Symptome einer zerebralen Thrombose sind abhängig davon, welches Gefäß betroffen ist. Am häufigsten ist die Arteria cerebri media oder einer ihrer Äste verschlossen. Thrombosiert der Hauptstamm dieser Arterie, so kommt es zu einer Infarzierung eines großen Teils der Hirnhemisphäre. Als Symptome treten Hemiplegie, homonyme Hemianopsie und im Falle einer Infarzierung der dominanten Hemisphäre motorische und sensorische Aphasie auf. Eine Thrombose der Arteria cerebri anterior führt zu einer Lähmung, die charakteristischerweise im Bein stärker ausgeprägt ist als im Gesicht und am Arm. Hinweise auf eine Thrombose im Vertebralis-Basilaris-Bereich ergeben sich, falls die Kombination einer ipsilateralen Hirnnervenlähmung mit einer kontralateralen Hemiplegie vorliegt. Die Infarzierung der Medulla oblongata führt zu einer ipsilateralen Lähmung der Zunge und einer kontralateralen Lähmung der Extremitäten. Das Gesicht bleibt ausgespart.

Eine zerebrale Thrombose tritt am häufigsten bei Patienten auf, bei denen eine ausgeprägte Arteriosklerose und zusätzlich eine essentielle Hypertonie oder ein Diabetes mellitus vorliegen. Durch die Behandlung der essentiellen Hypertonie mit blutdrucksenkenden Medikamenten konnte die Inzidenz an Schlaganfällen deutlich vermindert werden. Andere Ursachen einer zerebralen Thrombose sind 1. Blutdruckabfälle, wie sie nach einem Herzinfarkt auftreten können; 2. entzündliche Erkrankungen der Blutgefäße, wie sie im Rahmen der Arteriitis temporalis, Polyarteriitis nodosa und des systemischen Lupus erythematodes auftreten und 3. hämatologische Erkrankungen, zu denen Polyzythämie, thrombotische thrombozytopenische Purpura und Sichelzellenanämie gehören. Auch die Einnahme oraler Kontrazeptiva wurde mit einer erhöhten Inzidenz an zerebralen Thrombosen in Verbindung gebracht.

Bei einer zerebralen Thrombose kann versucht werden, das Thrombuswachstum zu stoppen. Bei Patienten, bei denen der Liquor klar ist, kann initial Heparin verabreicht und später eine chronische Antikoagulation mit Warfarin durchgeführt werden. Acetylsalicylsäure stellt eine Alternative zu den oralen Antikoagulantien dar.

Embolisation in den Zerebralkreislauf

Die Ursache für eine Embolisation in den Zerebralkreislauf ist zumeist im Herzen zu suchen, insbesondere wenn eine Erkrankung der Mitralklappe mit Vorhofflimmern, eine künstliche Herzklappe oder eine subakute bakterielle Endokarditis vorliegen. Gelegentlich kommt es auch durch Fett, Tumorzellen oder Luft zu einer Embolisation. Im Gegensatz zur zerebralen Thrombose treten bei einer

Embolie die Symptome schlagartig auf. Häufig kommt es auf der betroffenen Seite zu Kopfschmerzen. Die neurologischen Defizite hängen davon ab, welches Gefäß betroffen ist. Für die Mehrzahl der ischämischen Ereignisse im Versorgungsbereich der Karotiden sind Embolien verantwortlich, während in den Vertebralis-Basilaris-Gefäßen häufig Thrombosen anzuschuldigen sind (Abb. 17.13). Bei schlagartigem Beginn ist zwar eine Embolie zu vermuten, diese Diagnose kann jedoch nur dann abgesichert werden, wenn ein Schlaganfall bei Patienten auftritt, die eine Erkrankung der Herzklappen haben und wenn eventuell gleichzeitig Vorhofflimmern vorliegt oder wenn auch an anderen Körperstellen Embolien auftreten. Die Echokardiographie kann hilfreich sein, um die Emboliequelle ausfindig zu machen. Eine Embolisation in den Zerebralkreislauf wird in der akuten Phase genauso behandelt wie eine zerebrale Thrombose. Eine Dauertherapie mit Antikoagulantien ist sinnvoll, um rezidivierenden Embolisationen vorzubeugen.

17.2.3 Intrakranielle Blutung

Eine intrakranielle Blutung ist für ungefähr 10% aller in den USA auftretenden Schlaganfälle verantwortlich [51]. Die häufigste Ursache ist eine im Rahmen einer chronischen Hypertonie auftretende Ruptur von kleinen Arteriolen oder Aneurysmen. Intrakranielle Aneurysmen entstehen aufgrund einer angeborenen Schwäche der Gefäßmedia zerebraler Arterien. Deren Ruptur kann in jedem Lebensalter zu einer subarachnoidalen Blutung führen. Am häufigsten tritt dieses Ereignis jedoch im 4. bis 6. Lebensjahrzehnt ein. Angeborene intrakranielle Aneurysmen können einzeln oder multipel vorkommen. Etwa 50% finden sich in der Arteria cerebri media. Ungefähr 30% der angeborenen Aneurysmen liegen in dem Bereich, wo die Arteria communicans anterior in die Arteria cerebri anterior mündet. Der wichtigste Faktor, der eine Ruptur begünstigt, ist die Größe der angeborenen intrakraniellen Aneurysmen. Intrakranielle Aneurysmen mit einem Durchmesser von über 10 mm weisen eine hohe Inzidenz an Spontanrupturen auf. Es wird angenommen, daß auch ein Bluthochdruck zu einer erhöhten Inzidenz an Rupturen führt, dies konnte jedoch nicht bewiesen werden. Weder Alter und Geschlecht noch Anzahl und Lokalisierung der intrakraniellen Aneurysmen beeinflussen das Risiko einer Ruptur. Mykotische Aneurysmen entstehen dadurch, daß es im Bereich eines septischen Embolus, der aus dem Herzen stammt, zu einer Schwächung der Arterienwand kommt. Eine intrakranielle Blutung kann aber auch durch eine arteriovenöse Gefäßmißbildung bedingt sein. Auch bei einer systemischen Antikoagulation mit Heparin oder Warfarin besteht eine erhöhte Wahrscheinlichkeit für eine intrakranielle Blutung.

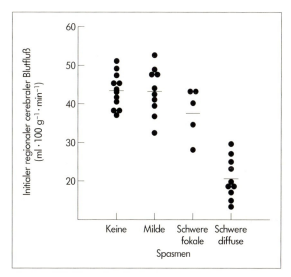

Abb. 17.17: Darstellung der Beziehung zwischen dem mittleren initialen regionalen zerebralen Blutfluß (vCBF init) und dem Ausmaß der Gefäßspasmen bei Patienten, die vor kurzem eine Subarachnoidalblutung erlitten.
(Aus: Voldby B, Enevoldsen EM, Jensen FT. Regional CBF, intraventricular pressure, and cerebral metabolism in patients with ruptured intracranial aneurysms. J. Neurosurg. 1985; 62: 48–58; mit freundlicher Genehmigung.)

Symptome

Die klinischen Symptome einer intrakraniellen Blutung weisen auf den Ort der Blutung und eine eventuelle gleichzeitige Entwicklung eines erhöhten intrakraniellen Druckes hin. Bei der Ruptur eines intrakraniellen Aneurysmas kommt es zu einem Hämatom, das Hirnstrukturen verdrängt. Bei einer tief in den Hemisphären gelegenen Blutung treten z.B. eine schlaffe Hemiplegie, eine Halbseitenanästhesie und eine Hemianopsie auf. Häufig kommt es zu Erbrechen und plötzlichen starken Kopfschmerzen, oft findet sich ein Bluthochdruck. Fieber und eine Leukozytose sind Ausdruck einer Irritation der Meningen durch Blut. Bei den meisten Patienten, die eine Subarachnoidalblutung erleiden, treten zerebrale Gefäßspasmen auf. In Abhängigkeit von der Schwere der Gefäßspasmen kann es eventuell zu einer zerebralen Ischämie kommen [52, 53] (Abb. 17.17). Falls die Gefäßspasmen diejenigen Gefäße betreffen, die den Hypothalamus versorgen, kann es durch die entstehende Ischämie über sympathische Fasern zu einer Stimulierung des Herzens kommen. Im EKG finden sich dann Q-Wellen, tiefe negative T-Wellen, verlängerte QT-Strecken und ST-Streckenhebungen. Es ist wichtig zu wissen, daß diese EKG-Veränderungen nach einer Subarachnoidalblutung normalerweise nicht Ausdruck einer Herzmuskelschädigung sind, sondern auf neurologischen Mechanismen beruhen [54, 55]. Durch den Kalziumkanalblocker Nimodipin kann nach einer Subarachnoidalblutung die Inzidenz zerebraler Gefäßspasmen und damit verbundener Ischämien vermindert werden [56]. Ein starker Anstieg des intrakraniellen Druckes nach einer intrazerebralen Blutung kann zu Koma und Dezerebrationsstarre führen. Kleinhirnblutungen verursachen Gangstörungen, Nackensteifigkeit und periphere Fazialisschwäche. Im ersten Monat nach Ruptur eines angeborenen intrakraniellen Aneurysmas kann die Mortalität 50% überschreiten [56]. Weitere 30% der Patienten werden während dieser Phase erneut eine intrakranielle Blutung erleiden.

Während es bei einer Blutung aus einem rupturierten intrakraniellen Aneurysma zu schlagartig auftretenden neurologischen Funktionsstörungen kommt, führt eine Blutung aus einer arteriovenösen Mißbildung – in der nur ein geringer Druck vorliegt – nicht immer zu einem plötzlichen Beginn der Symptomatik. Viele Patienten können trotz mehrerer intrakranieller Blutungen aus arteriovenösen Mißbildungen nur geringfügige bleibende neurologische Defizite aufweisen.

Diagnose

Die Diagnose einer intrakraniellen Blutung kann mittels zerebraler Computertomographie und zerebraler Angiographie gesichert werden. Eine Blutung zeigt sich im Computertomogramm als hyperdense Zone im Gegensatz zu einer Funktionsstörung aufgrund einer transitorischen Ischämie. Mehrere Stunden bis Tage nach einem ischämischen Ereignis, das zu einer irreversiblen Schädigung führte, treten im Computertomogramm hypodense Bereiche auf. Bei einer ausgedehnten Blutung ist der Liquor in der Regel blutig und steht unter erhöhtem Druck. Wird eine Lumbalpunktion durchgeführt, sollte eine dünne Nadel verwendet werden, da nach Ablassen von Liquor das Risiko einer Herniation besteht. Innerhalb von 4 Stunden entwickelt sich ein xanthochromer Liquor. Hierdurch läßt sich die Subarachnoidalblutung von einer punktionsbedingten Blutbeimengung zum Liquor unterscheiden. Ist ein erhöhter intrakranieller Druck bekannt, ist dies eine Kontraindikation für die Durchführung einer Lumbalpunktion.

Therapie

Sofortmaßnahmen bei der Therapie von Patienten mit einer intrakraniellen Blutung zielen darauf ab, den erhöhten intrakraniellen Druck zu senken. Die Prognose einer massiven intrakraniellen Blutung ist ernst; nahezu 80% der Patienten versterben in der akuten Phase. Die Behandlung von Patienten mit einer intrakraniellen Blutung aufgrund eines rupturierten angeborenen Aneurysmas ist sehr umstritten. Eine hochdosierte Verabreichung von Aminocapronsäure kann unter Umständen die Inzidenz von erneuten Blutungen vermindern. Andere Autoren konnten diese protektive Wirkung nicht bestätigen. Außerdem kann Aminocapronsäure die Inzidenz von venösen Thromboembolien erhöhen und damit zu einer Verstärkung der Gefäßspasmen führen, die im Rahmen einer intrakraniellen Blutung auftreten. Zerebrale Gefäßspasmen können aber durch eine Behandlung mit dem Kalziumkanalblocker Nimodipin vermindert werden [56]. Obgleich eine sofortige Operation nach der Ruptur eines angeborenen intrakraniellen Aneurysmas normalerweise als sehr gefährlich angesehen wird, gibt es auch Hinweise dafür, daß eine sofortige Operation nicht gefährlicher ist als der Spontanverlauf dieser Erkrankung. Auch hinsichtlich der Betreuung von Patienten mit einem noch nicht rupturierten intrakraniellen Aneurysma besteht keine Einigkeit. Vermutlich sollte eine Operation dann angestrebt werden, wenn der Durchmesser des noch intakten Aneurysmas größer als 7 mm ist.

Narkoseführung

Ziel der Narkoseführung für die Resektion eines angeborenen intrakraniellen Aneurysmas ist, einen gefährlichen Anstieg des systemischen Blutdruckes zu verhindern und den operativen Zugang sowie das Abklemmen des Aneurysmas mit Hilfe einer kontrollierten Hypotension zu erleichtern.

Präoperative Beurteilung. Bei der präoperativen Beurteilung dieser Patienten müssen Bewußtseinsgrad und intrakranieller Druck eingeschätzt werden. Eine Sedierung vor Narkoseeinleitung ist wünschenswert, um die Ängste der Patienten zu vermindern. Die Prämedikation muß jedoch richtig titriert werden, um eine Hypoventilation und eine damit verbundene Steigerung der Hirndurchblutung zu vermeiden. Durch eine orale Gabe eines Benzodiazepins in Kombination mit einer intramuskulären Scopolamingabe kann die erwünschte Sedierung und Angstminderung erreicht werden, ohne daß es zu einer nennenswerten kardiopulmonalen Depression kommt. Die prophylaktische Verabreichung von Nimodipin vor dem Klipping des intrakraniellen Aneurysmas beeinflußt weder den Anästhetikabedarf noch die Nitroprussiddosis, die zur Aufrechterhaltung der kontrollierten Hypotension notwendig ist [53].

Narkoseeinleitung. Die Narkoseeinleitung wird oft mit einer intravenösen Injektion eines Barbiturates, Benzodiazepins, mit Etomidat oder Propofol durchgeführt. Anschließend wird ein Muskelrelaxans verabreicht, um die endotracheale Intubation und die kontrollierte Beatmung zu erleichtern. Es ist fraglich, ob Succinylcholin verwendet werden darf, denn es wurde berichtet, daß bei Patienten, bei denen ein bereits rupturiertes zerebrales Aneurysma operiert werden sollte, eine überschießende Kaliumfreisetzung beobachtet wurde [57]. Es ist unbedingt notwendig, übermäßige und längerdauernde Blutdruckanstiege zu vermeiden, wie sie z.B. bei der direkten Laryngoskopie und endotrachealen Intubation zu erwarten sind. Die Blutdruckreaktionen auf die endotracheale Intubation können dadurch minimiert werden, daß vor Beginn der direkten Laryngoskopie eine ausreichend tiefe Narkose mit Hilfe eines volatilen Anästhetikums und/oder eines Opioids garantiert wird. Wichtig ist auch, daß die Laryngoskopie idealerweise auf weniger als 15 Sekunden begrenzt wird. Die Verabreichung von Lidocain (1–2 mg/kg i.v.) etwa 1 Minute vor der endotrachealen Intubation kann den Anstieg von Blutdruck und intrakraniellem Druck während der direkten Laryngoskopie abschwächen [20, 58] (Abb. 17.10). Sollte es trotz dieser Vorsichtsmaßnahmen zu einem Blutdruckanstieg kommen, kann die schnelle intravenöse Gabe von 1 bis 2 μg/kg Nitroprussid sinnvoll sein [59].

Aufrechterhaltung der Narkose. Zur Aufrechterhaltung der Narkose eignen sich Lachgas und ein volatiles Anästhetikum. Potente volatile Anästhetika sind geeignet, um überschießende Blutdruckanstiege – wie sie z.B. als Reaktion auf starke operative Reize auftreten können – zu verhindern bzw. zu therapieren. Durch volatile Anästhetika kann vermutlich auch die für eine kontrollierte Hypotension notwendige Dosierung von Vasodilatantien verringert werden. Außerdem weisen die unveränderte Hirndurchblutung und der verminderte zerebrale Sauerstoffbedarf während der Verabreichung von Isofluran darauf hin, daß das Verhältnis von globalem zerebralen Sauerstoffbedarf und Sauerstoffangebot durch dieses Anästhetikum vorteilhaft verändert wird [60]. Beatmung, Flüssigkeitstherapie, Einsatz von Überwachungsgeräten und Behandlung des erhöhten intrakraniellen Druckes entsprechen weitgehend den Richtlinien, wie sie für die Entfernung eines intrakraniellen Tumors beschrieben sind.

Kontrollierte Hypotension. Operative Freilegung und Abklemmung eines intrakraniellen Aneurysmas werden durch eine kontrollierte Blutdrucksenkung erleichtert. Um die erwünschte Blutdrucksenkung zu erzielen, wird zumeist eine kontinuierliche Infusion von Nitroprussid (über eine Infusionspumpe) eingesetzt. Wird durch volatile Anästhetika eine adäquate Narkosetiefe gewährleistet, übersteigt die notwendige Nitroprussiddosierung nur selten 3 μg/kg/Minute. Falls die hypotensive Wirkung des Nitroprussids durch eine reflektorische Tachykardie wieder aufgehoben wird, kann Propranolol oder Esmolol eingesetzt werden, um damit die Herzfrequenz zu senken. Die höchste noch vertretbare Infusionsrate an Nitroprussid beträgt 8 bis 10 μg/kg/Minute. Während einer 1- bis 3stündigen Zufuhr sollten nicht mehr als 1,5 mg/kg verabreicht werden [61]. Wenn die Nitroprussidinfusion diese Dosierungsbereiche erreicht, muß der arterielle pH-Wert in mindestens einstündigen Abständen kontrolliert werden. Kommt es bei Patienten, die hohe Dosierungen von Nitroprussid erhalten, zu einer metabolischen Azidose, ist dies ein Hinweis auf die Entwicklung einer Zyanidvergiftung. In diesem Fall muß die Infusion dieses Medikamentes sofort unterbrochen werden.

Alternativ zum Nitroprussid können für eine kontrollierte Hypotension auch Trimetaphan, Nitroglycerin oder Labetalol eingesetzt werden. Trimetaphan wirkt sowohl über eine Ganglienblockade als auch über eine periphere Gefäßdilatation. Obwohl mit Trimetaphan innerhalb einer Minute der gewünschte Blutdruck eingestellt werden kann, wird sein Einsatz in der Neurochirurgie dadurch begrenzt, daß es eine Mydriasis verursacht und dadurch die neurologische Beurteilung erschwert wird. Noch wichtiger ist vermutlich die tierexperimentelle Beobachtung, daß Trimetaphan den zerebralen Blutfluß stärker senkt als den zerebralen Sauerstoffverbrauch. Hierdurch wird während einer kontrollierten Hypotension mit diesem Medikament die zerebrale Sauerstoffreserve verringert [62]. Außerdem kommt es bei der blutdrucksenkenden Wirkung des Trimetaphans normalerweise zu einer Tachyphylaxie. Nitroglycerin wirkt hauptsächlich auf die venösen Kapazitätsgefäße und senkt den Blutdruck über eine Verringerung des venösen Rückstromes. Deshalb hängt die Blutdrucksenkung durch Nitroglycerin, verglichen mit Nitroprussid, stärker vom intravasalen Flüssigkeitsvolumen ab. Außerdem ist die blutdrucksenkende Wirkung von Nitroglycerin geringer als die von Nitroprussid [63]. Labetalol ist ein kombinierter Alpha- und Beta-Rezeptorenantagonist, der nach intravenöser Gabe eine sofortige Blutdrucksenkung bewirkt. Labetalol ist deshalb ebenfalls für eine kontrollierte Blutdrucksenkung geeignet.

Es muß beachtet werden, daß es im Rahmen einer medikamentös erzeugten kontrollierten Hypotension häufig zu einem Abfall des Sauerstoffpartialdruckes kommt, was sich in der Pulsoxymetrie bemerkbar macht. Die Medikamente, die zur kontrollierten Hypotension eingesetzt werden, bewirken auch eine zerebrale Vasodilatation. Dadurch können zerebraler Blutfluß und intrakranieller Druck ansteigen, obwohl der systemische Blutdruck abfällt. Für Nitroprussid ist beispielsweise ein solcher Anstieg des intrakraniellen Druckes beschrieben. Er kann dadurch abgeschwächt werden, daß vor Nitroprussidgabe eine Hyperventilation durchgeführt wird [21]. Aufgrund dieser Überlegungen scheint es sinnvoll zu sein, mit der Gabe von Vasodilatantien bis nach der Eröffnung der Dura zu warten.

Bis zu welchem Ausmaß eine kontrollierte Hypotension noch sicher ist, kann anhand des zu erwartenden zerebralen Blutflusses, den Autoregulationsgrenzen des zerebralen Blutflusses und den arteriellen CO_2-Partialdrücken errechnet werden. Bei normotensiven wachen Erwachsenen (arterieller Mitteldruck 90 mm Hg) beträgt der zerebrale Blutfluß 50 ml/100 g/Minute. Anzeichen einer zerebralen Ischämie im EEG treten nicht auf, solange der zerebrale Blutfluß über 25 ml/100 g/Minute beträgt [64]. Unter der Annahme, daß der zerebrale Blutfluß linear abfällt, wenn der zerebrale Perfusionsdruck unter 60 mm Hg absinkt, würde der zerebrale Blutfluß auf 25 ml/100 g/Minute vermindert sein, falls der mittlere arterielle Druck etwa 45 mm Hg beträgt und von einem zentralen Venendruck von 10 mm Hg ausgegangen wird (der zerebrale Perfusionsdruck entspricht normalerweise der Differenz aus mittlerem Blutdruck und zentralvenösem Druck). Es muß beachtet werden, daß der zerebrale Blutfluß bei einer Erniedrigung des arteriellen CO_2-Partialdruckes pro mm Hg zusätzlich um 1 ml/100 g/Minute reduziert wird. Deshalb ist es wichtig, während einer kontrollierten Hypotension einen arteriellen CO_2-Partialdruck von ca. 35 mm Hg zu garantieren. Wird dieses Konzept zugrunde gelegt, läßt sich während einer kontrollierten Hypotension eine sichere zerebrale Durchblutung aufrechterhalten, falls der arterielle Mitteldruck etwa 50 mm Hg beträgt. Ein arterieller Mitteldruck von ca. 50 mm Hg entspricht einem systolischen Blutdruck von ungefähr 60 bis 70 mm Hg. Es sollte beachtet werden, daß Patienten für eine kurze Zeit sicherlich auch einen mittleren arteriellen Blutdruck von weniger als 50 mm Hg tolerieren. Dies ist z.B. zur Plazierung eines Clips an einem intrakraniellen Aneurysma notwendig. Die Toleranz gegenüber einem niedrigen Perfusionsdruck wird auch dadurch verbessert, daß der intrakranielle Druck, solange die Dura eröffnet ist, Null beträgt. Dagegen wird eine Hypotension aufgrund einer starken Blutung nicht so gut toleriert wie eine entsprechende kontrollierte Hypotension durch vasodilatierende Substanzen. Wahrscheinlich führt eine blutungsbedingte Hypotension über eine Sympathikusstimulation zu einer Steigerung des zerebralen Sauerstoffbedarfs und damit früher zu einer zerebralen Ischämie. Eine zerebrale Ischämie entwickelt sich während einer blutungsbedingten Hypotension wahrscheinlich bereits bei Blutdruckwerten und zerebralen Blutflußwerten, die bei einer kontrollierten medikamentösen Hypotension ohne Sympathikusstimulation noch als sicher gelten.

Falls bei Hypertonikern eine kontrollierte Hypotension durchgeführt werden soll, muß beachtet werden, daß die Autoregulationskurve des zerebralen Blutflusses nach rechts verschoben ist. Die untere Grenze der Autoregulation beträgt bei normotensiven Patienten 60 mm Hg, was einem mittleren arteriellen Blutdruck von ca. 90 mm Hg entspricht. Bei Hypertonikern ist diese Grenze um soviel mm Hg höher, wie der arterielle Mitteldruck über 90 mm Hg liegt. Bei einem chronischen Hypertoniker mit einem arteriellen Mitteldruck von 115 mm Hg liegt daher die untere Grenze der Autoregulation bei 85 mm Hg. Um das noch sichere Niveau einer kontrollierten Hypotension zu ermitteln, sollte anstelle von 60 mm Hg dieser ermittelte Wert verwendet werden.

Anstatt dieser Berechnungen kann – für die Ermittlung der noch sicheren Höhe einer kontrollierten Hypotension – die Richtlinie gelten, daß der arterielle Mitteldruck um nicht mehr als 30 bis 40 mm Hg unter den Wert des wachen Patienten gesenkt werden soll. Diese Richtlinie geht von einem zentralvenösen Druck von höchstens 10 mm Hg und einem arteriellen CO_2-Partialdruck von ungefähr 35 mm Hg aus.

Da eine exakte arterielle Blutdruckmessung notwendig ist, muß der Transducer, der zur arteriellen Druckmessung verwendet wird, richtig kalibriert und exakt auf Herzhöhe plaziert werden. Ob der in einer peripheren Arterie der oberen Extremität blutig gemessene systolische Blutdruck korrekt ist, kann dadurch überprüft werden, daß eine Manschette proximal der kanülierten Arterie soweit aufgeblasen wird, daß kein Blutfluß mehr nachweisbar ist. Der Manschettendruck wird nun langsam abgelassen, bis erste Anzeichen eines pulsierenden Blutflusses an der peripheren Arterie festgestellt werden. Der zu diesem Zeitpunkt am Quecksilbermanometer angezeigte Druck stellt den systolischen Blutdruck dar. Die Überprüfung durch diese Methode wird als «Return-to-flow»-Technik bezeichnet. Diese Überprüfung ist zu empfehlen, denn falls über den intraarteriellen Katheter aus irgendwelchen Gründen falsch hohe systolische Blutdrücke gemessen würden, könnten während der kontrollierten Hypotension möglicherweise zu niedrige Perfusionsdrücke auftreten. Bleibt dies unbemerkt, kann es zu einer zerebralen Ischämie kommen. Ebenso wichtig ist die Überprüfung der Positionierung des Transducers. Als Anhaltspunkt kann gelten, daß für jeden cm, den der Kopf über dem Herzniveau ist, der arterielle zerebrale Blutdruck um 0,7 mm Hg absinkt. Deshalb entspricht der auf Herzhöhe angezeigte arterielle Mitteldruck nicht genau dem Perfusionsdruck im Gehirn, falls sich der Kopf über Herzniveau befindet. Wenn z.B. der Kopf 20 cm über Herzniveau angehoben wird, beträgt der zerebrale Perfusionsdruck etwa 14 mm Hg weniger als der mittlere arterielle Druck auf Herzhöhe. Würde hierbei eine kontrollierte Hypotension mit Hilfe eines auf Herzniveau justierten Transducers auf einen arteriellen Mitteldruck von 50 mm Hg eingestellt, wäre der tatsächliche Perfusionsdruck im Gehirn nur etwa 36 mm Hg. Während einer kontrollierten Hypotension ist es daher sinnvoll, den Transducer auf Höhe des Circulus Willisii zu plazieren. Als praktischer Anhaltspunkt kann gelten, daß eine Plazierung des Transducers auf Höhe des äußeren Gehörgangs dem arteriellen Mitteldruck im Circulus Willisii entspricht.

Tab. 17.4: Glasgow Coma Scale

	Punktezahl
Öffnen der Augen	
spontan	4
auf Ansprache	3
auf Schmerz	2
keine	1
beste motorische Antwort	
kommt Aufforderungen nach	6
gezielte Abwehr auf Schmerz	5
ungezielte Abwehr auf Schmerz	4
beugt auf Schmerz	3
streckt auf Schmerz	2
keine	1
verbale Antwort	
orientiert	5
verwirrt	4
unangemessene Worte	3
unverständliche Geräusche	2
keine	1

17.3 Schädel-Hirn-Trauma

Ein akutes Schädel-Hirn-Trauma tritt oft im Zusammenhang mit Verkehrsunfällen auf und stellt die führende Todesursache bei Menschen unter 24 Jahren dar. Es ist häufig mit anderen Traumata kombiniert, z.B. einer Verletzung der Halswirbelsäule oder thorakoabdominellen Verletzungen. Zur Initialtherapie gehören Immobilisation der Halswirbelsäule, Freihaltung der oberen Luftwege und Schutz der Lunge vor der Aspiration von Mageninhalt. Das hilfreichste diagnostische Verfahren ist die einfach und schnell durchführbare Computertomographie. Sie sollte so früh wie möglich eingesetzt werden. Damit ist die Identifizierung eines epiduralen oder subduralen Hämatoms leicht möglich. Die «Glasgow Coma Scale» stellt eine reproduzierbare Methode dar, um die Schwere der Hirnverletzung abzuschätzen (weniger als 8 Punkte bedeutet eine schwere Hirnverletzung) und den neurologischen Status des Patienten zu überwachen (Tab. 17.4). Patienten mit einem Skalenwert von unter 8 Punkten sind gemäß der Definition im Koma. Ungefähr 50% dieser Patienten sterben oder verbleiben in einem apallischen Syndrom. Das Alter des Patienten und der Verletzungstyp sind entscheidende Kriterien für das Outcome von Patienten mit niedrigen Skalenwerten. Ein Patient mit einem akuten subduralen Hämatom hat z.B. eine schlechtere Prognose als ein Patient mit einer diffusen Hirnkontusion. Die Mortalität von Kindern mit einem schweren Schädel-Hirn-Trauma ist geringer als die von Erwachsenen.

17.3.1 Epidurales Hämatom

Bei einem epiduralen Hämatom kommt es zu einer arteriellen Blutung zwischen Kalotte und Dura. Ursache ist die Ruptur einer Meningealarterie meist im Rahmen einer Schädelfraktur. Diese Patienten sind typischerweise für kurze Zeit bewußtlos, erlangen jedoch das Bewußtsein wieder und zeigen ein unterschiedlich langes symptomfreies Intervall. Halbseitenlähmung, Mydriasis und Bradykardie weisen auf eine Herniation des Unkus und eine Kompression des Hirnstammes hin, die sich einige Stunden nach der Verletzung plötzlich entwickeln können. Wird ein epidurales Hämatom mittels zerebraler Computertomographie festgestellt, muß die sofortige Behandlung durch Anlegen von Bohrlöchern auf der Frakturseite erfolgen.

17.3.2 Subdurales Hämatom

Ein subdurales Hämatom entsteht durch das Zerreißen von Brückenvenen. Dadurch kommt es zur Einblutung in den Raum zwischen Dura und Arachnoidea. Der Liquor im Subarachnoidalraum bleibt klar. Die Symptomatik bildet sich typischerweise langsam – innerhalb einiger Tage – aus, da das Hämatom aus schwach blutenden venösen Gefäßen entsteht. Die häufigste Ursache eines subduralen Hämatoms ist ein Schädel-Hirn-Trauma. Dieses kann so minimal gewesen sein, daß der Patient das Ereignis bereits vergessen hat. Insbesondere bei älteren Patienten können unwesentliche Kopfverletzungen zu einem subduralen Hämatom führen. Gelegentlich entsteht ein subdurales Hämatom auch spontan, z.B. bei Dialysepatienten oder Patienten, die mit Antikoagulantien behandelt werden.

Patienten mit einem subduralen Hämatom klagen normalerweise über Kopfschmerzen. Typische Symptome sind Schläfrigkeit und Eintrübung, die sich in ihrer Ausprägung von Stunde zu Stunde verändern können. Einseitige neurologische Symptome können sich gelegentlich als Hemiparese, Hemianopsie und Sprachstörungen äußern. Bei älteren Patienten kann eine zunehmende unerklärbare Demenz auftreten. Die Diagnose eines subduralen Hämatoms kann mittels zerebralem Computertomogramm bestätigt werden. Bei Patienten, deren Zustand sich stabilisiert hat, kann eine konservative Behandlung vorgenommen werden. Trotzdem wird meistens eine operative Entfernung des Hämatoms durchgeführt, da die Prognose, sobald sich ein Koma entwickelt, schlecht ist.

17.4 Degenerative Erkrankungen des Nervensystems

Degenerative Erkrankungen des Nervensystems können durch eine Entwicklungsstörung des Neuralrohres bedingt sein und unter Umständen erst im Erwachsenenalter zu Symptomen führen. Oft sind genetische Faktoren für diese Störungen verantwortlich. Die degenerativen Veränderungen können das gesamte Nervensystem oder auch nur bestimmte Neuronenpopulationen betreffen.

17.4.1 Aquäduktstenose

Eine Aquäduktstenose ist durch eine angeborene Einengung des Aquäduktes, welcher den 3. mit dem 4. Hirnventrikel verbindet, bedingt. Handelt es sich um eine hochgradige Stenose des Aquäduktes, kann es bereits im Kindesalter zu einem obstruktiven Hydrozephalus kommen. Eine geringergradige Aquäduktstenose führt zu einem sich langsam entwickelnden Hydrozephalus, der sich unter Umständen erst im Erwachsenenalter manifestiert. Bei einer Aquäduktstenose treten die gleichen Symptome wie bei einem erhöhten intrakraniellen Druck auf. Bei etwa einem Drittel der Patienten tritt ein zerebrales Krampfleiden auf. Mittels zerebraler Computertomographie ist ein vorliegender obstruktiver Hydrozephalus nachzuweisen. Eine Aquäduktstenose, die so stark ist, daß es zu einem Hydrozephalus und einem erhöhten intrakraniellen Druck kommt, wird mit einem Ventrikelshunt therapiert. Bei der Narkoseführung zur Anlage eines Ventrikelshunts muß bei diesen Patienten die mögliche Gefahr eines erhöhten intrakraniellen Druckes beachtet werden.

17.4.2 Arnold-Chiari-Syndrom

Beim Arnold-Chiari-Syndrom besteht eine Kaudalverlagerung der Kleinhirntonsillen und der kaudalen Anteile der Medulla durch das Foramen magnum occipitale in den oberen Spinalkanal. Durch die Herniation des Kleinhirns kommt es zu Arachnoidalverwachsungen, wodurch der Abfluß des Liquor cerebrospinalis aus dem 4. Ventrikel behindert wird. Durch diese Obstruktion kann es zu einem Hydrozephalus und zu einem erhöhten intrakraniellen Druck kommen. Außerdem tritt eine zunehmende Kompression von Hirnnerven und eine Torsion des Hirnstammes auf.

Symptome

Die Symptome eines Arnold-Chiari-Syndroms können in jedem Lebensalter auftreten. Die häufigsten Beschwerden sind okzipitale Kopfschmerzen, die oft in die Schultern und Arme ausstrahlen. In diesen Bereichen besteht eine Dysästhesie der Haut. Die Schmerzen werden durch Husten oder Kopfbewegungen verstärkt. Wichtigste Symptome sind Sehstörungen, intermittierender Schwindel und Ataxie. Bei etwa 50% der Patienten mit dieser Erkrankung liegen Anzeichen einer Syringomyelie vor.

Therapie

Die Therapie des Arnold-Chiari-Syndroms ist operativ und besteht in der Lösung der Adhäsionen und der Erweiterung des Foramen occipitale magnum. Bei der Narkoseführung muß beachtet werden, daß möglicherweise ein erhöhter intrakranieller Druck vorliegt.

17.4.3 Syringomyelie

Die Syringomyelie ist eine chronische und langsam fortschreitende Degeneration des Rückenmarkes, bei der es zu Höhlenbildungen im Rückenmark kommt. Vermutlich ist diese Mißbildung Ausdruck einer gestörten embryonalen Entwicklung, bei der der Abfluß des Liquor cerebrospinalis aus dem 4. Ventrikel behindert ist. Der erhöhte Liquordruck pflanzt sich über den Zentralkanal des Rückenmarkes fort, wodurch es schließlich zu diesen zystischen Höhlenbildungen kommt.

Symptome

Die Symptome einer Syringomyelie beginnen normalerweise im 3. oder 4. Lebensjahrzehnt. Die Erstsymptome sind dissoziierte Empfindungsstörungen in den oberen Extremitäten. Diese sind dadurch bedingt, daß die zur Gegenseite kreuzenden Schmerz- und Temperaturfasern zerstört sind. Mit fortschreitender Höhlenbildung im Rückenmark kommt es zur Zerstörung von Alpha-Motoneuronen und damit zur Ausbildung einer Muskelschwäche und eines Muskelschwundes mit Areflexie. Aufgrund einer Schwäche der Paravertebralmuskulatur kann es zu einer thorakalen Skoliose kommen. Dehnt sich die Höhlenbildung nach kranial bis in die Medulla oblongata aus, so wird von Syringobulbie gesprochen. Diese ist durch eine Lähmung von Gaumen, Zunge, Stimmbändern und durch einen Sensibilitätsverlust im Gesicht gekennzeichnet. Das bevorzugte Diagnostikverfahren ist die Kernspintomographie.

Therapie

Es ist keine effektive Therapie bekannt, um die fortschreitende Degeneration des Rückenmarkes oder der Medulla oblongata aufzuhalten. Operative Eingriffe, mit dem Ziel, den Abfluß des Liquor cerebrospinalis zu normalisieren oder den Zentralkanal des Rückenmarkes zu verschließen, führen zu keinem sicheren Erfolg.

Narkoseführung

Bei der Narkoseführung von Patienten mit einer Syringomyelie oder Syringobulbie sollten die im Rahmen dieser Erkrankung auftretenden neurologischen Defizite beachtet werden. Eine thorakale Skoliose kann eine Verschlechterung des Ventilations-/Perfusionsverhältnisses bedingen. Ist es aufgrund einer Schädigung der Alpha-Motoneurone zu einem Muskelschwund gekommen, läßt dies vermuten, daß es nach Verabreichung von Succinylcholin zu einer Hyperkaliämie kommen kann [65]. Andererseits könnte die vorbestehende Muskelschwäche zu einem stärkeren Ansprechen auf nicht-depolarisierende Muskelrelaxantien führen. Die Körpertemperatur sollte bei diesen Patienten überwacht werden, denn die Temperaturregulationsmechanismen können beeinträchtigt sein. Die Erkrankung hat keinen Einfluß auf die zur Narkoseeinleitung und Narkoseaufrechterhaltung anzuwendenden Medikamente. Wenn postoperativ die Extubation beabsichtigt wird, sollte beachtet werden, daß die Schutzreflexe möglicherweise abgeschwächt sind oder fehlen können.

17.4.4 Amyotrophe Lateralsklerose (ALS)

Bei der ALS kommt es zu einer degenerativen Erkrankung der Motoneurone in Gehirn und Rückenmark. Die Erkrankung befällt vorwiegend Männer im Alter zwischen 40 und 60 Jahren. Beschränkt sich der degenerative Prozeß auf den motorischen Cortex, so wird von primärer Lateralsklerose gesprochen, eine Beschränkung auf die Kerne des Hirnstammes wird als Pseudobulbärparalyse bezeichnet. Die Werdnig-Hoffmann-Erkrankung ähnelt der ALS. Der einzige Unterschied besteht darin, daß sich die Werdnig-Hoffmann-Erkrankung bereits in den ersten 3 Lebensjahren manifestiert. Die Ursache der ALS ist unbekannt. Gelegentlich gibt es genetisch bedingte Formen. Daneben wurde auch eine virale Ätiologie diskutiert.

Symptome

Die Symptome einer ALS äußern sich in einer Funktionsstörung sowohl des zentralen 1. Motoneurons als auch des Alpha-Motoneurons. Häufige Frühsymptome sind Atrophie, Schwäche sowie Faszikulieren der quergestreiften Muskeln. Die Faszikulationen beginnen häufig an den kleinen Handmuskeln. Im Laufe der Zeit betreffen Atrophie und Schwäche die meisten quergestreiften Muskeln einschließlich jenen von Zunge, Pharynx, Larynx und Brustkorb. Frühsymptome einer Beteiligung der Hirnnervenkerne sind z.B. Faszikulationen der Zunge sowie Schluckstörungen, wodurch es zu einer Aspiration kommen kann. Aus ungeklärten Gründen bleiben die Augenmuskeln ausgespart. Eine Beteiligung des autonomen Nervensystems äußert sich in einer orthostatischen Hypotension und einer Ruhe-Tachykardie. Eine emotionale Labilität ist charakteristisch. Beschwerden über krampfartige und schmerzhafte Empfindungen, insbesondere in den unteren Extremitäten, sind häufig. Ein Lungenkarzinom kann im Rahmen einer ALS auftreten. Die Konzentration der Plasma-Kreatinkinase ist normal. Dadurch kann diese Erkrankung von einer chronischen Polymyositis abgegrenzt werden. Es gibt keine Therapie, und innerhalb von sechs Jahren nach Ausbruch der klinischen Symptomatik kommt es meist zum Tod.

Narkoseführung

Patienten, bei denen eine Erkrankung der Alpha-Motoneurone – wie z.B. eine ALS – vorliegt, neigen nach Verabreichung von Succinylcholin zu einer Hyperkaliämie [65]. Außerdem können bei diesen Patienten die nicht-depolarisierenden Muskelrelaxantien eine verlängerte Wirkung haben. Die bei einer ALS im Elektromyogramm nachweisbaren Veränderungen ähneln denen einer Myasthenia gravis. Sind die Hirnnervenkerne mitbetroffen und kommt es zu einer Funktionsstörung der pharyngealen Muskeln, kann es bei diesen Patienten leicht zu einer Aspiration kommen. Es gibt keine Beweise, daß irgendein Anästhetikum oder eine bestimmte Medikamentenkombination für diese Patienten besonders gut geeignet wäre. Die Periduralanästhesie wurde bei Patienten mit ALS erfolgreich durchgeführt [66].

17.4.5 Friedreich-Ataxie

Die Friedreich-Ataxie ist eine autosomal-rezessiv vererbte Erkrankung, die durch eine Degeneration des Tractus spinocerebellaris und der Pyramidenbahnen gekennzeichnet ist. In 10 bis 50% der Fälle besteht eine Kardiomyopathie. Bei nahezu 80% der betroffenen Patienten liegt eine Kyphoskoliose vor, wodurch es zu einer permanenten Lungenfunktionsstörung kommt. Das typische Zeichen ist die Ataxie. Außerdem können Dysarthrie, Nystagmus, Schwäche der quergestreiften Muskulatur, Spastizität und Diabetes mellitus auftreten. Aufgrund einer Herzinsuffizienz endet die Friedreich-Ataxie normalerweise im frühen Erwachsenenalter tödlich.

Das anästhesiologische Vorgehen bei der Friedreich-Ataxie entspricht den bei der ALS beschriebenen Richtlinien. Falls eine Kardiomyopathie besteht, sollten die möglicherweise verstärkt zur Geltung kommenden negativ-inotropen Wirkungen bestimmter Anästhetika beachtet werden. Obwohl nur wenig Erfahrungen vorliegen, scheint die Reaktion auf Muskelrelaxantien normal zu sein [67]. Die Durchführung einer Periduralanästhesie ist durch die Kyphoskoliose technisch schwierig. Dagegen wurde die Spinalanästhesie erfolgreich eingesetzt [68]. Die Gefahr einer postoperativen Ateminsuffizienz kann erhöht sein, insbesondere wenn eine Kyphoskoliose besteht.

17.4.6 Morbus Parkinson (Paralysis agitans)

Der Morbus Parkinson ist eine im Erwachsenenalter auftretende degenerative Erkrankung des zentralen Nervensystems (extrapyramidales System) und ist durch einen Mangel an dopaminergen Fasern im Bereich der Basalganglien des Gehirns charakterisiert. Als Folge der Degeneration dieser Nervenfasern kommt es zu einem Mangel an Dopamin in den Basalganglien. Es wird angenommen, daß der Neurotransmitter Dopamin dadurch wirkt, daß er die Entladungsrate solcher Neurone hemmt, die das extrapyramidale System kontrollieren. Die Verarmung an Dopamin führt zu einer verminderten Hemmung des extrapyramidal-motorischen Systems und damit zu einer uneingeschränkten Wirkung des cholinergen Systems.

Obwohl die Ursache des Morbus Parkinson normalerweise unbekannt ist, konnte doch gezeigt werden, daß sich diese Krankheit nach einer Enzephalitis, nach einer Intoxikation mit Kohlenmonoxid und nach einer chronischen enteralen Aufnahme von antipsychotischen Medikamenten entwickeln kann. Am häufigsten sind Männer zwischen 40 und 60 Jahren betroffen.

Symptome

Die klassischen Symptome eines Morbus Parkinson sind verminderte Spontanbewegungen, Rigidität der Extremitäten, Maskengesicht, kleinschrittiger Gang und rhythmischer Ruhetremor. Diese Symptome sind durch eine verminderte Dämpfung des extrapyramidal-motorischen Systems bedingt. Ursache ist eine Dopaminverarmung in den Basalganglien. Die Muskelrigidität tritt zuerst in den proximalen Muskeln des Nackenbereiches auf. Die frühesten Symptome können darin bestehen, daß beim Gehen das gleichzeitige Mitschwingen der Arme und bei einer Körperdrehung die Kopfrotation fehlen. Die mimische Starre ist durch einen seltenen Lidschlag und durch eine geringe emotionale Mimik gekennzeichnet. Der Tremor äußert sich in rhythmischen, flektierenden und extendierenden Bewegungen des Daumens und der Finger, wobei die Frequenz etwa 4 bis 5 Bewegungen pro Sekunde beträgt. Diese Bewegungen werden oft als «Pillendrehen» bezeichnet. Der Tremor ist besonders dann ausgeprägt, wenn sich die Extremität in Ruhe befindet. Während einer Bewegung verschwindet der Tremor kurzfristig, dadurch kann er von einem essentiellen oder familiären Tremor unterschieden werden. Häufig kommt es zu einer übermäßigen Talgsekretion, fettiger Haut, Pupillenabnormalitäten, Spasmen des Zwerchfelles und okulogyren Krisen (Blickkrämpfe). Oft entwickeln sich eine Demenz und eine Depression.

Therapie

Das Therapieziel beim Morbus Parkinson besteht darin, entweder die Dopaminkonzentration in den Basalganglien zu erhöhen oder die neuronalen Acetylcholinwirkungen zu vermindern. Die hierfür am häufigsten eingesetzten Medikamente sind Levodopa, Anticholinergika und Antihistaminika.

Levodopa: Die exogene Zufuhr von Dopamin führt zu keiner Konzentrationszunahme dieses inhibitorischen Neurotransmitters in den Basalganglien, denn Dopamin kann die Blut-Hirn-Schranke kaum überschreiten. Dagegen passiert die unmittelbare Vorstufe von Dopamin, das Levodopa, die Blut-Hirn-Schranke. Levodopa wird anschließend im zentralen Nervensystem durch ein Decarboxylaseenzym zu Dopamin umgewandelt. Daher kann mit Hilfe einer oralen Gabe von Levodopa (4–6 g/Tag) die Dopaminkonzentration im zentralen Nervensystem erhöht werden. Es muß jedoch beachtet werden, daß die Decarboxylase, die im zentralen Nervensystem für die Umwandlung von Levodopa zu Dopamin verantwortlich ist, auch im systemischen Kreislauf und in anderen Geweben vorhanden ist. Daher führt die Verabreichung von Levodopa im gesamten Körper zu einer Konzentrationssteigerung von Dopamin. Da Levodopa bereits im Systemkreislauf zu Dopamin umgewandelt wird, steht nur eine begrenzte Menge an Levodopa für die Aufnahme in das zentrale Nervensystem zur Verfügung. Daher wird Levodopa häufig mit einem Medikament kombiniert, welches die Decarboxylase im systemischen Kreislauf hemmt. Durch die Kombination von Levodopa mit solch einem Enzymhemmer (z.B. Carbidopa) kann die Dosierung von Levodopa oft um 75% reduziert werden, und damit sind auch die dosisabhängigen Nebenwirkungen dieses Medikamentes vermindert.

Nebenwirkungen des Levodopas äußern sich am kardiovaskulären, gastrointestinalen und am zentralnervösen System. Das aus Levodopa entstehende Dopamin kann die myokardiale Kontraktilität und die Herzfrequenz steigern und zu Herzrhythmusstörungen prädisponieren. Durch eine chronische Zufuhr von Levodopa können die Noradrenalinspeicher des Herzens entleert werden. Es ist bekannt, daß Dopamin den renalen Blutfluß, die glomeruläre Filtrationsrate und die Natriumausscheidung steigert. Während einer Levodopatherapie kommt es auch zu einer Verminderung der Freisetzung von Renin. Infolge dieser Auswirkungen auf die Niere kommt es vermutlich zu einer Verminderung des intravasalen Flüssigkeitsvolumens und zu einer Aktivitätsabnahme des Renin-Angiotensin-Aldosteron-Systems. Daher besteht bei Patienten, die unter einer chronischen Therapie mit Levodopa stehen, häufig eine orthostatische Hypotension. Eine andere Ursache für die orthostatische Hypotension ist die verminderte Synthese von Noradrenalin in den sympathischen Nervenendigungen, denn aufgrund der hohen Dopaminkonzentrationen kommt es über einen negativen Feedback-Mechanismus zu einer verminderten Katecholaminsynthese. An vielen Stellen wird außerdem Noradrenalin durch Dopamin ersetzt, das eine geringere blutdrucksteigernde Wirkung als Noradrenalin aufweist. An gastrointestinalen Nebenwirkungen von Levodopa sind Übelkeit und Erbrechen zu nennen. Dies ist vermutlich durch eine dopaminbedingte Stimulation der Chemorezeptortriggerzone bedingt. Zentralnervöse Nebenwirkungen einer Dauertherapie mit Levodopa äußern sich meist in psychiatrischen Symptomen, wie z.B. Erregungszuständen, Verwirrung, Depression und einer manifesten Psychose. Das schwerwiegendste Problem ist das Auftreten einer Dyskinesie. Diese tritt bei etwa 80% der Patienten auf, die ein Jahr oder länger mit Levodopa behandelt werden.

Anticholinergika und Antihistaminika: Falls die Symptome eines Morbus Parkinson nur gering sind, können zuerst anticholinerge Medikamente verabreicht werden. Auch Antihistaminika sind geeignet, um leichte Symptome einer extrapyramidalmotorischen Überaktivität zu therapieren, insbesondere wenn sie durch Phenothiazine oder Butyrophenone ausgelöst wurden.

Narkoseführung

Voraussetzung für die Narkoseführung bei Patienten mit einem Morbus Parkinson ist, daß die Therapie dieser Erkrankung und die damit verbundenen möglichen Nebenwirkungen verstanden werden. Eine Levodopatherapie sollte auch während der perioperativen Phase weitergeführt werden. Auch am Operationstag sollte die übliche morgendliche Dosis verabreicht werden. Die Eliminationshalbwertszeiten von Levodopa und des daraus entstehenden Dopamins sind kurz, so daß bereits eine Unterbrechung der Therapie für mehr als 6 bis 12 Stunden dazu führen kann, daß die erwünschten therapeutischen Wirkungen dieses Medikaments plötzlich wegfallen. Ein akuter Entzug von Levodopa kann zu einer Muskelrigidität führen, die sogar eine adäquate Ventilation behindern kann [69].

Bei mit Levodopa behandelten Patienten, die narkotisiert werden müssen, muß daran gedacht werden, daß die Möglichkeit einer orthostatischen Hypotension besteht, daß möglicherweise Herzrhythmusstörungen oder gar eine Hypertension auftreten können. Bei der Auswahl der präoperativ und zur Narkoseführung zu verabreichenden Medikamente muß beachtet werden, daß Phenothiazine und Butyrophenone die Wirkungen von Dopamin im Bereich der Basalganglien antagonisieren können. Daher ist bei Patienten, die mit Levodopa behandelt werden, die Verabreichung von Droperidol, das z.B. in Thalamonal enthalten ist, nicht sinnvoll. Eine nach Alfentanilgabe eventuell auftretende akute dystone Reaktion hat möglicherweise ihre Ursache in einer opioidinduzierten Abnahme der zentralen dopaminergen Übertragung [70]. Der Einsatz von Ketamin kann wegen der dadurch verursachten übermäßigen sympathikotonen Reaktionen fragwürdig sein. Dennoch wurde Ketamin erfolgreich bei Patienten eingesetzt, die mit Levodopa behandelt wurden [69]. Unter Halothan treten bei solchen Patienten möglicherweise häufiger Rhythmusstörungen auf. Diese Vermutung ist jedoch nicht belegt. Ein bestehender intravasaler Flüssigkeitsmangel kann während der Narkoseeinleitung zu einem Blutdruckabfall führen und eine großzügige Zufuhr kristalloider oder kolloidaler Lösungen notwendig machen. Der Morbus Parkinson hat keinen Einfluß darauf, welche Muskelrelaxantien eingesetzt werden sollen. Es gibt jedoch einen kasuistischen Bericht, wonach ein Patient mit Morbus Parkinson nach der intravenösen Verabreichung von Succinylcholin eine Hyperkaliämie entwickelt hat [71]. Dies wurde jedoch von anderen Autoren nicht bestätigt. Es ist nicht nur wichtig, die Levodopatherapie bis kurz vor die Narkoseeinleitung fortzuführen, sondern es ist auch wichtig, in der postoperativen Phase sobald wie möglich mit der Levodopatherapie wieder fortzufahren.

17.4.7 Hallervorden-Spatz-Syndrom

Das Hallervorden-Spatz-Syndrom ist eine seltene autosomal-rezessive Erkrankung der Basalganglien. Nach Krankheitsbeginn in der späten Kindheit kommt es zu einem langsam fortschreitenden Verlauf und nach etwa zehn Jahren zum Tode. Für diese Erkrankung gibt es keine spezifischen Labortests und keine effektive Therapie. Häufig bestehen eine Demenz und eine Dystonie mit einem Tortikollis sowie eine Skoliose. Dystone Haltungsstörungen verschwinden meistens mit Narkoseeinleitung. Bei chronischen Veränderungen können jedoch Muskelkontraktionen und knöcherne Veränderungen vorliegen. Hierdurch kann es zur Immobilität der Temporomandibulargelenke und der Halswirbelsäule kommen, die sich selbst bei tiefer Allgemeinnarkose oder bei einer Muskelrelaxation nicht löst.

Narkoseführung

Bei der Narkoseführung muß beachtet werden, daß es nach Narkoseeinleitung unmöglich sein kann, den Patienten optimal für die endotracheale Intubation zu lagern [72]. Starke Stimulationen, wie z.B. im Rahmen einer versuchten Wachintubation, können die Dystonie verstärken. Aus diesen Gründen wird die Narkoseeinleitung am besten per inhalationem und unter Aufrechterhaltung der Spontanatmung durchgeführt. Ob Succinylcholin verabreicht werden darf, ist zweifelhaft, denn aufgrund eines Muskelschwundes und diffuser axonaler Veränderungen im Gehirn, die auch die zentralen Motoneurone betreffen können, könnte es nach Verabreichung dieses Medikamentes zu einer verstärkten Kaliumfreisetzung kommen. Eine erforderliche Muskelrelaxierung wird vermutlich am besten dadurch erreicht, daß die Konzentration des volatilen Anästhetikums erhöht oder ein nicht-depolarisierendes Muskelrelaxans eingesetzt wird. Es ist davon auszugehen, daß sich beim Erwachen aus der Narkose die dystonen Haltungsstörungen wieder einstellen.

17.4.8 Chorea Huntington

Bei der Chorea Huntington kommt es zu einer verfrühten degenerativen Erkrankung des zentralen Nervensystems. Sie ist durch eine ausgeprägte Atrophie des Nucleus caudatus und – in einem geringeren Umfang – auch des Putamens und des Globus pallidus gekennzeichnet [73]. Biochemisch liegt in den Basalganglien ein Mangel an Acetylcholin sowie ein Mangel des Acetylcholin-synthetisierenden Enzyms Cholinacetyltransferase und der Gamma-Aminobuttersäure vor. Ein selektiver Verlust der Gamma-Aminobuttersäure kann zu einer verminderten Hemmung des dopaminergen nigrostrialen Systems führen. Die Chorea Huntington wird autosomal-dominant vererbt, aber ihr spätes Auftreten im Alter von 35 bis 40 Jahren kann eine sinnvolle genetische Beratung verhindern.

Symptome

Die Symptome der Chorea Huntington bestehen in einer progressiven Demenz und einer Choreoathetose. Die Chorea wird normalerweise als erstes Symptom der Chorea Huntington betrachtet, obwohl auch Verhaltensstörungen (Depression, Demenz) schon einige Jahre vor Beginn dieser unwillkürlichen Bewegungen auftreten können. Sind auch die pharyngealen Muskeln betroffen, neigen diese Patienten zu einer Aspiration. Die Erkrankung schreitet über mehrere Jahre fort, und aufgrund von zusätzlich auftretenden Depressionen ist Selbstmord eine sehr häufige Todesursache. Vom Ausbruch der Chorea Huntington bis zum Versterben der Patienten vergehen durchschnittlich 17 Jahre.

Therapie

Die Therapie der Chorea Huntington ist symptomatisch und zielt darauf ab, die choreiformen Bewegungen zu vermindern. Haloperidol und Chlorpromazin werden eingesetzt, um die Chorea und die bei dieser Erkrankung auftretende emotionale Labilität therapeutisch anzugehen. Um die unwillkürlichen Bewegungen zu beeinflussen, eignen sich am besten solche Medikamente, die mit den Wirkungen des Neurotransmitters Dopamin interferieren. Daher können Butyrophenone und Phenothiazine bei der Behandlung dieser Patienten hilfreich sein. Auch Diazepam und Lithium sind eingesetzt worden, allerdings mit unterschiedlichem Erfolg.

Narkoseführung

Es liegen zu wenige Narkoseerfahrungen bei diesen Patienten vor, als daß spezielle Medikamente oder spezielle Narkoseverfahren empfohlen werden könnten. Lachgas in Kombination mit einem Opioid und Droperidol scheint deshalb sinnvoll zu sein, da Droperidol möglicherweise zu einer Antagonisierung von Dopamin führt. Es ist aber auch eine Kombination von Lachgas mit einem volatilen Anästhetikum möglich. In einem kasuistischen Fall wurde nach Verabreichung von Thiopental ein verzögertes Erwachen und ein generalisierter Muskelspasmus beobachtet [74]. Inwieweit diese Beobachtung relevant ist, ist nicht klar. Auch eine verminderte Aktivität der Plasma-Cholinesterase und damit eine verlängerte Wirkung von Succinylcholin ist beschrieben worden [75]. Es wurde auch vermutet, daß diese Patienten empfindlicher auf nicht-depolarisierende Muskelrelaxantien reagieren können [76].

Eine präoperative und eine postoperative Sedierung mit Butyrophenonen oder Phenothiazinen kann sinnvoll sein, um die choreiformen Bewegungen abzuschwächen. Falls auch die pharyngealen Muskeln betroffen sind, muß an die erhöhte Gefahr einer Aspiration gedacht werden.

17.4.9 Torticollis spasticus

Es wird angenommen, daß bei einem Torticollis spasticus eine Störung im Bereich der Basalganglien vorliegt. Die häufigste Manifestationsform ist eine spastische Kontraktur der Nackenmuskeln, die fortschreitend auch die Extremitäten- und Hüftmuskeln betreffen kann. Es kann eine Hypertrophie des Musculus sternocleidomastoideus bestehen. Die Spasmen können auch die paravertebrale Muskulatur betreffen und zu einer Lordose und Skoliose mit einer Ventilationsbehinderung führen. Die Therapie ist nicht besonders effektiv, aber eine bilaterale anteriore Rhizotomie bei C_1 und C_3 und eine subarachnoidale Durchtrennung des Nervus accessorius können versucht werden. Die Operation kann jedoch zu einer postoperativen Zwerchfellähmung führen, die sich dann in einer Atmungsbehinderung äußert. Bei der Auswahl der Anästhetika sind keine Besonderheiten zu beachten. Durch die Spasmen der Nackenmuskulatur kann es aber schwierig sein, die oberen Luftwege offenzuhalten, solange der Patient nicht relaxiert ist. Falls die chronischen Muskelspasmen zu einer fixierten Fehlstellung der Halswirbelsäule geführt haben, kann eine Wachintubation notwendig werden. Bei einem Patienten, der unter chronischer Chlorpromazinbehandlung stand, kam es zu einem plötzlichen Auftreten eines Torticollis nach Narkoseeinleitung mit Fentanyl, Thiopental und Isofluran [77]. Die Gabe von Diphenhydramin (25–50 mg i.v.) führte zu einer raschen

Rückbildung dieses medikamentös bedingten Torticollis.

17.4.10 Shy-Drager-Syndrom

Beim Shy-Drager-Syndrom besteht eine Insuffizienz des vegetativen Nervensystems und eine generalisierte parenchymatöse Degeneration in Gehirn und Rückenmark. Obwohl der primäre Defekt dieser Erkrankung ein Verlust an Nervenzellen ist, kann es auch – aufgrund einer Entleerung von Noradrenalin aus den peripheren efferenten Nervenendigungen – zu Zeichen einer Funktionsstörung des sympathischen Nervensystems kommen. Liegt nur eine Störung des vegetativen Nervensystems vor, ohne daß degenerative Veränderungen im zentralen Nervensystem auftreten, handelt es sich vermutlich nur um eine idiopathische orthostatische Hypotension und nicht um ein Shy-Drager-Syndrom.

Symptome

Die Symptome des Shy-Drager-Syndroms sind durch eine Insuffizienz des vegetativen Nervensystems bedingt und äußern sich in orthostatischer Hypotension, Harnverhalt, Funktionsstörung der Därme, vermindertem Schwitzen und sexueller Impotenz. Die orthostatische Hypotension ist oft so ausgeprägt, daß es zu Synkopen kommt. Die Plasmakonzentration von Noradrenalin steigt oft nach dem Aufrichten der Patienten oder nach körperlicher Anstrengung nicht wie normalerweise üblich an. Schwitzen kann völlig fehlen, die Pupillenreflexe können träge und die Atemregulation abnormal sein. Ein weiterer Hinweis auf eine Funktionsstörung des vegetativen Nervensystems ist darin zu sehen, daß bei Auftreten einer Hypotension über die Barorezeptorenreflexe keine Herzfrequenzsteigerung oder Vasokonstriktion vermittelt wird. Bei diesen Patienten treten häufig Symptome eines Morbus Parkinson auf.

Therapie

Die Behandlung der orthostatischen Hypotension ist symptomatisch und schließt die Kopfhochlage in der Nacht, elastische Strümpfe, eine natriumreiche Diät zur Steigerung des intravasalen Flüssigkeitsvolumens und die Gabe eines Alpha-Agonisten ein [78]. Die Patienten versterben normalerweise innerhalb von 8 Jahren nach Diagnosestellung. Todesursache ist zumeist eine zerebrale Ischämie aufgrund einer längerfristigen Hypotension. Theoretisch kann die orthostatische Hypotension vermindert werden, indem die Patienten mit einem selektiven Alpha-2-Rezeptorenagonisten wie Yohimbin behandelt werden. Hierdurch könnte eine kontinuierliche Freisetzung von Noradrenalin aus den postganglionären Nervenendigungen erleichtert werden. Zur Behandlung der Symptome eines eventuell bestehenden Morbus Parkinson wird Levodopa verabreicht.

Narkoseführung

Voraussetzung für eine adäquate Narkoseführung ist, daß die Auswirkungen der verminderten Aktivität des vegetativen Nervensystems auf die kardiovaskulären Reaktionen bekannt sind. Diese veränderten kardiovaskulären Reaktionen sind z.B. bei Veränderung der Körperlage, bei positivem Atemwegsdruck, bei plötzlichem Blutverlust und auch bei Verabreichung von negativ-inotropen Anästhetika zu beachten. Bei der präoperativen Beurteilung sollten Funktionsstörungen des vegetativen Nervensystems wie eine orthostatische Hypotension oder eine bei tiefem Ein- und Ausatmen fehlende Variabilität der Herzfrequenz erkannt werden. Obwohl diese Patienten auf verschiedene während der perioperativen Phase möglicherweise auftretende Ereignisse anscheinend sehr empfindlich reagieren, hat die klinische Erfahrung trotzdem gezeigt, daß die meisten dieser Patienten eine Allgemeinanästhesie ohne übermäßige Risiken überstehen [79]. Der entscheidende Punkt bei der Therapie dieser Patienten besteht darin, den Blutdruck engmaschig zu überwachen und eine Hypotension sofort durch Infusion kristalloider oder kolloidaler Lösungen zu korrigieren. Die intravenöse Flüssigkeitszufuhr ist möglichst anhand einer kontinuierlichen Überwachung des arteriellen Blutdruckes und der kardialen Füllungsdrücke vorzunehmen. Falls Vasopressoren benötigt werden, sollte beachtet werden, daß diese Patienten auf solche Medikamente verstärkt ansprechen können, die zu einer Noradrenalinfreisetzung führen. Grund für dieses übermäßige Ansprechen ist möglicherweise eine denervationsbedingte Überempfindlichkeit. Zur pharmakologischen Therapie einer Hypotension sind direkt wirkende Sympathomimetika wie Phenylephrin geeignet. Anfangs sollte auch Phenylephrin niedrig dosiert werden, bis klar ist, wie der Patient darauf anspricht. Eine kontinuierliche Infusion von Phenylephrin (0,5–1,5 µg/kg/min i.v.) kann eingesetzt werden, um den Blutdruck bei diesen Patienten während einer Allgemeinnarkose aufrechtzuerhalten [78]. Da nach einer Spinal- oder Periduralanästhesie die Gefahr einer Hypotension besteht, werden diese Techniken bei solchen Patienten nicht eingesetzt. Durch volatile Anästhetika kann es aufgrund einer myokardialen Depression zu einer enormen Verminderung des Herzminutenvolumens und damit zu einem verstärkten Blutdruckabfall kommen, denn bei diesen Patienten sind die Karotiskörperchen funktionsunfähig, und so ist keine kompensatorische Vasokonstriktion oder Tachykardie zu erwarten. Auch eine intermittierende positive Druckbeatmung oder ein akuter Blutverlust können nicht über eine kompensatorische Steigerung der Sympathikusaktivität ausgeglichen werden. Trägt eine Bradykardie mit zu einer Hypotension bei, wird sie am besten mit Atropin behandelt. Die Narkosetiefe kann bei diesen Patienten schlechter abgeschätzt werden, da bei schmerzhaften Manipulationen nur abgeschwächte Reaktionen des sympathischen Nervensystems auftreten. Bei diesen Patienten wurde eine Narkoseeinleitung mit Diazepam, Fentanyl und Pancuronium beschrieben. Anschließend wurde die Narkose mit niedrigen Dosierungen eines volatilen Anästhetikums und Lachgas aufrechterhalten [79]. Muskelrelaxantien mit nur minimalen oder fehlenden Nebenwirkungen am Kreislaufsystem scheinen eine gute Alternative zum Pancuronium darzustellen. Zur Narkoseeinleitung verwendetes Thiopental kann einen stärkeren Blutdruckabfall verursachen, falls es schnell injiziert wird oder falls ein vermindertes intravasales Flüssigkeitsvolumen vorliegt. Nach Verabreichung von Ketamin ist dagegen mit einem eventuell übermäßigen Blutdruckanstieg zu rechnen.

17.4.11 Familiäre Dysautonomie

Die familiäre Dysautonomie (Riley-Day-Syndrom) ist eine seltene erbliche Erkrankung des zentralen Nervensystems, die fast ausschließlich bei Kindern, die von osteuropäischen Juden abstammem, gefunden wird (siehe Kapitel 32).

17.4.12 Angeborenes Analgesie-Syndrom

Die angeborene Schmerzunempfindlichkeit und eine gleichzeitige Anhidrosis stellen eine seltene erbliche Erkrankung dar, die zu Selbstverstümmelung und gestörter Thermoregulation führt. Die Plasmakonzentration der Katecholamine kann vermindert sein, und es kann eine Funktionsstörung des vegetativen Nervensystems vorliegen. Typisch sind Muskelschwäche und Gelenkinstabilität. Zur Narkoseführung gehört eine entsprechende präoperative Medikation, um die Ängste dieser oft geistig retardierten Patienten zu mindern. Außerdem muß die Körpertemperatur überwacht werden, und die Gelenke dürfen nicht überdehnt werden [80]. Da eine Anhidrosis und eventuell eine Funktionsstörung des vegetativen Nervensystems vorliegen, ist der Einsatz von Anticholinergika fragwürdig. So sind eine Hypertonie und Tachykardie nach der intravenösen Gabe von Scopolamin beschrieben worden [81].

17.4.13 Progressive Erblindung

Zu den degenerativen Erkrankungen des zentralen Nervensystems, die auf den Nervus opticus und die Retina beschränkt sind, gehören Leber-Syndrom, Retinitis pigmentosa und Kearns-Sayer-Syndrom.

Leber-Syndrom

Das Leber-Syndrom ist durch eine Degeneration der Retina und eine Atrophie des Nervus opticus gekennzeichnet und führt letztlich zur Erblindung. Es handelt sich um eine geschlechtsgebundene autosomal-rezessiv vererbte Erkrankung. Der für die Optikusatrophie verantwortliche Defekt ist vermutlich durch eine Störung im Zyanidmetabolismus bedingt. Aus diesem Grunde sollten diese Patienten kein Nitroprussid erhalten.

Retinitis pigmentosa

Die Retinitis pigmentosa umfaßt eine genetisch heterogene Gruppe von vererbbaren Retinopathien, die durch eine Degeneration der Retina charakterisiert sind. Diese zum Teil sehr behindernden Erkrankungen stellen die häufigsten Formen der menschlichen Sehbehinderung dar. Ihre Prävalenz wird auf 1:3.000 geschätzt. Die für die Retinitis pigmentosa verantwortlichen Mutationen betreffen Gene, die die transmembranalen Proteine der Sehstäbchen kodieren. Bei der Untersuchung der Retina fallen pigmentierte Areale, insbesondere in der Peripherie der Retina, auf. Der Sehverlust schreitet von der Peripherie der Retina bis zur Makula fort, bis sich schließlich eine totale Erblindung einstellt.

Kearns-Sayer-Syndrom

Das Kearns-Sayer-Syndrom ist durch eine Retinitis pigmentosa und eine gleichzeitige progressive Lähmung der äußeren Augenmuskeln (Ophthalmoplegia externa) gekennzeichnet. Die Erkrankung manifestiert sich typischerweise vor dem 20. Lebensjahr. Bei diesen Patienten kommt es häufig zu kardialen Reizleitungsstörungen, die von einem Schenkelblock bis zu einem AV-Block 3. Grades reichen können. Ein AV-Block 3. Grades kann plötzlich auftreten und zum Tode führen, bevor ein Herzschrittmacher implantiert werden konnte. Beim Kearns-Sayer-Syndrom wurde auch eine generalisierte Degeneration im zentralen Nervensystem beobachtet. Diese Tatsache sowie der oft erhöhte Proteingehalt im Liquor cerebrospinalis lassen eine virale Ätiologie dieser Erkrankung vermuten.

Obwohl es sich um eine extrem seltene Erkrankung handelt, ist es denkbar, daß solche Patienten – nicht nur wegen der Implantation eines Herzschrittmachers – zur Durchführung einer Operation vorstellig werden. Bei der Narkoseführung ist ein hohes Maß an Aufmerksamkeit notwendig und es müssen bereits vorher Maßnahmen getroffen werden, um einen AV-Block 3. Grades sofort behandeln zu können, falls diese Reizleitungsstörung während der perioperativen Phase auftreten sollte. Zu diesen Vorbereitungen gehört z.B. die Bereitstellung von Isoproterenol per infusionem, um damit im Notfall so lange eine adäquate Herzfrequenz aufrechterhalten zu können, bis ein externer Schrittmacher implantiert werden kann. Bei diesen Patienten liegen zu wenig Erfahrungen vor, als daß spezielle Medikamente für die Narkoseeinleitung oder für die Aufrechterhaltung der Narkose empfohlen werden können. Offensichtlich ist die Reaktion auf Succinylcholin und nicht-depolarisierende Muskelrelaxantien nicht verändert. Dies legt nahe, daß die neuromuskulären Endplatten nicht betroffen sind [82].

17.4.14 Alzheimer-Krankheit

Die Alzheimer-Krankheit ist für über 60% der Fälle von schwerer Demenz in den USA verantwortlich [83]. Die Inzidenz für diese Erkrankung beläuft sich auf 10% bei Patienten zwischen 75 und 85 Jahren und steigt auf über 20% bei Patienten, die älter als 85 Jahre sind. Über die Hälfte aller Pflegeheimbetten werden durch Patienten mit Alzheimer-Krankheit belegt. Die Diagnose einer wahrscheinlichen Alzheimer-Krankheit wird gestellt, wenn der zur Demenz führende Prozeß durch einen schleichenden Beginn, zunehmende Verschlechterung des Gedächtnisses und einen normalen Bewußtseinszustand charakterisiert ist. Die Computertomographie zeigt typischerweise eine Dilatation der Ventrikel und eine deutliche kortikale Atrophie. Durch die Positronenemissionstomographie können Gebiete mit vermindertem Blutfluß dargestellt werden. Die definitive Diagnose einer Alzheimer-Krankheit kann nur nach Untersuchung von Hirngewebe gestellt werden. Es sind Proteine oder Proteinfragmente gefunden worden, die sich als Amyloid und Fibrillenaggregate niederschlagen. Im frühen Stadium der Erkrankung werden cholinerge Neurone des Gehirns selektiv zerstört. Die Aktivität des Enzyms Cholinacetyltransferase, welches die Synthese von Acetylcholin katalysiert, ist um bis zu 90% vermindert. Trotzdem bringen zentral wirkende Cholinesterasehemmer bei diesen Patienten keinen sicheren Erfolg.

Ergotaminderivate sind die am meisten verordneten Medikamente für Patienten mit Alzheimer-Krankheit. Geistiger Verfall und Ängstlichkeit begleiten meist die Symptome der zunehmenden Wahrnehmungsstörung. Zur Behandlung des geistigen Verfalls werden sowohl heterozyklische Antidepressiva als auch Monoaminooxidasehemmer eingesetzt. Trizyklische Antidepressiva mit anticholinergen Nebenwirkungen sollten vermieden werden. Im Mittel dauert diese Erkrankung 6 bis 10 Jahre und endet mit dem Tod in totaler geistiger Umnachtung oder infolge einer Infektion.

Symptome

Der intellektuelle Abbau ist bei Erwachsenen mit einer Alzheimer-Krankheit so stark, daß er eine Berufsausübung oder ein soziales Leben unmöglich macht. Die kognitiven Veränderungen betreffen nicht nur das Erinnerungsvermögen, auch andere Bereiche wie die sprachliche Ausdrucksweise, das Erlernen notwendiger Geschicklichkeiten, die Möglichkeit, abstrakt zu denken oder die Entscheidungsfähigkeit werden beeinflußt. Anfangs können neue Informationen nur noch schlecht behalten werden. Später kommt es zur allgemeinen Demenz. Normalerweise werden soziale Kontakte gemieden und die Patienten sind ängstlich. Gegenüber Familienmitgliedern können sich Reizbarkeit, Erregung und physische Aggression entwickeln. Zerebrale Krampfanfälle treten normalerweise nicht auf.

Narkoseführung

Voraussetzung für die Narkoseführung bei dieser Erkrankung ist, daß die zugrundeliegenden pathophysiologischen Veränderungen verstanden werden. Das größte Problem in der perioperativen Phase besteht darin, mit einem Patienten umzugehen, der nicht in der Lage ist, seine Umgebung zu verstehen oder mit denjenigen zusammenzuarbeiten, die für seine medizinische Betreuung verantwortlich sind. Sedierende Medikamente, wie sie z.B. für die Prämedikation eingesetzt werden, sollten bei diesen Patienten nur in Ausnahmefällen verabreicht werden, da sie zu einer weiteren geistigen Verwirrung führen könnten. Zentralwirkende Anticholinergika sollten im Rahmen der präoperativen Medikation nicht verabreicht werden. Bei einer Antagonisierung von nicht-depolarisierenden Muskelrelaxantien sollte daher eher Glykopyrrolat als Atropin verabreicht werden. Zur Aufrechterhaltung der Narkose eignen sich sowohl Inhalationsanästhetika als auch intravenös verabreichbare Medikamente. Möglicher Vorteil eines Inhalationsanästhetikums könnte sein, daß sich postoperativ der mentale Ausgangszustand schneller wieder einstellt. Bei der Narkoseführung sollte an mögliche Medikamenteninteraktionen gedacht werden, falls die Patienten unter einer Behandlung mit zentralwirkenden Cholinesterasehemmern stehen.

17.4.15 Jakob-Creutzfeldt-Erkrankung

Die Jakob-Creutzfeldt-Erkrankung (subakute spongiforme Enzephalopathie) ist eine seltene, nicht entzündliche Erkrankung des zentralen Nervensystems. Ursache ist eine übertragbare schleichende Infektion durch Erreger, die als Prione bekannt sind. Prione unterscheiden sich von Viren dadurch, daß sie keine RNA oder DNA besitzen und keine erkennbare Immunreaktion auslösen. Die Inaktivierung des auslösenden Agens wird zuverlässig durch Dampf, Ethylenoxid-Sterilisation und durch Natriumhypochlorid erreicht. Die Inkubationszeit liegt im Bereich von Monaten oder Jahren. Der Patient mit dieser Erkrankung bildet eine zunehmende präsenile Demenz aus und verstirbt gewöhnlich 6 Monate nach Krankheitsbeginn. Es scheint wichtig zu sein, den Kontakt mit Körperflüssigkeiten zu vermeiden. Ferner sollten bei Patienten, die sich wegen einer unbekannten Erkrankung des zentralen Nervensystems einer Hirnbiopsie unterzogen haben, die Gewebeproben genau gekennzeichnet werden. Instrumente, die bei einer Operation an diesen Patienten zum Einsatz kamen, müssen sorgfältig sterilisiert werden, um eine Übertragung der Erkrankung bei späterem Gebrauch derselben Instrumente sicher zu verhindern. Bei zwei Patienten kam es nachweislich 2,3 bzw. 2,5 Jahre nach einer stereotaktischen elektroenzephalographischen Untersuchung zu dieser Erkrankung. Bei diesen stereotaktischen neurochirurgischen Eingriffen wurden Silberelektroden verwendet, die vorher bei einem erkrankten Patienten implantiert waren. Die Elektroden waren in Alkohol und Formaldehyd sterilisiert worden. Kontakt mit infektiösem Gewebe oder Blut wird am besten dadurch vermieden, daß Handschuhe und ein Überkittel getragen werden. Bei einem versehentlichen perkutanen Kontakt mit infektiösem Gewebe oder Blut sollte die Wunde sorgfältig mit Jod oder Natriumhypochlorid gesäubert werden. Insgesamt gesehen ist diese Erkrankung nur schwach kontagiös, so daß keine Veranlassung für das Krankenhauspersonal besteht, andere als die üblichen Vorsichtsmaßnahmen bei der Versorgung dieser Patienten – auch für die Narkose – anzuwenden [84].

17.4.16 Leigh-Syndrom

Das Leigh-Syndrom (subakute nekrotisierende Enzephalomyelopathie) ist eine chronische neurologische Erkrankung, die gewöhnlich vor dem 4. Lebensjahr diagnostiziert wird [85]. Normalerweise werden symmetrische Läsionen im Bereich des Hirnstammes und der lateralen Wand des 3. Ventrikels gefunden. Dies erklärt die häufig bestehenden klinischen Symptome wie Hypotonie, Ataxie, Atemstörungen, Neigung zu Aspirationen, gestörte Temperaturregulation sowie Auftreten von Krampfanfällen. Die Erkrankung ist progredient und durch Remissionen und akute Exazerbationen gekennzeichnet, die sich auch nach einer Operation einstellen können.

Die wahrscheinlichste enzymatische Störung ist ein Defekt in der Aktivierung der Pyruvatdehydrogenase. Häufig finden sich erhöhte Blutkonzentrationen an Laktat und Pyruvat. Daher werden kristalloide Lösungen, die Laktat enthalten, vermieden, damit eine vorbestehende Laktatazidose iatrogen nicht noch verstärkt wird. Auch eine iatrogene respiratorische Alkalose aufgrund einer intraoperativen Hyperventilation könnte zu einer Hemmung der Pyruvatcarboxylase, und damit zu einer Verstärkung der Laktatazidose, führen. Die Erfahrungen bei der anästhesiologischen Betreuung solcher Patienten sind zu begrenzt, als daß spezielle Empfehlungen bezüglich der Medikamentenwahl ausgesprochen werden könnten.

17.4.17 Rett-Syndrom

Bei dem Rett-Syndrom handelt es sich um eine progressive neurologische Erkrankung, die ausschließlich Frauen betrifft. Sie äußert sich mit Demenz, autistischem Verhalten, stereotypen Handbewegungen und einer gestörten Atemregulation. Diese Störung der Atemregulation ist für das häufige Auftreten von Apnoephasen und arteriellen Hypoxämien verantwortlich. Während des chronischen Verlaufs tritt ein diffuser und zunehmender Muskelschwund auf. Das 30. Lebensjahr wird selten überlebt. Unter schwer retardierten Frauen beträgt die Inzidenz für dieses Syndrom über 25%. Aufgrund der Skelettmuskelschwäche und des Muskelschwundes müssen bei der Narkoseführung die Möglichkeit der pulmonalen Aspiration, eine eventuell exzessive Kaliumfreisetzung nach Succinylcholingabe und eine postoperativ eventuell notwendige Nachbeatmung in Betracht gezogen werden [86]. Störungen der Vasomotorenaktivität und eine unerwartete Hypothermie können während der Narkose auftreten.

17.4.18 Sotos-Syndrom

Das Sotos-Syndrom (zerebraler Gigantismus) umfaßt geistige Retardierung und Makrozephalie. Dieses Syndrom wird autosomal-dominant vererbt. Ein rasches Skelettwachstum mag die Ursache für die hohe Inzidenz von Skoliosen bei diesen Patienten sein. Häufig können bei diesen Patienten Korrektur-Operationen der Wirbelsäule notwendig werden. Bei der Narkoseführung sollten die anatomischen Charakteristika des Gesichtes Beachtung finden, die zu nicht unerheblichen Intubationsschwierigkeiten führen können. Diese Patienten sind aufgrund ihrer geistigen Retardierung auch nicht in der Lage zu kooperieren. Aufgrund ihres aggressiven Verhaltens verbietet sich ein «Aufwach-Test» während einer Skolioseoperation. Bei solchen Operationen hat daher die Überwachung mit Hilfe der somatosensibel evozierten Potentiale (SSEP) größere Bedeutung [87]. Die Auswahl der Medikamente, die zur Narkoseaufrechterhaltung eingesetzt werden, richtet sich danach, ob eine SSEP-Überwachung stattfinden soll und ob bestimmte Anästhetika die Interpretation dieses Überwachungsvorhabens beeinflussen.

17.4.19 Menkes-Syndrom

Das Menkes-Syndrom ist eine x-chromosomal-rezessiv vererbte Funktionsstörung der Kupferabsorption und des Kupfermetabolismus. Ein gestörter

Tab. 17.5: Klinische Charakteristika der Leukodystrophien

Erkrankung	Symptome
Pelizaeus-Merzbacher	Beginn in der Kindheit fortschreitender Verfall des zentralen Nervensystems
metachromatische Leukodystrophie	häufigste Leukodystrophie Beginn im 1.–2. Lebensjahr Anfälle von Fieber und abdominellen Schmerzen Gallenblasendysfunktion
Krabbe-Syndrom (Globoidzellen-Leukodystrophie)	Beginn im 4.–6. Lebensmonat
Adrenoleukodystrophie (sudanophile zerebrale Sklerose)	Beginn im 5.–10. Lebensjahr Nebennierenunterfunktion
Canavan-Syndrom	Beginn im 2.–4. Lebensmonat erhöhte Plasmamembranpermeabilität für Wasser und Kationen Makrozephalie ohne Hinweis auf einen Hydrozephalus
Alexander-Syndrom	Beginn im ersten Lebensjahr

Kupferhaushalt führt zu Funktionsstörungen vieler Enzyme. Dadurch kann es zu Funktionsstörungen zahlreicher Organsysteme kommen. Die Erkrankung beginnt in den ersten zwei Lebensmonaten mit einer zunehmenden zerebralen Degeneration. Im Alter von 3 Jahren tritt aufgrund hartnäckiger Krampfanfälle oder einer Pneumonie gewöhnlich der Tod ein. Betroffene Kinder benötigen oft eine anästhesiologische Betreuung während diagnostischer Maßnahmen (wie z.B. einer Kernspintomographie). Vor allem die Auswirkungen dieses Syndroms auf das zentrale Nervensystem sind von anästhesiologischer Relevanz [88]. Krampfanfälle lassen sich oft nur durch gleichzeitige Gabe mehrerer Antikonvulsiva durchbrechen. Präoperativ sollten die Plasmaspiegel der Antikonvulsiva bestimmt und der therapeutische Bereich angestrebt werden. Neben dem zunehmenden Verfall des zentralen Nervensystems kann es zu gastroösophagealem Reflux, schwacher Kontrolle der pharyngealen Muskulatur und zu wiederholten Aspirationen kommen. Eine defekte Kollagenbildung (ähnlich wie beim Ehler-Danlos-Syndrom) kann mit perioperativen Blutungen vergesellschaftet sein. Die Erfahrungen mit dieser Erkrankung sind zu gering, um spezielle Anästhetika empfehlen zu können. Bei der Wahl des Muskelrelaxans sollte Succinylcholin möglicherweise vermieden werden, obwohl es keine Beweise gibt, die diese Meinung unterstützen.

17.4.20 Leukodystrophien

Bei den Leukodystrophien handelt es sich um eine Gruppe genetisch determinierter Degenerationserkrankungen, die zu einer fortschreitenden Schädigung der zerebralen weißen Substanz führen. Ursache ist eine gestörte Myelinbildung (Tab. 17.5) [89]. Typischerweise äußern sich diese Erkrankungen innerhalb des ersten Lebensjahres in einer Spastizität der Skelettmuskeln, einem Stillstand in der motorischen Entwicklung und Gangstörungen. Aufgrund ihrer fortschreitenden Natur benötigen die an diesen Krankheiten leidenden Kinder oft eine Anästhesie während diagnostischer Untersuchungsverfahren oder Operationen zur Korrektur von Erkrankungsfolgen. Bezüglich der Narkose müssen vor allem die hohe Wahrscheinlichkeit zerebraler Krampfleiden, ein gastroösophagealer Reflux mit Aspirationsrisiko und Komplikationen im Atemwegsbereich aufgrund der eingeschränkten Kontrolle der pharyngealen Muskulatur und reichlicher Speichelsekretion beachtet werden. Die intraoperativ notwendigen Dosen intravenös zu verabreichender Anästhetika und Muskelrelaxantien können erhöht sein. Dies ist dadurch bedingt, daß Patienten, die unter chronischer Antikonvulsivatherapie stehen, erhöhte Leberenzymfunktionen aufweisen. Die Gabe von Succinylcholin sollte vermieden werden, da die Leukodystrophien typischerweise auch zu einer Schädigung der zentralen Motoneurone führen. Eine Mitbeteiligung der Nebenniere kann eine Kortikosteroidsubstitution notwendig machen.

17.4.21 Multiple Sklerose

Die multiple Sklerose ist eine erworbene Erkrankung des zentralen Nervensystems, die dadurch charakterisiert ist, daß es willkürlich an zahlreichen Stellen im Bereich des Gehirns und des Rückenmarkes zu einer Demyelinisierung der Neurone des Tractus corticospinalis kommt [90]. Neuropathologisch kommt es zu herdförmigen Demyelinisierungen der Axone. Das periphere Nervensystem wird durch diese Erkrankung nicht betroffen. Die multiple Sklerose ist eine Erkrankung des frühen Erwachsenenalters. Ein Ausbruch der Symptome vor dem 15. oder nach dem 40. Lebensjahr ist selten.

Ätiologie

Es besteht ein überraschender Zusammenhang zwischen der geographischen Breite und dem Risiko, an einer multiplen Sklerose zu erkranken. Zum Beispiel ist die Inzidenz in den gemäßigten Temperaturzonen Nordamerikas und Europas sowie in den südlichen Teilen Neuseelands und Australiens hoch (75–150 pro 100.000 Einwohner). In der Nähe des Äquators ist die Inzidenz dieser Erkrankung dagegen niedrig. Untersuchungen an Emigranten haben gezeigt, daß die prädisponierenden Faktoren vor dem 15. Lebensjahr erworben werden. Außerdem ist die Häufigkeit einer multiplen Sklerose bei der Stadtbevölkerung und unter wohlhabenden sozioökonomischen Bevölkerungsgruppen höher. Daß genetische Faktoren eine Rolle spielen, wird dadurch belegt, daß die Erkrankung bei Verwandten ersten Grades 12- bis 15mal häufiger auftritt. Außerdem haben ein hoher Prozentsatz der betroffenen Patienten gemeinsame Histokompatibilitätsantigene. Beispielsweise haben ca. 60% der Patienten die als HLA-DW$_2$ bezeichneten Antigene, während Patienten ohne diese Erkrankung nur in 18% diese Antigene aufweisen. Dies unterstützt die Theorie einer viralen Ätiologie. Es ist denkbar, daß eine virale Infektion bei genetisch prädisponierten Patienten eine atypische Immunreaktion gegen Myelin auslöst. Verschiedene Viren sind tatsächlich in der Lage, im Tiermodell eine Demyelinisierung im zentralen Nervensystem auszulösen. Keiner dieser Viren konnte jedoch bisher als ursächlich für die multiple Sklerose beim Menschen nachgewiesen werden.

Symptome

Die Symptome der multiplen Sklerose sind durch die Demyelinisierungsherde in Gehirn und Rückenmark bedingt. Beispielsweise können eine Erkrankung des Nervus opticus zu Sehstörungen, eine Erkrankung des Kleinhirns zu Gangstörungen, Läsionen des Rückenmarkes zu Parästhesien und Schwäche der Extremitäten sowie zu einer Urininkontinenz und sexueller Impotenz führen. Häufig kommt es zu einer aszendierenden spastischen Parese der quergestreiften Muskulatur. Eine Neuritis des Nervus opticus äußert sich in einer verminderten Sehschärfe und einer gestörten Pupillenreaktion auf Licht. Die Demyelinisierung derjenigen Nervenbahnen im Hirnstamm, die die Augenbewegungen koordinieren, äußert sich in einer Parese des Musculus rectus medialis am adduzierten Auge. Am nach lateral gerichteten Auge tritt ein Nystagmus auf. Ein intramedullärer Befall ist zu vermuten, wenn bei Bewegung des Halses ein elektrisches Gefühl über den Rücken bis in die Beine läuft (Lhermitte-Zeichen). Normalerweise entwickeln sich diese Symptome über einige Tage und bleiben für einige Wochen konstant, um sich dann wieder zu bessern. Da es im zentralen Nervensystem wahrscheinlich zu keiner Remyelinisierung kommt, ist eine Symptomverbesserung vermutlich dadurch bedingt, daß sich vorübergehende chemische und physiologische Störungen, die bei nicht vollständiger Demyelinisation die Reizleitungen beeinflussen, wieder normalisiert haben. Bei Patienten mit multipler Sklerose ist die Inzidenz an Krampfleiden erhöht.

Der Verlauf einer multiplen Sklerose ist dadurch gekennzeichnet, daß es über mehrere Jahre in nicht vorhersagbaren Abständen zu Verschlechterungen oder Remissionen der Symptomatik kommt. Auch während der Remissionsphasen bleibt schließlich eine Restsymptomatik zurück, die zu schwerer Behinderung aufgrund von Sehstörungen, Koordinationsstörungen, spastischer Muskelschwäche und Urininkontinenz führt. Dennoch bleibt bei einigen Patienten diese Erkrankung relativ harmlos. Bei ihnen treten nur selten und mild verlaufende Episoden einer Demyelinisierung auf, denen eine langdauernde und – gelegentlich permanente – Remission folgt. Bei Auftreten der multiplen Sklerose nach dem 35. Lebensjahr kommt es meistens zu einer langsamen Progredienz.

Diagnose

Da es keine spezifischen Labortests gibt, muß die Diagnose einer multiplen Sklerose anhand der klinischen Symptomatik gestellt werden [90]. Visuell-, akustisch- und somatosensorisch-evozierte Potentiale sowie Hirnstammpotentiale können eingesetzt werden, um die verlangsamte Nervenleitgeschwindigkeit aufgrund einer Demyelinisierung in bestimmten Arealen des zentralen Nervensystems nachzuweisen. Mit Hilfe der Computertomographie und der Kernspintomographie können unter Umständen demyelinisierte Plaques nachgewiesen werden. Begeben sich diese Patienten in 40 °C warmes Wasser, können hierbei neue Symptome auftreten oder bereits früher aufgetretene Symptome wieder zum Vorschein kommen [90]. Über welchen Mechanismus die Symptome einer multiplen Sklerose beim Eintauchen in heißes Wasser provoziert werden, ist nicht klar. Aber vermutlich führt die erhöhte Temperatur zu einer vollständigen Blockierung der Erregungsleitung in den demyelinisierten Nerven. Im Tiermodell kann mit einer experimentell gesetzten Demyelinisierung durch eine Erhöhung der Körpertemperatur um 0,5 °C eine unter Umständen komplette Unterbrechung der Erregungsleitung verursacht werden. Der im Rahmen der multiplen Sklerose mit am häufigsten durchgeführte diagnostische Test ist die Untersuchung des Liquor cerebrospinalis. Ca. 70% der Patienten mit einer multiplen Sklerose haben im Liquor cerebrospinalis eine Erhöhung des Immunglobulins G. Diese Erhöhung des Liquorproteins ist nicht spezifisch für die multiple Sklerose. Ähnliche Veränderungen treten auch im Rahmen einer Infektion, einer Bindegewebserkrankung, einer Enzephalopathie und einer Neurosyphilis auf. Bei einem anderen Liquortest wird mit Hilfe eines Radioimmunoassays das «myelin basic protein» bestimmt. Eine Konzentrationserhöhung dieses Proteins weist auf eine Zerstörung von Myelin hin.

Therapie

Es gibt keine kurative Therapie für die multiple Sklerose. Eine Therapie mit ACTH oder Kortikosteroiden führt zu einer Verkürzung eines akuten Schubes, aber es gibt keine Beweise, daß diese Medikamente letztendlich die Progredienz dieser Erkrankung beeinflussen. Zu den unspezifischen Maßnahmen gehört z.B., daß extreme Erschöpfung, emotionaler Streß und extreme Umgebungstemperaturen vermieden werden. Streßsituationen, wie sie im Rahmen einer Operation auftreten, sind unerwünscht, und elektive operative Eingriffe werden daher selten durchgeführt. Durch eine Schwangerschaft treten keine speziellen Risiken auf. Zur Behandlung einer Muskelspastik werden bei einer multiplen Sklerose z.B. Diazepam, Dantrolene oder Baclofen eingesetzt. Bei Patienten, die mit Dantrolene behandelt werden, sollte die Leberfunktion überprüft werden, da dieses Medikament zu einer Leberschädigung führen kann. Schmerzvolle Dysästhesien, tonische Krampfanfälle und Attacken einer paroxysmalen Dysarthrie und Ataxie werden am besten mit Carbamazepin behandelt. Mit Azathioprin und Cyclophosphamid kann eine immunsuppressive Therapie durchgeführt werden. Es liegen jedoch keine Daten vor, die den Sinn einer solchen Therapie belegen. Einige Patienten scheinen von einer Plasmapherese zu profitieren.

Narkoseführung

Bei der Narkoseführung von Patienten mit einer multiplen Sklerose müssen die Auswirkungen des operativen Stresses auf den Spontanverlauf der Erkrankung beachtet werden. Unabhängig vom Anästhesieverfahren oder den perioperativ eingesetzten Medikamenten kommt es vermutlich postoperativ zu einer Verschlimmerung der Symptome. Postoperativ auftretende Temperaturerhöhungen scheinen eher für die postoperative Verschlechterung einer multiplen Sklerose verantwortlich zu sein als die verabreichten Medikamente. Außerdem kann der unvorhersehbare Zyklus von Exazerbationen und Remissionen dieser Erkrankung dazu führen, daß ein falscher Zusammenhang zwischen den sich ändernden Symptomen und bestimmten Medikamenten oder Ereignissen der perioperativen Phase hergestellt wird. Falls ein Regionalanästhesieverfahren gewählt wird, muß sicherlich das häufig wechselnde neurologische Bild der Patienten berücksichtigt werden. Postoperative Exazerbationen einer multiplen Sklerose wurden in Zusammenhang mit einer Spinalanästhesie gebracht, während nach Periduralanästhesien oder peripheren Nervenblokkaden keine Verschlechterungen beschrieben wurden [91]. Aus diesem Grund wurde bei Gebärenden mit einer multiplen Sklerose die Periduralanästhesie eingesetzt [92]. Über welchen Mechanismus eine Spinalanästhesie zu einer Verschlechterung der multiplen Sklerose führen könnte, ist unklar. Es könnte sich um eine Neurotoxizität der Lokalanästhetika handeln. Da die schützenden Nervenscheiden im Bereich der demyelinisierten Plaques des Rückenmarkes fehlen, könnte das Rückenmark empfindlicher für mögliche neurotoxische Wirkungen der Lokalanästhetika sein. Eine Periduralanästhesie könnte deshalb risikoärmer als eine Spinalanästhesie sein, da bei einer Spinalanästhesie die Konzentration der Lokalanästhetika in der weißen Substanz des Rückenmarkes 3- bis 4mal höher ist als bei einer periduralen Verabreichung.

Meistens wird eine Allgemeinanästhesie durchgeführt. Es gibt keine speziellen Interaktionen zwischen einer multiplen Sklerose und der für eine Narkose verabreichten Medikamente. Es liegen auch keine Beweise vor, anhand derer Inhalations- oder Injektionsanästhetika vorzuziehen wären. Bei der Wahl der Muskelrelaxantien ist zu beachten, daß es bei diesen Patienten nach Verabreichung von Succinylcholin zu einer verstärkten Kaliumfreisetzung kommen kann. Eine verlängerte Wirkung der Muskelrelaxantien wäre dadurch erklärbar, daß eine vorbestehende (myasthenieartige) Muskelschwäche und eine verminderte Muskelmasse vorliegen. Es wurde aber auch eine Resistenz gegen nicht-depolarisierende Muskelrelaxantien beobachtet. Dies ist vielleicht Ausdruck davon, daß es außerhalb der motorischen Endplatte zur Ausbildung cholinerger Rezeptoren kommt, wie es bei einer Schädigung der zentralen Motoneurone typisch ist [93]. Eine perioperative Verabreichung von Kortikosteroiden kann notwendig werden, wenn bisher eine Dauertherapie mit diesen Medikamenten durchgeführt wurde. In der perioperativen Phase müssen entsprechende Anstrengungen unternommen werden, um selbst mäßige Erhöhungen der Körpertemperatur (mehr als 1°C) erkennen und verhindern zu können. Hierdurch kann es zu einer Verschlimmerung im Bereich der Demyelinisierungsherde kommen. In der postoperativen Phase sollte eine sorgfältige neurologische Untersuchung durchgeführt werden, um möglicherweise neu aufgetretene Symptome zu erfassen.

17.4.22 Neuritis nervi optici

Unter einer Neuritis nervi optici wird eine Demyelinisationserkrankung des zentralen Nervensystems verstanden, die auf den Nervus opticus beschränkt ist. Bei etwa 50% dieser Patienten bestehen Hinweise auf eine multiple Sklerose. Bei der Untersuchung von Patienten mit einer Neuritis nervi optici sollten auch der Liquor cerebrospinalis und die Histokompatibilitätsantigene untersucht werden. Der Sehverlust ist das hervorstechendste Symptom, obwohl die Sehschärfe im allgemeinen mit der Zeit wieder zurückkehrt. Die intravenöse Gabe von Methylprednisolon und die nachfolgende orale Verabreichung von Prednison kann die Rückkehr der Sehschärfe beschleunigen [94].

17.4.23 Querschnittsmyelitis

Bei einer Querschnittsmyelitis liegt eine Entzündung des Rückenmarkes vor, die nach einer viralen Infektion oder einer Bestrahlung auftreten kann. Auch eine multiple Sklerose kann sich primär als Querschnittsmyelitis äußern. Die Ursache einer Querschnittsmyelitis ist jedoch meist unbekannt. Dieser Krankheitsprozeß ist dadurch charakterisiert, daß es plötzlich zu einer aufsteigenden Schwäche in den Beinen kommt, daß eine Blasenlähmung und ein sensibles Niveau im Thoraxbereich bestehen. Die gesamte Symptomatik kann sich innerhalb einiger Stunden ausbilden, und meist bleiben Dauerschäden zurück. Geht der Querschnittsmyelitis eine bilaterale Neuritis nervi optici voraus oder folgt ihr, so kann die Diagnose eines Devic-Syndroms oder einer Neuromyelitis optica gestellt werden.

17.4.24 Stiff-man-Syndrom

Das Stiff-man-Syndrom ist eine seltene Erkrankung des zentralen Nervensystems, die durch einen Beginn im frühen Erwachsenenalter mit andauernder Steifigkeit der quergestreiften Muskulatur und schmerzhaften Spasmen (ähnlich einem Tetanus) charakterisiert ist. Im Gegensatz zum Tetanus tritt beim Stiff-man-Syndrom kein Trismus auf. Die Steifigkeit der quergestreiften Muskulatur kann eine adäquate Atmung behindern. Ist diese Steifigkeit stark ausgeprägt, können Muskelzerreißungen, Brüche der langen Röhrenknochen und Verbiegungen orthopädischer Implantate resultieren. Mittels Elektromyographie läßt sich in den betroffenen Muskeln eine permanente Entladung normaler Aktionspotentiale nachweisen. Die angeborene Form des Stiff-man-Syndroms, bekannt als Stiff-baby-Syndrom, wird autosomal-dominant vererbt. Es gibt Hinweise dafür, daß Erwachsene mit Stiff-man-Syndrom Antikörper gegen die Glutaminsäure-Decarboxylase ausbilden. Glutaminsäure-Decarboxylase ist für die Synthese der inhibitorisch wirkenden Gamma-Aminobuttersäure verantwortlich [95]. Diese Antikörperbildung gegen ein spezifisches Enzym (Antigen) könnte Folge eines infektiösen Prozesses sein. Der resultierende Verlust der durch Gamma-Aminobuttersäure vermittelten zentralen Hemmung könnte der pathophysiologische Mechanismus des Stiff-man-Syndroms sein [95].

17.4.25 Neuropathien

Neuropathien können Hirnnerven oder periphere Nerven betreffen (Tab. 17.6). Die Unterbrechung eines Axons führt zur Degeneration seines distalen Anteiles (Waller-Degeneration). Bleibt die neurogene Impulsübertragung aus, kommt es zu Parese und trophischen Veränderungen im dazugehörigen Skelettmuskel. Die Degeneration von Schwann-Zellen, die für die Myelinisierung verantwortlich sind, führt zu einer segmentalen Demyelinisierung. Dadurch wird die Nervenleitung verlangsamt. Eine segmentale Demyelinisierung führt zu Paresen, jedoch zu keinen trophischen Veränderungen im dazugehörigen Skelettmuskel. Die Anwendung der Nervenleitgeschwindigkeitsmessung und der Elektromyographie erleichtert die Diagnostik und Klassifizierung peripherer Neuropathien bei vor allem axonal bedingten oder demyelinisierenden Störungen.

Charakteristische Zeichen einer peripheren Neuropathie sind distale Schwäche und Schwund quergestreifter Muskulatur, strumpf- bzw. handschuhförmiger Sensibilitätsverlust und Verlust der Sehnenreflexe. Die Nervenleitgeschwindigkeitsmessungen und die Elektromyographie sind hilfreiche diagnostische Verfahren. Spezifische Fragen während der klinischen Erstuntersuchung sind bei der Suche nach der Ätiologie der peripheren Neuropathie hilfreich (Tab. 17.7). Ein Patient mit einer Ulnaris-Läsion beschreibt oft ein Kribbeln in den von diesem Nerv innervierten Fingern, wenn er aufgefordert wird, den Arm maximal zu beugen. Die Rückbildung peripherer Neuropathien verläuft langsam und nimmt oft 3 bis 12 Monate in Anspruch. Leider wird der Patient während dieser Zeit von Schmerzen und durch die Behinderung geplagt.

Tab. 17.6: Klassifikation der Neuropathien

Neuropathien der Hirnnerven
   idiopathische Fazialisparese (Bell-Lähmung)
   Trigeminusneuralgie (Tic doloreux)
   Glossopharyngeusneuralgie
   Vestibularisneuronitis
   karzinombedingte Neuropathie

periphere kompressionsbedingte Neuropathien
   Karpaltunnel-Syndrom
   Ulnarislähmung
   Neuropathie des Plexus brachialis
   Radialislähmung
   Meralgia parästhetica
   Femoralislähmung
   Peroneuslähmung

periphere metabolisch-bedingte Neuropathien
   Alkohol
   Vitamin-B-12-Mangel
   Diabetes mellitus
   Hypothyreose
   Urämie
   Porphyrie

periphere Neuropathien im Rahmen systemischer Erkrankungen
   Karzinome
   Sarkoidose
   Kollagenosen mit Gefäßbeteiligung
   akute idiopathische Polyneuritis (Guillain-Barré-Syndrom)

toxisch bedingte periphere Polyneuropathien
   Medikamente: + NSAID (nicht-steroidale Antirheumatika)
                       + Amiodaron
                       + Hydralazin
                       + Lachgas
                       + Disulfiram
                       + Phenytoin
                       + Isoniazid
                       + Cisplatin
                       + Vincristin
   Industriestoffe
   Insektizide
   Schwermetalle

Angeborene periphere Neuropathien
   Atrophie der Peroneusmuskulatur (Charcot-Marie-Tooth-Syndrom)
   Refsum-Krankheit
   Möbius-Syndrom

Tab. 17.7: Fragen zur Bestimmung der Ätiologie einer peripheren Neuropathie

1. Besteht eine Störung im Sinne einer Mono-Neuropathie oder sind mehrere Nerven betroffen (asymmetrische Einbeziehung von mehr als einem Nerv)? Falls ja, so liegt ätiologisch wahrscheinlich eine lokale Einengung, Kompression, Überdehnung oder eine Ischämie zugrunde.
2. Besteht eine Störung im Sinne einer symmetrischen Polyneuropathie? Falls ja, liegt ätiologisch wahrscheinlich eine metabolische, systemische oder toxische Genese zugrunde (siehe Tab. 17.6).
3. Betrifft die Neuropathie primär die Motorik (akute idiopathische Polyneuritis, Porphyrie)?
4. Betrifft die Neuropathie primär die Sensibilität/Sensorik (Vitaminmangel)?
5. Existiert eine Familienanamnese bezüglich der Neuropathie (siehe Tab. 17.6)?

17.4.26 Postoperative Neuropathie

Die Verletzung peripherer Nerven mit nachfolgender Neuropathie stellt eine bedeutende Ursache anästhesiebezogener Schadensersatzansprüche dar [96]. Die Verletzung des Plexus brachialis, vor allem des Nervus ulnaris, kommt häufig nach einer medianen Sternotomie im kardiopulmonalen Bypass vor [96–101]. Bei der medianen Sternotomie kann die Verletzung des Plexus brachialis auf einer gebrochenen ersten Rippe, die in den Plexus eindringt, beruhen. Dies ist insbesondere dann zu befürchten, wenn das Sternum weit gespreizt wird [99]. Eine periphere Neuropathie nach einer Operation im kardiopulmonalen Bypass kann nicht mit der Präparation der Arteria mammaria interna oder einem Jugularis-interna-Katheter in Zusammenhang gebracht werden [99, 100]. Die Häufigkeit einer perioperativen Verletzung des Plexus brachialis bei Patienten, die sich nicht-kardiochirurgischen Eingriffen in Allgemeinanästhesie unterzogen haben, wird auf 0,02% geschätzt [97]. Die übliche Erklärung bei Auftreten einer postoperativen Neuropathie ist eine lagerungsbedingte Kompression oder Zerrung der/des betroffenen Nerven [97]. Durch eine richtige Lagerung und Polsterung während Narkose und Operation kann das Risiko einer peripheren Nervenverletzung vermindert werden. Trotzdem gibt es zwingende Hinweise darauf, daß postoperativ auftretende Nervenverletzungen im Bereich der oberen Extremität auch trotz entsprechender Polsterung und unabhängig von der Armlagerung während der Operation (abduziert oder an die Seite angelagert, proniert oder supiniert) auftreten können [96–101] (siehe Abschnitt: Ulnarislähmung bzw. Neuropathie des Plexus brachialis).

17.4.27 Idiopathische Fazialisparese

Die idiopathische Fazialisparese (Bell-Lähmung) ist dadurch gekennzeichnet, daß es plötzlich zu einer Muskelschwäche oder Lähmung sämtlicher Gesichtsmuskeln kommt, die vom Nervus facialis innerviert werden. Der Beginn der Erkrankung wird oft nach dem morgendlichen Aufstehen und beim Blick in den Spiegel bemerkt. Weitere Symptome können ein Geschmacksverlust in den vorderen zwei Dritteln der Zunge, eine Hyperakusis und eine verminderte Speichel- und Tränensekretion sein. Die Sensibilität der Haut ist normal, denn der Nervus facialis ist ein motorischer Nerv. Als Ursache der idiopathischen Fazialisparese wird eine Entzündung oder ein Ödem des Nervus facialis, meist in seinem knöchernen Kanal im Bereich des Os temporale, angenommen. Ursache könnte auch eine viral bedingte Entzündung (vielleicht durch das Herpessimplex-Virus) sein. Dem Beginn dieser Neuropathie gehen oft virale Prodromalsymptome voraus.

Normalerweise kommt es innerhalb von 12 Wochen zu einer spontanen Erholung. Falls sich diese Erkrankung nicht innerhalb von 16 bis 20 Wochen zurückbildet, handelt es sich wahrscheinlich nicht um eine idiopathische Fazialisparese. Prednison (1 mg/kg/Tag oral, für 5–10 Tage) kann in Abhängigkeit vom Grad der Fazialisparese die Schmerzen dramatisch mildern und die Zahl derjenigen Patienten vermindern, die eine vollständige Denervierung des Nervus facialis ausbilden. Das Auge sollte mit einer Augenklappe versehen werden, um die Hornhaut zu schützen. Falls die idiopathische Fazialisparese bestehenbleibt – z.B. in schweren Fällen oder bei einer Fazialisparese aufgrund eines Traumas – kann eine operative Dekompression des Nervus facialis notwendig werden. Eine traumatische Schädigung des Nervus facialis kann durch eine Zerrung bedingt sein, wenn z.B. bei einem bewußtlosen Patienten zum Offenhalten der Atemwege sehr stark am Kieferwinkel gezerrt wird [102]. Die fieberhafte Uveitis und Parotitis (Heerfordt-Syndrom) ist eine Variante der Sarkoidose, die durch eine bilaterale anteriore Uveitis, Parotitis, leichtes Fieber und eine bei 50 bis 70% der Patienten auftretende Fazialislähmung gekennzeichnet ist. Eine in der postoperativen Phase zusammen mit einer fieberhaften Uveitis und Parotitis auftretende Fazialisparese kann fälschlicherweise einer mechanischen Kompression während der Allgemeinanästhesie zugeschrieben werden [103].

Es wurde auch eine Fazialisparese nach Anlage eines periduralen Blut-Patches zur Therapie eines postspinalen Kopfschmerzes beschrieben [104]. Ein plötzlicher Anstieg des intrakraniellen Druckes durch den Blut-Patch wird hierbei angeschuldigt, eine vorübergehende Unterbrechung der Blutzufuhr zum Nervus facialis verursacht zu haben.

17.4.28 Trigeminusneuralgie

Die Trigeminusneuralgie (Tic doloreux) ist durch plötzliche Attacken eines kurzen, aber starken unilateralen Gesichtsschmerzes gekennzeichnet. Dieser wird durch lokale sensible Stimuli an der betreffenden Gesichtsseite ausgelöst [105]. Normalerweise sind der zweite und dritte Ast des Nervus trigeminus betroffen. Die Trigeminusneuralgie tritt meist nach dem 50. Lebensjahr auf. Wenn diese Neuralgie vor dem 50. Lebensjahr auftritt, sollte an eine multiple Sklerose gedacht werden. Etwa 2% der Patienten mit einer multiplen Sklerose haben eine Trigeminusneuralgie. Bei einer Trigeminusneuralgie zeigt der histologische Befund eine Degeneration oder das Fehlen der Myelinscheiden entlang des Nervus trigeminus. Die Ursachen dieser Veränderungen sind unbekannt. Als Mechanismen werden virale Infektionen und eine Kompression des Nerven durch Gefäße angeschuldigt.

Therapie

Therapeutisch wird bei der Trigeminusneuralgie ein Antikonvulsivum (z.B. Carbamazepin) verabreicht. Der Einsatz eines solchen Medikamentes beruht darauf, daß die für die Trigeminusneuralgie plötzlich auftretenden Schmerzattacken Ähnlichkeiten zu den paroxysmalen neuronalen Entladungen einer Epilepsie aufweisen. Operativ können eine selektive Thermokoagulation der Trigeminusfasern, eine Durchtrennung der sensorischen Trigeminuswurzel oder eine mikrochirurgische Dekompression dieses Nerven durchgeführt werden.

Narkoseführung

Bei der Narkoseführung von Patienten, die als Nebenbefund eine Trigeminusneuralgie haben, müssen keine Besonderheiten beachtet werden. Bei Patienten, die sich allerdings einer operativen Therapie der Trigeminusneuralgie unterziehen, kann es während der Thermokoagulation der Nervenfasern zu enormen und unter Umständen lebensbedrohlichen Blutdruckanstiegen kommen, die eine Therapie mit Nitroprussid notwendig machen [105]. Bei der Auswahl der Anästhetika, besonders wenn Enfluran oder Halothan eingesetzt wird, sollte daran gedacht werden, daß eine vorherige antikonvulsive Therapie eventuell Auswirkungen auf die hepatische mikrosomale Enzymaktivität haben kann. Außerdem kann Carbamazepin die Leberfunktion beeinflussen sowie eine Leukopenie und Thrombozytopenie verursachen. Deshalb ist es bei Patienten wichtig, die unter dieser Medikation stehen, präoperativ diese Parameter zu kontrollieren.

17.4.29 Glossopharyngeusneuralgie

Eine Glossopharyngeusneuralgie ist dadurch charakterisiert, daß es zu plötzlichen intensiven Schmerzattacken in Rachen, Hals, Zunge und Ohr kommt. Schlucken, Kauen, Husten oder Sprechen können diese Schmerzattacken auslösen. Bei dieser Neuralgieform kann es außerdem zu schweren Bradykardien und Synkopen kommen. Dies ist vermutlich durch eine Stimulation des Vaguskernes bedingt. Bei einigen Patienten kann es zu einer Hypotension und aufgrund einer zerebralen Ischämie zu Krampfanfällen oder sogar zu einem Herzstillstand kommen.

Diagnose

Die Glossopharyngeusneuralgie tritt normalerweise idiopathisch auf. Sie wurde jedoch auch schon bei Patienten beschrieben, die im Kleinhirnbrückenwinkel Gefäßanomalien oder Tumoren haben, oder die eine okklusive Erkrankung der Arteriae vertebrales und der Karotiden oder eine Arachnoiditis aufweisen oder bei Patienten, die vom Pharynx, Larynx und den Tonsillen ausgehende extrakranielle Tumoren entwickeln. Die Diagnose einer Glossopharyngeusneuralgie wird erhärtet, falls es im Versorgungsbereich des Nervus glossopharyngeus zu Schmerzen kommt und falls im Oropharynxbereich eine Stelle besteht, deren Stimulation zu den typischen Symptomen führt oder eine Lokalanästhesie des entsprechenden Oropharynxbereiches zu einer Schmerzerleichterung führt.

Falls keine Schmerzattacken auftreten, können die kardialen Symptome einer Glossopharyngeusneuralgie mit einem Sick-Sinus-Syndrom oder einem Karotissinus-Syndrom verwechselt werden. Ein Sick-Sinus-Syndrom kann dadurch ausgeschlossen werden, daß die hierfür typischen EKG-Veränderungen fehlen. Kommt es nach einer Massage des Karotissinus zu keinen kardialen Symptomen, kann das Vorliegen eines überempfindlichen Karotissinus ebenfalls ausgeschlossen werden. Eine Blockade des Nervus glossopharyngeus ist sinnvoll, um eine Glossopharyngeusneuralgie von einer atypischen Trigeminusneuralgie zu unterscheiden. Mit Hilfe eines solchen Blocks kann eine Glossopharyngeusneuralgie allerdings nicht von einem Karotissinus-Syndrom unterschieden werden, denn bei beiden Syndromen verlaufen die afferenten Bahnen über den Nervus glossopharyngeus. Durch eine entsprechende Lokalanästhesie des Oropharynx können die Rezeptoren in der für die Glossopharyngeusneuralgie verantwortlichen Triggerzone blockiert werden. Damit ist eine Unterscheidung von einem Karotissinus-Syndrom möglich.

Therapie

Eine Glossopharyngeusneuralgie mit gleichzeitigen kardialen Symptomen sollte aggressiv therapiert werden, denn hierbei können plötzliche Todesfälle auftreten. Kardiovaskuläre Symptome werden mit Atropin, Isoproterenol und/oder einem künstlichen Herzschrittmacher therapiert. Die im Rahmen dieses Syndroms auftretenden Schmerzen werden durch eine Dauertherapie mit Antikonvulsiva (z.B. Phenytoin oder Carbamazepin) therapiert. Durch eine Lokalanästhesie der pharyngealen oder oralen Schleimhaut oder durch eine Blockade des Nervus glossopharyngeus können die Schmerzen effektiv beseitigt werden, jedoch nur so lange, wie die Wirkung des Lokalanästhetikums anhält. Durch eine intrakranielle Durchtrennung des Nervus glossopharyngeus sowie der beiden kranialen Wurzeln des Nervus vagus können die kardiovaskulären Symptome verhindert und eine Schmerzerleichterung erzielt werden. Obwohl es nach wiederholten Blockaden des Nervus glossopharyngeus auch zu einer permanenten Schmerzerleichterung kommen kann, ist diese Neuralgieform bedrohlich genug, um bei den Patienten, die auf eine medikamentöse Therapie nicht ansprechen, eine intrakranielle Durchtrennung des Nerven zu rechtfertigen.

Narkoseführung

Bei der präoperativen Beurteilung müssen das intravasale Flüssigkeitsvolumen und die kardiale Situation beurteilt werden [106]. Es kann ein ausgeprägtes intravasales Flüssigkeitsdefizit bestehen, da diese Patienten eine orale Nahrungsaufnahme und eine damit verbundene pharyngeale Stimulation vermeiden, um keine schmerzvollen Attacken auszulösen. Auch Sabbern und Speichelverlust können zu einem intravasalen Flüssigkeitsmangel beitragen. Sind in der Anamnese eine Synkope oder Bradykardien und eine Neuralgie bekannt, muß diskutiert werden, ob vor Narkoseeinleitung entweder ein nicht-invasiver transkutaner Schrittmacher oder prophylaktisch ein transvenöser Schrittmacher gelegt werden soll. Eine kontinuierliche EKG-Überwachung und eine blutige arterielle Druckmessung müssen durchgeführt werden. Eine Lokalanästhesie des Oropharynx mit Lidocain ist sinnvoll, damit während der direkten Laryngoskopie und der endotrachealen Intubation keine Bradykardie oder Hypotension ausgelöst werden kann. Zusätzlich wird unmittelbar vor der Laryngoskopie eine intravenöse Verabreichung von Atropin oder Glykopyrrolat empfohlen [106].

Bei operativen Manipulationen und bei der intrakraniellen Durchtrennung von Nervenwurzeln sollte der Anästhesist auf kardiovaskuläre Veränderungen gefaßt sein. Es kommt z.B. während Manipulationen am Nervus vagus häufig zu Bradykardie und Hypotension. Ein Anticholinergikum muß sofort griffbereit sein, um diese vagusvermittelten Reaktionen therapieren zu können. Nach Durchtrennung des Nervus glossopharyngeus und der beiden oberen Wurzeln des Nervus vagus können Hypertension, Tachykardie und ventrikuläre Extrasystolen auftreten. Dies kann dadurch bedingt sein, daß der sensorische Input aus dem Karotissinus plötzlich wegfällt. Der Blutdruckanstieg ist normalerweise nur vorübergehend, kann jedoch bei einigen Patienten bis in die postoperative Phase bestehenbleiben. Eine persistierende Hypertension ist durch eine erhöhte Sympathikusaktivität bedingt. Hydralazin hat sich zur Therapie dieser postoperativen Hypertonie bewährt. Die Erfahrungen sind jedoch zu begrenzt, als daß spezifische Anästhetika oder spezielle Muskelrelaxantien empfohlen werden können. Bei diesen Patienten konnten Thiopental, Lachgas, Halothan, Succinylcholin und Pancuronium verabreicht werden, ohne daß nachteilige oder ungewöhnliche Reaktionen aufgetreten wären [106]. Falls es nach der Extubation zu einer Verlegung der Atemwege kommt, muß daran gedacht werden, daß es vielleicht aufgrund der Durchtrennung des Nervus vagus zu einer Stimmbandlähmung gekommen ist.

17.4.30 Vestibularisneuronitis

Eine Vestibularisneuronitis äußert sich in Schwindel, Erbrechen und Gehstörungen. Es wird angenommen, daß diese Symptome durch eine Irritation des Vestibularisanteiles des 8. Hirnnervs bedingt sind. Dadurch, daß kein Hörverlust besteht, kann die Vestibularisneuronitis von einem endolymphatischen Hydrops (Ménière-Krankheit) unterschieden werden. Die Vestibularisneuronitis ist eine gutartige Erkrankung; eine spezielle Therapie ist nicht erforderlich.

17.4.31 Karzinombedingte Neuropathie von Hirnnerven

Eine Hirnnervenlähmung kann durch eine Kompression oder Infiltration z.B. im Rahmen einer Leukämie oder eines Lymphoms auftreten. Metastasen eines Mamma-oder Lungenkarzinoms können den Trigeminusnerv infiltrieren und eine Taubheit im Bereich des Kinns oder der Wange verursachen. Eine Tumorinfiltration des Nervus hypoglossus kann zu einer Atrophie der Zungenmuskulatur führen.

17.4.32 Möbius-Syndrom

Bei dem Möbius-Syndrom handelt es sich um eine seltene kongenitale Dysplasie von Hirnnerven. Der spinale Anteil des Nervus accessorius und der Nervus facialis sind am häufigsten betroffen. Es tritt ein Strabismus convergens oder eine partielle Gesichtslähmung auf. Gelegentlich sind auch andere Hirnnerven betroffen, was sich dann mit Schwierigkeiten beim Kauen, Schlucken und Husten bemerkbar macht. Oft kommt es dabei zu Aspirationen und wiederholten Pneumonien.

17.4.33 Karpaltunnel-Syndrom

Die häufigste Form einer kompressionsbedingten Neuropathie ist das Karpaltunnel-Syndrom. Dabei wird der Nervus medianus komprimiert und möglicherweise unzureichend durchblutet. Die Kompression findet in dem engen Raum zwischen den Karpalknochen und dem Ligamentum carpi transversum am Handgelenk statt. Zu den Symptomen gehören Schmerzen und Parästhesien in Daumen, Zeige- und Mittelfinger. Häufig verschlimmern sich diese Symptome bei Nacht. Zu den neurologischen Symptomen gehört auch ein Sensibilitätsverlust im Versorgungsbereich des Nervus medianus (Abb. 17.18) [107] sowie eine Schwäche als auch Atrophie des Musculus abductor pollicis brevis (Muskelatrophie des Daumenballens). Unter dem Tinel-Homann-Zeichen wird eine Schmerzprovokation durch Klopfen auf den Nervus medianus im Bereich des Handgelenkes verstanden.

Ein Karpaltunnel-Syndrom tritt meist bei 30- bis 50jährigen Frauen oder im Rahmen einer Schwangerschaft auf. Eine erhöhte Inzidenz besteht bei Patienten mit Akromegalie, Hypothyreose, Plasmozytom oder Amyloidose. Nicht selten kommt es zu einem bilateralen Karpaltunnel-Syndrom. Dieses Syndrom kann dadurch diagnostiziert werden, daß eine Reizleitungsverzögerung des Nervus medianus im Bereich des Handgelenkes nachgewiesen wird. Falls konservative Maßnahmen wie Immobilisation und eine lokale Injektion von Kortikosteroiden unwirksam sind, wird eine operative Dekompression empfohlen.

17.4.34 Ulnarislähmung

Der Nervus ulnaris ist im Sulcus ulnaris im Ellenbogenbereich anfällig für Verletzungen und externe Kompressionen. Schwere oder rezidivierende Verletzungen können zu einer lokalen Fibrose oder Kompression des Nervus ulnaris führen. Dies äußert sich in einer Schwäche, Atrophie und einem Sensibilitätsverlust in dem vom Nervus ulnaris versorgten Handbereich (Abb. 17.18) [107]. Mittels Untersuchung der Reizleitungsgeschwindigkeit kann eine lokalisierte Leitungsverzögerung im Bereich des Ellenbogens nachgewiesen werden. Unter Umständen kann eine operative Verlegung des Nervus ulnaris in die Fossa antecubitalis notwendig werden.

Die Verletzung des Nervus ulnaris stellt die häufigste postoperative periphere Neuropathie dar. Die Ätiologie ist oft nicht klar (siehe Abschnitt: Postoperative Neuropathie) [96–101]. Symptome einer Ulnarislähmung, die zuvor kaum ausgeprägt waren oder vom Patienten gar nicht bemerkt wurden, können in der postoperativen Phase offensichtlich und behindernd werden. Außerdem kann diese Neuropathie auch spontan ohne Beziehung zu Narkose und Operation auftreten. Bei manchen Patienten manifestiert sich die postoperative Ulnaris-Neuropathie erst nach 2 bis 30 Tagen [96]. Dieses verzögerte Auftreten legt nahe, daß einige Ulnaris-Neuropathien wohl eher postoperativ entstehen als während Narkose und Operation. Elektromyographische Untersuchungen sind bei allen Patienten

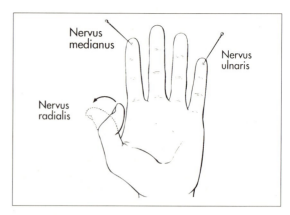

Abb. 17.18: Schematische Darstellung, wie eine periphere Nervenverletzung an den oberen Extremitäten schnell festgestellt werden kann. Eine Verletzung des Nervus musculocutaneus führt dazu, daß der Musculus bizeps nicht mehr kontrahiert und damit der Unterarm nicht mehr angewinkelt werden kann. Eine Verletzung des Nervus axillaris führt dazu, daß der Musculus deltoideus nicht mehr kontrahiert, also im Schultergelenk nicht mehr abduziert werden kann.
(Aus: McAlpine FS, Seckel BR. Complications of positioning. The peripheral nervous system. In: Martin JT, ed. Positioning in Anesthesia and Surgery. Philadelphia. WB Saunders 1987; 303–328; mit freundlicher Genehmigung.)

indiziert, die ein sensibles oder motorisches Defizit aufweisen. In den Fällen, in denen der Nervus ulnaris bei einer Operation geschädigt wurde, werden sich die spontanen Denervierungspotentiale erst 3 Wochen nach dem Ereignis zeigen, und sie werden sich auf den neuromuskulären Bereich des Nervus ulnaris beschränken. Wenn die spontanen Denervierungspotentiale früher auftreten, kann davon ausgegangen werden, daß die Sensibilitätsstörung oder die Muskelschwäche schon vorher bestand und nicht auf eine Verletzung bei der Operation zurückzuführen ist. Die Elektromyographie kann auch sinnvoll für die Verlaufsüberwachung eingesetzt werden.

Daß perioperative Ulnarisverletzungen bei Männern häufiger auftreten, ist vielleicht durch eine anatomische Prädisposition (die Tiefe des Sulcus ulnaris am Ellenbogen) und den männlichen Habitus bedingt. Der Nervus ulnaris ist für eine externe Kompression im Sulcus ulnaris bei vollständiger Beugung des Ellenbogens und/oder bei Pronation der Hand sind besonders empfindlich (Abb. 17.19) [99]. So werden auch bei routinemäßiger Anwendung präventiver Maßnahmen (Polsterung des Ellenbogens, Unterarm in Supination, Vermeidung längerdauernder Beugung im Ellenbogen, nicht zu straffes Anbringen der Blutdruckmanschette) einige Patienten, die eine subklinische Einengung des Sulcus ulnaris aufweisen, nach einer Operation eine entsprechende Symptomatik zeigen [98]. Ein Patient, der eine postoperative Ulnaris-Neuropathie entwickelt, wird stets eine abnorme Nervenleitgeschwindigkeit in beiden Armen aufweisen [97]. Diese Beobachtung legt nahe, daß häufig – wenn nicht sogar

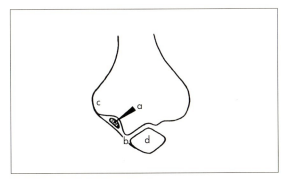

Abb. 17.19: Schematische Darstellung der Beziehung zwischen Nervus ulnaris (a), dem Ligamentum arcuatum (b), das vom medialen Epicondylus des Humerus (c) zum Olecranon (d) am Ellenbogen zieht und das Dach des Sulcus ulnaris bildet. Eine Pronation des Unterarmes dreht den Sulcus ulnaris so, daß beide – medialer Epicondylus und Olecranon – eine gerade Fläche bilden und damit die Möglichkeit der Ulnariskompression erhöht ist. Ähnlich verursacht die Beugung im Ellenbogen eine Anspannung des Ligamentum arcuatum, und damit verringert sich der Platz im Sulcus ulnaris. (Aus: Wadsworth TG.: The cubital tunnel and the external compression syndrome. Anesth. Analg. 1974; 53: 303–308; mit freundlicher Genehmigung.)

immer – bereits vorher eine Läsion des Nervus ulnaris besteht. Trotzdem kann das unerwartete Auftreten in der postoperativen Phase fälschlicherweise auf eine neue Störung hindeuten.

17.4.35 Neuropathie des Plexus brachialis

Kommt es nach einer Virus-Infektion zu einer Schwäche in einem oder beiden Armen, kann dies den Anfang einer Neuropathie des Plexus brachialis darstellen. Anfangs beschreiben die Patienten Schmerzen im Bereich der Schulter, die auch in den Oberarm ausstrahlen. Die Schmerzen verschwinden nach einigen Tagen, dann tritt jedoch eine Schwäche oder eine Lähmung auf. Meist sind die Muskeln des Schultergürtels, insbesondere der Musculus deltoideus, betroffen. Sensibilitätsverluste sind normalerweise nicht stark ausgeprägt. Es gibt keine spezifische Therapie und es kann von einer vollständigen Rückbildung ausgegangen werden, obwohl dies 1 bis 2 Jahre dauern kann. Anhand von Nervenleitgeschwindigkeitsuntersuchungen kann die Diagnose bestätigt und eine unnötige Myelographie vermieden werden.

Der Plexus brachialis ist auch besonders durch ein Trauma während thoraxchirurgischer Eingriffe gefährdet. Dies liegt an seinem langen oberflächlichen Verlauf in der Axilla zwischen zwei Fixationspunkten: den Wirbeln oben und der axillären Faszie unten (siehe Abschnitt: Neuropathien). Die Zerrung stellt den Hauptmechanismus für einen perioperativ auftretenden Schaden des Plexus brachialis dar, die Kompression spielt eine untergeordnete Rolle.

17.4.36 Radialisparese

Eine Radialisparese aufgrund einer Kompression des Nervus radialis äußert sich in einer Fallhand und einer Lähmung der Fingerstreckmuskeln (Abb. 17.18) [107]. Die mechanischen Auswirkungen der Drücke, die am distalen Ende einer aufblasbaren automatischen Blutdruckmanschette auftreten, mögen eine seltene Ursache für eine Verletzung des Nervus radialis darstellen [108]. Eine höhere Plazierung der Blutdruckmanschette am Arm – weg vom Ellenbogen und damit der Stelle, wo der Nerv seinen oberflächlichsten Verlauf hat – kann die Wahrscheinlichkeit des Auftretens dieses seltenen Verletzungstyps möglicherweise verringern.

17.4.37 Thoracicus-longus-Lähmung

Für eine Thoracicus-longus-Lähmung sind eine Lähmung des Musculus serratus anterior und «flügelförmig abstehende» Schulterblätter (Scapulae alatae) typisch. Ein eventuelles Auftreten dieser Lähmung nach einer Entbindung oder einer Operation, die keinerlei Bezug zu der anatomischen Region des Nervs hatte, zeigt die diagnostischen Schwierigkeiten. Bei den Überlegungen hinsichtlich der Ätiologie einer postoperativ aufgetretenen Lähmung des Nervus thoracicus longus muß auch bedacht werden, daß neben einer vermeidbaren Verletzung während der Narkose gleichzeitig eine infektionsbedingte Neuropathie möglich sein kann [109].

17.4.38 Meralgia parästhetica

Wird der Nervus cutaneus femoris lateralis in dem Bereich, wo er unter dem Ligamentum inguinale durchtritt, komprimiert, so kann dies zu brennenden Schmerzen im anterolateralen Bereich des Oberschenkels führen. In dem betroffenen Areal bestehen eine Hypalgesie und eine Hypästhesie. Eine Adipositas sowie Hüftbänder können mit zu diesem Symptom beitragen. Durch Gewichtsabnahme, Beseitigung eines durch die Kleidung bedingten mechanischen Druckes sowie durch eine Blockade des Nervus cutaneus femoris lateralis mit einem Lokalanästhetikum können die Schmerzen gebessert werden.

17.4.39 Femoralis-Neuropathie

Für eine Funktionsstörung des Nervus femoralis sind sensible Ausfallserscheinungen im anterioren Bereich des Oberschenkels und eine Muskelschwäche, insbesondere des Musculus quadriceps femoris (Schwierigkeiten beim Treppensteigen), typisch. Eine verminderte oder fehlende Kniestreckung ist das zuverlässigste objektive Zeichen für eine Femoralis-Neuropathie. Bei den meisten Patienten, die

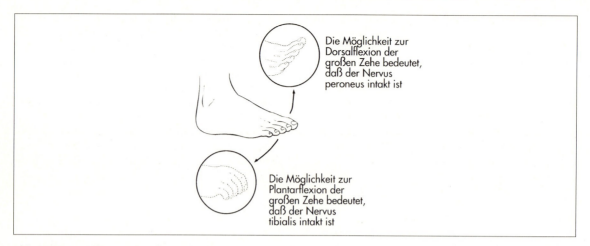

Abb. 17.20: Dorsalflexion der großen Zehe – Nervus peroneus intakt.
Plantarflexion der großen Zehe – Nervus tibialis intakt.
Schematische Darstellung, wie eine periphere Nervenverletzung an den unteren Extremitäten schnell festgestellt werden kann. Eine Verletzung des Nervus femoralis führt dazu, daß der Musculus quadrizeps femoris nicht mehr kontrahiert werden kann.
(Aus: McAlpine FS, Seckel BR. Complication of positioning. The peripheral nervous system. In: Martin JT, ed. Positioning in Anesthesia and Surgery. Philadelphia WB Saunders 1987; 303–328; mit freundlicher Genehmigung.)

eine Femoralis-Neuropathie entwickeln, besteht ein Diabetes mellitus [110]. Die für die Steinschnittlage (z.B. bei einer vaginalen Hysterektomie) benötigte Hüftbeugung sowie Druck auf den Musculus psoas major durch chirurgische Haken (z.B. bei der abdominellen Hysterektomie) werden mit der Femoralis-Neuropathie in Zusammenhang gebracht [110].

17.4.40 Peronaeuslähmung

Eine Peronaeuslähmung ist meist durch eine Kompression des Nervus peronaeus communis im Bereich des Fibulaköpfchens bedingt. Unsachgemäße Lagerung in der Steinschnittlage oder eine längerfristige Lagerung mit überkreuzten Beinen kann für diese Nervenschädigung verantwortlich sein. Es kommt zu einem Fallfuß und zu einem Sensibilitätsverlust auf der Dorsalseite des Fußes (Abb. 17.20) [107].

Fabella-Syndrom

Eine Peronaeuslähmung kann auch durch eine Kompression des Nervus peronaeus communis aufgrund eines kleinen Sesambeines (Fabella) bedingt sein, das in den sehnigen Anteil des Musculus gastrocnemius eingebettet ist [111]. Dieser Knochen findet sich bei etwa 12% der Menschen. Als mögliche Ursache einer Peronaeuslähmung sollte ein Fabella-Syndrom in Betracht gezogen werden, insbesondere wenn die Peronaeuslähmung nach langen Operationen in Rückenlage auftritt und direkt oberhalb des Knies ein Beingurt angelegt war. Bei einem Fabella-Syndrom kommt es außer zu Muskelschwäche und Sensibilitätsstörungen im Bereich der Fabella auch zu einer lokalen Empfindlichkeit und zu umschriebenen Schmerzen. Diese Symptome verstärken sich beim Durchstrecken des Knies.

17.4.41 Alkoholbedingte Neuropathie

Eine im Rahmen eines chronischen Alkoholismus auftretende Polyneuropathie ist fast immer mit einer Mangelernährung verbunden. Vermutlich spielt ein Vitaminmangel eine wichtige Rolle bei der Entstehung der Alkoholneuropathie. Die Symptome beginnen charakteristischerweise in den unteren Extremitäten, es kommt zu Schmerzen und Taubheit in den Füßen. Frühsymptome sind eine Schwäche und Schmerzhaftigkeit der Fußmuskeln, fehlende Achillessehnenreflexe und eine strumpfförmige Hypalgesie. Durch eine entsprechende Ernährung, Alkoholabstinenz und eine Multivitamintherapie kann eine langsame Besserung der Neuropathie erwartet werden.

17.4.42 Vitamin-B_{12}-Mangel

Die neurologischen Erstsymptome eines Vitamin-B_{12}-Mangels ähneln den Symptomen, die typischerweise mit einer Alkoholneuropathie einhergehen. Typisch sind Parästhesien in den Beinen, sockenförmige Sensibilitätsverluste und fehlende Achillessehnenreflexe. Ähnliche neurologische Befunde wurden bei Zahnärzten berichtet, die einer chronischen Lachgasexposition ausgesetzt waren [112]. Von Lachgas ist bekannt, daß es verschiedene Vitamin-B_{12}-abhängige Enzyme inaktiviert. Hierdurch könnte es zu einem Mangel dieses essentiellen Vitamins kommen (siehe Kapitel 29).

17.4.43 Diabetes mellitus

Es wird geschätzt, daß mehr als 1 Million Amerikaner an einer diabetischen peripheren Neuropathie leiden, die ihre größte Inzidenz bei Patienten mit einem lang bestehenden Diabetes zeigt. Eine konsequente Kontrolle des Blutzuckers scheint die Entwicklung einer Neuropathie nicht zu beeinflussen. Die elektromyographische Untersuchung kann Hinweise auf eine Denervierung geben. Die Nervenleitgeschwindigkeit ist meist vermindert.

Die verbreitetste Neuropathieform zeigt einen distalen, symmetrischen und vorzugsweise sensiblen Funktionsverlust. Die Hauptsymptome bestehen in unangenehmem Kribbeln, Taubheit, Brennen und Schmerzen in den unteren Extremitäten, Muskelschwäche und distalem Sensibilitätsverlust. Die Beschwerden treten vor allem in der Nacht auf und bilden sich oft beim Gehen wieder zurück. Die Symptome zeigen oft einen fortschreitenden Charakter und können sich auf die oberen Extremitäten ausbreiten. Funktionsstörungen des autonomen Nervensystems treten häufig als Impotenz, Harnverhalt und lagerungsabhängige Hypotension in Erscheinung.

Typisch für eine diabetische Neuropathie ist die schnelle Entwicklung von Schmerzen und Muskelschwäche, die auf einen oder zwei Beinnerven (meistens den Nervus femoralis und Nervus ischiadicus) beschränkt sind. Die Neuropathie kann erst ein Bein und dann das andere betreffen. Eventuell kann eine isoliert auftretende Ischiadicus-Neuropathie zur Diagnose eines Bandscheibenvorfalles führen. Bei einer diabetischen Ischiadicus-Neuropathie treten keine Schmerzen auf, wenn das gestreckte Bein angehoben wird. Anhand dieses Befundes kann diese Polyneuropathie von einem lumbalen Bandscheibenvorfall unterschieden werden. Normalerweise kommt es bei dieser peripheren Neuropathie zu einer spontanen und vollständigen Erholung. Wie schnell sich allerdings die Nervenfunktion erholt, ist nicht vorauszusehen.

17.4.44 Hypothyreose

Eine distal lokalisierte sensible Neuropathie kann eines der ersten Anzeichen eines Myxödems sein. Typisch sind eine verzögerte Muskelerschlaffung nach Auslösen von Sehnenreflexen, insbesondere des Achillessehnenreflexes.

17.4.45 Urämie

Bei Patienten mit einer chronischen Niereninsuffizienz kommt es in den Extremitäten oft zu einer distalen Polyneuropathie mit sensiblen und motorischen Komponenten. Diese Symptome sind meistens in den Beinen stärker ausgeprägt als in den Armen. Die axonale Degeneration und die segmentale Demyelinisation sind vermutlich durch metabolische Störungen bedingt. Eine eintretende Verlangsamung der Reizleitungsgeschwindigkeit scheint mit erhöhten Plasmakonzentrationen von Parathormon und Myoinositol (einem Bestandteil des Myelins) vergesellschaftet zu sein. Innerhalb weniger Tage nach einer Nierentransplantation kommt es oft zu einer Verbesserung der Nervenleitgeschwindigkeit. Eine Hämodialyse scheint dagegen nicht so effektiv zu sein, was die Verbesserung der Polyneuropathie betrifft.

17.4.46 Porphyrie

Eine im Rahmen einer Porphyrie auftretende Neuropathie zeichnet sich durch den bevorzugten Befall motorischer Nerven aus. Auch Hirnnerven und Atemmuskulatur können von diesem neuropathischen Prozeß befallen sein.

17.4.47 Karzinome

Bei einer Vielzahl von Malignomen kann es zu peripheren sensiblen und/oder motorischen Neuropathien kommen. Dies ist insbesondere bei Lungen-, Ovarial- und Mammakarzinomen der Fall. Eine bei alten Patienten auftretende Polyneuropathie sollte immer an ein unbekanntes Karzinom denken lassen. Das pseudomyasthenische Syndrom (Lambert-Eaton-Syndrom) wird typischerweise bei Patienten mit einem Lungenkarzinom beobachtet. Bei diesem Syndrom liegt jedoch eher eine Störung im Bereich der neuromuskulären Endplatte und weniger im Bereich der Nerven vor.

17.4.48 Sarkoidose

Bei Patienten mit einer Sarkoidose findet sich oft eine Polyneuropathie. Eine einseitige oder beidseitige Fazialisparese kann dadurch bedingt sein, daß der Nervus facialis im Bereich der Ohrspeicheldrüse mitbetroffen ist.

17.4.49 Gefäßerkrankungen im Rahmen von Kollagenosen

Gefäßerkrankungen im Rahmen von Kollagenosen sind ebenfalls oft von peripheren Neuropathien begleitet. Die häufigsten Formen sind hierbei systemischer Lupus erythematodes, Polyarteriitis nodosa, primär chronische Polyarthritis und Sklerodermie. Bestehen mehrere Mononeuropathien, ist eine Vaskulitis im Bereich der Nervenstämme zu vermuten, und es sollte nach Gefäßerkrankungen im Rahmen einer Kollagenose gesucht werden.

17.4.50 Akute idiopathische Polyneuritis

Die akute idiopathische Polyneuritis (Guillain-Barré-Syndrom) ist dadurch charakterisiert, daß es plötzlich zu einer Muskelschwäche oder -lähmung kommt. Diese Lähmung äußert sich typischerweise in den Beinen, breitet sich dann innerhalb weniger Tage nach kranial aus und betrifft dann auch die Muskeln der Arme, des Stammes und des Kopfes. Mit der nahezu vollständigen Ausrottung der Poliomyelitis ist dieses Syndrom zur häufigsten Ursache einer akuten generalisierten Lähmung geworden. Die jährliche Inzidenz beläuft sich auf 0,75 bis 2 Fälle pro 100.000 Einwohner [112]. Eine Mitbeteiligung der Hirnnervenkerne zeigt sich meistens in einer bilateralen Fazialisparese. Die gefährlichsten Symptome sind Schluckschwierigkeiten (aufgrund einer Schwäche der Pharyngealmuskulatur) sowie eine Beeinträchtigung der Atmung (aufgrund einer Parese der Interkostalmuskulatur). Da das Alpha-Motoneuron betroffen ist, handelt es sich um eine schlaffe Lähmung, und die entsprechenden Sehnenreflexe sind abgeschwächt. Sensibilitätsstörungen äußern sich in Parästhesien. Sie sind am stärksten in den distalen Extremitäten ausgeprägt und gehen normalerweise den Lähmungen voraus. Oft bestehen Kopf- und Rückenschmerzen, und die Muskulatur ist druckempfindlich.

Hervorstechendes Merkmal einer akuten idiopathischen Polyneuritis ist eine Funktionsstörung des vegetativen Nervensystems. Große Blutdruckschwankungen, plötzliches starkes Schwitzen, periphere Vasokonstriktion, Ruhetachykardie und Reizleitungsstörungen im EKG weisen auf Aktivitätsänderungen im vegetativen Nervensystem hin. Eine orthostatische Hypotension kann so stark ausgeprägt sein, daß es bereits durch ein Hochlegen des Kopfes auf ein Kissen zu einer Synkope kommt. Thromboembolien treten gehäuft auf. Plötzliche Todesfälle im Rahmen dieser Erkrankung sind meistens durch Störungen des vegetativen Nervensystems bedingt. Eine seltene Komplikation kann ein erhöhter intrakranieller Druck sein.

Eine spontane und komplette Rückbildung der akuten idiopathischen Polyneuritis kann innerhalb einiger Wochen auftreten, falls pathologisch-anatomisch vor allem eine segmentale Demyelinisierung zugrundeliegt. Bei Vorliegen einer axonalen Degeneration, die mittels Elektromyographie nachweisbar ist, dauert die Rückbildung länger und kann sich über mehrere Monate hinziehen. Möglicherweise bleibt eine dauerhafte Muskelschwäche zurück. Die Mortalität dieses Syndroms beträgt 3 bis 8% und beruht auf meist vermeidbaren Komplikationen wie Sepsis, ARDS (Adult respiratory distress syndrome), Lungenembolien oder in seltenen Fällen auf einem unerklärbaren Herzstillstand, der vielleicht mit der Funktionsstörung des autonomen Nervensystems zusammenhängt.

Tab. 17.8: Diagnostische Kriterien für eine akute idiopathische Polyneuritis

Merkmale, die für die Diagnosestellung notwendig sind
 progressive bilaterale Schwäche in Beinen und Armen
 Areflexie

Merkmale, die die Verdachtsdiagnose stark erhärten
 Verschlimmerung der Symptome über mehrere Tage
 symmetrische Symptomatik
 schwache sensible Symptomatik (Befall der Sensibilität zieht die Diagnose in Zweifel)
 Mitbeteiligung der Hirnnerven (insbesondere beidseitige Fazialislähmung)
 spontane Rückbildung, die 2–4 Wochen nach Beendigung der Progression beginnt
 Funktionsstörung des autonomen Nervensystems
 kein Fieber bei Krankheitsbeginn
 erhöhte Proteinkonzentration im Liquor cerebrospinalis

Diagnose

Die Diagnose einer akuten idiopathischen Polyneuritis kann anhand der typischen klinischen Symptome gestellt werden [112] (Tab. 17.8). Die Diagnose wird durch eine erhöhte Eiweißkonzentration im Liquor cerebrospinalis erhärtet. Die Zellzahl im Liquor cerebrospinalis bleibt jedoch normal. Die Theorie einer viralen Ätiologie wird dadurch unterstützt, daß diese Erkrankung bei etwa 50% der Patienten nach einem Infekt des Respirations- oder Gastrointestinaltraktes auftritt.

Therapie

Die Therapie einer akuten idiopathischen Polyneuritis ist hauptsächlich symptomatisch. Die Vitalkapazität sollte überwacht werden. Beträgt sie weniger als 15 ml/kg, ist eine maschinelle Unterstützung der Atmung zu diskutieren. Anhand der arteriellen Blutgase kann die Suffizienz der Atmung kontrolliert werden. Selbst wenn keine Ateminsuffizienz besteht, kann aufgrund einer Muskelschwäche im Bereich des Pharynx eine endotracheale Intubation notwendig werden. Dadurch ist ein Schutz vor Aspiration von Sekreten und Mageninhalt möglich. Aufgrund von Entgleisungen des vegetativen Nervensystems kann eine therapiebedürftige Hyper- oder Hypotension auftreten. Der Wert einer Kortikosteroidtherapie ist bei dieser Erkrankung nicht bewiesen. Eine Plasmapherese oder eine Infusion von Immunglobulin G kann von Vorteil sein.

Narkoseführung

Die Funktionsstörung des vegetativen Nervensystems und die Schädigung der Alpha-Motoneurone sind die zwei wichtigsten Dinge, die bei der Narkoseführung bei Patienten mit einer akuten idiopathischen Polyneuritis beachtet werden müssen. Kardiovaskuläre Kompensationsmechanismen können fehlen. Deshalb kann es bei Lagewechseln, Blutverlust oder intermittierender positiver Druckbeatmung zu einer schweren Hypotension kommen.

Andererseits können als Ausdruck einer Labilität des autonomen Nervensystems bei starken Stimulationen – wie z.B. der direkten Laryngoskopie – enorme Blutdruckanstiege auftreten. Aufgrund des nicht abschätzbaren Blutdruckverhaltens dürfte eine blutige arterielle Druckmessung sinnvoll sein. Falls zur Behandlung einer Hypotension keine Flüssigkeitszufuhr, sondern eine medikamentöse Therapie durchgeführt werden soll, muß beachtet werden, daß diese Patienten unter Umständen auf indirekt wirkende Vasokonstriktoren stärker reagieren.

Succinylcholin sollte nicht verabreicht werden, da bei einer Schädigung der Alpha-Motoneurone die Gefahr einer exzessiven Kaliumfreisetzung besteht [65]. Nicht-depolarisierende Muskelrelaxantien mit nur minimalen Kreislaufwirkungen scheinen besser geeignet zu sein als Pancuronium. Selbst wenn der Patient präoperativ spontan atmet, ist es wahrscheinlich, daß intraoperativ aufgrund der Anästhetikawirkungen eine maschinelle Beatmung notwendig wird. Vermutlich ist auch postoperativ für eine gewisse Zeit eine maschinelle Beatmung notwendig.

17.4.51 Atrophie der Peronaeusmuskulatur

Die Atrophie der Peronaeusmuskulatur (Charcot-Marie-Tooth-Syndrom) ist eine seltene degenerative Erkrankung des peripheren Nervensystems. Sie wird autosomal dominant vererbt. Das Hauptmerkmal dieser Erkrankung ist eine Atrophie der Peronaeusmuskulatur. Hohes Fußgewölbe und Klumpfüße sind häufig, auch ein Hohlfuß kann vorkommen. Diese Erkrankung beginnt typischerweise im zweiten Lebensjahrzehnt und stellt damit die häufigste Ursache chronischer peripherer Neuropathien im Kindesalter dar. Später kommt es in der distalen unteren Extremität zu einer leichten Sensibilitätsverminderung, unter Umständen können sich diese Symptome auch auf die oberen Extremitäten ausbreiten. Während einer Schwangerschaft kann sich diese Erkrankung verschlechtern. Selten besteht eine Arbeitsunfähigkeit. Die Patienten sterben normalerweise nicht an den Folgen dieser Erkrankung.

Narkoseführung

Bezüglich der Narkoseführung bei Patienten mit einer Atrophie der Peronaeusmuskulatur müssen die Reaktion auf Muskelrelaxantien und die eventuelle Entwicklung postoperativer Atmungsstörungen beachtet werden. Obwohl kaum Erfahrungen vorliegen, sind Succinylcholin und nicht-depolarisierende Muskelrelaxantien bei diesen Patienten ohne nachteilige Auswirkungen [113, 114]. Die Inzidenz einer malignen Hyperthermie oder postoperativer Lungenprobleme scheint nicht erhöht zu sein [113, 114]. Wegen der vorbestehenden neurologischen Störungen sollten Regionalanästhesieverfahren vermieden werden.

17.4.52 Refsum-Krankheit

Die Refsum-Krankheit betrifft mehrere Organsysteme und äußert sich in Polyneuropathie, Ichthyosis, Taubheit, Retinitis pigmentosa, Kardiomyopathie und zerebellärer Ataxie. Die für diese Erkrankung verantwortliche metabolische Störung besteht darin, daß die Fettsäure Phytansäure nicht mehr oxydiert werden kann und exzessiv angehäuft wird. Die Refsum-Krankheit wird autosomal-rezessiv vererbt.

17.5 Querschnittsyndrom

Unter Querschnittsyndrom wird eine Zerstörung des Rückenmarkes verstanden, die sich entweder als Lähmung der unteren Extremitäten (Paraplegie) oder aller Extremitäten (Tetraplegie) äußert. Eine Querschnittlähmung oberhalb von C_2 bis C_4 ist in der Regel nicht mit dem Leben vereinbar, da hierbei normalerweise auch die Innervation des Zwerchfelles ausfällt.

Die häufigste Ursache eines Querschnittsyndroms liegt in einem Trauma, das durch einen Verkehrsunfall oder einen Badeunfall verursacht wurde, bei dem es zur Dislokation einer Halswirbelfraktur kam. Es wird geschätzt, daß Verletzungen des zervikalen Rückenmarkes bei 1,5 bis 3% aller schwerverletzten Unfallopfer auftreten. Der Hals eines Unfallpatienten muß sofort immobilisiert werden, vorzugsweise mit einer Halskrawatte. Eine Halswirbelverletzung kann auch ohne Mitbeteiligung des Rückenmarkes auftreten, da der Spinalkanal in der zervikalen Region am weitesten ist. Zwei Drittel aller Unfallpatienten haben mehrere Verletzungen, die eine Beurteilung der zervikalen Wirbelsäule behindern können. Die Beurteilung der Halswirbelsäule wird idealerweise durch eine Computertomographie oder Kernspintomographie vervollständigt. Trotzdem ist der routinemäßige Einsatz der Computertomographie oder der Kernspintomographie nicht praktikabel, wenn das Transportrisiko eines Patienten mit potentiell instabiler Halswirbelsäule in Betracht gezogen wird. Aus diesem Grund ist die Röntgenaufnahme der zervikalen Wirbelsäule oft die entscheidende diagnostische Maßnahme. Bei einem wachen Patienten, der weder über Nackenschmerzen noch über eine Empfindlichkeit in diesem Bereich klagt, kann eine Halswirbelsäulenverletzung praktisch ausgeschlossen werden [115].

Gelegentlich führt eine rheumatische Arthritis der Wirbelsäule zu einer spontanen Dislokation von C_1 gegen C_2 und verursacht eine fortschreitende Tetraparese. Diese Patienten können auch plötzlich tetraplegisch werden. Zur Behandlung einer dislozierten Halswirbelfraktur ist eine sofortige Immobilisation und Streckung, z.B. mittels einer Halo-Extension, notwendig. Die häufigste nicht-traumatische Ursache einer Querschnittsymptomatik ist eine multiple Sklerose. Daneben können auch Infektionen, Gefäßerkrankungen und Entwicklungsstörungen für eine irreversible Zerstörung des Rückenmarkes verantwortlich sein.

17.5.1 Pathophysiologie

Eine Querschnittsymptomatik führt initial zu einer schlaffen Lähmung. Unterhalb des Querschnittniveaus fehlt jegliche Sensibilität. Außerdem fehlen unterhalb des Verletzungsniveaus die Temperaturregulation und die spinalen Reflexe. Häufig bestehen ein niedriger Blutdruck und eine Bradykardie. Während der akuten Phase einer Querschnittsymptomatik finden sich im EKG häufig Veränderungen wie z.B. ventrikuläre Extrasystolen und Veränderungen der ST-Strecke und der T-Zacke, was an eine myokardiale Ischämie erinnert. Die nach einer akuten Querschnittsymptomatik auftretende Initialphase wird als spinaler Schock bezeichnet. Er dauert normalerweise 1 bis 3 Wochen. Die Hauptursache für Morbidität und Mortalität in dieser Phase sind die eingeschränkte Ventilation und die gleichzeitig bestehende Unfähigkeit, das Bronchialsekret abzuhusten. Eine Aspiration von Magensaft oder Mageninhalt, eine Pneumonie sowie Lungenembolien stellen während des spinalen Schocks eine stets drohende Gefahr dar.

Einige Wochen nach Auftritt einer akuten Querschnittsymptomatik kommen langsam die spinalen Reflexe wieder. Die Patienten kommen nun in ein chronisches Stadium, das durch eine Überaktivität des sympathischen Nervensystems und durch unkontrollierte Muskelspasmen gekennzeichnet ist. Folgen dieses chronischen Zustandes, die das Wohlbefinden des Patienten gefährden, sind z.B. eine verminderte alveoläre Ventilation, eine kardiovaskuläre Instabilität (die sich in einer autonomen Hyperreflexie äußert), chronische Lungeninfektionen und/oder Infektionen des Urogenitaltraktes, eine Anämie und eine gestörte Thermoregulation.

Depressionen und Schmerzen stellen häufig große Probleme nach einer Querschnittsymptomatik dar. Im unmittelbaren Bereich oder nahe der Querschnitthöhe können Wurzelschmerzen auftreten. Viszerale Schmerzen sind durch eine Überdehnung von Blase oder Därmen bedingt. In Körperarealen, in denen die Sensibilität vollständig erloschen ist, kann es zu Phantomschmerzen kommen. Diese Patienten nehmen wegen Depressionen und/oder stärkeren Schmerzen oft Medikamente ein. Dies muß bei der Narkoseführung beachtet werden.

Atmung

Eine Spontanatmung ist unmöglich, wenn es aufgrund der Querschnitthöhe zu einer Zwerchfellähmung kommt. Eine Querschnittläsion zwischen C_2 bis C_4 kann zur Denervierung des Diaphragmas und damit zu einer Apnoe führen. Falls die Funktion des Zwerchfelles intakt ist, bleibt das Atemzugvolumen meistens normal. Dennoch ist aufgrund des verminderten exspiratorischen Reservevolumens die Fähigkeit zum Hustenstoß und zum Abhusten der Tracheobronchialsekrete vermindert. Eine Querschnittsymptomatik im zervikalen Bereich führt zu einer deutlichen Verminderung der Vitalkapazität. In der Frühphase nach einer Verletzung des Halsmarkes kommt es auch meistens zu einer arteriellen Hypoxämie. Während des endobronchialen Absaugens sind bei diesen Patienten Bradykardien und Herzstillstände beobachtet worden. Dies verdeutlicht, daß es sehr wichtig ist, diese Patienten vor dem endobronchialen Absaugen optimal zu oxygenieren.

Autonome Hyperreflexie

Mit Rückbildung des spinalen Schocks und Rückkehr der Spinalreflexe bildet sich eine autonome Hyperreflexie aus [116]. Dieses Reflexmuster kann durch kutane oder viszerale Stimulationen unterhalb des Querschnittniveaus ausgelöst werden. Ein häufig auslösender Stimulus ist die Überdehnung eines viszeralen Hohlorgans, z.B. der Blase oder des Rektums. Wie häufig eine autonome Hyperreflexie auftritt, hängt von der Höhe des Querschnittsyndroms ab. Ungefähr 85% der Patienten mit einer Querschnittlähmung oberhalb von Th6 weisen dieses Reflexmuster auf. Ist das Querschnittniveau unter Th10, ist dieser Reflex unwahrscheinlich. Eine Operation stellt einen besonders starken Reiz bezüglich der Auslösung einer autonomen Hyperreflexie dar und selbst Patienten, bei denen dieser Reflex bisher noch nicht aufgetreten ist, sind während eines operativen Eingriffes gefährdet. Patienten mit einem Querschnittsyndrom, die sich der extrakorporalen Stoßwellen-Lithotripsie unterziehen, können eine autonome Hyperreflexie entwickeln, selbst wenn eine Allgemein- oder Spinalanästhesie durchgeführt wird [116] (Abb. 17.21).

Pathophysiologie

Bei einer Stimulation unterhalb des Querschnittniveaus werden afferente Impulse ausgelöst, die unterhalb des Querschnittniveaus in das Rückenmark eintreten (Abb. 17.22). Diese Impulse verursachen eine sympathische Reflexantwort, die über die Nervi splanchnici verläuft. Bei Patienten mit normalen neurologisch-anatomischen Verhältnissen werden diese Efferenzen durch inhibitorische Impulse aus höheren Zentren des zentralen Nervensystems moduliert. Liegt jedoch eine Querschnittsymptomatik vor, so sind die efferenten Impulse von dieser inhibitorischen Modulation getrennt. Dadurch kann unterhalb des Verletzungsbereiches eine generalisierte reflektorische Vasokonstriktion bestehenbleiben. Die Vasokonstriktion führt zu einer Blut-

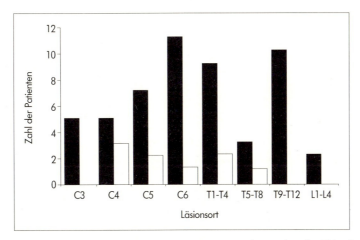

Abb. 17.21: Eine autonome Hyperreflexie (AHR) tritt bei Patienten mit einem Querschnittsyndrom bei Th9 oder darunter, die sich der extrakorporalen Stoßwellenlithotripsie (ESWL) unterzogen, nicht auf.
Geschlossene Balken, Querschnittniveau (n = 52); offene Balken, AHR (n = 9).
(Aus: Stowe DF, Berstein JS, Madsen KE, McDonald DJ, Ebert TJ. Autonomic hyperreflexia in spinal cord injured patients during extracorporeal shock wave lithotripsy. Anesth. Analg. 1989; 68: 788–791; mit freundlicher Genehmigung.)

drucksteigerung, die über den Sinus caroticus registriert wird. Die dadurch verursachte Aktivierung des Sinus caroticus führt zu einer Verminderung der sympathischen Efferenzen im zentralen Nervensystem. Dadurch kommt es in der Peripherie (an Herz und peripherem Gefäßsystem) zu einem Überwiegen der Parasympathikusaktivität. Ein solches Überwiegen der Parasympathikusaktivität ist jedoch unterhalb des Querschnittniveaus nicht mehr möglich, da dieser Körperteil neurologisch gesehen isoliert ist. Daher bleibt die Vasokonstriktion unterhalb des Querschnittniveaus bestehen. Falls die Höhe der Querschnittlähmung oberhalb des Abganges der Nervi splanchnici (Th4 bis Th6) liegt, ist die im neurologisch intakten oberen Körperanteil auftretende Vasodilatation nicht in der Lage, die Folgen einer Vasokonstriktion im unteren Körperteil zu kompensieren. Dadurch bleibt die Hypertension bestehen.

Symptome

Hervorstechendste Merkmale einer autonomen Hyperreflexie sind Hypertension und Bradykardie [116]. Eine hypertoniebedingte Stimulation des

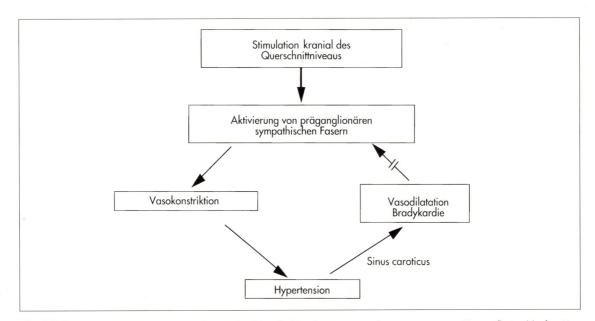

Abb. 17.22: Schematische Darstellung, in welcher Reihenfolge die klinischen Symptome bei einer autonomen Hyperreflexie ablaufen. Vom Gehirn ausgehende Impulse, die eine Vasodilatation auslösen, können den durch die Querschnittsymptomatik neurologisch abgetrennten distalen Anteil des Rückenmarkes nicht mehr erreichen. Daher bleiben in diesem Bereich eine Vasokonstriktion und eine Hypertension bestehen.

Sinus caroticus führt zu einer Bradykardie und oberhalb des Querschnittniveaus zu einer Vasodilatation im Hautbereich. Die Hypertonie bleibt bestehen, da es unterhalb des Querschnittniveaus zu keiner Vasodilatation kommen kann. Die Vasodilatation im oberen Körperanteil führt zu einer verstopften Nase. Die Patienten klagen unter Umständen über Kopfschmerzen und verschwommenes Sehen, was Ausdruck einer schweren Hypertension ist. Plötzliche Blutdruckanstiege können zu zerebralen, retinalen oder subarachnoidalen Blutungen und zu erhöhten intraoperativen Blutverlusten führen. Es kann auch zu Bewußtseinsverlust und zum Auftreten von Krampfanfällen kommen. Bei den meisten Patienten treten außerdem Herzrhythmusstörungen auf. Ein eventuell auftretendes Lungenödem ist durch eine akute Linksherzinsuffizienz bedingt. Ursache ist die im Rahmen der Blutdrucksteigerung auftretende Zunahme des Afterloads.

Therapie

Zur Therapie einer autonomen Hyperreflexie eignen sich Ganglienblocker (Pentolinium [in Deutschland nicht erhältlich], Trimetaphan), Alpha-Rezeptorenblocker (Phentolamin, Phenoxybenzamin), direkt wirkende Vasodilatantien (Nitroprussid) sowie eine Allgemein- oder Regionalanästhesie [117]. Medikamente, die nur über einen zentralen Angriffspunkt zu einer Blutdrucksenkung führen, haben keine sichere Wirkung.

Obwohl sich bei wachen Patienten zur Blutdrucksenkung am ehesten eine intravenöse Nitroprussidinfusion anbieten würde, liegen hierzu bisher keine klinischen Erfahrungen vor. Empfohlen wurde eine intravenöse Phentolamingabe. Es können jedoch hohe Dosierungen notwendig werden, was darauf hindeutet, daß die im Rahmen einer autonomen Hyperreflexie auftretende Hypertension nicht durch erhöhte Katecholaminspiegel im Kreislauf bedingt ist. Es wurde berichtet, daß eine autonome Hyperreflexie auch durch Uteruskontraktionen ausgelöst werden kann. Durch Anlage einer Periduralanästhesie konnte sie wirkungsvoll behandelt werden [118]. Bei derselben Patientin war ein Versuch, den Blutdruck mit Nitroprussid in den Griff zu bekommen, erfolglos geblieben. Zur Therapie einer autonomen Hyperreflexie während der Wehen wurde auch bereits eine peridurale Verabreichung von Pethidin durchgeführt [119].

Urogenitalsystem

Die häufigste Todesursache bei querschnittgelähmten Patienten ist eine Niereninsuffizienz. Chronische Infektionen des harnableitenden Systems sowie die Immobilisierung prädisponieren zu der Entwicklung von Nierensteinen. Eine Amyloidose der Niere kann zu einer Proteinurie führen. Hierdurch kann ein Abfall der Plasma-Albuminkonzentration entstehen.

Muskuloskeletales System

Die langfristige Immobilisation dieser Patienten führt zu Osteoporose, Atrophie der quergestreiften Muskulatur und zur Ausbildung von Dekubitalulzera. Bei der Umlagerung dieser Patienten kann es zu pathologischen Frakturen kommen. Druckpunkte sollen gut geschützt und gepolstert werden, um Verletzungen der Haut und die Entwicklung von Dekubitalulzera zu verhindern.

17.5.2 Narkoseführung

Die Narkoseführung bei Patienten mit einer Querschnittsymptomatik hängt weitgehend davon ab, wie lange die Verletzung schon besteht [116]. Unabhängig vom Alter der Querschnittlähmung ist es empfehlenswert, präoperativ eine entsprechende Flüssigkeitszufuhr durchzuführen. Damit kann einem Blutdruckabfall während Einleitung und Aufrechterhaltung der Narkose vorgebeugt werden.

Akute Querschnittsymptomatik

Was das Offenhalten der Atemwege betrifft, können bei Patienten mit einer akuten Querschnittlähmung spezielle Vorsichtsmaßnahmen notwendig werden. Es ist zu beachten, daß jegliches Manöver zum Offenhalten der Atemwege zu einer Bewegung der Halswirbelsäule führt. Die endotracheale Intubation mit Hilfe eines Fiberbronchoskopes (unter Lokalanästhesie) stellt eine Alternative zur «Ileus»-Einleitung nach intravenöser Gabe von Anästhetika und Muskelrelaxantien dar. Treten bei wachen Patienten keine Nackenschmerzen auf bzw. liegt keine Druckschmerzhaftigkeit in diesem Bereich vor, so kann eine Halswirbelverletzung oder Schädigung neurologischer Strukturen während der endotrachealen Intubation nahezu ausgeschlossen werden. Liegt eine instabile Halswirbelsäule vor oder besteht der dringende Verdacht auf eine Halswirbelverletzung, muß äußerst vorsichtig verfahren werden, da eine Überstreckung des Kopfes (während der endotrachealen Intubation) zu einer weiteren Zerstörung des Rückenmarks führen kann. Dennoch gibt es keine Beweise dafür, daß bei narkotisierten oder wachen Patienten mit einer instabilen Halswirbelsäule die elektive oder notfallmäßige Intubation zu einer Zunahme an neurologischen Defiziten führt [113, 120, 121]. Selbst manueller Zug am Kopf und manuelle Stabilisierung, die einer Bewegung der Halswirbelsäule während der endotrachealen Intubation vorbeugen sollen, werden nicht mehr empfohlen, da bei Anwendung eines zervikalen Zuges eine Dislokation der instabilen Halswirbelsäule verursacht werden könnte [122]. Obwohl die Nackenmuskulatur eine stabilisierende Kraft ausübt, ist ihr Beitrag zur Stabilität der Halswirbelsäule noch nicht untersucht worden [123]. Werden alle diese Faktoren, die beim Offenhalten der Atemwege bei Halswirbelsäulenverletzungen wichtig sind, bedacht, dann wird klar, daß keine dogmatische Handlungsanleitung, sondern vernünftiger Menschenverstand gefragt ist. Eine entsprechende klinische Erfahrung im Umgang mit solchen Patienten erhöht die Sicherheit bei der Anwendung verschiedener Techniken [120].

Da sympathische Kompensationsmechanismen weitgehend fehlen, kommt es bei diesen Patienten sehr leicht zu starken Blutdruckabfällen, falls plötzliche Lageveränderungen, Blutverluste oder eine intermittierende positive Überdruckbeatmung durchgeführt werden. Um den durch die plötzlich eingetretene Vasodilatation vergrößerten Intravasalraum aufzufüllen, kann eine großzügige Zufuhr kristalloider Lösungen notwendig werden. Bei diesen Patienten sollen auch Blutverluste umgehend ersetzt werden. Aufgrund der in Allgemeinnarkose auftretenden Lähmung der Abdominal- und Interkostalmuskulatur ist es schwierig, eine suffiziente Spontanatmung aufrechtzuerhalten. Daher wird am besten eine maschinelle Beatmung durchgeführt. Da diese Patienten unterhalb des Querschnittniveaus zu einer Poikilothermie neigen, müssen sie vor einer Unterkühlung geschützt werden. Zur Narkoseunterhaltung sind solche Medikamente zu verabreichen, die eine Sedierung und ein Tolerieren des Endotrachealtubus garantieren. Hierzu eignet sich eine Kombination aus Lachgas mit einem volatilen Anästhetikum oder einem Injektionsanästhetikum. Eine pulsoxymetrische Überwachung ist sinnvoll, um die arterielle Sauerstoffsättigung zu überwachen. Es sollte stets daran gedacht werden, daß nach einer akuten Querschnittsymptomatik häufig eine arterielle Hypoxämie besteht.

Ob Muskelrelaxantien benötigt werden, hängt von der Lokalisation der Operation und der Querschnitthöhe ab. Falls Muskelrelaxantien benötigt werden, ist Pancuronium gut geeignet, da es eine sympathikomimetische Wirkung aufweist. In den ersten paar Stunden nach einer akuten Querschnittsymptomatik ist es nach Verabreichung von Succinylcholin unwahrscheinlich, daß es zu einer exzessiven Kaliumfreisetzung kommt. Dennoch scheint es auch hierbei sinnvoll zu sein, dieses Medikament zu vermeiden. Seltene Ausnahmen sind dann möglich, wenn eine schnell einsetzende und nur kurz dauernde Muskelerschlaffung notwendig ist.

Chronische Querschnittsymptomatik

Wichtigstes Ziel bei der Narkoseführung von Patienten mit einer chronischen Querschnittsymptomatik ist es, eine autonome Hyperreflexie zu verhindern. Eine Operation stellt einen intensiven Reiz für die Ausbildung einer autonomen Hyperreflexie dar. Selbst Patienten, bei denen bisher dieser Reflex noch nie aufgetreten ist, sind während einer Operation durch eine autonome Hyperreflexie gefährdet. Durch eine Allgemeinanästhesie mit volatilen Anästhetika kann diesem Reflex wirkungsvoll vorgebeugt werden [114]. Auch Peridural- oder Spinalanästhesie sind in dieser Hinsicht wirkungsvoll; bei der Durchführung dieser Anästhesieformen können jedoch bei querschnittgelähmten Patienten technische Probleme auftreten. Außerdem ist es schwierig, das Sensibilitätsniveau auszutesten. Dennoch scheint eine Spinalanästhesie besonders wirkungsvoll zu sein, um einer autonomen Hyperreflexie vorzubeugen [117]. Dagegen wurde berichtet, daß eine Periduralanästhesie gelegentlich unwirksam sein kann, um bei querschnittgelähmten Patienten während eines urologischen endoskopischen Eingriffs eine Hypertension zu verhindern [123]. Dies könnte vielleicht damit zusammenhängen, daß eine Periduralanästhesie nicht immer eine suffiziente sakrale Anästhesie garantiert. Eine Blockade der afferenten Leitungsbahnen mit Hilfe einer lokalen Oberflächenanästhesie der Urethra reicht oft nicht aus, um während zystoskopischer Manipulationen eine autonome Hyperreflexie zu verhindern. Die Ursache ist darin zu sehen, daß hierbei die Propriorezeptoren der Blasenmuskulatur nicht geblockt, diese aber während einer Blasendehnung stimuliert werden. Unabhängig von dem durchgeführten Anästhesieverfahren ist es stets wichtig, daß entsprechende Medikamente (wie z.B. Nitroprussid) sofort greifbar sind, um eine plötzliche Hypertension behandeln zu können. Durch eine rasche intravenöse Injektion von 1 bis 2 µg/kg Nitroprussid kann eine plötzliche Hypertension suffizient therapiert werden [59]. Falls die Hypertension bestehenbleibt, ist eventuell eine kontinuierliche intravenöse Infusion von Nitroprussid notwendig. Es ist auch wichtig daran zu denken, daß sich eine autonome Hyperreflexie erst postoperativ einstellen kann, wenn die Narkosewirkungen bereits langsam abklingen.

Um eine endotracheale Intubation zu erleichtern und um operativ ausgelösten Muskelspasmen vorzubeugen, kann eine Muskelrelaxation notwendig werden. Hierzu werden nicht-depolarisierende Muskelrelaxantien eingesetzt, denn nach Succinylcholin ist eine verstärkte Freisetzung von Kalium zu erwarten, insbesondere dann, wenn die Querschnittverletzung weniger als 6 Monate alt ist [124]. Es gibt Beweise dafür, daß es bereits 4 Tage nach einer Denervierungsverletzung zu einer verstärkten Kaliumfreisetzung nach Succinylcholingabe kommen kann (Abb. 17.23) [125]. Die maximale Kaliumfreisetzung nach Succinylcholinverabreichung tritt ungefähr bei 14 Tage alten Querschnittverletzungen auf. Es wurde jedoch bereits am 7. Tag nach einer Querschnittsymptomatik ein Herzstillstand beschrieben, der durch eine succinylcholinbedingte Hyperkaliämie ausgelöst wurde [125]. Das Ausmaß der Kaliumfreisetzung scheint nicht dosisabhängig zu sein. Dies ist dadurch belegt, daß es nach intravenöser Verabreichung von 20 mg Succinylcholin

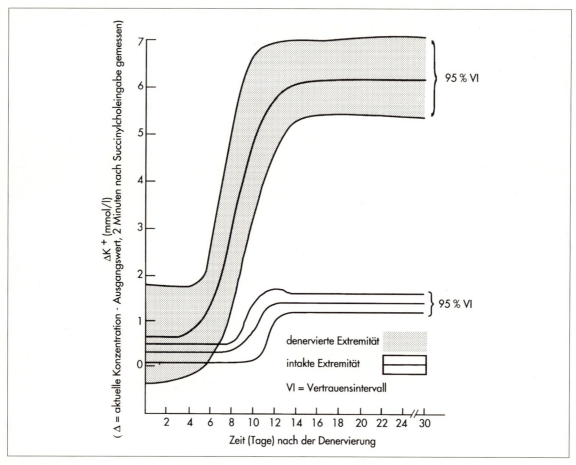

Abb. 17.23: Die Veränderungen der Plasma-Kaliumkonzentrationen wurden im venösen Blut einer denervierten und einer intakten Extremität narkotisierter Tiere zwei Minuten nach Succinylcholingabe (2 mg/kg i. v. über eine Minute) gemessen. 8,4 Tage nach der Verletzung betrug die Zunahme der Kaliumkonzentration 50% der maximal auftretenden Kaliumzunahme, die maximale Zunahme trat 14 Tage nach Denervierung auf. Bereits 4 Tage nach der Denervierung konnten Steigerungen der Plasma-Kaliumkonzentrationen nachgewiesen werden.
(Aus: John DA, Tobey RE, Homer LD, Rice CL. Onset of succinylcholineinduced hyperkalemia following denervation. Anesthesiology 1976; 45: 294–299; mit freundlicher Genehmigung.)

bei einem paraplegischen erwachsenen Patienten zu einer Hyperkaliämie kam [126]. Es muß auch beachtet werden, daß die vorherige Präkurarisierung mit einem nicht-depolarisierenden Muskelrelaxans eine succinylcholinbedingte Kaliumfreisetzung nicht zuverlässig abschwächt.

Eine exzessive Kaliumfreisetzung ist vermutlich dadurch bedingt, daß es außerhalb der motorischen Endplatte zur Ausbildung von acetylcholinsensiblen Rezeptoren kommt (Abb. 17.24). Diese Rezeptoren können sich innerhalb von 48 bis 72 Stunden nach einer Denervierung ausbilden. Damit stehen während einer succinylcholinbedingten Depolarisation mehr Stellen für den Kaliumaustausch zur Verfügung [127]. In Anbetracht all dieser Tatsachen scheint es vernünftig zu sein, Succinylcholin bei Patienten mit einer mehr als 24 Stunden alten Querschnittsymptomatik zu vermeiden. Wie lange diese Patienten für eine succinylcholinbedingte Hyperkaliämie empfindlich sind, ist nicht bekannt. Das Risiko ist jedoch möglicherweise nach 3 bis 6 Monaten vermindert. Jedoch läßt sich – aufgrund einer Resistenz gegenüber nicht-depolarisierenden Muskelrelaxantien bei einem Patienten, der 436 Tage zuvor eine Verbrennungsverletzung erlitten hatte –

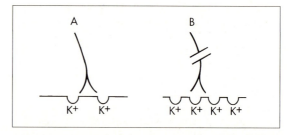

Abb. 17.24: Schematische Darstellung einer neuromuskulären Endplatte vor (A) und nach (B) der Denervierung. Nach einer Denervierung kommt es außerhalb der neuromuskulären Endplatte zur Ausbildung von (extrajunktionalen) cholinergen Rezeptoren. Auch im Bereich dieser Rezeptoren kommt es bei einer acetylcholinbedingten Depolarisation zur Kaliumfreisetzung. Eine längerfristige Depolarisation der neuromuskulären Endplatte, wie dies durch Succinylcholin verursacht wird, führt daher zu einer Hyperkaliämie.

vermuten, daß diese außerhalb der motorischen Endplatte entstandenen Rezeptoren, die auch für die succinylcholinbedingte Hyperkaliämie verantwortlich sind, noch lange vorhanden sind [128]. Falls dies zutrifft, könnten Patienten mit einer Querschnittsymptomatik wesentlich länger als 3 bis 6 Monate durch eine succinylcholinbedingte Hyperkaliämie gefährdet sein.

17.6 Hirnprotektion und Wiederbelebung

Herzstillstand, Schlaganfall und Schädelhirntrauma sind die häufigsten Gründe, die eine Hirnprotektion und Wiederbelebung notwendig machen.

17.6.1 Herzstillstand

Die frühere Lehrmeinung, daß sich bei einer globalen Hirnischämie aufgrund eines Herzstillstandes innerhalb von 4 bis 6 Minuten eine irreversible Hirnschädigung einstellt, ist nicht länger vertretbar [129]. Es liegen Hinweise dafür vor, daß Neurone des zentralen Nervensystems eine komplette Anoxie von 20 bis 60 Minuten tolerieren können, ohne daß irreversible Schädigungen bestehenbleiben müssen. Außerdem scheinen die im Anschluß an eine zerebrale Ischämie auftretenden Ereignisse eher zu bleibenden Hirnschädigungen zu führen als das initiale Ereignis selbst. Beispielsweise kann es 15 bis 90 Minuten nach einer Wiederbelebung wegen eines Herzkreislaufstillstandes zu einer schweren zerebralen Minderperfusion (mit einem zerebralen Blutfluß von oft weniger als 10% der Norm), in bestimmten Arealen sogar zu einem Durchblutungsstop, kommen. Eine zunehmende enorme Widerstandserhöhung in den kleinen Zerebralgefäßen kann dazu führen, daß der zerebrale Blutfluß unter dasjenige Minimum abfällt, das für die Lebensfähigkeit der neuronalen Strukturen notwendig ist. Die neurologische Morbidität nimmt zu, falls die externe Herzdruckmassage länger als 6 Minuten dauert, unabhängig davon, wieviel Zeit zwischen Beginn des Herzstillstandes und Beginn der kardiopulmonalen Wiederbelebung vergangen ist [129].

Früher wurden bei Patienten, die nach einer Reanimation wegen eines Herzstillstandes nicht wach wurden, unter anderem eine Hypothermie, Hyperventilation und eine hochdosierte Kortikosteroidtherapie durchgeführt. Die enthusiastische Propagierung einer therapeutischen Hypothermie ist verschwunden, denn es fehlen überzeugende Befunde, daß diese Therapiemaßnahme von Vorteil ist. Allerdings legen erst kürzlich veröffentlichte tierexperimentelle Untersuchungen dar, daß eine nur leichte Senkung der Körpertemperatur (2–3 °C) zu einer hirnprotektiven Wirkung beitragen kann, falls sie bereits während der arteriellen Hypoxämie bestand [130]. Eine Hypothermie ist sicherlich die einzig verfügbare Methode, um auch den zellulären Ruhebedarf an Sauerstoff zu senken. Bei nicht erhöhtem intrakraniellem Druck kann durch eine Hyperventilation keine Verbesserung der Überlebensrate nach einem Herzstillstand nachgewiesen werden. Daher kann eine Hyperventilation – genauso wie eine Hypothermie – nicht routinemäßig empfohlen werden. Eine Kortikosteroidtherapie wird zwar noch sehr häufig durchgeführt, der Wert dieser Medikamente ist aber ebenfalls umstritten. Vielleicht haben die geringen Risiken einer Kortikoidtherapie mit dazu beigetragen, daß sie immer noch durchgeführt wird. Auch eine Kalziumverabreichung während und nach einer kardiopulmonalen Reanimation kann in Frage gestellt werden, da an der Vasokonstriktion kleiner Zerebralgefäße und an der zerebralen Hypoperfusion nach einer Reanimation möglicherweise eine neuronale Kalziumüberladung beteiligt ist [129]. Daher können in Zukunft vielleicht Kalziumantagonisten eine Bedeutung erlangen, um nach einer Reanimation eine zerebrale Hypoperfusion zu vemindern oder ihr vorzubeugen [129]. Bei der Wiederbelebung von Patienten mit hämorrhagischem Schock und erhöhtem intrakraniellem Druck kann die hypertone Kochsalzlösung möglicherweise bevorzugt eingesetzt werden [131].

Barbiturate

Barbiturate werden deshalb zur Hirnprotektion eingesetzt, weil sie nach einem hirnischämischen Ereignis in der Lage sind, dosisabhängig den zerebralen Sauerstoffbedarf zu vermindern, maximal bis auf 50% des Normalwertes. Ist dies der Fall, liegt ein isoelektrisches Elektroenzephalogramm vor. Dann sind weitere Barbituratdosen nicht mehr sinnvoll. Diese medikamentös bedingte Verminderung des Sauerstoffbedarfs bedeutet eine Unterdrückung des zerebralen Funktionsstoffwechsels. Der zur Lebensfähigkeit der zellulären Grundstruktur notwendige Sauerstoffbedarf (Ruhestoffwechsel) kann hierdurch jedoch nicht gesenkt werden. Daher ist mit Barbituraten eine Hirnprotektion nur möglich, wenn durch die zerebrale Ischämie der zelluläre Ruhestoffwechsel noch nicht beeinträchtigt ist. Dies zeigt sich in einer noch vorhandenen elektrischen Aktivität im EEG [132]. Während eines Herzstillstandes (also einer globalen zerebralen Ischämie) kommt es innerhalb von 20 bis 30 Sekunden zu einem Verschwinden der EEG-Aktivität. Von einer danach durchgeführten Verabreichung von Barbituraten kann daher keine Verbesserung des neurologischen Folgezustandes erwartet werden. Durch eine intravenöse Injektion von 30 mg/kg Thiopental bei Patienten, die nach einem Herzstillstand bewußtlos bleiben, können weder die Überlebensrate noch der neurologische Folgezustand verbessert werden [133]. Auch im Tiermodell konnte keine Verbesserung des neurologischen Folgezustandes nachgewiesen werden, unabhängig davon, ob Thiopental vor einer oder nach einer globalen zerebralen Ischämie verabreicht wurde [134, 135]. Anders als bei einer globalen Ischämie kann es bei einer inkompletten Ischämie, bei der im EEG noch eine elektrische Aktivität nachweisbar ist, vermutlich zu einer Verbesserung des neurologischen Folgezustandes kommen, falls zur Erniedrigung des Aktivitätsstoffwechsels Barbiturate verabreicht werden. Damit stimmt auch die Beobachtung überein, daß nach Operationen unter Einsatz einer Herz-Lungen-Maschine auch neuropsychiatrische Komplikationen, die hauptsächlich durch Embolisationen bedingt sind, schneller verschwinden, wenn die Patienten prophylaktisch so hoch mit Thiopental (durchschnittlich 39,5 mg/kg) behandelt wurden, daß ein Nullinien-EEG vorlag [136]. Auch bei Patienten, bei denen eine Endarteriektomie der Arteria carotis oder die Resektion eines thorakalen Aortenaneurysmas geplant ist, besteht die Gefahr einer inkompletten zerebralen Ischämie. Diese Patienten könnten davon profitieren, daß vorher mit Barbituraten ein Nullinien-EEG erzeugt wird. Anhand der vorliegenden klinischen sowie tierexperimentellen Daten scheint es nicht gerechtfertigt zu sein, bei Patienten, die wegen eines Herzstillstandes reanimiert wurden, eine Barbiturattherapie zu empfehlen.

Postanoxische Enzephalopathie

Die neurologischen Folgen einer akuten zerebralen Hypoxie können von leichten psychiatrischen Störungen bis hin zu einem apallischen Syndrom reichen. Auch eine Rindenblindheit ist eine mögliche Komplikation. Besteht nach einer erfolgreich durchgeführten kardiopulmonalen Reanimation weiterhin ein Koma, stellt dies ein ernstes prognostisches Zeichen dar. Die Wahrscheinlichkeit, daß es noch zu einer akzeptablen neurologischen Erholung kommt, beträgt für solche Patienten, die 24 Stunden nach Wiederbelebung wegen eines Herzkreislaufstillstandes noch im Koma sind und bei denen 2 der folgenden 3 Reflexe nicht auslösbar sind (Pupillen-, Korneal- und Okulovestibularreflex), ca. 1%.

Hirntod

Nach einer erfolgreich durchgeführten kardiopulmonalen Reanimation muß oft festgestellt werden, ob ein irreversibler Hirntod vorliegt. Die Diagnose «Hirntod» ist insbesondere bei Kindern schwierig zu stellen, denn es ist gut belegt, daß das unreife Gehirn sehr widerstandsfähig gegen die Auswirkungen einer arteriellen Hypoxämie ist. Können als Ursache für ein Koma eine Hypothermie (Körpertemperatur unter 32 °C) und eine Medikamentenüberdosierung ausgeschlossen werden, müssen beim Erwachsenen für die Feststellung des Hirntodes folgende Kriterien gefordert werden [137]:

1. Koma (d.h. tiefste Bewußtlosigkeit) aufgrund einer bekannten strukturellen oder metabolischen Schädigung des Gehirnes. Das Koma muß seit mindestens 12 Stunden bestehen. Ein Koma aufgrund einer Medikamentenüberdosierung muß anhand von Anamnese oder entsprechenden Labortests ausgeschlossen werden.
2. Fehlende Hirnstammfunktionen, was sich darin äußert, daß die Pupillen fixiert und reaktionslos sind, der okulozephale Reflex fehlt, bei Ohrspülungen mit Eiswasser keine Augenbewegungen auftreten und daß eine Spontanatmung fehlt, selbst wenn der arterielle CO_2-Partialdruck erhöht ist. Eine spinale Reflexaktivität schließt die Diagnose Hirntod nicht aus.
3. fehlende kortikale Funktion, was sich darin äußert, daß das EEG über 60 Minuten trotz maximaler Verstärkung isoelektrisch bleibt. Auch hier gilt jedoch die Voraussetzung, daß keine Medikamentenintoxikation vorliegt.
4. Fehlen einer zerebralen Perfusion, was sich mit Hilfe der Angiographie (selbst bei einer bestehenden Medikamentenintoxikation) nachweisen läßt.

Zur Überwachung von komatösen Patienten und zur Beurteilung des neurologischen Outcomes dieser Patienten hat sich die Ableitung der somatosensorisch evozierten Potentiale bewährt. Die Ableitung somatosensorisch evozierter Potentiale kann auch bei der Hirntoddiagnostik sinnvoll sein.

17.6.2 Schlaganfall

Es konnte gezeigt werden, daß ein im Tiermodell experimentell gesetzter Schlaganfall positiv beeinflußt werden kann, falls vor oder nach Auslösen des Schlaganfalles Barbiturate verabreicht wurden [137]. Die nach plötzlichem Verschluß eines einzelnen Zerebralgefäßes bei ansonsten gesunden Tieren auftretende Schädigung kann jedoch nicht gleichgesetzt werden mit den Verhältnissen, die bei den oft alten Patienten mit einer vorbestehenden Erkrankung der Zerebralgefäße angetroffen werden. Anhand der bisher vorliegenden tierexperimentellen Daten kann nicht empfohlen werden, bei Patienten mit einem Schlaganfall ein Barbituratkoma zu erzeugen. Eine wichtigere Erkenntnis dieser Tierversuche ist die Feststellung, daß es nach Okklusion eines Hauptgefäßes nicht sofort zu einem Infarkt kommt. Vielmehr treten irreversible Schädigungen oft erst nach 2 bis 3 Stunden auf.

17.6.3 Schädel-Hirn-Trauma

Der größte Erfolg im Rahmen der Hirnprotektion und Wiederbelebung des Gehirns konnte bei Patienten mit einem Schädel-Hirn-Trauma erzielt werden. Im Gegensatz zu den Patienten, die einen Herzstillstand oder einen Schlaganfall erleiden, handelt es sich hierbei oft um junge Patienten. Bei ihnen liegen nur minimale oder keine vorbestehenden zerebrovaskulären Erkrankungen vor. Eine routinemäßige Überwachung des intrakraniellen Druckes ist für die Therapieüberwachung bei diesen Patienten hilfreich. Um den intrakraniellen Druck zu senken, werden häufig hyperosmolare Lösungen und eine maschinelle Hyperventilation (wobei ein arterieller CO_2-Partialdruck zwischen 25 und 30 mm Hg angestrebt wird) angewandt.

Barbiturate

Falls der intrakranielle Druck trotz üblicher Therapie hoch bleibt, wird die Gabe von Barbituraten empfohlen. Diese Empfehlung basiert darauf, daß mit diesen Medikamenten eine gut reproduzierbare Erniedrigung des intrakraniellen Druckes erzielt werden kann. Ursache ist vermutlich eine Verminderung des zerebralen Blutflusses und des Blutvolumens aufgrund einer zerebralen Vasokonstriktion. Eine barbituratbedingte Verminderung des neuronalen Aktivitätsstoffwechsels führt zu einer weiteren Verminderung des zerebralen Blutvolumens, denn aufgrund einer metabolischen Autoregulation kommt es hierbei zu einer Abnahme des zerebralen Blutflusses.

Das Ziel einer Barbiturattherapie besteht darin, den intrakraniellen Druck unter 20 mm Hg zu halten, ohne daß Plateauwellen auftreten. Ein sinnvolles Vorgehen besteht darin, einen initialen Pentobarbitalbolus (3–5 mg/kg) zu verabreichen und anschließend eine kontinuierliche Infusion durchzuführen, so daß die Pentobarbital-Plasmakonzentrationen zwischen 3 bis 6 mg/dl gehalten werden [138, 139]. Eine Alternative zur 12- bis 24-stündigen Kontrolle der Konzentrationen des Pentobarbitalspiegels besteht darin, die Infusionsrate so zu steuern, daß gerade noch ein isoelektrisches EEG erzielt wird. Ein isoelektrisches EEG stellt sicher, daß eine maximale medikamentöse Erniedrigung des zerebralen Sauerstoffbedarfes erzielt wurde. Durch eine Barbiturattherapie wird auch diejenige Mannitoldosierung vermindert, die notwendig ist, um den intrakraniellen Druck unter 20 mm Hg zu halten. Durch diese Dosisreduktion des Mannitols kann die Gefahr vermindert werden, daß es zu einer Plasmahyperosmolarität und einer Elektolytstörung aufgrund der einsetzenden Osmodiurese kommt. Der Abbruch einer Barbituratinfusion kann dann in Betracht gezogen werden, wenn sich der intrakranielle Druck über 48 Stunden im Normalbereich bewegt hat.

Zu den Gefahren einer Barbiturattherapie, wie sie zur Erniedrigung des intrakraniellen Druckes eingesetzt wird, gehört eine Hypotension, die die Aufrechterhaltung eines adäquaten zerebralen Perfusionsdruckes gefährden kann. Eine solche Hypotension ist besonders bei älteren Patienten oder bei Vorliegen eines intravasalen Volumenmangels zu erwarten. Thiopental- oder Methohexitaldosierungen, mit denen ein isoelektrisches EEG erzielt werden kann, führen zu einer peripheren Vasodilatation und einer myokardialen Depression [140, 141]. Im Tierversuch besteht bei Thiopental eine größere Gefahr als bei Pentobarbital, daß es zu einer Hypotension und zu einem Kammerflimmern kommt, falls solch hohe Dosen verabreicht werden, mit denen eine elektrische Nullinie im EEG erzielt wird [142]. Zur Steigerung des Herzminutenvolumens kann bei einigen Patienten, die mit Barbituraten therapiert werden, eine positiv inotrope Stimulation notwendig werden.

Falls es mit Barbituraten nicht gelingt, den intrakraniellen Druck zu senken, ist dies ein prognostisch schlechtes Zeichen. Es konnte bisher allerdings nicht nachgewiesen werden, daß bei Schädel-Hirn-traumatisierten Patienten, bei denen Barbiturate mit Erfolg zur Senkung des intrakraniellen Druckes eingesetzt wurden, die Morbidität oder Mortalität besser ist als bei Patienten, die nur mit Diuretika, Kortikosteroiden und einer Hyperventilation aggressiv behandelt wurden [142]. Ferner gibt es keine Beweise dafür, daß eine hochdosierte Dexamethasongabe das Überleben der Patienten mit schwerem Schädel-Hirn-Trauma langfristig verbessert.

17.7 Anfallsleiden

Eine chronisch rezidivierende Epilepsie (Anfallsleiden) tritt bei 0,5 bis 1% der Bevölkerung auf. Es wird geschätzt, daß 2 bis 9% der Bevölkerung irgendwann in ihrem Leben einen nicht durch Fieber bedingten Anfall durchmachen [144]. Ein idiopathisches Anfallsleiden beginnt normalerweise bereits in der Kindheit. Beginnt ein Krampfleiden erst im Erwachsenenalter, muß an eine lokalisierte Hirnerkrankung, wie z.B. einen intrakraniellen Tumor, ein Schädelhirntrauma oder eine Infektion, gedacht werden. Der Entzug von Alkohol oder anderen süchtigmachenden Medikamenten kann ebenfalls der Grund für einen Anfall im Erwachsenenalter sein. Das EEG ist das wichtigste diagnostische Verfahren, obwohl eine normale EEG-Aufzeichnung eine Epilepsie nicht ausschließt. Die Kernspintomographie ist der Computertomographie im Auffinden fokaler intrakranieller Läsionen, wie z.B. einer Atrophie, überlegen. Eine Untersuchung des Liquor cerebrospinalis ist indiziert, wenn eine Infektion als mögliche Ursache für ein Krampfleiden angeschuldigt wird. Anfälle werden unterteilt in 1. fokale Anfälle, also solche, die in einem Teil einer Hirnhemisphäre entstehen und von fokalen EEG-Veränderungen begleitet werden, und 2. generalisierte Anfälle, also solche, die anhand klinischer Sym-

Tab. 17.9: Klassifizierung der Anfallsleiden im Erwachsenenalter

Typ	klinische Zeichen	wirksame Medikamente	HWZ (h)	therapeutische Blutspiegel (µg/ml)
+ partielle (fokale) Anfälle				
einfache partielle Anfälle	fokale motorische oder sensorische Störungen (Jackson-Anfälle); Bewußtsein ist nicht gestört	Valproinsäure Carbamazepin Phenytoin	12 12 24	50–100 4–10 10–20
komplex-partielle Anfälle	bizarres Verhalten und beeinträchtigtes Bewußtsein; auffallende Aurae	Valproinsäure Carbamazepin Phenytoin		
+ generalisierte Anfälle				
Absencen	kurzer Bewußtseinsverlust, starrer Blick; wenig bis keine motorische Aktivität	Valproinsäure Ethosuximid	55	50–100
myoklonische Anfälle	isolierte klonische Zuckungen, die oft durch einen sensorischen Stimulus hervorgerufen werden	Valproinsäure		
+ kontinuierliche Anfälle				
Status epilepticus	kontinuierliche Krampfaktivität	Diazepam Phenytoin Carbamazepin Valproinsäure		

ptome und anhand der EEG-Ableitung bereits initial durch nahezu simultane Beteiligung aller oder größerer Teile beider Hirnhemisphären gekennzeichnet sind. [145] (Tab. 17.9).

17.7.1 Pathophysiologie

Krampfleiden sind keine Krankheit sui generis, sondern stets Ausdruck einer neuronalen Funktionsstörung. Ein Krampfanfall entsteht durch exzessive gleichzeitige Entladungen einer großen Neuronenpopulation. Eine lokale neuronale Hyperaktivität des zerebralen Kortex bleibt auf den Ursprungsort beschränkt, falls die Neurone der Umgebung hyperpolarisiert und unerregbar sind. Andererseits kann die Hyperaktivität dieser Neurone auch auf angrenzende Kortexbereiche übergreifen. Es kann dadurch ein solches Energiepotential entstehen, daß sich die Erregung auch über anatomische Verbindungen auf Thalamus und Hirnstamm ausbreitet. Unter diesen Umständen kommt es zu massiven synchronisierten Neuronenentladungen, es entsteht ein generalisierter Krampfanfall. Die Theorie, daß sich generalisierte Anfälle aus einer lokalen Erregung des zerebralen Kortex entwickeln können, ist die Grundlage dafür, daß Initialsymptome oder eine Aura als Hinweis für die Lokalisation der initialen fokalen Entladung angesehen werden können. Kommt es z.B. nach einer Aura mit undefinierbarer Geschmacksempfindung zu einem generalisierten Krampfanfall, so deutet dies darauf hin, daß es sich primär um eine fokale Schädigung im Bereich des Temporallappens handelt.

17.7.2 Therapie

Die Behandlung einer chronischen Epilepsie wird am besten mit nur einem Medikament durchgeführt. Welches Medikament hierfür geeignet ist, hängt von der Klassifizierung des Anfallsleidens ab. Nicht-sedierende Medikamente werden den sedierenden vorgezogen, so z.B. dem Phenobarbital (Tab. 17.9). Die Valproinsäure stellt das bevorzugte Medikament für die initiale Behandlung der meisten Epilepsieformen dar [146]. Nur wenn die Einzelmedikation versagt, wird eine Kombinationstherapie durchgeführt. Die Überwachung der Blutspiegel der Antikonvulsiva hat sich durchgesetzt, dennoch ist die Überwachung der klinischen Reaktion wichtiger.

Ob bei Patienten, die nur einen Anfall hatten, eine medikamentöse Therapie notwendig ist, wird unterschiedlich beurteilt. Das Risiko, daß ein erneuter Anfall auftritt, beträgt etwa 50% innerhalb der ersten 3 Jahre. Das größte Risiko besteht während der ersten 6 Monate. Aus diesem Grund scheint es sinnvoll zu sein, eine Therapie für 6 Monate nach einem ersten Anfall durchzuführen. Umgekehrt besteht Übereinstimmung darüber, daß ein schrittweiser Entzug der antikonvulsiven Therapie überlegt werden soll, wenn die Krampfaktivität über einen langen Zeitraum (meist 2 Jahre) erfolgreich unterdrückt wurde [147]. Es besteht ein erhöhtes Risiko für kongenitale Mißbildungen bei Kindern solcher Mütter, die unter antikonvulsiver Therapie schwanger werden [148]. Antikonvulsiva können zu einer Enzyminduktion und – durch Erhöhung des Metabolismus – zu einer Effektivitätsabnahme oraler Kontrazeptiva führen.

Chirurgische Maßnahmen, wie kortikale Resektion und Durchtrennung des vorderen Abschnittes des Corpus callosum, können in Betracht gezogen werden, wenn ein Patient gegenüber einer antikonvulsiven Therapie absolut resistent ist. Die Anwendung der Positronen-Emissions-Tomographie zur Messung des Hirn-Glukose-Stoffwechsels kann hilfreich sein, um präoperativ den epileptischen Herd zu lokalisieren.

17.7.3 Grand-mal-Anfälle

Ein Grand-mal-Anfall ist ein generalisierter zerebraler Krampf. Es handelt sich dabei um einen medizinischen Notfall, da eine adäquate Ventilation und Oxygenierung nicht mehr möglich ist. Wird keine Therapie durchgeführt, kann der Tod eintreten. Erste Priorität bei der Therapie haben das Offenhalten der oberen Luftwege sowie die Zufuhr von Sauerstoff. Die Krampfaktivität kann dadurch unterdrückt werden, daß intravenös 2 mg Diazepam pro Minute verabreicht werden, so lange, bis die Krämpfe aufhören oder bis eine Gesamtdosis von 20 mg erreicht ist [149]. Damit bei Wirkungsende des Diazepams nicht erneut Krampfaktivitäten auftreten, wird empfohlen, zusammen mit dem Benzodiazepin eine Phenytoininfusion (mit 50 mg/Minute bis zu einer Gesamtdosis von 18 mg/kg) zu beginnen. Die intravenöse Gabe von Lorazepam, das eine lange Wirkungsdauer hat, kann als sinnvolle Alternative zu Diazepam bei der Initialbehandlung eines Grand-mal-Anfalles angesehen werden. Zur Therapie einer – im Rahmen eines Schädel-Hirn-Traumas oder einer globalen zerebralen Ischämie auftretenden – anhaltenden Krampfaktivität scheint Phenytoin besser geeignet zu sein als Diazepam, falls eine medikamentös bedingte Beeinträchtigung des Bewußtseinsgrades unerwünscht ist. In extrem seltenen Situationen kann eine Allgemeinanästhesie mit Halothan oder Isofluran notwendig werden, um die Krämpfe zu durchbrechen. Muskelrelaxantien können erforderlich sein, um durch eine neuromuskuläre Blockade die Ventilation der Lungen zu erleichtern. Eine alleinige Verabreichung von Muskelrelaxantien ist fragwürdig, denn eine anhaltende Entladung der Neurone (länger als 60 Minuten) kann trotz ausreichender zerebraler Oxygenierung zu einer Zellschädigung führen [149].

17.7.4 Narkoseführung

Bei der Narkoseführung von Patienten mit einem Krampfleiden müssen die Auswirkungen der Antiepileptika auf Organfunktionen und Gerinnung berücksichtigt werden. Auch eventuelle Interaktionen mit Anästhetika müssen beachtet werden. Mögliche Nebenwirkungen der Antiepileptika sollten anhand entsprechender präoperativer Untersuchungen beurteilt werden. Eine durch Antikonvulsiva bedingte Sedierung kann sich zu einer anästhetikabedingten Sedierung addieren. Eine durch Antiepileptika ausgelöste Enzyminduktion könnte die Reaktionen auf andere Medikamente verändern oder – bei Verabreichung von Halothan oder Enfluran – sogar zu einer Organtoxizität beitragen.

Bei den für die Narkoseeinleitung und -unterhaltung ausgewählten Medikamenten sollte berücksichtigt werden, was für Auswirkungen sie auf die elektrische Aktivität des zentralen Nervensystems haben. Beispielsweise kann Methohexital einen epileptischen Fokus aktivieren. Bei Patienten, die sich einer neurochirurgischen Therapie ihres Krampfleidens unterziehen, wurde sogar die Gabe von Methohexital empfohlen, um das Krampfareal ausfindig zu machen [150]. Ketamin kann bei Patienten mit einem bekannten Krampfleiden eine Krampfaktivität provozieren. Dies scheint auch bei Patienten ohne bekannte ZNS-Erkrankung möglich. Zum Teil werden diese Feststellungen allerdings nicht bestätigt [151]. Durch die gleichzeitige Verabreichung von Ketamin in Kombination mit anderen Medikamenten, z.B. Euphyllin, kann es zu einer weiteren Erniedrigung der Krampfschwelle kommen [152]. Krampfanfälle und Opisthotonus wurden auch nach einer Propofolnarkose beobachtet, so daß Propofol nur mit Vorsicht bei Patienten mit bekanntem Krampfleiden eingesetzt werden sollte [153]. Bei der Auswahl des Muskelrelaxans müssen die ZNS-stimulierenden Wirkungen von Laudanosin, einem Metaboliten des Atracuriums, beachtet werden.

Von den meisten Inhalationsanästhetika – einschließlich Lachgas – wurde berichtet, daß sie zu Krampfaktivitäten führen können [154]. Was die konvulsiven Eigenschaften volatiler Anästhetika betrifft, so ist es wichtig, ob diese Substanzen Halogenatome enthalten. Dem Fluor werden epileptogene Eigenschaften zugeschrieben. Dennoch sind Krampfaktivitäten nach einer Halothanverabreichung sehr selten und nach einer Isoflurangabe konnten sie bisher noch nicht beobachtet werden [154]. Dagegen führt Enfluran zu Spike- und Wave-Komplexen im EEG, die von sichtbaren Muskelzuckungen begleitet sein können. Diese Veränderungen treten sowohl bei gesunden Patienten als auch bei Patienten mit vorbestehendem Krampfleiden auf. Die Gefahr einer Krampfaktivität ist am höchsten, wenn die inspiratorische Enflurankonzentration höher als 2,5 Vol.% ist und wenn eine Hypokapnie (unter 25 mm Hg) vorliegt. Bei gesunden

Kindern wurden jedoch bereits nach Einatmung von nur 1,0 Vol.% Enfluran Krampfaktivitäten im EEG beobachtet [154]. Eine akustische Stimulation während der Verabreichung von Enfluran kann ebenfalls zu Krampfaktivitäten führen. Obwohl von diesen Krampfaktivitäten keine nachteiligen Auswirkungen auf das Gehirn bekannt sind, scheint es doch fragwürdig zu sein, bei Patienten mit bekanntem Krampfleiden das epileptogen wirkende Enfluran zu verabreichen. Möglicherweise könnte Enfluran eingesetzt werden, um bei diagnostischen Maßnahmen Krampfareale leichter ausfindig zu machen.

Da Medikamente verfügbar sind, die die Krampfschwelle nicht senken, erscheint es sinnvoll, die Gabe potentiell krampfauslösender Medikamente bei Patienten mit einer Epilepsie zu vermeiden. In diesem Zusammenhang sind Thiobarbiturate, Opioide und Benzodiazepine zu nennen, die weder die Krampfschwelle senken, noch zu Krampfaktivitäten prädisponieren. Sollten volatile Anästhetika eingesetzt werden, die keine Krampfaktivität im ZNS verursachen, so scheinen sich Halothan, Isofluran und Desfluran gut zu eignen. Unabhängig von den für die Anästhesie benutzten Medikamenten ist es wichtig, daß während der gesamten perioperativen Phase die bisherige antikonvulsive Therapie weitergeführt wird.

17.8 Synkope

Unter einer Synkope wird ein plötzlicher vorübergehender Bewußtseinsverlust mit Verlust des Haltetonus verstanden, wobei sich dieses Ereignis spontan zurückbildet. Diese Erkrankung muß abgegrenzt werden von Krämpfen und anderen Zuständen mit beeinträchtigtem Bewußtsein, wie z.B. Schwindel, Gleichgewichtsstörungen und Narkolepsie. Es wird geschätzt, daß Synkopen 1 bis 6% der Klinikeinweisungen und 3% der Ambulanzfälle ausmachen. Die häufigsten Ursachen für Synkopen sind vasovagale Reaktionen, orthostatische Hypotension, Medikamente und kardiale Erkrankungen (Verengung der linksventrikulären Ausflußbahn, Bradyarrhythmien, Tachyarrhythmien) [155].

17.9 Tourette-Syndrom

Das Tourette-Syndrom ist eine komplexe neuropsychiatrische Erkrankung, die während des Kindesalters beginnt und das gesamte Leben bestehenbleibt [156]. Das Syndrom beginnt mit Konzentrationsschwierigkeiten. Später kommt es zu verkrampften, sich wiederholenden Bewegungsmustern, die mit zerebralen Krämpfen verwechselt werden können. Die Intelligenz ist normalerweise überdurchschnittlich hoch. Bei etwa 50% der Patienten kommt es jedoch zu unspezifischen Veränderungen im EEG. Einige Patienten entwickeln eine Koprolalie (Verwendung profaner Ausdrücke) und eine Echolalie (zwanghaftes Nachsprechen von Wörtern).

Beim Tourette-Syndrom werden z.B. Haloperidol, Clonidin und Pimozid mit dem Ziel eingesetzt, eine symptomatische Verbesserung zu erreichen. Zu den im Rahmen einer medikamentösen Therapie auftretenden Nebenwirkungen gehören extrapyramidale Symptome (Haloperidol), Sedierung und ein verminderter Anästhetikabedarf (Clonidin) sowie Herzrhythmusstörungen aufgrund einer Verlängerung der QT-Dauer im EKG (Pimozid). Plötzliche und unerwartete Todesfälle bei Patienten, die unter hohen Dosen von Pimozid (mehr als 3 mg/kg) standen, wurden Herzrhythmusstörungen zugeschrieben. Das Tourette-Syndrom hat keinen Einfluß auf die zur Narkoseführung einzusetzenden Anästhetika oder Muskelrelaxantien.

17.10 Kopfschmerzen

Kopfschmerz ist eines der am häufigsten beschriebenen Symptome. In den meisten Fällen ist die Ursache eines Kopfschmerzes gutartig und eine Therapie nicht notwendig. Selten kann jedoch ein Kopfschmerz Symptom einer zentralnervösen Erkrankung sein. Perioperativ kann sich bei entsprechenden Patienten ein Koffeinentzugssyndrom als postoperativer Kopfschmerz äußern [157].

17.10.1 Migräne

Migräne kommt am häufigsten bei Frauen zwischen dem 20. und 35. Lebensjahr vor [158]. Bei ungefähr 60% der Patienten besteht eine positive Familienanamnese. Die Inzidenz von Hypertension, Schlaganfall und koronarer Herzerkrankung ist bei diesen Patienten erhöht. Der Beginn einer Migräne im mittleren Lebensalter oder ihre Verstärkung bei Manövern, die den intrakraniellen Druck erhöhen (Husten, Bücken), deuten auf einen fokalen intrakraniellen Tumor hin.

Symptome

Die Symptome einer Migräne beginnen normalerweise in der Kindheit (Bauchschmerzen, Schwindel, schwere Reisekrankheit). Kopfschmerzen können sich erst später zugesellen. Der klassische Migräneanfall beginnt mit neurologischen Symptomen. Als Ursache wird eine zerebrale Ischämie vermutet. Verschwommenes Sehen und Kribbelparästhesien im Gesicht und an den Armen sind häufig. Nach etwa

30 Minuten verschwinden diese Symptome, und es tritt ein intensiver einseitiger Kopfschmerz auf, der häufig von Übelkeit und Erbrechen begleitet wird. Typischerweise verschwinden die Kopfschmerzen innerhalb von 6 Stunden wieder.

Die einfache Migräne unterscheidet sich von der klassischen Migräne darin, daß die Prodromalsymptome fehlen, der Kopfschmerz oft länger anhält und beim morgendlichen Erwachen vorhanden sein kann. Eine kleine Zahl von Patienten zeigt Symptome (Gleichgewichtsstörungen, Doppelbilder, Ataxie), die einer Arteria-basilaris-Migräne zuzuordnen sind. Die ophthalmische Migräne ist durch Kopfschmerz und Augenmuskellähmungen (Ptosis bedingt durch Beteiligung des Nervus oculomotorius) charakterisiert. Ursache der Augenmuskellähmung ist vermutlich eine Kompression des Hirnnervs durch eine ödematöse Arteria carotis oder basilaris. Die übliche Erklärung für den Migränekopfschmerz ist, daß eine initiale Vasokonstriktion mit Hirnischämie die Prodromalphase verursacht und für den Kopfschmerz eine anschließende extrakranielle Vasodilatation verantwortlich ist. Es gibt jedoch keine Beweise für einen initialen Abfall des zerebralen Blutflusses. Eine wahrscheinlichere Erklärung für das initiale Ereignis mag in neuronalen Veränderungen liegen (die durch eine Ausbreitung normaler Hemmprozesse im Bereich des Kortex charakterisiert sind). Eine abnorme serotoninerge Übertragung mag an der Entwicklung des Migränekopfschmerzes beteiligt sein. So kann der Migränekopfschmerz durch Medikamente, die Serotonin freisetzen, ausgelöst werden [158].

Therapie

Zur Therapie des Migränekopfschmerzes werden am häufigsten Ergotamin oder Methysergid eingesetzt. Diese Medikamente sind bei Schwangeren und bei vorbestehender Hypertension nicht zu empfehlen. Im Zusammenhang mit einer Methysergiddauertherapie sind eine pleuropulmonale Fibrose, Verdickungen von Herzklappen und eine retroperitoneale Fibrose beschrieben worden. Sumatriptan, ein selektiver Agonist an einer Subpopulation der Serotoninrezeptoren (Typ 1D), wird in der Behandlung der Migräne und des Cluster-Kopfschmerzes neuerdings erfolgreich eingesetzt [159]. Andere Medikamente, die manchmal bei der Behandlung des Migränekopfschmerzes hilfreich sind, schließen Verapamil, Propranolol, Timolol, Prednison, Cyproheptadin und Aminotriptylin ein.

Narkoseführung

Bei der Narkoseführung von Patienten mit Migräne in der Anamnese sollten mögliche Interaktionen der Anästhetika mit den Ergotaminpräparaten beachtet werden. Insbesondere kann es bei Patienten, die mit diesen Medikamenten behandelt werden, nach Verabreichung von Vasopressoren zu einem übermäßigen Blutdruckanstieg kommen. Bezüglich der Anästhetika sind bei diesen Patienten keine speziellen Risiken bekannt.

17.10.2 Cluster-Kopfschmerz

Der Cluster-Kopfschmerz (Histamin-Kopfschmerz, atypische Gesichtsneuralgie) ist ein durch Vasodilatation bedingter Kopfschmerz, wobei die Patienten typischerweise in der Nacht wegen eines unerträglichen, einseitigen Schmerzes erwachen, der häufig in der Schläfen- oder Wangenregion lokalisiert ist. Die maximale Intensität wird innerhalb von 20 bis 30 Minuten erreicht. Anschließend verschwinden die Symptome innerhalb von 1 bis 2 Stunden wieder. Sehstörungen oder Parästhesien, wie sie typisch für eine Migräne sind, fehlen, aber Ptosis und Miosis können auftreten. Die Anfälle treten in Phasen auf, d.h. wochenlangen Perioden mit gehäuften Anfällen folgen langdauernde symptomfreie Intervalle. Männer im mittleren Lebensalter sind am häufigsten betroffen.

Therapie

Die Therapie des Cluster-Kopfschmerzes ist gewöhnlich schwieriger als die Behandlung des Migränekopfschmerzes. Als Prophylaxe können Ergometrin oder Methysergid verabreicht werden. Die intranasale Gabe von Lidocain auf der betreffenden Seite mildert den Cluster-Kopfschmerz. Vielleicht geschieht dies durch Anästhesie der Nerven in der Fossa pterygopalatina. Auch die nasale Verabreichung von Sauerstoff kann aufgrund seiner vasokonstriktorischen Eigenschaften in einigen therapieresistenten Fällen hilfreich sein. Weitere sinnvolle Medikamente in der Behandlung des Cluster-Kopfschmerzes sind Sumatriptan, Lithium, Indometacin und Prednison.

17.10.3 Erhöhter Intrakranieller Druck

Kopfschmerzen können erstes Symptom eines erhöhten intrakraniellen Druckes aufgrund eines intrakraniellen Tumors, Abszesses oder Hämatoms sein. Normalerweise treten die Kopfschmerzen am frühen Morgen auf. Der Patient wacht oft wegen dieser Kopfschmerzen auf. Dies ist vermutlich dadurch bedingt, daß es während des Schlafes zu einer Verminderung der alveolären Ventilation kommt. Hierdurch steigt der arterielle CO_2-Partialdruck und entsprechend auch der zerebrale Blutfluß an. Im Rahmen dieser Kopfschmerzen kann es zu spontanem Erbrechen kommen. Auch durch Husten können Kopfschmerzen provoziert werden, denn hierbei kommt es über eine Drosselung des venösen Abflusses aus dem Gehirn zu einer Zunahme des intrakraniellen Druckes.

17.10.4 Benigne intrakranielle Hypertension

Unter einer benignen intrakraniellen Hypertension (Pseudotumor cerebri) wird ein Syndrom verstanden, das 1. durch eine Steigerung des intrakraniellen Druckes über 20 mm Hg, 2. durch eine normale Zusammensetzung des Liquor cerebrospinalis, 3. durch ein normales Vigilanzniveau gekennzeichnet ist und bei dem 4. fokale intrakranielle Schädigungen fehlen [160]. Die zerebrale Computertomographie zeigt ein normales oder sogar kleines Ventrikelsystem. Insbesondere bei adipösen Frauen mit einem unregelmäßigen Menstruationszyklus kann es zu Kopfschmerzen und bilateralen Sehstörungen kommen. Die Symptome einer benignen intrakraniellen Hypertension können sich während der Schwangerschaft verschlechtern. Dieses Syndrom kann auch nach einem Kortikosteroidentzug oder nach Beginn einer Hypothyreosebehandlung auftreten. Bei den meisten Patienten kann keine Ursache für den erhöhten intrakraniellen Druck gefunden werden. Die Prognose ist sehr gut und die Erkrankung verschwindet spontan.

Therapie

Zur Therapie einer benignen intrakraniellen Hypertension wird auch eine Lumbalpunktion, bei der etwa 20 bis 40 ml Liquor cerebrospinalis abgelassen werden, durchgeführt. Außerdem wird eine Medikation mit Acetazolamid durchgeführt, um die Liquorproduktion zu senken. Um das zerebrale Ödem zu vermindern, wird Dexamethason verabreicht. Bei Verlust der Sehschärfe besteht die Indikation für eine Behandlung. Die initiale Therapie bei diesem Syndrom besteht in wiederholten Lumbalpunktionen, um Liquor cerebrospinalis abzulassen. Hierzu wird eine dicke Kanüle verwendet, um eine Messung des Liquordruckes zu erleichtern. Außerdem kann ein kontinuierliches Abfließen von Liquor cerebrospinalis über das Punktionsleck therapeutisch erwünscht sein. Bei Patienten mit einem erhöhten intrakraniellen Druck aufgrund eines raumfordernden Prozesses ist dagegen eine Lumbalpunktion gefährlich. Unter diesen Bedingungen könnte eine Lumbalpunktion zu einer Herniation der Kleinhirntonsillen und zu deren Druck auf die Medulla oblongata führen. Bei Patienten mit einem Pseudotumor cerebri kommt es dagegen aufgrund der allgemeinen Schwellung des Gehirns sowie der normalen Lage der Kleinhirntonsillen zu keiner Herniation und keiner Kompression des Hirnstammes. Bei einer chronischen Azetazolamidverabreichung kann es zu einer Azidose kommen. Dies ist vermutlich dadurch bedingt, daß hierbei die H^+-Ionenausscheidung über die Nierentubuli gehemmt wird. Eine operative Therapie – zumeist im Sinne eines lumboperitonealen Shunts – ist nur dann indiziert, wenn die konservative Therapie versagt und sich die Sehstörungen verschlechtern.

Narkoseführung

Die Narkoseführung bei Patienten mit einer benignen intrakraniellen Hypertension, die sich einer Operation zur Anlage eines lumboperitonealen Shunts unterziehen, entspricht derjenigen, wie sie für die Entfernung eines intrakraniellen Tumors beschrieben wurde. Bei Schwangeren kann eine Spinalanästhesie von Vorteil sein, da ein kontinuierliches Abfließen von Liquor cerebrospinalis über die Punktionsstelle erwünscht ist [160]. Falls bereits ein lumboperitonealer Shunt vorhanden ist, ist vor Durchführung einer Lumbalpunktion eine Röntgenaufnahme sinnvoll, um festzustellen, wo dieser Shunt in den Subarachnoidalraum einmündet. Außerdem besteht die theoretische Möglichkeit, daß das Lokalanästhetikum, das in den Spinalraum injiziert wird, über den Shunt in den Peritonealraum abfließen könnte. Hierdurch käme es zu einer unzureichenden Spinalanästhesie. Daher scheint bei Vorliegen eines lumboperitonealen Shunts eine Allgemeinanästhesie die bessere Wahl darzustellen.

17.11 Bandscheibenvorfall

Die Bandscheibe setzt sich aus einem kompressiblen Nucleus pulposus und dem aus kollagenen Faserbündeln bestehenden Anulus fibrosus zusammen. Die zwischen den einzelnen Wirbelkörpern befindlichen Bandscheiben haben die Aufgabe eines Stoßdämpfers. Verletzungen oder degenerative Prozesse können zu Veränderungen der Bandscheiben führen. Falls der Nucleus pulposus durch den posterolateralen Anteil des Anulus fibrosus prolabiert, kommt es zu einer Kompression der Nervenwurzeln. Gelegentlich kann es auch zu einem medialen Vorfall kommen. Falls es zu einem Vorfall im zervikalen oder thorakalen Bereich kommt, können Symptome einer Rückenmarkskompression auftreten. Zeichen einer Kompression der Cauda equina können auftreten, falls es zu einem Vorfall im Lumbalbereich kommt. Rückenschmerzen stellen nach den Erkrankungen der oberen Luftwege die zweithäufigste Ursache für das Aufsuchen eines Arztes dar [161]. Es wird geschätzt, daß bei etwa 70% der Erwachsenen irgendwann Kreuzschmerzen auftreten. Bei Personen unter 45 Jahren stellen Rückenschmerzen die häufigste chronische Ursache für eine Aktivitätseinschränkung dar. Karzinome (Primärtumor oder Metastasen) sind die häufigsten systemischen Erkrankungen, die das Rückenmark befallen, obwohl sie für weniger als 1% aller Rückenschmerzepisoden verantwortlich sind.

17.11.1 Zervikaler Bandscheibenvorfall

Laterale Bandscheibenvorfälle im Bereich der Halswirbelsäule treten normalerweise bei C_5/C_6 oder C_6/C_7 auf. Ein Bandscheibenvorfall kann traumatisch oder spontan auftreten. Vom Hals ausgehende Schmerzen, die in die Schulter und über den lateralen Anteil des Armes bis in den Daumen ausstrahlen, sind typisch für einen Vorfall bei C_5/C_6. Der Bizepssehnenreflex ist abgeschwächt, und die Kraft des Musculus biceps ist vermindert. Schmerzen in der Scapula, im Bereich des Musculus triceps sowie im Mittel- und Zeigefinger weisen auf einen Vorfall bei C_6/C_7 hin. Die Symptome werden normalerweise durch Husten verschlimmert. Die gleichen Symptome können auch durch Osteophyten bedingt sein, die im Bereich der Foramina intervertebralia Nervenwurzeln komprimieren können. Die initiale Therapie bei einem zervikalen Bandscheibenvorfall besteht in einer Streckung der Halswirbelsäule. Eine operative Therapie wird notwendig, wenn sich die Symptome unter einer konservativen Therapie nicht bessern.

17.11.2 Zervikale Spondylose

Die zervikale Spondylose ist eine weit verbreitete Störung, die zur Osteophytenbildung und degenerativen Bandscheibenerkrankung führt. Es kommt zu einer Verengung des Spinalkanals und zu einer Kompression des Rückenmarkes durch querverlaufende Osteophyten. Zusätzlich können Kompressionen der Nervenwurzeln in den Foramina intervertebralia durch knöcherne Sporne auftreten. Eine Funktionsstörung des Rückenmarks kann auch auf einem ischämischen Infarkt beruhen, der durch die knöcherne Kompression der Spinalarterien verursacht wird. Die Symptome entwickeln sich schleichend erst nach dem 50. Lebensjahr. Nackenschmerzen und radikuläre Schmerzen in den Armen und Schultern werden begleitet von Sensibilitätsstörungen und Muskelschwäche. Später kommt es zu sensiblen und motorischen Ausfällen in den Beinen, die einen unsicheren Gang verursachen. Funktionsstörungen der Sphinkteren sind ungewöhnlich. Das Röntgenbild der Wirbelsäule zeigt oft die osteoarthritischen Veränderungen, aber diese korrelieren nur schwach mit den neurologischen Symptomen. Eine chirurgische Intervention kann notwendig werden, um ein Fortschreiten der Symptomatik zu verhindern.

17.11.3 Lumbaler Bandscheibenvorfall

Die häufigsten Lokalisationen für einen Bandscheibenvorfall sind die Intervertebralräume L_4/L_5 und L_5/S_1. Durch diese Bandscheibenvorfälle kommt es zu Kreuzschmerzen, die posterolateral in den Oberschenkel und die Wade ausstrahlen. Sensibilitätsverlust und Muskelschwäche entsprechen dem Versorgungsgebiet der Nervenwurzeln von L_5 oder S_1. Plötzliche Rückenschmerzen, die für einen Bandscheibenvorfall verdächtig sind, stehen meist mit einer Verletzung in Zusammenhang. Dieses Trauma kann jedoch völlig harmlos sein. Der Schmerz wird durch Husten oder durch Dehnung des Nervus ischiadicus – wie es beim Hochheben des gestreckten Beines der Fall ist – verstärkt. Anhand dieses Zeichens kann ein Bandscheibenvorfall von einer peripheren Neuropathie, wie sie z.B. im Rahmen eines Diabetes mellitus auftreten kann, unterschieden werden. Hier fehlt dieses Zeichen. Auch bei einem asymptomatischen Patienten kann mittels Computertomographie oder Kernspintomographie eventuell ein Bandscheibenvorfall festgestellt werden. Dies verdeutlicht, daß die Ergebnisse dieser Untersuchungsverfahren irreführend sein können. In solchen Fällen kann eine korrekte Entscheidung nur anhand von Anamnese und dazu passendem klinischen Untersuchungsbefund getroffen werden [161, 162].

Die initiale Therapie bei einem lumbalen Bandscheibenvorfall besteht in absoluter Bettruhe und zentral wirkenden Muskelrelaxantien (wie z.B. Diazepam). Bei Patienten ohne neurologisches Defizit werden, egal ob eine Bettruhe von 2 Tagen oder über einen langen Zeitraum eingehalten wird, ähnliche Ergebnisse erzielt [163]. Wenn sich die neurologischen Symptome unter Bettruhe nicht bessern, muß eine Operation (Laminektomie, Mikrodissektomie) in Betracht gezogen werden. Als Alternative zu einem operativen Eingriff können auch Kortikosteroide in den Periduralraum injiziert werden [164]. Durch Kortikosteroide können Entzündungen und Ödeme im Bereich der komprimierten Nervenwurzeln vermindert werden. Im Hundeversuch konnte jedoch gezeigt werden – beim Menschen bisher noch nicht –, daß es durch eine peridurale Gabe hoher Dosen Triamcinolon zu einem bis zu 4 Wochen dauernden verminderten Ansprechen der Hypophysen-Nebennieren-Achse kommt [165].

17.12 Schlafstörungen

Es wird geschätzt, daß jeder 4. Erwachsene in den Vereinigten Staaten unter Schlaflosigkeit leidet oder glaubt, zu wenig Schlaf zu haben. Wesentlich seltener wird über zu langen Schlaf geklagt. In diesen Fällen handelt es sich meist um eine Narkolepsie. Eine seltene Form von Schlafstörungen sind Schlafapnoen. Noch seltener sind das Kleine-Levin-Syndrom (Schlafsucht mit exzessivem Essen) und das Pickwick-Syndrom (Schlafsucht, Hypoventilation und Adipositas).

17.12.1 Schlaflosigkeit

Schlaflosigkeit ist die häufigste Schlafstörung. Sie betrifft hauptsächlich Frauen und ältere Menschen [166, 167]. Bei etwa 10 bis 15% der Patienten, die an chronischer Schlaflosigkeit leiden, besteht irgendeine Art von Mißbrauch, insbesondere von Alkohol. Häufige Ursachen für eine vorübergehende Schlaflosigkeit sind Kummer, Klinikaufenthalt oder Schmerzen. Pharmakologisch induzierte Schlaflosigkeit kann durch Stimulantien wie Koffein oder Nikotin bedingt sein. Auch Flugreisen über Zeitzonen hinweg (jet lag) sind oft mit Schlaflosigkeit verbunden. Die häufigsten neuromuskulären Funktionsstörungen bei älteren Patienten, die zu Schlafstörungen führen, sind das sogenannte Restless-leg-Syndrom (das starke Bedürfnis, die Beine zu bewegen, beeinträchtigt das Einschlafen) und nächtliche Myokloni (periodische Beinbewegungen während des Schlafes verursachen wiederholtes Erwachen) [167].

Schlaftabletten heilen die Schlaflosigkeit nicht, aber sie bringen eine symptomatische Erleichterung. Benzodiazepine sind aufgrund ihrer Wirksamkeit und Sicherheit (Tod durch Überdosierung ist unwahrscheinlich, das Abhängigkeitspotential ist niedrig) die Medikamente der Wahl bei der Behandlung der Schlaflosigkeit. Es wird geschätzt, daß 0,3% aller Erwachsenen ein Jahr lang täglich schlafinduzierende Medikamente eingenommen haben [166]. Ein langwirkendes Benzodiazepin wie Flurazepam hat meistens noch am nächsten Tag einen sedierenden Effekt, während ein kurzwirkendes Medikament wie Triazolam mit Rebound-Schlaflosigkeit und anterograder Amnesie verbunden ist. Antidepressive Medikamente mit sedierenden Eigenschaften (Amitriptylin, Doxepin, Trazodon) können in niedriger Dosierung zur Nacht für die Behandlung der Schlaflosigkeit eingesetzt werden.

17.12.2 Narkolepsie

Die Narkolepsie ist eine neurologische Erkrankung, die durch einen unkontrollierbaren Drang zum Schlafen und durch Störungen des REM-Schlafes (rapid eye movement) charakterisiert ist [168]. Abnormitäten in der monoaminergen und cholinergen Übertragung im Gehirn sind hierbei möglicherweise vorhanden. Im Rahmen einer Narkolepsie kann auch eine Kataplexie auftreten, bei der es zu einem plötzlichen Tonusverlust der für die Körperhaltung notwendigen Muskelspannung und zum Kollaps kommt. Methylphenidat und Dextroamphetamin werden als Stimulantien zur Vorbeugung der Narkolepsie eingesetzt, während trizyklische Antidepressiva die initiale Therapie der Kataplexie darstellen.

17.12.3 Schlafapnoe-Syndrom

Ein Schlafapnoe-Syndrom (keine Luftströmung am Mund für länger als 10 Sekunden) kann 1. durch einen fehlenden zentralnervösen Atemantrieb, 2. durch eine Verlegung der oberen Luftwege oder 3.

Tab. 17.10: Objektive Zeichen und Symptome eines Schlaf-Apnoe-Syndroms

objektive Zeichen	Symptome
Adipositas	Schlaflosigkeit
Hypertonie	ausgeprägtes Schnarchen
Hypoxämie	schlagende Bewegungen während des Schlafes
Hyperkapnie	morgendliche Kopfschmerzen
Polyzythämie	Müdigkeit während des Tages
Cor pulmonale	intellektueller Verfall

durch eine Kombination beider Mechanismen bedingt sein [169, 170]. Während des Schlafes kommt es zu einer Verminderung des physiologischen Atemantriebes (zentrales alveoläres Hypoventilations-Syndrom; «Undines Fluch»). Ein fehlender zentraler Atemantrieb ist dadurch charakterisiert, daß Atembewegungen und Luftströmung aufhören. Dies ist meist durch eine Funktionsstörung im medullären Atemzentrum bedingt. Dagegen sind Schlafapnoen aufgrund einer Obstruktion durch eine abnormale Relaxierung des Musculus genioglossus, der normalerweise die Zunge nach vorne zieht, und durch eine Relaxierung der Pharynxmuskulatur bedingt. Diese Veränderungen können auf einer fehlenden nervalen Stimulation dieser Muskeln durch den Hirnstamm beruhen. Durch die Kontraktion des Zwerchfelles entsteht ein Unterdruck in den Atemwegen. Um diesem Unterdruck entgegenzuwirken, kommt es normalerweise zu einer Kontraktion der pharyngealen Muskulatur. Schlafapnoephasen aufgrund einer Atemwegsverlegung entstehen dann, wenn das Zusammenspiel zwischen diesen beiden Mechanismen gestört ist.

Symptomatik

Bei chronischer intermittierender Apnoe kann es zu typischen Veränderungen bei den Patienten kommen (Tab. 17.10). Während einer Schlafapnoe sind zumeist Atembewegungen vorhanden, aber aufgrund einer Verlegung der oberen Atemwege kommt es zu keiner Luftströmung. Ausgeprägtes Schnarchen begleitet die obstruktive Form der Schlafapnoe. Die Prävalenz für häufige Apnoephasen nimmt mit dem Alter zu und wird durch die Einnahme dämpfender Medikamente wie Alkohol verstärkt [167]. Häufige Phasen arterieller Hypoxämie (Sauerstoffsättigung des Blutes unter 80%), Hyperkapnie, häufiges Erwachen, morgendliche Kopfschmerzen und eine über den Tag andauernde Müdigkeit treten auf. Die bei diesen Patienten auftretenden Herzrhythmusstörungen, die pulmonalvaskuläre Hypertension und das Cor pulmonale sind vermutlich durch wiederholt auftretende Azidosen und Hypoxien bedingt. Patienten mit einem Schlafapnoe-Syndrom, die krankhaft dick und auffallend schläfrig sind und die ein Cor pulmonale entwickeln, werden unter der Bezeichnung Pickwick-Syndrom zusammengefaßt.

Therapie

Zur Therapie eines obstruktiven Schlafapnoe-Syndroms gehört die Korrektur nasaler Probleme (z.B. Septumdeviation, nasale Polypen, Hypertrophie der Adenoide), die zu einem erhöhten Widerstand in den nasalen Atemwegen führen. Bei übergewichtigen Patienten verbessert die Gewichtsabnahme den Zustand, insbesondere aufgrund einer Vergrößerung der Atemwegsgröße (durch Einschmelzen von Fettdepots an der Zungenbasis und entlang des Hypopharynx). Werden Alkohol und Sedativa vor dem Schlafengehen vermieden, so kommt es zu einer Zunahme des Muskeltonus in den oberen Luftwegen während des Schlafs. Ein kontinuierlicher positiver nasaler Druck (von 5–20 cm H_2O) im Bereich der nasalen Atemwege, der mit Hilfe einer über der Nase eng schließenden Maske aufgebaut werden kann, dient zum künstlichen Offenhalten der oberen Atemwege. Das übliche operative Vorgehen bei einer obstruktiven Schlafapnoe besteht in einer Tracheostomie, die die Obstruktion umgehen soll. Eine Alternative besteht in einer Uvulopalatopharyngoplastik. Hierbei sollen der untere Pharynx durch Exzision von Uvula und überflüssigem Oropharyngealgewebe erweitert und damit die obstruktiven Symptome während des Schlafs beseitigt werden. Zur Behandlung einer zentral ausgelösten alveolären Hypoventilation werden Atemstimulantien wie Azetazolamid oder eine elektrische Phrenikusstimulation eingesetzt. Eine wichtige Komplikation der elektrischen Phrenikusstimulation ist die eventuelle Schädigung des Nervus phrenicus.

Narkoseführung

Bei der Narkoseführung von Patienten mit Schlafapnoen muß beachtet werden, daß eine ausgesprochene Empfindlichkeit auf atemdepressive Medikamente bestehen kann [171]. Da Anästhetika die Muskelaktivität in den oberen Luftwegen vermindern können, muß bei Patienten mit einer obstruktiven Schlafapnoe in der Anamnese während der Narkoseeinleitung an die Möglichkeit einer Atemwegsobstruktion gedacht werden. Bei einer vorbestehenden zentral vermittelten alveolären Hypoventilation ist das Risiko, daß eine unerwartete postoperative Apnoe auftritt, erhöht [169]. Daher kann – insbesondere bei Patienten mit einer zentralen alveolären Hypoventilation – eine längerfristige maschinelle Nachbeatmung notwendig werden. Die postoperative Schmerztherapie wirft ein weiteres Problem auf. Rückenmarksnahe Opioidgaben wurden empfohlen, um so die systemischen Nebenwirkungen dieser Medikamente zu verringern [171, 172]. Beim Erwachen aus der Narkose nach einer Uvulopalatopharyngoplastik kann eventuell eine Atemwegsobstruktion auftreten, so daß eine verzögerte Extubation, d.h. erst nach Wiedererlangung des vollen Bewußtseins, anzustreben ist [173].

17.13 Abnormale Atemmuster

Unregelmäßige Atemmuster können durch Abnormitäten bestimmter Hirnareale bedingt sein (Tab. 17.11). Eine ataktische (Biot) Atmung ist durch ein völlig willkürliches Atemmuster charakterisiert, wobei flache und tiefe Atemzüge wahllos auftreten. Zwischen den Atemzügen können unterschiedlich lange Pausen bestehen. Eine ataktische Atmung beruht auf einer Unterbrechung der medullären Nervenbahnen durch Trauma, Blutung oder Kompression von außen. Treten gehäuft Apnoen auf, kann eine maschinelle Beatmung notwendig werden. Eine Apnoe kann auch Folge einer Einnahme von Sedativa oder Opioiden sein. Eine Läsion im Brückenbereich kann zu einer Apneusis führen, die durch eine bis zu 30 Sekunden dauernde endinspiratorische Pause charakterisiert ist. Häufige Ursache ist ein Verschluß der Arteria basilaris, wodurch es zu einem Brückeninfarkt kommt. Die Cheyne-Stokes-Atmung ist eine periodische Atmung, bei der die Atemzüge zunehmend tiefer werden, um dann wieder abzuflachen (Crescendo-Decrescendo-Muster) und schließlich zu einer Apnoe führen, die etwa 15 bis 20 Sekunden dauert. Die arteriellen Blutgase zeigen typischerweise einen ebenso periodischen Verlauf. Dieses Atemmuster kann auf eine Hirn-

Tab. 17.11: Abnormale Atemmuster

	Atemmuster	Läsionsort
+ ataktische (Biot-) Atmung	völlig willkürliches Atemmuster, bei dem Atemfrequenz und Atemzüge variieren	Medulla oblongata
+ Apneusis	wiederholt tiefe Atemzüge mit verlängerten Pausen am Ende der Inspiration	Brücke (Pons)
+ Cheyne-Stokes-Atmung	periodische crescendo-decrescendo Atemzüge, die durch Apnoen unterbrochen werden	Hirnhemisphären, Herzinsuffizienz
+ zentrale neurogene Hyperventilation	Hypokapnie	zentrale Thrombose oder Embolie
+ Posthyperventilations-Apnoe	Apnoe, die einem moderaten $PaCO_2$-Abfall folgt	Frontallappen

schädigung (der Hirnhemisphären oder Basalganglien) hinweisen, die durch eine arterielle Hypoxämie bedingt sein oder bei einem angeborenen Herzfehler auftreten kann. Bei Vorliegen eines Herzfehlers ist die verlängerte Kreislaufzeit zwischen Lungenkapillaren und Karotiskörperchen möglicherweise für die Cheyne-Stokes-Atmung verantwortlich. Eine zentral bedingte neurogene Hyperventilation ist meist durch eine akute neurologische Verletzung wie eine zerebrale Thrombose oder eine zerebrale Embolisation bedingt. Die Hyperventilation setzt hierbei spontan ein und kann so stark ausgeprägt sein, daß der arterielle CO_2-Partialdruck unter 20 mm Hg abfällt. Die Posthyperventilationsapnoe tritt bei Patienten mit einer Erkrankung des Frontallappens nach bereits 5 tiefen Atemzügen auf, die den arteriellen CO_2-Partialdruck um etwa 10 mm Hg senken. Die Atmung setzt erst nach einer Apnoephase, in der der arterielle CO_2-Partialdruck seinen Ausgangswert erreicht hat, wieder ein. Bei gesunden Menschen kommt es nach derselben Anzahl tiefer Atemzüge zu keiner Apnoe, obwohl der Abfall des arteriellen CO_2-Partialdruckes ähnlich groß ist. Dies zeigt, daß die Atmung willentlich beeinflußt werden kann.

17.14 Akute Höhenkrankheit

Typisch für die akute Höhenkrankheit sind Kopfschmerzen, Erschöpfung und Appetitlosigkeit. Höchstwahrscheinlich ist sie durch ein zerebrales Ödem bedingt, das beim raschen Höhenaufstieg auftritt. Die Symptome sind unterhalb 2.440 Metern Höhe selten und treten über 3.660 Metern Höhe häufig auf. Die akute Höhenkrankheit beginnt erst 8 bis 24 Stunden nach dem Aufstieg; die Symptome lassen gewöhnlich innerhalb von 2 bis 4 Tagen wieder nach. Ernste Fälle eines zerebralen Ödems führen zu Ataxie, Eintrübung und Koma. Die zerebrale Computertomographie zeigt ein Hirnödem. Dieses wird wahrscheinlich durch einen gesteigerten zerebralen Blutfluß (vasogenes Ödem) und durch eine hypoxiebedingte zelluläre Schwellung (zytotoxisches Ödem) verursacht. Die wichtigste Therapie besteht im sofortigen Abstieg und einer Sauerstoffbehandlung. Dexamethason und Azetazolamid können eventuell empfohlen werden. Furosemid sollte vermieden werden, da die Diurese zu einer orthostatischen Hypotension führen kann.

17.15 Epistaxis (Nasenbluten)

Die Arterien, die den Nasenraum versorgen und zu Nasenbluten (Epistaxis) führen können, sind Endäste der Arteria carotis interna (Arteriae ethmoidales) und der Arteria carotis externa (Arteria sphenopalatina). Nasenbluten, das in der vorderen Nasenhöhle entsteht (meist aus einem Blutgefäß der Schleimhaut des Nasenseptums), kommt oft spontan zum Stillstand oder spricht auf konservative Maßnahmen wie Druck- oder Kälteanwendung an. Eine spontane Blutung im hinteren Anteil der Nasenhöhle ist wahrscheinlich eine arterielle Blutung und tritt meist im Rahmen einer Hypertension auf. In einigen Fällen kann es zu einem schweren Blutverlust und einem dadurch bedingten Blutdruckabfall kommen. Bei der Therapie einer Blutung im Bereich der hinteren Nasenhöhle ist es normalerweise notwendig, den Patienten zu sedieren und eine Bellocq-Tamponade einzuführen. In einer Notfallsituation kann statt dessen auch ein Blasenkatheter verwendet werden. Die Katheterspitze sollte mit antibiotischer Salbe versehen werden, bevor der Katheter über das entsprechende Nasenloch eingeführt wird. Der Ballon sollte anstatt mit Luft mit Kochsalzlösung gefüllt werden, um zu verhindern, daß der Druck allmählich nachläßt und der Ballon langsam kollabiert.

Jede Tamponade, die den hinteren Nasenraum effektiv abdichtet, verschließt auch die normalen Drainagewege der Nasensekrete und prädisponiert daher die Patienten zu einer akuten Sinusitis. Eine Verlegung der Tuba Eustachii kann zu einer akuten Otitis media führen. Daher werden diesen Patienten routinemäßig Antibiotika verabreicht. Eine Verlegung der Nasenwege kann – insbesondere bei älteren, geschwächten Patienten – zu einer arteriellen Hypoxämie führen.

Falls mit Hilfe der Tamponade das Nasenbluten nicht zum Stillstand kommt, kann eine operative Ligatur, insbesondere im Ethmoidalbereich, notwendig werden. Gelegentlich muß eine Angiographie durchgeführt werden, um festzustellen, ob die Blutung aus den Arteriae ethmoidales oder aus der Arteria sphenopalatina kommt. Die Arteria ethmoidalis anterior wird über eine Inzision an der seitlichen Nase ligiert. Die Arteria sphenopalatina wird operativ dadurch angegangen, daß der Sinus maxillaris eröffnet und die Arterie in der Fissura pterygopalatina ligiert wird.

17.16 Ménière-Krankheit

Die Ménière-Krankheit (endolymphatischer Hydrops) ist eine Erkrankung des Innenohrlabyrinthes. Sie ist durch die Trias Hörverlust, Tinnitus und Schwindel gekennzeichnet. Diese Erkrankung tritt meist im Alter zwischen 30 und 60 Jahren auf. Bei der Mehrzahl der Patienten ist die Ursache unbekannt. Eine Ménière-Krankheit sollte von anderen Ursachen eines Schwindels, wie z.B. Akustikusneurinom, Vestibularisneuronitis, Hypoglykämie und Hypothyreose abgegrenzt werden. Das charakte-

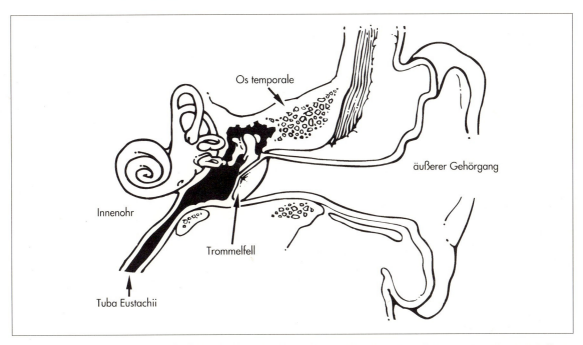

Abb. 17.25: Das Mittelohr stellt einen luftgefüllten Hohlraum dar, der vom Trommelfell und vom Innenohr begrenzt wird. Durch die Diffusion von Lachgas in diesen luftgefüllten Hohlraum kann der Druck im Mittelohr ansteigen, insbesondere dann, wenn die passive Entlüftung in den Nasopharynx aufgrund einer Verlegung der Tuba Eustachii behindert ist.

ristische Merkmal der Ménière-Krankheit ist eine Überdehnung des Endolymphschlauchs im Innenohr aufgrund eines Hydrops. Falls Bettruhe und eine Sedierung mit einem Benzodiazepin unwirksam sind, wird die Erkrankung operativ angegangen. Bei der Operation wird eine Labyrinthektomie oder eine Durchtrennung des Nervus vestibularis durchgeführt. Hierzu ist eine Kraniotomie notwendig.

17.17 Lachgasbedingte Mittelohrkomplikationen

Das Mittelohr ist eine luftgefüllte Höhle, die einerseits vom Trommelfell und andererseits vom Innenohr begrenzt wird (Abb. 17.25). Während der Verabreichung von Lachgas steigt der Druck im Mittelohr an. Dieser Druckanstieg ist durch eine Diffusion von Lachgas in das unnachgiebige Mittelohr bedingt. Normalerweise wird dieser Druckaufbau im Mittelohr passiv über die Tuba Eustachii in den Nasopharynx abgeleitet. Eine Einengung der Tuba Eustachii aufgrund einer akuten Entzündung oder aufgrund von Narbengewebe – wie es häufig nach einer Adenektomie der Fall ist – behindert diese passive Entlüftung des Mittelohrs. Exzessive Druckanstiege im Mittelohr können das Trommelfell gefährden. Eine Trommelfellruptur, die sich an hellrotem Blut im äußeren Gehörgang zeigt, wurde während einer Lachgasverabreichung bereits beschrieben, sogar ohne daß eine Mittelohrerkrankung vorgelegen hätte [174, 175]. Selbst bei Patienten, bei denen früher einmal eine operative Mittelohrrekonstruktion durchgeführt worden war, wurde eine Trommelfellzerreißung beschrieben, nachdem bei einer Operation (bei der nicht am Ohr operiert wurde) Lachgas eingesetzt wurde [176]. Eine solche Trommelfellzerreißung äußert sich beim Erwachen aus der Narkose darin, daß in dem früher erkrankten Ohr erneut ein Hörverlust besteht. Es ist auch gut bekannt, daß es durch Lachgasgabe während einer Tympanoplastik zu einer Dislokation des implantierten Trommelfells kommen kann. Im Mittelohr sind hierbei Luftblasen zu finden, die Lachgas enthalten. Auch postoperative Übelkeit und Erbrechen können dadurch bedingt sein, daß der nach Verabreichen von Lachgas auftretende hohe Druck im Mittelohr weiter bestehenbleibt.

Auch nach Ende der Lachgaszufuhr kann es durch die Resorption des Lachgases zu schädlichen Auswirkungen auf das Mittelohr kommen. Beispielsweise kann es durch die schnelle Rückresorption von Lachgas zu einem Unterdruck im Mittelohr und damit zu einer Trommelfellperforation kommen. Tritt nach einer Lachgasverabreichung eine plötzliche Hörverschlechterung bei vorher gesunden Patienten ein, ist diese meist durch einen negativen Druck im Mittelohr bedingt [177]. Als Folge dieses Unterdruckes kann es auch zu einer serösen Otitis media kommen.

Aufgrund dieser möglichen Nebenwirkungen

von Lachgas am Mittelohr stellt sich die Frage, ob es sinnvoll ist, dieses Narkosegas bei Patienten mit einer verengten Tuba Eustachii (aufgrund einer akuten Entzündung oder Vernarbung) zu verabreichen. Auch falls anamnestisch eine frühere Mittelohroperation bekannt ist, tauchen Bedenken auf. Es kann jedoch nicht geleugnet werden, daß viele Patienten mit einer früheren Mittelohroperation zu späteren Zeitpunkten Lachgas erhalten haben, ohne daß nachteilige Auswirkungen auf das Hörvermögen festgestellt werden konnten.

17.18 Glaukom

Liegt ein erhöhter intraokularer Druck vor, wird von einem Glaukom gesprochen. Wenn ein Glaukom nicht behandelt wird, führt es zur Erblindung, da der erhöhte Augeninnendruck die Durchblutung der Retina behindert und zu einer Kompression der Papilla nervi optici führt. Der erhöhte intraokulare Druck entsteht dadurch, daß der Abfluß des Kammerwassers aus der vorderen Augenkammer in das venöse System behindert wird. Der Augeninnendruck beträgt normalerweise 10 bis 20 mm Hg. Werte über 25 mm Hg werden als pathologisch angesehen.

Glaukome können in Weitwinkel- und Engwinkelglaukome unterteilt werden. Das Weitwinkelglaukom ist die häufigere Form. Sie äußert sich in langsam fortschreitenden beidseitigen Sehstörungen. Es wird geschätzt, daß 12 bis 30% der Erblindungen in den USA durch ein Weitwinkelglaukom bedingt sind. Das Engwinkelglaukom ist seltener. Bei empfindlichen Patienten kann jedoch durch eine Mydriasis ein Engwinkelglaukomanfall ausgelöst werden.

17.18.1 Therapie

Zur Therapie des Glaukoms werden Medikamente eingesetzt, die den Augeninnendruck dadurch senken, daß sie entweder den Abfluß des Kammerwassers begünstigen oder daß sie zu einer verminderten Bildung von Kammerwasser führen. Eine Miosis vermindert diese Abflußbehinderung. Dies ist dadurch zu erklären, daß es bei einer Miosis zu einer Kontraktion des Musculus ciliaris und damit zu einer Dehnung des trabekulären Netzwerkes in der vorderen Augenkammer kommt. Ein Weitwinkelglaukom ist oft medikamentös in den Griff zu bekommen. Bei einem Engwinkelglaukom ist letztendlich ein operativer Eingriff notwendig.

Parasympathomimetika

Pilocarpin ist ein kurzwirksames Parasympathikomimetikum, das zu einer Miosis führt. Eine drei- bis viermalige lokale Verabreichung pro Tag ermöglicht oft eine ausreichende Erniedrigung des intraokularen Druckes. Carbachol ist ein Parasympathikomimetikum, das verabreicht werden kann, wenn sich eine Intoleranz gegenüber Pilocarpin entwickelt oder wenn ein etwas stärkeres oder länger wirkendes Medikament benötigt wird. Echothiophat (in Deutschland nicht erhältlich) ist ein langwirkendes Parasympathikomimetikum, das ebenfalls zu einer Miosis führt. Eine Nebenwirkung dieses Medikamentes besteht darin, daß es die Plasma-Cholinesteraseaktivität hemmt. Diese Wirkung bleibt nach Absetzen von Echothiophat-Augentropfen noch für etwa 4 Wochen bestehen. Eine mögliche Nebenwirkung bei chronischer Anwendung von lokalen Miotika ist die Entstehung eines Kataraktes.

Adrenalin

Lokal verabreichtes Adrenalin senkt den Augeninnendruck dadurch, daß es die Abflußbehinderung des Augenkammerwassers aus der vorderen Augenkammer in das venöse System vermindert. Außerdem drosselt Adrenalin vermutlich die Bildung von Kammerwasser. Adrenalin ist nicht bei allen Patienten gleich gut wirksam und kann außerdem zu systemischen sympathomimetischen Reaktionen führen. Auch kommt es bei der lokalen Anwendung von Adrenalin bei etwa 20% der Patienten zu lokalen allergischen Reaktionen.

Carboanhydrasehemmer

Carboanhydrasehemmer wie z.B. Azetazolamid senken bei oraler Verabreichung den intraokularen Druck. Ursache ist vermutlich eine verminderte Bildung von Kammerwasser.

Beta-Rezeptorenblocker

Beta-Rezeptorenblocker führen sowohl bei oraler als auch bei lokaler Verabreichung zu einer Erniedrigung des intraokularen Druckes. Die lokale Anwendung ist vorzuziehen, da hierbei systemische Nebenwirkungen seltener sind. Die Fähigkeit dieser Medikamente, den intraokularen Druck zu senken, scheint eher durch eine verminderte Bildung von Kammerwasser als durch eine Verbesserung des Abflusses bedingt zu sein.

Propranolol führt zu einer Erniedrigung des intraokularen Druckes. Der bei einer lokalen Anwendung von Propranolol auftretende lokalanästhetische Effekt ist allerdings unerwünscht. Timolol ist ein langwirkender, nicht-selektiver Beta-Rezeptorenblocker, der bei lokaler Anwendung an der Kornea keine nennenswerte lokalanästhetische Wirkung hat. Nach der lokalen Applikation einer einzigen Dosis von Timolol (ein Tropfen einer 0,25%igen Lösung) beginnt der intraokulare Druck innerhalb von 20 Minuten abzufallen, und die Wirkung hält über 24 Stunden an [178]. Timolol hat keinen Einfluß auf Pupillendurchmesser oder Lichtreaktion. Nach lokaler Anwendung wird Timolol in den Systemkreislauf resorbiert und erzeugt systemische Nebenwirkungen. Diese sind durch die Blockade kardialer und nicht-kardialer Beta-Rezeptoren bedingt. Bei Patienten, die unter einer lokalen Timololtherapie standen, konnten während der Narkose Bradykardien und Hypotensionen beobachtet werden, die auf Atropin nicht ansprachen [179]. Außerdem kann es durch die systemische Resorption von Timolol auch zu einem Bronchospasmus kommen. Lethargie und Müdigkeit sind zentralnervöse Wirkungen einer lokalen Anwendung von Timolol oder anderen Beta-Rezeptorenblockern.

17.18.2 Narkoseführung

Bei der Narkoseführung von Patienten mit einem Glaukom muß darauf geachtet werden, daß während der gesamten perioperativen Phase die parasympathomimetische Therapie weitergeführt und dadurch eine Miosis aufrechterhalten wird. Beispielsweise wäre es angebracht, auch am Morgen vor der Operation lokal Pilocarpin zu verabreichen. Dadurch kann bei einem Engwinkelglaukom die Gefahr eines akuten Glaukomanfalles verhindert werden.

Im Rahmen der präoperativen Medikation können anticholinerge Medikamente verabreicht werden, denn die das Auge erreichende Medikamentenmenge ist zu gering, als daß es zu einer Pupillendilatation kommt [180]. Auch bei der Antagonisierung von nicht-depolarisierenden Muskelrelaxantien ist die Anwendung anticholinerger Medikamente in Kombination mit Cholinesterasehemmern erlaubt. Es wird geschätzt, daß bei einer intravenösen Verabreichung von 2 mg Atropin nur etwa 0,004 mg das Auge erreichen. Trotzdem scheint es vernünftig zu sein, bei Patienten mit einem Glaukom möglichst wenig anticholinerge Medikamente zu verabreichen. Durch die intramuskuläre Injektion von 0,4 mg Scopolamin kommt es bei gesunden Menschen zu einer deutlichen Pupillenerweiterung, daher scheint Scopolamin bei Patienten mit einem Glaukom nicht geeignet zu sein [181]. Im Gegensatz dazu führt eine gleiche Dosis Atropin zu keiner Veränderung der Pupillengröße. Obwohl nicht genau untersucht, scheint eine systemische Gabe von Glykopyrrolat ebenfalls eine minimale Auswirkung auf die Pupillengröße zu haben. Werden Anticholinergika zusammen mit Medikamenten verabreicht, die eine Miosis erzeugen (Opioide, Cholinesterasehemmer), kann die normalerweise auftretende pupillendilatierende Wirkung der Anticholinergika meist verhindert werden.

Ein anderes wichtiges Ziel bei der Narkoseführung von Patienten mit einem Glaukom besteht darin, einen Anstieg des intraokularen Druckes zu vermeiden. Ein succinylcholinbedingter Anstieg des intraokularen Druckes erreicht sein Maximum 2 bis 4 Minuten nach Verabreichung dieses Medikamentes und kehrt nach etwa 6 Minuten wieder zum Ausgangswert zurück [180]. Diese Anstiege des intraokularen Druckes können durch keine Maßnahme sicher vermieden werden, auch nicht dadurch, daß mittels Präkurarisierung mit einem nichtdepolarisierenden Muskelrelaxans die Muskelfaszikulationen verhindert werden [182]. Welche Auswirkungen solche medikamentös bedingten Anstiege des Augeninnendruckes bei Patienten mit einem Glaukom haben, ist nicht klar. Vermutlich sind Patienten, die unter einer entsprechenden medikamentösen Glaukomtherapie stehen, durch die succinylcholinbedingten Anstiege des intraokularen Druckes nicht gefährdet. Der Augeninnendruck kann auch durch eine Hyperkapnie und durch einen erhöhten zentralvenösen Druck gesteigert werden. Welche Auswirkungen Ketamin auf den intraokularen Druck hat, ist unklar, denn es liegen widersprüchliche Berichte vor [183]. Durch eine Hypokapnie, einen medikamentös erniedrigten zentralen Venendruck (z.B. durch Osmodiuretika), durch Opioide und volatile Anästhetika wird der intraokulare Druck gesenkt. Veränderungen des arteriellen Blutdruckes und eine Muskelrelaxation durch nicht-depolarisierende Muskelrelaxantien haben nur einen geringen Einfluß auf den intraokularen Druck. Pancuronium kann jedoch zu einer Verminderung des Augeninnendruckes führen [182].

Mögliche Wechselwirkungen zwischen den zu einer Glaukomtherapie eingesetzten Medikamenten und den verwendeten Anästhetika müssen beachtet werden. Bei den wenigen Patienten, die mit Echothiophat behandelt werden, besteht die Gefahr, daß es nach Verabreichung von Succinylcholin zu einer verlängerten Muskelrelaxation kommt. Falls Succinylcholin verabreicht wird, sollte die Initialdosierung auf 0,1 mg/kg Körpergewicht reduziert werden und dessen Wirkung anhand eines peripheren Nervstimulators überprüft werden. Intraoperative Bradykardien und ausgeprägte Hypotensionen konnten auf eine Beta-Rezeptorenblockade bei einer chronischen lokalen Anwendung von Timolol zurückgeführt werden [179].

Postoperativ sollte bei Patienten mit einem Glaukom überprüft werden, ob eine erweiterte, entrundete Pupille oder ob eine Pupillendifferenz vorliegt. Dies können Symptome eines akuten Glaukomanfalles durch Verschluß des Kammerwinkels sein. Diese Patienten klagen dann wahrscheinlich auch über Schmerzen in und um das Auge sowie über einen Sehverlust. Dagegen klagen Patienten mit einer Hornhautläsion nur über Schmerzen im Auge.

17.19 Kataraktoperation

Eine Kataraktoperation kann nach Anlage eines retrobulbären Blocks oder unter Allgemeinanästhesie durchgeführt werden. Das Risiko eines retrobulbären Blocks besteht darin, daß das Lokalanästhetikum entlang der Nervenscheide des Nervus opticus in den Subarachnoidalraum abfließt, wodurch es zu einer Apnoe kommen kann. Ein zunehmender Widerstand während der Injektion des Lokalanästhetikums bei Anlegen eines retrobulbären Blocks kann auf eine inkorrekte Lage der Kanülenspitze in der Nervenscheide des Nervus opticus hindeuten. Die korrekte Plazierung der Kanülenspitze ist im retrobulbären Fettgewebe [184].

Bei denjenigen Patienten, die für eine Kataraktoperation eine Allgemeinanästhesie benötigen, handelt es sich meist um ältere Patienten mit vorbestehenden Erkrankungen wichtiger Organsysteme. Bei einer Kataraktextraktion muß während der Narkose sichergestellt werden, daß sich der Patient nicht bewegt. Plötzliche Bewegungen oder Husten können bei einem eröffneten Auge zur Austreibung des Glaskörpers und zu bleibenden Augenschäden führen. Eine entsprechende Narkosetiefe (mit oder ohne zusätzlicher Muskelrelaxation) ist dringend notwendig. Succinylcholin führt zwar zu einer Steigerung des intraokularen Druckes, diese Druckerhöhung ist jedoch nur vorübergehend. Dennoch stellen mittellang oder kurz wirkende Muskelrelaxantien eine sinnvolle Alternative zu Succinylcholin dar. Eine mäßige Hyperventilation und eine Kopfhochlage um 10 bis 15° (um den venösen Abfluß zu begünstigen) führen vermutlich während eines intraokularen Eingriffes zu einer Erniedrigung des Augeninnendruckes. Es ist wichtig, daß der Patient am Ende der Operation möglichst nur geringe Reaktionen auf den Endotrachealtubus zeigt. Im Idealfall wird der Endotrachealtubus entfernt, bevor die Wirkungen der Anästhetika nachgelassen haben. Falls der Endotrachealtubus noch beim wachwerdenden Patienten belassen wird, dann kann es sinnvoll sein, intravenös Lidocain zu verabreichen (0,5–1,5 mg/kg). Damit kann versucht werden, die durch den noch vorhandenen Tubus ausgelösten Reflexe abzuschwächen.

In der postoperativen Phase sollte es bei diesen Patienten möglichst selten zum Erbrechen kommen. Unter diesem Gesichtspunkt werden Opioide in der präoperativen Medikation oft vermieden. Ein routinemäßiges Absaugen des Magens am Ende der Operation dient nicht nur dazu, Magensaft zu entfernen, sondern auch dazu, eine eventuelle Blähung des Magens, die zu postoperativer Übelkeit und postoperativem Erbrechen beitragen könnte, zu vermindern. Eine Reihe von Antiemetika wurden empfohlen, stets jedoch mit fragwürdigem Erfolg. In einer gut kontrollierten Studie konnte jedoch nachgewiesen werden, daß durch eine intravenöse Verabreichung von 1,25 mg Droperidol – 5 Minuten vor Ende der Operation – die Häufigkeit von postoperativem Erbrechen signifikant vermindert werden kann [185].

17.20 Augenverletzungen

Eine penetrierende Augenverletzung muß sofort operativ behandelt werden, wenn das Auge gerettet werden soll. Die Narkoseführung wird häufig dadurch erschwert, daß die Patienten kurz vorher Nahrung aufgenommen haben. Es muß daher abgewogen werden zwischen Schutz der Atemwege einerseits und den Gefahren einer Steigerung des Augeninnendruckes mit eventueller Austreibung von Augeninhalt andererseits. Dieser offensichtliche Zwiespalt betrifft vor allem den Einsatz von Succinylcholin im Rahmen der endotrachealen Intubation. Der schnelle Wirkungseintritt dieses Muskelrelaxans ist für eine Blitzintubation besonders geeignet. Gegen die Gabe von Succinylcholin spricht der zu erwartende Anstieg des Augeninnendruckes, der selbst dann auftritt, wenn durch eine Präkurarisierung den Faszikulationen vorgebeugt wird. Trotz dieser Kontroverse in bezug auf den Gebrauch von Succinylcholin liegt kein Fallbericht vor, der einen Verlust von Augeninhalt nach Anwendung dieses Medikamentes beschreibt. Eine Alternative zum Succinylcholin stellt die Verabreichung von hohen Dosen (0,15 mg/kg) Pancuronium dar. Es führt zu einem schnellen Wirkungseintritt, ohne daß die Gefahr einer Augeninnendrucksteigerung besteht [186]. Der Nachteil bei der Verwendung von Pancuronium ist darin zu sehen, daß es eine lange Wirkungsdauer hat, es sich aber oft um kurze Operationen handelt. Hohe Dosen (2- bis 3fache ED_{95}) von mittellang oder kurz wirkenden Muskelrelaxantien können daher eine gute Alternative darstellen. Vor Durchführung der endotrachealen Intubation sollte – unabhängig davon, welches Muskelrelaxans verwendet wird – mit Hilfe eines Nervenstimulators überprüft werden, ob eine ausreichende Muskelrelaxation vorliegt. Durch eine verfrühte endotracheale Intubation können Abwehrbewegungen des Patienten provoziert und damit alle Maßnahmen zur Vermeidung eines Anstieges des Augeninnendruckes zunichte gemacht werden. Die Narkose läßt sich sowohl mit einem Inhalationsanästhetikum als auch mit einem Injektionsanästhetikum gut aufrechterhalten. Zu welchem Zeitpunkt am Ende der Operation extubiert wird, hängt davon ab, ob der Magen möglicherweise voll ist.

17.21 Glomus-jugulare-Tumor

Tumoren des Glomus jugulare (Paraganglion jugulare) entstehen aus dem Glomuskörperchen an der Spitze der Bulbi jugulares [187]. Diese Tumore wachsen typischerweise langsam und sind eindeutig gutartig, obwohl sie zur lokalen Invasion neigen.

17.21.1 Symptome

Die durch einen Glomus-jugulare-Tumor ausgelösten Symptome hängen von dessen Gefäßversorgung (insbesondere über die Arteria carotis externa) und einer eventuellen Invasion in die umgebenden Strukturen ab. Aufgrund des Gefäßreichtums kann über diesem Tumor ein Strömungsgeräusch hörbar sein. Die Patienten klagen häufig zuerst über ein einseitiges, pulsierendes Ohrgeräusch. Falls die Tumorausdehnung die Beweglichkeit des Trommelfells oder der Gehörknöchelchen behindert, kommt es zu einem Hörverlust. Wenn die Hirnnerven betroffen sind, kann dies zu Dysphagie, rezidivierenden Aspirationen, Verlegung der oberen Luftwege und Schwierigkeiten beim Abhusten und Schlucken von Sekreten führen. Bei einer Invasion der hinteren Schädelgrube kann es zu einer Verlegung des Aquäduktes und damit zu einem Hydrozephalus kommen. Die Glomus-jugulare-Tumoren führen normalerweise zu einer Invasion in die Vena jugularis interna. Fingerartige Wucherungen können sich bis in den rechten Vorhof erstrecken. Falls sich die Glomus-jugulare-Tumoren nach kaudal und lateral ausdehnen, wird ein Tumor im Halsbereich sichtbar. Gelegentlich sezernieren diese Tumoren Noradrenalin. Damit kann es zu Symptomen kommen, die ein Phäochromozytom vortäuschen.

17.21.2 Therapie

Die Therapie bei einem Glomus-jugulare-Tumor besteht in dessen operativer Exzision. Oft wird vorher eine Bestrahlung oder auch eine Embolisation zur Verminderung der Gefäßversorgung durchgeführt. Bei der präoperativen Untersuchung kann eine Angiographie durchgeführt werden, um Lokalisation und Blutversorgung des Tumors festzustellen. Es kann auch eine Venographie durchgeführt werden, um eine Invasion in die Vena jugularis interna festzustellen. Mittels Computertomographie kann nach einer eventuellen intrakraniellen Ausdehnung gesucht werden. Um die Gefahr einer Aspiration abschätzen zu können, ist es wichtig zu wissen, ob Funktionsstörungen der Hirnnerven vorliegen. Besteht der Verdacht auf einen obstruktiven Hydrozephalus, muß nach Anzeichen eines erhöhten intrakraniellen Druckes gesucht werden.

17.21.3 Narkoseführung

Bei der Narkoseführung ist an die Möglichkeit eines massiven und sehr schnell einsetzenden Blutverlustes und an eine eventuell sehr lange (oft über 8 Stunden) dauernde Operationszeit zu denken. Eine blutige Messung des arteriellen und zentralvenösen Druckes ist angezeigt. Zur Überwachung der Urinausscheidung muß ein Blasenkatheter gelegt werden. Bei der Plazierung eines Kavakatheters oder eines Pulmonalarterienkatheters sollte die gleichseitige Vena jugularis interna nicht punktiert werden. Häufig entwickelt sich eine Hypothermie, insbesondere bei langen Operationen. Deshalb ist es wichtig, daß Inspirationsgase und Infusionsflüssigkeiten angewärmt werden. Um den intrakraniellen Druck zu beeinflussen, können sowohl medikamentöse als auch apparative Maßnahmen notwendig werden. Durch eine kontrollierte Hypotension kann der Blutverlust minimiert und die operative Entfernung des Tumors erleichtert werden. Venöse Luftembolien stellen eine Gefahr dar, insbesondere wenn die Vena jugularis interna zur Entfernung des Tumors eröffnet wird oder wenn – zur Entfernung eines in das Os temporale eingewachsenen Tumors – die Venen dargestellt werden müssen, denn diese Venen sind mit dem Knochen verwachsen und können nicht kollabieren. Eine maschinelle Beatmung und eine zusätzliche Muskelrelaxation scheinen sinnvoll zu sein, um spontane Atembewegungen zu vermeiden. Falls eine venöse Luftembolie befürchtet wird, sind entsprechende Überwachungsverfahren durchzuführen (vgl. Abschnitt: Venöse Luftembolie). Kommt es während der Resektion eines solchen Tumors zu einem plötzlichen unerwarteten Kreislaufzusammenbruch oder gar zum Versterben des Patienten, so kann dies durch eine venöse Luftembolie oder durch eine Tumorembolisation bedingt sein. Falls der Operateur den Nervus facialis identifizieren möchte, kann es notwendig sein, auf eine Muskelrelaxierung zu verzichten oder die neuromuskuläre Blockade medikamentös zu antagonisieren. Bei einem Glomus-jugulare-Tumor müssen keine speziellen Narkosemedikamente verwendet werden. Falls jedoch eine venöse Luftembolie befürchtet wird, sollten die eventuell nachteiligen Wirkungen von Lachgas berücksichtigt werden.

17.22 Karotissinus-Syndrom

Ein Karotissinus-Syndrom ist ein seltenes Krankheitsbild, das dadurch gekennzeichnet ist, daß eine Hypersensitivität der Barorezeptoren auf mechanische Reize vorliegt. Bei diesen Patienten kann es bei Stimulation des Sinus caroticus durch eine externe Massage zu einer Synkope kommen. Normalerweise tritt hierdurch nur eine leichte Verminderung von Herzfrequenz und Blutdruck auf. Bei diesen Patienten bestehen häufig zusätzliche Gefäßerkrankungen. Ein Karotissinus-Syndrom ist eine bekannte Komplikation einer Endarteriektomie der Arteria carotis.

Bei einem hypersensitiven Sinus caroticus können zwei verschiedene kardiovaskuläre Reaktionen auftreten. Bei etwa 80% der betroffenen Patienten wird bei Stimulation ein kardioinhibitorischer Reflex ausgelöst, der über den Nervus vagus vermittelt wird. Hierdurch kommt es zu einer ausgeprägten

Bradykardie. Bei etwa 10% der Patienten ist ein vasodepressorischer Reflex zu beobachten, der über eine Hemmung des sympathischen Vasomotorentonus vermittelt wird. Hierdurch entsteht eine Verminderung des peripheren Gefäßwiderstandes und eine schwere Hypotension. Bei den restlichen 10% der Patienten kommen zum Teil beide Reflexarten vor.

17.22.1 Therapie

Zur Therapie eines Karotissinus-Syndroms eignen sich medikamentöse Therapiemaßnahmen, Implantation eines permanenten Demand-Schrittmachers oder Exstirpation des Sinus caroticus. Der Einsatz von Anticholinergika und Vasopressoren wird durch deren Nebenwirkungen eingeschränkt. Außerdem sind sie bei Patienten mit einem hypersensitiven Sinus caroticus vom vasodepressorischen oder gemischten Typ nur selten wirksam. Da die meisten Patienten eine kardioinhibitorische Form eines Karotissinus-Syndroms haben, besteht die übliche Initialtherapie in der Implantation eines Schrittmachers. Falls ein vasodepressorischer Reflex durch einen Herzschrittmacher nicht beeinflußt werden kann, muß unter Umständen eine operative Exstirpation des Sinus caroticus angestrebt werden. Die Blockade des Nervus glossopharyngeus stellt eine Behandlungsalternative bei Patienten dar, die gegenüber einer Schrittmacherstimulation oder einer medikamentösen Therapie refraktär sind [188].

17.22.2 Narkoseführung

Die Narkoseführung wird oft durch Hypotension, Bradykardie oder kardiale Rhythmusstörungen kompliziert [188]. Durch die vorherige Infiltration im Bereich des Sinus caroticus mit Lidocain können während dessen Entfernung die hämodynamischen Verhältnisse zumeist stabilisiert werden. Die Überprüfung, ob eine vollständige operative Denervierung durchgeführt wurde, kann dadurch jedoch erschwert werden. Medikamente wie Atropin, Isoproterenol und Adrenalin sollten stets griffbereit sein.

17.23 Neurofibromatose

Die Neurofibromatose wird autosomal dominant vererbt. Die Erkrankung ist nicht auf bestimmte Rassen oder Völker beschränkt. Beide Geschlechter sind gleich häufig und gleich schwer betroffen. Die Expressivität ist variabel, die Penetranz beträgt aber praktisch 100%. Das Krankheitsbild kann sich als klassische generalisierte Neurofibromatose (Morbus Recklinghausen), als Neurofibromatose im Bereich

Tab. 17.12: Merkmale der Neurofibromatose

Café-au-lait-Flecken	Kyphoskoliose
Neurofibrome	kleiner Körperwuchs
kutan	Karzinome
neural	endokrine Dysfunktion
vaskulär	Lernstörungen
intrakranielle Tumoren	Krämpfe
Rückenmarkstumoren	angeborene Herzerkrankungen
Pseudarthrose	Pulmonalstenose

des Nervus statoacusticus und als segmentale Neurofibromatose manifestieren. Es wird geschätzt, daß in den USA ca. 80.000 Menschen an einer Neurofibromatose leiden.

17.23.1 Symptome

Die unterschiedlichen Erscheinungsformen der Neurofibromatose unterstreichen den vielgestaltigen Charakter dieser Erkrankung (Tab. 17.12). Gemeinsames Merkmal bei allen Patienten ist die langsame Progredienz der Erkrankung. Bei über 99% der Patienten mit einer Neurofibromatose sind Café-au-lait-Flecken vorhanden. Sechs oder mehr Café-au-lait-Flecken, die einen Durchmesser von über 1,5 cm haben, werden als diagnostisches Merkmal betrachtet. Die Café-au-lait-Flecken sind normalerweise bereits bei Geburt vorhanden und nehmen während des ersten Lebensjahrzehnts an Zahl und Größe zu. Die Größe der Café-au-lait-Flecken variiert von 1 mm bis über 15 cm. Die Verteilung der Flecken ist rein zufällig. Im Bereich des Gesichtes treten sie jedoch verhältnismäßig selten auf. Café-au-lait-Flecken sind zwar kosmetisch störend, sie stellen jedoch keine Gesundheitsgefährdung dar.

Neurofibrome betreffen fast immer die Haut. Sie können aber auch im Bereich tiefer gelegener peripherer Nerven und Nervenwurzeln oder im Bereich von Eingeweiden oder Blutgefäßen, die durch das vegetative Nervensystem innerviert werden, auftreten. Sie können knötchenförmig sein und vereinzelt oder multipel auftreten und mit dem umgebenden Gewebe eng verzahnt sein. Histologisch gesehen sind Neurofibrome zwar gutartig, sie können jedoch zu einer funktionellen Störung und zu einer kosmetischen Entstellung führen. Falls sich Neurofibrome im Bereich von Larynx, Hals oder Mediastinum entwickeln, kann es zu einer Einengung der Luftwege kommen. Neurofibrome können stark vaskularisiert sein und während Schwangerschaft und Pubertät an Anzahl und Größe zunehmen.

Bei 5 bis 10% der Patienten mit einer Neurofibromatose treten intrakranielle Tumoren auf. Diese sind für einen Großteil der Morbidität und Mortalität dieser Erkrankung verantwortlich. Wird die Diagnose Neurofibromatose diskutiert, müssen mit Hilfe der zerebralen Computertomographie eventuell vorhandene intrakranielle Tumoren ausgeschlossen werden. Liegt bei einem Patienten mit Café-au-lait-Flecken ein bilaterales Akustikusneurinom vor, kann die Diagnose Neurofibromatose im Bereich des Nervus statoacusticus gestellt werden.

Kongenitale Pseudarthrosen sind häufig durch eine Neurofibromatose bedingt. Meist ist hiervon die Tibia betroffen, am zweithäufigsten der Radius. Normalerweise kommt es bei einem Patienten nur an einer Stelle zu einer Pseudarthrose. Die klinische Symptomatik kann unterschiedlich ausgeprägt sein. Es kann sich um einen asymptomatischen röntgenologischen Zufallsbefund handeln, im Extremfall kann aber auch eine Amputation notwendig werden. Bei etwa 2% der Patienten mit einer Neurofibromatose entwickelt sich eine Kyphoskoliose. Meist sind die zervikalen und thorakalen Wirbelkörper betroffen. Häufig bestehen hierbei paravertebrale Neurofibrome. Die Bedeutung paravertebraler Neurofibrome für die Entwicklung einer Kyphoskoliose – falls sie hierfür überhaupt eine Bedeutung haben – ist nicht klar. Unbehandelt wird die Kyphoskoliose immer schlimmer und führt schließlich zu einer kardiorespiratorischen und neurologischen Beeinträchtigung. Auch Kleinwuchs ist ein Merkmal der Neurofibromatose.

Bei Patienten mit einer Neurofibromatose treten gehäuft Karzinome auf. Karzinomformen, die eindeutig mit der Neurofibromatose vergesellschaftet sind, sind Neurofibrosarkome, maligne Schwannome, Wilms-Tumoren, Rhabdomyosarkome und Leukämien. Der Zusammenhang einer Neurofibromatose mit anderen Karzinomarten wie Neuroblastom, medullärem Schilddrüsenkarzinom und Adenokarzinom des Pankreas ist weniger offensichtlich.

Die Annahme, daß eine Neurofibromatose zu einer allgemeinen endokrinen Funktionsstörung führt, ist falsch. Im Rahmen einer Neurofibromatose können verschiedene endokrine Funktionsstörungen wie ein Phäochromozytom, Pubertätsstörungen, ein medulläres Schilddrüsenkarzinom und ein Hyperparathyreoidismus auftreten. Ein Phäochromozytom tritt vermutlich bei weniger als 1% der Patienten auf und kommt bei Kindern mit einer Neurofibromatose praktisch nicht vor.

Bei ungefähr 40% der Patienten mit einer Neurofibromatose besteht eine intellektuelle Beeinträchtigung. Eine stärkere geistige Retardierung ist selten. Häufiger besteht eine intellektuelle Schwäche, die meist als Lernschwierigkeit eingestuft wird. Die intellektuelle Behinderung zeigt sich normalerweise im Schulalter und verschlimmert sich im Laufe der Zeit nicht mehr. Zerebrale Krampfanfälle sind bekannte Komplikationen im Rahmen einer Neurofibromatose. Diese Krampfanfälle können idiopathischen Ursprungs oder durch intrakranielle Tumoren bedingt sein.

17.23.2 Therapie

Bei der Neurofibromatose wird eine symptomatische medikamentöse Therapie durchgeführt (Antihistaminika gegen Juckreiz, Antikonvulsiva). In bestimmten Phasen wird auch operativ vorgegangen. Eine operative Entfernung von Neurofibromen der Haut wird nur dann durchgeführt, wenn es zu einer besonders starken Entstellung oder zu einer funktionellen Beeinträchtigung kommt. Eine fortschreitende Kyphoskoliose wird am besten mittels operativer Stabilisierung therapiert. Eine Operation ist auch indiziert, wenn es aufgrund von Neurofibromen zu neurologischen Symptomen oder zu endokrinen Funktionsstörungen kommt.

17.23.3 Narkoseführung

Bei der Narkoseführung von Patienten mit einer Neurofibromatose müssen die zahlreichen klinischen Symptome dieser Erkrankung berücksichtigt werden [189]. Obwohl selten ein Phäochromozytom besteht, sollte bei der präoperativen Beurteilung der Patienten an diese Möglichkeit gedacht werden. Liegen Anzeichen eines erhöhten intrakraniellen Druckes vor, kann dies auf einen bestehenden intrakraniellen Tumor hinweisen. Die Atemwege können durch ausgedehnte laryngeale Neurofibrome eingeengt werden [190]. Patienten mit einer Neurofibromatose und einer Skoliose können möglicherweise auch Halswirbelschäden haben, die bei der Lagerung für eine Operation beachtet werden müssen. Bei der Auswahl von Inhalations- oder Injektionsanästhetika müssen bei diesen Patienten keine speziellen Dinge beachtet werden. Die Muskelrelaxierung sollte sorgfältig überwacht werden, da berichtet wird, daß diese Patienten sowohl empfindlich als auch resistent gegenüber Succinylcholin sein können und empfindlich auf nicht-depolarisierende Muskelrelaxantien reagieren [191]. Bei der Durchführung von Regionalanästhesieverfahren muß daran gedacht werden, daß sich auch im Bereich des Rückenmarkes Neurofibrome entwickeln können.

Literaturhinweise

1. Black, P. McL.: Brain tumors. N. Engl. J. Med. 1991; 324: 1471–6; 1555–65
2. Brose, W.G., Samuels, S.I., Steinberg, G.K.: Cardiorespiratory arrest following initiation of cranial irradiation for treatment of a brain stem-tumor. Anesthesiology 1989; 71: 450–1
3. Raichle, M.E., Posner, J.B., Plum, F.: Cerebral blood flow during and after hyperventilation. Arch. Neurol. 1970; 23: 394–403
4. Marsh, M.L., Marshall, L.F., Shapiro, H.M.: Neurosurgical intensive care. Anesthesiology 1977; 47: 149–63
5. Cottrell, J.E., Robustelli, A., Post, K., Turndorf, H.:

Furosemide- and mannitol-induced changes in intracranial pressure and serum osmolality and electrolytes. Anesthesiology 1977; 47: 28–30
6. Lassen, N.A., Christensen, M.S.: Physiology of cerebral blood flow. Br.J. Anaesth. 1976; 48: 719–34
7. Cohen, P.J., Alexander, S.C., Smith, T.C., et al.: Effects of hypoxia and normocarbia on cerebral blood flow and metabolism in man.J. Apl. Physiol. 1967; 23: 183–9
8. Strandgaard, S.: Autoregulation of cerebral blood flow in hypertensive patients: The modifying influence of prolonged antihypertensive treatment on the tolerance to acute drug-induced hypotension. Circulation 1976; 53: 720–7
9. Eger, E.I.: Pharmacology of isoflurane. Br.J. Anaesth. 1984; 56: 71S-99S
10. Aidinis, S., Lafferty, J., Shapiro, H.: Intracranial responses to PEEP. Anesthesiology 1976; 45: 275–86
11. Eger, E.I.: Isoflurane (Forane). A Compendium and Reference. Madison, W.I., Anaquest, A Division of BOC 1986; 1–160
12. Adams, R.W., Gronert, G.A., Sundt, T.M., Michenfelder, J.D.: Halothane, hypocapnia, and cerebrospinal fluid pressure in neurosurgery. Anesthesiology 1972; 37: 510–7
13. Muzzi, D.A., Lo Sasso, T.J., Dietz, N.M., Faust, R.J., Cucchiara, R.F., Molde, L.N. The effect of desflurane and isoflurane on cerebrospinal fluid pressure in humans with supratentorial mass lesions. Anesthesiology 1992; 76: 720–4
14. Phirman, J.R., Shapiro, H.M. Modification of nitrous oxide-induced intracranial hypertension by prior induction of anesthesia. Anesthesiology 1977; 46: 150–1
15. Wyte, S.R., Shapiro, H.M., Turner, P., Harris, A.B.: Ketamine-indeced intracranial hypertension. Anesthesiology 1972; 36: 174–6
16. Mayer, N., Weinstabl, C., Podreka, I., Spiss, C.K.: Sufentanil does not increase cerebral blood flow in healthy human volunteers. Anesthesiology 1990; 73: 240–3
17. Rosa, G., Orfei, P., Sanfilippo, M., et al.: The effects of atracurium besylate (Tracrium) on intracranial pressure and cerebral perfusion pressure. Anesth. Analg. 1986; 65: 381–4
18. Rosa, G., Sanfilippo, M., Vilardi, V., et al.: Effects of vecuronium bromide on intracranial pressure and cerebral perfusion pressure. Br.J. Anaesth. 1986; 58: 437–40
19. Stirt, J.A., Grosslight, K.R., Bedford, R.F., Vollmer, D.: "Defasciculations" with metocurine prevents succinylcholine-induced increases in intracranial pressure. Anesthesiology 1987; 67: 50–3
20. Hamill, J.F., Bedford, R.F., Weaver, D.C., Colohan, A.R.: Lidocaine before endotracheal intubation: Intravenous or laryngotracheal? Anesthesiology 1981; 55: 578–81
21. Losasso, T.J., Black, S., Muzzi, D.A., Michenfelder, J.D., Cucchiara R.F.: Fifty percent nitrous oxide does not increase the risk of venous air embolism in neurosurgical patients operated upon in the sitting position. Anesthesiology 1992; 77: 21–30
22. Marshall, W.K., Bedford, R.F.: Use of a pulmonary-artery catheter for detection and treatment of venous air embolism: A prospective study in man. Anesthesiology 1980; 52: 131–4

23. Moorthy, S.S., Hilgenberg, J.C.: Resistance to nondepolarizing muscle relaxants in paretic upper extremitis of patients with residual hemiplegia. Anesth. Analg. 1980; 59: 624–7
24. Perkins-Pearson, N.A.K., Marshall, W.K., Bedford, R.F.: Atrial pressures in the seated position. Implications for paradoxical air embolism. Anesthesiology 1982; 57: 493–7
25. English, J.B., Westenshown, D., Hodges, M.R., Stanley, T.H.: Comparison of venous air embolism monitoring methods in supine dogs. Anesthesiology 1978; 48: 425–9
26. Matjasko, J., Petrozza, P., Mackenzie, C.F.: Sensitivity of end-tidal nitrogen in venous air embolism detection in dogs. Anesthesiology 1985; 63: 418–25
27. Bunegin, L., Albin, M.S., Helsel, P.E., et al.: Positioning the right atrial catheter: A model for reappraisal. Anesthesiology 1981; 55: 343–8
28. Munson, E.S., Merrick, H.C.: Effect of nitrous oxide on venous air embolism. Anesthesiology 1966; 27: 783–7
29. Zasslow, M.A., Pearl, R.G., Larson, C.P., Silverberg, G., Shuer, L.F.: PEEP does not affect atrial-right pressure difference in neurosurgical patients. Anesthesiology 1988; 68: 760–3
30. Chung, R.A., Goodwin, A.M.: Transient ischaemic attack after spinal anaesthesia. Br.J. Anaesth. 1991; 67: 635–7
31. Chambers, B.R., Norris, J.W.: Outcome in patients with asymptomatic neck bruits.N. Engl.J. Med. 1986; 315: 860–5
32. Wong, D.H.W.: Perioperative stroke. Part II. Cardiac surgery and cardiogenic embolic stroke. Can.J. Anaesth. 1991; 38: 471–88
33. Anderson, C.A., Rich, N.M., Collins, G.J., et al.: Carotid endarterectomy: Regional versus general anesthesia. Ann. Surg. 1980; 46: 323–7
34. Michenfelder, J.D., Sundt, T.M., Fode, N., Charbrough, F.W.: Isoflurane when compared to enflurane and halothane decreases the frequency of cerebral ischemia during carotid endarterectomy. Anesthesiology 1987; 67: 336–40
35. Young, W.L., Prohovnik, I., Correll, J.W., et al.: A comparison of the cerebral hemodynamic effects of sufentanil and isoflurane in humans undergoing carotid endarterectomy. Anesthesiology 1989; 71: 863–9
36. Carlsson, C., Smith, D.S., Keykhah, M.M., Englebach, I., Harp, J.H.R.: The effects of high-dose fentanyl on cerebral circulation and metabolism in rats. Anesthesiology 1982; 57: 375–80
37. Smith, J.S., Roizen, M.F., Cahalan, M.K., et al.: Does anesthetic technique make a difference? Augmentation of systolic blood pressure during carotid endarterectomy: Effects of phenylephrine versus light anesthesia and of isoflurane versus halothane on the incidence of myocardial ischemia. Anesthesiology 1988; 69: 846–53
38. Torvik, A., Skullerud, K.: How often are brain infarcts caused by hypotensive episodes? Stroke 1976; 7: 255–7
39. Keats, A.S.: Anesthesia for carotid endarterectomy. Cleve Clin.Q. 1981; 48: 68–71
40. Cucchiara, R.F., Sharbrough, F.W., Messick, J.M., Tinker, J.H.: An electroencephalographic filter-processor as an indicator of cerebral ischemia during carotid endarterectomy. Anesthesiology 1979; 51: 77–9

41. Loughman, B.A., Hall, G.M.: Spinal cord monitoring 1989. Br.J. Anaesth. 1989; 63: 587–94
42. Peterson, D.I., Drummond, J.C., Todd, M.M.: Effects of halothane, enflurane, isoflurane, and nitrous oxide on somatosensory evoked potentials in humans. Anesthesiology 1986; 65: 35–40
43. Pathak, K.S., Brown, R.H., Cascorbi, H.F., Nash, C.L.: Effects of fentanyl and morphine on intraoperative somatosensory cortical-evoked potentials. Anesth. Analg. 1984; 63: 833–7
44. Schubert, A., Drummond, J.C.: The effect of acute hypocapnia on human median nerve somatosensory evoked responses. Anesth. Analg. 1986; 65: 240–4
45. McKay, R.D., Sundt, T.M., Michenfelder, J.D., et al.: Internal carotid artery stump pressure and cerebral blood flow during carotid endarterectomy: Modification by halothane, enflurane and Innovar. Anesthesiology 1976; 45: 390–9
46. Riles, T.S., Kopelman, I., Imparato, A.M.: Myocardial infarction following carotid endarterectomy: A review of 683 operations. Surgery 1979; 85: 249–52
47. Wade, J.G., Larson, C.P., Hickey, R.F., et al.: Effect of carotid endarterectomy on carotid chemoreceptor and baroreceptor function in man. N. Engl.J. Med. 1970; 282: 823–9
48. Asiddao, C.B., Donegan, J.H., Whitesell, R.C., Kalbfleisch, J.H.: Factors associated with perioperative complications during carotid endarterectomy. Anesth. Analg. 1982; 61: 631–7
49. Sieber, F.E., Toung, T.J., Diringer, M.N., Wang, H., Long, D.M.: Preoperative risks predict neurological outcome of carotid endarterectomy related stroke. Neurosurgery 1992; 30: 847–54
50. Caplan, L.R.: Diagnosis and treatment of ischemic stroke. JAMA 1991; 266: 2413–8
51. EC/IC Bypass Study Group. Failure of extracranial-intracranial arterial bypass to reduce the risk of ischemic stroke: Results of an international randomized trail. N. Engl.J. Med. 1985; 313: 1191–1200
52. Voldby, B., Enevoldsen, E.M., Jensen, F.T.: Regional CBF, intraventricular pressure, and cerebral metabolism in patients with ruptured intracranial aneurysms. J. Neurosurg. 1985; 62: 48–58
53. Archer, D.P., Shaw, D.A., Leblanc, R.L., Trammer, B.I.: Haemodynamic considerations in the management of patients with subarachnoid hemorrhage. Can.J. Anaesth. 1991; 38: 454–70
54. White, J.C., Parker, S.D., Rogers, M.C.: Preanesthetic evaluation of a patient with pathologic Q waves following subarachnoid hemorrhage. Anesthesiology 1985; 62: 351–4
55. Davies, K.R., Gelb, A.W., Manninen, P.H., Boughner, D.R., Bisnaire, D.: Cardiac function in aneurysmal subarachnoid hemorrhage: A study of electrocardiographic and echocardiographic abnormalities. Br.J. Anaesth. 1991; 67: 58–63
56. Allen, G.S., Ahn, H.S., Preziosi, T.J., et al.: Cerebral arterial spasm – a controlled trial of nimodipine in patients with subarachnoid hemorrhage. N. Engl.J. Med. 1983; 308: 619–24
57. Iwatsuki, N., Kuroda, N., Amaha, K., Iwatsuki, K.: Succinylcholine-induced hyperkalemia in patients with ruptured central aneurysms. Anesthesiology 1980; 53: 64–7
58. Stoelting, R.K.: Circulatory changes during direct laryngoscopy and tracheal intubation: Influence of duration of laryngoscopy with or without prior lidocaine. Anesthesiology 1977; 47: 381–3
59. Stoelting, R.K.: Attenuation of blood pressure response to laryngoscopy and tracheal intubation with sodium nitroprusside. Anesth. Analg. 1979; 58: 116–9
60. Newman, B., Gelb, A.W., Lam, A.M.: The effect of isoflurane-induced hypotension on cerebral blood flow and cerebral metabolic rate for oxygen in humans. Anesthesiology 1986; 58: 1–10
61. Michenfelder, J.D., Tinker, J.H.: Cyanide toxicity and thiosulfate protection during chronic administration of sodium nitroprusside in the dog: Correlation with a human case. Anesthesiology 1977; 47: 441–8
62. Sivarajan, M., Amory, D.W., McKenzie, S.M.: Regional blood flows during induced hypotension produced by nitroprusside or trimethaphan in the Rhesus monkey. Anesth. Analg. 1985; 64: 759–66
63. Fahmy, N.R.: Nitroglycerin as a hypotensive drug during general anesthesia. Anesthesiology 1978; 49: 17–20
64. Sundt, T.M., Sharbrough, F.W., Anderson, R.E., Michenfelder, J.D.: Cerebral blood flow measurements and electroencephalograms during carotid endarterectomy. J. Neurosurg. 1974; 41: 310–20
65. Rosenbaum, K.J., Neigh, J.L., Stobel, G.E.: Sensitivity to nondepolarizing muscle relaxants in amyotrophic lateral sclerosis: Report of two cases. Anesthesiology 1971; 35: 38–41
66. Kochi, T., Oka, T., Mizuguchi, T.: Epidural anesthesia for patients with amyotrophic lateral sclerosis. Anesth. Analg. 1989; 68: 410–2
67. Bird, T.M., Strunin, L.: Hypotensive anesthesia for a patient with Friedreich's ataxia and cardiomyopathy. Anesthesiology 1984; 60: 377–80
68. Kubal, K., Pasricha, S.K., Bhargava, M.: Spinal anesthesia in a patient with Friedreich's ataxia. Anesth. Analg. 1991; 72: 257–8
69. Hetherington, A., Rosenblatt, R.M.: Ketamine and paralysis agitans. (Letter.) Anesthesiology 1980; 52: 527
70. Mets, B.: Acute dystonia after alfentanil in untreated Parkinson's disease. Anesth. Analg. 1991; 72: 557–8
71. Muzzi, D.A., Black, S., Cucchiara, R.F.: The lack of effect of succinylcholine on serum potassium in patients with Parkinson's disease. Anesthesiology 1989; 71: 322
72. Roy, R.C., McLain, S., Wise, A., Shaffner, L.D.: Anesthetic management of a patient with Hallervorden-Spath disease. Anesthesiology 1983; 58: 382–4
73. Martin, J.B., Gusella, J.F.: Huntington's disease. Pathogenesis and management. N. Engl.J. Med. 1986; 315: 1267–76
74. Davies, D.D.: Abnormal response to anesthesia in a case of Huntington's chorea. Br.J. Anaesth. 1966; 348: 490–1
75. Propert, D.N.: Pseudocholinesterase activity and phenotypes in mentally ill patients. Br.J. Psychiatry 1979; 134: 477–81
76. Lamont, A.M.S.: Brief report: Anaesthesia and Huntington's chorea. Anaesth. Intensive Care 1979; 7: 189–90
77. Stemp, L.I., Taswell, C.: Spastic torticollis during general anesthesia: Case report and review of receptor mechanisms. Anesthesiaology 1991; 75: 356–6
78. Osborne, P.J., Lee, L.W.: Idiopathic orthostatic hypo-

tension, midodrine, and anaesthesia. Can.J. Anaesth. 1991; 38: 499–501
79. Malan, M.D., Crago, R.R.: Anaesthetic considerations in idiopathic orthostatic hypotension and the Shy-Drager syndrome. Can. Anaesth. Soc.J. 1979; 26: 322–7
80. Mitaka, C., Tsunoda, Y., Kikawa, Y., et al.: Anesthetic management of congenital insensitivity to pain with anhydrosis. Anesthesiology 1985; 63: 328–9
81. Kashtan, H.I., Heyneker, T.J., Morell, R.C.: Atypical response to scopolamine in a patient with type IV hereditary sensory and autonomic neuropathy. Anesthesiology 1992; 76: 140–2
82. D'Ambra, M.N., Dedrick, D., Savarese, J.J.: Kearns-Sayer syndrome and pancuronium-succinylcholine-indued neuromuscular blockade. Anesthesiology 1979; 51: 343–5
83. Katzman, R.: Alzheimer's disease.N. Engl.J. Med. 1983; 314: 964–73
84. deMoulin, G.C., Hedley-Whyte, J.: Hospital-associated viral infection and the anesthesiologist. Anesthesiology 1983; 59: 51–65
85. Ward, D.S.: Anesthesia for a child with Leigh's syndrome. Anesthesiology 1981; 55: 90–1
86. Maguire, D., Bachmann, C.: Anaesthesia and Rett syndrome: A case report. Can.J. Anaesth. 1989; 36: 478–81
87. Suresh, D.: Posterior spinal fusion in Sotos' syndrome. Br.J. Anaesth. 1991; 66: 728–32
88. Tobias, J.D.: Anaesthetic considerations in the child with Menkes' syndrome. Can.J. Anaesth. 1992; 39: 712–5
89. Tobias, J.D.: Anaesthetic considerations for the child with leukodystrophie. Can.J. Anaesth. 1992; 39: 394–7
90. Hart, R.G., Sherman, D.G.: The diagnosis of multiple sclerosis. JAMA 1982; 247: 498–503
91. Crawford, J.S., James, F.M., Nolte, H., et al.: Regional anaesthesia for patients with chronic neurological disease and similar conditions. Anaesthesia 1981; 365: 821–8
92. Warren, T.M., Datta, S., Ostheimer, G.W.: Lumbar epidural anesthesia in a patient with multiple sclerosis. Anesth. Analg. 1982; 61: 1022–3
93. Brett, R.S., Schmidt, J.H., Gage, J.S., et al.: Measurement of acetylcholine receptor concentration in skeletal muscle from a patient with multiple sclerosis and resistance to atracurium. Anesthesiology 1987; 66: 837–9
94. Beck, R.W., Cleary, P.A., Anderson, M.M., et al.: A randomized, controlled trial of corticosteroids in the treatment of acute optic neuritis.N. Engl.J. Med. 1992; 326: 581–8
95. Layzer, R.B.: Stiff-man syndrome – an autoimmune disease? N. Engl.J. Med. 1988; 318: 1060–3
96. Kroll, D.A., Caplan, R.A., Posner, K., Ward, R.J., Cheney, F.W.: Nerve injury associated with anesthesia. Anesthesiology 1990; 73: 202–7
97. Dawson, D.M., Krarup, C.: Perioperative nerve lesions. Arch. Neurol. 1989; 46: 1355–60
98. Alvine, F.G., Schurrer, M.E.: Postoperative ulnar-nerve palsy.J. Bone Joint Surg. 1987; 69A: 255–9
99. Wadsworth, T.G.: The cubital tunnel and the external compression syndrome. Anesth. Analg. 1974; 53: 303–8
100. Roy, R.C., Stafford, M.A., Charlton, J.E.: Nerve injury and musculoskeletal complaints after cardiac surgery: Influence of internal mammary artery dissection and left arm position. Anesth. Analg. 1988; 67: 277–9
101. Seyfer, A.E., Grammer, N.Y., Goubumill, G.P., Provost, J.M., Chandry, U.: Upper extremity neuropathies after cardiac surgery.J. Hand. Surg. 1985; 10A: 16–9
102. Nightingale, P.J., Longreen, A.: Iatrogenic facial nerve paresis. Anesthesiology 1982; 37: 322–3
103. Vaghadia, H.: Facial paresis after general anesthesia. Report of an unusual case: Heerfordt's syndrome. Anesthesiology 1986; 64: 513–4
104. Lowe, D.M., McCullough, A.M.: 7th Nerve palsy after extradural blood patch. Br.J. Anaesth. 1990; 65: 721–2
105. Sweet, W.H.: The treatment of trigeminal neuralgia (tic douloureux). N. Engl.J. Med. 1986; 315: 174–7
106. Rao, N.L., Drupin, B.R.: Glossopharyngeal neuralgia with syncope-anesthetic considerations. Anesthesiology 1981; 54: 426–8
107. McAlpine, F.S., Seckel, B.R.: Complications of positioning. The peripheral nervous system. In: Martin, J.T., ed.: Positioning in Anesthesia and Surgery. Philadelphia. W. B. Saunders 1987; 303–28
108. Bickler, P.E., Schapera, A., Baintain, C.R.: Acute radial nerve injury from use of an automatic blood pressure monitor. Anesthesiology 1990; 73: 186–8
109. Martin, J.T.: Postoperative isolated dysfunction of the long thoracic nerve: A rare entity of uncertain etiology. Anesth. Analg. 1989; 69: 614–9
110. Schreiner, E.J., Lipson, S.F., Bromage, P.R., Camporesi, E.M.: Neurological complications following general anaesthesia. Anaesthesia 1983; 38: 226–9
111. Kubota, Y., Toyoda, Y., Kubota, H., et al. Common peroneal nerve palsy associated with the fabella syndrome. Anesthesiology 1986; 65: 552–3
112. Ropper, A.H.: The Guillain-Barré syndrome.N. Engl.J. Med. 1992; 326: 1130–6
113. Greenberg, R.S., Parker, S.D.: Anesthetic management for the child with Charcot-Marie-Tooth disease. Anesth. Analg. 1992; 74: 305–7
114. Antognini, J.F.: Anaesthesia for Charcot-Marie-Tooth disease: A review of 86 cases. Can.J. Anaesth. 1992; 39: 398–400
115. Hastings, R.H., Marks, J.D.: Airway management for trauma patients with potential cervical spine injuries. Anesth. Analg. 1991; 73: 471–82
116. Stowe, D.F., Bernstein, J.S., Madsen, K.E., McDonald, D.J., Ebert, T.J.: Autonomic hyperreflexia in spinal cord injured patients during extracorporeal shock wave lithotripsy. Anesth. Analg. 1989; 68: 788–91
117. Lambert, D.H., Deane, R.S., Mazuzan, J.E.: Anesthesia and the control of blood pressure in patients with spinal cord injury. Anesth. Analg. 1982; 61: 344–8
118. Ravindran, R.S., Cummins, D.F., Smith, I.E.: Experience with the use of nitroprusside and subsequent epidural analgesia in a pregnant quadriplegic patient. Anesth. Analg. 1981; 60: 1–3
119. Baraka, A.: Epidural meperidine for control of autonomic hyperreflexia in a paraplegic parturient. Anesthesiology 1985; 62: 688–90
120. Suderman, V.S., Crosby, E.T., Lui, A.: Elective oral

tracheal intubation in cervical spine-injured adults. Can.J. Anaesth. 1991; 38: 785–9
121. Meschino, A., Devitt, J.H., Kock, J.-P., Schwartz, M.L.: The safety of awake tracheal intubation in cervical spine injury. Can.J. Anaesth. 1992; 39: 114–7
122. Turner, L.M.: Cervical spine immobilization with axial traction: A practice to be discouraged.J. Emerg. Med. 1989; 7: 385–6
123. Crosby, E.T., Lui, A.: The adult cervical spine: Implications for airway management. Can.J. Aneaesth. 1990; 37: 77–93
124. Gronert, G.A., Theye, R.A.: Pathophysiology of hyperkalemia induced by succinylcholine. Anesthesiology 1975; 43: 88–99
125. John, D.A., Tobey, R.E., Homer, L.D., Rice, C.L.: Onset of succinylcholine-induced hyperkalemia following denervation. Anesthesiology 1976; 45: 294–9
126. Tobey, R.E.: Paraplegia, succinylcholine, and cardiac arrest. Anesthesiology 1970; 32: 359–64
127. Shayevitz, J.R., Matteo, R.S.: Decreased sensitivity to metocurine in patients with upper motor-neuron disease. Anesth. Analg. 1985; 64: 767–72
128. Martyn, J.A.J., Matteo, R.S., Szyfelbein, S.K., Kaplan, R.F.: Unprecedented resistance to neuromuscular blocking effects of metrocurine with persistence and complete recovery in a burned patient. Anesth. Analg. 1982; 61: 614–7
129. White, B.C., Weigentstein, J.G., Winegar, C.D.: Brain ischemic anoxia. Mechanisms of injury. JAMA 1984; 251: 1586–90
130. Berntman, L., Welsh, F.A., Harp, J.R.: Cerebral protective effect of low-grade hypothermia. Anesthesiology 1981; 55: 495–8
131. Prough, D.S., Whitley, J.M., Taylor, C.L., Deal, D.D., DeWitt, D.S.: Regional cerebral blood flow following resuscitation from hemorrhagic shock with hypertonic saline. Influence of a subdural mass. Anesthesiology 1991; 75: 319–27
132. Michenfelder, J.D.: A valid demonstration of barbiturate-induced brain protection in man – at last. Anesthesiology 1986; 64: 140–2
133. Brain Resuscitation Clinical Trial I Study Group. Randomized clinical study of thiopental loading in comatose survivors of cardiac arrest.N. Engl.J. Med. 1986; 314: 397–403
134. Todd, M.M., Chadwick, H.S., Shapiro, H.M., et al.: The neurologic effects of thiopental therapy following experimental cardiac arrest in cats. Anesthesiology 1982; 57: 76–86
135. Gisvold, S.E., Safar, P., Hendrick, H.H.L., et al.: Thiopental treatment after global brain ischemia in pigtailed monkeys. Anesthesiology 1984; 60: 88–96
136. Nussmeier, N.A., Arlund, C., Slogoff, S.: Neuropsychiatric complications after cardiopulmonary bypass: Cerebral protection by a barbiturate. Anesthesiology 1986; 64: 165–70
137. Plum, F., Posner, J.B.: The Diagnosis of Stupor and Coma. Philadelphia. FA Davis 1972; 286
138. Smith, A.L.: Barbiturate protection in cerebral hypoxia. Anesthesiology 1977; 47: 285–93
139. Rockoff, M.A., Marshall, L.F., Shapiro, H.M.: High dose barbiturate therapy in humans: A clinical review of 60 patients. Ann. Neurol. 1979; 6: 194–9
140. Todd, M.M., Drummond, J.C., Sang, H.: The hemodynamic consequences of high-dose methohexital anesthesia in humans. Anesthesiology 1984; 61: 495–501
141. Todd, M.M., Drummond, J.C., Sang, H.: The hemodynamic consequences of high-dose thiopental anesthesia. Anesth. Analg. 1985; 64: 681–7
142. Roesch, C., Haselby, K.A., Paradise, R.P., et al.: Comparison of cardiovascular effects of thiopental and pentobarbital at equivalent levels of CNS depression. Anesth. Analg. 1983; 62: 749–53
143. Ward, J.D., Becker, D.P., Miller, D.J., et al.: Failure of prophylactic barbiturate coma in the treatment of severe head trauma.J. Neurosurg. 1985; 62: 383–8
144. Sander, J.W.A.S., Shorvon, S.D.: Incidence and prevalence studies in epilepsy and their methodological problems: A review.J. Neurol. Neurosurg. Psychiatry 1987; 50: 829–39
145. Scheuer, M.L., Pedley, T.A.: The evaluation and treatment of seizures.N. Engl.J. Med. 1990; 323: 1468–74
146. Browne, T.R.: Valproic acid.N. Engl.J. Med. 1980; 302: 661–6
147. Callaghan, N., Garrett, A., Goggin, T.: Withdrawal of anticonvulsant drugs in patients free of seizures for two years: A prospective study.N. Engl.J. Med. 1988; 318: 942–6
148. Schmidt, D.: Adverse Effects of Antiepileptic Drugs. New York. Raven Press 1982
149. Delgado-Escueta, A.V., Wasterlain, C., Treiman, D.M., Porter, R.J.: Current concepts in neurology. Management of status epilepticus.N. Engl.J. Med. 1982; 306: 1337–40
150. Ford, E.W., Morrell, F., Whisler, W.W.: Methohexital anesthesia in the surgical treatment of uncontrollable epilepsy. Anesth. Analg. 1982; 61: 997–1001
151. Celesia, G.G., Chen, R.-C., Bamforth, B.J.: Effects of ketamine in epilepsy. Neurology 1975; 25: 169–72
152. Hirshman, C.A., Krieger, W., Littlejohn, G., et al.: Ketamine-aminophylline-induced decrease in seizure threshold. Anesthesiology 1982; 56: 464–7
153. DeFriez, C.B., Wong, H.C.: Seizures and opisthotonos after propofol anesthesia. Anesth. Analg. 1992; 75: 630–2
154. Steen, P.A., Michenfelder, J.D.: Neurotoxicity of anesthetics. Anesthesiology 1979; 50: 437–53
155. Kapoor, W.N.: Evaluation and the management of the patient with syncope. JAMA 1992; 268: 2553–60
156. Morrison, J.E., Lockhart, C.H.: Tourette syndrome: Anesthetic implications. Anesth. Analg. 1986; 65: 200–2
157. Fennelly, M., Galletly, D.C., Purdie, G.I.: Is caffeine withdrawal the mechanism of postoperative headache? Anesth. Analg. 1991; 72: 446–53
158. Gilman, S.: Advances in neurology.N. Engl.J. Med. 1992; 326: 1608–16
159. Raskin, N.H.: Serotonin receptors and headache.N. Engl.J. Med. 1991; 325: 353–4
160. Abouleish, E., Ali, V., Tang, R.A.: Benign intracranial hypertension and anesthesia for cesarean section. Anesthesiology 1985; 63: 705–7
161. Deyo, R.A., Ranville, J., Kent, D.L.: What can the history and physical examination tell us about low back pain? JAMA 1992; 268: 760–5
162. Boden, S.D., Davis, D.O., Dina, T.S., Patronas, N.J.,

Wiesel, S.W.: Abnormal magnetic resonance scans of the lumbar spine in asymptomatic subjects. J. Bone Joint Surg. 1990; 72: 403–8
163. Deyo, R.A., Diehl, A.K., Rosenthal, M.: How many days of bed rest for acute low back pain? N. Engl. J. Med. 1986; 315: 1064–70
164. Abram, S.E.: Subarachnoid corticosteroid injection following inadequate response to epidural steroids for sciatica. Anesth. Analg. 1978; 57: 313–5
165. Gorski, D.W., Rao, T.L.K., Glisson, S.N., et al.: Epidural triamcinolone and adrenal response to hypoglycemic stress in dogs. Anesthesiology 1982; 57: 364–66
166. Gillin, J.C., Byerley, W.F.: The diagnosis and management of insomnia. N. Engl. J. Med. 1990; 322: 329–48
167. Prinz, P.N., Vitiello, M.V., Raskind, M.A., Thorpy, M.J.: Geriatrics: Sleeping disorders and aging. N. Engl. J. Med. 1990; 323: 520–6
168. Aldrech, M.S.: Narcolepsy. N. Engl. J. Med. 1990; 323: 389–94
169. Kuna, S.T., Sant'Ambrogio, G.: Pathophysiology of upper airway closure during sleep. JAMA 1991; 266: 1384–9
170. Hoffstein, V., Zamel, N.: Sleep apnea and the upper airway. Br. J. Anaesth. 1990; 65: 139–50
171. Wiesel, S., Fox, G.S.: Anaesthesia for a patient with central alveolar hypoventilation syndrome (Ondine's curse). Can. J. Anaesth. 1990; 37: 122–6
172. Pellecchia, D.J., Bretz, K.A., Barnette, R.E.: Postoperative pain control by means of epidural narcotics in a patient with obstructive sleep apnea. Anesth. Analg. 1987; 66: 280–2
173. Gabrielczyk, M.R.: Acute airway obstruction after uvulopalatopharyngoplasty for obstructive sleep apnea syndrome. Anesthesiology 1988; 69: 941–3
174. Owens, W.D., Gustave, F., Sclaroff, A.: Tympanic membrane rupture with nitrous oxide anesthesia. Anesth. Analg. 1978; 57: 283–6
175. White, P.F.: Spontaneous rupture of the tympanic membrane occurring in the absence of middle ear disease. Anesthesiology 1983; 59: 368–9
176. Man, A., Segal, S.: Ear injury caused by elevated intratympanic pressure during general anaesthesia. Acta Anaesth. Scand. 1980; 24: 224–6
177. Perreault, L., Normandin, N., Plamondon, L., et al.: Tympanic membrane rupture after anesthesia with nitrous oxide. Anesthesiology 1982; 57: 325–6
178. Kosman, M.E.: Timolol in the treatment of open angle glaucoma. JAMA 1979; 241: 2301–3
179. Mishra, P., Calvey, T.N., Williams, N.E., Murray, G.R.: Intraoperative bradycardia and hypotension associated with timolol and pilocarpine eye drops. Br. J. Anaesth. 1983; 55: 897–9
180. Cunningham, A.J.: Intraocular pressure – physiology and implications for anaesthetic management. Can. Anaesth. Soc. J. 1986; 33: 195–208
181. Garde, J.F., Aston, R., Endler, G.C., Sison, O.S.: Racial mydriatic response to belladonna premedication. Anesth. Analg. 1978; 57: 572–6
182. Meyers, E.F., Krupin, T., Johnson, M., Zink, H.: Failure of nondepolarizing neuromuscular blockers to inhibit succinylcholine-induced increased intraocular pressure, a controlled study. Anesthesiology 1978; 48: 149–51
183. Ausinsch, B., Rayburn, R.L., Munson, E.S., Levy, N.S.: Ketamine and intraocular pressure in children. Anesth. Analg. 1976; 55: 773–5
184. Wang, B.C., Bogart, B., Hillman, D.E., Turndorf, H.: Subarachnoid injection – a potential complication of retrobulbar block. Anesthesiology 1989; 71: 845–7
185. Kortilla, K., Kauste, A., Auvinen, J.: Comparison of domperidone, droperidol, and metoclopramide in the prevention and treatment of nausea and vomiting after balanced general anesthesia. Anesth. Analg. 1979; 58: 396–400
186. Brown, E.M., Krishnaprasad, S., Similer, B.G.: Pancuronium for rapid induction technique for tracheal intubation. Can. Anaesth. Soc. J. 1972; 26: 489–91
187. Ghani, G.A., Sung, Y.-F., Per-Lee, J.H.: Glomus jugulare tumors – origin, pathology, and anesthetic considerations. Anesth. Analg. 1983; 62: 686–91
188. Kodama, K., Seo, N., Murayama, T., Yoshizawa, Y., Terasako, K., Yaginuma, T.: Glossopharyngeal nerve block for carotid sinus syndrome. Anesth. Analg. 1992; 75: 1036–7
189. Krishna, G.: Neurofibromatosis, renal hypertension, and cardiac dysrhythmias. Anesth. Analg. 1975; 54: 542–5
190. Yamashita, M., Matsuki, A., Oyama, R.: Anaesthetic considerations in von Recklinghausen's disease (multiple neurofibromatosis). Anaesthetist 1977; 26: 177–8
191. Baraka, A.: Myasthenia response to muscle relaxants in von Recklinghausen's disease. Br. J. Anaesth. 1974; 46: 701–3

18 Leber- und Gallenwegserkrankungen

Leber- und Gallenwegserkrankungen können unterteilt werden in Erkrankungen des Leberparenchyms (akute und chronische Hepatitis, Leberzirrhose) und Erkrankungen, die durch eine Cholestase – mit oder ohne Verlegung der extrahepatischen Gallenwege – gekennzeichnet sind. Um bei Patienten mit einer Lebererkrankung die Narkose richtig führen zu können, muß bekannt sein, welche physiologischen Funktionen die Leber zu erfüllen hat. Es ist auch zu beachten, daß Anästhesie und operativer Eingriff Auswirkungen auf die Leberdurchblutung haben, was bei der Narkoseführung berücksichtigt werden muß. Vor allem mit Leberfunktionstests können bisher unerkannte Lebererkrankungen eventuell erfaßt werden. Auch zur Diagnostik postoperativ möglicherweise auftretender Leberfunktionsstörungen sind diese Tests geeignet.

18.1 Physiologische Funktionen der Leber

Die Leber ist die größte Drüse des Körpers. Mit einem Gewicht von 1.500 g macht sie 2% des Gesamtkörpergewichtes eines Erwachsenen aus. Die Hepatozyten machen ca. 80% der Zellmasse der Leber aus. Die Hepatozyten müssen verschiedene und komplexe Funktionen erfüllen (Tab. 18.1, Abb. 18.1).

18.1.1 Stoffwechselfunktion

Die Hauptfunktion der Leber in bezug auf den Kohlenhydratstoffwechsel ist die Speicherung von Glykogen. Damit spielt die Leber eine wichtige Rolle bei der Aufrechterhaltung normaler Blutglukosespiegel. Beim Abbau von Glykogen (Glykogenolyse) wird Glukose wieder in den Kreislauf freigesetzt. Hierdurch kann im Systemkreislauf eine nor-

Tab. 18.1: Physiologische Funktionen der Leber

Glukosehaushalt

Fettmetabolismus

Proteinsynthese
  Medikamentenbindung
  Gerinnung
  Hydrolyse von Esterbindungen

Metabolisierung von Medikamenten und Hormonen

Konjugation und Ausscheidung von Bilirubin

male Blutglukosekonzentration aufrechterhalten werden, insbesondere während einer Nahrungskarenz, wie z.B. vor einer elektiven Operation. Die Leber kann jedoch nur ca. 75 g Glykogen speichern. Diese Glykogenmenge kann bereits durch eine Nahrungskarenz von 24 bis 48 Stunden aufgebraucht werden. Falls die hepatischen Glykogenspeicher aufgrund einer präoperativen Mangelernährung oder einer begleitenden Lebererkrankung bereits erschöpft sind, dann sind in der perioperativen Phase extrahepatische Glukosespeicher wichtig, um eine perioperative Hypoglykämie zu vermeiden. Bezüglich des Fettstoffwechsels sind an spezifischen Funktionen der Leber die Beta-Oxidation von Fettsäuren und die Bildung von Lipoproteinen zu nennen. Eine Fettleber kann im Rahmen vieler Erkrankungen (Fettsucht, Mangelernährung) auftreten. Sie ist in der Regel durch eine exzessive Anhäufung von Triglyzeriden in der Leber bedingt. Die wichtigsten Funktionen der Leber im Eiweißstoffwechsel bestehen in der Deaminierung von Aminosäuren, der Bildung von Harnstoff zur Entfernung von Ammoniak und der Bildung von Plasma-Proteinen. Mit Ausnahme der Gamma-Globuline und des antihämophilen Faktors (Faktor VIII) werden alle Proteine vom rauhen endoplasmatischen Retikulum der Leber hergestellt. Die Proteinsynthese ist wichtig beispielsweise für die Eiweißbindung von Medikamenten, die Blutgerinnung

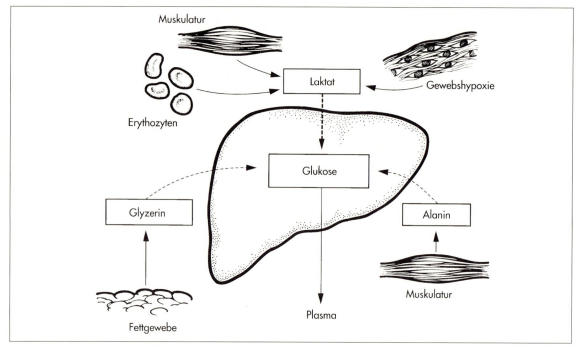

Abb. 18.1: Die Leber ist für die Synthese und Freisetzung von Glukose in den Kreislauf verantwortlich. Laktat, Glycerin und Alanin, die aus peripheren Organen stammen, werden in die Leber aufgenommen und in Glukose umgewandelt. Dieser Vorgang wird als Glukoneogenese bezeichnet. Falls aufgrund einer schweren Leberfunktionsstörung die Leber nicht mehr in der Lage ist, das Laktat aus dem Kreislauf zu entfernen, kann es zu einer metabolischen Azidose kommen. In der Leber wird die Glukose in Form von Glykogen gespeichert. Bei der Glykogenolyse entsteht Glukose, die ins Plasma abgegeben wird. Hierdurch kann die Blutzuckerkonzentration im Normalbereich gehalten werden.

und die Hydrolyse von Medikamenten mit Esterbindungen.

Von der Leber werden täglich ungefähr 10 bis 15 g Albumin produziert. Durch diese Albuminsyntheserate wird der Plasma-Albuminspiegel im Bereich von 3,5 bis 5,5 g/dl gehalten. Lebererkrankungen können zu einer verminderten Albuminproduktion führen, was einen geringeren kolloidosmotischen Druck und weniger Proteinbindungsstellen für Medikamente zur Folge hat. Der ungebundene und pharmakologisch aktive Anteil von Medikamenten – wie z.B. von Thiopental – nimmt dadurch zu, und es kann zu einer unerwartet starken Medikamentenwirkung kommen (Abb. 18.2) [1]. Eine stärkere Medikamentenwirkung aufgrund einer verminderten Proteinbindung ist in der Regel dann zu erwarten, wenn der Plasma-Albuminspiegel unter 2,5 g/dl liegt. Bei einer akuten Leberfunktionsstörung ist normalerweise nicht mit einem Albuminmangel zu rechnen, denn die Halbwertszeit der Plasma-Albumine beträgt 14 bis 21 Tage.

Bei Patienten mit einer Lebererkrankung muß an Gerinnungsstörungen gedacht werden, da die Hepatozyten für die Synthese der meisten Gerinnungsfaktoren wie z.B. Prothrombin, Fibrinogen, Faktor V, VII, IX und X verantwortlich sind. Die Bestimmung von Quick-Wert und partieller Thromboplastinzeit (PTT) gibt Auskunft über den Gerinnungsstatus. Die Leberfunktion muß erheblich gestört sein, bevor es zu einer Beeinträchtigung der Gerinnung kommt, denn bei vielen Gerinnungsfaktoren reichen 20 bis 30% der normalen Konzentration noch aus, um eine Blutung zu verhindern. Die Plas-

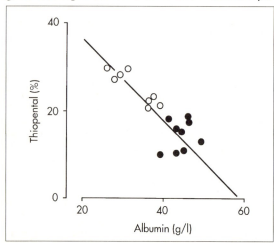

Abb. 18.2: Die Plasmakonzentration an ungebundenem und pharmakologisch wirksamem Thiopental verhält sich bei Patienten mit Leberzirrhose (leere Kreise) bzw. normaler Leberfunktion (volle Kreise), parallel zur Plasma-Albuminkonzentration. Eine erniedrigte Plasma-Albuminkonzentration bei Patienten mit Leberzirrhose führt zu einer erhöhten Konzentration an ungebundenem Thiopental.
(Aus: Pandele G, Chaux F, Salvadori C, et al. Thiopental pharmacokinetics in patients with cirrhosis. Anesthesiology 1983; 59: 123–126; mit freundlicher Genehmigung.)

mahalbwertszeiten der in der Leber produzierten Gerinnungsfaktoren sind relativ kurz (im Stundenbereich), und im Rahmen einer akuten Leberfunktionsstörung kann daher leicht eine Gerinnungstörung auftreten.

Kommt es im Rahmen einer Lebererkrankung zu einer Splenomegalie, kann eine Gerinnungsstörung auftreten, da die Blutplättchen in der Milz abgefangen werden. Eine geschädigte Leber ist möglicherweise auch außerstande, im Plasma befindliche Aktivatoren des fibrinolytischen Systems abzubauen. Hierdurch kann es zu einer verstärkten Fibrinolyse mit hämorrhagischer Diathese kommen. Eine verminderte Prothrombinsynthese kann sowohl Ausdruck einer schweren hepatozellulären Störung als auch Folge einer verminderten Vitamin-K-Resorption aufgrund einer Gallenwegsverlegung und fehlender Salze der Gallensäure sein. Ist eine verminderte Prothrombinsynthese durch eine Verlegung der Gallenwege bedingt, dann ist eine parenterale Zufuhr von Vitamin K sinnvoll. Ist die verminderte Prothrombinsynthese jedoch durch eine schwere hepatozelluläre Störung bedingt, so ist die Zufuhr von Vitamin K erfolglos.

Die Plasma-Cholinesterase (Pseudocholinesterase) ist ein Protein, das in der Leber synthetisiert wird. Es ist für die Hydrolyse von Medikamenten mit Esterbindungen – wie z.B. Succinylcholin und einige Lokalanästhetika – verantwortlich. Bei schweren Lebererkrankungen kann die Cholinesterasesynthese derart vermindert sein, daß nach Gabe von Succinylcholin eine verlängerte Apnoe auftritt [2]. Eine sehr lange Succinylcholinwirkung (von mehr als 30 Minuten) ist jedoch zumeist nicht nur auf eine Lebererkrankung zurückzuführen. Hier muß an eine atypische Cholinesterase gedacht werden. Zu beachten ist aber, daß die Plasmahalbwertszeit der Cholinesterase ungefähr 14 Tage beträgt. Bei einem akuten Leberversagen liegt daher initial noch keine verlangsamte Hydrolyse von Succinylcholin vor.

18.1.2 Medikamentenmetabolismus

Die Umwandlung fettlöslicher Medikamente in wasserlösliche und weniger aktive Substanzen erfolgt vor allem durch die mikrosomalen Enzyme des glatten endoplasmatischen Retikulums der Hepatozyten. Die hepatische Elimination von Medikamenten in den Hepatozyten hängt vom hepatischen Blutfluß und der mikrosomalen Enzymaktivität ab. Die Plasma-Clearance von Medikamenten, die eine hohe hepatische Eliminationsrate haben, ist stark vom hepatischen Blutfluß abhängig. Die Plasma-Clearance von Medikamenten mit einer geringen hepatischen Eliminationsrate hängt dagegen stärker von Aktivitätsänderungen der mikrosomalen Enzyme und der Proteinbindung ab. Bei chronischen Lebererkrankungen kann der Medikamentenmetabolismus dadurch beeinflußt sein, daß die Anzahl enzymhaltiger Hepatozyten vermindert ist und/oder daß ein erniedrigter hepatischer Blutfluß vorliegt (siehe Abschnitt: Leberdurchblutung). Umgekehrt kann es bei einer Leberzirrhose auch zu einem beschleunigten Medikamentenmetabolismus und dadurch zu einer verminderten Medikamentenwirkung kommen. Dies ist dadurch bedingt, daß es zu einer Enzyminduktion kommen kann, falls diese verminderte, noch funktionsfähige Hepatozytenmasse für den Metabolismus regelmäßig eingenommener Medikamente verantwortlich ist.

18.2 Leberdurchblutung

Die Leber hat eine doppelte Blutversorgung über die Arteria hepatica und die Pfortader (Abb. 18.3). Die Leberdurchblutung beträgt ungefähr 1.450 ml/Minute (das entspricht ungefähr 30% des Herzminutenvolumens). Davon stammen ungefähr 75% aus der Pfortader. Vom Pfortaderblut werden aber nur 50 bis 55% des Sauerstoffbedarfs geliefert, da dieses Blut teilweise desoxygeniert wird, bevor es die Leber erreicht. Die Arteria hepatica liefert lediglich 25% des gesamten hepatischen Blutflusses, deckt jedoch ca. 45 bis 50% des hepatischen Sauerstoffbedarfs. Die arterielle Leberdurchblutung wird autoreguliert, so daß es bei einer Verminderung des portalvenösen Blutflusses zu einer Erhöhung des Blutflusses in der Arteria hepatica kommt. Diese Fähigkeit zur Steigerung der arteriellen Leberdurchblutung bei sinkendem portalvenösem Blutfluß bleibt unter Isofluran erhalten. Unter Halothan ist dieser Autoregulationsmechanismus nur noch begrenzt erhalten und nur bei Halothandosierungen (von unter 1 MAC), die den Blutdruck um nicht mehr als ca. 20% senken (Abb. 18.4) [3]. Daraus kann unter Isoflurangabe eine bessere Sauerstoffversorgung der Leber garantiert werden als unter Halothangabe. Operative Manipulationen können den hepatischen Blutfluß – unabhängig vom verwendeten Anästhetikum – weiter senken. Die stärkste Drosselung der Leberdurchblutung findet sich während intraabdomineller Eingriffe. Dies ist vermutlich sowohl aufgrund mechanischer Blutflußbehinderung durch Zug im Operationsgebiet als auch durch die lokale Ausschüttung vasokonstriktorisch wirksamer Substanzen bedingt.

Eine fibrotisch bedingte Konstriktion des Leberparenchyms, wie sie bei einer Leberzirrhose typischerweise auftritt, kann zu einer Widerstandserhöhung für den portalvenösen Blutfluß mit Druckwerten von 20 bis 30 mm Hg in der Vena portae führen. Ein Aszites tritt auf, wenn es aufgrund eines erhöhten portalvenösen Druckes zu einer Transsudation eiweißreicher Flüssigkeit durch die Oberfläche der Leberkapsel in die Bauchhöhle kommt.

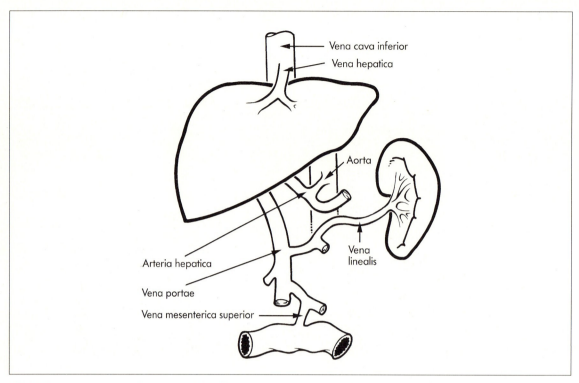

Abb. 18.3: Schematische Darstellung der zweifach afferenten Blutversorgung der Leber über Portalvene und Arteria hepatica.

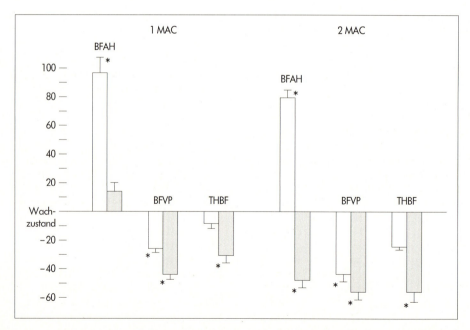

Abb. 18.4: Veränderungen des hepatischen Blutflusses unter 1 MAC bzw. 2 MAC Isofluran (leere Säulen) oder Halothan (gestreifte Säulen) bei Hunden.
BFAH: Blutfluß in der Arteria hepatica;
BFVP: Blutfluß in der Vena portae;
THBF: totaler hepatischer Blutfluß;
*$P < 0{,}05$: signifikanter Unterschied zwischen Isofluran und Halothan bei vergleichbarer Dosierung.
(Aus: Gelaman S, Fowler KC, Smith LR. Liver circulation and function during isoflurane and halothane anesthesia. Anesthesiology 1984; 61: 726–730; mit freundlicher Genehmigung.)

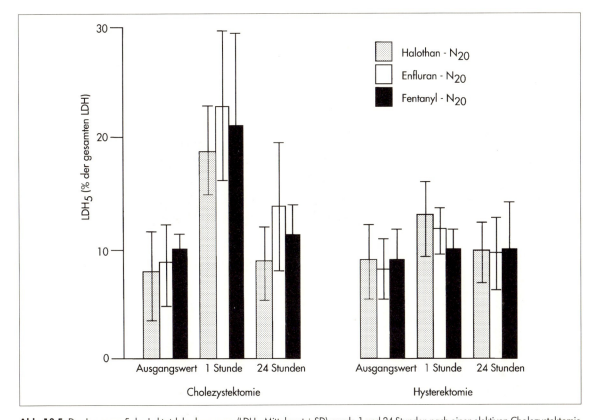

Abb. 18.5: Das Isoenzym 5 der Laktatdehydrogenase (LDH$_5$, Mittelwert ± SD) wurde 1 und 24 Stunden nach einer elektiven Cholezystektomie bzw. Hysterektomie gemessen. Diese Daten legen nahe, daß die Nähe des Operationsgebietes zur Leber und nicht die verwendeten Anästhetika für den postoperativen Anstieg des LDH$_5$ verantwortlich ist.
(Aus: Viegas OJ, Stoelting RK. LDH$_5$ changes after cholecystectomy or hyterectomy in patients receiving halothane, enflurane, or fentanyl. Anesthesiology 1979; 51: 556–558; mit freundlicher Genehmigung.)

18.3 Leberfunktionstests

Jeder Anästhesist sollte in der Lage sein, Leberfunktionstests zu beurteilen. Damit können präoperativ bestehende Lebererkrankungen besser beurteilt werden, und die Differentialdiagnose postoperativ auftretender Leberfunktionsstörungen ist damit leichter möglich. Es muß jedoch beachtet werden, daß Leberfunktionstests selten spezifisch für eine bestimmte Lebererkrankung sind. Da die Leber eine große Reservekapazität hat, muß bereits ein großer Leberschaden vorliegen, bevor die Leberfunktionstests pathologisch ausfallen. Selbst bei einer Leberzirrhose können unter Umständen nur geringe Veränderungen der Leberfunktionsparameter vorliegen. Nur falls durch ein zusätzliches Trauma (z.B. bei einem operativen Eingriff) die Leberfunktion weiter eingeschränkt wird, treten eventuell entsprechende Symptome einer Leberfunktionsstörung auf. Werden bei der präoperativen Routinediagnostik Leberfunktionstests durchgeführt, so zeigt sich bei einem von ca. 700 ansonsten asymptomatischen erwachsenen Patienten, die sich einem Elektiveingriff unterziehen, eine nicht vermutete Lebererkrankung [4, 5].

Postoperative Leberfunktionsstörungen sind dann stärker ausgeprägt, falls in Lebernähe operiert wurde. Dies läßt sich anhand von Leberfunktionsparametern feststellen (Abb. 18.5) [6]. Das Ausmaß dieser mittels Leberfunktionsparameter nachgewiesenen postoperativen Leberfunktionsstörungen ist unabhängig von dem eingesetzten Anästhetikum (Abb. 18.5) [6]. Bei leberzirrhotischen Versuchstieren führt die Gabe eines volatilen Anästhetikums (Halothan) zu stärkeren Veränderungen der Leberfunktionsparameter als bei nicht-zirrhotischen Tieren (Abb. 18.6) [7].

18.3.1 Bilirubin

Zu einem klinisch manifesten Ikterus kommt es, falls die Bilirubin-Plasmakonzentration über 3 mg/dl beträgt (Normwert für Gesamtbilirubin 0,3–1,1 mg/dl). Proteingebundenes (indirektes oder unkonjugiertes) Bilirubin kann nicht von den Nieren ausgeschieden werden. Dagegen kann konjugiertes (direktes) Bilirubin über den Urin ausgeschieden werden. Bei einer Hämolyse kommt es normalerweise zu einem Anstieg der Plasmakonzentration an unkonjugiertem Bilirubin. Kommt es zu einem Anstieg der Plasmakonzentration an konjugiertem Bilirubin,

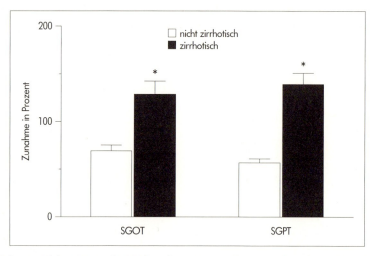

Abb. 18.6: Anstieg (Mittelwert ± SE) der SGOT- und SGPT-Plasmakonzentrationen bei nicht-zirrhotischen und zirrhotischen Ratten nach Gabe von 1,05% Halothan über 3 Stunden.
*P < 0,05: signifikanter Unterschied zwischen zirrhotischen und nicht-zirrhotischen Ratten.
(Aus: Baden JM, Serra M, Fujinaga M, Mazze RI. Halothane metabolism in cirrhotic rats. Anesthesiology 1987; 67: 600–604; mit freundlicher Genehmigung.)

dann liegt eine gestörte Ausscheidung des Bilirubins in die Gallenwege vor (Cholestase). Als Ursache kommen hierfür eine hepatozelluläre Schädigung oder eine Verlegung der Gallenwege durch Tumoren oder Steine in Betracht. Oft korrelieren die Plasma-Bilirubinspiegel nicht mit der Schwere der Lebererkrankung.

18.3.2 Transaminasen

Hepatozyten enthalten hohe Konzentrationen an Transaminasen (Serum-Glutamat-Oxalazetat-Transaminase [SGOT]; Serum-Glutamat-Pyruvat-Transaminase [SGPT]). Bei einer Zerstörung von Leberzellen – die durch arterielle Hypoxämie, Medikamente oder Viren verursacht werden kann – gelangen diese Transaminasen in den Kreislauf. Auch andere Gewebe wie Herz, Lunge und Skelettmuskulatur enthalten Transaminasen. Die Transaminasenkonzentration im Plasma ist daher nicht spezifisch für eine Lebererkrankung. Ein postoperativer Anstieg des Plasma-Transaminasenspiegels kann sowohl durch eine Muskelschädigung aufgrund einer präoperativen intramuskulären Injektion als auch durch operativ bedingte Muskelverletzungen bedingt sein. Deutliche postoperative Erhöhungen der Plasma-Transaminasenkonzentrationen (auf über den dreifachen Normwert) sollten an eine akute Leberzellschädigung denken lassen. Die Höhe des Plasma-Transaminasenanstiegs korreliert gut mit der Schwere des Leberzellschadens. Auch bei einer akuten Verlegung der Gallengänge aufgrund einer Cholelithiasis kann es zu einer Erhöhung der Plasma-Transaminasenspiegel kommen. Erhöhte Transaminasenspiegel fallen wieder ab, falls sich die Leberzellfunktion erholt, oder falls es – in seltenen Fällen – zu einer so starken Leberschädigung gekommen ist, daß nur noch sehr wenige Hepatozyten für die Bildung der Enzyme übrig bleiben.

18.3.3 Alkalische Phosphatase (AP)

Die alkalische Phosphatase (AP) findet sich in den Zellen der Gallengänge. Selbst leichte Verlegungen der Gallenwege führen zu einem Anstieg der alkalischen Phosphatasekonzentration (auf über den dreifachen Normalwert). Die Bestimmung der alkalischen Phosphatase ist hilfreich, um zwischen einer Leberfunktionsstörung aufgrund einer Gallenwegsverlegung bzw. aufgrund einer Leberzellschädigung zu unterscheiden. Obwohl die alkalische Phosphatase überwiegend in Zellen des Gallengangsystems vorkommt, können erhöhte alkalische Phosphatasekonzentrationen auch bei Leberzellschäden auftreten. Ähnlich wie bei den Transaminasen gibt es auch bei der alkalischen Phosphatase extrahepatische Speicher, insbesondere in den Knochen.

18.3.4 Albumin

Albumin wird nur in der Leber synthetisiert. Ein Leberzellschaden muß daher zu einer verminderten Albumin-Plasmakonzentration führen (Normalwerte: 3,5–5,5 g/dl). Plasma-Albuminspiegel unter 2,5 g/dl können Ausdruck einer schweren Lebererkrankung oder eines Eiweißverlustes in einen Aszites sein. Sinkt der Plasma-Albuminspiegel unter 2,5 g/dl, ist mit einer veränderten Medikamentenwirkung aufgrund einer verminderten Proteinbindung zu rechnen. Die Plasmahalbwertszeit von Albumin beträgt 14 bis 21 Tage. Bei einer akuten Leberfunktionsstörung liegt daher initial noch kein verminderter Plasma-Albuminspiegel vor. Das Ver-

Tab. 18.2: Leberfunktionstests und differentialdiagnostische Überlegungen

Leberfunktions- störungen	Bilirubin	Transaminasen	Alkalische Phosphatase	Ursachen
prähepatisch	unkonjugiert	normal	normal	Hämolyse Hämatomresorption Bilirubin aus transfundiertem Blut
intrahepatisch (hepatozellulär)	konjugiert	erhöht	normal bis leicht erhöht	viral Medikamente Sepsis Hypoxämie Leberzirrhose
posthepatisch (cholestatisch)	konjugiert	normal bis leicht erhöht	erhöht	Gallensteine Sepsis

hältnis von Albumin zu Globulin (Albumin-Globulin-Quotient) scheint bezüglich der Leberfunktion nur geringe Aussagekraft zu haben.

18.4 Differentialdiagnose postoperativer Leberfunktionsstörungen

Kommt es zu einer postoperativen Leberfunktionsstörung, so ist eine schematische Vorgehensweise für die Differentialdiagnose hilfreich. Es sollten verschiedene Leberfunktionstests durchgeführt und nach extrahepatischen Ursachen für die Leberfehlfunktion gesucht werden. Leberfunktionsstörungen, die sich meistens als Ikterus äußern, können prähepatische, intrahepatische (hepatozelluläre) und posthepatische (cholestatische) Ursachen haben. Eine entsprechende Einteilung ist aufgrund wiederholter Konzentrationsbestimmungen des Bilirubins, der Transaminasen und der alkalischen Phosphatase möglich (Tab. 18.2).

Die Ursachen postoperativer Leberfunktionsstörungen sind häufig multifaktoriell und schwer festzustellen, denn es gibt nur wenige pathognomonisch eindeutige Merkmale, die für eine spezielle Ätiologie sprechen. Oftmals erholt sich die Leberfunktion auch ohne besondere Behandlung. Die Aufrechterhaltung einer entsprechenden Relation zwischen Sauerstoffangebot an die Leber und Sauerstoffverbrauch der Leber unter Anästhetikaeinfluß ist wichtig, da einer Hypoxie der Hepatozyten wahrscheinlich eine entscheidende Rolle in der Ätiologie postoperativer Leberfunktionsstörungen zukommt. Bevor der Verdacht ausgesprochen werden kann, daß ein Anästhetikum für eine postoperative Leberzellschädigung verantwortlich ist, sollten folgende Dinge geklärt werden, um andere Ursachen der Leberfunktionsstörung auszuschließen:

1. Es sollte überprüft werden, welche Medikamente perioperativ verabreicht wurden. Jedes Medikament ist als mögliche Ursache für einen Leberzellschaden anzusehen, unabhängig davon, wie harmlos es auf den ersten Blick erscheinen mag. Die Gabe von Katecholaminen oder Sympathomimetika kann z.B. zu einer Vasokonstriktion im Splanchnikusgebiet führen, die unter Umständen so stark ausgeprägt ist, daß eine suffiziente Leberdurchblutung gefährdet wird.
2. Es sollte nach möglichen Ursachen einer Sepsis gesucht werden. Bei Patienten mit einer schweren Infektion tritt häufig ein Ikterus auf.
3. Es sollte die Menge des transfundierten Bilirubins überprüft werden. 500 ml frisches Vollblut enthalten 250 mg Bilirubin. Je älter das transfundierte Blut, um so höher ist dessen Bilirubingehalt. Patienten mit einer normalen Leberfunktion können große Mengen an Blut erhalten, ohne daß ein nennenswerter Anstieg des Bilirubins nachweisbar ist. Bei Patienten mit einer vorbestehenden Lebererkrankung kann dies anders sein.
4. Es sollten okkulte Hämatome ausgeschlossen werden. Die Resorption großer Hämatome kann eine mehrtägige Hyperbilirubinämie verursachen. Patienten mit einem Gilbert-Syndrom haben eine eingeschränkte Fähigkeit, Bilirubin zu konjugieren. Selbst geringe Anstiege der Bilirubinkonzentration können bei ihnen zu einem Ikterus führen (vgl. Kapitel: Gilbert-Syndrom).
5. Es sollte eine Hämolyse ausgeschlossen werden. Ein Abfall des Hämatokrits oder ein Anstieg der Retikulozytenzahl können für eine Hämolyse sprechen.
6. Es sollten sämtliche perioperativen Aufzeichnungen überprüft werden. Auch Hypotension, arterielle Hypoxämie, Hypoventilation und Hypovolämie sind mögliche Ursachen einer postoperativen Leberfunktionsstörung.
7. Es sollten extrahepatische Ursachen einer Leberfunktionsstörung in Betracht gezogen werden, z.B. Herzinsuffizienz, respiratorische Insuffizienz, Lungenembolie oder Niereninsuffizienz.
8. Es wurde eine gutartige postoperative intrahepatische Cholestase beschrieben, die nach langen, ausgedehnten operativen Eingriffen auftreten kann, insbesondere, falls Hypotensionen, arterielle Hypoxämien oder Massivtransfusionen er-

Tab. 18.3: Typische Merkmale der Virushepatitis

	Typ A	Typ B	Typ C	Typ D
Übertragung	fäkal-oral, kontaminierte Schalentiere	perkutan, venerisch	perkutan	perkutan
Inkubationszeit (Tage)	20–37	60–110	35–70	60–110
Ergebnisse der Antigen- und Antikörpertests im Serum	IgM treten früh auf, IgG während der Rekonvaleszenz	HBsAG und Anti-HBc treten früh auf und persistieren bei HBV-Trägern	Anti-HCV innerhalb von 6 Monaten	Anti-HVD tritt spät und evtl. nur kurzfristig auf
Immunität	45% haben Antikörper	5–15% haben Anti-HBs	unbekannt	sind geschützt, falls immun gegen Typ B
Verlauf	schreitet nicht bis zur chronischen Lebererkrankung fort	in 1–10% entwickelt sich eine chronische Lebererkrankung	in mehr als 50% entwickelt sich eine chronische Lebererkrankung	tritt gemeinsam mit Typ B auf
Prävention	gepooltes Gamma-Globulin	Hepatitis-B-Impfstoff, Hepatitis-B-Immunglobulin	unbekannt	unbekannt
Mortalität	≤ 0,2%	0,3–1,5%	unbekannt	2–20%

Abkürzungen:
HBc-Ag: Hepatitis B core Antigen
HBsAg: Hepatitis B surface Antigen
HVC, HVD: Herpesvirus vom Typ C bzw. D
IgG, IgM: Immunglobuline G bzw. M

schwerend hinzukamen (siehe auch Abschnitt: Benigne postoperative intrahepatische Cholestase) [8].

18.5 Akute Hepatitis

Die akute Hepatitis ist eine entzündliche Erkrankung der Hepatozyten. Ursächlich sind meist eine virale Infektion oder toxische Medikamentennebenwirkungen anzuschuldigen. Selten kommt es auch in Verbindung mit einer Schwangerschaft zu einer akuten Hepatitis; typisch ist hierfür eine fettige Leberinfiltration. Weitere Gründe für eine akute Hepatitis sind Sepsis und Herzinsuffizienz.

18.5.1 Virus-Hepatitis

Häufigstes auslösendes Agens einer viralen Hepatitis sind Typ-A-Virus (infektiöse Hepatitis mit kurzer Inkubationszeit), Typ-B-Virus (Serum-Hepatitis mit langer Inkubationszeit) und Typ-C-Hepatitis (Non-A-non-B-Hepatitis) (Tab. 18.3). Es wird geschätzt, daß sich in den USA mehr als 300.000 Personen jährlich mit Hepatitis-B-Virus infizieren und dabei in nur 25% der Fälle ein Ikterus auftritt [9]. Virale Hepatitiden durch Infektionen mit Typ-D-Virus, Epstein-Barr-Virus oder Zytomegalievirus sind seltener. Viele Fälle einer Virus-Hepatitis bleiben unerkannt, da sie subklinisch oder anikterisch verlaufen. Es ist daher wahrscheinlich, daß sich gelegentlich Patienten einem elektiven operativen Eingriff unterziehen, während sie sich in der asymptomatischen Prodromalphase einer Virus-Hepatitis befinden.

Symptomatik

Eine Virushepatitis kann schleichend oder abrupt beginnen. Die Symptome sind variabel, schließen aber meistens dunklen Urin, leichte Erschöpfbarkeit und Appetitlosigkeit ein (Tab. 18.4). Als Folge wiederholten Erbrechens kann eine Dehydrierung auftreten; eine erhöhte Körpertemperatur liegt häufig vor. Oft ist die Leber vergrößert und druckschmerzhaft. Spider naevi, periphere Ödeme oder Aszites weisen auf eine ungewöhnlich schwere Erkrankung und eine schlechte Prognose hin. Die klinischen und histologischen Merkmale lassen eine Unterscheidung zwischen einer viralen und einer anderen Genese oft nicht zu.

Tab. 18.4: Inzidenz von Symptomen bei akuter viraler Hepatitis

Symptome	Inzidenz (%)
dunkler Urin	94%
Müdigkeit	91%
Appetitlosigkeit	90%
Übelkeit	87%
Fieber	76%
Erbrechen	71%
Kopfschmerzen	70%
Bauchbeschwerden	65%
entfärbte Stühle	52%
Juckreiz	42%

Labortests

Die meisten Patienten haben eine leichte Anämie und eine Lymphozytose. Die Plasmakonzentrationen der Transaminasen sind 7 bis 14 Tage vor Auftreten des Ikterus erhöht und fallen kurz nach Manifestwerden des Ikterus wieder ab. Das Ausmaß des Transaminasenanstiegs spiegelt nicht unbedingt die Schwere der Erkrankung wider. Erhöhte Gamma-Globulinfraktionen deuten eher auf eine chronische als auf eine akute Hepatitis hin. Eine schwere akute Hepatitis kann mit einer verminderten Plasma-Albuminkonzentration und einem erniedrigten Quick-Wert – was Zeichen einer gestörten Proteinsynthese in der Leber ist – einhergehen.

Zum Nachweis des Hepatitis-B-Surface-Antigens (HBsAg) sollte umgehend ein Radioimmunoassay durchgeführt werden, da dieses Antigen bei allen Patienten mit Hepatitis B bereits früh im Krankheitsverlauf auftritt. Treten Antikörper vom Immunglobulin-M-(IgM-)Typ gegen das Hepatitis-A-Virus auf, so ist die Diagnose einer Hepatitis A gesichert. Ein ELISA-Test (enzyme-linked immunosorbent assay) für Antikörper gegen das Hepatitis-C-Virus wird zum Screening von Blutprodukten auf eine Kontamination mit diesem Virus benutzt. Antikörper gegen das Hepatitis-C-Virus sind üblicherweise innerhalb von 3 Monaten nach einer Infektion mit dem Virus nachweisbar.

Klinischer Verlauf

Typischerweise treten bei einer Virus-Hepatitis die ersten Symptome bereits ein bis zwei Wochen vor einer Dunkelfärbung des Urins und vor dem Auftreten eines Ikterus auf. Wenn der Ikterus zunimmt, kehrt der Appetit bereits wieder zurück, und das Krankheitsgefühl läßt schon wieder nach. Normalerweise beginnen die Konzentrationen der Transaminasen kurz vor dem Maximum des Ikterus abzufallen. Danach fallen die Transaminasenkonzentrationen sehr schnell weiter ab. Die Plasma-Bilirubinspiegel steigen über 10 bis 14 Tage an und fallen im Verlauf von 2 bis 4 Wochen wieder ab. Während dieses Abfalls beginnen sich die Patienten wieder wohler zu fühlen. Bei den meisten Patienten verläuft eine Virus-Hepatitis jedoch ohne klinisch relevante Probleme, und es kommt zu einer vollständigen Erholung der Leberfunktion. Dennoch können bei einigen Patienten die Symptome andauern und in ein hepatisches Koma münden.

Behandlung

Die Behandlung ist oft symptomatisch, denn es ist unwahrscheinlich, daß irgendeine Therapie den Verlauf der Erkrankung beeinflußt. Eine hochkalorische Diät wird befürwortet, aber Übelkeit und Erbrechen können so stark sein, daß eine stationäre Behandlung mit Flüssigkeits- und Elektrolytersatz notwendig wird. Alkoholabstinenz wird in der Akutphase der Erkrankung empfohlen, obwohl nicht gezeigt werden konnte, daß sich Alkoholkonsum negativ auf die Prognose auswirkt. Falls der Quick-Wert erniedrigt ist, ist eine Vitamin-K-Gabe indiziert. Kortikosteroide beeinflussen den Verlauf der Erkrankung nicht [10]. In Extremfällen muß eine Lebertransplantation in Betracht gezogen werden [11].

Epidemiologie

Spezielle Merkmale erlauben die Differenzierung der verschiedenen Formen der Hepatitis (Tab. 18.3).

Hepatitis A

Das Hepatitis-A-Virus ist ein 27 nm großes Partikel und gehört zur Familie der Picornaviren. Das Virus wird bereits 14 bis 21 Tage vor dem Auftreten des Ikterus ausgeschieden. Es ist unwahrscheinlich, daß die Patienten nach dem 21. Tag der Erkrankung noch infektiös sind. Die Hepatitis A ist hoch infektiös. Sie wird über Nahrungsmittel übertragen, die durch fäkal kontaminierte Hände infizierter Personen verunreinigt sind. Durch die Nahrungsaufnahme von Schalentieren, die mit kontaminierten Abwässern in Kontakt kamen, sind bereits Hepatitis-A-Epidemien ausgelöst worden. Die Virämie tritt einen bis 25 Tage vor Symptombeginn auf. Nur selten kommt es zu einer Übertragung durch Blut und Blutprodukte.

Antikörper der IgM-Klasse sind bereits ab der frühen Krankheitsphase nachweisbar und verschwinden normalerweise innerhalb von 60 bis 120 Tagen [12]. Während der Rekonvaleszenz erreichen die Immunglobulin-G-(IgG-)Antikörper hohe Titer, die für immer persistieren und eine Immunität hinterlassen. In den USA hat ungefähr die Hälfte der erwachsenen Bevölkerung erhöhte Plasmaspiegel an Hepatitis-A-Virus-(HAV-)Antikörpern [13].

Falls nach dem Kontakt mit Hepatitis-A-Viren gepooltes Gamma-Globulin intramuskulär verabreicht wird, kann das Risiko einer Hepatitis A um ein mehrfaches vermindert werden. Die Gabe von gepooltem Gamma-Globulin mehr als 2 Wochen nach der Exposition verleiht keinen Schutz mehr. Gepoolte Gamma-Globuline sollten all denjenigen Personen gegeben werden, die mit einem Patienten, der eine Hepatitis A hat, im gleichen Haushalt oder im gleichen Krankenhauszimmer leben.

Die Prognose von Patienten mit Hepatitis A ist gut. Innerhalb von 3 bis 4 Wochen fallen die Plasma-Transaminasenspiegel wieder ab, und die Patienten sind nach 3 bis 4 Wochen normalerweise symptomfrei. Es kommt zu keinem chronischen Verlauf, und das Virus persistiert nicht im Körper.

Hepatitis B

Das Hepatitis-B-Virus (auch Dane-Partikel genannt) besteht aus einem 28 nm großen Innenteil (Hepatitis-B-Core-Antigen [HBcAg]), der von einer Proteinhülle (Hepatitis-B-Surface-Antigen [HBsAg]) umgeben ist. Der komplette Durchmesser des Virus beträgt 42 nm. Die Übertragung erfolgt in der Regel parenteral, z.B. im Rahmen von Bluttransfusionen, oder perkutan. Auch eine nicht-parenterale Übertragung (oral-oral oder durch Geschlechtsverkehr) ist möglich. Die Inkubationszeit der Hepatitis B beträgt 4 bis 24 Wochen. Die Prävalenz von Antikörpern gegen das HBsAg variiert in den einzelnen Subpopulationen zwischen 5% (in der weißen Mittelschicht) bis zu 48% (bei homosexuellen Männern). Dieser Antikörper verleiht Immunität gegen Hepatitis B.

Nachweis einer Hepatitis-B-Virusinfektion. Zum Nachweis einer Hepatitis B stehen eine Reihe von Tests zur Verfügung. Ein bis zwei Wochen nach einer parenteralen Übertragung des Virus ist das HBsAg im Serum infizierter Personen nachweisbar und kann monatelang persistieren. Bleibt das HBsAg im Serum eines Infizierten länger als 6 Monate nach einer akuten Hepatitis B nachweisbar, so ist davon auszugehen, daß es für immer persistieren wird. Ist das HBsAg im Blut nachweisbar, so belegt dies, daß der Patient infektiös ist. Ist das Hepatitis-B-Core-Antigen (HBcAg) nachweisbar, so spricht dies dafür, daß das Hepatitis-B-Virus im Blut vorhanden ist und ein hohes Infektionsrisiko besteht.

Bleibt das HBs-Antigen länger als 6 Monate nachweisbar, ohne daß sich Antikörper entwickeln, so ist der Patient Dauerausscheider und stellt eine mögliche Infektionsgefahr für andere dar. Nach dieser Definition ist ungefähr jeder 200. Erwachsene in den USA als Dauerausscheider zu bezeichnen. Narkose und operativer Eingriff scheinen bei solchen Patienten zu keiner Reaktivierung des Virus zu führen. Bei Patienten mit einem unerklärbaren postoperativen Ikterus kann nur selten HBsAg im Plasma nachgewiesen werden. Wieviele Dauerausscheider eine chronisch aktive Hepatitis entwickeln, die dann häufig zu einer Leberzirrhose mit Ösophagusvarizen und Aszites führt, ist nicht bekannt. Auch das Risiko eines primären Leberzellkarzinoms ist bei Dauerausscheidern höher als bei lebergesunden Patienten.

Antikörper gegen HBs-Antigen (Anti-HBs) erscheinen normalerweise 2 bis 4 Monate nach einer klinisch manifesten Hepatitis B im Blut. HBsAg ist dann meist schon nicht mehr nachweisbar. Antikörper gegen das Core-Antigen (Anti-HBc) treten bei Infizierten sofort auf und persistieren für immer. Sie stellen daher einen Marker für eine stattgefundene Infektion oder eine chronische Infektion dar. Eine Immunität gegen Hepatitis B liegt dann vor, wenn Anti-HBs- oder Anti-HBc-Antikörper nachweisbar sind.

Prophylaxe. Mittels eines Hepatitis-B-Impfstoffes, der durch rekombinante DNA-Verfahren hergestellt wird, kann eine Antikörperbildung und damit eine sehr effektive Prävention gegen Hepatitis B erzielt werden. Die Impfung wird Hochrisikogruppen empfohlen wie z.B. Personal im Gesundheitswesen, das häufig mit Blutprodukten in Kontakt kommt.

Anästhesiepersonal weist fünfmal häufiger als die Normalbevölkerung serologische Zeichen einer stattgehabten Hepatitis-B-Infektion auf [14, 15]. Unglücklicherweise zeigen immunsupprimierte Patienten nach einer Impfung nur eine schwache Antikörperantwort. Nach einer erfolgreichen Impfung fallen die Antikörpertiter gegen HBsAg jedoch langsam wieder ab, und nach 5 Jahren haben 20 bis 30% dieser Patienten keinen ausreichenden Schutz mehr [16]. Diese Patienten antworten aber gut auf eine Booster-Dosis des Impfstoffs. Die Notwendigkeit für eine solche Auffrischimpfung ist bisher jedoch nicht belegt. Eine solche Impfung ist bei Patienten mit chronischer Hepatitis B sinnlos und unnötig für jene, die bereits immun gegen Hepatitis B sind (und im Blut entsprechende Antikörper aufweisen). Bei diesen Gruppen hat der Impfstoff jedoch keine schädliche Wirkung.

Als prophylaktische Maßnahme ist es nicht ausreichend, nur den Kontakt mit Hochrisikopatienten (Hämodialysepatienten, immunsupprimierten Patienten, homosexuellen und intravenösen Drogenanwendern) zu vermeiden, denn es gibt eine große Zahl von infizierten Patienten, die asymptomatisch und unerkannt sind. Geeignete Maßnahmen sind beispielsweise das Tragen von Handschuhen bei der Patientenpflege, das Benutzen von Einwegmaterial und die Kennzeichnung von Blutproben, die möglicherweise mit Hepatitis infiziert sind. Hepatitis-B-Viren können bei Raumtemperatur auf kontaminierten Oberflächen lange Zeit überleben. Durch Erhitzen auf 60 °C für über 4 Stunden, durch Hitze- oder Dampfsterilisation oder durch 2%iges Glutaraldehyd werden die Viren zerstört. Gepoolte Gamma-Globulinpräparate enthalten nur niedrige Anti-HBs-Titer. Falls ungeschütztes Gesundheitspersonal Kontakt mit einem bekannten HBsAg-positiven Patienten hatte, sollten Immunglobuline verabreicht und eine Impfung durchgeführt werden.

Hepatitis C

Das Hepatitis-C-Virus wird für die meisten, wenn nicht sogar für alle Fälle einer Hepatitis nach Transfusionen verantwortlich gemacht. Bei mehr als der Hälfte der Patienten, die nach einer Transfusion eine Hepatitis C entwickeln, kommt es zu einer chronischen Lebererkrankung [17]. Antikörper gegen Hepatitis C lassen sich bei 0,5% der Blutspender mit normalen Transaminasenkonzentrationen und bei 44% der Blutspender mit erhöhten Transaminasen nachweisen. Vermutlich sind Personen, bei denen entsprechende Antikörper nachweisbar sind, auch Träger der viralen Infektion. Obwohl eine Serokonversion mit einer Verzögerung von 3 Monaten oder länger auftreten kann (oder eventuell auch ganz ausbleiben kann), wird als Screening-Verfahren bei Blutspendern überprüft, ob Antikörper vorhanden sind [18, 19]. Bisher konnte nicht gezeigt werden, daß die Gabe von gepoolten Gamma-Globulinen zur Prophylaxe gegen Hepatitis C sinnvoll wäre.

Hepatitis D

Das Hepatitis-D-Virus (Delta-Agens) benötigt für seine Expression eine bestehende Hepatitis-B-Infektion [20]. Werden Anti-HVD-Antikörper im Plasma gefunden, dann sind entsprechende Marker für eine Hepatitis B (wie das HBcAg) in der Regel nicht vorhanden. Eine erfolgreiche Impfung gegen Hepatitis B verhindert eine Hepatitis-D-Infektion.

Andere Viren

Das Epstein-Barr-Virus und das Zytomegalievirus sind seltene Ursachen für akute Hepatitiden bei Erwachsenen.

Epstein-Barr-Hepatitis

Das Epstein-Barr-Virus ist ein Herpesvirus, das normalerweise eine leicht verlaufende Hepatitis verursacht, die mit Übelkeit und Erbrechen sowie geringfügigen Anstiegen der Transaminasen im Plasma einhergeht. Bei einigen Patienten tritt auch ein Ikterus auf. In den meisten Fällen ist die Hepatitis Teil der klinischen Symptomatik der durch das Epstein-Barr-Virus verursachten infektiösen Mononukleose. Eine ernste oder gar fatale Leberfunktionsstörung ist selten und tritt dann vor allem bei immunsupprimierten Patienten auf. Ein Titeranstieg spezifischer Antikörper gegen das Epstein-Barr-Virus bestätigt die Diagnose.

Zytomegalievirus-Hepatitis

Das Zytomegalievirus ist ein Herpesvirus, das sich bei den meisten Erwachsenen durch die Serum-Komplementbindungsreaktion nachweisen läßt. Die schwerwiegendste Folge einer Infektion mit diesem Virus ist die Schädigung des noch unreifen zentralen Nervensystems von Neugeborenen. Die Leberbeteiligung ist normalerweise mild und führt zu keiner chronischen Lebererkrankung.

18.6 Medikamentös bedingte Hepatitis

Verschiedene Medikamentengruppen wie z.B. Antibiotika, Antihypertensiva, Antikonvulsiva, Analgetika, Tranquilizer, Anästhetika und andere können gelegentlich zu Leberfunktionsstörungen führen, die histologisch nicht von einer Virus-Hepatitis zu unterscheiden sind. Hierbei handelt es sich meistens um Medikamentenreaktionen im Sinne einer Idiosynkrasie, die nicht vorhersehbar und auch nicht dosisabhängig sind. Klinische Symptome einer eventuellen Leberfunktionsstörung treten normalerweise 2 bis 6 Wochen nach Beginn einer Medikamententherapie auf. Die Symptome können aber

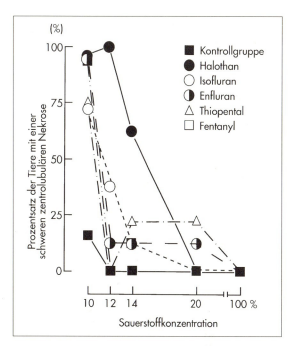

Abb. 18.7: Ratten wurden für 2 Stunden bei unterschiedlichen Sauerstoffkonzentrationen verschiedenen Anästhetika ausgesetzt. Nahezu alle Tiere, die Anästhetika erhielten und einer Sauerstoffkonzentration von nur 10% ausgesetzt wurden, entwickelten nach 24 Stunden Lebernekrosen. Betrug die inspiratorische Sauerstoffkonzentration mehr als 12%, so kam es nur bei gleichzeitiger Halothangabe in über 50% der Tiere zu Lebernekrosen.
(Aus: Shingu K, Eger EI, Johnson BH, et al. Effect of oxygen concentration on anesthetic-induced hepatic injury in rats. Anesth Analg 1983; 62: 146–50; mit freundlicher Genehmigung.)

auch schon am ersten Behandlungstag oder auch erst nach 6 Monaten auftreten. Entscheidend ist, daß eine Leberfunktionsstörung frühzeitig erkannt wird und die verantwortlichen Medikamente sofort abgesetzt werden. Bei einigen Patienten kommt es jedoch trotz Absetzen der entsprechenden Medikation zu einem Fortschreiten der Leberfunktionsstörungen.

18.6.1 Anästhetika

Alle Narkotika, die im hypoxischen Rattenmodell untersucht wurden, können zentrilobuläre Lebernekrosen verursachen. Die Inzidenz ist bei Halothan am höchsten, an 2. Stelle steht Fentanyl und an 3. Stelle Lachgas (Abb. 18.7) [22]. Es ist wahrscheinlich, daß eine inadäquate Oxygenierung der Hepatozyten (Mißverhältnis zwischen Sauerstoffangebot und Sauerstoffverbrauch der Hepatozyten) den verantwortlichen Hauptmechanismus für Leberfunktionsstörungen nach einer Operation und Narkose darstellt. Jedes Anästhetikum, das die alveoläre Ventilation und/oder den hepatischen Blutfluß vermindert, könnte eine adäquate Oxygenierung der Hepatozyten beeinträchtigen. Bei einer vorbestehenden Lebererkrankung – wie z.B. einer Zirrhose – kann bereits unter normalen Verhältnissen eine grenzwertige Oxygenierung der Hepatozyten vorliegen. Durch die Auswirkungen der Narkotika auf Leberdurchblutung und/oder arterielle Oxygenierung kann die Sauerstoffversorgung der Hepatozyten weiter verschlechtert werden. Eine Hypothermie kann die Leber vor medikamentös bedingten Schädigungen, die auf ein vermindertes Sauerstoffangebot an die Leber bedingt sind, bewahren, da sie zu einer Abnahme des Sauerstoffbedarfs der Leber führt.

Halothan

Es wird vermutet, daß es möglicherweise zwei verschiedene Arten einer halothanbedingten Leberfunktionsstörung gibt. Die erste ist eine milde, selbstbegrenzende postoperative Hepatotoxizität, die durch einen vorübergehenden Anstieg der Transaminasen gekennzeichnet ist. Die seltenere und ernstere Form der Hepatotoxizität (Halothanhepatitis) tritt mit einer Häufigkeit von 1:22.000 bis 1:35.000 Halothananwendungen auf und kann zu einer tödlichen Lebernekrose führen [23, 24]. Vermutlich beruht die häufigere, selbstbegrenzende Form der Leberfunktionsstörung nach Halothangabe auf einer unspezifischen Medikamentenwirkung, die durch Veränderungen des hepatischen Blutflusses die Oxygenierung der Hepatozyten beeinträchtigt. Die seltenere, aber lebensbedrohliche Form der Leberfunktionsstörung, die sogenannte Halothan-Hepatitis, ist am ehesten auf eine immunvermittelte Leberschädigung zurückzuführen.

Halothan-Hepatitis

Eosinophilie, Fieber, Hautausschlag, Gelenkschmerzen sowie eine vorangegangene Halothanexposition lassen an eine immunvermittelte Reaktion bei der Halothan-Hepatitis denken. Wichtiger jedoch ist der Befund, daß das Plasma vieler Patienten, bei denen klinisch die Diagnose einer Halothan-Hepatitis gestellt wurde, spezifische Antikörper enthält, die mit Halothan-induzierbaren Antigenen (Neoantigenen) reagieren. Das Plasma von Patienten mit anderen Hepatitisformen hingegen enthält keine solchen Antikörper [25]. Diese Neoantigene werden durch die kovalente Wechselwirkung des reaktiven oxidativen Metaboliten Trifluorazetylhalogenid mit mikrosomalen Proteinen der Leberzellen gebildet. Aufgrund der Azetylierung von Leberproteinen werden diese immunologisch nicht mehr als körpereigen erkannt (Neoantigene) und rufen so die Bildung von Antikörpern gegen dieses nun als körperfremd betrachtete Protein hervor. Es wird angenommen, daß die dadurch bedingte Antigen-Antikörper-Reaktion für die Leberzellschäden verantwortlich ist, die bei der Halothan-Hepatitis gefunden werden. Die Möglichkeit einer genetisch bedingten Sensibilität wird durch Fallberichte über Halothan-Hepatitiden bei eng verwandten Frauen spanisch-amerikanischer Herkunft nahegelegt [26].

Mehrere Beobachtungen weisen darauf hin, daß der reduktive Halothanabbau nicht der primäre Pathomechanismus für die Halothanhepatitis ist. So unterliegen z.B. weder Enfluran noch Isofluran einem reduktiven Abbau und sind dennoch in der Lage, im hypoxischen Rattenmodell eine zentrallobuläre Nekrose hervorzurufen. Außerdem führen die durch Reduktionsprozesse entstandenen Halothanmetabolite alleine zu keiner Hepatotoxizität. Die Diagnose Halothan-Hepatitis stellt, falls keine entsprechenden Antikörper nachweisbar sind, eine Ausschlußdiagnose dar, die erst nach Ausschluß anderer Ursachen gestellt werden kann. Zweifellos wurde Halothan bei vielen Patienten zu Unrecht angeschuldigt, und eine genauere Untersuchung hätte das Narkotikum entlastet. Die meisten Fälle einer angeblichen Halothan-Hepatitis traten bei übergewichtigen Frauen mittleren Alters auf, besonders dann, wenn innerhalb von 4 Wochen wiederholt Halothan verabreicht wurde. Die erhöhte Sensibilität gegenüber Halothan kann für lange Zeit bestehen: So entwickelte sich bei einem Patienten mit nachgewiesenen Antikörpern 28 Jahre nach Erstexposition eine tödliche Halothan-Hepatitis im Rahmen einer Reexposition [27]. Eine solche Leberfunktionsstörung äußert sich typischerweise in Fieber und einem Anstieg der Plasma-Transaminasen innerhalb der ersten 7 postoperativen Tage oder früher, falls es sich um eine wiederholte Halothanexposition handelte. Halothan sollte bei Patienten gemieden werden, die nach einer früheren Halothannarkose eine postoperative Leberfunktionsstörung ungeklärter Ursache erlitten. Kinder scheinen für eine Halothan-Hepatitis selbst bei wiederholter Exposition in kurzen Zeitabständen weniger anfällig zu sein. Aber auch bei Kindern wurde bereits über angebliche Fälle einer Halothanhepatitis berichtet [28].

Enfluran und Isofluran

Leicht verlaufende und selbstlimitierende postoperative Leberfunktionsstörungen, die mit Enfluran- oder Isoflurangabe in Verbindung gebracht werden, beruhen am wahrscheinlichsten darauf, daß es zu einem Mißverhältnis von hepatischem Sauerstoffangebot und hepatischem Sauerstoffverbrauch mit unzureichender Oxygenierung der Hepatozyten kam. Beunruhigender ist jedoch die Feststellung, daß ein oxidativer Halogenidmetabolit von Enfluran und Isofluran dieselben Leberproteine azetylieren kann, die durch den Trifluorazetylhalogenid-Metaboliten des Halothans antigene Eigenschaften bekommen [29]. Azetylierte Leberproteine, die eine Antikörperbildung hervorrufen, können also sowohl nach Exposition gegenüber Halothan als auch gegenüber Enfluran und Isofluran entstehen. Außerdem wird aufgrund dieser Kreuzsensibilität bei Patienten, die wiederholt Narkosen bedürfen, das Risiko für einen anästhetikabedingten Leberzellschaden durch Verwendung eines anderen halogenierten volatilen Anästhetikums nicht notwendigerweise vermindert. Wird jedoch die Verstoffwechselungsrate dieser volatilen Medikamente berücksichtigt, so ist anzunehmen, daß die Inzidenz einer immunvermittelten Hepatitis bei Gabe von Halothan am größten und bei Isofluran am geringsten sein dürfte. Bei Enfluran dürfte die Inzidenz dazwischen liegen. Wird einerseits von der geschätzten Anwendungshäufigkeit von Enfluran und Isofluran ausgegangen und andererseits die Anzahl der Publikationen betrachtet, die nach Anwendung dieser Narkotika über Leberfunktionsstörungen berichten, so ist die Inzidenz einer anästhetikabdingten Leberfunktionsstörung geringer als das spontane Auftreten einer Virus-Hepatitis [30]. Trotzdem wäre die Entwicklung eines ELISA-Tests (enzyme-linked immunosorbent assay) zum Nachweis von Antikörpern, deren Bildung durch azetylierte Leberproteine hervorgerufen wurde, sinnvoll. Dadurch könnten jene seltenen Patienten erfaßt werden, die durch eine frühere Halothanexposition sensibilisiert wurden. Bei diesen Patienten wäre bei einer späteren Enfluran- oder Isoflurananwendung ein erhöhtes Risiko zu vermuten [31]. Ein Leberzellschaden nach Verabreichung von Desfluran erscheint unwahrscheinlich, da dieses Medikament fast nicht metabolisiert wird.

Tab. 18.5: Unterscheidungsmerkmale chronisch aktiver und chronisch persistierender Hepatitis *(idem aber keine Literaturangabe mehr).*

Merkmale	chronisch aggressive Hepatitis	chronisch persistierende Hepatitis
Ikterus	normalerweise	selten
Transaminasen	stark erhöht	leicht erhöht
Bilirubin	erhöht	normal
Gammaglobuline	erhöht	normal
Prothrombinzeit	verlängert	normal
Albumin	vermindert	normal
HB_sAG positiv	10%–20%	10%–20%

18.7 Chronische Hepatitis

Anhand klinischer Merkmale und der Ergebnisse einer Leberbiopsie kann die chronische Hepatitis in eine chronisch aggressive und eine chronisch persistierende Form unterteilt werden (Tab. 18.5) [32]. Während eine chronische Hepatitis nach einer Hepatitis-A-Erkrankung nicht vorkommt, entwickeln nach einer akuten Hepatitis-B-Infektion 1 bis 10% und nach einer Hepatitis-C-Infektion 10 bis 40% der Patienten eine chronische Hepatitis (Tab. 18.3) [33]. Medikamentös bedingte chronische Hepatitiden (die z.B. durch Methyldopa, Iproniazid (MAO-Hemmer; nicht mehr im Handel), Aspirin, Dantrolen ausgelöst wurden) bilden sich nach Absetzen der auslösenden Substanz normalerweise zurück [34]. Bei einigen Patienten mit chronischer Hepatitis können Antikörper gegen leberspezifische Zellmembranen vorliegen, so daß ein autoimmunologischer Prozeß vermutet wird. Eine genetische Veranlagung zur Entwicklung einer chronischen Hepatitis kann aufgrund des häufigeren Vorkommens spezifischer Histokompatibilitätsantigene bei betroffenen Patienten vermutet werden [35]. Es gibt keine Beweise dafür, daß sich Patienten mit chronischer Hepatitis körperlich schonen, ihre Eßgewohnheiten verändern oder auf einen mäßigen abendlichen Alkoholkonsum verzichten müßten. Hepatotoxische Medikamente sollten vermieden werden, und Substanzen, die in der Leber verstoffwechselt werden, sollten vorsichtig nach Wirkung titriert werden. Eine chronische Hepatitis B erhöht die Gefahr, daß sich ein primäres hepatozelluläres Karzinom entwickelt [36].

18.7.1 Chronisch aktive Hepatitis

Die chronisch aktive Hepatitis ist die am schwersten verlaufende Form der chronischen Hepatitis. Sie führt letztendlich zu einem ausgedehnten Untergang von Hepatozyten, Leberzirrhose und Leberversagen. Der Tod ist normalerweise durch Varizen im Gastrointestinalbereich oder Hepatome bedingt. Ösophagusvarizen, Aszites oder hepatische Enzephalopathie sind selten.

Falls Patienten mit einer chronisch aggressiven Hepatitis HBs-Antigen-negativ sind, kann eine Behandlung mit Kortikosteroiden, eventuell zusätzlich mit Azathioprin, durchgeführt werden. Durch diese Behandlung kann die 5-Jahres-Überlebensrate zwar von normalerweise weniger als 50% auf mehr als 85% angehoben werden, es entwickeln jedoch mehr als die Hälfte dieser Patienten, die länger als 18 Monate mit Kortikosteroiden behandelt werden, ernste Komplikationen wie z.B. Diabetes mellitus, arteriellen Bluthochdruck, Katarakt und Osteoporose mit Wirbelkörpereinbrüchen. Eine Azathiopringabe kann eine Knochenmarkdepression verursachen.

Patienten mit einer chronisch aktiven Hepatitis leiden oft unter ausgeprägter Erschöpfung und häufig besteht ein Ikterus. Extrahepatische Symptome wie Arthritis, Neuropathie, Myokarditis, Glomerulonephritis, Thrombozytopenie und Stammfettsucht sind oft anzutreffen. Die Konzentrationen der Serum-Transaminasen sind immer erhöht, und plötzliche weitere Anstiege können eine Exazerbation der Erkrankung ankündigen. Die Plasma-Albuminkonzentration und der Quick-Wert sind erniedrigt. Bei 10 bis 20% dieser Patienten lassen sich antinukleäre Autoantikörper wie beim Lupus erythematodes nachweisen.

18.7.2 Chronisch persisitierende Hepatitis

Die chronisch persistierende Hepatitis ist eine gutartige entzündliche Erkrankung, die nicht progredient ist und sich weitgehend auf die Periportalfelder beschränkt. Trotz des gutartigen Verlaufs können die Transaminasen über Jahre erhöht bleiben. Eine entsprechende Ernährung, Vermeidung hepatotoxischer Substanzen und eine kontinuierliche ärztliche Überwachung der entsprechenden Parameter ist die Behandlung der Wahl. Bei ungefähr 10% dieser Patienten entwickelt sich eine chronisch aktive Hepatitis, für die dann eine Behandlung mit Kortikosteroiden in Betracht kommt.

18.8 Leberzirrhose

Die Leberzirrhose kann Folge einer Reihe chronischer Erkrankungen sein. Sie ist durch eine Vernarbung des Leberparenchyms gekennzeichnet. In den USA ist der Alkoholabusus die häufigste Ursache für eine Leberzirrhose. Unabhängig davon, welche Ätiologie der Zirrhose zugrunde liegt, kommt es zu einer Verminderung der Leberdurchblutung. Dies ist durch eine Widerstandserhöhung im portalvenösen System (portale Hypertension) aufgrund der im Rahmen der Zirrhose auftretenden fibrotischen Umwandlung bedingt. Durch diese Widerstandserhöhung nimmt der Blutfluß über die Lebervenen ab. Der Blutfluß über die Arteria hepatica macht damit einen größeren prozentualen Anteil am gesamten hepatischen Blutfluß aus. Daher kann es bei Patienten mit einer Leberzirrhose durch einen Abfall des arteriellen Blutdrucks oder eine Verschlechterung der arteriellen Oxygenierung in der perioperativen Phase leichter zu einer Gefährdung des hepatischen Blutflusses und der Sauerstoffversorgung der Leber kommen. Obwohl bei Zirrhotikern von solchen Veränderungen auszugehen ist, sind die Leberfunktionstests im allgemeinen normal oder nur leicht verändert. Eine Zirrhose führt oft nur dann zu einer Änderung der Leberfunktionstests, wenn eine zusätzliche Belastung – wie z.B. eine Narkose oder ein operativer Eingriff – hinzukommt. Eine perkutane Leberbiopsie ist oft das einzige Verfahren, mit dem eine Zirrhose eindeutig festgestellt werden kann. Ösophagusvarizen können am besten mittels Ösophagoskopie nachgewiesen werden.

18.8.1 Formen der Leberzirrhose

Alkoholtoxische Hepatitis

Eine alkoholisch bedingte Hepatitis ist direkte Folge einer chronischen Einnahme großer Alkoholmengen. Bei ungefähr 10% der Patienten, die über 10 bis 15 Jahre mehr als 80 g Alkohol pro Tag konsumieren, entwickelt sich eine Leberzirrhose. Eine gleichzeitig vorliegende Unterernährung ist zwar häufig anzutreffen, aber nicht Voraussetzung für die Entwicklung der Zirrhose. Während die alkoholisch bedingte Leberzirrhose fortschreitet, verliert der Patient Muskelmasse im Gesichts- und Halsbereich sowie an den Schultern und Armen. Der einsetzende Gewichtsverlust wird oft durch die Entwicklung eines Aszites ausgeglichen. Fast immer ist eine Hepatomegalie vorhanden, und häufig besteht eine Splenomegalie. Ein Palmarerythem sowie Spider naevi im Bereich von Gesicht, Rücken, Brustkorb und Armen sind häufig. Subkutane Blutungen treten oft als Folge von Vitaminmangelzuständen und verminderten Konzentrationen an Gerinnungsfaktoren auf. In der Regel liegen auch Gynäkomastie und Ösophagusvarizen vor. Die Transaminasen sind erhöht, der Quick-Wert sowie die Plasma-Albuminkonzentration sind häufig erniedrigt. Die einzige sinnvolle Behandlung für Patienten mit einer alkoholisch bedingten Lebererkrankung ist die Alkoholabstinenz. Die Behandlung mit Kortikosteroiden, Propylthiouracil oder Kolchizin hat sich nicht als effektiv erwiesen [37].

Postnekrotische Zirrhose

Die postnekrotische Zirrhose ist durch eine geschrumpfte Leber mit Regenerationsknötchen gekennzeichnet. Die häufigste Ursache für diese Form der Zirrhose ist die chronisch aktive Hepatitis. Bei vielen Patienten bleibt die Ätiologie jedoch unbekannt (kryptogene Hepatitis). Typische klinische Merkmale der postnekrotischen Zirrhose sind ihr gehäuftes Vorkommen bei Frauen und eine Erhöhung der Gamma-Globulinfraktion im Plasma. Die Erkrankung schreitet oft heimtückisch fort. Todesursachen sind eine gastrointestinale Blutung oder ein Leberversagen. Ein primäres Leberzellkarzinom kommt bei 10 bis 15% dieser Patienten vor. Die Behandlung ist unterstützend und symptomatisch. Wenn die Erkrankung mit einer chronisch aktiven Hepatitis in Verbindung gebracht wird, können auch Kortikosteroide verabreicht werden.

Primär biliäre Zirrhose

Die primär biliäre Zirrhose kommt am häufigsten bei Frauen im Alter zwischen 30 und 50 Jahren vor und äußert sich zu Beginn typischerweise mit Abgeschlagenheit und Juckreiz. Ein Ikterus entwickelt sich häufig erst 5 bis 10 Jahre nach Einsetzen des Juckreizes. Eine Osteoporose ist häufig und äußert sich in Knochenschmerzen, multiplen Frakturen und Wirbelkörpereinbrüchen. Es wird ein autoimmunologischer Pathomechanismus für wahrscheinlich gehalten, da bei den meisten Patienten Autoantikörper nachweisbar sind. Die alkalische Phosphatase ist deutlich erhöht, und der Quick-Wert kann erniedrigt sein. Einige Patienten mit primär biliärer Zirrhose haben Begleiterkrankungen wie renal tubuläre Azidose, Hypothyreose, Sklerodermie, CREST-Syndrom oder Sjögren-Syndrom. Als Therapie sind Kortikosteroide, Azathioprin, Penicillamin und Kolchizin vorgeschlagen worden. Im Rahmen einer Therapie mit Kortikosteroiden kann es zu einer Exazerbation der Osteoporose kommen.

Hämochromatose

Eine Hämochromatose entwickelt sich, wenn große Mengen an Eisen in den Hepatozyten abgelagert werden. Hierdurch kommt es zu Lebervernarbungen, einer Leberzirrhose und portalvenöser Hypertension. Die Krankheit wird autosomal rezessiv vererbt und betrifft vor allem Männer im Alter zwischen 40 und 60 Jahren. Bei ungefähr der Hälfte der Patienten kommt es aufgrund von Eisenablagerungen in der Bauchspeicheldrüse zu einem Diabetes mellitus. Eisenablagerungen im Herzen führen bei ungefähr 15% der Patienten zu Herzinsuffizienz und Herzrhythmusstörungen. Bei 15 bis 20% der Patienten tritt ein primäres Leberzellkarzinom auf.

Die Diagnose Hämochromatose kann nur durch eine Leberbiopsie gesichert werden, da erhöhte Eisen- oder Ferritinkonzentrationen auch bei anderen Hepatitisformen möglich sind. Leichte Anstiege der Transaminasen und der alkalischen Phosphatase sind wahrscheinlich, ein Ikterus ist jedoch ungewöhnlich. Erst im Spätverlauf der Erkrankung kommt es zu einem Abfall der Plasma-Albuminkonzentration und zu einer Erniedrigung des Quick-Wertes. Die Behandlung besteht darin, daß überschüssiges Eisen durch wiederholte Aderlässe entfernt wird. Wenn die Erkrankung bereits vor Entwicklung einer Zirrhose diagnostiziert wurde und die Entfernung des Eisens erfolgreich ist, ist die Lebenserwartung dieser Patienten fast ähnlich wie die der Normalbevölkerung.

Wilson-Krankheit

Die Wilson-Krankheit (hepatolentikuläre Degeneration) ist eine autosomal rezessiv vererbte Störung. Sie ist durch Ablagerung von Kupfer in verschiedensten Geweben gekennzeichnet. Ursache ist ein Defekt der biliären Kupferausscheidung. Neurologische oder hepatische Funktionsstörungen treten gewöhnlich im Alter von ca. 15 Jahren auf. Die Leberschädigung äußert sich in Ikterus, Aszites und Blutungen aus Ösophagusvarizen. Zu den neurologischen Symptomen gehören Tremor, Muskelrigidität und Persönlichkeitsveränderungen. Eine gleichbleibende hämolytische Anämie erhärtet die Verdachtsdiagnose. Pathognomonisch für die Wilson-Krankheit ist der Kayser-Fleischer-Ring, ein dünner, brauner Pigmentsaum an der Peripherie der Kornea. Typische Laborbefunde sind eine verminderte oder fehlende Konzentration des Coeruloplasmins im Plasma (eines kupferbindenden Globulins) und eine erhöhte Kupferausscheidung im Urin.

Die Behandlung der Wilson-Krankheit erfolgt durch Gabe von Penicillamin. Dieser Chelatbildner bindet Kupfer und begünstigt damit dessen renale Ausscheidung. Dieses Medikament führt zu Übelkeit und kann auch eine Leukopenie oder Thrombozytopenie verursachen. Bei vereinzelten Patienten kann sich ein nephrotisches Syndrom entwickeln. Wöchentlich sollte Pyridoxin verabreicht werden, um die Pyridoxin-antagonistische Wirkung von Penicillamin zu kompensieren.

Alpha-1-Antitrypsinmangel

Ein Alpha-1-Antitrypsinmangel führt im Erwachsenenalter zu einer fortschreitenden Leberzirrhose. Typischerweise ist auch ein Lungenemphysem vorhanden. Es sind genetische Varianten dieses Defektes gefunden worden. Dies ist dadurch erklärlich, daß es mehr als 25 verschiedene Allele des Gens gibt, das die Produktion von Alpha-1-Antitrypsin kontrolliert. Die Diagnose wird durch Messungen der Alpha-1-Antitrypsinkonzentrationen im Plasma bestätigt.

Ileo-jejunaler Bypass

Bei vielen Patienten kommt es nach Anlage eines ileo-jejunalen Bypasses im Rahmen der schnellen postoperativen Gewichtsabnahme zu einer vermehrten Fettansammlung in der Leber. Bei einer kleinen Anzahl von Patienten kommt es zu einer fortschreitenden Lebererkrankung, die von einer alkoholisch bedingten Leberzirrhose nicht zu unterscheiden ist. Die Ursache für dieses Syndrom ist unbekannt. Die einzig wirksame Behandlung dieser Komplikation besteht in der Reanastomose des Darms.

18.8.2 Komplikationen einer Leberzirrhose

Bei Patienten mit einer Leberzirrhose, insbesondere einer alkoholisch bedingten Zirrhose, sind mit fortschreitender Erkrankung hepatische und extrahepatische Komplikationen zu erwarten (Tab. 18.6). Ein akutes Leberversagen wird durch zunehmendes Auftreten solcher Komplikationen angekündigt.

Tab. 18.6: Komplikationen einer Leberzirrhose

portalvenöser Hochdruck	hepatorenales Syndrom
Varizen	Hypoglykämie
Aszites	Ulcera duodeni
hyperdynamische Kreislaufverhältnisse	Gallensteine
Kardiomyopathie	eingeschränkte Immunabwehr
Anämie	hepatische Enzephalopathie
Gerinnungsstörungen	Leberkrebs
arterielle Hypoxämie	

Portalvenöse Hypertension

Eine portalvenöse Hypertension entwickelt sich normalerweise erst einige Jahre nach dem ersten Schub einer alkoholbedingten akuten Hepatitis. Anschließend kommt es zu einer fortschreitenden Vernarbung der Leber. Der sich daraus ergebende erhöhte Widerstand im Pfortadersystem führt zusammen mit einer Hypoalbuminämie und einer vermehrten Sekretion an antidiuretischem Hormon zur Bildung eines Aszites. Der auffälligste Befund bei der körperlichen Untersuchung ist die Hepatomegalie mit oder ohne Splenomegalie und Aszites.

Varizen

Gastroösophageale Varizen sind massiv dilatierte submuköse Venen. Venöses Blut aus dem Splanchnikusgebiet kann über diese Varizen aus dem Pfortadersystem (in dem ein hoher Venendruck herrscht) zu der Vena azygos und der vena hemiazygos (in denen ein niedriger Druck herrscht) abfließen. Es muß beachtet werden, daß nicht alle Patienten mit einer Leberzirrhose Ösophagusvarizen entwickeln und nicht alle Patienten mit Ösophagusvarizen aus ihren Varizen bluten. Falls es jedoch zu einer Varizenblutung kommt, blutet es normalerweise im Bereich des distalen Ösophagus oder des proximalen Magens. Diese Varizenblutungen haben oft hämodynamische Auswirkungen.

Behandlung

Zur Behandlung einer Varizenblutung gehören Bluttransfusionen, um den Hämatokrit bei ca. 30% zu halten [38]. Falls aufgrund eines Prothrombinmangels und/oder einer Thrombozytopenie eine Gerinnungsstörung vorliegt, ist die Gabe von gefrorenem Frischplasma und/oder Thrombozytenkonzentrat notwendig. Bei Patienten mit einer schweren Varizenblutung, insbesondere wenn eine hepatische Enzephalopathie vorliegt, kann eine endotracheale Intubation durchgeführt werden, um eine Aspiration zu verhindern und die endoskopische Suche nach der Blutungsstelle zu erleichtern. Durch eine Ballontamponade mittels einer Sengstaken-Blakemore-Sonde, die durch Mund oder Nase eingeführt wird, läßt sich bei mehr als 90% der Patienten die Blutung stoppen. Zuvor wird der Patient am besten endotracheal intubiert. Auch die Sklerotherapie, eine in Allgemeinnarkose durchgeführte und endoskopisch gesteuerte Injektion einer sklerosierenden Substanz in die Varizen, ist geeignet, um eine akute Varizenblutung schnell in den Griff zu bekommen [39]. 24 bis 48 Stunden nach einer Sklerotherapie kann eine Atemnot auftreten. Auch eine perkutane transhepatische Verödung von Varizen kann sinnvoll sein, um akute viszerale Blutung schnell in den Griff zu bekommen. Bei diesem Verfahren ist das Risiko von Nachblutungen hoch.

Mittels intraarterieller Vasopressingabe kann eine Varizenblutung vorübergehend gestillt werden. Dieses Verfahren verbessert jedoch die Gesamtüberlebensrate nicht und erfordert außerdem spezielle angiographische Erfahrung. Eine kontinuierliche intravenöse Vasopressingabe scheint nicht effektiv zu sein [40]. Eine Propranololgabe bewirkt eine langanhaltende Senkung des portalvenösen Drucks, aber die Wirksamkeit dieser Therapie zur Vermeidung von Ösophagusvarizenblutungen wird in anderen Studien nicht bestätigt [41].

Wiederholte oder langdauernde Blutungen können eine Indikation für die Anlage eines portosystemischen Shunts darstellen. Wird dieser Eingriff als Notfalloperation durchgeführt, so beträgt die Mortalität ca. 40%. Die Mortalität ist jedoch erheblich niedriger, wenn die Varizenblutung vorher zum Stehen gebracht wurde und die Operation als Elektiveingriff durchgeführt wird. Portosystemische Shunt-Operationen verlängern nicht unbedingt die Überlebensdauer, aber sie verhindern wiederholte Varizenblutungen. Die wesentlichen postoperativen Komplikationen bei diesen Eingriffen sind die hepatische Enzephalopathie und das Leberversagen. Die Inzidenz dieser Komplikationen kann durch einen distalen splenorenalen (Warren-)Shunt und eine gastroösophageale Devaskularisierung gesenkt werden. Bei diesem Vorgehen werden die Ösophagusvarizen entlastet, und der Abfluß des Mesenterialvenenblutes über die Leber bleibt erhalten [42]. In Zukunft kann bei Patienten mit Varizenblutungen eine Druckentlastung des portalvenösen Systems dadurch erzielt werden, daß ein perkutaner transjugularer intrahepatischer porto-systemischer Shunt mit Hilfe eines dehnbahren «Stent» zwischen Leber- und Portalvene angelegt wird [43].

Aszites

Eine häufige Folge unterschiedlichster Formen der Leberzirrhose ist ein Aszites. Bei der körperlichen Untersuchung lassen sich mittels Perkussion eine abdominelle Flüssigkeitswelle und oft auch ein rechtsseitiger Pleuraerguß nachweisen. Faktoren, die zur Entstehung eines Aszites beitragen, sind eine portalvenöse Druckerhöhung, eine erniedrigte Plasma-Albuminkonzentration und eine erhöhte Sekretion des antidiuretischen Hormons. Die Initialtherapie des Aszites besteht häufig in der Gabe von Spironolacton. Die Reduktion des Aszites sollte nicht mehr als 1.000 ml pro Tag (entsprechend einem täglichen Gewichtsverlut von 0,5–1 kg) betragen, da eine stärkere Diuresesteigerung zu unerwünscht starker Hypovolämie, Elektrolytstörung und Enzephalopathie führen kann. Ein Aszites, der auf eine diuretische Therapie nicht anspricht, kann durch die Anlage eines Le-Veen-Shunts behandelt werden. Dabei wird Aszitesflüssigkeit aus der Peritonealhöhle subkutan (über ein Einwegventil) in die vena jugularis interna geleitet. Komplikationen eines solchen Shunts können Peritonitis und disseminierte intravasale Gerinnung sein. Wiederholte Punktionen werden zur langfristigen Behandlung selten empfohlen, dennoch kann die Punktion bei Patienten mit einem gerade erst aufgetretenem Aszites noch einen Platz im Behandlungsspektrum haben [44].

Kreislaufveränderungen

Bei Patienten mit einer Leberzirrhose liegt oft eine hyperdyname Kreislaufsituation vor. Sie ist durch ein erhöhtes Herzminutenvolumen gekennzeichnet. Als Ursache für dieses gesteigerte Herzminutenvolumen wurden einerseits vasodilatierende Substanzen wie Glukagon, ein erhöhtes intravasales Flüssigkeitsvolumen, eine verminderte Viskosität des Blutes aufgrund einer Anämie sowie arteriovenöse Kurzschlüsse (vor allem in der Lunge) angesehen. Andererseits kann es bei Patienten mit einer alkoholbedingten Leberzirrhose auch zu einer Kardiomyopathie kommen, die sich als Herzinsuffizienz äußert. Häufig liegt bei diesen Patienten eine megaloblastische Anämie vor. Diese ist vermutlich dadurch bedingt, daß Alkohol die Folsäurewirkungen antagonisiert und nicht dadurch, daß keine Folsäure mit der Nahrung aufgenommen wird. Auch eine Thrombozytopenie ist wahrscheinlich. Eine Anhäufung von Fibrinspaltprodukten kann auf das Vorliegen einer disseminierten intravasalen Gerinnung hinweisen oder aber dadurch bedingt sein, daß die Leber diese Substanzen nicht mehr eliminieren kann.

Arterielle Hypoxämie

Obwohl bei leberzirrhotischen Patienten aufgrund einer Anhäufung von Ammoniak oft eine Hyperventilation vorliegt, liegen die PaO_2-Werte bei diesen Patienten meist bei 60 bis 70 mm Hg. Eine mögliche Erklärung für unerwartet niedrige PaO_2-Werte ist, daß die Zwerchfellbewegungen aufgrund der Aszitesflüssigkeit eingeschränkt sind. Bei Vorliegen einer portalvenösen Hypertension kann es außerdem zu intrapulmonalen Rechts-Links-Shunts kommen, wodurch eine arterielle Hypoxämie entsteht. Da viele Patienten mit chronischer Leberzirrhose stark rauchen, ist auch eine chronisch obstruktive Lungenerkrankung wahrscheinlich. Eine arterielle Hypoxämie kann auch durch eine Pneumonie bedingt sein, die bei alkoholkranken Patienten häufig auftritt. Daß sich bei diesen Patienten leicht eine Pneumonie entwickelt, kann dadurch bedingt sein, daß Alkohol die in der Lunge vorhandene normale Phagozytoseaktivität hemmen kann. Daher können Bakterien, die mit der Einatemluft in den Respirationstrakt aufgenommen werden, leichter zu einer Pneumonie führen. Dadurch ist es auch zu erklären, daß Lungenabszesse zumeist bei chronisch alkoholkranken Patienten auftreten. Außerdem ist auch die Regurgitationsgefahr von Mageninhalt größer, da Alkohol zu einer Tonuserniedrigung des unteren Ösophagussphinkters führt.

Hepatorenales Syndrom

Das hepatorenale Syndrom wird in Kapitel 20 beschrieben.

Hypoglykämie

Bei Patienten mit einer Leberzirrhose besteht stets die Gefahr einer Hypoglykämie, insbesondere wenn ein Alkoholabusus vorliegt. Dies kann dadurch bedingt sein, daß aufgrund einer Mangelernährung die Glykogenreserven entleert sind und daß es alkoholbedingt zu einer Stimulierung der Glykogenolyse und zu einer Behinderung der Glukoneogenese kommt. Die Leber ist dafür verantwortlich, daß Laktat über die Glukoneogenese in Glukose umgewandelt und damit aus dem Kreislauf eliminiert wird. Bei einer schweren Lebererkrankung kann dieser Mechanismus beeinträchtigt sein, wodurch nicht nur eine Hypoglykämie, sondern auch die Entstehung einer metabolischen Azidose begünstigt wird.

Duodenalulzera

Die Inzidenz von Duodenalulzera ist bei Patienten mit einer Leberzirrhose erhöht. Durch eventuelle Ulkusblutungen wird eine Anämie verstärkt, und es kommt außerdem zu einer erhöhten Ammoniakbelastung des Magen-Darm-Traktes, wodurch eine hepatische Enzephalopathie verschlimmert werden kann. Um eine Blutung aus einem Duodenalulkus von einer Blutung aus Ösophagusvarizen unterscheiden zu können, ist eine Endoskopie des oberen Gastrointestinaltraktes sinnvoll.

Gallensteine

Bei Patienten mit einer Leberzirrhose treten häufiger Gallensteine auf. Dies ist am ehesten dadurch bedingt, daß es aufgrund der Splenomegalie zu einer chronischen hämolytischen Anämie und damit zu einer erhöhten Bilirubinbelastung kommt. Wenn ein Ikterus auftritt, ist dessen Differentialdiagnose erschwert, falls zusätzlich Gallensteine vorliegen.

Schwächung der Immunabwehr

Ein Alkoholabusus führt zu einer Schwächung der Immunmechanismen. Dadurch sind alkoholkranke Patienten anfälliger für bakterielle und virale Infektionen, für Tuberkulose und die Entwicklung eines Malignoms [45]. Deshalb sollten Patienten, die einen Alkoholabusus betreiben, als immunsupprimiert betrachtet werden und zwar unabhängig davon, ob es sich um periodische Alkoholexzesse oder regelmäßigen Alkoholabusus handelt. Bei ungefähr 10% der Patienten, die eine alkoholisch bedingte

Tab. 18.7: Ursachen der metabolischen Enzephalopathie

toxische Stoffwechselprodukte (aufgrund von Leber- und/oder Nierenversagen)
Substratmangel (Glukose-, Sauerstoffmangel)
Störungen des Säure-Base-Haushaltes
veränderte Plasmaosmolarität
(< 260 mOsmol/l oder > 325 mOsm/l)
Elektrolytstörungen

Lebererkrankung und einen Aszites haben, kommt es zu einer spontan auftretenden bakteriellen Peritonitis. Wahrscheinlich umgehen dabei Bakterien, die sich im portalvenösen System befinden, über portosystemische Kollateralen das retikuloendotheliale System der Leber. Fieber, abdominelle Schmerzen und fehlende Peristaltik können diese Komplikation ankündigen. Die Mortalität von Patienten mit spontan aufgetretener Peritonitis liegt trotz aggressiver antibiotischer Therapie bei ungefähr 50%.

Hepatische Enzephalopathie

Eine metabolische Enzephalopathie kann durch verschiedene Mechanismen bedingt sein (Tab. 18.7). Es wird angenommen, daß sich die typischen Zeichen der hepatischen Enzephalopathie wie geistige Abstumpfung, der charakteristische Flattertremor und der Foetor hepaticus deshalb entwickeln, weil Abbauprodukte des Stickstoffmetabolismus (vor allem Ammoniak) den Pfortaderkreislauf unter Umgehung der Leber in die Vena cava und damit in den Systemkreislauf gelangen können [46]. Normalerweise wird der im Gastrointestinaltrakt durch die bakteriell induzierte Deaminierung von Aminosäuren anfallende Ammoniak in der Leber zu Harnstoff umgewandelt. Der typische Flattertremor (Asterixis) läßt sich provozieren, indem der Patient aufgefordert wird, die Arme und Hände horizontal auszustrecken. Dieser Flattertremor ist durch einen intermittierenden Tonusverlust der Streckmuskulatur bedingt und ist ein Hauptmerkmal der hepatischen Enzephalopathie. Er kann jedoch auch bei einer Urämie oder einer schweren Lungenerkrankung auftreten. Eine Verlangsamung oder Abflachung der EEG-Wellen bestätigt das Vorliegen einer hepatischen Enzephalopathie. Eine hepatische Enzephalopathie wird oft von Hirnödem und erhöhtem Hirndruck begleitet, die die wahrscheinlichsten Todesursachen darstellen.

Tab. 18.8: Einschätzung des operativen Risikos anhand der präoperativen Beurteilung

	minimal	mäßig	hoch
Bilirubin (mg/dl)	< 2	2–3	> 3
Albumin (g/dl)	> 3.5	3–3.5	< 3
Quick-Wert	85–55%	55–45%	45%
Enzephalopathie	keine	mäßig	schwer
Ernährungszustand	ausgezeichnet	gut	schlecht
Aszites	kein	mäßig	stark

(Daten aus: Strunin I. Preoperative assessment of the patient with liver dysfunction. Br J Anaesth 1978;50:25–34)

Zur Therapie der Enzephalopathie gehört, daß exogene Ammoniakquellen beseitigt werden, daß z.B. die Proteinaufnahme beschränkt wird und gastrointestinale Blutungen zum Stillstand gebracht werden. Oral verabreichtes Neomycin wird kaum aus dem Gastrointestinaltrakt resorbiert und unterdrückt das Wachstum von Darmbakterien. Damit wird durch die bakteriellen Ureasen weniger Harnstoff gespalten und es fällt dadurch weniger Ammoniak an. Auch durch Gabe von Laktulose kann die Ammoniakkonzentration erniedrigt werden, da Laktulose zu einer leichten Erniedrigung des pH-Wertes im Gastrointestinaltrakt führt. Durch diese laktulosebedingte pH-Werterniedrigung wird die Umwandlung des Ammoniaks in schlecht lösliches und damit kaum resorbierbares Ammonium begünstigt, welches dann mit den Fäzes ausgeschieden wird.

18.9 Narkoseführung bei Patienten mit Leberzirrhose

Es wird geschätzt, daß sich 5 bis 10% aller Patienten mit Leberzirrhose während der letzten 2 Jahre ihres Lebens einer Operation unterziehen müssen. Die postoperative Morbidität ist erhöht, insbesondere drohen schlechte Wundheilung, Blutungen, Infektionen und eine Verschlechterung der Leberfunktion sowie eine hepatische Enzephalopathie. Der präoperative Zustand von Patienten mit einer Leberzirrhose kann bei großen Eingriffen mit dem perioperativen Risiko und dem postoperativen «Outcome» korrelieren (Tab. 18.8) [47].

18.9.1 Akutes Leberversagen

Bei Patienten mit einem akuten Leberversagen sind nur operative Eingriffe mit vitaler Indikation durchzuführen. Präoperativ kann eine Korrektur von Gerinnungsstörungen mit FFP (Fresh-frozen-Plasma) indiziert sein. Sedativa oder sonstige dämpfende Medikamente sind nicht notwendig. Zur Analgesie und vollständigen Amnesie kann bei diesen schwerkranken Patienten bereits Lachgas ausreichend sein. Intravenöse Anästhetika können aufgrund der verminderten hepatischen Metabolisierungsraten verlängerte Wirkungen haben. Die Gabe von Muskelrelaxantien ist sinnvoll, um dem Operateur den Zugang zum Operationsgebiet und um die maschinelle Beatmung zu erleichtern. Bei der Wahl des Muskelrelaxans muß beachtet werden, daß eine verminderte Leber- und eine oft gleichzeitig eingeschränkte Nierenfunktion Auswirkungen auf die Clearance der Relaxantien haben. Da die Plasmahalbwertszeit der Cholinesterase 14 Tage beträgt, ist bei einem akuten Leberversagen initial noch mit keiner Wirkungsverlängerung von Succinylcholin zu rechnen.

Eine entsprechende Glukosezufuhr ist wichtig, und bei längeren Operationen sollte die Blutzuckerkonzentration bestimmt werden, um eine Hypoglykämie vermeiden zu können. Zu transfundierendes Blut sollte vorher erwärmt und so langsam wie möglich verabreicht werden, um die Gefahr einer Zitratintoxikation zu minimieren. Durch Einsatz von Frischblut können die Zufuhr von Gerinnungsfaktoren optimiert und die transfundierte Ammoniakmenge minimiert werden. Eine genaue Überwachung der arteriellen Blutgase, des pH-Wertes und der Elektrolyte ist sinnvoll, da diese Patienten für eine arterielle Hypoxämie, metabolische Azidose und für erniedrigte Kalium-, Kalzium- und Magnesiumkonzentrationen anfällig sind. Eine Hypotension muß vermieden werden, da sie Auswirkungen auf den hepatischen Blutfluß und die Sauerstoffversorgung der Hepatozyten haben kann. Eine adäquate Urinausscheidung sollte mittels intravenöser Infusion von kristalloiden oder kolloidalen Lösungen, gegebenenfalls auch durch Mannitolgabe, aufrechterhalten werden. Ein invasives Monitoring wie z.B. arterielle Druckmessung, Einschwemmen eines Pulmonalarterienkatheters sind zur perioperativen Führung dieser Patienten sinnvoll. Intravasale Katheter sollten unter streng aseptischen Kautelen gelegt werden, da diese Patienten besonders infektgefährdet sind. Eine präoperative Neomycin- oder Laktulosetherapie vermindert die bei Abdominaleingriffen anfallende Ammoniakmenge und hilft bei der Vorbeugung gegen eine hepatische Enzephalopathie.

Der abstinente Alkoholiker

Um bei abstinenten Alkoholikern mit einer Lebererkrankung die Narkose richtig führen zu können, müssen die bei einer chronischen Lebererkrankung vorliegenden pathophysiologischen Veränderungen bekannt sein (Tab. 18.6). Welche Anästhetika oder Anästhesieverfahren bei Patienten mit einer Lebererkrankung am besten geeignet sind, ist nicht klar. Es muß jedoch beachtet werden, daß bei einer chronischen Lebererkrankung die Leberdurchblutung stets vermindert ist. Die Ursache hierfür ist eine Widerstandserhöhung im Bereich der Pfortader. Dies bedeutet, daß hepatischer Blutfluß und Oxygenierung der Hepatozyten bei diesen Patienten stärker als bei lebergesunden Patienten von der Leberdurchblutung über die Arteria hepatica abhängig sind. Der arterielle hepatische Blutfluß und der PaO_2 im Bereich der Arteria hepatica können durch intraoperative Ereignisse, die mit einem Blutdruckabfall und/oder einem Sättigungsabfall einhergehen, beeinträchtigt werden. Von den volatilen Anästhetika scheint Isofluran den hepatischen Blutfluß und die Oxygenierung der Hepatozyten am besten aufrechtzuerhalten (Abb. 18.3) [3]. Wahrscheinlich ist es ratsam, die Dosierung des Isoflurans zu beschränken und es mit Lachgas oder einem Opioid zu kombinieren (damit der Blutdruck höchstens 20% unter dem normalen Blutdruckwert des Patienten abfällt). Injizierbare Anästhetika können vorteilhaft mit Lachgas und eventuell auch mit einem volatilen Anästhetikum kombiniert werden, es muß aber bedacht werden, daß es zu kumulativen Medikamentenwirkungen kommen kann, wenn die Lebererkrankung so schwer ist, daß die hepatische Stoffwechselleistung reduziert ist (Abb. 18.2) [1]. Bei Patienten mit einer chronischen Lebererkrankung sind postoperative Leberfunktionsstörungen ausgeprägter als bei lebergesunden Patienten und zwar unabhängig davon, welche Medikamente für die Narkose ausgewählt wurden. Dies beruht zum einen auf den unspezifischen Auswirkungen von Anästhetika auf die Leber und zum anderen auf der streßbedingten Aktivierung des sympathischen Nervensystems mit Beeinträchtigung der Oxygenierung der Hepatozyten. Sofern die Blutgerinnung zufriedenstellend ist, sind Regionalanästhesien bei Patienten mit fortgeschrittener Lebererkrankung geeignet.

Die negativ-inotropen Wirkungen volatiler Anästhetika können bei Patienten mit alkoholbedingter Kardiomyopathie verstärkt sein. Es kann eine verminderte Ansprechbarkeit auf Katecholamine bestehen, was sich in einer verminderten Toleranz gegenüber Blutverlusten äußert. Eine verminderte Eiweißbindung intravenös verabreichter Anästhetika kann bei einer durch die Lebererkrankung bedingten Hypoalbuminämie theoretisch zu stärkeren pharmakologischen Medikamentenwirkungen führen. Disulfiram hemmt das Enzym Dopamin-beta-Hydroxylase und damit die Umwandlung von Dopamin zu Noradrenalin. Dies erklärt die Beobachtung, daß es bei Patienten, die mit diesem Medikament behandelt werden, unter Narkose häufiger zu einer Hypotension kommt [48]. Bei Patienten, die mit Disulfiram behandelt werden, kann es zu einer Sedierung sowie zur Hemmung bestimmter Enzyme kommen, wodurch es zur Wirkungsverstärkung von Medikamenten, z.B. von Diazepam, kommen kann. Der Einsatz eines Regionalanästhesieverfahrens kann dadurch beeinflußt werden, daß einige der Patienten, die mit Disulfiram behandelt werden, eine Polyneuropathie haben.

Vom klinischen Eindruck her scheinen abstinente Alkoholiker eine Resistenz (Kreuztoleranz) gegenüber anderen zentral dämpfenden Medikamenten wie z.B. volatilen Anästhetika und Barbituraten zu haben. Tierexperimentelle Untersuchungen haben gezeigt, daß chronischer Alkoholmißbrauch den MAC für Halothan und Isofluran erhöht (Abb. 18.8) [49, 50]. Die wahrscheinlichste Erklärung ist eine Toleranz auf zellulärer Ebene. Alkohol kann eine Enzyminduktion mit gesteigerter Verstoffwechselung bewirken. Der Partialdruck, der für eine anästhetische Wirkung von volatilen Anästhetika im Gehirn notwendig ist, ist nicht verändert. Aufgrund der Enzyminduktion scheint die Dosie-

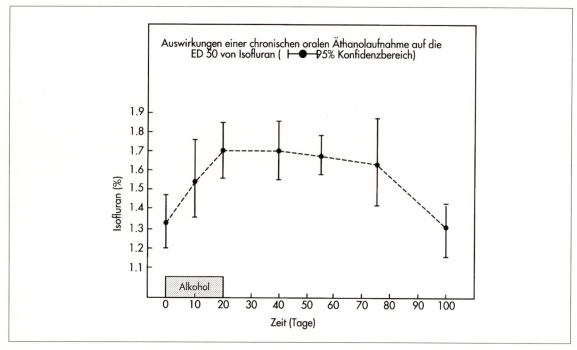

Abb. 18.8: Während eines 20 Tage langen uneingeschränkten Zugangs zu Alkohol sowie für 55 Tage danach ist der Anästhetikabedarf erhöht.
(Aus: Johnston etc.; mit freundlicher Genehmigung.)

rung, die zum Erreichen dieses Partialdrucks notwendig ist, erhöht zu sein. Überraschenderweise sind die Dosisanforderungen für Thiopental bei abstinenten Alkoholikern nicht erhöht (Abb. 18.9) [51].

Muskelrelaxantien

Falls bei Patienten mit einer Leberzirrhose Muskelrelaxantien eingesetzt werden, ist zu beachten, welche Funktion die Leber bei der Elimination dieser

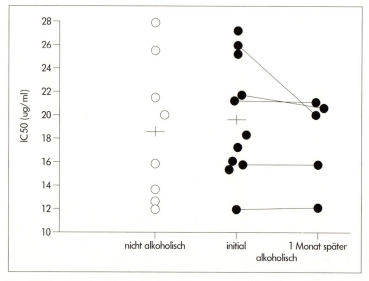

Abb. 18.9: Die erforderlichen Plasmakonzentrationen an Thiopental, unter der die Hälfte der maximalen Abnahme des Spektralsaumes (Spectral edge) im Elektroenzephalogramm (IC50) erreicht wird, waren bei nicht-alkoholkranken und alkoholkranken Patienten vergleichbar. Die Mittelwerte sind durch ein Pluszeichen (+) angegeben. Einzelne alkoholische Patienten, die ein zweites Mal untersucht wurden, sind durch eine Verbindungslinie gekennzeichnet.
(Aus: Swerdlow BN, Holley FO, Maitre PO, Stanski DR. Chronic alcohol intake does not change thiopental anesthetic requirement, pharmacokinetics, or pharmacodynamics. Anesthesiology 1990; 72: 455–461; mit freundlicher Genehmigung.)

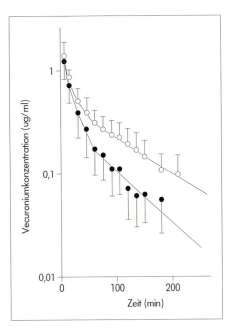

Abb. 18.10: Elimination von Vecuronium aus dem Plasma von Patienten mit einer Leberzirrhose (leere Kreise) und von Patienten einer Kontrollgruppe (gefüllte Kreise) nach intravenöser einmaliger Bolusgabe von 0,2 mg/kg Vecuronium.
(Aus: Lebrault C, Berger JL, D'Hollander AA, Gomeni R, Henzel D, Duvaldestin P. Pharmacokinetics and pharmacodynamics of vecuronium (ORG NC45) in patients with cirrhosis. Anesthesiology 1985; 62: 601–605; mit freundlicher Genehmigung.)

Muskelrelaxantien hat. Succinylcholin ist bei diesen Patienten geeignet, obwohl es im Rahmen einer schweren Lebererkrankung zu einer verminderten Aktivität der Plasma-Cholinesterase und damit zu einer leichten Wirkungsverlängerung dieses Medikamentes kommen kann. Da bei einer Leberzirrhose das Verteilungsvolumen vergrößert ist, kann bei nicht-depolarisierenden Muskelrelaxantien eine höhere Initialdosierung notwendig werden, um eine bestimmte Plasmakonzentration zu erreichen. Die Dauer der neuromuskulären Blockade kann bei diesen Medikamenten jedoch verlängert sein, falls sie in der Leber metabolisiert werden. Bei Patienten mit einer Leberzirrhose ist z.B. die Eliminationshalbwertszeit von Pancuronium aufgrund der verminderten hepatischen Clearance verlängert [52]. Die Eliminationshalbwertszeit von Atracurium wird durch eine Leberfunktionsstörung nicht beeinflußt [53, 54]. Bei Vorliegen einer Leberfunktionsstörung ist auch die Eliminationshalbwertszeit von Vecuronium nicht erhöht, solange die Dosis nicht 0,1 mg/kg überschreitet (Abb. 18.10) [53, 55, 66]. Eine veränderte Proteinbindung der Muskelrelaxantien ist bei Patienten mit Leberzirrhose für eine eventuell veränderte Wirkung wahrscheinlich unbedeutend. Unter Berücksichtigung dieser Faktoren scheinen mittellang wirkende Muskelrelaxantien, insbesondere Atracurium, bei Patienten mit einer schweren Lebererkrankung gut geeignet zu sein.

Monitoring

Die intraoperative Überwachung von arteriellen Blutgasen, pH-Wert und Urinausscheidung sowie eine entsprechende Glukosezufuhr sind bei diesen Patienten entscheidend. Eine arterielle Hypoxämie kann intraoperativ verschlimmert werden, falls zur Narkoseführung Medikamente eingesetzt werden, die zu einer Dilatation der die Leber umgehenden Kollateralkreisläufe und zu einer Dilatation intrapulmonaler Shunts führen [57]. Eine perioperative Glukoseinfusion ist nicht nur wichtig, um eine Hypoglykämie zu verhindern, sondern auch um die Gefahr zu verringern, daß eventuell schädigende, lipidlösliche Abbauprodukte der volatilen Anästhetika in den Hepatozyten abgelagert werden. Bei langdauernden Eingriffen ist es sinnvoll, wiederholt die Blutzuckerkonzentration zu bestimmen. Insbesondere bei Patienten mit einem vorbestehenden Ikterus ist es wichtig, intraoperativ auf eine ausreichende Urinausscheidung zu achten. Damit kann die Gefahr eines postoperativen Nierenversagens verringert werden. Unter Umständen kann eine Mannitolgabe notwendig werden, um die Urinausscheidung in Gang zu bringen. Dopamin in niedriger Dosierung kann sinnvoll sein, da dieses Medikament eine Verbesserung des renalen Blutflusses bewirkt sowie einen Aldosteron-antagonistischen Effekt aufweist.

Ob ein invasives Monitoring notwendig ist, hängt vom Ausmaß und von der Dringlichkeit des operativen Eingriffes ab. Während der Anlage eines portokavalen Shunts sind der blutig arterielle Druck und die kardialen Füllungsdrücke zu überwachen. Bei Patienten mit bekannten Ösophagusvarizen ist es empfehlenswert, unnötige Manipulationen im Ösophagus zu vermeiden.

18.9.2 Narkoseführung bei alkoholintoxikierten Patienten

Im Unterschied zu einem chronisch alkoholkranken Patienten, der zum Zeitpunkt der Operation abstinent ist, benötigt ein akut alkoholintoxikierter Patient weniger Narkosemedikamente, denn Alkohol und Anästhetika haben additive Wirkungen. Auch der akut alkoholintoxikierte Patient toleriert Streßsituationen und Blutverluste relativ schlecht. Außerdem scheint Alkohol auch die Hypoxietoleranz des Gehirns zu verringern. Bei alkoholintoxikierten Patienten kann die Gefahr einer Regurgitation von Mageninhalten erhöht sein, denn Alkohol verzögert die Magenentleerung und vermindert den Tonus des unteren Ösophagussphinkters. Eine intraoperativ verstärkte Blutungsneigung kann auch dadurch bedingt sein, daß Alkohol die Thrombozytenaggregation negativ beeinflußt. Selbst mäßige Dosen von Alkohol führen zu erhöhten Katecholaminspiegeln im Kreislauf. Dies ist am ehesten dadurch bedingt, daß durch Alkohol die Wiederaufnahme der Neurotransmitter in die präsynaptischen Nervenendigungen gehemmt wird. Ob dadurch intraoperativ ventrikuläre Herzrhythmusstörungen begünstigt werden, ist nicht bekannt.

18.10 Idiopathische Hyperbilirubinämie

Eine Hyperbilirubinämie kann auch auftreten, ohne daß eine Hämolyse oder eine offensichtliche hepatobiliäre Erkrankung vorliegt. Zu hohe Konzentrationen an unkonjugiertem Bilirubin treten auf, wenn der Defekt «vor» der Konjugation in den Hepatozyten liegt. Erst durch die Konjugation wird Bilirubin wasserlöslich. Diese Konjugation wird durch das Enzym Glukuronyltransferase kontrolliert. Falls nach dem Konjugationsschritt ein Transportdefekt für konjugiertes Bilirubin besteht, gelangt dieses wieder in den Kreislauf und es kommt zu einer erhöhten Konzentration an konjugiertem Bilirubin.

18.10.1 Gilbert-Syndrom

Häufigstes Beispiel für eine idiopathische Hyperbilirubinämie ist die Gilbert-Erkrankung. Sie ist in unterschiedlicher Ausprägung bei 5 bis 10% der Bevölkerung nachweisbar. Es handelt sich um eine vererbte Störung mit autosomal dominantem Erbgang und unterschiedlicher Penetranz. Die primäre Störung ist eine verminderte Bilirubinaufnahme in die Hepatozyten. Dadurch kommt es zu einer Erhöhung der Plasmakonzentrationen an unkonjugiertem Bilirubin. Die Bilirubin-Plasmakonzentration übersteigt jedoch selten 5 mg/dl.

18.10.2 Crigler-Najjar-Syndrom

Das Crigler-Najjar-Syndrom ist eine seltene Erkrankung, die zu einer starken Konzentrationserhöhung des unkonjugierten Bilirubins führt. Die Ursache ist ein Mangel oder ein Fehlen der Glukuronyltransferase in der Leber. Neugeborene ohne Enzymaktivität sind bereits bei Geburt ikterisch und entwickeln einen Kernikterus mit Plasma-Bilirubinkonzentrationen bis 30 mg/dl. Diese Kinder erreichen selten das Erwachsenenalter. Falls eine gewisse Enzymaktivität vorhanden ist, liegt die Bilirubinkonzentration im Mittel bei 15 mg/dl, und der Ikterus ist nicht so stark ausgeprägt. Bei diesen weniger stark betroffenen Patienten kann durch eine Dauertherapie mit Phenobarbital der Ikterus vermindert werden, da Phenobarbital die Glukuronyltransferase stimuliert. Alternativ kann eine vorübergehende Behandlung mit Plasmapherese und Phototherapie durchgeführt werden. Die einzige dauerhafte Behandlung ist jedoch die Lebertransplantation.

Bei der Narkoseführung von Kindern mit diesem Syndrom sollten entsprechende Phototherapielampen verfügbar sein [58]. Die Nüchternheitsdauer sollte möglichst kurz sein, da der Streß des Fastens bekanntermaßen zu erhöhten Plasmakonzentrationen des Bilirubins führt. Das beim Crigler-Najjar-Syndrom gestörte Glukuronyltransferaseenzym ist nicht für die Metabolisierung von Morphin zuständig. Aus diesem Grund kann die Morphingabe bei diesen Patienten sicher eingesetzt werden. Barbiturate, Inhalationsanästhetika und Muskelrelaxantien sind für eine Narkose geeignet.

18.10.3 Dubin-Johnson-Syndrom

Beim Dubin-Johnson-Syndrom ist der Transport organischer Ionen aus den Hepatozyten in das Gallenwegssystem beeinträchtigt. Hierdurch kommt es zu einem Konzentrationsanstieg des konjugierten Bilirubins. Diese Erkrankung wird autosomal rezessiv vererbt.

18.10.4 Benigne postoperative intrahepatische Cholestase

Die benigne postoperative intrahepatische Cholestase kann nach prolongierten operativen Eingriffen auftreten, insbesondere wenn Komplikationen wie Hypotension und arterielle Hypoxämie auftreten oder Bluttransfusionen notwendig werden [8]. Die betroffenen Patienten sind oft höheren Alters. Ein Ikterus mit erhöhter Konzentration an konjugiertem Bilirubin tritt in der Regel innerhalb von 24 bis 48 Stunden nach der Operation auf und kann 2 bis 4 Wochen anhalten. Die Leberfunktionstests sind im Gegensatz zur Plasma-Bilirubinkonzentration meist normal oder nur geringfügig verändert. Die Prognose hängt von der chirurgischen oder internistischen Grunderkrankung ab.

18.11 Orthotope Lebertransplantation

Die orthotope Lebertransplantation ist die einzige kurative Therapie bei Patienten mit einem Leberversagen. Auch bei primären Lebertumoren, Gallenwegstumoren und genetisch bedingten Stoffwechselerkrankungen kann eine Lebertransplantation durchgeführt werden. Präoperativ können bei diesen Patienten arterielle Hypoxämie, Anämie, Thrombozytopenie, disseminierte intravasale Gerinnung, Hypokaliämie, Hypokalzämie, Herzinsuffizienz und Enzephalopathie vorliegen [59]. Aufgrund der Dringlichkeit des operativen Eingriffs steht präoperativ nur wenig Zeit zur Verfügung, um diese Störungen vorher zu optimieren. Es ist wichtig zu beachten, daß eine portalvenöse Hypertension oft mit einer primär pulmonalvaskulären Hypertension vergesellschaftet ist [60]. Für die Transplantation werden nur von Hirntoten entnommene Lebern verwendet. Aufgrund entsprechender Perfusionstechniken sind jedoch längere Transportwege bis zum Transplantationsort möglich.

18.11.1 Narkoseführung

Während der Narkoseführung bei Lebertransplantationen muß ein invasives Monitoring des arteriellen Blutdrucks und der kardialen Füllungsdrücke durchgeführt werden. Zur Optimierung des Volumenersatzes sind großlumige venöse Zugänge erforderlich [59]. Die Punktion der Arteria radialis ist einer Punktion der Arteria femoralis oder der Arteria dorsalis pedis vorzuziehen, da während der Anastomose der Arteria hepatica die abdominelle Aorta manchmal abgeklemmt wird. Auch die venösen Zugänge müssen oberhalb des Zwerchfells plaziert werden, da die vena cava inferior suprahepatisch abgeklemmt wird. Große Blut- und Flüssigkeitsumsätze erfordern den Einsatz von Autotransfusionsgeräten. Oft ist die Gabe von Kalzium zur Behandlung einer zitratinduzierten Hypokalzämie und myokardialen Depression notwendig. Während der Lebertransplantation kann es, nachdem die Vena cava inferior abgeklemmt ist, zu einem verminderten venösen Rückfluß mit entsprechenden Kreislaufauswirkungen kommen. Hierdurch kann der Einsatz von positiv inotropen Medikamenten (z.B. Dopamin) oder Sympathomimetika notwendig werden. Durch Anlage eines veno-venösen Bypasses kann die venöse Stauung, die durch das Abklemmen der Vena cava inferior entsteht, vermindert werden. Um eine Hypothermie zu verhindern, sollten die inhalierten Gase und die infundierten Flüssigkeiten erwärmt werden.

Beim Öffnen der abgeklemmten Vena cava inferior kann es zu einem Blutdruckabfall kommen, selbst wenn ein veno-venöser Bypass verwendet wurde. Ursache kann ein Ausschwemmen negativ inotroper oder vasodilatierender Substanzen aus den vorher ischämischen Geweben sein. Es können verschiedene Formen von Gerinnungsstörungen auftreten (Thrombozytopenie, verminderte Konzentrationen an Gerinnungsfaktoren, Fibrinolyse), die ein komplexes Monitoring (Thrombelastogramm) und eine entsprechende Blutkomponententherapie erfordern. Während der Operation ist eine metabolische Azidose zu erwarten. Diese kann zusammen mit Elektrolytstörungen und einer Hypothermie zu Herzrhythmusstörungen führen. Eine lebensbedrohliche Hyperkaliämie kann beim Öffnen vorher abgeklemmter Gefäße auftreten oder durch den Austritt kaliumreichen Perfusats aus der neu implantierten Leber bedingt sein. Die Blutzuckerkonzentrationen sind zu kontrollieren, da es sowohl zu einer Hypo- als auch zu einer Hyperglykämie kommen kann. Es ist wichtig, daß eine entsprechende Urinausscheidung aufrechterhalten wird. Eine Oligurie kann Hinweis auf eine vorbestehende Nierenfunktionsstörung oder eine Hypovolämie sein.

Zur Narkoseeinleitung eignet sich Ketamin. Daß das zur endotrachealen Intubation verabreichte Succinylcholin (1–2 mg/kg) eine verlängerte Wirkung hat, stellt kein klinisches Problem dar, da der operative Eingriff lange dauert und die transfundierten Blutkonserven wahrscheinlich auch das Cholinesteraseenzym enthalten. Zur Aufrechterhaltung der Narkose wird häufig Isofluran eingesetzt, eventuell in Kombination mit Opioiden. Große Opioiddosen werden jedoch nicht empfohlen, da die Leber für die Elimination dieser Medikamente wichtig ist. Eine gleichzeitig bestehende pulmonalvaskuläre Hypertension kann die Behandlung mit Vasodilatoren notwendig machen. Das Risiko einer sytemischen Hypotension schränkt jedoch die Ausschöpfung dieser Medikamente (z.B. Hydralazin, Nifedipin, Nitroprussid) auf die pulmonalvaskulären Gefäße ein [60]. Lachgas wird nicht eingesetzt, da es zu einer Blähung der Darmschlingen führt. Außerdem besteht hierbei die Gefahr, daß es bei der Revaskularisation der Leber zu einer Vergrößerung der vorher in der Leber eingeschlossenen Luftblasen mit stärkeren Luftembolien kommen kann. Eventuell vorhandene portosystemische Shunts erhöhen das Risiko von Luftembolien. Während einer Leberresektion kann es bei dem auf dem Rücken liegenden Patienten zu venösen Luftembolien kommen, ohne daß große Venen eröffnet wurden. Offenbar kann auch durch eröffnete kleine Lebervenen Luft eintreten [61]. Bei der Auswahl der Muskelrelaxantien, die zur Narkoseführung eingesetzt werden, müssen deren Eliminationswege berücksichtigt werden. Atracurium ist zur Relaxierung dieser Patienten gut geeignet, da seine Elimination kaum von der Leber- oder Nierenfunktion abhängt. Der Hauptmetabolit des Atracuriums, das Laudanosin, unterliegt allerdings der hepatischen Clearance und kann in der anhepatischen Phase der Lebertransplantation akkumulieren [63]. Postoperativ müssen die Patienten meist für einige Zeit nachbeatmet werden.

18.11.2 Komplikationen

Tödliche Komplikationen in der frühen postoperativen Phase können durch Thrombose der Transplantatgefäße, Cholangitis und Luftembolien bedingt sein. Außerdem können systemische, arterielle Embolisationen auftreten, die aufgrund pulmonaler arteriovenöser Shunts möglich sind. Eine Abstoßung kündigt sich in pathologischen Leberfunktionstests an und muß von mechanischen Faktoren, Infektionen (virale Hepatitis, Zytomegalieinfektion) und den Wirkungen hepatotoxischer Medikamente, wie z.B. durch das Cyclosporin, abgegrenzt werden. Dem Cyclosporin wird auch eine zentralnervöse Toxizität zugeschrieben, die sich in Verwirrung, Krampfanfällen und Koma äußern kann. Da Cyclosporin ausschließlich in der Leber metabolisiert wird, sind in Phasen wechselnder Leberfunktionszustände häufige Kontrollen der Cyclosporin-Plasmakonzentrationen erforderlich.

18.12 Erkrankungen der Gallenwege

Es wird geschätzt, daß 15 bis 20 Millionen Erwachsene in den USA Erkrankungen der Gallenwege haben, bei denen Gallensteine nachweisbar sind [64]. Bei 10% der Männer und 20% der Frauen zwischen dem 55. und 65. Lebensjahr liegen Gallensteine vor. Ursache der Gallensteinbildung sind am ehesten biochemische Störungen in der Zusammensetzung der Galle. Annähernd 90% der Gallensteine sind röntgentransparent und hauptsächlich aus hydrophoben Cholesterinmolekülen zusammengesetzt. Die restlichen Gallensteine sind röntgenkontrastgebend und bestehen typischerweise aus Kalziumbilirubinat (Bilirubinkalksteine). Bei Patienten mit einer Leberzirrhose oder einer hämolytischen Anämie entwickeln sich meist Gallensteine aus Kalziumbilirubinat. Erkrankungen der Gallenwege können sich als akute Cholezystitis, chronische Cholelithiasis oder chronische Cholezystitis äußern.

18.12.1 Akute Cholezystitis

Ursache einer akuten Cholezystitis ist fast immer eine Verlegung des Ductus cysticus durch Gallensteine. Hauptsymptome der akuten Cholezystitis sind plötzlich beginnende schwere Schmerzen (Koliken) im mittleren Epigastrium. Der Schmerz breitet sich auch in den rechten Oberbauch aus und verschlimmert sich typischerweise während der Inspiration (Murphy-Zeichen). Eine lokale Schmerzhaftigkeit kann auf eine Perforation und eine Peritonitis hinweisen. Unter Umständen kann ein Ileus vorliegen. Normalerweise ist die Körpertemperatur auf 38 bis 39 °C erhöht. Häufig liegt auch eine leichte Leukozytose vor, und die Plasmakonzentrationen von Bilirubin, der alkalischen Phosphatase und der Amylase sind oft erhöht. Falls der Ductus cysticus durch einen Gallenstein komplett verschlossen ist, entwickelt sich ein Ikterus. Eine Unterscheidung zwischen Myokardinfarkt und akuter Cholezystitis ist mittels EKG und Bestimmung der herzspezifischen Enzyme möglich. Zur Bestätigung der klinischen Diagnose einer akuten Cholezystitis und zum Nachweis von Gallensteinen ist die Choleszintigraphie (mittels intravenöser Injektion markierter Substanzen, die selektiv von der Gallenblase ausgeschieden werden) oder die Sonographie sinnvoll. Bei der akuten Cholezystitis müssen differen-

Tab. 18.9: Differentialdiagnose der akuten Cholezystitis

akute virale Hepatitis
alkoholische Hepatitis
penetrierendes peptisches Ulkus
Appendizitis
Pyelonephritis
rechte Unterlappenpneumonie
Pankreatitis
Myokardinfarkt

tialdiagnostisch andere Erkrankungen ausgeschlossen werden, die ebenfalls durch schwere epigastrische Schmerzen und vorübergehende Leberfunktionsabweichungen gekennzeichnet sind [Tab. 18.9).

Bei Patienten mit einer akuten Cholezystitis wird initial eine Magensonde gelegt, das Magensekret abgesaugt und intravenös Flüssigkeit zugeführt, insbesondere falls Erbrechen im Vordergrund steht. Obwohl Opioide einen Spasmus des Sphinkter Oddi verursachen können, müssen diese Medikamente oft verabreicht werden, um die schweren Schmerzzustände bei einer akuten Cholezystitis zu durchbrechen. Ist freie Luft im Abdomen nachweisbar oder liegt eine Peritonitis vor, so muß eine Perforation der Gallenblase vermutet werden, und es ist eine notfallmäßige Laparotomie notwendig.

18.12.2 Chronische Cholelithiasis und chronische Cholezystitis

Patienten, die wiederholt an akuten Cholezystitiden leiden, entwickeln schließlich eine fibrotische Gallenblase. Diese kann sich nicht mehr kontrahieren und Galle ausstoßen. Eine plötzliche Verlegung des Ductus choledochus durch einen Gallenstein führt zu akut auftretenden Symptomen, die denen ähnlich sind, wie sie für die akute Cholezystitis beschrieben werden. Durch die Ultraschalluntersuchung und die Computertomographie kann ein dilatierter Ductus choledochus und ein erweitertes Gallenwegssystem dargestellt werden. Mittels perkutaner transhepatischer Cholangiographie kann das Gallenwegssystem direkt dargestellt werden.

Bei der chronischen Cholangitis liegt eine Entzündung der hepatischen Gallenwege vor. Auslösende Ursache bei den meisten dieser Patienten ist eine rezidivierende Verlegung des Ductus choledochus. Hauptbeschwerden sind Müdigkeit, intermittierender Schüttelfrost und Fieber sowie Gewichtsverlust.

18.12.3 Die Entfernung von Gallensteinen

Die operative Entfernung von Gallensteinen sollte zur Beschwerdefreiheit führen und die Entwicklung schwerwiegender Komplikationen wie Cholezystitis, Cholangitis, obstruktiver Ikterus und Pankreatitis verhindern. Gallensteine aus Cholesterin können eventuell durch die orale Gabe von Chenodiol (Chenodesoxycholsäure) aufgelöst werden. Ursodesoxycholsäure kann wirksamer als Chenodiol sein. Durch Injektion von Methylterbutyläther in die Gallenblase können Gallensteine eventuell aufgelöst werden. Der Übertritt dieses Medikamentes in das Duodenum kann jedoch zu Darmirritationen, Hämolyse oder Bewußtlosigkeit führen. Die litholytische Therapie ist nur bei bestimmten Patienten möglich und kann Monate bis zur Steinauflösung in Anspruch nehmen. Außerdem können bei diesen Patienten die Gallensteine später wieder auftreten [64]. Die extrakorporale Stoßwellen-Lithotripsie (ESWL), häufig in Kombination mit einer oralen litholytischen Behandlung, kann bei etlichen Patienten erfolgreich sein. Früher wurde zur Therapie der Gallenblasenerkrankung und zur Vermeidung eines Rezidivs von Gallensteinen eine (konventionelle) Cholezystektomie nach subkostaler Bauchwanderöffnung durchgeführt. Die Cholezystektomie mit Exploration des Ductus choledochus und eventueller Entfernung eines eingeklemmten Steins stellt die Behandlung der Wahl für die Choledocholithiasis dar. In den Ductus choledochus kann ein T-Röhrchen eingeführt und über dieses eine Cholangiographie zum Ausschluß weiterer Choledochussteine durchgeführt werden. Sofern keine abdominellen Verwachsungen vorliegen, stellt die laparoskopische (Laser-)Cholezystektomie eine Alternative zur offenen Cholezystektomie dar [64, 65]. Da der Schnitt bei diesem Eingriff klein ist, verspüren die so cholezystektomierten Patienten nur wenig Beschwerden und können oft schon am selben Abend wieder essen und häufig schon am nächsten Tag die Klinik verlassen.

18.12.4 Narkoseführung

Die operative Behandlung einer Gallenblasenerkrankung mittels offener oder laparoskopischer Cholezystektomie wird normalerweise in Allgemeinnarkose durchgeführt. Hierfür ist die Gabe von Muskelrelaxantien notwendig. Eine komplette Verlegung der Gallengänge könnte die Elimination von Muskelrelaxantien wie Vecuronium oder Pancuronium, die zum Teil auch biliär eliminiert werden, beeinträchtigen [66]. Regionalanästhesieverfahren sind hierfür nicht geeignet, da das erforderliche sensible Niveau sehr hoch sein müßte und die chirurgische Präparation in Nähe des Zwerchfells eine adäquate spontane Atmung behindern könnte.

Die anästhesiologischen Besonderheiten bei einer laparoskopischen Cholezystektomie sind vergleichbar denen bei anderen laparoskopischen Eingriffen [67]. Durch Einblasen von Kohlendioxidgas in das Abdomen (Pneumoperitoneum) über eine supraumbilikal plazierte Kanüle kommt es zu einer Erhöhung des intraabdominellen Drucks, der eine adäquate Spontanatmung und den venösen Rückstrom behindern kann. Durch eine Anti-Trendelenburg-Lagerung können während einer laparoskopischen Cholezystektomie die Verlagerung von Bauchinhalt weg vom Operationsgebiet begünstigt und die Beatmung erleichtert werden. Diese Lagerung kann den venösen Rückstrom zusätzlich behindern. Daher ist es wichtig, ein entsprechendes intravasales Volumen aufrechtzuerhalten. Eine maschinelle Beatmung wird empfohlen, um angesichts des erhöhten intraabdominellen Drucks und der systemischen Resorption von Kohlendioxid (infolge des Pneumoperitoneums) eine adäquate Ventilation zu gewährleisten. Die hohen intraabdominellen Drücke können das Risiko für einen passiven Reflux von Mageninhalt erhöhen. Durch endotracheale Intubation mit einem blockbaren Tubus kann im Falle eines solchen Refluxes das Risiko einer Aspiration minimiert werden. Ein intraoperativ oder unmittelbar postoperativ auftretender Kreislaufzusammenbruch kann durch eine Kohlendioxidembolie bedingt sein [68]. Die intraoperative Kapnometrie ist daher nicht nur zur Überwachung der Ventilation und zur Verhinderung hyperkapniebedingter Herzrhythmusstörungen sinnvoll, sondern auch um eine eventuelle Kohlendioxidembolie sofort erkennen zu können. Die intraoperative Entleerung des Magens mit einer Magensonde kann das Risiko einer Magen-Darm-Perforation durch die für das Anlegen des Pneumoperitoneums verwendete Kanüle vermindern. Auch die laparoskopische Sicht und die Manipulation an Organen des oberen rechten Bauchquadranten wird dadurch erleichtert. Wie bei allen laparoskopischen Eingriffen ist es wichtig, sorgfältig auf eventuelle Anzeichen einer akzidentellen Verletzung von Bauchorganen zu achten. Eine nicht zu stillende Blutung oder die Verletzung der Arteria hepatica oder der Leber kann eine sofortige Laparotomie notwendig machen. Es gibt keine Hinweise darauf, daß Lachgas (70%) die Darmgase expandiert oder die chirurgischen Arbeitsbedingungen während einer laparoskopischen Cholezystektomie behindert [69].

Eine vorbestehende Lebererkrankung kann die Auswahl des volatilen Anästhetikums beeinflussen. Es fehlen jedoch Beweise dafür, daß der Einsatz eines volatilen Anästhetikums die nach Cholezystektomien auftretenden Leberfunktionsstörungen wesentlich verstärkt (Abb. 18.5) [6]. Die Gabe von Opioiden bei Patienten, die sich einer offenen Cholezystektomie und Choledochusexploration unterziehen, wird kontrovers diskutiert, da Opioide bekanntermaßen einen Spasmus des Sphincter Oddi auslösen können und damit den Druck im Ductus choledochus erhöhen (Abb. 18.11) [70–72]. Durch einen opioidbedingten Spasmus des Sphincter Oddi könnte es zu einem Anstieg des Gallengangdruckes und zu einer Abflußbehinderung des Kontrastmittels in das Duodenum kommen. Dadurch könnte fälschlicherweise vermutet werden, daß eine Sphinkterplastik durchgeführt werden muß oder

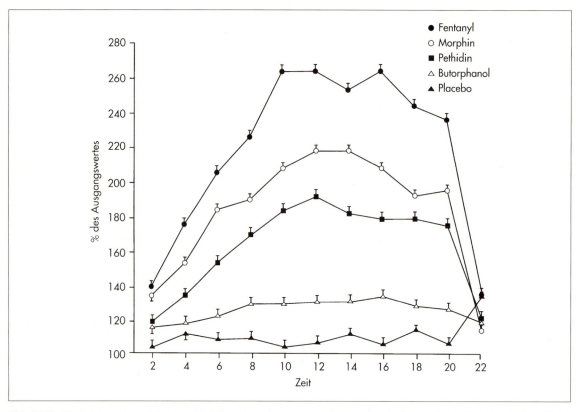

Abb. 18.11: Nach intravenöser Gabe eines Opioidagonisten kommt es zum Druckanstieg im Ductus choledochus (dargestellt in % des Kontrollwertes). Nach intravenöser Verabreichung des Opioidantagonisten Naloxon (Placebo) kommt es zu keinem Druckanstieg. Nach Gabe von Butorphanol, einem Opioidagonisten/Antagonisten, war der Druckanstieg im Ductus choledochus nur gering.
(Aus: Radnay PA, Duncalf D, Navakovic M, Lesser ML. Common bile duct pressure changes after fentanyl, morphine, meperidine, butorphanol, and naloxone. Anesth Analg 1984; 63: 441–444; mit freundlicher Genehmigung.)

daß ein Stein im Ductus choledochus vorliegt. Dennoch sind hierbei Opioide schon häufig eingesetzt worden, ohne daß nachteilige Auswirkungen aufgetreten wären. Dies macht deutlich, daß nicht alle Patienten nach einer Opioidgabe einen Spasmus des Sphincter Oddi entwickeln. Einige Autoren sind sogar der Meinung, daß während einer Cholezystektomie opioidbedingte Spasmen des Sphincter Oddi so selten sind (in weniger als 3% der Fälle), daß dies keinen Einfluß auf die Entscheidung haben sollte, ob Opioide während der Narkose verabreicht werden oder nicht [73]. Opioidbedingte Spasmen des Sphincter Oddi können außerdem mit Naloxon (das aber auch die erwünschten analgetischen Effekte aufhebt) oder Glukagon antagonisiert werden [71, 74]. Glukagon wird eine Hyperglykämie verursachen und bei wachen Patienten oft zu Erbrechen führen. Es sollte beachtet werden, daß es auch durch intraoperative Manipulationen am Gallengangsystem – z.B. durch Sonden oder kalte bzw. reizende Lösungen (Röntgenkontrastmittel) – zu Spasmen des Sphincter Oddi kommen kann. Diese Spasmen sind unabhängig davon, welche Medikamente zur Narkoseführung eingesetzt werden.

Falls es im Rahmen einer akuten Cholezystitis oder einer Verlegung des Ductus choledochus zu stärkerem Erbrechen kommt und eine notfallmäßige operative Versorgung notwendig wird, ist sowohl auf einen entsprechenden Volumen- als auch Elektrolytersatz zu achten. Viele dieser Patienten haben einen Ileus, und es sollte von einem erhöhten Aspirationsrisiko ausgegangen werden.

Nach einer Cholezystektomie treten starke postoperative Schmerzen auf. Eine patientenkontrollierte Analgesie oder eine rückenmarksnahe Opioidgabe ermöglichen eine suffiziente Schmerzlinderung und tragen zur frühzeitigen Entlassung bei. Auch das Risiko pulmonaler Komplikationen scheint dadurch vermindert zu sein.

Literaturhinweise

1. Pandele, G., Chaux, F., Salvadori, C., et al.: Thiopental pharmacokinetics in patients with cirrhosis. Anesthesiology 1983; 59: 123–6
2. Foldes, F.F., Swerdlow, M., Lipschitz, E., et al.: Comparison of the respiratory effects of suxamethonium and suxethonium in man. Anesthesiology 1956; 17: 559–68
3. Gelman, S., Fowler, K.C., Smith, L.R.: Liver circulation and function during isoflurane and halothane anesthesia. Anesthesiology 1984; 61: 726–30
4. Schemel, W.H.: Unexpected hepatic dysfunction

found by multiple laboratory screening. Anesth. Analg. 1976; 55: 810–2
5. Wataneeyawech, M., Kelly, K.A.: Hepatic diseases unsuspected before surgery.N. Y. State J. Med. 1975; 75: 1278–81
6. Viegas, O.J., Stoelting, R.K.: LDH$_5$ changes after cholecystectomy or hysterectomy in patients receiving halothane, enflurane, or fentanyl. Anesthesiology 1979; 51: 556–8
7. Baden, J.M., Serra, M., Fujinaga, M., Mazze, R.I.: Halothane metabolism in cirrhotic rats. Anesthesiology 1987; 67: 660–4
8. LaMont, J.T., Isselbacher, K.J.: Postoperative jaundice.N. Engl.J. Med. 1973; 288: 305–307
9. Recommendations for the Immunization Practices Advisory Committee (ACIP): Update on hepatitis B prevention. MMWR 1987; 36: 353–7
10. Ware, A.J., Cuthbert, J.A., Shorey, J., et al.: A prospective trial of steroid therapy in severe viral hepatitis. Gastroenterology 1981; 80: 219–26
11. Edmond, J.C., Aran, P.P., Whitington, P.F., et al.: Liver transplantation in the management of fulminant hepatic failure. Gastroenterology 1989; 96: 1583–9
12. Kao, H.W., Ashcaval, M., Redeker, A.G.: The persistence of hepatitis A IgM antibody after acute clinical hepatitis A. Hepatology 1984; 4: 933–9
13. Szmuness, W., Dienstag, J.L., Purcell, R.H., et al.: Distribution of antibody to hepatitis A antigen in urban adult populations.N. Engl.J. Med. 1976; 295: 755–82
14. Oxman, M.N.: Hepatitis B vaccination of high-risk hospital personnel. Anesthesiology 1984; 60: 1–3
15. Berry, A.J., Isaacson, I.J., Hunt, D., Kane, M.: The prevalence of hepatitis B markers in anesthesia personnel. Anesthesiology 1984; 60: 6–9
16. Wainwright, R.E., McMahon, B.J., Bulkow, L.R., et al.: Duration of immunogenicity and efficacy of hepatitis B vaccine in a Yupik Eskimo population. JAMA 1989; 261: 2362–8
17. Alter, M., Margolis, H.S., Krawczynski, K., et al.: The natural history of community-acquired hepatitis C in the United States. New Engl.J. Med. 1992; 327: 1899–905
18. Esteban, J.I., Gonzalez, A., Hernandez, J.M., et al.: Evaluation of antibodies to hepatitis C virus in a study of transfusion associated hepatitis.N. Engl.J. Med. 1990; 323: 1107–12
19. Aach, R.D., Stevens, C.E., Hollinger, F.B., et al.: Hepatitis C virus infection in post-transfusion hepatitis.N. Engl.J. Med. 1991; 325: 1325–9
20. Hoofnagle, J.H.: Type D (delta) hepatitis. JAMA 1989; 261: 1321–6
21. Markin, R.S., Linder, J., Juerlein, K., et al.: Hepatitis in fatal infectious mononucleosis. Gastroenterology 1987; 93: 1210–6
22. Shingu, K., Eger, E.I., Johnson, E.H., et al.: Effect of oxygen concentration, hyperthermia, and choice of vendor on anesthetic-induced hepatic injury in rats. Anesth. Analg. 1983; 62: 146–50
23. Summary of the national halothane study. JAMA 1966; 197: 775–88
24. Mushin, W.W., Rosen, M., Jones, E.V.: Post-halothane jaundice in relation to previous administration of halothane. Br. Med.J. 1971; 3: 18–22
25. Hubbard, A.K., Roth, T.P., Gandolfi, A.J., Brown, B.R., Webster, N.R., Nunn, J.F.: Halothane hepatitis patients generate an antibody response toward a covalently bound metabolite of halothane. Anesthesiology 1988; 68: 791–6
26. Hoft, R.H., Bunker, J.P., Goodman, H.I., Gregory, P.B.: Halothane hepatitis in three pairs of closely related women.N. Engl.J. Med. 1981; 304: 1023–4
27. Martin, J.L., Dubbink, D.A., Plevak, D.J., et al.: Halothane hepatitis 28 years after primary exposure. Anesth. Analg. 1992; 74: 605–8
28. Lewis, R.B., Blair, M.: Halothane hepatitis in a young child. Br.J. Anaesth. 1982; 54: 349–52
29. Christ, D.D., Kenna, J.G., Kammerer, W., Satoh, H., Pohl, L.R.: Enflurane metabolism produces covalently bound liver adducts recognized by antibodies from patients with halothane hepatitis. Anesthesiology 1988; 69: 833–8
30. Brown, B.R., Gandolfi, A.J.: Adverse effects of volatile anaesthetics. Br.J. Anaesth. 1987; 59: 14–23
31. Martin, J.L., Kenna, J.G., Pohl, L.R.: Antibody assays for the detection of patients sensitized to halothane. Anesth. Analg. 1990; 70: 154–9
32. Boyer, J.L.: Chronic hepatitis: A perspective on classification and determinants of prognosis. Gastroenterology 1976; 70: 1161–71
33. Rakela, J., Redeker, A.G.: Chronic liver disease after acute non-A, non-B viral hepatitis. Gastroenterology 1979; 77: 1200–4
34. Kaplowitz, N., Aw, T.Y., Simon, F.R., et al.: Drug-induced hepatotoxicity. Ann. Intern. Med. 1986; 104: 826–38
35. Robertson, D.A., Zhant, S.L., Guy, E.C., et al.: Persistent measles viral genome in autoimmune chronic active hepatitis. Lancet 1987; 2: 9–10
36. Shafritz, D.A., Shouval, D., Sherman, H.I., et al.: Integration of hepatitis B virus DNA into the genome of liver cells in chronic liver disease and hepatocellular carcinoma: Studies in percutaneous liver biopsies and postmortem tissue specimens.N. Engl.J. Med. 1981; 305: 1067–78
37. Boyer, J.L., Ransohoff, D.F.: Is colchicine effective therapy for cirrhosis? N. Engl.J. Med. 1988; 318: 1751–2
38. Cello, J.P., Crass, R.A., Grendell, J.H., Trunkey, D.D.: Management of the patient with hemorrhaging esophageal varices. JAMA 1986; 256: 1480–4
39. Westaby, D., Macdougall, B.R. D., Williams, R.: Improved survival following injection sclerotherapy for esophageal varices: Final analysis of a controlled trial. Hepatology 1985; 5: 827–32
40. Fogel, M.R., Krauer, C.M., Andres, L.L., et al.: Continuous intravenous vasopressin in active upper gastrointestinal bleeding: A placebo controlled trial. Ann. Intern. Med. 1982; 96: 565–71
41. LeBrec, D., Poynard, T., Bernuau, J., et al.: A randomized controlled study of propranolol for prevention of recurrent gastrointestinal bleeding in patients with cirrhosis: A final report. Hepatology 1984; 4: 355–61
42. Langer, B., Taylor, B.R., Mackenzie, D.R., et al.: Further report of a prospective randomized trial comparing distal splenorenal shunt with end-to-side portacaval shunt: An analysis of encephalopathy, survival, and quality of life. Gastroenterology 1985; 88: 424–32
43. Zemel, G., Katzen, B.T., Becker, G.J., Benenati, J.F.,

Sallee, D.S.: Percutaneous transjugular portosystemic shunt. JAMA 1991; 266: 390–3
44. Quintero, E., Gines, P., Arroyo, V., et al.: Paracentesis versus diuretics in the treatment of cirrhotics with tense ascites. Lancet 1985; 1: 611–3
45. Mac Gregor, R.R.: Alcohol and immune defense. JAMA 1986; 256: 1474–9
46. Fraser, C.L., Arieff, A.I.: Hepatic encephalopathy. N. Engl. J. Med. 1985; 313: 865–72
47. Strunin, L.: Preoperative assessment of the patient with liver dysfunction. Br. J. Anaesth. 1978; 50: 25–34
48. Diaz, J.H., Hill, G.E.: Hypotension with anesthesia in disulfiram-treated patients. (Letter.) Anesthesiology 1979; 51: 366–8
49. Han, Y.H.: Why do chronic alcoholics require more anesthesia? Anesthesiology 1969; 30: 341–2
50. Johnston, R.E., Kulp, R.A., Smith, T.C.: Effects of acute and chronic ethanol administration on isoflurane requirement in mice. Anesth. Analg. 1975; 54: 277–81
51. Swerdlow, B.N., Holley, F.O., Maitre, P.O., Stanski, D.R.: Chronic alcohol intake does not change thiopental anesthetic requirement, pharmacokinetics, or pharmacodynamics. Anesthesiology 1990; 72: 455–61
52. Duvaldestin, P., Agoston, S., Henzel, D., et al.: Pancuronium pharmacokinetics in patients with liver cirrhosis. Br. J. Anaesth. 1978; 50: 1131–6
53. Bell, C.F., Hunter, J.M., Jones, R.S., Utting, J.E.: Use of atracurium and vecuronium in patients with oesophageal varices. Br. J. Anaesth. 1985; 57: 160–8
54. Parker, C.J.R., Hunter, J.M.: Pharmacokinetics of atracurium and laudanosine in patients with hepatic cirrhosis. Br. J. Anaesth. 1989; 62: 177–83
55. Arden, J.R., Lynam, D.P., Catagnoli, K.P., Canfell, P.C., Cannol, J.C., Miller, R.D.: Vecuronium in alcoholic liver disease: A pharmacokinetic and pharmacodynamic analysis. Anesthesiology 1988; 68: 771–6
56. Lebrault, C., Berger, J.L., D'Hollander, A.A., Gomeni, R., Henzel, D., Duvaldestin, P.: Pharmacokinetics and pharmacodynamics of vecuronium (ORG NC_{45}) in patients with cirrhosis. Anesthesiology 1985; 62: 601–5
57. Kaplan, J.A., Bitner, R.L., Dripps, R.D.: Hypoxia, hyperdynamic circulation, and the hazards of general anesthesia in patients with hepatic cirrhosis. Anesthesiology 1971; 35: 427–31
58. Prager, M.C., Johnson, K.L., Ascher, N.L., Roberts, J.P.: Anesthetic care of patients with Crigler-Najjar syndrome. Anesth. Analg. 1992; 74: 162–4
59. Carmichael, F.J., Lindop, M.J., Farman, J.V.: Anesthesia for hepatic transplantation: Cardiovascular and metabolic alterations and their management. Anesth. Analg. 1985; 64: 108–16
60. Cheng, E.Y., Woehlck, H.J.: Pulmonary artery hypertension complicating anesthesia for liver transplantation. Anesthesiology 1992; 77: 389–92
61. Hatano, Y., Murakawa, M., Segawa, H., Nishida, Y., Mori, K.: Venous air embolism during hepatic resection. Anesthesiology 1990; 73: 1282–5
62. O'Kelly, B., Jayais, P., Veroli, P., Lhuissier, C., Ecoffey, C.: Dose requirements of vecuronium, pancuronium, and atracurium during orthotopic liver transplantation. Anesth. Analg. 1991; 73: 794–8
63. Pittett, J.-F., Tassonyi, E., Schopfer, C., et al.: Plasma concentrations of laudanosine, but not of atracurium, are increased during the anhepatic phase of orthotopic liver transplantation in pigs. Anesthesiology 1990; 72: 145–52
64. Way, L.W.: Changing therapy for gallstone disease. N. Engl. J. Med. 1990; 323: 1273–4
65. Wolfe, B.M., Gardiner, B., Frey, C.F.: Laparoscopic cholecystectomy: A remarkable development. JAMA 1991; 265: 1573–4
66. Westra, P., Vermeer, G.A., deLange, A.R., et al.: Hepatic and renal disposition of pancuronium and gallamine in patients with extrahepatic cholestasis. Br. J. Anaesth. 1981; 53: 331–8
67. Marco, P.A., Yeo, C.J., Rock, P.: Anesthesia for the patient undergoing laparoscopic cholecystectomy. Anesthesiology 1990; 73: 1268–70
68. Clark, C.C., Weeks, D.B., Gusdon, J.P.: Venous carbon dioxide embolism during laparsocopy. Anesth. Analg. 1977; 56: 650–2
69. Taylor, E., Feinstein, R., White, P.F., Soper, N.: Anesthesia for laparoscopic cholecystectomy. Is nitrous oxide contraindicated? Anesthesiology 1992; 76: 541–3
70. Murphy, P., Saleman, J., Roseman, D.L.: Narcotic anesthetic drugs. Arch. Surg. 1980; 115: 710–1
71. Radnay, P.A., Duncalf, D., Novakovic, M., Lesser, M.L.: Common bile duct pressure changes after fentanyl, morphine, meperidine, butorphanol, and naloxone. Anesth. Analg. 1984; 63: 441-444
72. McCammon, R.L., Viegas, O.J., Stoelting, R.K., Dryden, G.E.: Naloxone reversal of choledochoduodenal sphincter spasm associated with narcotic administration. Anesthesiology 1978; 48: 437
73. Jones, R.M., Detmer, M., Hill, A.B., Bjoraker, D.E.: Incidence of choledochoduodenal sphincter spasm during fentanyl-supplemented anesthesia. Anesth. Analg. 1981; 60: 638–40
74. Jones, R.M., Fiddian-Gree, R., Knight, P.R.: Narcotic-induced choledochoduodenal sphincter spasm reversed by glucagon. Anesth. Analg. 1980; 59: 946–7

19 Erkrankungen des Gastrointestinaltraktes

Die Hauptfunktion des Gastrointestinaltraktes besteht darin, den Körper kontinuierlich mit Wasser, Nährstoffen und Elektrolyten zu versorgen. Jeder Abschnitt des Gastrointestinaltraktes ist an die spezifischen Funktionen, die er zu erfüllen hat, angepaßt. Der Ösophagus dient z.B. dem Nahrungstransport, der Magen der Nahrungsspeicherung, und Dünndarm und proximales Kolon dienen der Verdauung und der Resorption.

19.1 Erkrankungen des Ösophagus

Bei allen Erkrankungen des Ösophagus kommt es typischerweise irgendwann zu einer Dysphagie. Es sollte daher bei sämtlichen Patienten, die über eine Dysphagie klagen, eine Bariumkontrastuntersuchung des Ösophagus durchgeführt werden. Im Anschluß an eine Bariumkontrastuntersuchung kann der Ösophagus mittels Ösophagoskopie direkt untersucht werden. Dabei können auch Gewebeproben entnommen und später histologisch untersucht werden.

19.1.1 Ösophagospasmus

Ein Ösophagospasmus tritt meistens bei älteren Patienten auf. Ursache hierfür sind zumeist Veränderungen der vegetativen Innervation des Ösophagus. Die durch einen Ösophagospasmus verursachten Schmerzen können pektanginösen Beschwerden stark ähneln und mit ihnen verwechselt werden. Einige dieser Patienten sprechen sogar gut auf eine Behandlung mit Nitropräparaten an. Auch Nifedipin und Isosorbide können den Tonus des unteren Ösophagussphinkters herabsetzen und damit eine Schmerzlinderung bewirken [1].

19.1.2 Chronische Refluxösophagitis

Eine chronische Refluxösophagitis wird durch Rückfluß sauren Mageninhaltes in den Ösophagus hervorgerufen. Die dadurch verursachten retrosternalen Schmerzen (Sodbrennen) bessern sich nach oraler Einnahme von Antazida. Da mehr als ein Drittel der gesunden Erwachsenen mindestens einmal im Monat über Sodbrennen klagen, handelt es sich bei der Refluxösophagitis um ein häufiges klinisches Problem [2]. Normalerweise weist der Ösophagus im Bereich der letzten ein bis zwei Zentimeter einen relativ hohen Ruhetonus auf (Ösophagussphinkter). Dadurch soll vor einem spontanen gastroösophagealen Reflux geschützt werden. Ein erniedrigter Ruhetonus des unteren Ösophagussphinkters scheint die Ursache einer chronischen Refluxösophagitis zu sein. Im Durchschnitt ist der Ruhetonus des unteren Ösophagussphinkters bei Patienten mit Refluxkrankheit auf 13 mm Hg gegenüber 29 mm Hg beim Gesunden vermindert [3].

Die Behandlung der Refluxösophagitis wird zunächst mit oralen Antazida durchgeführt. Außerdem sollten Substanzen vermieden werden, die den Ruhetonus des unteren Ösophagussphinkters vermindern können. Hierzu zählen z.B. Fett, Schokolade, Alkohol und Nikotin. Cimetidin und ähnliche Medikamente können den Heilungsprozeß bei solchen Patienten beschleunigen. Bleiben auch unter der Behandlung schwere Symptome bestehen, kann durch eine operative Faltenbildung ein Verschlußmechanismus in diesem Bereich hergestellt werden (Fundoplicatio nach Nissen). Auch eine Antrumresektion mit einer Y-Anastomose nach Roux (zwischen Magen und Duodenum) kann durchgeführt werden. Es kann auch sinnvoll sein, ein C-förmiges Plastikimplantat um den distalen Ösophagus zu legen («Angelchick»-Klappe). Bei Patienten mit einer chronischen Refluxösophagitis besteht die Gefahr, daß sie eine Striktur des distalen Ösophagus entwickeln. Diese muß dann möglicherweise durch Implantation eines Platzhalters behandelt werden.

Narkoseführung

Im Rahmen der präoperativen Beurteilung von Patienten mit chronischer Refluxösophagitis sollte auch eine Röntgenthoraxaufnahme angefertigt werden, um eine Aspirationspneumonie auszuschließen. Soll entschieden werden, ob bei der Prämedikation anticholinerge Medikamente eingesetzt werden, muß beachtet werden, daß Medikamente dieser Substanzgruppe den Tonus des unteren Ösophagussphinkters herabsetzen [4]. Theoretisch kann ein anticholinerg wirksames Medikament, das den Tonus des unteren Ösophagussphinkters herabsetzt, eine stille Regurgitation mit der Gefahr einer Aspirationspneumonie begünstigen. Diese mögliche Nebenwirkung anticholinerg wirksamer Medikamente konnte jedoch bisher noch nicht nachgewiesen werden. Auch ein Abfall des pH-Wertes im Ösophagus als Zeichen eines gastroösophagealen Refluxes ist während einer Allgemeinanästhesie unwahrscheinlich, sofern es zu keiner Obstruktion der oberen Luftwege oder zu Abwehrbewegungen des Patienten aufgrund des endotrachealen Tubus kommt [5, 6]. Nach Elektivoperationen treten daher bei Erwachsenen und Kindern postoperativ nur selten Symptome einer Aspiration auf [7–9]. Daher ist es nicht gerechtfertigt, auf ein anticholinerg wirkendes Medikament in der Prämedikation zu verzichten, nur weil bei einem Patienten eine chronische Refluxösophagitis bekannt ist. Auch eine routinemäßige Verordnung von Metoclopramid und/oder H_2-Rezeptorenblockern kann aufgrund der bisher vorliegenden Daten nicht empfohlen werden.

Succinylcholin kann zwar den Tonus des unteren Ösophagussphinkters erhöhen, da aber die succinylcholinbedingten Faszikulationen mit einer Erhöhung des Mageninnendruckes einhergehen, bleibt die gastroösophageale Druckdifferenz unverändert [10].

19.1.3 Hiatushernie

Bei einer Hiatushernie tritt ein Teil des Magens durch den Hiatus oesophageus des Zwerchfells in die Thoraxhöhle. Eine Hiatusgleithernie (bei der die kranialen Magenanteile durch einen erweiterten Hiatus oesophageus durch das Zwerchfell gleiten können) wird bei etwa 30% aller Patienten diagnostiziert, die sich einer radiologischen Untersuchung des oberen Gastrointestinaltraktes unterziehen müssen. Bei Patienten mit einer Hiatusgleithernie kommt es häufiger zu einer Refluxösophagitis. Unter der Annahme, daß eine Hiatushernie eine Refluxösophagitis begünstigt, wird öfters die operative Versorgung der Hiatushernie empfohlen werden. Dennoch haben die meisten Patienten mit einer Hiatushernie keinerlei Symptome einer Refluxösophagitis. Dieses verdeutlicht, daß bei ihnen die Funktion des unteren Ösophagussphinkters intakt ist. Bei Patienten mit einer Hiatushernie ohne Symptome einer Refluxösophagitis ist eine Behandlung mit oralen Antazida bzw. H_2-Rezeptorenblockern nicht indiziert.

19.1.4 Achalasie

Die Achalasie ist durch fehlende Peristaltik des Ösophagus und einen gleichzeitig deutlich erhöhten Tonus des unteren Ösophagussphinkters gekennzeichnet. Dadurch kommt es langsam zu einer starken Dilatation des Ösophagus. Die Ursache einer Achalasie ist nicht bekannt. Häufig ist bei diesen Patienten die Anzahl der Neurone im Plexus myentericus der ösophagealen Muskelschichten vermindert oder diese Neurone fehlen ganz. Bei den meisten Patienten können die Symptome der Achalasie mittels sublingual applizierten Nifedipins vermindert oder vollständig beseitigt werden [1].

19.1.5 Kollagene Gefäßerkrankungen

Im Rahmen einer Sklerodermie, Dermatomyositis oder Polymyositis kann der Ösophagus mitbefallen sein. Anzeichen hierfür sind eine verzögerte Nahrungspassage durch den Ösophagus und ein verminderter Tonus des unteren Ösophagussphinkters. Dadurch neigen diese Patienten häufig zu einer Refluxösophagitis. Im Frühstadium dieser Erkrankungen kommt es noch nicht zu Schluckbeschwerden, da die Entleerung des Ösophagus aufgrund des verminderten Tonus des unteren Sphinkters allein durch die Schwerkraft möglich ist. Ein chronischer gastroösophagealer Reflux führt bei den meisten dieser Patienten zu einer Striktur des distalen Ösophagus.

19.1.6 Medikamenteninduzierte Ösophagitis

Tabletten können für länger als 5 Minuten im Ösophagus verbleiben, falls sie nur mit einer geringen Menge Flüssigkeit (etwa 15 ml) eingenommen werden [11]. Um zu gewährleisten, daß Tabletten den Ösophagus zügig passieren, sollten diese mit mindestens 100 ml Wasser eingenommen werden. Außerdem sollte der Patient für wenigstens 90 Sekunden in aufrechter Position bleiben. Einige Medikamente wie z.B. Acetylsalicylsäurepräparate können trotz dieser Vorsichtsmaßnahmen zu einer Irritation der Ösophagusschleimhaut führen.

19.1.7 Ösophagitis und Ösophagusstriktur durch ätzende Chemikalien

Bei fast allen Patienten, die ätzende Chemikalien zu sich nehmen, kommt es zu einer Schädigung des Ösophagus. Dies gilt insbesondere für alkalische Stoffe. Mund und Rachenraum sollten auf Verätzungen untersucht werden. Es sollte eine Ösophagogastroskopie durchgeführt werden, um Schleimhautschäden beurteilen zu können.

19.1.8 Infektionen des Ösophagus

Bei immunsupprimierten Patienten kommt es häufig zu einer Ösophagitis, die durch eine Besiedelung mit Candida albicans bedingt ist. Diese tritt typischerweise einige Wochen nach einer Organtransplantation auf. Zu den Symptomen zählen Dysphagie und retrosternale Schmerzen. Zur Bestätigung der Diagnose ist eine Ösophagoskopie notwendig.

19.1.9 Ösophagusdivertikel

Die Ösophagusdivertikel werden nach ihrer Lokalisation in drei Gruppen eingeteilt. Es wird zwischen Zenker-Divertikeln (oberer Ösophagus), Traktionsdivertikeln (mittlerer Ösophagus) und epiphrenischen Divertikeln (nahe des unteren Ösophagussphinkters) unterschieden. Selbst wenn die letzte Nahrungsaufnahme länger zurückliegt, sind Patienten mit einem Zenker-Divertikel durch eine Aspiration von Nahrungsresten gefährdet. Die operative Behandlung dieser Divertikel kann in zwei Sitzungen erfolgen. Zunächst wird das Divertikel mobilisiert und später – nach Ausbildung von Granulationsgewebe – reseziert.

19.1.10 Ösophaguskarzinom

Siehe Kapitel 28.

19.2 Ulkuskrankheit

Die Ulkuskrankheit umfaßt Schleimhautulzerationen im Bereich von Ösophagus, Magen und Duodenum. Solche Schleimhautulzera werden durch Salzsäure und Pepsin des Magensaftes verursacht. Eine vagale Stimulation des Magens führt zu einer verstärkten Gastrinproduktion durch die Antrumzellen. Gastrin wird dadurch in den Systemkreislauf freigesetzt. Dieses freigesetzte Gastrin verstärkt die Produktion von Salzsäure in den Parietalzellen des Magenkorpus. Die Salzsäureproduktion kann auch über die H_2-Rezeptoren stimuliert werden.

19.2.1 Duodenalulzera

Von einer peptischen Ulkuskrankheit des Duodenums wird gesprochen, wenn sich ein chronisches Ulcus pepticum in der Duodenalschleimhaut unmittelbar distal des Pylorus befindet. Da bei Ulzera, die im distalen Antrum des Magens oder im Pylorus lokalisiert sind, Symptomatik und Therapie ähnlich sind, werden diese Ulzera ebenfalls zu den Duodenalulzera gerechnet. Die höchste Inzidenz chronischer Duodenalulzera tritt bei Männern zwischen dem 45. und 65. Lebensjahr und bei Frauen im Alter von über 55 Jahren auf. Männer sind ungefähr doppelt so häufig betroffen wie Frauen, und bei Verwandten ersten Grades tritt die Ulkuskrankheit dreimal häufiger auf als in der Normalbevölkerung.

Die Ursachen der duodenalen Ulkuskrankheit sind nicht bekannt. Ulkuspatienten haben jedoch etwa doppelt so viele Parietalzellen wie normalerweise üblich. Im Gegensatz zur allgemeinen Meinung wird die Entstehung einer peptischen Ulkuskrankheit durch Einnahme von Indometazin, Kortikosteroiden oder Alkohol nicht begünstigt. Acetylsalicylsäure kann dagegen in Dosen von 1,2 bis 2,4 Gramm pro Tag eine Ulkuskrankheit fördern. Auch emotionaler Streß wurde angeschuldigt, die Entstehung einer Ulkuskrankheit zu begünstigen. Dies konnte jedoch nicht sicher belegt werden [3]. Die Inzidenz einer duodenalen Ulkuskrankheit scheint bei Patienten mit chronisch obstruktiver Lungenerkrankung, rheumatoider Arthritis, Leberzirrhose oder einem Hyperparathyreoidismus erhöht zu sein. Auch schwerkranke Patienten haben ein erhöhtes Risiko, peptische Ulzera mit gastrointestinalen Blutungen zu entwickeln. Für diese Patienten wurde empfohlen, orale Antazida und/oder H_2-Rezeptorenblocker zu verabreichen, um den pH-Wert des Magensaftes auf einen Wert von mehr als 3,5 anzuheben.

Symptome

Leitsymptom eines Ulcus duodeni ist ein tiefsitzender Schmerz im mittleren Epigastrium, von dem die Patienten aufwachen können und der sich typischerweise nach Aufnahme von Nahrung oder Antazida bessert. Erbrechen kommt nur selten vor. Eine Gewichtszunahme kann dadurch bedingt sein, daß die Patienten zur Schmerzreduktion vermehrt Nahrung aufnehmen. Serum-Elektrolytkonzentration und Leberfunktionstests sind fast immer normal. Eine eventuell vorliegende Anämie kann Hinweis auf eine chronische Ulkusblutung sein.

Komplikationen einer duodenalen Ulkuskrankheit sind eher selten. Falls Komplikationen auftreten, handelt es sich meist um eine Blutung, eine gastrointestinale Obstruktion aufgrund eines Ödems, eine Fibrose in Lebernähe oder eine Perforation in die Bauchhöhle bzw. in die Pankreasloge. Von einer Obstruktion des Magenausganges wird gesprochen, falls 30 Minuten nach oraler Gabe von 750 ml Kochsalzlösung noch mehr als 300 ml im Magen nachweisbar sind.

Behandlung

Es konnte nicht gezeigt werden, daß durch eine leichte Diät und die Einnahme mehrerer kleiner Mahlzeiten das Abheilen einer Ulkuskrankheit beschleunigt werden kann. Milch ist ein schlechtes Antazidum und kann die Produktion von Salzsäure im Magen sogar steigern. Die primäre Behandlung eines Ulcus duodeni besteht daher darin, oral Antazida einzunehmen. Alternativ können auch ein H$_2$-Rezeptorenblocker, Sukralfat oder Anticholinergika eingesetzt werden. Peptische Ulzera heilen bei Rauchern schlechter ab als bei Nichtrauchern. Bei einigen Patienten kann schließlich eine Operation erforderlich werden.

Antazida

Antazida haben einen genauso günstigen Einfluß auf die Heilung peptischer Ulzera wie H$_2$-Rezeptorenblocker [12]. Mögliche Komplikationen einer Antazidabehandlung sind ein Säure-Rebound-Phänomen, ein Milch-Alkali-Syndrom und eine Phosphatverarmung.

Unter einem Säure-Rebound-Phänomen wird eine deutliche Steigerung der Magensäuresekretion nach Neutralisation des Magensaftes verstanden. Dieses Phänomen tritt jedoch nur nach Gabe kalziumhaltiger Antazida auf.

Das Milch-Alkali-Syndrom ist durch Hyperkalzämie, erhöhte Plasma-Harnstoffkonzentrationen und eine Alkalose gekennzeichnet. Es tritt auf, wenn übermäßig viel Milch (mehr als ein Liter täglich) und gleichzeitig kalziumhaltige Antazida aufgenommen werden. Im akuten Stadium eines Milch-Alkali-Syndroms kann es zu Skelettmuskelschwäche und Polyurie kommen.

Bei Patienten, die mit großen Mengen von Aluminiumsalzen behandelt werden, kann eine Phosphatverarmung auftreten, denn diese Antazida binden die Phosphationen im Gastrointestinaltrakt und verhindern deren Resorption. Folgen einer akuten Phosphatverarmung können Anorexie, Skelettmuskelschwäche und allgemeines Krankheitsgefühl sein. Folge einer chronischen Phosphatverarmung können Osteoporose sowie pathologische Frakturen sein.

H$_2$-Rezeptorenblocker

H$_2$-Rezeptorenblocker (z.B. Cimetidin, Ranitidin, Famotidin) vermindern die Säuresekretion des Magens. Sie sind zur Behandlung von Duodenalulzera genausogut geeignet wie Antazida [13]. Die Nebenwirkungen der H$_2$-Rezeptorenblocker können von anästhesiologischer Bedeutung sein (Tab. 19.1). Famotidin scheint das hepatische mikrosomale

Tab. 19.1: Nebenwirkungen von H$_2$-Rezeptorenblockern

verminderter hepatischer Blutfluß
Hemmung des P$_{450}$-Systems
Verwirrungszustände
Leuko- und Thromozytopenie
interstitielle Nephritis
Hepatitis
Polymyositis
Bradykardie und Hypotension
Gynäkomastie

P$_{450}$-System weniger zu beeinflussen und die Eliminationshalbwertszeiten gleichzeitig verabreichter Medikamente weniger zu verlängern als andere Substanzen dieser Wirkstoffgruppe.

Sukralfat

Sukralfat ist das basische Aluminiumsalz des Sacharosehydrogensulfates. Es legt sich auf die Ulkusoberfläche und beschleunigt so den Heilungsprozeß. Außerdem scheint es die gastrale Schleimschicht zu verstärken. Klinische Untersuchungen haben gezeigt, daß Sukralfat bei der Behandlung von Duodenalulzera ebenso effektiv eingesetzt werden kann wie Antazida oder H$_2$-Rezeptorenblocker. Ein entscheidender Vorteil ist, daß Sukralfat so gut wie keine Nebenwirkungen aufweist.

Anticholinergika

Anticholinergika verhindern kompetitiv die durch Acetylcholin vermittelte Stimulation der säureproduzierenden Zellen des Magens. Die Anwendung dieser Medikamente ist allerdings nur in begrenztem Umfang möglich, da wirksame Dosen von Anticholinergika auch häufig Nebenwirkungen wie Sehstörungen oder Harnverhalt hervorrufen. Anticholinerg wirksame Medikamente scheinen die Wirkdauer und Wirkintensität von H$_2$-Rezeptorenblockern auf die Säuresekretion zu erhöhen. Pirenzepin ist ein anticholinerg wirksames Medikament, das selektiv die Magensäureproduktion hemmt, ohne daß störende Nebenwirkungen auftreten.

Operative Behandlung

Aufgrund der heutigen gut wirksamen medikamentösen Therapiemöglichkeiten ist eine operative Behandlung der Ulkuskrankheit nur noch selten notwendig. Die Behandlung einer Magenausgangsstenose besteht darin, die Magensäure kontinuierlich über eine Sonde abzuleiten, damit sich eine Schleimhautschwellung zurückbilden kann. Ist die Magenausgangsstenose auf eine Narbenbildung zurückzuführen, ist diese Behandlung meistens nicht erfolgreich. In diesem Fall wird zumeist eine Pyloroplastik in Kombination mit einer Vagotomie durchgeführt. Patienten mit rezidivierenden peptischen Ulzera können eventuell von einer Antrektomie mit Billroth-I- oder Billroth-II-Anastomose profitieren [14]. Nach einer solchen Operation besteht für die Patienten allerdings das Risiko, ein Dumping-Syndrom mit Übelkeit, Muskelschwäche und Schweißausbruch zu entwickeln. Diese Symptome treten typischerweise 15 bis 60 Minuten nach den Mahlzeiten auf.

Ein perforiertes peptisches Ulkus muß mittels Laparotomie verschlossen werden. Häufig wird das Ulkus mit einem Stück des Omentums gedeckt. Ein an der Magenhinterwand in das Pankreas penetriertes Ulkus führt häufig zu einer akuten Pankreatitis. Die Behandlung besteht dann in der Gabe eines oralen Antazidums und einer kontinuierlichen Ableitung der Magensäure.

19.2.2 Gastrinome

Gastrinome sind Tumoren, die sich normalerweise im Pankreas oder Duodenum entwickeln. Sie bilden Gastrin, das die Parietalzellen des Magens anregt, riesige Mengen an Salzsäure zu produzieren. Kommt es durch ein Gastrinom zu therapierefraktären Schmerzen und Ulzera, wird von einem Zollinger-Ellison-Syndrom gesprochen. Bauchschmerzen und Diarrhoen sind häufige Symptome. Bei einem Viertel der Patienten mit einem Gastrinom liegen gleichzeitig noch andere endokrin aktive Neoplasien vor (z.B. Insulinom, Hypophysenadenom, Nebenschilddrüsenadenom, Schilddrüsenadenom). Diese Kombination wird als multiple endokrine Neoplasie vom Typ I (MEN I) bezeichnet.

Die Behandlung eines Gastrinoms besteht in der operativen Entfernung, da eine Therapie mit Antazida nicht erfolgreich ist. Häufig liegen mehrere Adenome oder auch Metastasen vor. Ist eine operative Behandlung nicht möglich, kann eine Behandlung mit H_2-Rezeptorenblockern zu einer Besserung führen. Alternativ kann auch Omeprazol (Antra®) – ein Protonenpumpenhemmer – eingesetzt werden.

Narkoseführung

Bei einer Narkose zur Entfernung eines Gastrinoms muß die gastrale Hypersekretion beachtet werden. Höchstwahrscheinlich befindet sich bei der Narkoseeinleitung solcher Patienten eine große Magensaftmenge im Magen. Obwohl Gastrin den Tonus des unteren Ösophagussphinkters erhöht, kommt es bei diesen Patienten häufig zu einem gastroösophagealen Reflux. Aufgrund starker Diarrhoen kann es zu einem intravasalen Volumenmangel und zu Elektrolytstörungen kommen (Hypokaliämie und metabolische Alkalose). Auch eventuell zusätzlich vorliegende andere endokrine Tumoren (MEN I) können die Narkoseführung bei diesen Patienten beeinflussen.

19.2.3 Magengeschwüre

Im Vergleich zu den weitaus häufigeren Duodenalulzera liegt bei Magengeschwüren eine normale oder sogar verminderte Magensäuresekretion vor. Ursache für ein Magengeschwür ist in der Regel eine Veränderung des Säureschutzmantels der Magenschleimhaut. Durch Schmerzen und Anorexie kommt es bei vielen dieser Patienten zu einem Gewichtsverlust. Weniger als 3% der Magenkarzinome sind auf ein maligne entartetes Magengeschwür zurückzuführen. Falls nicht innerhalb von 3 Monaten mittels einer medikamentösen Behandlung eine Abheilung des Magengeschwürs erreicht werden kann, sollte eine operative Behandlung mit Ausschneidung des Ulkus und/oder eine Vagotomie sowie eventuell eine Pyloroplastik erwogen werden.

19.3 Reizkolon

Patienten mit einem Reizkolon (spastische oder muköse Kolitis, Colon irritabile) klagen oft über diffuse abdominelle Beschwerden, die häufig im linken unteren Quadranten lokalisiert sind. Es kann eine Obstipation vorhanden sein, meist ist die Stuhlfrequenz jedoch erhöht und es finden sich Schleimauflagerungen auf den Fäzes. Viele Patienten zeigen zusätzliche Symptome einer vasomotorischen Instabilität wie z.B. Tachykardie, Hyperventilation, leichte Ermüdbarkeit, stärkeres Schwitzen und Kopfschmerzen. Eine Retention von Darmgasen in der linken Kolonflexur kann zu linksseitigen Schulterschmerzen führen, die in den linken Arm ausstrahlen können. Wegen dieses Symptoms wird diese Erkrankung im englischsprachigen Raum auch «splenic flexure syndrome» genannt.

Obwohl ein Reizkolon häufiger auftritt, ist bisher nichts über Ätiologie, anatomische oder biochemische Störungen bekannt. Das Reizkolon scheint Folge einer Projektion emotionaler Spannungszustände in den Bauchraum zu sein.

19.4 Entzündliche Darmerkrankungen

Colitis ulcerosa und Morbus Crohn sind entzündliche Darmerkrankungen. Manifestationsort, Prognose und Therapie beider Erkrankungen unterscheiden sich deutlich voneinander (Tab. 19.2) [15].

19.4.1 Colitis ulcerosa

Die Colitis ulcerosa ist eine entzündliche Erkrankung der Dickdarmschleimhaut, die vornehmlich Rektum und distales Kolon befällt. Die Ursachen

Tab. 19.2: Vergleich von Colitis ulcerosa und Morbus Crohn

Symptome	Colitis ulcerosa	Morbus Crohn
akute Exazerbationen	häufig	selten
Stuhl	blutig, wässrig	wässrig
perirektale Infiltration	bei 10–20% der Patienten, in der Regel selbstlimitierend	rektokutane Fistel bei 50% der Patienten
extrakolische Komplikationen	häufig	häufig
Kolonkarzinom	5% nach 10 Jahren	1%, unabhängig von der Dauer der Erkrankung
Behandlung	Heilung durch Proktokolektomie	Wiederauftreten auch nach operativer Resektion

dieser Erkrankung sind nicht bekannt. Häufig kommt es zum Wechsel zwischen Exazerbationen (akuten Schüben) und Remissionen. Besonders häufig sind Menschen jüdischer Herkunft betroffen. Am häufigsten tritt die Colitis ulcerosa bei Frauen zwischen dem 25. und 45. Lebensjahr auf. In der Regel kommt es zu einem leichten Krankheitsverlauf mit intermittierenden Diarrhoen und gelegentlichen krampfartigen Bauchschmerzen. Während eines akuten Schubs treten auch leichte Ermüdbarkeit, subfebrile Temperaturen und Gewichtsverlust auf.

Eventuelle Komplikationen können neben dem Kolon auch andere Organe betreffen (Tab. 19.3). Das toxische Megakolon stellt eine fulminante Verlaufsform der Colitis ulcerosa dar, das durch plötzlichen, hochfieberhaften Beginn, Tachykardie, Dehydratation und eine ausgeprägte Dilatation des Kolons gekennzeichnet ist. Eine Perforation im Magen-Darm-Trakt führt zu ausgeprägten Schmerzen, falls die Symptomatik nicht durch eine hochdosierte Kortikoidtherapie maskiert wird. Vermutlich aufgrund der durch die Colitis ulcerosa bedingten chronischen Schleimhautentzündung haben diese Patienten ein erhöhtes Risiko, ein Kolonkarzinom zu entwickeln. Falls bei der routinemäßigen Koloskopie eine Schleimhautdysplasie entdeckt wird, ist eine elektive Kolektomie zu erwägen. Dies gilt insbesondere dann, falls die Erkrankung bereits länger als 8 Jahre besteht.

Eine eventuell begleitende Arthritis beschränkt sich in der Regel auf die großen Gelenke und bereitet vor allem dann Beschwerden, wenn auch die Colitis ulcerosa aktiv ist. Bei Patienten mit Colitis ulcerosa besteht auch ein erhöhtes Risiko, daß eine Spondylitis ankylopoetica auftritt. Eine eventuell gleichzeitig bestehende Lebererkrankung äußert sich meistens als Fettinfiltration oder Pericholangitis mit Ikterus und erhöhten Konzentrationen der alkalischen Phosphatase.

Behandlung

Die Behandlung einer Colitis ulcerosa besteht zunächst in der Bekämpfung des Durchfalls und der Gabe von Salazosulfapyridin (Azulfidine). Bei weiterbestehenden Beschwerden kann eine systemische Behandlung mit Kortikoiden durchgeführt werden. Kommt es zu akuten Schüben, kann eine stationäre Behandlung notwendig werden, um Dehydratation und Störungen des Elektrolythaushaltes besser ausgleichen zu können. Die einzige kurative Behandlungsmöglichkeit besteht in der Proktokolektomie mit Anlage eines Ileostomas. Bei etwa 25% der Patienten mit einer Colitis ulcerosa wird dieser Eingriff innerhalb der ersten 5 Jahre nach Beginn der Krankheit notwendig.

19.4.2 Morbus Crohn

Etwa 50% der Patienten mit Morbus Crohn entwickeln eine granulomatöse Ileokolitis. Bei den übrigen Patienten kommt es entweder zu einem Befall des Dünndarms oder des Dickdarms. Die Ätiologie des Morbus Crohn ist nicht geklärt. Zumeist tritt die Erkrankung um das 30. Lebensjahr auf.

Beim Morbus Crohn kommt es zu einer chronischen Entzündung aller Wandschichten des Darmes. Häufig entwickeln sich Fisteln zwischen Darmschlingen und den anliegenden Organen. Bei mehr als 50% der Patienten kommt es zu rektalen Fissuren, rektokutanen Fisteln oder perirektalen Abszessen.

Zu den außerkolischen Komplikationen gehören Arthritis und Iritis. Viele Patienten entwickeln kalziumoxalathaltige Nieren- und Gallensteine. Diese Komplikation tritt vor allem auf, falls das terminale Ileum befallen ist, da insbesondere dort viel Oxalat resorbiert wird. Häufig kommt es auch zu einer Anämie. Ursache hierfür können eine chronische gastrointestinale Blutung, ein Eisen-, Vitamin-B_{12}- oder Folsäuremangel sein. Aufgrund eines Eiweißverlustes durch die geschädigte Darmwand kann es

Tab. 19.3: Mögliche Komplikationen bei einer Kolitis ulcerosa

Komplikationen	Häufigkeit (%)
das Kolon betreffende Komplikationen	
toxisches Megakolon	1–3
Darmperforation	3
Kolonkarzinom	2,5–30
Blutung	4
Kolonstriktur	10
nicht das Kolon betreffende Komplikationen	
Erythema nodosum	3
Iritis	5–10
Arthritis ankylosans	5–10
fettige Infiltration der Leber	40
Pericholangitis	30–50
Leberzirrhose	3

(Daten aus: Gray GM. Inflammatory bowel disease. In Rubenstein E, Federman DD, eds. Scientific American Medicine. New York. Scientific American. 1980; 41 V:1–17)

zu einer verminderten Plasma-Albuminkonzentration kommen.

Es ist wichtig, einen Morbus Crohn von einer Colitis ulcerosa zu differenzieren, da ein Morbus Crohn nur selten in ein Karzinom übergeht. Nach einer operativen Intervention tritt ein Morbus Crohn allerdings relativ häufig wieder auf (20–80% innerhalb von 5 Jahren).

Behandlung

Die Therapie ähnelt der der Colitis ulcerosa. Kortikosteroide führen zu rascher Remission, müssen jedoch kontinuierlich eingenommen werden, um eine langfristige Symptomfreiheit zu erzielen. Andere gut wirksame Medikamente sind Salazosulfapyridin, Metronidazol und Azathioprin. Stehen Gewichtsverlust und Mangelernährung im Vordergrund, kann eine Hyperalimentation indiziert sein.

Aufgrund erfolgloser medikamentöser Behandlung oder aufgrund intraabdominaler Fisteln müssen etwa 60% der Patienten mit Morbus Crohn operiert werden.

19.4.3 Pseudomembranöse Enterokolitis

Die Ätiologie der pseudomembranösen Enterokolitis ist unbekannt. Sie tritt jedoch häufig im Zusammenhang mit einer Antibiotikatherapie (insbesondere mit Clindamycin oder Lincomycin), gastrointestinaler Obstruktion, Urämie, Herzinsuffizienz und intestinaler Ischämie auf. Klinisch imponieren z.B. Fieber, wässrige Diarrhoen, Dehydratation, Hypotension, Herzrhythmusstörungen, Muskelschwäche, Ileus und metabolische Azidose.

19.4.4 Narkoseführung

An operativen Maßnahmen werden bei entzündlichen Darmerkrankungen meist Resektionen bestimmter Abschnitte des Gastrointestinaltraktes vorgenommen. Die resektionsbedürftigen Abschnitte können von unterschiedlicher Länge sein. Im Rahmen der Narkoseführung müssen präoperativ der Wasser- und Elektrolythaushalt sowie eventuelle Komplikationen sowohl im Bereich des Kolons als auch außerhalb des Kolons (Anämie, Arthritis, Lebererkrankungen) beurteilt werden (Tab. 19.3). Eine eventuell vorliegende Lebererkrankung sollte bei der Auswahl des volatilen Anästhetikums und des Muskelrelaxans berücksichtigt werden. Ist der Darm stark gebläht, sollte Lachgas nur vorsichtig bzw. gar nicht eingesetzt werden.

Bei einer Kortikoiddauertherapie ist perioperativ eine zusätzliche Kortikoidgabe notwendig. Falls bei dem Patienten präoperativ eine Hyperalimentation durchgeführt wurde, müssen eventuell hierdurch bedingte Nebenwirkungen beachtet werden (siehe Kapitel 23). Obwohl es bei der Antagonisierung nicht-depolarisierender Muskelrelaxantien mit einem Cholinesterasehemmer zur Erhöhung des intraluminalen Drucks im Gastrointestinaltrakt kommt, gibt es jedoch keine Beweise dafür, daß diese medikamentös bedingte Druckerhöhung das Risiko einer Nahtdehiszenz im Kolonbereich erhöht (Abb. 19.1) [16–18].

19.5 Karzinoide

Karzinoide gehen von den enterochromaffinen Zellen aus und werden typischerweise im Gastrointestinaltrakt gefunden. Sie sind die häufigsten Malignome des Dünndarms. Bevorzugt sind sie in der Appendix vermiformis lokalisiert, wo sie das Bild einer akuten Appendizitis vortäuschen können. Gelegentlich treten sie auch in den Bronchien auf und sind dann von undifferenzierten kleinzelligen Bronchialkarzinomen nicht zu unterscheiden. Sehr selten können Karzinoide auch von den Ovarien ausgehen. Die Diagnose wird erhärtet, wenn eine erhöhte Urinausscheidung von 5-Hydroxyindolessigsäure (einem Serotoninabbauprodukt) nachgewiesen wird.

19.5.1 Karzinoidsyndrom

Von einem Karzinoidsyndrom wird gesprochen, falls es durch Ausschüttung vasoaktiver Substanzen (Serotonin, Kallikrein, Histamin) aus den Karzinoidzellen zu klinischen Symptomen kommt (Tab. 19.4) [19]. Hierbei sind vor allem die Kallikreine wichtig, da sie einen Plasmafaktor (Kininogen) aktivieren, der nachfolgend eine Reihe von Polypeptiden (Kininen) produziert. Zu diesen gehört unter anderem Bradykinin. Normalerweise führt die Bildung vasoaktiver Substanzen nur zu minimalen oder keinen Symptomen, da die Leber diese Substanzen inaktivieren kann, bevor sie in den Systemkreislauf gelangen. Ein Karzinoidsyndrom tritt dann auf, wenn die Leber nicht mehr in der Lage ist, die vom Karzinoid in großen Mengen freigesetzten Substanzen abzubauen. Falls ein Karzinoid Symptome verursacht, sind in der Regel bereits Lebermetastasen vorhanden. Von intrahepatisch gelegenen Karzinoidmetastasen können vasoaktive Substanzen direkt in den Systemkreislauf gelangen. Insgesamt tritt nur bei etwa 5% der Patienten mit einem Karzinoid ein Karzinoidsyndrom auf [20].

Bei Lokalisation im Bereich der Bronchien oder Ovarien kommt es normalerweise früher zu Symptomen als bei einem entsprechenden Tumor im Jejunum oder Ileum, denn der Pfortaderkreislauf wird hierbei umgangen. Daher werden hierbei die vasoaktiven Substanzen nicht in der Leber inaktiviert. Bei Karzinoiden der Appendix wurde bisher kein Karzinoidsyndrom beobachtet.

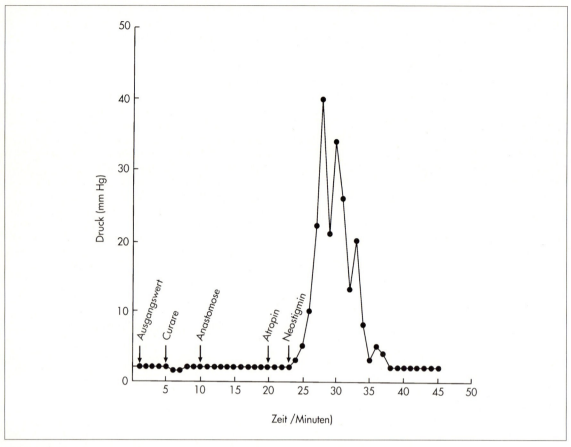

Abb. 19.1: Nach Durchtrennung des Kolons wurde eine übliche zweischichtige Anastomose angelegt. Anschließend wurde im Kolon der intraluminale Druck gemessen. Die Daten wurden an einem Hund erhoben. Die Narkose wurde mit intravenösem Pentobarbital und die Muskelrelaxierung wurde mit d-Tubocurarin (0,2 mg/kg) durchgeführt. Die neuromuskuläre Blockade wurde durch eine schnelle intravenöse Gabe von Atropin (0,012 mg/kg) und eine anschließende Gabe von Neostigmin (0,035 mg/kg) antagonisiert. Nach Verabreichung von Neostigmin kam es vorübergehend zu einem Anstieg des intraluminalen Drucks im Kolon. Es gibt jedoch keine Hinweise darauf, daß es durch diese Steigerung des intraluminalen Drucks im Kolon (aufgrund der muskarinartigen Wirkung) zu einer Beschädigung der frisch angelegten Darmanastomose kommt. (Yellin YE, Newman J, Donovan AJ. Neostigmine-induced hyperperistalsis. Effects of security on colonic anastomoses. Arch Surg 1973; 106: 779–81. Copyright 1973, American Medical Association.)

Symptome

Eine bei Patienten mit einem Karzinoidsyndrom eventuell auftretende Bronchokonstriktion ist Folge einer Ausschüttung vasoaktiver Substanzen, die auch zu einer Konstriktion der glatten Bronchialmuskulatur führen können (Tab. 19.4).

Eine im Rahmen eines Karzinoidtumors eventuell auftretende Trikuspidalklappeninsuffizienz oder eine Pulmonalarterienstenose sind Folge einer metastatischen Klappenzerstörung im Bereich des rechten Ventrikels. Daß die Klappen der linken Herzhälfte verschont bleiben, könnte dadurch bedingt sein, daß das Lungenparenchym vasoaktive Substanzen inaktivieren kann. Bei Patienten mit einem Karzinoidsyndrom treten häufiger supraventrikuläre Extrasystolen sowie supraventrikuläre Tachykardien auf.

Das anfallsweise Auftreten der Flush-artigen Hautrötung betrifft anfangs Gesicht und Hals. Mit zunehmender Intensität und Dauer kann dies auch an Stamm und oberen Extremitäten auftreten. Während dieser Flush-Episoden ist der arterielle Blutdruck normalerweise erniedrigt, das Herzminutenvolumen ist vermutlich ebenfalls vermindert. Bradykinin ist ein potenter Vasodilatator und scheint Hauptursache für diese Flush-Phänomene zu sein.

Chronisch intermittierende abdominelle Schmer-

Tab. 19.4: Symptome des Karzinoid-Syndroms

Bronchokonstriktion-Asthma
Trikuspidalinsuffizienz und/oder Pulmonalstenose
supraventrikuläre Extrasystolen,
supraventrikuläre Tachyarrhythmien
Anfälle mit einer Hautrötung (Flush) oder einer Zyanose
venöse Teleangiektasien
chronische Bauchschmerzen und Durchfall
Hepatomegalie
Hyperglykämie
erniedrigte Plasmaalbuminkonzentration

zen und Diarrhoen sind vermutlich Folge einer Serotoninausschüttung. Eine Hepatomegalie ist häufig Folge einer ausgeprägten Lebermetastasierung durch den Karzinoidtumor.

Bei Patienten mit einem Karzinoidtumor können außerdem eine leichte Hyperglykämie sowie eine Verminderung der Plasma-Albuminkonzentration vorliegen. Die Hyperglykämie ist darauf zurückzuführen, daß Serotonin – ähnlich wie Adrenalin – Glykogenolyse und Glukoneogenese stimulieren kann. Zur Verminderung der Albuminkonzentration kommt es vermutlich dadurch, daß Tryptophan nicht zur Protein-, sondern zur Serotoninsynthese verwendet wird. Normalerweise werden weniger als 2% des mit der Nahrung aufgenommenen Tryptophans für die Serotoninsynthese benötigt. Bei Patienten mit einem Karzinoid können dagegen bis zu 60% des Tryptophans für die Serotoninsynthese verbraucht werden.

Narkoseführung

Karzinoid und Karzinoidsyndrom haben wichtige Auswirkungen auf die Narkoseführung. Diese Patienten werden operiert, um den Primärtumor oder die Lebermetastasen zu entfernen. In Einzelfällen kann bei solchen Patienten auch der Ersatz einer Herzklappe notwendig werden.

Bei der präoperativen Vorbereitung dieser Patienten scheint es sinnvoll zu sein, mit entsprechenden Medikamenten die durch die sezernierten vasoaktiven Substanzen ausgelösten Wirkungen zu blockieren. Beispielsweise kann es sinnvoll sein, mit Octreotid – einem synthetischen Somatostatinanalogon – eine ektope Hormonsekretion zu hemmen [21–23]. Die empfohlene Dosierung beträgt 50 μg i.v. und 50 μg s.c. vor der Präparation des Tumors. Somatostatin ist ein Hormon, das die Freisetzung des Wachstumsfaktors hemmt. Dadurch wird die nachfolgende Sekretion einiger gastrointestinaler Hormone sowie die Freisetzung vasoaktiver Substanzen aus dem Karzinoidtumor vermindert. Seit der Einsatz von Somatostatin oder einer analogen Substanz möglich ist, ist die Gabe von Antihistaminika und serotoninhemmenden Substanzen (z.B. Cyproheptadin, Ketanserin) überflüssig geworden [21]. Die therapeutischen Wirkungen des Somatostatins sind aufgrund dessen sehr kurzer Halbwertszeit (2–3 Minuten nach intravenöser Applikation) nur kurzdauernd. Intraoperativ auftretende Karzinoidkrisen (Hypotension, Bronchospasmus), die meist durch die Präparation des Tumors verursacht werden, konnten mit Somatostatin oder einer analog wirkenden Substanz beherrscht werden [21, 24].

Keine bestimmte Narkosetechnik oder Narkosemedikation hat sich bisher als überlegen erwiesen [25]. Da durch einen Blutdruckabfall die Ausschüttung vasoaktiver Substanzen aus Tumorzellen stimuliert werden kann, ist entsprechende Vorsicht vor einer tiefen Narkose oder vor den Kreislaufwirkungen einer peripheren Sympathikusblockade (wie z.B. im Rahmen eines rückenmarknahen Regionalanästhesieverfahrens) geboten. Eine präoperative ausreichende Volumenzufuhr ist sehr wichtig. Insbesondere für Operationen an den Extremitäten scheinen Regionalanästhesieverfahren – bei entsprechender Blutdruckstabilisierung – eine gute Alternative zur Allgemeinanästhesie darzustellen, auch wenn dies bisher noch nicht generell propagiert wurde [23]. Medikamente wie Ketamin, die das sympathische Nervensystem stimulieren können, sollten nicht verabreicht werden, da von den Katecholaminen bekannt ist, daß sie Kallikrein aktivieren können. Ebenso sollte eine medikamenteninduzierte Histaminfreisetzung möglichst vermieden werden. Erhöhte Serotoninkonzentrationen im Zentralnervensystem führen zu einer Sedierung. Dadurch könnte der Anästhetikabedarf bei diesen Patienten vermindert sein.

19.6 Pankreaserkrankungen

19.6.1 Akute Pankreatitis

Zu den Hauptursachen einer akuten Pankreatitis zählen Alkoholabusus, Gallensteine, stumpfes Bauchtrauma und ein nach dorsal penetrierendes Magengeschwür. Auch nach dem Einsatz eines kardiopulmonalen Bypasses kann es häufiger, selten auch nach intraoperativer Zufuhr hoher Kalziummengen, zu einer Schädigung von Pankreaszellen kommen [26]. Eine akute Pankreatitis zeigt sich klinisch durch einen massiven Schmerz im Epigastrium sowie eine erhöhte Amylasekonzentration im Serum. Auch Bilirubin und die alkalische Phosphatase können erhöht sein. Dies ist vermutlich Folge einer Gallengangskompression durch den ödematös verquollenen Pankreaskopf oder durch ein Konkrement im Ductus choledochus. Häufig tritt ein paralytischer Ileus auf. Blutdruckabfall und Hypovolämie sind Folge einer Plasmaexsudation in die Pankreasloge. Bei einer länger bestehenden Hypotension kann es zu einem akuten Nierenversagen kommen. Auch eine Hypokalzämie ist möglich. Auf das Auftreten tetanischer Zeichen ist zu achten. Eine schwere hämorrhagische Pankreatitis kann zu einem diabetischen Koma führen. Aufgrund eines begleitenden Pleuraergusses bzw. einer Pleuritis kann die Atmung schmerzhaft eingeschränkt sein. Differentialdiagnostisch muß an eine akute Cholezystitis, einen Myokardinfarkt und eine Pneumonie gedacht werden. Mittels Ultraschall und Computertomographie kann ein ödematös vergrößertes Pankreas nachgewiesen werden. Die Therapie der akuten Pankreatitis besteht darin, daß eine Magensonde eingeführt sowie eine Flüssigkeits- und Elektrolytsubstitution vorgenommen wird. Zur

Schmerztherapie werden Opioide verabreicht. Falls die Pankreatitis durch ein Choledochuskonkrement oder ein Adenom verursacht wurde, muß eine Operation erwogen werden. Nach einer Pankreasoperation besteht ein hohes Risiko für eine Hypoglykämie.

19.6.2 Chronische Pankreatitis

Der typische Patient mit chronischer Pankreatitis ist ein kachektischer, langjähriger Alkoholiker. Weitere prädisponierende Faktoren neben chronischem Alkoholabusus sind schwere Gallengangsaffektionen und ein stumpfes Bauchtrauma, das möglicherweise schon vor Jahren stattgefunden hat. Die Amylasekonzentration im Serum ist während akuter Schübe einer chronischen Pankreatitis oft normal. Etwa 10% der Patienten entwickeln einen Ikterus. Bei Zerstörung von 80% des Pankreasparenchyms kann es zu Maldigestion von Fett und Eiweiß kommen. Häufig liegt ein leichter Diabetes mellitus vor. Auch eine Fettleber ist in der Regel anzutreffen.

19.6.3 Pankreaskarzinome

Siehe Kapitel 28.

19.7 Gastrointestinale Blutungen

Häufigste Ursachen einer gastrointestinalen Blutung sind ein Duodenalulkus oder eine Gastritis (Tab. 19.5). Zur Lokalisation der Blutungsquelle sollte eine Endoskopie durchgeführt werden. Einige Blutungsquellen sind jedoch schon anamnestisch zu bestimmen. Beispielsweise weist ein epigastrischer Schmerz mit nachfolgenden Teerstühlen auf ein peptisches Ulkus hin. Unterbauchschmerzen, Fieber und blutige Diarrhoen sind dagegen häufig ein Zeichen für eine Divertikulose. Kommt hellrotes Blut aus der Magensonde, muß an blutende Ösophagusvarizen oder ein Mallory-Weiss-Syndrom im Bereich des ösophagogastralen Überganges gedacht werden. Patienten auf Intensivstationen haben ein erhöhtes Risiko für eine gastrointestinale Blutung aufgrund eines Streßulkus.

Tab. 19.5: Ursachen oberer gastrointestinaler Blutungen

Grund	Inzidenz (%)
Ulcus duodeni	27
Gastritis	23
Varizen	14
Ösophagitis	13
Ulcus ventriculi	8
Mallory-Weiss-Syndrom	7
Darminfarzierung	3
idiopathische Ursache	5

Tab. 19.6: Erkrankungen mit Malabsorption oder Maldigestion

Malabsorption (Dünndarmerkrankungen)	Maldigestion (Pankreaserkrankungen)
Zöliakie	chronische Pankreatitis
tropische Sprue	Gallensäureverlustsyndrom
Diabetes mellitus	Postgastrektomie – Steatorrhoe
Ileumresektion	
Dünndarmischämie	
Strahlenenteritis	
Enteritis regionalis (Morbus Crohn)	
Amyloidose	
systemische Mastozytose	
AIDS	

Über 80% der gastrointestinalen Blutungen kommen unter einer medikamentösen Behandlung von selbst zum Stillstand. Bei einigen Patienten kann eine Laserkoagulation der Blutungsquelle sinnvoll sein. Im Falle einer schweren oberen gastrointestinalen Blutung kann die Blutharnstoffkonzentration auf Werte über 40 mg/dl erhöht sein. Ursache ist die Stickstoffresorption aus den im Dünndarm befindlichen Blutmengen. Eine Blutung im Dickdarmbereich führt dagegen in der Regel zu keinem Anstieg der Blutharnstoffkonzentration. Eine Hypotension durch eine länger dauernde schwere gastrointestinale Blutung kann zu einem Myokardinfarkt, einem Nierenversagen und zentrilobulären Nekrosen in der Leber führen.

19.8 Erkrankungen, die zu Malabsorption und Maldigestion führen

Malabsorption bedeutet eine ungenügende Nahrungsaufnahme aufgrund einer Erkrankung der Dünndarmschleimhaut oder einer Dünndarmresektion. Eine Maldigestion wird dagegen durch Störungen der pankreatobiliären Sekretion verursacht (Tab. 19.6). Es gibt wichtige Unterschiede zwischen den Erkrankungen, die eine Malabsorption bzw. eine Maldigestion verursachen (Tab. 19.7). Gewichtsverlust, Vitaminmangel, Anämie und Hypalbuminämie (aufgrund eines Proteinverlustes über die geschädigte Dünndarmschleimhaut) sind bei einer Malabsorption häufiger anzutreffen. Eine Steatorrhoe ist dagegen Hauptsymptom der Maldigestion. Bei Patienten mit einer Dünndarmerkrankung kann es aufgrund von Hypokalzämie und Hypomagnesiämie zu Tetanie und psychischer Verwirrung kommen. Bei schwerer Malabsorption kann es durch einen Vitamin-K-Mangel zu einer so starken Erniedrigung des Quickwertes kommen, daß Ekchymosen auftreten.

Tab. 19.7: Unterschiede zwischen Malabsorption (Dünndarmerkrankungen) und Maldigestion (Pankreaserkrankungen)

	Malabsorption	Maldigestion
Gewichtsverlust	ausgeprägt	gering oder nicht vorhanden
Vitaminmangel (A, B, E, K, B_{12})	typisch	selten
Anämie	typisch (normalerweise megaloblastische Anämie)	selten (nur wenn zusätzlich ein Alkoholismus vorliegt)
Hypalbuminämie	typisch	selten
Hypomagnesiämie	typisch	selten
Steatorrhoe	mäßig (< 35 g/d)	ausgeprägt (40–80 g/d)

19.8.1 Zöliakie

Die Zöliakie (einheimische Sprue) ist durch Gewichtsverlust, leichte Ermüdbarkeit und eine megaloblastäre Anämie aufgrund eines Folsäuremangels gekennzeichnet. Betroffen sind vor allem kleinwüchsige Frauen (mit einer Körpergröße von durchschnittlich 150 cm). Die Therapie besteht in einer glutenfreien Ernährung, z.B. sind Weizen-, Gerste- und Haferprodukte sowie Bier und Whisky zu vermeiden. Wichtigste Komplikationen der Zöliakie sind die Ausbildung von Ulzerationen und Malignomen im Bereich des Dünndarms. Zur Behandlung dieser Ulzerationen kann Prednison verabreicht werden. Dennoch wird häufig eine Operation erforderlich.

19.8.2 Tropische Sprue

Die tropische Sprue ist durch leichte Ermüdbarkeit, Gewichtsverlust und eine schwere megaloblastische Anämie (Hämatokrit unter 25%) gekennzeichnet. Eine Folsäurebehandlung ist bei den meisten Patienten erfolgreich. Die übrigen Patienten können durch die zusätzliche Gabe eines Antibiotikums (Ampicillin) erfolgreich therapiert werden.

19.8.3 Diabetes mellitus

Ein großer Prozentsatz der Patienten mit einem Diabetes mellitus entwickelt eine Neuropathie des vegetativen Nervensystems. Folge ist eine verminderte Dünndarmaktivität mit wässrigen Diarrhoen. Aufgrund einer bakteriellen Überwucherung des Dünndarms kommt es bei einigen Patienten zur Malabsorption. Eine Therapie mit Breitspektrum-Antibiotika kann in diesen Fällen erfolgreich sein.

19.8.4 Dünndarmresektion

Selbst eine ausgedehnte Jejunumresektion führt – aufgrund der Kompensationsmöglichkeiten des Ileums – nur zu einer milden Malabsorption. Dagegen führt eine Ileumresektion oft zu schweren Ernährungsstörungen, da sich das Jejunum nur langsam an den Ausfall des Ileums adaptieren kann, insbesondere an den Ausfall spezieller Absorptionsmechanismen für Gallensalze und Vitamin B_{12}. Eine ausgedehnte Dünndarmresektion kann mit extremen Diarrhoen einhergehen, da es durch eine Malabsorption zu einem hochosmotischen Darminhalt kommt. Außerdem besteht eine erhöhte Inzidenz für eine Cholelithiasis und Nephrolithiasis.

19.8.5 Dünndarmischämie

Eine Arteriosklerose der Blutgefäße, die den Dünndarm versorgen, kann zu einer Dünndarmischämie mit postprandialem Bauchschmerz führen. Normalerweise führt eine Dünndarmischämie zu keiner starken Malabsorption. Es kann jedoch zu einem Gewichtsverlust kommen, da die Patienten weniger essen, um diese postprandialen Schmerzen zu vermeiden. Eine akute Ischämie kann zum Bild einer Peritonitis führen. Besteht der Verdacht auf eine Darmnekrose, ist eine Notfalloperation indiziert. Bei stabilen Patienten kann dagegen eine Bypass-Operation erwogen werden. Viele dieser Patienten haben gleichzeitig eine koronare Herzerkrankung und/oder eine zerebrale Durchblutungsstörung.

19.8.6 Strahlenenteritis

Eine Strahlenenteritis nach Bestrahlung intraabdomineller Malignome ist inzwischen eine relativ häufige Ursache für eine Malabsorption. Wenige Tage nach einer Bestrahlung kommt es zu akuten wässrigen Diarrhoen. Zur Behandlung dieser Patienten können Kortikoide notwendig werden.

19.9 Divertikulose und Divertikulitis

Bei einer Kolondivertikulose bestehen typischerweise multiple Aussackungen der Kolonmukosa, meist im Sigmabereich. Solche Aussackungen sind bei etwa 50% aller Patienten über 60 Jahre nachweisbar, bei denen ein Bariumkontrasteinlauf durchgeführt wird. Die Pathogenese ist noch nicht eindeutig geklärt. Möglicherweise besteht ein Zusammenhang zu einem erhöhten intraluminalen Druck und/oder zu einer Wandschwäche des Kolons. Eine Beziehung zwischen Kolondivertikulose und Reizkolon konnte noch nicht eindeutig bestätigt werden.

Es kommt nur selten zu einer Divertikelblutung (2% aller betroffenen Patienten). Falls sie jedoch auftritt, kann eine solche Blutung sehr stark sein. Solche Blutungen sistieren in der Regel spontan, und eine erneute Blutung aus derselben Quelle ist selten. Sistiert eine Divertikelblutung nicht spontan oder tritt eine erneute Blutung auf, sollte eine Segmentresektion durchgeführt werden.

Etwa 1% der Patienten mit einer Divertikulose entwickeln eine Divertikulitis. Diese äußert sich in Krämpfen, Unterbauchschmerzen, Fieber (aufgrund einer Bakteriämie) und einer profusen Diarrhoe, die zu Hypovolämie und Hypokaliämie führen kann. Bei einigen Patienten kommt es zu Obstruktion oder Perforation des Kolons. Eine Peritonitis kann auch zu einem Ileus führen. Mittels Bariumkontrastdarstellung und Computertomographie kann ein eventuell vorliegendes entzündliches Konglomerat dargestellt werden. Bei einer Divertikulitis des Kolon aszendens oder des Zökums kann eine Probelaparotomie notwendig werden, da eine Abgrenzung von einer akuten Appendizitis unmöglich sein kann.

19.9.1 Appendizitis

Eine akute Appendizitis tritt bei etwa 7% der Bevölkerung der USA auf. Die höchste Inzidenz besteht im Alter zwischen 10 und 30 Jahren. Klinische Symptome sind zumeist vom Stadium der Erkrankung und der Lage der Appendix abhängig. Anfänglich, wenn die Entzündung noch auf die Appendixschleimhaut beschränkt ist, ist nur ein undeutlicher Schmerz wahrzunehmen, der oft ins Epigastrium oder in die Paraumbilikalregion projiziert wird. Innerhalb von 12 bis 24 Stunden breitet sich die Entzündung bis an die Oberfläche der Appendix aus und führt zu einer Mitbeteiligung des Peritoneums. Dies führt zu begrenzteren Schmerzen. Bei der körperlichen Untersuchung ist dann der typische «Loslaßschmerz» nachweisbar. Außerdem ist dann der Schmerz beim Anspannen der Bauchmuskulatur, z.B. beim Husten, verstärkt. Liegt die Appendix dagegen so, daß das Peritoneum nicht oder erst spät betroffen ist (retrozökale Lage), bleibt es bei einem diffusen, schlecht zu lokalisierenden Bauchschmerz. Eine retrozökale Appendizitis wird in der Regel erst spät erkannt, und das Risiko für eine Perforation ist bei diesen Patienten hoch. Das Perforationsrisiko steigt ca. 72 Stunden nach Symptombeginn stark an. Da die Symptome durch eine Kortikoidtherapie maskiert werden können, sind solche Patienten besonders gefährdet, eine Perforation zu entwickeln. Eine Peritonitis, die durch eine perforierte gangränöse Appendix hervorgerufen wird, kann lebensbedrohlich verlaufen und später zu Adhäsionen und Darmobstruktionen führen.

Es gibt keinen spezifischen Labortest, um eine akute Appendizitis zu diagnostizieren. Auch der Nutzen des weißen Blutbildes und des Differentialblutbildes ist umstritten, da selbst Perforationen ohne Auftreten einer Leukozytose beschrieben wurden. Außerdem kann es auch bei solchen Patienten zu einer Leukozytose kommen, die keine Appendizitis, sondern nur eine Erkrankung mit ähnlicher Symptomatik haben, die jedoch keiner Operation bedarf. Auch Fieber ist kein verläßliches Symptom, da einige Patienten vollkommen fieberfrei bleiben. Ein im Rahmen einer Abdomenröntgenaufnahme diagnostizierter Kotstein im rechten unteren Quadranten oder Luft in der Appendix können zwar den Verdacht auf eine akute Appendizitis erhärten, dies sind jedoch sehr seltene Befunde. Eine Ultraschalluntersuchung kann sinnvoll sein, wenn die Diagnose einer akuten Appendizitis unsicher ist [27]. Falls die Diagnose einer akuten Appendizitis gesichert ist, ist eine Appendektomie die Therapie der Wahl.

Differentialdiagnosen

Einige gynäkologische Erkrankungen wie z.B. eine akute Salpingitis, eine Eileiterschwangerschaft, eine rupturierte Ovarialzyste oder ein stielgedrehtes Ovar können sehr ähnliche Symptome wie eine akute Appendizitis hervorrufen. Mittels eines Schwangerschaftstests können einige dieser Erkrankungen ausgeschlossen werden. Auch eine mesenteriale Adenitis kann Symptome einer Appendizitis verursachen. Eine Lymphozytose spricht eher für eine mesenteriale Adenitis. Auch die über ein perforiertes Duodenalulkus austretenden Sekrete können eventuell über präformierte Leitschienen nach kaudal abfließen und eine Peritonitis im Bereich des rechten unteren Quadranten hervorrufen. Auch eine entzündliche Darmerkrankung kann Symptome einer akuten Appendizitis vortäuschen.

19.10 Gastrointestinale Polypen

Polypoide Veränderungen des Gastrointestinaltraktes kommen häufig vor. Adenome sind dabei aufgrund ihres öfters gleichzeitigen Auftretens mit Malignomen am wichtigsten. Insbesondere sind Kolonpolypen von Interesse, da sie als Präkanzerose angesehen werden. Mehr als 95% aller Kolonpolypen können endoskopisch entfernt werden. Größere oder breitbasig aufsitzende Polypen können jedoch eine Operation erforderlich machen. Wird innerhalb eines Adenoms ein invasives Karzinom nachgewiesen, sollte eine Kolonsegmentresektion durchgeführt werden.

19.10.1 Familiäre Polyposis coli

Die familiäre Polyposis coli wird autosomal dominant vererbt. Bereits im Alter von 10 Jahren entwickeln diese Patienten multiple Kolonpolypen. Falls diese nicht behandelt werden, liegt die Wahrscheinlichkeit für eine maligne Entartung bei nahezu 100%. Die chirurgische Behandlung besteht in der Regel in einer totalen Kolektomie mit Anlage eines permanenten Ileostomas. Liegen neben einer Polyposis coli auch multiple Osteome, Hauttumoren und eine abnorme Zahnentwicklung vor, wird von einem Gardner-Syndrom gesprochen. Eine Kombination von Polyposis coli und Tumoren des Zentralnervensystems wird als Turcot-Syndrom bezeichnet. Im Rahmen eines Peutz-Jeghers-Syndroms kommt es zu melanotischen Flecken der Lippen und der Rückseiten von Fingern und Zehen, die gleichzeitig vorliegenden Kolonpolypen stellen jedoch keine Präkanzerosen dar. Dieses Syndrom äußert sich in der Regel durch krampfartige Bauchschmerzen im Kindesalter, die durch eine Darminvagination bedingt sind.

Literaturhinweise

1. Richter, J.E., Dalton, C.B., Buice, R.G., et al.: Nifedipine: A potent inhibitor of contractions in the body of the human esophagus: Studies in healthy volunteers and patients with the nutcracker esophagus. Gastroenterology 1985; 89: 549–55
2. Nebel, O.T., Fornes, M.F., Castell, D.O.: Symptomatic gastroesophageal reflux: Incidence and precipitating factor. Dig. Dis. Sci. 1976; 21: 953–60
3. Feldman, M., Walker, P., Green, J.L., et al.: Life events, stress and psychosocial factors in men with peptic ulcer disease. Gastroenterology 1986; 91: 1370–8
4. Brock-Utne, J.G., Welman, R.S., Dimopoulos, G.E., et al.: The effect of glycopyrrolate (Robinal) on the lower esophageal sphincter. Can. Anaesth. Soc.J. 1978; 25: 144–6
5. Hardy, J.-F., Lepage, Y., Bonneville-Chouinard, N.: Occurrence of gastroesophageal reflux on induction of anaesthesia does not correlate with the volume of gastric contents. Can.J. Anaesth. 1990; 37: 502–8
6. Illing, L., Duncan, P.G., Yip, R.: Gastroesophageal reflux during anaesthesia. Can.J. Anaesth. 1992; 39: 466–70
7. Tiret, L., Nwoche, Y., Hatton, F., Desmonts, J.M., Vour'h, G.: Complications related to anaesthesia in infants and children: A prospective survey of 40,240 anaesthetics. Br.J. Anaesth. 1988; 61: 263–9
8. Olsson, G.L., Hallen, B., Hambraeus-Jonzon, K.: Aspiration during anaesthesia. A computer-aided study of 185,358 anaesthetics. Acta Anaesthesiol. Scand. 1986; 30: 84–92
9. Cote, C.J.: NPO after midnight for children – a reappraisal. Anesthesiology 1990; 72: 589–92
10. Smith, G., Dalling, R., Williams, T.I.R.: Gastroesophageal pressure gradient changes produced by induction of anaesthesia and suxamethonium. Br.J. Anaesth. 1978; 50; 1137–42
11. Evans, K.T., Robert, G.M.: Where do all tablets go? Lancet 1976; 2: 1237–8
12. Faizallah, R., DeHaan, H.A., Krasner, N., et al.: Is there a place in the United Kingdom for intensive antacid treatment for chronic peptic ulceration? Br. Med.J. 1984; 289: 869–73
13. Bianchi-Porro, G., Dicenta, C., Cook, T., et al.: Review of an extensive worldwide study of a new H_2-receptor antagonist, famotidine, as compared to ranitidine in the treatment of acute duodenal ulcer.J. Clin. Gastroenterology 1987; 2: 14–19
14. Strom, M., Bodemar, G., Lindhagen, J., et al.: Cimetidine or parietalcell vagotomy in patients with juxtapyloric ulcers. Lancet 1984; 2: 894–6
15. Podolsky, D.K.: Inflammatory bowel disease.N. Engl.J. Med. 1991; 325: 928–37
16. Yellin, A.E., Newman, J., Conovan, A.J.: Neostigmine-induced hyperperistalsis. Effects on security of colonic anastomoses. Arch. Surg. 1973; 106: 779–81
17. Aitkenhead, A.R.: Anaesthesia and bowel surgery. Br.J. Anaesth. 1984; 56: 95–101
18. Hunter, A.R.: Colorectal surgery for cancer: The anaesthetist's contribution? Br.J. Anaesth. 1986; 58: 825–6
19. Oates, J.A.: The carcinoid syndrome.N. Engl.J. Med. 1986; 315: 702–4
20. Weidner, F.A., Ziter, F.M.H.: Cardinoid tumors of the gastrointestinal tract. JAMA 1981; 245: 1153–5
21. Parris, W.C.V., Oates, J.A., Kambam, J., Shmerling, R., Sawyers, J.F.: Pretreatment with somatostatin in the anaesthetic management of a patient with carcinoid syndrome. Can.J. Anaesth. 1988; 35: 413–6
22. Watson, J.T., Badner, N.H., Ali, M.J.: The prophylactic use of octreotide in a patient with ovarian carcinoid anal valvular heart disease. Can.J. Anaesth. 1990; 37: 798–800
23. Monteith, K., Roaseg, O.P.: Epidural anaesthesia for transurethral resection of the prostate in a patient with carcinoid syndrome. Can.J. Anaesth. 1990; 37: 798–800
24. Marsh, M.H., Martin, J.K., Kvols, L.K., et al.: Carcinoid crisis during anesthesia: Successful treatment with somatostatin analogue. Anesthesiology 1987; 66: 89–91
25. Mason, R.A., Steans, P.A.: Carcinoid syndrome: Ist relevance to the anaesthetist. Anaesthesia 1976; 31: 228–42
26. Castillo, C.F.-D., Harringer, W., Warshaw, A.L., et al.: Risk factors for pancreatic cellular injury after cardiopulmonary bypass.N. Engl.J. Med. 1991; 325: 382–7

20 Erkrankungen der Niere

Hauptfunktion der Nieren ist es, ein konstantes extrazelluläres Milieu durch entsprechende Ausscheidung von Flüssigkeiten und Elektrolyten aufrechtzuerhalten. Vorbestehende Nierenerkrankungen, wie dies insbesondere bei alten Menschen oft der Fall ist, können die perioperative Morbidität und Mortalität erhöhen [1]. Es sollte jedoch daran gedacht werden, daß auch gesunde Patienten während und nach größeren Operationen Nierenprobleme entwickeln können.

20.1 Funktionelle Anatomie der Nieren

Die Funktionseinheit der Niere ist das aus Glomerulus und Tubulus bestehende Nephron (Abb. 20.1). Der Glomerulus ist ein Kapillarknäuel, das aus einer afferenten Arteriole hervorgeht. Diese Kapillaren werden von dem erweiterten, blind beginnenden Nephron, der sogenannten Bowman-Kapsel, umgeben. Der renale Tubulus besteht aus proximalem Konvolut, Henle-Schleife und distalem Konvolut. Die Enden mehrerer distaler Konvolute vereinigen sich und bilden die Sammelrohre, die dann in das Nierenbecken münden.

Der proximale Tubulus ist eine direkte Fortsetzung der Bowman-Kapsel. Ungefähr 65% des insgesamt filtrierten Natriums, Chlorids und Wassers werden im Verlauf des proximalen Tubuluskonvoluts in die peritubulären Kapillaren rückresorbiert. Glukose wird aus dem proximalen Tubuluskonvolut aktiv gegen einen Konzentrationsgradienten in die peritubulären Kapillaren rückresorbiert. Falls die Blutglukosekonzentration über 180 mg/dl ansteigt, wird das Rückresorptionsmaximum (Nierenschwelle) für Glukose überschritten, und es kommt zur Glukosurie.

Der größte Teil des filtrierten Kaliums wird aus dem proximalen Tubuluskonvolut in die peritubulären Kapillaren rückresorbiert. Zusätzlich wird Kalium im Bereich des distalen Tubulus in die peritubulären Kapillaren sezerniert. Die Rückresorption von Kalzium wird im Bereich des proximalen Konvoluts durch Parathormon verstärkt. Die Henle-Schleifen stellen die direkte Fortsetzung der geraden Anteile des proximalen Tubuluskonvoluts dar. In ihnen wird durch den Gegenstrommechanismus hypertone Flüssigkeit gebildet. Natrium, Chlorid und Wasser können vor allem unter dem Einfluß von Aldosteron aus dem distalen Tubulus resorbiert werden. Antidiuretisches Hormon (ADH) erhöht die Permeabilität im distalen Konvolut und den Sammelrohren, so daß Wasser in die peritubulären Kapillaren rückresorbiert wird und ein kleines Volumen hochkonzentrierten Urins das Nierenbecken erreicht. Die Tubuluszellen des distalen Tubuluskonvoluts sezernieren H^+-Ionen. Dadurch wird die Ausscheidung saurer Stoffwechselvalenzen, die aus der Nahrungsaufnahme resultieren, erleichtert. Daher ist bei einem Nierenversagen mit einer metabolischen Azidose zu rechnen.

20.1.1 Endokrine Funktionen

Einerseits sind die Nieren Zielorgane verschiedener Hormone (Parathormon, Aldosteron, ADH), andererseits sind sie aber auch an der Metabolisierung und Sekretion regulierender Substanzen beteiligt. So wird z.B. Insulin von den Nieren verstoffwechselt, was die gelegentliche Verbesserung der Glukosetoleranz diabetischer Patienten bei Auftreten einer Niereninsuffizienz erklären könnte. Renin ist ein proteolytisches Enzym, das von dazu spezialisierten glatten Muskelzellen der afferenten Arteriolen und von modifizierten Segmenten des distalen Tubuluskonvoluts (sogenannte Macula densa) in die Blutbahn sezerniert wird. Die für die Reninsekretion spezialisierten Abschnitte des Nephrons werden zusammen als juxtaglomerulärer Apparat bezeichnet. Im Plasma wirkt Renin auf das in der Leber gebildete Alpha-2-Globulin Angiotensinogen, aus

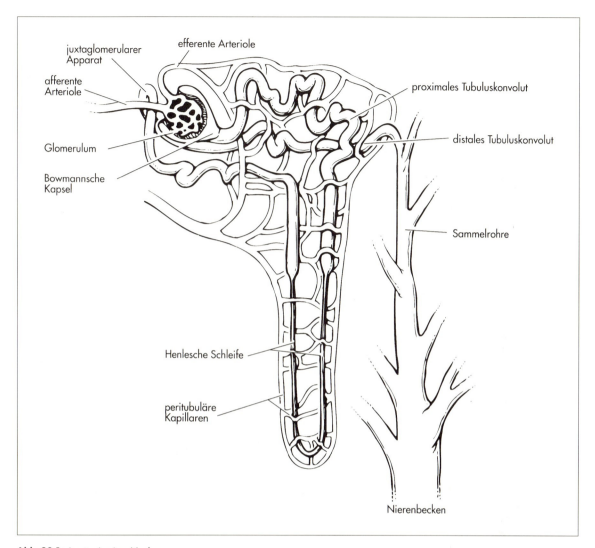

Abb. 20.1: Anatomie eines Nephron

dem dadurch Angiotensin I gebildet wird. Durch das Converting-Enzym wird dann in der Lunge das Angiotensin I in Angiotensin II gespalten. Angiotensin II ist ein starker Vasokonstriktor an den Nierenarterien (vermindert die glomeruläre Filtrationsrate und den renalen Blutfluß), der die Aldosteronfreisetzung aus der Nebennierenrinde stimuliert. Im Nierenmark werden Prostaglandine synthetisiert, die aufgrund ihrer vasodilatatorischen Wirkung die durch einen erhöhten Sympathikotonus und Angiotensin II bedingte Vasokonstriktion abschwächen. Diese Prostaglandine können aber auch vasokonstriktorische Wirkungen haben. Auch die optimale Wirkung des ADH scheint von Prostaglandinen abhängig zu sein.

20.1.2 Glomeruläre Filtrationsrate

Obwohl der glomeruläre Filtrationsdruck (hydrostatischer minus plasmaonkotischer Druck) relativ niedrig ist, sind die glomerulären Kapillarknäuel in der Lage, ungefähr 125 ml Ultrafiltrat pro Minute (was der normalen glomerulären Filtrationsrate [GFR] entspricht) zu filtrieren. Ungefähr 90% der glomerulär filtrierten Flüssigkeit wird aus den renalen Tubuli in die peritubulären Kapillaren rückresorbiert. Ein Abfall des Perfusionsdruckes führt zu einer Abnahme des hydrostatischen Druckes in den glomerulären Kapillaren und einer verminderten Filtration. Bei einer Blutung oder einer Dehydratation kann der onkotische Druck des Plasmas ansteigen; dadurch nimmt der effektive Filtrationsdruck ab.

20.1.3 Renaler Blutfluß

Die Nieren machen etwa 0,5% des Körpergewichtes aus, erhalten aber unter Ruhebedingungen 20 bis 25% des Herzminutenvolumens. Ungefähr zwei Drittel des renalen Blutflusses strömen durch die Nierenrinde. Der renale Blutfluß wird autoreguliert und bleibt zwischen arteriellen Mitteldrücken von 60 bis 160 mm Hg konstant. Da der renale Blutfluß weitgehend konstant ist, bleiben der glomeruläre hydrostatische Druck, und damit die GFR, in den Grenzen des autoregulierten Druckbereiches (trotz Schwankungen des Perfusionsdruckes) unverändert. Sobald der mittlere arterielle Druck den Bereich der Autoregulation über- oder unterschreitet, wird der renale Blutfluß direkt vom arteriellen Druck abhängig. Auch eine Sympathikusstimulation führt über eine Vasokonstriktion der Nierenarterien zu einem Abfall von renalem Blutfluß und GFR, auch wenn der Perfusionsdruck innerhalb des Autoregulationsbereiches liegt. Außerdem stimuliert jeder Abfall des renalen Blutflusses die Reninfreisetzung, welche (gemeinsam mit einer Katecholaminausschüttung) sowohl den renalen Blutfluß weiter vermindern als auch den Blutfluß innerhalb der Nieren umverteilen kann. Bestimmte Prostaglandine können dagegen eine Vasodilatation bewirken und bis zu einem gewissen Grad die durch Renin bewirkte Vasokonstriktion der Nierenarterien aufheben.

20.2 Nierenfunktionstests

Die Nierenfunktion wird mit Hilfe standardisierter Labortests beurteilt, die die glomeruläre Filtrationsrate und die Funktion der Nierentubuli überprüfen (s. Tab. 20.1). Obwohl es bei der Beurteilung der Nierenfunktion sinnvoll ist, glomeruläre und tubuläre Funktion getrennt zu betrachten, beeinträchtigen doch die meisten Nierenerkrankungen beide Funktionen. Beispielsweise wird jeder Zustand, der die GFR vermindert, auch die Tubulusfunktion beeinträchtigen, da die selektive Reabsorption (von Wasser, Natrium, Glukose) und Sekretion (von H^+-Ionen, Kalium) durch die Tubuluszellen von der Menge und der Zusammensetzung des Ultrafiltrats abhängt.

Es muß betont werden, daß die meisten Nierenfunktionstests nicht sehr empfindlich sind und trotz normaler Laborwerte schwere Nierenerkrankungen vorliegen können. So muß die Nierenfunktion um mindestens 50% eingeschränkt sein, bevor Tests, mit denen die GFR überprüft wird, pathologisch ausfallen. Klinische Anzeichen einer Niereninsuffizienz treten erst auf, wenn mehr als 75% der Nephrone ausgefallen sind. Bei der Beurteilung der Nierenfunktion ist es sinnvoller, den Trend einer

Tab. 20.1: Tests zur Beurteilung der Nierenfunktion (Normalwerte)

Glomeruläre Filtrationsrate	Funktion der Nierentubuli
Harnstoff (17–50 mg/dl)	spezifisches Gewicht des Urins (1.003–1.030)
Kreatininplasmakonzentration (0.7–1.5 mg/dl)	Urinosmolarität (38–1400 mOsm/dl)
Kreatininclearance (110–150 ml/min)	

Größe zu verfolgen, als sich auf eine Einzelbestimmung zu verlassen.

20.2.1 Harnstoffkonzentration im Blut

Bei gesunden Patienten, die eine normale Ernährung zu sich nehmen, verändert sich die Harnstoffkonzentration im Blut umgekehrt proportional zur glomerulären Filtrationsrate. In den angloamerikanischen Ländern wird anstatt Harnstoff die Harnstoff-Stickstoff-Konzentration (BUN; blood urea nitrogen) gemessen. Die Bestimmung der Harnstoffkonzentration im Blut ist jedoch ein unempfindlicher Parameter für die glomeruläre Filtrationsrate, denn die Harnstoff-Clearance ist auch von der Harnstoffproduktion und der tubulären Rückresorption abhängig. Dies erklärt, warum die Harnstoffkonzentration im Blut pathologisch sein kann, obwohl die GFR normal ist. Die Harnstoffproduktion ist z.B. bei proteinreicher Ernährung oder einer gastrointestinalen Blutung erhöht. Auch bei katabolen Zuständen wie einer fieberhaften Erkrankung oder einer erhöhten Harnstoffrückresorption in den Nierentubuli – z.B. falls das Ultrafiltrat sehr langsam durch die Nierentubuli fließt – sind die Harnstoffkonzentrationen trotz normaler GFR erhöht. Ist die Fließgeschwindigkeit in den Nierentubuli verlangsamt, so hat das ADH mehr Zeit, um seine Wirkung zu entfalten. Die häufigste Ursache für erhöhte Harnstoffkonzentrationen im Blut ist die Herzinsuffizienz. Dies ist vermutlich durch die erhöhte Rückresorption von Harnstoff aufgrund der hierbei verlangsamten Flußrate durch die Nierentubuli bedingt. Ebenso sind erhöhte Harnstoffkonzentrationen, die während einer Dehydratation oder einer Flüssigkeitsrestriktion auftreten, höchstwahrscheinlich durch die erhöhte Rückresorption des Harnstoffs in die peritubulären Kapillaren bedingt. Während ein langsamer Flüssigkeitsdurchfluß durch die Nierentubuli zu einer erhöhten Harnstoffkonzentration im Blut führt, bleibt unter diesen Bedingungen der Plasma-Kreatininwert normal.

Bei einer proteinarmen Diät (z.B. bei Hungerzustand oder Hämodialysepatienten) können die Harnstoffspiegel im Normbereich liegen, obwohl die glomeruläre Filtrationsrate stark eingeschränkt ist. Andererseits können niedrige Harnstoffspiegel durch eine Vermehrung des Körpergesamtwassers bedingt sein. Trotz dieser äußeren Einflüsse bedeutet eine Harnstoffkonzentration von über 50 mg/dl

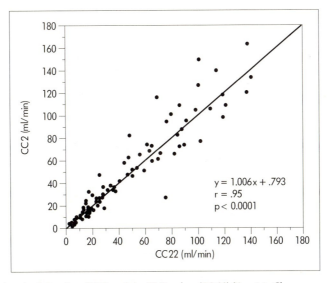

Abb. 20.2: Korrelation zwischen der 2-Stunden- (CC 2) und der 22-Stunden- (CC 22) (Kreatinin-Clearance.
(Aus: Sladen RN, Endo E, Harrison T. Two-hour versus 22-hour creatinine clearance in critically ill patients. Anesthesiology 1987; 67: 1013–1016; mit freundlicher Genehmigung.)

fast immer, daß die glomeruläre Filtrationsrate eingeschränkt ist.

20.2.2 Kreatininkonzentration im Plasma

Die Kreatininkonzentration im Plasma ist, unabhängig vom Proteinmetabolismus oder den tubulären Durchflußraten, ein spezifischer Parameter für die GFR. Solange die quergestreifte Muskelmasse (als Kreatininquelle) konstant bleibt, hängt die Kreatininkonzentration im Plasma von der GFR ab, da Kreatinin nicht tubulär rückresorbiert wird. Im Alter nimmt mit der GFR – aufgrund der abnehmenden quergestreiften Muskelmasse – auch die Kreatininproduktion ab. Daher kann bei einem alten Patienten die Kreatininkonzentration im Plasma im Normbereich bleiben, obwohl die GFR altersbedingt vermindert ist. Bereits eine mäßige Erhöhung der Kreatininkonzentration im Plasma sollte beim alten Patienten an eine ernste Nierenerkrankung denken lassen. Auch bei Patienten mit einer chronischen Niereninsuffizienz kann anhand der Plasma-Kreatininkonzentration die glomeruläre Filtrationsrate nicht genau beurteilt werden, denn bei diesen Patienten sind die quergestreifte Muskelmasse und damit die Kreatininproduktion erniedrigt. Im allgemeinen spiegelt eine 50%ige Erhöhung der Kreatininkonzentration im Plasma eine entsprechende Einschränkung der GFR wider.

Von großer klinischer Bedeutung ist die Geschwindigkeit, mit der sich die Plasma-Kreatininkonzentration nach einer plötzlichen Veränderung der GFR erhöht. Wie schnell sich die Plasma-Kreatininkonzentration verändert, hängt von dem Verhältnis zwischen Gesamtkörperwasser und GFR ab. Als allgemeine Regel kann gelten, daß von einer Äquilibrierung nach ungefähr 17 Stunden ausgegangen werden kann. Selbst wenn keine Verdünnung durch eine gleichzeitige Infusionstherapie vorliegt und die Plasma-Kreatininkonzentration mit maximaler Geschwindigkeit ansteigt, dauert es mindestens 8 Stunden, bevor der Kreatininwert (ausgehend von einem Normalwert) so weit angestiegen ist, daß ein akutes Nierenversagen vermutet werden kann. Auch bei völlig erloschener Nierenfunktion erreicht die Plasma-Kreatininkonzentration schließlich ein Plateau. Dies ist offensichtlich durch eine nicht-renale (gastrointestinale) Ausscheidung oder durch eine Synthesehemmung des Kreatinins bedingt [2].

20.2.3 Kreatinin-Clearance

Die Kreatinin-Clearance ist, unabhängig vom Alter des Patienten oder ob bereits ein Steady-state-Zustand vorliegt, der zuverlässigste klinische Parameter zur Beurteilung der GFR. Der größte Nachteil dieses Tests liegt darin, daß der gesamte Urin des Patienten während einer bestimmten Meßperiode gesammelt werden muß. Angesichts der bereits relativ genauen 2-Stunden-Meßwerte erscheint eine Sammelperiode von 24 Stunden nicht notwendig zu sein (Abb. 20.2) [3].

Bei Kreatinin-Clearance-Werten unter 25 ml/Minute liegt eine mäßige Nierenfunktionsstörung vor. Bei diesen Patienten müssen die Dosierungen renal ausgeschiedener Medikamente, wie z.B. langwirksame, nicht-depolarisierende Muskelrelaxantien, reduziert werden. Auch die Elektrolyt- und Wassersubstitution sollte sorgfältig überwacht werden. Patienten mit einer Kreatinin-Clearance von weniger als 10 ml/Minute können als anurisch angesehen werden und benötigen eine Hämodialyse, um die Wasser- und Elektrolythomöostase aufrechtzuerhalten.

20.2.4 Konzentrierung des Urins

Eine Funktionseinschränkung der Nierentubuli liegt vor, wenn es zur Polyurie und Dehydratation kommt und die Nieren – trotz eines entsprechenden physiologischen Stimulus durch Freisetzung von ADH – nicht in der Lage sind, einen konzentrierten Urin zu produzieren. Werden keine Diuretika eingenommen und liegt keine Glukosurie vor, so bedeutet ein morgendliches spezifisches Uringewicht von über 1.018 (falls nachts keine Flüssigkeit aufgenommen wurde), daß die Fähigkeit der Nierentubuli zur Wasserrückresorption wahrscheinlich nicht eingeschränkt ist [4]. Steigt die Urinosmolarität jedoch nicht deutlich über die Osmolarität des Plasmas (zumindest über 300 mOsmol/l) an, obwohl über einen entsprechenden Zeitraum keine Flüssigkeit zugeführt wurde, so ist die Fähigkeit der Nierentubuli zur Urinkonzentrierung wahrscheinlich eingeschänkt.

Steigt die Urinosmolarität nach einem physiologischen Reiz – z.B. einer nächtlichen Flüssigkeitskarenz – nicht deutlich an, dann kann ADH (Vasopressin) exogen zugeführt werden. Steigt die Urinosmolarität nach Gabe von Vasopressin an, dann ist die Diagnose eines Diabetes insipidus gesichert. Bleibt nach Gabe von Vasopressin eine Erhöhung der Urinosmolarität aus, dann liegt dies wahrscheinlich daran, daß die Tubuli gegen ADH resistent sind und daher kein Wasser rückresorbieren können. Diese Resistenz gegenüber ADH ist als renaler Diabetes insipidus bekannt. Die Nephrotoxizität von Fluoriden, wie sie nach einer Narkose mit Methoxyfluran und selten auch Enfluran auftreten kann, ist ein Beispiel für den medikamentös ausgelösten renalen Diabetes insipidus [5, 6]. Weitere Ursachen für einen nephrogenen Diabetes insipidus können Lithium, Amphotericin B, osmotische Diuretika und die Folgen von Hyperkalzämie und Hypokaliämie sein.

20.2.5 Natriumausscheidung

Natriumverluste über den Urin von mehr als 40 mVal/l legen nahe, daß eine eingeschränkte Fähigkeit der Nierentubuli zur Natriumrückresorption vorliegt, wie dies beispielsweise beim akuten Nierenversagen aufgrund akuter Tubulusnekrose der Fall ist. Dabei beträgt die Osmolarität des Urins wahrscheinlich weniger als 350 mOsmol/l. Umgekehrt führt ein verminderter Nierenblutfluß, der mit einer hypovolämiebedingten ADH-Sekretion einhergeht, zu einer vermehrten Resorption von Natrium aus den Nierentubuli. Dadurch fällt die Natriumausscheidung gewöhnlich auf unter 15 mVal/l,

und die Urinosmolarität kann 500 mOsmol/l übersteigen.

20.2.6 Proteinurie

Bei fast allen pathologischen Vorgängen der Nieren kommt es zur Proteinurie. Sie kann auch auftreten, ohne daß eine Einschränkung der Nierenfunktion vorliegt (z.B. bei Anstrengung, Fieber, Herzinsuffizienz). Eine ausgeprägte Proteinurie (mehr als 3 g/Tag) ist Zeichen einer schweren glomerulären Erkrankung. Eine Mikroalbuminurie ist das früheste Zeichen einer diabetischen Nephropathie. Inwieweit eine Proteinurie systematische Auswirkungen hat, kann dadurch geklärt werden, daß die Albuminkonzentration im Plasma bestimmt wird.

20.2.7 Hämaturie

Eine Hämaturie kann durch eine Blutungsquelle irgendwo zwischen Glomerulus und Urethra bedingt sein. Eine Hämaturie kann harmlos sein (fokale Nephritis) oder Hinweis für eine Glomerulonephritis, Nierensteine oder ein Karzinom des Urogenitaltraktes. Bei Patienten schwarzer Hautfarbe, die eine Hämaturie aufweisen, sollte an die Sichelzellenanämie gedacht werden. Langstreckenläufer können vermutlich als Folge einer Traumatisierung der ableitenden Harnwege eine Hämaturie erleiden. Eine Erkrankung der Glomeruli ist unwahrscheinlich, falls keine Proteinurie oder Erythrozytenzylinder nachweisbar sind. Die intravenöse Gabe von Kontrastmittel zur Darstellung des harnableitenden Systems (Pyelogramm) oder die Zystoskopie können zur Suche der Blutungsquelle indiziert sein.

20.2.8 Harnsediment

Die Untersuchung des abzentrifugierten Sedimentes einer frisch gewonnenen Urinprobe hat ähnlichen Informationsgehalt wie eine Nierenbiopsie. Beispielsweise hat der Nachweis von Erythrozytenzylindern nahezu diagnostische Bedeutung für das Vorliegen einer Glomerulonephritis oder Vaskulitis, während freie Erythrozyten von jeder Stelle im Urogenitaltrakt stammen können, auch von einem Trauma der Urethra, das durch die Plazierung eines Blasenkatheters gesetzt wurde. Epithelzylinder im Harnsediment eines Patienten mit akutem Nierenversagen weisen auf akute Tubulusnekrosen hin.

20.2.9 Harnmenge

Die Harnmenge muß nicht die Schwere einer Nierenerkrankung widerspiegeln, da auch Patienten mit fortgeschrittenem Nierenversagen normale oder sogar erhöhte Harnmengen ausscheiden können. Die

Urinausscheidung pro Zeiteinheit wird vor allem bei Patienten gemessen, die aufgrund eines Schocks (Hypotension und renale Vasokonstriktion) oder einer Obstruktion der ableitenden Harnwege eine Anurie entwickeln (weniger als 50 ml/Tag). In seltenen Fällen kann ein bilateraler Verschluß der beiden Nierenarterien durch ein dissezierendes Aortenaneurysma der Grund für eine Anurie sein. Prärenale Erkrankungen und akute Tubulusnekrosen als häufigste Ursachen des akuten Nierenversagens gehen am ehesten mit einer Oligurie einher, nicht jedoch mit einer Anurie.

20.2.10 Zusatzuntersuchungen

Die intravenöse Gabe von Kontrastmitteln zur Darstellung der harnableitenden Wege (Urographie) ist die Methode der Wahl zur groben Beurteilung der Nierenstruktur. Insbesondere bei Patienten mit renalen Begleiterkrankungen (Plasma-Kreatinin über 2 mg/dl) können Röntgenkontrastmittel Symptome eines akuten Nierenversagens verursachen. Typischerweise tritt eine solche Oligurie in den ersten 24 Stunden nach der radiologischen Untersuchung auf, hält einige Tage an, um sich dann in den folgenden 7 bis 14 Tagen wieder zurückzubilden. Vereinzelte Patienten mit gravierenden vorbestehenden Nierenerkrankungen können hierdurch eine irreversible Nierenschädigung erleiden. Die Nephrotoxizität von Röntgenkontrastmitteln ist bei nierengesunden Patienten vernachlässigbar gering [7].

Die Ultraschalluntersuchung ist ein sinnvolles diagnostisches Verfahren, um die Nierengröße zu bestimmen und um zu überprüfen, ob ein Nierentumor vorliegt. Eine Restharnmenge von mehr als 100 ml kann mittels Ultraschallgerät nachgewiesen werden. Die Computertomographie liefert ähnliche Informationen wie eine Ultraschalluntersuchung und stellt eine sinnvolle Zusatzuntersuchung dar, falls die Ultraschallbefunde nicht eindeutig sind. Die Kernspintomographie hat gegenüber der Ultraschalluntersuchung und der Computertomographie Vorteile, was die Beurteilung der Nierenanatomie betrifft. Allerdings sind Kalzifizierungen mit dieser Technik nicht darstellbar. Die Radionukliddarstellung hängt von der renalen Aufnahme der entsprechenden Isotope ab. Diese kann bei Patienten mit Nierenversagen, Obstruktion der ableitenden Harnwege und Dehydration verändert sein.

20.2.11 Nierenbiopsie

Die Nierenbiopsie kann bei Patienten mit ungeklärter Proteinurie, Hämaturie oder Niereninsuffizienz durchgeführt werden. Als Kontraindikationen gelten das Vorliegen einer Einzelniere, Gerinnungsstörungen, nicht ausreichend eingestellter Bluthochdruck und Patienten, die während der Untersuchung nicht durch willkürliches Atemanhalten kooperieren können.

Tab. 20.2: Auswirkungen der inspiratorischen Holothankonzentration und der präoperativen Flüssigkeitszufuhr auf die Nierenfunktion

Inspiratorische Halothan-Konzentration (%)	Präoperative Flüssigkeitszufuhr	prozentuale Verminderung des Ausgangswertes von:	
		renalem Blutfluß	glomerulärer Filtrationsrate
0,5–1,0	Nein	61	48
	Ja	12	8
1,2–3,0	Nein	69	58
	Ja	47	40

(Daten aus: Barry KG, Mazze RI, Schwartz FD. Prevention of surgical oliguria and renal hemodynamic suppression by sustained hydration. N Eng J Med 1964; 270:1371–7)

20.3 Auswirkungen von Anästhetika auf die Nierenfunktion

Anästhetika führen normalerweise zu einer Abnahme von GFR, renalem Blutfluß und Urinausscheidung. Inhalationsanästhetika vermindern die renale Funktion höchstwahrscheinlich dadurch, daß sie das Herzminutenvolumen und den Blutdruck vermindern. Während einer Narkose mit Halothan und vermutlich auch bei der Gabe anderer Inhalationsnarkotika, kann ein Abfall von GFR und renalem Blutfluß dadurch vermindert werden, daß eine präoperative Flüssigkeitszufuhr durchgeführt wird und mittels niedriger Konzentration des Anästhetikums nahezu normale Blutdruckwerte aufrechterhalten werden (Tab. 20.2) [8]. Es gibt keine Beweise dafür, daß volatile Anästhetika die normale Autoregulation der GFR oder des renalen Blutflusses beeinträchtigen (Abb. 20.3) [9]. Eine absichtlich durch Isofluran induzierte mäßige Hypotension führt – im Vergleich zu normalen Blutdruckwerten während der Anästhesie – zu keiner weiteren Abnahme der GFR oder des renalen Blutflusses [10]. Wenn während einer Regionalanästhesie Veränderungen der renalen Hämodynamik auftreten, so ist die wahrscheinlichste Erklärung hierfür ein anhaltend verminderter renaler Perfusionsdruck.

Kommt es während der Narkose zu einer verminderten Urinausscheidung, so ist eine vermehrte Freisetzung des antidiuretischen Hormons (ADH) zu vermuten. Die Plasmakonzentration des ADH verändert sich unter alleiniger Halothan- oder hochdosierter Morphinanästhesie (ohne einen chirurgischen Stimulus) nicht (Abb. 20.4) [11]. Dagegen führt der operative Schmerzreiz zu einem signifikanten Anstieg des ADH-Plasmaspiegels. Durch eine angemessene Flüssigkeitszufuhr vor Narkoseeinleitung wird ein solcher Konzentrationsanstieg abgeschwächt. Eine intermittierende positive Druckbeatmung kann zu erhöhten Vorhofdrücken und einer verminderten Ausschüttung des atrialen natriuretischen Faktors führen und somit eventuell zu den antidiuretischen und antinatriuretischen Effekten

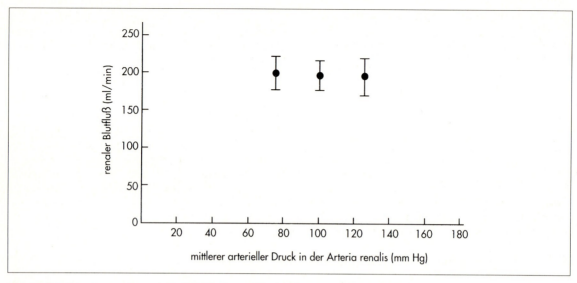

Abb. 20.3: Bei Hunden war der renale Blutfluß (Mittelwert ± SE) relativ konstant, unabhängig davon, ob der arterielle Mitteldruck 75 mmHg, 100 mmHg oder 125 mmHg betrug. Die Daten wurden während einer endexspiratorischen Halothankonzentration von 0,9% erhoben. Diese Ergebnisse legen nahe, daß die Autoregulation des renalen Blutflusses durch eine Halothannarkose nicht beeinflußt wird. (Bastron RD, Perkins FM, Payne JL. Autoregulation of renal blood flow during halothane anesthesia. Anesthesiology 1977; 46: 142–4)

beitragen, die unter positiven endexspiratorischen Beatmungsdrücken beobachtet werden [12].

Vermutungen, daß Anästhetika die Reninfreisetzung erhöhen, haben sich im Tierversuch nicht bestätigt. Liegt gleichzeitig ein Natriummangel vor, kommt es jedoch während einer Halothan- oder Enflurannarkose zu einer Erhöhung des Reninspiegels [13]. Es ist daher zu vermuten, daß eine präoperative Flüssigkeitszufuhr einen entscheidenden Einfluß auf die intraoperative Reninfreisetzung hat.

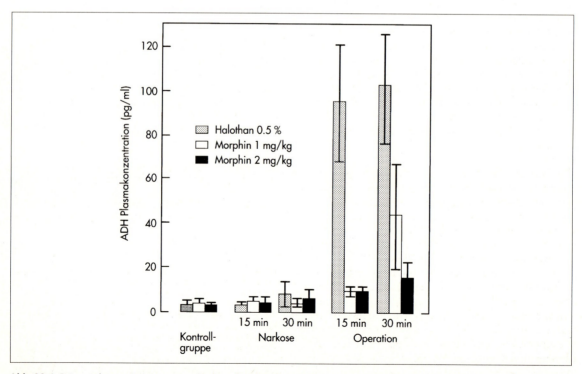

Abb. 20.4: Bei erwachsenen Patienten unterschieden sich während einer Narkose mit Lachgas (50%) und Halothan bzw. Lachgas (50%) und Morphin (1 oder 2 mg/kg) die Plasmakonzentration des antidiuretischen Hormons (ADH) (Mittelwert ± SE) nicht von den Ausgangswerten. Bei den Patienten, die Halothan erhielten, wurde vorher noch Thiopental (2 mg/kg) verabreicht. Durch die operative Stimulation kam es zu einem Anstieg der ADH-Sekretion. Der höchste ADH-Anstieg trat bei den Patienten auf, die Halothan erhielten. (Philbin DM, Coggings CH. Plasma antidiuretic hormone levels in cardiac surgical patients during morphine and halothane anesthesia. Anesthesiology 1978; 49: 95–8)

Tab. 20.3: Plasmafluoridkonzentrationen bei nichtadipösen Patienten 5, 8, 9, 25

Dosierung (MAC-Stunden)		maximale Plasmafluorid-Konzentration (mikromol/l)	Zeitpunkt der maximalen Konzentration (Stunden nach der Narkose)
Methoxyfluran	2,5	61	24
Enfluran	2,5	22	4
Isofluran	4,5	4,4	6
Halothan	4,5	keine Veränderung	

Nach einer entsprechenden präoperativen Flüssigkeitszufuhr führen operative Schmerzreize zu einer geringeren Steigerung der Plasma-Reninspiegel.

20.3.1 Direkte nephrotoxische Wirkungen

Alle Anästhetika können als direkt nephrotoxisch bezeichnet werden, da sie zu einer meßbaren Verschlechterung der Nierenfunktion führen. Diese Verschlechterung der Nierenfunktion ist jedoch nur vorübergehend und ohne klinische Bedeutung.

Beim Metabolismus des Methoxyflurans und möglicherweise des Enflurans kann es als Folge der Freisetzung von Fluorid zu einer verzögert auftretenden Nephrotoxizität kommen (vgl. Tab. 20.3) [5, 14–16]. Bei der Metabolisierung von Sevofluran kommt es – ähnlich wie beim Enfluran – zur Fluoridbildung. Das durch nephrotoxische Fluoride bedingte Nierenversagen ist dadurch gekennzeichnet, daß keine Urinkonzentrierung mehr möglich ist. Die einsetzende Polyurie führt zu Dehydratation, Hypernatriämie und erhöhter Plasmaosmolarität. Die Fluoridfreisetzung aus Halothan und Isofluran ist zu gering, als daß nephrotoxische Plasma-Fluoridspiegel entstehen könnten (Tab. 20.3) [5, 8, 9, 25]. Obwohl die Nephrotoxizität von Enfluran wesentlich geringer ist als von Methoxyfluran, kann es vor allem nach einer längerfristigen Enflurangabe (1 MAC über 9,6 Stunden) zu einer Fluoridfreisetzung kommen, die hoch genug für eine nephrotoxische Wirkung ist. Die Fähigkeit der Niere zur Urinkonzentrierung ist ab Plasma-Fluoridspiegeln von 15 μmol/l vermindert (Abb. 20.5) [17]. Es ist deshalb davon auszugehen, daß die möglicherweise nephrotoxische Schwelle des Plasma-Fluoridspiegels weit weniger als die bisher vermuteten 50 μmol/l beträgt. Bei kürzeren Narkosen (1 MAC über 2,7 Stunden) besteht dagegen kein Unterschied zwischen Enfluran- und Halothannarkosen, was die Fähigkeit zur Urinkonzentration und die intraoperativen Veränderungen von GFR, renalem Blutfluß und Urinausscheidung betrifft (Abb. 20.6) [14].

Bei Patienten mit der Gefahr einer postoperativen Nierenfunktionsstörung kann der Einsatz von Enfluran oder Sevofluran in Frage gestellt werden. Der Grund ist darin zu sehen, daß die Fluoridausscheidung von der GFR abhängig ist. Daher ist davon auszugehen, daß Patienten mit einer verminderten GFR über einen längeren Zeitraum höhere Plasma-Fluoridspiegel aufweisen als nierengesunde Patienten. Die Nephrotoxizität hängt davon ab, wie lange die Nierentubuli der Fluoridkonzentration ausgesetzt sind und wie hoch der Plasma-Fluoridspiegel ist. Eine normalerweise als nicht-toxisch anzusehende Plasma-Fluoridkonzentration (unter 50 μmol/l) kann bei Patienten mit einer verminderten GFR zu einem erhöhten Risiko führen. Es wurde z. B. von einem Patienten mit einer vorbestehenden Nierenerkrankung berichtet, der postoperativ nach einer Enflurannarkose eine Nierenfunktionsstörung entwickelte [6]. Dennoch wurde bei einer großen

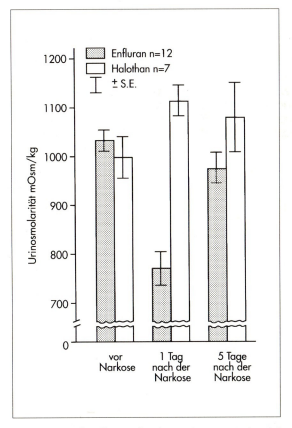

Abb. 20.5: Bei freiwilligen Probanden wurde vor, sowie 1 und 5 Tage nach einer Narkose die Fähigkeit zur Urinkonzentrierung (maximale Urinosmolarität) untersucht. Hierzu wurde exogen Vasopressin zugeführt. Die Narkose wurde entweder mit Enfluran (9,6 MAC-Stunden) oder mit Halothan (13,7 MAC-Stunden) durchgeführt. MAC-Stunden sind definiert als das Produkt aus der endexspiratorischen Konzentration eines volatilen Anästhetikums (ausgedrückt als Bruchteil des MAC-Wertes) und der Expositionsdauer in Stunden. Die Fähigkeit, nach der Gabe von Vasopressin den Urin zu konzentrieren, war am 1. Tag nach einer Enfluran-Narkose, nicht jedoch nach einer Halothannarkose, vermindert. Am 5. Tag nach der Narkose erreichten die Werte in der Enflurangruppe wieder den Ausgangswert. (Mazze RI, Calverley RK, Smith NT. Inorganic fluoride nephrotoxicity: Prolonged enflurane and halothane anesthesia in volunteers. Anesthesiology 1977; 46: 265–71)

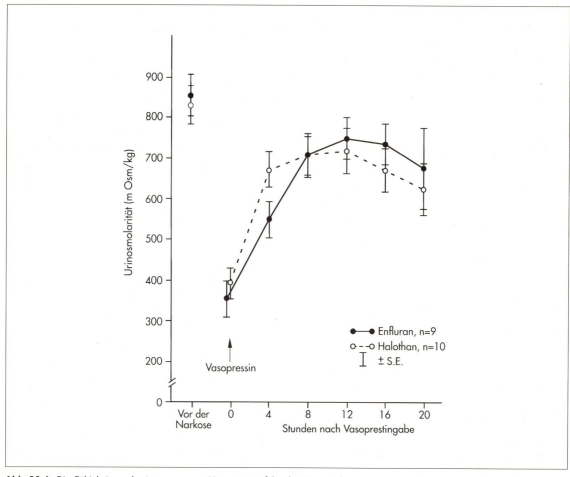

Abb. 20.6: Die Fähigkeit, nach einer exogenen Vasopressinzufuhr den Urin zu konzentrieren, war bei nierengesunden Patienten unter Enfluran-Narkose (2,7 MAC-Stunden) ähnlich wie bei Patienten unter Holothannarkose (4,9 MAC-Stunden). Der Begriff MAC-Stunden ist in Abb. 20.5 definiert. (Cousins MJ, Greenstein LR, Hitt BA, Mazze RI. Metabolism and renal effects of enflurane in man. Anesthesiology 1976; 44: 44–53)

Anzahl von Patienten mit chronischen Nierenerkrankungen (Plasma-Kreatininkonzentrationen von 1,5–3,0 mg/dl) im Rahmen elektiver Eingriffe eine Halothan- oder Enflurannarkose durchgeführt und postoperativ sogar eine Verbesserung der Nierenfunktion festgestellt [18]. Die Spitzenkonzentration der Plasma-Fluoridspiegel (19 µmol/l) sowie der Konzentrationsabfall des Plasma-Fluoridspiegels waren bei nierenkranken und nierengesunden Patienten vergleichbar. Es wird angenommen, daß die Auswirkungen einer verminderten GFR auf die Fluoridausscheidung durch eine Fluoridspeicherung in Knochenstrukturen kompensiert werden. Damit wird verhindert, daß die Nierentubuli dieser potentiell nephrotoxischen Substanz längere Zeit ausgesetzt sind. Auf Grund dieser Beobachtungen ist die Empfehlung Enfluran generell zu vermeiden, falls bei Patienten mit vorbestehenden Nierenerkrankungen ein extrarenaler operativer Eingriff durchgeführt wird, nicht gerechtfertigt. Es ist aber unbestreitbar, daß die Differentialdiagnose einer postoperativen Nierenfunktionsstörung unnötigerweise kompliziert wird, wenn bei Patienten mit vorbestehenden Nierenerkrankungen oder bei Eingriffen mit hohem Risiko einer postoperativen Nierenfunktionsstörung Enfluran oder Sevofluran angewandt wird. Nach Gabe von Isofluran, Halothan oder Desfluran ist eine Nierenfunktionsstörung durch nephrotoxische Metabolite nicht zu erwarten, denn beim Abbau dieser Medikamente entstehen nur geringe Fluoridkonzentrationen.

Es wurde nachgewiesen, daß adipöse Patienten nach der Gabe von Methoxyfluran oder Enfluran höhere Plasma-Fluoridspiegel aufweisen als normalgewichtige Patienten [19, 20]. Trotzdem kam es bei adipösen Patienten nicht gehäuft zu Nierenfunktionsstörungen, wenn ihnen diese Narkotika verabreicht wurden. Auch bei Vorliegen einer Enzyminduktion durch regelmäßige Einnahme von Phenobarbital wird die Fluoridfreisetzung aus Enfluran nicht erhöht. Dagegen kommt es unter Gabe von Isoniazid zu einer erhöhten Fluoridfreisetzung aus Enfluran.

20.4 Chronisches Nierenversagen

Der fortschreitende und irreversible Verlust funktionsfähiger Nephrone mit einhergehender Abnahme der GFR ist, unabhängig von der Ursache (diabetische Nephropathie, chronische Glomerulonephritis, Pyelonephritis) typisch für Patienten, die eine chronische Niereninsuffizienz entwickeln. Solange jedoch mindestens 40% der Nephrone noch funktionieren, bleiben die Patienten trotz der verminderten renalen Reserve symptomlos. Eine Niereninsuffizienz liegt dann vor, wenn nur noch 10 bis 40% der Nephrone funktionieren. Diese Patienten sind zwar noch kompensiert, aber sie haben keine renale Reserve. Eventuell exzessiv anfallende Stoffwechselprodukte oder toxische Substanzen (Aminoglykoside, Kaliumfreisetzung im Rahmen einer Hämolyse) können zu Symptomen der Niereninsuffizienz führen. Der Verlust von mehr als 90% funktionsfähiger Nephrone führt zur Urämie (Urin im Blut) und macht eine Dialysebehandlung notwendig. Die Harnstoffkonzentration im Blut ist ein guter klinischer Indikator für die Schwere der Urämie. Im Gegensatz dazu korreliert die Plasma-Kreatininkonzentration zwar gut mit der GFR, jedoch nur schlecht mit dem Schweregrad des urämischen Syndroms.

20.4.1 Typische Veränderungen

Um bei Patienten mit chronischem Nierenversagen eine angemessene Narkose durchführen zu können, müssen die für ein chronisches Nierenversagen typischen Veränderungen bekannt sein (Tab. 20.4).

Anämie

Eine Anämie (Hämoglobinkonzentration von 5–8 g/dl) ist eine bekannte Komplikation der chronischen Niereninsuffizienz. Sie kann mögliche Ursache vieler im Rahmen eines urämischen Syndroms auftretender Symptome sein, auch z.B. der Grund für eine chronische Ermüdung. Die verminderte renale Erythropoetinproduktion ist für diese Anämie verantwortlich. Durch die Gabe von rekombinantem, humanem Erythropoetin kann die Anämie der präterminalen Niereninsuffizienz erfolgreich therapiert und die Situation des Patienten verbessert werden. Außerdem läßt sich die Notwendigkeit von Bluttransfusionen zur Anhebung der Sauerstofftransportkapazität des Blutes praktisch vermeiden [21]. Erythropoetin wird solange verabreicht, bis ein Hämatokrit von 30 bis 33% erreicht wird.

Tab. 20.4: Charakteristische Veränderungen bei einer Niereninsuffizienz

chronische Anämie
  gesteigertes Herzminutenvolumen
  Rechtsverlagerung der Sauerstoffdissoziationskurve

Juckreiz

Gerinnungsstörungen
  Thrombozytenfunktionsstörung
  systemische Heparinisierung

Störungen des Wasser- und Elektrolythaushaltes
  nicht abschätzbare intravasale Volumensituation
  Hyperkaliämie
  Hypermagnesiämie
  Hypokalzämie

Metabolische Azidose

Hypertension im großen Kreislauf
  Herzinsuffizienz
  verminderte Aktivität des sympathischen Nervensystems aufgrund einer Therapie mit Antihypertensiva

erhöhte Infektanfälligkeit
  verminderte Aktivität der Phagozyten
  immunsupprimierende Medikamente

Eine Nebenwirkung der Behandlung mit Erythropoetin ist das Auftreten oder die Verschlechterung einer vorbestehenden arteriellen Hypertonie.

Pruritus

Bei den meisten Patienten mit einer terminalen Niereninsuffizienz tritt ein Pruritus auf. Die Gabe von Erythropoetin senkt die Plasmakonzentration von Histamin und kann die Intensität des Pruritus vermindern.

Gerinnungsstörungen

Patienten mit chronischer Niereninsuffizienz weisen eine Blutungsneigung auf, obwohl Quickwert, partielle Thromboplastinzeit und die Thrombozytenanzahl normal sind [22]. Der mit dieser Blutungsneigung am besten korrelierende Screening-Test ist die subaquale Blutungszeit. Eine hämostaseologische Störung dieser Patienten besteht darin, daß eine defekter von-Willebrand-Faktor synthetisiert wird. Obwohl gastrointestinale Blutungen die häufigsten urämischen Blutungen darstellen, können auch Epistaxis, hämorrhagische Perikarditis und subdurale Hämatome auftreten.

Zur Behandlung urämischer Blutungen können auch Desmopressin oder Kryopräzipitat verabreicht werden, vor allem dann, wenn eine Operation geplant ist. Beispielsweise vermindert die Infusion von Desmopressin (ein Vasopressinderivat ohne vasokonstriktorische Wirkung in einer Dosierung von 0,3–0,4 mg/kg in 30 Minuten) die Verlängerung der Blutungszeit dieser Patienten. Die maximale Wirkung tritt nach 1 bis 4 Stunden ein, die Wirkungsdauer beträgt 4 bis 8 Stunden. Eine noch längere positive Wirkung (von 14 Tagen) auf die Gerinnung läßt sich durch eine Östrogentherapie erzielen. Auch die Behandlung dieser Patienten mit Erythropoetin führt zu einer Verkürzung der Blutungszeit. Es gibt Hinweise darauf, daß die Blutungszeit bei urämischen Patienten mit einem Hämatokrit von über 26% verkürzt ist [23]. Durch eine Hämodialyse kann keine sichere Verbesserung der Blutgerinnung bei Patienten mit urämischer Blutung erzielt werden.

Hyperkaliämie

Die schwerwiegendste Elektrolytveränderung bei Patienten mit chronischer Niereninsuffizienz ist die Hyperkaliämie. EKG-Veränderungen (hohe, spitze T-Welle, verlängerte PQ-Strecke, verbreiterter QRS-Komplex und letztlich Blockbilder oder Kammerflimmern) stellen nach wie vor den besten Parameter dar, um zu entscheiden, ob eine Behandlung der Hyperkaliämie notwendig ist oder nicht.

Wegen der möglichen Gefahren einer Hyperkaliämie sollten elektive Eingriffe nur dann durchgeführt werden, wenn die Kalium-Plasmakonzentration unter 5,5 mVal/l beträgt. Selbst wenn in den letzten 6 bis 8 Stunden eine Hämodialyse durchgeführt wurde, ist es ratsam, vor Narkoseeinleitung die Plasma-Kaliumkonzentration zu kontrollieren, da plötzliche und unerwartete Hyperkaliämien auftreten können. Ist eine Verschiebung des operativen Eingriffs nicht möglich, kann eine erhöhte Plasma-Kaliumkonzentration dadurch schnell gesenkt werden, daß der Patient hyperventiliert (Abnahme der Plasma-Kaliumkonzentration um ca. 0,5 mVal/l pro Abfall des $PaCO_2$ um 10 mm Hg) und eine Glukose-Insulin-Infusion verabreicht wird (vgl. Kapitel 21). Um eine hyperkaliämiebedingte Reizleitungsstörung zu normalisieren, kann die intravenöse Gabe von Kalzium sinnvoll sein.

Hypokalzämie

Eine Hypokalzämie tritt bei Patienten mit chronischer Niereninsuffizienz dann auf, wenn sich durch den Abfall der GFR eine Hyperphosphatämie entwickelt hat. Diese führt zu einer umgekehrt proportionalen Veränderung der Kalziumkonzentration im Plasma. Die Hypokalzämie stimuliert die Abgabe von Parathormon und in der Folge den Knochenabbau (renale Osteodystrophie). Die Patienten sind daher unter anderem bei der präoperativen Lagerung für pathologische Frakturen anfällig. Röntgenaufnahmen des Skeletts zeigen eine Demineralisierung als Folge einer hyperparathyreoiden Knochenerkrankung. Die Hypokalzämie wird dadurch noch verstärkt, daß die verminderte renale Produktion der aktiven Form des Vitamin D zu einer geringeren intestinalen Kalziumabsorption führt. Falls die Hypokalzämie trotz konservativer Behandlungsmaßnahmen bestehenbleibt, kann eine chirurgische subtotale Parathyreoidektomie notwendig werden. Ein gleichzeitiges Auftreten von Demenz und einer Knochenerkrankung kann Folge einer Aluminiumtoxizität sein. Ursächlich sind entweder Aluminium aus der Dialyseflüssigkeit oder Aluminiumsalze aus Antazida, die zur Vermeidung einer Hyperphosphatämie gegeben werden, anzuschuldigen.

Hypermagnesiämie

Eine chronische Niereninsuffizienz kann insbesondere dann von einer Hypermagnesiämie begleitet werden, wenn magnesiumhaltige Antazida verabreicht werden. Eine ZNS-Depression aufgrund exzessiver Plasma-Magnesiumspiegel kann zu Koma, Hypotension und Hypoventilation führen. Bei erhöhten Plasma-Magnesiumspiegeln kann es zu einer Wirkungsverstärkung depolarisierender und nicht-depolarisierender Muskelrelaxantien kommen [24]. Die Plasma-Natriumspiegel liegen bei Patienten mit einer chronischen Niereninsuffizienz in der Regel im Normbereich, denn der Regelkreis über die Osmorezeptoren ist intakt. Ein entsprechendes Durstgefühl verhindert eine Hypernatriämie.

Metabolische Azidose

Die Nieren scheiden normalerweise 50 bis 100 mVal H^+-Ionen pro Tag aus. Diese H^+-Ionen stammen aus dem Stoffwechsel aufgenommener Nahrungsproteine. Eine chronische metabolische Azidose (pH-Wert unter 7,3) stimuliert eine kompensatorische Hyperventilation und vermindert die neuromuskuläre Erregbarkeit. Mit Hilfe einer Hämodialyse kann der arterielle pH-Wert wieder weitgehend normalisiert werden. Bei Notoperationen kann eine intravenöse Gabe von Natriumbikarbonat notwendig werden, um eine schwere Azidose (pH-Wert unter 7,15) auszugleichen. Eine Azidose sollte jedoch nicht zu schnell korrigiert werden, insbesondere falls gleichzeitig eine Hypokalzämie vorliegt. Die normalerweise bestehende Azidose stellt einen gewissen Schutz vor hypokalzämischen Nebenerkrankungen dar. Wird die Azidose beseitigt, kann es zu hypokalzämischen cerebralen Krampfanfällen kommen.

Hypertonie

Mehr als 80% der Patienten mit einer terminalen Niereninsuffizienz leiden an einer Hypertonie. Sie stellt den entscheidenden Risikofaktor für die Entwicklung einer Herzinsuffizienz, eines Myokardinfarkts und eines Schlaganfalles bei diesen Patienten dar. Eine Herzinsuffizienz wird durch einen für die Hämodialyse angelegten arterio-venösen Shunt noch verschlimmert. Die wahrscheinlichsten Erklärungen für eine Hypertension sind eine intravasale Volumenüberfüllung und die Aktivierung des Renin-Angiotensin-Aldosteron-Systems. Daher läßt sich der Blutdruck oft durch Hämodialyse und Entwässerung erfolgreich therapieren. Bei Patienten mit erhöhten Reninspiegeln, die selbst auf eine aggressive Dialyse nicht ansprechen, wird die Behandlung mit steigenden Dosen Antihypertensiva notwendig. Die konservative Blutdruckkontrolle mit ACE-Hemmern oder Kalziumkanalblockern hat inzwischen die bilaterale Nephrektomie bei der Behandlung von Patienten mit refraktärer Hypertension und erhöhten Plasma-Reninkonzentrationen ersetzt.

Erkrankung des Perikards

Eine Beteiligung des Perikards bei Patienten mit chronischer Niereninsuffizienz äußert sich als Perikarderguß mit oder ohne Herzbeuteltamponade. Die Diagnose eines Perikardergusses kann mit Hilfe der Echokardiographie gestellt werden. Die Behandlung erfolgt durch Hämodialyse oder, wenn der Erguß hämodynamisch relevant ist, durch eine Herzbeutelpunktion. Da eine Hämodialyse therapeutisch erfolgreich ist, ist zu vermuten, daß ein zirkulierendes Toxin für die Entstehung der urämischen Perikarditis wichtig ist. Die akute Perikardtamponade ist die wichtigste lebensbedrohliche Komplikation der urämischen Perikarditis.

Störungen des Nervensystems

Im Rahmen eines chronischen Nierenversagens kommt es gelegentlich zu Veränderungen des zentralen und peripheren Nervensystems. Eine solche Enzephalopathie kann sich in verminderter zerebraler Leistungsfähigkeit oder Sedierung äußern und bis zum Koma fortschreiten. Es kann zu Krampfanfällen kommen, die entweder auf die Urämie oder ein hypertoniebedingtes Hirnödem zurückzuführen sind. Es kann sich eine symmetrische, distal betonte, motorisch-sensorische Polyneuropathie (meist des Nervus medianus und des Nervus peronaeus communis) entwickeln. Eine Urämie ist regelmäßig von Störungen des autonomen Nervensystems begleitet. Dadurch können die bei plötzlichen Änderungen des Blutvolumens oder einer Überdruckbeatmung notwendigen Kompensationsmechanismen abgeschwächt sein. Die Hämodialyse kann sowohl zur effektiven Behandlung der urämischen Enzephalopathie als auch der urämischen Neuropathie eingesetzt werden.

Infektionen

Eines der schwerwiegendsten Probleme bei Patienten mit chronischer Niereninsuffizienz ist das Auftreten von Infektionen. Die häufigste Todesursache bei Patienten mit Niereninsuffizienz ist die Sepsis, die oft von einem pulmonalen Infekt ausgeht. Bei diesen Patienten ist darauf zu achten, daß die Gefäßpunktionen und die endotracheale Intubation unter strikt aseptischen Kautelen erfolgen.

Die erhöhte Inzidenz einer Virushepatitis bei Patienten mit chronischen Nierenerkrankungen ist am wahrscheinlichsten durch die bei ihnen häufiger notwendige Gabe von Blutderivaten bedingt. Nahezu ein Drittel aller Patienten mit einer chronischen Niereninsuffizienz, die mit einem Hepatitisvirus infiziert werden, bleiben chronische Träger.

Tab. 20.5: Patienten mit Risiko für ein perioperatives Nierenversagen

vorbestehende Nierenerkrankung
Hypovolämie
Leberzirrhose
Verlegung der Gallenwege
Sepsis
Polytrauma
Herzinsuffizienz
Resektion eines abdominellen Aneurysmas
kardiopulmonaler Bypass
fortgeschrittenes Alter

20.4.2 Narkoseführung

Im allgemeinen ist es für die Betreuung von Patienten mit Nierenerkrankung nicht erforderlich, die GFR genau zu quantifizieren [25]. Vor allem sollte eingeschätzt werden, ob die Krankheit stabil ist, progredient verläuft oder sich verbessert. Diese Information läßt sich am einfachsten am zeitlichen Verlauf der Plasma-Kreatininkonzentration erkennen.

Präoperative Beurteilung

Bei der präoperativen Beurteilung eines Patienten mit chronischer Niereninsuffizienz muß besonderes Augenmerk den regelmäßig eingenommenen Medikamenten und den für eine chronische Niereninsuffizienz typischen Veränderungen gelten (Tab. 20.4). Der Blutvolumenstatus kann dadurch abgeschätzt werden, daß das Körpergewicht vor und nach Hämodialyse bestimmt, die Vitalzeichen (orthostatische Hypotension und Herzfrequenz) interpretiert und daß die atrialen Füllungsdrücke gemessen werden. Da bei diesen Patienten oft ein Diabetes mellitus vorliegt, sollte die bisherige Insulintherapie beachtet werden. Bei digitalisierten Patienten muß nach Zeichen einer eventuellen Überdosierung gesucht werden, denn Digitalis, aber auch andere Medikamente, werden renal ausgeschieden. Eine antihypertensive Therapie wird in der Regel fortgesetzt. Bei Verordnung der Prämedikation muß individuell dosiert und gleichzeitig berücksichtigt werden, daß diese Patienten sowohl eine urämiebedingte verzögerte Magenentleerung aufweisen als auch eine erhöhte Empfindlichkeit für zentral dämpfende Medikamente haben können. Es ist wichtig, nicht nur die Patienten mit einer bekannten präoperativen Nierenfunktionsstörung zu erkennen, sondern es müssen auch solche Patienten erfaßt werden, die ein hohes Risiko für ein perioperatives Nierenversagen haben, obwohl keine vorbestehende Nierenerkrankung bekannt ist (Tab. 20.5) [1]. Um intraoperativ die Nierenfunktion aufrechtzuerhalten, müssen ein adäquates intravasales Flüssigkeitsvolumen beibehalten und eine kardiovaskuläre Depression vermieden werden.

Narkoseeinleitung

Eine sichere Narkoseeinleitung und endotracheale Intubation kann mit intravenösen Hypnotika (Propofol, Etomidate, Barbituraten, Midazolam) in Kombination mit Succinylcholin (falls der Kaliumwert im Normbereich ist) durchgeführt werden. Falls keine Ileuseinleitung mit schnell einsetzender Muskelrelaxation notwendig ist, sind mittellang oder kurz wirkende Muskelrelaxantien, die keiner renalen Elimination unterliegen, eine gute Alternative zu Succinylcholin. Eine langsame Injektion der Einleitungshypnotika ist zu empfehlen, um eine medikamentös bedingte Blutdrucksenkung so weit wie möglich zu verhindern. Unabhängig vom Blutvolumenstatus reagieren diese Patienten auf die Narkoseeinleitung meist so, als seien sie hypovolämisch. Die Gefahr einer Hypotension während der Einleitung ist noch größer, falls die Funktion des sympathischen Nervensystems durch Antihypertensiva oder die Urämie eingeschränkt ist. Die herabgesetzte Aktivität des sympathischen Nervensystems vermindert eine eventuell notwendige kompensatorische periphere Vasokonstriktion. Dadurch können bereits kleine Blutverluste, eine intermittierend positive Druckbeatmung, ein abrupter Lagewechsel oder eine medikamentös bedingte Myokarddepression zu einem übermäßigen Blutdruckabfall führen.

Verstärkte zentralnervöse Nebenwirkungen von Einleitungshypnotika können Folge urämisch bedingter Störungen der Blut-Hirn-Schranke sein. Außerdem kann durch eine verminderte Proteinbindung der freie Anteil eines Medikamentes am Rezeptor erhöht sein. Der Anteil an pharmakologisch wirksamem (nicht proteingebundenem) Thiopental ist bei Patienten mit chronischer Niereninsuffizienz erhöht.

Bei Patienten mit chronischer Niereninsuffizienz kommt es nach Succinylcholingabe zu keiner vermehrten Freisetzung von Kalium, obwohl bei Patienten mit ausgeprägter urämischer Neuropathie ein erhöhtes theoretisches Risiko besteht. Vorsicht ist auch geboten, falls der präoperative Kaliumspiegel bereits im oberen Normbereich liegt. Dann kann es bereits durch den üblichen succinylcholinbedingten Anstieg der Kalium-Plasmakonzentration (um 0,5–1 mVal/l) zu einer gefährlichen Hyperkaliämie kommen. Es ist wichtig zu wissen, daß die vorherige Gabe einer kleinen Dosis eines nichtdepolarisierenden Muskelrelaxans (Präkurarisierung) eine succinylcholinbedingte Kaliumfreisetzung nicht zuverlässig verhindert [26].

Aufrechterhaltung der Narkose

Bei nicht-dialysepflichtigen Patienten mit chronischer Nierenerkrankung und bei Patienten, die aufgrund ihres fortgeschrittenen Alters oder eines großen abdominellen Eingriffs für eine Nierenfunktionsstörung prädisponiert sind, wird die Narkose häufig mit Lachgas in Kombination mit Isofluran, Halothan, Desfluran oder einem kurzwirksamen Opioid durchgeführt. Enfluran und Sevofluran sollten wegen möglicher Nebenwirkungen an vorgeschädigten Nieren durch die freiwerdenden Fluoridionen vielleicht vermieden werden (siehe Abschnitt: Direkte Nephrotoxizität).

Um eine intraoperativ auftretende Hypertension zu therapieren und um die zur Operation notwendige Dosis an Muskelrelaxans zu reduzieren, eignet sich die Gabe eines volatilen Anästhetikums. Bei der Auswahl des volatilen Anästhetikums, insbesondere des Halothans, sollte jedoch berücksichtigt werden, daß bei diesen Patienten neben einer chronischen Nierenerkrankung häufig auch eine Lebererkrankung vorliegt. Bei volatilen Anästhetika besteht auch das Risiko, daß es zu einer deutlichen Verminderung des Herzminutenvolumens kommen kann. Eine Verminderung der Gewebeperfusion sollte bei anämischen Patienten vermieden werden, um die Sauerstoffversorgung der Gewebe nicht zu gefährden. Die Gabe von Opioiden verringert sowohl die Gefahr einer kardiovaskulären Depression als auch lebertoxischer Nebenwirkungen. Zur Therapie einer intraoperativen Hypertension sind Opioide jedoch nicht zuverlässig wirksam. Bei anurischen Patienten ist eine verlängerte Sedierung und Atemdepression nach niedrigen Opioiddosen beschrieben worden [27]. Es ist denkbar, daß es bei anurischen Patienten zu einer Anhäufung pharmakologisch wirksamer Opioidmetabolite in Kreislauf und Liquor kommt.

Sollte eine intraoperativ auftretende Hypertension nicht auf eine entsprechende Vertiefung der Narkose ansprechen, kann die Gabe eines Vasodilatators wie Hydralazin oder Nitroprussid indiziert sein. Es ist unwahrscheinlich, daß das beim Nitroprussidabbau entstehende Zyanid zu Vergiftungserscheinungen bei diesen Patienten führt. Im Tiermodell konnte gezeigt werden, daß sich im Falle einer Anurie eine gewisse Resistenz gegen eine Zyanidvergiftung entwickelt [28]. Die wahrscheinlichste Erklärung für diese Resistenz ist eine verminderte renale Ausscheidung von Thiosulfat. Thiosulfat stellt einen endogenen Schwefeldonator dar und erleichtert die Umwandlung von Zyanid in Thiozyanat.

Die intraoperative Beatmung sollte so durchgeführt werden, daß eine Normokapnie besteht und die Auswirkungen der intermittierenden positiven intrathorakalen Drücke auf das Herzminutenvolumen minimiert werden. Eine Hypoventilation sollte vermieden werden, da eine respiratorische Azidose

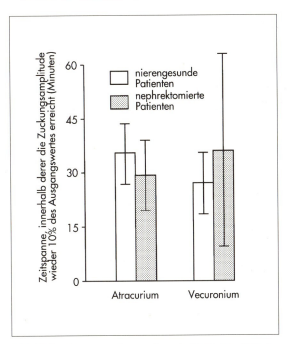

Abb. 20.7: Nierengesunden und nephrektomierten Patienten wurde während Lachgas-/Fentanyl-/Thiopentalnarkose intravenös zügig Atracurium (0,5 mg/kg) oder Vecuronium (0,1 mg/kg) verabreicht. Dargestellt ist die Zeitspanne, innerhalb derer die Zuckungsamplitude wieder 10% des Ausgangswertes erreichte. Eine fehlende Nierenfunktion führte zu keiner Wirkungsverlängerung dieser Medikamente. Allerdings war die Schwankungsbreite der Erholungszeit bei den nephrektomierten Patienten, die Vecuronium erhielten, am größten. (Hunter JM, Jones RS, Utting JE. Comparison of vecuronium, atracurium and tubocurarine in normal patients and in patients with no renal function. Br J Anaesth 1984; 56: 941–50)

mit Abfall des arteriellen pH-Wertes dazu führt, daß Kalium aus den Zellen freigesetzt und eine eventuell bestehende Hyperkaliämie verstärkt wird. Eine Hyperventilation führt dagegen zu einer respiratorischen Alkalose. Dadurch wird die Sauerstoffbindungskurve nach links verlagert und die Gewebeoxygenierung verschlechtert. Dies sollte insbesondere bei anämischen Patienten vermieden werden. Durch Einstellen einer niedrigen Atemfrequenz kann verhindert werden, daß das Herzminutenvolumen durch die intermittierend positive Druckbeatmung stärker beeinflußt wird, da zwischen den Atemzügen genügend Zeit für den venösen Rückfluß verbleibt.

Zur Aufrechterhaltung der Narkose wird bei chronisch dialysepflichtigen Patienten häufig Lachgas in Kombination mit Isofluran, Enfluran oder Desfluran eingesetzt. Diese Medikamente sind in der Lage, stärkere Blutdruckanstiege – wie sie durch operative Manipulationen ausgelöst werden können – zu vermindern und die für eine ausreichende Muskelrelaxierung notwendige Dosis an nicht-depolarisierenden Muskelrelaxantien zu reduzieren. Der Einsatz von Isofluran, Enfluran oder Desfluran ist bei einer vorbestehenden Lebererkrankung we-

niger umstritten als der Einsatz von Halothan. Bei anurischen Patienten kommt es nach einer Enflurannarkose zu keinen hohen Fluorid-Plasmaspiegeln, denn durch die Fluoridspeicherung im Knochen kann die fehlende renale Ausscheidung weitgehend ausgeglichen werden [29].

Regionalanästhesieverfahren

Falls bei chronisch dialysepflichtigen Patienten ein Gefäßshunt angelegt werden muß, bietet sich hierfür eine Blockade des Plexus brachialis an. Dieses Regionalanästhesieverfahren garantiert nicht nur eine Analgesie, sondern durchbricht auch Vasospasmen und ermöglicht optimale operative Bedingungen, da es zu einer maximalen Gefäßdilatation kommt. Die Annahme, daß die Dauer einer Plexusbrachialis-Blockade bei Patienten mit chronischer Niereninsuffizienz verkürzt sei, ließ sich in kontrollierten Studien nicht bestätigen [30–32]. Vor Anlegen der Plexusblockade sollte sichergestellt werden, daß ein ausreichendes Gerinnungspotential vorliegt und keine urämische Neuropathie besteht. Eine gleichzeitig bestehende metabolische Azidose kann die Krampfschwelle für Lokalanästhetika herabsetzen.

Muskelrelaxantien

Nierenerkrankungen verlangsamen die Clearance lang wirksamer nicht-depolarisierender Muskelrelaxantien. Aus diesem Grund ist nach Verabreichung üblicher Dosierungen dieser Medikamente bei niereninsuffizienten Patienten eine verlängerte Wirkung zu erwarten. Die Wirkdauer von Atracurium und Mivacurium ist dagegen selbst bei hohen Dosen unabhängig von der Nierenfunktion (Abb. 20.7) [33]. Die Plasma-Clearance von Vecuronium ist bei Patienten mit chronischer Niereninsuffizienz verlangsamt, und die Wirkdauer ist weniger vorhersagbar als bei Patienten, die Atracurium erhalten (Abb. 20.7) [33]. In den ersten 24 Stunden erscheinen schätzungsweise 30% einer verabreichten Vecuroniumdosis unverändert im Urin [34]. Bei Patienten mit chronischer Niereninsuffizienz ist nach Gabe von Atracurium die Plasmakonzentration von Laudanosin höher und die Eliminationshalbwertszeit im Vergleich zu Nierengesunden verlängert [35, 36]. Es gibt Hinweise, daß Patienten mit chronischer Niereninsuffizienz resistenter gegenüber der Wirkung von Vecuronium (langsamerer Wirkungseintritt, höhere Plasmakonzentrationen bei 25%iger Erholung) sind als Patienten mit normaler Nierenfunktion [34]. Wird Atracurium bei Patienten mit chronischem Nierenversagen eingesetzt, zeigt sich eine ähnliche, wenn auch weniger ausgeprägte Toleranz [33]. Atracurium und Mivacurium scheinen diejenigen nicht-depolarisierenden Muskelrelaxantien zu sein, die bei Patienten mit schweren Nierenerkrankungen bevorzugt Anwendung finden sollten.

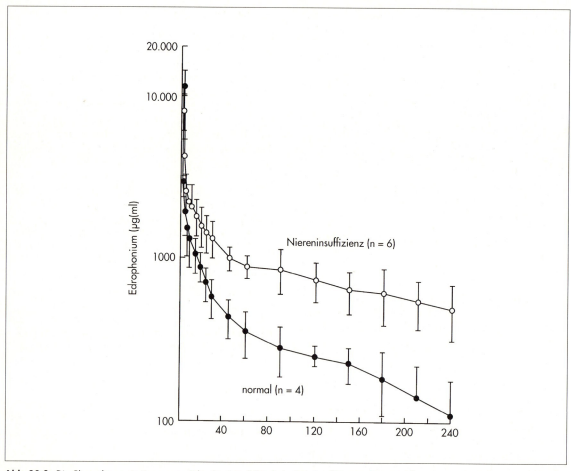

Abb. 20.8: Die Plasmakonzentrationen von Edrophonium fallen bei niereninsuffizienten Patienten langsamer ab als bei nierengesunden Patienten. Die verlangsamte Clearance von Edrophonium (und von anderen Cholinesterasehemmern) geht der verzögerten Ausscheidung von nicht depolarisierenden Muskelrelaxantien parallel (vgl. Abb. 21.8). (Morris RB, Cronnelly R, MIller RD, et al. Pharmacokinetics of edrophonium in anephric and renal transplant patients. Br J Anaesth 1981; 53: 1311–3)

Neostigmin wird zu etwa 50%, Edrophonium und Pyridostigmin werden zu etwa 75% renal eliminiert. Die Eliminationshalbwertszeiten dieser Medikamente sind daher bei Patienten mit Nierenversagen stark verlängert (Abb. 20.8) [37]. Eine Rekurarisierung ist also unwahrscheinlich, da die Plasmaelimination der Cholinesterasehemmer mindestens genauso – wenn nicht sogar stärker – verzögert ist als die Wirkung der nicht-depolarisierenden Muskelrelaxantien. Liegt eine postoperative Muskelschwäche vor oder kommt es postoperativ nach Antagonisierung von Relaxantien zu einer erneuten Muskelschwäche, muß an eine primär nicht adäquate Antagonisierung sowie an andere Ursachen wie eine respiratorische Azidose, Elektolytentgleisungen und an eine medikamentös bedingte Muskelschwäche (z.B. durch Antibiotikagabe) gedacht werden.

Flüssigkeitstherapie und Urinausscheidung

Bei Patienten, die eine nicht dialysepflichtige schwere Niereninsuffizienz haben, oder bei nierengesunden Patienten, die sich einem operativen Eingriff unterziehen müssen, bei dem das Risiko eines postoperativen Nierenversagens erhöht ist, kann eine präoperative Flüssigkeitszufuhr (10–20 ml/kg einer isotonen Kochsalzlösung) sinnvoll sein (Tab. 20.2) [1]. Die meisten Patienten haben unmittelbar präoperativ ein vermindertes extrazelluläres Flüssigkeitsvolumen, falls keine Korrekturmaßnahmen erfolgen. Ringer-Laktat-Lösung (4 mVal/l Kalium) oder andere kaliumhaltige Infusionen sollten bei anurischen Patienten nicht verwendet werden. Oft wird die Gabe von 3 bis 5 ml/kg/Stunde einer isotonen Kochsalzlösung empfohlen, um eine Urinausscheidung von mehr als 0,5 ml/kg/Stunde aufrechtzuerhalten. Fällt die Urinausscheidung auf weniger als 0,5 ml/kg/Stunde ab, kann normalerweise von einer verminderten GFR ausgegangen werden.

Die Gabe einer kleinen Dosis Furosemid (5 mg i.v.) führt häufig zu einer Steigerung der Urinausscheidung, falls die Oligurie durch eine vermehrte ADH-Sekretion und nicht durch eine Hypovolämie und einen verminderten renalen Blutfluß bedingt sein sollte. Bei einer Hypovolämie sollte eine schnelle Infusion isotoner Kochsalzlösung (500 ml i.v.) zu einer Steigerung der Urinausscheidung führen. Von einer Stimulation der Urinausscheidung mittels eines Osmodiuretikums (Mannitol) oder Schleifendiuretikums (Furosemid) ist jedoch abzuraten, wenn das intravasale Volumen vermindert ist. Der häufigste Grund für eine Oligurie ist sicherlich ein unzureichendes Flüssigkeitsvolumen. Dies kann durch eine medikamentös bedingte Diuresesteigerung noch weiter verschlimmert werden. Obwohl die Gabe von Mannitol oder Furosemid die Urinausscheidung erhöhen wird, gibt es keine Hinweise, daß es zu einer entsprechenden Zunahme der GFR kommt [38]. Die intraoperative Urinausscheidung ist kein prognostisches Zeichen dafür, daß nach abdominellen gefäßchirurgischen Eingriffen eine postoperative Niereninsuffizienz auftritt oder nicht (Abb. 10.3).

Führt eine entsprechende Flüssigkeitszufuhr nicht zu einer ausreichenden Urinausscheidung, muß an eine Herzinsuffizienz gedacht werden. Dopamin (0,5–3 µg/kg/Minute i.v.) erhöht durch eine Stimulation renaler dopaminerger Rezeptoren den renalen Blutfluß und die Urinausscheidung. Höhere Dopamindosen (3–10 µg/kg/Minute i.v.) stimulieren Beta-Rezeptoren. Dopamin ist daher bei der Behandlung einer herzinsuffizienzbedingten Oligurie gut geeignet. Um zu klären, ob eine Herzinsuffizienz vorliegt und ob der Patient auf die Therapie anspricht, sind die mittels Pulmonalarterienkatheter erfaßbaren Werte hilfreich, aber nicht immer allein ausreichend. Bei der Differentialdiagnose einer Oligurie ist auch an eine mechanische Verlegung des Dauerkatheters zu denken oder daran, daß es durch eine Kopf-tief-Lage zur Urinansammlung im kranialen Anteil der Blase gekommen ist.

Bei dialysepflichtigen Patienten muß eine besonders vorsichtige perioperative Flüssigkeitstherapie durchgeführt werden. Bei anurischen Patienten ist der Sicherheitsbereich zwischen zu geringer und übermäßiger Flüssigkeitsgabe relativ gering. Bei oberflächlichen Eingriffen brauchen nur die Flüssigkeitsverluste durch die Perspiratio insensibilis mit einer 5%igen Dextroselösung (5–10 ml/kg) ersetzt werden. Das geringe Urinvolumen kann mit einer 0,45%igen Natriumchloridlösung ersetzt werden. Bei thorakalen und abdominellen Eingriffen kann es zu großen Flüssigkeitsverlusten aus dem intravasalen Raum in das Interstitium kommen. Diese Verluste werden oft durch isotone Kochsalzlösung oder 5%ige Albuminlösung ersetzt. Bluttransfusionen sollten dann erwogen werden, falls die Sauerstofftransportkapazität erhöht oder ein größerer Blutverlust ersetzt werden muß.

Überwachung

Bei kleineren operativen Eingriffen reichen nicht-invasive Überwachungsverfahren aus. Gefäßshunts müssen entsprechend geschützt werden. Ihre Durchgängigkeit kann intraoperativ dopplersonographisch kontrolliert werden.

Wird ein größerer operativer Eingriff durchgeführt, ist eine blutig-arterielle Druckmessung sinnvoll. Häufig wird hierfür die Arteria femoralis oder Arteria dorsalis pedis punktiert, da die Arterien der oberen Extremität eventuell noch für spätere Gefäßshunts benötigt werden. Der intravenöse Flüssigkeitsersatz sollte anhand des zentralen Venendrucks und der Urinausscheidung gesteuert werden. Falls gleichzeitig eine chronisch obstruktive Lungenerkrankung oder eine Linksherzinsuffizienz vorliegt und die Aussagekraft des zentralen Venendrucks eingeschränkt ist, kann es sinnvoll sein, einen Pulmonalarterienkatheter zu legen. Zusätzlich bietet der Pulmonalarterienkatheter die Möglichkeit, das Herzminutenvolumen zu messen und den systemischen Gefäßwiderstand zu berechnen. Anhand dieser Werte kann die Dosierung der Anästhetika überprüft sowie entschieden werden, ob gegebenenfalls positiv inotrope Medikamente – z.B. Dopamin – notwendig sind. Sämtliche intravasalen Katheter (z.B. zur direkten arteriellen Blutdruckmessung oder zur Bestimmung des pulmonalkapillären Verschlußdrucks) müssen unter streng aseptischen Bedingungen gelegt werden.

Postoperative Betreuung

Bei anurischen Patienten, die postoperativ Anzeichen für eine Muskelschwäche bieten, sollte an eine Rekurarisierung gedacht werden. Falls der Patient einen schwachen Händedruck hat oder den Kopf nur kurzfristig anheben kann und sich diese Symptome nach intravenöser Gabe von Edrophonium (5–10 mg) bessern, ist die Diagnose gesichert.

Ein häufiges Problem in der postoperativen Phase sind hypertone Blutdruckwerte. Falls eine Überwässerung Ursache für die Hypertonie ist, ist eine Hämodialyse sinnvoll. Bis die Überwässerung durch eine Hämodialyse kausal therapiert werden kann, ist die Gabe von Vasodilatatoren (Nitroprussid, Hydralazin, Labetalol) sinnvoll.

Selbst niedrige Dosen an Opioiden können bei niereninsuffizienten Patienten außergewöhnlich starke Wirkungen auf das ZNS oder die Atmung haben [27]. Ihr Einsatz im Rahmen der postoperativen Analgesie muß deshalb mit Vorsicht erfolgen. Die Gabe von Naloxon kann bei einer schweren Atemdepression nötig werden. Ein kontinuierliches EKG-Monitoring ist sinnvoll, um EKG-Veränderungen aufgrund einer Hyperkaliämie sofort erkennen zu können. Auch eine zusätzliche Sauerstoffgabe ist – insbesondere bei anämischen Patienten – über einen längeren postoperativen Zeitraum zu erwägen.

20.5 Perioperative Oligurie

Eine akute perioperative Oligurie (weniger als 0,5 ml/kg/Stunde) muß umgehend behandelt werden, da eine länger andauernde perioperative Oligurie zum akuten Nierenversagen mit einer Mortalität von über 50% führen kann [1, 39]. Annähernd 50% der in den USA akut durchgeführten Hämodialysen sind auf ein perioperatives Nierenversagen zurückzuführen. Die Ursachen für eine perioperative Oligurie können prärenal, renal oder postrenal bedingt sein (Tab. 20.6). Eine postrenale Verlegung des harnableitenden Systems oder eine beidseitige Verlegung der Nierenarterien sind selten. Typisch hierfür ist ein Fehlen jeglicher Urinausscheidung. In der Regel muß zwischen prärenalen (intakte Tubuli, die Natrium zurückhalten, um das intravasale Volumen aufrechtzuerhalten) und renalen (die Fähigkeit der Nierentubuli zur Natriumrückresorption ist eingeschränkt) Ursachen unterschieden werden (Tab. 20.7). Bei einer vorherigen Gabe eines Diuretikums ist die Natriumausscheidung erhöht und die Urinosmolarität vermindert. In diesem Fall wird die Diagnose einer akuten Oligurie aufgrund einer Funktionsstörung der Nierentubuli erschwert. Der häufigste Grund für ein akutes Nierenversagen ist eine längerfristige (30- bis 60minütige) Minderperfusion der Nieren, die zumeist durch eine Hypovolämie bedingt ist. Die entscheidende therapeutische Maßnahme, um zu verhindern, daß aus einer Oligurie ein akutes Nierenversagen wird, besteht darin, Dauer und Ausmaß einer renalen Minderperfusion zu minimieren. Die Beurteilung der Urinausscheidung wird allgemein als Parameter herangezogen, wenn die Frage nach einem akuten Nierenversagen geklärt werden muß. Es ist aber zu beachten, daß die Urinausscheidung trotz starker renaler Funktionseinschränkung normal bleiben oder sogar erhöht sein kann, insbesondere wenn Diuretika verabreicht wurden.

Die Pathophysiologie des akuten oligurischen Nierenversagens ist unklar und kann von Patient zu Patient verschieden sein. Der Begriff «hämodynamische Nephropathie» (prärenales Nierenversagen) wird angewandt, wenn der Blutfluß zur Nierenrinde und den Glomeruli stark vermindert ist. Der Begriff der «akuten Tubulusnekrose» wird verwandt, wenn davon ausgegangen wird, daß die glomeruläre Filtration noch intakt ist, die Nierentubuli aber nekrotisch sind. Ein weiterer Mechanismus des akuten oligurischen Nierenversagens ist eine akute Verstopfung der Nierentubuli durch Bestandteile zugrundegegangener Zellen oder durch ein Ödem der Tubuluszellen. Solange der zugrundeliegende Mechanismus eines akuten oligurischen Nierenversagens nicht bekannt ist, ist es schwierig, die Vorteile und Nachteile der vorgestellten Therapiekonzepte, wie die Gabe von Osmodiuretika oder Schleifendiuretika, einzuschätzen.

Tab. 20.6: Ursachen einer postoperativen Oligurie

prärenal (verminderter renaler Blutfluß)
Hypovolämie
erniedrigtes Herzminutenvolumen

renal (akute Tubulusnekrosen)
Ischämie der Nieren aufgrund von prärenalen Ursachen
nephrotoxische Medikamente
Freisetzung von Hämoglobin oder Myoglobin

postrenal
beidseitige Verlegung der Ureteren
Extravasation aufgrund einer Blasenruptur

20.5.1 Behandlung

Kommt es bei Patienten mit einem erhöhten perioperativen Risiko eines akuten Nierenversagens zu einer Oligurie, so ist entscheidend, daß frühzeitig und aggressiv entsprechende therapeutische Maßnahmen eingeleitet werden (Tab. 20.5) [1]. Eine vorübergehende Oligurie im Rahmen eines elektiven Eingriffs bei einem jungen Patienten ohne begleitende Nierenerkrankung bedarf keiner so aggressiven Behandlung wie die Oligurie beim geriatrischen Patienten mit einer vorbestehenden Nierenfunktionsstörung (Prough, D.S.: Persönliche Mitteilung) (Abb. 20.9). Kommt es bei Patienten mit einem erhöhten Risiko für ein akutes Nierenversagen zu einer Oligurie, sollte initial eine schnelle Infusion von 500 ml einer isotonen Kochsalzlösung durchgeführt werden. Werden in dieser Situation Diuretika verabreicht, könnte es über eine medikamentös bedingte Diuresesteigerung zu einer Verstärkung der Hypovolämie und zu weiteren nachteiligen Wirkungen auf den renalen Blutfluß kommen. Außerdem konnte für Furosemid kein nachweisbarer Nutzen zur Vermeidung eines Nierenversagens bei Patienten mit einem hierfür erhöhten Risiko nachgewiesen werden [1]. Nimmt nach einer entsprechenden Flüssigkeitszufuhr die Diurese deutlich zu, ist von einer Hypovolämie als Ursache der Oligurie auszugehen. Hat eine solche Flüssigkeitszufuhr keine therapeutische Wirkung, kann weitere Flüssigkeit zugeführt werden. Abhängig davon, ob bei dem Patienten ein Risiko für eine Herzinsuffizienz besteht, sind gegebenenfalls zusätzlich die Vorhoffüllungsdrücke zu überwachen. Falls bei Patienten mit einem erhöhten Risiko für eine kardiale Dekompensation der Füllungsdruck des linken Vorhofs normal oder erniedrigt ist, kann eine weitere Flüssigkeitszufuhr durchgeführt werden. Falls der linksatriale Füllungsdruck erhöht ist, muß daran gedacht

Tab. 20.7: Differentialdiagnose einer perioperativen Oligurie.

	prärenal	renal
Natrium im Urin (mmol/l)	unter 40	über 40
Urinosmolarität (mOsm/l)	über 400	250–300
Verhältnis der Urin- zur Plasmaosmolarität	über 1,8	unter 1,1

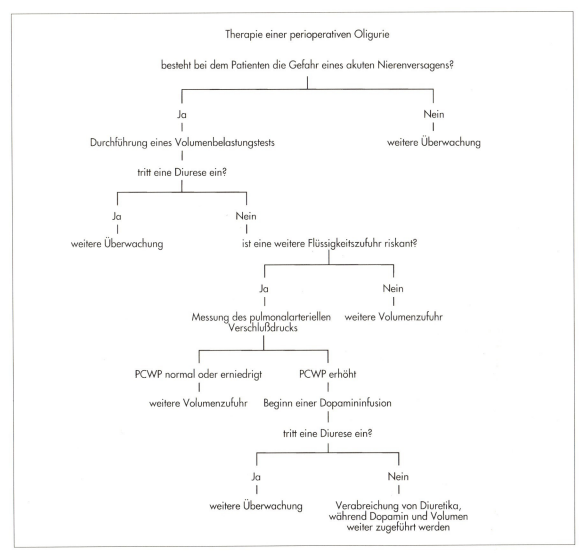

Abb. 20.9: Therapie einer perioperativen Oligurie (Daten modifiziert nach: Prough DS, Bowman Gray School of Medicine, personal communication.)

werden, daß die Oligurie und die verminderte Nierendurchblutung durch ein erniedrigtes Herzminutenvolumen (Herzinsuffizienz) bedingt sind. In diesem Fall ist die Infusion von Dopamin (meist 3 bis 10 µg/kg/Minute) sinnvoll. Führt die Dopamingabe zu keiner Verbesserung der Urinausscheidung, können Diuretika wie Mannitol (0,5–1 g/kg) eventuell in Kombination mit Furosemid (1–3 mg/kg) verabreicht werden. Durch die Kombination von Dopamin mit Furosemid kann ein oligurisches Nierenversagen eventuell leichter in ein polyurisches Nierenversagen überführt werden. Die Flüssigkeits- und Elektrolyttherapie ist beim polyurischen Nierenversagen zwar leichter durchzuführen, es weist aber keine niedrigere Mortalität auf [1]. Auch konnte nicht gezeigt werden, daß eine Dopamininfusion den Ausgang des Krankheitsverlaufes bei kritisch-kranken Patienten mit eingeschränkter Nierenfunktion verbessert. Eine Hämodialyse wird oft empfohlen, wenn die Harnstoffkonzentration im Blut auf über 100 mg/dl ansteigt oder eine schwere Überwässerung, eine metabolische Azidose oder eine Hyperkaliämie vorliegen.

20.6 Primäre Erkrankungen der Nieren

Eine Reihe pathologischer Prozesse kann primär die Nieren betreffen oder in Verbindung mit Funktionsstörungen anderer Organe auftreten. Für das perioperative Management dieser Patienten ist es daher wichtig, Pathophysiologie und Charakteristika derjenigen Erkrankungen zu kennen, die eine Nierenbeteiligung aufweisen.

20.6.1 Glomerulonephritis

Die Glomerulonephritis ist die häufigste Ursache für eine terminale Niereninsuffizienz bei Erwachsenen. Die akute Glomerulonephritis entsteht normalerweise durch Ablagerung von Antigen-Antikörper-Komplexen in den Glomeruli. Es kann sich dabei um exogene Antigene (z.B. nach Streptokokkeninfektionen) oder endogene Antigene (z.B. bei Kollagenerkrankungen) handeln. Zu den klinischen Symptomen von glomerulären Erkrankungen (akutes nephritisches Syndrom, nephrotisches Syndrom, interstitielle Nephritis) gehören Hämaturie, Proteinurie, Bluthochdruck, Ödeme und eine erhöhte Plasma-Kreatininkonzentration. Erythrozytenzylinder im Urin lassen eher eine glomeruläre als eine nicht-glomeruläre Erkrankung (wie z.B. die Nephrolithiasis oder eine Erkrankung der Prostata) vermuten. Eine Proteinurie ist Folge einer erhöhten glomerulären Durchlässigkeit. Zur Abklärung der meisten glomerulären Erkrankungen wird eine Nierenbiopsie durchgeführt.

Akutes nephritisches Syndrom

Die Poststreptokokken-Glomerulonephritis, die meist nach einer Infektion mit beta-hämolysierenden Streptokokken der Gruppe A auftritt, ist die klassische Erscheinungsform eines akuten nephritischen Syndroms. Die Erkrankung tritt am häufigsten bei Kindern ein bis 3 Wochen nach einer Infektion mit Streptokokken auf und äußert sich als Hämaturie mit Erythrozytenzylindern im Urinsediment. Häufig kommt es zu Proteinurie und Hypertension. Eine antibiotische Therapie mit Penicillin scheint die Antikörperproduktion gegen die glomeruläre Basalmembran und die typischen Zellproliferationen im Bereich der Glomeruli nicht zu verhindern.

Goodpasture-Syndrom

Das Goodpasture-Syndrom ist eine Kombination aus Glomerulonephritis und hämorrhagisch-interstitiellen Lungeninfiltraten. Dieses Krankheitsbild tritt meist bei jungen Männern auf. Antikörper sind für die auftretenden Nierenschädigungen verantwortlich. Diese Antikörper reagieren offensichtlich auch mit strukturähnlichen Antigenen der Lunge. Hierdurch kommt es zu einer Alveolitis, die zur Hämoptoe führt. Typischerweise tritt die Hämoptoe vor den klinischen Zeichen einer Nierenerkrankung auf. Die Prognose ist schlecht. Es ist keine wirksame Therapie bekannt, um das meist innerhalb eines Jahres nach Diagnosestellung auftretende Nierenversagen zu verhindern.

Nephrotisches Syndrom

Patienten mit einem nephrotischen Syndrom weisen typischerweise eine Proteinurie (mehr als 3 g/d), eine Hypalbuminämie, eine Hypercholesterinämie und thrombembolische Ereignisse auf. Die ausgeprägte Hypalbuminämie und der damit verbundene Abfall des kolloidonkotischen Druckes führen zu Ödemen, Aszites, Pleuraergüssen und Hypovolämie. Aufgrund einer anhaltenden Hypercholesterinämie kann auch von einem erhöhten Risiko für eine Atherosklerose ausgegangen werden. Die erhöhte Inzidenz von arteriellen und venösen Thrombembolien, vor allem tiefe Venen- und Nierenvenenthrombosen, sind am ehesten Folge einer Hyperkoagulabilität. Eine Nierenvenenthrombose verläuft oft asymptomatisch. Sie wird oft erst festgestellt, wenn der Patient wegen einer Lungenembolie untersucht wird.

Die Ursachen für ein nephrotisches Syndrom sind vielfältig, und die Verdachtsdiagnose wird normalerweise durch eine Nierenbiopsie bestätigt. Häufig kann mit Kortikosteroiden (üblicherweise Prednisolon) eine Remission erzielt werden. Chemotherapeutika wie das Cyclophosphamid und Chlorambucil oder das immunsuppressive Cyclosporin stellen Alternativen zur Therapie mit Kortikosteroiden dar. Auch ohne Behandlung kommt es bei den meisten erwachsenen Patienten zu einer spontanen Remission. Ein Nierenversagen tritt selten auf.

Interstitielle Nephritis

Nach der Einnahme verschiedener Medikamente (wie Sulfonamide, Allopurinol, Phenytoin oder Diuretika) wurden allergische Medikamentenreaktionen beobachtet, die sich als interstitielle Nephritis äußerten. Die Fähigkeit zur Urinkonzentration ist hierbei eingeschränkt, und es bestehen eine Proteinurie und eine Hypertonie. Der Einsatz von Kortikosteroiden kann bei diesem Krankheitsbild sinnvoll sein.

Die familiäre Nephropathie (Alport-Syndrom) ist meist mit einer Innenohrschwerhörigkeit und Augenmißbildungen vergesellschaftet. Zumeist sind männliche Patienten betroffen. Die Krankheit schreitet meist bis zur Hypertonie und zum Nierenversagen fort. Medikamentöse Therapieansätze haben keinen nachweisbaren Erfolg gezeigt, obwohl eine intraglomeruläre Drucksenkung mit einem Angiotensin-Converting-Enzymhemmer einen gewissen Schutz bieten könnte.

20.6.2 Zystennieren

Zystennieren werden autosomal-dominant vererbt. Die Erkrankung schreitet normalerweise langsam fort, bis dann im mittleren Lebensalter ein Nierenversagen auftritt. Es kommt meist zu einer leichten Hypertonie und Proteinurie. Schon früh im Krankheitsverlauf ist die Fähigkeit zur Urinkonzentrierung eingeschränkt. Es kann auch zur Zystenbildung in der Leber und im ZNS (in Form intrakranieller Aneurysmen) kommen. Bei den meisten Patienten werden schließlich eine Hämodialyse oder eine Nierentransplantation notwendig.

20.6.3 Debré-de-Toni-Fanconi-Syndrom

Das Debré-de-Toni-Fanconi-Syndrom ist die Folge einer angeborenen oder erworbenen Funktionsstörung der proximalen Nierentubuli. Dadurch kommt es zur Hyperaminoazidurie, Glukosurie und Hyperphosphaturie. Substanzen, die normalerweise im Bereich der proximalen Nierentubuli rückresorbiert werden, werden dann vermehrt über die Nieren verloren. Betroffen sind insbesondere Kalium, Bikarbonat und Wasser. Symptome des Debré-de-Toni-Fanconi-Syndroms sind Folge der gestörten Nierentubuli: Es kommt zu Polyurie, Polydipsie, metabolischer Azidose durch einen Bikarbonatverlust und zur Muskelschwäche durch eine Hypokaliämie. Auffallend ist ein Zwergwuchs mit Osteomalazie aufgrund des Phosphatverlustes. Häufig kommt es auch zu einer Vitamin-D-resistenten Rachitis. Bei der Narkoseführung von Patienten mit Debré-de-Toni-Fanconi-Syndrom muß besonderes Augenmerk auf die für diese Erkrankung typischen Flüssigkeits- und Elektrolytentgleisungen gelegt werden. Es muß auch beachtet werden, daß im Endstadium häufig eine Urämie mit Linksherzinsuffizienz auftritt [40].

20.6.4 Bartter-Syndrom

Charakteristisch für das Bartter-Syndrom ist eine Hyperplasie des juxtaglomerulären Apparates in der Niere. Dadurch kommt es zu erhöhten Plasmaspiegeln an Renin, Angiotensin II und Aldosteron, zu einer Hypokaliämie, einer hypochlorämischen metabolischen Alkalose und einer verminderten vasopressorischen Wirkung von Angiotensin II und Noradrenalin auf die Gefäße. Trotz dieser Veränderungen haben Patienten mit einem Bartter-Syndrom in der Regel einen normalen Blutdruck. Ein Hauptmerkmal des Bartter-Syndroms ist eine vermehrte Prostaglandinsynthese.

Die Therapie des Bartter-Syndroms besteht in der oralen Substitution der Natrium- und Kaliumverluste. Um den Körperkaliumgehalt zu konservieren, kann der Aldosteronantagonist Spironolakton eingesetzt werden. Auch Propranolol wurde eingesetzt, um die Reninfreisetzung aus den Nieren zu vermindern. Acetylsalicylsäure und Indometacin werden verabreicht, um die Prostaglandinsynthese zu hemmen. Die Blockierung der Umwandlung von Angiotensin I in Angiotensin II durch Captopril kann auch sinnvoll sein. Die operative Entfernung der Nebennierenrinde hat sich nicht bewährt, um den Hyperaldosteronismus in den Griff zu bekommen.

Narkoseführung

Die Narkoseführung bei Patienten mit einem Bartter-Syndrom hängt von der Nierenfunktion und dem intravasalen Flüssigkeitsvolumen ab [41]. Ist bereits eine Nierenfunktionsstörung bekannt, scheint der Einsatz von Enfluran oder Sevofluran nicht sinnvoll zu sein. Bei Patienten, die mit Spironolakton und Propranolol behandelt werden, liegt eine Blockade der Beta-Rezeptoren vor, und selbst bei einer Hypovolämie bleibt dann unter Umständen eine Steigerung der Herzfrequenz aus. Perioperativ kann es zu einer starken Diurese mit Kaliumverlusten kommen. Der Säure-Basen- und Elektrolythaushalt muß deshalb engmaschig überwacht werden. Eine Hyperventilation sollte vermieden werden, da diese Patienten bereits unabhängig davon zu einer hypokaliämischen Alkalose neigen. Theoretisch ist es denkbar, daß es aufgrund einer verminderten Ansprechbarkeit der Gefäße auf Katecholamine unter Gabe von Anästhetika zu einem stärkeren Blutdruckabfall kommt. Diese theoretische Möglichkeit ist jedoch bisher nicht belegt worden. Besteht bei diesen Patienten eine Dauermedikation, so sollte sie – gegebenenfalls über eine Magensonde – auch perioperativ fortgeführt werden.

20.6.5 Renal bedingte Hypertonie

Eine Nierenerkrankung ist die häufigste Ursache für eine sekundäre Hypertonie. Bei einer akzelerierten oder malignen Hypertonie liegt meist eine begleitende Nierenschädigung vor. Treten bei jungen Patienten erhöhte Blutdruckwerte auf, ist dies ebenfalls häufiger auf eine renale als auf eine essentielle Hypertonie zurückzuführen. Ursache für eine renale Hypertonie sind entweder eine parenchymatöse Nierenerkrankung oder renovaskuläre Veränderungen.

Chronische Pyelonephritis und Glomerulonephritis sind – insbesondere bei jungen Patienten – häufige Ursachen einer Hypertonie. Seltene parenchymatöse Nierenerkrankungen, die zu einer Hypertonie führen können, sind z.B. diabetische Nephropathie, zystische Nierenveränderungen und eine Amyloidose der Niere. Bei renovaskulären Erkrankungen liegen häufig arteriosklerotische Veränderungen vor. Renovaskuläre Ursachen sind jedoch nur bei einem geringen Anteil der Hypertoniepatienten als Ursache anzunehmen. Kommt es zu einer plötzlichen Hypertonie, muß – insbesondere bei Patienten unter 30 Jahren – differentialdiagnostisch eine renovaskuläre Erkrankung in Erwägung gezogen werden. Auskultatorisch kann meist abdominal oder über den Flanken ein Stenosegeräusch festgestellt werden. Bei einer renovaskulären Hypertonie hat die medikamentöse Therapie häufig wenig Erfolg.

Wie eine renale Hypertonie entsteht, ist nicht klar. Eine mögliche, aber nicht sicher bewiesene

Erklärung ist die Stimulation des Renin-Angiotensin-Aldosteron-Systems. Andererseits ist die Niere aber auch zu einem gewissen Grad ein Organ mit antihypertensiver Funktion, das möglicherweise vasodepressorische Substanzen freisetzt. Die medikamentöse Therapie aufgrund einer parenchymatösen Nierenerkrankung erfolgt – unabhängig vom zugrundeliegenden Mechanismus – meistens mit Antihypertensiva wie z.B. Beta-Blockern. Beta-Blocker hemmen die Reninfreisetzung aus den Nieren. Die kausale Behandlung der renovaskulären Hypertonie besteht in einer Endarteriektomie der Nierenarterie oder in einer Nephrektomie.

20.6.6 Uratnephropathie

Die akute Uratnephropathie muß von einer Gichtnephropathie unterschieden werden. Die akute Uratnephropathie entsteht dadurch, daß Harnsäurekristalle in den Sammelrohren oder den Ureteren ausfallen und zu einem akuten oligurischen Nierenversagen führen. Zu einer Ausfällung von Harnsäurekristallen kommt es, wenn im sauren Urin deren Sättigungspunkt erreicht wird. Insbesondere bei Patienten mit myeloproliferativen Störungen, die sich einer Chemotherapie unterziehen müssen, ist dies der Fall, da es hierbei zu einer stark erhöhten Harnsäureproduktion kommt. Bei diesen Patienten kommt es häufig dann zu einer Uratnephropathie, falls bei guter Nierenfunktion ein Flüssigkeitsmangel oder eine Azidose (aufgrund einer unzureichenden Nahrungsaufnahme) besteht.

20.6.7 Hepatorenales Syndrom

Entwickelt sich bei einem Patienten mit dekompensierter Leberzirrhose eine akute Oligurie, wird vom hepatorenalen Syndrom gesprochen. Die Leberzirrhose ist mit einer Abnahme der GFR und des renalen Blutflusses vergesellschaftet. Diese Veränderungen können bereits mehrere Wochen vor einem auftretenden Nierenversagen bestehen. Der typische Patient ist hierbei ikterisch und moribund. Es finden sich Aszites, Hypalbuminämie und Hypoprothrombinämie (Faktor-II-Mangel). Bei der Abpunktion von Aszitesflüssigkeit kann es zu einem ausgeprägten intravasalen Flüssigkeitsmangel und zu einer Niereninsuffizienz kommen. Behandlungsziel ist es, ein ausreichendes intravasales Flüssigkeitsvolumen wieder herzustellen, wobei bedacht werden muß, daß Kochsalzlösung und Albumin den Aszites verschlimmern können. Daher können Vollblut oder Erythrozytenkonzentrate zur Volumentherapie eventuell besser geeignet sein. Auch ein zur Behandlung des Aszites angelegter peritoneal-venöser Shunt kann zu einer Verbesserung der Nierenfunktion führen. Bei einigen Patienten kann ein zirkulierendes Toxin zu einer extremen Vasokonstriktion der Nierengefäße und damit zum Nierenversagen führen. Eine Hämodialyse hat sich jedoch nicht als zuverlässige Therapieform zur Entfernung solcher vermuteter hepatischer Toxine erwiesen.

Bei Patienten, die aufgrund eines Verschlußikterus operiert werden, kommt es häufiger zu einem postoperativen Nierenversagen. Die Ursache für das Nierenversagen dieser Patienten ist unklar. Die präoperative Gabe von Mannitol scheint hierbei eine protektive Wirkung zu haben.

20.7 Nephrolithiasis

Obwohl über die Pathogenese der Nierensteine bisher nur wenig bekannt ist, sind mehrere prädisponierende Faktoren für die Entstehung der 5 Haupttypen von Nierensteinen bekannt (Tab. 20.8) [42]. Die meisten Steine bestehen aus Kalziumoxalat. Bei diesen Patienten muß nach der Ursache für die Hyperkalzämie (Hyperparathyreoidismus, Sarkoidose, maligne Erkrankung, idiopathisch) gesucht werden. Harnwegsinfektionen mit harnstoffspaltenden und ammoniumproduzierenden Organismen begünstigen die Bildung von Magnesium-Ammonium-Phosphatsteinen. Die Bildung von Harnsäuresteinen wird durch einen anhaltend sauren Urin (pH unter 6,0) begünstigt, da hierbei die Löslichkeit der Harnsäure beeinträchtigt ist. Ungefähr 50% aller Patienten mit Harnsäuresteinen haben Gicht.

Steine im Nierenbecken verursachen typischerweise keine Schmerzen, solange nicht zusätzlich eine Infektion oder eine Abflußbehinderung auftritt.

Tab. 20.8: Zusammensetzung und Charakteristika von Nierensteinen

Steintyp	Häufigkeit in %	radiologischer Aspekt	Ätiologie
Kalziumoxalat	65	schattengebend	primärer Hyperparathyreoidismus idiopathische Hyperkalzurie Hyperoxalurie vermehrte Harnsäureausscheidung über den Urin
Magnesium-ammonium-phosphat	20	schattengebend	alkalischer Urin (normalerweise durch chronische bakterielle Infektionen bedingt)
Kalziumphosphat	7,5	schattengebend	renaltubuläre Azidose
Harnsäure	5	nicht schattengebend	Gicht
Zystin	1,5	schattengebend	Zystinurie

Im Gegensatz dazu können Nierensteine, die in den Ureter wandern, zu intensiven Flankenschmerzen führen, die oft in die Leistenregion ausstrahlen, mit Übelkeit und Erbrechen einhergehen und das Bild eines akuten Abdomens bieten. Eine Hämaturie ist häufig während der Harnleiterpassage eines Steines zu finden. Ein kompletter Harnleiterverschluß kann zu den Symptomen des Nierenversagens führen.

20.7.1 Behandlung

Die Behandlung hängt von der Zusammensetzung des Steines und der Korrektur der prädisponierenden Faktoren wie eines Hyperparathyreoidismus, eines Harnwegsinfektes oder einer Gicht ab. Eine gesteigerte Flüssigkeitsaufnahme, um eine ausreichende Urinausscheidung von 2 bis 3 Litern pro Tag zu garantieren, ist oft Teil der Therapie. Die extrakorporale Stoßwellen-Lithotripsie (ESWL), bei der die Nierensteine durch Stoßwellen zertrümmert werden, stellt eine nicht-invasive Behandlungsform dar. Diese Alternative zur operativen Steinentfernung bietet die Vorteile, daß hierbei die Morbidität geringer und der Krankenhausaufenthalt kürzer sind. Kontraindikationen zur ESWL sind beispielsweise Schwangerschaft, Adipositas permagna, Aortenaneurysma und Gerinnungsstörungen. Eine ESWL-Behandlung von Patienten, die einen Herzschrittmacher tragen, ist nicht kontraindiziert [43, 44].

20.7.2 Narkoseführung

Patienten, die sich einer ESWL unterziehen, haben an der Stelle, an der die Stoßwellen in die Flanke eintreten, Schmerzen und bedürfen daher einer Anästhesie. Verschiedene Techniken (Allgemein-, Spinal-, Periduralanästhesie, Interkostalblockade mit lokaler Infiltration, intravenöse Midazolam-, Alfentanil- oder Ketamingabe) sind erfolgreich angewandt worden, aber keine dieser Methoden kann als eindeutig überlegen gelten [43–48]. Unabhängig von der gewählten Technik ist es wichtig, daß die Patienten sich nicht bewegen. Jede Bewegung entfernt den Nierenstein aus dem eingestellten Brennpunkt der Stoßwellen und führt sowohl zu unnötigen Verletzungen des angrenzenden Gewebes als auch zu einer unvollständigen Zertrümmerung des Nierensteins. Die mit Luft gefüllten Lungen weisen eine andere Impedanz für Stoßwellen auf und können durch die Stoßwellen auch verletzt werden. Es ist eine durch Stoßwellen induzierte Lungenkontusion mit Hämoptyse und lebensbedrohlicher arterieller Hypoxämie beschrieben [50]. Bereits bei Spontanatmung kommt es aufgrund der Zwerchfellverschiebungen zu kraniokaudalen Bewegungen des Nierensteines um bis zu 30 mm. Aus diesem Grund ist die Hochfrequenz-Jet-Beatmung eingesetzt worden, um den Stein in Position zu halten [45]. Die möglichen Komplikationen der Hochfrequenz-Jet-Beatmung (air trapping, Bronchospasmus, Hypoventilation, ungenaue Verabreichung volatiler Anästhetika) haben die größere Anwendung dieser Beatmungsform zu diesem Zweck verhindert. Alternativ kann eine maschinelle Beatmung mit einer langsamen Atemfrequenz und langer exspiratorischer Pause angewandt werden. Während der langen exspiratorischen Pause bleibt der Stein fixiert. Ein sensibles Niveau bei Th6 wird empfohlen, wenn eine Spinal- oder Periduralanästhesie durchgeführt wird. Die zumeist ausgeprägtere Blockade des sympathischen Nervensystems bei Spinalanästhesie sollte dabei berücksichtigt werden.

Patienten, bei denen eine Lithotripsie durchgeführt wird, wurden bisher in halbsitzender Position in einem stuhlähnlichen Lagerungssystem festgeschnallt und mit einer entsprechenden hydraulischen Vorrichtung in einem großen Wasserbecken untergetaucht. Aufgrund der halbsitzenden Position kann es während der Narkose zu einem venösen Blut-Pooling in den abhängigen Körperpartien kommen. Dies wird in der Regel durch das Eintauchen ins Wasser wieder kompensiert. Aufgrund des hierbei erhöhten hydrostatischen Drucks auf Abdomen und Thorax bleiben venöser Rückstrom, Herzminutenvolumen und arterieller Blutdruck weitgehend konstant. Bei Patienten mit eingeschränkter kardialer Leistungsreserve kann es bei schnellem Eintauchen und der dadurch bedingten Erhöhung des hydrostatischen Drucks mit Verlagerung von Blut nach zentral zu einer akuten Linksherzinsuffizienz kommen. Der erhöhte hydrostatische Druck, der nun auf den Thorax wirkt, führt zu einer verminderten Dehnbarkeit der Brustwand und kann zu einer Abnahme von Vitalkapazität und funktioneller Residualkapazität führen. Dadurch kann es zu einer Verschlechterung des Ventilations-Perfusions-Verhältnisses kommen. Nach dem Eintauchen können Diurese, Natriurese und Kaliurese als Folge einer unterdrückten ADH-Ausschüttung einsetzen. Das Wasser im Tauchbecken muß entsprechend warmgehalten werden, um eine Hypothermie zu vermeiden. Kathetereinstichstellen wie beispielsweise für eine Periduralanästhesie müssen mit wasserundurchlässigem Verbandsmaterial geschützt werden. Die Benutzung elektrischer Geräte könnte aufgrund des Wassers ein Sicherheitsrisiko darstellen, falls das Erdungssystem versagt. Diese Lagerung erfordert die Verwendung extralanger Beatmungsschläuche und Monitorleitungen. Ein spezielles Problem sind eine plötzliche und eventuell stärkere periphere Vasodilatation und eine Hypotension, wenn der Patient aus dem Wasser gehoben wird. Die intravenöse Flüssigkeitszufuhr während einer Lithotripsie ist so zu steuern, daß ein reichlicher Urinfluß die Passage der zerkleinerten Steine erleichtert. Ohrstöpsel können benutzt werden, um die Lärmbelästigung zu vermindern.

Während der Anwendung der Stoßwellen kann es zu Herzrhythmusstörungen kommen, die jedoch selbstlimitierend sind und selten eine Behandlung mit Lidocain erforderlich machen. Die Stoßwellen werden durch die R-Zacke des EKGs getriggert und während der absoluten Refraktärphase abgegeben, um so das Risiko von Herzrhythmusstörungen zu minimieren. Auch bei Patienten mit künstlichem Herzschrittmacher, selbst bei Patienten mit einem implantierten automatischen Defibrillator wurde die ESWL durchgeführt, ohne daß es zu Zwischenfällen kam [43, 44].

Der postoperative Schmerz ist hierbei minimal, und die meisten Patienten benötigen keine Opioide. Inzwischen sind neue Lithotripsiegeräte verfügbar, bei denen keine Wasserwanne mehr benötigt wird. Die generierten Stoßwellen sind auch weniger schmerzhaft und machen eine Anästhesie entbehrlich.

20.8 Prostatahyperplasie

Fünfzehn Millionen männliche Amerikaner leiden an einer Prostatahyperplasie. Sie tritt typischerweise nach dem 50. Lebensjahr auf und äußert sich zu Beginn der Erkrankung in Pollakisurie, Nykturie und dem Gefühl, die Blase nicht mehr ganz entleeren zu können. Durch eine hierdurch bedingte Obstruktion der Harnröhre kann es zu Harnverhalt und Niereninsuffizienz kommen. Es handelt sich meistens um ältere Patienten mit internistischen, insbesondere kardiopulmonalen Nebenerkrankungen.

Die konservative Behandlung der Prostatahyperplasie kann damit begonnen werden, daß die Umwandlung des Testosterons zu Dihydrotestosteron, das für das Wachstum der Prostata notwendig ist, medikamentös gehemmt wird. Die Prostata wird dadurch kleiner, und die Harnwegsobstruktion nimmt ab. Dennoch bedarf es zur definitiven Behandlung dieser Erkrankung der transurethralen Resektion der Prostata (TURP). Die TURP ist bei Männern, die über 50 Jahre alt sind, die am häufigsten durchgeführte Operation. Bei dem operativen Eingriff erfolgt eine Spülung mit elektrolytfreier Lösung, um so die Blase zu dehnen und das Blut sowie reseziertes Prostatagewebe herauszuspülen. Durch Resorption dieser Spülflüssigkeit kann es zu Kreislaufüberlastung und zentralnervösen Symptomen kommen, dies ist als TURP-Syndrom bekannt (Tab. 20.9) [51]. Die intravasale Resorption großer Mengen elektrolytfreier Lösung führt zu einer Verdünnungshyponatriämie. Symptome sind dann zu erwarten, wenn die Natriumkonzentration im Serum schnell bis unter 120 mVal/l abfällt (Tab. 20.10). Die am häufigsten verwendete Spülflüssigkeit, Glycin, hat eine Osmolarität von 288 mOsmol/l. Daher kann bei der Resorption größerer Mengen eine fast normale Osmolarität im Plasma vorliegen, obwohl eine ausgeprägte Hyponatriämie besteht. Nach Einschwemmung glycinhaltiger Spülflüssigkeit sind vorübergehende Sehstörungen beschrieben worden, die darauf zurückgeführt werden, daß Glycin die Funktion eines inhibitorischen Neurotransmitters in der Retina hat [52–54]. Die Verstoffwechselung des Glycins zu Ammoniak wurde mit einer postoperativen Somnolenz in Verbindung gebracht.

Wieviel Spülflüssigkeit in den Kreislauf des Patienten resorbiert wird, hängt von einer Reihe verschiedener Faktoren ab (Tab. 20.11) [51]. Die Dauer der Resektion sollte auf 60 Minuten begrenzt werden, und der hydrostatische Druck der Spülflüssigkeit sollte 70 cm Wassersäule nicht überschreiten. Es wird geschätzt, daß pro Operationsminute 10 bis 30 ml Spülflüssigkeit eingeschwemmt werden. Es sind jedoch auch schon mehr als 1.200 ml in 75 bis 120 Minuten resorbiert worden. Um eine exzessive Flüssigkeitsresorption schnell feststellen zu können, können als Markersubstanz 1%iges Äthanol der Spülflüssigkeit zugesetzt und die Alkoholkonzentration in der Ausatemluft gemessen werden (Abb. 20.10) [55–57].

20.8.1 Narkoseführung

Zur transurethralen Resektion der Prostata wird oft eine Spinalanästhesie empfohlen, da bei einem wachen Patienten zentralnervöse Nebenwirkungen ei-

Tab. 20.9: Symptome des TURP-Syndroms

kardiovaskuläre Symptome	zentralnervöse Symptome
Bluthochdruck	Unruhe
erhöhter zentraler Venendruck	Verwirrung
	Übelkeit
Bradykardie	Sehstörungen
myokardiale Ischämie	Krampfanfälle
Schock	Koma

Tab. 20.10: Symptome einer akuten Hyponatriämie

Natrium im Serum (m Val/l)	EKG-Veränderungen	zentralnervöse Symptome
120	eventuelle Verbreiterung des QRS-Komplexes	Ruhelosigkeit Verwirrung
115	verbreiterter QRS-Komplex erhöhte ST-Strecke	Übelkeit Somnolenz
110	ventrikuläre Tachykardie Kammerflimmern	Krampfanfälle Koma

Tab. 20.11: Faktoren, die die Einschwemmung von Spülflüssigkeit beeinflussen

hydrostatischer Druck der Spülflüssigkeit
Anzahl und Größe der eröffneten venösen Sinuse
periphervenöser Druck
Dauer der Operation

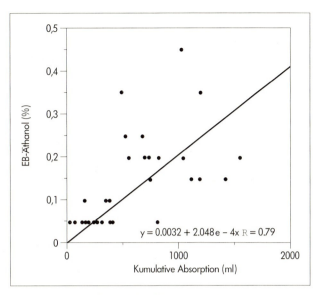

Abb. 20.10: Die Alkoholkonzentration in der Ausatemluft (EB Äthanol) korreliert mit der Gesamtmenge an absorbierter Spülflüssigkeit. (Aus: Hulten et al.: Monitoring of irrigating fluid absorption during transurethral prostatectomy. A Study in anaesthetized patients using a 1% ethanol tag solution. Anaesthesia 1991; 46: 349–53; mit freundlicher Genehmigung.)

ner übermäßigen Resorption von Spülflüssigkeit erkennbar sind (Tab. 20.9). Außerdem kann eine akzidentelle Perforation der Blase durch einen in die Schulter projizierten Schmerz erkannt werden, der durch eine subdiaphragmatische Irritation der Peritonealhöhle aufgrund der Spülflüssigkeit bedingt ist. Ein Sensibilitätsausfall bis mindestens Th10 ist für die TURP wünschenswert. Wird Morphin (0,1–0,2 mg) dem subarachnoidal injizierten Lokalanästhetikum zugesetzt, so kann eine langanhaltende postoperative Analgesie erzielt werden [58]. Eine Allgemeinnarkose kann die Symptome einer exzessiven Resorption von Spülflüssigkeit maskieren. Eine Allgemeinnarkose kann aber bei Patienten ratsam sein, die nicht zur Kooperation in der Lage sind.

Um eine exzessive Hämodilution durch die intravasale Einschwemmung von Spülflüssigkeit erfassen zu können, ist es sinnvoll, intraoperativ die Plasma-Natriumkonzentration, die Osmolarität und den Hämatokrit zu überwachen. Gleichzeitig kommt es meist auch zu einem Anstieg des zentralen Venendrucks und des arteriellen Blutdrucks. Eine Hyponatriämie unter 120 mVal/l zeigt eine massive Hämodilution an. In diesen Fällen ist meist die Gabe von Mannitol oder Furosemid indiziert [59]. Selten kann zur Behandlung der Hyponatriämie auch die Gabe einer hypertonen Kochsalzlösung notwendig werden. Die Einschätzung des Blutverlustes während einer TURP ist schwierig, da es zu einer Verdünnung des Blutes mit Spülflüssigkeit kommt und die üblicherweise bei einem Blutverlust auftretenden Veränderungen (Tachykardie und Hypotension) unzuverlässig sind. Der Blutverlust beträgt etwa 15 ml pro Gramm reseziertes Gewebe.

20.9 Nierentransplantation

Für eine Nierentransplantation kommen solche Patienten mit terminaler Niereninsuffizienz in Frage, die chronisch hämodialysiert werden müssen. Bei Erwachsenen sind die häufigsten Ursachen einer terminalen Niereninsuffizienz ein Diabetes mellitus, eine Glomerulonephritis, eine polyzystische Nierenerkrankung und ein Bluthochdruck. Trotz der Sorge, daß die Erkrankung auch in der implantierten Niere auftritt, wird sie nur langsam von dem Krankheitsprozeß befallen. Die Niere muß vom Spender entnommen und zügig transplantiert werden, um den ischämischen Schaden für das Organ gering zu halten. Nieren können durch Perfusion bei niedrigen Temperaturen über 24 bis 36 Stunden erhalten werden. Spender und Empfänger sollten im HLA-System (humanes Leukozyten-Antigen-System) und im ABO-Blutgruppensystem übereinstimmen. Wird potentiellen Nierenempfängern Blut mit gleichen HLA-Merkmalen oder bestimmten, häufig vorkommenden HLA-Merkmalen transfundiert, so werden eine Toleranzentwicklung für Spenderantigene beobachtet und eine bessere Überlebensdauer des Transplantats festgestellt [60]. Die Spenderniere wird im Unterbauch plaziert, und ihre Blutversorgung erfolgt über Anastomosen mit den Iliakagefäßen. Der Ureter wird direkt mit der Blase anastomosiert. Während der perioperativen Phase wird eine immunsuppressive Therapie eingeleitet.

20.9.1 Narkoseführung

Bei der Narkoseführung für eine Nierentransplantation müssen dieselben Grundsätze beachtet werden, wie sie für die chronische Niereninsuffizienz dargestellt wurden. Vor dem operativen Eingriff sollte eine Hämodialyse durchgeführt werden, um Gerinnung, Flüssigkeits-, Elektrolyt- und Säure-Basen-Haushalt zu verbessern. Perioperativ muß die Glucosekonzentration kontrolliert werden, da viele dieser Patienten einen Diabetes mellitus haben. Gefäßpunktionen und die endotracheale Intubation müssen streng aseptisch durchgeführt werden.

Bei Nierentransplantationen wurden sowohl Regional- als auch Allgemeinanästhesieverfahren erfolgreich durchgeführt. Regionalanästhesieverfahren haben den Vorteil, daß bei den immunsupprimierten Patienten auf eine endotracheale Intubation und auch auf Muskelrelaxantien verzichtet werden kann. Müssen jedoch zusätzlich intravenös injizierbare oder volatile Anästhetika verabreicht werden, bringen Regionalanästhesieverfahren keine Vorteile. Aufgrund einer peripheren Sympathikusblockade, wie sie im Rahmen einer Regionalanästhesie auftritt, kann es schwierig sein, den Blutdruck zu kontrollieren, vor allem deshalb, da das intravasale Flüssigkeitsvolumen bei diesen Patienten schwer abschätzbar ist. Bei vorliegenden Gerinnungsstörungen ist die Anwendung von Regionalanästhesieverfahren, insbesondere der Periduralanästhesie, umstritten. Aus diesen Gründen wird bei Patienten, die nierentransplantiert werden, meist eine Allgemeinnarkose durchgeführt.

Bei einer Allgemeinnarkose wird in der Regel Lachgas in Kombination mit einem volatilen Anästhetikum oder einem kurz wirksamen Opioid verabreicht. Volatile Anästhetika können jedoch gewisse Nachteile haben. So ist z.B. die Anwendung von Enfluran oder Sevofluran fragwürdig, da die Fluoridausscheidung von der GFR abhängig ist, die in der frühen postoperativen Phase nach Nierentransplantation oft erniedrigt ist. Bei der Verwendung von Halothan muß beachtet werden, daß chronisch hämodialysierte Patienten oft zusätzlich eine Lebererkrankung haben und daß es nach Nierentransplantationen gehäuft zu Leberfunktionsstörungen kommt. Insbesondere bei anämischen Patienten muß eine Verminderung des Herzminutenvolumens aufgrund der negativ-inotropen Wirkungen der volatilen Anästhetika möglichst gering gehalten werden, um die Gewebeoxygenierung nicht zu gefährden. Isofluran und Desfluran haben gute relaxierende Wirkungen und werden außerdem nur zu einem geringen Teil metabolisiert. Aus diesen Gründen sind sie bei diesen Patienten gut geeignet. Der Nachteil von Opioiden zur Aufrechterhaltung der Narkose während einer Nierentransplantation ist darin zu sehen, daß sie keine relaxierende Wirkung haben und daß ein stärkerer Blutdruckanstieg nicht sicher verhindert oder zuverlässig gesenkt werden kann.

Bei der Auswahl eines Muskelrelaxans muß berücksichtigt werden, wie es hauptsächlich eliminiert wird. Die meisten Relaxantien werden renal eliminiert. Nach einer Transplantation ist die Nierenfunktion nur schwer vorhersehbar. Daher sind Atracurium und Mivacurium, deren Elimination weitestgehend unabhängig von der Nierenfunktion ist, Mittel der Wahl. Eine neu transplantierte, funktionierende Niere kann sowohl Muskelrelaxantien als auch Cholinesterasehemmer, die zu deren Antagonisierung verwendet werden, genausogut eliminieren wie die Niere von nierengesunden Patienten [61].

Ein intraoperativer Blutverlust muß entsprechend ersetzt werden. Ein ausreichendes intravasales Flüssigkeitsvolumen ist auch wichtig, um den renalen Blutfluß in der transplantierten Niere aufrechtzuerhalten. Kaliumhaltige Infusionen sollten nur mit Vorsicht eingesetzt werden. Ein anurischer Patient hat aufgrund der Perspiratio insensibilis einen täglichen Flüssigkeitsbedarf von 8 ml/kg. Werden intraoperativ die Beatmungsgase angefeuchtet, ist dieser Basisbedarf vermindert. Der Flüssigkeitsersatz für die Perspiratio insensibilis und für die operationsbedingte Sequestration in den dritten Raum erfolgt oft mit 5%iger Glukoselösung, die 0,45% NaCl enthält. Dadurch kann eine Natriumbelastung so lange gering gehalten werden, bis die transplantierte Niere ihre Funktion aufgenommen hat. Die Gewebeoxygenierung kann durch die Gabe von Erythrozytenkonzentraten verbessert werden. Falls keine kardiopulmonalen Erkrankungen vorliegen, ist der zentralvenöse Druck ein guter Parameter, um die intravenöse Flüssigkeitszufuhr zu überwachen. Durch eine optimale intraoperative Flüssigkeitstherapie kann die Frühfunktion der transplantierten Niere verbessert werden [62].

Häufig werden Diuretika verabreicht, um die Urinausscheidung der frisch transplantierten Niere zu stimulieren. Ein osmotisches Diuretikum – wie etwa Mannitol – fördert die Urinausscheidung und führt außerdem zu einer Verminderung an überschüssiger intravasaler und interstitieller Flüssigkeit. Im Gegensatz zu den Schleifendiuretika (Furosemid oder Ethacrynsäure) hängt die diuretische Wirkung des Mannitols nicht von den tubulären Konzentrationsmechanismen ab.

Im Rahmen einer Nierentransplantation wurde nach Anastomosierung der Nierenarterie schon ein Herzstillstand beschrieben [63]. Dieses Ereignis trat nach Öffnung der Gefäßklemme ein und war am ehesten durch eine plötzliche Hyperkaliämie bedingt, die durch den einsetzenden Blutfluß die kaliumhaltige Konservierungslösung aus der Transplantatniere auswusch. Falls die Arteria iliaca während der Nierenarterienanastomose abgeklemmt werden mußte, kann es beim Öffnen der Gefäßklemme zusätzlich zu einer Kaliumeinschwemmung aus der ischämischen Extremität kommen. Aus dem ischämischen Gewebe können außerdem vasodilatierende Substanzen freigesetzt werden. Ferner nimmt das Gefäßvolumen zusätzlich nach dem Öffnen der Klemme plötzlich um bis zu 300 ml zu. Dies kann zu einer Hypotonie führen, die am besten durch eine intravenöse Flüssigkeitszufuhr therapiert wird.

20.9.2 Komplikationen

Eine transplantierte Niere kann zu einer akuten immunologischen Abstoßungsreaktion führen. Diese Abstoßungsreaktion findet in den Gefäßen der transplantierten Niere statt und kann so ausgeprägt sein, daß es bereits unmittelbar nach Freigabe der Anastomose zu Durchblutungsstörungen der transplantierten Niere kommen kann. Die einzige Behandlung für diese akute Abstoßung besteht in der Entfernung der tranplantierten Niere, vor allem dann, wenn der Abstoßungsprozeß von einer disseminierten intravasalen Gerinnung begleitet wird. Auch ein postoperatives Hämatom im Transplantat kann zur Verlegung von Gefäßen oder des Harnleiters führen.

Bei einer verzögert auftretenden Abstoßungsreaktion kommt es zu Fieber, lokalem Schmerz und einer Abnahme der Urinausscheidung. Die Behandlung mit Steroiden und Antilymphozytenglobulin kann sinnvoll sein. Akute tubuläre Nekrosen, die in einer transplantierten Niere als Folge einer längeren Ischämiezeit auftreten, sind im allgemeinen durch eine Hämodialyse beeinflußbar. Die toxischen Nebenwirkungen des Cyclosporins können auch ein akutes Nierenversagen verursachen. Zur Differenzierung der verschiedenen möglichen Ursachen der Nierenfunktionsstörung wird oft eine Feinnadelbiopsie unter Ultraschallkontrolle durchgeführt.

Opportunistische Infektionen sind aufgrund der chronischen Immunsuppression nach Nierentransplantationen häufig. Die Hepatitis B war bis zur Einführung eines entsprechenden Impfstoffes ebenfalls ein großes Problem. Die Infektionsrate konnte inzwischen auf weniger als 5% gesenkt werden. Die Langzeit-Überlebensrate bei immunsupprimierten nierentransplantierten Patienten, die gleichzeitig Träger des Hepatitis-B-Oberflächenantigens sind, ist unbefriedigend. Die Inzidenz maligner Erkrankungen ist bei Transplantationspatienten 30- bis 100mal höher als in der Allgemeinbevölkerung. Es wird angenommen, daß durch die immunsuppressive Therapie körpereigene protektive Mechanismen unterdrückt werden. Das großzellige Lymphom ist eine bekannte Komplikation nach Transplantationen. Es tritt fast ausschließlich bei Patienten auf, die Zeichen einer Infektion mit dem Epstein-Barr-Virus aufweisen.

Literaturhinweise

1. Byrick, R.J., Rose, D.K.: Pathophysiology and prevention of acute renal failure: The role of the anaesthetist. Can.J. Anaesth. 1990; 37: 457–67
2. Mitch, W.E., Collier, V.U., Walser, M.: Creatinine metabolism in chronic renal failure. Clin. Sci. 1980; 58: 327–33
3. Sladen, R.N., Endo, E., Harrison, T.: Two-hour versus 22-hour creatinine clearance in critically ill patients. Anesthesiology 1987; 67: 1013–6
4. Curtis, J.R., Donovan, B.A.: Assessment of renal concentrating ability. Br. Med.J. 1979; 1: 305–5
5. Cousins, M.J., Mazze, R.I.: Methoxyflurane nephrotoxicity – a study of dose response in man. JAMA 1973; 225: 1611–6
6. Loehning, R.W., Mazze, R.I.: Possible nephrotoxicity from enflurane in a patient with severe renal disease. Anesthesiology 1974; 40: 203–5
7. Parfrey, P.S., Griffiths, S.M., Barrett, B.J., et al.: Contrast material-induced renal failure in patients with diabetes mellitus, renal insufficiency, or both. A prospective controlled study.N. Engl.J. Med. 1989; 320: 143–9
8. Barry, K.G., Mazze, R.I., Schwartz, F.D.: Prevention of surgical oliguria and renal hemodynamic suppression by sustained hydration.N. Engl.J. Med. 1964; 270: 1371–7
9. Bastron, R.D., Perkins, F.M., Pyne, J.L.: Autoregulation of renal blood flow during halothane anesthesia. Anesthesiology 1977; 46: 142–4
10. Lessard, M.R., Trepanier, C.A.: Renal function and hemodynamics during prolonged isoflurane-induced hypotension in humans. Anesthesiology 1991; 74: 860–5
11. Philbin, D.M., Coggins, C.H.: Plasma antidiuretic hormone levels in cardiac surgical patients during morphine andhalothane anesthesia. Anesthesiology 1978; 49: 95–8
12. Kharasch, E.D., Yeo, K.-T., Kenny, M.A., Buffington, C.W.: Atrial natriuretic factor may mediate the renal effects of PEEP ventilation. Anesthesiology 1988; 69: 862–9
13. Miller, E.D., Ackerly, J.A., Peach, M.J.: Blood pressure support during general anesthesia in a renin-dependent state in the rat. Anesthesiology 1978; 48: 404–8
14. Cousins, M.J., Greenstein, L.R., Hitt, B.A., Mazze, R.I.: Metabolism and renal effects of enflurane in man. Anesthesiology 1976; 44: 44–53
15. Mazze, R.I., Cousins, M.J., Barr, G.A.: Renal effects and metabolism of isoflurane in man. Anesthesiology 1974; 40: 536–42
16. Creasser, C., Stoelting, R.K.: Serum inorganic fluoride concentrations during and after halothane, fluroxene and methoxyflurane anesthesia in man. Anesthesiology 1974; 40: 536–42
17. Mazze, R.I., Calverley, R.K., Smith, N.T.: Inorganic fluoride nephrotoxicity: Prolonged enflurane and halothane anesthesia in volunteers. Anesthesiology 1977; 46: 265–71
18. Mazze, R.I., Sievenpiper, T.S., Stevenson, J.: Renal effects of enflurane and halothane in patients with abnormal renal function. Anesthesiology 1984; 60: 161–3
19. Young, S.R., Stoelting, R.K., Peterson, C., Madura,

J.A.: Anesthetic biotransformation and renal function in obese patients during and after methoxyflurane or halothane anesthesia. Anesthesiology 1975; 42: 451–7
20. Bentley, J.B., Vaughn, R.W., Miller, M.S., et al.: Serum inorganic fluoride levels in obese patients during enflurane anesthesia. Anesth. Analg. 1979; 58: 409–12
21. Eschbach, J.W., Kelley, M.R., Haley, N.R., et al.: Treatment of the anemia of progressive renal failure with recombinant human erythropoietin. N. Engl. J. Med. 1989; 321: 158–66
22. Carvalho, A.C.: Bleeding in uremia. A clinical challenge. N. Engl. J. Med. 1983; 308: 38–46
23. Fernandez, F., Goudable, C., Sie, P., et al.: Low haematocrit and prolonged bleeding time in uraemic patients: Effect of red cell transfusions. Br. J. Haematol. 1985; 59: 139–43
24. Ghoneim, M.M., Long, J.P.: the interaction between magnesium and other neuromuscular blocking agents. Anesthesiology 1970; 32: 23–7
25. Weir, P.H., Chung, F.F.: Anaesthesia for patients with chronic renal disease. Can. Anaesth. Soc. J. 1984; 31: 468–80
26. Gronert, G.A., Lambert, E.H., Theye, R.A.: The response of denervated skeletal muscle to succinylcholine. Anesthesiology 1973; 39: 13–22
27. Don, H.F., Dieppa, R.A., Taylor, P.: Narcotic analgesics in anuric patients. Anesthesiology 1975; 42: 745–7
28. Tinker, J.H., Michenfelder, J.D.: Increased resistance to nitroprusside-induced cyanide toxicity in anuric dogs. Anesthesiology 1980; 52: 40–7
29. Carter, R., Heerdt, M., Acchiardo, S.: Fluoride kinetics after enflurane anesthesia in healthy and anephric patients and in patients with poor renal function. Clin. Pharmacol. Ther. 1977; 20: 565–70
30. Bromage, P.R., Gertel, M.: Brachial plexus anesthesia in chronic renal failure. Anesthesiology 1972; 36: 488–93
31. McEllistrem, R.F., Schell, J., O'Malley, K.O., O'Toole, D.O., Cunningham, A.J.: Interscalene brachial plexus blockade with lidocaine in chronic renal failure – a pharmacokinetic study. Can. J. Anaesth. 1989; 36: 59–63
32. Beauregard, L., Martin, R., Tetrault, J.P.: Brachial plexus block and chronic renal failure. Can. J. Anaesth. 1987; 34: S118
33. Hunter, J.M., Jones, R.S., Utting, J.E.: Comparison of vecuronium, atracurium and tubocurarine in normal patients and in patients with no renal function. Br. J. Anaesth. 1984; 56: 941–50
34. Bencini, A.F., Scaf, A.H.F., Sohn, Y.J., et al.: Disposition and urinary excretion of vecuronium bromide in anesthetized patients with normal renal function or renal failure. Anesth. Analg. 1986; 65: 245–51
35. Fahey, M.R., Rupp, S.M., Canfell, C., et al.: Effect of renal function on laudanosine excretion in man. Br. J. Anaesth. 1985; 57: 1049–51
36. Parker, C.J.R., Jones, J.E., Hunter, J.M.: Disposition of infusions of atracurium and its metabolite, laudanosine, in patients in renal and respiratory failure in an ITU. Br. J. Anaesth. 1988; 61: 531–40
37. Morris, R.B., Cronnelly, R., Miller, R.D., et al.: Pharmacokinetics of edrophonium in anephric and renal transplant patients. Br. J. Anaesth. 1981; 53: 1311–3
38. Paul, M.D., Mazer, C.D., Byrick, R.J., Rose, D.K., Goldstein, M.B.: Influence of mannitol and dopamine on renal function during elective infrarenal aortic clamping in man. Am. J. Nephrol 1986; 6: 427–34
39. Tilney, N.L., Lazarus, J.M.: Acute renal failure in surgical patients. Surg. Clin. North. Am. 1983; 63: 357–77
40. Joel, M., Rosales, J.K.: Fanconi syndrome and anesthesia. Anesthesiology 1981; 55: 455–6
41. Nishikawa, T., Dohi, S.: Baroreflex function in a patient with Bartter's syndrome. Can. Anaesth. Soc. J. 1985; 32: 646–50
42. Coe, F.L., Parks, J.H., Asplin, J.R.: The pathogenesis and treatment of kidney stones. N. Engl. J. Med. 1992; 327: 1141–52
43. Celentano, W.J., Jahr, J.S., Nossaman, B.D.: Extracorporeal shock wave lithotripsy in a patient with a pacemaker. Anesth. Analg. 1992; 74: 770–2
44. Long, A.L., Venditti, F.J.: Lithotripsy in a patient with an automatic implantable cardioverter defibrillator. Anesthesiology 1991; 74: 937–8
45. Perel, A., Hoffman, B., Podeh, D., Davidson, D.J.T.: High frequency positive pressure ventilation during general anesthesia for extracorporeal shock wave lithotripsy. Anesth. Analg. 1986; 65: 1231–4
46. Berger, J.J., Boysen, P.G., Gravenstein, J.S., et al.: Failure of high frequency jet ventilation to ventilate patients adequately during extracorporeal shockwave lithotripsy. Anesth. Analg. 1987; 66: 262–3
47. Duvall, J.O., Griffith, D.P.: Epidural anesthesia for extracorporeal shock wave lithotripsy. Anesth. Analg. 1985; 64: 544–6
48. Monk, T.G., Boure, B., White, P.F., Meretyk, S., Clayman, R.V.: Comparison of intravenous sedative-analgesic techniques for outpatient immersion lithotripsy. Anesth. Analg. 1991; 72: 616–21
49. Monk, T.G., Rater, J.M., White, P.F.: Comparison of alfentanil and ketamine infusions in combination with midazolam for outpatient lithotripsy. Anesthesiology 1991; 74: 1023–8
50. Malhotra, V., Rosen, R.J., Slepian, R.L.: Life-threatening hypoxemia after lithotripsy in an adult due to shock-wave-induced pulmonary contusion. Anesthesiology 1991; 75: 529–31
51. Jensen, V.: The TURP syndrome. Can. J. Anaesth. 1991; 38: 90–7
52. Roesch, R.P., Stoelting, R.K., Lingeman, J.E., et al.: Ammonia toxicity resulting from glycine absorption during a transurethral resection of the prostate. Anesthesiology 1983; 58: 577–9
53. Ovassaian, A., Joshi, C.W., Brunner, E.A.: Visual disturbance: An unusual symptom of transurethral prostatic resection reaction. Anesthesiology 1982; 57: 332–4
54. Wang, J.M.-L., Creel, D.J., Wong, K.C.: Transurethral resection of the prostate, serum glycine levels, and ocular evoked potentials. Anesthesiology 1989; 70: 36–41
55. Hulten, J., Samra, V.J., Hyertberg, H., Palmquist, B.: Monitoring of irrigating fluid absorption during transurethral prostatectomy. A study in anaesthetized patients using a 1% ethanol tag solution. Anaesthesia 1991; 46: 349–53
56. Hahn, R.G.: Ethanol monitoring of irrigating fluid absorption in transurethral prostatic surgery. Anesthesiology 1988; 68: 867–73
57. Hahn, R., Mjoberg, M.: Immediate detection of irri-

gant absorption during transurethral prostatectomy: Case report. Can.J. Anaesth. 1989; 36: 86–8
58. Kirson, L.E., Goldman, J.M., Slover, R.B.: Low-dose intrathecal morphine for postoperative pain control in patients undergoing transurethral resection of the prostate. Anesthesiology 1989; 71: 192–5
59. Crowley, K., Clarkson, K., Hannon, V., McShane, A., Kelly, D.G.: Diuretics after transurethral prostatectomy: A double-blind controlled trial comparing furosemide and mannitol. Br.J. Anaesth. 1990; 65: 337–41
60. vanTwuyver, Mooijaart, R.J. D., tenBerge, I.J. M., et al.: Pretransplantation blood transfusion revisited. N. Engl.J. Med. 1991; 325: 1210–3
61. Cronnelly, R., Stanski, D.R., Miller, R.D., Sheiner, L.B.: Pyridostigmine kinetics with and without renal function. Clin. Pharmacol. Ther. 1980; 28: 78–81
62. Carlier, M., Squifflet, J.P.: Maximal hydration during anesthesia increases pulmonary artery pressure and improves function of human renal transplants. Transplantation 1982; 34: 701–4
63. Hirshman, C.A., Leon, D., Edelstein, G., et al.: Risk of hyperkalemia in recipients of kidneys preserved with an intracellular electrolyte solution. Anesth. Analg. 1980; 59: 283–6

21 Störungen des Wasser-, Elektrolyt- und Säure-Basen-Haushaltes

Perioperative Störungen des Wasser- und Elektrolythaushaltes oder aber Störungen des Säure-Basen-Haushaltes können zur Beeinträchtigung zahlreicher Organfunktionen führen. Beispielsweise sind bei Störungen des Elektrolythaushaltes (z.B. Natrium, Kalium, Kalzium, Magnesium) und des Wasserhaushaltes sowie des Säure-Basengleichgewichts Beeinträchtigungen des ZNS sowie kardiale und neuromuskuläre Funktionsstörungen zu erwarten. Diese Störungen treten perioperativ oft im Zusammenhang mit bestimmten Ereignissen auf (Tab. 21.1). Um Patienten mit Störungen des Wasser- und Elektrolythaushaltes richtig therapieren zu können, ist es erforderlich, über die Wasser- und Elektrolytverteilung und die Elektrophysiologie der Zellen Bescheid zu wissen. Häufig hängen die Auswirkungen von Wasser- und Elektrolytstörungen mehr von der Geschwindigkeit der Veränderung als von ihrer absoluten Größe ab.

Tab. 21.1: Ursachen von perioperativen Störungen des Wasser-, Elektrolyt- und Säure-Basen-Haushaltes

Erkrankungen
  endokrine Störungen
  Nierenerkrankungen
  gastroenterale Störungen

Medikamentöse Therapie
  Diuretika
  Kortikosteroide

Absaugen des Magensaftes über eine Magensonde

Operative Eingriffe
  transurethrale Resektion der Prostata
  Flüssigkeitsverschiebung aufgrund von Gewebstraumata
  Resektion von Abschnitten des Gastrointestinaltrakts

Narkoseführung
  intravenöse Flüssigkeitszufuhr
  alveoläre Ventilation
  Hypothermie

21.1 Verteilung des Körperwassers

Zum Zeitpunkt der Geburt ist das Körperwasser mit ungefähr 70% des Körpergewichts am höchsten (Abb. 21.1). Mit zunehmendem Alter nimmt das Gesamtkörperwasser ab. Es beträgt beim erwachsenen Mann ungefähr 60% des Körpergewichtes und bei der erwachsenen Frau ca. 50% des Körpergewichtes. Dieser Unterschied ist durch den höheren Fettanteil bei Frauen bedingt. Da Fettgewebe nahezu wasserfrei ist, bedingt ein Mehr an Fettgewebe eine Zunahme des Körpergewichtes, ohne

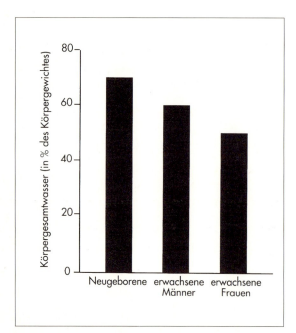

Abb. 21.1: Das Körpergesamtwasser beträgt bei einem Neugeborenen ungefähr 70%, bei einem erwachsenen Mann ca. 60% und bei einer erwachsenen Frau ungefähr 50% des Körpergewichts (in kg). Wasserfreies Fett macht bei einer erwachsenen Frau einen verhältnismäßig großen Anteil des Körpergewichts aus. Dies erklärt, warum deren Wassergehalt im Verhältnis zum Körpergewicht relativ niedrig ist.

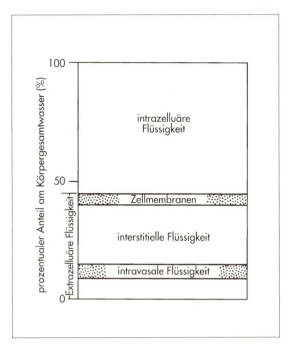

Abb. 21.2: Das Körpergesamtwasser wird je nach dessen Lokalisation in Bezug zu den Zellmembranen als intrazelluläre oder extrazelluläre Flüssigkeit bezeichnet. Die extrazelluläre Flüssigkeit wird – je nach deren Lokalisation in Bezug zu den Kapillarmembranen – weiter unterteilt in die interstitielle oder intravasale (Plasma-) Flüssigkeit. Ungefähr 55% des Körpergesamtwassers befinden sich intrazellulär, 37% interstitiell und die verbleibenden 8% intravasal.

trazelluläre Flüssigkeit macht ungefähr 55% des Körpergesamtwassers aus. Das restliche Wasser ist extrazelluläre Flüssigkeit. Die extrazelluläre Flüssigkeit wird – je nach Lokalisation des Wassers in bezug auf die Kapillarmembranen – in interstitielle Flüssigkeit und intravasale Flüssigkeit (Plasma) unterteilt. In Tab. 21.2 ist aufgelistet, wie der Wasserhaushalt dieser Flüssigkeitsräume berechnet wird.

Der Körper versucht, vor allem das intravasale Flüssigkeitsvolumen konstant zu halten. Akute Verminderungen dieses Flüssigkeitsvolumens, wie sie im Rahmen einer perioperativen Flüssigkeitsrestriktion, eines Blutverlustes oder bei einem Gewebsödem im Rahmen eines operativen Traumas (Verluste in den dritten Raum) auftreten, bewirken eine Freisetzung von antidiuretischem Hormon (ADH), von Renin und möglicherweise auch von atrialem natriuretischem Faktor. Diese Hormone normalisieren über eine Beeinflussung der Nierentubuli das intravasale Flüssigkeitsvolumen wieder. Außerdem steht das interstitielle Flüssigkeitsvolumen in einem dynamischen Gleichgewicht mit der intravasalen Flüssigkeit und dient damit als Reservoir, aus dem Wasser und Elektrolyte für den Kreislauf mobilisiert werden können. Die interstitiellen Flüssigkeitsräume können aber auch Wasser und Elektrolyte aufnehmen, falls diese Substanzen intravasal im Übermaß vorhanden sind. Periphere Ödeme sind Anzeichen eines Wasserüberschusses im interstitiellen Flüssigkeitsraum.

Der osmotische Druck bezeichnet den Druck, der notwendig ist, um den Übertritt des Lösungsmittels (Wasser) in einen anderen Flüssigkeitsraum zu verhindern. Der osmotische Druck ist die bedeutendste Kraft für die Verteilung des Wassers in den drei Hauptkompartimenten. Natrium ist das für die Plasmaosmolarität wichtigste Kation. Die Plasmaosmolarität kann für klinische Zwecke ausreichend genau abgeschätzt werden, indem die Plasmakonzentration des Natriums verdoppelt wird (Tab. 21.3). Eine erniedrigte Plasmaosmolarität (unter 285 mOsmol/l) bedeutet eine hohe Konzentration an Wasser. Eine hohe Osmolarität (mehr als 295 mOsmol/l) bedeutet eine niedrige Konzentration an Wasser.

daß es zu einer entsprechenden Zunahme des Körperwassers kommt. Ein konstantes Volumen an Körperwasser ist für die Lebensfähigkeit der Zellen notwendig. Wasser ist das Medium, in dem alle Stoffwechselvorgänge ablaufen. Außerdem stellt Wasser das Lösungs- oder Suspensionsmittel für alle Nährstoffe und gelösten Stoffe des Körpers dar.

Das Körpergesamtwasser wird in intrazelluläre und extrazelluläre Flüssigkeit unterteilt. Unterteilungskriterium ist die Lokalisation des Wassers in bezug auf die Zellmembranen (Abb. 21.2). Die in-

Tab. 21.2: Berechnung des Körpergesamtwassers und dessen Verteilung beim durchschnittlich 70 kg schweren Erwachsenen

	Männlich (Liter)	Weiblich (Liter)
Körpergesamtwasser	42 (70 x 0.6)[1]	35 (70 x 0.5)[1]
intrazelluläre FLüssigkeit	23 (42 x 0.55)[2]	19 (35 x 0.55)[2]
extrazelluläre Flüssigkeit	19 (42 x 0.45)	16 (35 x 0.45)

[1] Das Körpergesamtwasser beträgt beim erwachsenen Mann 60% und bei der erwachsenen Frau 50% des Körpergewichts
[2] Die intrazelluläre Flüssigkeit beträgt ungefähr 55% des Körpergesamtwassers.

Tab. 21.3: Berechnung der Plasmaosmolarität

Plasmaosmolarität

= 2 x (Natriumkonzentration im Plasma) + $\frac{Harnstoff}{2.8}$ + $\frac{Glukose}{18}$

Die normale Plasmaosmolarität beträgt 285–295 mOsml/l. Bei normalen Harnstoffwerten (10–20 mg/dl) und normalen Blutzuckerwerten (60–100 mg/dl) kann die Plasmaosmolarität dadurch abgeschätzt werden, daß die Plasmanatriumkonzentration verdoppelt wird. Je höher die Harnstoff- und/oder die Glukosespiegel im Plasma sind, desto größer ist deren Einfluß auf die Plasmaosmolarität.

Tab. 21.4: Zusammensetzung der extra- und intrazellulären Flüssigkeiten (mval/l; Näherungswerte).

Substanz	extrazellulär		intrazellulär
	intravasal	interstitiell	
Natrium	140	145	10
Kalium	5	4	150
Kalzium	5	2.5	<1
Magnesium	2	1.5	40
Chlorid	103	115	4
Bikarbonat	28	30	10

Die gesamte Anionenkonzentration enthält außerdem Phosphate, Sulfate, organische Säuren und negativ geladene Proteingruppen.

Infusionslösungen werden als isoton, hypoton oder hyperton bezeichnet, je nachdem, wie sich ihr effektiver osmotischer Druck im Vergleich zu dem des Plasmas verhält. Physiologische Kochsalzlösung und 5%ige Glukoselösung haben eine den Körperflüssigkeiten vergleichbare Osmolarität. Deshalb werden diese Flüssigkeiten auch als isotone Lösungen bezeichnet. Es ist jedoch wichtig zu wissen, daß es nach Verabreichung einer 5%igen Glukoselösung zu einer Metabolisierung und Aufnahme der Glukose in die Zelle kommt und dadurch eine hypotone Lösung entsteht. Das entstehende freie Wasser kann sich zwischen allen Flüssigkeitskompartimenten verteilen, wobei weniger als 10% im Intravasalraum verbleiben. Eine Ringer-Laktatlösung, die 5% Glukose enthält, ist initial hyperton (ungefähr 527 mOsmol/l). Mit Metabolisierung und Aufnahme der Glukose in die Zellen verschwindet die Hypertonizität.

An den Kapillarmembranen kommt es aufgrund des durch das Herz hervorgerufenen intravasalen Drucks zu einem hydrostatischen Druckgradienten von ungefähr 20 mm Hg. Wird diesem Druckgradienten nicht entgegengewirkt, führt er dazu, daß intravasales Wasser in den interstitiellen Flüssigkeitsraum gepreßt wird. Wenn intravasal nicht große Proteinmoleküle (hauptsächlich Albumin) vorhanden wären, für die die ungehinderte Passage über die Kapillarmembranen nicht möglich ist, würde es zu einem kontinuierlichen Verlust von intravasalem Flüssigkeitsvolumen in den interstitiellen Raum kommen. Die Proteinkonzentrationen reichen jedoch genau aus, um die hydrostatische Druckdifferenz von ungefähr 20 mm Hg zwischen dem intravasalen und interstitiellen Flüssigkeitskompartiment auszugleichen. Diese proteinbedingte osmotische Wirkung hält das zirkulierende Plasmavolumen konstant. Dieser osmotische Effekt wird als kolloid-osmotischer oder onkotischer Druck bezeichnet. Eine wichtige Möglichkeit, das zirkulierende Plasmavolumen zu erhöhen, besteht darin, Albumin zu infundieren. Albumin zieht Wasser aus dem interstitiellen in den intravasalen Flüssigkeitsraum.

21.2 Elektrolytverteilung

Die Verteilung der Elektrolyte auf die einzelnen Flüssigkeitskompartimente des Körpers ist sehr unterschiedlich (Tab. 21.4). Das wichtigste Kation der intravasalen Flüssigkeit ist das Natrium. Es kommen weiterhin noch geringe Mengen an Kalium, Kalzium und Magnesium vor. Letztendlich ist in allen Flüssigkeitskompartimenten die Gesamtkonzentration der Kationen ungefähr gleich. Diese positiven Ladungen werden durch Anionen wie z.B. Chlorid, Bikarbonat, Phosphat und negativ geladene Seitengruppen der Proteine ausgeglichen.

Natrium hat insofern eine Sonderstellung, daß Konzentrationsänderungen dieses Ions in der extrazellulären Flüssigkeit normalerweise durch eine Volumenänderung des Lösungsmittels (Wasser) und nicht durch eine Änderung des Körpergesamtgehaltes an Natrium bedingt sind. Daher muß bei der Interpretation der Plasma-Natriumkonzentration das Körpergesamtwasser berücksichtigt werden. Eine plötzliche Änderung der Natrium-Plasmakonzentration spiegelt daher meistens eine Veränderung des Gesamtflüssigkeitsgehaltes wider und nicht Änderungen des Natriumgehaltes.

Die Kaliumkonzentration im Plasma ist zwar leicht zu messen, aber nur ungefähr 2% (80 mval) des gesamten Kaliumgehaltes des Körpers befinden sich in der extrazellulären Flüssigkeit. Die größten Kaliumreserven befinden sich in der quergestreiften Muskulatur.

21.3 Elektrophysiologie der Zelle

Die Elektrophysiologie von erregbaren Zellen hängt von den intrazellulären und extrazellulären Konzentrationen an Natrium, Kalium und Kalzium ab. Ein entscheidendes Merkmal erregbarer Zellen ist ihre Fähigkeit, über ihre Zellmembranen einen Konzentrationsgradienten für Natrium und Kalium aufrechtzuerhalten. Diese ungleichmäßige Verteilung (Kaliumüberschuß in der Zelle und Natriumüberschuß außerhalb der Zelle) führt zu einem elektrochemischen Gradienten über der Zellmembran. Das Zellinnere ist im Vergleich zum Zelläußeren negativ geladen (Abb. 21.3). In Ruhe beträgt die Ladung des Zellinneren im Vergleich zum Zelläußeren ungefähr −90 mV. Dieses negative elektrische Potential des Zellinneren wird als Ruhemembranpotential bezeichnet. Ein entsprechender Reiz (elektrisch, chemisch, mechanisch) führt zu einer Permeabilitätsänderung der Zellmembran, so daß Natrium in die Zelle ein- und Kalium aus der Zelle austritt. Folge dieser Veränderung ist eine Abnahme der elektrischen Potentialdifferenz über der Zellmembran (d.h., das Ruhemembranpotential wird weniger negativ). Wenn die Potentialdifferenz über der Zell-

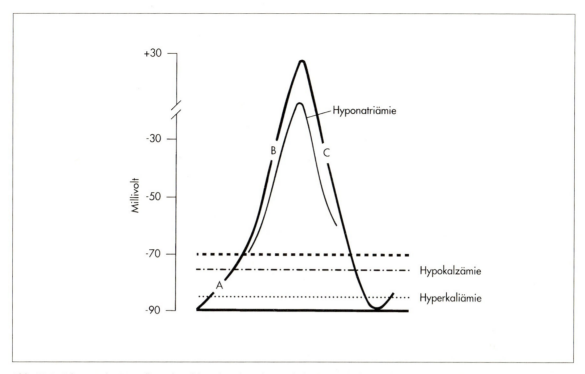

Abb. 21.3: Schematische Darstellung des elektrophysiologischen Verhaltens einer Schrittmacherzelle. Das Ruhemembranpotential (untere Linie) beträgt normalerweise −90 mV. Da Natrium und Kalium kontinuierlich die Membran überschreiten, kommt es zu einer zunehmenden spontanen Depolarisation (A). Ist das Schwellenpotential (obere gestrichelte Linie) von ungefähr −70 mV erreicht, kommt es zu einer plötzlichen Zunahme der Membranpermeabilität für Natrium, und eine nun auftretende schnelle Depolarisation (B) führt zur Ausbildung eines Aktionspotentials. Nachdem sich das Aktionspotential ausgebreitet hat, wird die ursprüngliche Permeabilität der Zellmembran wiederhergestellt. Natrium wird aus der Zelle gepumpt und es kommt zur Repolarisation (C). Störungen der Elektrolytkonzentrationen beeinflussen das elektrophysiologische Verhalten der Zellen. Zum Beispiel vermindert eine Hyponatriämie die Amplitude des Aktionspotentials. Eine Hyperkaliämie verursacht ein weniger negatives Ruhemembranpotential. Eine Hypokalzämie bewirkt ein stärker negatives Schwellenpotential.

membran noch ungefähr −70 mV beträgt, kommt es plötzlich zu einem zusätzlichen Einstrom von Natrium. Hierdurch kehrt sich die elektrische Potentialdifferenz um. Es entsteht ein Aktionspotential.

Die Elektrophysiologie der Zellen und die Aktionspotentiale werden durch Veränderungen der Elektrolytkonzentrationen beeinflußt (Abb. 21.3). Der entscheidende Faktor für das Ruhemembranpotential ist der Kaliumgradient über der Zellmembran. Eine Erhöhung der extrazellulären Kaliumkonzentration führt zu einem weniger negativen Ruhepotential, das näher beim Schwellenwert liegt. Dagegen ist bei einer erniedrigten extrazellulären Kaliumkonzentration das Ruhepotential stärker negativ. Die Erregbarkeit der Zellen ist zum Teil von der Differenz zwischen Ruhepotential und Schwellenpotential abhängig. Da bei einer Hyperkaliämie das Ruhemembranpotential näher an das Schwellenpotential rückt, reicht nun ein geringerer Impuls aus, um ein Aktionspotential auszulösen. Daher ist die Erregbarkeit der Zellen bei einer Hyperkaliämie gesteigert. Auch die Auswirkungen von Kalium auf die spontane Depolarisation und die Reizleitungsgeschwindigkeit neuronaler Impulse müssen berücksichtigt werden, falls abgeschätzt werden soll, wie sich Veränderungen der Elektrolytkonzentrationen auf die Erregbarkeit der Zellen auswirken können. Z. B. ist bei einem Abfall der Plasma-Kaliumkonzentration die spontane Depolarisationsfrequenz erhöht, während hohe extrazelluläre Kaliumkonzentrationen die Leitungsgeschwindigkeit neuronaler Impulse verlangsamen. Werden alle diese Faktoren berücksichtigt, ist es letztlich schwierig, zuverlässig vorherzusagen, was für Auswirkungen Veränderungen der Kaliumkonzentration auf die Erregbarkeit der Zellen haben. Für die Erregbarkeit der Zellen und die Ausbildung eines Aktionspotentials ist auch Natrium notwendig. Bei einer Hyponatriämie wird die Höhe des Aktionspotentials vermindert. Auch Kalzium ist für die Aufrechterhaltung des Schwellenpotentials notwendig.

21.4 Überschuß an Körpergesamtwasser

Kennzeichen eines Überschusses an Körpergesamtwasser ist eine Erniedrigung der Plasma-Natriumkonzentration unter 135 mmol/l. Gleichzeitig liegt ein normales oder erhöhtes intravasales Flüssigkeitsvolumen vor. Da die Nieren normalerweise in der Lage sind, auch größere Wassermengen auszuscheiden, ist bei Patienten mit einem erhöhten Körpergesamtwasser eine eingeschränkte Nierenfunktion zu vermuten. Die Fähigkeit der Nieren, Wasser auszuscheiden, ist z.B. bei Patienten mit Herzinsuffizienz, Nephrose oder Leberzirrhose vermindert. Bei diesen Erkrankungen können periphere Ödeme als Zeichen eines erhöhten Körpergesamtwassers auftreten.

Ein erhöhtes Körpergesamtwasser kann auch durch eine unangemessene Sekretion von antidiuretischem Hormon bedingt sein. Hierbei treten jedoch keine Ödeme auf (vgl. Abschnitt: "Unangemessene Sekretion des antidiuretischen Hormons"). Die Aufnahme großer Wasservolumina (z.B. im Rahmen einer transurethralen Resektion der Prostata) kann zu einer iatrogenen Wasserintoxikation führen (vgl. Kapitel 20). Ein Überschuß an Körpergesamtwasser führt – unabhängig von der Ätiologie – zu einem Abfall der Plasma-Natriumkonzentration und zu einem Abfall der Plasmaosmolarität.

21.4.1 Symptome

Die Symptome eines Überschusses an Körpergesamtwasser hängen von der Natrium-Plasmakonzentration ab und davon, wie schnell die Natrium-Plasmakonzentration abfällt. Bei einem Überschuß an Körpergesamtwasser sind die Plasmaosmolarität und der Hämatokrit erniedrigt. Bluthochdruck, erhöhter zentraler Venendruck und Lungenödem können weitere Symptome eines Überschusses an Körpergesamtwasser sein. Falls die Wasserretention so groß ist, daß die Plasma-Natriumkonzentration unter 120 mval/l abfällt, ist die Wahrscheinlichkeit zentralnervöser Symptome, die von Verwirrung bis Eintrübung reichen können, hoch. Ein weiterer Abfall bis unter 110 mval/l kann zu zerebralen Krampfanfällen und Koma führen. Diese zentralnervösen Störungen weisen am ehesten auf ein Hirnödem und einen erhöhten intrakraniellen Druck hin. Falls die Plasma-Natriumkonzentration unter 100 mval/l abfällt, können Herzrhythmusstörung wie z.B. ein Kammerflimmern auftreten.

21.4.2 Therapie

Bei exzessiv erhöhtem Körpergesamtwasser können eventuell notfallmäßige Therapiemaßnahmen notwendig sein, um den Wassergehalt des Gehirns zu reduzieren. Hierzu können hypertone Kochsalzlösung, Mannitol oder Furosemid verabreicht werden. Als grobe Richtschnur kann gelten, daß 1 ml einer 5%igen Kochsalzlösung die Natriumkonzentration von einem Liter Körpergesamtwasser um 1 mmol anhebt. Um z.B. bei einem 70 kg schweren erwachsenen Mann (angenommenes Körpergesamtwasser 42 l) die Plasma-Natriumkonzentration von 130 auf 140 mval/l zu erhöhen, würden ungefähr 420 ml einer 5%igen Kochsalzlösung (1 ml × 10 mmol × 42 l) benötigt. Die Infusionsgeschwindigkeit für Natrium kann zwischen 30 Minuten und mehreren Stunden variiert werden und ist von der Dringlichkeit der entsprechenden Situation abhängig. Die Natriumzufuhr sollte unterbrochen werden, wenn die zerebralen Krämpfe aufhören oder die Herzrhythmusstörungen verschwunden sind. Im Gegensatz zu einer hypertonen Kochsalzlösung zieht Mannitol nicht nur Wasser aus den Zellen, sondern es führt auch zu einer osmotischen Diurese. Sowohl Kochsalzlösung als auch Mannitol führen initial zu einer Vergrößerung des extrazellulären Flüssigkeitsvolumens.

21.4.3 Unangemessene Sekretion des antidiuretischen Hormons

Eine unangemessene Sekretion des antidiuretischen Hormons (ADH) führt zu Wasserretention, geringer Ausscheidung eines hochkonzentrierten Urins und Verdünnungshyponatriämie. Gleichzeitig ist die Natriumausscheidung über den Urin erhöht, wodurch die Plasma-Natriumkonzentration weiter abnimmt. Trotz dieses gesteigerten Natriumverlustes kommt es zu keiner Hypovolämie, da die gleichzeitige Wasserretention zu einer Vergrößerung des intravasalen Flüssigkeitsvolumens führt. Von einer unangemessenen Sekretion des antidiuretischen Hormons kann ausgegangen werden, wenn kein physiologischer Reiz vorliegt, der die Freisetzung dieses Hormons stimuliert.

Eine unangemessene Sekretion des antidiuretischen Hormons wurde nach einer Reihe von Ereignissen beschrieben (Tab. 21.5), auch in der postoperativen Phase sollte daran gedacht werden. Als Reaktion auf den operativen Eingriff kommt es postoperativ normalerweise zu einer vermehrten Freisetzung des antidiuretischen Hormons für bis zu 96 Stunden [1, 2]. Eine Hyponatriämie ist tatsächlich die häufigste akute biochemische Veränderung nach einem operativen Eingriff. Die wahrscheinlichste Ursache für diese Hyponatriämie ist eine akute Vergrößerung des intravasalen Flüssigkeitsvolumens aufgrund einer hormonell gesteigerten Wasserrückresorption in den Nierentubuli. Diese überschießende Freisetzung von ADH (zusätzlich kommt es auch zu einer vermehrten Aldosteronfreisetzung) kann eine verstärkte Reaktion auf das während großer Operationen häufig erniedrigte intra-

Tab. 21.5: Ursache für eine unangemessene Sekretion von antidiuretischen Hormonen

postoperative Phase

intermittierende Überdruckbeatmung

endokrine Störungen
  Nebenniereninsuffizienz
  Zerstörung des Hypophysenvorderlappens

Lungenkarzinom

Funktionsstörung des ZNS
  Infektion
  Blutung
  Trauma

Medikamente
  Chlorpropamid
  Opioid
  Diuretika
  Antimetabolite

vasale Flüssigkeitsvolumen sein (Abb. 21.4). Schnelle Erniedrigungen der Plasma-Natriumkonzentration insbesondere unter 110 mval/l können zu Hirnödem und zerebralen Krampfanfällen führen. Die intravenöse Verabreichung natriumfreier Lösungen kann bei Patienten, die postoperativ oligurisch werden, zu Hyponatriämie, zerebralen Krampfanfällen und bleibenden Hirnschädigungen führen [3].

Liegen im Urin eine unangemessen hohe Natriumkonzentration und Osmolarität vor und bestehen gleichzeitig eine Hyponatriämie und eine verminderte Plasmaosmolarität (niedriger als 280 mOsmol/l), ist dies praktisch beweisend für eine unangemessene Sekretion des antidiuretischen Hormons. Die Initialtherapie besteht in einer Reduktion der Wasserzufuhr auf 500 ml pro Tag. Wird eine negative Wasserbilanz herbeigeführt, nimmt die Freisetzung des antidiuretischen Hormons ab. Eine Wasserrestriktion ist oft die einzig notwendige Therapie in der postoperativen Phase, falls es sich um eine vorübergehende Sekretionsstörung des antidiuretischen Hormons handelt. Um die Wirkung des antidiuretischen Hormons in den Nierentubuli zu antagonisieren, kann Demeclocyclin verabreicht werden. Restriktion der Flüssigkeitszufuhr und Verabreichung von Demeclocyclin sind jedoch nicht sofort wirksam und stellen daher bei der Therapie von Patienten, die akute neurologische Symptome auf Grund der Hyponatriämie entwickeln, nicht das Mittel der 1. Wahl dar. Bei diesen Patienten ist es sinnvoll, eine hypertone Kochsalzlösung zu infundieren, um damit die Plasma-Natriumkonzentration um 0,5 mval/l × h anzuheben. Bei einer allzu schnellen Korrektur einer symptomatischen Hyponatriämie kann es zu fatalen neurologischen Störungen kommen, die als zentrale pontine Myelinolyse bekannt sind [3–5].

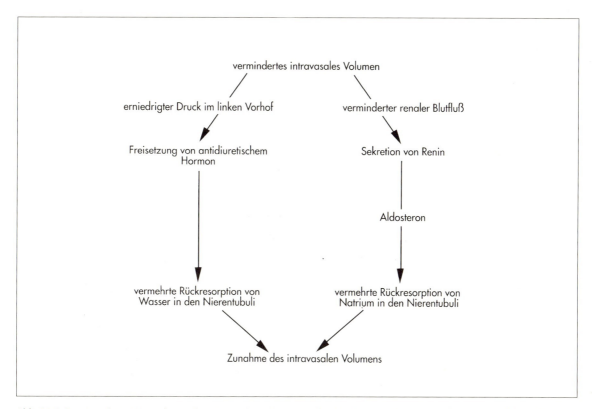

Abb. 21.4: Bei einer akuten Verminderung des intravasalen Volumens werden Regulationsmechanismen in Gang gesetzt, die eine Zunahme des intravasalen Volumens bewirken.

21.4.4 Narkoseführung

Bei der Narkoseführung muß berücksichtigt werden, daß möglicherweise Nieren-, Herz- oder Lebererkrankungen vorliegen, die für einen Überschuß an Körpergesamtwasser verantwortlich sind. Bei einer verminderten zellulären Erregbarkeit aufgrund einer niedrigen Plasma-Natriumkonzentration könnte auch die myokardiale Kontraktilität vermindert sein und eine verstärkte Empfindlichkeit gegenüber nicht-depolarisierenden Muskelrelaxantien bestehen. An eine eventuell verminderte myokardiale Kontraktilität sollte gedacht werden, falls – insbesondere bei Anwendung negativ inotroper Anästhetika – eine Hypotension auftritt. Nicht-depolarisierende Muskelrelaxantien sollten entsprechend titriert und der Relaxationsgrad mittels eines peripheren Nervenstimulators überprüft werden.

21.5 Defizit an Körpergesamtwasser

Kennzeichen eines Defizits an Körpergesamtwasser ist eine Plasma-Natriumkonzentration von über 145 mval/l. Ein reiner Wasserverlust ist selten, da in den meisten Situationen, in denen es zu einem Wasserverlust kommt, auch ein Elektrolytverlust auftritt. Ursachen eines reinen Wasserverlustes sind z.B. ein Mangel an antidiuretischem Hormon (Diabetes insipidus) oder eine Resistenz der Nierentubuli gegenüber den Wirkungen dieses Hormons. Eine Resistenz der Nierentubuli gegen antidiuretischem Hormon kann im Rahmen einer Hyperkalzämie, Hypokaliämie und einer chronischen Nephritis auftreten und damit zu einem reinen Wasserverlust führen. Ein reiner Wassermangel kann auch bei älteren oder verwirrten Patienten auftreten, die trotz Durstgefühl keine Flüssigkeit aufnehmen. Auch eine langfristige maschinelle Beatmung mit nicht angefeuchteten Beatmungsgasen kann zu einem ausgeprägten Wasserverlust führen.

21.5.1 Symptome

Die bei einem Mangel an Körpergesamtwasser auftretenden Symptome weisen darauf hin, daß der Wassermangel in allen Flüssigkeitskompartimenten vorliegt. Z.B. sind die Schleimhäute trocken und der Hautturgor ist vermindert. Falls eine schwere Dehydratation vorliegt, sind Blutdruck, zentraler Venendruck und Urinausscheidung erniedrigt, die Herzfrequenz ist erhöht. Oft besteht eine orthostatische Hypotension. Eine periphere Zyanose ist durch eine verminderte periphere Durchblutung mit stark erniedrigter Sättigung des venösen Blutes bedingt. Es kann zu Störungen des zentralen Nervensystems kommen (Eintrübung, Koma). Da sowohl intrazelluläres als auch extrazelluläres Flüssigkeitsvolumen vermindert sind, wird sich der Hämatokritwert vermutlich nicht wesentlich erhöhen. Harnstoff-Stickstoff- (BUN) und Plasma-Kreatininkonzentration steigen an, falls die Hypovolämie eine Erniedrigung von Blutdruck und Herzminutenvolumen und damit eine Verminderung von renalem Blutfluß und glomerulärer Filtrationsrate verursacht. Falls die Nieren normal funktionieren, kommt es zu einer maximalen Konzentrierung des Urins. Es wird ein Urin mit hoher Osmolarität (über 800 mOsmol/l) und hohem spezifischem Gewicht (über 1030) ausgeschieden. Da periphere Ödeme fehlen, wird deutlich, daß für die erhöhte Plasma-Natriumkonzentration ein vermindertes Körpergesamtwasser verantwortlich ist.

21.5.2 Therapie

Die Therapie eines Defizits an Körpergesamtwasser besteht darin, freies Wasser zu verabreichen. Die Wasserzufuhr richtet sich nach der Abnahme des Körpergewichts oder häufiger danach, wie stark die Plasma-Natriumkonzentration erhöht ist. Eine sinnvolle Vorgehensweise besteht darin, 5%ige Glukoselösung zu infundieren, wobei verabreichtes Volumen und Infusionsgeschwindigkeit sich nach den Veränderungen von Blutdruck, zentralem Venendruck, Urinausscheidung und wiederholten Bestimmungen der Plasma-Natriumkonzentration richten müssen. Es sollte beachtet werden, daß das Hirnvolumen nicht unbedingt in demselben Ausmaß abnimmt wie das Körpergesamtwasser, insbesondere wenn die Dehydratation langsam auftritt. Falls ein Defizit an Körpergesamtwasser zu schnell ausgeglichen wird, kann das Gehirn übermäßig Wasser aufnehmen, und es kann sich ein Hirnödem entwickeln. Um einen Hirnschaden durch zu schnelle Korrektur zu vermeiden, ist eine langsame Senkung der Natriumkonzentration um höchstens 0,5 mmol/l × h anzuraten [3–5].

21.5.3 Narkoseführung

Liegt aufgrund eines verminderten Körpergesamtwassers ein intravasaler Flüssigkeitsmangel vor, kommt es bei Einleitung und Aufrechterhaltung der Narkose häufig zu einem Blutdruckabfall. Insbesondere eine periphere Vasodilatation aufgrund von Opioiden, Barbituraten oder volatilen Anästhetika kann eine Hypovolämie demaskieren. Bei Gabe von Ketamin kommt es trotz Vorlage eines intravasalen Volumenmangels seltener zu einem Blutdruckabfall. Eine intermittierende positive Überdruckbeatmung sowie ein Blutverlust führen bei diesen Patienten häufig zu einem verstärkten Blutdruckabfall.

Durch das verminderte intravasale Flüssigkeitsvolumen ist bei Medikamenten, deren Verteilung hauptsächlich auf den extrazellulären Flüssigkeitsraum beschränkt ist, das Verteilungsvolumen vermindert (z.B. nicht-depolarisierende Muskelrelaxantien). Daher ist es denkbar, daß diese Patienten empfindlicher auf Muskelrelaxantien reagieren. Um das notwendige Flüssigkeitsvolumen und die Infusionsgeschwindigkeit besser steuern zu können, ist die Kontrolle von kardialen Füllungsdrücken und Urinausscheidung hilfreich.

21.6 Natriumüberschuß

Ein zu hohes Körpergesamtnatrium zeigt sich an einer Plasma-Natriumkonzentration von über 145 mval/l. Die Nieren regulieren den Natriumgehalt sehr genau, so daß eine übermäßige Anhäufung von Natrium nahezu unmöglich ist, es sei denn, es liegt eine eingeschränkte Nierenfunktion vor. So kommt es z.B. bei Patienten mit Herzinsuffizienz, nephrotischem Syndrom oder Leberzirrhose mit Aszites oft zu einer Einschränkung der Natriumausscheidung. Eine gesteigerte Natriumrückresorption über die Nierentubuli ist dagegen typisch für eine übermäßige Aldosteronsekretion durch die Nebennierenrinde. Bei Patienten mit einem primären Hyperaldosteronismus stehen die Symptome einer Hypernatriämie im Vordergrund, Symptome einer Vergrößerung des interstitiellen Flüssigkeitsvolumens liegen kaum vor. Es muß beachtet werden, daß die häufigste Ursache einer Hypernatriämie kein Überschuß an Körpergesamtnatrium ist, sondern vielmehr eine Verminderung des Körpergesamtwassers.

21.6.1 Symptome

Periphere Ödeme sind das Hauptmerkmal eines erhöhten Natriumgehaltes des Körpers. Die interstitiellen Flüssigkeitsräume können jedoch bei gesunden Erwachsenen um mehr als 5 l zunehmen, bevor Ödeme nachweisbar werden. Andere Merkmale eines Natriumüberschusses im Körper sind z.B. Aszites, Pleuaerguß sowie ein erhöhter Blutdruck als Ausdruck eines erhöhten intravasalen Flüssigkeitsvolumens.

21.6.2 Therapie

Die Therapie eines Natriumüberschusses besteht darin, die Natriumausscheidung über die Nieren zu erleichtern. Dies kann durch die Verabreichung solcher Diuretika erreicht werden, die die Natriumrückresorption über die Nierentubuli verhindern. Differentialtherapeutisch sollte hierbei ein Ödem bei Herzinsuffizienz mit Furosemid und ein Ödem bei zugrundeliegender Leberzirrhose mit Spironolacton behandelt werden.

21.6.3 Narkoseführung

Bei der Narkoseführung dieser Patienten muß das erhöhte intravasale Flüssigkeitsvolumen beachtet werden. Ansonsten sind keine speziellen Dinge zu berücksichtigen. Obwohl das Verteilungsvolumen für parenteral zugeführte Medikamente vergrößert ist, scheinen deren Wirkungen nicht in bestimmter Weise verändert zu sein. Im Tierversuch kommt es bei einer plötzlichen Erhöhung der Natriumkonzentration im Liquor cerebrospinalis und einer dadurch bedingten Hyperosmolarität zu einem erhöhten Halothanbedarf (Abb. 21.5) [6].

21.7 Natriummangel

Bei einem verminderten Natriumgehalt des Körpers beträgt die Plasma-Natriumkonzentration unter 135 mmol/l. Ein starker Natriumverlust kann durch Erbrechen, Durchfall, Schwitzen, Verbrennungen dritten Grades und Verabreichung von Thiaziddiuretika bedingt sein. Ähnlich wie bei einem Natriumüberschuß ist zu beachten, daß die häufigste Ursache einer Hyponatriämie nicht ein Natriummangel, sondern eine Störung des Wassergehaltes, nämlich ein Überschuß an Körpergesamtwasser ist.

21.7.1 Symptome

Ein Natriumdefizit des Körpers äußert sich in einem verminderten intravasalen Flüssigkeitsvolumen und einem erniedrigten Herzminutenvolumen. Dagegen liegt bei einer Hyponatriämie aufgrund eines Überschusses an Körpergesamtwasser ein erhöhtes intravasales Flüssigkeitsvolumen vor. Zu den Symptomen eines verminderten intravasalen Flüssigkeitsvolumens gehören erniedrigter Blutdruck, erniedrigter zentraler Venendruck, verminderte glomeruläre Filtrationsrate und erhöhte Herzfrequenz. Der Hämatokrit ist typischerweise erhöht. Dies ist durch eine Verminderung des intravasalen Flüssigkeitsvolumens ohne gleichzeitigen Verlust an Erythrozyten bedingt.

Ein erniedrigtes interstitielles Flüssigkeitsvolumen und ein gleichzeitiger Natriummangel des Körpers äußern sich in einem verminderten Hautturgor. Da die Hautelastizität aber auch durch die subkutane Fettschicht beeinflußt werden kann, ist insbesondere die Stirn gut geeignet, um den Hautturgor zu beurteilen. Ein Elastizitätsverlust der Haut im Bereich der Extremitäten kann nur schlecht von einem altersbedingt schwachen Hautturgor unterschieden werden.

21.7.2 Therapie

Die Therapie eines Natriumdefizites ist schwierig, da normalerweise ein gleichzeitiger Verlust an Körperwasser vorliegt. Das Natriumdefizit kann aus der

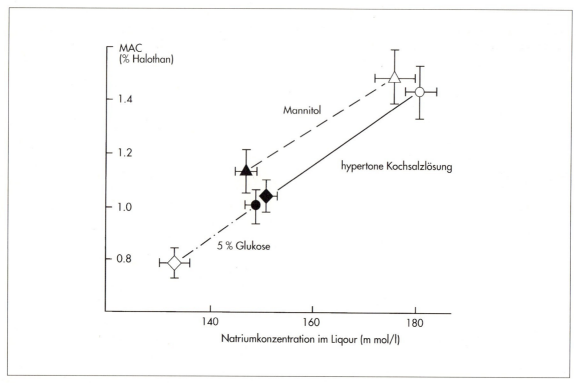

Abb. 21.5: Der Anästhetikabedarf für Halothan (MAC) verändert sich im Tiermodell parallel zu den durch eine Infusion mit Mannitol, hypertoner Kochsalzlösung oder 5%iger Glukoselösung verursachten Veränderung der Natriumkonzentration und der Osmolarität des Liquor cerebrospinalis.
(Nach Tanifuji Y, Eger El. Brain sodium, potassium and osmolarity: Effects on anesthetic requirement. Anesth Analg 1978; 57: 404–410. Mit freundlicher Genehmigung.)

Plasma-Natriumkonzentration und dem angenommenen Gesamtkörperwasser näherungsweise abgeschätzt werden (Tab. 21.6). Selbst wenn ein beträchtliches Natriumdefizit errechnet wurde, sollte der Einsatz von hypertonen Kochsalzlösungen nur einer symptomatischen Hyponatriämie vorbehalten sein. Eine Hyponatriämie führt vermutlich erst dann zu Symptomen, wenn die Plasma-Natriumkonzentration unter 110 mmol/l abfällt.

21.7.3 Narkoseführung

Die Überlegungen, die bei der Narkoseführung von Patienten mit einem Natriummangel berücksichtigt werden müssen, sind ähnlich denen, wie sie für Patienten mit einem verminderten Körpergesamtwasser beschrieben wurden. Im Tierversuch führt eine schnelle Erniedrigung der Natriumkonzentration des Liquor cerebrospinalis und eine dadurch bedingte Erniedrigung der Osmolarität zu einem verminderten Halothanbedarf (Abb. 21.5) [6].

21.8 Hyperkaliämie

Eine Hyperkaliämie (Plasma-Kaliumkonzentration über 5,5 mmol/l) kann durch eine Zunahme des Kaliumgehaltes oder durch eine Verteilungsstörung des Kaliums zwischen Intra- und Extrazellulärraum bedingt sein (Tab. 21.7).

21.8.1 Erhöhter Kaliumgehalt des Körpers

Ein erhöhter Kaliumgehalt des Körpers tritt auf, falls die Nieren nicht mehr in der Lage sind, genügend Kaliumionen auszuscheiden, um die Plasma-Kaliumkonzentration unter 5,5 mmol/l zu halten. Ein akutes oligurisches Nierenversagen ist eine typische

Tab. 21.6: Berechnung des Natriumdefizits des Körpers

Natrium-Defizit	= 140 − Natrium-Plasma-Konzentration x Körpergesamtwasser (Körpergewicht in kg x 0,6)

Beispiel: Das voraussichtliche Natrium-Defizit eines 80 kg schweren Mannes mit einer Natrium-Plasma-Konzentration von 120 mval/l würde sich folgendermaßen errechnen

= (140−120) x (80 x 0,6)
= 19   x 48
= 960 mmol

Tab. 21.7: Ursachen einer Hyperkaliämie

erhöhter Kaliumgehalt des Körpers
  akutes oligurisches Nierenversagen
  chronisches Nierenversagen
  Hypoaldosteronismus
  medikamentöse Hemmung der Kaliumausscheidung
    Triamteren
    Spironolacton
    nicht-steroidale Antiphlogistika
  medikamentöse Hemmung des Renin-Angiotensin-Aldosteron-Systems
    Betarezeptorenantagonisten
    Angiotensin-converting-Enzym-Hemmer

gestörte Verteilung des Kaliums zwischen intra- und extrazellulärem Raum
  Succinylcholin
  respiratorische und metabolische Azidose
  Hämolyse
  Zellzerstörung aufgrund einer Krebs-Chemotherapie
  iatrogene Bolusgaben

Pseudohyperkaliämie

Ursache einer Hyperkaliämie. Patienten mit einer chronischen Nierenerkrankung entwickeln eine Hyperkaliämie erst dann, wenn die glomeruläre Filtrationsrate unter 15 ml/min abfällt. Patienten mit einer schweren Nierenerkrankung, bei denen jedoch noch keine Hämodialyse notwendig ist, können leicht eine Hyperkaliämie entwickeln, falls ihnen vermehrt Kalium zugeführt wird. Diese Gefahr muß berücksichtigt werden, falls bei Patienten mit einer chronischen Nierenerkrankung z.B. Penicillin (1,7 mmol Kalium pro 1 Million Einheiten Penicillin) oder gelagertes Vollblut (1 mmol Kalium/l und Tag Lagerungszeit) verabreicht wird. Ein Hypoaldosteronismus drosselt die Kaliumausscheidung über die Nieren. Dadurch kann es zu einer Hyperkaliämie kommen. Auch die zu den Aldosteronantagonisten gehörenden Diuretika wie Spironolacton und Triamteren können die renale Kaliumausscheidung vermindern.

21.8.2 Störung der Kaliumverteilung

Eine Störung der Kaliumverteilung zwischen intra- und extrazellulärem Volumen kann zu einer Hyperkaliämie führen, selbst dann, wenn der Kaliumgesamtgehalt des Körpers normal ist. Es ist z.B. gut bekannt, daß bei Patienten mit Verbrennungtrauma, Querschnittsymptomatik oder Muskeltrauma nach Succinylcholingabe eine verstärkte Freisetzung des intrazellulären Kaliums und damit eine Hyperkaliämie auftreten kann. Auch eine respiratorische oder metabolische Azidose begünstigt den Kaliumübertritt von intra- nach extrazellulär. So kann es bei einem Abfall des arteriellen pH-Wertes um 0,1 – wie dies z.B. bei einer Erhöhung des CO_2-Partialdruckes um 10 mm Hg der Fall ist – zu einem Anstieg der Plasma-Kaliumkonzentration um ungefähr 0,5 mmol/l kommen (Abb. 21.6) [7]. Auch bei einem Tumorzerfall kann es durch Freisetzung intrazellulären Kaliums zu einem Anstieg des Plasma-Kaliumspiegels kommen. Dies ist vor allem bei Patienten zu beachten, die im Rahmen einer Leukämie oder Lymphomtherapie Krebschemotherapeutika erhalten. Auch falls Kaliumchlorid einer Infusions-

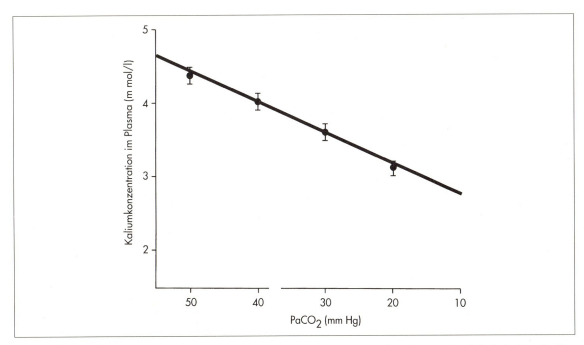

Abb. 21.6: Die Kalium-Plasma-Konzentrationen (Mittelwert ± SE) sind direkt vom arteriellen CO_2-Partialdruck ($PaCo_2$) abhängig. Eine Änderung des $PaCo_2$ um 10 mmHg führt zu einer entsprechenden Änderung der Kalium-Plasma-Konzentration von ungefähr 0,5 mmol/l. (Edwards R, Winnie AP, Ramamurthy S. Acute hypocapneic hypokalemia: An iatrogenic anesthetic complication. Anesth Analg 1977; 56: 786–92 Reprinted with permission from IARS.)

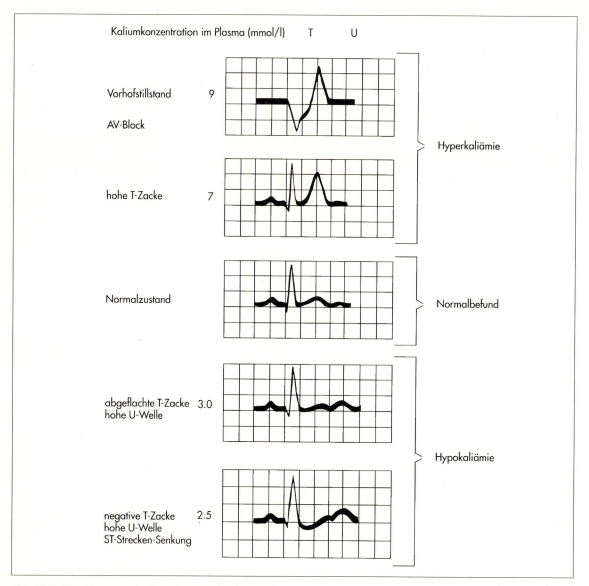

Abb. 21.7: EKG-Alterationen bei Veränderungen der Plasma-Kaliumkonzentration.
(Nach Goudsouzian NG, Karamanian A. The electrocardiogram. In: Physiology for the Anesthesiologist. E. Norwalk, CT. Appelton-Century-Crofts, 1977; 37. Mit freundlicher Genehmigung.)

flasche zugesetzt und unzureichend vermischt wird, kann der Patient eine Art Bolusinjektion erhalten und damit eine iatrogene Hyperkaliämie entwickeln [8]. Diese Gefahr einer unzureichenden Vermischung ist zu vernachlässigen, falls beim Einspritzen des Kaliumchlorids in die Infusionsflasche diese umgedreht wird, der Flaschenhals also nach oben zeigt.

21.8.3 Symptome

Bei einem plötzlichen Anstieg der Plasma-Kaliumkonzentration sind Nebenwirkungen zu erwarten. Im Gegensatz hierzu kommt es bei einer chronischen Hyperkaliämie eher zu einer Normalisierung des extra-/ intrazellulären Kaliumgradienten, und das Ruhemembranpotential erregbarer Zellen bleibt dadurch fast normal. Wichtiger als die absolute Plasma-Kaliumkonzentration ist der intra-/extrazelluläre Kaliumgradient. Dies wird auch dadurch unterstützt, daß Patienten mit einer chronischen Hyperkaliämie oft asymptomatisch sind.

Die schlimmsten Auswirkungen einer Hyperkaliämie treten am Reizleitungssystem des Herzens auf. Typische Veränderungen im EKG bei einer Hyperkaliämie sind ein verlängertes PR-Intervall mit zunehmendem Verlust der P-Welle, verbreiterte QRS-Komplexe und spitzhohe T-Wellen (Abb. 21.7) [9]. Kammertachykardie und Kammerflimmern können auftreten. Am häufigsten kommt es

Tab. 21.8: Behandlung einer Hyperkaliämie

	Dosis	Wirkmechanismus	Wirkungseintritt	Wirkdauer
Kalziumgluconat	10–20 ml einer 10%igen Lsg. i.v.	direkter Antagonismus	schnell	15–30 min
Natriumbikarbonat	50–100 mmol i.v.	Kaliumverschiebung nach intrazellulär	15–30 min	3–6 h
Glucose und Insulin	25–50 g Glucose mit 10–20 IE Altinsulin i.v.	Kaliumverschiebung nach intrazellulär	15–30 min	3–6 h
Hyperventilation	$PaCO_2$: 25–30 mm Hg	Kaliumverschiebung nach intrazellulär	schnell	
Polystyrolharze (z.B. Resonium A)		Kaliumentfernung	1–3 h	
Peritonealdialyse		Kaliumentfernung	1–3 h	
Hämodialyse		Kaliumentfernung	schnell	

jedoch bei einer Hyperkaliämie zu einem Herzstillstand in der Diastole. Unter Umständen kann es schwierig sein, diese EKG-Veränderungen von einer Kammerautomatie oder einem akuten Herzinfarkt zu unterscheiden.

Ob EKG-Veränderungen auftreten, hängt sowohl vom absoluten Plasma-Kaliumwert als auch davon ab, wie schnell die Plasma-Kaliumkonzentration angestiegen ist. Beträgt die Plasma-Kaliumkonzentration über 7 mval/l, liegen häufig Reizleitungsstörungen vor. Diese EKG-Veränderungen können jedoch schon bei niedrigeren Plasma-Kaliumkonzentrationen auftreten, falls die Kaliumkonzentration schnell angestiegen ist. Eine spitzhohe T-Welle ist zwar charakteristisch, sie kommt jedoch nur bei weniger als 25% der Patienten mit einer Hyperkaliämie vor.

Durch einer Verminderung des intra-/extrazellulären Gradienten kommt es bei einer Hyperkaliämie zu einer Beeinträchtigung der neuromuskulären Funktion. Wahrscheinlich ist dies die Erklärung für die oft bei diesen Patienten zu beobachtende Muskelschwäche.

21.8.4 Therapie

Eine Therapie ist umgehend einzuleiten, falls hyperkaliämietypische EKG-Veränderungen oder eine Plasma-Kaliumkonzentration von über 6,5 mmol/l vorliegen (Tab. 21.8). Das Ziel der Sofortbehandlung bei einer Hyperkaliämie ist es, die unerwünschten kardialen Kaliumwirkungen zu antagonisieren (durch intravenöse Kalziumgabe) und die Kaliumaufnahme vom Plasma in die Zellen zu erzwingen (durch intravenöse Gabe von Glukose, Insulin, Bikarbonat und Hyperventilation). Insulin wird zugesetzt, um sicherzustellen, daß Glukose und damit auch Kalium in die Zellen aufgenommen wird. Dies sind jedoch nur vorübergehende Maßnahmen. Es sollten gleichzeitig Maßnahmen zur beschleunigten Ausscheidung von Kalium eingeleitet werden (Kationenaustauscher). Falls diese Therapiemaßnahmen nicht kurzfristig erfolgreich sind, muß eine Hämodialyse durchgeführt werden. Falls die Plasma-Kaliumkonzentration unter 6,5 mmol/l liegt und im EKG keine kaliumbedingten pathologischen Veränderungen nachweisbar sind, ist die Hyperkaliämie konservativ zu behandeln. Es muß versucht werden, die zugrundeliegende Erkrankung zu beseitigen.

21.8.5 Narkoseführung

Als allgemeine Empfehlung kann gelten, daß für elektive Operationen in Narkose die Plasma-Kaliumkonzentration unter 5,5 mval/l liegen sollte. Falls dies nicht möglich ist, muß darauf geachtet werden, daß Symptome einer intraoperativen Hyperkaliämie sofort erkannt werden. Außerdem muß die Gefahr eines weiteren Anstiegs der Plasma-Kaliumkonzentration möglichst vermieden werden. Das EKG sollte kontinuierlich überwacht werden, um hyperkaliämiebedingte EKG-Veränderungen sofort zu erkennen. Die Beatmung ist so durchzuführen, daß eine CO_2-Retention vermieden wird. Hierdurch käme es zu einer respiratorischen Azidose und zum Übertritt von intrazellulärem Kalium nach extrazellulär. Auch eine metabolische Azidose, wie sie bei einer unerkannten arteriellen Hypoxämie oder einer extremen Narkosetiefe entstehen kann, könnte zu einem Anstieg der extrazellulären Kaliumkonzentration führen. Intraoperativ scheint eine leichte Hyperventilation sinnvoll zu sein, denn bei einem Abfall des arteriellen CO_2-Partialdrucks um 10 mm Hg nimmt die Plasma-Kaliumkonzentration um ungefähr 0,5 mval/l ab (Abb. 21.6) [7]. Diese Therapieziele sind leichter zu erreichen, wenn intraoperativ arterielle Blutgase und pH-Wert kontrolliert werden.

Bei einer Hyperkaliämie muß auch darauf geachtet werden, welchen Einfluß eventuell zu verabreichende Muskelrelaxantien auf den Kaliumgehalt haben. Nach Verabreichung von 1 bis 2 mg/kg KG Succinylcholin steigt die Plasma-Kaliumkonzentration um ungefähr 0,3 bis 0,5 mmol/l an [10]. Falls bereits vorher eine erhöhte Plasma-Kaliumkonzentration vorliegt, kann es durch einen weiteren Konzentrationsanstieg um 0,5 mval/l zu klinischen Symptomen kommen. Da es nicht möglich ist, eine succinylcholinbedingte Kaliumfreisetzung sicher zu vermeiden (auch nicht durch Vorgabe eines nicht-

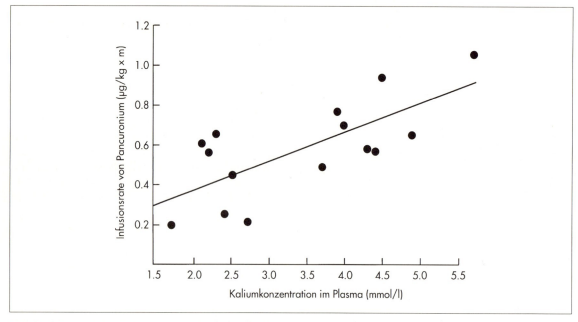

Abb. 21.8: Dargestellt ist die Beziehung zwischen der Plasma-Kaliumkonzentration und der für eine 90%ige Unterdrückung der Zuckungsspannung im Tiermodell notwendigen Infusionsrate von Pancuronium.
(Nach Miller RD, Roderick LL. Diuretic-induced hypokalemia, pancuronium neromuscular blockade and its antagonism by neostigmin. Br J Anaesth 1978; 50: 541–544. Mit freundlicher Genehmigung.)

depolarisierenden Muskelrelaxans in Präcurarisierungsdosis), scheint es sinnvoll zu sein, bei Patienten mit bereits vorbestehender erhöhter Plasma-Kaliumkonzentration auf Succinylcholin zu verzichten. Dieses Vorgehen erscheint ratsam, auch wenn durch eine Hyperventilation vor Injektion des Succinylcholins eine gewisse Schutzwirkung erzielt werden kann. Die Reaktionen auf nicht-depolarisierende Muskelrelaxantien sind bei Vorliegen einer Hyperkaliämie nicht eindeutig. Liegt bereits präoperativ eine hyperkaliämiebedingte Muskelschwäche vor, ist möglicherweise von einem verminderten intraoperativen Relaxansbedarf auszugehen. Anhand von tierexperimentellen Ergebnissen kann vermutet werden, daß der Pancuroniumbedarf direkt von der Plasma-Kaliumkonzentration abhängt (Abb 21.8) [11]. Ein sinnvolles Vorgehen wäre es, die Muskelrelaxantien zu titrieren, bis die gewünschte Wirkung eintritt. Ob ein ausreichender Relaxierungsgrad vorliegt, kann mit Hilfe eines peripheren Nervenstimulators überprüft werden.

Bei der Auswahl der präoperativ zu verabreichenden Infusionslösungen muß daran gedacht werden, daß die meisten Infusionslösungen Kalium enthalten. Ringer-Laktat-, Sterofundin und Ionosterillösungen enthalten z.B. jeweils 4 mval/l Kalium. Kalzium sowie Glukose und Insulin müssen sofort verfügbar sein, um eine eventuell symptomatisch werdende intraoperative Hyperkaliämie therapieren zu können. Im Gegensatz zu Veränderungen der Plasma-Natriumkonzentration ist bei einer Hyperkaliämie der Bedarf an volatilen Anästhetika nicht verändert [6].

21.9 Pseudohyperkaliämie

Bei einer Pseudohyperkaliämie (gutartiger oder unechter Hyperkaliämie) liegt eine erhöhte Plasma-Kaliumkonzentration (bis zu 7 mmol/l) vor. Sie ist Folge einer In-vitro-Freisetzung von Kalium aus Leukozyten und Thrombozyten während der Gerinnung oder des Trennungsvorganges im Labor [12]. Diese abnorme In-vitro-Freisetzung kann Ausdruck eines angeborenen Defektes sein und wird für gewöhnlich nur bei Patienten mit sehr hohen Leukozyten- oder Thrombozytenzahlen beobachtet [13]. Im klinischen Alltag erfolgt die Unterscheidung zwischen Pseudohyperkaliämie und echter Hyperkaliämie dadurch, daß gleichzeitig die Kaliumkonzentrationen im Plasma und Serum bestimmt werden. Liegt eine Pseudohyperkaliämie vor, dann ist die Kaliumkonzentration im Serum erhöht, während sie im Plasma normal ist. Diese Patienten sind beschwerdefrei, und es lassen sich keine Nebennieren- oder Nierenerkrankungen nachweisen. Wird dieses Syndrom nicht erkannt, kann es durch eine aggressive Pharmakotherapie, mit der die Plasma-Kaliumkonzentration gesenkt werden soll, zu einer iatrogenen Hypokaliämie kommen. Andere Ursachen für eine falsch-hohe Plasma-Kaliumkonzentration sind die Hämolyse einer Blutprobe vor der Bestimmung der Plasma-Kaliumkonzentration und insbesondere das oft zu beobachtende kräftige Schließen der Faust während der Blutentnahme (Abb. 21.9) [14]. Wird präoperativ eine Pseudohyperkaliämie festgestellt, sind alle

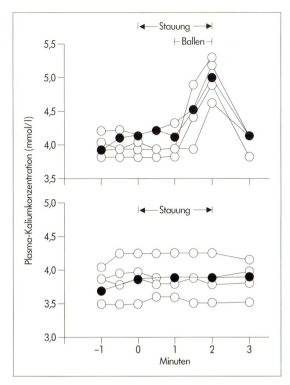

Abb. 21.9: Die Bestimmung der Plasma-Kaliumkonzentrationen in venösen Blutentnahmen zeigt eine Zunahme der Kaliumkonzentration, falls das Blut unter kräftigem Schließen der Faust abgenommen wurde. Wird das Blut nur unter Anlage einer Stauung abgenommen, kommt es zu keinem Anstieg der Plasma-Kaliumkonzentration.
(Nach Don BR, Sebastian A, Cheitlin M, Christiansen M, Schambelan M. Pseudohyperkalemia caused by fist clenching during phlebotomie. N Engl J Med 1990; 322: 1290–1293. Mit freundlicher Genehmigung.)

bei einer Hyperkaliämie zu beachtenden Dinge irrelevant.

21.10 Hypokaliämie

Eine Hypokaliämie (Plasma-Kaliumkonzentration unter 3,5 mval/l) kann durch einen verminderten Kaliumgehalt des Körpers oder durch eine Verteilungsstörung des Kaliums zwischen dem Intra- und Extrazellulärraum bedingt sein (Tab. 21.9). Bei einer chronischen Hypokaliämie ist sowohl von einem erniedrigten Kaliumgesamtgehalt des Körpers als auch von einer erniedrigten Plasmakonzentration auszugehen. Dagegen ist bei einer akuten Hypokaliämie ein Teil des extrazellulären Kaliums nach intrazellulär verlagert, während der Kaliumgehalt des Körpers normal ist.

Eine Hypokaliämie kann nur dadurch beurteilt werden, daß die extrazelluläre Kaliumkonzentration bestimmt wird. Es muß jedoch unbedingt beachtet werden, daß sich 98% des Kaliumgesamtgehaltes intrazellulär befinden und dadurch bei einer Beurteilung der Plasma-Kaliumkonzentration nicht berücksichtigt werden (Tab. 21.4). Falls ein extrazellulärer Kaliumverlust besteht, wandert intrazelluläres Kalium entlang des Konzentrationsgradienten nach extrazellulär. Ziel ist es dabei, die extrazelluläre Kaliumkonzentration und damit den Quotienten intrazelluläre/extrazelluläre Kaliumkonzentration im Normbereich zu halten. Daher kann der Kaliumgesamtgehalt des Körpers enorm erniedrigt sein, selbst wenn die Plasma-Kaliumkonzentration nur leicht vermindert ist. Es wird z.B. geschätzt, daß bei einer chronischen Erniedrigung der Plasma-Kaliumkonzentration um 1 mmol/l der Kaliumgesamtgehalt des Körpers um 600 bis 800 mmol/l vermindert sein kann.

21.10.1 Erniedrigter Kaliumgesamtgehalt des Körpers

Eine Erniedrigung des Kaliumgesamtgehaltes des Körpers ist zumeist durch einen chronischen Kaliumverlust über den Magen-Darm-Trakt oder die Nieren bedingt. Erbrechen, Diarrhoe, Laxantienabusus, Absaugung des Magensekrets und villöse Adenome des Kolons können zu einem Kaliumverlust über den Magen-Darm-Trakt führen. Kaliumverluste über die Nieren treten bei Gabe von osmotischen Diuretika oder von Schleifendiuretika, bei einer Hypoglykämie und einer exzessiven Aldosteron- oder Kortisolsekretion auf. Die bei der Gabe von vielen Diuretika beobachtete Hypokaliämie ist für gewöhnlich nur geringgradig und harmlos. Die Plasma-Kaliumkonzentration fällt selten unter 3 mmol/l ab und kann auch trotz Weiterführung der Therapie wieder ansteigen [15]. Die Bedeutung der diuretikainduzierten Hypokaliämie ist umstritten. Gleichwohl herrscht Einigkeit, daß bei Patienten, die Digitalispräparate erhalten, eine Normokaliämie

Tab. 21.9: Ursachen einer Hypokaliämie

verminderter Kaliumgehalt des Körpers
  gastrointestinale Verluste
    Erbrechen – Durchfall
    Absaugen des Magensekrets über eine Magensonde
    villöse Adenome im Colon
  Verluste über die Nieren
    Osmodiuretika oder Saluretika
    Hyperglykämie
    Aldosteronismus
    Übermaß an endogenem und exogenem Kortisol
    chirurgisches Trauma
  unzureichende orale Aufnahme

gestörte Verteilung des Kaliums zwischen Intra- und Extrazellulärraum
  respiratorische und metabolische Alkalose
  Glukose und Insulin
  familiäre paroxysmale Lähmung
  Stimulation der ß$_2$-Rezeptoren
  Hyperkalzämie
  Hypomagnesiämie

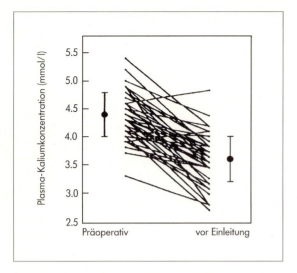

Abb. 21.10: Individuelle und mittlere (± SE) Plasma-Kaliumkonzentrationen sowohl präoperativ (1–3 Tage vor der Operation bestimmt) als auch unmittelbar vor Einleitung der Narkose bei erwachsenen Patienten.
(Nach Kharasch ED, Bowdle A. Hypokalemia before induction of anesthesia and prevention by β_2-adrenoceptor antagonism. Anesth Analg 1991; 72: 216–20. Mit freundlicher Genehmigung.)

vorliegen sollte. Auch Traumata wie z. B. eine Operation führen zu einem Kaliumverlust über die Nieren (ungefähr 50 mmol pro Tag in den ersten beiden postoperativen Tagen). Eine ungenügende orale Kaliumaufnahme ist nur selten der Grund für eine Hypokaliämie, es sei denn, der Patient wird mit kaliumfreien Lösungen total parenteral ernährt.

Durch Bestimmung der Kaliumkonzentration im Urin kann die Entscheidung erleichtert werden, ob die Hypokaliämie durch gastrointestinale oder renale Verluste bedingt ist. Falls gastrointestinale Kaliumverluste vorliegen, wird über renale Kompensationsmechanismen die Kaliumausscheidung über den Urin auf weniger als 10 mval/l reduziert. Falls es sich dagegen primär um renale Kaliumverluste handelt, ist die Kaliumkonzentration im Urin vermutlich höher als 40 mval/l.

21.10.2 Störungen der Kaliumverteilung

Wandern H+-Ionen von intra- nach extrazellulär, so wird – um einen Anstieg des arteriellen pH-Wertes auszugleichen – ein Teil des extrazellulären Kaliums nach intrazellulär verlagert. Dadurch kann es zu einer extrazellulären Hypokaliämie kommen, ohne daß eine Veränderung des Kaliumgesamtgehaltes des Körpers vorliegt. Auch pro Erniedrigung des arteriellen CO_2-Partialdrucks um 10 mm Hg kommt es zu einem Abfall der Plasma-Kaliumkonzentration um ungefähr 0,5 mmol/l (Abb. 21.6) [7]. Eine intraoperative Hyperventilation ist die häufigste Ursache für eine akute extrazelluläre Hypokaliämie. Der Grund dafür ist eine Kaliumverteilungsstörung zwischen dem Intra- und Extrazellulärvolumen. Eine weitere Ursache für eine akute Hypokaliämie aufgrund einer Verteilungsstörung zwischen Intra- und Extrazellulärvolumen ist eine Glukose-/Insulininfusion. Mit der Glukose wird auch Kalium in die Zellen aufgenommen, ohne daß es zu einer Veränderung des Kaliumgesamtgehaltes

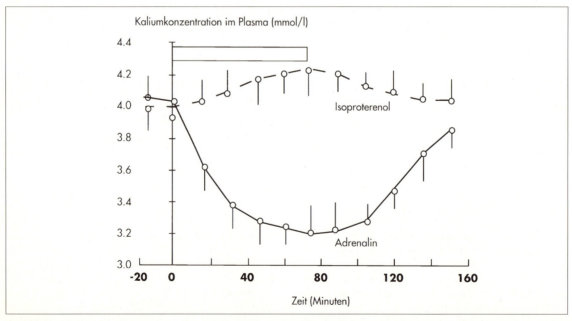

Abb. 21.11: Die β_2 stimulierende Wirkung von Adrenalin ist verantwortlich, daß Kalium nach intrazellulär wandert und daß es zu einem Abfall der Kalium-Plasma-Konzentration kommt. Nach Abbruch der Adrenalininfusion steigen die Kalium-Plasma-Spiegel langsam wieder auf den Ausgangswert an. (Brown MJ, Brown DC, Murphy MB. Hypokalemia from beta-2 receptor stimulation by circulating epinephrine. N Engl J Med 1983; 309: 1414–9)

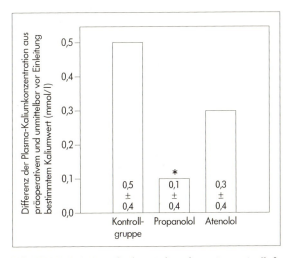

Abb. 21.12: Die Unterschiede zwischen den präoperativ (1–3 Tage vor der Operation) und unmittelbar vor Einleitung der Narkose bestimmten Plasma-Kaliumkonzentrationen werden durch Propranolol (sowohl β₁- als auch β₂-Blockade) mehr abgeschwächt als durch den selektiven β₁-Rezeptorantagonisten Atenolol.
(Nach Kharasch ED, Bowdle A. Hypokalemia before induction of anesthesia and prevention by β₂-adrenoceptor antagonism. Anesth Analg 1991; 72: 216–220. Mit freundlicher Genehmigung.)

des Körpers kommt. Auch wenn bei einer Hyperglykämie mittels Insulingaben der Blutzucker zu schnell gesenkt wird, droht eine Abwanderung von Kalium nach intrazellulär mit einer eventuellen akuten Hypokaliämie. Auch die hypokaliämische Form der familiären paroxysmalen Lähmung ist durch eine akute Verschiebung von Kalium aus dem intravasalen in den intrazellulären Raum bedingt (vgl. Kap. 26).

Das sympathische Nervensystem beeinflußt ebenfalls die Verteilung des Kaliums zwischen dem extra- und intrazellulären Raum. Es ist eine häufig zu machende Beobachtung, daß unmittelbar vor der Einleitung einer Narkose die Plasma-Kaliumkonzentration oft niedriger ist (0,28–0,8 mmol/l) als 1 bis 3 Tage vor der Operation (Abb. 21.10) [16, 17]. Die wahrscheinlichste Erklärung hierfür ist eine streßinduzierte Katecholaminfreisetzung in der unmittelbaren präoperativen Phase. Dies führt zu einer ß2-vermittelten Verlagerung von Kalium nach intrazellulär (Abb. 21.11) [18]. Durch die Behandlung mit einem nicht-selektiven Beta-Antagonisten wie z.B. Propranolol kann eine so bedingte Veränderung in der Kaliumkonzentration aufgehoben werden. Dies ist vermutlich durch eine Blockade der ß2-vermittelten Adrenalinwirkung bedingt (Abb. 21.11) [16, 18, 19]. Der selektive ß1-Antagonist Atenolol vermag dagegen nicht so zuverlässig solche Abfälle der Plasma-Kaliumkonzentration vor Narkoseeinleitung zu verhindern (Abb 21.12) [16]. Falls die Plasma-Kaliumkonzentration unmittelbar präoperativ bestimmt wird, sollte bei deren Beurteilung eine möglicherweise streßinduzierte akute Hypokaliämie berücksichtigt werden. Zu einer Hypokaliämie kann es auch kommen, falls z.B. ein Asthma bronchiale oder frühzeitige Wehen mit einem ß2-Agonist behandelt werden.

21.10.3 Symptome

Die Funktion der motorischen Endplatte hängt von dem elektrischen Gradienten über der Zellmembran ab. Dieser ist vor allem vom Verhältnis zwischen intra- und extrazellulärer Kaliumkonzentration abhängig. Bei einem Mangel an Kalium ändert sich dieses Verhältnis, da die extrazelluläre Kaliumkonzentration stärker abfällt als die intrazelluläre Kaliumkonzentration. Veränderungen dieses Verhältnisses scheinen zumindest teilweise die Ursache dafür zu sein, daß es bei einer Hypokaliämie häufig zu Schwäche der quergestreiften Muskulatur, Ileus und Veränderungen der kardialen Reizleitung kommt. Eine solche Schwäche der quergestreiften Muskulatur befällt oft die Beine und nur ausnahmsweise die durch Hirnnerven innervierten Muskeln. Die Nieren reagieren auf eine Hypokaliämie mit einer verminderten Konzentrationsfähigkeit. Oft kommt es hierdurch zur Polyurie. Häufig findet sich eine metabolische Alkalose, bei extremen Kaliummangelzuständen kann es zur Hypoventilation kommen.

Eine akute Hypokaliämie, wie sie im Rahmen einer Hyperventilation auftritt, führt vermutlich zu keiner nennenswerten Veränderung der myokardialen Kontraktilität oder Reizleitung. Dagegen führt eine intrazelluläre Entleerung der Kaliumspeicher, wie dies häufig bei einer chronischen Hypokaliämie der Fall ist, eventuell zu einer Abnahme der myokardialen Kontraktilität. Kommt es im Rahmen einer chronischen Hypokaliämie zu einer zusätzlichen plötzlichen Verminderung der Plasma-Kaliumkonzentration, dann werden dadurch eher Reizleitungs- und Herzrhythmusstörungen ausgelöst als wenn es zu einem gleichstarken, akuten Abfall der Plasma-Kaliumkonzentration bei vorher normalem Kaliumgehalt des Körpers kommt. Es wird vermutet, daß bei bereits länger bestehender Hypokaliämie eine weitere akute Verminderung der Plasma-Kaliumkonzentration zu einer ausgeprägten Wirkung auf den elektrochemischen Gradienten der Zellmembranen führt. Kommt es bei Vorliegen einer Hypokaliämie zu einer orthostatischen Hypotension, kann dies durch eine Störung des vegetativen Nervensystems bedingt sein.

Hypokaliämisch bedingte EKG-Veränderungen sind normalerweise Folge einer verzögerten Reizleitung (Abb. 21.7) [9]. Zunächst tritt unmittelbar nach der T-Welle eine U-Welle auf. Falls sie irrtümlich als Teil der T-Welle interpretiert wird, führt dies dazu, daß das QT-Intervall falsch langsam ausgemessen wird. Mit Zunahme der Hypokaliämie kommt es zu einer Verlängerung des PR-Intervalls, zu einer Senkung des ST-Segments, zu einer Umkehr der T-Welle, und die U-Welle wird vergrößert. Die Spontanaktivität von Vorhöfen und Ventrikeln ist bei einer Hypokaliämie gesteigert, was durch eine schnellere spontane Depolarisation bedingt ist. Bei Vorliegen einer Hypokaliämie kann es letztlich oft zu einem Kammerflimmern kommen. Obwohl es bei einer Hypokaliämie zu typischen EKG-Veränderungen kommt, wird es kontrovers diskutiert, inwieweit eine Beziehung zwischen Ausmaß der EKG-Veränderungen und der Plasma-Kaliumkonzentration bzw. dem Körpergesamtkaliumdefizit besteht.

21.10.4 Therapie

Die Therapie der Hypokaliämie hängt davon ab, ob neben einer erniedrigten Plasma-Kaliumkonzentration auch der Kaliumgesamtgehalt des Körpers erniedrigt oder ob er normal ist. Falls der Kaliumgesamtgehalt des Körpers normal ist – z.B. im Rahmen einer akuten Hypokaliämie –, besteht die Initialtherapie darin, die zugrundeliegende Ursache, wie etwa eine extreme intraoperative Hyperventilation, zu beseitigen.

Eine chronische Hypokaliämie mit Erniedrigung des Kaliumgesamtgehaltes des Körpers wird mit Kalium therapiert. Da im Rahmen einer Hypokaliämie häufig eine hypochlorämische metabolische Alkalose vorliegt, ist es üblich, Kalium in Form von Kaliumchlorid zu ersetzen. Trotz dieser oft geübten Praxis, Kaliumchlorid zu geben, gibt es Hinweise, daß eine solche Kaliumsubstitution vermutlich unwirksam und unnötig ist [21, 22]. So wird bei der Hälfte aller Patienten mit einer diuretikainduzierten Hypokaliämie trotz Kaliumzufuhr keine normale Plasma-Kaliumkonzentration erreicht. Bei vielen dieser Patienten wird der größte Teil des substituierten Kaliums wieder renal eliminiert, obwohl weiterhin eine Hypokaliämie besteht.

Es muß beachtet werden, daß bei einer chronischen Hypokaliämie der Kaliumgesamtgehalt des Körpers um oft mehr als 500 oder gar 1.000 mmol erniedrigt ist. Dadurch wird deutlich, daß der Kaliumgehalt des Körpers in den letzten 12 bis 24 Stunden vor einer elektiven Operation nicht vollständig ausgeglichen werden kann. Dennoch wird angenommen, daß eine intravenöse Infusion von Kaliumchlorid (0,2 mmol/kg × h) während der letzten Stunden vor einer Operation selbst bei Patienten mit einem schweren Kaliummangel von Vorteil sein kann [23]. Der Grund hierfür ist nicht klar, es ist jedoch denkbar, daß selbst geringe Kaliummengen sinnvoll sind, um die Elektrophysiologie der Zellen wieder zu normalisieren. Während der intravenösen Verabreichung von Kalium muß jedoch unbedingt eine kontinuierliche EKG-Überwachung durchgeführt werden. Die Plasma-Kaliumkonzentration sollte alle 12 bis 24 Stunden kontrolliert werden, um die Kaliumsubstitution und die Infusionsgeschwindigkeit überwachen zu können. Falls eine Digitalisintoxikation vermutet wird, kann alle 3 bis 5 Minuten ein Kaliumchloridbolus von 0,5 bis 1 mmol so oft langsam intravenös verabreicht werden, bis sich die EKG-Veränderungen wieder normalisiert haben. Sinnvoll ist es, Kalium in einer glukosefreien Lösung zu verabreichen. Werden hierzu glukosehaltige Lösungen verwendet, kann es aufgrund der Hyperglykämie zu einem vermehrten Eintritt des Kaliums nach intrazellulär kommen. Hierdurch könnte die bereits vorbestehende Hypokaliämie noch verschlimmert werden.

21.10.5 Narkoseführung

Ob es sinnvoll ist, bei einer Plasma-Kaliumkonzentration von unter 3,5 mmol/l eine elektive Operation durchzuführen, wird kontrovers diskutiert [24]. Es wurde davon ausgegangen, daß bei chronisch hypokaliämischen Patienten eine erhöhte Gefahr intraoperativer Herzrhythmusstörungen besteht, insbesondere dann, wenn die Plasma-Kaliumkonzentration unter 3 mmol/l beträgt. Es ist jedoch nicht möglich, für elektive Eingriffe eine verbindliche Untergrenze der Plasma-Kaliumkonzentration festzulegen. Bei asymptomatischen Patienten mit einer chronischen Hypokaliämie (2,6–3,5 mmol/l) ist während elektiver Operationen die Inzidenz intraoperativ auftretender Herzrhythmusstörungen nicht erhöht [17, 25]. Die häufig zu findende Praxis, daß bei präoperativ erniedrigter Plasma-Kaliumkonzentration bei ansonsten asymptomatischen Patienten (mit oder ohne Herzerkrankung) Kalium zugeführt wird, ist wissenschaftlich nicht belegt und nicht notwendig [17]. Es muß allerdings beachtet werden, daß hypokaliämisch bedingte Nebenwirkungen vor allem dann auftreten, wenn es bei einer bereits vorbestehenden chronischen Hypokaliämie zusätzlich zu einem weiteren akuten Abfall der Plasma-Kaliumkonzentration kommt.

Vor Einleitung der Narkose bei Patienten mit ausgeprägter Hypokaliämie scheint es sinnvoll zu sein, nochmals die Plasma-Kaliumkonzentration zu bestimmen und ein EKG abzuleiten, um den Herzrhythmus festzustellen. Hierbei ist es wichtig zu wissen, daß die unmittelbar vor Einleitung bestimmte Plasma-Kaliumkonzentration oft niedriger ist als das 24 Stunden zuvor erhaltene Ergebnis (Abb. 21–10) [16, 17] (vgl. Abschnitt: "Störungen der Kaliumverteilung"). Intraoperativ sollten keine glukosehaltigen Infusionslösungen verabreicht werden, da durch eine Hyperglykämie ein weiterer Abfall der Plasma-Kaliumkonzentration begünstigt werden kann. Es kann in Erwägung gezogen werden, pro Liter Infusionlösung 10 bis 20 mmol Kaliumchlorid zuzusetzen. Dieses Vorgehen muß jedoch gegen die möglichen Gefahren abgewogen werden, daß intraoperativ die Infusionsgeschwindigkeit versehentlich schneller gestellt wird und es dadurch zu einer zu schnellen Kaliumzufuhr kommt. Vor einer Adrenalingabe ist zu warnen, denn durch eine Stimulation der ß2-Rezeptoren wird der Kaliumeintritt nach intrazellulär begünstigt. Eine vorbestehende Hypokaliämie kann dadurch noch verstärkt werden (Abb. 21.11) [18]. Außerdem reagiert eine kaliumverarmte Herzmuskulatur möglicherweise sensibler auf die arrhythmogenen Wirkungen von Katecholaminen, Digitalis und Kalzium. Eine ausgeprägte Hyperventilation ist zu vermeiden. Um die intraoperative Ventilation zu überwachen, ist es sinnvoll, eine Kapnographie durchzuführen und die Partialdrücke der arteriellen Blutgase und den pH-Wert zu kontrollieren.

Bei Vorliegen einer Hypokaliämie muß auch daran gedacht werden, daß die Wirkung nicht-depolarisierender Muskelrelaxantien möglicherweise verlängert ist. Daher ist es sinnvoll, deren Initialdosierung um 30 bis 50% zu erniedrigen. Weitere Nachinjektionen sollten sich daran orientieren, was sich bei der Untersuchung mittels eines peripheren Nervenstimulators ergibt. Auch bei einer chronischen Hypokaliämie liegt jedoch meist ein noch normaler intra-/extrazellulärer Kaliumquotient vor, so daß die Reaktionen auf Muskelrelaxantien nicht verändert sein dürften.

Für Patienten mit einer Hypokaliämie gibt es keine speziellen Empfehlungen für bestimmte Anästhetika oder Anästhesietechniken. Es muß jedoch nochmals betont werden, daß im Rahmen einer chronischen Hypokaliämie eine verminderte myokardiale Kontraktilität und eine orthostatische Hypotension vorliegen können. Patienten mit einer chronischen Hypokaliämie können daher besonders empfindlich auf die kardiodepressiven Wirkungen volatiler Anästhetika reagieren. Werden Anästhetika verwendet, bei deren Metabolisierung Fluoridionen entstehen, muß beachtet werden, daß es hierdurch zusätzlich zu einer polyurischen Nierenschädigung kommen kann. Adrenalin, das z.B. einem Lokalanästhetikum zur axillären Plexusblockade zugesetzt wird, kann zu hypokaliämischen EKG-Veränderungen führen [19]. Es erscheint daher angezeigt, bei Patienten mit einer Hypokaliämie keine adrenalinhaltigen Lokalanästhetika anzuwenden.

Bei Vorliegen einer Hypokaliämie ist es sowohl intraoperativ als auch postoperativ wichtig, kontinuierlich das EKG zu überwachen. Treten hypokaliämiebedingte EKG-Veränderungen auf, ist eine umgehende Therapie mit intravenöser Gabe von Kaliumchlorid notwendig. Hierbei kann auch eine wiederholte langsame intravenöse Bolusinjektion von 0,5 bis 1 mmol in Erwägung gezogen werden, bis sich das EKG wieder normalisiert.

21.11 Kalzium

Kalzium ist für die neuronale und muskuläre Erregbarkeit sowie für die Muskelkontraktion absolut notwendig. Mit Hilfe des Parathormons wird die Plasma-Kalziumkonzentration zwischen 4,5 und 5,5 mval/l konstant gehalten. Physiologisch aktiv ist jedoch nur der ionisierte Kalziumanteil. Dieser macht normalerweise ungefähr 45% der Kalziumgesamtkonzentration aus. Daher beträgt die Konzentration des ionisierten Kalziums normalerweise 2,0 bis 2,5 mval/l.

Falls es zu kalziumbedingten Symptomen kommt, sind diese durch eine Änderung des ionisierten Kalziumanteils verursacht. Um Störungen des Kalziumhaushaltes beurteilen zu können, muß daher die Konzentration des ionisierten Kalziumanteils bestimmt werden. Es muß jedoch beachtet werden, daß der ionisierte Kalziumanteil vom arteriellen pH-Wert abhängig ist. Bei einer Azidose kommt es z.B. zu einer Zunahme und bei einer Alkalose zu einem Abfall des ionisierten Kalziumanteils. Bei der Interpretation der Kalziumwerte muß auch die Albuminkonzentration im Plasma berücksichtigt werden. Bei einer Hypoalbuminämie ist die Plasma-Kalziumkonzentration möglicherweise erniedrigt. Zu Symptomen einer Hypokalzämie kommt es jedoch erst, falls auch der ionisierte Kalziumanteil erniedrigt ist. Andererseits ist bei einem erhöhten Plasma-Albuminspiegel die Konzentration des Gesamtkalziums erhöht, während der ionisierte Kalziumanteil jedoch normal sein kann.

21.11.1 Hyperkalzämie

Häufigste Ursachen einer Hyperkalzämie (Plasma-Kalziumkonzentration über 5,5 mval/l) sind ein Hyperparathyreoidismus und Malignome mit Knochenmetastasen. Seltenere Ursachen sind Sarkoidose, Vitamin-D-Intoxikation und langfristige Immobilisierung.

Symptome

Eine Hyperkalzämie führt zu Veränderungen im Bereich von zentralem Nervensystem, Gastrointestinaltrakt, Nieren und Herzen. Zu den Frühsymptomen gehören Sedierung und Erbrechen. Langfristig erhöhte Plasma-Kalziumkonzentrationen (7–8 mval/l) können die Fähigkeit zur Urinkonzentrierung beeinflussen, die Folge ist eine Polyurie. Bei erhöhten Plasma-Kalziumkonzentrationen kann auch das Entstehen von Nierensteinen begünstigt werden. Ein oligurisches Nierenversagen kann entstehen, falls es sich um eine schwere und langfristige Hyperkalzämie handelt. Beträgt die Plasma-Kalziumkonzentration über 8 mval/l, können Reizleitungsstörungen am Herzen auftreten, die sich im EKG in Form einer verlängerten PR-Strecke, in einem verbreiterten QRS-Komplex und einer verkürzten QT-Strecke äußern.

Therapie

Entscheidend bei der Therapie einer Hyperkalzämie ist es, ausreichend Flüssigkeit in Form von physiologischer Kochsalzlösung zuzuführen (2,5–4 l pro

Tag) [26]. Aufgrund des Verdünnungseffekts kommt es zu einer Erniedrigung der Plasma-Kalziumkonzentration, außerdem hemmt Natrium die renale Rückresorption von Kalzium. Durch zusätzliche Furosemidgabe (80–100 mg alle 1–2 Stunden i.v.) kann die Diurese stimuliert und die Gefahr einer Flüssigkeitsüberladung minimiert werden. Darüber hinaus wird die renale Elimination von Kalzium begünstigt. Der Furosemidgabe muß eine ausreichende Volumengabe vorausgehen, damit viel Kalzium in den Nierentubuli erscheint und ausgeschieden werden kann. Thiaziddiuretika dürfen zur Therapie einer Hyperkalzämie nicht eingesetzt werden, da sie die tubuläre Rückresorption von Kalzium verbessern. Auch die Mobilisierung der Patienten ist wichtig, da hierdurch die immobilisationsbedingte Kalziumfreisetzung aus den Knochen vermindert werden kann.

Erhöhte Plasma-Kalziumkonzentrationen im Rahmen einer myeloproliferativen Erkrankung können dadurch gesenkt werden, daß das Krebschemotherapeutikum Mithramycin verabreicht wird. Die über 4 bis 6 Stunden zu erfolgende Gabe von Plicamycin (Mithramycin®) (25 µg/kg i.v.) senkt nach frühestens 12 Stunden die Plasma-Kalziumkonzentration, nach 48 bis 72 Stunden ist die maximale Wirkung zu erwarten. Zur akuten Therapie von Patienten mit einer Hyperkalzämie ist dieses Medikament jedoch nicht geeignet. Zu den Nebenwirkungen des Mithramycin gehören Übelkeit, Thrombozytopenie, Leber-, und Nierenschädigung.

Narkoseführung

Entscheidend bei der Narkoseführung von Patienten mit einer Hyperkalzämie ist es, durch großzügige intravenöse Zufuhr von natriumhaltigen Infusionslösungen eine adäquate Hydratation und eine gute Urinausscheidung aufrechtzuerhalten. Eine kontinuierliche Überwachung des EKG ist sinnvoll, um Auswirkungen einer exzessiv erhöhten Plasma-Kalziumkonzentration auf das Reizleitungssystem erkennen zu können. Bei der Auswahl der Anästhetika ist zu beachten, daß neben einer Polyurie auch eine verminderte Fähigkeit zur Urinkonzentrierung vorliegt. Dies könnte in der postoperativen Phase versehentlich darauf zurückgeführt werden, daß beim Abbau verschiedener Anästhetika nephrotoxische Fluoride entstehen. Theoretisch ist eine intraoperative Hyperventilation unerwünscht, da es bei einer respiratorischen Alkalose zu einem Abfall der Plasma-Kaliumkonzentration kommt und damit Kalzium uneingeschränkt wirksam wird. Eine Alkalose könnte allerdings auch von Vorteil sein, da es hierdurch zu einem Abfall des ionisierten Kalziumanteils kommt. Wie Patienten mit einer Hyperkalzämie auf nicht-depolarisierende Muskelrelaxantien reagieren, ist nicht ganz klar. Eine präoperativ bestehende Muskelschwäche läßt jedoch einen verminderten Bedarf an nicht-depolarisierenden Muskelrelaxantien vermuten.

21.11.2 Hypokalzämie

Die häufigste Ursache einer Hypokalzämie (Plasma-Kalziumkonzentration unter 4,5 mval/l) ist eine erniedrigte Plasma-Albuminkonzentration. Schwerkranke Patienten mit einer niedrigen Plasma-Albuminkonzentration haben typischerweise eine niedrige Gesamtkalziumkonzentration. Die Konzentration des ionisierten Kalziumanteils kann jedoch normal sein [27]. Liegen dagegen bei einer Hypalbuminämie normale Plasmakonzentrationen an Gesamtkalzium vor, kann dies auf eine erhöhte Konzentration an ionisiertem Kalzium hinweisen. Als weitere Ursachen einer Hypokalzämie sind akute Pankreatitis, Hypoparathyreoidismus (vor allem nach Schilddrüsenoperationen), erniedrigte Plasmakonzentrationen an Magnesium (Mangelernährung, Sepsis, Aminoglykosidtherapie), Vitamin-D-Mangel und Niereninsuffizienz in Betracht zu ziehen. Röntgenkontrastmittel enthalten Kalziumchelatbildner (EDTA und Citrat) und vermindern daher eventuell akut die Plasma-Kalziumkonzentration. Durch eine Hyperventilation kann es zu einer Erniedrigung des ionisierten Kalziumanteils kommen, da es im Rahmen einer Alkalose zu einer verstärkten Proteinbindung des Kalziums kommt. Auch bei Patienten, die zur Therapie einer metabolischen Azidose Natriumbikarbonat erhalten, kann es aufgrund dieses Mechanismus zu einer akuten Abnahme des ionisierten Kalziumanteils kommen. Ebenso kann eine Zunahme der freien Fettsäurekonzentration, wie dies im Rahmen einer totalen parenteralen Ernährung möglich ist, zu einer Erniedrigung des ionisierten Kalziumanteils führen, während die Konzentration des Gesamtkalziums unverändert ist [27]. Bei Patienten, die nach hypertonen Phosphateinläufen eine Hypokalzämie und Hyperphosphatämie entwickeln, wurden während der Narkoseeinleitung schon Herzstillstände beschrieben [28].

Symptome

Die Symptome einer Hypokalzämie äußern sich am zentralen Nervensystem, am Herzen und an den neuromuskulären Endplatten. Es können ein Taubheitsgefühl und periorale Parästhesien, aber auch geistige Verwirrung, gelegentlich sogar zerebrale Krampfanfälle auftreten. Bei einem plötzlichen Abfall der Plasmakonzentration an ionisiertem Kalzium kann es zu Hypotension und Zunahme der linksventrikulären Füllungsdrücke kommen [29, 30]. Im EKG kann die QT-Strecke verlängert sein, dies ist jedoch nicht regelmäßig der Fall. Die Dauer der QT-Strecke ist daher kein verläßlicher Parameter für das Vorliegen einer Hypokalzämie. Bei Vorliegen einer Hypokalzämie ist die neuromuskuläre Übertragung vermindert. Dies ist vermutlich durch eine verringerte präsynaptische Acetylcholinfreisetzung bedingt. Viele Patienten mit einer chronischen Hypokalzämie klagen über eine Muskelschwäche und leichte Ermüdbarkeit. Bei einem sehr schnellen Abfall der Plasma-Kalziumkonzentration, wie dies z.B. nach der Entfernung sämtlicher Nebenschilddrüsenkörperchen der Fall ist, kann es zu Spasmen quergestreifter Muskeln kommen, die sich als Laryngospasmus äußern. Spasmen der quergestreiften Muskulatur sind vor allem dann zu befürchten, wenn die Plasma-Kalziumkonzentration plötzlich unter 3,5 mval/l abfällt. Bei anästhesierten Patienten oder schwerkranken Bewußlosen kann als einziger Hinweis einer Hypokalzämie eine Hypotension auftreten. Sie ist Folge einer verminderten Myokardkontraktilität [31].

Therapie

Die Initialtherapie einer Hypokalzämie besteht darin, eine eventuell vorbestehende respiratorische oder metabolische Alkalose auszugleichen. Eine intravenöse Kalziuminfusion sollte in Erwägung gezogen werden, wenn hypokalzämische Symptome (Hypotension, Tetanie) auftreten oder die Plasma-Kalziumkonzentration unter 3,5 mval/l abfällt. Initial wird eine intravenöse Zufuhr von 10%igem Kalziumchlorid oder Kalziumglukonat durchgeführt. Mit äquivalenten Dosen an Kalziumchlorid (2,5 mg/kg) oder Kalziumglukonat (7,5 mg/kg) kann die Plasmakonzentration des ionisierten Kalziums um den gleichen Betrag erhöht werden [32]. Die Kalziumzufuhr sollte solange weitergeführt werden, bis sich die Plasmakonzentration ungefähr dem Wert von 4 mval/l nähert oder bis sich das EKG wieder normalisiert.

Narkoseführung

Bei der Narkoseführung ist darauf zu achten, daß es zu keinem weiteren Abfall der Plasma-Kalziumkonzentration kommt. Außerdem müssen hypokalzämisch bedingte Symptome – insbesondere kardiale Symptome – erkannt und therapiert werden. Es ist daher wichtig, daß bei Patienten mit einer Neigung zur Hypokalzämie das ionisierte Plasmakalzium perioperativ überwacht wird. Während Operationen und Anästhesie muß unbedingt darauf geachtet werden, daß es bei einer respiratorischen oder metabolischen Alkalose zu einem schnellen Abfall der ionisierten Kalziumkonzentration kommen kann. Dies ist während einer Hyperventilation oder nach übermäßiger intravenöser Zufuhr von Natriumbikarbonat (das z.B. zur Therapie einer metabolischen Azidose verabreicht wurde) zu beachten. Bei niereninsuffizienten Patienten wurde im Rahmen gefäßchirurgischer Eingriffe in Vollnarkose die Entwicklung einer lebensbedrohlichen Hypokalzämie beobachtet [31].

Werden Vollblutkonserven verabreicht, die zitrathaltige Stabilisatoren enthalten, kommt es normalerweise zu keinem Konzentrationsabfall des Plasma-Kalziums, da Kalzium rasch wieder vom Körper mobilisiert werden kann. Die Plasmakonzentration des ionisierten Kalziums kann jedoch abfallen, falls eine sehr schnelle Bluttransfusion (500 ml/5–10 min) durchgeführt wird, oder falls die Metabolisierung oder Elimination des Zitrats aufgrund einer Hypothermie, Leberzirrhose oder Nierenfunktionsstörung eingeschränkt ist [33]. Es gibt keine Beweise dafür, daß Patienten mit einer vorbestehenden Hypokalzämie zu einer Zitratintoxikation neigen. Dennoch scheint es sinnvoll zu sein, in diesem Fall bei der Transfusion von Vollblut sehr vorsichtig zu sein.

In der perioperativen Phase ist es wichtig, kontinuierlich das EKG zu überwachen, um hypokalzämisch bedingte EKG-Veränderungen erfassen zu können. Intraoperativ auftretende Hypotensionen können dadurch bedingt sein, daß Anästhetika eine durch erniedrigte Plasmakonzentration an ionisiertem Kalzium bereits bedingte myokardiale Depression weiter verstärken. Um diese Patienten gut betreuen zu können, ist die intraoperative Überwachung der arteriellen Blutgase, des pH-Wertes und der Plasma-Kalziumkonzentrationen (möglichst der Konzentration des ionisierten Kalziumanteils) sinnvoll. In diesem Zusammenhang muß auch an die Bedeutung der Plasma-Albuminkonzentration gedacht werden, gegebenenfalls sollte eine intravenöse Albuminzufuhr in Erwägung gezogen werden. Besonders wichtig ist die Verabreichung kolloidaler Lösungen, falls es aufgrund des operativen Traumas zu einer Flüssigkeitssequestration in den dritten Raum und damit zu einer Abnahme des intravasalen Flüssigkeitsvolumens kommt.

Durch eine Hypokalzämie könnte die Wirkung nicht-depolarisierender Muskelrelaxantien potenziert werden. Es liegen jedoch zu wenig klinische Daten vor, als daß diese Vermutung bestätigt werden könnte. Theoretisch kann es bei einem extremen Absinken der Plasma-Kalziumkonzentration auch zu Gerinnungsstörungen kommen. Postoperativ sollte daran gedacht werden, daß eine plötzliche Erniedrigung der Plasma-Kalziumkonzentration zu Spasmen der Skelettmuskulatur und damit auch zu einem Laryngospasmus führen kann.

21.12 Magnesium

Die Gesamtmagnesiumreserven des Körpers betragen ungefähr 2.000 mval. Der größte Teil des Magnesiums befindet sich im Intrazellulärraum (Tab. 21.4). Die Magnesiumausscheidung erfolgt über den Gastrointestinaltrakt und die Nieren. Falls mit der Nahrung kein Magnesium aufgenommen wird, kann die Magnesiumausscheidung über die Nieren gedrosselt werden. Pro Tag werden dann renal weniger als 1 mval Magnesium ausgeschieden. Wichtigste physiologische Wirkung des Magnesiums ist es, die präsynaptische Acetylcholinfreisetzung aus den Nervenendigungen zu regulieren. Der häufige

Einsatz von Magnesium in der Geburtshilfe als auch seine möglichen Wechselwirkungen mit Anästhetika verdeutlichen, daß es wichtig ist, bei der Führung von Patienten in der perioperativen Phase den Magnesiumhaushalt zu beachten [34].

21.12.1 Hypermagesiämie

Eine Hypermagnesiämie liegt vor, wenn die Plasma-Magnesiumkonzentration über 2,5 mval/l beträgt. Eine Hypermagnesiämie ist zumeist iatrogen bedingt. Mögliche Ursachen sind z.B. die Verabreichung von Magnesiumsulfat im Rahmen der Therapie einer schwangerschaftsbedingten Hypertonie oder eine übermäßige Aufnahme von Antazida oder Laxantien. Bei Patienten mit einer chronischen Niereninsuffizienz ist die Gefahr einer Hypermagnesiämie erhöht, denn die Magnesiumausscheidung ist von der glomerulären Filtrationsrate abhängig. Ein Anstieg der Plasma-Magnesiumkonzentration ist anzunehmen, falls bei Patienten Magnesium zugeführt wird, bei denen die glomeruläre Filtrationsrate weniger als 30 ml/min beträgt.

Symptome

Nebenwirkungen einer Hypermagnesiämie äußern sich vor allem am zentralen Nervensystem, am Herzen und den neuromuskulären Endplatten. Eine zentrale Depression führt zu Hyporeflexie und Sedierung, im schlimmsten Fall bis zum Koma. Im Vordergrund kann auch eine kardiale Depression stehen. Eine Muskelschwäche ist vermutlich dadurch bedingt, daß es aufgrund der hohen Magnesiumspiegel zu einer verminderten Acetylcholinfreisetzung kommt. Diese Muskelschwäche kann so ausgeprägt sein, daß sogar die Atmung beeinträchtigt wird. Die häufigste Todesursache im Rahmen einer Hypermagnesiämie sind Herz- und/oder Atemstillstand.

Therapie

Die Symptome einer Hypermagnesiämie können vorübergehend dadurch aufgehoben werden, daß intravenös Kalzium verabreicht wird. Die Magnesiumausscheidung kann durch großzügige Flüssigkeitszufuhr und durch Stimulation der Diurese mittels Diuretika beschleunigt werden. Als definitive Therapie einer weiterbestehenden und lebensbedrohlichen Hypermagnesiämie muß eine Peritoneal- oder Hämodialyse durchgeführt werden.

Narkoseführung

Intraoperativ sind Azidose und Dehydratation zu vermeiden, da es hierdurch zu einer Zunahme der Plasma-Magnesiumkonzentration kommt. Daher ist die Ventilation sorgfältig zu überwachen, um eine hypoventilationsbedingte respiratorische Azidose auszuschließen. Zur Kontrolle der maschinellen Beatmung und zum Ausschluß einer Azidose ist es sinnvoll, die Partialdrücke der arteriellen Blutgase, den pH-Wert zu messen und eine Kapnographie durchzuführen. Die intravenöse Flüssigkeitszufuhr ist so zu titrieren, daß eine gute Urinausscheidung aufrechterhalten wird. Unter Umständen kann es notwendig sein, die Urinausscheidung mit einem Diuretikum, wie z.B. Furosemid, zu stimulieren.

Bei einer Hypermagnesiämie ist die Wirkung nicht-depolarisierender und depolarisierender Muskelrelaxantien potenziert (Abb. 21.13) [35]. Dadurch wird deutlich, daß eine geringe Initialdosis an Muskelrelaxantien verabreicht werden muß. Weitere Nachinjektionen müssen sich danach richten, was für Ergebnisse die Untersuchung mit einem peripheren Nervenstimulator ergibt.

Bei Vorliegen einer Hypermagnesiämie kann eine anästhetikabedingte myokardiale Depression verstärkt werden. Außerdem führen hohe Magnesiumkonzentrationen zu einer peripheren Vasodilatation, die durch Narkosemedikamente noch weiter verstärkt werden könnte. Diese Vermutungen bleiben bisher unbewiesen, doch scheint es sinnvoll zu sein, Anästhetika vorsichtig und nach Bedarf zu titrieren. Falls eine Hypotension auftritt, ist differentialdiagnostisch eine mögliche Interaktion zwischen Magnesium und Anästhetika zu berücksichtigen.

21.12.2 Hypomagnesiämie

Plasma-Magnesiumkonzentrationen unter 1,5 mval/l können im Rahmen eines chronischen Alkoholabusus, einer Malabsorption, einer Hyperalimentation ohne zusätzliche Zufuhr von Magnesium und im Rahmen von protrahiertem Erbrechen oder langfristiger Diarrhoe auftreten [34]. Eine Hypomagnesiämie kann die Ursache für eine Hypokaliämie sein, die durch Kaliumgaben nicht gebessert werden kann [36].

Symptome

Die Symptome einer Hypomagnesiämie sind ähnlich denen, wie sie bei einer Hypokalzämie beobachtet werden. Außerdem kommt es häufig gleichzeitig sowohl zu einer Hypomagnesiämie als auch zu einer Hypokalzämie. Nebenwirkung einer Hypomagnesiämie ist eine zentralnervöse Übererregbarkeit, die sich durch Hyperreflexie und zerebrale Krampfanfälle äußern kann. Auch Muskelspasmen und eine Neigung zu Herzrhythmusstörungen sind zu erwarten. Durch eine Hypomagnesiämie können digitalisbedingte Herzrhythmusstörungen verstärkt werden. Die im Rahmen einer Hypokaliämie auftretenden Herzrhythmusstörungen können in Wirklichkeit durch eine Hypomagnesiämie bedingt sein [37].

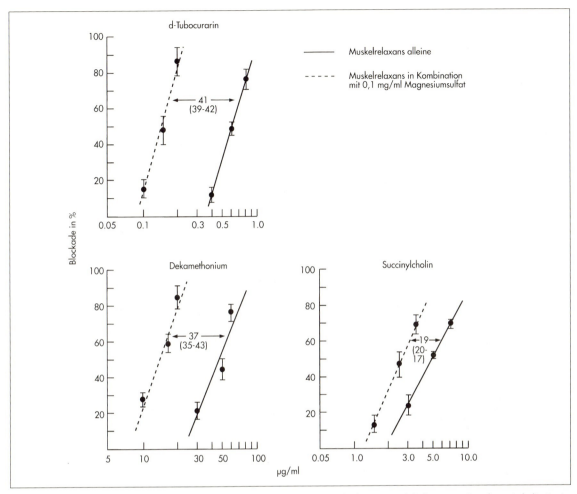

Abb. 21.13: Dosis-Wirkungskurven (Mittelwert ± SE) der neuromuskulären Blockade von Muskelrelaxantien. Daneben sind die Dosis-Wirkungskurven bei zusätzlicher Verabreichung von Magnesiumsulfat dargestellt. Die Untersuchungen wurden an einer Nervus phrenicus/-Zwerchfellpräparation der Katze durchgeführt. Die Linksverlagerung der Dosiswirkungskurven ist dadurch bedingt, daß bei Zugabe von Magnesium die Empfindlichkeit auf die Muskelrelaxantien erhöht ist. (Ghoneim MM, Long JP. The interaction between magnesium and other neuromuscular blocking agents. Anesthesiology 1970; 32: 23–7)

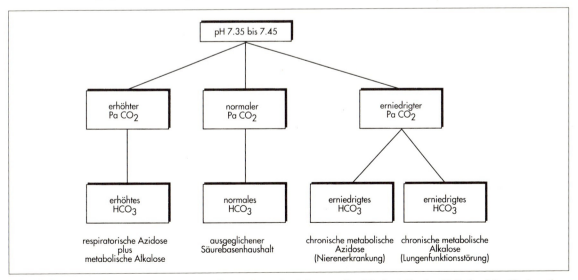

Abb. 21.14: Dargestellt ist, wie ein normaler arterieller pH-Wert anhand des arteriellen CO_2-Partialdruckes (Pk Co_2) und der Bikarbonatkonzentration (H Co_3) zu interpretieren ist.

Tab. 21.10: Veränderungen während akuten bzw. chronischen Störungen des Säure-Basen-Haushaltes

	pH	$PaCO_2$	HCO_3
respiratorische Azidose			
akut	mäßiger Abfall	starker Anstieg	leichter Anstieg
chronisch	leichter Abfall	starker Anstieg	mäßiger Anstieg
respiratorische Alkalose			
akut	mäßiger Anstieg	starker Abfall	leichter Abfall
chronisch	leichter Anstieg bis unverändert	starker Abfall	mäßiger Abfall
		leichter Abfall	starker Abfall
metabolische Azidose			
akut	mäßiger bis starker Anstieg		
chronisch	leichter Abfall	mäßiger Abfall	starker Abfall
metabolische Alkalose			
akut	starker Anstieg	mäßiger Anstieg	starker Anstieg
chronisch	starker Anstieg	mäßiger Anstieg	starker Anstieg

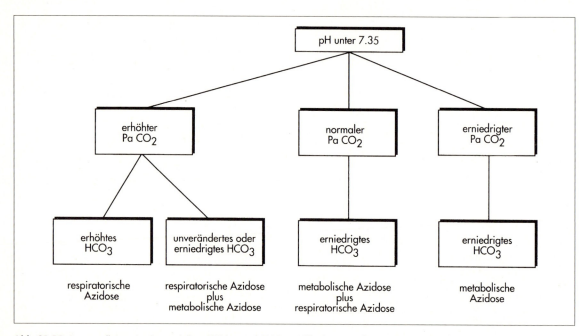

Abb. 21.15: Dargestellt ist, wie ein arterieller pH-Wert unter 7.35 mit Hilfe des arteriellen CO_2-Partialdruckes ($PaCO_2$) und der Bikarbonatkonzentration (HCO_3) zu interpretieren ist.

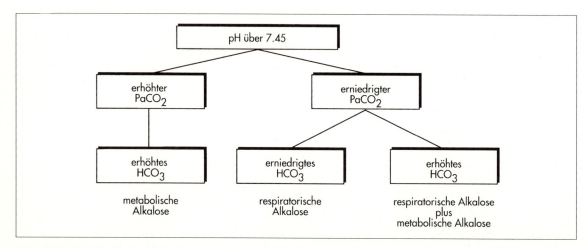

Abb. 21.16: Dargestellt ist, wie ein arterieller pH-Wert über 7.45 anhand des arteriellen CO_2-Partialdruckes ($PaCO_2$) und der Bikarbonatkonzentration (HCO_3) zu interpretieren ist.

Tab. 21.11: Henderson-Hasselbach'sche Gleichung

$pH_a = pK + \log HCO_3 / (0.03 \times P_aCO_2)$

pH_a	= negativer dekadischer Logarithmus der arteriellen Wasserstoffionenkonzentration
pK	= 6.1 bei 37° C
HCO_3	= Bikarbonatkonzentration (mval/l)
P_aCO_2	= mm Hg
0,03	= Löslichkeitskoeffizient für Kohlendioxid im Plasma (mmol/mm Hg × dl)

Werden in die Henderson-Hasselbach'sche Gleichung Durchschnittswerte für den arteriellen pH-Wert (7.4) und P_aCO_2-Wert (40 mm Hg) eingesetzt, so läßt sich eine Bikarbonatkonzentration von 24 mmol/l errechnen. Ist eine im Verhältnis zur Kohlendioxidkonzentration normale Bikarbonatkonzentration vorhanden, so liegt ein optimales Verhältnis von HCO_3 zu P_aCO_2 von 20 zu 1 vor (24 mval/l geteilt durch 1.2). Wird dieses Verhältnis von 20:1 konstant gehalten, so kann ein relativ normaler pH-Wert erhalten werden, auch wenn die Bikarbonatkonzentration vom Normalwert abweicht.

Therapie

Zur Behandlung einer Hypomagnesiämie sollte über 15 bis 20 Minuten 1 g Magnesiumsulfat intravenös verabreicht werden. Hierbei sind Blutdruck, Herzfrequenz und Patellarsehnenreflexe zu überwachen. Eine Abschwächung oder ein Verschwinden der Patellarsehnenreflexe sind ein Hinweis darauf, daß die Magnesiumzufuhr gestoppt werden muß.

Narkoseführung

Bei der Narkoseführung ist eine Hypomagnesiämie vor allem deshalb zu beachten, weil ursächlich zumeist andere wichtige Störungen, wie z.B. ein chronischer Alkoholabusus, eine Mangelernährung oder eine Hypovolämie, vorliegen. Es wäre denkbar, daß es bei erniedrigter Plasma-Magnesiumkonzentration zu einer verminderten Wirkung der Muskelrelaxantien kommt. Dies wurde jedoch bisher noch nicht untersucht.

21.13 Störungen des Säure-Basen-Haushaltes

Störungen des Säure-Basen-Haushaltes werden in respiratorisch und metabolisch verursachte Störungen unterteilt. Die Beurteilung, ob es sich um eine respiratorische oder metabolische Störung handelt, erfolgt anhand der Bestimmung des arteriellen pH-Wertes, des arteriellen pCO_2 und (mit Hilfe eines Normogramms) der Plasma-Bikarbonatkonzentration (Tab. 21.10) [38, 39]. Zunächst ist zu klären, ob der arterielle pH-Wert unter 7,35, über 7,45 oder dazwischen liegt. Ein normaler arterieller pH-Wert liegt vor, falls der Säure-Basen-Haushalt ungestört ist oder falls eine chronische, aber kompensierte Störung oder eine kombinierte Störung des Säure-Basen-Haushaltes vorliegt (Abb. 21.14).

Tab. 21.12: Auswirkungen von Ventilationstörungen auf die Bikarbonatkonzentration

Veränderungen des $PaCO_2$ um 10 mm Hg	Abweichungen der Bikarbonatkonzentration (von 24 mmol/l)
plötzlicher Anstieg	Anstieg um 1 mmol/l
chronischer Anstieg	Anstieg um 3 mmol/l
plötzlicher Abfall	Abfall um 2 mmol/l
chronischer Abfall	Abfall um 5 mmol/l

Bei einem arteriellen pH-Wert unter 7,35 liegt entweder eine respiratorische oder metabolische Azidose vor (Abb. 21.15). Bei einem arteriellen pH-Wert über 7,45 liegt entweder eine metabolische oder respiratorische Alkalose vor, je nachdem, wie arterieller pCO_2 und Plasma-Bikarbonatkonzentration sind. (Abb. 21.16). Sobald die Art der Säure-Basen-Störung erkannt ist, muß nach deren Ursache gefahndet werden und es sind entsprechende therapeutische Maßnahmen einzuleiten.

Liegt einer Säure-Basen-Störung eine Veränderung der alveolären Ventilation zugrunde, wird von einer respiratorischen Azidose oder Alkalose gesprochen. Definitionsgemäß liegt bei einem arteriellen pCO_2 von über 45 mm Hg eine Hypoventilation vor, während bei einem arteriellen pCO_2 unter 35 mm Hg eine Hyperventilation vorliegt. Eine Hypoventilation entspricht einer respiratorischen Azidose und eine Hyperventilation einer respiratorischen Alkalose. Eine Azidose oder Alkalose, die nicht durch initiale Veränderungen des arteriellen pCO_2 bedingt sind, werden als primär metabolische Störungen bezeichnet.

Normalerweise wird der arterielle pH-Wert in einem engen Bereich von 7,35 bis 7,45 konstant gehalten. Ein normaler pH-Wert hängt davon ab, ob ein normales Verhältnis zwischen Bikarbonatkonzentration und CO_2-Konzentration von 20:1 vorliegt (vgl. Henderson-Hasselbach-Gleichung) (Tab. 21.11). Störungen des Säure-Basen-Haushaltes, die durch eine Veränderung der Plasma-Bikarbonatkonzentration gekennzeichnet sind, führen normalerweise – aufgrund einer Änderung der alveolären Ventilation – zu entsprechenden kompensatorischen Veränderungen der CO_2-Konzentration. Falls dieses Verhältnis von 20:1 gewahrt wird, bleibt der pH-Wert innerhalb des Normalbereiches, auch wenn eine Störung des Säure-Basen-Haushaltes vorliegt (Abb. 21.14). Störungen des Säure-Basen-Haushaltes aufgrund einer respiratorischen Azidose oder respiratorischen Alkalose können über eine nach 6 bis 12 Stunden einsetzende renal bedingte Veränderung der Plasma-Bikarbonatkonzentration kompensiert werden. Dadurch soll das Verhältnis von 20:1 wieder hergestellt werden. Nach wenigen Tagen ist der arterielle pH-Wert bei einer chronischen respiratorischen Azidose oder Alkalose durch die renale Kompensation wieder im Normbereich. Die Veränderung des arteriellen pCO_2 besteht allerdings fort (Tab. 21.10). Störungen des Säure-Basen-Haushaltes aufgrund einer metabolischen Azidose oder metabolischen Alkalose werden durch eine ventilationsbedingte Veränderung des arteriellen pCO_2 kompensiert. Hierbei wird das Verhältnis von Bikarbonat- zu CO_2-Konzentration von 20:1 wieder hergestellt und der arterielle pH-Wert normalisiert sich. (Tab. 21.10). Renale Kompensationsmechanismen führen bei einer respiratorischen Azidose oder Alkalose den pH-Wert wieder auf den Normalwert zurück. Im Gegensatz hierzu gelingt die respiratorisache Kompensation des pH-Wertes bei einer metabolischen Azidose oder Alkalose nur teilweise.

Die zur Beurteilung metabolischer Störungen des Säure-Basen-Haushaltes mit Hilfe eines Normogramms ermittelten Plasma-Bikarbonatkonzentrationen müssen – je nach Ventilationsparameter – noch korrigiert werden, denn die Ventilation beeinflußt den Bikarbonatwert. Eine Erhöhung des arteriellen pCO_2 führt z.B. zu einer Hydratation von Kohlendioxid zu Kohlensäure, wodurch die Plasma-Bikarbonatkonzentration ansteigt (Abb. 21.17). Dagegen führt eine Erniedrigung des arteriellen pCO_2 zu einer Umkehr dieser Reaktion; hierdurch nimmt die Plasma-Bikarbonatkonzentration ab. Da diese Veränderungen nahezu linear sind, ist es möglich, für die klinische Interpretation und die Therapie von Störungen des Säure-Basen-Haushaltes die in Tab. 21.12 aufgeführten praktikablen Richtlinien anzuwenden. Werden diese Richlinien zugrundegelegt, würde z.B. eine Hypoventilation mit akutem Anstieg des arteriellen pCO_2 auf 70 mm Hg zu einem Anstieg des Bikarbonates auf 27 mmol/l führen. Voraussetzung ist, daß der Bikarbonatwert vorher 24 mmol/l betrug.

(Moderne Blutgasanalysatoren geben den Bikarbonat- und den Standardbikarbonatwert an. Der Standardbikarbonatwert ist bei standardisierten CO_2-Werten (40 mm Hg) gemessen. Damit kann der Einfluß der Ventilation (des CO_2-Wertes) auf den Bikarbonatwert eliminiert werden.)

Grundsätzlich führen eine respiratorische und metabolische Azidose zu einer Dämpfung des zentralen Nervensystems. Dagegen kommt es bei einer respiratorischen und metabolischen Alkalose zu einer gesteigerten Erregbarkeit des peripheren Nervensystems (Tetanie) und zentralen Nervensystems (Krämpfe). Eine Azidose vermindert die myokardiale Kontraktilität. Solange der arterielle pH-Wert jedoch über 7,2 liegt, treten nur minimale klinische Effekte auf, da durch die bei einer Azidose auftretende Katecholaminfreisetzung die Effekte ausgeglichen werden [40]. Liegt der arterielle pH-Wert jedoch unter 7,1, so ist die Ansprechbarkeit des Herzens auf Katecholamine vermindert und deren kompensatorische positiv inotrope Wirkung ist abgeschwächt. Diese nachteiligen Wirkungen der Azidose können bei Patienten mit einer linksventrikulären Funktionsstörung, myokardialen Ischämie oder einer beeinträchtigten Funktion des sympathischen Nervensystems, wie z.B. bei Betarezeptorenblockade oder Allgemeinanästhesie, verschlimmert sein. Eine Alkalose hat weniger Auswirkungen auf die Myokardkontraktilität als eine Azidose. Im Rahmen einer Alkalose können Herzrhythmusstörungen auftreten, die durch eine Hypokaliämie noch verschlimmert werden. Eine Alkalose verursacht außerdem eine Vasokonstriktion der Zerebral- und Koronararterien und führt zu einer Linksverschiebung der Sauerstoffdissoziationskurve. Hierdurch wird die Sauerstoffabgabe und damit die Oxygenierung des Gewebes beeinträchtigt.

21.13.1 Respiratorische Azidose

Eine respiratorische Azidose liegt vor, falls eine alveoläre Hypoventilation so ausgeprägt ist, daß es zu einer so starken Erhöhung des arteriellen pCO_2 mit Abfall des arteriellen pH-Wertes unter 7,35 kommt. Das gelöste Kohlendioxid wird zu Kohlensäure umgewandelt. Kohlensäure wird als flüchtige (über die Lungen abatembare) Säure bezeichnet. Die häufigsten Ursachen für eine respiratorische Azidose sind 1. eine medikamentös bedingte Verminderung der alveolären Ventilation (zentrale Atemdämpfung), 2. eine Störung der neuromuskulären Funktion (periphere Hemmung der Atmung) und 3. eine primäre Lungenerkrankung. Sehr selten kann eine respiratorische Azidose auch durch eine erhöhte CO_2-Produktion im Stoffwechsel bedingt sein. Dies kann bei Patienten mit einer malignen Hyperthermie oder bei Patienten, die mit einer hyperkalorischen Lösung ernährt werden, der Fall sein.

Eine respiratorische Azidose kann noch durch eine metabolische Azidose kompliziert werden, falls die Nierendurchblutung so stark vermindert ist, daß die renalen Rückresorptionsmechanismen eingeschränkt sind (Abb. 21.15). So können z.B. bei Patienten mit einer chronisch obstruktiven Lungenerkrankung und einem Cor pulmonale das Herzminutenvolumen und der renale Blutfluß so stark erniedrigt sein, daß sich eine metabolische Azidose einstellt.

Eine respiratorische Azidose wird dadurch behandelt, daß die der Hypoventilation zugrundeliegende Störung beseitigt wird. Ist der arterielle pCO_2 stark erhöht, wird eine maschinelle Beatmung notwendig. Wird ein chronisch erhöhter arterieller pCO_2 mittels maschineller Beatmung schnell gesenkt, muß beachtet werden, daß die CO_2-Reserven des Körpers schneller abnehmen als es über die Nieren zu einer entsprechenden Erniedrigung der Plasma-Bikarbonatkonzentrationen kommen kann.

$$CO_2 + H_2O \rightleftarrows H_2CO_3 \rightleftarrows HCO_3^- + H^+$$

Abb. 21.17: Durch die Hydratation von Kohlendioxid entsteht Kohlensäure (H_2Co_3), die anschließend in Bikarbonat und H^+ dissoziiert.

Tab. 21.13: Ursachen einer respiratorischen Alkalose

iatrogen
erniedrigter Luftdruck
arterielle Hypoxämie
Verletzung des ZNS
Lebererkrankung
Schwangerschaft
Überdosierung von Salizylaten

Tab. 21.16: Ursachen einer metabolischen Alkalose

Erbrechen	Hypovolämie
nasogastrales Absaugen	Hyperaldosteronismus
Diuretikatherapie	Durchfall mit Chloridverlust
iatrogen	

Die sich daraus eventuell ergebende metabolische Alkalose kann zu einer Übererregbarkeit des zentralen Nervensystems führen. Hierdurch kann es zu zerebralen Krampfanfällen kommen. Daher ist es notwendig, chronisch erhöhte arterielle pCO_2-Werte langsam zu senken, damit genügend Zeit für eine Bikarbonatausscheidung über die Nierentubuli besteht. Auch bei vermindertem Körpergesamtgehalt an Chlorid und Kalium kann eine metabolische Alkalose mit einer respiratorischen Azidose vergesellschaftet sein. So ist beispielsweise bei einer erniedrigten Plasma-Chloridkonzentration die renale Rückresorption von Bikarbonat erhöht, so daß eine metabolische Alkalose entstehen kann. Bei einer Hypokaliämie wird die Ausscheidung von Wasserstoffionen über die Nierentubuli stimuliert. Dieses kann zu einer metabolischen Alkalose führen oder eine gleichzeitig bestehende, durch einen Chloridmangel verursachte Alkalose verstärken. Liegen solche Elektrolytstörungen einer metabolischen Alkalose zugrunde, so besteht die Therapie in der intravenösen Gabe von Kaliumchlorid.

21.13.2 Respiratorische Alkalose

Eine respiratorische Alkalose liegt vor, wenn eine alveoläre Hyperventilation zu einer so ausgeprägten Erniedrigung des arteriellen pCO_2 geführt hat, daß der arterielle pH-Wert größer als 7,45 ist (Tab. 21.13). Die häufigste Ursache für eine akute respiratorische Alkalose in der perioperativen Phase ist die iatrogene Hyperventilation, wie sie im Rahmen einer Allgemeinanästhesie auftreten kann. Therapieziel bei einer chronischen respiratorischen Alkalose muß es sein, die der Hyperventilation zugrundeliegende Störung zu beseitigen. Während einer Narkose kann durch eine entsprechende Änderung der Respiratoreinstellung die alveoläre Ventilation vermindert werden. Zusätzlich kann auch der Totraum erhöht werden, um dadurch die Rückatmung CO_2-haltiger Exspirationsluft zu erhöhen. Bei einzelnen Patienten kann es sinnvoll sein, daß definierte Mengen Kohlendioxid dem Atemgemisch zugesetzt werden, um so einen physiologischeren arteriellen pCO_2 wiederherzustellen. Die für eine respiratorische Alkalose typische Hypokaliämie und Hypochlorämie bedürfen zum Teil auch einer entsprechenden Therapie.

21.13.3 Metabolische Azidose

Eine metabolische Azidose ist durch eine Erniedrigung des arteriellen pH-Wertes gekennzeichnet. Ursache ist eine Anhäufung fixer Säuren. Eine metabolische Azidose tritt häufig während schwerer Organfunktionsstörungen auf, insbesondere beim Nierenversagen (Tab. 21.14). Eine nicht ausreichende Gewebsoxygenierung, z.B. im Rahmen eines stark verminderten Herzminutenvolumens, führt zu einer anaeroben Stoffwechsellage mit Anhäufung von Milchsäure (Laktat) [41]. Auch eine schwere Diarrhoe mit Bikarbonatverlust führt insbesondere bei Kindern zu einer metabolischen Azidose. Aufgrund einer Pufferung der fixen Säuren durch Bikarbonat fällt die Plasma-Bikarbonatkonzentration ab.

Die Therapie einer metabolischen Azidose besteht darin, diejenigen Ursachen zu beseitigen, die zu einer Anhäufung nicht-flüchtiger Säuren im Kreislauf führen. Es ist allgemein üblich, eine akute metabolische Azidose durch die intravenöse Gabe von Natriumbikarbonat zu behandeln, vor allem dann, wenn eine myokardiale Depression oder

Tab. 21.14: Ursachen einer metabolischen Azidose

nicht ausreichende Gewebeoxygenierung (Laktatazidose)
Nierenversagen
diabetische Ketoazidose
Leberversagen
gesteigerte muskuläre Aktivität
Zyanidvergiftung
Kohlenmonoxidvergiftung

Tab. 21.15: Berechnung der zur Therapie einer metabolischen Azidose notwendigen Natrium-Bikarbonat-Dosierung

Natrium-bikarbonat	= Körpergewicht	x Abweichung der Plasma-Bikarbonat-konzentration vom Normwert	x Anteil des extrazellulären Flüssigkeitsvolumens am Körpergewicht (0,2)

Beispiel: Ein 80 kg schwerer Patient im hämorrhagischen Schock weist folgende Werte auf: arterieller pH-Wert = 7,20, arterieller PCO_2 = 60 mmHG und Plasma-Bikarbonatkonzentration = 16 mmol/l. Um den erhöhten arteriellen PCO_2 auszugleichen, müßte die Bikarbonatkonzentration 26 mmol/l betragen (vgl. Tab. 21.12). Rechnerisch wäre eine Natriumbikarbonatdosis von 160 mmol notwendig, um das Bikarbonatdefizit auszugleichen (80 kg × 10 mmol/l × 0.2). In deutschsprachigen Ländern wird zur Berechnung der benötigten Bikarbonatmenge folgende Formel verwendet:
Base excess × $\frac{1}{3}$ × **kg KG** = ml 8,4%ige Natriumbikarbonatlösung
Ungefähr die Hälfte dieser errechneten Natriumbikarbonatmenge sollte intravenös verabreicht werden. Anschließend sollte wiederholt der arterielle pH-Wert gemessen werden, damit der Therapieerfolg beurteilt werden kann.

wenn Herzrhythmusstörungen vorliegen. Um die zur Therapie einer metabolischen Azidose benötigte Natriumbikarbonatmenge zu berechnen, wird in den USA eine Formel häufig benutzt, in der die Abweichung der Plasma-Bikarbonatkonzentration vom Normalwert, der Anteil des Extrazellulärvolumens am Gesamtkörpergewicht und das Idealgewicht des Patienten berücksichtigt werden (Tab. 21.15). In deutschsprachigen Ländern wird die benötigte Bikarbonatmenge normalerweise nach folgender Formen berechnet: Base excess × 1/3 × kg KG. Sinnvoll ist es, initial ungefähr die Hälfte der errechneten Bikarbonatmenge zu verabreichen. Anschließend sollte wiederholt der arterielle pH-Wert bestimmt werden, um den Therapieerfolg beurteilen zu können. Hierbei ist es wichtig zu wissen, daß es unter Natriumbikarbonatgabe zu einer endogenen Kohlendioxidproduktion kommt. Für 1 mval/kg KG intravenös verabreichtes Natriumbikarbonat entstehen etwa 180 ml Kohlendioxid. Daher ist es notwendig, daß die alveoläre Ventilation gesteigert wird, um einer Hyperkapnie und einer damit einhergehenden Verschlechterung der vorbestehenden Azidose vorzubeugen. Daher wurde die Behandlung der metabolischen Azidose mit Natriumbikarbonat in Frage gestellt [40, 42]. Im Rahmen der kardiopulmonalen Reanimation ist eine ausreichende alveoläre Ventilation zur Korrektur der Azidose sicherlich wichtiger als die Gabe von Natriumbikarbonat.

21.13.4 Metabolische Alkalose

Bei einer metabolischen Alkalose liegt ein Mangel an nicht-flüchtigen Säuren in der Extrazellularflüssigkeit vor (Tab. 21.16). Zum Beispiel können Erbrechen oder Absaugen des Magensekretes zu einem Verlust von Salzsäure und damit zu einer metabolischen Alkalose führen. Diuretika, die die Rückresorption von Natrium und Kalium im den Nierentubuli hemmen, führen zu einer Hypokaliämie und damit zu einer metabolischen Alkalose. In der Vergangenheit führte eine oft überschießende intravenöse Verabreichung von Natriumbikarbonat (während der Behandlung einer metabolischen Azidose im Rahmen der kardiopulmonalen Reanimation) zu einer metabolischen Alkalose.

Vor allem ein intravasaler Flüssigkeitsmangel ist oft für eine fortbestehende metabolische Alkalose verantwortlich. Bei Patienten, die in der postoperativen Phase eine metabolische Alkalose entwickeln, sollte daher stets eine Hypovolämie in Erwägung gezogen werden. Ein Natriumverlust wird oft von einem Kaliumverlust begleitet. Wird eine metabolische Alkalose durch eine Hypovolämie kompliziert, liegt daher oft auch eine Hypokaliämie vor. Eine Hypokaliämie kann auch von einer Muskelschwäche begleitet sein. Liegen eine metabolische Alkalose und ein intravasaler Flüssigkeitsmangel vor, ist die Chloridausscheidung im Urin normalerweise niedriger als 10 mmol/l [43].

Behandlungsziel einer metabolischen Alkalose ist es, die der Störung des Säure-Basen-Gleichgewichtes zugrundeliegenden Ursachen zu beseitigen. Außerdem ist auf eine adäquate Elektrolytsubstitution zu achten. Gelegentlich wird eine intravenöse Zufuhr von Wasserstoffionen in Form einer Ammoniumchlorid- oder einer 0,1-normalen Salzsäurelösung (nicht mehr als 0,2 mmol/kg KG × h) durchgeführt, um so den arteriellen pH-Wert wieder weitgehend zu normalisieren. Bei Verabreichung von Säuren muß ein zentralvenöser Katheter gelegt werden, denn eine periphere Injektion kann zu einer Sklerosierung der Venen und zu einer Hämolyse führen.

Literaturhinweise

1. Chung, H.-M., Kluge, R., Schrier, R.W., Anderson, R.J.: Postoperative hyponatremia: A prospective study. Arch. Intern. Med. 1986; 146: 333–6
2. Hemmer, M., Viquerat, C.E., Suter, P.M., Valotton, M.B.: Urinary antidiuretic hormone excretion during mechanical ventilation and weaning in man. Anesthesiology 1980; 52: 395–400
3. Arieff, A.I.: Hyponatremia, convulsions, respiratory arrest, and permanent brain damage after elective surgery in healthy women. N. Engl. J. Med. 1986; 314: 1529–35
4. Sterns, R.H., Thomas, D.J., Herndon, R.M.: Brain dehydration and neurologic deterioration after correction of hyponatremia. Kidney Int. 1989; 35: 69–76
5. Ayxis, J.C., Krothapalli, R.K., Arieff, A.I.: Treatment of symptomatic hyponatremia and its relation to brain damage: A prospective study. N. Engl. J. Med. 1987; 317: 1190–7
6. Tanifuji, Y., Eger, E.I.: Brain sodium, potassium, and osmolality: Effects on anesthetic requirement. Anesth. Analg. 1978; 57: 404–10
7. Edwards, R., Winnie, A.P., Ramamurthy, S.: Acute hypocapneic hypokalemia: An iatrogenic anesthetic complication. Anesth. Analg. 1977; 56: 786–92
8. Williams, R.P.: Potassium overdosage: A potential hazard of nonrigid parenteral fluid containers. Br. Med. J. 1973; 1: 714–5
9. Goudsouzian, N.G., Karamanian A. The electrocardiogram. In: Physiology for the Anesthesiologist. E. Norwalk, C.T. Appleton-Century-Crofts 1977; 37
10. Stoelting, R.K., Peterson, C.: Adverse effects of increased succinylcholine dose following d-tubocurarine pretreatment. Anesth. Analg. 1975; 54: 282–8
11. Miller, R.D., Roderick, L.L.: Diuretic-induced hypokaelemia, pancuronium neuromuscular blockade and ist antagonism by neostigmine. Br. J. Anaesth. 1978; 50: 541–4
12. Naidu, R., Steg, N.L., MacEwen, G.D.: Hyperkalemia: Benign, hereditary autosomal dominant trait. Anesthesiology 1982; 56: 226–8
13. Ho, A.M.-H., Woo, J.C.H., Kelton, J.G., Chiu, L.: Spurious hyperkaelemia associated with severe thrombocytosis and leukocytosis. Can. J. Anaesth. 1991; 38: 613–5
14. Don, B.R., Sebastian, A., Cheitlin, M., Christiansen,

M., Schambelan, M.: Pseudohyperkalemia caused by fist clenching during phelobotomy. N. Engl. J. Med. 1990; 322: 1290–2
15. Sandor, F.F., Pickens, P.T., Crallan, J.: Variations of plasma potassium concentrations during long-term treatment of hypertension with diuretics without potassium supplements. Br. Med. J. 1982; 284: 711–5
16. Kharasch, E.D., Bowdle, T.A.: Hypokalemia before induction of anesthesia and prevention by b_2 adrenoceptor antagonism. Anesth. Analg. 1991; 72: 216–20
17. Hirsch, I.A., Tomlinson, D.L., Slogoff, S., Keats, A.S.: The overstated risk of preoperative hypokalemia. Anesth. Analg. 1988; 67: 131–6
18. Brown, M.J., Brown, D.C., Murphy, M.B.: Hypokalemia from $beta_2$-receptor stimulation by circulating epinephrine. N. Engl. J. Med. 1983; 309: 1414–9
19. Toyoda, Y., Kuboa, Y., Kubota, H., et al.: Prevention of hypokalemia during axillary nerve block with 1% lidocaine and epinephrine 1:100,000. Anesthesiology 1988; 69: 109–12
20. Hurlbert, B.J., Edelman, J.D., David, K.: Serum potassium levels during and after terbutaline. Anesth. Analg. 1981; 60: 723–5
21. Papademetrious, V., Burris, J., Kukich, S., Freis, E.D.: Effectiveness of potassium chloride or triamterene in thiazide hypokalemia. Arch. Intern. Med. 1985; 145: 1986–90
22. Papademetrious, V., Fletcher, R., Khatri, I.M., Freis, E.D.: Diuretic-induced hypokalemia in uncomplicated systemic hypertension: Effect of plasma potassium correction on cardiac arrhythmias. Am. J. Cardiol. 1983; 52: 1017–22
23. Wong, K.C., Wetstone, D., Martin, W.E., et al. Hypokalemia during anesthesia: The effects of d-tubocurarine, gallamine, succinylcholine, thiopental, and halothane with or without respiratory alkalosis. Anesth. Analg. 1973; 52: 522–8
24. Harrington, J.T., Isner, J.M., Kassirer, J.P.: Our national obsession with potassium. Am. J. Med. 1982; 73: 155–9
25. Vitez, T.S., Soper, L.E., Wong, K.C., Soper, P.: Chronic hypokalemia and intraoperative dysrhythmias. Anesthesiology 1985; 63: 130–3
26. Bilezikian, J.P.: Management of acute hypercalcemia. N. Engl. J. Med. 1992; 326: 1196–1203
27. Zaloga, G.P., Chernow, B.: Hypocalcemia in critical illness. JAMA 1986; 256: 1924–9
28. Reedy, J.C., Zwiren, G.T.: Enema-induced hypocalcemia and hyperphosphatemia leading to cardiac arrest during induction of anesthesia in an outpatient surgery center. Anesthesiology 1983; 59: 578–9
29. Denlinger, J.K., Nahrwold, M.L.: Cardiac failure associated with hypocalcemia. Anesth. Analg. 1976; 55: 34–6
30. Scheidegger, D., Drop, L.J.: The relationship between duration of Q-T interval and plasma ionized calcium concentration: Experiments with acute, steady-state (CA^{++}) changes in the dog. Anesthesiology 1979; 51: 143–8
31. Prielipp, R.C., Zaloga, G.P.: Life-threatening hypocalcemia after abdominal aortic aneurysm repair in patients with renal insufficiency. Anesth. Analg. 1991; 73: 638–41
32. Cote, C.J., Drop, L.J., Danniels, A.L., Hoaglin, D.C.: Calcium chloride versus calcium gluconate: Comparison of ionization and cardiovascular effects in children and dogs. Anesthesiology 1987; 66: 465–70
33. Denlinger, J.K., Nahrwold, M.L., Gibbs, P.S., Lecky, J.P.: Hypocalcemia during rapid blood transfusion in anesthetized man. Br. J. Anaesth. 1976; 48: 995–1000
34. James, M.F.M.: Clinical use of magnesium infusions in anesthesia. Anesth. Analg. 1992; 74: 129–36
35. Ghoneim, M.M., Long, J.P.: The interaction between magnesium and other neuromuscular blocking agents. Anesthesiology 1970; 32: 23–7
36. Whang, R., Flink, E.B., Dyckner, et al.: Magnesium depletion as a cause of refractory potassium repletion. Arch. Intern. Med. 1985; 145: 1686–90
37. Harris, M.N.E., Crowther, A., Jupp, R.A., Aps, C.: Magnesium and coronary revascularization. Br. J. Anaesth. 1988; 60: 779–83
38. Narins, R.G., Emmett, M.: Simple and mixed acid-base disorders: A practical approach. Medicine 1980; 59: 161–87
39. Siggard-Anderson, O.: Blood acid base alignment nomogram. Scand. J. Clin. Lab. Invest. 1963; 15: 211–7
40. Hindman, B.J.: Sodium bicarbonate in the treatment of subtypes of acute lactic acidosis: Physiologic considerations. Anesthesiology 1990; 72: 1064–76
41. Mizock, B.A.: Controversies in lactic acidosis. Implications in critically ill patients. JAMA 1987; 258: 497–501
42. Graf, H., Leach, W., Arieff, A.I.: Metabolic effects of sodium bicarbonate in hypoxic lactic acidosis in dogs. Am. J. Physiol. 1985; 249: F630-5
43. Sherman, R.A., Eisinger, R.P.: The use (and misuse) of urinary sodium and chloride measurements. JAMA 1982; 247: 3121–4

22 Endokrine Erkrankungen

Bei endokrinen Erkrankungen liegt typischerweise eine Über- oder Unterproduktion einzelner oder mehrerer Hormone vor. Der Überschuß oder Mangel dieser Hormone führt zu einer veränderten Streßantwort und/oder Änderungen der Homöostase. Endokrine Störungen können sowohl die eigentliche Ursache für einen operativen Eingriff sein, sie können aber auch als Nebenerkrankungen bei Patienten vorliegen, die aus einem anderen Grund operiert werden müssen. Bei der präoperativen Visite muß durch entsprechende Befragung eine eventuell vorliegende und bisher unerkannte endokrine Erkrankung erfaßt werden (Tab. 22.1).

22.1 Diabetes mellitus

Beim Diabetes mellitus handelt es sich um eine chronische Allgemeinerkrankung, die zu den unterschiedlichsten Symptomen führen kann. Zu den wichtigsten Symptomen gehört eine gestörte Glukoseverstoffwechselung, die zu einem unangemessen hohen Blutglukosespiegel (zu einer Hyperglykämie) führt. Daher wird die Diagnose eines Diabetes mellitus auch üblicherweise durch den Nachweis eines erhöhten Blutglukosespiegels von über 185 mg/dl eine Stunde nach Glukosebelastung gestellt. Etwa 2,4% der Bevölkerung der USA (5,5 Millionen Personen) leiden an Diabetes mellitus [1]. Weitere 3,2% der Bevölkerung der USA haben trotz fehlender Diabetesanamnese eine Glukoseintoleranz.

Der Diabetes mellitus wird in zwei Gruppen eingeteilt (Tab. 22.2). Bei Patienten, die auf exogen zugeführtes Insulin zur Verhinderung einer Ketoazidose angewiesen sind, liegt ein insulinpflichtiger Diabetes mellitus vor (»insulin-dependent diabetes mellitus« = IDDM). Ein IDDM entwickelt sich zumeist in der Kindheit oder Jugend (vor dem 16. Lebensjahr). Deswegen wurde er früher auch juveniler oder Typ-I-Diabetes genannt. Benötigt ein diabetischer Patient keine exogene Insulinzufuhr zur Verhinderung einer Ketoazidose, so hat er einen nicht-insulinabhängigen Diabetes mellitus («noninsulin-dependent diabetes mellitus» = NIDDM). Er entwickelt sich häufig im mittleren oder fortgeschrittenen Lebensalter (meist nach dem 35. Lebensjahr), weshalb er früher auch als Erwachsenendiabetes oder Typ-II-Diabetes bezeichnet wurde. Obwohl viele dieser Patienten eine exogene Insulinzufuhr erhalten, sind sie doch nicht durch eine Ketoazidose gefährdet und daher als Patienten mit NIDDM einzuschätzen. Ein NIDDM (Typ-II-Diabetes) kann allerdings soweit fortschreiten, daß Insulin zur Verhinderung einer Ketoazidose notwendig wird. 90% aller Patienten mit nicht-insulinabhängigem Diabetes sind gleichzeitig übergewichtig. Übergewichtige mit nicht-diabetischer Stoffwechsellage benötigen etwa das 2- bis 5fache der Insulinmenge wie normalgewichtige Patienten. Dies unterstreicht, daß Übergewicht einen latenten in

Tab. 22.1: Präoperative Beurteilung der endokrinen Funktionen

Besteht eine Glukosurie?
Sind Blutdruck und Herzfrequenz unauffällig?
Veränderungen des Körpergewichtes?
Ist die Sexualfunktion normal?
Nimmt der Patient Medikamente ein, die die endokrine Stoffwechsellage beeinflussen?

Tab. 22.2: Klassifikation des Diabetes mellitus

	juveniler Diabetes	Alters-Diabetes
Manifestationsalter (in Jahren)	vor dem 16. Lebensjahr	nach dem 35. Lebensjahr
Krankheitsbeginn	plötzlich	langsam
Symptome	Polyphagie Polydypsie Polyurie	kann asymptomatisch sein
exogener Insulinbedarf	ja	nicht immer
Neigung zur Ketoazidose	ja	nein
Blutzuckerkonzentration	große Schwankungen	geringe Schwankungen
Ernährung	schlank	oft adipös
Gefäßerkrankungen	selten	häufig

einen manifesten Diabetes mellitus umwandeln kann.

Die beiden Krankheitsbilder (IDDM und NIDDM) unterscheiden sich pathologisch und genetisch. Ein IDDM entsteht vermutlich durch die Zerstörung der Beta-Zellen des Pankreas durch einen autoimmunologischen Prozeß. Dieser kann durch einen viralen Infekt begünstigt werden. Etwa 15% aller Patienten mit einem IDDM (Typ-I-Diabetes) leiden an weiteren Autoimmunerkrankungen wie Hypothyreose, Morbus Basedow, Morbus Addison oder Myasthenia gravis. Es besteht eine genetisch bedingte Neigung, einen IDDM (Typ-I-Diabetes) zu entwickeln. Es liegt jedoch kein genetisch genau definierter Erbgang für diese Erkrankung vor. Die Gene, die für die Veranlagung zur Entwicklung eines IDDM (Typ-I-Diabetes) verantwortlich sind, liegen in der Nähe der HLA-Gene auf dem Chromosom 6. Für den NIDDM (Typ-II-Diabetes) ist ein zunehmender Abfall der Beta-Zellenfunktion charakteristisch. Gleichzeitig kommt es zu einem Wirkverlust des Insulins (periphere Insulinresistenz) an der Skelettmuskulatur und der Leber. Dieses Problem wird durch Adipositas noch verstärkt. Die Häufigkeit des NIDDM (Typ-II-Diabetes) nimmt mit dem Alter stetig zu, insbesondere nach dem 45. Lebensjahr. Er ist besonders häufig bei farbigen Frauen zu finden. Ähnlich wie beim IDDM (Typ-I-Diabetes) gibt es Hinweise für eine genetische Veranlagung zum NIDDM (Typ-II-Diabetes). Bei etwa 2,4% aller Schwangeren in den USA kommt es zu einem sogenannten Gestationsdiabetes. Sekundäre Gründe, die ebenfalls zu einem Diabetes mellitus führen können, sind Erkrankungen, die zu Blutspiegelveränderungen anderer Hormone führen (z.B. Cushing-Syndrom, Phäochromozytom, Akromegalie) oder ein Pankreasausfall durch Erkrankungen oder Resektion.

22.1.1 Behandlung

Die Behandlung des Diabetes mellitus erfolgt mittels Diät, oraler Antidiabetika und exogen verabreichtem Insulin. Besonders wichtig ist es, einem NIDDM (Typ-II-Diabetes) dadurch vorzubeugen, daß eine Adipositas verhindert bzw. entsprechend therapiert wird. Bei einigen ausgewählten Patienten kann eine Behandlung durch Transplantation von Pankreasgewebe erfolgen. Bei erst kürzlich aufgetretenem IDDM (Typ-I-Diabetes) kann eine Therapie mit Cyclosporin unter der Annahme durchgeführt werden, daß es sich um eine Autoimmunerkrankung handelt [2].

Orale Antidiabetika

Kann durch eine Diät alleine keine befriedigende Blutzuckereinstellung erreicht werden, ist der Einsatz von oralen Antidiabetika sinnvoll (Tab. 22.3). Zu ihrer Wirksamkeit müssen noch funktionell in-

Tab. 22.3: Orale Antidiabetika

	relative Wirkstärke	Wirkdauer (h)
erste Generation		
Tolbutamid	1	6–10
Acetohexamid	2.5	12–18
Tolazamid	5	16–24
Chlorpropamid	6	24–72
zweite Generation		
Glibenclamid	150	18–24
Glipizid	100	16–24

takte Beta-Zellen vorliegen. Sie sind somit beim IDDM (Typ-I-Diabetes) unwirksam. Auch Patienten mit einem NIDDM (Typ-II-Diabetes), die mehr als 40 Einheiten Insulin pro Tag benötigen, reagieren nicht mehr auf orale Antidiabetika. Die gravierendste Nebenwirkung der oralen Antidiabetika ist die langanhaltende Hypoglykämie. Dieses kommt zumeist bei Patienten mit Nierenerkrankungen vor. In diesem Zusammenhang ist es wichtig zu wissen, daß Tolbutamid durch die Leber abgebaut wird, während Chlorpropamid ausschließlich renal eliminiert wird. Des weiteren kann es zu Hautrötung, cholestatischer Hepatitis und Arzneimittelinteraktionen (verstärkte Wirkung von Barbituraten, Diuretika der Benzothiadiazin-Reihe und Antikoagulantien) kommen.

Exogen zugeführtes Insulin

Zur Verfügung stehen verschiedene Insulintypen, wie Schweine-, Rinder- und Humaninsulin (Tab. 22.4). Das letztere wurde mit Hilfe rekombinierter DNA entwickelt. Bei dem Humaninsulin besteht ein deutlich vermindertes Risiko, daß sich gegen das Insulin gerichtete Antikörper entwickeln. Die am häufigsten verordneten Intermediärinsuline sind das Lente-Insulin und NPH-Insulin. Einige Diabetiker benötigen nur eine einzige Injektion eines Lente-Insulins vor dem Frühstück. Die meisten Diabetiker benötigen dagegen vor dem Frühstück eine Kombi-

Tab. 22.4: Einteilung handelsüblicher Insuline

Typ	Wirkungseintritt (Stunden)	maximale Wirkung (Stunden)	Wirkungsdauer (Stunden)
	nach subkutaner Injektion		
schnell wirksame Insuline			
Alt-Insulin*	0,5–1	2–4	6–8
Semilente	1–3	5–10	16
Intermediärinsuline			
NPH*	2–4	6–12	18–26
Lente*	2–4	6–12	18–26
Verzögerungsinsuline			
Protamin-Zink	4–8	14–24	28–36
Ultralente	4–8	14–24	28–36

NPH: neutrale Lösung (N); Protamin (P); ursprünglich aus Hagedorn-Labor (H) * als Humaninsuline erhältlich

nation aus Alt- und Lente-Insulin und am Abend vor dem Essen oder zur Nacht eine zweite Gabe von Lente-Insulin. Durch diese zweimalige Insulingabe wird die physiologische Insulinfreisetzung zu den 3 Mahlzeiten nachgeahmt. Wichtig ist es zu wissen, daß nach einer hypoglykämischen Phase normalerweise eine Rebound-Hyperglykämie auftritt (Somogyi-Effekt). Daher muß eine morgendliche Glukosurie nicht unbedingt heißen, daß die Insulindosis erhöht werden muß. Patienten, die mit protaminhaltigen Insulinpräparaten wie NPH oder Protaminzink-Insulin behandelt werden, haben ein höheres Risiko, eine lebensbedrohliche allergische Reaktion zu entwickeln, falls bei ihnen Heparin durch intravenöse Protamingabe antagonisiert wird [3]. Vermutlich kommt es durch die schwache Antigenexposition im Rahmen von protaminhaltigen Insulinpräparationen zu einer Antikörperbildung gegen Protamin. Die strenge Einstellung von Diabetikern auf Blutzuckerwerte zwischen 75 und 125 mg/dl ist umstritten. Ob hierdurch diabetische Mikropathie, Nephropathie und Neuropathie verhindert werden können, ist unklar [4, 5].

Insulinpumpe

Eine Insulinpumpe führt kontinuierlich intravenös Insulin zu. Die Steuerung erfolgt durch Blutglukosemessung und die zu erwartenden Mahlzeiten. Ihr Einsatz findet zunehmend Verbreitung [6]. Diese batteriegetriebenen Pumpen werden im Bereich des Abdomens oder Brustraumes subkutan eingesetzt. Zu möglichen Komplikationen gehören Hypoglykämie, Ketoazidose aufgrund von Pumpenversagen sowie Abszeßbildung im Bereich der Infusionsstelle.

Pankreastransplantation

Bei insulinpflichtigem Diabetes mellitus mit labilen Blutglukosespiegeln und fortschreitender Mikroangiopathie besteht die Möglichkeit der Pankreastransplantation. Hierbei können das gesamte Organ, Teile des Organs oder aufbereitete Inselzellen transplantiert werden [7]. Durch Instillation von Polymeren in die Pankreasgänge eines solchen Transplantates kommt es zu einer Fibrose und damit zum Verschluß der Gänge. Hierdurch wird die verdauende Wirkung des exokrinen Pankreasanteiles verhindert. Trotz der Fibrose des Organs bleibt die Inselzellfunktion erhalten. Die Gefäßanastomose zu den externen Iliakalgefäßen in der Fossa iliaca ist bei Transplantation des Pankreaskörpers und Pankreasschwanzes mit den anhängenden Milzgefäßen relativ einfach. Unter normalen Bedingungen wird Insulin in den portalen Kreislauf freigesetzt und somit direkt an die Leber abgegeben. Dagegen erfolgt nach einer Pankreastransplantation die Insulinfreisetzung in den systemischen venösen Kreislauf. Trotzdem kommt es nach Pankreastransplantation nicht zu Problemen im Glukosestoffwechsel. Aufbereitete Inselzellen werden dadurch transplantiert, daß sie entweder in die Leber oder Milz injiziert werden. Bei der Narkoseführung im Rahmen einer Pankreastransplantation muß engmaschig der Blutzucker überwacht werden, da es sowohl zu Hypo- als auch Hyperglykämien kommen kann; außerdem müssen mögliche Auswirkungen einer zusätzlich durchgeführten immunsuppressiven Therapie berücksichtigt werden [7].

Ein häufiges Problem ist die Abstoßung des transplantierten Pankreas. Sofern Niere und Pankreas vom gleichen Spender transplantiert werden, kann eine eventuelle Abstoßung beider Organe alleine durch die Überwachung der Nierenabstoßung erkannt werden. Eine Hyperglykämie tritt im Rahmen einer Abstoßungsreaktion erst sehr spät auf, da normale Blutzuckerspiegel noch bis zu einer Zerstörung von 95% des endokrinen Pankreasgewebes aufrechterhalten werden können. Ein anderer Grund für eine Abstoßung von transplantiertem Pankreasgewebe ist die Thrombose der Spendergefäße. Durch optimale Spenderauswahl entsprechend der HLA-Kompabilität und durch optimale Immunsuppression konnte ein deutlich besseres Transplantatüberleben erzielt werden. Nach erfolgreicher Transplantation kommt es innerhalb weniger Stunden zu einer Normalisierung der Blutglukosespiegel. Es kommt dann zu keiner weiteren Verschlechterung einer bestehenden diabetischen Nephropathie und Retinopathie.

22.1.2 Komplikationen eines Diabetes mellitus

Die schwerwiegendste akute metabolische Komplikation eines Diabetes mellitus ist die Ketoazidose. Zu den Spätkomplikationen des Diabetes mellitus gehören eine Makroangiopathie (koronare Herzkrankheit, cerebrovaskuläre Erkrankung, periphere arterielle Verschlußkrankheit), eine Mikroangiopathie (Retinopathie, Nephropathie) und Störungen des Nervensystems (Neuropathie des autonomen Nervensystems, periphere diabetische Neuropathie). Bei Patienten mit IDDM (Typ-I-Diabetes) kommt es vor allem zu einer Mikroangiopathie, während Patienten mit einem NIDDM (Typ-II-Diabetes) im allgemeinen makrovaskuläre Komplikationen entwickeln. Makrovaskuläre Erkrankungen wie Angina pectoris, Herzinfarkt oder periphere arterielle Verschlußkrankheit können zu den Erstsymptomen eines bisher nicht bekannten Diabetes mellitus gehören. Bei Patienten mit IDDM (Typ-I-Diabetes) mit einer Krankheitsdauer von über 20 Jahre kommt es in 80 bis 90% zu einer diabetischen Retinopathie. In den USA ist der Diabetes bei Erwachsenen jungen und mittleren Alters die häufigste Ursache für Erblindung und dialysepflichtiges Nierenversagen [8]. Mehr als 15% der Patienten mit Diabetes mellitus weisen eine Dysregulation des autonomen Nervensystems auf [9]. Bei Diabetikern mit autonomer Neuropathie ist die perioperative Morbidität erhöht [10]. Postoperative Infektionen als Folge einer gestörten Leukozytenfunktion sowie verzögerte Wundheilung kommen beim Diabetiker gehäuft vor. Eine Infektion ist meist die Ursache für einen plötzlichen gesteigerten Insulinbedarf.

Ketoazidose

Liegen bei bekanntem Diabetes mellitus eine metabolische Azidose und gleichzeitig eine Hyperglykämie vor, kann die Diagnose einer Ketoazidose gestellt werden. Zu den Symptomen einer Ketoazidose gehören Übelkeit, Erbrechen, Mattheit und als Folge einer Dehydratation die Zeichen einer Hypovolämie. Abdominelle Schmerzen bei gleichzeitiger Leukozytose können fälschlicherweise dazu führen, daß die Indikation für eine Laparotomie gestellt wird. Ursache einer Ketoazidose ist meist eine schlechte Patientencompliance. Zu den weiteren Ursachen gehören eine Insulinresistenz aufgrund einer Infektion (zumeist Harnwegsinfekte, Pneumonien) oder ein asymptomatischer Myokardinfarkt. Die Hemmung vorzeitiger Wehen durch Gabe von Beta-2-Rezeptoragonisten bei Patientinnen mit IDDM (Typ-I-Diabetes) provoziert möglicherweise eine plötzliche Ketoazidose, auch wenn vorher Insulin subkutan injiziert wurde [11].

Zur Sofortbehandlung der Ketoazidose gehören intravasale Flüssigkeitsgabe (750 bis 1.000 ml Kristalloide i.v.), Zufuhr von Alt-Insulin (als Bolus 0,2 IE/kg KG i.v., gefolgt von 0,1 IE/kg KG/Stunde i.v.) und Kaliumzufuhr (40 mval/Stunde). Diese Therapie wird solange durchgeführt, bis der Blutglukosespiegel anfängt abzufallen. Zusätzlich ist eine intravenöse Natriumbikarbonatgabe notwendig, wenn der arterielle pH-Wert unter 7,2 und die Bikarbonatkonzentration unter 10 mval/l liegen (Tab. 21.15). Selbst bei einer Hypovolämie kommt es aufgrund der osmotischen Wirkung der Glukose zu einer Urinausscheidung.

Arteriosklerose

Bei Diabetikern kann bereits frühzeitig eine Arteriosklerose als Ausdruck einer Makroangiopathie auftreten. Gegenüber der nicht-diabetischen Bevölkerung ist bei diesen Patienten das Risiko für Schlaganfälle verdoppelt, das Risiko eines Myokardinfarktes 2- bis 10fach erhöht und die Wahrscheinlichkeit, eine periphere arterielle Verschlußkrankheit zu entwickeln, um den Faktor 5 bis 10 erhöht [12]. Im Rahmen des Diabetes mellitus entwickelt sich öfters eine Kardiomyopathie.

Mikroangiopathie

Das Ausmaß der Mikroangiopathie korreliert mit dem Schweregrad und der Dauer der Hyperglykämie. Von den hierbei auftretenden verdickten, aber noch durchlässigen Kapillarwänden werden in erster Linie die Augen und die Nieren betroffen. Gegenüber der nicht-diabetischen Bevölkerung haben Patienten mit Diabetes mellitus eine 25fach höhere Wahrscheinlichkeit, daß es zu einem teilweisen Sehverlust kommt. Das Risiko, einen Katarakt zu entwickeln, ist 4- bis 6fach erhöht. Das Risiko, ein Glaukom zu entwickeln, ist bei ihnen verdoppelt. Bei Patienten mit einer diabetischen Retinopathie kann das Sehvermögen durch Photokoagulation (mit einem Argon-Laser) der entsprechenden Gefäße verbessert werden. Durch operative Eingriffe am Glaskörper können Glaskörpereinblutungen und Netzhautablösungen therapiert werden. Bei einem Drittel der Patienten mit IDDM (Typ-I-Diabetes) kommt es im Krankheitsverlauf zu einer Niereninsuffizienz. Diese ist Ausdruck einer Störung des mikrovaskulären Strombettes im Bereich der Glomerula. Eine Mikroalbuminurie ist ein frühzeitiger Hinweis dafür, daß sich eine diabetische Nephropathie entwickelt. Zur Behandlung dieser diabetischen Komplikation kann eine Nierentransplantation diskutiert werden.

Störungen des vegetativen Nervensystems

Eine vegetative Neuropathie kann Folge einer diabetisch bedingten Störung des autonomen Nervensystems sein (Tab. 22.5) [13]. Kardiovaskuläre Symptome einer solchen Fehlfunktion des vegetativen Nervensystems zeigen sich als orthostatische Dysregulation, Ruhetachykardie oder fehlende Herzfrequenzänderungen beim spontanen tiefen Durchatmen. Der im Rahmen eines Diabetes mellitus auftretenden orthostatischen Hypotonie liegt vor allem eine mangelnde Vasokonstriktion zugrunde. Die Ursache ist eine Störung des sympathischen Nervensystems. Falls sich Diabetiker mit einer orthostatischen Dyregulation aufrichten, steigen die Noradrenalin-Plasmaspiegel geringer an, als dies bei gesunden Patienten der Fall ist. Die parasympathische Innervation des Herzens ist frühzeitig beeinträchtigt und führt zu einer verringerten Herzfrequenzänderung während tiefen Durchatmens. Die Änderung der Herzfrequenz durch Medikamente wie Atropin und Propranolol ist beim Diabetiker vermindert.

Tab. 22.5: Symptome der diabetischen vegetativen Neuropathie

orthostatische Hypotonie
Ruhetachykardie
fehlende Schwankung der Herzfrequenz bei tiefem Atmen
Gastroparese
    Erbrechen
    Durchfälle
    abdominelle Schmerzen
Blasenatonie
Impotenz
Herzrhythmusstörungen
gestörte Atemsteuerung
asymptomatische Hypoglykämie
plötzlicher Herztod

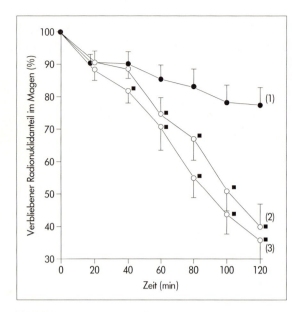

Abb. 22.1: Entleerungszeiten des Magens (Mittelwerte ± Standardabweichungen) nach Aufnahme einer festen Mahlzeit bei diabetischen Patienten (Kurve 1), bei diabetischen Patienten, die vor Nahrungsaufnahme 10 mg Metoclopramid intravenös erhielten (Kurve 2), und bei Patienten ohne Diabetes mellitus (Kurve 3).
(Aus: Wright RA, Clemente R, Wathen R. Diabetic gastroparesis: An abnormality of gastric emptying of solids. Am J Med Sci 1985; 289: 240–242; mit freundlicher Genehmigung.)

Dieses ist Ausdruck der Störung des vegetativen Nervensystems [14]. Durch die Verkürzung des QT-Intervalls im Rahmen der vegetativen Neuropathie kann es zu ausgeprägten Herzrhythmusstörungen kommen. Die Störung des vegetativen Nervensystems kann auch zu einer Beeinträchtigung der Atemregulation führen. Dadurch reagieren Patienten mit einem Diabetes mellitus empfindlicher auf atemdepressive Nebenwirkungen von Medikamenten, die ihnen während der Narkose zugeführt werden. Bei Diabetikern mit Störungen des vegetativen Nervensystems kann es zum plötzlichen Herz- und/ oder Atemstillstand kommen [13, 15–18]. Durch eine vegetative Neuropathie können die Symptome einer Angina pectoris unterdrückt und so eine koronare Herzerkrankung verschleiert werden [15]. Ein bei Patienten mit vegetativer Neuropathie anders nicht zu erklärender Blutdruckabfall kann Symptom eines stummen, schmerzfreien Myokardinfarktes sein. Es ist daher verständlich, daß bei Vorliegen einer vegetativen Neuropathie der Patient ein höheres Risiko hat, in der perioperativen Phase einen plötzlichen Herztod zu erleiden. Die Prognose nach Ausbildung einer vegetativen Neuropathie ist schlecht. Die Fünfjahres-Überlebensrate liegt unter 50% [19]. Unter einer Normoglykämie, wie sie z.B. durch eine Pankreastransplantation zu erreichen ist, bilden sich die Symptome der vegetativen Neuropathie nicht sicher zurück.

Eine verzögerte Magenentleerung (Gastroparesis) als Ausdruck einer Neuropathie ist bedeutend für das perioperative Risiko diabetischer Patienten (Abb. 22.1) [20]. Eine Gastroparese soll bei 20 bis 30% aller Diabetiker vorliegen und zu Übelkeit, Erbrechen und Überdehnung des Magen-Darmtraktes führen. Die Symptome kommen sowohl beim IDDM (Typ-I-Diabetes) als auch beim NIDDM (Typ-II-Diabetes) vor und können bereits zu einem frühen Krankheitsverlauf auftreten. Die Symptome der Magenträgheit können durch Metoclopramid gelindert und die Magenentleerung kann beschleunigt werden. Die Anamnese kann des weiteren Blasenfunktionsstörungen und eine Dickdarmfunktionsstörung mit intermittierender Diarrhoe aufzeigen. Ein wichtiges Symptom der vegetativen Neuropathie ist die Impotenz. Vegetative Symptome treten bei einer Hypoglykämie (Blutzuckerkonzentration unter 50 mg/dl) in vielen Fällen nicht auf. Durch eine periphere sympathische Denervierung kommt es zu einem gesteigerten arteriovenösen Shuntvolumen, einer verminderten Durchblutung der Hautkapillaren und einem verminderten Schwitzen im Bereich der Extremitäten. Alle diese Veränderungen begünstigen die Entwicklung neuropathisch bedingter Störungen im Bereich der Füße bei Diabetikern.

Sensible Neuropathie

Als Ausdruck einer sensiblen Neuropathie kann es zu unangenehmen nächtlichen Mißempfindungen in den unteren Extremitäten kommen. Bei Diabetikern besteht auch eine erhöhte Inzidenz eines Karpaltunnelsyndroms. Es kommt zu einer segmentalen Demyelinisierung und zum Verschluß der die Nerven versorgenden Arterien, insbesondere im Bereich der Hirnnerven, aber oft auch im Bereich des nervus ulnaris und medianus am Unterarm. Eine sensorische und eine vegetative Neuropathie können sich gleichzeitig entwickeln. Bei einigen Patienten können die unangenehmen Mißempfindungen einer sensiblen Neuropathie sogar den Einsatz von Opioiden notwendig machen.

Eingeschränkte Gelenkbeweglichkeit

Zeichen einer verminderten Gelenkbeweglichkeit sind bei etwa 30 bis 40% aller Patienten mit IDDM (Typ-I-Diabetes) nachweisbar. Meist werden die kleinen Gelenke von Fingern und Händen zuerst befallen [21]. Typischerweise können die palmaren Flächen der interphalangealen Gelenke nicht mehr einander angenähert werden (Predigerhand) [22]. Das Atlantookzipitalgelenk kann ebenfalls mitbetroffen sein. Hierdurch kann die Laryngoskopie im Rahmen der endotrachealen Intubation erschwert werden [22]. Die hiervon betroffenen Patienten haben zumeist nicht nur eine verminderte Gelenkbeweglichkeit, sondern oft auch eine schnell fortschreitende Mikroangiopathie (Mikroalbuminurie, Nierenversagen), einen nicht-familiären Kleinwuchs und eine straffe wachsartige Haut. Die Glykosylierung der Gewebsproteine im Rahmen der chronischen Hyperglykämie scheint für diese Komplikation verantwortlich zu sein.

Glykohämoglobin

Zur Überwachung der Blutglukoseeinstellung ist die Bestimmung der Konzentration an glykosyliertem Hämoglobin (Glykohämoglobin, Hämoglobin A_1C) wahrscheinlich der beste Parameter [23]. Ein erhöhtes Glukoseangebot an entsprechenden Proteinen, wie z.B. Hämoglobin, führt zur vermehrten kovalenten Bindung der Glukose an das Protein (Glykosylierung). Daher kommt es bei einer schweren Hyperglykämie zu einer Konzentrationserhöhung an Glykohämoglobin von normalerweise 5 bis 7% auf bis zu 20%. Bei Patienten mit dauerhaft erhöhtem Glykohämoglobin ist die Inzidenz einer diabetischen Retinopathie und Nephropathie erhöht [5].

Sklerödem

Das diabetische Sklerödem ist durch eine teigige Verdickung und Verhärtung der Haut gekennzeichnet. Es bildet sich typischerweise im Bereich von Nacken, Schultern und oberer Rückenpartie aus, kommt aber auch im Bereich von Händen, Armen und Beinen vor. Die Verhärtungen sind nicht vernarbend und für gewöhnlich symmetrisch. Sie können spontan ohne erkennbare Ursache entstehen oder sich bei Patienten mit schlecht eingestelltem Diabetes nach einer akuten Infektion entwickeln. Bei diabetischen Kindern können gleichzeitig ein Karpaltunnelsyndrom und eine eingeschränkte Gelenkbeweglichkeit der Finger vorliegen. Ein Bericht über ein Arteria-spinalis-anterior-Syndrom als Komplikation einer Periduralanästhesie wurde bei einer Patientin mit einem diabetischen Sklerödem beschrieben und auf einen verminderten arteriellen Blutfluß zum Rückenmark zurückgeführt. Diese Komplikation war Folge einer deutlichen Druckerhöhung im Periduralraum durch Injektion eines großen Volumens an Lokalanästhetikum in den mit nicht-kompressiblem Kollagen angefüllten Periduralraum [24].

22.1.3 Narkoseführung

Werden Diabetiker elektiv operiert, ist es das Ziel der Narkoseführung, den normalen Stoffwechsel so gut wie möglich nachzuahmen. So sollen eine Hypoglykämie, eine extreme Hyperglykämie, eine Ketoazidose und Elektrolytentgleisungen vermieden werden [25, 26] Durch ausreichende exogene Glukosezufuhr wird eine Hypoglykämie verhindert. Durch exogene Insulinzufuhr werden Hyperglykämie, daraus resultierende Ketoazidose, Dehydratation und Elektrolytstörungen vermieden. Das Ziel der Blutzuckereinstellung ist es, eine Blutzuckerkonzentration zu garantieren, die ausreichend oberhalb des hypoglykämischen Bereiches liegt. Gleichzeitig muß die Blutzuckerkonzentration aber unterhalb des Bereiches liegen, bei dem es zu den gefürchteten Wirkungen der Hyperglykämie kommen kann wie Hyperosmolarität, osmotische Diurese, Elektrolytstörungen, verminderte Phagozytose sowie langsamere Wundheilung. Als Empfehlung kann daher gelten, daß die Blutzuckerkonzentration im Bereich von 120 bis 180 mg/dl liegen sollte [26]. Obwohl es möglich ist, den Blutzuckerspiegel im Normbereich zu halten, fehlen bisher prospektive Untersuchungen, die den Einfluß der optimalen perioperativen Blutzuckereinstellung auf das Operationsergebnis untersucht haben. Was das optimale perioperative Vorgehen beim Diabetiker betrifft, gibt es hierfür keine allgemein akzeptierte Vorgehensweise [25].

Präoperative Vorbereitung

Es findet sich häufig die Empfehlung, daß Diabetiker, sofern möglich, am frühen Morgen operiert werden sollten. Es herrscht weitgehende Übereinstimmung, daß der diätetisch gut eingestellte Patient mit NIDDM (Typ-II-Diabetes) sowohl vor als auch während der Operation keiner speziellen Behandlung bedarf. Bei diesen Patienten ist wegen des Diabetes keine vorherige stationäre Aufnahme notwendig. Die Gabe hypoglykämisch wirkender Medikamente kann bis zum Vorabend der Operation fortgeführt werden. Es muß jedoch bedacht werden, daß diese Pharmaka bei fehlender Kalorienaufnahme noch Stunden nach ihrer Aufnahme (bei Chlorpropamid bis zu 36 Stunden) zu einer Hypoglykämie führen können. Eine vorzeitige stationäre Aufnahme ist vermutlich nur bei schlecht eingestellten insulinpflichtigen Diabetikern notwendig.

Bei elektiven Operationen sollten eine eventuell vorliegende Hyperglykämie, Ketoazidose oder Elektrolytstörungen unbedingt erfaßt und therapiert werden. Zur Einschätzung der Blutzuckerwerte während der letzten 1 bis 3 Wochen kann am einfachsten die Glykohämoglobinkonzentration bestimmt werden. Nach koronarer Herzerkrankung, cerebrovaskulärer Erkrankung und Nierenstörungen sollte gezielt gefahndet werden. Eine koronare Herzerkrankung stellt die Hauptursache der perioperativen Morbidität bei Diabetikern dar. Hinweise für das Vorliegen dieser Nebenerkrankungen liefern bei Patienten mit IDDM (Typ-I-Diabetes) das EKG und eine Proteinurie. Auf die Symptome einer eventuell vorliegenden peripheren Neuropathie (bei der Regionalanästhesieverfahren möglichst vermieden werden sollten) muß geachtet werden (Tab. 22.5). Bei Patienten mit einer Fehlfunktion des vegetativen Nervensystems muß an die erhöhte Gefahr einer Aspiration unter Narkoseeinleitung und an eine erhöhte intraoperative kardiovaskuläre Insta-

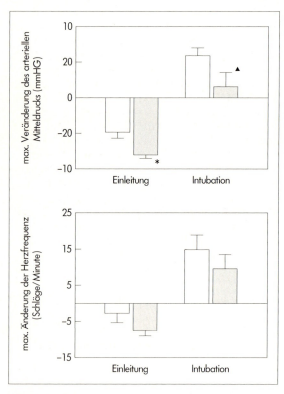

Abb. 22.2: Bei Patienten mit Diabetes mellitus und präoperativen Hinweisen auf eine Dysfunktion des autonomen Nervensystems fällt der mittlere arterielle Blutdruck während der Narkoseeinleitung signifikant stärker ab (P < 0,05) und die Herzfrequenz steigt bei der endotrachealen Intubation weniger stark an (P < 0,06) (schraffierte Säulen) als bei Patienten ohne Diabetes mellitus (offene Säulen).
(Aus: Burgos LG, Ebert TJ, Asiddao C, et al. Increased intraoperative cardiovascular morbidity in diabetics with autonomic neuropathy. Anesthesiology 1989; 70: 591–597; mit freundlicher Genehmigung.)

bilität gedacht werden (Abb. 22.2) [10]. Entsprechende Blutdruckabfälle können die Gabe eines Vasopressors notwendig machen. Bei Patienten mit IDDM (Typ-I-Diabetes) sollte auf eine verminderte Gelenkmobilität geachtet werden, da hierbei Schwierigkeiten bei der direkten Laryngoskopie zur Intubation zu erwarten sind. Bei länger bestehendem IDDM (Typ-I-Diabetes) wurde auch eine erhöhte Rate von schwierigen Intubationen beschrieben [21, 22]. Da diese Patienten mit Diabetes häufig adipös sind, kann sowohl die endotracheale Intubation als auch die Durchführung einer Regionalanästhesie erschwert sein.

Insulintherapie

Es besteht Übereinkunft, daß Patienten mit IDDM (Typ-I-Diabetes), die sich größeren operativen Eingriffen unterziehen müssen, mit Insulin behandelt werden sollten. Die Applikationsform (subkutan, intravenös) ist allerdings umstritten [26]. Des weiteren ist es nicht belegt, daß der Diabetiker durch eine enge Einstellung des Blutzuckerspiegels in der vergleichsweise kurzen intraoperativen Phase profi-

tiert. Voraussetzung für eine sachgerechte perioperative Insulintherapie ist es, daß durch den operativen Eingriff ausgelöste metabolische Veränderungen und ihre Beeinflussung durch Insulin bekannt sind. Ein übliches, lang erprobtes Vorgehen besteht darin, ein Viertel bis die Hälfte der üblichen Tagesdosis an Intermediärinsulin am Operationsmorgen zu verabreichen. Falls morgens normalerweise neben dem Intermediärinsulin auch Alt-Insulin verabreicht wurde, sollte am Operationsmorgen die Intermediärinsulindosis um 0,5 IE pro 1,0 IE Alt-Insulin erhöht und auf das Alt-Insulin verzichtet werden. Es muß jedoch beachtet werden, daß Narkose- und Operationsstreß den Bedarf an Insulin erhöhen. Um eine Hypoglykämie zu verhindern, ist es im allgemeinen üblich, in der perioperativen Phase neben einer subkutanen Insulingabe auch eine intravenöse Glukoseinfusion (5 bis 10 g/Stunde) durchzuführen. Dieser Infusion ist oft auch Kalium zugesetzt (2 mval/l). Ein alternatives Vorgehen besteht darin, auf die erniedrigte subkutane Insulingabe zu verzichten und intraoperativ stündlich die Blutzuckerkonzentration zu bestimmen (Abb. 22.3) [27]. Entsprechend der aktuellen Blutzuckerkonzentration kann durch intravenöse Gabe von Glukose oder Alt-Insulin der Blutzuckerspiegel zwischen 100 und 200 mg/dl eingestellt werden (Tab. 22.6) [27].

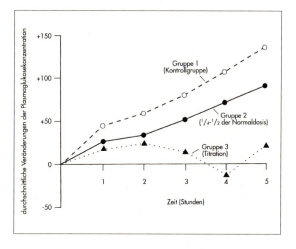

Abb. 22.3: Bei erwachsenen insulinabhängigen Diabetikern wurden während der perioperativen Phase die Veränderungen der Plasma-Glukose-Konzentrationen gemessen. Die Patienten der Gruppe 1 erhielten präoperativ weder Glucose noch Insulin. Die Patienten der Gruppe 2 erhielten um 7 Uhr morgens vor der Operation 1/4 bis 1/2 ihrer normalen Insulindosis. Gleichzeitig mit der Insulingabe wurde eine glukosehaltige Infusion angehängt. Die Infusionsgeschwindigkeit wurde so gewählt, daß ungefähr 6,25 g/h Glukose verabreicht wurden. Die Patienten der Gruppe 3 erhielten präoperativ weder Insulin noch Glukose. Bei Narkoseeinleitung und intraoperativ wurde immer dann Insulin verabreicht, wenn die Plasma-Glukose-Konzentration über 200 mg/dl betrug (Titration).
(Walts LF, Miller J, Davidson MB, Brown J. Perioperative management of diabetes mellitus. Anesthesiology 1981; 55: 104–9, mit freundlicher Genehmigung)

Tab. 22.6: Vorgehen bei der perioperativen intermittierenden intravenösen Insulingabe

1. Start einer intravenösen Glukoseinfusion (5–10 g/Stunde) mit Kaliumzusatz (2–4 m val/Stunde).
2. Bestimmung der Blutzuckerkonzentration alle 1 bis 2 Stunden während der Operation und in der unmittelbaren postoperativen Phase.
3. Intravenöse Gabe von 5 bis 10 Einheiten Alt-Insulin, falls die Blutglukosekonzentration über 250 mg/dl beträgt.
4. Steigerung der intravenösen Glukosezufuhr, falls die Blutglukosekonzentration unter 100 mg/dl abfällt.

(Aus Walts LF, Miller J, Davidson MB, Brown J. Perioperative management of diabetes mellitus. Anesthesiology 1981; 55:104–109.)

Zunehmend findet die kontinuierliche intravenöse Alt-Insulinzufuhr bei Patienten mit IDDM (Typ-I-Diabetes) Anwendung [25, 26]. Hierbei wird die bei der subkutanen Applikation variable Resorption des Insulins vermieden, die durch Blutdruckschwankungen und wechselnden subkutanen Blutfluß in der perioperativen Phase noch verstärkt wird. Obwohl die zur optimalen Blutzuckerkontrolle notwendige Insulindosierung nicht bekannt ist, wird im allgemeinen mit einer Insulindosierung von 1 IE pro Stunde angefangen (Tab. 22.7) [25]. Bei einigen Patienten, wie z.B. schlanken Frauen, die auf Insulin empfindlicher reagieren könnten, kann es gerechtfertigt sein, mit einer Dosierung von 0,5 IE pro Stunde anzufangen. Bei einer Operation unter extrakorporaler Zirkulation kommt es zu deutlichen metabolischen Störungen und im Rahmen der Hypothermie zu einer Insulinresistenz. Um hierunter eine Normoglykämie aufrechtzuerhalten, kann es notwendig sein, daß die kontinuierliche intravenöse Insulinzufuhr auf bis zu 10 IE pro Stunde gesteigert werden muß. Es scheint bisher kein allgemein akzeptiertes Vorgehen zu geben, wie häufig die Blutzuckerkonzentration bestimmt werden sollte. Oft werden jedoch während der operativen Phase alle 1 bis 2 Stunden Blutzuckerbestimmungen durchgeführt [27]. Bei Patienten, die eine kontinuierliche intravenöse Insulininfusion erhalten, sollte die kapilläre Blutzuckerbestimmung mit Hilfe eines entsprechenden Gerätes und nicht mittels visuell abzulesender farbiger Teststreifen erfolgen. Die Abschätzung der Uringlukosekonzentration in Kombination mit entsprechenden Dosierungstabellen für Insulin ist zur Steuerung des perioperativen Insulinbedarfs nicht genau genug; Hyperglykämien werden bei diesem Vorgehen erst anhand der danach auftretenden Glukosurie erkannt und behandelt [25]. Dieses Vorgehen ist außerdem bei sedierten oder anästhesierten Patienten nur möglich, wenn ein Urinkatheter eingeführt wurde. Wegen der potentiellen Infektionsgefahr sollte jedoch lediglich zur Überwachung einer Glukosurie kein Dauerkatheter gelegt werden.

Narkoseeinleitung und Aufrechterhaltung der Narkose

Wichtiger als die Auswahl der für Einleitung und Aufrechterhaltung einer Narkose geeigneten Medikamente ist es, die Blutglukosekonzentration entsprechend zu überwachen und die im Rahmen eines Diabetes mellitus eventuell auftretenden Störungen zu erfassen und zu behandeln. Im Operationssaal sollte daher ein Glukostix-Gerät verfügbar sein, um die Blutglukosekonzentration genau und schnell bestimmen zu können. Die Bestimmung der Glukosekonzentration im Urin in Kombination mit der Verwendung einer entsprechenden Dosierungstabelle für Insulin ist zur Steuerung des perioperativen Insulinbedarfs nicht ausreichend genau. Da beim Patienten mit Diabetes mellitus eine vegetative Neuropathie mit verzögerter Magenentleerung vorliegen kann, ist es sinnvoll, eine endotracheale Intubation mit einem blockbaren Endotrachealtubus durchzuführen. Tritt während der Operation eine Hyperglykämie auf, so ist sie meist Ausdruck einer erhöhten Plasmakonzentration von Cortisol, Wachstumshormon oder Noradrenalin. Außerdem vermindern volatile Anästhetika die Insulinfreisetzung auf eine Glukosegabe [28]. Auch in bezug auf die Glukoseintoleranz ist keines der volatilen Anästhetika den anderen überlegen. Bei einer Periduralanästhesie und einer Spinalanästhesie bleibt die Glukosetoleranz erhalten. Dieses ist vermutlich dadurch bedingt, daß bei diesen Anästhesieverfahren die intraoperative Adrenalinfreisetzung blockiert ist. Bei Patienten mit Diabetes mellitus wurden hohe Lokalanästhetikadosierungen, wie sie z.B. bei einer Blockade des Plexus brachialis auftreten, mit einer Verminderung der myokardialen Leistung in Verbindung gebracht [29]. Bei Patienten mit Diabetes

Tab. 22.7: Kontinuierliche perioperative intravenöse Alt-Insulininfusion

1. Gabe von 50 Einheiten Alt-Insulin in 500 ml Kochsalzlösung (1 Einheit entspricht 10 ml).
2. Start der intravenösen Infusion mit 0,5 bis 1 Einheiten pro Stunde.
3. Wiederholte Blutzuckerbestimmungen (normalerweise stündlich) und Anpassung der Insulinzufuhr entsprechend folgendem Schema:

< 80 mg/dl	Abstellen der Infusion für 30 Minuten Gabe von 25 ml einer 50%igen Glukoselösung nach 30 Minuten erneute Blutzuckerbestimmung
80–120 mg/dl	Verminderung der Insulinzufuhr um 0,3 IE pro Stunde
120–180 mg/dl	keine Veränderung der Insulinzufuhr
180–220 mg/dl	Steigerung der Insulinzufuhr um 0,3 IE pro Stunde
> 220 mg/dl	Steigerung der Insulinzufuhr um 0,5 IE pro Stunde

4. Ausreichende Zufuhr an Glukose (5–10 g/Stunde) und Kalium (2–4 m val/Stunde) gewährleisten.

(Aus: Hirsh IB, Magill JB, Cryer PE, White PF. Perioperative management of surgical patients with diabetes mellitus. Anesthesiology 1991; 74: 346–359.)

mellitus sollte bei der Auswahl von Regionalanästhesieverfahren berücksichtigt werden, daß bei diesen Patienten öfters eine periphere Neuropathie vorliegt. Da bei narkotisierten Diabetikern das Risiko von Nervenschädigungen erhöht ist, ist es sehr wichtig, den Patienten richtig zu lagern.

Bei Diabetikern, bei denen präoperativ Hinweise auf eine vegetative Neuropathie mit Herzbeteiligung (orthostatische Hypotension, Ruhetachykardie) vorlagen, sind während Narkosen plötzlich auftretende Bradykardien und Blutdruckabfälle beschrieben worden. Diese Kreislaufprobleme waren durch Atropin und Ephedrin nicht zu beherrschen [17, 18, 29]. Als einzig wirksame Maßnahmen können eine sofortige Herzdruckmassage und die intravenöse Adrenalingabe notwendig sein.

Falls einem Diabetiker ausreichend Insulin, Glukose und Kalium zugeführt werden, brauchen die weiteren, intraoperativ zum Ausgleich eines Flüssigkeits- oder Blutverlustes verabreichten Flüssigkeiten keine Glukose enthalten. Da Laktat vom Diabetiker zu Glukose umgewandelt wird, ist der Einsatz laktathaltiger Ringer-Lösung umstritten. Bei Diabetikern kann unter Gabe von Ringer-Laktat der perioperative Insulinbedarf erhöht sein. Bei Diabetikern mit verzögerter Magenentleerung kann Metoclopramid die Magenmotilität steigern und so postoperativ gut antiemetisch wirken.

Notfalloperationen

Die bei Diabetikern am häufigsten durchgeführten Notfalleingriffe sind Appendektomie, Inzisionen und Drainageanlagen sowie infektbedingte Amputation einer unteren Extremität. Hierbei ist es vor Narkoseeinleitung angezeigt, den metabolischen Zustand des Patienten (Bestimmung von Blutzuckerkonzentration, Elektrolyten, pH-Wert, Ketonkörper im Urin) zu untersuchen. Bei Vorliegen einer Ketoazidose sollten der operative Eingriff aufgeschoben und die übliche Therapie dieser metabolischen Entgleisung (intravenöse Gabe von Flüssigkeit, Insulin und Kalium) eingeleitet werden. Unter Umständen kommt es hierunter zu einem Verschwinden einer eventuellen abdominellen Schmerzsymptomatik und Abwehrspannung [25]. Zur besseren Überwachung der Volumentherapie ist die Anlage eines zentralen Venenkatheters sinnvoll.

Nicht-ketoazidotisches hyperosmolares hyperglykämisches Koma

Als postoperative Komplikation des NIDDM (Typ-II-Diabetes) kann es zum nicht-ketoazidotischen hyperosmolaren hyperglykämischen Koma kommen [30]. Hierbei treten typischerweise eine ausgeprägte Hyperglykämie, Plasma-Hyperosmolarität, schwere Dehydratation und unterschiedliche Wesensveränderungen, aber keine Ketoazidose auf (Tab. 22.8). Bei Patienten, die im extrakorporalen

Tab. 22.8: Symptome des nicht-ketoazidotischen hyperosmolaren hyperglykämischen Komas

Hyperosmolarität (> 330 mosmol/l)
Hyperglykämie (> 600 mg/dl)
normaler pH-Wert
osmotische Diurese mit Hypokaliämie
Hypovolämie mit Hämokonzentration
zentralnervöse Störungen

Kreislauf operiert werden, kommt es zur Insulinresistenz und Hyperglykämie. Patienten mit NIDDM (Typ-II-Diabetes) sind daher bei einer Operation im extrakorporalen Verlauf besonders für die Ausbildung eines nicht-ketoazidotischen hyperosmolaren hyperglykämischen Komas anfällig [25]. Weitere Gründe, die ein nicht-ketoazidotisches hyperosmolares hyperglykämisches Koma auslösen können, sind z.B. Sepsis, höheres Lebensalter, hyperkalorische Ernährung und bestimmte operative Eingriffe wie z.B. eine Pankreatektomie. Ca. zwei Drittel der Patienten, die ein nicht-ketoazidotisches hyperosmolares hyperglykämisches Koma entwickeln, haben anamnestisch keinen Diabetes mellitus und brauchen auch später kein Insulin mehr, nachdem diese metabolische Entgleisung erfolgreich therapiert wurde. Ziel bei der Behandlung eines nicht-ketoazidotischen hyperosmolaren hyperglykämischen Komas ist der Ausgleich von Hypovolämie und Hyperosmolarität. Eine entsprechende Insulinzufuhr muß solange durchgeführt werden, bis es zu einem Abfall des Blutzuckerspiegels auf etwa 300 mg/dl kommt. Da es aufgrund einer osmotischen Diurese zu einem Kaliumverlust kommen kann, ist eventuell eine entsprechende Kaliumzufuhr notwendig.

22.2 Insulinom

Ein Insulinom ist ein insulinsezernierender Tumor der Beta-Zellen des Pankreas. Bei Patienten mit Insulinom kommt es beim Fasten zu einer Hypoglykämie. Falls bei sinkender Blutzuckerkonzentration der Insulinspiegel nicht ebenfalls abfällt, sollte an ein Insulinom gedacht werden. Bei adipösen Patienten ist der Nachweis einer unangemessen hohen Insulinsekretion schwierig, da es bei Adipösen normalerweise zu einer Insulinresistenz mit entsprechend erhöhten Insulinspiegeln kommt. 10% der Insulinome sind maligne. Sie metastasieren in die Leber. Zur palliativen Therapie bei nicht-operablem Befund wird Streptozozin eingesetzt, das selektiv gegen Beta-Zellen des Pankreas wirkt.

Die wichtigste Aufgabe bei der Narkoseführung zur Exstirpation eines Insulinoms ist die Aufrechterhaltung einer normalen Blutzuckerkonzentration [31]. Insbesondere während der Manipulation am Tumor kann es zu einer ausgeprägten Hypoglykämie kommen. Dagegen ist eine ausgeprägte

Hyperglykämie nach der erfolgreichen Tumorentfernung möglich. Das Ausmaß dieser Hyperglykämie kann sehr unterschiedlich sein. Diese postoperative Hyperglykämie ist daher ein unsicherer Parameter, um abzuschätzen, ob der Tumor vollständig entfernt wurde oder nicht [32]. Zur intraoperativen Führung dieser Patienten wurde auch ein «künstliches Pankreas» verwendet [33]. Dieses Gerät mißt kontinuierlich den Blutzuckerspiegel und infundiert je nach Bedarf automatisch mehr oder weniger Insulin bzw. Glukose. Zur engmaschigen Blutzuckerbestimmung (alle 15 Minuten) ist ein Glukosestix-Gerät erforderlich [32]. Da Zeichen der Unterzuckerung (Hypertonie, Tachykardie, Schwitzen) durch die Narkose verschleiert sein können, ist es vermutlich sinnvoll, vorsichtshalber eine Glukoseinfusion zu verabreichen. Die bekannte Eigenschaft volatiler Anästhetika, die Insulinfreisetzung zu hemmen, ist während der Unterhaltung der Narkose zur Resektion eines Insulinoms theoretisch von Vorteil. Jedoch ist dieser Effekt bei diesen Patienten bisher nicht sicher nachgewiesen [28, 29]. Die notwendige minimale Blutzuckerkonzentration, bei der Glukose noch über die Blut-Hirn-Schranke ins Gehirn übertritt, ist nicht bekannt. Ein Teil der Patienten ist an Blutzuckerwerte von bis zu 40 mg/dl adaptiert, während andere Patienten eventuell bereits klinische Zeichen einer Hypoglykämie entwickeln, falls die Blutzuckerkonzentration schnell von 300 mg/dl auf 100 mg/dl gesenkt wird.

22.3 Störungen der Schilddrüsenfunktion

Schilddrüsenfunktionsstörungen äußern sich in einer Über- oder Unterproduktion von Trijodthyronin (T_3) und/oder Thyroxin (Tetrajodthyronin, T_4). Diese beiden physiologischen Schilddrüsenhormone wirken auf den Zellstoffwechsel unter Vermittlung des Enzyms Adenylatcyklase. Sie beeinflussen die Geschwindigkeit biochemischer Vorgänge, den Sauerstoffgesamtverbrauch und die Wärmeproduktion des Körpers.

22.3.1 Schilddrüsenfunktionstests

Die Produktionsrate von T_3 und T_4 kann durch Schilddrüsenfunktionstests festgestellt werden. Hierdurch kann eine Hyper- oder Hypothyreose erkannt werden (Tab. 22.9). Bei Patienten ohne Hinweis auf eine Schilddrüsenfunktionsstörung ist es aus Kostengründen nicht gerechtfertigt, routinemäßig Schilddrüsenfunktionstests durchzuführen; eine Ausnahme können über 65 Jahre alte Frauen darstellen [34, 35]. Besteht der Verdacht auf eine Schilddrüsenfunktionsstörung, so sollte zunächst der T_4-Gesamtplasmaspiegel (Gesamtthyroxin) bestimmt werden (Tab. 22.10). Er hat die höchste Aussagekraft über den Funktionszustand der Schilddrüse. Bei 90% der Patienten mit einer Hyperthyreose ist das Gesamtthyroxin im Plasma erhöht, und bei etwa 85% der Patienten mit einer Schilddrüsenunterfunktion ist das Gesamtthyroxin erniedrigt. Mit Hilfe des T_3 Aufnahme-(Uptake-)Tests von Resinpräparaten (RT_3U) können auch Konzentrationsänderungen erfaßt werden, die nicht durch eine Schilddrüsenfunktionsstörung bedingt sind (Tab. 22.10). Ergeben sich durch die Bestimmung des Gesamtthyroxins und des RT_3U-Tests Hinweise auf eine Schilddrüsenfunktionsstörung, so sollten bei Verdacht auf eine Hyperthyreose der Gesamt-T_3-Spiegel und bei Verdacht auf eine Hypothreose der TSH-Spiegel bestimmt werden. Bei Patienten

Tab. 22.9: Schilddrüsenfunktionstests

Test	Indikation/Ziel des Tests
Gesamtthyroxinspiegel (T_4)	Damit können über 90% der hyperthyreoten Patienten erfaßt werden. Beeinflussung durch den T_4-Globulinspiegel (siehe Tab. 22.10).
Resintrijodtyroninaufnahmetest (RT_3U)	Differenzierung, ob erhöhter T_4-Spiegel durch eine Schilddrüsenfunktionsstörung oder eine Störung des T_4-bindenden Globulins bedingt ist.
Gesamtplasmatrijodthyroninspiegel (T_3)	Erfassung einer Hyperthyreose. Kann bei Patienten mit Leberzirrhose, Urämie oder Mangelernährung erniedrigt sein, obwohl keine Hypothyreose vorliegt.
TSH-Test (thyroid stimulating hormone)	Erfassung einer primären Hypothyreose. Kann bereits vor einem Abfall des T_4-Spiegels erhöht sein.
Schilddrüsenszintigraphie	Nachweis der Jodspeicherkapazität der Schilddrüse. Funktionell aktives Schilddrüsengewebe ist zumeist benigne.
Ultraschalluntersuchung	Differenzierung zwischen zystischen (selten malignen) und soliden Prozessen (können maligne sein).
Antikörper gegen Schilddrüsengewebe	Differenzierung zwischen Hashimoto-Thyreoiditis und Karzinom.

Tab. 22.10: Differentialdiagnose bei Schilddrüsenfunktionsstörungen

Erkrankung	T_4	RT_3U	T_3	TSH
Hyperthyreose	erhöht	erhöht	erhöht	normal
primäre Hypothyreose	erniedrigt	erniedrigt	erniedrigt	erhöht
sekundäre Hypothyreose	erniedrigt	erniedrigt	erniedrigt	erniedrigt
Schwangerschaft	erhöht	erniedrigt	normal	normal

Die Abkürzungen sind in Tabelle 22.9 erklärt

mit euthyreoter Stoffwechsellage kann der T_3-Spiegel aufgrund einer Leberzirrhose, Urämie und Mangelernährung pathologisch verändert sein, da unter diesen Umständen die periphere Umwandlung von T_4 zu T_3 vermindert ist. Die T_3-Konzentration ist nur bei etwa 50% aller hypothyreoten Patienten erniedrigt. Dies ist dadurch bedingt, daß hypothyreote Patienten dazu neigen, bei Nachlassen der Schilddrüsenfunktion relativ mehr T_3 als T_4 zu produzieren. Ein erhöhter TSH-Spiegel ist der empfindlichste Test, um eine primäre Hypothyreose erfassen zu können. Dieses zeigt, daß die Hypothalamus-Hypophysenachse bereits auf einen minimalen Konzentrationsabfall der Schilddrüsenhormone T_3 und T_4 äußerst empfindlich reagiert. Das TSH kann erhöht sein, bevor der Gesamtthyroxinspiegel nachweisbar erniedrigt sind. Ungeklärt ist bisher allerdings, ob bei jedem Patienten mit erhöhten TSH-Spiegeln eine Hypothyreose vorliegt, insbesondere dann, wenn die T_3- und T_4-Konzentrationen noch im Normbereich sind. Bei der sekundären Hypothyreose liegt eine verminderte TSH-Sekretion aus dem Hypophysenvorderlappen vor. Es sind hierbei sowohl der Gesamtthyroxin- als auch der TSH-Spiegel erniedrigt.

22.3.2 Hyperthyreose

Hyperthyreose ist ein Sammelbegriff für alle Krankheitszustände, bei denen der Körper erhöhten Spiegeln an T_3 und/oder T_4 (5- bis 10fach höhere Konzentrationen als normal) ausgesetzt ist. Meist handelt es sich um einen Morbus Basedow. Typischerweise tritt der Morbus Basedow meist bei Frauen im Alter zwischen 20 und 40 Jahren auf. Es wird eine autoimmunologische Pathogenese angenommen, denn es lassen sich Autoantikörper vom IgG-Typ nachweisen, wie der schilddrüsenstimulierende Faktor LATS (long-acting thyroid stimulator). LATS hat die gleichen Wirkungen wie TSH. Während die Wirkdauer von TSH nur eine Stunde beträgt, wirkt LATS bis zu 12 Stunden. Im Rahmen der Entbindung kommt es bei 0,2% zu einer Hyperthyreose. Ursache ist meistens ein Morbus Basedow. Die Diagnose einer Hyperthyreose wird aufgrund der klinischen Symptome, dem Nachweis einer gesteigerten Schilddrüsenfunktion und durch geeignete Suchtests gestellt (Tab. 22.9, 22.10). Während der Schwangerschaft ist eine Hyperthyreose schwierig zu diagnostizieren, weil Östrogene zu einer Konzentrationssteigerung des thyroxinbindenden Globulins (TGB) und so zu einer Erhöhung des Gesamtthyroxinspiegels führen. Ein passiver transplazentarer Übertritt solcher Antikörper kann zu einem passageren Morbus Basedow des Neugeborenen führen.

Tab. 22.11: Symptome bei Hyperthyreose

Symptome	Inzidenz (%)
Struma	100
Tachykardie	100
Angstzustände	99
Tremor	97
Hitzeintoleranz	89
leichte Ermüdbarkeit	88
Gewichtsverlust	85
ophthalmologische Veränderungen	71
Muskelschwäche	70
Vorhofflimmern	10

Symptomatik

Die Symptomatik einer Hyperthyreose ist dadurch gekennzeichnet, daß durch die überschüssigen Schilddrüsenhormone T_3 und/oder T_4 die Geschwindigkeit biochemischer Reaktionen, der Sauerstoffgesamtverbrauch des Körpers und die Wärmeproduktion erhöht werden (Tab. 22.11) [36]. Die Patienten leiden an einer dauernden Ängstlichkeit, und trotz hoher Kalorienzufuhr kommt es zum Gewichtsverlust. Müdigkeit, Schwitzen, muskuläre Erschöpfung und Wärmeintoleranz sind typisch. Neu auftretende oder sich akut verschlechternde Symptome von Angina pectoris oder Herzversagen oder ein neu aufgetretenes Vorhofflimmern können Ausdruck einer bisher nicht diagnostizierten Hyperthyreose sein. Dieses trifft insbesondere für ältere Patienten zu, bei denen erhöhte Konzentrationen an Schilddrüsenhormonen lediglich zu einer Verschlechterung einer vorbestehenden Herzerkrankung führen können. Bei Schwangeren kann die klinische Diagnose einer leichten bis mittelschweren Hyperthyreose schwierig sein, da sich bereits während der normalen Schwangerschaft oft Tachykardie, Wärmeintoleranz und erhöhte psychische Labilität einstellen. Bei einer schweren Hyperthyreose kommt es als Folge des erhöhten Sympathikotonus zu einer hyperdynamen Kreislaufsituation mit Tachykardie, Tachyarrhythmie und erhöhtem Herminutenvolumen. Außerdem versuchen die Patienten, die überschüssige Wärme abzuführen. Bei hyperthyreoten Patienten sind die beta-adrenergen Rezeptoren sensibilisiert. Eine Hyperplasie der Nebennierenrinde ist Ausdruck einer gesteigerten Cortisolsynthese und eines erhöhten Cortisolverbrauchs. Ein Exophthalmus entwickelt sich aufgrund eines infiltrativen Prozesses im Bereich des retrobulbären Fettgewebes und der Augenlider. Das retrobulbäre Ödem kann so schwer sein, daß der Nervus opticus komprimiert wird. Dadurch kann es zur Erblindung kommen. Bei Patienten mit Hyperthyreose kann eine gesteigerte Knochenresorption und dadurch eine Hyperkalzurie auftreten.

Therapie

Die drei grundsätzlichen Therapieansätze bei einer Hyperthyreose sind Thyreostatika, subtotale Strumektomie und radioaktives Jod. Unabhängig von der gewählten Therapie muß ein Patient mit Hyperthyreose lebenslang überwacht werden. Hierzu gehören die regelmäßige Bestimmung des TSH-Spiegels (um eine sich eventuell entwickelnde Hypothyreose zu erkennen) und des Gesamtthyroxinspiegels (um ein Wiederauftreten der Hyperthyreose zu erfassen). Eine während der Schwangerschaft sich entwickelnde Hyperthyreose bedarf in der Regel keiner Behandlung, da sie nur gering ausgeprägt ist und sich spontan zurückbildet.

Thyreostatika

Als Medikamente der ersten Wahl werden bei einer Hyperthyreose zumeist die Thyreostatika Propylthiourazil oder Thiamazol eingesetzt. Diese Medikamente hemmen die Oxidation anorganischen Jodids und hemmen so dessen Einbau in das Tyrosin. Unter dieser Medikation werden die meisten Patienten binnen 1 bis 6 Monaten euthyreot. Eine seltene, aber ernste Nebenwirkung einer Therapie mit diesen Substanzen ist die Agranulozytose. Bei Patienten, die unter einer Therapie mit Propylthiourazil standen, wurden intraoperative Blutungen beschrieben, die durch eine medikamentös bedingte Thrombozytopenie oder Hypoprothrombinämie bedingt waren [37, 38]. Im allgemeinen werden Thyreostatika für ein Jahr gegeben und dann abgesetzt. Hierbei kommt es bei 30% der Patienten zu einer langanhaltenden Remission. Unter der Therapie mit Thyreostatika kann sich eine Hypothyreose entwickeln. Es ist daher üblich, die Dosierung bei Vorliegen einer Euthyreose zu reduzieren oder zusätzlich eine geringe orale Thyroxindosis zu geben.

Beta-Rezeptorantagonisten (z.B. Propranolol) stellen eine wichtige Zusatzmedikation bei der Therapie der Hyperthyreose dar. Sie schwächen viele Symptome des gesteigerten Sympathikotonus (Tachykardie, Schwitzen, Zittern) ab [39]. Die Wirksamkeit des Propranolols wird auf die Blockade der Beta-Rezeptoren sowie auf eine Beeinflussung der Umwandlung von T_4 zu T_3 sowohl im Kreislauf als auch im Gewebe zurückgeführt [40]. Die Synthese und die Freisetzung der Schilddrüsenhormone wird durch Propranolol nicht beeinflußt. Nadolol hat eine längere Wirkdauer als Propranolol. Hiermit können durch eine einzige orale Tagesdosis die sympathikotonen Symptome einer Hyperthyreose erfolgreich therapiert werden [41].

Subtotale Strumektomie

Nach einer subtotalen Strumektomie kommt es aus nicht ganz geklärten Gründen zum Rückgang der Symptome eines Morbus Basedow. Präoperativ werden hyperthyreote Patienten, die zur subtotalen Strumektomie anstehen, mit einem Beta-Rezeptorblocker (z.B. Propranolol, ca. 160 mg pro Tag) behandelt [42, 43]. Bei Notfalleingriffen kann der Patient präoperativ durch die intravenöse Propranololgabe binnen einer Stunde eingestellt werden. Bei elektiven Eingriffen werden für die Einstellung etwa 24 Stunden benötigt [42]. Als die Therapie mit Beta-Rezeptorantagonisten noch nicht verbreitet war, wurden die Patienten, die zur subtotalen Strumektomie anstanden, mit Thyreostatika und Kaliumjodid eingestellt. Hierzu waren mehrere Wochen notwendig.

Zu den möglichen Komplikationen einer subtotalen Strumektomie gehören die unvollständige Rückbildung oder das Wiederauftreten der Hyperthyreose, Hypothyreose, Schädigung der laryngealen Nerven und Trachealkompression. Die häufigste Nervenschädigung nach subtotaler Strumektomie ist die Lähmung der nervus laryngeus recurrens mit Ausfall der abduzierenden Kehlkopfmuskeln. Ist diese Nervenläsion einseitig, so kommt es zu Heiserkeit, das gelähmte Stimmband nimmt eine intermediäre Position ein. Eine beidseitige Nervenläsion führt zur Aphonie. Die gelähmten Stimmbänder können sich während der Inspiration aneinanderlegen und zu einer Verlegung der Luftwege führen. Bei einer ausschließlichen Läsion der adduzierenden Fasern des nervus laryngeus recurrens ohne gleichzeitige Schädigung der abduzierenden Bahnen droht als Komplikation die Aspiration. Da bei der Strumektomie die Nervi recurrentes verletzt werden können, scheint es ratsam zu sein, am Ende der Operation die Stimmbandbewegungen zu beurteilen. Dies ist durch die direkte und die indirekte Laryngoskopie und dadurch, daß der Patient aufgefordert wird, «A» zu sagen, möglich. Vermeintliche Schäden des Nervus recurrens können auch durch ein Larynxödem verursacht werden. Dieses ist Ausdruck eines operativen Traumas. Kommt es nach der Extubation zu einer Atemwegsverlegung bei normaler Stimmbandbewegung, sollte an die Diagnose einer Tracheomalazie gedacht werden. Sie kann durch den chronischen Druck einer Struma auf die Trachealspangen entstehen, die hierdurch dünner werden. Eine Atemwegsverlegung, die noch während der postoperativen Aufwachphase auftritt, kann eventuell durch Druck eines Hämatoms auf die Trachea verursacht sein.

Werden bei einer Schilddrüsenoperation die Nebenschilddrüsen unbeabsichtigt mitentfernt, so entwickelt sich ein Hypoparathyreoidismus. Bei einer subtotalen Strumektomie kommt dies nur selten vor. Werden die Nebenschilddrüsen geschädigt, entwickeln sich die Symptome eines Hypoparathyreoidismus normalerweise 24 bis 72 Stunden nach der Operation. Sie können aber auch bereits 1 bis 3 Stunden postoperativ auftreten. Insbesondere die Kehlkopfmuskeln reagieren empfindlich auf eine Hypokalzämie. Ein inspiratorischer Stridor, der sich bis zu einem Laryngospasmus verschlimmern kann, ist möglicherweise der erste Hinweis auf einen operativ bedingten Hypoparathyreoidismus. Als Sofortmaßnahme muß eine intravenöse Kalziuminfusion durchgeführt werden, bis der Stridor durchbrochen ist.

Radioaktives Jod

Mittels radioaktivem Jod kann eine Hyperthyreose in eine Euthyreose überführt werden, ohne daß die Patienten dem Risiko einer Narkose und Operation ausgesetzt werden müssen. Das Krebsrisiko ist nach dieser Therapie nicht erhöht, und es liegen keine Hinweise auf eine Schädigung des genetischen Erbgutes vor. Die häufigste Nebenwirkung dieser Therapie ist eine Hypothyreose, die sich erst verzögert und schleichend entwickeln kann. Diese Therapieform wird bei schwangeren Patientinnen nicht angewendet, da eine Strahlenschädigung des Feten möglich ist. Es besteht allgemeine Übereinkunft, daß radioaktives Jod die Therapie der Wahl bei Patienten mit einem Lebensalter von über 40 Jahren darstellt.

Thyreotoxische Krise

Unter einer thyreotoxischen Krise wird eine plötzliche schwere Exazerbation einer Hyperthyreose verstanden. Ursache ist eine plötzliche exzessive Freisetzung von Schilddrüsenhormonen. Es drohen Hyperthermie, Tachykardie, Herzinsuffizienz, Dehydratation und Schock. Eine perioperativ auftretende thyreotoxische Krise kann bereits intraoperativ manifest werden, aber zumeist beginnt sie in den ersten 6 bis 18 postoperativen Stunden. Eine intraoperative thyreotoxische Krise kann eine maligne Hyperthermie vortäuschen [44]. Die Therapie besteht in der Infusion gekühlter kristalliner Lösungen und der kontinuierlichen Infusion von Esmolol, um so die Herzfrequenz im akzeptablen Rahmen zu halten [45]. Bei länganhaltenden Blutdruckabfällen sollte eventuell Cortisol (100 bis 200 mg i.v.) gegeben werden. Dexamethason kann die Umwandlung von T4 zu T3 hemmen und so zusätzlich zu eventuell verabreichtem Propylthiouracil wirksam sein. Als fiebersenkendes Medikament ist Acetylsalicylsäure zu vermeiden, da es Thyroxin aus seiner Proteinbindung verdrängt. Die Behandlung von Infektionen sollte bereits im Verdachtsfall unbedingt erfolgen. Schließlich können die Neubildung und Freisetzung der Schilddrüsenhormone noch durch Propylthiouracil und Jodid verhindert werden.

Narkoseführung

Eine elektive Operation sollte möglichst erst dann durchgeführt werden, wenn die Patienten euthyreot sind und die hyperdyname Kreislaufsituation durch eine medikamentös bedingte Beta-Blockade beherrscht wird. Dies liegt vor, falls die Herzfrequenz wieder in einem akzeptablen Bereich liegt. Alle zur Therapie einer Hyperthyreose eingesetzten Medikamente müssen selbstverständlich perioperativ weitergegeben werden. Kann der operative Eingriff nicht aufgeschoben werden, ist bei Patienten mit symptomatischer Hyperthyreose eine kontinuierliche Esmololinfusion (100 bis 300 µg/kg KG/ Minute) sinnvoll, um die durch die Sympathikusstimulation verursachten Kreislaufwirkungen zu beherrschen [45]. Eine thyreotoxische Krise entwickelt sich vor allem bei Patienten mit schlecht eingestellter Hyperthyreose im Rahmen eines operativen Eingriffs oder während einer Schwangerschaft.

Präoperative Medikation

Zur Anxiolyse empfiehlt sich die orale Prämedikation mit einem Benzodiazepin. Anticholinergika sollten vermieden werden, da diese Medikamente die Temperaturregulation des Körpers beeinflussen und die Herzfrequenz erhöhen können. Wichtig ist die präoperative Suche nach einer eventuellen Einengung der oberen Luftwege. Hierzu kann eine computertomographische Untersuchung durchgeführt werden.

Narkoseeinleitung

Zur Narkoseeinleitung sind eine ganze Reihe von intravenösen Medikamenten geeignet. Thiopental eignet sich hierzu gut, denn aufgrund seines Thioharnstoffgerüstes hat es im Prinzip eine thyreostatische Wirkung. Dennoch ist es unwahrscheinlich, daß durch eine übliche Einleitungsdosis von Thiopental eine relevante thyreostatische Wirkung verursacht wird. Ketamin ist bei diesen Patienten nicht gut geeignet, da es das sympathische Nervensystem stimulieren kann. Bei euthyreoten Patienten, die Schilddrüsenhormone einnahmen, wurden nach Ketamingabe Tachykardie und Blutdruckanstiege beschrieben [46]. Liegt keine Einengung der oberen Luftwege durch eine Schilddrüsenvergrößerung vor, so sind Succinylcholin oder nicht-depolarisierende Muskelrelaxantien, die keine Auswirkungen auf das kardiovaskuläre System haben, zur Erleichterung der endotrachealen Intubation geeignet.

Aufrechterhalten der Narkose

Bei der Narkoseführung von Patienten mit einer Hyperthyreose sollten Medikamente vermieden werden, die das sympathische Nervensystem stimulieren. Außerdem muß eine entsprechende Narkosetiefe garantiert werden, damit trotz operativer Manipulationen keine stärkere Sympathikusstimulation auftritt [47]. Bei der Auswahl der für die Narkose einzusetzenden Medikamente muß auch daran gedacht werden, daß der bei einer Hyperthyreose veränderte oder beschleunigte Medikamentenmetabolismus eventuell eine Organtoxizität begünstigen kann.

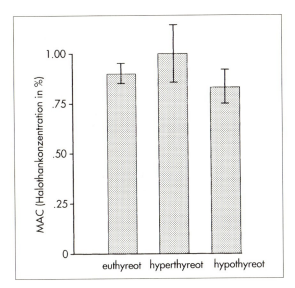

Abb. 22.4: Bei hyperthyreoten und hypothyreoten Hunden weicht die minimale alveoläre Konzentration (MAC) von Halothan (Mittelwerte ± Standardabweichung) nicht signifikant von dem MAC-Wert bei euthyreoten Versuchstieren ab.
(Aus: Babad AA, Eger EI. The effects of hyperthyroidism and hypothyroidism on halothane and oxygen requirements in dogs. Anesthesiology 1968; 29: 1087–1093; mit freundlicher Genehmigung.)

Bei einer tierexperimentell erzeugten Hyperthyreose führen Halothan, Enfluran und Isofluran bei einigen Tieren zu zentrilobulären Lebernekrosen. Dies war mit 92% am häufigsten bei den mit Halothan behandelten Tieren zu beobachten [48]. Drei von 6 Patienten, die nach einer Halothanexposition eine ansonsten nicht zu erklärende Hepatitis entwickelten und bei denen entsprechende Antikörper gegen Halothanmetabolite nachgewiesen werden konnten, standen unter einer Therapie mit Schilddrüsenhormonen [49]. Diese am Menschen und am Tier erhobenen Befunde legen die Vermutung nahe, daß Schilddrüsenhormone, wie z.B. das T_3, mit einer erhöhten Rate von halothaninduzierten Leberfunktionsstörungen einhergehen. Postoperative Leberfunktionstests bei ehemals hyperthyreoten Patienten fallen nicht pathologisch aus, falls sie vor der Operation in einen euthyreoten Zustand gebracht wurden und bei der Operation Halothan oder Enfluran eingesetzt wurde [50]. Eine mögliche, wenn auch bisher unbelegte Gefahr einer Enfluran- oder Desflurangabe bei diesen Patienten ist die Nephrotoxizität, denn aufgrund des beschleunigten Medikamentenmetabolismus werden vermehrt Fluoride freigesetzt.

Obwohl im Tierexperiment nach einer Exposition gegenüber sämtlichen volatilen Anästhetika (Desfluran und Sevofluran wurden nicht untersucht) Lebernekrosen nachgewiesen werden konnten, ist Isofluran in Kombination mit Lachgas für die Aufrechterhaltung der Narkose bei hyperthyreoten Patienten geeignet. Durch diese Anästhetikakombination können unerwünschte, operativ bedingte Stimulationen des sympathischen Nervensystems unterdrückt werden; außerdem kommt es unter Isofluran zu keiner Sensibilisierung des Myokards gegen Katecholamine. Als Alternative zum Einsatz eines volatilen Anästhetikums kommt eine Kombination aus Lachgas und einem kurz wirksamen Opioid in Frage. Eine solche Kombination hat jedoch den Nachteil, daß damit die Aktivität des sympathischen Nervensystems nicht so zuverlässig gehemmt werden kann.

Die klinische Erfahrung spricht dafür, daß unter hyperthyreoten Bedingungen der Anästhetikabedarf (MAC) erhöht ist. Dennoch konnte unter kontrollierten tierexperimentellen Bedingungen bei veränderter Schilddrüsenfunktion kein signifikant veränderter MAC-Wert für Halothan nachgewiesen werden (Abb. 22.4) [51]. Diese Diskrepanz zwischen klinischer Erfahrung und objektiven Untersuchungsergebnissen ist vermutlich dadurch bedingt, daß bei einer Hyperthyreose das Herzminutenvolumen typischerweise erhöht ist, was Auswirkungen auf den Anstieg der alveolären Konzentration des Anästhetikums hat. Durch ein erhöhtes Herzminutenvolumen kommt es zu einer beschleunigten Aufnahme eines gasförmigen Anästhetikums. Aufgrund der verstärkten Gewebsdurchblutung erhält das Gehirn einen prozentual geringeren Anteil des Herzminutenvolumens. Aus diesen Gründen ist initial eine erhöhte inspiratorische Anästhetikakonzentration notwendig, um den gleichen Partialdruck im Gehirn zu erreichen, wie dies bei euthyreoten Patienten mit einer initial niedrigeren Konzentration möglich ist. Der zur Erzielung einer bestimmten pharmakologischen Wirkung notwendige Partialdruck im Gehirn ist trotz des beschleunigten Metabolismus der Anästhetika nicht verändert. Bei der Beurteilung des Anästhetikabedarfs im Rahmen von Schilddrüsenerkrankungen muß auch die Körpertemperatur beachtet werden. Bei einer Steigerung der Körpertemperatur, wie dies im Rahmen einer thyreotoxischen Krise der Fall ist, muß mit einer Steigerung des Anästhetikabedarfs um 5% pro Erhöhung der Körpertemperatur um 1 °C gerechnet werden.

Ziel der Überwachungsverfahren während einer Narkose bei hyperthyreoten Patienten muß es sein, eine Aktivitätssteigerung der Schilddrüse möglichst frühzeitig zu erkennen. Falls dies der Fall sein sollte, muß an eine beginnende thyreotoxische Krise gedacht werden. Besonders sinnvoll ist eine kontinuierliche Überwachung der Körpertemperatur. Es müssen entsprechende Möglichkeiten verfügbar sein, um gegebenenfalls die Körpertemperatur zu senken (z.B. Kühlmatte, kalte Infusionslösungen). Anhand des EKGs können Tachykardie und/oder Herzrhythmusstörungen erfaßt werden. In diesem Fall kann eventuell die intraoperative Gabe eines Beta-Rezeptorantagonisten (kontinuierliche intravenöse Esmololinfusion) oder von Lidocain notwendig werden. Bei Patienten mit Exophthalmus besteht die Gefahr, daß intraoperativ die Cornea austrocknet oder daß sich Cornealulzera entwickeln. Daher müssen in der perioperativen Phase die Augen entsprechend geschützt werden.

Bei der Auswahl der Muskelrelaxantien muß beachtet werden, welche Auswirkungen diese Medikamente auf das sympathische Nervensystem haben. Pancuronium ist bei diesen Patienten nicht gut geeignet, da es die Herzfrequenz erhöht und unter bestimmten Umständen zu einer Stimulation des sympathischen Nervensystems führen kann. Es sollten Muskelrelaxantien verwendet werden, die nur zu einer geringen Beeinflussung des kardiovaskulären Systems führen. Bei Patienten mit muskulärer Schwäche ist eine verlängerte Wirkdauer zu erwarten, falls eine übliche Dosierung der Muskelrelaxantien verabreicht wird. Eine Erniedrigung der Initialdosierung kann daher angezeigt sein. Die neuromuskuläre Übertragung sollte mit Hilfe eines peripheren Nervenstimulators überwacht werden. Werden nicht-depolarisierende Muskelrelaxantien mit einer Kombination aus Cholinesterasehemmer und einem Anticholinergikum antagonisiert, besteht die Gefahr einer medikamentös bedingten Tachykardie. Da zu diesem Problem bei hyperthyreoten Patienten bisher nur wenige Erfahrungen vorliegen, können keine endgültigen Empfehlungen gemacht werden. Dennoch scheint es nicht notwendig zu sein, bei diesen Patienten auf eine Antagonisierung der Muskelrelaxantien zu verzichten. Als Anticholinergikum bietet sich möglicherweise eher Glykopyrrolat an, das eine geringere positiv chronotrope Wirkung hat als Atropin.

Soll bei hyperthyreoten Patienten ein Blutdruckabfall mit Sympathomimetika therapiert werden, dann muß beachtet werden, daß diese Patienten möglicherweise empfindlicher auf endogene und exogene Katecholamine reagieren. Daher scheinen geringere Dosen an direkt wirkenden Vasopressoren (wie z.B. Phenylephrin) sinnvoller zu sein als Ephedrin, das zum Teil über eine Stimulation der Katecholaminfreisetzung wirkt.

Regionalanästhesieverfahren

Rückenmarksnahe Regionalanästhesieverfahren sind bei hyperthyreoten Patienten gut geeignet, da sie zu einer Blockade des sympathischen Nervensystems führen, vorausgesetzt, es liegt kein hyperdynames Kreislaufversagen vor. Die kontinuierliche Periduralanästhesie ist hierbei der Spinalanästhesie vorzuziehen, da es zu einer langsameren Sympathikusblockade kommt und daher stärkere Blutdruckabfälle seltener sind [52]. Zur Therapie eines stärkeren Blutdruckabfalls scheint eine niedrige Dosis an Phenylephrin sinnvoll zu sein. Es muß beachtet werden, daß diese Patienten sehr empfindlich auf Sympathomimetika reagieren können. Den Lokalanästhetika sollte kein Adrenalin zugesetzt werden, da es bei einer systemischen Resorption des Katecholamins zu überschießenden Kreislaufreaktionen kommen könnte. Eine stärkere Angst mit Steigerung des Sympathikotonus kann durch eine intravenöse Benzodiazepingabe (z.B. Midazolam) therapiert werden.

22.3.3 Hypothyreose

Unter Hypothyreose werden alle Krankheitszustände zusammengefaßt, bei denen die Körpergewebe einer zu geringen zirkulierenden Konzentration der Schilddrüsenhormone T_3 und T_4 ausgesetzt sind. Eine Hypothyreose findet sich schätzungsweise bei 0,5 bis 0,8% der erwachsenen Bevölkerung [34]. Die Ursache einer primären Hypothyreose ist eine Zerstörung von Schilddrüsengewebe (bei ausreichendem TSH-Spiegel); eine sekundäre Hypothyreose ist Folge einer zentralnervösen Fehlfunktion (Tab. 22.12). Die wichtigste Ursache einer Hypothyreose ist eine chronische Thyreoiditis (Hashimoto-Thyreoiditis). Es handelt sich hierbei um eine Autoimmunerkrankung mit fortschreitender Zerstörung der Schilddrüse. Bei Vorliegen anderer Autoimmunerkrankungen, wie z.B. Myasthenia gravis, Morbus Addison oder vorzeitiger Ovarinsuffizienz, sollte auch eine gezielte Untersuchung der Schilddrüsenfunktion erfolgen. Weitere Gründe für eine Hypothyreose können hypothalamische oder hypophysäre Insuffizienz und medikamenteninduzierte Hypothyreose sein. Bei einer hypophysär bedingten Hypothyreose entwickelt sich zuvor fast immer ein Hypogonadismus in Form einer Amenorrhoe oder Impotenz.

Eine Hypothyreose wird anhand der klinischen Symptome und dem Nachweis einer verminderten Schilddrüsenfunktion (mit Hilfe entsprechender Tests) diagnostiziert (Tab. 22.9). Eine subklinische Hypothyreose, bei der nur ein erhöhter TSH-Spiegel vorliegt, ist bei ungefähr 5% der Bevölkerung anzutreffen. Bei gesunden älteren Menschen beträgt die Inzidenz 13,2%; es sind hierbei vor allem Frauen betroffen [34]. Die TSH-Spiegel sind bei einer primären Hypothyreose erhöht; bei Patienten mit ei-

Tab. 22.12: Ätiologie der Hypothyreose

primäre Hypothyreose
  Zerstörung von Schilddrüsengewebe
  chronische Thyreoiditis (Hashimoto-Thyreoiditis)
  subtotale Thyreoidektomie
  Zustand nach Radiojodtherapie
  Bestrahlung im Halsbereich

Mangel an Schilddrüsenhormonen
  Thyreostatika
  übermäßige Jodidzufuhr (hemmt die Freisetzung)
  Jodmangelernährung

sekundäre Hypothyreose
  hypothalamische Funktionsstörung
  TRH-Mangel
  Funktionsstörung des Hypophysenvorderlappens
  TSH-Mangel

ner sekundären (hypophysären) Hypothyreose sind sie erniedrigt (Tab. 22.10).

Symptome

Im Erwachsenenalter beginnt die Hypothyreose schleichend und kann unerkannt bleiben. Bei Erwachsenen mit diffuser Schilddrüsenvergrößerung sollte nach entsprechenden Antikörpern gesucht werden, um eine chronische Thyreoiditis mit Hypothyreose auszuschließen. Typischerweise laufen alle metabolischen Prozesse verlangsamt ab. Im Vordergrund steht eine Lethargie des Patienten, zumeist besteht auch eine Kälteintoleranz. Es kommt zu einem Abfall des Herzminutenvolumens um bis zu 40%. Verantwortlich hierfür sind eine Bradykardie und eine Abnahme des Schlagvolumens. Erniedrigtes Herzminutenvolumen, erhöhter peripherer Gesamtwiderstand und erniedrigtes Blutvolumen führen zu einer Verlängerung der Kreislaufzeit und einer verkleinerten Blutdruckamplitude. Charakteristisch ist eine periphere Vasokonstriktion mit kalter und trockener Haut. Vermutlich ist die Vasokonstriktion ein körpereigener Versuch, den Verlust an Körperwärme möglichst gering zu halten. Viele der kardialen Symptome einer Hypothyreose (Kardiomegalie, Pleuraerguß, Aszites, periphere Ödeme) ähneln den Zeichen einer Herzinsuffizienz. Eine manifeste Herzinsuffizienz ist allerdings unwahrscheinlich. Falls sie vorliegt, weist sie auf eine gleichzeitige Herzerkrankung oder einen unerkannten Herzinfarkt hin. Oft bestehen eine Nebennierenrindenatrophie und damit eine Verminderung der Cortisolproduktion. Eine unangemessene Sekretion von antidiuretischem Hormon kann bei hypothyreoten Patienten zu einer Hyponatriämie führen, da es zu einer verminderten Sekretion von freiem Wasser aus den Nierentubuli kommt. Bei Patienten mit einer subklinischen Hypothyreose bestehen nur geringe oder keine kardiovaskulären Auffälligkeiten.

Behandlung

Die Behandlung der Hypothyreose besteht in der oralen Verabreichung von Thyroxin. Unter optimaler Therapie verschwinden die hypothyreosebedingten Symptome und der TSH-Spiegel normalisiert sich. Bei Patienten mit einer Hypothyreose und einer koronaren Herzerkrankung kommt es unter Umständen selbst bei geringer Zufuhr von Thyroxin zu einer Angina pectoris. Tritt unter Thyroxintherapie eine Angina pectoris neu auf oder verschlechtert sich eine vorbestehende Angina pectoris, können eine Koronarographie und eine Bypassoperation schon vor Erreichen einer suffizienten Thyroxintherapie sicher durchgeführt werden [53–55]. Es ist nicht ungewöhnlich, daß bei Patienten eine Therapie mit Schilddrüsenhormonen eingeleitet wurde, ohne daß vorher laborchemisch eine Hypothyreose gesichert wurde. Zur nachträglichen Bestätigung der richtigen Diagnose muß die Behandlung mit Schilddrüsenhormonen vorübergehend abgebrochen und nach 5 Wochen der TSH-Spiegel bestimmt werden. Die Diagnose ist gesichert, wenn ein erhöhter TSH-Spiegel vorliegt.

Myxödemkoma

Das Myxödemkoma ist eine seltene Komplikation der Hypothyreose. Es ist durch Lethargie (bis zum Koma), spontane Hypothermie (unter 35 °C), Hypoventilation und Herzinsuffizienz gekennzeichnet. Bei älteren Patienten können Sepsis oder Aufenthalt in kalter Umgebung der Auslöser hierfür sein. Die Behandlung erfolgt durch intravenöse Gabe von T_3 (das innerhalb von 6 Stunden wirksam ist) und Cortisol, falls der Verdacht auf eine Nebenniereninsuffizienz vorliegt. Zur Behandlung der Herzinsuffizienz sollte Digitalis nur zurückhaltend eingesetzt werden, da das Herz eines hypothyreoten Patienten seine Kontraktionsleistung nur schwerlich steigern kann. Eine ausreichende Flüssigkeitszufuhr ist wichtig. Hierbei muß allerdings berücksichtigt werden, daß sich bei diesen Patienten leicht eine Wasserintoxikation und Hyponatriämie entwickeln.

Narkoseführung

Elektive Operationen sollten bei Patienten mit einer symptomatischen Hypothyreose möglichst verschoben werden. In kontrollierten Studien konnte allerdings bei Patienten mit geringer oder mittelschwerer Hypothyreose kein erhöhtes Risiko bei elektiven Operationen nachgewiesen werden [56, 57]. Bisher fehlen kontrollierte Studien, um die folgenden Grundsätze bestätigen zu können: 1. Hypothyreote Patienten reagieren ausgesprochen empfindlich auf volatile Anästhetika und Opioide, 2. die Aufwachphase ist verlängert, 3. die Rate an kardiovaskulären Komplikationen ist bei ihnen erhöht. Bei einer lebensbedrohlichen koronaren Herzerkrankung ist es sicherlich notwendig, die Bypassoperation vor Beginn der Hypothyreosetherapie durchzuführen. Dies scheint relativ sicher durchführbar zu sein [53–55]. Wahrscheinlich werden viele Patienten mit einer asymptomatischen Hypothyreose ohne Probleme narkotisiert. Wird außerdem berücksichtigt, daß die Morbidität bei Patienten mit leichter und mittelschwerer Hypothyreose nicht erhöht ist, so gibt es eigentlich keinen überzeugenden Grund, bei diesen Patienten eine elektive Operation aufzuschieben. Trotzdem sollte bei diesen Patienten besonders genau auf möglicherweise verstärkte Nebenwirkungen dämpfender Medikamente geachtet werden (Tab. 22.13) [58].

Prämedikation

Eine medikamentöse Prämedikation sollte bei hypothyreoten Patienten lediglich dazu dienen, die Patienten psychisch abzuschirmen und das beruhi-

Tab. 22.13: Unerwünschte Wirkungen einer Hypothyreose, die während der perioperativen Phase auftreten können

erhöhte Empfindlichkeit gegenüber dämpfenden Medikamenten
hypodyname Kreislaufsituation
    Bradykardie
    erniedrigtes Herzminutenvolumen
verlangsamter Medikamentenmetabolismus
fehlende Baro-Rezeptorenreflexe
verminderter Atemantrieb bei arterieller Hypoxämie und Hyperkapnie
Hypovolämie
verzögerte Magenentleerung
Hyponatriämie
Hypothermie
Anämie
Hypoglykämie
Nebennierenrindeninsuffizienz

gende Prämedikationsgespräch zu verstärken. Opioide sind zur Prämedikation bei Patienten mit einer Hypothyreose zwar erfolgreich angewandt worden, es gibt jedoch seit langem Bedenken gegen eine Prämedikation mit Opioiden, da deren atemdepressive Wirkungen bei Patienten mit einer Hypothyreose verstärkt sein könnten. Unter Umständen kann eine Cortisolsubstitution indiziert sein, da Streß eine verminderte Nebennierenfunktion, die häufiger mit einer Hypothyreose vergesellschaftet ist, demaskieren kann. Bei einzelnen Patienten ist es angezeigt, Sedativa und Anticholinergika erst dann intravenös zu verabreichen, wenn der Patient in den Operationssaal gebracht worden ist. Plötzlich auftretende Nebenwirkungen können dann sofort erkannt und therapiert werden.

Narkoseeinleitung

Die Narkose wird oft mit intravenöser Ketamingabe eingeleitet. Dieses erfolgt unter der Vorstellung, daß die kardiovaskulären Wirkungen von Ketamin einen günstigen Einfluß haben. Aber auch Thiopental ist bei Patienten mit einer Hypothyreose schon angewandt worden, ohne daß ausgeprägte kardiodepressive Effekte aufgetreten wären [58]. Selbst Ketamin kann zu einer unerwarteten kardiovaskulären Depression führen, falls die Aktivität des sympathischen Nervensystems stark vermindert ist. Die Reaktionen auf exogen zugeführte Katecholamine ist dagegen unvermindert. Bei schwer hypothyreoten Patienten reicht schon das Einatmen von Lachgas aus, damit sie nicht mehr ansprechbar sind. Zur Erleichterung der endotrachealen Intubation wird Succinylcholin oder eine entsprechende Dosis eines nicht-depolarisierenden Muskelrelaxans verabreicht. Bei einer vorliegenden Muskelschwäche muß jedoch daran gedacht werden, daß die Wirkung der Muskelrelaxantien möglicherweise verstärkt ist.

Aufrechterhaltung der Narkose

Bei hypothyreoten Patienten wird die Narkose oft mit Lachgas aufrechterhalten. Falls nötig, werden zusätzlich ein Benzodiazepin, Ketamin oder ein kurzwirksames Opioid verabreicht [59]. Volatile Anästhetika sind vermutlich nicht empfehlenswert, weil bei deutlich hypothyreoten Patienten eine ausgeprägte myokardiale Depression befürchtet werden muß. Außerdem kann eine Vasodilatation, wie sie durch jedes Anästhetikum ausgelöst werden kann, bei gleichzeitiger Hypovolämie und/oder abgeschwächtem Baro-Rezeptorreflex zu einem abrupten Blutdruckabfall führen. Dies läßt vermuten, daß diese Patienten sehr empfindlich auf solche Medikamente reagieren. Dennoch muß beachtet werden, daß bei hypothyreoten Patienten der Bedarf an volatilen Anästhetika (ausgedrückt durch dem MAC-Wert) nicht signifikant erniedrigt zu sein scheint (Abb. 22.4) [51]. Daß es bei einer Änderung der Schilddrüsenaktivität zu keiner relevanten Änderung des Narkosemittelbedarfs kommt, kann dadurch bedingt sein, daß der cerebrale Sauerstoffbedarf unabhängig von der Schilddrüsenaktivität ist [58]. Der klinische Eindruck eines erniedrigten Narkosemittelbedarfs entsteht wahrscheinlich dadurch, daß bei dem erniedrigten Herzminutenvolumen schnell ein narkotisch wirksamer Partialdruck erreicht wird. Das Gehirn scheint außerdem einen prozentual größeren Anteil des Herzminutenvolumens zu erhalten. Dies führt zu einer schnellen Narkoseeinleitung. Außerdem ist beim Absinken der Körpertemperatur unter 37 °C ein verminderter Bedarf an Inhalationsanästhetika zu erwarten. Daneben sind bei einer Hypothermie die hepatische Metabolisierung und die renale Elemination intravenöser Anästhetika vermindert.

Das Ziel bei der Narkoseführung hypothyreoter Patienten besteht darin, einerseits eine ausreichende Muskelrelaxation zur Erleichterung der Operationsbedingungen zu garantieren und gleichzeitig die Dosis der Anästhetika möglichst niedrig zu halten. Eine kontrollierte Beatmung ist empfehlenswert, da hypothyreote Patienten zu einer Hypoventilation neigen. Bei der kontrollierten Beatmung von hypothyreoten Patienten besteht die Gefahr, daß hyperventiliert wird und es zu einem starken Abfall des arteriellen CO_2-Partialdrucks kommt, denn aufgrund der eingeschränkten Metabolisierungsrate wird nur wenig Kohlendioxid produziert. Pancuronium ist bei hypothyreoten Patienten ein geeignetes Muskelrelaxans, da es geringe kardiovaskulär stimulierende Wirkungen hat. Mittellang wirkende Muskelrelaxantien wären ebenfalls gut geeignet. Bei diesen Medikamenten ist die Gefahr einer unerwünscht längeren neuromuskulären Blockade geringer als bei Pancuronium. Falls Muskelrelaxantien in üblicher Dosierung verabreicht werden, besteht die Gefahr einer verlängerten Wirkdauer, weil bei einer Hypothyreose der Muskeltonus der quergestreiften Muskulatur verringert ist. Die Antagonisierung von nicht-depolarisierenden Muskelrelaxantien mit einem Cholinesterasehemmer und einem Anticholinergikum stellt für hypothyreote Patienten kein Risiko dar.

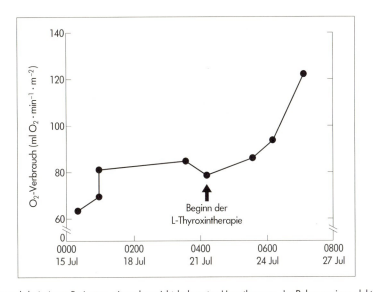

Abb. 22.5: Sauerstoffverbrauch bei einem Patienten mit vorher nicht bekannter Hypothyreose. Im Rahmen eines elektiven orthopädischen Eingriffes kam es zu einem Blutdruckabfall. Postoperativ wurde eine Beatmung notwendig. Nach Beginn einer Therapie mit Schilddrüsenhormonen normalisierten sich Vitalfunktionen und Atmung.
(Aus: Levelle JP, Jopling MW, Sklar GS. Perioperative hypothyoidism: An unusual postanesthetic diagnosis. Anesthesiology 1985; 63: 195–197, mit freundlicher Genehmigung.)

Das Monitoring bei hypothyreoten Patienten ist darauf ausgerichtet, frühzeitig eine kardiovaskuläre Verschlechterung (die möglicherweise Ausdruck einer Herzinsuffizienz ist) und eine Hypothermie zu erkennen. Bei großen Operationen und/oder wenn große intraoperative Volumenumsätze erwartet werden, sind eine kontinuierliche arterielle Blutdruckmessung und die Überwachung der kardialen Füllungsdrücke indiziert. Die Überwachung des zentralen Venendrucks ist sinnvoll, um die intravenöse Volumensubstitution besser steuern zu können. Intravenös verabreichte Flüssigkeiten sollten außer Glukose auch Natrium enthalten, um die Gefahr einer Hyponatriämie aufgrund der verminderten Ausscheidung von freiem Wasser möglichst gering zu halten. Muß eine Hypotension mit Flüssigkeitszufuhr oder Sympathomimetika behandelt werden, dann besteht die Gefahr, daß dadurch eine Herzinsuffizienz ausgelöst wird. Alpha-Mimetika wie z.B. Phenylephrin können den peripheren Widerstand erhöhen, was unerwünscht ist, da das Herz seine myokardiale Kontraktilität eventuell nicht ausreichend steigern kann. Beta-Mimetika dagegen können zu Herzrhythmusstörungen führen. Zur Behandlung einer Hypotension scheinen kleine Dosen Ephedrin (2,5–5 mg i.v.) sinnvoll zu sein. Während der Injektion müssen jedoch die kardialen Füllungsdrücke und das EKG sorgfältig überwacht werden. Falls die Hypotension trotz Flüssigkeitsersatz und/oder Sympathikomimetika weiterbesteht, muß an die Möglichkeit einer primären Nebenniereninsuffizienz gedacht werden. Um einen Abfall der Körpertemperatur zu vermeiden, können z.B. der Operationssaal aufgeheizt und die Atemgase angewärmt werden. Außerdem scheint es sinnvoll zu sein, die Infusionsleitungen durch einen Blutwärmer zu leiten.

Die Erholungszeit von den sedierenden Wirkungen der Anästhetika kann bei hypothyreoten Patienten verzögert sein. Dadurch ist eine verlängerte postoperative Überwachung erforderlich. Eine verlängerte postoperative Schläfrigkeit sowie Schwierigkeiten bei der Entwöhnung von der maschinellen Beatmung können unter Umständen auf eine bisher unerkannte Hypothyreose hinweisen (Abb. 22.5) [60]. In einer Kasuistik wird ein Patient beschrieben, der einen Monat vor der Narkose noch eine nachweisbar normale Schilddrüsenfunktion hatte, postoperativ aber eine akute Hypothyreose mit Hypothermie und eine Hypoventilation aufwies. Dieser Fallbericht unterstreicht, daß eine plötzlich auftretende Erkrankung, in dieser Kasuistik eine Magenulkusperforation, bei entsprechend prädisponierten Patienten (Thyreoidektomie vor 20 Jahren) zu einer akuten Schilddrüsenfunktionsstörung führen kann [61]. Mit der Extubation sollte solange gewartet werden, bis diese Patienten ansprechbar sind und die Körpertemperatur wieder auf ungefähr 37 °C angestiegen ist. Zu beachten ist, daß diese Patienten möglicherweise empfindlicher auf die atemdepressive Wirkung von Opioiden reagieren. Deshalb sollten im Rahmen der postoperativen Analgesie nicht-opioidhaltige Analgetika bevorzugt werden. Trotz zahlreicher Bedenken haben leicht- bis mäßiggradig hypothyreote Patienten im Vergleich zu Patienten mit euthyreoter Schilddrüsenfunktion intraoperativ keinen signifikant stärkeren Abfall der Körpertemperatur oder des Blutdruckes. Die Häufigkeit von Herzrhythmusstörungen, die Notwendigkeit, Vasopressoren einzusetzen, die postoperative Zeit bis zur Extubation und die Häufigkeit postoperativer Nachbeatmungen waren bei ihnen ebenfalls nicht signifikant erhöht [56].

Regionalanästhesie

Bei Vorliegen einer Hypothyreose sind Regionalanästhesieverfahren gut geeignet. Voraussetzung ist ein ausreichendes intravasales Flüssigkeitsvolumen. Obwohl konkrete Daten hierzu fehlen, ist es doch aufgrund theoretischer Überlegungen möglich, daß geringere Dosen an Lokalanästhetika für periphere Nervenblockaden ausreichen. Außerdem könnte die Metabolisierung der in den Systemkreislauf resorbierten Lokalanästhetika vom Amidtyp verlangsamt sein. Daher ist es denkbar, daß hypothyreote Patienten leichter zu einer Intoxikation mit Lokalanästhetika neigen.

22.4 Funktionsstörungen der Epithelkörperchen

Die vier Nebenschilddrüsen (Epithelkörperchen) befinden sich jeweils am lateralen oberen und unteren Pol der Schilddrüse. Die Epithelkörperchen produzieren ein Polypeptidhormon, das als Parathormon bezeichnet wird. Die Freisetzung des Parathormons unterliegt einem negativen Feed-back-Mechanismus, der über die Kalziumkonzentration im Plasma reguliert wird. Eine niedrige Plasma-Kalziumkonzentration stimuliert die Parathormonfreisetzung, während eine erhöhte Kalziumkonzentration sowohl die Synthese als auch die Freisetzung von Parathormon hemmt. Durch das Parathormon wird die Plasma-Kalziumkonzentration im Normbereich von 4,5 bis 5,5 mval/l gehalten. Parathormon fördert den Übertritt von Kalzium im Gastrointestinaltrakt, den Nierentubuli und den Knochen.

22.4.1 Hyperparathyreoidismus

Falls eine erhöhte Parathormonsekretion vorliegt, wird von einem Hyperparathyreoidismus gesprochen. Die Plasma-Kalziumkonzentration kann dabei erhöht, normal oder erniedrigt sein. Es gibt einen primären, sekundären und ektopen Hyperparathyreoidismus.

Primärer Hyperparathyreoidismus

Beim primären Hyperparathyreoidismus liegt eine exzessive Parathormonsekretion aufgrund eines benignen Nebenschilddrüsenadenoms, eines Nebenschilddrüsenkarzinoms oder einer Hyperplasie der Epithelkörperchen vor. Bei ungefähr 90% der Patienten ist ein benignes Nebenschilddrüsenadenom die Ursache für den primären Hyperparathyreoidismus. In weniger als 5% der Fälle liegt ein Karzinom der Nebenschilddrüsen vor. Von einer Hyperplasie sind normalerweise alle vier Epithelkörperchen betroffen. Es müssen jedoch nicht alle Epithelkörperchen in gleichem Maße vergrößert sein. Bei Patienten mit einer multiplen endokrinen Neoplasie Typ I imponiert vor allem ein Hyperparathyreoidismus. Dieser ist meist durch ein Adenom oder eine Hyperplasie bedingt.

Das wichtigste diagnostische Kriterium für einen primären Hyperparathyreoidismus ist eine erhöhte Plasma-Kalziumkonzentration (über 5,5 mval/l). Falls die Plasma-Kalziumkonzentration stark erhöht ist (über 7,5 mval/l), dann handelt es sich eher um ein Nebenschilddrüsenkarzinom. Wenn die Krankheit fortschreitet, kann es zusätzlich zu einer Niereninsuffizienz mit Anstieg des Plasma-Kreatinins kommen. Steigt die Plasma-Chloridkonzentration über 102 mval/l an, so ist dies meist dadurch bedingt, daß Parathormon die renale Ausscheidung von Bikarbonat begünstigt und zu einer leichten metabolischen Azidose führt. Bei Patienten mit einem primären Hyperparathyreoidismus ist die renale Ausscheidung von zyklischem Adenosinmonophosphat erhöht. Die Bestimmung der Parathormonkonzentration im Plasma ist nicht immer ausreichend zuverlässig, um die Verdachtsdiagnose eines primären Hyperparathyreoidismus zu bestätigen.

Symptome

Die im Rahmen eines primären Hyperparathyreoidismus auftretende Hyperkalzämie führt zu verschiedensten Symptomen an den unterschiedlichsten Organsystemen (Tab. 22.14). Eine zufällig im

Tab. 22.14: Symptome einer Hyperkalzämie aufgrund eines Hyperparathyreoidismus

Organsystem	Symptome
neuromuskuläres System	muskuläre Schwäche
Nieren	Nierensteine
	Polyurie und Polydipsie
	verminderte glomeruläre Filtrationsrate
hämatopoetisches System	Anämie
Herz-Kreislaufsystem	Bluthochdruck
	verlängertes PR-Intervall
	verkürztes QT-Intervall
Gastrointestinaltrakt	Bauchschmerzen
	Erbrechen
	Ulcus pepticum
	Pankreatitis
Skelettsystem	Demineralisation der Knochen
	pathologische Frakturen
	Zusammensinken von Wirbelkörpern
Nervensystem	Somnolenz
	Psychose
	verminderte Schmerzempfindlichkeit
Auge	Kalzifikationen (Hornhautveränderung)
	Konjunktivitis

Rahmen einer ambulanten Untersuchung festgestellte leicht erhöhte Plasma-Kalziumkonzentration spricht für das Vorliegen eines Nebenschilddrüsenadenoms, während eine deutliche Hyperkalzämie eher bei einem Nebenschilddrüsenkarzinom auftritt. Zu den häufigsten Symptomen einer Hyperkalzämie gehört eine muskuläre Schwäche, die so ausgeprägt sein kann, daß zunächst an die Diagnose einer Myasthenia gravis gedacht wird. Der auftretende Muskelschwund und der Verlust der Muskelkraft sind im proximalen Bereich der unteren Extremität am ausgeprägtesten. Liegen Nierensteine bei gleichzeitiger Polyurie und Polydipsie vor, muß an eine Hyperkalzämie aufgrund eines Hyperparathyreoidismus gedacht werden. Beim primären Hyperparathyreoidismus kommt es auch zu einer Anämie, selbst dann, wenn keine Nierenfunktionsstörung vorliegt. Auch ein Bluthochdruck ist ein häufiger Befund. Im EKG kann sich ein verlängertes PR-Intervall finden, während das QT-Intervall oft verkürzt ist. Der Herzrhythmus ist gewöhnlich normal. Oft kommt es zu einem Ulkusleiden, denn Kalzium steigert die Magensäureproduktion. Im Rahmen eines primären Hyperparathyreoidismus kann auch eine akute oder chronische Pankreatitis vorkommen. Selbst falls weder ein Ulkusleiden noch eine Pankreatitis vorliegen, können die bei Hyperkalzämie eventuell auftretenden Bauchschmerzen ein akutes Abdomen vortäuschen. Am Skelett äußert sich ein primärer Hyperparathyreoidismus typischerweise als Ostitis fibrosa generalisata cystica, die durch eine gesteigerte Osteoklastenaktivität bedingt ist. Röntgenologische Befunde, die für einen Befall des Skelettsystems sprechen, sind eine generalisierte Rarefizierung der Knochenstruktur, subkortikale Resorptionszonen in Finger- und Zehenknochen sowie in den distalen Enden der Schlüsselbeine. Typisch ist auch das Auftreten von Knochenzysten. Es kann zu Knochenschmerzen und pathologischen Frakturen kommen. Außerdem können bei einer Hyperkalzämie Merkfähigkeitsstörungen und eine Verminderung der zerebralen Leistungsfähigkeit, eventuell auch Persönlichkeitsveränderungen und Stimmungsschwankungen oder gar Halluzinationen auftreten. Es kann auch zu Einschränkungen des Schmerz- und Vibrationsempfindens kommen.

Behandlung

Eine Hyperkalzämie wird symptomatisch durch eine forcierte Diurese behandelt, z.B. durch die gleichzeitige Gabe von 150 ml/Stunde kristalloider Lösung und Furosemid (1–2 mg/kg i.v.). Um eine Flüssigkeitsüberlastung zu vermeiden, sollte der zentrale Venendruck überwacht werden. Die Plasma-Kalziumkonzentration kann schnell dadurch gesenkt werden, daß intravenös Mithramycin verabreicht wird (25 μg/kg KG). Mithramycin hemmt die durch Parathormon induzierte Osteoklastenaktivität und senkt so die Plasma-Kalziumkonzentration innerhalb von 12 bis 36 Stunden. Dieser Effekt hält 3 bis 5 Tage an. Zu den toxischen Wirkungen von Mithramycin gehören Thrombozytopenie, Leber- und/oder Nierenschädigungen. Zur schnellen Senkung der Plasma-Kalziumkonzentration kann auch eine Hämodialyse durchgeführt werden. Auch Kalzitonin senkt schnell und effektiv die Plasma-Kalziumkonzentration, aber seine Wirkung ist nur vorübergehend. Neuerdings steht hierfür auch Clodronsäure zur Verfügung. Diuretika vom Thiazidtyp werden zur Behandlung einer Hyperkalzämie nicht empfohlen, da sie die Plasma-Kalziumkonzentration in nicht vorhersehbarem Maße erhöhen können. Dies ist wahrscheinlich Folge einer renalen Kalziumrückresorption. In seltenen Fällen kann eine Hyperkalzämie medikamentös nicht beherrschbar sein, und es kann eine notfallmäßige Parathyreoidektomie erforderlich werden.

Die definitive Therapie des primären Hyperparathyreoidismus besteht in der operativen Entfernung pathologisch veränderter Anteile der Epithelkörperchen. Der Erfolg einer Parathyreoidektomie ist daran zu erkennen, daß die Plasma-Kalziumkonzentration sich binnen 3 bis 4 Tagen normalisiert und daß die Ausscheidung von zyklischem Adenosinmonophosphat im Urin abfällt. Postoperativ besteht zunächst die Gefahr einer hypokalzämischen Tetanie. Bei einer postoperativ auftretenden Hypomagnesiämie werden die Symptome einer Hypokalzämie verschlimmert, und die Hypokalzämie kann dann therapieresistent sein. Nach einer Parathyreoidektomie kann es zu einer akuten Arthritis kommen. Nach einer Parathyreoidektomie kann es vorübergehend auch zu einer hyperchlorämischen metabolischen Azidose und gleichzeitig zu einer Verschlechterung der Nierenfunktion kommen.

Narkoseführung

Es gibt keine Beweise, daß ein bestimmtes Narkosemittel oder Narkoseverfahren bei Patienten, die mit einem primären Hyperparathyreoidismus operiert werden, besonders geeignet sei. Bei der perioperativen Betreuung von Patienten mit einer Hyperkalzämie ist es wichtig, für eine ausreichende Flüssigkeitszufuhr und eine reichliche Diurese zu sorgen. Ist der Patient vor der Narkoseeinleitung somnolent, ist der intraoperative Bedarf an Anästhetika vermutlich vermindert. Bei Patienten, die aufgrund der Hyperkalzämie bereits Persönlichkeitsveränderungen aufweisen, ist Ketamin nicht empfehlenswert. Falls Enfluran oder Sevofluran eingesetzt werden sollen, muß daran gedacht werden, daß eventuell eine Nierenfunktionsstörung vorliegt. Bei hyperkalzämischen Patienten mit einer Muskelschwäche ist mit einem verminderten Bedarf an Muskelrelaxantien zu rechnen. Andererseits ist zu erwarten, daß eine erhöhte Plasma-Kalziumkonzentration die Wirkung der nicht-depolarisierten Muskelrelaxantien zum Teil antagonisiert. In einer Kasuistik wurde über einen Patienten mit einem Hyperparathyreoidismus berichtet, der auf Succinylcholin verstärkt ansprach, gegenüber Atracurium aber eine Resistenz zeigte [62]. Angesichts dieser unvorhersehbaren Reaktionen auf Muskelrelaxantien scheint es sinnvoll zu sein, die Initialdosierung der Muskelrelaxantien möglichst gering zu halten und deren Wirkung mit Hilfe eines peripheren Nervenstimulators zu überprüfen. Eine EKG-Überwachung wird allgemein für notwendig erachtet, um eventuelle Auswirkungen der Hyperkalzämie auf die Reizleitung des Herzens erkennen zu können. Allerdings gibt es Hinweise darauf, daß die QT-Dauer keinen zuverlässigen Indikator für intraoperative Veränderungen der Plasma-Kalziumkonzentration darstellt [63]. Schließlich ist es erforderlich, diese Patienten sehr sorgfältig für die Operation zu lagern, da häufig eine Osteoporose besteht und diese Patienten wegen pathologischer Frakturen gefährdet sind.

Sekundärer Hyperparathyreoidismus

Der sekundäre Hyperparathyreoidismus stellt einen physiologischen Kompensationsprozeß der Epithelkörperchen bei Erkrankungen dar, die mit einer Hypokalzämie enhergehen. Dadurch kommt es zu einer kompensatorisch vermehrten Sekretion an Parathormon. So führt beispielsweise eine Nierenerkrankung zur verminderten Ausscheidung von Phosphor, und die Hydroxylierung von Vitamin D ist reduziert. Dadurch kommt es zu einem Abfall der Plasma-Kalziumkonzentration, zu einer Hyperplasie der Nebenschilddrüsen und einer erhöhten Parathormonsekretion. Bei einem sekundären Hyperparathyreoidismus kommt es nur selten zu einer Hyperkalzämie, da es sich hierbei um einen kompensatorischen und keinen autonomen Prozeß handelt. Die Therapie des sekundären Hyperparathyreoidismus besteht in der Behandlung der Grunderkrankung. So kann z.B. bei nierenkranken Patienten durch die orale Gabe von Phosphatbindern eine Normalisierung der Serum-Phosphatkonzentration angestrebt werden.

Gelegentlich kann es nach einer ansonsten erfolgreichen Nierentransplantation zu einer vorübergehenden Hyperkalzämie kommen. Sie ist dadurch bedingt, daß die zuvor hyperaktiven Epithelkörperchen nicht sofort in der Lage sind, sich an die nun normale renale Elimination von Kalzium und Phosphor sowie an die nun normale renale Hydroxylierung von Vitamin D anzupassen. Mit der Zeit normalisieren sich aber Größe und Funktion der Nebenschilddrüsen. In manchen Fällen kann allerdings eine Parathyreoidektomie erforderlich sein.

Ektoper Hyperparathyreoidismus

Ein ektoper Hyperparathyreoidismus (Hyperkalzämie bei malignen Erkrankungen, Pseudohyperparathyreoidismus) liegt vor, wenn Parathormon oder ein anderer Stoff mit ähnlichen endokrinen Eigenschaften außerhalb der Nebenschilddrüsen produziert werden [64]. Insbesondere Lungen-, Brust-, Pankreas- oder Nierenkarzinome sowie lymphoproliferative Erkrankungen sind Gewebe, die zu einer Sekretion von Parathormon führen können. Vom primären Hyperparathyreoidismus unterscheidet sich der ektope Hyperparathyreoidismus unter anderem dadurch, daß es häufiger zu einer Anämie und einer erhöhten Plasmakonzentration der alkalischen Phosphatase kommt. Möglicherweise sind Prostaglandine für die Hyperkalzämie dieser Patienten verantwortlich, denn unter Indometacin, einem Prostaglandinsynthesehemmer, kommt es zu einem Abfall der Kalziumkonzentration.

22.4.2 Hypoparathyreoidismus

Ein Hypoparathyreoidismus liegt vor, wenn die Parathormonsekretion zu niedrig ist oder die peripheren Gewebe resistent gegenüber den Parathormonwirkungen sind (Tab. 22.15). Eine völlig fehlende Parathormonsekretion ist fast immer iatrogen durch eine versehentliche Enfernung der Nebenschilddrüsen während einer Thyreoidektomie bedingt. Der Pseudohypoparathyreoidismus ist eine erbliche Erkrankung, bei der die Parathormonsekretion normal ist, die Nieren aber auf das sezernierte Hormon nicht reagieren können. Die Patienten weisen typischerweise geistige Retardierung, Kalzifizierung der Basalganglien, Fettsucht, Kleinwüchsigkeit und kurze Metakarpal- und Metatarsalknochen auf. Die höchste diagnostische Wertigkeit bei Verdacht auf einen Hypoparathyreoidismus hat die erniedrigte Plasma-Kalziumkonzentration von unter 4,5 mval/l.

Symptomatik

Die Symptome des Hypoparathyreoidismus sind Folge der Hypokalzämie. Die klinische Symptomatik einer Hypokalzämie hängt davon ab, wie schnell die Kalziumkonzentration im Plasma abfällt.

Tab. 22.15: Ätiologie des Hypoparathyreoidismus

vermindertes oder fehlendes Parathormon
    versehentliche Entfernung der Epithelkörperchen bei einer Strumektomie
    therapeutische Entfernung der Epithelkörperchen bei Hyperplasie
    idiopathisch (Di-George-Syndrom)

Resistenz der peripheren Gewebe auf die Parathormonwirkungen
    kongenital
        Pseudohypoparathyreoidismus
    erworben
        Hypomagnesiämie
        chronisches Nierenversagen
        gastrointestinale Malabsorption
        Antikonvulsiva (Phenytoin)

unbekannte Ursachen
osteoblastische Metastasen
akute Pankreatitis

Akute Hypokalzämie

Eine akut einsetzende Hypokalzämie, wie sie z.B. nach einer versehentlichen Entfernung der Nebenschilddrüsen im Rahmen einer Thyreoidektomie vorkommen kann, äußert sich meist in perioralen Parästhesien, Unruhe und neuromuskulärer Übererregbarkeit. Diese Übererregbarkeit kann anhand eines positiven Chvostek- oder Trousseau-Zeichens nachgewiesen werden. Ein positives Chvostek-Zeichen liegt vor, falls es bei Beklopfen der Haut über dem nervus facialis im Bereich des Mundwinkels zu Zuckungen der Gesichtsmuskulatur kommt. Es ist allerdings zu beachten, daß das Chvostek-Zeichen auch bei 10 bis 15% der Patienten ohne Hypokalzämie positiv ist. Ein positives Trousseau-Zeichen liegt vor, wenn durch eine dreiminütige Ischämie des Armes (z.B. durch Anlegen eines Stauschlauches) ein Karpopedal-Spasmus (eine Pfötchenstellung) ausgelöst wird. Eine neuromuskuläre Übererregbarkeit der inneren Kehlkopfmuskulatur kann zu einem inspiratorischen Stridor führen.

Chronische Hypokalzämie

Eine chronische Hypokalzämie verursacht Müdigkeit und Krämpfe der quergestreiften Muskulatur. Im EKG kommt es zu einem verlängerten QT-Intervall. Die Konfiguration des QRS-Komplexes, das PR-Intervall und der Herzrhythmus bleiben im allgemeinen unverändert. Zu den neurologischen Veränderungen gehören Lethargie, Nachlassen der zerebralen Leistungsfähigkeit und Persönlichkeitsveränderungen, die an einen Hyperparathyreoidismus erinnern. Schließlich kommt es bei einer chronischen Hypokalzämie zu Kataraktbildung, Kalzifikationen des Subkutangewebes und der Basalganglien und zu einer Verdickung der Schädelknochen. Die häufigste Ursache für eine Hypokalzämie ist die chronische Niereninsuffizienz.

Behandlung

Die Therapie der akuten Hypokalzämie besteht in der intravenösen Gabe von Kalzium (z.B. 10 ml Kalziumglukonat 10% i.v.). Es wird soviel Kalzium zugeführt, bis die neuromuskuläre Übererregbarkeit verschwindet. Ein chronischer Hypoparathyreoidismus, bei dem keine Symptome einer Hypokalzämie vorliegen, wird durch orale Gabe von Kalzium und Vitamin D behandelt. Ein Präparat zur exogenen Parathormonsubstitution ist bisher noch nicht verfügbar. Thiaziddiuretika können auch sinnvoll sein. Sie verursachen eine Natriumausscheidung ohne entsprechenden Kaliumverlust sowie eine verminderte Kalziumausscheidung. Es kann daher zu einem relevanten Anstieg der Plasma-Kalziumkonzentration kommen.

Narkoseführung

Bei der Narkoseführung von Patienten mit einem Hypoparathyreoidismus müssen diejenigen perioperativen Ereignisse bekannt sein, die Auswirkungen auf die Plasma-Kalziumkonzentration haben können (vgl. Abschnitt: Hypokalzämie, Kapitel 21).

22.4.3 Di-George-Syndrom

Beim Di-George-Syndrom liegt eine Hypoplasie oder Aplasie der Nebenschilddrüsen und des Thymus vor. Dadurch entwickelt sich eine sekundäre Hypokalzämie, und aufgrund eines Defektes der zellulären Immunität besteht zusätzlich eine erhöhte Infektanfälligkeit [65]. Bereits in der Neugeborenenzeit tritt normalerweise eine Tetanie auf. An Begleitmißbildungen bestehen häufig Gefäßanomalien, wie z.B. ein nach rechts abgehender Aortenbogen, ein persistierender Truncus arteriosus und eine Fallot-Tetralogie. Aufgrund einer vorliegenden Mikrognathie kann die Einstellung der Glottis während der direkten Laryngoskopie erschwert sein. Während der Narkose kann es aufgrund einer iatrogenen Hyperventilation und einer dadurch verursachten respiratorischen Alkalose zu einer Verschlimmerung der vorbestehenden Hypokalzämie kommen. Bei einer Hypokalzämie kann die Reaktion auf Muskelrelaxantien verändert sein. Kommt es bei Patienten mit einem Hypoparathyreoidismus zu einer akuten Hypokalzämie, dann können hämodynamische Probleme auftreten. Bei der perioperativen Betreuung dieser Patienten ist es sinnvoll, die Plasma-Kalziumkonzentration (insbesondere den nicht-ionisierten Kalziumanteil) zu messen. Eine Thymustransplantation sollte insbesondere bei Kindern mit rezedivierend auftretenden Infektionen erwogen werden.

22.5 Störungen der Nebennierenfunktion

Die Nebennieren bestehen aus der Nebennierenrinde und dem Nebennierenmark. Eine normale Nebennierenfunktion ist zur körpereigenen Regulation im Rahmen von Lagewechseln und bei Streßreaktionen, z.B. bei Blutung, Sepsis, Narkose oder Operationen, notwendig.

In der Nebennierenrinde werden 3 verschiedene Hormongruppen synthetisiert, die Glukokortikoide, Mineralokortikoide und Androgene (Tab. 22.16). Cortisol ist das wichtigste Glukokortikoid der Nebennierenrinde. Es wird von einer täglichen endogenen Cortisolproduktion von 20 mg ausgegangen. Cortisol ist das einzige lebenswichtige Hormon, das von der Nebennierenrinde produziert wird. Es wird zur Aufrechterhaltung des Blutdruk-

Tab. 22.16: Endogene und synthetische Kortikosteroide

	glukokortikoide Wirkung[1] (antiphlogistische Wirkung)	mineralokortikoide Wirkung[1] (salzretenierende Wirkung)	Äquivalanzdosis oral oder i.v.[1] (mg)
Kortisol	1	1	20[2]
Kortison	0.8	0.8	25
Prednisolon	4	0.8	5
Prednison	4	0.8	5
Methylprednisolon	5	0	4
Betamethason	25	0	0.75
Dexamethason	25	0	0.75
Triamcinolon	5	0	4
Kortikosteron	0.35	15	
Fludrokortison	10	125	
Aldosteron		3000	

[1] Wirkungsstärke und Äquivalenzdosis bezogen auf Kortisol
[2] angenommene tägliche endogene Kortisolproduktion

kes benötigt. Dies ist dadurch bedingt, daß Cortisol im Nebennierenmark bei der Umwandlung von Noradrenalin zu Adrenalin eine wichtige Rolle spielt. Bei der Gabe von Cortisol kommt es zur Hyperglykämie und Hemmung der peripheren Gluкоseverwertung in den Zellen. Cortisol begünstigt die Natriumretention und die Kaliumausscheidung über die Nieren. Die entzündungshemmende Wirkung von Cortisol und anderen Glukokortikoiden tritt besonders bei hohen Plasmakonzentrationen auf.

Das wichtigste endogene Mineralokortikoid ist das Aldosteron. Die Sekretion und Synthese des Aldosterons in der Nebennierenrinde wird durch das Renin-Angiotensin-System und die Plasma-Kaliumkonzentration reguliert. Das im Rahmen von Hypotension, Hyponatriämie oder Hypovolämie von den juxtamedullären Zellen der Nieren freigesetzte Renin führt zu einer Umwandlung von Angiotensinogen in Angiotensin I. Angiotensin I wird dann in Angiotensin II umgewandelt. Angiotensin II stellt einen starken Stimulus für die Aldosteronfreisetzung aus der Nebennierenrinde dar. Die Aldosteronsekretion wird außerdem durch eine hohe Plasma-Kaliumkonzentration stimuliert, während eine Hypokaliämie die Aldosteronsekretion hemmt. Aldosteron reguliert das extrazelluläre Flüssigkeitsvolumen dadurch, daß es die Natriumrückresorption in den Nierentubuli fördert. Außerdem begünstigt Aldosteron die Kaliumausscheidung durch die Nierentubuli.

Das Nebennierenmark stellt einen spezialisierten Anteil des sympathischen Nervensystems dar und kann Noradrenalin und Adrenalin synthetisieren. Der größte Anteil des im Nebennierenmark synthetisierten Noradrenalins wird zu Adrenalin methyliert. Adrenalin stellt ungefähr 75% der von dem Nebennierenmark freigesetzten Katecholamine dar. Die Adrenalinproduktion wird durch Cortisol reguliert, das von der Nebennierenrinde in das Nebennierenmark strömt und die Aktivität des Enzyms Phenyläthanolamin-N-methyltransferase steigert. Dieses Enzym ist für die Methylierung von Noradrenalin zu Adrenalin notwendig. Damit reguliert die Nebennierenrinde letztendlich das Nebennierenmark. Werden die vielfältigen kardiovaskulären und metabolischen Wirkungen von Adrenalin bedacht, dann ist es verwunderlich, daß dieses Hormon – im Gegensatz zu Cortisol – bei Patienten mit Morbus Addison oder nach einer Adrenalektomie nicht substituiert werden muß (Tab. 22.17).

Die Halbwertszeiten von Adrenalin und Noradrenalin betragen im Kreislauf weniger als eine Minute. Diese kurzen Halbwertszeiten der Katecholamine sind durch deren sofortigen enzymatischen Abbau durch die Monoaminoxydase (MAO) und die Katechin-O-Methyltransferase (COMT) bedingt. Die Vanillinmandelsäure macht ungefähr

Tab. 22.17: Auswirkungen von Adrenalin und Noradrenalin

Parameter	Adrenalin	Noradrenalin
Herzfrequenz	minimaler Anstieg	mäßiger Abfall
Schlagvolumen	mäßiger Anstieg	minimaler Abfall
Herzminutenvolumen	starker Anstieg	kein, minimaler oder mäßiger Abfall
Herzrhythmusstörungen	starker Anstieg	starke Zunahme
systolischer Blutdruck	starker Anstieg	starke Zunahme
diastolischer Blutdruck	kein bis minimaler Abfall	mäßige Zunahme
arterieller Mitteldruck	minimaler Anstieg	mäßige Zunahme
peripherer Gesamtwiderstand	minimaler Abfall	mäßige bis starke Zunahme
renaler Blutfluß	mäßiger bis starker Abfall	mäßig bis starker Abfall
Hautdurchblutung	mäßiger Abfall	mäßiger Abfall
Muskeldurchblutung	starker Anstieg	kein bis minimaler Abfall
Atemwegswiderstand	starker Abfall	keine Veränderung
Blutzuckerkonzentration	starker Anstieg	keine bis minimale Zunahme

Tab. 22.18: Ausscheidung von Katecholaminen und Katecholaminmetaboliten über den Urin

	tägliche Ausscheidung über den Urin	
	normal	Phäochromozytom
Metanephrin gesamt	0.1–1.6 mg	2.5–4 mg
Vanillinmandelsäure	1–8 mg	10–250 mg
Noradrenalin	< 100 µg	
Adrenalin	< 1- µg	
Katecholamine gesamt	4–126 µg	200–4.000 µg

80% der im Urin erscheinenden Metabolite von Adrenalin und Noradrenalin aus (Tab. 22.18). Da Adrenalin sowohl die Alpha-adrenergen als auch die Beta-adrenergen Rezeptoren stimulieren kann, hat es sowohl am kardiovaskulären als auch am respiratorischen System sowie im Bereich des Stoffwechsels wichtige Funktionen (Tab. 22.17). Noradrenalin beeinflußt über die Stimulation der Alpha-adrenergen Rezeptoren sowohl das kardiovaskuläre System als auch den Stoffwechsel (Tab. 22.17). Die durch Noradrenalin bedingte Stimulation der kardialen Beta-adrenergen Rezeptoren wird durch die im Vordergrund stehende Alpha-adrenerge Stimulation am peripheren Gefäßsystem überlagert. Die einzige wichtige Erkrankung des Nebennierenmarks stellt das Phäochromozytom dar. Eine Insuffizienz des Nebennierenmarks ist dagegen nicht bekannt.

22.5.1 Cushing-Syndrom

Ein Cushing-Syndrom kann Folge 1. einer gesteigerten ACTH-Produktion im Hypophysenvorderlappen (zwei Drittel der Patienten), 2. einer ektopen (paraneoplastischen) ACTH-Produktion durch maligne Tumore (gehäuft bei Lungen-, Nieren- und Pankreaskarzinomen), 3. einer überschießenden Cortisolproduktion durch benigne oder maligne Nebennierenrindentumoren oder 4. einer exogenen (pharmakologischen) Zufuhr von Kortikoiden oder analogen Medikamenten sein. Eine übermäßige ACTH-Produktion ist normalerweise durch ein basophiles Adenom des Hypophysenvorderlappens bedingt. Eine weitere Ursache könnte allerdings auch eine übermäßige Produktion an CRF (corticotropin-releasing-factor) im Hypothalamus sein. Gutartige Nebennierenrindenadenome sezernieren im allgemeinen nur Cortisol. Dagegen produzieren Nebennierenrindenkarzinome meist auch noch Androgene, so daß es zu Hirsutismus und Maskulinisierung kommt.

Der aussagekräftigste Test zur Diagnose eines Cushing-Syndroms ist die Bestimmung der morgendlichen Plasma-Cortisolkonzentration nach mitternächtlicher Dexamethasongabe. Durch die Gabe von Dexamethason kann bei gesunden Personen die Plasmakonzentration des Cortisols gehemmt werden. Bei Patienten mit einem Cushing-Syndrom ist dies dagegen nicht möglich. Ein Cushing-Syndrom kann bei Plasma-Cortisolkonzentrationen von unter 5 µg/dl ausgeschlossen werden. Bei einer Plasma-Cortisolkonzentration von über 5 µg/dl sollten entsprechende Untersuchungen zum Ausschluß eines Cushing-Syndroms durchgeführt werden. Die renale Cortisolausscheidung über 24 Stunden ist bei Patienten mit Cushing-Syndrom meist über 150 mg. Des weiteren kommt es zum Verlust der zirkadianen Schwankungen der Plasma-Cortisolkonzentration von normalerweise 10 bis 25 µg/ml am Morgen und 2 bis 10 µg/ml am Abend. Bei erhöhten ACTH-Plasmaspiegeln sollte an einen Hypophysentumor oder eine paraneoplastische ACTH-Produktion gedacht werden. Extrem hohe Plasmakonzentrationen an ACTH sprechen dafür, daß das ACTH von einem ektopen Tumor und nicht von der Hypophyse produziert wird. Während es bei einer exzessiven ACTH-Produktion durch die Hypophyse zu einem langsamen Beginn der Symptomatik kommt, kommt es dagegen bei Patienten mit einer ektopen ACTH-Synthese meist zu einem akuten Cushing-Syndrom, wobei vor allem die mineralokortikoiden (hypokaliämische Alkalose und muskuläre Schwäche) und weniger die glukokortikoiden Wirkungen (selten das für ein Cushing-Syndrom typische Aussehen) im Vordergrund stehen. Zur Darstellung der Hypophyse ist die Kernspintomographie am besten geeignet. Werden bei einem Patienten durch die Computertomographie vergrößerte Nebennieren nachgewiesen und besteht gleichzeitig eine Nebenniereninsuffizienz, liegen wahrscheinlich eine Tumormetastasierung oder eine floride Tuberkulose vor.

Symptome

Bei einem Cushing-Syndrom kommt es zu zahlreichen klinischen Veränderungen (Tab. 22.19). Die betroffenen Patienten weisen oft Hypertonie, Hyperglykämie, Hypokaliämie und Abnahme der Muskelkraft auf. Im allgemeinen kommt es zu einer Adipositas mit gesteigerter Hautpigmentierung, einem blauroten Vollmondgesicht und einer typischen Fettansammlung zwischen den Schulterblättern (Stiernacken). Eine Osteoporose ist durch einen cortisolbedingten Proteinmangel der Knochen bedingt. Aufgrund der Osteoporose kann es zu einem Zusammensintern von Wirbelkörpern und damit zu

Tab. 22.19: Symptome bei Hyperaldosteronismus

Bluthochdruck
Hypokaliämie
Hyperglykämie
muskuläre Schwäche
Osteoporose
Adipositas
Hirsutismus
Menstruationsstörungen
Wundheilungsstörungen
erhöhte Infektanfälligkeit

einer Verkürzung der thorakalen Wirbelsäule kommen. Häufig liegen Menstruationsstörungen vor. Falls das Cushing-Syndrom durch eine übermäßige ACTH-Sekretion bedingt ist, kommt es zu einer vermehrten Behaarung (Hirsutismus), denn ACTH kann sowohl die Cortisol- als auch die Androgenfreisetzung stimulieren. Es kommt zu einer verzögerten Wundheilung, und es besteht eine erhöhte Gefahr von bakteriellen Infektionen oder Pilzinfektionen.

Therapie

Liegt einem Cushing-Syndrom eine erhöhte ACTH-Sekretion des Hypophysenvorderlappens zugrunde, so erfolgt die Therapie durch eine transsphenoidale Mikroadenomektomie. Zur Hemmung der Cortisolsynthese sollte eine präoperative Therapie mit Metyrapon erfolgen. Bei Kindern ist die externe Bestrahlung der Mikroadenomektomie vorzuziehen. Bei großen Tumoren des Hypophysenvorderlappens wird eine bilaterale Adrenalektomie durchgeführt. Bei Patienten mit bilateraler Adrenalektomie kommt es bei 10 bis 40% zu einem sogenannten Nelson-Syndrom. Hierunter werden eine gesteigerte Pigmentierung der Haut und chromophobe Adenome des Hypophysenvorderlappens verstanden. Die Therapie der Wahl bei Nebennierenrindenadenomen und -karzinomen ist deren operative Enfernung.

Narkoseführung

Bei der Narkoseführung von Patienten mit Cushing-Syndrom müssen die durch eine massive Cortisolsekretion verursachten Auswirkungen berücksichtigt werden (Tab. 22.19) [66]. Präoperativ sind Blutdruck, Elektrolythaushalt und Blutglukosekonzentration zu kontrollieren. Für die intraoperative Lagerung des Patienten ist es wichtig zu wissen, wie ausgeprägt die Osteoporose ist.

Ein Cushing-Syndrom hat keinen Einfluß auf die zur Prämedikation, Narkoseeinleitung und -führung einzusetzenden Medikamente. Die Synthese und Freisetzung von Cortisol durch die Nebennierenrinde kann durch Etomidate vorübergehend gehemmt werden. Eine therapeutische Bedeutung beim Cushing-Syndrom scheint allerdings unwahrscheinlich [67]. Aufgrund der operativen Stimulation ist zu erwarten, daß die Cortisolsekretion aus der Nebennierenrinde gesteigert wird. Es ist jedoch unwahrscheinlich, daß diese streßbedingte Cortisolfreisetzung andere Folgen hat als beim gesunden Patienten. Sämtliche Versuche, die Aktivität der Nebennierenrinde durch Opioide, Barbiturate oder volatile Anästhetika zu dämpfen, sind vermutlich erfolglos, denn die Stimulation der Nebennierenrinde durch die operativen Manipulationen wird normalerweise stärker sein als jegliche medikamentöse Hemmung der Nebennierenrinde. Selbst durch ein Regionalanästhesieverfahren kann nicht immer ein intraoperativer Anstieg der Cortisolsekretion verhindert werden. Da es im Rahmen eines Cushing-Syndroms häufig zu einer Muskelschwäche kommt, sollten Muskelrelaxantien initial niedrig dosiert werden. Außerdem kann die Wirkung der Muskelrelaxantien durch die oft vorliegende Hypokaliämie beeinflußt werden. Intraoperativ wird eine mechanische Ventilation empfohlen, da die Kraft der Atemmuskulatur aufgrund einer Muskelschwäche und einer eventuell bestehenden Hypokaliämie geschwächt sein kann. Rückenmarksnahe Regionalanästhesieverfahren können durchgeführt werden, es muß jedoch die möglicherweise vorliegende Osteoporose berücksichtigt und es muß daher an eventuell zusammengesinterte Wirbelkörper gedacht werden.

Falls eine Mikroadenomektomie oder eine bilaterale Adrenalektomie durchgeführt wird, kommt es zu einem raschen Abfall der Plasma-Cortisolkonzentration. Eine Substitutionstherapie ist daher frühzeitig einzuleiten. Intraoperativ sollte mit der intravenösen Zufuhr von Cortisol (100 mg/Tag) begonnen werden. Auch bei Patienten mit einer Metastasierung in die Nebennieren kann es zu einer akuten Nebenniereninsuffizienz kommen. Es ist daher eine entsprechende Substitutionsbehandlung einzuleiten. Nach einer Mikroadenomektomie kann es zu einem vorübergehenden Diabetes insipidus und einer Meningitis kommen. Bei Patienten mit einer Nebennierenrindenunterfunktion kommt es – unabhängig von der zugrundeliegenden Erkrankung – häufiger zu Wasserüberladung und gleichzeitiger Hyponatriämie.

22.5.2 Unterfunktion der Nebennierenrinde

Eine Unterfunktion der Nebennierenrinde kann dadurch entstehen, daß es 1. aufgrund von Granulomen, einem Karzinom oder einer Blutung zur Zerstörung der Nebennierenrinde kommt, daß 2. ein ACTH-Mangel vorliegt, oder daß 3. eine längerfristige exogene Kortikosteroidsubstitution durchgeführt wurde, wodurch die Hypophysen-Nebennierenrinden-Achse supprimiert wurde. Bei der Zerstörung der Nebennierenrinde kommt es zu Symptomen der primären Nebennierenrindeninsuffizienz, was als Morbus Addison bezeichnet wird. Die Symptome einer primären Insuffizienz der Nebennierenrinde sind durch den Cortisol- und Aldosteronmangel bedingt. Die häufigste Ursache ist eine Nebennierenblutung bei Patienten, die unter einer gerinnungshemmenden Medikation stehen. Eine Nebenniereninsuffizienz kann sich auch traumatisch, operationsbedingt oder infolge einer Sepsis entwickeln. Bei Patienten mit terminaler AIDS-Erkrankung ist die Nebennierenrinde das am häufigsten befallene endokrine Organ. Dennoch ist eine Unterfunktion der Nebennierenrinde bei ihnen selten. Eine sekundäre Unterfunktion der Nebennierenrinde entsteht durch eine Hypophysenvorderlappeninsuffizienz (Panhypopituitarismus) mit hierbei bestehendem ACTH-Mangel. Im Gegensatz zur primären Unterfunktion der Nebennierenrinde sind die Symptome der sekundären Unterfunktion der Nebennierenrinde durch einen Cortisolmangel bei gleichzeitig normaler Aldosteronsekretion bedingt. Die endgültige Diagnose einer Nebennierenunterfunktion kann erst durch die Bestimmung der Plasma-Cortisolspiegel vor und eine Stunde nach ACTH-Gabe gestellt werden.

Symptome

Eine primäre Nebenniereninsuffizienz führt zu Gewichtsverlust, Muskelschwäche, Hypotension und Bauch- oder Rückenschmerzen. Bei Patienten, die unter einer gerinnungshemmenden Medikation stehen, können durch eine Einblutung in die Nebenniere verursachte Schmerzen der einzige Hinweis auf eine beginnende Nebenniereninsuffizienz sein [68]. Die klinische Symptomatik ist eventuell von einem Volumenmangelschock nicht zu unterscheiden. Aufgrund der Hypovolämie und der verminderten Nierendurchblutung ist bei diesen Patienten ein erhöhter Blutharnstoffspiegel nicht ungewöhnlich. Häufig liegen auch eine Hyponatriämie, Hyperkaliämie, Hypoglykämie und eine Hämokonzentration vor. Ein wichtiger diagnostischer Hinweis ist das Vorliegen einer Hyperpigmentierung, insbesondere in den Handinnenflächen und druckexponierten Hautstellen.

Bei einer sekundären Nebenniereninsuffizienz kommt es viel seltener als bei einer primären Nebennierenrindeninsuffizienz zu schwerer Hypovolämie oder Elektrolytentgleisungen, denn hierbei ist die Aldosteronsekretion normal. Bei einem Panhypopituitarismus kann es jedoch nicht nur zu Symptomen aufgrund eines ACTH-Mangels, sondern eventuell gleichzeitig auch zu entsprechenden Symptomen aufgrund eines Mangels an TSH, Gonadotropinen und Wachstumshormon kommen.

Therapie

Die Behandlung einer lebensbedrohlichen Nebenniereninsuffizienz besteht in der intravenösen Bolusgabe von Cortisol (100 mg) und einer kontinuierlichen intravenösen Zufuhr von 10 mg Cortisol pro Stunde. Vor Einleiten der Therapie empfiehlt es sich, eine Blutentnahme zur Bestimmung der Plasma-Cortisolspiegel durchzuführen. Eine Verzögerung der Therapie durch weitere Tests sollte allerdings unterbleiben. Zur Wiederherstellung eines normalen intravasalen Flüssigkeitsvolumens sollten glukosehaltige Salzlösungen, kolloide Lösungen und in einigen Fällen sogar Bluttransfusionen verabreicht werden. Bei einer chronischen Unterfunktion der Nebennierenrinde wird eine orale Substitutionstherapie mit Kortison durchgeführt. Morgens werden 20 bis 25 mg und nachmittags 10 bis 15 mg Kortison verabreicht. Zusätzlich sollte durch die Gabe von Fludrocortison (0,05 bis 0,1 mg/Tag oral) eine mineralokortikoide Wirkung erzielt werden.

Operation bei blockierter Hypophysen-Nebennierenrinde-Achse

Falls sich Patienten mit einer Unterfunktion der Nebennierenrinde einer Operation unterziehen müssen, sollte präoperativ die Kortikosteroiddosis erhöht werden. Diese Empfehlung basiert auf der Befürchtung, daß diese Patienten möglicherweise leichter einen Kreislaufzusammenbruch entwickeln, da sie auf den Streß mit keiner vermehrten endogenen Cortisolsekretion reagieren können. Umstrittener ist das Vorgehen bei Patienten, die aufgrund einer momentanen oder früheren Kortikosteroidtherapie – z.B. im Rahmen der Therapie eines Asthma bronchiale oder einer rheumatoiden Arthritis – Kortikosteroide erhalten oder erhalten haben und bei denen eine Suppression der Hypophysen-Nebennierenrinden-Achse vorliegt. Bei welcher Kortikosteroiddosis oder bei welcher Therapiedauer mit Kortikosteroiden es zu einer Hemmung der Hypophysen-Nebennierenrinden-Achse kommt, ist nicht bekannt. Nach Absetzen einer Kortikosteroidtherapie kann es bis zu 12 Monate dauern, bis sich die Hypophysen-Nebennierenrinden-Achse wieder normalisiert [69]. Auch der präoperative Nachweis einer normalen Plasmakonzentration an Cortisol ist kein Beweiß dafür, daß die Hypophysen-Nebennierenrinden-Achse intakt ist oder daß die Nebennierenrinde bei einem operativen Streß in der Lage ist, vermehrt Cortisol freizusetzen. Die Funktionstüchtigkeit dieser Regulationsachse läßt sich durch die Bestimmung der Cortisol-Plasmaspiegel nach intravenöser Gabe von ACTH nachweisen. Bei intakter Regulationsachse verdoppeln sich die Plasma-Cortisolspiegel eine Stunde nach ACTH-Gabe. Dieses stößt jedoch auf praktische Probleme und wird daher selten präoperativ durchgeführt [70]. Daher wird im klinischen Alltag oft empirisch eine zusätzliche Kortikosteroiddosis verabreicht, falls bei Patienten ein operativer Eingriff durchgeführt wird, die unter einer aktuellen Kortikosteroidtherapie stehen oder die in den letzten 6 bis 12 Monaten länger als einen Monat Kortikosteroide erhalten hatten. Dennoch sollte beachtet werden, daß bei Patienten, die früher unter einer Kortikosteroidtherapie standen, bisher in keinem Fall eine eindeutige Beziehung zwischen einer intraoperativen Hypotension und einer akuten Insuffizienz der Nebennierenrinde festgestellt werden konnte [71, 72].

Aufgrund der möglichen Nebenwirkungen einer Kortikosteroidtherapie (Wundheilungsstörungen, erhöhte Infektanfälligkeit, gastrointestinale Blutungen) wurde versucht, für Patienten, die sich einer Operation unterziehen müssen und bei denen das erhöhte Risiko einer Insuffizienz der Nebennierenrinde besteht, eine angemessene, aber möglichst

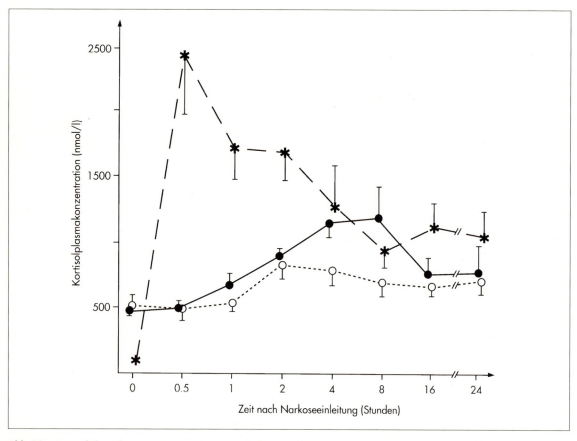

Abb. 22.6: Kortisol-Plasmakonzentrationen bei Patienten, die 1. nie mit Kortikosteroiden therapiert wurden (ausgefüllte Kreise), 2. Patienten, die unter chronischer Kortikoidtherapie standen, aber bei denen es nach einer präoperativen ACTH-Stimulation zu einem normalen Anstieg der Kortisol-Plasmakonzentration kam (offene Kreise), und 3. Patienten, die unter einer Langzeittherapie mit Kortikosteroiden standen und bei denen nach einer präoperativen Verabreichung von ACTH nur ein subnormaler Anstieg der Plasma-Kortisolkonzentration auftrat (Sternchensymbole). Nur die zuletzt genannte Patientengruppe erhielt nach Narkoseeinleitung eine zusätzliche intravenöse Kortikoidmedikation von 25 mg Kortisol und anschließend 100 mg Kortisol per infusionem über die nächsten 24 Stunden. Unter diesem Therapieregime waren die Kortisolspiegel vergleichbar oder höher als bei den unbehandelten Patienten.
(Aus: Symreng T, Karlberg BE, Kagedal B, Schildt B. Physiological cortisol substitution of long-term steroid treated patients undergoing major surgery. Br J Anaesth 1981; 53: 949–953, mit freundlicher Genehmigung.)

geringe Dosierungsempfehlung für die Kortikosteroidsubstitution zu erarbeiten [66]. Ein empfehlenswertes perioperatives Vorgehen besteht darin, bei Narkoseeinleitung zusätzlich 25 mg Cortisol intravenös zu verabreichen und anschließend über die folgenden 24 Stunden eine kontinuierliche intravenöse Infusion von 100 mg Cortisol durchzuführen. Bei Patienten, die unter einer Dauertherapie mit Kortikosteroiden stehen und bei denen ein präoperativer Stimulationstest mit ACTH einen hierdurch bedingten unzureichenden Konzentrationsanstieg aufwies, kann hierunter bei großen operativen Eingriffen die Plasma-Cortisolkonzentration über den Normbereich gehalten werden (Abb. 22.6) [73]. Dieses Vorgehen ermöglicht einen sinnvollen und physiologischen Therapieansatz für eine niedrig dosierte zusätzliche perioperative Kortikosteroidsubstitution bei Patienten mit gestörter Hypophysen-Nebennierenrinden-Achse, die sich einem größeren operativen Eingriff unterziehen müssen. Vermutlich werden bei kleineren Operationen nur geringe (25 mg i.v.) oder keine zusätzlichen Kortikosteroidgaben in der perioperativen Phase benötigt.

Patienten, die unter einer Kortikoiddauertherapie stehen, sollten nicht nur diese niedrig dosierte intravenöse Cortisoldosierung erhalten, sondern sie sollten im Rahmen der präoperativen Medikation auch ihre übliche Tagesdosis an Kortikosteroid einnehmen. Die Dauermedikation sollte postoperativ unverändert fortgeführt werden. Es gibt keine positiven Belege dafür, daß, wie oft üblich, bereits präoperativ eine erhöhte Kortikosteroiderhaltungsdosis verabreicht wird, die anschließend über mehrere Tage wieder auf die vorherige Erhaltungsdosis reduziert wird [74]. Falls durch postoperative Ereignisse weiterhin eine erhöhte exogene Kortikosteroidsubstitution notwendig erscheint, sollte eine kontinuierliche Cortisolinfusion von 100 mg pro 12 bis 24 Stunden ausreichend sein. Die Empfehlung basiert darauf, daß die endogene Cortisolproduktion selbst im Rahmen eines großen operativen Eingriffs oder einer ausgedehnten Verbrennung nur 72 bis 150 mg pro Tag beträgt.

Narkoseführung

Bei der Narkoseführung von Patienten mit einer Unterfunktion der Nebennierenrinde muß auf eine exogene Kortikosteroidsubstitution sowie auch sehr sorgfältig darauf geachtet werden, ob eine eventuell intraoperativ auftretende Hypotension durch eine primäre Insuffizienz der Nebennierenrinde bedingt ist. Ansonsten sind keine Besonderheiten zu beachten. Obwohl häufig vermutet wird, daß unerklärliche intraoperative Blutdruckabfälle oder gar Todesfälle durch eine unerkannte Unterfunktion der Nebennierenrinde bedingt seien, gibt es keine Beweise dafür, daß eine primäre Insuffizienz der Nebennierenrinde wirklich dafür verantwortlich zu machen wäre [71, 72]. Falls eine therapierte Unterfunktion der Nebennierenrinde vorliegt, müssen bei der Auswahl der Anästhetika und Muskelrelaxantien keine Besonderheiten beachtet werden. Eine Ausnahme stellt möglicherweise das Etomidate dar, das bei normalen Patienten die Cortisolsynthese vorübergehend hemmt [67]. Während eines operativen Eingriffes muß normalerweise mit einer Zunahme der Plasma-Cortisolkonzentration gerechnet werden, unabhängig von den eingesetzten Narkosemedikamenten.

Bei Vorliegen einer bisher unbehandelten Unterfunktion der Nebennierenrinde wird vermutlich nur selten eine notfallmäßige Operation durchgeführt werden. Falls dies dennoch der Fall sein sollte, so muß darauf geachtet werden, daß eine Kortikosteroidsubstitution und eine entsprechende intravenöse Flüssigkeitszufuhr durchgeführt werden. Es sollten außerdem nur minimale Anästhetikadosierungen verabreicht werden, da diese Patienten sehr empfindlich auf eine medikamentös bedingte Myokarddepression reagieren. Eine invasive Überwachung von arteriellem Blutdruck und kardialen Füllungsdrücken ist notwendig. Perioperativ sollten mehrfach die Blutzuckerkonzentration sowie die Elektrolytwerte kontrolliert werden. Aufgrund einer vorbestehenden Muskelschwäche sollte eine niedrige Initialdosis von Muskelrelaxantien verabreicht und die eintretende Relaxation mit Hilfe eines peripheren Nervenstimulators überwacht werden.

22.5.3 Hyperaldosteronismus

Ein primärer Hyperaldosteronismus (Conn-Syndrom) liegt vor, wenn eine exzessive Sekretion von Aldosteron aus einem endokrin aktiven Tumor freigesetzt wird, ohne daß ein physiologischer Stimulus vorliegt. Bei einem sekundären Hyperaldosteronismus kommt es aufgrund einer gesteigerten Reninsekretion zu einer exzessiven Aldosteronfreisetzung. Bei Patienten mit einer diastolischen Hypertonie (100–125 mm Hg) und einer Plasma-Kaliumkonzentration von unter 3,5 mval/l sollte an die Diagnose eines Hyperaldosteronismus gedacht werden. Die Hypertonie entsteht durch die aldosteronvermittelte Natriumretention und der damit einhergehenden Zunahme des extrazellulären Flüssigkeitsvolumens. Aldosteron begünstigt die Kaliumausscheidung über die Nieren. Hierdurch entsteht eine hypokaliämische metabolische Alkalose. Eine gleichzeitig bestehende Muskelschwäche scheint durch diese Hypokaliämie bedingt zu sein. Aufgrund einer hypokaliämischen Nephropathie kann es zu einer Polyurie und der Unfähigkeit, den Urin optimal zu konzentrieren, kommen [75]. Anhand der erhöhten Plasmakonzentration an Aldosteron und einer erhöhten Kaliumausscheidung über den Urin (über 30 mval/l), obwohl gleichzeitig eine Hypokaliämie vorliegt, kann die Diagnose eines Hyperaldosteronismus gestellt werden. Durch Bestimmung der Reninkonzentration im Plasma kann ein Hyperaldosteronismus in eine primäre (niedrige Reninkonzentration) oder sekundäre (erhöhte Reninkonzentration) Form unterteilt werden. Ein Syndrom mit allen Symptomen des Hyperaldosteronismus (Bluthochdruck, Hypokaliämie, Suppression des Renin-Angiotensin-Systems) kann durch exzessiven chronischen Genuß von Lakritze verursacht werden.

Behandlung

Als Initialtherapie werden bei einem Hyperaldosteronismus Kalium sowie kompetitive Aldosteronantagonisten, wie z.B. Spironolacton, verabreicht. Bei einer hypokaliämisch bedingten Muskelschwäche kann eine intravenöse Kaliumgabe notwendig werden. Eine Hypertonie kann die Gabe eines Antihypertensivums erforderlich machen. Eine diuretikabedingte Verstärkung der Hypokaliämie kann dadurch minimiert werden, daß kaliumsparende Diuretika, wie z.B. Triamteren, verwendet werden. Bei aldosteronsezernierenden Tumoren erfolgt die definitive Therapie durch deren operative Entfernung. Eine bilaterale Adrenalektomie kann bei multipler Tumorlokalisation notwendig sein.

Narkoseführung

Die Narkoseführung bei einem Hyperaldosteronismus wird dadurch erleichtert, daß bereits präoperativ eine vorliegende Hypokaliämie ausgeglichen und eine Hypertonie therapiert wird. Falls eine Hypokaliämie vorliegt, kann das Ansprechen auf nichtdepolarisierende Muskelrelaxantien verändert sein. Außerdem muß beachtet werden, daß es im Rahmen einer intraoperativen Hyperventilation zu einem weiteren Abfall der Plasma-Kaliumkonzentration kommen kann. Zur Aufrechterhaltung der Narkose eignen sich sowohl Inhalations- als auch Injektionsanästhetika. Der Einsatz von Enfluran und Sevofluran erscheint jedoch fragwürdig, falls präoperativ eine hypokaliämisch bedingte Nephropathie und Polyurie vorliegen [75]. Es ist wichtig, daß mit Hilfe eines Kava-Katheters oder eines Pulmonalarterienkatheters intraoperativ die kardialen Füllungsdrücke gemessen werden. Dadurch ist es möglich, das intravasale Flüssigkeitsvolumen abzuschätzen und es kann beurteilt werden, wie der Patient auf eine intravenöse Flüssigkeitszufuhr reagiert. Aufgrund einer aggressiven präoperativen Therapie kann z.B. anstatt einer Hypervolämie eine unerwartete Hypovolämie vorliegen. Diese Hypovolämie kann bei Gabe von vasodilatierenden Anästhetika, bei einer positiven Druckbeatmung, bei einer Änderung der Körperlage oder bei einem Blutverlust zu einem Blutdruckabfall führen. Läßt sich bei der präoperativen Untersuchung der Patienten eine orthostatische Hypotension nachweisen, so ist dies als ein Hinweis auf eine Hypovolämie zu interpretieren. Perioperativ sollten häufig der Säure-Basen-Status und die Elektrolytkonzentration bestimmt werden. Wird ein solitäres Adenom der Nebennierenrinde entfernt, so ist vermutlich keine exogene Cortisolsubstitution notwendig. Falls jedoch wegen der Exstirpation mehrerer hormonaktiver Tumore an beiden Nebennieren operiert werden muß, kann eine exogene Cortisolverabreichung notwendig werden. Falls aufgrund der operativen Manipulationen eine vorübergehende Insuffizienz der Nebennierenrinde vermutet wird, sollte empirisch mit einer kontinuierlichen Cortisolinfusion von 100 mg alle 24 Stunden begonnen werden.

22.5.4 Hypoaldosteronismus

An einen Hypoaldosteronismus sollte gedacht werden, wenn eine Hyperkaliämie ohne gleichzeitige Niereninsuffizienz vorliegt [76]. Als Folge der Hyperkaliämie kommt es zu kardialen Reizleitungsstörungen. Außerdem können lageabhängige Blutdruckabfälle mit oder ohne gleichzeitiger Hyponatriämie auftreten. Eine eventuell auftretende Hyperglykämie kann die Hyperkaliämie akut verstärken. Regelmäßig ist eine hyperchlorämische metabolische Azidose anzutreffen.

Ein isolierter Mangel an entsprechender Aldosteronsekretion kann durch 1. einen angeborenen Aldosteronsynthetasemangel bedingt sein oder 2. durch eine Hyporeninämie, die Folge einer Störung des juxtamedullären Apparates oder Folge einer Behandlung mit einem Angiotensin-converting-Enzym-Hemmstoff (der zu einem Abfall der Angiotensinstimulation führt) ist. Ein hyporeninämischer Hypoaldosteronismus tritt typischerweise bei Patienten auf, die älter als 45 Jahre sind und eine chronische Nierenerkrankung und/oder einen Diabetes mellitus haben. Eine Indomethacin-verursachte Hemmung der Prostaglandinsynthese ist eine weitere reversible Ursache für einen hyporeninämischen Hypoaldosteronismus. Die Behandlung eines Hypoaldosteronismus erfolgt durch großzügige Natriumzufuhr und die tägliche Gabe von Fludrocortison.

Tab. 22.20: Symptome bei multipler endokriner Neoplasie (MEN)

MEN Typ IIa (Sipple-Syndrom)	medulläres Schilddrüsenkarzinom Nebenschilddrüsenadenom Phäochromozytom
MEN Typ IIb	medulläres Schilddrüsenkarzinom muköse Adenome Erscheinungsbild wie beim Marfan-Syndrom Phäochromozytom
von Hippel-Lindau-Syndrom	Hämangioblastome, die auch das Zentralnervensystem betreffen Phäochromozytom

22.5.5 Phäochromozytom

Unter einem Phäochromozytom wird ein katecholaminsezernierender Tumor verstanden, der entweder vom Nebennierenmark oder vom chromaffinen Gewebe im Bereich der paravertebralen sympathischen Geflechte, die sich vom Becken bis zur Schädelbasis erstrecken, ausgeht [77, 78]. Ungefähr 95% der Phäochromozytome werden im Abdomen gefunden und ungefähr 90% gehen vom Nebennierenmark aus. Ca. 10% dieser Tumoren betreffen beide Nebennieren, und bei ungefähr 20% der Patienten – insbesondere bei Kindern – befinden sich an verschiedenen Stellen hormonaktive Tumoren. Weniger als 10% der Phäochromozytome sind maligne. Phäochromozytome treten typischerweise bei 30- bis 50jährigen Patienten auf. Ungefähr ein Drittel der Phäochromozytome betrifft jedoch Kinder, überwiegend Jungen. Ein Phäochromozytom kann auch im Rahmen des autosomal dominanten multiglandulären neoplastischen Syndroms auftreten, das als multiple endokrine Neoplasie bezeichnet wird (Tab. 22.20) [78, 79]. Zu den am häufigsten mit einen Phäochromozytom assoziierten seltenen Krankheitsbildern gehört das medulläre Schilddrüsenkarzinom. Weniger als 0,1% der Patienten mit einer Hypertension haben ein Phäochromozytom. Falls Patienten mit einem bisher unerkannten Phäochromozytom versterben, so ist dies zu 50% während einer Narkose, einer Operation oder einer Geburt der Fall [80]. Hypertension und Hypermetabolismus, die mit einem Phäochromozytom einhergehen, können andere Erkrankungen, wie eine maligne Hyperthermie, vortäuschen [81].

Diagnose

Um die Verdachtsdiagnose eines Phäochromozytoms bestätigen zu können, muß die exzessive Katecholaminproduktion anhand laborchemischer Tests nachweisbar sein. Es ist unklar, welche biochemische Bestimmung die höchste Aussagekraft zum Nachweis eines katecholaminsezernierenden Tumors hat. In vergleichenden Untersuchungen konnte jedoch gezeigt werden, daß die Bestimmung

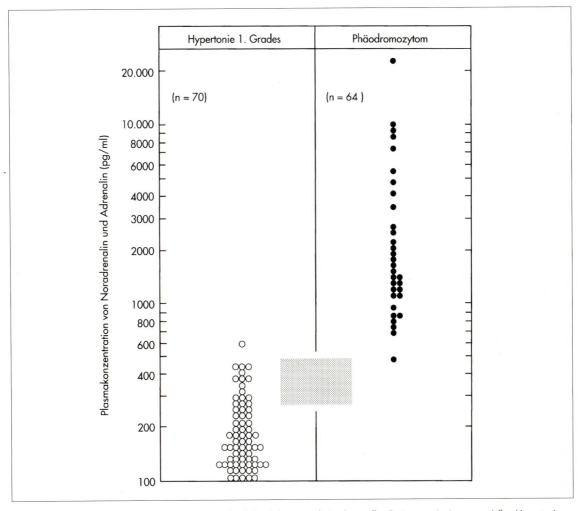

Abb. 22.7: Durch eine einzige orale Dosis von Clonidin (0,3 mg) kommt es bei nahezu allen Patienten mit einer essentiellen Hypertonie zu einem Abfall der Plasmakonzentrationen an Noradrenalin und Adrenalin unter 500 pg/ml. Clonidin führt dagegen bei Patienten mit einem Phäochromozytom zu keiner zuverlässigen Erniedrigung der Plasma-Katecholamin-Konzentration. Das schraffierte Areal repräsentiert den Mittelwert ± 2 SD einer normotensiven Kontrollgruppe. (Bravo EL, Gifford RW. Pheochromocytoma: Diagnosis, localization and management. N Engl J Med 1984; 311: 1298–1303)

des freien Noradrenalins im 24-Stunden-Urin eine höhere Aussagekraft hat als die Bestimmung von Katecholaminmetaboliten wie Normetanephrin, Metanephrin und Vanillinmandelsäure (Tab. 22.18) [82]. Falls trotz erhöhter Katecholamin-Plasmakonzentration ein normaler Blutdruck vorliegt, so ist dies vermutlich dadurch bedingt, daß die Anzahl der peripheren Alpha-Rezeptoren aufgrund der hohen Katecholaminkonzentrationen vermindert ist (down-regulation). Durch orale Gabe von 0,3 mg Clonidin können beim hypertensiven Patienten die Katecholaminspiegel vermindert werden, dies ist dagegen bei Patienten mit einem Phäochromozytom nicht möglich (Abb. 22.7) [83]. Dieses ist dadurch zu erklären, daß Clonidin in der Lage ist, erhöhte Plasma-Katecholaminspiegel zu senken, falls die Katecholamine aus Nervenendigungen freigesetzt werden, nicht jedoch, falls die Plasma-Katecholamine aus einem Phäochromozytom stammen.

Der Clonidin-Suppressionstest kann somit angewandt werden, um zwischen Patienten mit essentieller Hypertension und zusätzlich erhöhten Katecholaminspiegeln und Patienten mit Phäochromozytom-bedingter Hypertension zu unterscheiden. Zur Lokalisation eines Phäochromozytoms sollte primär eine computertomographische Untersuchung durchgeführt werden [84].

Symptome

Bei jungen bis mittelalten Patienten sind die wichtigsten Merkmale eines Phäochromozytoms paroxysmale Hypertension bei gleichzeitigem Auftreten von Schwitzen, Kopfschmerzen, Zittern, Herzrasen und Gewichtsverlust. Die Trias aus Schwitzen, Tachykardie und Kopfschmerzen ist bei hypertensiven Patienten sehr verdächtig auf ein Phäochromozytom. Falls diese Trias fehlt, kann ein Phäochromozytom ausgeschlossen werden. Eine plötzliche Gesichtsröte (Flush) ist dagegen so selten, daß an der Diagnose eines Phäochromozytoms fast gezweifelt werden muß, wenn dieses Phänomen auftritt. Die Symptome können mehrere Minuten bis Stunden dauern. Anschließend stellt sich meist ein Erschöpfungszustand ein.

Bei diesen Patienten kommt es zu einer Hyperglykämie, die Ausdruck davon ist, daß die durch das Phäochromozytom freigesetzten Katecholamine vor allem zu einer Alpha-adrenergen Stimulation (Hemmung der Insulinfreisetzung, Glykogenolyse) und weniger zu einer Beta-adrenergen Stimulation (Insulinfreisetzung) führen. Sehr häufig besteht eine orthostatische Hypotension. Ursache dafür ist der im Rahmen einer längerfristigen Hypertension vorliegende intravasale Flüssigkeitsmangel. Ein Hämatokrit von über 45% kann auf eine solche Hypovolämie hinweisen. Aufgrund einer langfristigen Erhöhung der Plasma-Katecholaminkonzentrationen kann es zu Nekrosen in der Myokardmuskulatur und zur Entwicklung einer Kardiomyopathie kommen. Häufigste Todesursachen bei Vorliegen eines Phäochromozytoms sind normalerweise Herzinsuffizienz, Myokardinfarkt oder intrazerebrale Blutung.

Therapie

Die Therapie eines Phäochromozytoms besteht darin, den katecholaminsezernierenden Tumor zu exstirpieren. Vor der operativen Therpie ist es jedoch zwingend, bei diesen Patienten eine alpha-adrenerge Blockade zu induzieren, das Blutvolumen wieder herzustellen, die Folgeerkrankungen zu erkennen und eventuelle Herzrhythmusstörungen zu behandeln. Die alpha-adrenerge Blockade sollte präoperativ durch die Gabe von Phenoxybenzamin oder Prazosin eingeleitet werden. Die Anwendung von Prazosin ist hierbei nicht unumstritten, da dieser selektive, postsynaptisch wirkende Alpha-1-Rezeptorantagonist nicht sicher perioperative hypertensive Krisen verhindern kann [85]. Labetolol verursacht eine Blockade von Alpha- und Beta-adrenergen Rezeptoren. Sein Einsatz kann erwogen werden, obwohl die hierbei überwiegend auftretende beta-adrenerge Blockade unerwünscht sein kann. Unter alpha-adrenergen Blockaden kommt es zu einer Abschwächung oder Blockierung der katecholamininduzierten Vasokonstriktion. Dieses führt zu einem Blutdruckabfall. Wenn sich eine Normotonie einstellt, kann das intravasale Flüssigkeitsvolumen leichter aufgefüllt werden, was sich an einem Abfall des Hämatokrits zeigt. Zur Überwachung einer ausreichenden intravasalen Flüssigkeitsmenge kann die regelmäßige Bestimmung des Hämatokrits sinnvoll sein. Von einer ausreichenden alpha-adrenergen Blockade kann dann ausgegangen werden, wenn der Hämatokrit um 5% (z.B. von 50% auf 45%) abfällt. Nach präoperativer Normalisierung des intravasalen Flüssigkeitsvolumens und des Blutdruckes durch eine alpha-adrenerge Blockade kann das Risiko intraoperativer Bludruckkrisen bei Manipulationen am Tumor verringert werden. Kompetetive Alpha-Rezeptorantagonisten wie Labetolol und Prazosin sind nicht so wirksam wie Phenoxybenzamin, um intraoperative Blutdruckanstiege zu unterdrücken, die durch massive Katecholaminfreisetzung bei Manipulation am Tumor ausgelöst werden können. Vermutlich ist eine irreversible Alkylierung der Alpha-Rezeptoren durch Phenoxybenzamin zur Unterdrückung der Stimulation von alpha-adrenergen Rezeptoren bei massiver Katecholaminfreisetzung notwendig. Eine kompetetive Blockade der Alpha-Rezeptoren scheint hierfür nicht auszureichen [78]. Daher ist Phenoxybenzamin weiterhin ein Hauptbestandteil der notwendigen Pharmakotherapie.

Liegen trotz einer Alpha-Blockade Tachykardie und/oder Herzrhythmusstörungen vor, dann sollte präoperativ z.B. mit Propranolol auch eine Beta-Blockade durchgeführt werden. Eine Beta-Blockade sollte jedoch nur dann eingeleitet werden, wenn bereits eine Alpha-Blockade vorliegt. Diese Empfehlung basiert auf der theoretischen Gefahr, daß das Herz unter Umständen kein adäquates Herzminutenvolumen mehr auswerfen kann, wenn einerseits eine Blockade der Beta-Rezeptoren vorliegt, andererseits die freigesetzten Katecholamine uneingeschränkt über die Alpha-Rezeptoren zu einer Vasokonstriktion und damit zu einem deutlichen Anstieg des peripheren Gesamtwiderstandes führen können. Bei Vorliegen einer katecholamininduzierten Kardiomyopathie kann unter einer Beta-Blockade eine Herzinsuffizienz begünstigt werden. Falls eine Kardiomyopathie vermutet wird, sollte eine Echokardiographie durchgeführt werden. Bei Patienten mit einem Phäochromozytom liegt präoperativ oft eine Hyperglykämie vor, obwohl es durch eine Alpha-Blockade zu einer gesteigerten Insulinfreisetzung und verminderten Hyperglykämieneigung kommt. Liegt präoperativ eine Hyperkalzämie vor, sollte an die Möglichkeit einer multiplen endokrinen Neoplasie gedacht werden, zu der ein Hyperparathyreoidismus gehört (Tab. 22.20) [78, 79].

Narkoseführung

Zur Narkoseführung für die Exstirpation eines Phäochromozytoms dürfen nur solche Medikamente verwendet werden, die zu keiner Stimulation des sympathischen Nervensystems führen. Außerdem müssen entsprechende invasive Überwachungsverfahren eingesetzt werden, damit sofort entsprechende Maßnahmen eingeleitet werden können, falls es zu katecholaminbedingten Veränderungen des kardiovaskulären Systems kommt [77, 78]. Die Therapie mit Alpha-Rezeptorblockern ist bis zum Operationstag fortzuführen. Es ist nicht gerechtfertigt, diese Therapie präoperativ mit dem

Hinweis wieder abzubrechen, daß bei einer Weiterführung der Alpha-Blockade das Auffinden katecholaminsezernierender Tumoren erschwert sein könnte, da hierdurch während der operativen Manipulation Blutdrucksteigerungen unterdrückt würden, die eventuell zur Lokalisationsdiagnostik des Tumors wichtig seien. Die Lokalisation kann heute ausreichend genau durch die Computertomographie erfolgen. Außerdem kommt es selbst unter hochdosierter Therapie mit Alpha-blockierenden Pharmaka bei den meisten Patienten unter der operativen Manipulation des Tumors zu einem gewissen Blutdruckanstieg. Bedenken, daß es unter einer Alpha-Rezeptorblockade nach der Unterbindung der Tumorgefäße zu einer therapierefraktären Hypotension kommen könnte, haben sich in der klinischen Praxis nicht bestätigt. Die Therapie mit Beta-Blockern sollte ebenfalls bis zum Operationstag fortgeführt werden. Zu den häufigsten intraoperativen Komplikationen kommt es bei diesen Patienten 1. während der endotrachealen Intubation, 2. bei Manipulationen am Tumor und 3. nach der Unterbindung der venösen Tumorgefäße.

Prämedikation

Eine medikamentöse Prämedikation ist bei diesen Patienten sinnvoll, um die Gefahr einer angstbedingten Aktivierung des sympathischen Nervensystems zu vermindern. Die Gabe eines Benzodiazepins, zumeist in Kombination mit Skopolamin, ist eine günstige Alternative. Bei Scopolamin sind keine ungünstigen Auswirkungen auf die Herzfrequenz zu erwarten, und es verstärkt deutlich den sedierenden Effekt der Prämedikation. Morphin und alle weiteren Substanzen, die Histamin freisetzen und so die Katecholaminsekretion stimulieren, sollten bei diesen Patienten vermieden werden. Sofern eine bilaterale Adrenalektomie vorgesehen ist, sollte bereits präoperativ eine zusätzliche Gabe von Cortisol erfolgen.

Narkoseeinleitung

Vor der Narkoseeinleitung sollte eine periphere Arterie kanüliert werden, um den arteriellen Blutdruck kontinuierlich überwachen zu können. Wurde eine ausreichende Prämedikation sowie eine entsprechende Lokalanästhesie durchgeführt, dann kann die arterielle Kanüle plaziert werden, ohne daß die Gefahr einer Steigerung des Sympathikotonus besteht. Die Narkose wird am besten durch die intravenöse Gabe eines Barbiturates, Benzodiazepins oder durch Gabe von Etomidat bzw. Propofol eingeleitet. Wenn der Patient bewußtlos ist, sollte die Narkose durch Beatmung mit Lachgas/Sauerstoff und einem volatilen Anästhetikum vertieft werden [86, 87]. Bei der Auswahl des volatilen Anästhetikums sollte beachtet werden, daß eine möglichst starke Dämpfung der Sympathikusaktivität und eine möglichst geringe Sensibilisierung des Myokards gegenüber katecholamininduzierten Rhythmusstörungen wichtig sind. Die größte Erfahrung besteht derzeitig mit Isofluran. Da bei Sevofluran und Desfluran die Narkosetiefe schnell verändert werden kann, scheinen diese Substanzen bei diesen Patienten ebenfalls geeignet zu sein. Halothan wird nicht mehr empfohlen, da es bei erhöhten Katecholaminkonzentrationen leicht zu Herzrhythmusstörungen führt.

Durch eine Muskelrelaxierung mit nicht-depolarisierenden Relaxantien kann die maschinelle Beatmung erleichtert werden. Die Muskelrelaxantien sollten keine vagolytische oder histaminfreisetzende Wirkung haben. Pancuronium ist aufgrund seiner bekannten kardialen Wirkungen wenig geeignet, da es bei Patienten mit einem Phäochromozytom zu deutlichen Blutdruckanstiegen führen kann [88]. Der Einsatz von Succinylcholin wurde in Frage gestellt, da es über eine Histaminfreisetzung sowie durch Muskelfaszikulationen mit eventueller Kompression eines abdominellen Tumors eine Katecholaminausschüttung begünstigen könnte. Jedoch konnten unter klinischen Bedingungen bei Patienten mit einem Phäochromozytom diese eventuell zu erwartenden Nebenwirkungen nicht beobachtet werden.

Die direkte Laryngoskopie zur endotrachealen Intubation sollte nur durchgeführt werden, nachdem eine für operative Manipulationen ausreichende Narkosetiefe mit einem volatilen Anästhetikum (etwa 1,3 MAC) erzielt wurde. Eine ausreichende Narkosetiefe ist Voraussetzung, um die im Rahmen der endotrachealen Intubation auftretenden Blutdruckanstiege möglichst gering zu halten. Es wird zum Teil empfohlen (vor allem in den USA), ungefähr eine Minute vor Beginn der direkten Laryngoskopie 1 bis 2 mg/kg KG Lidocain intravenös zu verabreichen. Dadurch können intubationsbedingte Blutdrucksteigerungen sowie die Gefahr von Herzrhythmusstörungen möglicherweise vermindert werden [89]. Durch eine intravenöse Gabe von 100 bis 200 µg Fentanyl oder 10 bis 20 µg Sufentanil unmittelbar vor Beginn der direkten Laryngoskopie können diese Blutdruckveränderungen abgeschwächt werden. Nitroprussid oder Phentolamin sollten – falls es bei der endotrachealen Intubation zu einer längerfristigen Hypertension kommt – zur intravenösen Verabreichung unmittelbar verfügbar sein. Zur Behandlung akuter und längerfristiger Blutdrucksteigerungen ist Nitroprussid (1–2 µg/kg KG i.v.) gut geeignet. Alternativ hierzu kann die intermittierende intravenöse Gabe von Phentolamin (1–5 mg) erfolgen.

Aufrechterhalten der Narkose

Die Narkose wird meist mittels Lachgas in Kombination mit Isofluran aufrechterhalten [78]. Die Isoflurankonzentration sollte den entsprechenden Blutdruckveränderungen angepaßt werden. Lachgas in

Kombination mit einem Opioid sind zur Aufrechterhaltung der Narkose nicht ideal, denn durch diese Medikamentenkombination lassen sich die durch eine Katecholaminfreisetzung bedingten Blutdruckanstiege nicht unterdrücken. Außerdem kann bei anschließender Gabe von Injektionsanästhetika die Narkose nicht flacher gefahren werden, falls eine längerdauernde persistierende Hypotension auftritt. Droperidol ist bei Patienten mit einem Phäochromozytom zu vermeiden, da hierunter über Blutdruckanstiege berichtet wurden [90, 91]. Es wird vermutet, daß Droperidol antagonistisch an präsynaptischen Dopaminrezeptoren wirkt, die normalerweise die Katecholaminfreisetzung unterdrücken, so daß es nun zu einer vermehrten Katecholaminfreisetzung kommt.

Wenn eine Hypertension trotz maximaler Isoflurankonzentration (ungefähr 1,5–2,0 MAC) bestehenbleibt, kann eine kontinuierliche intravenöse Infusion von Natriumnitroprussid notwendig werden. Die aufgrund der Natriumnitroprussidgabe bedingte Gefäßdilatation führt zu einer Reflextachykardie, die durch die kontinuierliche Gabe von Esmolol therapiert werden kann [92, 93]. Die Gabe von Beta-Rezeptorantagonisten sollte bei Vorliegen einer katecholamininduzierten Kardiomyopathie jedoch zurückhaltend erfolgen, da es hierbei selbst bei geringer Beta-Rezeptorenblockade zu einer ausgeprägten ventrikulären Dysfunktion kommen kann. Herzrhythmusstörungen sollten primär mit Lidocain therapiert werden. Wenn der venöse Abfluß des Phäochromozytoms operativ unterbunden wird, kann es aufgrund der nun auftretenden Abnahme der Katecholamin-Plasmakonzentration zu einem Blutdruckabfall kommen. Dieser Blutdruckabfall wird dadurch therapiert, daß die Isoflurankonzentration vermindert wird und schnell kristalloide und/oder kolloidale Lösungen infundiert werden. Selten kann es notwendig sein, Phenylephrin oder Noradrenalin per Infusionspumpe intravenös zuzuführen, bis sich das periphere Gefäßsystem an die verminderte endogene alpha-adrenerge Stimulation adaptiert hat. Es liegt zwar bisher nur wenig Erfahrung vor, aber es gibt keine Hinweise dafür, daß die Antagonisierung der Muskelrelaxantien mit einer Kombination aus Cholinesterasehemmer und Anticholinergikum nach der Exstirpation eines Phäochromozytoms vermieden werden sollte.

Überwachung

Zur Überwachung des intravasalen Flüssigkeitsstatus kann es bei diesen Patienten sinnvoll sein, einen Pulmonalarterienkatheter einzuschwemmen. Dies gilt insbesondere bei einer katecholamininduzierten Kardiomyopathie [87]. Das über einen Pulmonalarterienkatheter ebenfalls bestimmbare Herzminutenvolumen ist hilfreich, um die kardiale Situation beurteilen und um einschätzen zu können, ob positiv inotrope Substanzen oder Vasodilatantien verabreicht werden müssen. Anstelle eines Pulmonalarterienkatheters kann auch ein zentraler Venenkatheter plaziert werden. Damit kann jedoch eine linksventrikuläre Funktionsstörung nicht beurteilt werden, und auch eine Bestimmung des Herzminutenvolumens ist dann nicht möglich. Die arteriellen Blutgase, der arterielle pH-Wert, der Blutzuckerspiegel und die Elektrolyte sollten überwacht werden. Vor der operativen Exstirpation liegt meist eine Hyperglykämie vor. Dagegen kann es innerhalb von Minuten nach der Tumorexstirpation zu einer Hypoglykämie kommen. Dies ist dadurch bedingt, daß die über eine Alpha-Rezeptorstimulation bedingte Hemmung der Insulinsekretion weggefallen ist [94].

Postoperative Betreuung

Postoperativ sollte bei diesen Patienten das invasive Monitoring fortgeführt werden, da weiterhin Blutdruckschwankungen möglich sind. Etwa 50% der Patienten bleiben in der postoperativen Phase hypertensiv, obwohl das Phäochromozytom exstirpiert wurde. Es muß stets an das Risiko einer Hypoglykämie gedacht werden. Durch eine ausreichende postoperative Schmerztherapie mit beispielsweise rückenmarksnaher Opioidgabe kann eine frühzeitige Extubation dieser zumeist jungen und ansonsten gesunden Patienten erreicht werden.

Regionalanästhesie

Rückenmarksnahe Regionalanästhesieverfahren sind bei der Exstirpation von Phäochromozytomen erfolgreich angewendet worden [78]. Obwohl bei dieser Anästhesietechnik das sympathische Nervensystem gehemmt wird, können bei einer plötzlichen Konzentrationserhöhung der zirkulierenden Katecholamine postsynaptische alpha-adrenerge Rezeptoren noch direkt stimuliert werden. Ein spezieller Nachteil dieser Regionalanästhesieverfahren ist darin zu sehen, daß das sympathische Nervensystem auch dann weiterhin blockiert bleibt, wenn es bei Unterbinden der Gefäßversorgung des Phäochromozytoms zu einer Hypotension kommen sollte. Außerdem kann beim wachen oder sedierten Patienten die Spontanatmung unzureichend sein, falls Manipulationen und Zug am Abdomen notwendig sind. Regionalanästhesieverfahren sind außerdem nur dann sinnvoll, wenn der operative Eingriff in Rückenlage durchgeführt wird.

22.6 Funktionsstörungen von Hoden und Ovarien

Das wichtigste von den Hoden sezernierte Hormon ist das Testosteron, während das wichtigste von den Ovarien sezernierte Hormon das Progesteron ist.

Bei erwachsenen Männern ist das Testosteron für die Spermatogenese und sein Metabolit Dihydrotestosteron für die Ausbildung der externen Geschlechtsmerkmale verantwortlich. Die vom Ovar produzierten Hormone sind für eine normale Ovulation und einen normalen Menstruationszyklus notwendig.

22.6.1 Klinefelter-Syndrom

Die häufigste testikuläre Funktionsstörung ist das Klinefelter-Syndrom. Es ist durch Aspermiogenese, verminderte Plasma-Testosteronspiegel und Hodenatrophie gekennzeichnet. Die Diagnose wird durch den Nachweis von Barr-Körpern (Chromatinkörper) im Abstrich der Mundschleimhaut bestätigt. Die Barr-Körper weisen auf das Vorliegen einer chromosomalen XXY-Konfigurationsstörung hin. Zu den systemischen Folgen des männlichen Hypogonadismus gehören Anämie, Osteoporose, leichte Ermüdbarkeit und muskuläre Schwäche.

22.6.2 Physiologische Menopause

Die allgemeine Zunahme der Lebenserwartung hat dazu geführt, das viele Frauen mehr als ein Drittel ihres gesamten Lebens ohne natürliche Östrogene und Progesterone leben. Während der Menopause ist die Östrogenproduktion nahezu vollständig erloschen. Die Menopause ist durch eine Amenorrhoe gekennzeichnet und tritt statistisch im Alter von 51 Jahren auf. Der Östrogenmangel führt zu kurzfristigen (Hitzewallungen), mittelfristigen (Vaginaatrophie) und langfristigen (Osteoporose) Veränderungen. Diese Veränderungen können durch eine Östrogensubstitutionstherapie vermindert werden. Die bedeutsamste medizinische Folge der Menopause ist die Osteoporose mit erhöhtem Risiko von Knochenbrüchen. Hiervon sind zumeist die Wirbelsäule und die Hüfte betroffen [95]. Eine entsprechende Östrogenproduktion gewährleistet normalerweise ein Gleichgewicht zwischen Knochenresorption und Knochenneubildung. Bei einem Östrogenmangel kommt es zu einer Verschiebung dieses Gleichgewichtes zugunsten der Knochenresorption.

22.6.3 Prämenstruelles Syndrom

Im Rahmen des Ovulationszyklus kommt es zu einer abdominellen Symptomatik mit Krämpfen. Diese Symptome sind wahrscheinlich durch Prostaglandine bedingt, weshalb durch nicht-steroidale Antiphlogistika dieser Schmerz auch sehr gut kupiert werden kann. Das prämenstruelle Syndrom tritt in der Woche vor Beginn der Menstruation auf. Es gibt keinen spezifischen körperlichen Befund oder Laborparameter, der für das prämenstruelle Syndrom beweisend wäre. Die Behandlung erfolgt symptomatisch durch Analgetika, Diuretika und Vitamine.

22.6.4 Orale Antikontrazeptiva

Unter oralen Antikontrazeptiva («Pille») wird eine Gruppe von unterschiedlichen Medikamentenkombinationen aus synthetischen Östrogenen und Progesteronen verstanden, die eine Schwangerschaft verhindern, indem sie die hypophysäre Gonadotropinfreisetzung unterdrücken. Die Thrombozytenaggregation wird durch diese Medikamente gesteigert. Durch einen möglichst geringen Östrogenanteil, der gerade noch ausreicht, um eine Durchbruchsblutung zu verhindern, kann das erhöhte Risiko einer venösen Thrombose vermindert, nicht jedoch ausgeschaltet werden, das Risiko einer arteriellen Thrombose bleibt dadurch unbeeinflußt. Das Risiko einer arteriellen Thrombose ist möglicherweise nach operativen Eingriffen erhöht, und es wird ein eventueller Zusammenhang mit der Einnahme oraler Antikontrazeptiva diskutiert [96].

22.6.5 Syndrom der gesteigerten Ovarfunktion

Im Rahmen der Ovarstimulation zur In-vitro-Fertilisation kann es durch die exogene Zufuhr hoher Gonadotropindosen innerhalb von 3 bis 10 Tagen zu einer extremen Steigerung der Ovarfunktion kommen. Hierbei können Aszites, Pleuraergüsse, Oligurie, Hämokonzentration, Elektrolytentgleisungen, gesteigerte Blutgerinnung und Blutdruckabfälle auftreten. Es wird vermutet, daß es durch eine follikuläre Prostaglandinproduktion und eine Störung des Renin-Angiotensin-Systems zu einer gesteigerten Kapillardurchlässigkeit kommt. Hierdurch kann es zur Ödemneigung mit Aszitesbildung kommen sowie zur Flüssigkeitsverschiebung nach extrazellulär mit Hypovolämie und Oligurie. Durch die Hämokonzentration kommt es zu einer Steigerung der Blutviskosität mit erhöhtem Risiko thrombembolischer Komplikationen. Diese gesteigerte Kapillardurchlässigkeit ist auch mit der Ausbildung eines ARDS in Zusammenhang gebracht worden. Auch Leberfunktionsstörungen wurden beschrieben.

Bei schätzungsweise 0,4 bis 4% aller Behandlungszyklen soll es zur Ausbildung eines schweren Syndroms der gesteigerten Ovarfunktion kommen. Bei diesen Patienten kann eine Anästhesie zum Schwangerschaftsabbruch oder zur Durchführung einer Laparotomie notwendig werden. Bei der Narkoseführung von Patientinnen mit einem schweren Syndrom der gesteigerten Ovarfunktion sind die Hypovolämie und die Auswirkungen des Aszites auf die Spontanatmung zu berücksichtigen [97]. Die

Atemwege sollten durch einen geblockten Endotrachealtubus gesichert werden, da neben einem Aszites auch häufig Übelkeit und Erbrechen vorliegen. Zur Narkoseeinleitung und Narkoseführung ist Ketamin gut geeignet. Um die möglicherweise schnell auftretenden Flüssigkeitsverschiebungen rasch erkennen zu können, sollten die kardialen Füllungsdrücke überwacht werden, insbesondere bei absehbar größeren operativen Eingriffen.

22.6.6 Gonadendysgenesie (Turner-Syndrom)

Bei einer Gonadendysgenesie (Turner-Syndrom) fehlt das zweite X-Chromosom. Zu den Merkmalen dieses Syndroms gehören eine primäre Amenorrhoe, eine Hypoplasie des Genitales sowie Kleinwüchsigkeit. Zusätzliche Merkmale, die Auswirkungen auf die Narkoseführung haben können, sind Bluthochdruck, kurzer Hals, hoher Gaumen, Mikrognathie, Trichterbrust (Pectus excavatum), Nierenagenesie und gelegentlich eine Aortenklappenstenose oder Aortenisthmusstenose. Die Intelligenz ist im allgemeinen normal entwickelt.

22.6.7 Noonan-Syndrom

Das Noonan-Syndrom (weibliches Pseudo-Turner-Syndrom) ähnelt dem Turner-Syndrom hinsichtlich der Kleinwüchsigkeit und den Gesichtsveränderungen. Im Gegensatz zum Turner-Syndrom liegen beim Noonan-Syndrom eine geistige Retardierung, Veränderungen des rechten Herzens (Pulmonalstenose) und ein normaler Chromosomensatz vor. Patientinnen mit Noonan-Syndrom sind fertil und können zur Entbindung eine Narkose benötigen.

Zu den möglichen Narkoseproblemen gehören eine schwierige Intubation sowie technische Probleme bei der Durchführung einer Regionalanästhesie, die durch die Kleinwüchsigkeit und die Skelettanomalien wie lumbale Lordose, Kyphoskoliose und enger Spinalkanal bedingt sind [98]. Die während der Schwangerschaft auftretende Abnahme der funktionellen Residualkapazität wird durch Thoraxmißbildungen und eine Kyphoskoliose, die zumeist ebenfalls vorliegen, noch verstärkt. Durch die verminderte funktionelle Residualkapazität kann sich schnell eine arterielle Hypoxämie entwickeln. Es muß eine gezielte kardiale Voruntersuchung erfolgen. Sollte mittels Echokardiographie eine Pulmonalstenose nachweisbar sein, muß beachtet werden, daß eine großzügige Volumenzufuhr, wie z.B. in Vorbereitung einer Regionalanästhesie, sich ungünstig auswirken kann. Andererseits kann es bei nicht ausreichender Volumenzufuhr im Rahmen der durch eine Spinal- oder Epiduralanästhesie bedingten Sympathikusblockade zu Blutdruckabfällen und nicht absehbarer Verminderung des rechtsventrikulären Schlagvolumens kommen.

22.6.8 Kleinzystische Degeneration der Ovarien (Stein-Leventhal-Syndrom)

Die kleinzystische Degeneration der Ovarien (Stein-Leventhal-Syndrom) kommt bei 10% aller primären Amenorrhoen vor. Zum Nachweis einer Ovarvergrößerung ist die sonographische Untersuchung sinnvoll. Es liegt eine gesteigerte Androgenproduktion mit Hirsutismus und muskulärem Habitus vor. Die Körpergröße ist normalerweise im Normbereich, und kongenitale Mißbildungen sind unwahrscheinlich. Um die Fertilität dieser Patientinnen zu steigern, wurden früher Keilexzisionen der Ovarien durchgeführt. Die aktuelle Therapie besteht in Gabe des antiöstrogenen Medikamentes Clomiphen, das die Ovulation steigert. Zur Behandlung des Hirsutismus wird unter anderem eine Hemmung der Androgenfreisetzung mittels Prednisongabe durchgeführt. Eine langfristige Anovulation, wie sie bei diesen Patientinnen auftritt, kann zu einer erhöhten Inzidenz an Endometriumkarzinomen führen. Dies ist möglicherweise Ausdruck der langfristigen Östrogenwirkung auf das Endometrium, das keiner gleichzeitigen Progesteronwirkung ausgesetzt ist.

22.9 Hypophyse

Die Hypophyse befindet sich an der Hirnbasis, in der sogenannten Sella turcica. Die Hypophyse kann in den Hypophysenvorderlappen und den Hypophysenhinterlappen unterteilt werden. Der Hypophysenvorderlappen sezerniert 6 Hormone und wird vom Hypothalamus kontrolliert (Tab. 22.21). Der Hypothalamus steuert die Funktion des Hypophysenvorderlappens über entsprechende Gefäßverbindungen. Über diese Gefäßverbindungen (portale Venen der Hypophyse) werden Hormone zum Hypophysenvorderlappen transportiert. Der Hypo-

Tab. 22.21: Hypothalamische Hormone und die durch sie kontrollierten hypophysären Hormone

hypothalamische Hormone	Hormone des Hypophysenvorderlappens, deren Freisetzung durch hypothalamische Hormone gesteuert wird
Somatotropin releasing hormone	STH
Somatotropin relase inhibiting hormone	STH
Prolactin release inhibitory factor (Dopamin)	Prolactin
Gonadotropin releasing hormone	FSH, LH
Corticotropin releasing hormone	ACTH
Thyrotropin releasing hormone	TSH
hypothalamischer Syntheseort	**Hypophysenhinterlappenhormon**
Osmorezeptoren	ADH
	Oxytozin

physenhinterlappen besteht aus den terminalen Endigungen von Neuronen, die ihren Ursprung im Hypothalamus haben. Antidiuretisches Hormon (ADH) und Oxytozin werden im Hypothalamus synthetisiert und schließlich axonal in den Hypophysenhinterlappen transportiert und gespeichert. Die Freisetzung der Hypophysenhinterlappenhormone wird durch hypothalamische Osmorezeptoren kontrolliert, die die Plasmaosmolarität überwachen.

Eine häufige Überfunktion des Hypophysenvorderlappens betrifft eine erhöhte ACTH-Freisetzung aufgrund eines Hypophysenadenoms, das sich klinisch als Morbus Cushing darstellt. Eine vermehrte Freisetzung der anderen Hormone ist dagegen selten. Die verminderte Freisetzung eines einzelnen Hypophysenvorderlappenhormons ist seltener als der totale Ausfall der Hypophysenvorderlappenproduktion (Panhypopituitarismus). Die Hypophyse ist das einzige endokrine Organ, bei dem eine tumoröse Veränderung (zumeist ein chromophobes Adenom) zu einer Zerstörung der Drüse aufgrund der Kompression im knöchernen Bereich der Sella turcica führt. Selten können Tumormetastasen (zumeist von Brust- oder Lungentumoren) auch eine hypophysäre Unterfunktion verursachen. Die endokrinen Folgen eines Panhypopituitarismus sind klinisch sehr variabel und hängen von der Geschwindigkeit ihrer Entwicklung und dem Alter des Patienten ab. Der Gonadotropinmangel mit Amenorrhoe und Impotenz ist beispielsweise das erste Symptom eines totalen Ausfalls des Hypophysenvorderlappens. Zu einem Abfall der Glukokortikoide kommt es 4 bis 14 Tage nach einer Hypophysektomie, während sich eine Unterfunktion der Schilddrüse frühestens nach 4 Wochen entwickelt. Zur Beurteilung der Hypophyse sind die Computertomographie und die Kernspintomographie sinnvoll.

22.9.1 Akromegalie

Bei der Akromegalie liegt eine exzessive Sekretion an Wachstumshormon bei Erwachsenen vor. Zumeist besteht ein eosinophiles Adenom des Hypophysenvorderlappens. Die Diagnose einer Akromegalie ist zu vermuten, wenn es nach einer oraler Zufuhr von 75 bis 100 g Glukose innerhalb von 1 bis 2 Stunden zu keinem Abfall der Plasmakonzentration an Wachstumshormon kommt oder die Plasmaspiegel über 3 ng/ml liegen. Anhand einer Röntgenaufnahme des Schädels oder anhand einer Computertomographie kann die Vergrößerung der Sella turcica nachgewiesen werden, was typisch für ein Adenom des Hypophysenvorderlappens ist.

Symptome

Die Symptome einer Akromegalie sind dadurch bedingt, daß es aufgrund des Hypophysenvorderlappenadenoms zu Verdrängungsprozessen im Bereich

Tab. 22.22: Symptome einer Akromegalie

Parasellär
vergrößerte Sella turcica
Kopfschmerzen
Gesichtsfeldeinschränkungen
Rhinorrhoe

Überproduktion ab STH
übermäßiges Knochenwachstum (Prognathie)
übermäßiges Wachstum der Weichteile (Lippen, Zunge, Epiglottis, Stimmbänder)
übermäßiges Wachstum des Bindegewebes (Lähmung des Nn. recurrens)
periphere Neuropathie (Karpaltunnelsyndrom)
Viszeromegalie
Glukoseintoleranz
Osteoarthritis
Osteoporose
Hyperhidrosis
Muskelschwäche

der Sella turcica sowie zu den peripheren Auswirkungen einer exzessiv hohen Wachstumshormonkonzentration kommt (Tab. 22.22). Kopfschmerzen und Papillenödem sind dadurch bedingt, daß es aufgrund der Volumenzunahme des Hypophysenvorderlappenadenoms zu einer Steigerung des intrakraniellen Druckes kam. Sehstörungen sind durch eine Kompression des Chiasma opticum bedingt. Durch eine Zunahme der Weichteile im Bereich der oberen Luftwege (mit Vergrößerung von Zunge und Epiglottis) sowie eine Vergrößerung des Unterkiefers kann es zu Problemen bei Intubation und Beatmung kommen [99–101]. Im Pharynxbereich kann es zu polypartigen Wucherungen kommen, die zu einer Verlegung der oberen Luftwege führen können. Heiserkeit, abnormale Bewegungen der Stimmbänder oder eine Lähmung des Nervus recurrens können durch eine Dehnung oder durch eine Größenzunahme der Knorpelstrukturen bedingt sein. Falls auch das Krikoarytänoidgelenk betroffen ist, kann es aufgrund von Bewegungseinschränkungen der Stimmbänder zu Stimmveränderungen kommen. Der subglottische Durchmesser der Trachea kann bei Patienten mit Akromegalie verkleinert sein. Liegen ein Stridor oder anamnestisch eine Dyspnoe vor, muß vermutet werden, daß die oberen Luftwege durch die akromegalen Veränderungen betroffen sind.

Häufig kommt es zu peripheren Neuropathien. Dies ist meist dadurch bedingt, daß das übermäßige Wachstum von Knochen, Binde- und Weichteilgewebe zu Nervenkompressionen führt. Bei Patienten mit einem Karpaltunnelsyndrom kann die Durchblutung der Hand über die Arteria ulnaris behindert sein. Selbst wenn die Symptome eines Karpaltunnelsyndroms fehlen, läßt sich bei etwa der Hälfte aller Patienten mit Akromegalie in einer Hand eine unzureichende Kollateralversorgung über die Arteria ulnaris nachweisen. Die vorliegende Glukoseintoleranz und ein manchmal bestehender insulinpflichtiger Diabetes mellitus sind durch die Auswirkungen des Wachstumshormons auf den Kohlenhydratstoffwechsel bedingt. Die Inzidenz von arteriellem Bluthochdruck, koronarer Herzerkrankung, Osteoarthritis und Osteoporose scheint erhöht zu sein. Die Lungenvolumina sind vergrößert, und auch das Ventilations-/Perfusionsverhältnis ist häufig pathologisch erhöht. Die Haut wird dick und ölig. Oft liegt eine Muskelschwäche vor, und die Patienten klagen über Müdigkeit.

Behandlung

Die Initialtherapie besteht in der transsphenoidalen operativen Entfernung des Hypophysenvorderlappenadenoms [102]. Sofern das Adenom sich über den Bereich der Sella turcica ausdehnt, ist eine Operation oder Bestrahlung nicht mehr möglich, und es kann beispielsweise eine medikamentöse Therapie mit Bromocriptin durchgeführt werden.

Narkoseführung

Die Narkoseführung bei Patienten mit Akromegalie ist aufgrund der Veränderungen, die durch die gesteigerte Freisetzung von Wachstumshormon bedingt sind, erschwert (Tab. 22.22). Besonders wichtig sind die Veränderungen im Bereich der oberen Luftwege [99–101, 103]. Aufgrund der verzerrten Gesichtsanatomie kann es schwierig sein, eine Gesichtsmaske dicht zu bekommen. Da Zunge und Epiglottis vergrößert sind, neigen die Patienten zu einer Verlegung der oberen Luftwege, und bei der direkten Laryngoskopie kann das Einstellen der Glottis erschwert sein. Durch den vergrößerten Unterkiefer ist der Abstand zwischen Lippe und Stimmbändern vergrößert. Aufgrund der vergrößerten Stimmbänder kann die Glottisöffnung verkleinert sein. Da zusätzlich der subglottische Trachealdurchmesser vermindert sein kann, ist eventuell ein kleinerer Tubus notwendig, als aufgrund des Alters oder der Körpergröße zu erwarten wäre. Eine Vergrößerung der Nasenmuscheln kann das Einführen eines Wendel-Tubus oder eines nasotrachealen Tubus unmöglich machen. Sind anamnestisch Belastungsdyspnoe, Heiserkeit und/oder Stridor bekannt, so ist eine Beteiligung des Larynx zu vermuten. In diesen Fällen kann eine indirekte Laryngoskopie indiziert sein, um so die Einschränkung der Stimmbandbeweglichkeit beurteilen zu können. Falls Intubationshindernisse vermutet werden, ist es sinnvoll, eine Wachintubation durchzuführen. Am besten wird eine fiberoptische Intubation durchgeführt. Es ist wichtig, daran zu denken, daß ein kleinerer Endotrachealtubus notwendig ist und daß eine mechanische Traumatisierung der oberen Luftwege und der Stimmbänder vermieden werden muß, denn ein zusätzliches Ödem kann nach der Extubation zu einer Verlegung der Atemwege führen. Falls die Arteria radialis punktiert wird, muß beachtet werden, daß möglicherweise eine insuffiziente Kollateralversorgung der Hand vorliegt. Wenn im Rahmen der Akromegalie auch ein Diabetes mellitus besteht, muß die Blutzuckerkonzentration überwacht werden. Die richtige Dosierung nicht-depolarisierender Muskelrelaxantien sollte mit einem peripheren Nervenstimulator überprüft werden. Dies ist besonders wichtig, wenn bei dem Patienten eine Muskelschwäche vorliegt. Die Akromegalie hat jedoch keinen Einfluß auf die für die Narkose einsetzbaren Anästhetika. Regionalanästhesieverfahren sind aufgrund der häufig bestehenden Skelettveränderungen technisch schwierig oder nicht durchführbar.

22.9.2 Diabetes insipidus

Bei einem Diabetes insipidus liegt ein Mangel an antidiuretischem Hormon vor. Die Ursache ist eine Zerstörung des Hypophysenhinterlappens (neurogener Diabetes insipidus) oder ein fehlendes Ansprechen der Nierentubuli auf freigesetztes antidiuretisches Hormon (nephrogener Diabetes insipidus). Neurogener und nephrogener Diabetes insipidus können aufgrund der unterschiedlichen Reaktion auf Desmopressingabe unterschieden werden. Unter Desmopressingabe kommt es nur beim neurogenen Diabetes insipidus zu einer Konzentrierung des Urins. Die typischen Symptome eines Diabetes insipidus sind Polydipsie und – obwohl eine erhöhte Osmolarität vorliegt – die Ausscheidung eines hohen Volumens an kaum konzentriertem Urin. Ein Diabetes insipidus, der sich während oder unmittelbar nach einer Hypophysenlappenoperation entwickelt, ist normalerweise durch eine passagere Traumatisierung des Hypophysenhinterlappens bedingt und daher normalerweise nur vorübergehend. Die Initialtherapie eines Diabetes insipidus besteht in der intravenösen Zufuhr von elektrolythaltigen Lösungen, falls eine orale Zufuhr nicht ausreicht. Chlorpropamid ist ein orales Antidiabetikum, das die Empfindlichkeit der Nierentubuli auf endogenes antidiuretisches Hormon erhöht und zur Behandlung eines nephrogenen Diabetes insipidus eingesetzt werden kann. Die Behandlung des neurogenen Diabetes insipidus erfolgt durch die intramuskuläre Gabe von Vasopressin (alle 2 bis 4 Tage) oder durch intranasale Desmopressingabe. Bei der Narkoseführung von Patienten mit einem Diabetes insipidus sollten in der perioperativen Phase die Urinausscheidung und die Serum-Elektrolyte bestimmt werden.

22.9.3 Unangemessene Sekretion des antidiuretischen Hormons

Bei verschiedenen pathologischen Prozessen, wie z.B. intrakraniellen Tumoren, einer Hypothyreose, Porphyrie oder einem Lungentumor (insbesondere beim undifferenzierten kleinzelligen Karzinom), kann es zu einer unangemessenen (inappriaten)

ADH-Sekretion kommen. Es wird außerdem angenommen, daß es bei nahezu allen Patienten nach einem operativen Eingriff zu einer vorübergehenden unangemessenen Sekretion an ADH kommt. Typisch für eine inappropriate ADH-Sekretion sind eine unangemessen hohe Urinosmolarität und eine unangemessen hohe Natriumkonzentration im Urin, obwohl im Plasma eine erniedrigte Osmolarität und eine Hyponatriämie vorliegen. Die Hyponatriämie ist Folge eines Verdünnungseffektes. Die Ursache ist eine Zunahme des intravasalen Flüssigkeitsvolumens aufgrund einer hormonbedingten Rückresorption von Wasser in den Nierentubuli. Ein plötzlicher Abfall der Natrium-Plasmakonzentration (insbesondere unter 110 mval/l) kann zu einem Hirnödem und zu zerebralen Krampfanfällen führen.

Die Therapie einer exzessiven ADH-Sekretion besteht darin, daß die Flüssigkeitszufuhr auf 500 ml pro Tag beschränkt wird, die Wirkungen des antidiuretischen Hormons an den Nierentubuli durch Verabreichung von Demeclocyclin antagonisiert werden und Natriumchlorid intravenös verabreicht wird. Falls bei Vorliegen einer unangemessenen ADH-Sekretion keine klinischen Symptome aufgrund der Hyponatriämie auftreten, reicht häufig eine Flüssigkeitsrestriktion aus. Eine Flüssigkeitsrestriktion sowie die Verabreichung von Demeclocyclin sind jedoch nicht sofort wirksam und daher bei der Therapie von Patienten, die aufgrund einer Hyponatriämie akute neurologische Störungen zeigen, nicht sinnvoll. Bei diesen Patienten wird eine intravenöse Zufuhr von hypertoner Kochsalzlösung empfohlen, um so die Plasma-Natriumkonzentration um 0,5 mval/l × Stunde anzuheben. Bei einem zu schnellen Ausgleich einer chronischen Hyponatriämie kann es zu fatalen neurologischen Störungen kommen, die als zentrale pontine Myelinolyse bekannt sind [104].

Literaturhinweise

1. The Carter Center of Emory University: Closing the gap: The problem of diabetes mellitus in the United States. Diabetes Care 1985; 8: 391–6
2. Herold, K.C., Rubenstein, A.H.: Immunosuppression for insulin dependent diabetes. N. Engl. J. Med. 1988; 318: 701–3
3. Stewart, W.J., McSweeney, S.M., Kellett, M.A., et al.: Increased risk of severe protamine reactions in NPH insulin-dependent diabetics undergoing cardiuac catheterization. Circulation 1984; 70: 788–92
4. Holman, P.R., Dornan, T.L., Mayon-White, V., et al.: Prevention of deterioration of renal and sensory-nerve function by more intensive management of insulin-dependent diabetic patients: A two-year randomized prospective study. Lancet 1983; 1: 204–6
5. Chase, H.P., Jackson, W.E., Hoops, S.L., Cockerham, R.S., Archer, P.G., O'Brien, D.: Glucose control and the renal and retinal complications of insulin-dependent diabetes. JAMA 1989; 261: 1155–60
6. Mecklenburg, R.S., Benson, E.A., Benson, J.W., et al.: Long-term metabolic control with insulin pump therapy – report of experience with 127 patients. N. Engl. J. Med. 1985; 313: 465–9
7. Borland, L.M., Cook, D.R.: Anesthesia for organ transplantation. In: Stoelting, R.K., Barash, P.G., Gallagher, T.J., eds.: Advances in Anesthesia. Chicago. Year Book Medical Publishers 1986; 1–36
8. Gluck, S.L., Klahr, S.: Enlarging our view of the diabetic kidney. N. Engl. J. Med. 1991; 324: 1662–3
9. Watkins, P.J., Mackay, J.D.: Cardiac denervation in diabetic neuropathy. Ann. Intern. Med. 1980; 92: 304–7
10. Burgos, L.G., Ebert, T.J., Asiddao, C., et al.: Increased intraoperative cardiovascular morbidity in diabetics with autonomic neuropathy. Anesthesiology 1989; 70: 591–7
11. Mordes, D., Kreutner, K., Metzger, W., Colwell, J.A.: Dangers of intravenous ritodrine in diabetic patients. JAMA 1982; 248: 973–5
12. Oppenheimer, S.M., Hoffbrand, B.I., Oswald, G.A., et al.: Diabetes mellitus and early mortality from stroke. Br. Med. J. 1985; 291: 1014–5
13. Watkins, P.J.: Diabetic autonomic neuropathy. N. Engl. J. Med. 1990; 322: 1078–9
14. Tsueda, K., Huang, K.C., Dumond, S.W., Wieman, T.J., Thomas, M.H., Heine, M.F.: Cardiac sympathetic tone in anaesthetized diabetics. Can. J. Anaesth. 1991; 38: 20–3
15. O'Sullivan, J.J., Conroy, R.M., MacDonald, K., McKenna, T.J., Maurer, B.J.: Silent ischaemia in diabetic men with autonomic neuropathy. Br. Heart. J. 1991; 66: 313–5
16. Ewing, D.J., Campbell, I.W., Clarke, B.P.: Assessment of cardiovascular effects of diabetic autonomic neuropathy and prognostic implications. Ann. Intern. Med. 1980; 92: 308–11
17. Ciccarelli, L.L., Ford, C.M., Tsueda, K.: Autonomic neuropathy in a diabetic patient with renal failure. Anesthesiology 1986; 64: 283–7
18. Page, M.M., Watkins, P.J.: Cardiorespiratory arrest and diabetic autonomic neuropathy. Lancet 1978; 1: 14–6
19. Ewing, D.J., Campbell, I.W., Clarke, B.F.: The natural history of diabetic autonomic neuropathy. Q. J. Med. 1980; 49: 95–108
20. Wright, R.A., Clemente, R., Wathen, R.: Diabetic gastroparesis: An abnormality of gastric emptying of solids. Am. J. Med. Sci. 1985; 289: 240–2
21. Reissell, E., Orko, R., Maunuksela, E.-L., Lindgren, L.: Predictability of difficult laryngoscopy in patients with long-term diabetes mellitus. Anaesthesia 1990; 43: 1024–7
22. Hogan, K., Rusy, D., Springman, S.R.: Difficult laryngoscopy and diabetes mellitus. Anesth. Analg. 1988; 67: 1162–5
23. Nathan, D.M.: Hemoglobin A_{1c} – infatuation or the real thing? N. Engl. J. Med. 1990; 323: 1062–4
24. Eastwood, D.W.: Anterior spinal artery syndrome after epidural anesthesia in a pregnant diabetic patient with scleredema. Anesth. Analg. 1991; 73: 90–1
25. Hirsch, I.B., Magill, J.B., Cryer, P.E., White, P.F.: Perioperative management of surgical patients with diabetes mellitus. Anesthesiology 1991; 74: 346–59
26. Alberti, K.G.M.M.: Diabetes and surgery. Anesthesiology 1991; 74: 209–11

27. Walts, L.F., Miller, J., Davidson, M.B., Brown, J.: Perioperative management of diabetes mellitus. Anesthesiology 1981; 55: 104–9
28. Diltser, M., Camu, F.: Glucose homeostasis and insulin secretion during isoflurane anesthesia in humans. Anesthesiology 1988; 68: 880–6
29. Lucas, L.F., Tsueda, K.: Cardiovascular depression after brachial plexus block in two diabetic patients with renal failure. Anesthesiology 1990; 73: 1032–5
30. Wulfson, H.D., Dalton, B.: Hyperosmolar hyperglycemic nonketotic coma in a patient undergoing emergency cholecystectomy. Anesthesiology 1974; 41: 286–90
31. VanHeerden, J.A., Edis, A.J., Service, F.J.: The surgical aspects of insulinomas. Ann. Surg. 1979; 189: 677–82
32. Muier, J.J., Endres, S.M., Offord, K., et al.: Glucose management in patients undergoing operation for insulinoma removal. Anesthesiology 1983; 59: 371–5
33. Pulver, J.J., Cullen, B.F., Miller, D.R., Valenta, L.J.: Use of the artificial beta cell during anesthesia for surgical removal of an insulinoma. Anesth. Analg. 1980; 59: 950–2
34. Cooper, D.S., Subclinical hypothyroidism. JAMA 1987; 258: 246–7
35. Sawin, C.T., Castelli, W.P., Hershman, J.M., et al.: The aging thyroid: Thyroid deficiency in the Framingham study. Arch. Intern. Med. 1985; 145: 1386–92
36. Ingbar, S.H.: The thyroid gland. In: Williams Textbook of Endocrinology. 7th Ed. Wilson, J.D., Foster, D.W., eds. Philadelphia.W. B. Saunders 1985; 682–815
37. Gotta, A.W., Sullivan, C.A., Seaman, J., Jean-Gilles, B.: Prolonged intraoperative bleeding caused by propylthiouracil-induced hypoprothrombinemia. Anesthesiology 1972; 37: 562–3
38. Ikeda, S., Schweiss, J.F.: Excessive blood loss during operation in the patient treated with propylthiouracil. Can. Anaesth. Soc.J. 1982; 29: 477–80
39. Feek, C.M., Sawers, J.S., Irvine, W.J., et al.: Combination of potassium iodide and propanolol in preparation of patients with Graves' disease for thyroid surgery.N. Engl.J. Med. 1980; 302: 883–5
40. Verhoeeven, R.P., Visser, T.J., Doctor, R., et al.: Plasma thyroxine, 3,3', 5'-triiodothyronine during beta-adrenergic blockade in hyperthyroidism.J. Clin. Endocrinol. Metab. 1977; 44: 1002–5
41. Hamilton, W.F.D., Forrest, A.L., Gunn, A., et al.: Beta-adrenoreceptor blockade and anesthesia for thyroidectomy. Anaesthesia 1984; 39: 335–42
42. Lee, T.C., Coffey, R.J., Currier, B.M., Ma, X.-P., Canary, J.J.: Propranolol and thyroidectomy in the treatment of thyrotoxicosis. Ann. Surg. 1982; 195: 766–71
43. Lennquist, S., Jortso, E., Anderberg, B., Smeds, S.: Beta blockers compared with antithyroid drugs as preoperative treatment in hyperthyroidism: Drug tolerance, complications, and postoperative thyroid function. Surgery 1985; 98: 1141–6
44. Peters, K.R., Nance, P., Wingard, D.W.: Malignant hyperthyroidism or malignant hyperthermia? Anesth. Analg. 1981; 60: 613–5
45. Thorne, A.C., Bedford, R.F.: Esmolol for perioperative management of thyrotoxic goiter. Anesthesiology 1989; 71: 291–4
46. Kaplan, J.A., Cooperman, L.H.: Alarming reactions to ketamine in patients taking thyroid medication-treatment with propranolol. Anesthesiology 1971; 35: 229–30
47. Stehling, L.C.: Anesthetic management of the patient with hyperthyroidism. Anesthesiology 1974; 41: 585–95
48. Berman, M.L., Kuhnert, L., Phythyon, J.M., Holaday, D.A.: Isoflurane and enflurane-induced hepatic necrosis in triiodythyronine-pretreated rats. Anesthesiology 1983; 58: 1–5
49. Hubbard, A.K., Roth, T.P., Gandolfi, A.J., Brown, B.R., Webster, N.R., Nunn, J.F.: Halothane hepatitis patients generate an antibody response toward a covalently bound metabolite of halothane. Anesthesiology 1988; 68: 791–6
50. Seino, H., Dohi, S., Aiyoshi, Y., et al.: Postoperative hepatic dysfunction after halothane or enflurane anesthesia in patients with hyperthyroidism. Anesthesiology 1986; 64: 122–5
51. Baba, A.A., Eger, E.I.: The effects of hyperthyroidism and hypothyroidism on halothane and oxygen requirements in dogs. Anesthesiology 1966; 29: 1087–93
52. Halpern, S.H.: Anaesthesia for caesarean section in patients with uncontrolled hyperthyroidism. Can.J. Anaesth. 1989; 36: 454–9
53. Drucker, D.J., Burrow, G.N.: Cardiovascular surgery in the hypothyroid patient. Arch. Intern. Med. 1985; 145: 1585–7
54. Ellyin, F., Fuh, C.-Y., Singh, S.P., et al.: Hypothyroidism with angina pectoris: a clinical dilemma. Postgrad. Med.J. 1986; 79: 93–7
55. Hay, I.D., Duick, D.S., Vlietstra, R.E., Maloney, J.D., Pluth, J.R.: Thyroxine therapy in hypothyroid patients undergoing coronary revascularization: A retrospective analysis. Ann. Intern. Med. 1981; 95: 456–7
56. Weinberg, A.D., Brennan, M.D., Gorman, C.A., Marsch, H.M., O'Fallon, W.M.: Outcome of anesthesia and surgery in hypothyroid patients. Arch. Intern. Med. 1983; 143: 893–7
57. Ladenson, P.W., Levin, A.A., Ridgway, E.C., et al.: Complications of surgery in hypothyroid patients. Am.J. Med. 1984; 77: 261–7
58. Murkin, J.M.: Anesthesia and hypothyroidism: A review of thyroxine physiology, pharmacology and anesthetic implications. Anesth. Analg. 1982; 61: 371–83
59. Kim, J.M., Hackman, L.: Anesthesia for untreated hypothyroidism: Report of three cases. Anesth. Analg. 1977; 56: 299–302
60. Levelle, J.P., Jopling, M.W., Sklar, G.S.: Perioperative hypothyroidism: An unusual postanesthetic diagnosis. Anesthesiology 1985; 63: 195–7
61. Mogensen, T., Hjortso, N.-C.: Acute hypothyroidism in a severely ill surgical patient. Can., J. Anaesth. 1988; 35: 74–5
62. Al-Mohaya, S., Naguib, M., Abdelatif, M., Farag, H.: Abnormal responses to muscle relaxants in a patient with primary hyperparathyroidism. Anesthesiology 1986; 65: 554–6
63. Drop, L.J., Cullen, D.J.: Comparative effects of calcium chloride and calcium gluceptate. Br.J. Anaesth. 1980; 52: 501–5

64. Burtis, W.J., Wu, T.L., Insogna, K.L., et al.: Humoral hypercalcemia of malignancy. Ann. Intern. Med. 1988; 108: 454–60
65. Flashburg, M.H., Dunbar, B.S., August, G., Watson, D.: Anesthesia for surgery in an infant with DiGeorge syndrome. Anesthesiology 1983; 58: 479–80
66. Weatherill, D., Spence, A.A.: Anaesthesia and disorders of the adrenal cortex. Br.J. Anaesth. 1984; 56: 741–7
67. Owen, H., Spence, A.A.: Etomidate. Br.J. Anaesth. 1984; 56: 555–7
68. Fitzpatrick, P.M., Swensen, S.J.: Report of an unusual case of postoperative adrenal hemorrhage in a young man. Am.J. Med. 1989; 86: 487–9
69. Libertino, J.A.: Surgery of adrenal disorders. Surg Clin. North. Am. 1988; 68: 1027–33
70. May, M.E., Carey, R.M.: Rapid adrenocorticotropic hormone test in practice. Am.J. Med. 1985; 79: 679–85
71. Knudsen, L., Christiansen, L.A., Lorentzen, J.E.: Hypotension during and after operation in glucocorticoid-treated patients. Br.J. Anaesth. 1981; 53: 295–301
72. Kehlet, H.: A rational approach to dosage and preparation of parenteral glucocorticoid substitution therapy during surgical procedures. Acta Anaesthesiol. Scand. 1975; 19: 260–4
73. Symreng, T., Karlberg, B.E., Kagedal, B., Schildt, B.: Physiological cortisol substitution of long-term steroid-treated patients undergoing major surgery. Br.J. Anaesth. 1981; 53: 949–53
74. Udelsman, R., Ramp, J., Gallucci, W.T., et al.: Adaptation during surgical stress. A reevaluation of the role of glucorticoids.J. Clin. Invest. 1986; 77: 1377–81
75. Gangat, Y., Triner, L., Baer, L., Puchner, P.: Primary aldosteronism with uncommon complications. Anesthesiology 1976; 45: 542–4
76. Holland, O.B.: Hypoaldosteronism – disease or normal response.N. Engl.J. Med. 1991; 324: 488–9
77. Hull, C.J.: Phaeochromocytoma. Diagnosis, preoperative preparation and anaesthetic management. Br.J. Anaesth. 1986; 58: 1453–8
78. Pullerits, J., Ein, S., Balfe, J.W.: Anaesthesia for phaeochromocytoma. Can.J. Anaesth. 1988; 35: 526–34
79. Thomas, J.L., Bernardino, M.E.: Pheochromocytoma in multiple endocrine adenomatosis. JAMA 1981; 245: 1467–9
80. Kirkendahl, W.M., Leighty, R.D., Culp, D.A.: Diagnosis and treatment of patients with pheochromocytoma. Arch. Intern. Med. 1965; 115: 529–36
81. Allen, G.C., Rosenberg, H.: Phaeochromocytoma presenting as acute malignant hyperthermia – a diagnostic challenge. Can.J. Anaesth. 1990; 37: 593–5
82. Duncan, M.W., Compton, P., Lazarus, L., Smythe, G.A.: Measurement of neorepinephrine and 3,4-dihydroxyphenylglycol in urine and plasma for the diagnosis of pheochromocytoma.N. Engl.J. Med. 1988; 319: 136–42
83. Bravo, E.L., Gifford, R.W.: Pheochromocytoma: Diagnosis, localization and management.N. Engl.J. Med. 1984; 311: 1298–1303
84. Feldman, J.M.: Diagnosis and management of pheochromocytoma. Hosp. Pract. 1989; 24: 175–83
85. Nicholson, J.P., Vaugh, E.D., Pickering, T.G., et al.: Pheochromocytoma and prazosin. Ann. Intern. Med. 1983; 99: 477–9
86. Janeczki, G.F., Ivankovich, A.D., Glisson, S.N., et al.: Enflurane anesthesia for surgical removal for pheochromocytoma. Anesth. Analg. 1977; 56: 62–7
87. Mihm, F.G.: Pulmonary artery pressure monitoring in patients with pheochromocytoma. Anesth. Analg. 1983; 62: 1129–33
88. Jones, R.B., Hill, A.B.: Severe hypertension associated with pancuronium in a patient with a phaeochromocytoma. Can. Anaesth. Soc.J. 1981; 28: 394–6
89. El-Naggar, M., Suerte, E., Rosenthal, E.: Sodium nitroprusside and lidocaine in the anaesthetic management of phaeochromocytoma. Can. Anaesth. Soc.J. 1977; 24: 353–9
90. Sumikawa, K., Amakata, Y.: The pressor effect of droperidol on a patient with pheochromocytoma. Anesthesiology 1977; 46: 359–61
91. Bitter, D.A.: Innovar-induced hypertensive crises in patients with pheochromocytoma. Anesthesiology 1979; 50: 366–9
92. Nicholas, E., Deutschman, C.S., Allo, M., Rock, P.: Use of esmolol in the intraoperative management of pheochromocytoma. Anesth. Analg. 1988; 67: 1114–7
93. Zakowski, M., Kaufman, B., Berguson, P., Tissot, M., Yarmush, L., Turndorf, H.: Esmolol use during resection of pheochromocytoma: Report of three cases. Anesthesiology 1989; 70: 875–7
94. Levin, H., Heefetz, M.: Pheochromocytoma and severe protracted postoperative hypoglycaemia. Can.J. Anaesth. 1990; 37: 477–8
95. Osteoporosis. NIH Consensus Conference. JAMA 1984; 252: 799–801
96. Ratnoff, O.D., Kaufman, R.: Arterial thrombosis in oral contraceptive users. Arch. Intern. Med. 1982; 142: 447
97. Reed, A.P., Tausk, H., Reynolds, H.: Anesthetic considerations for severe ovarian hyperstimulation syndrome. Anesthesiology 1990; 73: 1275–7
98. Dadabhoy, Z.P., Winnie, A.P.: Regional anesthesia for cesarean section in a parturient with Noonan's syndrome. Anesthesiology 1988; 68: 636–8
99. Kitahata, L.M.: Airway difficulties associated with anaesthesia in acromegaly. Br.J. Anaesth. 1971; 43: 1187–90
100. Hassan, S.Z., Matz, G., Lawrence, A.M., Collins, P.A.: Laryngeal stenosis in acromegaly. Anesth. Analg. 1976: 55: 57–60
101. Southwick, J.P., Katz, J.: Unusual airway difficulty in the acromegalic patient – indications for tracheostomy. Anesthesiology 1979; 51: 72–3
102. Melmed, S.: Acromegaly.N. Engl.J. Med. 1990; 322: 966–75
103. Compkin, T.V.: Radial artery cannulation, potential hazard in patients with acromegaly. Anaesthesia 1980; 35: 1008–9
104. Sterns, R.H., Riggs, J.E., Schochet, S.S.: Osmotic demyelination syndrome following correction of hyponatremia.N. Engl.J. Med. 1986; 314: 1535–42

23 Störungen des Stoffwechsels und der Ernährung

Das Vorliegen von Stoffwechsel- und Ernährungsstörungen kann Auswirkungen auf die Narkoseführung haben (Tab. 23.1). Die Ursachen für selten vorliegende Stoffwechselstörungen sind zumeist darin zu suchen, daß ein spezifisches Enzym fehlt. Dagegen ist die häufigste Ernährungsstörung – die Übergewichtigkeit – durch exzessive Kalorienaufnahme bedingt.

23.1 Porphyrie

Unter Porphyrie werden eine Reihe von angeborenen Stoffwechselstörungen verstanden, denen eine Überproduktion von Porphyrinkörpern oder deren Vorstufen gemeinsam ist. Die Porphyrinsynthese ist zur Bildung von Häm notwendig. Häm ist ein Bestandteil des Hämoglobins und des Zytochroms (einschließlich des P-450-Enzyms), das eine zentrale Bedeutung bei der Arzneimittelmetabolisierung hat. Das in den Mitochondrien vorkommende Enzym Aminolävulinsäure-Synthetase kontrolliert die Geschwindigkeit, mit der aus Glyzin und Azetat Häm gebildet wird (Abb. 23.1). Durch Enzymdefekte in der Häm-Synthese entstehen Störungen im

Tab. 23.1: Störungen des Stoffwechsels und der Ernährung

Stoffwechsel
  Porphyrie
  Gicht
  Pseudogicht
  Hyperlipidämie
  Störungen des Kohlenhydratstoffwechsels
  Störungen des Aminosäurestoffwechsels
  Mukopolysaccharidosen
  Gangliosidosen

Ernährung
  Adipositas permagna
  Pickwick-Syndrom
  Mangelernährung
  Anorexia nervosa
  Vitaminmangelstörungen

Tab. 23.2: Klassifikation der Porphyrien

hepatische Porphyrien
  akute intermittierende Porphyrie
  Porphyria cutanea tarda
  Porphyria variegata
  hereditäre Koproporphyrie

Erythropoetische Porphyrien
  Uroporphyrie
  erythropoetische Protoporphyrie

Porphyrinstoffwechsel. Die Porphyrien werden in «hepatische» und «erythropoetische» Porphyrien unterteilt, da die wichtigsten Stellen der Häm-Produktion in der Leber oder dem Knochenmark lokalisiert sind (Tab. 23.2). Obwohl die genetischen und enzymatischen Störungen während des gesamten Lebens vorhanden sind, treten normalerweise die Krankheitssymptome erst nach der Pubertät auf und sind durch akute Anfälle mit langen symptomfreien Intervallen gekennzeichnet.

23.1.1 Akute intermittierende Porphyrie

Die akute intermittierende Porphyrie ist die am schwersten verlaufende hepatische Porphyrieform. Der Krankheit liegt eine angeborene Störung des Porphyrinstoffwechsels zugrunde, die zu einer Beeinträchtigung des zentralen und peripheren Nervensystems führt. Die Krankheit wird autosomal-dominant vererbt. Die Stoffwechselstörung ist am ehesten auf eine gesteigerte Aktivität der Aminolävulinsäure-Synthetase zurückzuführen (Abb. 23.1). Folge dieser veränderten Enzymaktivität ist eine exzessive Anhäufung von Porphobilinogen.

Eine akute intermittierende Porphyrie ist zu vermuten, wenn während eines Krankheitsschubes eine erhöhte renale Ausscheidung von Aminolävulinsäure (ALA) und Porphobilinogen nachweisbar ist. Klinisch kann beobachtet werden, daß sich der Urin bei längerem Stehenlassen aufgrund der erhöhten Porphobilinogenausscheidung schwarz verfärbt. Die Urinkonzentration dieser Substanz kann

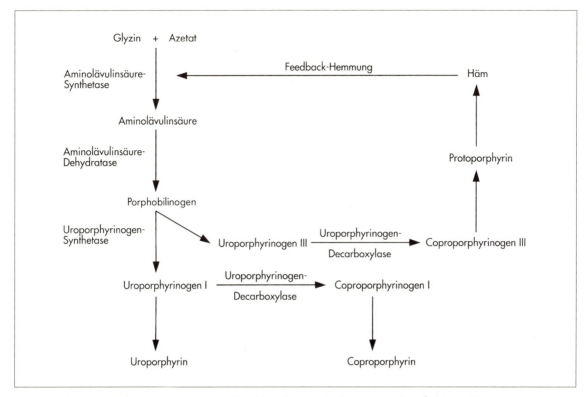

Abb. 23.1: Der erste Schritt bei der Hämsynthese ist die Bildung der Aminolävulinsäure aus Glyzin und Azetat. Ein Überschuß sowohl an Aminolävulinsäure als auch Porphobilinogen – wie es bei der akuten intermittierenden Porphyrie der Fall ist – ist Folge einer Stimulation der Aminolävulinsäure-Synthetaseaktivität und einer Aktivitätsminderung der Uroporphyrinogen-Synthetase. Eine Aktivitätsverminderung der Uroporphyrinogen-Decarboxylase kann zu einer Anhäufung von Uroporphyrin führen. Dies wird als Ursache für die Porphyria cutanea tarda angenommen.

zwischen den Krankheitsschüben allerdings normal sein.

Symptome

Zur Symptomatik einer akuten intermittierenden Porphyrie gehören schwere Bauchschmerzen, die zumeist als akute Appendizitis, Cholezystitis oder Nierenkolik fehlgedeutet werden, sowie neurotoxische Wirkungen, die insbesondere bei Frauen zum Zeitpunkt der Menstruation auftreten. Die neurotoxischen Wirkungen können sich in Form von Fehlfunktionen der Hirnrinde (Psychosen), des Hypothalamus (Syndrom der unangemessenen ADH-Freisetzung, Hyponatriämie), der Hirnnerven (Bulbärparalyse mit Schluckstörungen und Aspiration), des autonomen Nervensystems (Tachykardie, orthostatische Hypotension, Bluthochdruck) und der peripheren Nerven (Schmerz, Lähmungen) äußern. Bei Beteiligung der Interkostalnerven und des Nervus phrenicus kann eine Hypoventilation auftreten. Anamnestisch berichten die Patienten öfters über erfolglose Eingriffe bei unklarer abdomineller Schmerzsymptomatik.

Prophylaxe und Therapie

Es ist für diese Patienten wichtig, daß Situationen und Medikamente vermieden werden, die einen Schub einer akuten intermittierenden Porphyrie auslösen können. Trigger hierfür sind z.B. Hunger, Dehydratation oder eine Sepsis. Es wird vermutet, daß die weiblichen Geschlechtshormone eine Bedeutung haben, denn bei Frauen ist diese Erkrankung stärker ausgeprägt und auch die Inzidenz ist bei ihnen höher. Außerdem tritt die Erkrankung vor der Pubertät fast nie auf, und während einer Schwangerschaft kommt es oft zu einer Verschlechterung. Vor allem Barbiturate wurden in Zusammenhang mit der Auslösung einer Porphyrieattacke gebracht. Es wird vermutet, daß Barbiturate die Aktivität der Aminolävulinsäuresynthetase steigern, was bei empfindlichen Personen zu einer Stimulation der Porphyrinsynthese führt. Nicht nur von den Barbituraten, sondern auch von einer Reihe anderer Medikamente wird angenommen, daß sie Triggersubstanzen der akuten intermittierenden Porphyrie sind (Tab. 23.3).

Zur Behandlung der akuten intermittierenden Porphyrie gehören die zügige Hämatingabe (3–4 mg/kg i.v. über 20 Minuten) und Glukosegabe

Tab. 23.3: Sichere und potentiell gefährliche Medikamente bei Patienten mit einer akuten intermittierenden Porphyrie

sichere Medikamente	potentiell gefährliche Medikamente
Anticholinergika	Barbiturate
Cholinesterasehemmer	Äthanol
depolarisierende und nicht-depolarisierende Muskelrelaxantien	Etomidate
	Phenytoin
Haloperidol	Pentazocin
Opioide	Corticoide
Lachgas	Imipramin
volatile Anästhetika	Tolbutamid
Propofol	Benzdiazepine (?)
Benzodiazepine (?)	Ketamin (?)
Ketamin (?)	

(20 g/Stunde). Hämatin hemmt die Aminolävulinsäuresynthetase sehr stark und führt so innerhalb von 24 bis 48 Stunden zu einem Abfall der Urinausscheidung von Porphobilinogen auf Normalwerte. Gleichzeitig kommt es zu einer entsprechenden Abnahme der Schmerzen. Eine bereits chronifizierte periphere Neuropathie ist nicht sofort reversibel, jedoch wird ein weiteres Fortschreiten des Krankheitsbildes unter dieser Therapie gestoppt. Unter Hämatininfusionen kann es zu einer Verlängerung der partiellen Thromboplastinzeit, einem Abfall des Quickwertes und einer Beeinträchtigung der Fibrinolyse kommen. Bei schweren Schmerzen kann die Gabe eines Opioids notwendig sein. Zur Behandlung der gesteigerten Aktivität des sympathischen Nervensystems können Beta-Rezeptorantagonisten erfolgreich eingesetzt werden. Bei schnell fortschreitender Lähmung der Atemmuskulatur können eine Intubation und kontrollierte Beatmung notwendig werden. Bei Schluckstörungen im Rahmen einer bulbären Beteiligung kann die Anlage einer Magensonde zum Absaugen von Magensekret notwendig sein.

Narkoseführung

Die Narkoseführung ist bei Patienten mit akuter intermittierender Porphyrie so zu gestalten, daß durch die perioperativ benutzten Medikamente keine Krankheitsschübe provoziert werden. Daher werden möglichst nur solche Medikamente eingesetzt, die als «sicher» angesehen werden (Tab. 23.3). Barbiturate sind zu vermeiden, obwohl nach ihrer Anwendung nicht immer akute Schübe auftreten. Selbst bei Patienten mit bekannter akuter intermittierender Porphyrie müssen durch Barbiturate keine Schübe ausgelöst werden [1–3]. Ketamin wurde bei diesen Patienten ohne Probleme eingesetzt, jedoch ist sein Einsatz nicht unumstritten [4]. Propofol wurde bei Patienten mit Porphyrie eingesetzt, ohne daß Attacken ausgelöst wurden [5, 6]. Regionalanästhesieverfahren sollten möglicherweise vermieden werden, da die im Rahmen der Porphyrie auftretenden neurologischen Störungen ansonsten fälschlicherweise auf die Anästhesietechnik zurückgeführt werden könnten. Über die problemlose Durchführung einer Spinalanästhesie mit Bupivacain zu einem Kaiserschnitt wurde jedoch berichtet [1]. Bei der Auswahl des perioperativen Monitorings sollten die häufiger bestehenden Störungen des vegetativen Nervensystems und ein möglicherweise vorliegender labiler Blutdruck berücksichtigt werden. Falls auch die Hirnnerven betroffen sind, ist bei beatmeten Patienten eine wiederholte neurologische Untersuchung sinnvoll, um eventuell nach der Extubation drohende Probleme einschätzen zu können.

23.1.2 Porphyria cutanea tarda

Bei der Porphyria cutanea tarda liegt ein Enzymdefekt mit verminderter hepatischer Aktivität der Uroporphyrinogen-Dekarboxylase vor (Abb. 23.1). Die Krankheit wird autosomal-dominant vererbt. Die Aminolävulinsäuresynthetase-Aktivität spielt hierbei keine Rolle, so daß Substanzen, die bei anderen Porphyrieformen akute Schübe auslösen können, bei der Porphyria cutanea tarda keine Attacken auslösen. Bei dieser Porphyrieform treten auch keine neurotoxischen Probleme auf.

Die Symptome der Porphyria cutanea tarda treten meist in Form einer Photosensibilität bei über 35jährigen Männern auf. Häufig liegt bei den Patienten ein Alkoholabusus vor. Durch eine Alkoholabstinenz kann es zu dramatischen Besserungen kommen. Die Haut der Patienten ist meist sehr spröde. Eine Anhäufung von Porphyrin in der Leber führt zu Leberzellnekrosen.

Narkoseführung

Die Narkose stellt für solche Patienten keine Gefahr dar, vorausgesetzt, der Patient wird vor ultraviolettem Licht geschützt und ein starker Druck auf die Haut durch Atemmaske und Pflasterstreifen wird vermieden. Bei der Wahl der Narkosemedikamente sollte an die Möglichkeit einer gleichzeitig bestehenden Lebererkrankung gedacht werden.

23.1.3 Porphyria variegata

Die Porphyria variegata betrifft beide Geschlechter und beginnt normalerweise zwischen dem 10. und dem 30. Lebensjahr. Es liegt ein autosomal-dominanter Vererbungsmodus vor. Charakteristisch sind Photosensibilität und neurologische Störungen. Die Haut wird brüchig, häufig entwickeln sich Blasen. Wie bei der akuten intermittierenden Porphyrie sollten auslösende Medikamente vermieden werden. Die Behandlung der Porphyria variegata erfolgt in der gleichen Weise, wie dies bei der akuten intermittierenden Porphyrie aufgezeigt wurde.

23.1.4 Hereditäre Koproporphyrie

Die hereditäre Koproporphyrie geht – wie die Porphyria variegata – mit neurologischen Störungen einher. Es liegt ein autosomal-dominanter Vererbungsmodus vor. Typisch ist eine erhöhte Ausscheidung von Koproporphyrinogen im Stuhl. Behandlung und Richtlinien für die Narkoseführung sind dieselben wie bei der akuten intermittierenden Porphyrie.

23.1.5 Erythropoetische Uroporphyrie

Die erythropoetische Uroporphyrie ist eine seltene Sonderform der Porphyrie. Sie wird autosomal-rezessiv vererbt. Im Gegensatz zur Porphyrinsynthese in der Leber wird die Porphyrinsynthese im erythropoetischen System durch Änderungen des Hämatokrits und der Gewebsoxygenierung reguliert. Oft liegen eine hämolytische Anämie, Knochenmarkhyperplasie und Splenomegalie vor. Häufig treten rezidivierende Infektionen auf, und die Photosensibilität ist stark ausgeprägt. Wird der Urin dieser Patienten dem Licht ausgesetzt, verfärbt er sich rot. Neurotoxische Nebenwirkungen und abdominelle Schmerzen liegen nicht vor, der Krankheitsverlauf wird durch Barbituratgabe nicht negativ beeinflußt. Die Patienten versterben gewöhnlich schon während der frühen Kindheit.

23.1.6 Erythropoetische Protoporphyrie

Die erythropoetische Protoporphyrie ist eine häufigere, aber weniger beeinträchtigende Form der erythropoetischen Porphyrien. Zu den Symptomen gehören Photosensibilität, Bläschenbildungen, Urtikaria und Ödeme. Einige Patienten entwickeln aufgrund der erhöhten Protoporphyrinausscheidung Gallensteine. Barbiturate haben keine ungünstigen Auswirkungen; üblicherweise erreichen die Patienten das Erwachsenenalter.

23.2 Gicht

Gicht ist eine Störung des Purinstoffwechsels, die in primäre und sekundäre Gicht unterteilt werden kann. Bei der primären Gicht liegt eine angeborene Stoffwechselstörung vor, die zu einer erhöhten Produktion von Harnsäure führt. Bei der sekundären Gicht liegt der Hyperurikämie eine bekannte Ursache zugrunde, wie z.B. eine Chemotherapie bei einer Leukämie, wodurch es zum schnellen Zerfall purinhaltiger Gewebe kommt. Typisch für die Gicht ist eine Hyperurikämie mit rezidivierenden Anfällen einer akuten Arthritis, die durch Ablagerungen von Harnsäurekristallen in den Gelenken bedingt ist. Diese Ablagerung führt charakteristischerweise zu einer Entzündungsreaktion, die Schmerzen verursacht und die Gelenkbeweglichkeit einschränkt. Über die Hälfte aller primären Gichtanfälle sind auf das Großzehengrundgelenk begrenzt. Bei einer anhaltenden Hyperurikämie kommt es auch zu Ablagerungen von Harnsäurekristallen außerhalb der Gelenke, zumeist in Form von Nierensteinen. Ablagerungen von Uratkristallen können sich auch in der Herzmuskulatur, der Aortenklappe und im Periduralraum entwickeln. Patienten mit Gicht haben häufiger einen Bluthochdruck, eine koronare Herzerkrankung und einen Diabetes mellitus.

Ziel der Gichtbehandlung ist es, den Harnsäurespiegel im Plasma zu senken. Dieses kann durch urikosurische Medikamente (z.B. Probenecid) oder durch Hemmung der Umwandlung von Purinen zu Harnsäure durch Gabe des Enzyms Xanthinoxydase (z.B. Allopurinol) erreicht werden. Colchizin, das keine Wirkungen auf den Purinmetabolismus hat, ist das Medikament der Wahl zur Behandlung einer akuten Gichtarthritis. Es erleichtert die Gelenkschmerzen, da es die Migration und Phagozytosefähigkeit der Leukozyten beeinflußt. Zu den Nebenwirkungen gehören Erbrechen und Durchfall. Hohe Dosen können hepatorenale Störungen und eine Agranulozytose auslösen.

23.2.1 Narkoseführung

Bei Vorliegen einer Gicht muß bei der Narkoseführung auf eine ausreichende Flüssigkeitszufuhr geachtet werden, um die renale Harnsäureausscheidung zu erleichtern. Auch Natriumbikarbonatgabe zur Alkalisierung des Harns fördert die Harnsäureausscheidung. Da Laktat die tubuläre Harnsäuresekretion vermindern kann, scheint die Verwendung von Ringer-Laktat nicht günstig zu sein. Dies ist allerdings bisher nicht bewiesen. Trotz aller Vorsichtsmaßnahmen kommt es aus noch ungeklärten Gründen bei Gichtkranken nach Operationen häufiger zu akuten Anfällen.

Bei einer geplanten Narkose sollte daran gedacht werden, daß gichtbedingte Veränderungen auch außerhalb der Gelenke vorliegen können. Außerdem müssen mögliche Nebenwirkungen der Gichtmedikation berücksichtigt werden. Die Nierenfunktion sollte sorgsam überwacht werden, da sich die klinischen Symptome einer Gicht mit Abnahme der Nierenfunktion verschlimmern. Auffälligkeiten im EKG können durch Harnsäureablagerungen im Myokard bedingt sein. Es muß berücksichtigt werden, daß eine hohe Koinzidenz an Bluthochdruck, koronarer Herzerkrankung und Diabetes mellitus besteht. Selten können Probenezid und Colchizin zu Nebenwirkungen an Niere und Leber führen. Schließlich kann auch die direkte Laryngoskopie bei der Intubation durch eine gichtbedingte Bewegungseinschränkung der Kiefergelenke erschwert sein.

Tab. 23.4: Merkmale der Hyperlipidämien

	Cholesterin	Triglyzeride	Xanthome	Risiko einer koronaren Herzerkrankung
familiäre Hyperchylomikronämie (angeborener Lipoprotein-Lipasemangel)	normal	erhöht	eruptive Xanthome	sehr niedrig
familiäre Dysbetalipoproteinämie	erhöht	erhöht	in der Hohlhand plane Xanthome im Bereich von Sehnen	sehr hoch
familiäre Hypercholesterinämie	erhöht	normal bis erhöht	im Bereich von Sehen	sehr hoch
familiäre Hypertriglyzeridämie	normal	erhöht	Xanthome in der Hohlhand	niedrig
familiäre gemischte Hyperlipidämie	stark erhöht	stark erhöht	plane Xanthome im Bereich von Sehnen	hoch
sekundäre Hypercholesterinämie	erhöht	normal	im Bereich von Sehnen	mäßig

23.3 Lesch-Nyhan-Syndrom

Das Lesch-Nyhan-Syndrom ist eine genetisch bedingte Störung des Purinstoffwechsels, die ausschließlich beim männlichen Geschlecht vorkommt. Biochemisch besteht der Defekt in fehlender oder verminderter Aktivität der Hypoxanthin-Guaninphosphoribosyltransferase. Dies führt zu übermäßiger Purinproduktion und erhöhter Harnsäurekonzentration im gesamten Körper. Die Patienten sind häufig geistig retardiert und weisen eine typische Spastik und Selbstverstümmelungen auf. Die Selbstverstümmelungen betreffen normalerweise den perioralen Bereich. Die dadurch entstandenen Vernarbungen können die direkte Laryngoskopie bei der Intubation erschweren. Krampfanfälle gehen ebenfalls mit dem Syndrom einher und werden häufig mit Benzodiazepinen behandelt. Aufgrund einer athetotischen Dysphagie kann die Gefahr einer Aspiration bei Erbrechen erhöht sein. Die Patienten sind oft unterernährt. Neben einer Hyperurikämie liegen eine Nephropathie, Konkremente der Harnwege und eine Arthritis vor. Der Tod ist oft Folge eines Nierenversagens.

Die Narkoseführung wird durch zusätzlich bestehende Nierenerkrankungen und die Tatsache beeinflußt, daß die Verstoffwechselung der zur Narkose verwendeten Medikamente möglicherweise beeinträchtigt ist [7]. Wegen der Muskelspastik ist bezüglich des Einsatzes von Succinylcholin Vorsicht geboten. Die Reaktion des sympathischen Nervensystems auf Streßreize ist verstärkt. Daher ist bei der Anwendung von exogenen Katecholaminen erhöhte Vorsicht geboten.

23.4 Hyperlipoproteinämie

Eine Hyperlipoproteinämie ist durch stark erhöhte Blutkonzentrationen an Fetten, Cholesterin und/oder Triglyzeriden bedingt. Der Begriff Hyperlipoproteinämie ist besser geeignet als Hyperlipidämie, da so die Bedeutung der Lipoproteine für das Entstehen der Arteriosklerose zum Ausdruck kommt.

Anhand des Elektrophoresemusters der Plasma-Lipoproteine werden die Hyperlipoproteinämien in sechs Gruppen unterteilt (Tab. 23.4) [8]. Die Lipoproteine werden unterteilt in Chylomikronen, very low density lipoproteine, intermediate density lipoproteine, low density lipoproteine und high density lipoproteine. Es besteht eine inverse Beziehung zwischen der Konzentration an high density lipoproteine und koronarer Herzerkrankung. Es gibt keine typischen Cholesterin- und Triglyzeridkonzentrationen, die für eine Hyperlipoproteinämie beweisend wären. Bei Patienten, deren Plasma-Cholesterinkonzentration aber über der (alters- und geschlechtsspezifischen) 90. Perzentile liegt, kann von einem erhöhten Risiko für die Entwicklung einer Artheriosklerose ausgegangen [9]. Umstritten ist dagegen die Bedeutung erhöhter Triglyzeridkonzentrationen bei der Entwicklung der koronaren Herzerkrankung [10].

23.4.1 Behandlung

Hyperlipoproteinämien werden durch Diät und Medikamente behandelt (Tab. 23.5) [11, 12]. Die medikamentöse Therapie ist nur wirksam, wenn gleichzeitig eine ausreichende Diät und Gewichtsreduktion erfolgen. Durch eine aggressive diätetische und medikamentöse Therapie ist es möglich, das Wachstum atheromatöser Veränderungen in Koronarien und Bypassen zu verlangsamen oder sogar umzukehren [13]. Da es bei der Behandlung mit Lovastatin zur Beeinträchtigung der Leberfunktion kommen kann, sind regelmäßig entsprechende Leberfunktionstests durchzuführen. Nikotinsäure kann zu passageren Hautrötungen und Hautjucken sowie zu Leberschäden führen. Unter einer Nikotinsäurebehandlung können eine verminderte Glukosetoleranz und eine erhöhte Harnsäureausscheidung auftreten. Wenn der Patient Nikotinsäure nicht verträgt, kann alternativ Clofibrat angewendet werden. Erbrechen, Muskelschmerzen und Gallensteinbildung sind mögliche Nebenwirkungen von Clofibrat.

Bei der Narkoseführung muß beachtet werden, daß Patienten mit einer Hyperlipoproteinämie eine koronare Herzerkrankung haben können [8]. Bei

Tab. 23.5: Behandlung der Hyperlipoproteinämien

	Begrenzung der Kalorienzufuhr	verminderte Fettzufuhr	Begrenzung der Cholesterolzufuhr	Medikamente
Hypertriglyzeridämie	+++	+	+	Nikotinsäure Clofibrat
Hypercholesterinämie + Hypertriglyzeridämie	++	++	+	Nikotinsäure Clofibrat
Hypercholesterinämie	+	+++	+++	Cholestyramin Nikotinsäure Lovastatin Colestipol Gemfibrozil

einem familiären Lipoproteinlipasemangel besteht kein erhöhtes Risiko einer koronaren Herzerkrankung. Diese Patienten können jedoch eine Hepatosplenomegalie entwickeln. Die Wirkungen der bei der Behandlung einer Hyperlipoproteinämie Anwendung findenden Medikamente (insbesondere ihre mögliche Leberschädigung) sollte berücksichtigt werden. Bei diesen Patienten scheint das Risiko einer Thrombose und Gewebsnekrose nach Anlage eines arteriellen Katheters erhöht zu sein [14].

23.5 Carnitin-Mangel-Krankheit

Die Carnitin-Mangel-Krankheit ist eine seltene Erkrankung, die mit einer Fettspeicherstörung einhergeht. Es gibt eine systemische Form und eine myopathische Form. Bei der systemischen Carnitin-Mangel-Krankheit kommt es typischerweise wiederholt zu Anfällen von Erbrechen, Durchfall und Enzephalopathie. Gleichzeitig liegen metabolische Azidose, Hypoglykämie, erhöhte Ammoniumspiegel, Gerinnungsstörungen und erhöhte Transaminasen vor. Bei der myopathischen Form der Carnitin-Mangel-Krankheit fallen klinisch typischerweise eine Muskelschwäche und eine Kardiomyopathie auf. Carnitin ist ein notwendiger Cofaktor für den enzymatischen Transport von langkettigen Fettsäuren in die Mitochondrien, wo sie oxydiert werden.

23.5.1 Narkoseführung

Bei der präoperativen Beurteilung eines Patienten mit systemischer Carnitin-Mangel-Krankheit müssen der neurologische Status und die Blut-Glukosekonzentration beurteilt werden [15]. Eine Untersuchung des Herzens sollte durchgeführt werden, um eine möglicherweise vorliegende Kardiomyopathie zu erfassen. Es wird empfohlen, daß diese Patienten am Morgen der Operation ihre übliche Carnitin-Tagesdosis einnehmen. Bereits präoperativ muß eine intravenöse Zufuhr von Glukose begonnen und perioperativ weitergeführt werden. Ihre Infusionsgeschwindigkeit hat sich an der Blut-Glukosekonzentration zu orientieren. Eine Succinylcholingabe ist bei Vorliegen einer Myopathie der Skelettmuskulatur fragwürdig.

Stehen Patienten mit einer Carnitin-Mangel-Krankheit zu einem Notfalleingriff an und liegen gleichzeitig metabolische Entgleisungen vor, sollte im Rahmen der präoperativen Vorbereitung eine glukosehaltige Infusion angelegt werden [15]. Eventuelle Elektrolyt- und Säure-Basen-Störungen müssen korrigiert werden. Falls sich auf eine Glukosezufuhr der neurologische Zustand des Patienten nicht verbessert, muß Carnitin intravenös zugeführt werden. Bei Vorliegen einer Hypoprothrombinämie (Faktor-II-Mangel) kann die Gabe von Fresh-Frozen-Plasma notwendig sein.

23.6 Störungen des Kohlenhydratstoffwechsels

Störungen des Kohlenhydratstoffwechsels sind normalerweise durch einen angeborenen Enzymdefekt bedingt (Tab. 23.6). Im Rahmen solcher Enzymdefekte kann es zu einem Mangel oder Überschuß solcher Stoffwechselausgangs- oder -endprodukte kommen, die bei der Umwandlung von Glukose in Glykogen beteiligt sind. Bei einigen Enzymdefekten werden alternative Metabolisierungswege beschritten. Die bei einem Enzymdefekt des Kohlenhydratstoffwechsels auftretenden Konzentrationsänderungen bestimmter Substanzen sind letztendlich für die typischen Symptome dieser Erkrankungen verantwortlich.

23.6.1 Gierke-Krankheit

Die Gierke-Krankheit ist Folge eines Mangels an Glukose-6-Phosphatase. Aufgrund dieses Enzymdefektes ist die Leber nicht mehr in der Lage, Gly-

Tab. 23.6: Störungen des Kohlenhydratstoffwechsels

Gierke-Krankheit
Pompe-Krankheit
McArdle-Krankheit
Galaktosämie
Fruktose-1,6-diphosphatase-Mangel
Pyruvatdehydrogenase-Mangel

kogen zu Glukose abzubauen. Die sich hierdurch entwickelnde Hypoglykämie kann deutlich ausgeprägt sein, und der Patient muß gegebenenfalls alle zwei bis drei Stunden orale Nahrung aufnehmen, um einen tolerablen Blut-Glukosespiegel aufrechtzuerhalten. Häufig bestehen zerebrale Krampfanfälle, geistige Retardierung und Wachstumsverzögerung. Eine Hepatomegalie ist Folge der Glykogenanhäufung in der Leber. Infolge einer Thrombozytenfunktionsstörung kann es auch zu einer hämorrhagischen Diathese kommen. Selten leben die Patienten länger als zwei Jahre, auch wenn durch die Anlage eines portokavalen Shunts manchmal eine Verbesserung erzielt werden kann.

Während der Narkose muß Glukose zugeführt werden, um eine eventuell intraoperativ unbemerkt auftretende Hypoglykämie zu vermeiden [16]. Neben der Bestimmung der Blut-Glukosekonzentration muß auch der arterielle pH-Wert regelmäßig überwacht werden. Bei diesen Patienten besteht häufig eine Azidose, da sie nicht in der Lage sind, Laktat zu Glykogen umzubauen. Aus diesem Grund sollten keine laktathaltigen Infusionslösungen eingesetzt werden. Durch ihren Einsatz kann es bei diesen Patienten zu einer metabolischen Azidose kommen.

23.6.2 Pompe-Krankheit

Die Pompe-Krankheit ist durch einen spezifischen Glykosidaseenzymmangel bedingt, der zu Glykogenablagerungen in der glatten und quergestreiften Muskulatur sowie im Herzmuskel führt. Das vorstechendste Merkmal ist eine Glykogenablagerung im Myokard. Sie führt häufig zu einer Herzinsuffizienz. Bei der echokardiographischen Untersuchung kann eine Herzhypertrophie und eine linksventrikuläre Ausflußbehinderung (subvalvuläre Aortenstenose) festgestellt werden. Die Ursache ist eine Verdickung des Ventrikelseptums. Aufgrund einer großen und hervorstehenden Zunge (Glykogenspeicherung) und eines erniedrigten Tonus der quergestreiften Muskulatur neigen diese Patienten zu einer Verlegung der oberen Luftwege. Neurologische Funktionsstörungen führen zu einem abgeschwächten Husten- und Würgereflex und zu einem unkoordinierten Schluckakt. Häufig treten Aspiration und Atelektasen auf.

Bei der Narkoseführung muß beachtet werden, daß es – falls diese Patienten bewußtlos werden – zu einer Verlegung der oberen Luftwege kommen kann. Durch volatile Anästhetika kann es zu einer ausgeprägten myokardialen Depression kommen, insbesondere wenn vorher eine Herzinsuffizienz bestand. Ein Abfall sowohl des Preloads als auch des Afterloads und/oder eine Zunahme von Herzfrequenz oder myokardialer Kontraktilität können zu einer Verstärkung einer subvalvulären Aortenstenose führen. Da die quergestreifte Muskulatur mit betroffen ist, scheint es sinnvoll zu sein, bei diesen Patienten auf Succinylcholin zu verzichten. Diagnostische Muskelbiopsien an den unteren Extremitäten wurden erfolgreich in Lokalanästhesie durchgeführt [17].

23.6.3 McArdle-Krankheit

Die McArdle-Krankheit ist durch einen Phosphorylasemangel in der Skelettmuskulatur bedingt. Wegen einer eventuell auftretenden Myoglobinurie kann es zu einem Nierenversagen kommen. Daher ist eine ausreichende Wasserzufuhr in der perioperativen Phase wichtig. Falls es trotz adäquater Flüssigkeitszufuhr zu einer verminderten Urinausscheidung kommt, kann Mannitol eingesetzt werden. Obwohl bisher keine klinischen Erfahrungen dafürsprechen, scheint doch der Einsatz von Succinylcholin fragwürdig zu sein, da es bei diesen Patienten leicht zu einer Myoglobinurie kommt. Da wiederholte Muskelischämien zu einer Muskelatrophie führen können, sollte intraoperativ möglichst auf ein Tourniquet an den Extremitäten verzichtet werden. Es sollten glukosehaltige Infusionen verabreicht werden, um den Folgen einer unerkannten intraoperativen Hypoglykämie vorzubeugen.

23.6.4 Galaktosämie

Bei der Galaktosämie liegt ein Mangel des Enzyms Galaktokinase vor. Dadurch kann Galaktose nicht mehr in Glukose umgewandelt werden. Es kommt zur Anhäufung von Galaktose in verschiedenen Geweben und dadurch zur Kataraktentwicklung, Leberzirrhose und zur geistigen Retardierung. Erhöhte Plasmaspiegel an Galaktose können außerdem die Glukosefreisetzung aus der Leber hemmen und dadurch zu einer Hypoglykämie führen.

Die Galaktosämie kann mild verlaufen und erst im Kindesalter symptomatisch werden, sie kann aber bereits im Säuglingsalter zu einer Leberinsuffizienz und zum Tode führen. Die Therapie besteht darin, daß Lebensmittel mit hohen Laktosekonzentrationen, wie z.B. Milch, vermieden werden. Falls keine Hypoglykämie oder Leberfunktionsstörungen vorliegen, müssen bei der Narkoseführung keine speziellen Dinge beachtet werden.

23.6.5 Fruktose-1,6-diphosphatase-Mangel

Bei einem Mangel des Enzyms Fruktose-1,6-diphosphatase ist die Leber nicht mehr in der Lage, genügend Fruktose, Laktat, Glyzerin und Aminosäuren in Glukose umzuwandeln. Falls während eines Fastens die Glykogenspeicher der Leber erschöpft sind, bilden sich leicht Hypoglykämie und metabolische Azidose aus. Häufig liegen Hepatomegalie, Fettinfiltration der Leber und eine Muskelhypotonie vor.

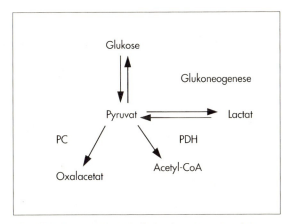

Abb. 23.2: Enzymatische Abläufe, bei denen Pyruvat, Laktat sowie die Pyruvatdehydrogenase (PDH) und die Pyruvat-Carboxylase (PC) beteiligt sind. (Dierdorf SF, McNiece WL. Anaesthesia and pyruvate dehydrogenase deficiency. Can Anaesth Soc J 1983; 30: 413–6, mit freundlicher Genehmigung)

In der perioperativen Phase ist es besonders wichtig, genügend Glukose anzubieten [18]. Da diese Patienten Laktat nicht in Glukose umwandeln können, ist der Einsatz laktathaltiger Infusionslösungen in Frage zu stellen. Durch die Infusion von Ringer-Laktatlösung könnte es deshalb zu einer metabolischen Azidose kommen.

23.6.6 Pyruvatdehydrogenase-Mangel

Bei einem Pyruvatdehydrogenase-Mangel kann Pyruvat nicht mehr in Acetyl-Coenzym-A umgewandelt werden. Dadurch kommt es zu einer chronischen metabolischen (Laktat-)Azidose. Die Ursache ist eine Anhäufung von Pyruvat und Laktat (Abb. 23.2) [19]. Bei der Narkoseführung müssen sämtliche Ereignisse vermieden werden, die zu einer Laktatazidose führen könnten, wie ein Abfall des Herzminutenvolumens oder eine Hypothermie. Der Einsatz laktathaltiger Infusionslösungen ist fragwürdig, da es hierdurch zu einer Erhöhung der Laktatkonzentration kommen würde. Auch durch eine Kohlenhydratbelastung wie z.B. bei Zufuhr glukosehaltiger Infusionslösungen könnte eine Laktatazidose verschlimmert werden. Welche Medikamente zur Einleitung und Aufrechterhaltung der Narkose gewählt werden, hängt davon ab, ob diese Medikamente möglicherweise die Glukoneogenese hemmen, denn dadurch könnte eine vorbestehende metabolische Azidose verschlimmert werden. Bei diesen Patienten wurden Opioide empfohlen, es kann dabei jedoch zu einer übermäßig starken Atemdepression mit Problemen in der postoperativen Phase kommen. Insgesamt liegen jedoch zu wenig Erfahrungen vor, als daß Empfehlungen bezüglich der optimalen Medikamentenwahl ausgesprochen werden könnten.

23.7 Störungen des Aminosäurestoffwechsels

Obwohl es mehr als 70 bekannte Störungen des Aminosäurestoffwechsels gibt, sind die meisten von ihnen sehr selten. Typische Symptome sind z.B. geistige Retardierung, Krampfanfälle und Aminoazidurie (Tab. 23.7). Außerdem können metabolische Azidose, hohe Ammoniakspiegel, Leberinsuffizienz und Thromboembolien auftreten. Bei der

Tab. 23.7: Störungen des Aminosäuremetabolismus

Störung	Retardierung	Krampfanfälle	metabolische Azidose	Hyperammonämie	Leberversagen	Thromboembolie	Sonstiges
Phenylketonurie	ja	ja	nein	nein	nein	nein	
Homozystinurie	ja/nein	ja	nein	nein	nein	ja	
Hypervalinämie	ja	ja	ja	nein	nein	nein	Hypoglykämie
Zitrullinämie	ja	ja	nein	ja	ja	nein	
Ahorn-Sirup-Krankheit	ja	ja	ja	nein	nein	ja	
Methyl-Malonylazidurie		ja	ja				Vermeiden von Lachgas?
Isoleuzinämie	ja	ja	ja	ja	ja	nein	
Methioninämie	ja	nein	nein	nein	nein	nein	Temperaturschwankungen
Histidinurie	ja	ja/nein	nein	nein	nein	nein	Erythrozyteninstabilität
Hartnup-Syndrom	ja/nein		nein	nein	nein	nein	Dermatitis
Argininämie	ja		nein	ja	ja	nein	

Narkoseführung von Patienten mit solchen Stoffwechselstörungen muß darauf geachtet werden, daß intravasales Flüssigkeitsvolumen und Säure-Basen-Haushalt ausgeglichen bleiben. Der Einsatz von Enfluran, Ketamin und möglicherweise auch Propofol wird in Frage gestellt, da bei diesen Patienten häufig zerebrale Krampfleiden vorliegen.

23.7.1 Phenylketonurie

Die Phenylketonurie ist das klassische Beispiel für eine Erkrankung, die durch eine Störung des Aminosäurestoffwechsels bedingt ist. Da das Enzym Phenylalaninhydroxylase fehlt, kommt es zu einer Anhäufung von Phenylalanin. Zu den klinischen Symptomen gehören geistige Retardierung und Krampfanfälle. Die Haut kann sehr brüchig und empfindlich gegenüber pflasterbedingtem Druck oder Zug sein.

23.7.2 Homozystinurie

Bei der Homozystinurie kann kein Zystein durch Sulfurisierung entsprechender Zysteinvorstufen gebildet werden. Zystein ist ein wichtiger Bestandteil bei der Quervernetzung des Kollagens. Die dadurch bedingte geringe Stabilität des Kollagens führt zu den typischen Symptomen dieser Erkrankung. Hierzu gehören Linsenluxation, Osteoporose, Kyphoskoliose, helles und spödes Haar sowie Wangenröte [20]. Im Vordergrund kann auch eine geistige Retardierung stehen. Die Diagnose wird dadurch bestätigt, daß Homozystin im Urin nachgewiesen wird. Bei Zugabe von Nitroprussid zum Urin kommt es zu einer typischen tiefroten Verfärbung. Es können auch lebensbedrohliche Thromboembolien auftreten. Ursächlich wird eine Aktivierung des Hageman-Faktors durch Homozystin angenommen, wodurch es zu einer verstärkten Thrombozytenaggregation kommt. Um die Gefahr von Thromboembolien in der perioperativen Phase möglichst gering zu halten, werden Pyridoxin verabreicht (vermindert die Thrombozytenaggregation), präoperativ Flüssigkeit zugeführt, Dextrane infundiert, und außerdem werden die Patienten möglichst früh mobilisiert [20].

23.7.3 Ketoazidurie (Ahorn-Sirup-Krankheit)

Die Ahorn-Sirup-Krankheit ist eine seltene angeborene Stoffwechselstörung, bei der eine Störung der Dekarboxylierung von verzweigtkettigen Aminosäuren vorliegt. Fehlt eine entsprechende Enzymaktivität, dann kommt es bei der Aufnahme verzweigtkettiger Aminosäuren mit der Nahrung zu einer Anhäufung dieser Aminosäuren und ihrer Ketonkörper in Blut und Geweben. Leuzin ist die in den meisten Proteinen am häufigsten vorkommende Aminosäure. Der Anstieg der Leuzinkonzentration ist daher ausgeprägter als die Anstiege von Isoleuzin und Valin. Diese Substanzen geben dem Urin den typischen Ahorn-Sirup-Geruch.

Besteht diese Stoffwechselstörung über einen längeren Zeitraum, so kommt es oft zu Wachstumshemmung und psychomotorischer Retardierung. Eine Infektion oder Hunger führen im allgemeinen zu einer akuten metabolischen Entgleisung mit erhöhten Blutspiegeln von verzweigkettigen Aminosäuren und Ketosäuren. Dies ist Folge eines gesteigerten Abbaus endogener Proteine. Aufgrund der erhöhten Konzentrationen von Ketosäuren entwickelt sich eine metabolische Azidose. Es kann sich auch eine Hypoglykämie entwickeln. Sie ist vermutlich dadurch bedingt, daß erhöhte Leuzin-Plasmaspiegel die Insulinfreisetzung stimulieren können. Im Verlauf der Ahorn-Sirup-Krankheit kann sich eine lebensbedrohliche Enzephalopathie entwickeln.

Therapeutisch werden die Plasmaspiegel der verzweigkettigen Aminosäuren und Ketosäuren durch Peritoneal- oder Hämodialyse gesenkt. Die parenterale Ernährung mit Lösungen, die keine verzweigkettigen Aminosäuren enthalten, scheint ebenfalls wirksam zu sein [21].

Narkoseführung

Operationen und Anästhesie können bei Patienten mit Ahorn-Sirup-Krankheit zu einer Reihe von Problemen führen [22]. So kann z.B. ein operations- oder infektionsbedingter Proteinkatabolismus zu einer erhöhten Plasmakonzentration der verzweigkettigen Aminosäuren führen. Auch falls Blut in den Gastrointestinaltrakt gelangt, wie dies oft schon nach einer Tonsillektomie der Fall ist, kommt es zu einer zusätzlichen Stoffwechselbelastung für diese Patienten. Eine solche Anhäufung verzweigkettiger Aminosäuren kann in der perioperativen Phase die neurologische Symptomatik verschlechtern. Die bereits bestehende Gefahr einer Hypoglykämie wird bei diesen Patienten dadurch verstärkt, daß vor elektiven Operationen ein Nüchternheitsgebot eingehalten werden muß. Deshalb ist es wichtig, bereits präoperativ mit einer intravenösen Glukoseinfusion zu beginnen und intraoperativ die Blutzuckerkonzentration zu bestimmen. Wichtig ist es auch, den arteriellen pH-Wert zu kontrollieren, um eine metabolische Azidose erfassen zu können, die sich aufgrund einer Anhäufung von Ketosäuren entwickeln könnte. Kommt es perioperativ zu einer deutlichen metabolischen Azidose, sollte Natriumbikarbonat verabreicht werden.

23.7.4 Methylmalonazidurie (Methylmalonyl-Coenzym-A-Mutase-Mangel)

Bei der Methylmalonazidurie handelt es sich um eine angeborene Stoffwechselstörung der verzweigkettigen Aminosäuren mit Mangel der Me-

Tab. 23.8: Einteilung der Mukopolysaccharidosen

Typ	Synonym	Häufigkeit	klinische Symptome
I (H)	Hurler	1:100.000	zunehmende Beteiligung von Herz, Skelett und Luftwegen, zunehmende geistige Retardierung, mögliche Beteiligung der Halswirbelsäule
I (S) (früher V)	Scheie	1:500.000	Beteiligung der Herzklappen wahrscheinlich, langsam zunehmende Beteiligung des Skeletts und der Atemwege, normale Intelligenz
I (HG)	Hurler/Scheie	1:115.000	geistige Retardierung, häufig Mikrognathie
II	Hunter	1:110.000	milde bis schwere Formen, langsame Verschlechterung
III (A bis D)	Sanfilippo	1:24.000 (?)	zunehmende geistige Retardierung, mehrere Enzymdefekte
IV (A, B)	Morquio	selten	meist normale Intelligenz, häufig Odontoblastenhyperplasie, häufig Hühnerbrust, häufig Aortenvitien
VI	Maroteaux-Lamy	selten	zumeist normale Intelligenz, mögliche Odontoblastenhypoplasie

thylmalonyl-Coenzym-A-Mutase. Hierbei kommt es zu einer Anhäufung von Methylmalonsäure im Blut. Die Akutbehandlung besteht in der Infusion von kristalloiden Lösungen und von Natriumbikarbonat. Ein erhöhter Proteinabbau, wie er in der perioperativen Phase durch Hungern, gastrointestinale Blutung, Streßreaktion, Gewebeuntergang auftreten kann, begünstigt eine Azidose. Bei diesen Patienten kann Lachgas durch Hemmung eines kobalaminabhängigen Coenzyms zur Anhäufung von Methylmalonsäure führen. Der Einfluß der präoperativen Nahrungskarenz auf den Aminosäuremetabolismus und den Hydratationszustand kann dadurch abgemildert werden, daß eine Flüssigkeitsaufnahme bis einige Stunden vor Narkoseeinleitung erlaubt wird. Um eine Hypovolämie und einen Proteinabbau zu vermeiden, sollten Flüssigkeits- und Glukosezufuhr großzügig erfolgen. Da die bisherigen Narkoseerfahrungen bei diesen Patienten gering sind, basieren diese Empfehlungen mehr auf theoretischen Erwägungen (Vermeiden von Lachgas) als auf klinischen Erfahrungen [23].

23.8 Mukopolysaccharidosen

Mukopolysaccharidosen sind angeborene Stoffwechselstörungen. Aufgrund lysosomaler Enzymstörungen kommt es zu einer Abbaustörung der in allen Bindegeweben vorkommenden Mukopolysaccharide. Intermediärprodukte des Mukopolysaccharidabbaus lagern sich in nahezu sämtlichen Organen ab. Am schwersten betroffen sind Gehirn, Herz, Leber und Milz. Da die Mukopolysaccharidablagerung mit der Zeit immer mehr wird, verstärkt sich die Schwere der Organbeteiligung mit zunehmendem Alter. Die Mukopolysaccharidosen werden in sieben unterschiedliche Krankheitsbilder unterteilt (Tab. 23.8) [24]. Als Prototyp dieser Krankheitsgruppe gilt die Pfaundler-Hurler-Krankheit. Sie weist die stärkste Progredienz auf und führt normalerweise noch vor dem 10. Lebensjahr zum Tod. Eine erfolgversprechende Therapie ist nicht verfügbar. Bei diesen Patienten sind zur Korrektur von Leisten- oder Nabelbrüchen oft Operationen notwendig.

23.8.1 Narkoseführung

Bei der präoperativen Beurteilung von Patienten mit Pfaundler-Hurler-Krankheit (oder ähnlichen Syndromen) müssen Lungen-, Herz- und Leberfunktion beurteilt werden. Häufig bestehen pulmonale Infekte, die vor einem elektiven Eingriff therapiert werden sollten. Durch Mukopolysaccharidablagerungen in der Zunge und im Nasopharynx kann es zu einer Verengung der oberen Luftwege kommen. Daher kann die Einstellung der Glottis im Rahmen der direkten Laryngoskopie zur Intubation schwierig werden [24, 25]. Außerdem können ein kleiner Unterkiefer, ein kurzer Hals und eine eingeschränkte Kiefergelenksbeweglichkeit die endotracheale Intubation erschweren. Ferner können Zahnfehlbildungen und eine atlantoaxiale Subluxation vorkommen [26, 27]. Dies kann zu einer instabilen Halswirbelsäule führen. Wegen all dieser Gründe sollte eine fiberoptische Intubation erwogen werden [25].

In Anbetracht der häufig bestehenden geistigen Retardierung und da es sich meist auch um sehr junge Patienten handelt, ist eine Allgemeinnarkose einem Regionalanästhesieverfahren vorzuziehen. Herzklappenerkrankungen (z.B. Aortenklappenin-

Tab. 23.9: Gangliosidosen

Tay-Sachs-Syndrom
Niemann-Pick-Syndrom
Gaucher-Syndrom

Tab. 23.10: Berechnung des «body mass index»

$$\text{Body Mass Index (BMI)} = \frac{\text{Gewicht (kg)}}{\text{Größe}^2 \text{ (m)}}$$

Beispiel: Ein 150 kg schwerer und 1,8 m großer Patient hat einen «body mass index» von 47. Ein gleichgroßer, aber nur 80 kg schwerer Patient hat einen «body mass index» von 25.

suffizienz), eine Kardiomyopathie oder koronare Herzerkrankung entstehen dadurch, daß sich Mukopolysaccharide im Herzen ablagern. Dies sollte bei Auswahl und Dosierung der Anästhetika und Muskelrelaxantien berücksichtigt werden. Bei der eventuellen Anwendung von Opioiden sollte deren atemdepressive Wirkung beachtet werden, falls die Patienten aufgrund reichlichen Tracheobronchialsekrets oder Skelettdeformierungen (z.B. Kyphoskoliose) obstruktive oder restriktive Atemstörungen aufweisen. Eine chronische obstruktive Lungenerkrankung kann bei diesen Patienten zusätzlich zu einer pulmonal-vaskulären Hypertonie führen.

23.9 Gangliosidosen

Gangliosidosen sind Erkrankungen, die durch eine Störung des Sphingolezithinstoffwechsels bedingt sind. Hierdurch kommt es zu einer Zerstörung von Nervenmembranen (Tab. 23.9).

23.9.1 Gaucher-Krankheit

Die Gaucher-Krankheit ist eine autosomal rezessive Störung, bei der ein Mangel des Enzyms Glukozerebrosidase besteht. Dieses ist für den Abbau zuckerhaltiger Fette (Glykolipide) notwendig. Fehlt dieses Enzym, so kommt es zur Anhäufung des nichtlöslichen Glukozerebrosids im Gewebe. Dadurch kommt es zu Hepatosplenomegalie und Knochenstörungen. Der Schweregrad der Erkrankung unterliegt einer großen Schwankungsbreite. Leichte Verlaufsformen sind häufig anzutreffen, insbesondere bei einer bestimmten jüdischen Sippe. Die intravenöse Glukozerebrosidinfusion ist therapeutisch wirksam, jedoch teuer.

23.10 Adipositas

Die Adipositas ist die häufigste Ernährungsstörung in den Vereinigten Staaten von Amerika. Es sind etwa 25% der Bevölkerung betroffen [28]. Von einer Adipositas wird gesprochen, falls das Idealgewicht um mehr als 20% überschritten wird. Ein Maß für die Adipositas ist der Body-mass-Index. Ein 20%iges Überschreiten des Idealgewichtes entspricht beim Mann einem Body-mass-Index von 28 und bei der Frau von 27 (Tab. 23.10). Mit dem Alter nimmt die Häufigkeit der Adipositas zu. Bei schwarzen Frauen über 45 Jahre beträgt sie 60%. Geben übergewichtige Patienten eine erfolglose Gewichtsreduktion durch Diät an, so liegt dieses meist daran, daß sie ihre Kalorienaufnahme unterschätzen und ihre körperlichen Aktivitäten überschätzen [28]. Es gibt Hinweise, daß erbliche Faktoren bei der Adipositas eine Rolle spielen. So korrelierte das Gewichtsverhalten von adoptierten Kindern mehr dem der biologischen Eltern als dem der Adoptiveltern. Allerdings gibt es auch eine Beziehung zwischen dem Verhalten der nahestehenden Personen und der Neigung zur Adipositas [29]. Eine seltene Ursache einer Adipositas ist eine Hypothyreoidose. Männer neigen zum abdominellen Fettansatz. Abdominelles Fett kann durch die Lipoproteinlipase leichter abgebaut werden. Deshalb erfolgt der Gewichtsverlust bei Männern schneller als bei Frauen, die ihr Fett im Bereich des Beckengürtels einlagern. Bei verminderter Kalorienzufuhr kommt es anscheinend zur Aktivierung von Schutzmechanismen, die den Energieverbrauch senken. Daher kommt es nur zu einer langsamen Gewichtsreduktion in Zeiten einer verminderten Kalorienzufuhr und zu einer schnelleren Gewichtszunahme bei Erhöhung der Kalorienaufnahme.

23.10.1 Behandlung

Durch die Kombination von körperlicher Bewegung (zügiges Laufen für 30 Minuten pro Tag) und einer verminderten Kalorienzufuhr (von täglich 1.200 kcal) kommt es zu einer Gewichtsabnahme um 0,07 kg pro Tag. Gleichzeitig sollte die Ernährung auf eine verminderte Zufuhr gesättigter Fettsäuren und eine vermehrte Aufnahme pflanzlicher Nahrungsmittel umgestellt werden. Ein Jahr nach Teilnahme an einem solchen Programm nehmen die Patienten im Durchschnitt wieder ein Drittel des verlorenen Gewichtes zu [30]. Bereits eine Gewichtsreduktion von nur 5 bis 10 kg kann den Blutdruck und die Plasma-Lipoproteinkonzentration senken und die Einstellung eines Diabetes mellitus erleichtern [31].

Bei einer sehr niedrigen Kalorienzufuhr durch flüssige Eiweißdiäten (400–800 kcal/die) kommt es innerhalb von 12 Wochen zu einer Gewichtsreduktion von durchschnittlich 20 bis 25 kg. Bei dieser Diät ist allerdings eine medizinische Überwachung notwendig (Tab. 23.11). Bei Patienten mit einem Body-mass-Index von über 42 (entsprechend dem Doppelten des Idealgewichtes) sollte eine Gastro-

Tab. 23.11: Überwachungsmaßnahmen bei einer extrem niedrigkalorischen Diät

Herzfrequenz und Blutdruck
Serumelektrolyte und Plasmaharnsäurekonzentration
Differentialblutbild
EKG
Beachtung eines häufigeren Auftretens von Gallensteinen

---

plastik erwogen werden. Hierbei ist es das Ziel, ein kleines Magenvolumen (etwa 50 ml Inhalt) zu schaffen und damit die Nahrungsaufnahme zu begrenzen. Ältere Operationstechniken wie ein jejuno-ilealer Dünndarmbypass sind wegen zu hoher Komplikationsrate verlassen worden. Zu den Komplikationen dieses Verfahrens gehören fettige Leberinfiltration, Durchfälle, Elektrolytentgleisungen, Vitamin-B12-Mangel, Nieren- und Gallensteine [32]. Zu den postoperativen Komplikationen der Gastroplastik zählen Nahtinsuffizienz, Magengeschwüre, Ösophagitis und Übelkeit. Bei der medikamentösen Therapie mit Appetitzüglern kommt es zur Schläfrigkeit. Beim Absetzen der Medikamente kommt es meist zu einer höheren Rückfallrate als bei nicht-pharmakologischen Therapieansätzen.

23.10.2 Nebenwirkungen der Adipositas

Eine Adipositas ist mit einer erhöhten Morbidität und Mortalität verbunden. Sie ist eine gut belegte Ursache von Bluthochdruck, Lipidstoffwechselstörungen und Diabetes mellitus (Tab. 23.12). Die adipositasbedingten Veränderungen können in kardiovaskuläre, pulmonale, hepatische und metabolische Probleme unterteilt werden.

Kardiovaskuläre Probleme

Bei adipösen Patienten sind Herzminutenvolumen und Blutvolumen erhöht. Dies ist nicht überraschend, denn jedes Kilogramm Fettgewebe enthält nahezu 3.000 m Blutgefäße [33]. Es wird geschätzt, daß das Herzminutenvolumen jeweils um 0,1 l/Min. ansteigt, falls das Körpergewicht aufgrund von vermehrtem Fettgewebe um ein Kilogramm zunimmt. Die Steigerung des Herzminutenvolumens kommt über eine Steigerung des Schlagvolumens zustande, denn die Ruhefrequenz bleibt bei adipösen Patienten normal oder ist sogar etwas erniedrigt. Als Folge des gesteigerten Herzminutenvolumens kommt es meist zu einem Hochdruck und zu einer Kardiomegalie. Falls bei adipösen Patienten ein normaler Blutdruck vorliegt, muß ein erniedrigter peripherer Gesamtwiderstand angenommen werden. Häufig liegt eine pulmonalvaskuläre Hypertension vor. Diese ist meist durch eine chronische arterielle Hypoxämie und/oder ein erhöhtes pulmonalvaskuläres Blutvolumen bedingt. Die Gefahr einer koronaren Herzerkrankung ist bei adipösen Patienten doppelt so hoch wie bei normalgewichtigen Patienten. Aufgrund der höheren Anforderungen an das kardiovaskuläre System sind die Leistungsreserven und damit die körperliche Belastbarkeit eingeschränkt.

Respiratorische Probleme

Adipöse haben Lungenveränderungen im Sinne einer Restriktion. Dies ist durch das erhöhte Gewicht im Thoraxbereich als auch das erhöhte abdominelle Gewicht, das die Beweglichkeit des Zwerchfells einschränkt, bedingt. Diese Veränderungen treten insbesondere in Rückenlage auf. Durch Fetteinlagerungen in die Atemmuskulatur kommt es zu einer weiteren Einschränkung der Atmung und zu einer verminderten körperlichen Belastbarkeit. Bei adipösen Patienten ist von einem erniedrigten arteriellen Sauerstoffpartialdruck auszugehen. Als Ursache ist vermutlich eine Ventilations-/Perfusionsstörung anzunehmen, die durch die verminderten Lungenvolumina und -kapazitäten (exspiratorisches Reservevolumen, Vitalkapazität, funktionelle Residualkapazität) verstärkt werden. Dies ist dadurch bedingt, daß bei Adipositas Brust- und Bauchraum zusammengedrückt werden [34]. Im Gegensatz zum erniedrigten arteriellen Sauerstoffpartialdruck bleiben der arterielle CO_2-Partialdruck sowie die respiratorische Antwort auf CO_2-Veränderungen normal. Dies ist durch die große CO_2-Diffusionskapazität und die günstige CO_2-Dissoziationskurve bedingt. Die Leistungsreserve ist jedoch gering. Durch die Verabreichung eines atemdepressiven Medikaments, insbesondere bei gleichzeitiger Einnahme der Rückenlage, kann es bei adipösen Patienten zu einer CO_2-Retention kommen. Adipöse Patienten atmen normalerweise schnell und flach, denn hierbei ist der Sauerstoffbedarf für die Atemarbeit am geringsten.

Leberprobleme

Bei adipösen Patienten fallen die Leberfunktionstests häufig pathologisch aus, oft liegt auch eine fettige Leberinfiltration vor. Es gibt auch Beweise dafür, daß volatile Anästhetika bei adipösen Patien-

---

Tab. 23.12: Nebenwirkungen der Adipositas

arterieller Bluthochdruck
Hypercholesterinämie
Hypertriglyzeridämie
Diabetes mellitus
koronare Herzerkrankung
Herzvergrößerung
pulmonalvaskuläre Hypertonie
Herzinsuffizienz
restriktive Lungenveränderungen
arterielle Hypoxämie
Schlafapnoe
fettige Leberinfiltration
Arthrose

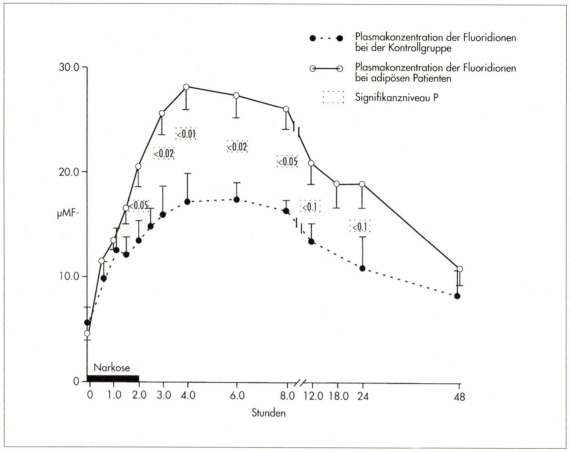

Abb. 23.3: Bei adipösen Patienten und bei nicht-adipösen Patienten wurden während und nach einer Enflurannarkose die Plasmakonzentrationen (µmol/l; Mittelwert ± SE) der Fluoridionen (F⁻) gemessen. Bei adipösen Patienten waren die F⁻-Konzentrationen während und nach der Narkose signifikant höher.
(Aus: Bentley JB, Vaughn RW, Miller MS, et al. Serum inorganic fluoride levels in obese patients during and after enflurane anesthesia. Anesth Analg 1979; 58: 409–412; mit freundlicher Genehmigung.)

ten stärker defluoridiert werden als bei Normalgewichtigen (Abb. 23.3) [35–37]. Damit beim Halothanmetabolismus Fluoride entstehen, muß ein reduktiver Abbau stattfinden. Deshalb bestand die Befürchtung, daß eine fettige Leberinfiltration, wie sie bei einer Adipositas permagna besteht, zu einer Hypoxie der Hepatozyten führen und damit einen reduktiven Halothanabbau begünstigen könnte. Dadurch könnten vermehrt hepatotoxische Abbauprodukte entstehen. Anhand von Leberfunktionstests konnte jedoch bei adipösen Patienten kein Hinweis auf eine erhöhte Leberschädigung durch Halothan aufgezeigt werden [37]. Das Risiko, eine Gallenblasen- oder Gallenwegserkrankung zu entwickeln, ist bei adipösen Patienten um das Dreifache erhöht. Ein pathologischer Cholesterinstoffwechsel scheint hierfür verantwortlich zu sein.

Metabolische Probleme

Bei adipösen Patienten fallen Glukosetoleranztests häufig pathologisch aus, und die Inzidenz eines Diabetes mellitus ist mehrfach erhöht. Entsprechend besteht bei einem vermehrten Fettgewebe eine periphere Insulinresistenz. Sauerstoffverbrauch und CO_2-Produktion sind gesteigert. Dieser erhöhte Metabolismus stellt eine deutliche kardiopulmonale Mehrbelastung dar. Weitere Stoffwechselstörungen der Adipositas sind erhöhte Hypercholesterin- und Triglyzeridspiegel.

23.10.3 Narkoseführung

Bei der Narkoseführung müssen die adipositasbedingten Veränderungen berücksichtigt werden. So sind bei diesem Patientenkollektiv häufig ein gastroösophagealer Reflux und eine Hiatushernie zu finden. Außerdem ist der pH-Wert des Magensekrets saurer, auch das Volumen des Magensekrets

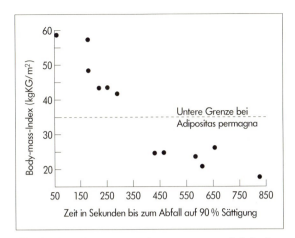

Abb. 23.4: Bei Patienten mit Adipositas permagna (erfaßt über den Body-mass-Index) fällt die arterielle Sauerstoffsättigung schnell unter 90% ab.
(Aus: Berthoud MC, Peacock JE, Reilly CS. Effectiveness of preoxygenation in morbidly obese patients. Br J Anaesth 1991; 67: 464–466; mit freundlicher Genehmigung.)

und der intragastrale Druck sind erhöht [38]. Durch eine Volumenzunahme des Weichteilgewebes kann bei adipösen Patienten die Beweglichkeit in den Kiefer- und Halsgelenken vermindert sein. Aufgrund dieser Bewegungseinschränkungen kann es schwierig sein, die Atemwege offen zu halten, um z.B. endotracheal zu intubieren. Um den pH-Wert des Magensaftes anzuheben und dessen Volumen zu erniedrigen, können bei adipösen Patienten im Rahmen der präoperativen Vorbereitung H_2-Rezeptorenblocker und/oder Metoclopramid verabreicht werden. Außerdem werden häufig eine Blitzeinleitung (unter Anwendung des Krikoiddruckes) mit zügiger Intubation mit einem blockbaren Endotrachealtubus durchgeführt, um das Risiko einer Aspiration zu minimieren. Bei einigen Patienten kann auch eine fiberoptische Intubation im wachen Zustand durchgeführt werden. Aufgrund einer niedrigen funktionellen Residualkapazität neigen adipöse Patienten während einer Apnoephase zu einem sehr schnellen Abfall des arteriellen Sauerstoffpartialdruckes. Dies kann bereits bei der kurzen Apnoephase während der endotrachealen Intubation der Fall sein (Abb. 23.4) [39]. Aufgrund des Risikos von schnellen Sättigungsabfällen ist es wichtig, vor der Intubation die Lungen mit reinem Sauerstoff aufzusättigen. Die arterielle Sauerstoffsättigung sollte mittels Pulsoxymetrie kontinuierlich gemessen werden. Durch die erniedrigte funktionelle Residualkapazität kommt es zu einem schnelleren alveolären Konzentrationsanstieg und zu einer beschleunigten Anflutung von Inhalationsanästhetika.

Aufrechterhaltung der Narkose

Welche Medikamente oder Narkoseverfahren bei adipösen Patienten zur Aufrechterhaltung der Narkose am besten geeignet sind, ist nicht eindeutig geklärt. Zurückhaltend sollten eventuell leberschädigende Medikamente eingesetzt werden, da sehr häufig eine fettige Leberinfiltration vorliegt. Obwohl bei adipösen Patienten eine erhöhte Fluoridfreisetzung aus volatilen Anästhetika vorliegt, konnte nicht nachgewiesen werden, daß es hierdurch zu Leber- und Nierenschädigungen kommt (Abb. 23.3) [35–37]. Bei adipösen Patienten ist zu beobachten, daß die Wirkung von Medikamenten, die im Fettgewebe gespeichert werden (z.B. volatile Anästhetika, Opioide und Barbiturate) verlängert sein kann. Dennoch muß bei adipösen Patienten von keinem verzögerten Wachwerden ausgegangen werden (Abb. 23.5) [40]. Das Verteilungsvolumen und die Plasmahalbwertszeit von Sufentanil sind bei adipösen Patienten verlängert. Dies ist Folge der hohen Fettlöslichkeit dieses Opioids [42]. Eine Spinal- oder Periduralanästhesie kann bei adipösen Patienten technisch schwierig sein, da die knöchernen Markierungspunkte verdeckt sein können. Aufgrund überfüllter Periduralvenen kann der Druck im

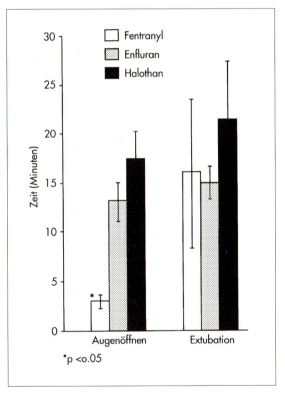

Abb. 23.5: Bei adipösen Patienten wurde nach einer Magen-Bypass-Operation die Aufwachzeit (Mittelwert ± SE) bestimmt. Die Patienten hatten entweder eine Lachgas-Fentanyl-Narkose, eine Enfluran- oder eine Halothannarkose. Die Zeitspanne bis zum Augenöffnen auf Aufforderung war bei den mit Lachgas und Fentanyl narkotisierten Patienten am kürzesten. Die Zeitspanne bis zur Extubation war jedoch bei allen drei Gruppen ähnlich.
(Aus: Cork RC, Vaughn RW, Bentley JB. General anesthesia for morbidly obese patients – an examination of postoperative outcomes. Anesthesiology 1981; 54: 310–313; mit freundlicher Genehmigung.)

Periduralraum erhöht sein. Dadurch ist es schwierig, das zu erwartende Sensibilitätsniveau genau vorauszusehen. Es scheint daher bei sehr adipösen Patienten sinnvoll zu sein, bei der Periduralanästhesie eine geringere Initialdosis des Lokalanästhetikums zu verabreichen.

Einstellung der Ventilation

Bei der Narkoseführung von adipösen Patienten wird häufig eine kontrollierte Beatmung mit großen Atemzugsvolumina gewählt. Hierdurch soll der bei Adipositas bestehenden verminderten funktionellen Residualkapazität und dem erniedrigten Sauerstoffpartialdruck entgegengewirkt werden. Wie sich ein positiv endexspiratorischer Druck (PEEP) auswirkt, ist nicht abschätzbar. Es ist denkbar, daß es durch einen PEEP zu einem so starken Abfall des Herzminutenvolumens kommen kann, daß dadurch die Vorteile eines verbesserten Ventilations-/Perfusionsverhältnisses zunichte gemacht werden. Durch eine Bauchlage oder eine Kopf-Tieflage können bei adipösen Patienten die Compliance der Thoraxwand und die arterielle Sauerstoffspannung weiter verschlechtert werden. Bei narkotisierten, spontan atmenden adipösen Patienten kann es bereits durch eine Rückenlagerung zu einem drastischen Abfall der arteriellen Oxygenierung, eventuell mit einem Kreislaufstillstand, kommen. Um perioperativ die Suffizienz der Oxygenierung und Ventilation überwachen zu können, ist es sinnvoll, die arterielle Sauerstoffsättigung und die arteriellen Blutgase entsprechend zu überwachen.

23.10.4 Postoperative Komplikationen

Im Vergleich zu normalgewichtigen Patienten sind bei adipösen Patienten die postoperative Morbidität und Mortalität höher. Wundinfektionen treten bei ihnen doppelt so häufig auf. Die Inzidenz von tiefen Venenthrombosen und die Gefahr einer Lungenembolie sind ebenfalls erhöht. Dies verdeutlicht nochmals, wie wichtig eine frühzeitige postoperative Mobilisierung ist. Pulmonale Komplikationen treten insbesondere nach abdominalchirurgischen Eingriffen auf. Postoperativ werden die Patienten oft in eine halbsitzende Lagerung gebracht, um so die Gefahr einer arteriellen Hypoxämie zu minimieren. Die arterielle Oxygenierung sollte engmaschig überwacht und entsprechend dem arteriellen Sauerstoffpartialdruck Sauerstoff zugeführt werden. Der maximale Abfall der arteriellen Oxygenierung tritt typischerweise am 2. bis 3. postoperativen Tag auf [42].

23.11 Pickwick-Syndrom

Bei ungefähr 8% der adipösen Patienten kommt es zu einer adipositasbedingten Hypoventilation, es wird vom Pickwick-Syndrom gesprochen [43]. Bei diesen Patienten fallen eine extreme Adipositas, anfallsweise bei Tage auftretende Schlafzustände und Hypoventilation auf. Bei adipösen Patienten mit erhöhtem arteriellem CO_2-Partialdruck sollte entweder an dieses Syndrom oder an schwere vorbestehende Lungenerkrankungen gedacht werden. Letztendlich führt die Hypoventilation zu respiratorischer Azidose, arterieller Hypoxämie, Polyzythämie, pulmonalvaskulärer Hypertension und Rechtsherzinsuffizienz. Bei Gewichtsabnahme fallen die arteriellen CO_2-Partialdrücke wieder ab. Die Ätiologie dieses adipositasbedingten Hypoventilationssyndroms ist nicht klar. Ursache kann eine zentralnervöse Störung der Atemregulation und/oder ein Nichtansprechen der Atemmuskulatur auf entsprechende neuronale Impulse sein. Die im Rahmen dieses Syndroms manchmal auftretenden und durch eine Obstruktion bedingten Schlafapnoephasen konnten dadurch suffizient therapiert werden, daß über einen Nasenkatheter ein positiver Atemwegsdruck aufrechterhalten wurde [43].

23.12 Bulimia nervosa

Typisch für die Bulimia nervosa ist eine anfallsweise exzessive Nahrungszufuhr. Es handelt sich zumeist um Frauen. Die Bulimia nervosa führt trotz gelegentlich selbstinduziertem Erbrechen zu einer Adipositas. Eine Hypokaliämie kann Folge des selbstinduzierten Erbrechens oder einer übermäßigen Einnahme von Diuretika oder Laxantien sein. Häufig kommt es zu Zahnfleischerkrankungen. Dies ist meist Folge der gesteigerten Kohlenhydratzufuhr und/oder Folge von Säureschädigung im Rahmen des selbstinduzierten Erbrechens. Die Serum-Amylase ist oft erhöht und gleichzeitig besteht meist eine benigne Vergrößerung der Ohrspeicheldrüse. Bei dieser Patientengruppe besteht häufig auch eine depressive Verstimmung und ein Alkohol- und Drogenabusus. Die Bulimia nervosa wird mit trizyklischen Antidepressiva behandelt, deren Wirkmechanismus dem der Appetitzügler verwandt zu sein scheint.

23.13 Anorexia nervosa

Die Anorexia nervosa ist eine psychiatrische Erkrankung. Sie ist durch eine deutliche Abnahme der körperlichen Aktivität bei gleichzeitig stark verminderter Nahrungsaufnahme gekennzeichnet. Ursache ist ein Schlankheitswahn. Symptome, wie sie im Rahmen einer Bulimia vorliegen, können ebenfalls bei der Anorexia nervosa auftreten. Zumeist sind Frauen betroffen. Der Gewichtsverlust beträgt oft 25% des normalen Körpergewichts und mehr. Gleichzeitig bezeichnen sich die Patienten als adipös. Als Folge des Hungerns kommt es zu endokrinen Störungen, insbesondere zur Amenorrhoe. Diese Störungen normalisieren sich bei verbesserter Ernährung. Veränderungen des vegetativen Nervensystems können sich in Hypothermie, orthostatischer Hypotension, Bradykardie und Herzrhythmusstörungen äußern. Am Herzen kommt es zu einer Abnahme der Muskelmasse und zu einer Verminderung der Kontraktilität. Häufig kommt es zu EKG-Veränderungen, wie T-Zackeninversion, ST-Streckensenkung und verlängertem QT-Intervall. Herzrhythmusstörungen werden für den gelegentlichen plötzlichen Herztod bei solchen Patienten verantwortlich gemacht [44]. Oft kommt es zu einer Leukopenie. Eine Thrombozytopenie und Anämie können ebenfalls vorliegen. Aufgrund des schlechten Ernährungszustandes und der verminderten Östrogenspiegel kommt es zu einer Abnahme der Knochendichte. Elektrolytentgleisungen sind selten, obwohl es bei Patienten durch selbstinduziertes Erbrechen oder Diuretika- und/oder Laxantienabusus zu einer Hypokaliämie kommen kann. Bei einigen Patienten kommt es zu fettiger Leberinfiltration und Leberfunktionsstörungen. Die Entleerung des Magens erfolgt verzögert.

Die Behandlung der Anorexia nervosa besteht darin, das Körpergewicht zu normalisieren. Hierzu kann eine enterale Ernährung notwendig sein. Trizyklische Antidepressiva sind unwirksam, da sie den Appetit drosseln. Das appetitsteigernde Medikament Cyproheptadine kann bei diesen Patienten wirksam sein [45]. Trotz entsprechender Therapie beträgt die Mortalität 7 bis 10%. Selbsttötung oder Folgen der extremen Unterernährung sind die Ursachen.

23.13.1 Narkoseführung

Obwohl die Anorexia nervosa relativ häufig vorkommt, gibt es wenig Publikationen zur Narkoseführung bei Patienten mit dieser Ernährungsstörung. Bei der präoperativen Erhebung sollten die durch die Mangelernährung induzierten pathophysiologischen Veränderungen berücksichtigt werden. Um eine eventuelle kardiale Schädigung erkennen zu können, ist eine EKG-Ableitung wichtig. Eventuell vorliegende Elektrolytstörungen, eine durch die Mangelernährung induzierte Hypovolämie und die verminderte Magenentleerung müssen präoperativ beachtet werden. Treten bei Patienten mit einer Anorexia nervosa intraoperativ Herzrhythmusstörungen auf, so können sie durch eine Hypokaliämie, ein verlängertes QT-Intervall und Störungen des autonomen Nervensystems bedingt sein [46]. Die Antagonisierung von Muskelrelaxantien und Veränderungen des CO_2-Partialdrucks können bei diesen Patienten Herzrhythmusstörungen mit begünstigen. Da die bisherigen Erfahrungen zur Narkoseführung bei Patienten mit Anorexia nervosa zu gering sind, können keine speziellen Narkoseformen und -medikamente als besonders geeignet empfohlen werden.

23.14 Mangelernährung

Eine Mangelernährung ist ein medizinisch definierbares Syndrom. Es ist durch Energiezufuhr in Form von enteraler oder total parenteraler Ernährung (Hyperalimentation) therapeutisch angehbar [47]. Über 90% aller mangelernährten Patienten können laborchemisch daran erkannt werden, daß die Plasma-Albuminkonzentration unter 3 g/dl und der Transferrinspiegel unter 200 mg/dl erniedrigt sind. Im Rahmen einer Mangelernährung kommt es bei Hauttests (als Ausdruck einer Immunsuppression) zu einer Anergie. Häufig besteht auch eine fettige Leberinfiltration.

Bei schwerkranken Patienten liegt oft eine verminderte Kalorienzufuhr vor. Zusätzlich besteht meist noch ein Hypermetabolismus, da aufgrund von Verletzungen, Fieber, Sepsis und Wundheilungsprozessen ein erhöhter Kalorienbedarf besteht. Es wird geschätzt, daß als Basisbedarf 1.500 bis 2.000 Kalorien pro Tag benötigt werden. Bei einer Steigerung der Körpertemperatur um 1 °C nimmt der tägliche Energiebedarf um ungefähr 15% zu. Bei Vorliegen zahlreicher Frakturen steigt der Energiebedarf um ungefähr 25% und bei Vorliegen größerer Verbrennungen um etwa 100% an. Es muß auch beachtet werden, daß große Tumoren durch Wachstum und Stoffwechsel einen hohen Energieverbrauch haben. Dieser kann mehr als der Grundbedarf des Patienten sein. Nach einer Operation haben die Patienten einen erhöhten Proteinabbau und verminderten Proteinanabolismus [48].

23.14.1 Behandlung

Es wird meist empfohlen, daß Patienten mit einer Gewichtsabnahme um mehr als 20% ihres Körpergewichtes vor einer elektiven Operation entsprechend hochkalorisch behandelt werden sollten [49]. Auch bei Patienten, die postoperativ mindestens eine Woche lang nicht essen oder Nahrung enteral aufnehmen können, ist gegebenenfalls eine parenterale Ernährung notwendig. Bei den Patienten, bei denen der Gastrointestinaltrakt funktioniert, kann die enterale Ernährung durch eine nasogastrale Sonde oder einen Gastrostomiekatheter erfolgen. Die enterale Ernährung erfolgt meist durch die kontinuierliche Zufuhr von 100 bis 120 ml/h Ernährungslösung. Komplikationen sind bei der enteralen Ernährung selten. Möglich ist eine Hyperglykämie, die zu einer osmotischen Diurese und damit zu einer Hypovolämie führen kann. Falls die Blutzuckerkonzentration 250 mg/dl übersteigt, sollte die Gabe von Insulin erwogen werden. Bei den meisten Elementardiäten führt die hohe Osmolarität (550 bis 850 mval/l) häufig zu Durchfällen.

Ist der Gastrointestinaltrakt nicht funktionstüchtig, so muß der Patient parenteral ernährt werden. Die ausschließliche parenterale Ernährung über einen peripheren Zugang kann mit isotonen Lösungen nur dann erfolgen, wenn der Patient unter 2.000 kcal pro Tag benötigt und die voraussichtliche Dauer der zusätzlichen parenteralen Ernährung unter 2 Wochen liegt. Ist dagegen absehbar, daß der Patient längerfristig parenteral ernährt werden muß oder die tägliche Energiezufuhr 2.000 kcal überschreiten wird, ist die Anlage eines zentralen Zuganges (z. B. über die Vena subclavia) notwendig. Die Ernährung erfolgt dann mit parenteralen hypertonen Infusionen (etwa 1.900 mOsmol/l) mit einer Flüssigkeitsmenge von 40 ml/kg KG × Tag.

Die vielfältigen Komplikationsmöglichkeiten einer totalen parenteralen Ernährung sind in Tab. 23.13 aufgeführt. Die Glukosekonzentration im Blut sollte überwacht werden. Eine Hyperglykämie von über 250 mg/dl kann durch Insulingabe behandelt werden. Dagegen kann es bei einem plötzlichen Stop der Ernährungslösung (z. B. durch Abknicken des Infusionsschlauches) durch den weiterhin erhöhten endogenen Insulinspiegel zu einer Hypoglykämie kommen. Da bei der Metabolisierung von Aminosäuren, die in den meisten Ernährungslösungen enthalten sind, Salzsäure freigesetzt wird, kann es zu einer hyperchlorämischen metabolischen Azidose kommen. Bei Patienten mit eingeschränkter kardialer Leistungsreserve besteht bei einer parenteralen Ernährung aufgrund einer möglichen Volumenüberlastung die Gefahr einer Herzinsuffizienz. Durch einen gesteigerten Glukosemetabolismus kommt es zu einer vermehrten CO_2-Produktion. Dadurch kann eine mechanische Beatmung notwendig werden oder es ist dadurch unmöglich, einen langzeitbeatmeten Patienten vom Respirator zu entwöhnen [50]. Parenteral verabreichte Ernährungslösungen können das Wachstum von Bakterien und Pilzen fördern, so daß immer die Gefahr einer Kathetersepsis besteht. Es ist daher im Gegensatz zur unmittelbaren perioperativen Phase nicht empfehlenswert, über einen solchen Ernährungskatheter gleichzeitig Medikamente zu geben, Blutentnahmen durchzuführen oder den zentralvenösen Druck zu messen. Es kann zu Elektrolytentgleisungen, wie Hypokaliämie, Hypomagnesiämie, Hypokalzämie und Hypophosphatämie kommen. Wird eine intravenöse Hyperalimentation intraoperativ fortgeführt, sollte die gleichzeitige Infusion anderer Flüssigkeiten zurückhaltend erfolgen, um keine Volumenüberlastung zu verursachen.

Tab. 23.13: mögliche Komplikationen einer totalen parenteralen Ernährung

Hyperglykämie
nicht-ketoazidotisches hyperosmolares hyperglykämisches Koma
Hypoglykämie
hyperchlorämische metabolische Azidose
Flüssigkeitsüberladung
erhöhte CO_2-Produktion
katheterbedingte Sepsis
Elektrolytstörungen
Nierenfunktionsstörung
Leberfunktionsstörung
Thrombose von zentralen Venen

23.15 Vitaminmangelstörungen

Vitaminmangelstörungen sind vor allem von historischem Interesse. Dennoch ist es denkbar, daß bei Patienten mit Vitaminmangel eine Anästhesie und Operation notwendig wird, so z.B. bei chronisch alkoholkranken Patienten. Hierbei können keine speziellen Anästhetika oder Narkoseverfahren empfohlen werden; um jedoch diese Patienten perioperativ richtig beurteilen zu können, müssen die durch einem Vitaminmangel bedingten Veränderungen berücksichtigt werden.

23.15.1 Thiamin (Vitamin B1)

Die typischen Symptome eines Vitamin-B1-Mangels äußern sich als Beriberi-Krankheit. Beriberi wird am häufigsten bei chronisch alkoholkranken Patienten angetroffen, die aufgrund ihrer Fehlernährung zu wenig Vitamin B1 (Thiamin) aufnehmen. Ein Thiamin-Mangel führt zu einer Verminderung des peripheren Gefäßwiderstandes und zu einer Zunahme des Herzminutenvolumens. Die sich daraus ergebende Mehrbelastung für das Herz kann so groß sein, daß es zu einer Herzinsuffizienz mit gesteigertem Herzminutenvolumen kommt (high-output failure). Diese Form einer Herzinsuffizienz ist dem hyperdynamischen Herzversagen vergleichbar, das bei Patienten mit einem großen arteriovenösen Shunt auftreten kann. Es kann jedoch schwierig sein, zwischen einer Herzinsuffizienz aufgrund eines Thiaminmangels und einer Kardiomyopathie aufgrund eines chronischen Alkoholabusus zu unterscheiden. Gedächtnisverlust (Korsakow-Psychose) und Muskelschwäche können auftreten. Typisch für den Thiaminmangel ist eine Polyneuropathie mit Demyelinisierung, Parästhesien und Sensibilitätsverlust (handschuh- und strumpfartige Ausbreitung). Auch die Fasern des peripheren sympathischen Nervensystems können beschädigt sein. Dadurch können während der Narkose die vasomotorischen Kompensationsmechanismen abgeschwächt sein, und bei Blutungen, intermittierender Überdruckbeatmung oder plötzlichen Lageveränderungen könnte es zu verstärkten Blutdruckabfällen kommen. Die Therapie eines Thiaminmangels besteht darin, daß dieses Vitamin intravenös verabreicht wird.

23.15.2 Ascorbinsäure (Vitamin C)

Bei einem Ascorbinsäuremangel kommt es zu einem Symptomenkomplex, der als Skorbut bekannt ist. Bei der Synthese eines normalen Kollagens muß Prolin zu Hydroxyprolin umgewandelt werden. Hierzu ist Ascorbinsäure notwendig. Bei einem Ascorbinsäuremangel kommt es in sämtlichen Geweben zu den Symptomen eines pathologisch veränderten kollagenen Bindegewebes. Hauptmerkmal bei Patienten mit einem Vitamin-C-Mangel sind petechiale Blutungen aufgrund einer Kapillarschwäche. Es können auch Gelenk- und Muskelblutungen auftreten. Eine mangelnde Aktivität der Odontoblasten führt zu Zahnverlust und gangränösen Veränderungen an den Alveolarfortsätzen. Auch die Fibroblastenaktivität ist unzureichend. Hierdurch kommt es zu einer schlechten Wundheilung und zur Bildung von schwachem Narbengewebe. Auch eine katabole Stoffwechsellage mit negativer Stickstoffbilanz und Kaliummangel ist typisch. Außerdem ist eine Eisenmangelanämie häufig. Eine makrozytäre Anämie läßt einen gleichzeitigen Folsäuremangel vermuten. Bei der Narkoseführung müssen keine Besonderheiten beachtet werden.

23.15.3 Nikotinsäureamid (Nikotinamid)

Bei einem Mangel an Nikotinsäureamid kommt es zur Pellagra (schwarze Zunge). Nikotinsäureamid ist Bestandteil des Nikotinamid-Adenin-dinukleotid-Phosphates (NADP). Dieses ist ein wichtiger Bestandteil zellulärer Oxidations- und Reduktionsprozesse. Der Körper ist nicht auf eine exogene Nikotinsäureamidzufuhr angewiesen, da er dieses Vitamin selbst aus Tryptophan herstellen kann. Patienten mit einem Karzinoidtumor können jedoch eine Pellagra entwickeln, da das verfügbare Tryptophan für die Serotoninbildung verbraucht wird und nicht mehr zur Nikotinsäureamidsynthese zur Verfügung steht. Eine stark maishaltige Ernährung kann zu einem Nikotinsäureamidmangel führen, denn Mais enthält große Mengen an Leuzin, das den Tryptophanstoffwechsel behindert. Weitere Ursachen einer Pellagra sind Malabsorptionssyndrome und chronischer Alkoholabusus.

Geistige Verwirrung, Reizbarkeit und periphere Neuropathie sind charakteristisch für einen Mangel an Nikotinsäureamid. Durch Verabreichung von Nikotinsäureamid können die zentralnervösen Funktionsstörungen normalerweise innerhalb von 24 Stunden beseitigt werden. Bei gastrointestinalen Symptomen können Anazidität sowie schwere Durchfälle auftreten, die mit Hypovolämie und Elektrolytverlust einhergehen können. Typisch ist auch eine vesikuläre Dermatitis, die die Schleimhäute mitbefällt. Diese Pellagra-Dermatitis kann zu Stomatitis, Glossitis, exzessiver Salivation und Urethritis führen. Bezüglich der Narkoseführung sind keine besonderen Empfehlungen zu beachten.

23.15.4 Vitamin A

Ein Vitamin-A-Mangel kann entstehen, wenn keine Vitamin-A-haltigen Nahrungsmittel aufgenommen werden (Blattgemüse, tierische Leber) oder wenn eine Malabsorption vorliegt. Zu den Symptomen eines Vitamin-A-Mangels gehören Nachtblindheit, Austrocknung des konjunktivalen Epithels und Hornhautschädigungen. Aufgrund einer verminderten Hämoglobinsynthese kommt es auch oft zu einer Anämie. Bei der Narkoseführung muß darauf geachtet werden, daß mehrfach Augensalbe verabreicht wird und intraoperativ die Augenlider geschlossen bleiben.

Bei einer exzessiven Vitamin-A-Zufuhr kann es zu Reizbarkeit, Hydrozephalus, Hepatosplenomegalie und Anämie kommen. Zentralnervöse Symptome können durch einen erhöhten intrakraniellen Druck ausgelöst werden, dessen Ursache eine Verlegung eines intrakraniellen Sinus sein kann.

23.15.5 Vitamin D

Eine ernährungsbedingte Rachitis entsteht dadurch, daß zu wenig aktives Vitamin D verfügbar ist. Fehlt Vitamin D, ist die Kalziumresorption im Gastrointestinaltrakt vermindert und es bildet sich leicht eine Hypokalzämie aus. Dieser drohenden Hypokalzämie wird durch Parathormon entgegengewirkt, das unter diesen Bedingungen vermehrt freigesetzt wird. Durch die Aktivität des Parathormons werden die Plasma-Kalziumkonzentrationen wieder nahezu normalisiert. Hierbei werden jedoch ältere Knochenstrukturen demineralisiert. Die Knochenneubildung, die auf normale Plasma-Kalziumkonzentrationen angewiesen ist, läuft normal ab. Daher sind die für eine Rachitis typischen Skelettveränderungen dadurch charakterisiert, daß neue Knochenstrukturen normal gebildet, alte Knochenstrukturen aber wieder abgebaut werden. Aufgrund dieser Umbauprozesse kann es z.B. zu einer so starken thorakalen Kyphose kommen, daß eine Behinderung der Atmung entsteht. Bei einem Vitamin-D-Mangel liegen im Plasma normale oder erniedrigte Kalziumkonzentrationen, niedrige Phosphatkonzentrationen und erhöhte Konzentrationen an alkalischer Phosphatase vor. Die Kalziumausscheidung über den Urin ist vermindert.

23.15.6 Vitamin K

Vitamin K wird durch Bakterien synthetisiert, die im Gastrointestinaltrakt angesiedelt sind. Durch eine langfristige Antibiotikatherapie können diese

Bakterien abgetötet werden und es kann zu einem Abfall des Quickwertes kommen. Da Vitamin K fettlöslich ist, kann es immer dann zu einem Vitamin-K-Mangel kommen, wenn die Fettresorption aus dem Gastrointestinaltrakt behindert ist. Zu einer verminderten Vitamin-K-Resorption kommt es vor allem, wenn keine Gallensalze im Darmtrakt vorhanden sind.

Literaturhinweise

1. McNeill, M.J., Bennet, A.: Use of regional anaesthesia in a patient with acute porphyria. Br.J. Anaesth. 1990; 64: 371–3
2. Mustajoki, P., Heinonen, J.: General anesthesia in "inducible" porphyrias. Anesthesiology 1980; 53: 15–20
3. Salvin, S.A., Christoforides, C.: Thiopental administration in acute intermittent porphyria without adverse effect. Anesthesiology 1976; 44: 77–9
4. Bancroft, G.H., Lauria, J.I.: Ketamine induction for cesarean section in a patient with acute intermittent porphyria and achondroplastic dwarfism. Anesthesiology 1983; 59: 143–4
5. Meissner, P.N., Harrison, G.G., Hift, R.J.: Propofol as an I.V. anaesthetic induction agent in variegate porphyria. Br.J. Anaesth. 1991; 66: 60–5
6. Kantor, G., Rolbin, S.H.: Acute intermittent porphyria and Caesarean delivery. Can.J. Anaesth. 1992; 39: 282–5
7. Larson, L.O., Wilkins, R.G.: Anesthesia and the Lesch-Nyhan syndrome. Anesthesiology 1985; 63: 197–9
8. Grundy, S.M.: Cholesterol and coronary heart disease. A new era. JAMA 1986; 256: 2849–58
9. National Institutes of Health Consensus Development Conference. Lowering blood cholesterol to prevent heart disease. JAMA 1985; 253: 2080–6
10. Consensus Conference: Treatment of hypertriglyceridemia. JAMA 1984: 251: 1196–9
11. Kushi, L.H., Lew, R.A., Stare, F.J., et al.: Diet and 20-year mortality from coronary heart disease: The Ireland-Boston Diet-Heart Study.N. Engl.J. Med. 1985; 312: 811–16
12. Arntzenius, A.C., Kromhut, D., Barth, J.D., et al.: Diet lipoproteins and the progression of coronary atherosclerosis: The Leiden Intervention Trial.N. Engl.J. Med. 1985; 312: 805–10
13. Blankenhorn, D.H., Nessim, S.A., Johnson, R.L., et al.: Beneficial effects of combined colestipol-niacin therapy on coronary atherosclerosis and coronary venous bypass grafts. JAMA 1987; 257: 3233–7
14. Cannon, B.W., Meshier, W.T.: Extremity amputation following radial artery cannulation in a patient with hyperlipoproteinemia type V. Anesthesiology 1982; 56: 222–3
15. Rowe, R.W., Helander, E.: Anesthetic management of a patient with systemic carnitine deficiency. Anesth. Analg. 1990; 71: 295–7
16. Edelstine, G., Hirshman, C.A.: Hyperthermia and ketoacidosis during anesthesia in a child with glycogen-storage disease. Anesthesiology 1980; 52: 90–2
17. Rosen, K.R., Broadman, L.M.: Anaesthesia for diagnostic muscle biopsy in an infant with Pompe's disease. Can. Anaesth. Soc.J. 1986; 33: 790–4
18. Hashimoto, Y., Watanabe, H., Satou, M.: Anaesthetic management of a patient with hereditary fructose-1, 6-diphosphate deficiency. Anesth. Analg. 1978; 57: 503–6
19. Dierdorf, S.F., McNiece, W.L.: Anaesthesia and pyruvate dehydrogenase deficiency. Can. Anaesth. Soc.J. 1983; 30: 413–6
20. Parris, W.C.V., Quimby, C.W.: Anesthetic considerations for the patient with homocystinuria. Anesth. Analg. 1982; 61: 70–1
21. Berry, G.T., Heidenreich, R., Kaplan, P., et al.: Branched-chain amino acid-free parenteral nutrition in the treatment of acute metabolic decompensation in patients with maple syrup urine disease.N. Engl.J. Med. 1991; 324: 175–8
22. Delaney, A., Gal, T.J.: Hazards of anesthesia and operation in maple-syrup-urine disease. Anesthesiology 1976; 44: 83–6
23. Sharar, S.R., Haberkern, C.M., Jack, R., Scott, C.R.: Anesthetic management of a child with methylmalonyl-coenzyme A mutase deficiency. Anesth. Analg. 1991; 73: 499–501
24. Herrick, I.A., Rhine, E.J.: The mucopolysaccharidoses and anaesthesia: A report of clinical experience. Can.J. Anaesth. 1988; 35: 67–73
25. Wilder, R.T., Belani, K.G.: Fiberoptic intubation complicated by pulmonary edema in a 12-year old child with Hurler syndrome. Anesthesiology 1990; 72: 205–7
26. Birkinshaw, K.J.: Anaesthesia in a patient with an unstable neck: Morquio syndrome. Anaesthesia 1975; 30: 46–9
27. Jones, A.E.P., Croley, T.F.: Morquio syndrome and anesthesia. Anesthesiology 1979; 51: 261–2
28. Lichtman, S.W., Pisarska, K., Berman, E.R., et al.: Discrepancy between self-reported and actual caloric intake and exercise in obese subjects.N. Engl.J. Med. 1992; 327: 1893–8
29. Stunkard, A.J., Sorensen, T.I.A., Hanis, C., et al.: An adoption study of human obesity.N. Engl.J. Med. 1986; 314: 193–8
30. Brownell, K.D., Jeffery, R.W.: Improving long-term weight loss: Pushing the limits of treatment. Behav. Ther. 1987; 18: 353–7
31. Kaplan, R.M., Hartwell, S.L., Wilson, D.K., et al.: Effects of diet and exercise interventions on control and quality of life in non-insulin-dependent diabetes mellitus.J. Gen. Intern. Med. 1987; 2: 220–6
32. Hocking, M.P., Duerson, M.C., O'Leary, J.P., Woodward, E.R.: Jejunoileal bypass for morbid obesity. Late follow-up in 100 cases.N. Engl.J. Med. 1983; 308: 995–9
33. Fisher, A., Waterhouse, T.D., Adams, A.P.: Obesity: Its relation to anaesthesia. Anaesthesia 1975; 30: 633–47
34. Vaughn, R.W., Cork, R.C., Hollander, D.: The effect of massive weight loss on arterial oxygenation and pulmonary function tests. Anesthesiology 1981; 54: 325–8
35. Bentley, J.B., Vaughan, R.W., Miller, M.S., et al.: Serum inorganic fluoride levels in obese patients during and after enflurane anesthesia. Anesth. Analg. 1979; 58: 409–12
36. Bentley, J.B., Vaughan, R.W., Gandolfi, A.J., Cork,

R.C.: Halothane biotransformation in obese and nonobese patients. Anesthesiology 1982; 57: 94–7
37. Nawaf, K., Stoelting, R.K.: SGOT values following evidence of reductive biotransformation of halothane in man. Anesthesiology 1979; 51: 185–6
38. Vaughan, R.W., Baker, S., Wise, L.: Volume and pH of gastric juice in obese patients. Anesthesiology 1975; 43: 686–9
39. Berthoud, M.C., Peacock, J.E., Reilly, C.S.: Effectiveness of preoxygenation in morbidly obese patients. Br. J. Anaesth. 1991; 67: 464–6
40. Cork, R.C., Vaughan, R.W., Bentley, J.B.: General anesthesia for morbidly obese patients – an examination of postoperative outcomes. Anesthesiology 1981; 54: 310–3
41. Schwartz, A.E., Matteo, R.S., Ornstein, E., Young, W.L., Myers, K.J.: Pharmacokinetics of sufentanil in obese patients. Anesth. Analg. 1991; 73: 790–3
42. Vaughan, R.W., Wise, L.: Postoperative arterial blood gas measurements in obese patients: Effect of position on gas exchange. Ann. Surg. 1975; 1982: 705–9
43. Rapoport, D.M., Sorkin, B., Garay, S.M., Goldring, R.M.: Reversal of the "Pickwickian Syndrome" by long-term use of nocturnal nasal-airway pressure. N. Engl. J. Med. 1982; 307: 931–3
44. Isner, J.M., Roberts, W.L., Heymsfield, S.B., Yager, J.: Anorexia nervosa and sudden death. Ann. Intern. Med. 1985; 102: 49–52
45. Halmi, K.A., Eckert, E., LaDu, T.J., et al.: Anorexia nervosa: Treatment efficacy of cyproheptadine and amitriptyline. Arch. Gen. Psychiatry 1986; 43: 177–82
46. Arnold, D.E., Rose, R.J., Stoddard, P.: Intraoperative cardiac dysrhythmias in a patient with bulimic anorexia nervosa. Anesthesiology 1987; 67: 1003–5
47. Powell-Tuck, J., Goode, A.W.: Principles of enteral and parenteral nutrition. Br. J. Anaesth. 1981; 53: 169–80
48. Carli, F., Ramachandra, V., Gandy, J., et al.: Effect of general anaesthesia on whole body protein turnover in patients undergoing elective surgery. Br. J. Anaesth. 1990; 65: 373–9
49. Michel, L., Serrano, A., Malt, R.A.: Nutritional support of hospitalized patients. N. Engl. J. Med. 1981; 304: 1147–52
50. Askanazi, J., Nordenstrom, J., Rosenbaum, S.H., et al.: Nutrition for the patient with respiratory failure: Glucose vs. fat. Anesthesiology 1981; 54: 373–7

24 Anämie

Eine Anämie ist, genauso wie Fieber, nur ein Krankheitssymptom. Der Anämie liegt klinisch ein Mangel an Erythrozyten zugrunde [1]. Sie ist nicht durch einen einzelnen Laborwert allein definiert. Beispielsweise kann der Hämatokrit trotz akuten Blutverlusts unverändert sein, während bei einer Schwangeren der verminderte Hämatokrit durch die Zunahme des Plasmavolumens und nicht durch eine Anämie bedingt ist. Trotzdem wird bei erwachsenen Frauen eine Anämie üblicherweise als eine Hämoglobinkonzentration von weniger als 11,5 g/dl (Hämatokrit 36%) definiert; bei Männern wird bei einem Wert von weniger als 12,5% (Hämatokrit 40%) von Anämie gesprochen. Hämatokritabfälle von mehr als 1% pro 24 Stunden können nur durch akuten Blutverlust oder intravasale Hämolyse erklärt werden.

Schwerwiegendste Folge einer Anämie stellt der verringerte arterielle Sauerstoffgehalt (CaO_2) und damit der geringere Sauerstofftransport zum peripheren Gewebe dar. Ein Abfall der Hämoglobinkonzentration von 15 g/dl auf 10 g/dl führt beispielsweise zu einem Abfall der CaO_2 um 33% (Tab. 24.1). Wenn der PaO_2 über 100 mm Hg erhöht wird, führt dies nur zu einer geringen Erhöhung der CaO_2. Ein verringerter Sauerstoffgehalt (CaO_2)

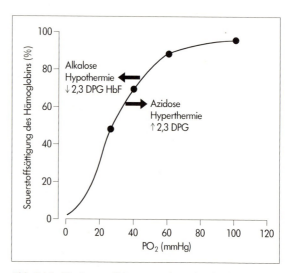

Abb. 24.1: Die Sauerstoffdissoziationskurve beschreibt die Beziehung zwischen der Sauerstoffsättigung des Hämoglobins und dem Sauerstoffpartialdruck. Derjenige arterielle Sauerstoffpartialdruck, bei dem 50% des Hämoglobins mit Sauerstoff gesättigt ist, wird als P_{50}-Wert bezeichnet. Bei normalem pH-Wert (7,4) und normaler Körpertemperatur (37° Celcius) beträgt der P_{50}-Wert ungefähr 26 mmHg. Eine Zunahme des P_{50}-Wertes auf 31 mmHg entspricht einer Rechtsverlagerung der Sauerstoffdissoziationskurve und einer verminderten Affinität des Hämoglobins zum Sauerstoff. Dies bedeutet, daß der Sauerstoff bereits bei einem höheren Sauerstoffpartialdruck an das Gewebe abgegeben werden kann. Erhöhte Spiegel an 2,3 – Diphosphoglycerat in den Erythrozyten, eine Azidose und eine Erhöhung der Körpertemperatur führen zu einer Rechtsverlagerung der Sauerstoffbindungskurve und damit zu einer erleichterten Sauerstoffabgabe an das Gewebe. Verändern sich diese Parameter in die andere Richtung, kommt es zu einer Linksverlagerung der Sauerstoffdissoziationskurve und damit zu einer erhöhten Sauerstoffaffinität des Hämoglobins. Das zentral- und gemischtvenöse Blut hat normalerweise einen Sauerstoffpartialdruck (PvO_2) von ungefähr 40 mmHg und eine Sauerstoffsättigung von 75%. Wenn der arterielle Sauerstoffpartialdruck 60 mmHg beträgt, liegt die arterielle Sauerstoffsättigung bei ca. 90%.

Tab. 24.1: Berechnung des arteriellen Sauerstoffgehalts

	CaO_2	= (Hb × 1.39) Sat + PaO_2 (0.003)
	CaO_2	= arterieller Sauerstoffgehalt ml·dl^{-1}
	Hb	= Hämoglobin, g/dl
	1.39	= chemisch an Hämoglobin gebundener Sauerstoff ml/g
	SaO_2	= Sauerstoffsättigung des Hämoglobins (%)
	PaO_2	= arterieller Sauerstoffpartialdruck mmHg
	0.003	= physikalisch gelöster Sauerstoff ml·$mmHg^{-1}$·dl^{-1}
Beispiel	Hb	= 15 g·dl^{-1}, Sat 100%, PaO_2 100 mmHg
	CaO_2	= (15 × 1.39) 100 + 100 (0.003)
	CaO_2	= 20.85 + 0.3
	CaO_2	= 21.15 ml·dl^{-1}
Beispiel	Hb	= 10 g·dl^{-1}, Sat 100%, PaO_2 100 mmHg
	CaO_2	= (10 × 1.39) 100 + 100 (0.003)
	CaO_2	= 13.9 + 0.3
	CaO_2	= 14.2 ml·dl^{-1}
Beispiel	Hb	= 10 g·dl^{-1}, SaO_2 100%, PaO_2 500 mmHg
	CaO_2	= (10 × 1.39) 100 + 500 (0.003)
	CaO_2	= 13.9 + 1.5
	CaO_2	= 15.4 ml·dl^{-1}

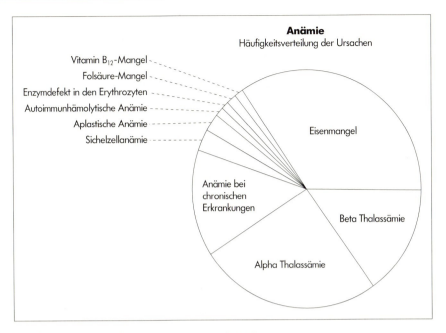

Abb. 24.2: Geschätzte Prävalenz von verschiedenen Anämiearten in den USA.
(Aus: Beutler E. The common anemias. JAMA 1988; 259: 2433–2436; mit freundlicher Genehmigung.)

wird durch eine Rechtsverschiebung der Sauerstoffdissoziationskurve (wodurch die Sauerstoffabgabe von Hämoglobin an das Gewebe erleichtert wird) und einen Anstieg des Herzzeitvolumens (was Ausdruck einer verminderten Blutviskosität ist) kompensiert (Abb. 24.1). Darüber hinaus wird, bei unzureichender Sauerstoffabgabe an das Gewebe, in den Nieren Erythropoetin freigesetzt, das für die Erythropoese bestimmte Vorläuferzellen im Knochenmark zur Bildung zusätzlicher Erythrozyten stimuliert. Besonders bei den anämischen Patienten, die sich körperlich betätigen, weisen auftretende Müdigkeit und eingeschränkte Leistungsfähigkeit darauf hin, daß das Herzzeitvolumen nicht mehr weiter gesteigert und die hierbei notwendige Gewebeoxygenierung nicht aufrechtgehalten werden kann. Eine Anämie kann viele Ursachen haben. Die häufigsten sind 1. eine Eisenmangelanämie, 2. eine Anämie bei chronischen Erkrankungen und 3. eine Thalassämie [1] (Abb. 24.2).

24.1 Eisenmangelanämie

Ein nahrungsbedingter Eisenmangel als Ursache für eine Anämie kommt nur bei Neugeborenen und Kleinkindern vor. Bei Erwachsenen ist eine Eisenmangelanämie Folge einer Erschöpfung der Eisenspeicher aufgrund eines chronischen Blutverlustes. Dieser entsteht meist im Gastrointestinaltrakt oder bei Frauen durch die Menstruation. Schwangere laufen Gefahr, eine Eisenmangelanämie zu entwickeln, da während der Schwangerschaft vermehrt Erythrozyten gebildet werden und auch der Fetus einen gewissen Bedarf an Eisen hat. Die Symptome einer Eisenmangelanämie hängen von der aktuellen Hämoglobinkonzentration ab.

Patienten mit einem chronischen Blutverlust sind unter Umständen gar nicht in der Lage, ausreichend Eisen zur Hämoglobinbildung in dem Maße aus dem Gastrointestinaltrakt aufzunehmen, wie sie ihre Blutzellen verlieren. Daher werden häufig Erythrozyten mit einem zu geringen Hämoglobingehalt produziert, was zu einer mikrozytären hypochromen Anämie führt. Die meisten in den Vereinigten Staaten vorkommenden Fälle einer Eisenmangelanämie sind mit Hämoglobinkonzentrationen von 9 bis 12 g/dl jedoch mild. Ob bei einer Eisenmangelanämie wirklich eine Hypochromie vorliegt, wurde angezweifelt [1]. Läßt sich in einem Knochenmarkpunktat kein Eisen anfärben, dann ist ein Eisenmangel bewiesen. Alternativ kann auch mittels Bestimmung des Plasma-Ferritinspiegels (einer kostengünstigen und einfachen Untersuchung) ein Eisenmangel nachgewiesen werden.

Die Eisenmangelanämie wird mit zweiwertigen Eisensalzen wie Eisensulfat oral behandelt. Die Eisenspeicher füllen sich nur langsam. Nachdem die Ursache für einen Blutverlust, der zu einer Eisenmangelanämie führte, beseitigt ist, sollte die Eisensubstitution mindestens über ein Jahr fortgeführt werden. Eine Eisentherapie spricht dann gut an, wenn die Hämoglobinkonzentration innerhalb von 3 Wochen um etwa 2 g/dl oder innerhalb von 6 Wochen auf Normalwerte ansteigt. Wenn es unter Eisensubstitution weiter blutet, kommt es zu einer Retikulozytose, ein Hämoglobinanstieg bleibt je-

Tab. 24.2: Entscheidungsgrundlagen für eine präoperative Bluttransfusion

Dauer der Anämie
Ursache der Anämie
intravasales Flüssigkeitsvolumen
Dringlichkeit der Operation
zu erwartender Blutverlust während der Operation
Begleiterkrankungen
    myokardiale Ischämie
    Lungenerkrankung
    zerebrovaskuläre Erkrankung
    periphere Gefäßerkrankungen

doch aus. In Zukunft könnte gepooltes menschliches Erythropoetin eingesetzt werden, um eine medikamenteninduzierte Anämie zu behandeln oder den Hämatokrit vor Elektivoperationen zu erhöhen.

24.1.1 Narkoseführung

Es ist nicht möglich, bei chronisch-anämischen Patienten eine allgemeingültige minimale Hämoglobinkonzentration für elektive operative Eingriffe anzugeben. Obwohl häufig ein Hämoglobinwert von 10 g/dl als Richtwert genannt wird, gibt es keine Beweise dafür, daß bei niedrigeren Hämoglobinwerten perioperativ wirklich Blutansfusionen nötig sind [2]. Außerdem gibt es keine Hinweise dafür, daß die postoperative Morbidität (Wundheilung, Infektion) nachteilig gestört wäre, wenn bei der Operation eine leichte bis mittelgradige Anämie besteht [3]. Eine Bluttransfusion sollte nur mit dem Ziel durchgeführt werden, die Sauerstofftransportkapazität zu erhöhen, und nicht als Volumenersatz oder in der Absicht, die Wundheilung zu verbessern. Die Frage, ob präoperativ auf einen bestimmten Hämoglobinwert auftransfundiert werden soll, muß im Einzelfall entschieden werden, wobei mehrere Dinge zu beachten sind (Tab. 24.2). Ein wichtiger Kompensationsmechanismus, um die Sauerstoffversorgung des Gewebes aufrechtzuerhalten, besteht darin, daß das kardiovaskuläre System einen Abfall des Sauerstoffgehaltes (CaO_2) über eine Steigerung des Herzzeitvolumens kompensiert. Dies trifft besonders bei akut anämischen Patienten zu. Bei einer chronischen Anämie sind vor allem die erhöhten Konzentrationen an 2,3-Diphosphoglycerat in den Erythrozyten dafür verantwortlich, daß eine entsprechende Sauerstofftransportkapazität aufrechterhalten werden kann. Deshalb steigt das Herzzeitvolumen bei Patienten mit chronischer Anämie erst bei Hämoglobinkonzentrationen unter 7 g/dl an [4]. In-vitro-Untersuchungen zeigen eine maximale Sauerstofftransportkapazität bei einem Hämatokrit von etwa 30%. Bei niedrigeren Werten fällt die Sauerstofftransportkapazität als Folge des niedrigen Hämatokrits ab. Oberhalb dieses Hämatokritwertes kann die Sauerstofftransportkapazität als Folge eines verminderten Blutflusses (aufgrund einer erhöhten Blutviskosität) abfallen. Daß klinisch relevante Vorteile bestünden, falls der Hämatokrit bei ca. 30% gehalten wird, ist jedoch nicht nachgewiesen [4]. Eine präoperative Erhöhung des Hämoglobinwertes kann z. B. durch eine Transfusion von Erythrozytenkonzentraten erreicht werden. Es muß jedoch berücksichtigt werden, daß es ungefähr 24 Stunden dauert, bis sich dadurch auch das intravasale Flüssigkeitsvolumen wieder normalisiert hat. Die Transfusion von Erythrozytenkonzentraten führt im Vergleich zur Transfusion eines gleichen Volumens an Vollblut zu einer doppelt so starken Zunahme der Hämoglobinkonzentration.

Falls elektive Operationen bei Vorliegen einer chronischen Anämie durchgeführt werden, scheint es sinnvoll zu sein, sämtliche Veränderungen zu vermeiden, die die Sauerstoffversorgung des Gewebes beeinträchtigen könnten. Ein medikamenteninduzierter Abfall des Herzzeitvolumens beispielsweise oder eine Linksverschiebung der Sauerstoffbindungskurve aufgrund einer respiratorischen Alkalose durch eine iatrogene Hyperventilation können sich negativ auf die Sauerstoffversorgung des Gewebes auswirken. Ein Abfall der Körpertemperatur verschiebt die Sauerstoffbindungskurve ebenfalls nach links. Die dämpfenden Wirkungen von Anästhetika und eine Hypothermie können zu einem verminderten Sauerstoffbedarf des Gewebes führen. Diese Dinge können eventuell zu einem gewissen Teil den verminderten Sauerstofftransport ans Gewebe während einer Narkose kompensieren.

Inhalationsanästhetika können im Plasma eines anämischen Patienten weniger löslich sein. Dies ist durch die verminderte Anzahl der lipidreichen Erythrozyten bedingt [5, 6]. Folglich könnte ein bestimmter arterieller Partialdruck des Anästhetikums im Plasma eines anämischen Patienten schneller erreicht sein. Jedoch wird diese anämiebedingte verminderte Löslichkeit eines Inhalationsanästhetikums wahrscheinlich durch ein höheres Herzzeitvolumen ausgeglichen. Deshalb ist es unwahrscheinlich, daß bezüglich der Narkoseeinleitung oder der Empfindlichkeit für eine Narkosenüberdosierung ein klinisch erkennbarer Unterschied zwischen anämischen und nicht-anämischen Patienten besteht. Bei chronisch anämischen Tieren treten im Vergleich zu nicht-anämischen unter einer Halothannarkose an hämodynamischen Veränderungen eine erhöhte Herzfrequenz und ein erniedrigter systemischer Gefäßwiderstand auf. Der mittlere arterielle Blutdruck ist unverändert [2] (Abb. 24.3). Bei anämischen Patienten mit einer kardio- oder zerebrovaskulären Insuffizienz sollte ein intraoperativer Blutverlust eher mit Vollblut oder Erythrozytenkonzentraten ersetzt werden, besonders wenn die Hämoglobinkonzentration akut unter 7 g/dl abfällt [2]. In der postoperativen Phase ist es besonders wichtig, Zittern und ein Ansteigen der Körpertemperatur zu vermeiden, da diese Veränderun-

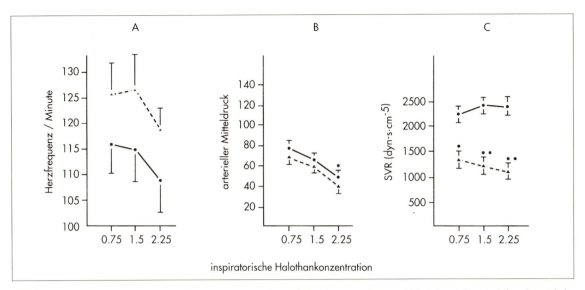

Abb. 24.3: Die hämodynamischen Auswirkungen von steigenden Halothandosen wurden sowohl bei chronisch anämischen (gestrichelte Linien) als auch bei normalen Hunden (durchgezogene Linien) untersucht. Die Gruppe der anämischen Hunde zeigte im Vergleich mit der Kontrollgruppe bei allen Halothankonzentrationen einen signifikant niedrigeren systemischen Gefäßwiderstand (SVR).
(Aus: Barrera M, Miletich DJ, Albrecht RF, Hoffman WG. Hemodynamic consequences of halothane anesthesia during chronic anemia. Anesthesiology 1984; 61: 36–42; mit freundlicher Genehmigung.)

gen den Sauerstoffgesamtbedarf des Körpers erhöhen können.

24.2 Anämie im Rahmen chronischer Erkrankungen

Eine Anämie im Rahmen chronischer Erkrankungen ist eine der häufigsten Anämieformen (Tab. 24.3). Die Erythrozyten sind nicht charakteristisch verändert. Über welchen Mechanismus sich diese Anämien entwickeln, ist nicht bekannt. Eine Anämie bei chronischen Erkrankungen stellt vor allem eine Ausschlußdiagnose dar. Es sammelt sich hierbei Eisen im retikuloendothelialen System an, jedoch scheint die Abgabe von Eisen aus diesen Zellen an entstehende Erythroblasten gehemmt zu sein. Versuche, diese Anämieform durch Eisensupplementierung zu behandeln, bleiben vollkommen wirkungslos. Diese Form der Anämie ist jedoch im allgemeinen blande und erfordert nur selten eine Behandlung mit Bluttransfusionen. Entscheidend ist es, die zugrundeliegende Erkrankung zu erkennen und zu therapieren.

24.3 Thalassämie

Thalassämie (Mittelmeeranämie) ist ein Sammelbegriff für eine Reihe von Erbkrankheiten, die durch eine fehlerhafte Synthese oder eine verminderte

Tab. 24.3: Chronische Erkrankungen, bei denen eine Anämie auftreten kann

Infektionen
Krebs
Bindegewebserkrankungen
AIDS
alkoholische Lebererkrankungen
Nierenversagen
Diabetes mellitus

Syntheserate an strukturell normalem Hämoglobin gekennzeichnet sind. Die schwere Thalassämie (Thalassaemia major) ist selten, während die leichteren Formen (Thalassaemia minor) häufig sind. Diese Form der Anämie kann nur mit Bluttransfusionen erfolgreich behandelt werden.

24.3.1 Majorform der Beta-Thalassämie

Bei der Majorform der Beta-Thalassämie (Cooley-Anämie) können die Beta-Globinketten des Hämoglobins nicht gebildet werden. Deshalb entwickelt sich im Laufe des ersten Lebensjahres eine Anämie, da das adulte Hämoglobin A nicht gebildet wird, das fetale Hämoglobin (2-Alpha- und 2-Kappa-Ketten) aber verschwindet. Betroffen sind häufig Kinder italienischer und griechischer Eltern. Typische Zeichen sind Ikterus, Hepatosplenomegalie und Infektanfälligkeit.

Da die Patienten häufig an einer kardialen Hämochromatose versterben, wird deutlich, wie häufig Bluttransfusionen bei diesen chronischen Anämien notwendig sind. Auch supraventrikuläre Herzrhythmusstörungen und eine Herzinsuffizienz treten daher häufig auf. Es muß berücksichtigt werden, daß diese Patienten ungewöhnlich empfindlich auf Digitalis ansprechen. Wenn die Milzvergrößerung zu einer Panzytopenie führt, kann eine Splenektomie notwendig werden. Eine verstärkte Erythrozytenneubildung führt zu typischen Skelettveränderungen wie Deformierung im Bereich der Gesichts- und Schädelknochen und zu einer Ausdünnung der Knochensubstanz. Ein Hämatothorax kann Folge einer Hämatopoese sein [8]. Durch übermäßig vergrößerte Oberkieferknochen kann es schwierig sein, die Glottis während der direkten Laryngoskopie einzustellen. Aufgrund einer exzessiven extramedullären Hämatopoese kann es auch zu einer Zerstörung von Wirbelkörpern und zu einer Kompression des Rückenmarks kommen [9].

24.3.2 Minorform der Beta-Thalassämie

Die Minorform der Beta-Thalassämie wird heterozygot vererbt und führt nur zu einer leichten oder zu gar keiner Anämie. Bei der Minorform der Beta-Thalassämie ist, im Gegensatz zu der Eisenmangelanämie, die Erythrozytenzahl relativ normal. Diese Form der Thalassämie wird viel häufiger angetroffen als früher angenommen [1].

24.3.3 Alpha-Thalassämie

Bei der Alpha-Thalassämie werden die Alpha-Ketten des adulten Hämoglobins nicht gebildet. Die homozygote Form der Alpha-Thalassämie ist mit dem Leben nicht vereinbar. Sie führt zu einem intrauterinen Fruchttod (Hydrops fetalis) oder zum Versterben des Neugeborenen kurz nach der Geburt. Patienten, die heterozygot für eine Alpha-Thalassämie sind, entwickeln typischerweise eine leichte hypochrome und mikrozytäre Anämie. Gelegentlich können eine Bluttransfusion und eine Splenektomie notwendig werden, um die Hämolyse in den Griff zu bekommen.

24.4 Akuter Blutverlust

Blutvolumenverluste von 20% oder mehr äußern sich klinisch typischerweise in orthostatischer Hypotension, Tachykardie und niedrigem zentralen Venendruck (Tab. 24.4). Eine Anämie aufgrund eines akuten Blutverlustes kann am Hämatokritwert nicht unbedingt erkannt werden, denn die Mechanismen, über die das Plasmavolumen wieder ersetzt wird, reagieren nur langsam. Der Hämatokrit pendelt sich – aufgrund des langsamen Plasmaersatzes – erst ca. 3 Tage nach einem akuten Blutverlust auf einem neuen Niveau ein [10]. Entscheidende Therapie einer akuten Blutung ist die Beseitigung der Blutungsursache und die zügige Wiederherstellung des intravasalen Flüssigkeitsvolumens durch sofortige Gabe von Erythrozytenkonzentraten und kolloidalen oder kristalloiden Lösungen. Der Volumenersatz mit Kristalloiden ist wahrscheinlich ebenso wirksam wie der mit Kolloiden, vorausgesetzt, es wird das dreifache Volumen an Kristalloiden gegeben.

Tab. 24.4: Klinische Zeichen, die bei einem akuten Blutverlust auftreten

verlorenes Blutvolumen in %	klinische Zeichen
10	keine
20–30	orthostatische Hypotension Tachykardie
40	Tachykardie Hypotension Tachypnoe Schwitzen

24.4.1 Hämorrhagischer Schock

Ein hämorrhagischer Schock (systolischer Blutdruck unter 90 mm Hg, Tachykardie, Oligurie, metabolische Azidose, Unruhe) ist eine drohende Komplikation bei akutem Blutverlust. Das entscheidende Problem beim hämorrhagischen Schock ist das verminderte intravasale Flüssigkeitsvolumen. Hierdurch kommt es zu einem Abfall von venösem Rückfluß und Herzminutenvolumen und folglich zu einer unzureichenden Gewebedurchblutung. Während einer Blutung nimmt der Sympathikotonus zu. Hierdurch erhalten Herz und Gehirn einen größeren prozentualen Anteil des Herzminutenvolumens. Ein längerfristig erhöhter Sympathikotonus sowie die damit verbundene Konstriktion der Arteriolen führen zu einer schädlichen Abnahme von Nieren- und Splanchnikusdurchblutung und dies wiederum zu einer verminderten Urinausscheidung. Außerdem kommt es zu einem vermehrten anaeroben Stoffwechsel, was zu einer metabolischen (Laktat-)Azidose führen kann.

Die Therapie des hämorrhagischen Schocks besteht in der Transfusion von Blut. Zusätzlich sind kristalloide Lösungen indiziert, da es bei akuten Blutungen auch zu einem Verlust von interstitieller Flüssigkeit kommt. Oft sind eine kontinuierliche Überwachung von Blutdruck, kardialen Füllungsdrücken und Urinausscheidung nötigt, um einen adäquaten Flüssigkeitsvolumenersatz zu ermöglichen. Für eine adäquate Behandlung kann die Bestimmung des Herzzeitvolumens (mittels Thermodilutionsmethode) und die Berechnung des systemischen Gefäßwiderstandes hilfreich sein. Bei bestimmten Patienten kann die Gabe von Dopamin oder Dobutamin notwendig sein, besonders wenn eine leicht positiv inotrope Wirkung und ein erhöhter renaler Blutfluß erreicht werden sollen. Vasopressoren sollen zur Behandlung des hämorrhagischen Schocks vorsichtig eingesetzt werden. Ein Vasopressor kann jedoch nötig sein, um den zerebralen und den kardialen Perfusionsdruck aufrechtzuerhalten, bis das intravaskuläre Flüssigkeitsvolumen wieder entsprechend ersetzt werden konnte. Eine anhaltende metabolische Azidose bedeutet, daß die Hypovolämie fortbesteht und die Sauerstoffabgabe an das Gewebe unzureichend ist.

Narkoseführung

Bei der Narkose bei Patienten im hämorrhagischen Schock ist eine arterielle Blutdruckmessung nötig. Als Induktionshypnotikum wird häufig Ketamin verabreicht. Der Einsatz von Ketamin wird dadurch begründet, daß Ketamin bekanntermaßen den Sympathikotonus steigert. Außerdem konnte in einer tierexperimentellen Studie an akut blutenden Ratten nachgewiesen werden, daß bei Gabe von Ketamin die Gewebsischämie geringer und die Überlebensrate höher waren, als wenn volatile Anästhetika verabreicht wurden [11]. Andere tierexperimentelle Untersuchungen zeigten jedoch, daß es bei Ketamingabe – nicht jedoch bei Verabreichung volatiler Anästhetika – zu einer unzureichenden Gewebsperfusion kam, was sich in einer metabolischen Azidose äußerte [12]. Die ungünstigen metabolischen Auswirkungen von Ketamin können jedoch unter klinischen Bedingungen dadurch wieder aufgehoben werden, daß es mit Ketamin möglich ist, den Perfusionsdruck lebenswichtiger Organe solange aufrechtzuerhalten, bis das intravasale Flüssigkeitsvolumen wiederhergestellt ist.

24.5 Aplastische Anämie

Unter einer aplastischen Anämie wird eine Knochenmarkinsuffizienz verstanden. Die schnell wachsenden Knochenmarkstammzellen sind hierbei zerstört. Zumeist handelt es sich um eine Panzytopenie. Häufigste Ursache für eine Zerstörung der Knochenmarkstammzellen sind Krebschemotherapeutika. Diese Form einer Knochenmarkdepression erholt sich normalerweise wieder, wenn das entsprechende Medikament nicht weiter zugeführt wird und falls eine unterstützende Therapie mit Transfusionen von Erythrozytenkonzentraten solange durchgeführt wird, bis sich die restlichen Knochenmarkstammzellen wieder vermehren können. Andere seltenere Ursachen einer aplastischen Anämie sind z.B. Lösungsmittel, Bestrahlung, virale Infektionen und immunologische Erkrankungen. Diese Formen einer aplastischen Anämie sprechen schlechter auf eine Therapie an. Chloramphenicol verursacht bei ungefähr einem von 10.000 bis 20.000 damit behandelten Patienten eine aplastische Anämie. Ursache ist vielleicht eine spezielle, genetisch determinierte Empfindlichkeit. Bei bestimmten Patienten kann zur Therapie einer aplastischen Anämie eine Knochenmarktransplantation durchgeführt werden. Eine Alternative dazu kann die Behandlung mit antilymphozytärem Globulin oder Kortikosteroiden sein.

24.5.1 Fanconi-Syndrom

Im Kindesalter treten Sonderformen der aplastischen Anämie auf. Das Fanconi-Syndrom ist z.B. eine kongenitale aplastische Anämie. Zusätzlich liegen hierbei weitere Anomalien wie z.B. fleckförmige Hyperpigmentation, Mikrozephalie, gesteigerte Sehnenreflexe, Strabismus und Kleinwuchs vor. Auch Knochendefekte auf der Radialseite des Unterarmes und der Hand treten häufig auf. Außerdem kann eine Gaumenspalte vorliegen und auch Herzfehler sowie Mißbildungen im Urogenitaltrakt wurden beschrieben. Bei diesen Patienten kommt es gehäuft zu malignen Entartungen. Die Therapie des Fanconi-Syndroms besteht in Erythrozytentransfusionen, Korticosteroid- und Androgengabe.

24.5.2 Diamond-Blackfan-Syndrom

Beim Diamond-Blackfan-Syndrom handelt es sich um eine Anämie mit selektiver Störung der Erythrozytenbildung. Diese Erkrankung äußert sich in den ersten Lebensmonaten als schwere Anämie. Die Leukozyten- und Thrombozytenbildung sind hierbei normal. Bei dieser Erkrankung können ein Faltennacken und Mißbildungen am ersten Fingerstrahl auftreten. Die Kinder werden mit Erythrozytentransfusionen und Kortikosteroiden behandelt. Sprechen sie nicht auf Kortikosteroide an, kann eine Splenektomie notwendig werden. Beim Kleinkind tritt auch eine Erythrozytenaplasieform auf, die mit einem Thymom und einer Myasthenia gravis vergesellschaftet ist. Das gleichzeitige Auftreten dieser Erkrankungen kann auf einen Immundefekt hinweisen. Es kann aber auch ein Hemmfaktor der Erythropoese vorliegen. Ungefähr 30% der Patienten mit einer solchen Anämieform können durch eine Thymektomie erfolgreich therapiert werden.

24.5.3 Narkoseführung

Bei der Narkoseführung von Patienten mit einer aplastischen Anämie müssen die zugrundeliegenden Erkrankungen und die zur Therapie eingesetzten Medikamente bekannt sein [13]. Unter Umständen wird eine perioperative Kortikosteroidsubstitution notwendig. Die Anämie kann so stark ausgeprägt sein, daß vor Narkoseeinleitung eine Transfusion von Erythrozytenkonzentraten notwendig ist. Liegt eine Panzytopenie vor, ist zu beachten, daß diese Patienten besonders infektanfällig sind, so daß es durch die perioperativ benutzten Gerätschaften zu einer iatrogen ausgelösten Infektion kommen kann. Liegt eine Thrombozytopenie vor, bluten schon kleine Verletzungen stark. Falls notwendig, kann eine endotracheale Intubation durchgeführt werden, jedoch kann es bei einer stärkeren Traumatisierung während der Intubation zu einer Blutung im Bereich der Luftwege kommen. Eine aplastische Anämie hat keinen Einfluß auf die zur Narkose verwendeten Medikamente. Lediglich beim Lachgas wird eine mögliche, knochenmarkhemmende Wirkung diskutiert. Wichtig ist es, den arteriellen Sauerstoffpartialdruck bei ungefähr 100 mm Hg zu halten. Außerdem ist eine anästhesiebedingte Erniedrigung des Herzminutenvolumens zu vermeiden, damit eine optimale Gewebsoxygenierung garantiert ist.

24.5 Megaloblastische Anämie

Ursachen für eine megaloblastische Anämie sind zumeist ein Vitamin-B_{12}- oder Folsäuremangel. Diese beiden Vitamine müssen mit der Nahrung aufgenommen werden, da sie nicht in ausreichender Menge vom Körper synthetisiert werden können.

24.6.1 Vitamin-B_{12}-Mangel

Vitamin B_{12} wird im Magen durch enzymatische Proteolyse aus aufgenommenen Proteinen freigesetzt. Die Resorption des freigesetzten Vitamin B_{12} ist von einem Glykoprotein abhängig, das von den Parietalzellen des Magens synthetisiert wird. Dieses Glykoprotein wird als Intrinsic-Faktor bezeichnet. Eine Malabsorption von Vitamin B_{12} aus dem Dünndarm ist die häufigste Ursache eines Vitamin-B_{12}-Mangels. Ursache kann eine Erkrankung oder operative Resektion des Dünndarms sein. Auch eine Atrophie der Magenschleimhaut, wie dies vor allem im Rahmen von autoimmunologischen Prozessen der Fall sein kann, führt zu einem Fehlen des Intrinsic-Faktors, wodurch Vitamin B_{12} nicht mehr resorbiert werden kann. Unter einer perniziösen Anämie wird eine durch einen Vitamin-B_{12}-Mangel bedingte megaloblastische Anämie verstanden. Ursache ist eine Atrophie der Magenschleimhaut und ein dadurch bedingter Mangel an Intrinsic-Faktor. Die Diagnose einer perniziösen Anämie wird durch Nachweis einer verminderten Vitamin-B_{12}-Konzentration im Plasma bestätigt. Bei Patienten mit einer perniziösen Anämie treten Schilddrüsenerkrankungen gehäuft auf.

Ein Vitamin-B_{12}-Mangel führt nicht nur zu einer megaloblastischen Anämie, sondern auch zu einer beidseitigen peripheren Neuropathie aufgrund einer Degeneration der Seiten- und Hinterstränge des Rückenmarks. Es kommt zu einer symmetrischen Parese mit Verlust der Propriozeption und des Vibrationsempfindens. Insbesondere die unteren Extremitäten sind hiervon betroffen. Der Gang ist unsicher und die tiefen Sehnenreflexe sind abgeschwächt. Es kann zu ausgeprägten Erinnerungsstörungen und zu einer Verminderung der geistigen Leistungsfähigkeit kommen. Diese neurologischen Störungen verschlimmern sich solange, bis Vitamin B_{12} parenteral zugeführt wird.

Narkoseführung

Bei der Narkoseführung von Patienten mit einer megaloblastischen Anämie aufgrund eines Vitamin-B_{12}-Mangels muß besonders darauf geachtet werden, daß die peripheren Gewebe ausreichend mit oxygeniertem arteriellen Blut versorgt werden. Liegen neurologische Veränderungen vor, wird oft von regionalen Anästhesieverfahren oder peripheren Nervenblockaden abgeraten. Der Einsatz von Lachgas wird in Frage gestellt, denn es konnte gezeigt werden, daß Lachgas die Aktivität der Methionin-Synthetase hemmt, indem es das Kobaltatom des Vitamin B_{12} oxidiert und damit von einer aktiven in eine inaktive Form umwandelt [14]. Eine langfristige Verabreichung von Lachgas führt zu einer megaloblastischen Anämie sowie zu neurologischen Veränderungen, die von einer perniziösen Anämie nicht unterschieden werden können [15, 16]. Selbst eine verhältnismäßig kurze Anwendung von Lachgas kann solche megaloblastischen Veränderungen hervorrufen [17].

24.6.2 Folsäure

Ein Folsäuremangel ist die häufigste Form eines Vitaminmangels. Da die Folsäure für die Reifung der Erythrozyten absolut notwendig ist, kommt es zu einer megaloblastischen Anämie, falls dieses Vitamin in der Nahrung nicht enthalten ist. Zu den Symptomen eines Folsäuremangels gehören Glossitis, Hyperpigmentation, Depression und periphere Ödeme. Unter Umständen kann auch eine periphere Neuropathie vorhanden sein. Oft liegen zusätzlich Leberfunktionsstörungen vor. Vor allem bei schwerkranken Patienten, Alkoholikern und schwangeren Frauen besteht die Gefahr, daß sich aufgrund eines Folsäuremangels in der Nahrung eine megaloblastische Anämie entwickelt. Die Einnahme von Phenytoin oder anderen Antikonvulsiva (z.B. auch Barbituraten) steht gelegentlich in Zusammenhang mit einer megaloblastischen Anämie. Ursache ist vielleicht eine hierbei verminderte gastrointestinale Resorption der Folsäure. Falls eine megaloblastische Anämie durch einen Folsäuremangel bedingt ist, ist eine orale Folsäuregabe erfolgreich.

24.7 Hämolytische Anämie

Bei einer hämolytischen Anämie kommt es zu einem schnellen Abfall des Hämatokritwertes und zu einem Anstieg der Bilirubinkonzentration. Partikel, die aus hämolysierten Erythrozyten freigesetzt wurden, können zu einer disseminierten intravaskulären Koagulation führen. Ursachen einer hämolytischen Anämie können z.B. Störungen der Erythrozytenmembranen, Enzymdefekte und pathologische Hämoglobinstrukturen sein (siehe Abschnitt: Thalassämie). Bei diesen Veränderungen sind die Erythrozyten so wenig widerstandsfähig, daß sie bei der Passage durch die Kapillaren, insbesondere im Milzkapillarbereich, leicht zerstört werden können. Obwohl die Erythrozytenproduktion normal ist, ist die Überlebensdauer (die normalerweise 90–120 Tage beträgt) aufgrund der intravasalen Hämolyse so stark verkürzt, daß es zu einer Anämie kommt.

24.7.1 Hereditäre Sphärozytose

Die hereditäre Sphärozytose ist durch Störungen der Erythrozytenmembranen gekennzeichnet. Dadurch kann Natrium in verstärktem Maße in die Erythrozyten eintreten. Mit dem Natrium tritt auch Wasser in die Erythrozyten ein. Dies führt zur Schwellung der Erythrozyten und zur Bildung sogenannter Sphärozyten (Kugelzellen). Diese kugeligen Zellen können im Gegensatz zu den normalen, bikonkaven Erythrozyten nicht komprimiert werden und platzen leicht (Hämolyse). Bereits bei einer leichten Kompression, wie bei der Passage des Milzkapillarbettes, kommt es zum Erythrozytenzerfall. Typisch für eine hereditäre Sphärozytose sind Anämie, Retikulozytose und eine leichte Gelbsucht. Durch eine Infektion oder einen Folsäuremangel kann eine hämolytische Krise mit den Zeichen einer ausgeprägten Anämie sowie Erbrechen und Bauchschmerzen ausgelöst werden. Bereits beim Neugeborenen kann sich diese Erkrankung in Form von Anämie und Hyperbilirubinämie äußern. Bei Kindern mit dieser Erkrankung fallen unter Umständen eine leichte chronische Anämie sowie episodenhafte Abfälle des Hämatokrits auf. Zu einem akuten Hämatokritabfall kommt es vor allem während bakterieller Infektionen. Da mit zunehmendem Alter die Fähigkeit zur Erythrozytenproduktion abnimmt, können ältere Patienten langsam eine Anämie entwickeln, wenn sie nicht mehr über entsprechende Kompensationsmechanismen verfügen. Bei Patienten mit einer hereditären Sphärozytose entsteht aufgrund der chronischen Hämolyse und der langfristig erhöhten Bilirubinkonzentrationen häufig eine Cholelithiasis.

Falls bei Patienten mit einer hereditären Sphärozytose eine ausgeprägte Anämie vorliegt, kann therapeutisch z.B. eine Splenektomie durchgeführt werden, wodurch die Hämolyse entscheidend verbessert werden kann. Die Erythrozytenüberlebensdauer wird dadurch auf bis zu 80% des Normalwertes erhöht. Bei diesen Patienten ist jedoch nach einer Splenektomie eventuell mit einer erhöhten Inzidenz an bakteriellen Infektionen (insbesondere durch Pneumokokken) zu rechnen. Eine prophylaktische Pneumokokkenimpfung kann daher indiziert sein.

24.7.2 Paroxysmale nächtliche Hämoglobinurie

Bei der paroxysmalen nächtlichen Hämoglobinurie handelt es sich um eine seltene erworbene Krankheit, bei der eine chronische Hämolyse auftritt. Zusätzlich kommt es typischerweise zu akuten Hämolyseattacken. Bei diesem Defekt liegt eine erhöhte Empfindlichkeit der Erythrozytenmembranen gegen Komplementfaktoren vor. Diese Erkrankung tritt vor allem bei jungen Erwachsenen auf. Typischerweise fällt den Patienten morgens beim ersten Wasserlassen eine Hämoglobinurie auf. Bei diesen Patienten besteht ein erhöhtes Thromboserisiko, insbesondere im Bereich der Leber-, Milz-, Pfortader- und Zerebralvenen. Eine progressive diffuse hepatische Venenthrombose (Budd-Chiari-Syndrom) kann schnell tödlich enden. Die thrombotischen Ereignisse werden der direkten Thrombozytenaktivierung durch Komplementfaktoren zugeschrieben. Eine Blutstase im Rahmen von operativen Eingriffen oder Verletzungen kann die Hämolyse und die Thromboseneigung noch verstärken. Präoperativ wird deshalb eine Hydratation und eine prophylaktische Erythrozytengabe angeraten [18]. Ebenso ist es wichtig, Infektionen so gut es geht vorzubeugen, um die Wahrscheinlichkeit einer Komplementaktivierung zu verringern. Bezüglich der Narkose sind keine besonderen Techniken oder Medikamentenkombinationen vorzuziehen [18]. Wegen des Risikos postoperativer Thrombosen sollte eine Antikoagulation mit Kumarinderivaten erwogen werden. Die Anwendung von Heparin zur Gerinnungshemmung wird unterschiedlich diskutiert, da niedrige Heparinkonzentrationen das Komplementsystem aktivieren können.

24.7.3 Glukose-6-Phosphat-Dehydrogenase-Mangel

Der Glukose-6-Phosphat-Dehydrogenase-Mangel ist der häufigste angeborene erythrozytäre Enzymdefekt [19]. In den USA sind ungefähr 10% der schwarzen männlichen Bevölkerung davon betroffen. Das Gen für das Enzym Glukose-6-Phosphat-Dehydrogenase liegt auf dem X-Chromosom, was die Prädominanz dieses Enzymdefektes bei Männern erklärt. Patienten mit dieser Erkrankung haben eine chronische hämolytische Anämie. Medikamente, die durch eine Interaktion mit oxygeniertem Hämoglobin Peroxide bilden, können bei diesen Patienten eine Hämolyse auslösen (Tab. 24.5). Normalerweise werden diese Peroxide durch Nikotinamid-Adenin-Dinucleotidphosphat (NADPH) und Glutathion inaktiviert. Für die Bildung von NADP und Glutathion wird die Glukose-6-Phosphatase-Dehydrogenase benötigt. Eine durch Medikamente induzierte Hämolyse kann mit einer disseminierten intravaskulären Koagulation einhergehen. Obwohl Narkotika nicht als Triggersubstanzen für eine solche Hämolyse angeschuldigt werden, sollte doch an diese Erkrankung gedacht werden, falls es, vor allem bei Schwarzen, in der frühen postoperativen Phase zu einer Hämolyse und einem Ikterus kommt [20]. Die hämolytischen Reaktionen auf Medikamente sind sehr unterschiedlich. Manche Medikamente, wie ASS, lösen nur in hohen Konzentrationen eine Hämolyse aus.

Tab. 24.5: Medikamente, die bei Patienten mit einem Glucose-6-phosphat-Dehydrogenase-Mangel zu einer Hämolyse führen.

Opioidfreie Analgetika oder Antipyretika
  Phenacetin
  Paracetamol

Antibiotika
  Nitrofurantoin
  Penicillin
  Streptomycin
  Chloramphenicol
  Isoniazid

Sulfonamide

Antimalariamittel

Sonstige
  Probenecid
  Chinidin
  Vitamin-K-Analoga
  Methylen blau
  Nitroprussid (?)

24.7.4 Pyruvat-Kinase-Mangel

Der Pyruvat-Kinase-Mangel ist der häufigste Enzymdefekt der anaeroben Glykolyse in den Erythrozyten. Aufgrund des Enzymdefektes sind die Erythrozytenmembranen für Kalium leicht permeabel und sehr fragil, wodurch eine hämolytische Anämie entsteht. In diesen Erythrozyten kommt es zu einem Konzentrationsanstieg an 2,3-Diphosphoglycerat. Dadurch wird die Sauerstoffdissoziationskurve nach rechts verlagert und Sauerstoff leichter aus dem Hämoglobin an die peripheren Gewebe abgegeben. Durch eine Splenektomie kann einer Hämolyse nicht vorgebeugt werden, der Erythrozytenabbau kann dadurch jedoch stark verringert werden. Obwohl die Erythrozytenmembranen verstärkt durchlässig für Kalium sind, tritt bei Verabreichung von Succinylcholin keine Hyperkaliämie auf.

24.7.5 Immunhämolytische Anämien

Immunhämolytische Anämien sind dadurch gekennzeichnet, daß es aufgrund immunologischer Prozesse zu einer Veränderung der Erythrozytenmembranen kommt. Wird bei Patienten eine immunhämolytische Anämie vermutet, ist es wichtig, den Coombs-Test durchzuführen. Das Coombs-Serum (Anti-Humanglobulin-Serum, AHI-Serum) ist ein gegen humanes Immunglobulin G gerichtetes Antiserum. Beim direkten Coombs-Test wird dieses Antiserum einer Blutprobe des Patienten zugesetzt. Beim indirekten Coombs-Test wird dieses Antiserum einer Plasmaprobe des Patienten zugesetzt, der außerdem Erythrozyten mit bekannter Antigenstruktur zugegeben wurden. Kommt es durch Zugabe von Antiserum zu einer Verklumpung der Erythrozyten, weist dies auf den vorliegenden Antikörper gegen Erythrozyten hin und es wird von einem positiven direkten oder indirekten Coombs-Test gesprochen. Immunhämolytische Anämien können durch Medikamente, Erkrankungen oder eine Sensibilisierung der Erythrozyten verursacht werden.

Medikamentös bedingte Hämolyse

Bei einer Therapie mit Alpha-Methyldopa kommt es zeit- und dosisabhängig zur Antikörperproduktion der Immunglobulin-G-Klasse. Diese Antikörper sind gegen Rhesus-Antigene der Erythrozytenoberflächen gerichtet. Bei Patienten, die unter einer Alpha-Methyldopatherapie stehen, ist daher der direkte Coombs-Test oft positiv. Dennoch kommt es nur bei weniger als 1% dieser Patienten zu einer Hämolyse. Der Grund, warum durch Alpha-Methyldopa eine Antikörperproduktion stimuliert wird, ist unklar. Die Therapie besteht darin, dieses Medikament abzusetzen. Danach kommt es zu einem schnellen Wiederanstieg der Hämoglobinkonzentration, obwohl der direkte Coombs-Test noch bis zu 2 Jahren positiv bleiben kann.

Auch eine hochdosierte Penicillintherapie kann zu einer Hämolyse führen. Durch dessen Bindung an die Erythrozyten und Bildung von Haptenen kann es zu einer Antikörperproduktion kommen. Auch Levodopa führt gelegentlich zu einer autoimmunhämolytischen Anämie.

Hämolyse im Rahmen bestimmter Erkrankungen

Bei einem Hypersplenismus kann es z.B. zu Hämolyse, Anämie, Leukopenie und Thrombozytopenie kommen. Es wird angenommen, daß eine vergrößerte Milz aufgrund ihres erhöhten Blutflusses und einer vergrößerten Gefäßoberfläche einen ungewöhnlich großen Anteil der Erythrozyten und Thrombozyten den Angriffen von Phagozyten aussetzt. Aus unklaren Gründen führt ein Hypersplenismus zu einer deutlichen Zunahme des Plasmavolumens. Dadurch kommt es neben der hämolytischen Anämie auch zu einer Verdünnungsanämie. Falls aufgrund der Hämolyse eine schwere Anämie entsteht, kann eine Splenektomie notwendig werden. Falls zusätzlich eine Thrombozytopenie vorliegt, kann es sinnvoll sein, intraoperativ nach dem Abklemmen des Milzstiels Thrombozytenkonzentrate zu transfundieren.

Sensibilisierung der Erythrozyten

Eine Sensibilisierung der Erythrozyten führt meist bereits beim Neugeborenen zu einer Hämolyse (fetale Erythroblastose). Zu einer Hämolyse der fetalen Erythrozyten kommt es, falls die Mutter Antikörper gegen fetale Erythrozyten produziert und diese die Plazentarschranke überschreiten. Zu einer solchen Hämolyse kann es kommen, wenn unterschiedliche mütterliche und fetale AB-0-Blutgruppen vorliegen. Normalerweise entsteht jedoch keine schwere Anämie, denn die AB-0-Antikörper gehören der Immunglobulin-M-Klasse an und diese können die Plazentarschranke nur schwer überschreiten. Häufiger kommt es dagegen nach der Entbindung eines Rhesus-positiven Kindes von einer Rhesus-negativen Mutter zur Bildung von Antikörpern gegen das Rhesus-Antigen des Kindes. Bei einer späteren Schwangerschaft führen mütterliche Antikörper gegen die Rhesus-Antigene eines Rhesus-positiven Föten zu einer stärkeren Hämolyse. Die Entwicklung von mütterlichen Anti-Rhesus-Antikörpern konnte auf weniger als 1% reduziert werden, seit das Rhesus-Immunglobulin eingeführt wurde (Anti-D-Immunglobulin; Anti-D-Prophylaxe). Wird diese Substanz innerhalb von 72 Stunden nach der Entbindung der Mutter verabreicht, kommt es zur Zerstörung der eventuell in den mütterlichen Kreislauf eingedrungenen fetalen Erythrozyten, wodurch einer Sensibilisierung vorgebeugt werden kann.

Die klinischen Merkmale einer fetalen Erythroblastose (Morbus haemolyticus neonatorum) sind Anämie und Hyperbilirubinämie. Die Situation des Feten kann während der Schwangerschaft indirekt dadurch beurteilt werden, daß in der Amnionflüssigkeit wiederholt der Bilirubinspiegel bestimmt wird. Wird bei einem Feten eine schwere Hämolyse festgestellt, kann eine intrauterine Transfusion oder die Geburtseinleitung notwendig werden. Auch nach der Geburt kann es beim Neugeborenen noch zu einer Hämolyse kommen und auch beim Neugeborenen eine Bluttransfusion notwendig werden. Um die Plasma-Bilirubinkonzentration beim Neugeborenen zu senken, ist unter Umständen eine Austauschtransfusion notwendig. Möglicherweise werden die mütterlichen Immunglobuline gegen das Rhesus-Antigen von Neugeborenen hierbei eliminiert. Dadurch kommt die Hämolyse der Erythrozyten zum Stillstand.

24.7.6 Kältehämagglutination

Die Kältehämagglutination wird in Kapitel 29 behandelt.

24.7.7 Sichelzellanämie

Unter Sichelzellanämie wird eine Gruppe von Erbkrankheiten verstanden, die je nach Ausprägung von der normalerweise harmlosen Sichelzellanlage (Sichelzellstigma) bis hin zur körperlich beeinträchtigenden und oft tödlichen Sichelzellanämie reicht. Allen Varianten der Sichelzellerkrankung ist gemeinsam, daß eine unterschiedlich große Menge an Hämoglobin S (Hb S) vorliegt. Das Hämoglobin S unterscheidet sich vom normalen Hämoglobin A dadurch, daß an der 6. Position der Beta-Kette des Hämoglobinmoleküls die Glutaminsäure durch Valin ersetzt ist. Das Vorliegen von Hb S kann mit Hilfe elektrophoretischer Untersuchungen nachgewiesen werden.

Sichelzellstigma

Unter einem Sichelzellstigma (Sichelzellanlage) wird die heterozygote Form der Sichelzellanämie verstanden. Die Patienten haben den Genotyp Hb AS. In den USA haben ungefähr 8% der schwarzen Bevölkerung ein Sichelzellstigma. Die Erythrozyten von erkrankten Personen enthalten Hb-S-Konzentrationen von weniger als 50%. Die meisten Patienten mit einer Sichelzellanlage sind normalerweise asymptomatisch, abgesehen von gelegentlichen Hämaturien.

Sichelzellanämie

Eine Sichelzellanämie liegt vor, falls die Patienten homozygot für Hb S sind. Die Erythrozyten enthalten dann zwischen 70 und 98% Hb S. Von der schwarzen Bevölkerung der USA sind 0,2% homozygot für Hb S und entwickeln eine Sichelzellanämie. Eine Sichelzellanämie zeichnet sich aus durch 1. eine chronische Hämolyse, die relativ stabil und nur wenig beeinträchtigend ist, und 2. akute Episoden von krisenhaften Gefäßverschlüssen, die Organversagen hervorrufen können. Die Anämie wird normalerweise gut toleriert, da oxygeniertes Hb S Sauerstoff leichter aus dem Gewebe abgibt. Die Sauerstoffdissoziationskurve des Hb S ist nach rechts verlagert (P_{50} = 31 mm Hg). Im Gegensatz zur dadurch bedingten Anämie stellt eine akute Sichelzellanämie eine lebensbedrohliche Komplikation der Sichelzellanämie dar.

Pathophysiologie

Wenn dem Hämoglobin S Sauerstoff entzogen wird, kommt es zu einer sichelförmigen Deformierung der Erythrozyten. Durch die Substitution von

Glutaminsäure durch Valin entstehen am Hb S zwei reaktive Gruppen, wenn der Sauerstoff abgegeben wurde. Daher neigen Hämoglobin-S-Moleküle dazu, sich im Bereich dieser reaktiven Gruppen aneinander zu lagern und es bilden sich lange Aggregate oder Taktoide. Aufgrund der Sichelzelltaktoide nimmt die Viskosität des Blutes zu und es kommt zur Blutstase. Entsteht aufgrund der Sichelung ein lokalisierter oder generalisierter Gefäßverschluß, entwickelt sich eine Infarzierung. Im Portalkreislauf, wo der Sauerstoffpartialdruck normal niedrig ist, wie in Leber und Niere, besteht ein besonders hohes Verschlußrisiko. In Erythrozyten ausgefälltes Hämoglobin führt zu einer Schädigung der Erythrozytenmembranen, diese platzen und es kommt zur chronisch hämolytischen Anämie.

Weder ist das auslösende Ereignis einer hämolytischen Krise bekannt, noch ist klar, warum manche Patienten schwere Krisen erleiden und andere nicht. Ein erhöhter Gehalt an Hämoglobin F (Hb F) hat eine schützende Wirkung. Bei niedrigen Sauerstoffpartialdrücken ist das Risiko der Sichelung deutlich verstärkt. Bei Patienten, die homozygot für Hb S sind, ist bei einem arteriellen Sauerstoffpartialdruck unter 40 mm Hg mit einer Sichelung zu rechnen. Bei Patienten, die nur eine Sichelzellanlage haben, kommt es vermutlich erst dann zu einer Sichelung, falls der arterielle Sauerstoffpartialdruck bis auf ungefähr 20 mm Hg abgefallen ist. Die Sichelung scheint in den Venen etwas stärker ausgeprägt zu sein als in den Arterien. Dies weist darauf hin, daß der pH-Wert von Bedeutung ist. Bei Vorliegen einer Azidose wird die Sichelzellbildung begünstigt, unabhängig davon, wie hoch der arterielle Sauerstoffpartialdruck ist. Auch bei einem Abfall der Körpertemperatur wird eine Sichelung begünstigt, denn hierbei kommt es zu einer Vasokonstriktion und dadurch zu einer Stase und einer stärkeren Sauerstoffausschöpfung des Hämoglobin S. Auch Hämoglobinkonzentrationen über etwa 8,5 g/dl und eine Dehydrierung begünstigen über eine Stase eine Sichelung. Bei einer Schwangerschaft können eine schwangerschaftsinduzierte Hypertonie, Harnwegsinfektionen und ein niedriges Geburtsgewicht vorliegen [21].

Symptome

Die Symptome einer Sichelzellanämie sind durch eine chronische Hämolyse, die Anämie und Gelbsucht verursacht, und durch Infarzierungen aufgrund von Gefäßverlegungen mit Sichelzellen bedingt. Dieser chronisch ablaufende Prozeß wird periodisch durch akute Exazerbationen, die häufig mit einem quälenden Skelettmuskelschmerz einhergehen, unterbrochen [22]. Schmerzen sind bei der Sichelzellanämie der häufigste Grund für die akute Morbidität, und sie sind Zeichen einer plötzlichen Knochenmarkischämie oder -nekrose. Während des chronischen Stadiums beträgt die Hämoglobinkonzentration 5 bis 10 g/dl. Das Herzminutenvolumen ist normalerweise erhöht, um die vorliegende chronische Anämie zu kompensieren.

Infarktereignisse sind für Organschädigungen an den unterschiedlichsten Stellen des Körpers verantwortlich und der Grund dafür, daß Patienten mit Sichelzellanämie das 30. Lebensjahr meist nicht erreichen. Zum Beispiel sind rezidivierende Lungenembolien und ein sich deshalb entwickelndes Cor pulmonale der wahrscheinlichste Grund für eine Kardiomegalie. Häufig liegt eine erhöhte alveoloarterielle Sauerstoffpartialdruckdifferenz vor. Diese ist vermutlich durch vorausgegangene Lungeninfarkte aufgrund einer Sichelung bedingt. Da im Nierenmark niedrige Sauerstoffpartialdrücke vorliegen, kommen dort häufig Gefäßverschlüsse durch Sichelzellen vor. Infarzierungen im Nierenmark führen zu Kapillarnekrosen mit Hämaturie, einer verminderten Fähigkeit zur Urinkonzentrierung und letztendlich zum Nierenversagen. Eine Leberschädigung kann Ausdruck eines verminderten Blutflusses sein. Dies ist Folge der leichten Sichelung in den hepatischen Sinus, da dort der Sauerstoffpartialdruck niedrig ist. Die chronische Hämolyse von Erythrozyten führt zu einer erhöhten Plasmakonzentration an Bilirubin. Aufgrund der vermehrten Bilirubinbelastung kommt es häufiger zu einer Cholelithiasis. Da wiederholt Bluttransfusionen notwendig werden, ist die Gefahr durch Blut übertragbarer Krankheiten erhöht. Werden bei schweren Krankheitsverläufen häufige Bluttransfusionen notwendig, kann es – aufgrund der erhöhten Eisenzufuhr – in der Leber zu einer Eisenablagerung in Form von Hämosiderin und damit zu einer Leberzirrhose kommen. Auch eine linksventrikuläre Funktionsstörung kann durch eine übermäßige Eisenablagerung im Herzen bedingt sein. Bei Kindern mit einer Sichelzellanämie liegt oft eine Splenomegalie vor. Aufgrund rezidivierender Thrombosen und Infarzierungen kann es jedoch wieder zu einer allmählichen Abnahme der Milzgröße kommen. Ab dem Alter von 6 Jahren sind die meisten Patienten mit einer Sichelzellanämie daher im Prinzip als milzlos zu betrachten. Aufgrund der fehlenden Milzfunktion kommt es zu einer verminderten Antikörperproduktion und zu einem erhöhten Risiko für bakterielle Infektionen. Deshalb ist bei Erwachsenen die prophylaktische Impfung gegen Pneumokokken indiziert, bei Kindern kann noch eine zusätzliche Penicillingabe erforderlich sein. Bei Patienten mit einer Sichelzellanämie treten häufig auch neurologische Symptome auf. Bei Kindern äußern sich diese neurologischen Störungen zumeist als Hirninfarkte, bei Erwachsenen als intrakranielle Blutungen. Eine aseptische Hüftkopfnekrose kann den Ersatz durch eine Totalendoprothese notwendig machen.

Krisenhafte Infarzierungen können durch Verletzungen oder durch Infektionen (mit gleichzeitig erhöhter Körpertemperatur) ausgelöst werden. Ein akuter Schmerzbeginn – oft handelt es sich um abdominelle Schmerzen – kann auf den Beginn einer Infarzierungskrise hindeuten. Ereignisse mit Bauchschmerzen, Fieber und Erbrechen können eine chirurgische Erkrankung vortäuschen.

Neben den durch Infarzierungen bzw. eine Hämolyse bedingten akuten bzw. chronischen Problemen neigen Patienten mit einer Sichelzellanämie auch zur Entwicklung von aplastischen Krisen sowie zu sogenannten Sequestrationskrisen. Aplastische Krisen sind durch eine Knochenmarkdepression und einen rasch abfallenden Hämatokrit gekennzeichnet und treten zumeist im Rahmen einer viralen Infektion auf. Sequestrationskrisen sind durch ein Pooling der Erythrozyten im Bereich von Leber und Milz bedingt, was zu einer Verarmung an zirkulierenden Erythrozyten führt. Patienten mit einer Sequestrationskrise können akut hypovolämisch werden und versterben.

Therapie

Die Therapie einer schmerzhaften Infarzierungskrise besteht in Flüssigkeitszufuhr und einer leichten Alkalisierung des Blutes. Zur Schmerzbekämpfung kann ein Opioid notwendig sein. Wenn bei einem Patienten mit einem krisenhaften Gefäßverschluß der größte Teil der Schmerzen sich im Bereich des unteren Abdomens oder der Beine befindet, kann eine Periduralanalgesie mittels Lokalanästhetikum und/oder einem Opioid sehr sinnvoll sein [23]. Durch eine partielle Austauschtransfusion mit Hb-A-haltigen Erythrozyten kann die Konzentration an Hämoglobin S und das Ausmaß der Hb-S-Polymerisation verringert und damit die Gefahr weiterer Infarktschäden vermindert werden [24]. Die krisenhafte Sichelung während einer Geburt wird mit einer partiellen Austauschtransfusion behandelt. Ziel einer Austauschtransfusion ist es, die Hb-A-Konzentration auf mindestens 50% zu steigern. Da der Hämatokrit die Blutviskosität und Stase beeinflußt, ist es bei Austauschtransfusionen sicherlich von Vorteil, den Hämatokrit unter einem Wert von 35% zu halten. Der Schweregrad der Sichelzellanämie läßt sich durch solche Mechanismen verringern, die die zur Hb-F-Produktion wichtigen Gene stimulieren. Die Gabe von Hydroxycarbamid stimuliert die Hb-F-Produktion und kann zu einer klinischen Verbesserung führen, falls der Hb-F-Spiegel 20% übersteigt [25].

Narkoseführung

Bei der präoperativen Beurteilung von schwarzhäutigen Patienten muß an eine eventuell vorliegende Sichelzellanämie gedacht werden. Eine Sichelzellanämie kann auch bei Personen aus bestimmten Gegenden in Indien und Saudi Arabien vorkommen. Patienten mit einer Sichelzellanlage haben vermutlich während der perioperativen Phase kein erhöhtes Risiko. Dagegen erfordern Patienten mit einer Sichelzellanämie ganz besondere Beachtung, was das anästhesiologische Management betrifft.

Bei Patienten mit einer Sichelzellanämie liegen häufig orthopädische Probleme vor, die eine operative Korrektur notwendig machen, z.B. eine Hüftkopfnekrose. Auch die Inzidenz einer Salmonellen-Osteomyelitis ist erhöht. Häufig sind Ulzera an den Beinen zu finden, die eine Hauttransplantation notwendig machen. Oft liegen auch Gallensteine vor, weshalb bei diesen Patienten häufig eine Cholezystektomie durchgeführt werden muß. Bei Patienten mit einer Sichelzellanämie tritt oftmals auch ein Priapismus auf. Bei Nierenversagen kann eine Nierentransplantation notwendig werden [26]. Da es im Rahmen eines kardiopulmonalen Bypasses zu einem verminderten peripheren Blutfluß sowie zu einer Hypothermie und einer Azidose kommt, entstehen hierdurch bei Patienten mit einer Sichelzellanämie spezielle Probleme [27].

Im Rahmen der präoperativen Vorbereitung sollten vorbestehende Infektionen therapiert und ein normaler Hydratationszustand sowie stabile hämatologische Bedingungen angestrebt werden. Ob präoperativ Bluttransfusionen durchgeführt werden, hängt vom Ausmaß der vorbestehenden Anämie und von der Größe des geplanten operativen Eingriffes ab. Ziel einer präoperativen Bluttransfusion ist es, die Konzentration an Hämoglobin A auf mindestens 50% zu erhöhen. Gefahren einer präoperativen Bluttransfusion sind z.B. eine Hemmung des hyperaktiven Knochenmarks und eine Erhöhung der Blutviskosität.

Zu den Zielen der Narkoseführung gehört es, eine hypoventilationsbedingte Azidose zu vermeiden, eine optimale Oxygenierung zu garantieren, eine Blutstase aufgrund einer ungünstigen Körperlagerung oder aufgrund von Tourniquets zu vermeiden und eine normale Körpertemperatur aufrechtzuerhalten [29]. Die Prämedikation darf zu keiner starken Atemdepression führen. Es sollte eine erhöhte inspiratorische Sauerstoffkonzentration verabreicht werden, um einen normalen oder erhöhten arteriellen Sauerstoffpartialdruck sicherzustellen. Eine Überwachung des gemischt-venösen Sauerstoffpartialdruckes kann sinnvoll sein, um die Patienten erfassen zu können, bei denen eine Sichelung droht oder bei denen eine Erhöhung der Oxygenierung notwendig ist. Werden Regionalanästhesieverfahren eingesetzt, ist die Verabreichung von zusätzlichem Sauerstoff sinnvoll. Um einer Blutstase vorzubeugen, müssen 1. stabile Herz-Kreislaufverhältnisse aufrechterhalten werden (über eine entsprechende Regulierung der Narkosetiefe), 2. Blutdruckabfälle möglichst im voraus erahnt und entsprechend schnell korrigiert werden und 3. das intravasale Flüssigkeitsvolumen durch eine intravenöse Infusion kristalloider Lösungen aufrechterhalten werden. Bei orthopädischen Operationen sollte ein Tourniquet nur dann angelegt werden, falls dieses für ein optimales operatives Ergebnis unbedingt notwendig ist [30]. Bei Einsatz von Tourniquets besteht die Gefahr von Blutstase, Azidose und Hypoxämie mit entsprechender Sichelzellbildung. Eine Übertransfusion kann zu einer unerwünschten Viskositätszunahme des Blutes führen und damit eine Blutstase begünstigen. Um sowohl eine Vasokonstriktion als auch eine Stase zu vermeiden, ist es wichtig, daß eine normale Körpertemperatur aufrechterhalten wird.

Es gibt keine Beweise dafür, daß ein spezielles Anästhetikum oder eine spezielle Medikamentenkombination bei Patienten mit einer Sichelzellanämie besonders geeignet wäre [31]. Unabhängig davon, welche Medikamente zur Durchführung einer Allgemeinanästhesie eingesetzt werden, kann es während und unmittelbar nach einer Vollnarkose sogar zu einer Abnahme der zirkulierenden Sichelzellen kommen [32]. Die Succinylcholindosis ist eventuell zu senken, da bei diesen Patienten gelegentlich die Aktivität der Plasma-Cholinesterase vermindert ist [33]. Es wurde vorgeschlagen, bei diesen Patienten Regionalanästhesieverfahren einer Vollnarkose vorzuziehen. Hierbei müssen jedoch die gleichen Vorsichtsmaßnahmen beachtet werden, was Ventilation, Oxygenierung, Hypotension und Stase betrifft [23]. Bei einer Peridural- oder Spinalanästhesie kommt es im nicht-blockierten Körperbereich zu einer kompensatorischen Vasokonstriktion und zu einem Abfall des arteriellen Sauerstoffpartialdruckes. Dadurch sind Infarzierungen in diesen Körperbereichen eventuell möglich [34].

Für Patienten mit einer Sichelzellanämie ist insbesondere die postoperative Phase kritisch. Sowohl Wundschmerz als auch Analgetika oder das häufige Auftreten pulmonaler Infektionen und der zu erwartende Abfall des arteriellen Sauerstoffpartialdruckes begünstigen die Bildung einer Sichelung. Je nach Operationslokalisation können die arteriellen Sauerstoffpartialdrücke mehrere Tage unter dem präoperativen Ausgangsniveau bleiben. Eine zusätzliche Verabreichung von Sauerstoff, die Aufrechterhaltung des intravasalen Flüssigkeitsvolumens sowie eine normale Körpertemperatur sind bei diesen Patienten wichtig.

24.7.8 Methämoglobinämie

Unter Methämoglobin wird Hämoglobin A verstanden, bei dem jedoch das Eisen nicht in zweiwertiger, sondern in dreiwertiger Form (Hämiglobin) vorliegt. Das dreiwertige Eisen ist jedoch nicht in der Lage, Sauerstoff zu binden. Daher ist die Sauerstofftransportkapazität des arteriellen Blutes stark erniedrigt. Methämoglobin ist nicht nur außerstande, reversibel Sauerstoff zu binden, sondern es führt auch zu einer Linksverlagerung der Sauerstoffdissoziationskurve. Hierdurch wird die Sauerstoffabgabe an das Gewebe noch erschwert. Normalerweise beträgt die Methämoglobinkonzentration weniger als 1%, da das dreiwertige Eisen durch die Methämoglobinreduktase (Diaphorase) wieder in die zweiwertige Form reduziert wird. Werden Patienten mit einem angeborenen Mangel an Methämoglobinreduktase mit nitrathaltigen Verbindungen, (Nitroglycerin, Benzocain) behandelt, kann es zur Entwicklung einer Methämoglobinämie kommen [35, 36].

Eine Methämoglobinämie muß vermutet werden, falls bei normalen arteriellen Sauerstoffpartialdrücken eine Zyanose besteht und die Sauerstoffsättigung erniedrigt ist. Es muß allerdings beachtet werden, daß der arterielle Sauerstoffsättigungswert normal ist, falls der Sättigungswert anhand des arteriellen Sauerstoffpartialdruckes und anhand von entsprechenden Nomogrammen errechnet wird. Falls bei einer Zyanose eine Methämoglobinämie vermutet wird, ist es wichtig, sowohl den arteriellen Sauerstoffpartialdruck als auch die Sauerstoffsättigung (mit Hilfe eines CO-Oxymeters) im arteriellen Blut zu messen. Die Absorptionseigenschaften des Methämoglobins sind derart, daß das Pulsoxymeter eine Sauerstoffsättigung mißt, die unabhängig vom Sauerstoffpartialdruck zu dem Wert von 85% tendiert [37].

Eine Zyanose ist normalerweise dann zu erwarten, wenn im Plasma etwa 15% (1,5 g/dl) Methämoglobin vorhanden sind, obwohl Symptome wie Abgeschlagenheit, Schwindel und Kopfschmerzen unter einem Wert von 20% nicht zu erwarten sind. Liegt eine Zyanose aufgrund einer Methämoglobinämie vor, ist eine intravenöse Infusion von 1 bis 2 mg/kg Methylenblau über 5 Minuten durchzuführen. Methylenblau überträgt Elektronen von NADPH auf Methämoglobin. Falls die Zyanose bestehenbleibt, kann diese Dosis alle 60 Minuten wiederholt werden. Es muß jedoch beachtet werden, daß es bei Dosen von mehr als 7 mg/kg zu einer Oxydation des Hämoglobins zu Methämoglobin kommen kann. Wenn die Zyanose mehrere Stunden später wieder auftritt, kann dies ein Zeichen dafür sein, daß Nitrate vom Gewebe ins periphere Blut abgegeben werden. Methylenblau sollte bei Patienten mit einem Glukose-6-Phosphat-Dehydrogenasemangel nicht angewendet werden, da hierbei eine hämolytische Anämie auftreten kann.

24.7.9 Sulfhämoglobinämie

Die Sulfhämoglobinämie ähnelt der Methämoglobinämie darin, daß beide Hämoglobine keinen Sauerstoff transportieren können und daß es beide Male zu einer Zyanose kommt, obwohl der arterielle Sauerstoffpartialdruck normal ist [38]. Diejenigen Medikamente, die Methämoglobin bilden, können auch Sulfhämoglobin verursachen. Die häufigste Ursache für eine Sulfhämoglobinämie ist die Oxydation des Hämoglobineisens durch Medikamente. Warum manche Patienten eine Sulfhämoglobinämie und andere eine Methämoglobinämie entwickeln, ist nicht bekannt. Im Gegensatz zu Me-

Tab. 24.6: Leukozytenwerte im peripheren Blut

	Anzahl/mm³ (Normalbereich)	insgesamt (%)
Neutrophile	1.800–7.200	55
Lymphozyten	1.500–4.000	36
Eosinophile	0–700	2
Basophile	0–150	1
Monozyten	200–900	6
Leukozyten insgesamt	4.300–10.000	100

thämoglobin kann Sulfhämoglobin durch Methylenblau nicht in Hämoglobin rückgeführt werden. Die einzige Möglichkeit, Sulfhämoglobin zu beseitigen, ist die Zerstörung dieser Erythrozyten.

24.8 Leukozyten

Die Leukozyten werden unterteilt in neutrophile Granulozyten, Lymphozyten, eosinophile Granulozyten, basophile Granulozyten und Monozyten (Tab. 24.6). Bei bestimmten Krankheiten sind die normalen Leukozytenwerte im peripheren Blut verändert.

24.8.1 Neutrophile Granulozyten

Die neutrophilen (polymorphkernigen) Granulozyten stellen den ersten Abwehrmechanismus gegen bakterielle Infektionen dar. Die vom Wirtsorganismus produzierten Chemotaxine sind dafür verantwortlich, daß neutrophile Granulozyten in das Infektionsgebiet angelockt werden. Der Komplementfaktor C_5a ist für neutrophile Granulozyten ein bedeutender chemotaktischer Stimulus. Eine C_5a-Bildung wird durch eine Aktivierung des Komplementsystems durch bakterielle Antigene und Antikörper stimuliert. Eine ganz Reihe von Ereignissen kann die Chemotaxis verschlechtern (Tab. 24.7). Bei Grippe ist die Chemotaxis stark vermindert, was vielleicht die Neigung zu Superinfektionen, besonders Pneumonien, erklärt. Die Wanderung der neutrophilen Granulozyten zu einem chemotaktischen Stimulus wird durch Anästhetika, wie z.B. Halothan, Enfluran und Morphin, verzögert. Da hierbei die neutrophilen Granulozyten langsamer zu einem chemotaktischen Stimulus wandern, könnte die Gefahr bakterieller Infektionen erhöht sein. Dennoch gibt es keine Beweise dafür, daß eine Allgemeinanästhesie das Risiko postoperativer Infektionen erhöht (vgl. Kapitel 27). Eine Neutrophilie ist zumeist Zeichen einer vermehrten Zellproduktion und tritt als Folge einer bakteriellen Infektion auf. Körperliche Anstrengung und Kortikosteroide führen zu einem verminderten Abbau der zirkulierenden neutrophilen Granulozyten. Eine Neutropenie (mit einer Anzahl der zirkulierenden neutrophilen Granulozyten von unter $1.800/cm^3$) ist häufig bei Patienten mit einer infektiösen Mononukleose oder mit AIDS anzutreffen. Eine Neutropenie im Rahmen einer Chemotherapie ist Ausdruck einer direkten Knochenmarksuppression.

Bei Patienten mit einer Neutropenie aufgrund von Chemotherapie, AIDS, Verbrennungen oder Sepsis ist die Gabe von granulozytenstimulierenden Faktoren zu erwägen, um so die Granulozytenproduktion zu steigern. Nebenwirkungen dieser Behandlung, die auch für die Narkoseführung eine Bedeutung haben, sind Perikard- und Pleuraergüsse sowie ein generalisiertes Kapillarlecksyndrom, das zu einem interstitiellen Lungenödem und perioperativ zu arterieller Hypoxie führen kann [39]. Eine präoperative echokardiographische Untersuchung ist sinnvoll, um einen behandlungsbedürftigen, aber ansonsten asymptomatischen Perikarderguß zu erfassen. Eine weitere Komplikation der Behandlung mit granulozytenstimulierenden Faktoren besteht in einer Thrombose im Bereich eines eventuell liegenden zentralen Venenkatheters.

24.8.2 Lymphozyten

Lymphozyten haben eine wichtige Aufgabe bei der Synthese von Immunglobulinen und bei der Erkennung körperfremder Antigene. Im Rahmen einer viralen Infektion kommt es typischerweise zu einer Lymphozytose. Eine Lymphozytopenie findet sich häufig bei Patienten mit AIDS.

24.8.3 Eosinophile Granulozyten

Eosinophile Granulozyten enthalten Proteine, die toxisch auf Parasiten wirken. Im Rahmen von allergischen Reaktionen, Pilzinfektionen und Erkrankungen wie einer Periarteriitis nodosa oder einer Sarkoidose kommt es zu einer Zunahme der eosinophilen Granulozyten. Ein Löffler-Syndrom ist durch eine Eosinophilie sowie durch Lungeninfiltrate, Husten, Dyspnoe und erhöhte Körpertemperatur gekennzeichnet. Die Therapie besteht in der Verabreichung von Kortikosteroiden. Beim Hypereosinophilie-Syndrom treten Kardiomyopathie, Ataxie, periphere Neuropathie und wiederholte Thromboembolisierungen auf, die eine Antikoagulation notwendig machen können. Eine Verminderung der Anzahl an zirkulierenden eosinophilen Granulozyten tritt im Rahmen von Erkrankungen nur selten auf.

Tab. 24.7: Ursachen einer verminderten Chemotaxis

Diabetes mellitus
Hämodialyse
rheumatoide Arthritis
Alkoholgenuß
Grippe
Anästhetika

24.8.4 Basophile Granulozyten und Mastzellen

Basophile Granulozyten sind im Blut zirkulierende Zellen, während Mastzellen hauptsächlich im Gewebe vorhanden sind. Diese Zellen enthalten Granula, die während allergischen Reaktionen chemische Mediatoren (Histamine, Leukotriene) freisetzen.

24.8.5 Monozyten

Die Monozyten und ihr Gegenpart im Gewebe, die Makrophagen, werden zusammengefaßt als das mononukleäre phagozytierende System (früher bekannt als das retikuloendotheliale System). Diese Zellen haben ihre Bedeutung in der Modulierung der Immunfunktion und können ebenso als Phagozyten tätig werden. Aktivierte Monozyten und Makrophagen setzen Substanzen wie Interleukin-1, Tumornekrose-Faktor, Interferon und transformierenden Wachstumsfaktor frei.

24.9 Polyzythämie

Von einer Polyzythämie wird gesprochen, wenn der Hämatokrit 55% überschreitet. Mit Hilfe vor allem des Hämatokrits wird die Blutviskosität bestimmt, die für viele Nebenwirkungen der Polyzythämie verantwortlich ist. Oft wird versucht, mit Aderlässen den Hämatokrit auf einen normalen Wert zu senken.

24.9.1 Absolute Polyzythämie

Die wahrscheinlichste Ursache für einen absoluten Anstieg der Erythrozytenzahl ist eine beschleunigte Erythropoese aufgrund einer vermehrten Ausschüttung des renalen Hormons Erythropoetin. Bei der Polycythaemia vera erfolgt ein absoluter Anstieg der Erythrozytenzahl unabhängig von Erythropoetin (siehe Kapitel 28).

24.9.2 Relative Polyzythämie

Bei der relativen Polyzythämie liegt eine verstärkte Erythrozytenproduktion vor, die Folge eines Abfalls des Sauerstoffpartialdruckes unter 60 mm Hg ist. Kardiopulmonale Erkrankungen oder Höhenaufstiege können zu einem Sauerstoffpartialdruck führen, der die Erythrozytenproduktion stimuliert. Zigarettenrauchen ist eine weitere Ursache für eine relative Polyzythämie (Raucher-Polyzythämie). Beim Rauchen entsteht Kohlenmonoxid, was bei 30 Zigaretten/die zu Carboxyhämoglobinwerten von 5 bis 7% führt. Carboxyhämoglobin ist kaum in der Lage, Sauerstoff an das Gewebe abzugeben. Dies führt zu einer Gewebshypoxie, die die Ausschüttung von Erythropoetin stimuliert. Zusätzlich findet sich bei vielen Rauchern eine Verminderung des Plasmavolumens, wodurch der Hämatokrit weiter ansteigt. Die Carboxyhämoglobinkonzentration sollte am Ende des Tages gemessen werden. Da die Halbwertzeit von Carboxyhämoglobin etwa 4 Stunden beträgt, ergibt eine morgendliche Messung, nachdem der Patient mehrere Stunden nicht geraucht hat, falsch niedrige Werte. Wenn 5 Tage nicht geraucht wird, gleicht sich das verminderte Plasmavolumen aus und der Hämatokrit fällt wieder ab.

Literaturhinweise

1. Beutler, E.: The common anemias. JAMA 1988; 259: 2433–37
2. Willis, J.L.: Transfusion of red cells. FDA Drug Bull 1988; 18: 26–7
3. National Institutes of Health Consensus Conference: Perioperative red blood cell transfusion. JAMA 1988; 260: 2700–4
4. Crosby, E.T.: Perioperative haemotherapy: I Indications for blood component transfusion. Can.J. Anaesth. 1992; 39: 695–707
5. Ellis, D.E., Stoelting, R.K.: Individual variations in fluroxene, halothane, and methoxyflurane blood-gas partition coefficients, and the effect of anemia. Anesthesiology 1975; 42: 748–50
6. Lerman, J., Gregory, G.A., Eger, E.I.: Hematocrit and the solubility of volatile anesthetics in blood. Anesth. Analg. 1984; 63: 911–4
7. Barrera, M., Miletich, D.J., Albrecht, R.F., Hoffman, W.E.: Hemodynamic consequences of halothane anesthesia during chronic anemia. Anesthesiology 1984; 61: 36–42
8. Smith, P.R., Manjoney, D.L., Teitcher, J.B., et al.: Massive hemothorax due to intrathoracic extramedullary hematopoiesis in a patient with thalassemia intermedia. Chest 1988; 94: 658–61
9. Jackson, D.V., Randall, M.E., Richards, F.: Spinal cord compression due to extramedullary hematopoiesis in thalassemia: Long term follow-up after radiotherapy. Surg. Neurol. 1988; 29: 389–96
10. Adamson, J., Hillman, R.S.: Blood volume and plasma protein replacement following acute blood loss in normal man. JAMA 1968; 205: 609–13
11. Longnecker, D.E., Sturgill, B.C.: Influence of anesthetic agent on survival following hemorrhage. Anesthesiology 1976; 45: 516–21
12. Weiskopf, R.B., Townsley, M.I., Riordan, K.K., et al.: Comparison of cardiopulmonary responses to graded hemorrhage during enflurane, halothane, isoflurane, and ketamine anesthesia. Anesth. Analg. 1981; 160: 481–91
13. Bruce, D.L., Koepke, J.A.: Anesthetic management of patients with bone-marrow failure. Anesth. Analg. 1972; 51: 597–606
14. Koblin, D.D., Watson, J.E., Deady, J.E., et al.: Inacti-

vation of methionine synthetase by nitrous oxide in mice. Anesthesiology 1981; 54: 318–24
15. Kripke, B.J., Talarico, L., Shah, N.K., Kelman, A.D.: Hematologic reaction to prolonged exposure to nitrous oxide. Anesthesiology 1977; 47: 342–8
16. Spence, A.A.: Environmental pollution by inhalation anaesthetics. Br.J. Anaesth. 1987; 59: 96–109
17. Berger, J.J., Modell, J.H., Sypert, G.W.: Megaloblastic anemia and brief exposure to nitrous oxide – a causal relationship? Anesth. Analg. 1988; 67: 197–8
18. Ogen, G.A.: Cholecystectomy in a patient with paroxysmal nocturnal hemoglobinuria: Anesthetic implications and management in the perioperative period. Anesthesiology 1990; 72: 761–4
19. Beutler, E.: Glucose-6.phosphate dehydrogenase deficiency.N. Engl.J. Med. 1991; 324: 169–75
20. Shapley, J.M., Wilson, J.R.: Post-anaesthetic jaundice due to glucose-6-phosphate dehydrogenase deficiency. Can. Anaesth. Soc.J. 1973; 20: 390–2
21. Serjeant, G.R.: Sickle haemoglobin and pregnancy. Br. Med.J. 1983; 287: 628–31
22. Platt, O.S., Thorington, B.D., Brambella, D.J., et al.: Pain in sickle cell disease: Rates and risk factors.N. Engl.J. Med. 1991; 325: 11–6
23. Finer, P., Blair, J., Rowe, P.: Epidural analgesia in the management of labor pain and sickle cell crisis – a case report. Anesthesiology 1988; 68: 799–800
24. Zarkowsky, H.S., Gallagher, D., Gill, F.M., et al.: Bacteremia in sickle hemoglobinopathies.J. Pediatr. 1986; 109: 579–85
25. Charache, S., Dover, G.J., Moyer, M.A., et al.: Hydroxyurea-induced augmentation of fetal hemoglobin production in patients with sickle cell anemia. Blood 1987; 69: 109–14
26. Gyasi, H.K., Zarroug, A.W., Matthew, M., Joshi, R., Daar, A.: Anaesthesia for renal transplantation in sickle cell disease. Can.J. Anaesth. 1990; 37: 778–85
27. Heiner, M., Teasdale, S.J., David, T., et al.: Aortocoronary bypass in a patient with sickle cell trait. Can. Anaesth. Soc.J. 1979; 26: 438–34
28. Schmalzer, E.A., Lee, J.O., Brown, A.K., et al.: Viscosity of mixtures of sickle and normal red cells at varying hematocrit levels: Implications for transfusion. 1987; 27: 228–36
29. Esseltine, D.W., Baxter, M.R.N., Bevan, J.C.: Sickle cell states and the anaesthetist. Can.J. Anaesth. 1988; 35: 385–403
30. Stein, R.E., Urbaniak, J.: Use of the tourniquet during surgery in patients with sickle cell hemoglobinopathies. Clin. Orthop. 1980; 151: 231–3
31. Homi, J., Reynolds, J., Skinner, A., et al.: General anaesthesia in sickle-cell disease. Br. Med.J. 1979; 1: 1599–1600
32. Maduska, A.L., Guinee, W.S., Heaton, J.A., et al.: Sickling dynamics of red blood cells and other physiologic studies during anesthesia. Anesth. Analg. 1975; 54: 361–5
33. Hilkovitz, G., Jacobson, A.: Hepatic dysfunction and abnormalities of the serum proteins and serum enzymes in sickle-cell anemia.J. Lab. Clin. Med. 1961; 57: 856–67
34. Bridenbaugh, P.O., Moore, D.C., Bridenbaugh, L.D.: Alterations in capillary and venous blood gases after regional-block anesthesia. Anesth. Analg. 1972; 51: 280–6
35. Gabel, R.A., Bunn, H.F.: Hereditary methemoglobinemia as a cause of cyanosis during anesthesia. Anesthesiology 1974; 40: 516–8
36. Zurick, A.M., Wagner, R.H., Starr, N.J., et al.: Intravenous nitroglycerin, Methemoglobinemia, and respiratory distress in a postoperative cardiac surgical patient. Anesthesiology 1984; 61: 464–6
37. Anderson, S.T., Hajduczek, J., Barker, S.J.: Benzocaine-induced methemoglobinemia in an adult: Accuracy of pulse oximetry with methemoglobinemia. Anesth. Analg. 1988; 67: 1099–1101
38. Schmitter, C.R.: Sulfhemoglobinemia and methemoglobinemia – uncommon causes of cyanosis. Anesthesiology 1975; 43: 586–7
39. Tobias, J.D., Furman, W.L.: Anesthetic considerations in patients receiving colony-stimulating factors (G-CSF and GM–CSF). Anesthesiology 1991; 75: 536–8

25 Gerinnungsstörungen

Gerinnungsstörungen können angeboren oder erworben sein (Tab. 25.1). Die Kenntnis normaler Gerinnungsmechanismen erleichtert die perioperative Beurteilung und Betreuung dieser Patienten.

25.1 Physiologie der Hämostase

Die Blutstillung in einem geschädigten Blutgefäß hängt ab von 1. der Vasokonstriktion an der verletzten Gefäßstelle, 2. der Thrombozytenpfropfbildung an der Verletzungsstelle und 3. der Aktivierung der Gerinnungskaskade. Die Hämostase ist ein eng lokalisierter Vorgang, wobei sich viele Schritte an der Oberfläche von Thrombozyten und Endothelzellen abspielen. Wenn das Endothel eines Blutgefäßes verletzt wird, kommt das fließende Blut in Kontakt mit tiefer liegenden Kollagen, Mikrofibrillen und Basalmembranen. Zuerst lagern sich Thrombozyten der Verletzungsstelle an (Rezeptoren der Thrombozytenmembranen binden sich an spezifische Basalmembranen) und setzen Adenosindiphosphat (ADP) frei, das eine weitere Thrombozytenaggregation zur Folge hat. Auch Thromboxan A_2, das eine lokale Vasokonstriktion bewirkt, kann freigesetzt werden. Während die Thrombozytenaggregation stattfindet, setzt das freigelegte Gewebe im Bereich der Gefäßverletzung die Gerinnungskaskade in Gang, indem es zirkulierende Gerinnungsfaktoren (Profaktoren) aktiviert (Tab. 25.2, Abb. 25.1). Der Thrombozytenpfropf bildet sich durch das Zusammenspiel von Fibrin, Thrombin und Thrombozyten. Das kontraktile Aktomysinsystem der Thrombozyten bewirkt ein Zusammenziehen des Blutgerinnsels und wandelt den Pfropf in einen fest geformten Thrombus um. Um eine initiale Blutungstillung zu erreichen, scheint die Thrombozytenadhäsion und -aggregation notwendig und zumeist auch ausreichend zu sein. Für die dauerhafte Blutstillung ist jedoch die Bildung von Fibrin erforderlich.

Die Gerinnungsmechanismen bleiben u.a. deswegen auf die Verletzungsstelle lokal beschränkt, daß die Profaktoren im fließenden Blut verdünnt sind, aktivierte Gerinnungsfaktoren von der Leber eliminiert werden und im Blut zirkulierende Gerinnungsinhibitoren vorhanden sind. Die wichtigsten dieser Inhibitoren sind Antithrombin III und Protein C. Zusätzlich dient die Freisetzung von t-PA (tissue plasminogen activator) durch verletztes Gewebe dazu, Plasminogen in Plasmin umzuwandeln. Plasmin bewirkt eine Spaltung von Fibrin in kleinere Fragmente (Fibrinogenspaltprodukte), die normalerweise durch das mononukleare phagozytierende System beseitigt werden.

Außer dem von-Willebrand-Faktor (vWF) werden alle plasmatischen Gerinnungsprofaktoren in der Leber synthetisiert (Tab. 25.2). Die Synthese der Faktoren II, VII, IX und X ist Vitamin-K-abhängig. Der Faktor VIII zirkuliert als Teil eines VIII-vWF-Komplexes. Die wichtigste Aufgabe des von-Wille-

Tab. 25.1: Einteilung der Gerinnungsstörungen

Angeborene Gerinnungsstörungen
    Hämophilie A
    Hämophilie B
    Willebrand-Jürgen-Syndrom
    Afibrinogenämie
    Faktor-V-Mangel
    Faktor-XIII-Mangel
    angeborene hämorrhagische Teleangiektasie
    Protein-C-Mangel
    Antithrombin-III-Mangel

Erworbene Gerinnungsstörungen
    Vitamin-K-Mangel
    medikamenteninduzierte Hämorrhagie
    Massiv-Bluttransfusion
    Zustand nach Operation im kardiopulmonalen Bypass
    disseminierte intravasale Gerinnung
    medikamentös bedingte Thrombozytenfunktionsstörung
    idiopathische thrombozytopenische Purpura
    thrombotische thrombozytopenische Purpura
    katheterinduzierte Thrombozytopenie

Tab. 25.2: Gerinnungsfaktoren

	Faktorenbezeichnung	Plasma-Konzentration ($\mu g \cdot ml^{-1}$)	Halbwertszeit (Stunden)	minimale Konzentration die für eine operative Hämostase notwendig ist (% des Normalwertes)	Stabilität bei Lagerung von Vollblut (4° Celsius, 21 Tage)
I	Fibrinogen	2500–3500	95–120	50–100	keine Veränderung
II	Prothrombin	150	65– 90	20– 40	keine Veränderung
III	Thromboplastin				
IV	Kalzium				
V	Proaccelerin	10	15– 24	5– 20	Halbwertszeit 7 Tage
VI[a]					
VII	Proconvertin	0.5	4– 6	10– 20	keine Veränderung
VIII	antihämophiles Globulin	15	10– 12	30	Halbwertszeit 7 Tage
IX	Christmas-Faktor	3	18– 30	20– 25	keine Veränderung
X	Stuart-Prower-Faktor	10	40– 60	10– 20	keine Veränderung
XI	Plasmathromboplastin antecedant	<5	45– 60	20– 30	Halbwertszeit 7 Tage
XII	Hagemann-Faktor	<5	50– 70	0	keine Veränderung
XIII	fibrinstabilisierender Faktor	20	72–120	1– 3	keine Veränderung

a) Mit der Zahl VI wurde kein Faktor benannt

brand-Faktors ist es, die Thrombozytenadhäsion an freigelegte subendotheliale Oberflächen zu steigern.

25.2 Präoperative Diagnostik bei Patienten mit hämorrhagischer Diathese

Zur präoperativen Beurteilung des Gerinnungsstatus gehören Anamnese, körperliche Untersuchung und entsprechende laborchemische Diagnostik.

Werden bereits vor Narkoseeinleitung Gerinnungsstörungen ausgeschlossen, ist die Differentialdiagnose einer eventuell intraoperativ auftretenden Blutungsneigung wesentlich einfacher.

25.2.1 Anamnese

Entscheidend für die Erkennung einer angeborenen oder erworbenen Gerinnungsstörung ist eine sorgfältige Erhebung der Krankengeschichte. Besonders wichtig sind hierbei Fragen nach einer Blutungsneigung bei vorausgegangenen Operationen. Im

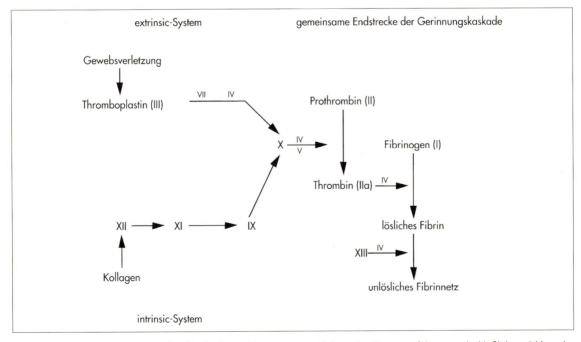

Abb. 25.1: Schematische Darstellung der Abläufe, die zur Aktivierung von zirkulierenden Gerinnungsfaktoren und schließlich zur Bildung des Fibringerinnsels führen. Es wird nicht mehr empfohlen, die Anfangsschritte der Gerinnungskaskade in ein extrinsisches und ein intrinsisches Gerinnungssystem zu unterteilen, da bekanntermaßen zwischen den auslösenden Schritten (Gewebeverletzung [Auslöser für das «extrinsic-system»] oder freigelegtes Kollagen in der Wand von verletzten Blutgefäßen [Auslöser für das «intrinsic-system»] enge Verbindungen bestehen.

Tab. 25.3: Gerinnungstests

	Normalwerte	Gemessene Parameter
Blutungszeit	3–10 Minuten	Thrombozytenfunktion und Intaktheit des Gefäßsystems
Thrombozytenzahl	150000–400000 m^3	
Prothrombinzeit (Quickwert)	12–14 Sekunden (70–100%)	Faktoren I, II, V, VII, X
partielle Thromboplastinzeit	25–35 Sekunden	Faktoren I, II, V, VIII, IX, X, XI, XII
Thrombinzeit	12–20 Sekunden	Faktoren, I, II
Fibrinogen	200–400 mg · dl^{-1}	
Fibrinspaltprodukte	4 µg · ml^{-1}	
Thrombelastogramm	siehe Abb. 25.2	Gerinnungsfaktoren und Thrombozyten

Säuglingsalter verlangen z.B. die Abnabelung oder eine Zirkumzision eine gut funktionierende Blutgerinnung. Auch Tonsillektomien und Zahnextraktionen sind Eingriffe, die im Kindesalter häufig durchgeführt werden und damit Informationen über das Gerinnungssystem liefern können. Falls im Säuglings- oder Kindesalter eine hämorrhagische Diathese auftritt, weist dies meist auf einen angeborenen Mangel eines essentiellen Gerinnungsfaktors hin. Es sollte auch eruiert werden, ob der Patient Verwandte mit verstärkter Blutungsneigung hat. Es sollte ebenfalls erfragt werden, ob bei üblichen, nicht-operativen Verletzungen die Blutgerinnung zufriedenstellend ist. Ebenso muß gezielt nach der Einnahme von Medikamenten (Acetylsalicylsäure, orale Antikoagulantien) gefragt werden sowie danach, ob der Patient eventuell Kontakt mit toxischen Substanzen hat. Wenn ein Patient bereits eine Thrombembolie durchgemacht hat, kann dies auf einen verstärkten Gerinnungszustand hinweisen. Dies kann durch östrogenhaltige Kontrazeptiva bedingt sein.

25.2.2 Körperliche Untersuchung

Bei der körperlichen Untersuchung muß besonders auf petechiale Blutungen geachtet werden. Sie können als Hinweis auf Thrombozytenfunktionsstörung, auf Thrombozytopenie oder als Hinweis auf eine Störung der Gefäßintegrität gewertet werden. Dagegen äußern sich Blutungen aufgrund eines Mangels an Gerinnungsfaktoren charakteristischerweise als Ekchymosen. Ein Hämarthros oder tiefe Einblutungen in die Skelettmuskulatur sprechen ebenfalls eher für einen Faktorenmangel als für eine Thrombozytenfunktionsstörung oder eine Thrombozytopenie.

25.2.3 Laborchemische Untersuchungen

Präoperative Laboruntersuchungen zur Beurteilung des Gerinnungsstatus sind sinnvoll, falls 1. Anamnese oder körperliche Untersuchung einen Hinweis darauf geben, daß eine Gerinnungsstörung vorliegen könnte, 2. Antikoagulantien oder Thrombozytenaggregationshemmer verabreicht werden, 3. eine Vorerkrankung (Leber-, Nierenstörung) besteht, die die Gerinnung beeinträchtigen könnte, oder 4. die geplante Operation (kardiopulmonaler Bypass, Lebertransplantation) die Gerinnung beeinflussen könnte. Es gibt keine Beweise dafür, daß die präoperative Untersuchung von laborchemischen Gerinnungsparametern bei asymptomatischen Patienten irgendeinen Wert hätte [1]. Falls laborchemische Gerinnungstests indiziert sind, können anhand von Blutungszeit, Thrombozytenzahl, Quickwert (Prothrombinzeit, PT), partieller Thromboplastinzeit (PTT) und der Fibrinkonzentration im Plasma die allermeisten Gerinnungsstörungen erfaßt werden (Tab. 25.3). Die Durchführung einer Thrombelastographie kann bei bestimmten Patienten erwogen werden, besonders wenn eine rasche perioperative Beurteilung der Gerinnung gewünscht wird.

Thrombozytenfunktion

Die Thrombozytenfunktion kann am besten mit einer standardisiert durchgeführten Bestimmung der Blutungszeit (nach einer definierten oberflächlichen Hautinzision) erfaßt werden. Falls eine verlängerte Blutungszeit (über 10 Minuten) vorliegt, obwohl die Thrombozytenzahl mehr als 100.000/ml^3 beträgt, weist dies auf eine Thrombozytenfunktionsstörung hin. Allerdings muß die begrenzte Aussagekraft der Blutungszeit berücksichtigt werden. So kann die Blutungszeit beispielsweise bei einer Anämie oder einer Thrombozytenzahl von weniger als 100.000/mm^3 verlängert sein. Eine falsch-positive Verlängerung der Blutungszeit kann sich ergeben, wenn sich der Patient wiederholt bewegt [2]. Es gibt jedoch keine Beweise dafür, daß die Blutungszeit der Haut mit jener an anderen Körperstellen identisch ist. Denn Acetylsalicylsäure, die die Blutungszeit der Haut verlängert, hat keinen Einfluß auf die Blutungsdauer nach einer gastroendoskopischen Biopsie [3]. Insbesondere hat keine Studie bewiesen, daß mit der Bestimmung der Blutungszeit das Blutungsrisiko bei einem bestimmten Patienten vorhergesagt werden könnte [3].

Die Beurteilung, wie stark sich der Thrombozytenpfropf zusammenzieht, ist eine qualitative Methode, um die Funktion des kontraktilen Mechanismus der Thrombozyten zu bestimmen. Durch Auszählen der Thrombozyten wird nur deren Anzahl, aber nicht die Funktion dieser Zellen bestimmt. Für einen operativen Wahleingriff wird eine Thrombozytenzahl von mehr als 50.000 empfohlen [3, 4].

Tab. 25.4: Auswirkungen von Antikoagulantien auf die Gerinnungstests

	gehemmte Faktoren	Prothrombinzeit (= Quickwert)	partielle Thromboplastinzeit (= PTT)
Heparin:			
niedrig dosiert	IX	normal *(normal)*	verlängert
hoch dosiert	II, IX, X	Prothrombinzeit verlängert *(Quickwert erniedrigt)*	verlängert
Kumarin:			
niedrig dosiert	VII	verlängert *(erniedrigt)*	normal
hoch dosiert	II, VII, IX, X	verlängert *(erniedrigt)*	verlängert

Die Gefahr einer spontanen intrakraniellen Blutung kann bei einer Thrombozytenzahl von weniger als 30.000/mm^3 erhöht sein.

Thromboplastinzeit (Quickwert)

Eine Verlängerung der Thromboplastinzeit (Prothrombinzeit, PT) spiegelt einen Mangel an den Faktoren I (weniger als 100 mg/dl), II (Prothrombin), V, VII oder X wider. Antagonisten dieser Faktoren wie z.B. Heparin (dosisabhängig), Kumarinderivate und Fibrinspaltprodukte können ebenfalls die Prothrombinzeit verlängern (Tab. 25.4). Anhand des Quickwertes ist keine Aussage darüber möglich, ob eine Faktor-VIII-Aktivität vorhanden ist oder nicht. Der Normalwert für die Prothrombinzeit liegt zwischen 12 und 14 Sekunden. Mit Hilfe handelsüblicher standardisierter Nomogramme können diese Zeitangaben auch als prozentualer Anteil des Normalwertes, als sogenannter Quickwert, ausgedrückt werden (Normalwert: 70–100%).

Partielle Thromboplastinzeit

Mittels der partiellen Thromboplastinzeit (PTT) kann ein Mangel an allen Gerinnungsfaktoren im Plasma – mit Ausnahme der Faktoren VII und XIII – erfaßt werden. Durch Gabe niedriger Dosen an Kumarinderivaten wird beispielsweise der Faktor VII inhibiert und daher die partielle Thromboplastinzeit nicht beinflußt (Tab. 25.4). Dagegen hemmen niedrige Heparindosen den Faktor IX, und es kommt dadurch zur Verlängerung der partiellen Thromboplastinzeit (Tab. 25.4). Bei therapeutischer Dosierung von Heparin ist im Idealfall eine Verlängerung der partiellen Thromboplastinzeit auf das Doppelte des Ausgangswertes (25–35 Sekunden) anzustreben.

Thrombinzeit

Die Thrombinzeit spiegelt Veränderungen bei der Umwandlung von Fibrinogen zu Fibrin wider. Inhibitoren dieser Umwandlung wie Heparin und Fibrinogenspaltprodukte führen zu einer verlängerten Thrombinzeit. Fibrinogenspaltprodukte entstehen dadurch, daß Fibrinogen und Fibrin durch Plasmin gespalten werden. Erhöhte Plasmaspiegel von Fibrinogenspaltprodukten (mehr als 4 μg/ml) finden sich häufig bei einer sekundären Fibrinolyse aufgrund einer disseminierten intravasalen Gerinnung (DIC). Eine primäre Fibrinolyse ist selten, sie kann jedoch auftreten bei Einsatz des kardiopulmonalen Bypasses, bei Leberzirrhose und Prostatakarzinom. Ein niedriger Fibrinogen-Plasmaspiegel, der zumeist Folge einer DIC ist, äußert sich auch in Form einer verlängerten Thrombinzeit.

Thrombelastographie

Die Thrombelastographie ist ein Globaltest, mit dem – im Gegensatz zu den standardisierten Gerinnungstests, die nur isolierte Endpunkte der Gerinnungskaskade messen – die dynamische Koagelbildung überprüft wird. Hierdurch können erniedrigte Konzentrationen an Gerinnungsfaktoren (Hämophilie), Störungen der Thrombozyten, Fibrinolyse (DIC) und eine Hyperkoagulation innerhalb

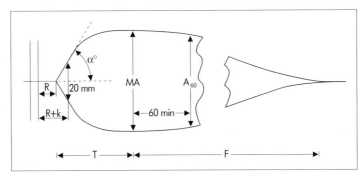

Abb. 25.2: Werte, die mit der Thromboelastographie gemessen werden können. R (die Reaktionszeit für die initiale Fibrinbildung) beträgt 6 bis 8 Minuten; R + K (Gerinnungszeit) betragen 10 bis 12 Minuten; alpha (α°, Koagelgerinnungsrate) größer 50 Grad; MA (maximale Amplitude) 50 bis 70 mm; A$_{60}$ (Amplitude 60 Minuten nach MA); F (gesamte Fibrinolysezeit) größer als 300 Minuten.
(Aus: Kang YG, Martin DJ, Marquez J, et al. Intraoperative changes in blood coagulation and thrombelastographic monitoring in liver transplantation. Anesth Analg 1985; 64: 888–896; mit freundlicher Genehmigung.)

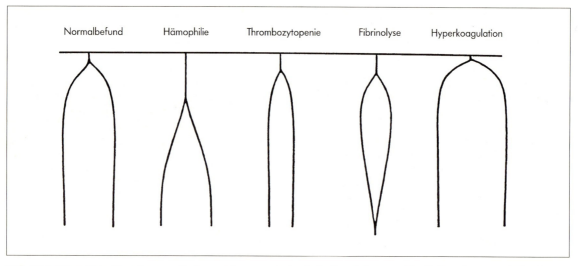

Abb. 25.3: Schematische Darstellung von Gerinnungsstörungen, wie sie mit der Thrombelastographie erfaßt werden können. Verglichen mit dem normalen Thrombelastogramm werden fehlende Gerinnungsfaktoren (Hämophilie) durch ein verlängertes R und ein vermindertes alpha beschrieben; eine Thrombozytopenie oder eine Thrombozytenfunktionsstörung durch ein verlängertes R und durch verminderte MA und vermindertes alpha; eine Fibrinolyse durch vermindertes MA und vermindertes alpha und F sowie eine Hyperkoagulation durch ein verkürztes R, erhöhte MA, F und erhöhtes alpha.

von 30 Minuten nach Erhalt einer Blutprobe erfaßt werden (Abb. 25.2, 25.3) [5, 6]. Deshalb stellt die Thrombelastographie ein einzigartiges Verfahren dar, mit dem die Gerinnung auf praktikable Weise im Operationssaal untersucht werden kann. Mit der Thrombelastographie kann auch die Gerinnung während Lebertransplantationen und nach kardiopulmonalem Bypass kontrolliert werden. Mit Hilfe dieses Verfahrens konnte nachgewiesen werden, daß bei zunehmendem Blutverlust während operativer Eingriffe das Hämostasepotential zunimmt [7]. Es muß betont werden, daß bei mäßigen und auch bei starken Blutverlusten die Gabe von fresh-frozen-Plasma und Thrombozytenkonzentraten ohne Nachweis eines spezifischen Mangels nicht gerechtfertigt ist [7]. Vermutlich heben operativer Streß, Gewebsverletzungen mit Freisetzung von Thromboplastin und erhöhte Plasma-Katecholaminkonzentrationen eine Zunahme des Hämostasepotentials, die im Rahmen eines zunehmenden Blutverlustes auftritt, wieder auf.

25.3 Angeborene Gerinnungsstörungen

Bei angeborenen Gerinnungsstörungen ist zumeist die Konzentration eines bestimmten Gerinnungsfaktors vermindert oder dieser Faktor ist überhaupt nicht nachweisbar [8]. Die drei häufigsten angeborenen Gerinnungsstörungen sind Hämophilie A (Faktor-VIII-Mangel, klassische Hämophilie), Hämophilie B (Faktor-IX-Mangel, Christmas-Krankheit) und das von-Willebrand-Jürgens-Syndrom. Bei

Tab. 25.5: Faktor VIII-Konzentrationen, die für eine Hämostase notwendig sind

Hämostase	Faktor VIII-Konzentration (% des Normalwerts)
spontane Blutung	1– 3
mäßiges Trauma	4– 8
Hämarthrose und Blutungen in tiefe Muskelschichten	10–15
große operative Eingriffe	>30

der präoperativen Vorbereitung dieser Patienten ist es wichtig zu wissen, welcher Gerinnungsfaktor vermindert ist oder fehlt und wie lange seine Eliminationshalbwertszeit nach exogener Substitution ist. Außerdem muß bekannt sein, was für Substanzen zur Behandlung dieser Gerinnungsstörung zur Verfügung stehen (Tab. 25.2) (siehe auch Abschnitt: Transfusionstherapie). Wenn ein Patient mit einer angeborenen Gerinnungsstörung sich einer Operation unterzieht, wird die Behandlung meist mit einem Hämatologen abgestimmt.

25.3.1 Hämophilie A

Die Hämophilie A ist eine X-chromosomal gebundene angeborene Störung, die bei einem von 10.000 Männern auftritt. Sie beruht auf einer fehlenden bzw. verringerten Aktivität des Gerinnungsfaktors VIII:C-Molekül, was zu einer Blutungsneigung führt. Alle Patienten mit Hämophilie A haben eine normale Plasmakonzentration an von-Willebrand-Jürgens-Faktor. Frauen sind bei dieser Krankheit asymptomatische Konduktorinnen. In ihrer schwersten Form ist die Hämophilie A eine lebensbedrohliche Krankheit, die besonders durch Gelenkeinblutungen zu einer erheblichen Invalidisierung führen kann. Es gibt eine direkte Beziehung zwischen der Plasmakonzentration an Faktor VIII und dem Blutungsausmaß (Tab. 25.5). Beispielsweise ist eine spontane Blutung sehr wahrscheinlich, wenn die Faktor-VIII-Konzentration einen Wert von 3% unterschreitet (Tab. 25.5). Blutungen im zentralen Nervensystem sind die Haupttodesursache bei Patienten mit Hämophilie. Weitere häufige Blutungsformen bei dieser Gerinnungsstörung sind tiefe Gewebeeinblutungen, die Nervenkompressionen, Hämarthrose und Hämaturie verursachen können.

Als Screening-Verfahren für die Hämophilie A eignet sich die partielle Thromboplastinzeit. Mit Ausnahme sehr leichter Verläufe ist sie stets verlängert. Die partielle Thromboplastinzeit ist vermutlich schon verlängert, falls die Plasmakonzentration des Faktors VIII unter 50% des Normwertes liegt. Der Quickwert liegt dagegen bei Patienten mit Hämophilie A im Normbereich, da bei diesem Test die Aktivität des Faktors VIII nicht erfaßt wird.

Präoperative Vorbereitungen

Ziel der präoperativen Vorbereitung eines Hämophilie-Patienten muß es sein, die Plasmakonzentration des Faktors VIII soweit anzuheben, daß perioperativ eine ausreichende Hämostase gewährleistet ist (Tab. 25.5). Bei der Substitution des Faktors VIII wird davon ausgegangen, daß bei einer Faktor-VIII-Konzentration von 100% 1 Einheit dieses Gerinnungsfaktors pro ml Plasma vorliegt. Es wird von einem Plasmavolumen von 40 ml/kg ausgegangen. Bei einem 50 kg schweren Patienten mit einer Faktor-VIII-Aktivität von weniger als 1% wären demnach 2.000 Einheiten erforderlich, um die Konzentration dieses Faktors auf 100% anzuheben (40 ml/kg × 50 kg/1 Einheit Faktor VIII/ml). Diese Dosierung muß zweimal pro Tag appliziert werden, denn die Eliminationshalbwertszeit des Faktors VIII beträgt 10 bis 12 Stunden. Vor elektiven Eingriffen wie Zahnextraktionen sollte die Faktor-VIII-Plasmakonzentration auf fast 100% angehoben und über die folgenden 10 bis 14 Tage auf Werte über 50% gehalten werden [9]. Nach großen Operationen scheint für eine ausreichende Hämostase eine Faktor-VIII-Plasmakonzentration von über 30% als ausreichend. Trotz optimaler Faktor-VIII-Plasmakonzentrationen kann es jedoch öfters zu postoperativen Blutungen kommen. Möglicherweise scheinen noch andere Faktoren hierbei eine Rolle zu spielen [9]. So treten etwa nach Knieoperationen häufig postoperative Blutungen auf. Dies kann in Zusammenhang mit einer großen, entzündlich veränderten Synovialfläche stehen.

Um einen angestrebten Faktor-VIII:C-Wert zu erreichen, kann eine Substitution mit Kryopräzipitaten oder hitzebehandelten lyophilisierten Faktor-VIII-Konzentraten durchgeführt werden. Die Gefahr, dabei Krankheiten wie Hepatitis und AIDS zu übertragen, wird vermindert, wenn spendergetestete und hitzebehandelte Faktor-VIII-Konzentrate verwendet werden [10]. Wenn Faktor VIII synthetisch (rekombinant) herstellbar sein wird, wäre damit eine sichere und wirkungsvolle Behandlung der Hämophilie A möglich [11]. Über 10% der Patienten mit Hämophilie A entwickeln jedoch Antikörper gegen Faktor VIII. Aus diesem Grund kann es bei diesen Patienten schwierig sein, die angestrebten Faktor-VIII-Plasmaspiegel zu erreichen.

Desmopressin (Minirin) ist ein synthetisches Analogon des antidiuretischen Hormons (ADH) und kann zur Behandlung von traumatischen Blutungen bei leichten bis mittleren Hämophilieformen, ja selbst zur Vorbereitung dieser Patienten auf kleinere Operationen, verabreicht werden. Desmopressin scheint Faktor VIII:C aus Speichern der Endothelzellen freizusetzen. Daher kann es auch nicht wiederholt angewandt werden, da sich diese Speicher erschöpfen. Die Halbwertszeit dieses freigesetzten Faktor VIII:C beträgt etwa 12 Stunden. Da Desmopressin auch t-PA freisetzt, wird auch die zusätzliche Gabe von Epsilon-Aminocapronsäure empfohlen. Mit Danazol konnte die Faktor-VIII:C-Konzentration bei Hämophilie-A-Patienten nicht immer wirkungsvoll erhöht werden [12].

Narkoseführung

Patienten mit Hämophilie A sollten nach Möglichkeit oral prämediziert werden. Obwohl intramuskuläre Injektionen bei einer Faktor-VIII-Konzentration über 35% problemlos sind, scheint es sinnvoll, diese Applikationsform möglichst zu vermeiden [13]. Falls ein Anticholinergikum notwendig erscheint, kann es vor Narkoseeinleitung intravenös verabreicht werden. Als Narkoseverfahren der Wahl gilt zumeist die Allgemeinanästhesie, denn wegen der Gefahr unkontrollierbarer Blutungen sollte kein Regionalanästhesieverfahren angewandt werden. Es liegen jedoch auch Fallberichte über Patienten mit Hämophilie A vor, bei denen eine komplikationslose axilläre Plexusblockade durchgeführt wurde [13]. Die endotracheale Intubation muß nicht grundsätzlich vermieden werden, jedoch kann eine Blutung in die Zunge oder den Halsbereich den Zugang zu den oberen Luftwegen einengen. Bei der Auswahl der Narkosemittel muß beachtet werden, daß zusätzliche Lebererkrankungen vorliegen können. Ursache dieser Lebererkrankungen kann eine Hepatitis infolge vorausgegangener Faktor-VIII-Substitutionen oder Bluttransfusionen sein. Aus denselben Gründen kann auch eine HIV-Infektion bestehen. Oberflächliche Blutungen können durch Kompression solange beherrscht werden, bis eine Substitutionstherapie mit Faktor VIII eingeleitet ist.

25.3.2 Hämophilie B

Die Hämophilie B ist eine X-chromosomal gebundene Störung und durch eine fehlende oder verminderte Aktivität des Faktor-IX-Moleküls bedingt.

Dies führt zu Blutungsneigungen. Im Vererbungsmodus und im klinischen Erscheinungsbild unterscheidet sich diese Erkrankung nicht von der Hämophilie A. Die Diagnose der Hämophilie B wird anhand der erniedrigten oder fehlenden Faktor-IX--Plasmakonzentration – bei gleichzeitig normaler Faktor-VIII-Aktivität – gestellt. Die partielle Thromboplastinzeit ist bei Patienten mit Hämophilie B verlängert.

Die Substitutionstherapie der Hämophilie B wird mit Faktor-IX-haltigen Konzentraten durchgeführt. Vor Wahleingriffen ist die Plasmakonzentration von Faktor IX soweit anzuheben, daß die Spiegel während der perioperativen Phase nicht unter 30% des Normalwertes abfallen. Die Applikationsintervalle der hierfür eingesetzten Substanzen orientieren sich an der Eliminationshalbwertszeit von etwa 24 Stunden. Die Gabe von fresh-frozen Plasma als Lieferant für Faktor IX zur Behandlung bei Patienten mit Hämophilie B wird nicht mehr als erste Wahl angesehen [14]. Für die präoperative Vorbereitung und die Narkoseführung dieser Patienten gelten die gleichen Richtlinien wie für Hämophilie A.

25.3.3 Von-Willebrand-Jürgens-Syndrom

Die unter dem Namen von-Willebrand-Jürgens-Syndrom bekannte Gerinnungstörung wird autosomal dominant vererbt und betrifft – im Gegensatz zu den X-chromosomal gebundenen Hämophilien A und B – beide Geschlechter. Diese Gerinnungsstörung beruht auf einer verminderten oder fehlenden Plasmakonzentration an von-Willebrand-Jürgens-Faktor. Dieser Faktor ist dafür notwendig, daß sich die Thrombozyten an eröffnete subendotheliale Strukturen anlagern. Es gilt als wahrscheinlich, daß der Faktor VIII im Plasma als Komplex vorliegt und aus zwei verschiedenen Molekülen, nämlich Faktor VIII:C und von-Willebrand-Jürgens-Faktor, besteht [15]. Die Inzidenz dieses Defektes kann bis zu 2 bis 3% in der Bevölkerung betragen, obwohl die schwere (homozygote) Form der von-Willebrand-Jürgens-Krankheit viel seltener ist und eine der Hämophilie A vergleichbare Inzidenz aufweist [16]. Die betroffenen Patienten berichten zwar über ständige blaue Flecken und leichte Blutungen aus der Schleimhaut (z.B. Epistaxis), werden aber einer Blutungsstörung erst gewahr, wenn sie sich einer Operation unterziehen oder ein Trauma erleiden. Gelenkseinblutungen und tiefe Gewebeeinblutungen sind nicht typisch. Bei Operation oder Traumata treten eventuell exzessive Blutungen direkt an der Verletzungsstelle auf. Die Diagnose der von-Willebrand-Jürgens-Krankheit wird anhand von Anamnese und einer – trotz normaler Thrombozytenzahl – verlängerten Blutungszeit gestellt.

Die herkömmliche Behandlung der von-Willebrand-Jürgens-Krankheit besteht in der Substitution von von-Willebrand-Jürgens-Faktor mit Kryopräzipitaten [16]. Eine Alternative bietet die Gabe von Desmopressin, das bei manchen Patienten die Freisetzung des von-Willebrand-Faktors stimuliert [17]. Da Desmopressin über eine zusätzliche Freisetzung von t-PA die Fibrinolyse steigert, wird die gleichzeitige Gabe von Epsilon-Aminocapronsäure empfohlen. Bei Schwangeren mit einer leichten bis mittleren Form dieser Gerinnungstörung besteht während der Schwangerschaft eine erhöhte Konzentration des von-Willebrand-Jürgens-Faktors. Daher kann eine vaginale Geburt normalerweise ohne Gefahr durchgeführt werden.

25.3.4 Afibrinogenämie

Erstes Anzeichen für einen angeborenen Mangel an Fibrinogenaktivität können kontinuierliche Blutungen aus dem Nabelschnurstumpf sein. Auch Bagatelltraumen können schwere Blutungen verursachen, Gelenkblutungen kommen bei diesem Krankheitsbild jedoch nicht vor. Blutungszeit und partielle Thromboplastinzeit sind normalerweise verlängert, der Quickwert ist erniedrigt. Bei der quantitativen Bestimmung ist Fibrinogen im Plasma entweder gar nicht oder nur in geringen Spuren nachweisbar. Die Substitutionsbehandlung wird mit Fibrinogen oder Kryopräzipitat durchgeführt; die Fibrinogenkonzentration im Plasma sollte dabei auf mindestens 50 mg/dl angehoben werden.

25.3.5 Faktor-V-Mangel

Faktor-V-Mangel ist eine Erkrankung, die autosomal rezessiv vererbt wird und beide Geschlechter betrifft. Blutungszeit und partielle Thromboplastinzeit sind verlängert, der Quickwert ist erniedrigt. Meist treten Schleimhautblutungen auf. Operative Eingriffe, aber auch Bagatelltraumen können zu schwersten Blutungen führen. Weiteres Symptom dieser Gerinnungstörung können massive Menstruationsblutungen sein. Die Behandlung erfolgt mit fresh-frozen-Plasma. Es sollte eine Faktor-V-Plasmakonzentration zwischen 5 und 20% des Normalwertes angestrebt werden [14].

25.3.6 Faktor-XII-Mangel

Bei einem Mangel an Faktor XII (Hagemann-Faktor) ist nach Traumata oder operativen Eingriffen keine starke Blutung zu erwarten, obwohl eine verlängerte Gerinnung in vitro nachweisbar ist. Patienten mit Faktor-XII-Mangel können jedoch zu thrombembolischen Komplikationen neigen. Ein angeborener Mangel dieses Faktors ist anzunehmen, wenn – trotz fehlender anamnestischer Hinweise – eine routinemäßige präoperative Gerinnungsuntersuchung eine verlängerte PTT aufzeigt. Bei diesen Patienten ist selbst bei herzchirurgischen Operationen keine Substitution erforderlich [18].

Tab. 25.6: Ursachen für einen Protein-C-Mangel

angeboren
erworben
    Lebererkrankung
    disseminierte intravasale Gerinnung
    ARDS
    postoperativ
    post partum
    Hämodialyse

Bei diesen Patienten ist es nicht möglich, die Heparinaktivität intraoperativ zu überwachen, da die Standardtests zur Heparinbestimmung von der In-vitro-Aktivierung des Faktor XII abhängen. Heparin wird deshalb nach gewichtsbezogenen Nomogrammen verabreicht, wobei eine normale Dosis-Wirkungs-Beziehung zugrundegelegt wird. Alternativ dazu kann bei Patienten mit Faktor-XII-Mangel die Plasma-Heparinkonzentration vor und nach einem kardiopulmonalen Bypass gemessen werden, um die Antikoagulation und ihre Antagonisierung zu überprüfen [18].

25.3.7 Faktor-XIII-Mangel

Bei einem Mangel an Faktor XIII kann kein unlösliches Fibrin gebildet werden. Erstes Symptom können persistierende Blutungen aus dem Nabelschnurstumpf sein. Später kann dieser Faktorenmangel dazu führen, daß es nach operativen Eingriffen oder auch nach Bagatelltraumen zu längerdauernden Butungen kommt. Blutungen im Bereich des zentralen Nervensystems treten häufig auf. Der Faktor XIII (fibrinstabilisierender Faktor) wird erst ganz am Ende der Gerinnungskaskade aktiviert. Aus diesem Grund wird er von den routinemäßigen Gerinnungsuntersuchungen nicht erfaßt (Abb. 25.1). Die Behandlung eines Faktor-XIII-Mangels erfolgt mit fresh-frozen-Plasma oder Kryopräzipitaten [14].

25.3.8 Angeborene hämorrhagische Teleangiektasie

Die angeborene hämorrhagische Teleangiektasie (Morbus Osler-Rendu-Weber) ist eine angeborene nicht geschlechtsgebundene Störung, bei der sich eine veränderte vaskuläre Ultrastruktur findet und die zu Teleangiektasien führt. Es bestehen arteriovenöse Fisteln, besonders in den Lungen. Aneurysmen können sich im gesamten kardiovaskulären System ausbilden. Ein hyperdynames Linksherzversagen kann Folge der systemischen arteriovenösen Shunts sein, während arterielle Hypoxämie und paradoxe Luftembolien auf ähnliche Shunts in den Lungen hinweisen. Häufig findet sich eine Epistaxis.

Bei der Narkoseführung muß bedacht werden, daß es zu möglichen Blutungen aus teleangiektatischen Verletzungen im Bereich von Oropharynx, Trachea und Ösophagus kommen kann. Bei Schwangeren mit Morbus Osler-Rendu-Weber ist die Durchführung von Periduralanästhesien beschrieben worden. Jedoch sollte dabei die Gefahr von neurologischen Folgeschäden beachtet werden, da es bei dieser Blutungsneigung zu einem epiduralen Hämatom kommen könnte [19].

25.3.9 May-Hegglin-Anomalie

Die May-Hegglin-Anomalie ist eine seltene angeborene Störung, bei der eine Thrombozytopenie und Blutungsneigung auftreten, die sich häufig als Purpura und Epistaxis äußern. Die Thrombozytenfunktionstests sind üblicherweise normal, die Blutungszeit kann jedoch verlängert sein. Dies läßt vermuten, daß die veränderte Blutungszeit aufgrund der niederen Thrombozytenzahl und nicht einer Thrombozytenfunktionsstörung besteht. Da diese Störung autosomal dominant vererbt wird, muß bei einer betroffenen Schwangeren in der Hälfte der Fälle mit einem thrombozytopenischen Fetus gerechnet werden. Die Erfahrungen in der Narkoseführung bei diesen Patienten sind beschränkt. Bei einer Schwangeren ist jedoch eine Spinalanästhesie beschrieben worden [20]. Die präoperative Gabe von Thrombozytenkonzentraten scheint sinnvoll zu sein.

25.3.10 Erkrankungen, die mit einer Hyperkoagulabilität einhergehen

Protein-C-Mangel

Protein C ist ein Inhibitor der Blutgerinnung und wird Vitamin-K-abhängig in der Leber synthetisiert. Protein C hemmt die aktivierten Faktoren V und VIII und stimuliert die Fibrinolyse [21]. Protein-C-Mangel kann angeboren oder erworben sein (Tab. 25.6). Ein Protein-C-Mangel zeigt sich meist in einer wiederholten Neigung zu thromboembolischen Erkrankungen wie Herzinfarkt, Hirninfarkt und Lungenembolie. In der perioperativen Phase begünstigen Schädigung von Gefäßendothelien, Immobilität und venöse Stase solche Thrombosen [22]. Da bei einem Protein-C-Mangel keine Veränderungen in den routinemäßigen Gerinnungstests (Quickwert, PTT, Blutungszeit) zu finden sind, ist es wichtig, bei Patienten sehr hellhörig zu sein, die über thrombembolische Erkrankungen in jungen Jahren bei sich oder in ihrer Familie berichten. Zur Thromboseprophylaxe sind orale Antikoagulantien das Mittel der Wahl. Regionalanästhesieverfahren können bei diesen Patienten eine sinnvolle Alternative zur Allgemeinnarkose darstellen [23].

Antithrombin-III-Mangel

Antithrombin III (AT-III) hemmt die aktivierten Gerinnungsfaktoren II und V. Bei einem Antithrombin-III-Mangel treten gehäuft thrombembolische Krankheiten und eine Resistenz gegen die gerinnungshemmende Wirkung von exogen zugeführtem Heparin auf. Ein erworbener Antithrombin-III-Mangel kann bei Patienten eintreten, die mit Heparin behandelt werden, die eine DIC oder eine schwere Lebererkrankung haben. Bei Frauen, die oral östrogenhaltige Kontrazeptiva einnehmen, scheint das Risiko von Thrombembolien erhöht zu sein, wenn der Antithrombin-III-Spiegel erniedrigt ist. Die Diagnose eines Antithrombin-III-Mangels wird dadurch gestellt, daß die Antithrombin-III-Konzentration im Plasma bestimmt wird. Die langfristige Behandlung eines Antithrombin-III-Mangels wird mit oralen Antikoagulantien durchgeführt. Die kurzfristige Korrektur dagegen besteht in der Gabe von Antithrombin III, das als spezielles Antithrombin-III-Konzentrat oder in Form von fresh-frozen-Plasma verfügbar ist.

25.4 Erworbene Gerinnungsstörungen

Im Gegensatz zu den angeborenen Gerinnungsstörungen liegen bei den erworbenen Gerinnungsstörungen meist mehrere Störungen in der Gerinnungskaskade vor (Tab. 25.1).

25.4.1 Vitamin-K-Mangel

Vitamin K katalysiert in der Leber die Bildung der Gamma-Carboxylglutaminsäure, die für die regelrechte biologische Funktion der Gerinnungsfaktoren II, VII, IX und X notwendig ist. Ursachen eines Vitamin-K-Mangels können Mangelernährung, Malabsorptionssyndrome und Zerstörungen der für die Synthese von Vitamin K notwendigen Darmflora durch eine Antibiotikatherapie sowie Verschlußikterus sein. Bei einem Verschlußikterus können Gallensalze, die für die Absorption von Vitamin K aus dem Gastrointestinaltrakt notwendig sind, nicht in den Darm gelangen. Neugeborene haben kein Vitamin K gespeichert. Ohne zusätzliche Gaben kann es bei ihnen zu Mangelzuständen kommen.

Der Quickwert ist bei Vitamin-K-Mangel erniedrigt, die partielle Thromboplastinzeit liegt dagegen im Normbereich. Wie manifeste Gerinnungsstörungen aufgrund eines Vitamin-K-Mangels therapiert werden, hängt von der Dringlichkeit der Situation ab. Eine parenterale Behandlung mit einem Vitamin-K-Analogon wie Phytomenadion (Konakion) wirkt erst nach 6 bis 24 Stunden. Liegt eine akute Blutung vor, kann durch die Gabe von fresh-frozen-Plasma (normalerweise 3 Einheiten) eine sofortige Verbesserung der Hämostase erreicht werden [14].

25.4.2 Medikamentös induzierte Blutungen

Durch Heparinüberdosierung können subkutane Blutungen und Hämatome in tiefen Gewebsschichten auftreten. Heparin wird in der Leber inaktiviert und über die Niere ausgeschieden. Bei Patienten mit hepatorenalen Erkrankungen ist die gerinnungshemmende Heparinwirkung deshalb verlängert. Auch eine Unterkühlung kann zu einer verlängerten Heparinwirkung führen. Der Quickwert ist erniedrigt, die partielle Thromboplastinzeit verlängert, und die Blutungszeit liegt im Normbereich. Durch intravenöse Gabe von Protamin kann die gerinnungshemmende Wirkung von Heparin gegebenenfalls antagonisiert werden.

Bei Überdosierung von oralen Antikoagulantien (Kumarinderivaten) können Ekchymosen, Schleimhautblutungen und subseröse Blutungen im Gastrointestinaltrakt auftreten. Die Kumarinderivate entwickeln ihre antikoagulante Wirkung dadurch, daß sie die Carboxylierung von Vitamin K in seine aktive Form verhindern. Bei Gabe hoher Dosen kommt es zu einem ausgeprägten Abfall des Quickwerts. Die gerinnungshemmende Wirkung der Kumarinderivate kann durch Gabe von fresh-frozen-Plasma rasch aufgehoben werden.

Antikoagulation und Regionalanästhesie

Ob bei einem Patienten, bei dem eine Heparingabe geplant ist, eine Spinal- oder Epiduralanästhesie durchgeführt werden darf, wird kontrovers diskutiert. Die größten Bedenken gründen sich in der Gefahr, daß aus einem während der Punktion verletzten Gefäß eine verzögerte Blutung entstehen könnte, die zu einem periduralen oder spinalen Hämatom und letztlich eventuell zu einer Kompression des Rückenmarks und einer Paraplegie führen kann [24]. Die Inzidenz einer periduralen Venenpunktion mit einer Spinal- oder Epiduralnadel beträgt 1% [25]. Die Ausbildung eines periduralen Hämatoms nach Durchführung einer Regionalanästhesie wurde mit Trauma, Antikoagulation, Urokinasebehandlung, Blutungsneigung und intraspinalen Gefäßmißbildungen in Zusammenhang gebracht. Ein periduales Hämatom kann selten aber auch ohne ersichtlichen Grund spontan auftreten [26, 27]. Während der letzten Jahre sind mehr als 30% der berichteten Fälle mit periduralem Hämatom unter einer Behandlung mit Antikoagulantien aufgetreten. In großen retrospektiven Studien wurde den Patienten eine Stunde nach einer Spinal- oder Periduralanästhesie Heparin in einer Dosis verabreicht, die eine ausreichende systemische Antikoagulation bewirkt. Dabei traten bei keinem der Patienten neurologische Störungen aufgrund einer Hämatombildung auf [28, 29]. Trotz dieser Berichte scheint es angeraten zu sein, sorgfältig die Vorteile einer rückenmarksnahen Regionalanästhesie oder rückenmarksnahen Opioidgabe (im Rahmen der postoperativen Schmerzbehandlung) gegen das geringe Risiko einer solchen Hämatomentwicklung abzuwägen. Es gibt einen Fallbericht von einem Patienten, der eine diagnostische Lumbalpunktion und anschließend Heparin erhielt [24]. Bei diesem Patienten entwickelte sich ein peridurales Hämatom. Bei einem anderen Patienten entstanden die Symptome eines peridurales Hämatoms 3 Stunden nach Ziehen des Katheters, der 48 Stunden lag. Während dieser Zeit wurde Heparin (5.000 I.E.) alle 12 Stunden gegeben [30]. Es wird zum Teil angeraten, eine Operation zu verschieben, falls im Rahmen einer Regionalanästhesie bei einer traumatischen Punktion Blut zu aspirieren ist und wenn während dieser Operation Heparin verabreicht werden soll. Um wieviele Stunden eine solche Operation aufgeschoben werden sollte, kann nicht genau gesagt werden. Von manchen Autoren werden 24 Stunden angegeben [27]. Es gibt jedoch keine Beweise, die die Richtigkeit einer solchen Verschiebung um 24 Stunden unterstützen oder widerlegen. Selbstverständlich muß in der frühen postoperativen Phase unbedingt die neurologische Funktion überprüft werden, falls die erhöhte Gefahr einer peridurale Hämatombildung, vermutet wird. Eine sofortige operative Dekompression wäre in einem solchen Fall notwendig, um Folgeschäden zu verhindern. Bei überdurchschnittlich langanhaltender Taubheit oder Schwäche der Beine, bei Parästhesien oder schweren Rückenschmerzen sollte sofort neurologisch untersucht werden. Mit Hilfe der Kernspintomographie kann ein eventuelles epidurales Hämatom gut dargestellt werden.

Noch gegensätzlicher wird die Durchführung einer Spinal- oder Periduralanästhesie bei Patienten diskutiert, die bereits antikoaguliert sind. Viele sträuben sich dagegen, bei solchen Patienten eine Regionalanästhesie durchzuführen, obwohl sich in großen Statistiken kein Bericht findet, in dem bei einem Patienten, der zum Zeitpunkt der Blockade mit Kumarinderivaten oder Heparin antikoaguliert war, ein epidurales Hämatom aufgetreten wäre [31, 32]. Ebenso wurden bei Patienten, die präoperativ mit low-dose-Heparin behandelt wurden, keine neurologischen Folgeschäden beobachtet. Inzwischen wird zumeist die Meinung vertreten, daß eine low-dose-Heparinisierung mit unfraktioniertem Heparin keine Kontraindikation gegen eine rückenmarksnahe Regionalanästhesie darstellt. Bei Verwendung von niedermolekularem Heparin wird jedoch zumeist ein ca. 12stündiges Intervall zwischen subkutaner Applikation und Punktion empfohlen. Wenn bei einem antikoagulierten Patienten eine Regionalanästhesie wohlbedacht angewendet wird, überwiegen vermutlich die Vorteile gegenüber alternativen Techniken. Dabei ist natürlich die postoperative Kontrolle der neurologischen Funktionen dringend angezeigt, um ein eventuelles epidurales Hämatom baldigst zu entdecken.

25.4.3 Massivtransfusionen

Eine Massivtransfusion von gelagerten Vollblutkonserven (10 Einheiten von transfundiertem Blut entsprechen dem vollständigen Austausch des gesamten Blutvolumens) kann zu diffusen Gerinnungsstörungen führen [33]. Die frühere Meinung, daß diese Gerinnungsstörungen nur auf ein Auswaschen von Thrombozyten und auf Verdünnungseffekte bei den Gerinnungsfaktoren zurückzuführen sind, ist nicht ganz korrekt. Eine Gerinnungsstörung aufgrund von Massivtransfusionen wird durch ein verändertes Thrombelastogramm, einen erniedrigten Quickwert (entspricht verlängerter Prothrombinzeit; PT) und eine (über das 1,8fache) verlängerte PT und PTT nahegelegt (Abb. 25.3). Dabei liegen die Faktor-V- und -VIII-Konzentrationen im zirkulierenden Plasma bei weniger als 20% des Normalwertes und die Fibrinogenspiegel bei weniger als 50 mg/dl. Bei einer Massentransfusion von Blut treten Verdünnungseffekte nur bei den Faktoren V und VIII auf, da alle anderen Faktoren in gelagertem Blut stabil sind. Gerinnungsveränderungen aufgrund von Verdünnungseffekten der Faktoren V und VIII treten häufiger nach Transfusion von Erythrozytenkonzentraten auf, da sie ein Minimum an Plasma enthalten.

Die häufigste Ursache für Gerinnungsstörungen bei Patienten, die Massivtransfusionen erhalten, liegt an einem Mangel an funktionsfähigen Thrombozyten. Thrombozyten in gelagertem Blut sind nach 1 bis 2 Tagen nicht mehr funktionsfähig. Bei einem Erwachsenen steigt die Thrombozytenzahl nach Transfusion eines Thrombozytenkonzentrats um 5.000 bis 10.000/mm^3 an. Jedes Thrombozytenkonzentrat enthält 50 bis 70 ml Plasma; es werden damit also gleichzeitig auch Gerinnungsfaktoren substituiert. Für eine prophylaktische Gabe von Thrombozyten oder fresh-frozen-Plasma im Rahmen einer Massivtransfusion gibt es keine Berechtigung [34, 35]. Das Ausmaß einer Gerinnungsstörung bei massivtransfundierten Patienten hängt mehr davon ab, wie lange ein Volumendefizit andauerte, weniger davon, wieviel Blut insgesamt transfundiert wurde [36]. Daher liegt der wichtigste Faktor bei der Verhinderung von Gerinnungsstörung darin, daß das intravasale Flüssigkeitsvolumen möglichst sofort ersetzt wird.

Notfalltransfusion

Die meisten Patienten tolerieren einen akuten Abfall der Hämoglobinkonzentration, sofern das intravasale Volumen durch intravenöse Zufuhr von Kristalloiden oder Kolloiden aufrechterhalten wird. Wenn ein akuter Abfall der Sauerstofftransportkapazität ein erhöhtes Risiko darstellt (ischämische

Herzerkrankung, zerebrovaskuläre Erkrankung), kann, solange noch auf die komplette Kreuzprobe gewartet wird, blutgruppengleiches Blut transfundiert werden. Die Bestimmung der AB-0- und Rh-Antigene dauert nur etwa 5 Minuten. Wenn keinerlei Verzögerung möglich ist, darf Blut der Gruppe 0 Rh-negativ (möglichst Erythrozytenkonzentrat) gegeben werden. Bei Patienten, die eine andere als die Blutgruppe 0 haben, kann es nach der Transfusion zahlreicher Blutkonserven der Gruppe 0 zu einer Hämolyse kommen, falls anschließend sofort Blut der Gruppen A oder B transfundiert wird.

25.4.4 Blutungen nach Abgang vom postkardiopulmonalen Bypass

Exzessive Blutungen nach einer Operation im extrakorporalen Kreislauf sind meist durch eine erworbene Thrombozytenfunktionsstörung und nicht durch eine Verdünnung der Gerinnungsfaktoren oder eine Heparinüberdosierung bedingt [37]. Diese Thrombozytenfunktionsstörung entsteht am wahrscheinlichsten durch den Kontakt der Thrombozyten mit dem Oxygenator. Das Ausmaß der Thrombozytenfunktionsstörung ist der Anwendungsdauer des kardiopulmonalen Bypasses direkt proportional. Vermutlich besteht auch eine Beziehung zum Ausmaß der Hypothermie sowie zur prophylaktischen Gabe halbsynthetischer Penicilline, möglicherweise auch zu anderen Medikamenten wie Nitroprussid und Nitroglycerin. In den meisten Fällen ist die Thrombozytenfunktionsstörung innerhalb einer Stunde reversibel. Besteht die Blutungsneigung weiter, ist die Gabe von Thrombozytenkonzentraten angezeigt. Die Gabe von Desmopressin hat sich nicht immer als wirkungsvoll erwiesen, um solche Blutungen nach einem extrakorporalen Kreislauf zu verringern. Desmopressin kann jedoch bei einem Teil der Patienten, bei denen sich das Thrombelastogramm durch eine maximale Amplitude von weniger als 50 mm auszeichnet, wirksam sein, um das aus den mediastinalen Thoraxdrainagen austretende Blutvolumen zu vermindern (Abb. 25.2, 25.3) [5, 38].

25.4.5 Disseminierte intravasale Gerinnung

Charakteristisch für eine disseminierte intravasale Gerinnung ist die unkontrollierte Aktivierung des Gerinnungssystems und damit ein Verbrauch von Thrombozyten und Gerinnungsfaktoren. Normalerweise wird eine unkontrollierte intravasale Gerinnung 1. durch Verdünnungseffekte aufgrund des Blutflusses, 2. durch im Kreislaufsystem vorhandene Antithrombine und 3. durch Abbau aktivierter Gerinnungsfaktoren in der Leber verhindert. Diese Kontrollsysteme können jedoch durch massiven Gewebsschaden und Schock ausgeschaltet werden (Tab. 25.7).

Tab. 25.7: Ursachen für eine disseminierte intravasale Gerinnung

Quetschungstrauma
hämorrhagischer Schock
schwere intrakranielle Verletzung
ausgedehnte Operation
Plazentaretention
Verbrennungen
hämolytische Transfusionsreaktionen
maligne Hyperthermie
längere Operation im kardiopulmonalen Bypass
Sepsis mit gramnegativen Keimen
Tumorprodukte
Schlangenbisse

Die Diagnose einer disseminierten intravasalen Gerinnung wird anhand der Krankengeschichte, der klinischen Symptomatik und der laborchemischen Gerinnungsuntersuchungen gestellt. Das klinische Bild ist durch eine verstärkte Blutungsneigung im Wundbereich und durch Blutungen aus den Einstichstellen intravasal plazierter Katheter gekennzeichnet. Die unkontrollierte Thrombinbildung führt zu venösen und arteriellen Thrombosen. Der Verbrauch an Thrombozyten und Gerinnungsfaktoren zeigt sich in erniedrigtem Quickwert (verlängerte PT) verlängerter Blutungszeit und PTT und in einem Abfall der Fibrinogenkonzentration im Plasma. Erhöhte Spiegel an Fibrinspaltprodukten weisen auf die Wirkung von Plasmin und sekundärer Fibrinolyse hin. Im Thrombelastogramm können viele Gerinnungsstörungen nachgewiesen werden, die mit einer DIC einhergehen (Abb. 25.3).

Bei der Behandlung einer disseminierten intravasalen Gerinnung steht die Therapie des Grundleidens im Vordergrund, durch das der generalisierte Gerinnungsprozeß ausgelöst wurde (Tab. 25.7). So kann es z.B. ausreichen, das Herzzeitvolumen zu verbessern, das intravasale Flüssigkeitsvolumen anzuheben, den Uterus zu abradieren oder die Sepsis zu behandeln. Bei einer erfolgreichen Therapie kommt es zur Stabilisierung von Thrombozytenzahl und Fibrinogenkonzentration, auch die Konzentration der Fibrinspaltprodukte fällt dann wieder ab. Entsprechend der Thrombozytenzahl, der Blutungszeit, des Quickwerts und der partiellen Thromboplastinzeit kann die Gabe von Thrombozytenkonzentraten und fresh-frozen-Plasma notwendig werden. In der Vergangenheit wurde auch die Gabe von Heparin empfohlen. Dessen Nutzen ist hierbei jedoch umstritten, und die Indikationen sind nicht genau definiert. Aminocapronsäure oder Fibrinogen sollten bei bestehender intravasaler Gerinnung nicht verabreicht werden. Aminocapronsäure würde die sekundäre Fibrinolyse hemmen. Diese erfüllt jedoch bei der fortbestehenden disseminierten intravasalen Gerinnung als Gegenregulation eine wichtige protektive Aufgabe.

25.4.6 Medikamentös bedingte Thrombozytenfunktionsstörungen

Acetylsalicylsäure hemmt bei normalen Patienten irreversibel die Cyclooxygenase, die für die ADP-Freisetzung in den Thrombozyten (zur Thrombozytenaggregation) verantwortlich ist. Drei Stunden nach Einnahme von 300 mg Acetylsalicylsäure ist eine Verlängerung der Blutungszeit um 2 bis 3 Minuten nachweisbar [39]. Manche unauffällig erscheinenden Patienten sind in besonderer Weise auf die Acetylsalicylsäurewirkung empfindlich. In diesen Fällen ist die Blutungszeit stärker verlängert. Dies kann in der perioperativen Phase oder nach einem Trauma zu erheblichen Blutungen führen. Urämische Patienten neigen besonders zu Acetylsalicylsäure-bedingten Blutungen. Phenylbutazone und Indometacin hemmen, ähnlich wie Acetylsalicylsäure, die ADP-Freisetzungsreaktion in den Thrombozyten. Natriumsalizylat hat eine geringere Wirkung, und Paracetamol hat keinen Einfluß auf die ADP-Freisetzung in den Thrombozyten.

Thrombozytenfunktionsstörungen, die durch Acetylsalicylsäure ausgelöst werden, bestehen für die gesamte Lebensdauer der Thrombozyten, d.h. auch noch mehrere Tage nach Absetzen von Acetylsalicylsäure. Bei einer Acetylsalicylsäure-induzierten Blutungsneigung ist eine Thrombozytentransfusion erforderlich. Die transfundierten Thrombozyten sind in der Lage, Adenosindiphosphat freizusetzen. Dadurch können auch solche Thrombozyten, die durch Aspirin inhibiert wurden, wieder Aggregate bilden.

Neben Acetylsalicylsäure und verwandten nichtsteroidalen Antirheumatika können auch andere Medikamente einen Einfluß auf die ADP-Freisetzung der Thrombozyten und folglich auf die Thrombozytenaggregation haben. So hemmen z.B. Alkohol, Dextran und bestimmte Antibiotika (Carbenicillin [in Deutschland nicht mehr im Handel], hohe Dosen an Penicillin, viele Cephalosporine) die Thrombozytenaggregation und führen zu einer verlängerten Blutungszeit. In-vitro-Untersuchungen haben gezeigt, daß auch volatile Anästhetika und Lachgas dosisabhängig zu einer Abnahme der Adenosindiphosphat-induzierten Thrombozytenaggregation führen [40]. Möglicherweise verändern diese Anästhetika die Oberflächeneigenschaften der Thrombozyten und stören dadurch ihren Zusammenhalt. Die Bedeutung dieser Wirkung ist, falls klinisch überhaupt relevant, nicht bekannt.

Acetylsalicylsäure und geplante Operationen

Die Frage, ob eine geplante Operation bei einer bekannten Acetylsalicylsäuretherapie durchgeführt werden soll, wird gegensätzlich diskutiert (siehe Abschnitt: Antikoagulation und Regionalanästhesie). Obwohl die Blutungszeit 72 Stunden nach Absetzen von Acetylsalicylsäure wieder normal sein kann, dauert es bis zu 7 bis 10 Tage, bis die In-vitro-Untersuchungen der Thrombozytenaggregation wieder im Normbereich sind [41]. Bei einem operativen Wahleingriff werden 10 Minuten als akzeptable obere Grenze der Blutungszeit angenommen [42]. Trotz der Bedenken zeigten jedoch Untersuchungen an Patienten, die 1,2 bis 3,6 g Acetylsalicylsäure pro Tag erhielten und denen eine Totalendoprothese des Hüftgelenks implantiert wurde, daß hierbei der perioperative Blutverlust nicht erhöht war [39]. Ebensowenig gibt es Hinweise dafür, daß bei Patienten mit einer thrombozytenaggregationshemmenden Therapie eine Spinal- oder Epiduralanästhesie vermieden werden sollte, obwohl die Inzidenz von blutingiertem Liquor oder aspiriertem Blut aus der Epidural- oder Spinalnadel bei solchen Patienten erhöht sein kann [43]. Es gibt bisher nur einen Fallbericht über eine peridurale Hämatombildung nach rückenmarksnaher Regionalanästhesie bei Acetylsalicylsäure-induzierter Thrombozytenfunktionsstörung [44]. Bei einem mit Acetylsalicylsäure behandelten Patienten ist die postoperative neurologische Kontrolle nach Spinal- oder Epiduralanästhesie besonders wichtig, um die Zeichen einer eventuellen Rückenmarkskompression aufgrund einer Hämatombildung frühzeitig zu erkennen.

25.4.7 Idiopathische thrombozytopenische Purpura

Das Syndrom der idiopathischen (oder autoimmunen) thrombozytopenischen Purpura ist durch eine anhaltende Thrombozytopenie charakterisiert. Diese wird durch antithrombozytäre Immunglobuline verursacht, die sich an die Thrombozytenmembran binden und zu einem frühzeitigen Zerfall führen [45]. Neben diesem beschleunigten Zerfall haben die Thrombozyten bei Patienten mit idiopathischer thrombozytopenischer Purpura eventuell auch keine normale Funktion, was sich in einer verlängerten Blutungszeit äußert. Das Leitsymptom dieser Thrombozytopenie sind Petechien, besonders in Bereichen, in denen ein erhöhter innerer oder äußerer Druck herrscht (Mundschleimhaut, einengende Kleidung, Beine). Intrakranielle Blutungen sind die häufigste Todesursache bei Patienten mit idiopathischer thrombozytopenischer Purpura. Aufgrund einer transplazentaren Übertragung von antithrombozytären Antikörpern kann es bei Neugeborenen solcher Mütter zu einer spontanen Blutungsneigung (einschließlich intrakranieller Blutungen) kommen.

Meist sind ansonsten gesunde junge Frauen von der idiopathischen thrombozytopenischen Purpura betroffen. Viele Krankheiten und die Gabe zahlreicher Medikamente können jedoch ebenfalls mit einer Thrombozytopenie einhergehen, die nicht von einer idiopathischen thrombozytopenischen

Tab. 25.8: Faktoren, die mit einer Thrombozytopenie verbunden sein können

idiopathisch
infektiöse Mononukleose
AIDS
Morbus Hodgkin
systemischer Lupus erythematodes
rheumatoide Arthritis
Raynaud-Phänomen
Hyperthyreoidismus
Sepsis
Heparin
Chinidin
Thiazid-Diuretika

Purpura zu unterscheiden ist (Tab. 25.8). Eine heparininduzierte Thrombozytopenie kann sich beispielsweise 1. als ein leichter, nicht fortschreitender und nicht weiter interventionsbedürftiger Abfall der Thrombozytenzahl und 2. als eine schwere Thrombozytopenie von oft weniger als 50.000/mm^3, die mit (besonders arteriellen) Thrombembolien verbunden ist, äußern. Für die schwere Form der heparininduzierten Thrombozytopenie, die typischerweise 4 bis 6 Tage nach Beginn der Heparintherapie auftritt, scheint ein heparinabhängiger antithrombozytärer Antikörper verantwortlich zu sein. Eine Thrombozytopenie kann auch 2 bis 10 Tage nach einer Vollbluttransfusion auftreten. Diese Form findet sich häufig bei Frauen, die während einer zurückliegenden Schwangerschaft Alloantigenen ausgesetzt waren.

Die Behandlung der idiopathischen thrombozytopenischen Purpura erfolgt initial mit Kortikosteroiden wie Prednisolon, von denen angenommen wird, daß sie Angriffe der Makrophagen auf die Thrombozyten hemmen und die Menge an produzierten antithrombozytären Antikörpern vermindern. Danazol und Vincristin können als ergänzende oder alternative Behandlung zu Kortikosteroiden verabreicht werden. Bei Schwangeren oder Patienten mit AIDS muß eine solche immunsuppressive Therapie vorsichtig eingesetzt werden. Falls unter Kortikosteroiden keine ausreichende Besserung erzielbar ist, kann eine Splenektomie indiziert sein.

Präoperativ wird die Gabe von Kortikosteroiden empfohlen, um die Thrombozytenzahl bis zur Narkoseeinleitung auf etwa 50.000/mm^3 anzuheben. Wenn der Eingriff trotz einer Thrombozytenzahl von unter 50.000/mm^3 durchgeführt werden muß, sollten 6 Thrombozytenkonzentrate zum Zeitpunkt der Narkoseeinleitung und nach Ligatur des Milzhilus verabreicht werden. Während der Narkoseführung muß darauf geachtet werden, daß Traumatisierungen im Bereich der oberen Luftwege minimiert werden, insbesondere während der direkten Laryngoskopie zur endotrachealen Intubation. Wegen der Möglichkeit spontaner Blutungen sind Regionalanästhesieverfahren nur selten sinnvoll. Die günstige Wirkung der Splenektomie liegt darin, daß die thrombozytenzerstörende Wirkung der Milz und ihre Fähigkeit, antithrombozytäre Antikörper zu bilden, wegfällt. Die Kortikosteroidtherapie sollte weitergeführt werden, bis die Thrombozytenzahl steigt. Ein Kaiserschnitt kann, falls der Fetus von der idiopathischen thrombozytopenischen Purpura betroffen ist, indiziert sein, um das Risiko eines zerebralen Traumas bei dem Kind zu verringern. Dieses Risiko ist deutlich erhöht, falls die Thrombozytenzahl weniger als 50.000/mm^3 beträgt.

25.4.8 Thrombotische thrombozytopenische Purpura

Bei der thrombotischen thrombozytopenischen Purpura (TTP) kommt es zur disseminierten intravasalen Thrombozytenaggregation. Diese Reaktion wird vermutlich durch einen veränderten Thrombozytenaggregationsfaktor verursacht [46]. Zu den klinischen Symptomen gehören 1. Thrombozytopenie, 2. schwere hämolytische Anämie, 3. ZNS-Störungen von fokalen Defekten bis hin zu Krämpfen und Koma, 4. Fieber, 5. leichte Nierenfunktionsstörung und 6. Ikterus. Die Therapie der thrombotischen thrombozytopenischen Purpura besteht in der Gabe thrombozytenaggregationshemmender Medikamente wie etwa Acetylsalicylsäure und in der Plasmapherese (um fehlende, aber notwendige Faktoren zu ersetzen und toxische Substanzen zu eliminieren). Die Mortalität der thrombotischen thrombozytopenischen Purpura kann in den ersten 10 Krankheitstagen annähernd 60 bis 80% betragen.

25.4.9 Durch Katheter induzierte Thrombozytopenie

Es ist vorhersehbar, daß sich an Kathetern, die in den großen oder kleinen Kreislauf plaziert wurden, Thromben bilden [47]. Dieser Vorgang ist Folge der Wechselwirkung zwischen Blut und den physikochemischen und strukturellen Eigenschaften des Katheters. An Kathetern, die aus Polyvinylchlorid hergestellt sind, bilden sich besonders leicht Thromben. Es wurde z.B. gezeigt, daß sich an Pulmonalarterienkathetern innerhalb von ein bis zwei Stunden nach deren Anlage Thromben bilden können, auch wenn über den Katheter kontinuierlich heparinisierte Kochsalzlösung infundiert wurde. Pulmonalarterienkatheter, bei deren Herstellung Heparin mit in das Plastikmaterial eingearbeitet wurde, verursachen dagegen keine Thrombenbildung [47]. Bei Verwendung thrombenbegünstigender Pulmonalarterienkatheter werden zwar nur selten Symptome einer Lungenembolie beobachtet, dennoch dürfte es ratsam sein, das Risiko einer Thrombenbildung so gering wie möglich zu halten. Pulmonalarterienkatheter, die mit Heparin versetzt sind, sollten deshalb bevorzugt angewandt werden.

Pulmonalarterienkatheter wurden auch mit Thrombozytopenien in Zusammenhang gebracht [48]. Denkbar ist, daß die Abnahme der Thrombozytenzahl durch einen vermehrten Verbrauch aufgrund der Thrombenbildung am Pulmonalarterienkatheter entsteht. Entwickeln Patienten, bei denen thrombenerzeugende Katheter verwendet wurden, eine Thrombozytopenie, ist an eine solche Thrombozytensequestrierung am Katheter zu denken.

25.5 Transfusionstherapie

Die meisten Blutungsstörungen, die während der perioperativen Phase auftreten, sind auf eine chirurgische Durchtrennung von Blutgefäßen zurückzuführen. Solche Blutverluste sind durch gelagerte Vollblutkonserven oder durch Erythrozytenkonzentrate zu ersetzen. Wie wichtig es für den Anästhesisten ist, mögliche Nebenwirkungen einer Transfusionstherapie zu kennen, ergibt sich schon aus der Tatsache, daß etwa zwei Drittel sämtlicher Transfusionen von Blutbestandteilen im Rahmen der Anästhesie verabreicht werden [50, 51]. Blutersatzstoffe wie stomafreies Hämoglobin und synthetisch hergestellte Gerinnungsfaktoren, die frei von Infektions- und Kompatibilitätsproblemen sind, könnten die Zukunft der Transfusionsmedizin verändern.

Da bei Transfusionen Bedenken wegen der Übertragung von AIDS und Hepatitis bestehen und die untere Grenze von Hämoglobin nicht mehr fix bei 10 g/dl angesetzt wird, setzen sich zunehmend die Konzepte der autologen Transfusion durch. Bei der Eigenblutspende wird alle 4 Tage eine Einheit entnommen, die letzte Einheit spätestens 3 Tage vor dem operativen Eingriff. Bei der ebenfalls sinnvollen kurzfristig durchgeführten normovolämischen Hämodilution werden zu Beginn der Operation 500 bis 1.000 ml Blut entzogen und durch Kristalloide ersetzt. Ein weiteres Konzept ist die intraoperative Rückgewinnung des Blutes (cell-saver). Fremdblut sollte möglichst von einem Einzelspender sein [51–54]. Wenn Eigenblut einige Tage vor einer Operation entnommen wird, sollte Eisen oral ersetzt werden. Wahrscheinlich wird die Erythrozytenbildung auch durch synthetisches Erythropoetin stimuliert. Bei einem Patienten, der vor einer geplanten Operation Eigenblut spendet, wird allgemein ein Hämoglobinwert von 8 g/dl akzeptiert [51, 54]. Das Spenderblut wird auf HIV, Hepatitis B und C untersucht. Es gibt keinen Hinweis dafür, daß das Blut eines direkten Spenders sicherer wäre als das Blut eines freiwilligen Spenders, bei dem die üblichen Screening-Tests durchgeführt wurden [55]. Sicherlich ist das eigene Blut des Patienten die sicherste Transfusionskomponente, da hierbei die Gefahr ausgeschlossen wird, daß Krankheiten übertragen oder Unverträglichkeitsreaktionen ausgelöst werden.

Tab. 25.9: Aus einer Vollblutkonserve herstellbare Blutkomponenten

Erythrozytenkonzentrate (350 ml, Hämatokrit über 55%)
gefrorene Erythrozyten
Thrombozytenkonzentrate (50 ml, 5 x 10^{10} Thrombozyten)
FFP (»fresh frozen plasma«, 225 ml, enthält alle Gerinnungsfaktoren, 1 Einheit/ml; Fibrinogen 3–4 mg/ml)
Kryopräzipitate (10 ml; 80–145 Einheiten an Faktor VIII und 250 mg Fibrinogen)
Prothrombin-Komplex-Konzentrate
Granulozyten
humane Immunglobuline

25.5.1 Blutkomponententherapie

Zu den Vorteilen der Blutkomponententherapie gehören, 1. daß dadurch die Möglichkeit besteht, eine selektive Therapie durchzuführen (es wird nur der fehlende Blutbestandteil verabreicht), 2. daß die einzelnen Blutbestandteile unter optimalen Bedingungen gelagert werden können, wodurch eine längere Haltbarkeit erreicht werden kann, 3. daß das Risiko einer Hypervolämie verringert wird und 4. daß eine Transfusion von unnötigem Spenderplasma vermieden wird, das unerwünschte Antigene oder Antikörper enthalten könnte [50, 56]. Eine Einheit Vollblut enthält 450 ± 45 ml einschließlich der meisten Gerinnungsfaktoren. Mit Citrat-Phosphat-Dextrose-Adenin-Lösung als Stabilisator können Erythrozytenkonzentrate bis zu 49 Tagen gelagert werden. Thrombozyten überleben jedoch kaum in Blut, das bei 4 °C aufbewahrt wird. Vollblut, in dem keine viralen Krankheiten nachgewiesen werden, wird sofort nach Abnahme in seine verschiedenen Komponenten aufgeteilt (Tab. 25.9).

Erythrozytenkonzentrate

Die einzig akzeptable klinische Indikation für die Transfusion von Erythrozytenkonzentraten besteht darin, die Sauerstofftransportkapazität im Blut zu erhöhen. Ein Erythrozytenkonzentrat führt beim Erwachsenen zu einer Erhöhung des Hämoglobinwertes um 1 g/dl. Eine ausreichende Sauerstofftransportkapazität kann bei den meisten erwachsenen Patienten (ausgenommen jene mit instabiler Angina pectoris) mit einem Hb-Wert von 7 g/dl aufrechterhalten werden, wenn das intravasale Flüssigkeitsvolumen ausgeglichen bleibt [51]. Bei Patienten mit chronischer Anämie steigt das Herzzeitvolumen erst unter einem Hb-Wert von 7 g/dl an [57]. Die Transfusion von Erythrozytenkonzentraten ist nicht indiziert, wenn eine Hypovolämie therapiert oder die Wundheilung verbessert werden soll. Bei einem Patienten, der schon mehrfach Bluttransfusionen erhielt und bei dem fieberhafte Reaktionen auftraten, kann die Transfusion von leukozytenarmem Blut von Vorteil sein.

Durch Verdünnung von Erythrozytenkonzentraten (der Hämatokrit kann 70–80% betragen) mit isotoner Kochsalzlösung kann die Viskosität vermindert werden, wodurch eine schnelle Transfusion erleichtert und eine Hämolyse vermindert wird. Kalziumhaltige kristalloide Lösungen (z.B. Ringer-Laktat) sollten nicht zur Verdünnung von Erythrozytenkonzentraten verwendet werden, da sich kleine Gerinnsel bilden können, falls Kalzium im Vergleich zu Citrat- im Überschuß vorhanden ist. Hypotone Lösungen wie 5%ige Glukoselösungen sollen ebenfalls nicht zur Verdünnung von Erythrozytenkonzentraten verwendet werden, da die Zellen hierbei verklumpen oder hämolysieren können.

Gefrorene Erythrozyten

Gefrorene Erythrozytenkonzentrate sind teuer in der Herstellung und Aufbereitung. Sie senken nicht das Risiko einer Hepatitisübertragung. Der hauptsächliche Vorteil von gefrorenen Erythrozytenkonzentraten liegt darin, daß sie einen leichteren Zugriff auf seltenere Blutgruppen ermöglichen.

Thrombozytenkonzentrate

Thrombozyten werden nur bei nachgewiesener Thrombozytopenie oder Thrombozytenfunktionsstörung transfundiert, um eine Blutung zu verhüten oder zu therapieren. Eine Verlängerung der Blutungszeit auf mindestens das Doppelte des Normalwertes stellt normalerweise eine Indikation zur Thrombozytentransfusion dar. Ein Thrombozytenkonzentrat erhöht die Thrombozytenzahl beim Erwachsenen durchschnittlich um mindestens 5.000/mm^3. Eine akute Thrombozytopenie bei diffuser Blutung kann eine Indikation für eine Thrombozytentransfusion sein. Bei einer Thrombozytenzahl unter 10.000 bis 20.000 / mm^3 ist eine prophylaktische Thrombozytentransfusion sinnvoll, um Spontanblutungen zu vermeiden. Bei Patienten, die für eine geplante invasivere Operation vorgesehen sind, sollte die Thrombozytenzahl auf mindestens ca. 50.000/mm^3 angehoben werden. Kontrollierte Studien zeigten, daß nach Operationen im extrakorporalen Kreislauf keine Korrelation zwischen Thrombozytenzahl und Blutungsausmaß besteht. Eine prophylaktische Thrombozytengabe hat bei diesen Patienten keine Vorteile. Auch bei einer schnellen ein- oder zweifachen Austauschtransfusion entwickeln sich bei den meisten Patienten noch keine diffusen Blutungen aufgrund einer Thrombozytopenie [58].

Die Hauptrisiken nach Gabe von Thrombozytenkonzentraten sind Sensibilisierungsreaktionen und die Übertragung viraler Erkrankungen, insbesondere falls Konzentrate aus gepooltem Spenderblut verwendet werden. Das Risiko, bei einer Thrombozytentransfusion Krankheiten zu übertragen, ist bei Verwendung von Thrombozytenkonzentraten, die durch Thrombopherese bei einem Einzelspender gewonnen wurden (es können etwa 4–6 Thrombozyteneinheiten von einem Spender entnommen werden) geringer, als bei zufällig gemischten Thrombozytenkonzentraten. Thrombozyten besitzen HLA-Antigene auf ihren Zellmembranen. Dies zeigt wie wichtig es ist, blutgruppengleiche Thrombozyten zu verabreichen, um das Risiko von Sensibilisierungsreaktionen zu verringern. Fieber, Atembeschwerden und ein fehlender Anstieg der Thrombozytenzahl können Folge solcher Sensibilisierungsreaktionen sein.

Thrombozyten werden, anders als andere Blutprodukte, bei Raumtemperatur gelagert. Dies kann das Wachstum von Bakterien fördern. Es gibt Berichte über tödliche septische Reaktionen nach Thrombozytentransfusionen [59]. Die Lagerzeit von Thrombozyten ist normalerweise auf 5 Tage beschränkt.

Gefrorenes Frischplasma

Gefrorenes Frischplasma (fresh-frozen-Plasma, FFP) sollte zur Anhebung der Gerinnungsfaktoren nur dann verabreicht werden, wenn ein Mangel an Gerinnungsfaktoren nachgewiesen ist [60, 61]. Fresh-frozen-Plasma ist beispielsweise bei Patienten mit einer Lebererkrankung indiziert, die bluten und einen Mangel an mehreren Gerinnungsfaktoren haben. Fresh-frozen-Plasma enthält alle Gerinnungsfaktoren, jedoch keine Thrombozyten. Jede transfundierte fresh-frozen-Plasmaeinheit hebt den Spiegel aller Gerinnungsfaktoren beim Erwachsenen um 2 bis 3%. Wenn der Quickwert über 60% und die PTT weniger als das 1,5fache der Norm betragen, ist eine fresh-frozen-Plasmatransfusion selten indiziert. Falls bei marcumarisierten Patienten eine Notfalloperation durchgeführt werden muß oder falls solche Patienten eine spontane Blutung erleiden, kann durch fresh-frozen-Plasmagabe die Gerinnungshemmung sofort aufgehoben werden. Durch fresh-frozen-Plasma wird auch AT-III ersetzt, was wichtig ist, falls ein AT-III-Mangel vorliegt und eine Antikoagulation mit Heparin notwendig ist. Durch die Gabe von fresh-frozen-Plasma kann die aktivierte Gerinnungszeit bei Patienten, die unter Heparinantikoagulation stehen, verlängert werden [62]. Es gibt keine Beweise dafür, daß eine fresh-frozen-Plasmagabe im Rahmen einer massiven Blutung oder bei einer Operation im extrakorporalen Kreislauf von Vorteil wäre, solange sich laborchemisch keine Gerinnungsstörung nachweisen läßt [63]. Zur Volumenexpansion ist fresh-frozen-Plasma weniger geeignet als eine Albuminlösung. Zu den Risiken einer fresh-frozen-Plasmagabe gehören Übertragung von Krankheiten, allergische Reaktionen und Flüssigkeitsüberladung.

Kryopräzipitat

Das Kryopräzipitat ist die Plasmafraktion, die sich ablagert, wenn fresh-frozen-Plasma langsam aufgetaut wird. Diese Fraktion kann dann wieder gefroren und gelagert werden. Kryopräzipitat enthält hohe Konzentrationen an Faktor VIII sowie hohe Konzentrationen an Fibrinogen. Ist der Fibrinogen-Plasmaspiegel nicht erniedrigt und werden mehrere Kryopräzipitattransfusionen durchgeführt, dann kann es zu einer Hyperfibrinogenämie kommen. Durch Fibrinogen steigt die Gefahr, virale Erkrankungen zu übertragen. Falls Kryopräzipitate nicht blutgruppenidentisch verabreicht werden, kann es zu einer hämolytischen Anämie kommen.

Albumin

Albumin ist als 5%ige und 20%ige Lösung erhältlich. Die 5%ige Albuminlösung wird meistens eingesetzt, falls das intravasale Volumen schnell expandiert werden soll. Die 20%ige Albuminlösung wird meist zur Behandlung einer Hypoalbuminämie verabreicht. Beide Albuminlösungen enthalten 130 bis 160 mmol/l Natrium und weniger als 2 mmol/l Kalium. Es muß berücksichtigt werden, daß Albumin keine Gerinnungsfaktoren enthält. Eine albuminbedingte intravasale Flüssigkeitszunahme kann sogar zu einer Verdünnung von Gerinnungsfaktoren und Hämoglobin führen. Das Übertragungsrisiko einer Virushepatitis durch Albuminlösungen wird dadurch ausgeschaltet, daß sie 10 Stunden lang auf 60 °C erhitzt werden.

Plasma-Proteinlösungen

Plasma-Proteinlösungen enthalten 3,5 bis 5% Plasma-Proteine in Kochsalzlösung (83% Albumin und 17% Gamma-Globulin). Die Osmolarität entspricht der des Plasmas. Die Natrium- und Kaliumkonzentrationen entsprechen denen in Albuminlösungen. Plasma-Proteinlösungen werden zumeist eingesetzt, um das intravasale Flüssigkeitsvolumen akut anzuheben. Sie werden wie Albumin hitzebehandelt, um so das Übertragungsrisiko einer Virushepatitis auszuschließen. Eine Kreuzprobe ist nicht notwendig und da zelluläre Elemente fehlen, besteht kein Risiko einer Sensibilisierung bei wiederholten Transfusionen. Es muß jedoch beachtet werden, daß Plasma-Proteinlösungen keine Gerinnungsfaktoren enthalten.

Dextrane

Dextrane sind verzweigtkettige Polysaccharide, die zur akuten Substitution eines intravasalen Volumendefizits verwendet werden können. Mit dem niedermolekularen Dextran (Rheomacrodex) kann das intravasale Flüssigkeitsvolumen nur vorübergehend vergrößert werden, denn innerhalb von 2 bis 4 Stunden verschwindet das niedermolekulare Dextran wieder aus dem Gefäßbett. Diese Form der Dextrane wird meistens eingesetzt, um die Blutviskosität zu senken, die Thrombozytenaggregation zu vermindern und damit Thrombembolien vorzubeugen. Hochmolekulare Dextrane sind dagegen in der Lage, das intravasale Flüssigkeitsvolumen für eine längere Zeit überproportional zu vergrößern (zu expandieren). Die positiven Auswirkungen dieser hochmolekularen Dextrane auf die Mikrozirkulation sind jedoch nur minimal. Das Dextranpräparat 32% Dextran-70 (Hyskon) kann auch bei Hysteroskopien benutzt werden, um das Uterusvolumen gut einsehbar aufzudehnen und zu spülen sowie um nach rekonstruktiven Infertilitätsoperationen Tubenadhäsionen vorbeugen. Ein nicht kardial bedingtes Lungenödem wurde einem direkten toxischen Effekt dieser Dextranlösung auf die Lungenkapillaren zugeschrieben, falls es zu einer intravasalen Absorption aus dem Uterus kam [64]. Zwei Tage nach einer intraperitonealen Instillation von Hyskon wurde eine Aszitesbildung beobachtet [65]. Nach Dextrangabe treten klinische und laborchemische Veränderungen auf, wie z.B. falsch-hohe Blut-Glukosespiegel oder eine Agglutination von Erythrozyten, wodurch eine Kreuzprobe erschwert wird. Außerdem kann die Thrombozytenadhäsion vermindert sein, besonders wenn mehr als 1.500 ml Dextran verabreicht werden. Ebenso können erniedrigte Plasmaspiegel an Fibrinogen, Faktor V, VIII und IX auftreten. In seltenen Fällen tritt ein Nierenversagen oder eine allergische Reaktion auf. Die Elimination von Dextran erfolgt hauptsächlich über die Nieren.

Hydroxyäthylstärke

Hydroxyäthylstärke ist eine synthetische kolloidale Lösung. Als Volumenexpander ist sie ebenso wirksam wie 5%iges Albumin. Zur Behandlung einer akuten Hypovolämie kann Hydroxyäthylstärke (bis 20 ml/kg) zur Vergrößerung des intravasalen Flüssigkeitsvolumens eingesetzt werden [66]. Exzessive Dosierungen der Hydroxyäthylstärke führen zu einem Abfall des Hämatokrits und über einen Verdünnungseffekt zu einer Abnahme der Thrombozytenzahl und einem Konzentrationsabfall der Gerinnungsfaktoren. Das Risiko einer allergischen Reaktion ist bei der Hydroxyäthylstärke ähnlich groß wie bei den Dextranen. Im Gegensatz zu den Dextranen führt Hydroxyäthylstärkelösung zu keiner Beeinträchtigung der Kreuzprobe. Mögliche Nebenwirkung ist eine Hypervolämie, insbesondere bei Patienten mit einer eingeschränkten Nierenfunktion, denn Hydroxyäthylstärke wird hauptsächlich renal eliminiert.

Kristalloide

Auch kristalloide Lösungen können zur Behandlung einer akuten Hypovolämie gegeben werden, jedoch muß 1 ml des geschätzten Blutverlustes durch 3 bis 4 ml Kristalloide ersetzt werden. Der durch kristalloide Lösungen verursachte Anstieg des intravasalen Flüssigkeitsvolumens ist nur vorübergehend, da sich etwa 3/4 der infundierten Lösung rasch in andere Gewebskompartimente verteilen [67]. Bei großen Mengen kristalloider Lösungen besteht die Gefahr eines Lungenödems. Nach wie vor bestehen unterschiedliche Meinungen darüber, ob Kolloide oder Kristalloide beim akuten Flüssigkeitsersatz die bevorzugte Lösung darstellen.

25.5.2 Mögliche Komplikationen einer Bluttransfusion

Als Komplikationen bei der Verabreichung von Blut gelten hauptsächlich 1. die Übertragung viraler Erkrankungen, 2. Transfusionszwischenfälle und 3. metabolische Veränderungen, die durch Faktoren des gelagerten Blutes verursacht werden (Tab. 25.10). Bluttransfusionen wird eine unspezifische immunsuppressive Wirkung nachgesagt, was bei Karzinompatienten von Nachteil, bei Patienten, die sich einer Organtransplantation unterziehen müssen, von Vorteil sein kann [68].

Übertragung viraler Erkrankungen

Durch Rekrutierung freiwilliger Spender und die routinemäßige Untersuchung auf Hepatitis B und C ist die Inzidenz der transfusionsübertragenen Hepatitis signifikant zurückgegangen [53]. Die derzeitige Inzidenz der Hepatitis-B-Infektion nach Transfusion wird auf 1:200.000 pro transfundierter Einheit geschätzt. Bei Hepatitis C wird die Serokonversion auf weniger als 3 pro 10.000 transfundierter Einheiten geschätzt. Das Risiko, sich durch eine einzige, korrekt getestete Blutkonserve mit HIV zu infizieren, wird auf 1:225.000 geschätzt [55]. Andere Schätzungen von 1:40.000 bis 1:60.000 beruhen auf Daten, die in Gebieten mit einer hohen Prävalenz an HIV gewonnen wurden und wo die Ursache der Empfängerserokonversion manchmal unklar blieb. Das Zytomegalievirus wird besonders leicht durch die Transfusion von Granulozyten von einem infizierten Spender auf einen immunsupprimierten seronegativen Empfänger übertragen. Bei einem sonst gesunden Patienten verläuft die Infektion normalerweise asymptomatisch. Die Übertragung von humanen T-Zell-Lymphomviren kann zu Leukämie oder neurologischen Erkrankungen führen, die erst viele Jahre nach der Bluttransfusion auftreten.

Transfusionszwischenfälle

Transfusionszwischenfälle werden in allergische, febrile, hämolytische und verzögert hämolytische Zwischenfälle unterteilt [50].

Allergische Reaktionen

Bei ungefähr 1% aller Patienten kommt es bei der Transfusion von Blut, das einer korrekten Blutgruppenbestimmung und einem Kreuztest unterzogen wurde, zu Juckreiz, Erythem, Urtikaria und erhöhter

Tab. 25.10: Komplikationen einer Bluttransfusion

Übertragung von Viruserkrankungen
  Hepatitis B
  Hepatitis C
  AIDS
  Zytomegalie-Virus
  humanes T-Zell lymphotrophisches Virus

Transfusionszwischenfälle
  allergisch
  fieberhaft
  hämolytisch
  verzögert hämolytisch

Metabolische Störungen
  H^+-Ionenkonzentration
  Kaliumkonzentration
  2,3-Diphosphoglycerat-Konzentration

Hypokalzämie

Mikroaggregate

Immunosuppression

Hypothermie

Körpertemperatur. Als Ursache werden vor allem inkompatible Plasma-Proteine angenommen. Während einer Narkose kann das erste Symptom einer allergischen Reaktion ein Erythem entlang der Vene und eine Urtikaria sein, insbesondere auf Brust, Hals und Gesicht. Veränderungen von Blutdruck und Herzfrequenz treten selten auf.

Zur Therapie leichter allergischer Reaktionen auf Blut wie einer Urtikaria ohne Hypotension werden intravenös 0,5 bis 1,0 mg/kg Diphenhydramin empfohlen und die Transfusionsgeschwindigkeit verlangsamt. Allergische Reaktionen schwereren Ausmaßes fordern die Unterbrechung der Transfusion sowie die Verabreichung von Diphenhydramin. Spätere Transfusionen sollten mit gewaschenen Erythrozyten oder Thrombozytenkonzentraten durchgeführt werden, um eine Urtikaria zu verhindern. Bei diesen Präparaten sind die Plasma-Proteine entfernt. Bei solchen gefährdeten Patienten kann eine prophylaktische Gabe von Diphenhydramin sinnvoll sein.

Schwere allergische Reaktionen treten am ehesten bei Patienten mit einem Immunglobulin-A-Mangel auf. Bei Patienten mit einem Immunglobulin-A-Mangel kann bereits die Transfusion von nur 10 ml Blut zu einer lebensbedrohlichen anaphylaktischen Reaktion führen, die eine aggressive Therapie mit z.B. Suprarenin erforderlich macht. Ein Immunglobulin-A-Mangel kommt bei etwa einem von 700 Patienten vor. Diesen Patienten sollte nur Blut transfundiert werden, das ebenfalls von Spendern mit einem Immunglobulin-A-Mangel stammt.

Ein seltenes Symptom im Rahmen einer allergischen Transfusionsreaktion ist die Entwicklung einer akuten pulmonalen Überempfindlichkeit, die durch plötzlichen Fieberanstieg, trockenen nichtproduktiven Husten und ein Lungenödem gekennzeichnet ist. Es liegen hierbei keinerlei Anzeichen für eine intravasale Flüssigkeitsüberladung oder eine Herzinsuffizienz vor [69]. Röntgenaufnahmen des Thorax zeigen eine vermehrte Blutfüllung der Lungengefäße. Hypotension und arterielle Hypoxämie können auftreten. Es wird angenommen, daß Leukozytenantikörper des Spenderplasmas mit Leukozyten des Empfängers reagieren und zu Zellverklumpungen, mikrovaskulären Verschlüssen sowie zu Lecks im pulmonalvaskulären Kapillarbett führen [69]. Die Behandlung ist symptomatisch, die Transfusion muß unterbrochen und Diphenhydramin verabreicht werden.

Febrile Reaktionen

Bei febrilen Reaktionen steigt die Körpertemperatur normalerweise innerhalb von 4 Stunden nach Transfusionsbeginn an, erreicht aber selten Temperaturen über 38 °C. Febrile Reaktionen kommen bei 1 bis 2% aller Blutempfänger vor. Da ein Anstieg der Körpertemperatur auch ein Frühzeichen einer hämolytischen Transfusionsreaktion sein kann, wird die Diagnose einer nicht-hämolytischen febrilen Transfusionsreaktion durch Ausschluß von Hämolysezeichen gestellt. Die wahrscheinlichste Erklärung für febrile Reaktionen sind Interaktionen zwischen Antikörpern des Empfängers und Antigenen, die auf den Leukozyten des Spenders lokalisiert sind. Das Fieber entsteht vermutlich durch Freisetzung pyrogener Substanzen aus den beschädigten Zellen. Kopfschmerzen, Übelkeit, Erbrechen und Brust- oder Rückenschmerzen können zusätzlich zur Erhöhung der Körpertemperatur auftreten.

Bei leichten febrilen Reaktionen werden die Tropfgeschwindigkeit der Bluttransfusion verlangsamt und Antipyretika wie Acetylsalicylsäure oder Paracetamol verabreicht. Kommt es beim Erwachsenen zum Zittern (shivering), dann ist es sinnvoll, 25 mg Pethidin i.v. zu verabreichen. Bei schweren febrilen Reaktionen kann es notwendig werden, die Bluttransfusion zu unterbrechen. Diphenhydramin und Kortikosteroide haben keinen nachweisbaren Wert bei der Behandlung febriler Reaktionen. Durch die Verwendung von leukozytenarmen (gewaschenen) Erythrozytenkonzentrate und HLA-kompatiblen Thrombozyten können zukünftige febrile Reaktionen vermieden werden. Durch entsprechende Mikrofilter können Erythrozyten von Leukozyten gereinigt werden.

Hämolytische Reaktionen

Die versehentliche Gabe von AB-0-inkompatiblem Blut führt zu einer Aktivierung des Komplementsystems, die sich initial in Form von Schüttelfrost, Fieber, Unruhe, Kreuzschmerzen, substernalen Schmerzen und Blutdruckabfall äußert. Es muß jedoch beachtet werden, daß ein Erythem und eine Urtikaria Symptome einer allergischen und nicht einer hämolytischen Reaktion sind. Die Initialsymptome einer hämolytischen Reaktion sind – mit Ausnahme der Hypotension – beim anästhesierten Patienten verschleiert. Nach Auftreten der Initialsymptome einer hämolytischen Reaktion kommt es zu einer intravasalen Hämolyse mit frei sichtbarem Hämoglobin in der Blutprobe, zu Hämoglobinurie, Anämie und Hyperbilirubinämie. Der einfachste Nachweistest für eine Hämolyse ist es, eine zentrifugierte Blutprobe auf freies Plasma-Hämoglobin zu untersuchen. Wenn keine Plasmaverfärbung zu sehen ist, so scheint eine ernsthafte hämolytische Reaktion unwahrscheinlich zu sein. Das unkonjugierte Bilirubin erreicht 3 bis 6 Stunden nach Beginn der hämolytischen Reaktion seine maximale Plasmakonzentration. Eine Oligurie und ein nachfolgendes akutes Nierenversagen sind vermutlich dadurch bedingt, daß es in den distalen Nierentubuli zu einem Niederschlag von Erythrozytenstroma und von Lipidstrukturen aus den Erythrozyten kommt. Es sollte beachtet werden, daß das im Plasma vorhandene freie Hämoglobin vermutlich nicht für die im Rahmen einer intravasalen Hämolyse auftretenden Nierenfunktionsstörungen verantwortlich ist. Aus den hämolysierten Erythrozyten freigesetzte Substanzen können bei schweren Hämolysen eine disseminierte intravasale Gerinnung auslösen.

Bei der Therapie einer hämolytischen Reaktion wird zuerst die Bluttransfusion gestoppt, denn der Schweregrad einer hämolytischen Reaktion ist direkt proportional zur Menge des transfundierten inkompatiblen Blutes. Die Blutkonserve sowie eine Blutprobe des Patienten sollten ins Labor geschickt werden, um erneut die Blutgruppen zu überprüfen und die Kreuzprobe durchzuführen. Besonders wichtig ist es, daß die Nierenfunktion aufrechterhalten wird, denn die Urinausscheidung ist umgekehrt proportional zu der in den Nierentubuli abgelagerten Menge an Erythrozytenstroma und an Lipidstrukturen aus den Erythrozyten. Die Urinausscheidung kann oft dadurch aufrechterhalten werden, daß eine großzügige intravenöse Infusion mit kristalloiden Lösungen durchgeführt wird und daß zusätzlich Mannitol oder Furosemid verabreicht wird. Zur Alkalisierung des Urins wurde auch die Verabreichung von Natriumbikarbonat empfohlen. Dadurch soll Ablagerungen in den distalen Nierentubuli vorgebeugt werden, denn durch die Alkalisierung des Urins ist es möglich, die Löslichkeit der hämolysebedingten Zerfallsprodukte des Hämoglobins zu verbessern. Ob eine Alkalisierung des Urins jedoch Sinn macht, konnte bisher nicht bewiesen werden. Auch ist bisher unbewiesen, ob eine Kortikosteroidgabe bei der Therapie einer hämolytischen Reaktion sinnvoll ist.

Verzögerte hämolytische Reaktionen

Verzögerte hämolytische Reaktionen können auch auftreten, wenn blutgruppenidentische und richtig ausgekreuzte Spendererythrozyten verabreicht werden. 10 bis 14 Tage nach Verabreichung der Bluttransfusion kann es zu einem klinisch manifesten Ikterus mit Zeichen einer intravasalen Hämolyse und auch zu einem Hämatokritabfall kommen. Ein positiver direkter Coombs-Test ist wahrscheinlich und weist darauf hin, daß die Spendererythrozyten ein Antigen enthalten, das auf den Erythrozyten des Empfängers nicht vorhanden ist. Dies führt beim Empfänger zu einer verzögerten Bildung von Antikörpern, die alle verbliebenen Erythrozyten der vorausgegangenen Transfusion erfassen und hämolysieren. Die Therapie ist symptomatisch; Kortikosteroide sind wirkungslos.

Metabolische Störungen

Die im Rahmen einer Bluttransfusion möglicherweise auftretenden metabolischen Störungen sind auf Lagerungsschäden des Blutes zurückzuführen. Zum Beispiel kommt es während der Lagerung von Vollblut zu einer Konzentrationszunahme von Kalium und H+-Ionen. Dagegen nimmt die 2,3-Diphosphoglyceratkonzentration (2,3-DPG) in den Erythrozyten ab (Tab. 25.11). Wie lange das Blut gelagert werden kann, hängt davon ab, was für ein Stabilisator verwendet wird. Um ein Absinken der Körpertemperatur zu reduzieren, sollte Vollblut vor der Transfusion auf nahezu 37 °C angewärmt und nicht mit der Lagertemperatur von 4 °C transfundiert werden. Blutanwärmer sollten bei Erwachsenen dann verwendet werden, wenn zwei oder mehr Einheiten an Vollblut schnell transfundiert werden müssen.

H+-Ionen

Die H+-Ionenkonzentration von gelagertem Blut wird dadurch erhöht, daß säurehaltige Stabilisatoren zugesetzt werden und in den Erythrozyten weiter Stoffwechselprozesse ablaufen. Trotz dieser Veränderungen kommt es selbst bei rascher Transfusion großer Mengen an gelagertem Blut zu keiner metabolischen Azidose. Daher sollte eine zusätzliche Natriumbikarbonatgabe nur durchgeführt werden, wenn dies anhand des aktuell gemessenen arteriellen pH-Wertes notwendig erscheint. Im Rahmen einer Massivtransfusion kommt es eher zu einer metabolischen Alkalose als zu einer metabolischen Azidose [70]. Diese Alkalose ist vermutlich zum Teil dadurch bedingt, daß das mittransfundierte Zitrat zu Bikarbonat metabolisiert wird. Dieses Problem kann noch verstärkt werden, falls zusätzlich Ringer-Laktat verabreicht wird. Nach einer Transfusion ist mit einer metabolischen Alkalose vor allem dann zu rechnen, falls bei dem Patienten eine eingeschränkte Nierenfunktion vorliegt, denn Bikarbonat wird über die Nieren ausgeschieden.

Kalium

Obwohl der Kaliumgehalt von Blut um so mehr ansteigt, je länger es gelagert wird, tritt bei einem Patienten mit normaler Nierenfunktion selbst bei einer schnellen Infusion von großen Blutmengen gelagerten Blutes keine Hyperkaliämie auf. Bei Patienten mit eingeschränkter oder ausgefallener Nierenfunktion ist es dagegen möglich, daß Kalium aus gelagertem Vollblut zu einer Hyperkaliämie führen könnte. Der äußerst geringe Anstieg der Kaliumkonzentration im Plasma zeigt, wie gering der Kaliumgehalt in einer Einheit Vollblut wirklich ist. Eine Vollblutkonserve enthält nur ca. 300 ml Plasmavolumen. Bei einer Plasma-Kaliumkonzentration von 21 mval/l würde dies weniger als 7 mval Kalium entsprechen. Bei Transfusion von 10 gelagerten Vollblutkonserven würde es damit zu einer zusätzlichen Kaliumzufuhr von nur ca. 70 mval kommen. Dadurch ist normalerweise keine Hyperkaliämie zu erwarten. Außerdem muß beachtet werden, daß es bei einer Massivtransfusion von Vollblut zu einer metabolischen Alkalose kommen kann. Hierdurch wird die Einschleusung von extrazellulärem Kalium nach intrazellulär begünstigt, wodurch einer möglicherweise entstehenden Hyperkaliämie weiter entgegengewirkt wird. Frühere Vermutungen, daß eine Bluterwärmung vor der Transfusion deshalb wichtig sei, um die Integrität der Erythrozytenmembranen wiederherzustellen und den Wiedereintritt von Kalium in die Zellen zu begünstigen, konnten nicht bestätigt werden. Es gibt Untersuchungen, die belegen, daß es durch eine Erwärmung von gelagertem Blut nicht möglich ist, die Kaliumkonzentration zu beeinflussen [71].

2,3-Diphosphoglyceratkonzentration

Mit zunehmender Lagerung von Blut nimmt dessen 2,3-Diphosphoglyceratkonzentration in den Erythrozyten immer weiter ab. Dadurch nimmt die Affinität des Hämoglobins zum Sauerstoff zu. Beim Blutempfänger kommt es daher nach einer Massivtransfusion zu einer Linksverschiebung der Sauerstoffdissoziationskurve, was sich in einem erniedrigten p50-Wert äußert. Es ist denkbar, daß dadurch die Sauerstoffversorgung des Gewebes gefährdet werden könnte, insbesondere falls eine Anämie vor-

Tab. 25.11: Veränderungen, die bei Lagerung von Vollblut in einem CPD-Stabilisator (Citrat, Phosphat, Dextrose) auftreten

	Lagerungszeit in Tagen bei 4° Celsius				
	0	7	14	21	28
prozentualer Anteil der 24 Stunden nach Transfusion noch lebensfähigen Zellen	100	98	85	80	75
Plasma-pH bei 37° Celsius	7.20	7.00	6.90	6.84	6.78
2,3-Diphosphoglycerat (µMol/ml)	4.8	1.2	1	1	1
P 50-Wert (mmHg)	26	23	20	17	17
Plasma-Kalium-Konzentration (mmol/L)	4	12	17	21	23

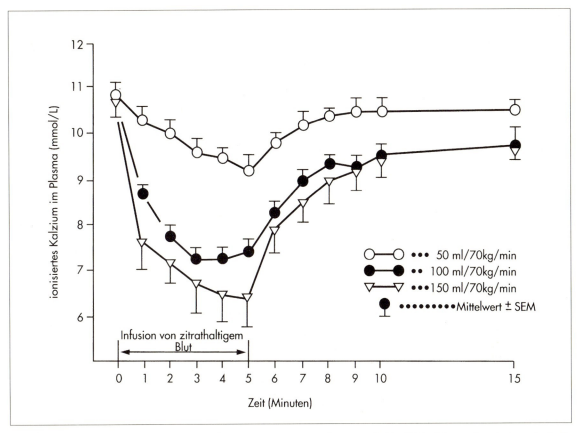

Abb. 25.4: Die Transfusionsgeschwindigkeit von Zitratblut bei einem Erwachsenen muß 50 ml/70 kg/Minute überschreiten, damit die Konzentration des ionisierten Serum-Kalziums absinkt.
(Aus: Denlinger JK, Nahrwold ML, Gibbs PS, Lecky JH. Hypocalcemia during rapid blood transfusion in anaesthetized man. Br J Anaesth 1976; 48: 995–1000)

liegt. Welche klinische Relevanz die erniedrigte 2,3-Diphosphoglyceratkonzentration in den Erythrozyten hat, ist jedoch nicht geklärt. Da außerdem der pH-Wert des CPD-Stabilisators höher ist als der des ACD-Stabilisators, kommt es beim CPD-Blut zu einem langsameren Abfall der 2,3-Diphosphoglyceratkonzentration in den Erythrozyten.

Hypokalzämie

Es ist unwahrscheinlich, daß es bei der Transfusion von gelagertem Blut durch die Bindung von Kalzium an Zitrat zu einer Hypokalzämie kommen kann, da Kalzium gut aus den Speichern im Knochen mobilisiert werden kann. Außerdem kann die Leber das Citrat schnell in Bikarbonat umwandeln. Die transfundierte Menge an Vollblut bei einem Erwachsenen muß mehr als 50 ml/70 kg × min betragen, bevor die Konzentration an ionisiertem Kalzium im Plasma abfällt (Abb. 25.4) [72]. Falls keine objektiven Hinweise auf eine Hypokalzämie vorliegen, wie z.B. EKG-Veränderungen (QT-Verlängerung) oder erniedrigte Plasmakonzentrationen an ionisiertem Kalzium, ist eine Kalziumgabe nicht zu empfehlen. Falls nach Kalziumgabe die Hypotension verschwindet, ist dies dennoch kein Beweis dafür, daß eine Zitratintoxikation vorlag, denn es ist davon auszugehen, daß es durch Kalziumgabe zu einer dosisabhängigen positiv inotropen Wirkung und damit zu einer Steigerung des linksventrikulären Schlagvolumens und des Blutdruckes kommt.

Obwohl es bei Erwachsenen unwahrscheinlich ist, daß es auf Grund einer Kalziumbindung durch das Zitrat zu einer Hypokalzämie kommt, trifft dies vermutlich für Bluttransfusionen bei Neugeborenen nicht zu. Bei Neugeborenen kann eine zusätzliche Kalziumgabe notwendig werden. Auch bei Vorliegen einer Hypothermie oder einer schweren Leberfunktionsstörung ist es möglich, daß die Zitratmetabolisierung zu Bikarbonat eingeschränkt ist, was zu einer Hypokalzämie führen kann.

Hypomagnesiämie

Eine Hypomagnesiämie kann, ähnlich wie eine Hypokalzämie, zu einem verlängerten QT-Intervall im EKG und ventrikulären Rhythmusstörungen nach Massivtransfusionen führen [73].

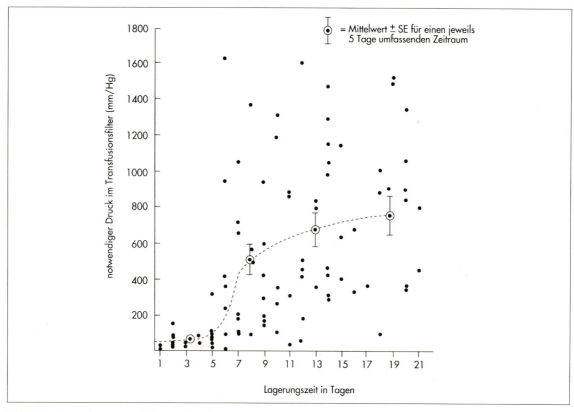

Abb. 25.5: Der während einer definierten Transfusionsgeschwindigkeit von gelagertem Blut im Transfusionsfilter auftretende Druck wurde gemessen und als Maß für die Anzahl der vorhandenen Mikroaggregate genommen. Bei Vollblut, das zwischen 1 und 21 Tage unter standardisierten Bedingungen mit ACD-Stabilisator gelagert war, wurde der Filtrationsdruck gemessen. Während der ersten 5 Lagerungstage sind die Filtrationsdrucke niedrig. Dies läßt vermuten, daß nur wenige Mikroaggregate vorliegen. Zwischen dem 5. und 10. Lagerungstag steigt der Filtrationsdruck stark an. Dies ist vermutlich durch die im Laufe der Zeit entstandenen Mikroaggregate bedingt. (Harp JR, Wyche MQ, Marshall BE, Wurzel HA. Some factors determinig rate of microaggregate formation in stored blood. Anesthesiology 1974; 40: 398–400)

Transfusion von Mikroaggregaten

Während der Lagerung von Vollblut entwickeln sich Mikroaggregate. Diese bestehen aus abgestorbenen Thrombozyten und Leukozyten. Bereits nach 3 bis 5 Tagen kommt es zu einer deutlichen Ansammlung von Mikroaggregaten (Abb. 25.5) [74]. Ungefähr 90% dieser Aggregate haben einen Durchmesser zwischen 10 und 40 µm. Daher wurden anstatt der üblichen Filter (ca. 170-µm-Filter) Mikrofilter entwickelt, um diese Mikroaggregate herauszufiltern, in der Hoffnung, die Inzidenz von Lungenfunktionsstörungen nach Transfusionen zu senken. Denn durch die Transfusion von Mikroaggregaten, so wird vermutet, kommt es zu Verlegungen des pulmonalen Gefäßbettes und anschließend zur Freisetzung vasoaktiver Substanzen. Dennoch konnte letztendlich nicht bewiesen werden, daß die Inzidenz pulmonaler Funktionsstörungen bei Transfusionen mehrerer Blutkonserven beeinflußt werden kann, falls Mikrofilter eingesetzt werden. Dies läßt vermuten, daß neben den Mikroaggregaten hierfür noch andere Faktoren wichtig sein könnten [75]. Bei Routinetransfusionen und selbst bei Massivtransfusionen müssen nicht unbedingt Mikrofilter eingesetzt werden. Der Einsatz von Mikrofiltern kann sinnvoll sein, um febrile Transfusionsreaktionen zu vermeiden, da diese Filter einen großen Teil der für diese Reaktionen verantwortlichen Leukozyten und Thrombozyten zurückhalten. Auch bei der Herz-Lungenmaschine kann es sinnvoll sein, auf der arteriellen Seite Mikrofilter einzubauen, um so während kardiochirurgischen Eingriffen einer Embolisation von Mikroaggregaten vorzubeugen. Gelagertes Blut sollte jedoch immer (unabhängig von der Entscheidung, ob Mikrofilter verwendet werden oder nicht) über einen üblichen Filter mit 170 µm verabreicht werden.

Literaturhinweise

1. Rohrer, M.J., Michelotti, M.C., Nahrwold, D.L.: A prospective evaluation of the efficacy of preoperative coagulation testing. Am. Surg. 1988; 208: 554–62
2. Ditto, F.F., Gibbons, J.J.: Factitious prolongation of bleeding time associated with patient movement. Anesth. Analg. 1991; 72: 710–2
3. George, J.N., Shattil, S.J.: The clinical importance of

acquired abnormalities of platelet function. N. Engl. J. Med. 1991; 324: 27–39
4. Ramanathan, J., Sibai, B.M., Vu, T., Chauhan, D.: Correlation between bleeding times and platelet counts in women with preeclampsia undergoing cesarean section. Anesthesiology 1989; 71: 188–91
5. Kang, Y.G., Martin, D.J., Marquez, J., et al.: Intraoperative changes in blood coagulation and thrombelastographic monitoring in liver transplantation. Anesth. Analg. 1985; 64: 888–96
6. Mallett, S.V., Cox, D.J.A.: Thrombelastography. Br. J. Anaesth. 1992; 69: 307–13
7. Tuman, K.J., Spiess, B.D., McCarthy, R.J., Ivankovich, A.D.: Comparison of viscolastic measures of coagulation after cardiopulmonary bypass. Anesth. Analg. 1989; 69: 69–75
8. Ellison, N.: Diagnosis and management of bleeding disorders. Anesthesiology 1977; 47: 171–80
9. Kasper, C.K., Boylen, A.L., Iewin, N.P., et al.: Hematologic management of hemophilia A for surgery. JAMA 1985; 253: 1279–83
10. Goldsmith, M.T.: Hemophilia, beaten on one front, is beset on others. JAMA 1986; 256: 3200
11. Schwartz, R.S., Abeldgaard, C.F., Aledort, L.M., et al.: Human recombinant DNA-derived antihemophilic factor (Factor VIII) in the treatment of hemophilia A. N. Engl. J. Med. 1990; 323: 1800–5
12. Saidi, P., Lega, B.Z., Kim, H.C., et al.: Effect of danazol on clotting factor levels, bleeding incidence, factor infusion requirements, and immune parameters in hemophilia. Blood 1986; 68: 673–82
13. Sampson, J.F., Hamstra, R., Aldrete, J.A.: Management of hemophiliac patients undergoing surgical procedures. Anesth. Analg. 1979; 58: 133–5
14. Consensus Conference. Fresh frozen plasma. Indications and risks. JAMA 1985; 253: 551–3
15. Fulcher, C., Zimmerman, T.: Characterization of the human factor VIII procoagulant protein with a heterologous precipitating antibody. Proc. Natl. Acad. Sci. USA 1982; 79: 1648–52
16. Cameron, C.B., Kobrinsky, N.: Perioperative management of patients with von Willebrand's disease. Can. J. Anaesth. 1990; 37: 341–7
17. DelaFuente, B., Kasper, C.K., Rickles, F.R., et al.: Response of patients with mild and moderate hemophilia A and von Willebrand's disease to treatment with desmopressin. Ann. Intern. Med. 1985; 103: 6–11
18. Salmenpera, M., Rasi, V., Mattila, S.: Cardiopulmonary bypass in a patient with factor XII deficiency. Anesthesiology 1991; 75: 539–41
19. Waring, P.H., Shaw, D.B., Brumfield, C.G.: Anesthetic management of a parturient with Osler-Weber-Rendu syndrome and rheumatic heart disease. Anesth. Analg. 1990; 71: 96–9
20. Kotelko, D.M.: Anaesthesia for caesarean delivery in a patient with May-Hegglin anomaly. Can. J. Anaesth. 1989; 36: 328–30
21. Clouse, L.H., Comp, P.C.: The regulation of hemostasis: The protein C system. N. Engl. J. Med. 1986; 314: 1298–1303
22. Sternberg, T.L., Bailey, M.K., Lazarchick, J., Brahen, N.H.: Protein C deficiency as a cause of pulmonary embolism in the perioperative period. Anesthesiology 1991; 74: 364–6
23. Wetzel, R.C., Marsh, B.R., Yaster, M., Casella, J.F.: Anesthetic implications of protein C deficiency. Anesth. Analg. 1986; 65: 982–4
24. Owens, E.L., Kasten, G.W., Hessel, E.A.: Spinal subarachnoid hematoma after lumbar puncture and heparinization. A case report, review of the literature, and discussion of anesthetic implications. Anesth. Analg. 1986; 65: 1201–7
25. Bromage, P.R.: Epidural Analgesia. Philadelphia. W. B. Saunders 1978; 659–60
26. Wittebol, M.C., VanVeelen, C.W.M.: Spontaneous spinal epidural hematoma. Clin. Neurol. Neurosurg. 1984; 86: 265–70
27. Onishchuk, J.L., Carlsson, C.: Epidural hematoma associated with epidural anesthesia: Complications of anticoagulant therapy. Anesthesiology 1992; 77: 1221–3
28. Rao, T.L.K., El-Etr, A.A.: Anticoagulation following placement of epidural and subarachnoid catheters. Anesthesiology 1981; 55: 618–20
29. Baron, H.C., LaRaja, R.D., Rossi, G., Atkinson, D.: Continuous epidural analgesia in the heparinized vascular surgical patient: A retrospective review of 912 patients. J. Vasc. Surg. 1987; 6: 144–6
30. Tekkok, I.H., Cataltepe, O., Tahta, K., Bertan, V.: Extradural haematoma after continuous extradural anaesthesia. Br. J. Anaesth. 1991; 67: 112–5
31. Odoom, J.A., Sih, I.L.: Epidural analgesia and anticoagulant therapy. Experience with one thousand cases of continuous epidurals. Anaesthesia 1983; 38: 254–9
32. Waldman, S.D., Feldstein, G.S., Waldman, H.J., et al.: Caudal administration of morphine sulphate in anticoagulated and thrombocytopenic patients. Anesth. Analg. 1987; 66: 267–8
33. Ciaverella, D., Reed, R.L., Counts, R.B., et al.: Clotting factor levels and the risk of diffuse microvascular bleeding in the massively transfused patient. Br. J. Haematol. 1987; 67: 365–9
34. Reed, R.L., Ciavarella, D., Heimbach, D., et al.: Prophylactic platelet administration during massive transfusion. Ann. Surg. 1986; 203: 40–6
35. Murray, D.J., Olson, J., Strauss, R., et al.: Coagulation changes during packed red cell replacement of major blood loss. Anesthesiology 1988; 69: 839–46
36. Harke, H., Rahman, S.: Haemostatic disorders in massive transfusion. Bibl. Haematol. 1980; 46: 179–83
37. Harker, L.A.: Bleeding after cardiopulmonary bypass. N. Engl. J. Med. 1986; 314: 1446–8
38. Mongan, P.D., Hosking, M.P.: A role of desmopressin acetate in patients undergoing coronary artery bypass surgery. A controlled clinical trial with thromboelastographic risk stratification. Anesthesiology 1992; 77: 38–46
39. Amrein, P.C., Ellman, L., Harris, W.H.: Aspirin-induced prolongation of bleeding and perioperative blood loss. JAMA 1981; 245: 1825–8
40. Fauss, B.G., Meadows, J.C., Bruni, C.Y., Qureshi, G.D.: The in vitro and in vivo effects of isoflurane and nitrous oxide in platelet aggregation. Anesth. Analg. 1986; 65: 1170–4
41. Hindman, B.J., Koka, B.V.: Usefulness of the postaspirin bleeding time. Anesthesiology 1986; 64: 368–70
42. Macdonald, R.: Aspirin and extradural blocks. Br. J. Anaesth. 1991; 66: 1–3

43. Horlocker, T.T., Wedel, D.J., Offord, K.P.: Does preoperative antiplatelet therapy increase the risk of hemorrhagic complications associated with regional anesthesia? Anesth. Analg. 1990; 70: 631–4
44. Locke, G.E., Giorgio, A.J., Biggers, S.L., Johnson, A.P., Sabur, F.: Acute spinal epidural hematoma secondary to aspirin-induced prolonged bleeding. Surg. Neurol. 1976; 5: 293–6
45. McMillan, R.: Chronic idiopathic thrombocytopenic purpura. N. Engl. J. Med. 1981; 304: 1135–7
46. Crain, S.M., Choudhury, A.M.: Thrombotic thrombocytopenia. A reappraisal. JAMA 1981; 246: 1243–6
47. Hoar, P.F., Wilson, R.M., Mangano, D.T., et al.: Heparin bonding reduces thrombogenicity of pulmonary-artery catheters. N. Engl. J. Med. 1981; 305: 993–5
48. Richman, K.A., Kim, Y.L., Marshall, B.E.: Thrombocytopenia and altered platelet kinetics associated with prolonged pulmonary-artery catheterization in the dog. Anesthesiology 1980; 53: 101–5
49. Snyder, E.L., Hazzey, A., Barash, P.G., Palermo, G.: Microaggregate blood filtration in patients with compromised pulmonary function. Transfusion 1982; 22: 21–5
50. Stehling, L.C.: Recent advances in transfusion therapy. In: Stoelting, R.K., Barash, P.G., Gallagher, T.J., eds.: Advances in Anesthesia. Chicago. Year Book Medical Publishers 1987; 4: 213–52
51. National Institutes of Health Consensus Conference: Perioperative red blood cell transfusion. JAMA 1988; 260: 2700–4
52. Oberman, H.A.: Strategies for blood transfusion. Mayo Clin. Proc. 1988; 63: 950–6
53. Willis, J.L.: Transfusion of red cells. FDA Drug Bull. 1988; 18: 26–7
54. The use of autologous blood. The national blood resource education program expert panel. JAMA 1990; 263: 414–7
55. Dodd, R.Y.: the risk of transfusion-transmitted infection. N. Engl. J. Med. 1992; 327: 419–20
56. Blajchman, M.A., Herst, R., Perrault, R.A.: Blood component therapy in anaesthetic practice. Can. Anaesth. Soc. J. 1983; 30: 382–9
57. Varat, M.A., Adolph, R.J., Fowler, N.O.: Cardiovascular effects of anemia. Am. Heart. J. 1972; 83: 41–5
58. Consensus Conference. Platelet transfusion therapy. JAMA 1987; 257: 1777–80
59. Morrow, J.F., Braine, H.G., Kickler, T.S., Ness, P.M., Dick, J.D., Fuller, A.K.: Septic reactions to platelet transfusions. JAMA 1991; 266: 555–8
60. Consensus Conference. Fresh frozen plasma. Indications and risks. JAMA 1985; 253: 551–3
61. Bove, J.R.: Fresh frozen plasma. Indications and risks. JAMA 1985; 253: 551–3
62. Barnette, R.E., Shupak, R.C., Pontius, J., Rao, A.K.: In vitro effect of fresh frozen plasma on the activated coagulation time in patients undergoing cardiopulmonary bypass. Anesth. Analg. 1988; 67: 57–60
63. Roy, R.C., Stafford, M.A., Hudspeth, A.S., Meredith, J.W.: Failure of prophylaxis with fresh frozen plasma after cardiopulmonary bypass. Anesthesiology 1988; 69: 254–7
64. Mangar, D., Gerson, J.I., Constantine, R.M., Lenzi, V.: Pulmonary edema and coagulopathy due to Hyskon (32% dextran-70) administration. Anesth. Analg. 1989; 68: 686–7
65. Cleary, R.E., Howard, T., DeZerega, G.S.: Plasma dextran level after abdominal installation of 32% dextran 70: Evidence for prolonged intraperitoneal retention. Am. J. Obstet. Gynecol. 1985; 152: 78–9
66. Puri, V.K., Howard, M., Paidipaty, B.B., Singh, S.: Resuscitation in hypovolemia and shock: A prospective study of hydroxyethyl starch and albumin. Crit. Care Med. 1983; 11: 518–23
67. Ramsey, G.: Intravenous volume replacement: Indications and choices. Br. Med. J. 1988; 296: 1422–3
68. Schriemer, P.A., Longnecker, D.E., Mintz, P.D.: The possible immunosuppressive effects of perioperative blood transfusion in cancer patients. Anesthesiology 1988; 68: 422–8
69. De Wolf, A.M., Van Den Berg, B.W., Hoffman, H.J., Van Zunder, A.A.: Pulmonary dysfunction during one-lung ventilation caused by HLA-specific antibodies against leukocytes. Anesth. Analg. 1987; 66: 463–7
70. Miller, R.D., Tong, M.J., Robbins, T.O.: Effects of massive transfusion of blood on acid-base balance. JAMA 1971; 216: 1762–5
71. Eurenius, S., Smith, R.M.: The effect of warming on the serum potassium content of stored blood. Anesthesiology 1973; 38: 482–4
72. Denlinger, J.K., Nahwrold, M.L., Gibbs, P.S., Lecky, J.H.: Hypocalcemia during rapid blood transfusion in anaesthetized man. Br. J. Anaesth. 1976; 48: 995–1000
73. Kulkarni, P., Bhattacharya, S., Petros, A.J.: Torsade de pointes and long QT syndrome following major blood transfusion. Anaesthesia 1992; 47: 125–7
74. Harp, J.R., Wyche, M.Q., Marshall, B.E., Wurzel, H.A.: Some factors determining rate of microaggregate formation in stored blood. Anesthesiology 1974; 40: 398–400
75. Snyder, E.L., Hazzey, A., Barash, P.G., Palermo, G.: Microaggregate blood filtration in patients with compromised pulmonary function. Transfusion 1982; 22: 21–5

26 Erkrankungen der Haut und des muskuloskelettalen Systems

Erkrankungen der Haut und des muskuloskelettalen Systems sind zumeist leicht erkennbar, da diese beiden Organsysteme gut sichtbar sind. Erkrankungen dieser Organsysteme können auch wichtige systemische Auswirkungen haben, die klinisch nicht erkennbar sind.

26.1 Epidermolysis bullosa (Acantholysis bullosa)

Die Epidermolysis bullosa ist eine seltene erbliche Störung der Haut. Auch die Schleimhäute, insbesondere die des Oropharynx und des Ösophagus, können betroffen sein. Die Epidermolysis bullosa wird unterteilt in Epidermolysis bullosa simplex, die junktionale Epidermolysis bullosa und die Epidermolysis bullosa dystrophica [1] (Abb. 26.1). Bei der Simplex-Form sind die epidermalen Zellen bei mechanischer Beanspruchung leicht zerbrechlich. Ursache dieser geringen Widerstandsfähigkeit sind Mutationen im Bereich derjenigen Gene, die die verbindenden Filamentproteine des Keratins kodieren. Bei der dystrophischen Form (deren Inzidenz ca. 1 auf 300.000 Geburten beträgt) scheint die genetische Mutation in jenem Gen zu liegen, das den Kollagentyp kodiert, der den Hauptanteil der verankernden Fibrillen darstellt.

26.1.1 Symptome

Leitsymptom der Erkrankung ist die Entstehung von Bullae (Blasenbildung). Innerhalb der Epidermis lösen sich Schichten voneinander ab. Später kommt es in diesen Spalten zusätzlich zur Flüssigkeitsansammlung. Zur Blasenbildung kommt es typischerweise dann, wenn seitliche Scherkräfte auf die Haut einwirken. Bei senkrechtem Druck auf die Haut ist diese Gefahr geringer. Blasen können allerdings auch bei minimaler Traumatisierung der Haut oder sogar spontan entstehen.

Die Simplex-Form ist durch einen gutartigen Verlauf gekennzeichnet, die Entwicklung der betroffenen Patienten verläuft normal. Im Gegensatz dazu versterben Patienten, die an der junktionalen Form erkrankt sind, häufig schon im Kleinkindesalter, zu-

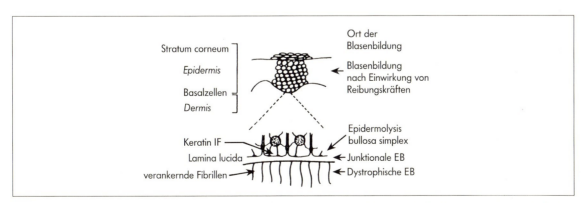

Abb. 26.1: Schematische Zeichnung eines histologischen Hautschnittes, an dem sich die Spaltungsstellen für Spannungsblasen und für die drei Hauptformen der Epidermolysis bullosa (EB) erkennen lassen.
(Aus: Epstein EH. Molecular genetics of epidermolysis bullosa. Science 1992; 256: 799–803; mit freundlicher Genehmigung.)

meist an den Folgen einer Sepsis. Weitere typische Merkmale der junktionalen Epidermolysis bullosa sind eine von Geburt an bestehende generalisierte Blasenbildung, fehlende Narbenbildung und eine generalisierte Schleimhautbeteiligung (Gastrointestinaltrakt, Urogenitaltrakt und Respirationstrakt). Im Gegensatz zur junktionalen Form führt die Epidermolysis bullosa dystrophica unter anderem zu schweren Narbenbildungen mit z.B. nachfolgenden Verwachsungen der Finger (Pseudosyndaktylie) oder zu narbiger Verkleinerung der Mundöffnung (Mikrostomie) und zu narbigen Ösophagusstrikturen. Auch Zahnanomalien gehören zu diesem Krankheitsbild. Häufig werden auch Mangelernährung, Anämie, Elektrolytstörungen und Hypalbuminämie beobachtet. Diese Symptome sind zumeist Folge der begleitenden chronischen Infekte, des allgemeinen Schwächezustandes und einer Nierenfunktionsstörung. Die betroffen Patienten überleben nur selten das zweite Lebensjahrzehnt. Die Epidermolysis bullosa kann mit weiteren Erkrankungen vergesellschaftet sein, wie z.B. Porphyrie, Amyloidose, multiples Myelom, Diabetes mellitus oder einer verstärkten Gerinnungsneigung. Auch ein Mitralklappenvorfall kann die Epidermolysis bullaosa begleiten.

26.1.2 Therapie

Die Behandlung der Epidermolysis bullosa ist symptomatisch. Viele Patienten stehen unter einer Kortikosteroidtherapie. Die Gabe von Phenytoin stellt keine wirkungsvolle Behandlungsmaßnahme dar. Häufig kommt es zu Infektionen der Blasen mit Staphylococcus aureus oder beta-hämolysierenden Streptokokken.

26.1.3 Narkoseführung

Bei der Narkoseführung von Patienten mit Epidermolysis bullosa ist die zur Therapie dieser Erkrankung eingesetzte Medikation zu berücksichtigen [2]. So ist z.B. bei Patienten mit langfristiger Kortikosteroidtherapie eine zusätzliche Kortisonsubstitution in der perioperativen Phase erforderlich. Eine Traumatisierung von Haut und Schleimhäuten muß unbedingt vermieden werden. Läsionen durch Pflaster, Blutdruckmanschetten, Tourniquets und das Reiben mit Alkoholtupfern können ebenso zu Blasenbildungen führen, wie Klebeelektroden zur EKG-Ableitung oder zur Überwachung der neuromuskulären Blockade. Falls eine Blutdruckmanschette benutzt wird, ist sie mit lockerer Watte zu unterlegen. Intravenöse oder intraarterielle Katheter sollten durch Naht oder Gazestreifen fixiert werden. Eine Fixierung mit Pflaster ist zu vermeiden. Zur pulsoxymetrischen Überwachung sind nicht-klebende Sensoren zu verwenden.

Druckläsionen durch die Narkosemaske müssen dadurch vermindert werden, daß die Maske nur leicht aufgesetzt wird. Es kann sinnvoll sein, das Gesicht des Patienten und die Narkosemaske mit einer Kortisonsalbe einzucremen. Manipulationen im Bereich der oberen Luftwege sind soweit wie möglich zu minimieren, denn Oropharynx und Ösophagus sind mit einem Plattenepithel ausgekleidet, das auf Traumatisierungen empfindlicher reagiert als das Zylinderepithel der Trachea. Läsionen durch Reibung innerhalb des Oropharynx, wie sie etwa durch den oralen Tubus entstehen, können zur Bildung großer Blasen im Mundbereich führen. An den dabei freigelegten Schleimhautstellen kann es stark bluten. Die nasale Intubation birgt ähnliche Risiken. Ein Ösophagusstethoskop sollte vermieden werden, da es zur Bildung sowohl intraoraler als auch ösophagealer Blasen führen kann. Bei Blutungen aus rupturierten Blasen im Mundbereich kann eine lokale Blutstillung eventuell durch Aufbringen adrenalingetränkter Gazetupfer erzielt werden.

Bei Patienten mit Epidermolysis bullosa dystrophica wurde nach endotrachealen Intubationen keine erhöhte Komplikationsrate im Larynx- und Trachealbereich beobachtet, obwohl dies theoretisch möglich wäre. Bei diesen Patienten kann die Indikation zur Intubation daher häufiger gestellt werden [3]. Bei der Epidermolysis bullosa dystrophica ist eine Beteiligung der Larynxschleimhaut selten, Blasen im Bereich der Trachea wurden bisher nicht beschrieben. Dies ist mit der höheren Widerstandsfähigkeit des Zylinderepithels zu erklären, das die Trachea bis zur Übergangszone auskleidet. Das Plattenepithel der Mundhöhle ist dagegen verletzlicher. Es wird empfohlen, den Laryngoskopspatel großzügig mit Kortisolgel und Gleitmittel zu bestreichen und einen etwas kleineren Endotrachealtubus als normalerweise üblich zu verwenden.

Aufgrund chronischer Vernarbungen in der Mundhöhle können eine verkleinerte Mundöffnung und eine Fixierung der Zunge vorliegen. Dies kann die Intubation erschweren. Nach der endotrachealen Intubation muß der Tubus sorgfältig mit einem weichen Band fixiert werden, um Scheuerbewegungen im Oropharynx zu verhindern. Es sollte zur Tubusfixierung kein Pflaster verwendet werden, und der Tubus darf keinen Druck auf den seitlichen Mundwinkel ausüben. Bei der Extubation muß beachtet werden, daß das Absaugen von Mund- und Rachenraum zur Entstehung von lebensbedrohenden Blasen führen kann. Die Gefahr einer Aspiration kann bei vorhandenen Ösophagusstrikturen erhöht sein. Ob die endotracheale Intubation auch bei Patienten mit junktionaler Epidermolysis bullosa risikolos durchgeführt werden kann, ist bisher nicht geklärt. Bei dieser Form sind alle Schleimhäute, auch das Epithel des Respirationstraktes, betroffen [4].

Bei Patienten mit Epidermolysis bullosa liegt eine erhöhte Inzidenz einer Porphyria cutanea tarda vor [5]. Bei dieser Porphyrie-Form brauchen bei der Narkoseführung nicht die gleichen Dinge beachtet werden wie bei der akuten intermittierenden Porphyrie. Die Narkoseführung mit Ketamin kann sinnvoll sein, um eine Atemwegsmanipulation zu vermeiden, falls keine kontrollierte Beatmung oder Relaxierung notwendig ist. Obwohl eine dystrophische Skelettmuskulatur vorhanden sein kann, gibt es keinen klinischen Hinweis darauf, daß diese Patienten Gefahr laufen, auf Succinylcholingabe mit einer Hyperkaliämie zu reagieren [6]. Für Inhalationsanästhetika sind bei diesen Patienten keine Kontraindikationen bekannt. Als Alternative zur Allgemeinnarkose wurden Regionalanästhesieverfahren (Spinal-, Periduralanästhesie, Blockade des Plexus brachialis) empfohlen [6].

26.2 Pemphigus

Charakteristisch für Pemphigus ist die Bildung von Bläschen und Blasen. Es können ausgedehnte Areale der Haut und der Schleimhäute betroffen sein. Der buccale Pemphigus weist große Ähnlichkeit mit der oralen Form der Epidermolysis bullosa dystrophica auf. Bei etwa 50% der an Pemphigus erkrankten Patienten ist der Oropharynx mitbefallen. Bei ausgedehnter oropharyngealer Beteiligung kann die Nahrungsaufnahme schmerzhaft sein. Betroffene Patienten schränken daher ihre Nahrungsaufnahme oft soweit ein, daß schwere Mangelzustände entstehen können. Blasenbildungen und offene Hautstellen können zu starken Flüssigkeits- und Eiweißverlusten führen. Die Gefahr von Sekundärinfektionen ist groß.

Mit großer Wahrscheinlichkeit ist ein Autoimmunprozeß die Ursache des Pemphigus. Es ist anzunehmen, daß zirkulierende Antikörper mit als Antigen wirkenden Zellwandstrukturen der Epidermiszellen reagieren und daß es dadurch zur Zellzerstörung kommt. Möglicherweise fehlen, wie bei der Epidermolysis bullosa, interzelluläre Verbindungen, die normalerweise die Abtrennung epidermaler Zellen verhindern. Dadurch können Scherkräfte leicht zur Blasenbildung führen. Möglicherweise kann auch durch Infektionen oder durch eine Überempfindlichkeit gegenüber Medikamenten eine Blasenbildung ausgelöst werden. Die häufigste Form ist der Pemphigus vulgaris. Aufgrund seiner hohen Inzidenz an oralen Läsionen ist er die wichtigste Form des Pemphigus.

26.2.1 Therapie

Durch die Behandlung mit Kortikosteroiden konnte die Mortalität dieser Erkrankung von 70% auf 5% gesenkt werden. Auch Medikamente wie Azathioprin, Methotrexat, Cyclophosphamid und Cyclosporin A werden erfolgreich in der Frühbehandlung des Pemphigus eingesetzt.

26.2.2 Narkoseführung

Die Narkoseführung bei Patienten mit Pemphigus und Epidermolysis bullosa ist ähnlich [2, 7]. Die Sicherung der Atemwege kann dadurch erschwert sein, daß bereits Blasen im Mund-Rachenraum vorliegen [8]. Trotz offensichtlicher Bedenken gibt es zahlreiche Berichte über unkomplizierte geplante endotracheale Intubationen. Ebenso wurden Regionalanästhesieverfahren erfolgreich eingesetzt, obwohl diese Verfahren bei diesen Patienten kontrovers diskutiert werden [9]. Ketamin kann für eine Vollnarkose bei bestimmten Patienten sinnvoll eingesetzt werden.

Die präoperative Medikation dieser Patienten muß bei der Narkoseführung berücksichtigt werden. Beispielsweise kann eine vorübergehende Erhöhung der bisherigen Kortikoiddosierung perioperativ notwendig werden. Bei einer eventuellen Methotrexateinnahme ist zu beachten, daß dieses Medikament zu Immunsuppression, hepatorenalen Störungen und Knochenmarkssuppression führt. Ein Einfluß auf die Aktivität der Plasmacholinesterase ist bei Methotrexat dagegen unwahrscheinlich. Von Azathioprin wurde berichtet, daß es die neuromuskuläre Blockade nicht-depolarisierender Relaxantien antagonisiert. Diese Wirkung beruht vermutlich auf einer Hemmung der Phosphodiesterase. Bei diesen Patienten müssen auch eventuelle Elektrolytstörungen beachtet werden, die Folge der chronischen Flüssigkeitsverluste im Bereich der Blasen sein können.

26.3 Psoriasis

Die Psoriasis ist eine verbreitete Hauterkrankung. Wesentliches Merkmal ist eine gesteigerte Proliferation der Epidermis. Als typische Effloreszenz bilden sich hyperämische Papeln, die von einer lockeren Schuppenauflagerung bedeckt sind.

In der Epidermis betroffener Patienten ist die Synthese von Desoxyribonucleinsäure viermal höher als bei Gesunden. Die Effloreszenzen sind symmetrisch verteilt. Typischerweise sind Ellenbogen, Knie, Haaransatz und die präsakrale Region betroffen. In etwa 20% der Fälle treten entzündliche Gelenkerkrankungen auf, die ein asymmetrisches Verteilungsmuster aufweisen (Psoriasis arthropathica). Häufig sind hierbei Uveitis, Sakroiliitis und aszendierender Befall der Wirbelgelenke. Auch eine Herzinsuffizienz mit hohem Herzzeitvolumen wurde beschrieben. Die generalisierte Psoriasis pustulosa ist eine seltene Variante der Psoriasis. Hierbei können niedrige Plasma-Albuminkonzentration,

Sepsis und Nierenversagen komplizierend auftreten.

26.3.1 Therapie

Ziel der Psoriasisbehandlung ist es, die überschießende Proliferation epidermaler Zellen zu verlangsamen. Wirksam sind Teerpräparate, da sie die Mitose hemmen und als Enzyminhibitoren wirken. Auch Kortikosteroide können zur lokalen Behandlung eingesetzt werden, wobei es jedoch rasch zu Rezidiven kommt, wenn die Therapie ausgesetzt wird. Werden Kortikosteroide unter einem Okklusivverband appliziert, kann es zu einer starken systemischen Resorption und damit zur Suppression der Nebennierenrindenaktivität kommen. Bei Versagen der Lokaltherapie kann eine systemische Therapie mit Methotrexat, Cyclosporin A und Folsäureantagonisten notwendig sein. Toxische Nebenwirkungen dieser Medikamente können Leberzirrhose, Nierenversagen, Bluthochdruck und Pneumonitis sein.

26.3.2 Narkoseführung

Bei der Narkoseführung müssen die zur Behandlung der Psoriasis verwendeten Medikamente berücksichtigt werden. Durch Hautverletzungen wie z.B. durch Gefäßpunktionen oder operative Eingriffe kann bei einigen Patienten die Symptomatik verschlimmert werden. Die Hautdurchblutung kann bei Patienten mit einer Psoriasis deutlich gesteigert sein. Dadurch kann die intraoperative Thermoregulation ungünstig beeinflußt werden.

26.4 Mastozytose

Bei der Mastozytose liegt eine abnorme Proliferation der Mastzellen vor. Mastzellen enthalten Histamin und Heparin. Falls es zur Anhäufung von Mastzellen in der Haut in Form von rotbraunen Maculae an Stamm und Extremitäten kommt, wird von einer Urticaria pigmentosa gesprochen. Diese findet sich in 90% der Patienten mit einer Mastozytose und stellt eine gutartige und asymptomatische Verlaufsform dar. Kinder sind am häufigsten betroffen. Bei fast der Hälfte dieser Patienten verschwinden die Effloreszenzen im Erwachsenenalter. Bei einer systemischen Mastozytose sind neben der Haut auch andere Organsysteme von der Mastzelleninvasion betroffen, am häufigsten Skelett, Leber, Milz und Lymphknoten. Diese atypischen Zellanhäufungen haben in erster Linie sekretorische Funktion und können plötzlich vasoaktive Substanzen freisetzen. Bei einigen Patienten mit systemischer Mastozytose kann eine aggressive Form dieser Krankheit zu einer schweren Thrombozytopenie und zu Blutungen führen. Oft muß diesen Patienten die Milz exstirpiert werden.

26.4.1 Symptome

Zu einer Degranulation der Mastzellen kann es durch Verletzungen, Veränderungen der Körpertemperatur oder durch Medikamente kommen, die eine Histaminfreisetzung stimulieren. Hierbei werden Histamin, Heparin und Prostaglandine in das Gefäßsystem freigesetzt. Das auslösende Ereignis ist oft nicht bekannt. Das klassische Symptom der Mastozytose ist die anaphylaktoide Reaktion. Pruritus, Urtikaria und Haut-«flush» sind Zeichen der Mastzellendegranulation. Diese Veränderungen gehen häufig mit Blutdruckabfall und Tachykardie einher. Die Hypotension kann lebensbedrohliche Ausmaße annehmen.

Normalerweise wurde die Symptomatik der Mastozytose mit einer Histaminfreisetzung aus den Mastzellen in Zusammenhang gebracht. Bei den betroffenen Patienten wurden jedoch nur selten respiratorische Symptome im Sinne einer Bronchokonstriktion beschrieben, was bei einer massiven Histaminfreisetzung zu erwarten wäre. Darüber hinaus können die Reaktionen nicht durch H_1- und H_2-Histaminrezeptorenblocker unterdrückt werden. Es muß daher angenommen werden, daß neben Histamin möglicherweise weitere vasoaktive Substanzen beteiligt sind. So gibt es z.B. bei einigen Patienten Hinweise dafür, daß die Symptome Folge einer Überproduktion von Prostaglandin D_2 sind [10]. Außerdem ist bei dieser Erkrankung eine übermäßige Blutungsneigung ungewöhnlich, obwohl die Mastzellen Heparin enthalten.

26.4.2 Narkoseführung

Bei Patienten mit einer Mastozytose können keine speziellen Anästhesieverfahren oder Anästhesietechniken empfohlen werden, da zu wenig Informationen über diese Erkrankung vorliegen. Die verwendeten Medikamente sollten aber zum einen eine Mastzellstabilisierung bewirken und eine Histaminfreisetzung verhindern [11]. Der intraoperative Verlauf ist zumeist unauffällig. Es gibt jedoch auch Berichte über lebensbedrohliche anaphylaktoide Reaktionen während kleiner operativer Eingriffe. Notfallmedikamente wie Adrenalin sollten deshalb während der Narkoseführung solcher Patienten sofort verfügbar sein [12, 13]. Durch eine präoperative Gabe von H_1- und H_2-Antagonisten wird die Bindung von Histamin an diese Rezeptoren blockiert. Diese Medikamente haben jedoch keinen Einfluß auf die Histaminausschüttung aus den Mastzellen. Wird angenommen, daß Prostaglandine bei einem Patienten für die Symptomatik mitverantwortlich sind, kann eine präoperative Gabe eines

Prostaglandininhibitors (wie beispielsweise Acetylsalicylsäure) in Erwägung gezogen werden [10]. Andererseits wird von einigen Autoren angenommen, daß Acetylsalicylsäure die Degranulation von Mastzellen auslösen kann und somit kontraindiziert sei. Selbstverständlich müssen in der perioperativen Phase Medikamente vermieden werden, die zu einer ausgeprägten Histaminausschüttung führen. Sowohl Pethidin als auch Succinylcholin wurden jedoch bei diesem Krankheitsbild ohne entsprechende Nebenwirkungen eingesetzt [12]. Vecuronium führt zu keiner relevanten Histaminfreisetzung und kann deshalb bei Patienten mit Mastozytose angewendet werden. Inhalationsanästhetika können bei Patienten mit einer Mastozytose verwendet werden. Propofol (Disoprivan) wird ebenfalls ohne Probleme angewendet.

26.5 Atopische Dermatits (Neurodermitis)

Eine allgemeine Atopie kann sich im Bereich der Haut als Neurodermitis manifestieren. Üblicherweise finden sich trockene, schuppende, ekzematöse und juckende Herde im Bereich von Gesicht, Nacken und an den Beugeseiten der Arme und Beine. Leitsymptom ist der Juckreiz. Durch eine systemische Gabe von Antihistaminika kann der Juckreiz vermindert werden. In schweren Fällen können zur Kurzzeittherapie Kortikosteroide eingesetzt werden. Eventuelle Beteiligungen des Respirationstraktes der Atopie wie Asthma, Heuschnupfen, Mittelohrentzündung und Nasennebenhöhlenentzündung können Auswirkungen auf die Narkoseform haben.

26.6 Urtikaria

Die Urtikaria (Nesselsucht) führt typischerweise zu umschriebenen Quaddeln und lokal begrenzter Ödembildung. Ursache ist ein Flüssigkeitsaustritt durch die Gefäßwand. Unter Quincke-Ödem wird eine Form der Urtikaria verstanden, bei der eine Schleimhautbeteiligung vorliegt. Insbesondere Mund, Pharynx und Larynx sind betroffen. Die Veränderungen einer Urtikaria werden durch die Mastzellen und die basophilen Leukozyten ausgelöst. Die Speichergranula dieser Zellen setzen Histamin oder andere vasoaktive Substanzen wie Bradykinine frei, wenn sie durch bestimmte immunologische (Medikamente, Inhalationsallergene) oder nicht-immunologische Auslöser stimuliert werden. Diese Substanzen verursachen eine lokalisierte Vasodilatation und Transsudation von Flüssigkeit, was typisch für die Symptomatik der Urtikaria ist.

Leichte Formen einer Urtikaria werden vor allem mit Antihistaminika behandelt. Bei schweren Verlaufsformen, insbesondere falls zusätzlich ein Quincke-Ödem vorliegt, kann eine aggressive Therapie mit intravenöser Adrenalin- und Diphenhydramingabe erforderlich werden.

26.7 Kälteurtikaria

Die Kälteurtikaria ist eine seltene Erkrankung, Bei Kälteexposition entwickeln sich typischerweise relativ harmlose Effloreszenzen. Pathophysiologisch scheint wiederum eine Histaminfreisetzung zugrunde zu liegen, obwohl auch die Beteiligung anderer vasoaktiver Substanzen einschließlich Kininen beschrieben wurden. Normalerweise kommt es zu umschriebener lokaler Rötung, und es bilden sich juckende, urtikarielle Effloreszenzen. Werden jedoch hochsensibilisierte Personen extremer Kälte ausgesetzt, können sich auch Larynxödem, Bronchospasmus und Hypotension entwickeln [14].

Bei der Narkoseführung sollten Medikamente vermieden werden, die eine Histaminausschüttung verursachen können. Volatile Anästhetika, Lachgas und Fentanyl wurden z.B. problemlos eingesetzt [14]. Ist ein intraoperativer Abfall der Körpertemperatur nicht zu vermeiden, z.B. falls bei einem herzchirurgischen Eingriff ein kardiopulmonaler Bypass erforderlich ist, wird eine präoperative Prophylaxe mittels intravenöser Gabe von Diphenhydramin (1 bis 1,5 mg/kg) und Cimitidin (4 bis 5 mg/kg) empfohlen [14]. Durch Gabe dieser Substanzen werden H_1- und H_2-Rezeptoren geblockt und die Auswirkungen einer kälteinduzierten Histaminfreisetzung verringert. Die intravenöse Flüssigkeitszufuhr sollte mit vorgewärmten Infusionen erfolgen, Kühlmatten oder andere Kühlsysteme sollten nicht eingesetzt werden.

26.8 Erythema exsudativum multiforme

Das Erythema exsudativum multiforme ist eine akute, rezidivierende Erkrankung von Haut und Schleimhäuten. Die Symptomatik reicht von ödematösen Maculae und Papeln bis zu vesikulären und bullösen Läsionen, die ulzerieren können. Auslöser können virale Erkrankungen (insbesondere Herpes simplex), Infekte mit hämolysierenden Streptokokken, Neoplasien, Kollagenosen und Sensibilisierung durch Medikamente sein.

26.8.1 Stevens-Johnson-Syndrom

Unter Stevens-Johnson-Syndrom wird eine schwere Verlaufsform des Erythema exsudativum multiforme verstanden, bei der zahlreiche Organsysteme mitbetroffen sind. Es kann zu hohem Fieber, Tachykardie und Tachypnoe kommen. Auslösende Medikamente können beispielsweise Antibiotika, Analgetika und nicht rezeptpflichtige Hustenpräparate sein. Bei schweren Fällen können Kortikosteroide erfolgreich eingesetzt werden.

Die spezifischen Anästhesierisiken bei Patienten mit Stevens-Johnson-Syndrom sind denen vergleichbar, die bei Patienten mit Epidermolysis bullosa beschrieben wurden [15]. Eine Beteiligung des Respirationstraktes kann z.B. das Offenhalten der oberen Luftwege und die endotracheale Intubation erschweren. Da auch im Lungengewebe Blasen vorliegen können, sind diese Patienten in hohem Maße durch einen Pneumothorax gefährdet. Dieses Risiko ist bei einem positiven intrathorakalen Beatmungsdruck noch erhöht. Bei einer solchen pulmonalen Beteiligung sollte auf den Einsatz von Lachgas verzichtet werden. Ketamin wurde bei diesen Patienten erfolgreich zur Narkose eingesetzt.

26.9 Sklerodermie

Typische Symptome der Sklerodermie sind Entzündung, Gefäßsklerose sowie fibrotische Umbildungen der Haut und der inneren Organe, die durch mikrovaskuläre Veränderungen hervorgerufen werden. Verletzungen der endothelialen Gefäßzellen führen zu einer Gefäßobliteration und zum Austritt von Serum-Proteinen in das Interstitium. Diese Proteine verursachen Ödeme, Lymphstau und schließlich eine Fibrose. Einige Patienten entwickeln im Rahmen dieses Krankheitsbildes ein sogenanntes CREST-Syndrom (Calzinosis cutis, Raynaud-Phänomen, oesophageale Hypomotilität, Sklerodaktylie und Teleangiektasien). Die Prognose ist schlecht und hauptsächlich vom Ausmaß der viszeralen Beteiligung abhängig. Die Hautsymptomatik spielt hierbei eine untergeordnete Rolle. Eine wirksame Therapie dieser Erkrankung ist nicht bekannt. Kortikosteroide sollten bei Patienten mit Sklerodermie nicht eingesetzt werden.

Die Ätiologie der Sklerodermie ist bisher nicht geklärt. Der Krankheitsverlauf weist sowohl Merkmale einer Kollagenerkrankung als auch einer Autoimmunerkrankung auf. Der Krankheitsbeginn liegt meist zwischen dem 20. und 40. Lebensjahr. Zumeist sind Frauen betroffen. Bei einer Schwangerschaft kommt es bei etwa der Hälfte der zu einer Beschleunigung des Krankheitsverlaufs. Die Inzidenz an Spontanaborten oder vorzeitigen Wehen ist bei diesen Patientinnen hoch, ebenso die perinatale Mortalität.

26.9.1 Symptome

Die Sklerodermie manifestiert sich hauptsächlich an Haut, muskuloskeletalem System, peripherem Nervensystem, Herz, Lunge, Nieren und Gastrointestinaltrakt.

Haut und muskuloskelettales System

Die Hautsymptomatik besteht zunächst in einer leichten Verdickung und einem diffusen, teigigen Ödem. Im weiteren Verlauf wird die Haut straff und die Beweglichkeit eingeschränkt. Es kommt insbesondere im Bereich der Finger zu Beugekontrakturen. Im Bereich der Skelettmuskulatur entwickelt sich eine Myopathie, die sich als Schwäche der proximalen Muskelgruppen äußert. Der Kreatinphosphokinasespiegel im Plasma ist typischerweise erhöht. Es können Arthritiden mit leicht entzündlicher Komponente auftreten. Die eingeschränkte Gelenksbeweglichkeit resultiert jedoch überwiegend aus der verdickten, straffen Haut im Gelenksbereich. Aufgrund der Gefäßveränderungen kann es zu einer Femurkopfnekrose kommen.

Nervensystem

Die Bindegewebsverdickung in der Umgebung der Nervenscheiden kann zur Nervenkompression führen. In der Folge können Neuropathien von Hirnnerven und peripheren Nerven entstehen. Auch Trigeminusneuralgien mit Gesichtsschmerzen können durch solche Gewebsverdichtungen verursacht werden. Bei einigen Patienten tritt eine Keratoconjunctivitis sicca auf. Dadurch werden Hornhautläsionen begünstigt.

Kardiovaskuläres System

Im Rahmen der Sklerodermie treten auch am Myokard spezifische Veränderungen auf. Es kommt zu Sklerosierungen im Bereich kleinerer Koronararterien und im Bereich des Reizleitungssystems. Die Herzmuskulatur wird fibrotisch umgebaut. Außerdem können sich indirekte Folgen einer Erhöhung des systemischen und des pulmonalvaskulären Widerstands einstellen wie Herzrhythmusstörungen, Reizleitungsstörungen und Herzinsuffizienz. Bei einer Intimafibrose im Bereich der Pulmonalarterien kommt es häufig zu einer pulmonalvaskulären Hypertension. Hierdurch kann sich letztendlich auch ein Cor pulmonale entwickeln. Auch bei asymptomatischen Patienten besteht häufig eine pulmonalvaskuläre Hypertension. Nicht selten sind auch eine Perikarditis und ein Perikarderguß, gelegentlich auch eine Herztamponade zu beobachten. In den meisten Fällen ist auch das periphere Gefäßsystem betroffen. Es treten typischerweise intermittierende Vasospasmen der kleinen Arterien im Bereich der Endphalangen auf. Es können auch orale oder nasale Teleangiektasien vorhanden sein. Ein Raynaud-

Phänomen tritt in den meisten Fällen auf und kann das erste Anzeichen von Sklerodermie sein.

Lunge

Die pulmonalen Symptome der Sklerodermie haben große Bedeutung bezüglich Morbidität und Mortalität dieser Patienten. Unabhängig von den Gefäßveränderungen, die zu einer pulmonalvaskulären Hypertension führen, kann sich eine diffuse interstitielle Lungenfibrose entwickeln. Dadurch kommt es zu einer Abnahme des inspiratorischen Reservevolumens und zu einer Zunahme des Residualvolumens. Obwohl die Compliance der Thoraxwand durch die sklerotischen Veränderungen der Haut nicht eingeschränkt ist, wird die Compliance der Lunge durch die Fibrose vermindert. Eine suffiziente Ventilation kann nur durch relativ hohe Beatmungsdrücke erzielt werden. Durch die Abnahme der Diffusionskapazität kann bei diesen Patienten sogar in Ruhe eine arterielle Hypoxämie auftreten.

Nieren

Aufgrund einer Intimaproliferation im Bereich der Nierenarteriolen kommt es zu einer Abnahme des renalen Blutflusses und zu einer renalen Hypertension. Die plötzliche Entwicklung einer akzelerierten Hypertonie und eines irreversiblen Nierenversagens stellt bei Patienten mit Sklerodermie die häufigste Todesursache dar. Die im Rahmen einer solchen Hypertension auftretende Einschränkung der Nierenfunktion kann durch Gabe von Captopril verbessert werden.

Gastrointestinaltrakt

Eine Beteiligung des Gastrointestinaltraktes äußert sich bei einer Sklerodermie möglicherweise als Mundtrockenheit (Xerostomie). Als Folge einer fortgeschrittenen Fibrose des Gastrointestinaltraktes kommt es zu Hypomotilität von unterem Ösophagus und Dünndarm. Häufig klagen die Patienten über Schluckbeschwerden, die Folge der Hypomotilität des Ösophagus sind. Der Tonus des unteren Ösophagussphinkters ist vermindert, hierdurch kann es zu Reflux von saurem Magensaft in den Ösophagus kommen. Die Symptome der dadurch entstehenden Ösophagitis können mit Antazida behandelt werden. Aufgrund der intestinalen Hypomotilität kann es zu einer bakteriellen Überwucherung und damit zum Malabsorptionssyndrom kommen. Durch gastrointestinale Absorptionsstörungen von Vitamin K können Gerinnungsstörungen entstehen. Diese Form des Malabsorptionssyndroms ist durch den Einsatz von Breitspektrumantibiotika wirksam zu behandeln. Die intestinale Hypomotilität kann sich klinisch auch als intestinale Pseudoobstruktion äußern. Medikamente, die die Darmtätigkeit anregen, sind nicht sehr wirkungsvoll. Octreotid, ein Somatostatin-Analogon, kann dagegen intestinale Kontraktionen auslösen.

26.9.2 Narkoseführung

Bei Patienten mit Sklerodermie sollte bei der präoperativen Beurteilung besonderes Augenmerk auf die verschiedenen Organsysteme gerichtet werden, die im fortgeschrittenen Stadium dieser Erkrankung häufig betroffen sind [16, 17]. Vor Einleitung der Narkose muß auf eine eventuell bestehende Einschränkung der Unterkieferbeweglichkeit und eine Verkleinerung der Mundöffnung geachtet werden. Dies kann Folge einer Hautstraffung sein. Bei einer kleinen Mundöffnung kann durch Einsatz eines Fiberbronchoskops die endotracheale Intubation erleichtert werden. Werden orale oder nasale Teleangiektasien während der Intubation verletzt, sind starke Blutungen möglich. Aufgrund der Hautverdickung ist es oft schwierig, einen venösen Zugang zu plazieren. Die konventionelle Blutdruckmessung mittels Auskultation kann aufgrund vasokonstriktorischer Veränderungen beeinträchtigt sein. In diesen Fällen müssen Ultraschalldopplergeräte zur Blutdruckmessung eingesetzt werden. Bei der Katheterisierung einer peripheren Arterie stellen sich die gleichen Risiken wie bei Patienten mit Morbus Raynaud. Bei der kardialen Untersuchung sollten eine Auskultation und eine EKG-Beurteilung durchgeführt werden. Hierbei können sich Hinweise auf eine bestehende pulmonalvaskuläre Hypertension ergeben. Bei Patienten mit Sklerodermie besteht häufig eine chronische Hypertension im Bereich des Systemkreislaufs und eine vasomotorische Instabilität. Das intravasale Flüssigkeitsvolumen ist dadurch vermindert. Kommt es nun unter dem Einfluß von Narkotika zu einer Vasodilatation, kann ein deutlicher Blutdruckabfall auftreten. Aufgrund der Tonusminderung des unteren Ösophagussphinkters ist bei diesen Patienten die Gefahr einer Regurgitation und Aspiration erhöht, falls die laryngealen Schutzreflexe ausfallen. Aus diesem Grunde scheint es sinnvoll, vor Narkoseinleitung den pH-Wert des Magensaftes durch Gabe von Antazida oder Histaminrezeptorenblockern möglichst anzuheben.

Um intraoperativ eine ausreichende Ventilation sicherzustellen, ist aufgrund der verminderten pulmonalen Compliance eventuell ein erhöhter Beatmungsdruck notwendig. Wegen der verschlechterten Diffusionskapazität und der Neigung zur Entwicklung einer Hypoxie ist die Gabe einer erhöhten inspiratorischen Sauerstoffkonzentration ratsam. Faktoren, die zu einer Erhöhung des pulmonalvaskulären Widerstandes führen, sollten vermieden werden. Dies gilt insbesondere für eine respiratorische Azidose und eine arterielle Hypoxämie. Steigt der zentrale Venendruck während der Gabe von Lachgas plötzlich an, kann dies als Hinweis für eine pulmonalarterielle Vasokonstriktion gelten, wie sie durch Lachgas verursacht werden kann. Da auch eine Keratokonjunktivitis bestehen kann, sollten die Augen der Patienten während der Narkose stets geschützt werden. Bei der Auswahl von renal auszuscheidenden Narkotika ist zu bedenken, daß die Nierenfunktion eingeschränkt sein kann. Verlängerte Wirkungen der Lokalanästhetika wurden beobachtet. Bedeutung und Ursache dieses Phänomens sind jedoch nicht klar. Bei der Durchführung von Regionalanästhesieverfahren kann es zu technischen Schwierigkeiten aufgrund vorliegender Haut- und Gelenksveränderungen kommen. Vorteile bieten die rückenmarksnahen Regionalanästhesieverfahren insbesondere im Hinblick auf die postoperative Analgesie und periphere Vasodilatation, wodurch eine verbesserte Durchblutung der unteren Extremität erreicht werden kann. Durch weitere Maßnahmen sollte einer peripheren Vasokonstriktion entgegengewirkt werden. Die Temperatur im Operationssaal sollte über 21 °C angehoben werden, Infusionen sind vorzuwärmen. Patienten mit Sklerodermie haben oft eine eingeschränkte Toleranz gegenüber der atemdepressorischen Wirkung der Opioide. Eine postoperative Nachbeatmung kann möglich werden, insbesondere falls schwere pulmonale Begleiterkrankungen vorliegen.

26.10 Pseudoxanthoma elasticum

Unter Pseudoxanthoma elasticum wird eine seltene vererbbare Erkrankung des elastischen Bindegewebes verstanden. Die elastischen Fasern degenerieren und kalzifizieren mit der Zeit. Eines der auffälligsten Symptome dieser Erkrankung ist das Auftreten angioider Streifenbildung der Retina (Risse in der Membrana elastica chorioidea, Grönblad-Strandberg-Syndrom). Die Diagnose wird oft anhand dieser Veränderungen gestellt. Diese Veränderungen können eine deutliche Verminderung der Sehschärfe zur Folge haben. Zusätzlich kann die Sehkraft eingeschränkt werden, falls es aufgrund von Gefäßveränderungen zu Glaskörpereinblutungen kommt. Die ersten klinischen Anzeichen bestehen häufig in Hautveränderungen. Es kommt zu gelblichen, rechteckig erhabenen Effloreszenzen, die große Ähnlichkeit mit Xanthomen aufweisen. Prädilektionsstellen sind Nacken, Axilla und Leistenregion. Diejenigen Gewebe, die den höchsten Anteil an elastischen Fasern aufweisen wie etwa Lunge, Aorta, Handflächen und Fußsohlen werden von der Erkrankung erstaunlicherweise nicht betroffen.

Sehr häufig treten bei den betroffenen Patienten auch gastrointestinale Blutungen auf. Es wird angenommen, daß durch degenerative Veränderungen in den Gefäßwänden der versorgenden Arterien keine ausreichende Vasokonstriktion möglich ist, selbst wenn nur kleine Schleimhautläsionen vorliegen. Hypertension und koronare Herzerkrankungen treten bei diesen Patienten gehäuft auf. Die endokardiale Kalzifikation kann auch das Reizleitungssystem des Herzens betreffen. Dadurch ist das Risiko von Arrhythmien und plötzlichem Herztod erhöht. Im weiteren Verlauf der Erkrankung kommt es häufig auch zu einer Beteiligung der Herzklappen. Gewöhnlich tritt auch eine Verkalkung der peripheren Gefäße auf. Insbesondere sind die arteriae radiales und arteriae ulnares betroffen. Auch psychiatrische Störungen können zum Bild der Erkrankung gehören.

26.10.1 Narkoseführung

Liegt ein Pseudoxanthoma elasticum vor, sind bei der Narkoseführung die für diese Erkrankung typischen und oben aufgeführten Störungen zu berücksichtigen [18]. Besonders zu beachten sind eventuell vorliegende kardiovaskuläre Veränderungen. Bei eventuellen intraoperativen Blutdruck- und Herzfrequenzveränderungen muß die erhöhte Inzidenz einer vorliegenden koronaren Herzerkrankung beachtet werden. Da es zu Herzrhythmusstörungen kommen kann, ist die Überwachung des EKG's besonders wichtig. Eine dopplersonographische Blutdruckmessung kann gegebenenfalls anstatt einer blutig-arteriellen Druckmessung durchgeführt werden. Schleimhautverletzungen des oberen Gastrointestinaltrakts – z.B. bei der Plazierung einer Magensonde oder eines Ösophagusstethoskops – sollten vermieden werden. Für die Auswahl der Narkoseverfahren oder Anästhetika gibt es keine speziellen Empfehlungen.

26.11 Ehlers-Danlos-Syndrom

Das Ehlers-Danlos-Syndrom bezeichnet eine Gruppe von erblichen Bindegewebserkrankungen (mindestens neun verschiedene Formen sind bekannt), deren Ursache in krankhaften Stoffwechselveränderungen des Typ-III-Kollagens liegen. Da besonders Gastrointestinaltrakt, Uterus und Blutgefäße Kollagen vom Typ III enthalten, findet man als Komplikationen häufig ein Einreißen von Darmgewebe, Uterus und großen Blutgefäßen. In der Geburtshilfe sind bei diesen Patientinnen häufig frühzeitige Wehen und starke Blutungen bei der Entbindung zu erwarten. Oft kommt es zur Dilatation der Trachea. Häufiger ist bei diesen Patienten ein Pneumothorax zu beobachten. Oft liegen Störungen des kardialen Reizleitungssystems und ein Mitralklappenprolaps vor. Die Patienten können auch nach Bagatelltraumen ausgedehnte Ekchymosen entwickeln. Eine spezifische Gerinnungsstörung konnte jedoch bisher nicht nachgewiesen werden.

26.11.1 Narkoseführung

Bei Patienten mit einem Ehlers-Danlos-Syndrom müssen bei der Narkoseführung die kardiopulmonalen Probleme, die bei dieser Erkrankung typisch sind, berücksichtigt werden. Auch die starke Blutungsneigung dieser Patienten bei einer Verletzung der Gefäßintegrität muß beachtet werden [19]. Falls ein Herzgeräusch als Hinweis auf eine Mitralklappeninsuffizienz vorliegt, ist eine Antibiotikaprophylaxe zum Schutz gegen eine infektiöse Endokarditis indiziert. Intramuskuläre Injektionen und Manipulationen im Bereich von Nase und Ösophagus sollten aufgrund der bestehende Blutungsneigung vermieden werden. Die direkte Laryngoskopie im Rahmen der endotrachealen Intubation ist möglichst schonend vorzunehmen. Die Indikation zur Plazierung eines arteriellen oder zentralvenösen Katheters sollte nur zurückhaltend gestellt werden, und es muß davon ausgegangen werden, daß im Punktionsbereich ausgedehnte Hämatome entstehen können. Da die Haut extrem dehnbar ist, kann die über eine eventuell fehlliegende intravenöse Kanüle ins Gewebe infundierte Flüssigkeit unbemerkt bleiben. Während der kontrollierten oder assistierten Beatmung sollte der Beatmungsdruck niedrig gehalten werden, da bei diesen Patienten gehäuft ein Pneumothorax auftreten kann.

Zur Auswahl der Anästhetika gibt es keine speziellen Empfehlungen. Regionalanästhesieverfahren sollten wegen der starken Blutungsneigung und der Gefahr, ausgedehnte Hämatome zu bilden, vermieden werden. An schwerwiegenden operativen Komplikationen können unstillbare Blutungen und postoperative Wundheilungsstörungen auftreten.

26.12 Polymyositis (Dermatomyositis)

Die Polymyositis ist eine Multisystemerkrankung unbekannter Ätiologie. Hauptsymptom ist eine nicht eitrige Entzündung der quergestreiften Muskulatur. Die Hautveränderungen bestehen in Verfärbungen der oberen Augenlider, periorbitalen Ödemen, einem schuppenden Erythem im Bereich der Wangen und symmetrischen erythematösen atrophischen Veränderungen an den Streckseiten der Gelenke. Auf Grund dieses charakteristischen Hautausschlags wird die Polymyositis auch als Dermatomyositis bezeichnet. Es wird angenommen, daß die langsam fortschreitende Zerstörung der quergestreiften Muskulatur Folge einer gestörten Immunreaktion ist. Die These, daß eine veränderte Zellimmunität die Polymyositis verursacht, wird durch die Tatsache unterstützt, daß 10 bis 20% der betroffenen Patienten an einem unbekannten malignen Tumor erkranken.

26.12.1 Symptome

Die Schwäche der quergestreiften Muskulatur betrifft überwiegend die proximalen Muskelgruppen, wie z.B. die Muskulatur an Nacken sowie Schultern und Hüften. Die Patienten haben oft Schwierigkeiten beim Treppensteigen. Bei Paresen pharyngealer und respiratorischer Muskelgruppen, kann es zu Schluckbeschwerden, Aspiration und Pneumonie kommen. Eine Schwäche von Interkostalmuskulatur und Zwerchfell kann eine Ateminsuffizienz begünstigen. Der Zerfall der quergestreiften Muskulatur geht mit einem erhöhten Plasma-Kreatinphosphokinasespiegel einher. Dessen Höhe entspricht dem Ausmaß und der Geschwindigkeit des muskulären Abbaus. Es gibt keinen Hinweis darauf, daß diese Krankheit die motorische Endplatte betrifft.

An kardialen Symptomen können Blockbilder im EKG, eine linksventrikuläre Insuffizienz und eine Myokarditis auftreten. Die Polymyositis kann mit systemischem Lupus erythematodes, Sklerodermie oder rheumatoider Arthritis vergesellschaftet sein. Bei der akuten Polymyositis des Kindesalters besteht häufig eine ausgedehnte nekrotisierende Vaskulitis.

26.12.2 Diagnose und Behandlung

Leitsymptome der Polymyositis sind proximal betonte Muskelschwäche, erhöhte Plasma-Kreatinphosphokinasespiegel und die charakteristischen Hautveränderungen. Im Elektromyogramm ist typischerweise die Trias aus spontanen Fibrillationspotentialen, verminderte Amplituden bei willkürlichen Bewegungen und repetitive Potentiale nach Plazierung der Nadeln nachweisbar. Die klinische Diagnose einer Polymyositis kann durch eine Muskelbiopsie gesichert werden. Muskeldystrophie oder Myasthenia gravis können eine Polymyositis vortäuschen. Glucokortikoide scheinen die Therapie der Wahl darzustellen. In kontrollierten Studien konnte die Wirksamkeit dieser Behandlung jedoch noch nicht eindeutig bestätigt werden. Bei fehlendem Therapieerfolg mit Kortikosteroiden können Methotrexat, Azathioprin oder Cyclosporin A unter Umständen mit Erfolg eingesetzt werden. Eine Einschlußkörpermyositis kann eine Polymyositis vortäuschen, doch ist hierbei die Beteiligung von distalen Muskeln typisch. Diese Patienten sprechen häufig auch nicht auf eine Behandlung an.

26.12.3 Narkoseführung

Bei der Narkoseführung von Patienten mit Polymyositis ist deren hohe Aspirationsgefahr zu berücksichtigen. Falls die Plasma-Kreatininphosphokinase erhöht ist, sollten Triggersubstanzen für eine maligne Hyperthermie vermieden werden [21]. Aufgrund der vorbestehenden Muskelschwäche scheint es verständlich, daß die Wirkung nicht-depolarisierender Muskelrelaxantien verlängert sein kann. Es wurde jedoch nach Gabe nicht-depolarisierender Muskelrelaxantien (wie Atracurium, Vecuronium) sowie nach Succinylcholingabe auch eine unveränderte Wirkdauer beschrieben [20, 21]. Die Reaktion auf Gabe von Succinylcholin kann ähnlich wie bei Patienten mit Muskeldystrophie sein. Postoperativ kann aufgrund der Muskelschwäche eine respiratorische Insuffizienz auftreten.

26.13 Systemischer Lupus erythematodes

Der systemische Lupus erythematodes ist eine chronische Erkrankung unbekannter Ätiologie, bei der mehrere Organsysteme betroffen sind. Meist sind junge Frauen betroffen. Eine Hypothese zur Pathogenese dieser Erkrankung geht davon aus, daß aufgrund eines genetischen Defekts T-Lymphozyten die B-Lymphozytenfunktion ungenügend supprimieren. Dadurch kommt es zur Bildung von Antikörpern gegen körpereigene Antigene. Streßsituationen wie Infektionen, Schwangerschaft oder Operationen können diese Erkrankung verschlimmern. Auch Medikamente können einen systemischen Lupus erythematodes auslösen. Am häufigsten tritt das Syndrom nach Gabe von Hydralazin, Procainamid, Isoniazid, D-Penicillamin und alpha-Methyldopa auf, gelegentlich auch nach Gabe nicht-barbiturathaltiger Antikonvulsiva. Ob sich nach der Gabe von Hydralazin oder Procainamid ein systemischer Lupus erythematodes entwickelt, hängt von der genetisch determinierten Azetylierungsart ab. Bei Patienten, die diese Medikamente langsam metabolisieren (Langsamazetylierer), tritt die Erkrankung häufiger auf. Die arzneimittelinduzierte Form ähnelt der spontanen Form des systemischen Lupus erythematodes. Die Progredienz der Krankheit ist hierbei jedoch langsamer und die Symptomatik weniger stark ausgeprägt.

26.13.1 Symptome

Der systemische Lupus erythematodes kann sich vor allem im Bereich der Gelenke oder als systemische Form darstellen.

Gelenksymptomatik

Die häufigsten Symptome des systemischen Lupus erythematodes sind symmetrische Arthritiden an Händen, Handgelenken, Ellbogen, Knien und Fußgelenken und treten bei 90% der Patienten auf. Eine weitere Form der Skelettbeteiligung sind avaskuläre Nekrosen, häufig sind Femurköpfe und Kondylen betroffen.

Systemische Form

Die systemische Form betrifft vor allem Herz, Lungen, Nieren, Leber, neuromuskuläres System und Haut.

Herz

Das häufigste kardiale Symptom des systemischen Lupus erythematodes ist die Perikarditis mit Thoraxschmerz und Perikardreiben. Als Folgen einer Myokarditis können Störungen des Reizleitungssystems auftreten und – bei fortgeschrittener kardialer Symptomatik – können sich eine persistierende Tachykardie und eine Herzinsuffizienz entwickeln. Auch eine Linksherzinsuffizienz wurde bereits bei jungen Patienten beschrieben. Durch eine nicht-infektiöse Endokarditis (Libman-Sacks-Endokarditis) können die Aorten- und Mitralklappe geschädigt werden.

Lunge

Für die pulmonale Beteiligung des systemischen Lupus erythematodes sind diffuse pulmonale Infiltrate, Pleuraergüsse, trockener Husten, Dyspnoe und arterielle Hypoxämie typisch. Bei den Lungenfunktionsprüfungen dieser Patienten ergeben sich normalerweise Anzeichen für eine restriktive Lungenerkrankung.

Nieren

Die häufigste renale Begleiterkrankung ist die Glomerulonephritis mit Proteinurie und dadurch bedingter Hypalbuminämie. Häufig ist auch eine Hämaturie zu beobachten. Aufgrund einer starken Einschränkung der glomerulären Filtrationsrate kann es schließlich zu einem oligurischen Nierenversagen kommen.

Leber

Häufig finden sich bei Patienten mit systemischem Lupus erythematodes erhöhte Leberwerte. Einige Patienten entwickeln eine lupoide Hepatitis, Leitsymptome sind hierbei rezidivierender Ikterus, Hepatomegalie, pathologische Leberfunktionstests und Hyperglobulinämie. Diese Form der Hepatitis kann letal verlaufen. Außerdem können als Folge einer intestinalen Ischämie Symptome eines akuten Abdomens auftreten.

Neuromuskuläres System

Bei der Hälfte der Patienten mit systemischem Lupus erythematodes treten psychische Veränderungen auf. Neben Stimmungsschwankungen, die an eine Schizophrenie denken lassen, wurden auch Symptome organischer Psychosen mit verminderter intellektueller Leistungsfähigkeit beschrieben. Häufig findet sich eine Myopathie mit proximal betonter Muskelschwäche und erhöhtem Plasma-Kreatinphosphokinasespiegel.

Haut

Als typische Effloreszenz des systemischen Lupus erythematodes tritt ein erythematöser Hautausschlag im Bereich von Nase und Wangen auf

(Schmetterlingserythem). Die Hautveränderungen sind normalerweise nur vorübergehend vorhanden und häufig im Zusammenhang mit neuen Krankheitsschüben zu beobachten. Auch eine Alopezie tritt häufig bei einer Exazerbation dieser Erkrankung auf.

26.13.2 Laboruntersuchungen

Neben den im Rahmen einer Leber- und Nierenfunktionsstörung auftretenden Laborbefunden finden sich bei Patienten mit einem systemischen Lupus erythematodes häufig auch ungewöhnliche laborchemische Veränderungen. Zum Beispiel können bei über 90% dieser Patienten antinukleäre Antikörper nachgewiesen werden. Zirkulierende gerinnungshemmende Faktoren können zu einer Erniedrigung des Quickwertes und einer Verlängerung der partiellen Thromboplastinzeit führen. Bei Patienten mit zirkulierenden gerinnungshemmenden Faktoren liegt oft ein falsch-positiver Syphilis-Test vor. Auch Anämie, Thrombozytopenie und Leukopenie sind bei diesen Patienten oft zu beobachten.

26.13.3 Therapie

Die Initialbehandlung des systemischen Lupus erythematodes besteht üblicherweise in einer Hemmung der Entzündungsprozesse durch Gabe von Acetylsalicylsäure. Zu Beginn dieser Behandlung kann es in einigen Fällen zu einer Transaminasenerhöhung kommen. Ursache ist vermutlich eine acetylsalicylsäureinduzierte Hepatitis. Kortikosteroide können zur Behandlung der Glomerulonephritis erfolgreich eingesetzt werden, sie sind auch bei kardiovaskulärer Symptomatik wirksam. Bei fehlendem Behandlungserfolg durch Kortikosteroide werden häufig Immunsuppressiva verabreicht. Arthritis und Hautveränderungen können mit niedrigdosierten Antimalariamitteln unter Umständen erfolgreich behandelt werden.

26.13.4 Narkoseführung

Wesentlich für die Narkoseführung ist es, daß zum einen die zur Behandlung des systemischen Lupus erythematodes eventuell eingesetzten Medikamente beachtet werden und daß zum anderen das Ausmaß der Organbeteiligung berücksichtigt wird [22]. Eine Beteiligung des ZNS kann sich in zentralen Krämpfen, Neuropathien und Schlaganfällen äußern. Bei bis zu 30% der Patienten tritt eine Kehlkopfbeteiligung auf mit eventueller Schleimhautulzeration, cricoarytenoider Arthritis und Recurrensparese [23].

26.14 Urbach-Wiethe-Krankheit

Die lipoide Proteinose (Urbach-Wiethe-Krankheit) ist eine seltene, rezessiv vererbbare systemische Erkrankung. Betroffen sind vor allem Haut und Mundschleimhaut [24]. Typischerweise lagert sich hyalines Material in den Kapillarwänden und im Bereich der epithelialen Basalmembranen ab und führt zu einer Verdickung von Haut oder Mukosa. Bereits kleinere Traumata führen zu großen Vernarbungen. Narben im Kehlkopfbereich können sich durch Heiserkeit äußern und Intubationsschwierigkeiten verursachen. Wenn das Weichteilgewebe und die Zunge betroffen sind, kann eine direkte Laryngoskopie erschwert sein, und es sollte eine fiberoptische Intubation in Erwägung gezogen werden.

Angesichts der veränderten Mundschleimhaut ist die Anwendung eines speichelhemmenden Mittels in der Prämedikation zweifelhaft. Ein abgeschwächter Würgereflex kann das Aspirationsrisiko bei diesen Patienten erhöhen. Da sie auch dazu neigen, an einer Epilepsie zu erkranken, wird empfohlen, krampfbegünstigende Narkosemittel zu vermeiden [23].

26.15 Cornelia-de-Lange-Syndrome

Das Cornelia-de-Lange-Syndrom ist eine seltene Erkrankung, bei der wohl eine Hypoplasie des embryonalen Mesenchyms vorliegt. Die Reifung der meisten Organsysteme einschließlich des ZNS ist verzögert. Es können eine Wachstumsverzögerung, geistige Retardierung, Mikrobrachyzephalie und ein Hirsutismus vorliegen. Viele dieser Patienten sterben vor dem ersten Lebensjahr, oft aufgrund einer Aspiration. Die Anästhesieerfahrungen sind begrenzt. Aber es sind eine erhöhte Empfindlichkeit auf dämpfende Medikamente, ein erhöhtes Aspirationsrisiko wegen einer gehäuft vorliegenden Hiatushernie sowie Intubationsschwierigkeiten aufgrund von kurzem Hals, kleinem Mund und hohem Gaumenbogen zu beachten [25].

26.16 Tumorkalzinose

Eine Tumorkalzinose äußert sich normalerweise in vielen Weichteiltumoren im Bereich der großen Gelenke, in denen sich röntgenologisch gelappte Verkalkungen nachweisen lassen. Die Gelenkbewegung ist normalerweise nicht betroffen, doch können die Tumore bei entsprechender Größenzunahme die Muskelfunktion beeinträchtigen. Bei der Narkoseführung muß beachtet werden, daß in seltenen Fällen das Zungenbein (Os hyoideum), Bänder im Bereich des Kehlkopfes und die intervertebralen Zervikalgelenke beteiligt sein können. Dies kann bei fortgeschrittener Krankheit eine direkte Laryngoskopie erschweren [26].

26.17 Muskeldystrophien

Unter Muskeldystrophien werden eine Gruppe erblicher Erkrankungen verstanden, die durch schmerzlose Degeneration und Atrophie der quergestreiften Muskulatur gekennzeichnet sind [27]. Es kommt zu einer zunehmenden Muskelschwäche. Eine Denervierung der Muskulatur liegt jedoch nicht vor. Muskeleigenreflexe und Sensibilität sind intakt. Häufig besteht eine geistige Retardierung. Noch bevor klinische Symptome auftreten, ist eine erhöhte Membranpermeabilität der quergestreiften Muskulatur nachweisbar. Die Muskeldystrophien können unterteilt werden in pseudohypertrophische (Typ Duchenne), faszio-skapulo-humorale Form (Landouzy-Dejerine), Beckengürtel-Form (Typ Becker-Kiener), die Nemaline-Myopathie und die okulopharyngeale Dystrophie.

26.17.1 Muskeldystrophie Typ Duchenne (pseudohypertrophische Dystrophie)

Die Muskeldystrophie Typ Duchenne ist die häufigste (3:10.000 Geburten) und schwerste Form der kindlichen progressiven Muskeldystrophien. Die Erkrankung wird X-chromosomal rezessiv vererbt und betrifft Knaben. Der Krankheitsbeginn liegt zwischen dem 2. und 6. Lebensjahr. Die initiale Symptomatik (Watschelgang, häufiges Hinfallen, Schwierigkeiten beim Treppensteigen) ist durch eine Schwäche der proximalen Beckengürtelmuskulatur bedingt. Die befallene Muskulatur kann sich durch Fetteinlagerung vergrößern, daher auch die Bezeichnung pseudohypertrophische Dystrophie. Es kommt zu einer fortschreitenden Abnahme der Muskelkraft. Die Kinder sind etwa ab dem 8. bis 11. Lebensjahr auf einen Rollstuhl angewiesen. Aufgrund des gestörten Gleichgewichts zwischen den dystrophisch befallenen und den antagonistischen Muskelgruppen kann sich eine Kyphoskoliose entwickeln [27]. Aufgrund der Muskelatrophie treten gehäuft Frakturen der Röhrenknochen auf. Auch bereits zu Beginn der Erkrankung sind die Plasmaspiegel der Kreatinkinase um das 30- bis 300fache erhöht. Ursachen sind der Muskelzerfall und die erhöhte Membranpermeabilität der quergestreiften Muskulatur. Auch bei etwa 70% der weiblichen Konduktorinnen der Erkrankung findet sich ein erhöhter Plasma-Kreatinkinasespiegel. Zu Beginn der Erkrankung zeigen durchgeführte Muskelbiopsien Nekrosen und Phagozytosen im Bereich der Muskelfasern. Die häufigsten Todesursachen sind Kardiomyopathie und/oder Pneumonie. Die Patienten sterben zumeist zwischen dem 15. und 25. Lebensjahr.

Kardiopulmonale Störungen

Die Muskeldystrophie geht stets mit einer Degeneration des Herzmuskels einher. Zu den charakteristischen Veränderungen im EKG gehören hohe R-Zacken in V_1, tiefe Q-Zacken in den Extremitätenableitungen, kurze PR-Strecke und Sinustachykardie. Aufgrund einer Funktionsstörung der Papillarmuskeln und der erniedrigten myokardialen Kontraktilität kann es zu einer Mitralinsuffizienz kommen.

Eine chronische Schwäche der inspiratorischen Atemmuskulatur sowie Schwierigkeiten beim Abhusten führen zu einer Einschränkung der pulmonalen Reserven und zu einer vermehrten Sekretansammlung. Daher entwickeln diese Patienten leicht eine Pneumonie. Die respiratorische Insuffizienz tritt jedoch oft nicht in Erscheinung. Da die körperliche Aktivität durch die zunehmende Muskelschwäche eingeschränkt ist, überschreiten diese Patienten ihre begrenzte Atemkapazität meist nicht. Im weiteren Krankheitsverlauf kann eine sich eventuell entwickelnde Kyphoskoliose zu einer Verstärkung der restriktiven Lungenstörung beitragen. Während des Schlafs kann es zu Hypoxämien kommen, was zur Entwicklung einer pulmonalen Hypertension beitragen kann (siehe Kap. 17). Ungefähr 30% der Patienten, die an dieser Form der Muskeldystrophie leiden, versterben aufgrund respiratorischer Probleme [27].

Narkoseführung

Bei der Narkoseplanung für Patienten mit einer pseudohypertrophischen Dystrophie müssen die erhöhte Membranpermeabilität der quergestreiften Muskulatur und die eingeschränkte kardiopulmonale Leistungsreserve berücksichtigt werden [27]. Succinylcholin kann zu einer erhöhten Kaliumfreisetzung und damit zu lebensbedrohlichen Herzrhythmusstörungen führen. Bei Patienten, bei denen es bei der Narkoseeinleitung nach Succinylcholingabe zu Kammerflimmern kam, konnte mehrfach im nachhinein eine pseudohypertrophe Dystrophie diagnostiziert werden [27]. Es kann zur Rhabdomyolyse und damit zur Myoglobinämie kommen. Die Wirkung nicht-depolarisierender Muskelrelaxantien ist in der Regel nicht relevant verändert [28]. Bei ausgeprägter Muskelschwäche kann die Wirkdauer nicht-depolarisierender Muskelrelaxantien jedoch verlängert sein. Bei diesen Patienten besteht eine erhöhte Inzidenz an maligner Hyperthermie. Deshalb sollte Dantrolene sofort verfügbar sein [29, 30]. Obwohl in den meisten Fällen eine maligne Hyperthermie durch eine Succinylcholingabe oder längerfristige Halothangabe ausgelöst wurde, konnte auch schon nach kurzer Halothangabe eine maligne Hyperthermie beschrieben werden. Es besteht eine erhöhte Aspirationsgefährdung, da die Magenentleerung durch eine Hypomotilität des Gastrointestinaltraktes verzögert ist. Darüber hinaus sind die laryngealen Reflexe abgeschwächt. Hierdurch haben die Patienten ein erhöhtes Aspirationsrisiko. Bei diesen Patienten kann die negative Wirkung volatiler Anästhetika auf die myokardiale Kontraktilität verstärkt sein, was manche Autoren dazu bewogen hat, bei diesen Patienten Opioide zu empfehlen [31]. Es wurden bei betroffenen Patienten Herzstillstände nach Narkoseeinleitung beschrieben [32]. Bei der Auswahl des Monitorings sollte darauf geachtet werden, daß eine maligne Hyperthermie (Kapnometrie, Temperaturmessung) und eine myokardiale Depression gegebenenfalls frühzeitig erfaßt werden können. Postoperativ ist mit Lungenfunktionsstörungen zu rechnen. Das Abhusten von Sekret sollte daher erleichtert werden. Bis 36 Stunden postoperativ kann es eventuell verzögert noch zu einer pulmonalen Insuffizienz kommen, obwohl sich die Muskelkraft scheinbar wieder normalisiert hat. Durch Regionalanästhesieverfahren können viele krankheitsspezifische Risiken, die eine Allgemeinnarkose bei solchen Patienten mit sich bringt, vermieden werden. Auch durch die mittels Regionalanästhesieverfahren erzielbare postoperative Analgesie wird die postoperative Atemtherapie erleichtert [33].

26.17.2 Dystrophie vom Beckengürteltyp

Die Dystrophie vom Beckengürteltyp (Typ Becker-Kiener) ist eine langsam fortschreitende und verhältnismäßig gutartige Erkrankung. Die Symptomatik setzt zwischen dem 2. und dem 5. Lebensjahrzehnt ein. Häufig sind nur die Muskelgruppen des Schulter- oder Beckengürtels betroffen.

26.17.3 Faszio-skapulo-humerale Dystrophie

Die faszio-skapulo-humerale Dystrophie (Typ Erb) ist durch einen langsam fortschreitenden Muskelabbau im Gesichts- und Schulterbereich sowie im Bereich der Pektoralismuskulatur gekennzeichnet. Die Erkrankung beginnt in der Adoleszenz. Auch die unteren Extremitäten können unter Umständen betroffen sein. Frühsymptome sind Schwierigkeiten beim Lachen und beim Hochheben der Arme über den Kopf. Der Herzmuskel ist nicht betroffen, die Plasmaspiegel der Kreatinphosphokinase sind nur selten erhöht. Eine Erholung von einer durch Atracurium ausgelösten neuromuskulären Blockade tritt überdurchschnittlich schnell ein [34]. Die Krankheit verschlimmert sich nur langsam, und die Patienten können eine hohe Lebenserwartung haben.

26.17.4 Nemaline Myopathie

Die Nemaline Myopathie ist eine autosomal dominant vererbte Erkrankung. Von der symmetrischen Muskelschwäche sind die proximalen quergestreiften Muskeln betroffen. Die Erkrankung verläuft nicht progressiv. Die Diagnose kann durch histologische Untersuchungen der quergestreifen Muskulatur gesichert werden. Es finden sich typischerweise stabförmige Einlagerungen zwischen den normalen Myofibrillen. Erkrankte Säuglinge können unter Hypotonie, Dysphagie, Atemnot und Zyanose leiden.

Mikrognathie und Malocclusion des Gebisses sind häufig. Es können auch andere Skelettmißbildungen wie Kyphoskoliose und Trichterbrust auftreten. Aufgrund einer Myopathie und Skoliose kann sich eine restriktive Lungenerkrankung entwickeln. Auch eine begleitende Herzinsuffizienz ist beschrieben.

Aufgrund der begleitenden anatomischen Veränderungen kann die endotracheale Intubation erschwert sein [35]. Atemdepressive Nebenwirkungen von Pharmaka können bei diesen Patienten stärker ausgeprägt sein. Durch eine eventuell bestehende Bulbärparalyse können Narkosekomplikationen wie Regurgitation und Aspiration auftreten. In einer Kasuistik wurde eine Resistenz gegen Succinylcholin beschrieben, wobei Pancuronium normal wirksam war.

Ein Zusammenhang zwischen dieser Myopathieform und einer malignen Hyperthermie konnte bisher nicht festgestellt werden.

26.17.5 Okulopharyngeale Dystrophie

Die okulopharyngeale Dystrophie ist eine seltene Variante der Muskeldystrophie und gekennzeichnet von fortschreitender Dysphagie und Ptosis. Obwohl die Erfahrungen bei diesem Krankheitsbild beschränkt sind, besteht bei diesen Patienten eine erhöhte Gefahr für eine Aspiration in der perioperativen Phase. Die Empfindlichkeit auf Muskelrelaxantien kann deutlich erhöht sein [36].

26.18 Myotone Dystrophien

Die myotonen Dystrophien umfassen eine Gruppe erblicher, degenerativer Erkrankungen der quergestreiften Muskulatur. Nach Stimulation kommt es charakteristischerweise zur persistierenden Muskelkontraktion. Anhand der Tatsache, daß sich die Muskulatur nach Stimulation nicht mehr entspannen kann, kann die Diagnose gestellt werden. Die Symptomatik beruht auf einer Störung des Kalziumstoffwechsels. Das zelluläre Adenosintriphosphatsystem kann den Rücktransport von Kalzium ins sarkoplasmatische Retikulum nicht mehr gewährleisten. Das nicht ins sarkoplasmatische Retikulum rücktransportierte Kalzium bleibt intrazellulär verfügbar und unterhält die Muskelkontraktion. Die Muskelkontraktion kann deshalb weder durch eine Allgemeinnarkose, eine Regionalanästhesie, noch durch Muskelrelaxantien verhindert oder abgeschwächt werden. Durch Infiltration des kontrahierten Muskels mit Lokalanästhetika kann eventuell eine Relaxation erzielt werden. In einigen Fällen wurde ein Erfolg durch die intravenöse Gabe von 300 bis 600 mg Chinin beschrieben [37]. Die Symptomatik der Myotonie kann dadurch abgeschwächt werden, daß die Umgebungstemperatur im Operationssaal erhöht wird. Auch ein postoperatives Zittern, das Muskelkontraktionen auslösen kann, tritt hierbei seltener auf. Die myotonen Dystrophien können in drei wichtige Syndrome unterteilt werden: die Dystrophia myotonica, die Myotonia congenita und die Paramyotonia congenita.

26.18.1 Dystrophia myotonica (Myotonia Curschmann-Steinert)

Die Dystrophia myotonica ist die häufigste (2,4 bis 5,5 pro 100.000 Personen) und schwerste Form der myotonen Dystrophien des Erwachsenenalters [37–39]. Die Erkrankung wird autosomal dominant vererbt und tritt zwischen dem 2. und 3. Lebensjahrzehnt in Erscheinung. Die Behandlung ist symptomatisch, es können Phenytoin, Chinin, Tocainid oder Mexiletin eingesetzt werden. Diese Medikamente unterdrücken den Natriumeinstrom in die Skelettmuskelzelle und verzögern das Wiederentstehen der Membranerregbarkeit. Die Krankheit führt zumeist vor oder in der sechsten Lebensdekade aufgrund einer Pneumonie und/oder einer Herzinsuffizienz zum Tode. Es kommt zum fortschreitenden Befall der quergestreiften und glatten Muskulatur sowie auch der Herzmuskulatur. Die hohe perioperative Morbidität und Mortalität sind hauptsächlich durch kardiopulmonale Komplikationen bedingt [40].

Symptome

Die Dystrophia myotonica ist eine Multisystemerkrankung, auch wenn hauptsächlich die Skelettmuskulatur betroffen ist. Die Patienten entwickeln frühzeitig eine Schwäche der Gesichtsmuskulatur (ausdruckslose Mimik), eine Atrophie und Schwäche des Musculus sternocleidomastoideus, eine Ptosis und Dysarthrie. Sie können nach einem Händedruck die Hand nicht wieder entspannen. Die charakteristische Symptomentrias besteht aus geistiger Retardierung, Stirnglatze und Katarakt. Bei einer Beteiligung der endokrinen Drüsen können eine Atrophie der Gonaden sowie Diabetes mellitus, Hypothyreose und Nebenniereninsuffizienz vorliegen. Bei Patienten mit einer Dystrophia myotonica werden während des Schlafes häufig zentralbedingte Apnoephasen beobachtet, die möglicherweise zur Schlafsucht dieser Patienten beitragen. Insbesondere bei männlichen Patienten tritt gehäuft eine Cholelithiasis auf. Während der Schwangerschaft ist die Symptomatik meist verstärkt, häufig kommt es zu Uterusatonie und Plazentaverhaltung nach einer vaginalen Entbindung [41]. Eine Beteiligung des Herzmuskels kann sich in Form von Herzrhythmusstörungen und Reizleitungsstörungen äußern. Schon bevor die ersten klinischen Symptome nachweisbar sind, findet sich häufig im EKG ein AV-Block 1. Grades. Bei bis zu 20% der Patienten ist im EKG ein Mitralklappenprolaps nachweisbar. Trotz der relativ hohen Inzidenz eines Mitralklappenprolapses sind systemische Komplikationen selten. Plötzliche Todesfälle, die bei diesem Krankheitsbild beschrieben wurden, sind möglicherweise auf einen AV-Block dritten Grades zurückzuführen. Durch die Schwäche der thorakalen und pharyngealen Muskulatur sind diese Patienten verstärkt aspirationsgefährdet.

Narkoseführung

Während der Narkoseführung von Patienten mit Dystrophia myotonica ist zu berücksichtigen, daß eine Kardiomyopathie, eine Schwäche der Atemmuskulatur und eine atypische Reaktion auf die eingesetzten Pharmaka vorliegen können [42]. Auch in asymptomatischen Fällen kann bereits eine Kardiomyopathie vorliegen, und die myokardiale Depression durch volatile Anästhetika kann deshalb verstärkt sein [43, 44]. Mit therapiebedürftigen Herzrhythmusstörungen muß gerechnet werden. Theoretisch können durch Narkose und operativen Eingriff bestehende Blockbilder des Reizleitungssystems z.B. dadurch verstärkt werden, daß es zu einer Erhöhung des Vagotonus oder zu einer vorübergehenden Hypoxie des Reizleitungssystems kommt.

Die wichtigste atypische Reaktion dieser Patienten kann eine verlängerte Muskelkontraktion nach Gabe von Succinylcholin sein (Abb. 26.2) [37], die zwischen zwei und drei Minuten andauert und so ausgeprägt sein kann, daß eine ausreichende Ventilation kaum möglich ist. Dagegen reagieren die Patienten auf nicht-depolarisierende Muskelrelaxantien normal [45]. Theoretisch könnte durch eine Antagonisierung der neuromuskulären Blockade die Muskelkontraktion sogar verstärkt werden, da dadurch die Depolarisation an der neuromuskulären Endplatte erleichtert wird. Bei Patienten mit Dystrophia myotonica wurden jedoch nach Gabe von Neostigmin im Rahmen der Antagonisierung einer neuromuskulären Blockade keine atypischen Reaktionen beobachtet [43]. Die Antagonisierung kann umgangen werden, wenn die Relaxantien sorgfältig titriert und Substanzen mit mittellanger

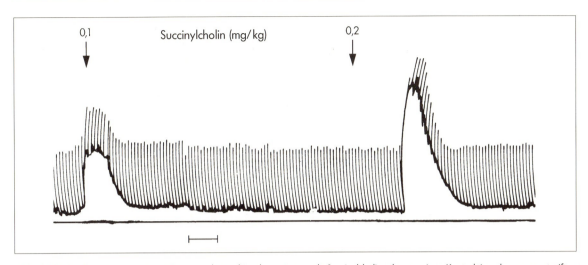

Abb. 26.2: Bei Patienten mit einer Myotonia dystrophica kommt es nach Succinylcholingabe zu einer Kontraktion der quergestreiften Muskulatur. Die Kontraktion zeigt sich in einer dosisabhängigen Anhebung der Grundlinie. Dies ist bereits bei kleinen Dosen von Succinylcholin der Fall. (Mitchell MM, Ali HH, Savarese JJ. Myotonia and neuromuscular blocking agents. Anesthesiology 1978; 49: 44–8)

Wirkung – wie Atracurium oder Vecuronium – verwendet werden [46].

Die Patienten reagieren sehr empfindlich auf atemdepressive Substanzen wie Barbiturate, Opioide, Benzodiazepine und Propofol. Dem liegt vermutlich eine additive Wirkung durch die atemdepressorische Medikamentenwirkung auf das Zentralnervensystem und der bereits geschwächten, atrophischen peripheren Atemmuskulatur zugrunde. Eine bestehende Schlafsucht und die Gefahr zentralbedingter Apnoephasen während des Schlafs können zusätzlich zu einer erhöhten Empfindlichkeit gegenüber atemdepressiv wirkenden Substanzen beitragen. Ein Zusammenhang zwischen maligner Hyperthermie und myotoner Dystrophie wurde zwar beschrieben, es gibt jedoch keine Untersuchungen, die eine solche Beziehung definitiv bestätigen könnten [38]. In der postoperativen Phase können Lokal- oder Regionalanästhesieverfahren zur Schmerzbekämpfung sinnvoll eingesetzt werden. Postoperativ ist eine mehrstündige sorgfältige Überwachung angezeigt.

26.18.2 Myotonia congenita (Thomsen)

Die Myotonia congenita (Thomsen) wird autosomal dominant vererbt, die Symptomatik tritt bereits bei der Geburt oder im frühen Kindesalter auf. Es kann zu einem generalisierten Befall der quergestreiften Muskulatur kommen, eine Beteiligung anderer Organsysteme ist jedoch selten. Die Erkrankung verläuft nicht progredient, die Lebenserwartung ist nicht eingeschränkt. Die Patienten sprechen auf eine Chinintherapie an.

26.18.3 Paramyotonia congenita

Paramyotonia congenita (Eulenberg) tritt von den myotonen Syndromen am seltensten auf. Die Symptomatik ist im wesentlichen mit der der Myotonia congenita identisch. Die Symptomatik tritt jedoch nur unter Kälteeinwirkung auf. Es wird angenommen, daß die Paramyotonia congenita eine Variante der hyperkaliämischen Form der familiären paroxysmalen periodischen Lähmung ist (siehe Abschnitt: «Familiäre paroxysmale periodische Lähmung»). Bisher gibt es jedoch keine Berichte darüber, daß durch eine niedrige Umgebungstemperatur im Operationssaal Muskelkontraktionen ausgelöst wurden. Es erscheint dennoch sinnvoll, bei diesen Patienten niedrige Umgebungstemperaturen im Operationssaal zu vermeiden.

26.19 Floppy-Infant-Syndrom

Der Begriff des «Floppy-Infant-Syndrom» wird verwendet, um Kinder mit schwachen und hypotonen Skelettmuskeln aufgrund neuromuskulärer und nicht-neuromuskulärer Störungen zu beschreiben. Oft liegen ein verminderter Hustenreflex und eine Neigung zur Aspiration und rezidivierender Lungenentzündung vor. Eine Schwäche der Bulbärmuskulatur kann Schluck- und Atembeschwerden hervorrufen. Fortschreitende Schwäche und Atrophie der Skelettmuskulatur führen zu Kontrakturen und einer Kyphoskoliose. Während der Narkose, z.B. für eine Muskelbiopsie, die zur Diagnosesicherung durchgeführt wird, können eine erhöhte Empfindlichkeit auf nicht-depolarisierende Muskelrelaxantien, eine Hyperkaliämie und eventuell ein Herzstillstand nach Gabe von Succinylcholin imponieren.

Da bei Patienten mit Skelettmuskelerkrankungen der Verdacht auf eine maligne Hyperthermie besteht, muß die Indikation zur Verwendung bestimmter Inhalationsanästhetika und Muskelrelaxantien sehr eng gestellt werden. Für einen operativen Eingriff ohne erforderliche Muskelrelaxation ist Ketamin geeignet, da hierbei Muskelrelaxantien und andere Medikamente entbehrlich sind, die möglicherweise eine maligne Hyperthermie triggern können [47].

26.20 Hyperekplexie

Unter Hyperekplexie (Stiff-baby-Syndrom) wird ein seltenes vererbbares Syndrom verstanden, bei dem unmittelbar nach der Geburt eine ausgeprägte Rigidität der quergestreiften Muskulatur festzustellen ist. Es finden sich viele Parallelen zwischen diesem Syndrom und der sogenannten Hyperexplexie, bei der ein übermäßiges Zusammenzucken bei plötzlichen Geräuschen oder Bewegungen auftritt. Möglicherweise handelt es sich auch um dieselbe Erkrankung. Bei Patienten mit Hyperekplexie zeigt die elektromyographische Untersuchung Zeichen einer kontinuierlichen Muskelaktivität, Ruheperioden sind selten. Erstickungsgefühl, Erbrechen und Schluckbeschwerden treten sehr häufig auf. Die motorische Entwicklung ist verzögert, die Intelligenz normal. Muskelstarre oder Hyperekplexie bilden sich während der ersten Lebensjahre langsam zurück.

Bisher liegen zu wenig Erfahrungen mit diesem Syndrom vor, so daß zur Narkoseführung bei diesen Patienten keine Empfehlungen gegeben werden können. In einem Einzelfall wurde bei einem Kind eine Succinylresistenz beobachtet, wobei die Reaktionen auf Pancuronium und Neostigmin als normal beschrieben wurden [48]. Bei dem gleichen Patienten wurde während des Wirkungsbeginns des Succinylcholins eine deutliche Zunahme der vorbestehenden Muskelspannung beobachtet. Die Kaliumfreisetzung nach Succinylcholingabe war nicht erhöht. Die Wirkung volatiler Anästhetika und von Lachgas scheint bei diesen Patienten normal zu sein.

26.21 Tracheomegalie

Unter einer Tracheomegalie wird eine ausgeprägte Erweiterung von Trachea und Bronchien verstanden. Diesen Veränderungen liegt ein Defekt elastischer Strukturen und glatter Muskelfasern im Bereich des Tracheobronchialbaumes zugrunde, der entweder kongenital bedingt ist oder Folge einer Destruktion nach einer Radiatio – insbesondere im Kopf- und Nackenbereich – ist [49]. Die Diagnose gilt als gesichert, falls der Trachealdurchmesser in der Röntgenthoraxaufnahme mehr als 30 mm beträgt. Zur Symptomatik gehören chronischer produktiver Husten und häufige pulmonale Infekte. Die pulmonalen Infekte entstehen häufig auf dem Boden einer chronischen Aspiration. Tracheal- und Bronchialwand sind abnorm beweglich und können, insbesondere bei kräftigem Husten, kollabieren. Während einer Vollnarkose kann es zu einer Aspiration kommen, insbesondere dann, falls der Cuff des Trachealtubus trotz maximaler Blockung keine vollständige Abdichtung gewährleistet.

26.22 Myasthenia gravis

Die Myasthenia gravis ist eine chronische Autoimmunerkrankung mit Beteiligung der motorischen Endplatte. Die Leitsymptome sind Schwäche und rasche Ermüdbarkeit der quergestreiften Muskulatur nach wiederholter Beanspruchung. Nach einer Ruhephase kommt es zur teilweisen Erholung [50]. Besonders empfindlich ist die quergestreifte Muskulatur, die durch Hirnnerven innerviert wird. Dies äußert sich darin, daß Ptosis und Doppelbildsehen Initialsymptome dieser Krankheit sein können. Die Inzidenz der Erkrankung liegt bei etwa 1:20.000 Erwachsenen. Zumeist sind Frauen zwischen dem 20. und 30. Lebensjahr betroffen. Betroffene Männer sind oft älter als 60 Jahre.

26.22.1 Pathophysiologie

Der Grund für Muskelschwäche und schnelle Ermüdbarkeit ist eine verminderte Anzahl an postsynaptischen Acetylcholinrezeptoren im Bereich der motorischen Endplatte (Abb. 26.3) [51]. Die Rezeptoren werden durch zirkulierende Antikörper inaktiviert oder zerstört und dadurch in ihrer Anzahl vermindert. Die Bindung der Antikörper an diese Acetylcholinrezeptoren verhindert entweder, daß Neurotransmitter Zugang zum Rezeptor haben, oder beschleunigt den Abbau der Rezeptoren. Es wird geschätzt, daß bei diesen Patienten etwa 70 bis 80% der funktionstüchtigen Acetylcholinrezeptoren fehlen [51]. Die leichte Ermüdbarkeit von Patienten mit Myasthenia gravis und ihre erhöhte Empfindlichkeit auf nicht-depolarisierende Muskelrelaxantien können dadurch erklärt werden.

Bei mehr als 80% der Patienten finden sich im Plasma Antikörper, die gegen diese Rezeptoren gerichtet sind. Der Nachweis zirkulierender Antikörper ist ein zuverlässiger diagnostischer Test für das Vorliegen einer Myasthenia gravis. Ungeklärt ist bisher die Ursache dieses Autoimmunprozesses. Vermutlich besteht jedoch eine Beziehung zur Thymusdrüse, denn die Myasthenia gravis ist häufig mit

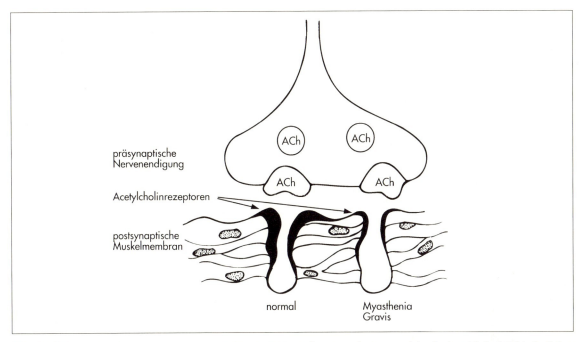

Abb. 26.3: Schematische Darstellung einer neuromuskulären Endplatte. Aufgezeigt ist die Rezeptordichte für Acetylcholin (ACH) in den Falten der postsynaptischen Muskelzellmembran. Bei Patienten mit einer Myasthenia gravis ist, im Vergleich zu gesunden Patienten, die Anzahl der Acetylcholinrezeptoren in der postsynaptischen Muskelzellmembran stark vermindert. (Daten modifiziert nach: (Drachman DB. Myasthenia gravis. N Engl J Med 1978; 298: 136–42)

Störungen der Thymusdrüse vergesellschaftet. Eine Thymushyperplasie liegt z.B. bei 70% der Patienten vor, in 10 bis 15% der Fälle findet sich ein Thymom. In 75% der Fälle kommt es nach einer Thymektomie zu einer Remission der Myasthenia gravis.

26.22.2 Klassifizierung

Die Myasthenia gravis kann entsprechend der beteiligten Muskelgruppen und dem Schweregrad der Symptomatik klassifiziert werden. Typ I ist auf die äußere Augenmuskulatur beschränkt. Bei etwa 20% der Patienten mit dieser Augensymptomatik kann von einer zugrundeliegenden Myasthenia gravis ausgegangen werden. Im weiteren Verlauf wird zumeist die Bulbärmuskulatur befallen. Bleibt die Erkrankung über drei Jahre auf die Augenmuskulatur beschränkt, ist eine weitere Progredienz unwahrscheinlich [50]. Beim Typ IIA liegt eine langsam progrediente und nur leichte Skelettmuskelschwäche vor. Die Atemmuskulatur wird hierbei nicht befallen. Diese Patienten sprechen gut auf eine Therapie mit Cholinesterasehemmern an, gelegentlich werden auch Kortikosteroide mit Erfolg eingesetzt. Typ IIB verläuft schwerer, und die Symptomatik verschlechtert sich rascher als beim Typ IIA. Diese Form spricht schlechter auf eine medikamentöse Therapie an, und die Atemmuskulatur kann ebenfalls betroffen sein. Charakteristisch für Typ III ist ein akuter Krankheitsbeginn mit sehr raschem Verlust der Muskelkraft (innerhalb von 6 Monaten).

Die Mortalität ist hoch. Typ IV bezeichnet schwere Formen von Muskelschwäche und ist Folge eines fortgeschrittenen Typ I oder Typ II.

26.22.3 Symptome

Die Myasthenia gravis verläuft phasenweise und ist durch Exazerbationen und Remissionen gekennzeichnet. Im EMG zeigt sich nach wiederholter Stimulation eine Niedervoltage des Muskelaktionspotentials. Als Initialsymptome finden sich zumeist Ptosis und Doppelbilder. Ursache ist eine Schwäche der äußeren Augenmuskulatur. Eine Schwäche der pharyngealen und laryngealen Muskulatur (Bulbärmuskulatur) führt zu Dysphagie und Dysarthrie, der Speichel kann nur noch mit Schwierigkeiten geschluckt werden. Beim ausgeruhten Patienten kann die Muskelkraft normal sein, bei körperlicher Belastung kommt es jedoch rasch zu einer Muskelschwäche. Es kann zu einer Schwächung von Arm-, Bein- und Rumpfmuskulatur (in beliebiger Kombination) kommen. Die Muskelschwächung ist zumeist asymmetrisch. Eine Muskelatrophie tritt normalerweise nicht auf. Bei Patienten mit einer Myasthenia gravis besteht ein erhöhtes Risiko, daß Mageninhalt aspiriert wird. Eine Myokarditis kann zu Kardiomyopathie, Vorhofflimmern oder Blockbildern führen. Zusammen mit einer Myasthenia gravis können öfters weitere, häufig als Autoimmunerkrankungen eingestufte Krankheiten auftreten. Bei ungefähr 10% der Patienten mit Myasthenia gravis besteht z.B. eine Hypothyreose. Auch rheumatoide Arthritis, systemischer Lupus erythematodes und perniziöse Anämie treten gehäuft auf. Etwa 15% der Neugeborenen von Müttern mit einer Myasthenia gravis entwickeln (über 2–4 Wochen) ebenfalls eine vorübergehende Muskelschwäche. Infektionen, Elektrolytverschiebungen, Schwangerschaft, Streß und Operationen können eine Muskelschwäche auslösen bzw. verstärken. Antibiotika, insbesondere Aminoglykoside, können die Muskelschwäche einer Myasthenia gravis verstärken. Eine isolierte Ateminsuffizienz kann das wichtigste Merkmal einer Myasthenia gravis sein [52].

26.22.4 Therapie

Zu den Behandlungsmöglichkeiten der Myasthenia gravis gehören Cholinesterasehemmer, Kortikosteroide und andere Immunsuppressiva, Thymektomie und Plasmapherese. Diese Therapieformen können einzeln oder in verschiedenen Kombinationen eingesetzt werden. In einigen Fällen kann auch Cyclosporin A wirksam sein.

Cholinesterasehemmer

Aus der Gruppe der Cholinesterasehemmer werden zur Behandlung der Myasthenia gravis am häufigsten Neostigmin oder Pyridostigmin eingesetzt. Diese Substanzen hemmen die enzymatische Hydrolyse von Acetylcholin. Dadurch steht an der neuromuskulären Endplatte eine größere Menge Neurotransmitter zur Verfügung. Eine orale Dosierung von 15 mg Neostigmin entspricht einer intramuskulären Dosis von 1,5 mg und einer intravenösen Gabe von 0,5 mg. Pyridostigmin hat bei oraler Gabe eine längere Wirkdauer (3 bis 6 Stunden) als Neostigmin und weniger muskarinartige Nebenwirkungen. Die orale Dosis von 60 mg Pyridostigmin entspricht einer intravenösen oder intramuskulären Applikation von 2 mg. Ein weiterer, sehr potenter Cholinesterasehemmer ist Phospholinjodid, der nur bei Patienten mit einem sehr schweren Krankheitsbild eingesetzt werden sollte. Eine Überdosierung mit Cholinesterasehemmern kann zu einer Muskelschwäche führen. Es wird dann von einer sogenannten cholinergen Krise gesprochen. Muskarinartige Symptome (Salivation, Miosis, Bradykardie) und eine Zunahme der Muskelschwäche nach Gabe von 1 bis 2 mg Edrophonium (Tensilon) i.v. sichern die Diagnose.

Kortikosteroide

Zur Behandlung der Myasthenia gravis wurden verschiedene Kortikosteroide eingesetzt, die besten Ergebnisse konnten mit Prednison erzielt werden. Die mittlere Tagesdosis liegt zwischen 50 und 100 mg. Es wird vermutet, daß Kortikosteroide die Synthese der Antikörper, die zum Abbau der cholinergen Rezeptoren beitragen, unterdrücken. Kortikosteroide können auch die neuromuskuläre Impulsübertragung verbessern. Auch durch Azathioprin, Cyclophosphamid oder eine Plasmapherese wird die Antikörperproduktion vermindert bzw. es kommt zu einer Reduktion der zirkulierenden Antikörper, die mit der motorischen Endplatte reagieren. Eine Beurteilung, wie suffizient eine pharmakologische Therapie ist, kann aufgrund der großen Variabilität des Krankheitsverlaufs erschwert sein.

Plasmapherese

Bei der Plasmapherese werden zirkulierende Antikörper gegen Acetylcholin abgefangen. Dies führt gewöhnlich schon nach ein paar Behandlungen zu einer verbesserter Muskelkraft. Diese Therapie kann bei einer myastenischen Krise notfallmäßig durchgeführt werden, aber auch zur Vorbereitung einer Thymektomie angewendet werden.

Thymektomie

Die Thymektomie ist bei Patienten indiziert, die auf eine konservative, medikamentöse Therapie nicht ansprechen. Die Sternotomie erlaubt eine großzügigere Thymusentfernung als der transzervikale Zugang. Bei etwa 75% dieser Patienten ist nach einer Thymektomie eine deutliche Zunahme der Muskelkraft zu beobachten, so daß auf eine medikamentöse Therapie verzichtet werden kann [51]. Bei den Patienten, bei denen es nach einer Thymektomie zu keiner wesentlichen Verbesserung der Muskelkraft kommt, kann aber häufig die notwendige Medikamentendosis reduziert werden.

26.22.5 Narkoseführung

Patienten mit einer Myasthenia gravis brauchen oft eine Narkose für einen operativen Wahleingriff wie z.B. für eine Thymektomie [50].

Präoperative Vorbereitungen

Falls eine Prämedikation überhaupt notwendig ist, sollten atemdepressiv wirkende Substanzen wie Opioide nur mit großer Vorsicht angewandt werden. Sehr häufig sind Patienten mit einer Myasthenia gravis nach operativen Eingriffen beatmungspflichtig. Die Patienten sollten bei der Prämedikationsvisite darauf hingewiesen werden, daß sie mit großer Wahrscheinlichkeit noch endotracheal intubiert sein werden, wenn sie erwachen. Eine postoperative Nachbeatmung nach einer transsternalen Thymektomie ist z.B. zu erwarten, wenn 1. die Krankheitsdauer mehr als 6 Jahre beträgt, 2. wenn unabhängig von der Myasthenia gravis eine chronisch-obstruktive Lungenerkrankung vorliegt, 3. falls der Pyridostigminbedarf in den letzten 48 Stunden vor der Operation mehr als 750 mg pro Tag

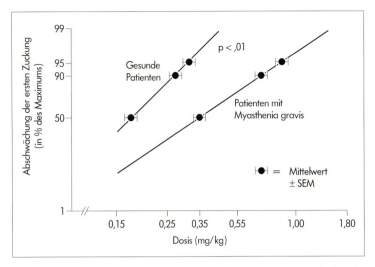

Abb. 26.4: Die Dosis-Wirkungs-Kurve für Succinylcholin ist bei Patienten mit Myasthenia gravis im Vergleich zu der gesunder Patienten nach rechts verschoben. Dies zeigt, daß myasthenische Patienten gegenüber Succinylcholin resistenter sind.
(Aus: Eisenkraft JB, Book WJ, Mann SM, Papatestas AE, Hubbard M. Resistance to succinylcholine in myasthenia gravis: A dose-response study. Anesthesiology 1988; 69: 760–763; mit freundlicher Genehmigung.)

und 4. die präoperative Vitalkapazität unter 2,9 l betrug [53, 54]. Nach transzervikaler Thymektomie sind diese Kriterien zur Abschätzung der Notwendigkeit einer eventuellen postoperativen Nachbeatmung weniger aussagekräftig. Vermutlich ist der Einfluß auf das respiratorische System bei diesem weniger invasiven operativen Zugang geringer.

Muskelrelaxantien

Es ist schwer, bei einem Patienten mit Myasthenia gravis dessen Ansprechen auf Muskelrelaxantien vorherzusagen. Es ist allgemein akzeptiert, daß die initiale Dosis entsprechend der Reaktion an der motorischen Endplatte titriert werden sollte. Der Wirkungserfolg ist mit einem peripheren Nervenstimulator zu kontrollieren. Medikamente, die zur Behandlung der Myasthenia gravis eingesetzt werden, beeinflussen möglicherweise das Ansprechen auf Muskelrelaxantien. Dies ist unabhängig vom Krankheitsstadium. Cholinesterasehemmer wie Pyridostigmin hemmen nicht nur die echte Cholinesterase (die im Bereich der Synapsen vorliegt), sondern vermindern auch die Aktivität der Plasmacholinesterase, wodurch einerseits eine verlängerte Wirkung von Succinylcholin verursacht werden kann. Andererseits kommt es theoretisch unter einer Therapie mit Cholinesterasehemmern zur Antagonisierung eventuell verabreichter nicht-depolarisierender Muskelrelaxantien. Dies scheint jedoch nach klinischer Erfahrung nicht der Fall zu sein. Eine Kortikosteroidtherapie hat wahrscheinlich keinen Einfluß auf die notwendige Dosierung von Succinylcholin. Unter Kortikosteroidtherapie soll eine erhöhte Resistenz gegenüber der relaxierenden Wirkung steroidaler Muskelrelaxantien wie Vecuronium bestehen [55].

Kontrollierte Studien bei myasthenischen Patienten, die mit Pyridostigmin behandelt wurden, zeigen eine Resistenz gegenüber der Wirkung von Succinylcholin (die ED_{95} beträgt das 2,6 fache der Norm) (Abb. 26.4) [56]. Da die Succinyldosierung, die üblicherweise gesunden Patienten verabreicht wird (1–1,5 mg/kg), der 3- bis 5 fachen ED_{95} entspricht, ist anzunehmen, daß mit diesen Dosen auch bei Myasthenie-Patienten gute Intubationbedingungen zu erreichen sind. Falls ein schnelles Anschlagen der neuromuskulären Blockade nötig ist, muß möglicherweise die Succinylcholindosierung auf 1,5 bis 2 mg/kg erhöht werden. Wie diese Resistenz gegen Succinylcholin erklärt werden könnte, ist nicht bekannt. Möglicherweise könnte die verringerte Anzahl von Acetylcholinrezeptoren an der postsynaptischen motorischen Endplatte eine Rolle spielen.

Im Unterschied zur Reaktion auf Succinylcholin kann ein Patient mit Myasthenia gravis ausgesprochen empfindlich auf nicht-depolarisierende Muskelrelaxantien reagieren. Ein nicht-depolarisierendes Muskelrelaxans in sehr niedriger Dosierung, das zur Präkurarisierung gegeben wurde, kann bei versehentlicher Applikation bei einem Patienten mit unbekannter Myasthenie bereits zu einer ausgeprägten Muskelschwäche führen. Kontrollierte Studien an Patienten mit einer leichten bis mittelschweren Myasthenie zeigen, daß die Potenz von Atracurium 1,7- bis 1,9 fach erhöht ist, verglichen mit der Wirkung bei gesunden Patienten (Abb. 26.5) [57]. Patienten mit Myasthenie reagieren auch empfindlicher auf Vecuronium [58]. Mittellang wirkende Muskelrelaxantien wie Mivacurium werden jedoch schnell eliminiert und können so titriert werden, daß die gewünschte Muskelrelaxierung erreicht und die Medi-

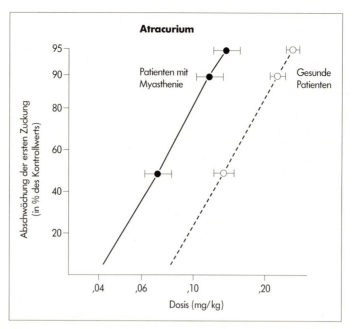

Abb. 26.5: Die Dosis-Antwort-Kurve für Atracurium verschiebt sich bei Patienten mit Myasthenia gravis im Vergleich zu gesunden Patienten nach links. Dies zeigt, daß myasthenische Patienten empfindlicher auf eine neuromuskuläre Blockade mit Atracurium und vermutlich auch mit anderen nicht-depolarisierenden Muskelrelaxantien sind.
(Aus: Smith CE, Donati F, Bevan DR. Cumulative dose-response curves for atracurium in patients with myasthenia gravis. Can J Anesth 1989; 36: 402–406; mit freundlicher Genehmigung.)

kamentenwirkung am Ende der Operation mit großer Sicherheit erfolgreich antagonisiert werden kann [50].

Narkoseeinleitung

Der Einsatz von kurzwirksamen Induktionshypnotika ist bei der Narkoseeinleitung von Patienten mit Myasthenia gravis erlaubt. Es sollte jedoch davon ausgegangen werden, daß die atemdepressorische Wirkung dieser Medikamente verstärkt sein kann. Viele Patienten können auch ohne Gabe von Muskelrelaxantien endotracheal intubiert werden, da die vorbestehende Muskelschwäche in Verbindung mit der relaxierenden Wirkung volatiler Anästhetika oft ausreichend ist. Die endotracheale Intubation kann aber durch Gabe von Succinycholin oder mittellang wirkenden nicht-depolarisierenden Muskelrelaxantien erleichtert werden. Es ist jedoch zu beachten, daß deutlich erniedrigte Dosen an Relaxantien appliziert werden sollten. Die neuromuskuläre Blockade sollte mit einem peripheren Nervenstimulator überprüft werden.

Aufrechterhaltung der Narkose

Im Idealfall wird die Narkose durch Gabe von Lachgas und einem volatilen Anästhetikum aufrechterhalten. Durch die Gabe eines volatilen Anästhetikums läßt sich meist eine Dosisreduktion der Muskelrelaxantien erreichen, gegebenenfalls kann intraoperativ auch ganz darauf verzichtet werden. Ist die Gabe von nicht-depolarisierenden Muskelrelaxantien zwingend notwendig, sollte die Initialdosis um mindestens die Hälfte bis zu zwei Dritteln reduziert werden. Der Relaxierungsgrad sollte mit einem peripheren Nervenstimulator überprüft werden.

Werden Muskelrelaxantien bei diesen Patienten eingesetzt, etwa um die endotracheale Intubation oder die Operation zu erleichtern, sollten Substanzen mit kurzer Wirkdauer wie Succinylcholin bzw. Atracurium oder Vecuronium eingesetzt werden [58, 59]. Da die Wirkung der Inhalationsanästhetika nach Ausleiten der Narkose schnell nachläßt, kann die Muskelkraft in der frühen postoperativen Phase bald wieder gut eingeschätzt werden. Opioide sind für die Aufrechterhaltung der Narkose ungünstig, da sich ihre längere Wirkung insbesondere auf die Atmung negativ auswirkt. Es erscheint ratsam, die Patienten am Ende der Operation so lange intubiert zu lassen, bis eine ausreichende Spontanatmung gewährleistet ist. Häufig erscheint die Muskelkraft in der frühen postoperativen Phase ausreichend, jedoch kann es einige Stunden später noch zu einer Verschlechterung kommen. Eine postoperative Nachbeatmung ist vor allem bei solchen Patienten zu erwarten, bei denen bereits anamnestisch bestimmte Kriterien für eine ungenügende postoperative Spontanatmung sprechen (siehe Abschnitt: «Präoperative Vorbereitung»).

Tab. 26.1: Vergleich zwischen myasthenischem Syndrom und Myasthenia gravis

	Myasthenisches Syndrom	Myasthenia gravis
Symptome	proximale Gliederschwäche (Beine > Arme) körperliche Anstrengung verbessert die Kraft häufiger Muskelschmerz abgeschwächte oder fehlende Reflexe	extraokuläre, bulbäre Schwäche sowie Gesichtsmuskelschwäche Ermüdung durch körperliche Anstrengung Muskelschmerz selten Reflexe normal
Geschlecht	Männer > Frauen	Frauen > Männer
Begleiterkrankungen	kleinzelliges Lungenkarzinom	Thymom
Antwort auf Muskelreaxantien	empfindlich auf Succinylcholin und nicht-depolarisierende Muskelrelaxantien geringe Antwort auf Cholinesterasehemmer	resistent gegenüber Succinylcholin empfindlich auf nicht-depolarisierende Muskelrelaxantien gutes Ansprechen auf Cholinesterasehemmer

26.23 (Pseudo-)Myasthenisches Syndrom (Lambert-Eaton Syndrom)

Unter einem (pseudo-)myasthenischem Syndrom wird eine seltene Störung der neuromuskulären Überleitung verstanden, die der Myasthenia gravis ähnelt (Tab. 26.1) [60, 61]. Dieses Zeichen der Skelettmuskelschwäche, erstmals bei Patienten mit einem kleinzelligen Lungenkarzinom beschrieben, wurde später auch bei Patienten gefunden, bei denen kein Tumor nachweisbar war. Das (pseudo-)myasthenische Syndrom wird als eine Autoimmunerkrankung angesehen, bei der IgG-Antikörper gegen präsynaptische Kalziumkanäle gebildet werden. Im Gegensatz zur Myasthenia gravis ist die Muskelschwäche durch Cholinesterasehemmer nicht zu verbessern. Dagegen kann die Muskelkraft beim (pseudo-)myasthenischen Syndrom durch 4-Aminopyridin, welches die präsynaptische Freisetzung von Acetylcholin stimuliert, verstärkt werden.

26.23.1 Narkoseführung

Patienten mit einem (pseudo-)myasthenischen Syndrom reagieren sowohl auf depolarisierende als auch auf nicht-depolarisierende Muskelrelaxantien sehr empfindlich [61]. Die Antagonisierung einer neuromuskulären Blockade mit Cholinesterasehemmern kann unzureichend bleiben. In diesem Fall kann die Kombination eines Cholinesterasehemmers mit 4-Aminopyridin die Therapie der Wahl sein [60]. Bei Patienten mit einem Karzinom sollte berücksichtigt werden, daß ein (pseudo-)myasthenisches Syndrom vorliegen kann und dann die Dosierung der Muskelrelaxantien zu reduzieren ist. Auch bei Patienten, bei denen die Verdachtsdiagnose eines Lungenkarzinoms besteht und die sich diagnostischen Eingriffen wie Bronchoskopie, Mediastinoskopie oder einer diagnostischen Thorakotomie unterziehen, sollte an ein (pseudo-)myasthenisches Syndrom gedacht werden.

26.24 Familiäre paroxysmale Lähmung

Kennzeichnend für die familiäre paroxysmale Lähmung sind intermittierende, akute Anfälle von Muskelschwäche oder Lähmungen, von denen normalerweise nur die Bulbärmuskulatur und damit auch die Atemmuskulatur ausgenommen sind. Die Anfälle können Stunden oder Tage andauern. Die familiären paroxysmalen Lähmungen werden unterteilt in hypokaliämische oder hyperkaliämische Formen (Tab. 26.2) [62]. Die hyperkaliämische Form der paroxysmalen Lähmung ist viel seltener als die hypokaliämische Form. Es wird angenommen, daß die Paramyotonie eine Variante der hyperkaliämischen Form der familiären paroxysmalen Lähmung ist (siehe Abschnitt: «Paramyotonie»).

Tab. 26.2: Klinische Merkmale der familiären paroxysmalen Lähmungen

Typ	Kalium-Plasmakonzentration unter der Symptomatik	auslösende Faktoren	andere Merkmale
hypokaliämisch	< 3 mmol/l	glukosereiche Mahlzeiten starke körperliche Anstrengung Glukose-Insulin-Infusionen Streß Hypothermie (Auskühlung)	Herzrhythmusstörungen Zeichen von Hypokaliämie im EKG
hyperkaliämisch	> 5,5 mmol/l	körperliche Anstrengung Kaliuminfusionen metabolische Azidose Hypothermie (Auskühlung)	Schwäche der quergestreiften Muskulatur kann auf Zunge und Augenlider beschränkt bleiben

Die genaue Störung, die der familiären paroxysmalen Lähmung zugrunde liegt, ist nicht bekannt. Es ist davon auszugehen, daß dem Krankheitsmechanismus keine Veränderungen der motorischen Endplatte zugrundeliegen. Aufgrund eines pathologischen Natriumeinstroms in die Zellen durch die Natriumkanäle kommt es bei der hyperkaliämischen paroxysmalen Lähmung zu einer anhaltenden Membrandepolarisation. Die Genforschung konnte inzwischen zeigen, daß in demjenigen Bereich des Chromosoms 17, in dem die alpha-Untereinheit der Natriumkanäle kodiert ist, eine Mutation vorliegt, die für die hyperkaliämische paroxysmale Lähmung verantwortlich ist [63]. Eine Skelettmuskelschwäche, die durch eine Glukose-Insulin-Infusion auslösbar ist, bestätigt einerseits das Vorliegen einer hypokaliämischen Form der familiären paroxysmalen periodischen Lähmung. Andererseits bestätigt eine Muskelschwäche, die durch eine orale Gabe von Kalium auslösbar ist, das Vorliegen einer hyperkaliämischen Form der familiären paroxysmalen periodischen Lähmung.

Zur Behandlung beider Formen der familiären paroxysmalen Lähmung wurde Acetazolamid empfohlen. Diese Substanz verursacht eine azidotische Stoffwechsellage, gibt damit einen Schutz vor hypokaliämischen Lähmungen und fördert gleichzeitig die renale Kaliumelimination, wodurch hyperkaliämischen Lähmungen vorgebeugt wird.

26.24.1 Narkoseführung

Je nachdem, ob eine hypokaliämische oder eine hyperkaliämische Form der familiären paroxysmalen Lähmung vorliegt, müssen bei der Narkoseführung bestimmte Dinge beachtet werden (Tab. 26.2) [62]. Bei diesen Patienten sind natürlich Ereignisse zu vermeiden, die zu einer Muskelschwäche führen könnten [62, 64]. Am Tag vor der Operation sind bei Vorliegen der hypokaliämischen Form stark kohlenhydrathaltige Mahlzeiten zu vermeiden. Bei Bedarf sollte anstatt eines Diuretikums, das zur Kaliumausscheidung führt, Mannitol gegeben werden. Die Plasma-Kaliumkonzentration sollte perioperativ häufig kontrolliert werden (alle 15 bis 60 Minuten). Auch ist eine aggressive Kaliumsubstitutionstherapie zu erwägen (bis zu 40 mmol/h i.v.). Die Hypokaliämie tritt meist einige Stunden vor der Muskelschwäche auf. Diese Symptome können durch Substitution von Kalium meist verhindert werden. Bei der hyperkaliämischen Form der familiären paroxysmalen Lähmung sollte darauf geachtet werden, daß 1. eine präoperative Kaliumausschwemmung mittels Furosemid induzierter Diurese vorgenommen wird, 2. daß durch Gabe von glukosehaltigen Lösungen während der präoperativen Nüchternheit ein Kohlenhydratmangel auftritt und 3. daß kaliumhaltige Lösungen und kaliumfreisetzende Medikamenten wie Succinylcholin vermieden werden [62]. Genauso wie bei der hypokaliämischen Form ist eine häufige Kontrolle der Plasma-Kaliumkonzentration notwendig, und es sollte daran gedacht werden, Kalzium intravenös zu geben, falls sich Zeichen einer Hyperkaliämie im EKG zeigen.

Eine Hypothermie ist bei Patienten mit familiärer paroxysmaler Lähmung zu vermeiden, egal ob es sich um eine hypo- oder hyperkaliämische Form handelt. Einem Abfall der Körpertemperatur kann dadurch entgegengewirkt werden, daß die Raumtemperatur im Operationssaal erhöht und nur angewärmte Narkosegase bzw. Infusionsflüssigkeiten verabreicht werden. Bei Patienten, die sich einer Operation mit einer Herz-Lungen-Maschine unterziehen müssen, kann es notwendig sein, eine nahezu normale Körpertemperatur aufrechtzuerhalten, obwohl bei diesen Operationen normalerweise eine systemische Hypothermie angewendet wird [64]. Nicht-depolarisierende Muskelrelaxantien können bei Patienten mit familiärer paroxysmaler Lähmung verabreicht werden [62, 65].

26.25 Alkoholisch bedingte Myopathie

Bei Alkoholkranken treten häufig akute oder chronische Formen einer proximalen Muskelschwäche auf. Die alkoholisch bedingte Myopathie kann von der alkoholisch bedingten Neuropathie dadurch unterschieden werden, daß hierbei mehr die proximalen als die distalen Muskelgruppen betroffen sind. Außerdem kommt es hierbei zur Erhöhung der Plasma-Kreatinkinasekonzentration, bei einem akuten Verlauf kann eine Myoglobinurie auftreten. Wird auf Alkoholkonsum verzichtet, so kommt es bei der alkoholisch bedingten Myopathie zu einer raschen Erholung.

26.26 Freeman-Sheldon-Syndrom

Unter einem Freeman-Sheldon-Syndrom wird eine generalisierte Myopathie verstanden, die autosomal dominant vererbt wird [66]. Ein erhöhter Muskeltonus und eine Fibrose der Gesichtsmuskulatur führen zu einer Mikrostomie und einem gespitzten Mund («pfeifender Gesichtsausdruck»). Zusätzlich kann noch eine Mikrognathie vorliegen. Durch Muskelkontrakturen kommt es zu einer Verkürzung des Halses, der Larynx steht dadurch höher als normal, auch restriktive Lungenerkrankungen und eine Kyphoskoliose können weitere Folgen davon sein. Eine Beteiligung der oralen und nasalen Pharynxmuskulatur führt zu einer chronischen Obstruktion der oberen Luftwege. Durch Schluckbeschwerden kann es zu einer Mangelernährung kommen.

Bei der Narkoseführung ist zu berücksichtigen, daß die Einstellung der Stimmritzen bei der endotrachealen Intubation schwierig sein kann [66]. Durch eine Muskelrelaxierung sind die Intubationsbedingungen nicht unbedingt zu verbessern, falls die Mikrostomie auf einer Hypoplasie der Gesichtsmuskulatur beruht.

Nach Verabreichung von Halothan oder Succinylcholin kann es zu einer Rigidität der Skelettmuskulatur kommen, was dafür spricht, daß bei diesen Patienten eine Neigung zur malignen Hyperthermie bestehen kann. Die Plazierung eines intravenösen Zuganges kann dadurch erschwert sein, daß das subkutane Gewebe verdickt ist.

26.27 Prader-Willi-Syndrom

Das Prader-Willi-Syndrom manifestiert sich bereits bei der Geburt als muskuläre Hypotonie. Zusätzlich können Schluck- und Hustenreflex abgeschwächt sein, und es kann eine Obstruktion der oberen Luftwege vorliegen. Im Säuglingsalter ist häufig die Ernährung über eine Magensonde notwendig. Die Symptomatik schreitet während des Kindesalters weiter, und es kommt typischerweise zur Hyperphagie und Adipositas sowie endokrinen Störungen, z.B. einem Hypogonadismus und einem Diabetes mellitus. Einige Patienten entwickeln ein Pickwick-Syndrom. Das Wachstum ist verzögert, die Patienten bleiben von kleiner Statur. Häufig liegt eine schwere geistige Retardierung vor. In vielen Fällen fehlt bei diesen Patienten das Chromosom 15. Es wurde ein autosomal-rezessiver Erbgang vermutet. Das Prader-Willi-Syndrom soll angeblich so häufig wie Trisomie 21 auftreten.

26.27.1 Narkoseführung

Die wichtigsten Punkte, die bei der Narkoseführung von Patienten mit Prader-Willi-Syndrom zu berücksichtigen sind, betreffen die Muskelhypotonie sowie Störungen des Kohlenhydrat- und Fettstoffwechsels [67]. Aufgrund der vorliegenden Muskelschwäche husten die Patienten ungenügend ab, Pneumonien treten häufig auf. Intraoperativ ist die Blutzuckerkonzentration engmaschig zu überwachen. Der Blutzucker wird bei diesen Patienten vermehrt in Fett umgewandelt und steht entsprechend weniger zur Deckung des basalen Energiebedarfs zur Verfügung. Deshalb ist eine intraoperative Glucosezufuhr notwendig. Bei der Dosierung der Anästhetika muß berücksichtigt werden, daß der muskuläre Anteil bei diesen Patienten vermindert und der Anteil an Körperfett erhöht sind. Obwohl nicht bewiesen, ist doch anzunehmen, daß Muskelrelaxantien bei der vorliegenden Muskelhypotonie niedriger dosiert werden können. Succinylcholin wurde bei diesen Patienten problemlos angewandt [67].

Mikrognathie, hoher Gaumenbogen, Strabismus und kongenitale Fehlstellungen der Hüfte können auftreten. Häufig entsteht durch Störungen des Zahnschmelzes vermehrt Karies. Eine chronische Regurgitation von Mageninhalt (Wiederkauen) tritt bei diesen Patienten häufig auf und könnte zur Entwicklung von Zahnkaries und zu einer erhöhten Inzidenz an perioperativer Aspirationspneumonitis führen [68]. Es wurden Störungen der Thermoregulation beobachtet, die häufig zu einem intraoperativen Anstieg der Körpertemperatur und zu einer metabolischen Azidose führen. Eine Verbindung zur malignen Hyperthermie konnte nicht festgestellt werden [67]. ZNS-stimulierende Medikamente sollten nur mit Vorsicht eingesetzt werden, da bei diesem Syndrom häufig epileptische Anfälle auftreten. Kardiale Störungen scheinen nicht gehäuft aufzutreten. Zur Narkose wurde Halothan eingesetzt, jedoch scheinen auch Isofloran oder Enfluran geeignet zu sein.

26.28 Prune-Belly-Syndrom

Das Prune-Belly-Syndrom (Dörrpflaumenbauch) ist durch eine kongenitale Agenesie der unteren Bauchwandmuskulatur und Anomalien des harnableitenden Systems gekennzeichnet [69]. Da diese Patienten nicht wirkungsvoll abhusten können, neigen sie zu rezidivierenden pulmonalen Infekten. Für die Narkose ist zumeist kein Muskelrelaxans notwendig.

26.29 Rheumatoide Arthritis

Die rheumatoide Arthritis (primär chronische Polyarthritis, PCP) ist eine chronische entzündliche Erkrankung unbekannter Ätiologie. Es kommt zu einer symmetrischen Polyarthropathie und zur Beteiligung bestimmter Organsysteme (Tab. 26.3). Die rheumatoide Arthritis kann von der Arthrose auch dadurch unterschieden werden, daß die Endgelenke der Finger und Zehen nicht betroffen werden. Die rheumatoide Arthritis tritt hauptsächlich bei Frauen auf, die Erkrankung beginnt normalerweise zwischen dem 30. und dem 50. Lebensjahr. Der phasenweise Verlauf ist durch Exazerbationen und Remissionen gekennzeichnet. An besonders druckbelasteten Punkten treten häufig Rheumaknoten auf, insbesondere unterhalb des Ellbogens. Bei fast 90% der Patienten mit einer klassischen rheumatoiden Arthritis ist der Rheumafaktor (Anti-Gammaglobulin) nachweisbar. Der Nachweis des Rheumafaktors ist nicht spezifisch, er findet sich auch bei Patienten mit systemischem Lupus erythematodes, Lungenfibrose und viraler Hepatitis. Die Aktivierung einer zellulären Immunantwort bei genetisch prädisponierten Menschen kann den Beginn einer rheumatoiden Arthritis kennzeichnen. Die Ursache dieser Immunantwort ist nicht bekannt, sie könnte aber Ausdruck einer durch Viren (Epstein-Barr) ausgelösten Aktivierung einer B-Lymphozytenproliferation sein, die zu einer proliferativen Gelenkhautentzündung führt. Es wird angenommen, daß etwa 1% der Weltbevölkerung an einer rheumatoiden Arthritis leidet und daß die Auswirkungen dieser Krankheit auf Gesamtmorbidität und -mortalität deutlich unterschätzt werden.

26.29.1 Symptome

Beim Erwachsenen kann der Beginn einer rheumatoiden Arthrititis entweder akut eintreten und sich durch Beteiligung von einem oder mehreren Gelenken äußern, oder schleichend mit einem systemischen Organbefall beginnen, der sich mehrere Monate vor Beginn der Arthritis einstellen kann. Bei einigen Patienten fällt der klinische Krankheitsbeginn mit einer Verletzung, einem operativen Eingriff, einer Geburt oder der Exposition von extremen Temperaturen zusammen.

Gelenksymptome

Die Morgensteifigkeit ist ein Leitsymptom dieser Krankheit. Meist kommt es gleichzeitig zu einem symmetrischen Befall verschiedener Gelenke; besonders sind Hände, Handgelenke und Kniegelenke betroffen. Charakteristisch sind spindelförmige Schwellungen der proximalen Finger- und Zehengelenke. Beim morgendlichen Aufstehen sind die betroffenen Gelenke schmerzhaft angeschwollen und warm. Diese Morgensteifigkeit kann bis zu drei Stunden anhalten. Eine Synovitis des Temporomandibulargelenkes kann zu einer ausgeprägten Einschränkung der Kaubewegungen führen. Bei Patienten, bei denen es ohne Remissionen zu einer fortschreitenden Verschlechterung kommt, kann nahezu jedes Gelenk betroffen sein, obwohl die der thorakalen, lumbalen und sakralen Wirbelsäule fast immer ausgespart bleiben.

Halswirbelsäule

Im Gegensatz zu anderen Abschnitten der Wirbelsäule ist die Halswirbelsäule häufig mitbefallen, was zu Schmerz und neurologischen Komplikationen führen kann [71]. Die wichtigste Veränderung ist eine eventuelle atlantoaxiale Subluxation, also eine Verschiebung zwischen Atlas und Dens axis. Diese Veränderung kann am besten im seitlichen Röntgenbild nachgewiesen werden und liegt vor, wenn – bei gebeugtem Hals – der Abstand zwischen vorderem Rand des Dens axis und hinterem Rand des vorderen Atlasbogens mehr als 3 mm beträgt. Bei ausgeprägter Verschiebung kann es zur Verlagerung des Dens axis ins Foramen magnum kommen. Durch diese Verlagerung kann das Rückenmark komprimiert oder die Durchblutung durch die Arteriae vertrebrales eingeschränkt werden. Der Dens axis ist oft arrodiert, wodurch die eventuell fatale Kompressionsgefahr für das Rückenmark verringert wird. Es kann auch eine Subluxation anderer Halswirbelbögen auftreten. Durch die Kernspintomographie konnte bestätigt werden, daß eine Halswirbelsäulenbeteiligung bei Patienten mit der rheumatoider Arthritis häufig ist.

Arthritis im Cricoarytenoidgelenk

Auch eine Arthritis im Cricoarytenoidgelenk tritt häufig bei Patienten mit generalisierter rheumatoider Arthritis und kann in akuten Fällen zu Heiserkeit, Schmerzen beim Schlucken, Atemnot und Stridor führen. Der ganze Larynxbereich kann überempfindlich werden. Bei der direkten Laryngoskopie kann eine Rötung und eine Schwellung der Aryknorpel gesehen werden. Im chronifizierten Zustand ist der Patient entweder symptomfrei oder es liegt eine unterschiedlich starke Ausprägung von Heiserkeit, Atemnot und Stridor vor. Falls bei der Narkoseführung eine endotracheale Intubation nötig ist, muß bei Vorliegen einer Arthritis im Cricoarytenoidgelenk mit Schwierigkeiten gerechnet werden [72].

Systemische Symptome

Viele der systemischen Symptome sind am ehesten Folge einer Vaskulitis. Die Ursache ist darin zu sehen, daß in die Wand kleiner Gefäße Immunkomplexe eingelagert werden, wodurch es zu entzündlichen Reaktionen kommt. Bei Patienten mit schwerer Gelenkbeteiligung ist auch eine systemische Beteiligung zu erwarten.

Herz

Eine perikardiale Schwielen- oder Ergußbildung ist bei etwa einem Drittel der Patienten mit rheumatoider Arthritis nachzuweisen. Zur Entlastung einer Herzbeuteltamponade kann eine Perikardektomie notwendig werden. Weitere kardiale Begleiterkrankungen sind Perikarditis, Myokarditis, Arteriitis der Koronararterien und Fibrose der Herzklappen. Außerdem können sich im Reizleitungssystem Rheumaknoten bilden. Eine Aortitis mit Erweiterung der Aortenwurzel kann zu einer Aorteninsuffizienz führen.

Lunge

Pleuraergüsse sind die häufigsten pulmonalen Probleme im Rahmen einer rheumatoiden Arthritis. Im Lungenparenchym oder auf der Pleuraoberfläche können sich Rheumaknoten bilden. Diese Rheumaknoten können auf der Röntgenthoraxaufnahme eine Tuberkulose oder ein Neoplasma vortäuschen. Selten entwickelt sich auch eine progrediente Lungenfibrose mit Husten, Dyspnoe und diffusen Veränderungen im Röntgenthoraxbild. Andererseits liegt häufig auch eine asymptomatische diffuse Lungenbeteiligung vor, die durch eine interstitielle Entzündung und Fibrose gekennzeichnet ist [73]. Bei Beteiligung der knorpeligen Rippenanteile kommt es zu restriktiven pulmonalen Störungen mit Abnahme von Atemvolumina und Vitalkapazität. Das sich daraus ergebende Ventilations-/Perfusionsmißverhältnis führt zur Verschlechterung der arteriellen Oxygenierung.

Neuromuskuläres System

Häufig ist die Kraft der Skelettmuskulatur im Bereich eines Gelenkes, in dem sich eine aktive Synovitis abspielt, geschwächt. Periphere Neuropathien sind meist kompressionsbedingt, z.B. im Rahmen eines Karpaltunnelsyndroms, einer Einklemmung des Nervus ulnaris am Ellbogen oder von Ästen des Nervus suralis im Tarsaltunnel. Eine Kompression der zervikalen Nervenwurzeln ist unwahrscheinlich, falls die zervikalen Gelenkbögen von der rheumatoiden Arthritis betroffen sind. Daneben kann auch eine andere Form der Neuropathie vorliegen, die Hände und Füße betrifft. Die schwerste Form einer rheumatoiden Neuropathie wird als Mononeuritis multiplex bezeichnet. Als Ursache wird angenommen, daß sich Immunkomplexe in der Wand derjenigen Gefäße ablagern, die die entsprechenden Nerven versorgen. Eine Vaskulitis in anderen Organsystemen kann sich als Myokardischämie, als zerebrale oder gastrointestinale Ischämie äußern.

Blut

Fast immer findet sich bei Patienten mit einer rheumatoiden Arthritis eine leichte Anämie, die wahrscheinlich durch eine Hämodilution oder durch einen chronischen Blutverlust im Rahmen einer Acetylsalicylsäuretherapie zu erklären ist. Unter einem Felty-Syndrom wird eine rheumatoide Arthritis in Verbindung mit Leukopenie (unter 2000/mm^3) und Hepatosplenomegalie verstanden.

Augen

Bei etwa 10% der Patienten mit einer rheumatoiden Arthritis findet sich eine Keratoconjunctivitis sicca (Sjögren-Syndrom). Ursache ist eine Funktionseinschränkung der Tränendrüse mit verminderter Tränenproduktion. Dies führt bei den Patienten zu einem Gefühl, als habe er Sand in den Augen, wenn er blinzelt. Ähnliche Veränderungen können an den Speicheldrüsen auftreten und zu Mundtrockenheit führen.

Andere Organsysteme

Bei Patienten mit rheumatoider Arthritis liegen häufig leichte Veränderungen der Leberfunktion vor, was für das Vorhandensein eines Sjögren-Syndroms oder die Einnahme von Salicylaten spricht [74]. Durch eine rheumatoide Arthritis wird nur selten eine Nierenfunktionsstörung ausgelöst, wenn doch, dann handelt es sich um sekundäre Schädigungen durch eine Amyloidose oder Medikamente wie Phenazetin, Gold oder Penicillamin.

26.29.2 Therapie

Bei der Behandlung der rheumatoiden Arthritis sollten Anstrengungen unternommen werden, den Schmerz zu lindern, die Funktion und Kraft von Gelenken zu erhalten sowie Deformierungen und systemische Komplikationen zu verhindern. Diese Therapieziele können eventuell durch den entsprechenden Einsatz von Medikamenten, physikalischer Therapie und operativer Eingriffe erreicht werden. Trotz verbesserter Behandlungsmöglichkeiten gibt es kaum Hinweise, daß sich der Heilerfolg signifikant verbessert hätte [75].

Medikamente

Zur Behandlung der rheumatoiden Arthritis werden Medikamente eingesetzt, um analgetische, entzündungshemmende, zytotoxische und immunsuppressive Wirkung zu erzielen. Für die Initialtherapie ist Acetylsalicylsäure die wichtigste Substanz. Optimale therapeutische Spiegel von 12 bis 25 mg/dl können in der Regel mit Tagesdosen zwischen drei und fünf Gramm erreicht werden. Gastrointestinale Blutungen und Störungen der Thrombozytenfunktion limitieren die Anwendung dieser Substanz. Außerdem kann Acetylsalicylsäure auch Leberfunktionsstörungen verursachen. Andere nicht-steroidale antiinflammatorische Medikamente als Acetylsalicylsäure sind wahrscheinlich nicht wirkungsvoller, aber sie verursachen eventuell weniger gastrointestinale Nebenwirkungen. Bei Patienten, die auf ein nicht-steroidales Rheumatikum nicht ansprechen, kann zusätzlich ein Antimalariamittel gegeben werden.

Wegen ihrer ausgeprägten entzündungshemmenden Eigenschaften werden auch Kortikosteroide sehr häufig zur Therapie der rheumatoiden Arthritis eingesetzt. Unter Kortikosteroiden kann eine Besserung der Symptomatik erwartet werden. Diese Substanzen haben jedoch vermutlich keinen Einfluß auf den Krankheitsverlauf und können auch das Ausmaß der Gelenkzerstörung nicht beeinflussen. Zu den wichtigsten Nebenwirkungen der zumeist in hoher Dosierung verabreichten Kortikosteroide gehören Suppression der endogenen Cortisolfreisetzung, schlechte Wundheilung, Infektionsanfälligkeit, gastrointestinale Blutungen, Osteoporose und

Myopathie. Eine intraartikuläre Gabe von Kortikosteroiden wirkt normalerweise schnell gegen Schmerz und Entzündung, aber das Risiko einer Infektion ist groß, und wiederholte Injektionen können zu Knorpel- und Knochenzerstörung führen.

Die parenterale Gabe von Goldsalzen kann die Entzündung hemmen und die Wahrscheinlichkeit einer Remission erhöhen. Nebenwirkungen einer parenteralen Goldtherapie sind Eosinophilie, Proteinurie, Leukopenie, Thrombozytopenie und eine Dermatitis. Das orale Goldpräparat, Auranofin, ist mit weniger Nebenwirkungen verbunden als die parenterale Form. Penicillamin vermindert ebenfalls die Entzündungszeichen und hat die gleichen Nebenwirkungen wie die Goldtherapie. Zytotoxische Medikamente wie Cyclophosphamid, Azathioprin und Methotrexat können bei Patienten sinnvoll sein, die auf eine eher konventionelle Therapie nicht ansprechen. Die Anwendung von Cyclophosphamid und Azathioprin wird durch ihre Nebenwirkungen begrenzt, insbesondere durch die hämatologische Toxizität und eine hämorrhagische Zystitis. Die Hauptnebenwirkung von Methotrexat ist eine Lebertoxizität, in weniger häufigen Fällen führt es zu einer interstitiellen Lungenerkrankung und Knochenmarkschädigung [76]. Sulfasalazin, das zur Behandlung von Colitis ulcerosa und Morbus Crohn verwendet wird, kann auch bei der Behandlung der rheumatoiden Arthritis sinnvoll sein. Eine Plasmapherese, eine Lymphoplasmapherese und eine totale Lymphbestrahlung können gelegentlich bei einem Patienten helfen, dessen Krankheit ungewöhnlich aggressiv verläuft.

Chirurgische Therapie

Operative Maßnahmen bei der Therapie der rheumatoiden Arthritis – wie z.B. eine Synovektomie oder die Implantation von Gelenksprothesen – haben zum Ziel, Schmerzen zu lindern und Funktionseinschränkungen zu beseitigen. Manchmal kann eine Gelenkversteifung notwendig werden. Bei Vorliegen eines Karpaltunnelsyndroms kommt es nach Dekompression des Nervus medianus (durch Spaltung des Ligamentum carpi ulnare) meist zum Abklingen der entsprechenden Symptomatik.

26.29.3 Narkoseführung

Bei der Narkosevorbereitung müssen die verschiedenen mitbetroffenen Organsysteme sowie mögliche Nebenwirkungen der zur Therapie eingesetzten Medikamente berücksichtigt werden. Präoperativ muß abgeschätzt werden, inwieweit krankheitsbedingte Atemwegsbehinderungen vorliegen. Beeinträchtigungen können im Bereich der Halswirbelsäule, der Temporomandibulargelenke und der Cricoarytaenoidgelenke auftreten. Bei Vorliegen einer Beugedeformität der Halswirbelsäule kann es unter Umständen unmöglich sein, den Hals zu überstrecken. Falls diese Patienten bewußtlos sind, muß mit einer Obstruktion der unteren Atemwege gerechnet werden. Auch eine Subluxation im Atlantoaxialgelenk kann vorliegen, insbesondere bei Patienten mit schweren Handgelenksdeformitäten und subkutanen Rheumaknoten. Beträgt der Abstand zwischen vorderem Atlasbogen und Dens axis über 3 mm, gilt dies als röntgenologischer Hinweis für eine Subluxation. Die atlantoaxiale Subluxation ist deshalb von besonderer Bedeutung, weil durch die Verlagerung des Dens axis das zervikale Rückenmark oder die Medulla komprimiert und die Durchblutung der Arteriae vertebrales behindert werden können. Ein geringes Trauma, z. B die Überstreckung des Kopfes zur endotrachealen Intubation, kann bei Vorliegen einer Subluxation zu einer stärkeren Verschiebung des Dens und damit zur Schädigung des Rückenmarks führen. Vor der Intubation sollte erfragt werden, ob bei Beugung, Überstrecken oder Drehen des Kopfes Durchblutungsstörungen im Bereich der Vertebralarterien auftreten. Der Patient sollte präoperativ demonstrieren, wie weit er den Kopf noch bewegen kann, ohne daß Probleme auftreten. Auch auf eine eingeschränkte Beweglichkeit im Temporomandibulargelenk ist vor Einleitung der Narkose zu achten. Liegt eine eingeschränkte Beweglichkeit im Bereich der Temporomandibulargelenke und der Halswirbelsäule vor, kann die Einstellung der Glottis bei der direkten Laryngoskopie schwierig oder unmöglich sein. Eine endotracheale Intubation unter Spontanatmung mittels Fiberbronchoskop kann notwendig werden, falls anamnestische Hinweise eine vermutlich nur schwer einstellbare Stimmritze vermuten lassen. Arthritische Veränderungen in den Cricoarytaenoidgelenken sind dann anzunehmen, falls präoperativ Heiserkeit oder Stridor vorliegen. In diesen Fällen sind bei der direkten Laryngoskopie häufig ein Erythem und ein Ödem im Bereich der Stimmbänder zu beobachten. Durch die eingeschränkte oder fehlende Beweglichkeit dieser Gelenke kann die Stimmritzenöffnung vermindert sein.

Falls eine schwere Lungenerkrankung vermutet wird, sollten präoperativ eine Lungenfunktionsuntersuchung, eine arterielle Blutgasanalyse und eine pH-Wertbestimmung durchgeführt werden. Auch eine eventuell vorliegende Beeinträchtigung der Blutgerinnung durch Gabe von Acetylsalicylsäure ist zu berücksichtigen. Wird bei den Patienten eine Dauertherapie mit Kortikosteroiden durchgeführt, ist perioperativ eine exogene Kortikosteroidsubstitution notwendig. Es sollte auch beurteilt werden, ob eine Anämie vorliegt und wie stark diese ausgeprägt ist. Falls präoperativ eine schwere restriktive Lungenerkrankung besteht, sollte damit gerechnet werden, daß postoperativ eine Nachbeatmung notwendig werden kann. Bei Patienten mit Arthritis der Cricoarytaenoidgelenke kann es nach Extubation zu einer Obstruktion im Bereich des Kehlkopfes kommen.

26.30 Spondyloarthropathien

Unter Spondyloarthropathien werden eine Gruppe nicht-rheumatischer Arthropathien verstanden. Dazu gehören unter anderem Spondylarthritis ankylopoetica, Reitersyndrom, juvenile rheumatoide Arthritis und enteropathische Arthropathien. Bei diesen Erkrankungen sind typischerweise die sakroiliakalen Gelenke beteiligt. Es entwickeln sich entzündliche periphere Arthropathien. Rheumaknoten treten nicht auf und der Rheumafaktor ist nicht nachweisbar (Tab. 26.3). Die Ursache dieser seronegativen Spondyloarthropathien ist nicht bekannt. Sie treten jedoch häufig im Zusammenhang mit einer bestimmten HLA-Konstellation (humanleucocyte-Antigen) auf, die als HLA-B_{27} bezeichnet wird.

26.30.1 Spondylarthritis ankylopoetica

Typische Symptome der Spondylarthritis ankylopoetica (Bechterew'sche Krankheit, Marie-Strümpell-Krankheit) sind Rückenschmerzen und eine Morgensteifigkeit, die sich bei Bewegung bessert, sowie radiologische Hinweise für eine Sakroiliitis (Tab. 26.3). Die Erkrankung tritt überwiegend bei Männern zwischen dem 20. und 30. Lebensjahr auf. Die starke familiäre Häufung paßt zu dem Befund, daß 90% dieser Patienten HLA-B_{27} positiv sind, während dieses Merkmal in der Normalbevölkerung nur mit einer Häufigkeit von 6% auftritt. Die Erkrankung wird häufig irrtümlich als Rückenschmerzen aufgrund von lumbalen Bandscheibendegenerationen verkannt. Bei der Untersuchung der Wirbelsäule finden sich Muskelspasmen, Verlust der Lendenlordose und eine Bewegungseinschränkung im Bereich der gesamten Wirbelsäule. Symptome wie Gewichtsverlust, Müdigkeit und subfebrile Temperaturen sind Hinweise für eine systemische Beteiligung. Konjunktivitis und Uveitis treten bei etwa 25% der Patienten auf. Eine eventuelle Lungenfibrose manifestiert sich vor allem in den Oberlappen, sie kann einer Lungentuberkulose ähneln. Bei einer Beteiligung der Brustwirbel- und Rippenwirbelgelenke kann es zu einer Verminderung der Brustwandcompliance mit einer Verringerung der Vitalkapazität kommen.

Therapie

Zur Behandlung der Erkrankung werden entzündungshemmende Substanzen eingesetzt, durch krankengymnastische Übungen soll die Gelenksbeweglichkeit erhalten werden. Indometacin und Phenylbutazon sind die am häufigsten eingesetzten Pharmaka. Mögliche Nebenwirkung dieser Therapie ist eine Knochenmarksdepression. Bei Früherkennung und -behandlung hat diese Komplikation eine gute Prognose.

Narkoseführung

Bei Vorliegen einer ankylosierenden Spondylitis sind vor Narkosebeginn folgende Punkte abzuklären: 1. Wie stark sind die oberen Luftwege betroffen? 2. Liegen Symptome einer restriktiven Lungenfunktionsstörung aufgrund einer costochondralen Versteifung oder einer verstärkten, fixierten Brustkyphose vor? 3. Wie stark ist die kardiale Beteiligung?

Bei ausgeprägten Wirbelsäulendeformitäten kann die Wachintubation notwendig werden. Diese kann sowohl blind als auch mit Hilfe eines Fiberbronchoskops erfolgen [77]. Extreme Manipulationen an der Halswirbelsäule können zu Rückenmarksverletzungen führen. Intraoperativ muß auf eine ausreichende Ventilation geachtet werden, denn die Thoraxwand ist versteift. Die Atmung erfolgt normalerweise über das Diaphragma. Operative Eingriffe in der Körperperipherie oder im unteren Abdomen können in Regionalanästhesieverfahren durchgeführt werden. Dabei ist jedoch mit technischen Schwierigkeiten zu rechnen, da die Bänder zwischen den Processi spinosi verkleinert sind und die Ge-

Tab. 26.3: Vergleich der rheumatoiden Arthritis und der Spondylarthritis ankylopoetica

	rheumatoide Arthritis	ankylosierende Spondylitis
positive Familienanamnese	selten	häufig
Geschlecht	Frauen (30–35 Jahre alt)	Männer (20–30 Jahre alt)
Gelenkbeteiligung	symmetrische Polyarthropathie	asymmetrische Oligoarthropathie
Beteiligung des Iliosakralgelenkes	nein	ja
Beteiligung der Wirbelsäule	Halswirbelsäule	gesamte Wirbelsäule (aufsteigend)
kardiale Veränderungen	Perikarderguß	Kardiomegalie
	Arteriitis der Koronararterien	kardiale Reizleitungsstörungen
	Fibrosierung der Herzklappen	
	kardiale Reizleitungsstörungen	Aorteninsuffizienz
	Aorteninsuffizienz	
pulmonale Veränderungen	Pleuraerguß	Lungenfibrose (Oberlappen)
	Lungenfibrose	
Augen	Keratoconjunctivitis sicca	Conjunctivitis
		Uveitis
Rheumafaktor	positiv	negativ
HLA-B 27	negativ	positiv

lenkbeweglichkeit eingeschränkt sein kann. Liegt eine Aortenklappeninsuffizienz vor, wird ein plötzlicher oder starker Abfall des peripheren Gesamtwiderstands schlecht toleriert.

26.30.2 Reiter-Syndrom

Das Reiter-Syndrom tritt bei jungen Männern auf; die Symptomatik umfaßt eine unspezifische Urethritis, Uveitis und Arthritis. Spezielle genetische Merkmale (HLA-B_{27}-positiv) und bakterielle Infektionen mit Shigellen oder Chlamydien gelten als prädisponierende Faktoren. Die meisten Symptome der Erkrankung dauern nur einige Tage, die Arthritis kann jedoch in 20% der Fälle progredient verlaufen und zu einer Sakroileitis und Spondylitis führen. Auch eine Arthritis im Cricoarytaenoidgelenk kann auftreten. Auftretende hyperkeratotische Hautefforeszenzen sind nicht von einer Psoriasis zu unterscheiden. Die beiden Erkrankungen scheinen sich häufig zu überschneiden. Eine kurative Behandlung des Reiter-Syndroms ist nicht bekannt. Zur symptomatischen Therapie werden Indometacin oder Phenylbutazon eingesetzt.

26.30.3 Juvenile rheumatische Arthritis

Die Symptomatik der juvenilen rheumatischen Arthritis ist der rheumatischen Arthritis des Erwachsenen ähnlich. Tritt die Erkrankung vor Beginn der Pubertät auf, kann es zu Wachstumsstörungen kommen. Leberfunktionsstörungen können vorliegen, eine kardiale Beteiligung ist jedoch ungewöhnlich. Die akute Form dieser Polyarthritis wird als Still-Syndrom bezeichnet. Leitsymptome sind hierbei Fieber, Exanthem, Lymphadenopathie und Splenomegalie. Die Erkrankung tritt im frühen Kindesalter auf, Rheumafaktor und HLA-B_{27} sind negativ. Die Therapie der Wahl besteht in der Gabe von Acetylsalicylsäure. Auch Kortikosteroide können erfolgreich eingesetzt werden, bei Kindern kann es unter dieser Medikation jedoch zu einer Wachstumsverzögerung kommen.

26.30.4 Arthropathien bei Darmerkrankungen

Etwa 20% der Patienten mit Morbus Crohn oder Colitis ulcerosa entwickeln eine akute Polyarthritis. Zumeist sind die großen Gelenke der unteren Extremität befallen. Die Symptomatik bildet sich spontan zurück, kann jedoch im Zusammenhang mit einem Schub der Grunderkrankung erneut auftreten. Entscheidend für die Behandlung der Gelenksymptomatik ist eine adäquate Therapie der zugrundeliegenden gastrointestinalen Störung.

Entzündliche Darmerkrankungen können auch mit einer Sakroileitis und zum Teil mit schweren Formen einer ankylosierenden Spondylitis einhergehen. Der Schweregrad der zugrundeliegenden Darmerkrankung verläuft nicht parallel zu der Spondylitis. Die Therapie erfolgt wie bei der ankylosierenden Spondylitis.

Nach intestinalen Bypassoperationen tritt häufig ein aus Arthropathie und Dermatitis bestehender Symptomenkomplex auf. Die Ursache ist ungeklärt, vermutet wird ein immunologisches Geschehen.

26.31 Arthrose

Unter Arthrose ist eine degenerative Gelenkentzündung mit Knochenbeteiligung zu verstehen. Die Erkrankung unterscheidet sich von der rheumatoiden Arthritis dadurch, daß nur äußerst geringe entzündliche Reaktionen auftreten. Die Pathogenese ist ungeklärt, vermutlich kann ein Gelenktrauma die Ursache sein. Wichtige prädisponierende Faktoren sind fortgeschrittenes Alter und bestimmte genetische Konstellationen. Bewegungen sind normalerweise schmerzhaft, in Ruhe klingen die Beschwerden ab. Im Gegensatz zur rheumatoiden Arthritis, bei der die Morgensteife der Gelenke mehrere Stunden anhalten kann, verschwindet bei der Arthrose die Gelenksteifigkeit bei Bewegung rasch.

Bei der Arthrose sind zumeist ein bis mehrere Gelenke befallen. Eine Beteiligung von Knie- und Hüftgelenken ist häufig. An den distalen Interphalangealgelenken können sich Knochenverdickungen bilden, die auch als Heberden'sche Knoten bezeichnet werden. Es können auch degenerative Veränderungen der Wirbelkörper und der Bandscheiben auftreten und zu Komplikationen wie einem Bandscheibenvorfall oder zur Kompression einer Nervenwurzel führen. Degenerative Veränderungen betreffen zumeist die mittlere bis untere Halswirbelsäule und die untere Lumbalregion. Eine Fusion der Wirbelkörper tritt – im Gegensatz zur ankylosierenden Spondylitis – bei der Arthrose nur selten auf. Röntgenologisch sind eine Verschmälerung der Wirbelzwischenräume und Osteophyten-Formatierungen nachweisbar.

26.31.1 Behandlung

Die Behandlung erfolgt symptomatisch z.B. mit Wärmeapplikation und Gabe analgetischer und entzündungshemmender Medikamente (Acetylsalicylsäure, Indometacin). Die Besserung der Symptomatik bei Wärmeapplikation scheint dadurch bedingt zu sein, daß die Schmerzschwelle im warmen Gewebe höher ist. Kortikosteroide werden nicht empfohlen, da sie zusätzliche degenerative Gelenksveränderungen verursachen können. Bei persistierenden und invalidisierenden Schmerzen kann ein operativer Gelenkersatz (Totalendoprothese der Hüfte oder der Kniegelenke) indiziert sein.

26.32 Osteoporose

Die Osteoporose wird in Kapitel 33 diskutiert.

26.33 Morbus Paget

Kennzeichnend für den Morbus Paget ist eine starke Osteoblasten- und Osteoklastenaktivität. Hierdurch kommt es zwar zu abnormen Verdickungen, aber auch zur Schwächung des Knochens. Die Ursache der Erkrankung ist nicht bekannt, möglicherweise liegt eine exzessive Erhöhung des Parathormons oder aber ein Kalzitoninmangel vor. Röntgenologisch können sich auch im Bereich des Schädelknochens osteolytische Herde und Verkalkungen nachweisen lassen. An den langen Röhrenknochen kommt es zu einer kortikalen Verdickung. Es besteht eine familiäre Häufung, zumeist sind über vierzigjährige Männer weißer Hautfarbe betroffen. Aufgrund der erhöhten Knochenbildungs- und Knochenabbaurate sind die Plasmaspiegel der alkalischen Phosphatase erhöht. Neben Schmerzen und Knochendeformitäten treten Komplikationen in Form von pathologischen Frakturen, Nervenkompressionen, Nierensteinen, Hyperkalziämie und einer Herzinsuffizienz (mit erhöhten Minutenvolumen) auf.

26.33.1 Behandlung

Kalzitonin scheint der wichtigste Inhibitor des Knochenabbaues zu sein und kann zur Behandlung des Morbus Paget eingesetzt werden. Auch Natrium-Etiodronat (Etidronsäure) hemmt die Osteoblasten- und Osteoklastenaktivität und kann mit Erfolg eingesetzt werden, um eine Schmerzlinderung zu erreichen und die Knochenumbaurate zu vermindern. Liegt eine Hüftgelenksbeteiligung vor, kann ein künstlicher Gelenkersatz in Erwägung gezogen werden.

26.34 Osteogenesis imperfecta

Die Osteogenesis imperfecta ist eine seltene, autosomal dominant vererbte Erkrankung des Bindegewebes. Es sind die Knochen, die Sklera und das Innenohr betroffen. Durch eine fehlerhafte Kollagenproduktion ist der Knochen extrem brüchig.

Von der Erkankung sind überwiegend Frauen betroffen. Klinisch sind zwei Formen zu unterscheiden, die Osteogenesis imperfecta congenita und die Osteogenesis imperfecta tarda. Bei der congenitalen Form treten schon in utero Frakturen auf, die Erkrankung nimmt bereits in der Perinatalphase einen letalen Verlauf.

Die Tarda-Form manifestiert sich zumeist im Kindes- oder im frühen Erwachsenenalter. Zu den Symptomen gehören eine Blaufärbung der Skleren (aufgrund einer fehlerhaften Kollagenbildung), Frakturen bereits bei Bagatelltraumen, Kyphoskoliose als Zeichen des Zusammensinterns von Wirbelkörpern, bogenförmige Deformierung von Femur und Tibia sowie die zunehmende Entwicklung einer Otosklerose mit nachfolgender Taubheit. Durch eine Thrombozytenfunktionsstörung kann bei diesen Patienten eine leichte Blutungsneigung vorliegen. Eine erhöhte Körpertemperatur und Hyperhidrosis sind bei diesem Krankheitsbild ebenfalls zu beobachten. Bei mindestens 50% der Patienten findet sich ein erhöhter Serum-Thyroxinspiegel verbunden mit einem erhöhten Sauerstoffverbrauch.

26.34.1 Narkoseführung

Bei der Narkoseführung sind die vorliegenden knöchernen Deformierungen und die Gefahr weiterer Frakturen in der perioperativen Phase zu berücksichtigen [78]. Bei der endotrachealen Intubation sind Manipulationen und Verletzungen so gering wie möglich zu halten, um zervikale und mandibuläre Frakturen zu vermeiden. Durch Succinylcholin ausgelöste Faszikulationen können Frakturen verursachen. Die Zahnentwicklung ist gestört und kann bereits durch geringe Läsionen wie z.B. der direkten Laryngoskopie weiter beeinträchtigt werden. Liegen knöcherne Deformierungen vor, wodurch die Einstellung der Stimmritze bei der direkten Laryngoskopie erschwert sein kann, scheint die Wachintubation mit einem Fiberbronchoskop sinnvoll. Die Vitalkapazität kann erniedrigt und die Compliance der Thoraxwand vermindert sein, falls eine zusätzliche Kyphoskoliose oder Trichterbrust besteht. Durch diese pulmonalen Veränderungen kann es aufgrund eines gestörten Ventilations-/Perfusionsverhältnisses zu einer arteriellen Hypoxämie kommen. Eine automatische Blutdruckmanschette kann gefährlich sein, da ein übermäßiges Stauen der Manschette zu Frakturen führen kann. In bestimmten Fällen können Regionalanästhesieverfahren eingesetzt werden, bei einer Kyphoskoliose ist jedoch mit technischen Schwierigkeiten zu rechnen. Der Gerinnungsstatus sollte überprüft werden, insbesondere wenn eine Regionalanästhesie geplant ist. Da bei diesen Patienten perioperativ die Körpertemperatur ansteigen kann, ist eine kontinuierliche Temperaturmessung wichtig. Diese Erhöhung der Körpertemperatur ist normalerweise gering und nicht als ein Vorläufer der malignen Hyperthermie zu interpretieren.

26.35 McCune-Syndrom

Das McCune-Syndrom (Albright-McCune-Sternberg-Syndrom) ist durch Knochenläsionen (die auch als polyostotische fibröse Dysplasie bezeichnet werden), Hautpigmentierungen (Café-au-lait-Flecken) und eine vorzeitige Geschlechtsreife (Pubertas präcox) gekennzeichnet. Betreffen die knöchernen Läsionen die Temporalregion, kann es zur Schalleitungsschwerhörigkeit oder zur Innenohrtaubheit kommen, falls die Gehörknöchelchen oder die Cochlea mitbeteiligt sind. Während des Kindesalters treten häufig Knochenfrakturen auf. Zusätzlich zu der klassischen Trias entwickeln einige Patienten endokrine Störungen wie Hyperthyreose, erhöhte Kortisolspiegel, erhöhte Wachstumshormonspiegel und eine Hypophosphatämie [79].

26.36 Fibrodysplasia ossificans (Myositis ossificans)

Die Fibrodysplasia ossificans ist eine seltene autosomal dominant vererbte Erkrankung, die normalerweise vor dem 6. Lebensjahr auftritt. Es entwickelt sich eine interstitielle Myositis und eine Bindegewebsproliferation. Für diese Krankheit wird auch der Begriff Myositits ossificans verwendet, doch ist der Begriff Fibrodysplasia ossificans korrekter, da es sich mehr um eine Krankheit des Bindegewebes als der Skelettmuskulatur handelt [80]. Das Bindegewebe wird knorpelig und knöchern umgebaut. Durch den Umbau des Muskelgewebes können ektope Knochenformationen entstehen. Dadurch kann es zur Verlagerung von Muskeln kommen. Üblicherweise sind von diesen ektopen Knochenneubildungen die Muskelgruppen an Ellbogen, Hüfte und Knien betroffen, wodurch es zu starken Einschränkungen der Gelenksbeweglichkeit kommen kann. Eine Beteiligung der Halswirbelsäule ist häufig mit unterschiedlichen Graden einer Wirbelverschmelzung und der Gefahr einer atlantoaxialen Subluxation verbunden. Bei Beteiligung des Temporomandibulargelenkes sind Schwierigkeiten bei der endotrachealen Intubation zu erwarten. Die Muskulatur von Gesicht, Larynx, Augen, vorderer Bauchwand, Diaphragma und Herz ist normalerweise nicht befallen.

Im Frühstadium der Erkankung kann es bei der Entstehung lokalisierter Knoten in der befallenen Muskulatur zu febrilen Temperaturen kommen. Die Konzentration der alkalischen Phosphatase ist während der aktiven Krankheitsschübe erhöht. Eine gleichzeitig bestehende restriktive Lungenerkrankung ist durch eine eingeschränkte Beweglichkeit der Rippen bedingt. Eine Progredienz der respiratorischen Störung ist selten, Pneumonien treten allerdings häufig auf. Auffällige EKG-Befunde wie ST-Streckenveränderungen und Rechtsschenkelblock können auftreten. Es kann zur Taubheit kommen, eine geistige Retardierung tritt jedoch normalerweise nicht auf.

26.36.1 Behandlung

Die Chancen, das Fortschreiten der Krankheit aufhalten zu können, sind wenig erfolgversprechend, vor allem deshalb, weil die Pathogenese nicht bekannt ist [80]. Kortikosteroide, die die Knochenbildung dadurch vermindern, daß sie die Proliferation der Periostzellen hemmen, können nur bei wenigen Patienten eine Verbesserung bewirken. Wahrscheinlich hat diese Therapie aber keinen Langzeiterfolg. Auch Warfarin wurde aufgrund von Fallberichten verwendet, in denen bei Patienten mit ektopischer Kalzifizierung eine subjektive Verbesserung der Beweglichkeit beschrieben wurde.

26.37 Marfan-Syndrom

Beim Marfan-Syndrom liegt eine autosomal dominant vererbte Erkrankung des Bindegewebes vor [81]. Die Inzidenz beträgt 4 bis 6 Fälle auf 100.000 Geburten, das mittlere Überlebensalter beträgt 32 Jahre. Die Patienten haben typischerweise lange Röhrenknochen und sind von großer, schlanker Statur. Ihr Aussehen erinnert an «Abraham Lincoln». Weitere Skelettabnormalitäten sind hoher Gaumenbogen, Trichterbrust, Kyphoskoliose und abnorme Überstreckbarkeit der Gelenke. Bei Patienten mit einem Marfan-Syndrom besteht eine Prädisposition zur frühzeitigen Entwicklung eines Lungenemphysems. Die Symptomatik einer restriktiven Lungenerkrankung, wie sie etwa durch eine Kyphoskoliose entstehen kann, wird durch diese Veränderungen noch weiter verstärkt. In vielen Fällen tritt ein spontaner Pneumothorax auf. An den Augen kann es zu Linsenluxation, Myopie und Netzhautablösungen kommen. Diese Symptome treten letztlich bei mehr als der Hälfte der Patienten mit Marfan-Syndrom auf.

26.37.1 Kardiovaskuläres System

Krankhafte Veränderungen des kardiovaskulären Systems sind für fast alle vorzeitigen Todesfälle bei Patienten mit einem Marfan-Syndrom verantwortlich. Eine gestörte Zugfestigkeit im Bindegewebe von Aorta und Herzklappen führt zu Dilatation, Dissektion und Ruptur der Aorta und zu einem Prolaps der Herzklappen, besonders der Mitralklappe. Eine Mitralinsuffizienz ist häufig. Ursache ist meist ein Mitralklappenprolaps. Das Risiko einer bakteriellen Endokarditis ist erhöht, falls gleichzeitig ein Herzklappenfehler vorliegt. Häufig werden Reizleitungsstörungen, insbesondere Schenkelblockbilder beobachtet. Ein EKG ist besonders hilfreich, um Herzveränderungen bei sonst unauffälligen Patienten zu entdecken. Bei Patienten, bei denen die thorakale Aorta dilatiert, wird oft eine prophylaktische Behandlung mit einem Betablocker empfohlen. Dagegen wird bei Patienten, bei denen der Durchmesser der proximalen Aorta mehr als 6 cm beträgt und bei denen eine erhebliche Aorteninsuffizienz besteht, der prophylaktische chirurgische Ersatz der Aortenklappe und der aszendierenden Aorta empfohlen. Dehnt sich eine eventuelle Dissektion über den Sinus valsalva bis ins Perikard aus, kann eine plötzliche Herztamponade die Folge sein. Eine Schwangerschaft stellt bei Patientinnen mit einem Marfan-Syndrom ein besonderes Risiko dar, da es bei der Geburt zu einer Ruptur oder Dissektion der Aorta kommen kann.

26.37.2 Narkoseführung

Bei der präoperativen Beurteilung von Patienten mit einem Marfan-Syndrom sollte besonders auf kardiopulmonale Störungen geachtet werden. Wenn Herzklappenfehler vorliegen, ist eine Antibiotikaprophylaxe durchzuführen. Die Skelettanomalien führen bei den meisten Patienten nur zu geringen Veränderungen im Bereich der oberen Luftwege. Extreme Bewegungen des Unterkiefers sollten jedoch unbedingt vermieden werden, da es bei diesem Krankheitsbild leicht zu Luxationen im Temporomandibulargelenk kommen kann. Da die Stabilität der thorakalen Aortenwand eventuell geschwächt ist, sind extreme Blutdruckspitzen möglichst zu vermeiden. Insbesondere während der Laryngoskopie im Rahmen der endotrachealen Intubation und bei schmerzhaften operativen Manipulationen ist Vorsicht geboten. Mit besonderer Aufmerksamkeit muß auf Symptome eines eventuell auftretenden Pneumothorax geachtet werden.

26.38 Kyphoskoliose

Bei der Skoliose liegt eine Verkrümmung im Wirbelkörper-Rippenbereich vor. Typischerweise liegen eine dorsal-konvexe Krümmung der Wirbelsäule (Kyphose) sowie eine seitliche Wirbelsäulenkrümmung (Skoliose) vor. Eine idiopathische Skoliose, die 80% der Fälle ausmacht, beginnt üblicherweise in der späten Kindheit und kann in Phasen des schnellen Skelettwachstums an Schwere zunehmen. Die Inzidenz der idiopathischen Skoliose liegt bei ungefähr 4:1.000. Neuromuskuläre Erkrankungen (z.B. Poliomyelitis, Zerebralparese, Muskeldystrophie) können mit einer Kyphoskoliose einhergehen. Es scheint eine familiäre Häufung zu bestehen, wobei Frauen viermal häufiger betroffen sind als Männer.

26.38.1 Symptome

Ein Biegungswinkel über 40° gilt als schwerwiegend und ist zumeist mit kardiopulmonalen Funktionsstörungen verbunden. Die häufigste Todesursache dieser Patienten sind restriktive Lungenerkrankung und eine pulmonale Hypertension, die letztlich zu einem Cor pulmonale führen können. Mit zunehmender Verbiegung der Wirbelsäule kommt es zu einer weiteren Kompression des Lungengewebes, wodurch die Vitalkapazität abnimmt und bereits bei leichter Belastung Atemnot auftreten kann. Die Atemarbeit ist durch die abnormen mechanischen Thoraxverhältnisse erhöht und – zu einem geringeren Grad – auch durch einen erhöhten Atemwegswiderstand aufgrund kleinerer Lungenvolumina. Die alveolo-arterielle Sauerstoffpartialdruckdifferenz ist erhöht. Der arterielle Kohlendioxidpartialdruck liegt meist im Normbereich. Jedoch können relativ banale Ereignisse, wie eine bakterielle oder virale Infektion der oberen Atemwege, zu einer pulmonalen Insuffizienz führen. Aufgrund eines schwachen Hustenreflexes werden Lungeninfekte begünstigt. Aufgrund einer deformitätsbedingten Kompression der Lungengefäße sowie aufgrund einer hypoxiebedingten pulmonalen Vasokonstriktion kann es zu einem Anstieg des pulmonalvaskulären Gefäßwiderstandes und zu einer pulmonalvaskulären Hypertension kommen.

26.38.2 Narkoseführung

Präoperativ ist es besonders wichtig zu wissen, wie stark die physiologischen Größen durch die Deformierungen beeinträchtigt sind. Das Ausmaß der restriktiven Ventilationsstörung kann anhand von Lungenfunktionsuntersuchungen beurteilt werden. Hierbei sind die Vitalkapazität und das FEV_1 (forciertes Exspirationsvolumen in einer Sekunde) besonders zu beachten. Eine Azidose und Hypoxämie können den pulmonalvaskulären Widerstand erhöhen. Azidose und Hypoxie können mittels arterieller Blutgasanalyse und Bestimmung des pH-Werts beurteilt werden. Bei diesen Patienten kann schon präoperativ eine Pneumonie aufgrund einer chronischen Aspiration von saurem Magensaft bestehen. Selbstverständlich sollten vor Elektiveingriffen sämtliche reversiblen Komponenten einer Lungenfunktionsstörung behandelt werden, insbesondere bakterielle Infektionen und Bronchospasmen. Atemdepressive Substanzen sollten im Rahmen der Prämedikation nur mit Vorsicht eingesetzt oder ganz gemieden werden. Es ist zu berücksichtigen, daß die Patienten über geringe ventilatorische Reserven verfügen und eine durch Hypoventilation bedingte respiratorische Azidose den pulmonalen Gefäßwiderstand erhöht.

Intraoperativ sollten eine kontrollierte Beatmung durchgeführt und eine adäquate arterielle Oxygenierung sowie eine ausreichende CO_2-Elimination sichergestellt werden. Eine ausreichende Oxygenierung sollte anhand des arteriellen Sauerstoffpartialdruckes kontrolliert werden. Es sind keine bestimmten Anästhetika oder Anästhetikakombinationen vorzuziehen. Es ist jedoch zu beachten, daß Lachgas den pulmonalvaskulären Widerstand erhöhen kann. Ursache ist vermutlich eine direkte vasokonstriktorische Wirkung an den Lungengefäßen. Durch eine Überwachung des zentralen Venendrucks kann es möglich sein, eine lachgasbedingte Erhöhung des pulmonalen Gefäßwiderstandes frühzeitig zu erkennen. Symptome einer malignen Hyperthermie (Tachykardie, Hyperkapnie, Azidose, Anstieg der Körpertemperatur) sind besonders zu beachten, da ein gehäuftes Auftreten bei Skoliosekranken beschrieben wurde [82].

Falls eine operative Korrektur der Wirbelsäulendeformität durchgeführt wird, ist auf den intraoperativen Blutverlust besonders zu achten; auch mögliche Rückenmarksverletzungen müssen frühzeitig erkannt werden. Durch eine kontrollierte Hypotension kann der Blutverlust niedrig gehalten werden. Hierzu hat sich z. B eine Kombination volatiler Anästhetika mit vasodilatatorischen Substanzen wie Natriumnitroprussid bewährt. Wenn die Verbiegung der Wirbelsäule beseitigt ist, kann es durch Zug am Rückenmark zu Lähmungen kommen, die sich in der postoperativen Phase bemerkbar machen können. Um eine Rückenmarksverletzung eventuell bereits intraoperativ erkennen zu können, kann es notwendig sein, die Wirkung der Muskelrelaxantien zu antagonisieren und die Zufuhr von Inhalationsanästhetika solange zu unterbrechen, bis der noch intubierte Patient auf Aufforderung beide Beine bewegen kann. Damit ist dann nachgewiesen, daß das Rückenmark noch intakt ist (Aufwachtest) [83]. Danach wird die Narkose wieder mit Inhalationsanästhetika vertieft und die Operation vollends beendet. Somatosensorisch evozierte Potentiale können ebenfalls eingesetzt werden, um eine Läsion des Rückenmarks auszuschließen. Der Vorteil evozierter Potentiale ist darin zu sehen, daß der Patient intraoperativ nicht erweckt werden muß. Bei diesem Verfahren ist jedoch zu berücksichtigen, daß viele Medikamente einschließlich volatiler Anästhetika die Interpretation evozierter Potentiale beeinflussen. Aus diesem Grund wird zur Narkose häufig eine Kombination aus Lachgas und Opioiden empfohlen. Bei einer kontinuierlichen Opioidinfusion können medikamentös bedingte Veränderungen evozierter Potentiale konstant gehalten werden. Dadurch wird eine Interpretation evozierter Potentiale bei einer Rückenmarksverletzung erleichtert [84]. Bedauerlicherweise können postoperative Lähmungen auftreten, auch wenn intraoperativ keine Veränderungen der somatosensorisch evozierten Potentiale nachzuweisen waren. Dies unterstreicht die Tatsache, daß durch diese Überwachung nur die Funktionstüchtigkeit der sensiblen Bahnen (Funktion der Hinterwurzel) und nicht die der motorischen Bahnen (Funktion der Vorderwurzel) des Rückenmarks überprüft wird. Deshalb wird ein Aufwachtest trotzdem noch empfohlen. In solchen Fällen kann ein Aufwachtest nach Abstellen der kontinuierlichen Opioidinfusion oft auch ohne den Einsatz eines Opiodantagonisten erfolgreich durchgeführt werden. In der postoperativen Phase liegt die größte Schwierigkeit darin, wieder eine ausreichende Spontanatmung herzustellen. Unabhängig vom operativen Eingriff ist bei den meisten Patienten mit schwerer Skoliose eine langsame Entwöhnung vom Respirator notwendig.

26.39 Sternale Mißbildungen

Eine Kielbrust (Pectus carinatum) und eine Trichterbrust (Pectus excavatum) stellen vor allem psychologische Probleme dar. Funktionelle Beeinträchtigungen sind selten. Im Hinblick auf eventuell kardiopulmonale Probleme kann normalerweise ein Abstand von 2 cm zwischen Hinterrand des Sternums und Vorderwand der Wirbelkörper (normal sind beim Erwachsenen 8 cm) toleriert werden. Trotzdem können sich bei einer Trichterbrust in seltenen Fällen erhöhte ventrikuläre Füllungsdrücke und supraventrikuläre Herzrhythmusstörungen finden, besonders unter Belastung. Bei kleinen Kindern mit Trichterbrust kann eine obstruktive Schlafapnoe häufiger sein. Der bei einer Atemwegsobstruktion auftretende negative intrathorakale Druck kann leicht Einwärtsbewegungen der biegsamen Knorpelanteile der Rippen bewirken.

26.40 Achondroplasie

Die Achondroplasie stellt die häufigste Ursache für Zwergwuchs dar. Die Erkrankung tritt mit einer Häufigkeit von 1,5:10.000 Geburten auf und betrifft überwiegend das weibliche Geschlecht [85]. Die Vererbung erfolgt autosomal dominant, jedoch liegt in etwa 80% der Fälle eine Spontanmutation vor. Die Fertilität bei achondroplastischem Zwergwuchs ist gering. Die der Achondroplasie zugrundeliegende Störung ist vermutlich eine verminderte endochondrale Ossifikation, die periostale Knochenbildung ist dagegen normal. Die Röhrenknochen bleiben dadurch im Längenwachstum zurück. Männer mit Achondroplasie erreichen eine durchschnittliche Größe von 132 cm, Frauen eine Größe von 122 cm. Häufig liegen gleichzeitig eine Kyphoskoliose und ein Genu varum vor. Bei Patienten mit Achondroplasie kommt es zur vorzeitigen Fusion der Schädelbasisknochen, wodurch eine Verkürzung der Schädelbasis und ein kleines verengtes Foramen magnum entstehen. Diese Veränderungen können zu einem kindlichen Hydrozephalus oder zu einer Rückenmarksschädigung führen. Falls z.B. bei achondroplastischem Zwergwuchs Apnoephasen im Schlaf auftreten, kann eine Kompression des Hirnstammes aufgrund eines engen Foramen magnum die Ursache sein. Die geistige Entwicklung verläuft normal, muskuläre Störungen treten nicht auf. Diejenigen Kinder, die das Säuglingsalter überleben, haben eine normale Lebenserwartung.

26.40.1 Narkoseführung

Bei der Narkoseführung von Patienten mit achondroplastischem Zwergwuchs müssen krankheitsspezifische Veränderungen beachtet werden (Tab. 26.4). Bei achondroplastischem Zwergwuchs sind normalerweise eine Reihe spezieller Eingriffe erforderlich, z.B. eine subokzipitale Kraniektomie bei einer Einengung des Foramen magnum, eine Laminektomie bei einer Kompression des Rückenmarks oder bei Nervenkompressionen oder auch eine ventrikuloperitoneale Shuntanlage [85]. Durch die Störung des Knochenwachstums können möglicherweise anästhesiologische Probleme entstehen [86, 87]. Eine anamnestisch bekannte obstruktive Schlafapnoe kann obere Atemwegsobstruktionen nach Sedierung oder Narkoseeinleitung begünstigen. Es ist zu erwarten, daß die Gesichtsmaske nicht richtig paßt und die oberen Luftwege nur schwer offenzuhalten sind, denn häufig finden sich eine große vorgewölbte Stirn, kurze Oberkieferknochen, ein großer Unterkiefer sowie eine flache Nase und eine große Zunge. Im klinischen Alltag treten trotz dieser Merkmale zumeist keine besonderen Schwierigkeiten beim Offenhalten der oberen Luftwege oder bei der endotrachealen Intubation auf [86]. Eine Überstreckung des Halses bei der direkten Laryngoskopie und endotrachealen Intubation sollte möglichst vermieden werden, da eine Stenose des Foramen magnum vorliegen kann. Besteht der klinische Verdacht, daß abnorme anatomische Luftwege und Halswirbel vorliegen, so kann dies durch Computertomographie oder Kernspintomographie bestätigt oder ausgeschlossen werden. Die Auswahl der passenden Tubusgröße sollte bei diesen Patienten eher nach dem Gewicht als nach dem Alter erfolgen [86]. Die Punktion einer peripheren Vene kann durch eine enorme Verdickung von Haut und Bindegewebe erschwert sein. Bei Patienten, die sich einer subokzipitalen Kraniekto-

Tab. 26.4: Besonderheiten beim achondroplastischen Zwergwuchs, die Einfluß auf die Narkoseführung haben können

Einengung der oberen Luftwege
schwer einstellbare Glottisöffnung
restriktive Lungenerkrankungen
obstruktive Schlafapnoe
zentrale Schlafapnoe
pulmonalvaskuläre Hypertension
Cor pulmonale
Hydrozephalus
Kompressionssyndrome von Rückenmark und Nervenwurzeln
   Stenose des Foramen magnum
   Hypoplasie des Dens axis mit zervikaler Instabilität
   Kyphoskoliose
Temperaturregulationsstörung (Hyperthermie)

mie insbesondere in sitzender Position unterziehen müssen, besteht das erhöhte Risiko einer venösen Luftembolie. Deshalb scheint die Plazierung eines zentralen Venenkatheters sinnvoll zu sein [88]. Die Plazierung eines Kavakatheters kann jedoch technisch schwierig sein, denn der Hals der Patienten ist kurz und das Auffinden der Orientierungspunkte kann durch reichlich vorhandenes Bindegewebe erschwert sein. Falls es bei der Operation zu einer Verletzung von Hirnstamm oder Rückenmark kommen kann, scheint eine Überwachung von somatosensorisch evozierten Potentialen sinnvoll zu sein. Wie bei der operativen Skoliosekorrektur ist zu bedenken, daß somatosensorisch evozierte Potentiale die Funktionstüchtigkeit der dorsalen, aber nicht der ventralen Rückenmarksbahnen erfassen. Patienten mit Achondroplasie scheinen auf Anästhetika und Muskelrelaxantien normal zu reagieren. Ein Anästhesieverfahren mit geringer Nachschlafzeit ist wünschenswert, damit die neurologischen Funktionen möglichst bald überprüft werden können.

Falls bei schwangeren Patientinnen mit Achondroplasie eine Sectio caesarea notwendig wird, können hierzu Regionalanästhesieverfahren in Erwägung gezogen werden. Eine Sectio caesarea wird meist notwendig, da diese Patientinnen ein kleines enges Becken haben, während das Geburtsgewicht der Neugeborenen fast normal ist [89]. Wegen einer bestehenden Kyphoskoliose können technische Schwierigkeiten bei den rückenmarksnahen Regionalanästhesieverfahren auftreten. Außerdem können Epidural- und Spinalkanal verschmälert sein. Dieser enge Periduralraum kann es schwierig gestalten, einen Periduralkatheter einzuführen. Auch der freie Abfluß von Liquor kann aufgrund des engen Spinalkanals behindert sein. Im fortgeschrittenen Alter können bei diesen Patienten neurologische Ausfälle auftreten. Ursachen sind z.B. eine Rückenmarkskompression durch Osteophyten, Bandscheibenprolaps oder deformierte Wirbelkörper. Für diese Patientengruppe existieren keine Angaben darüber, wie die Lokalanästhetika bei einer Peridural- oder Spinalanästhesie dosiert werden müssen. Aus diesem Grund sollte der Periduralanästhesie der Vorzug gegeben werden, da hierbei das Lokalanästhetikum so oft titriert werden kann, bis das gewünschte sensible Niveau erreicht ist.

26.41 Hallermann-Syndrom

Beim Hallermann-(Streif-Francois-)Syndrom liegen eine Mißbildung des Schädels und des Gesichts (okulomandibulär) sowie ein Zwergwuchs vor. Nase und Unterkiefer sind hypoplastisch, die Zähne brüchig und das Temporomandibulargelenk ist schwach und leicht luxierbar. Aufgrund der Anomalität der oberen Luftwege ist die endotracheale Intubation nicht nur schwierig, sondern auch gefährlich. Durch die hypoplastischen Nasenöffnungen kann auch die nasotracheale Wachintubation erschwert sein [90].

26.42 Dutch-Kentucky-Syndrom

Das Dutch-Kentucky-Syndrom ist eine seltene erbliche Erkrankung. Aufgrund einer Kiefersperre kann die Mundöffnung erschwert sein. Außerdem liegen Beugedeformitäten der Finger vor, zusätzlich noch eine Überstreckung im Handgelenk (Pseudokampodaktylie). Die Ursache der Kiefersperre sind möglicherweise vergrößerte Processi coronoidei. Häufig besteht eine Fußdeformität. Die Patienten sind meist von kleinerer Statur. Falls operative Eingriffe nötig werden, kann die Intubation mittels Fiberbronchoskop von Vorteil sein [91, 92].

26.43 Williams-Beuren-Syndrom

Das Williams-Beuren-Syndrom ist ein seltenes Krankheitsbild. Die Symptomatik umfaßt geistige Retardierung, Hyperkalzämie mit nachfolgenden Nierenfunktionsstörungen und Korneatrübungen, Kyphoskoliose sowie Hypotonie der quergestreiften Muskulatur. Zu den typischen Gesichtsveränderungen gehören breite Stirn, betontes Kinn, Abflachung des Nasenrückens, vergrößerte Oberlippe und Prognathie. In über der Hälfte der Fälle besteht eine Aortenklappeninsuffizienz. Die Blutdruckmessung kann an den oberen Extremitäten unterschiedliche Werte ergeben, da eine Stenose der linken Arteria subclavia vorliegen kann.

26.44 Klippel-Feil-Syndrom

Beim Klippel-Feil-Syndrom liegt eine Verkürzung des Halses vor. Ursache ist eine verminderte Anzahl zervikaler Wirbelkörper oder eine Fusion mehrerer Wirbelkörper. Die Beweglichkeit des Halses ist eingeschränkt. Zusätzlich können Skelettmißbildungen wie eine Stenose des Spinalkanales oder eine Kyphoskoliose bestehen. Außerdem können Mißbildungen des Unterkiefers und eine Mikrognathie vorliegen. Auch kardiale und urogenitale Fehlbildungen treten bei diesen Patienten gehäuft auf. Bei der Narkoseführung ist zu berücksichtigen, daß durch direkte Laryngoskopie neurologische Ausfälle entstehen können, falls eine Instabilität der Halswirbelsäule vorliegt [93]. Präoperativ kann durch eine seitliche Röntgenaufnahme der Halswirbelsäule unter Umständen beurteilt werden, ob eine Instabilität der Halswirbelsäule vorliegt.

26.45 Arthrogryposis multiplex congenita

Die Arthrogryposis multiplex congenita ist ein seltenes Krankheitsbild. Es umfaßt Gelenkkontrakturen und angeborene Fehlbildungen verschiedener Organe [94]. An Herzveränderungen treten Aortenstenose, doppelter Aortenbogen und zyanotische Herzvitien auf. Atemwegsprobleme sind durch eine Mikrognathie, einen hohen Gaumenbogen und Halswirbelveränderungen bedingt. Aufgrund der verminderten Masse an quergestreifter Muskulatur kann die Empfindlichkeit auf Muskelrelaxantien verstärkt sein. Trotz der mit dieser Krankheit verbundenen Myopathie ist ein Verdacht auf Neigung zur malignen Hyperthermie nicht begründet. Regionalanästhesieverfahren können erfolgreich angewendet werden, doch Wirbelsäulendeformitäten erschweren möglicherweise deren technische Durchführung.

Literaturhinweise

1. Epstein, E.H.: Molecular genetics of epidermolysis bullosa. Science 1992; 256: 799–803
2. Smith, G.B., Shribman, A.J.: Anaesthesia and severe skin disease. Anaesthesia 1984; 39: 443–55
3. James, I., Wark, H.: Airway management during anesthesia in patients with epidermolysis bullosa dystrophica. Anesthesiology 1982; 56: 323–6
4. Holzman, R.S., Worthen, H.M., Johnson, K.: Anaesthesia for children with junctional epidermolysis bullosa (letalis). Can.J. Anaesth. 1987; 34: 395–9
5. Spargo, P.M., Smith, G.B.: Epidermolysis bullosa and porphyria. Anaesthesia 1989; 44: 79–83
6. Kelly, R.E., Koff, H.D., Rothaus, K.O., Carter, D.M., Artusio, J.F.: Brachial plexus anesthesia in eight patients with recessive dystrophic epidermolysis bullosa. Anesth. Analg. 1987; 66: 1318–20
7. Jeyaram, C., Torda, T.A.: Anesthetic management of cholecystectomy in a patient with buccal pemphigus. Anesthesiology 1974; 40: 600–1
8. Drenger, B., Zidenbaum, M., Reifen, E., Leitersdorf,

E.: Severe upper airway obstruction and difficult intubation in acatricial pemphigoid. Anaesthesia 1986; 41: 1029–31
9. Prasad, K.K., Chen, L.: Anesthetic management of a patient with bullous pemphigoid. Anesth. Analg. 1989; 69: 537–40
10. Roberts, L.J., Sweetman, B.J., Lewis, R.A., et al.: Increased production of prostaglandin D_2 in patients with systemic mastocytosis. N. Engl. J. Med. 1980; 303: 1400–4
11. Lerno, G., Slaats, G., Coenen, E., Herregods, L., Rolly, G.: Anaesthetic management of systemic mastocytosis. Br. J. Anaesth. 1990; 65: 254–7
12. Coleman, M.A., Liberthson, R.R., Crone, R.K., Levine, G.H.: General anesthesia in a child with urticaria pigmentosa. Anesth. Analg. 1980; 59: 704–6
13. Hosking, M.P., Warner, M.A.: Sudden intraoperative hypotension in a patient with asymptomatic urticaria pigmentosa. Anesth. Analg. 1987; 66: 344–6
14. Johnston, W.E., Moss, J., Philbin, D.M., et al.: Management of cold urticaria during hypothermic cardiopulmonary bypass. N. Engl. J. Med. 1982; 306: 219–21
15. Cucchira, R.F., Dawson, B.: Anesthesia in Stevens-Johnson syndrome: Report of a case. Anesthesiology 1971; 35: 537–9
16. Younker, D., Harrison, B.: Scleroderma and pregnancy: Anaesthetic considerations. Br. J. Anaesth. 1985; 57: 1136–9
17. Thompson, J., Conklin, K.A.: Anesthetic management of a pregnant patient with scleroderma. Anesthesiology 1983; 59: 69–71
18. Krechel, S.L.W., Ramirez-Inawant, R.C., Fabian, L.W.: Anesthetic considerations in pseudoxanthoma elasticum. Anesth. Analg. 1981; 60: 344–7
19. Brighouse, D., Guard, B.: Anaesthesia for caesarean section in a patient with Ehlers-Danlos syndrome type IV. Br. J. Anaesth. 1992; 69: 517–9
20. Saarnivaara, L.H.M.: Anesthesia for a patient with polymyositis undergoing myectomy of the cricopharyngeal muscle. Anesth. Analg. 1988; 67: 701–2
21. Brown, S., Shupak, R.C., Patel, C., Calkins, J.M.: Neuromuscular blockade in a patient with active dermatomyositis. Anesthesiology 1992; 77: 1031–3
22. Davies, S.R.: Systemic lupus erythematosus and the obstetrical patient – implications for the anaesthetis. Can. J. Anaesth. 1991; 38: 790–6
23. Espana, A., Gutierrez, J.M., Soria, C., et al.: Recurrent laryngeal nerve palsy in systemic lupus erythematosus. Neurology (NY) 1990; 40: 1143–6
24. Kelly, J.E., Simpson, M.T., Jonathan, D., Hallway, T.E.: Lipoid proteinosis: Urbach-Wiethe disease. Br. J. Anaesth. 1989; 63: 609–11
25. Sargent, W.W.: Anesthetic management of a patient with Cornelia de Lange syndrome. Anesthesiology 1991; 74: 1162–3
26. Kasuda, H., Akazawa, S., Shimizu, R., Moriguchi, H., Masubuchi, M., Miyata, M.: Difficult endotracheal intubation in a patient with tumoral calcinosis. Anesth. Analg. 1992; 74: 159–61
27. Smith, C.L., Bush, G.H.: Anaesthesia and progressive muscular dystrophy. Br. J. Anaesth. 1985; 57: 1113–8
28. Wiesel, S., Bevan, J.C., Samuel, J., Conati, F.: Vercuronium neuromuscular blockade in a child with mitochondrial myopathy. Anesth. Analg. 1991; 72: 696–9
29. Rosenberg, H., Heiman-Patterson, T.: Duchenne's muscular dystrophy and malignant hyperthermia: Another warning. Anesthesiology 1983; 59: 362
30. Wang, J.M., Stanley, T.H.: Duchenne muscular dystrophy and malignant hyperthermia-two case reports. Can. Anaesth. Soc. J. 1986; 33: 492–7
31. Sethna, N.F., Rockoff, M.A., Worthen, H.M., Rosnow, J.M.: Anesthesia-related complications in children with Duchenne muscular dystrophy. Anesthesiology 1988; 68: 462–5
32. Chalkiadis, G.A., Branch, K.G.: Cardiac arrest after isoflurane anaesthesia in a patient with Duchenne's muscular dystrophy. Anaesthesia 1990; 45: 22–6
33. Murat, I., Esteve, C., Montay, G., et al.: Pharmacokinetics and cardiovascular effects of bupivacaine during epidural anesthesia in children with Duchenne muscular dystrophy. Anesthesiology 1987; 67: 249–52
34. Dresner, D.L., Ali, H.H.: Anaesthetic management of a patient with facioscapulohumeral muscular dystrophy. Br. J. Anaesth. 1989; 62: 331–4
35. Cunliffe, M., Burrows, F.A.: Anaesthetic implications of nemaline rod myopathy. Can. Anaesth. Soc. J. 1985; 32: 543–7
36. Landrum, A.L., Eggers, G.W.N.: Oculopharyngeal dystrophy: An approach to anesthetic management. Anesth. Analg. 1992; 75: 1043–5
37. Mitchell, M.M., Ali, H.H., Savarese, J.J.: Myotonia and neuromuscular blocking agents. Anesthesiology 1978; 49: 44–8
38. Mudge, B.J., Taylor, P.B., Vanderspek, A.F.L.: Perioperative hazards in myotonic dystrophy. Anaesthesia 1980; 35: 492–5
39. Aldredge, L.M.: Anaesthetic problems in myotonic dystrophy. A case report and review of the Aberdeen experience comprising 48 general anaesthetics in a further 16 patients. Br. J. Anaesth. 1985; 57: 1119–30
40. Fall, L.H., Young, W.W., Power, J.A., et al.: Severe congestive heart failure and cardiomyopathy as a complication of myotonic dystrophy in pregnancy. Obstet. Gynecol. 1990; 76: 481–6
41. Cope, D.K., Miller, J.N.: Local and spinal anesthesia for cesarean section in a patient with myotonic dystrophy. Anesth. Analg. 1986; 65: 687–90
42. Aldridge, L.M.: Anaesthetic problems in myotonic dystrophy. Br. J. Anaesth. 1985; 57: 1119–23
43. Ravin, M., Newmark, Z., Saviello, G.: Myotonia dystrophica – an anesthetic hazard: Two case reports. Anesth. Analg. 1975; 54: 216–8
44. Meyers, M.B., Barash, P.G.: Cardiac decompensation during enflurane anesthesia in a patient with myotonia atrophica. Anesth. Analg. 1976; 55: 433–6
45. Castano, J., Pares, N.: Anaesthesia for major abdominal surgery in a patient with myotonia dystrophica. Br. J. Anaesth. 1987; 59: 1629–31
46. Nightingale, P., Healy, T.E.J., McGuinness, K.: Dystrophia myotonica and atracurium. Br. J. Anaesth. 1985; 57: 1131–5
47. Ramchandra, D.S., Anisya, V., Gourie-Deve, M.: Ketamine monoanaesthesia for diagnostic muscle biopsy in neuromuscular disorders in infancy and childhood: Floppy infant syndrome. Can. J. Anaesth. 1990; 37: 474–6
48. Cook, W.P., Kaplan, R.F.: Neuromuscular blockade in a patient with stiff-baby syndrome. Anesthesiology 1986; 65: 525–8

49. Parris, W.C. V., Johnson, A.C.: Tracheomegaly. Anesthesiology 1982; 56: 141–3
50. Baraka, A.: Anaesthesia and myasthenia gravis. Can.J. Anaesth. 1992; 39: 476–86
51. Drachman, D.B.: Myasthenia gravis.N. Engl.J. Med. 1978; 298: 136–42
52. Mier, A., Laroche, C., Green, M.: Unsuspected myasthenia gravis presenting as respiratory failure. Thorax 1990; 45: 422–6
53. Leventhal, S.R., Orkin, F.K., Hirsh, R.A.: Prediction of the need for postoperative mechanical ventilation in myasthenia gravis. Anesthesiology 1980; 53: 26–30
54. Eisenkraft, J.B., Papatestas, A.E., Kahn, C.H., et al.: Predicting the need for postoperative mechanical ventilation and myasthenia gravis. Anesthesiology 1986; 65: 79–82
55. Parr, S.M., Robinson, B.J., Rees, D., Galletly, D.C.: Interaction between betamethasone and vecuronium. Br.J. Anesth. 1991; 67: 447–51
56. Eisenkraft, J.B., Book, W.J., Mann, S.M., Papagtestas, A.E., Hubbard, M.: Resistance to succinylcholine in myasthenia gravis: A dose-response study. Anesthesiology 1988; 69: 760–3
57. Smith, C.E., Donati, F., Bevan, D.R.: Cumulative dose-response curves for atracurium in patients with myasthenia gravis. Can.J. Anaesth. 1989; 36: 402–6
58. Nilsson, E., Meretoja, O.A.: Vecuronium dose-response and requirements in patients with myasthenia gravis. Anesthesiology 1990; 73: 28–31
59. Baraka, A., Tabboush, Z.: Neuromuscular response to succinylcholine-vecuronium sequence in three myasthenic patients undergoing thymectomy. Anesth. Analg. 1991; 72: 827–30
60. Telford, R.J., Hallway, T.E.: The myasthenia syndrome: Anaesthesia in a patient treated with 3,4-diaminopyradine. Br.J. Anaesth. 1990; 64: 363-6
61. Small, S., Ali, H.H., Lennon, V.A., Brown, R.H., Carr, D.B., de Armendi, A.: Anesthesia for unsuspected Lambert-Eaton myasthenic syndrome with autoantibodies and occult small cell lung carcinoma. Anesthesiology 1992; 76: 142–5
62. Ashwood, E.M., Russell, W.J., Burrow, D.D.: Hyperkalaemic periodic paralysis. Anaesthesia 1992; 47: 579–84
63. Koch, M.C., Ricker, K., Otto, M., et al.: Confirmation of linkage of hyperkalemic periodic paralysis to chromosome 17. J. Med. Genet. 1991; 28: 583–6
64. Lema, G., Urzua, J., Moran, S., Canessa, R.: Successful anesthetic management of a patient with hypokalemic familial periodic paralysis undergoing cardiac surgery. Anesthesiology 1991; 74: 373–5
65. Rooney, R.T., Shanahan, E.C., Sun, T., Nally, B.: Atracurium and hypokalemic familial periodic paralysis. Anesth. Analg. 1988; 67: 782–3
66. Jones, R., Dolcourt, J.L.: Muscle rigidity following halothane anesthesia in two patients with Freeman-Sheldon syndrome. Anesthesiology 1992; 77: 599–600
67. Yamashita, M., Koishi, K., Yamaya, R., et al.: Anaesthetic considerations in the Prader-Willi syndrome: Report of four cases. Can. Anaesth. Soc.J. 1983; 30: 179–84
68. Sloan, T.B., Kaye, C.I.: Rumination risk of aspiration of gastric contents in the Prader-Willi syndrome. Anesth. Analg. 1991; 73: 492–5
69. Hannington-Kiff, J.G.: Prune-belly syndrome and general anaesthesia: Case report. Br.J. Anaesth. 1970; 42: 649–52
70. Harris, E.D.: Rheumatoid arthritis. Pathophysiology and implications for therapy.N. Engl.J. Med. 1990; 322: 1277–88
71. Smith, P.H., Sharp, J., Kellgren, J.H.: Natural history of rheumatoid cervical subluxations. Ann. Rheum. Dis. 1972; 31: 222–6
72. Funk, D., Raymon, F.: Rheumatoid arthritis of the cricoarytenoid joints: An airway hazard. Anesth. Analg. 1975; 54: 742–5
73. Cervantes-Perez, P., Toro-Perez, A.H., Rodreguez-Jurado, P.: Pulmonary involvement in rheumatoid arthritis. JAMA 1980; 243: 1715–9
74. Mills, P.R., Sturrock, R.D.: Clinical associations between arthritis and liver disease. Ann. Rheum. Dis. 1982; 41: 295–301
75. Harris, E.D.: Rheumatoid arthritis. Pathophysiology and implications for therapy.N. Engl.J. Med. 1990; 322: 1277–89
76. Weinblatt, M.E., Coblyn, J.S., Fox, D.A., et al.: Efficacy of low-dose methotrexate in rheumatoid arthritis.N. Engl.J. Med. 1985; 312: 818–23
77. Munson, E.S., Cullen, S.C.: Endotracheal intubation in a patient with ankylosing spondylitis of the cervical spine. Anesthesiology 1965; 26: 365
78. Cho, E., Dayan, S.S., Marx, G.F.: Anaesthesia in a parturient with osteogenesis imperfecta. Br.J. Anaesth. 1992; 68: 422–3
79. Lee, P.A., VanDop, C., Migeon, C.J.: McCune-Albright syndrome. Long-term follow-up. JAMA 1986; 256: 2980–4
80. Newton, M.C., Allen, P.W., Ryan, D.C.: Fibrodysplasia ossificans progressiva. Br.J. Anaesth. 1990; 64: 246–50
81. Pyeritz, R.E., McKusick, V.A.: The Marfan syndrome. Diagnosis and management.N. Engl.J. Med. 1979; 300: 772–7
82. Kafer, E.R.: Respiratory and cardiovascular functions in scoliosis and the principles of anesthetic management. Anesthesiology 1980; 52: 339–51
83. Waldman, J., Kaufer, H., Hensinger, R.V., et al.: Wakeup technique to avoid neurological sequelae during Harrington rod procedure. A case report. Anesth. Analg. 1977; 56: 733–5
84. Pathak, K.S., Brown, R.H., Nash, C.L., Cascorbi, H.F.: Continuous opioid infusion for scoliosis fusion surgery. Anesth. Analg. 1983; 62: 841–5
85. Berkowitz, I.D., Raja, S.N., Bender, K.S., Kopits, S.E.: Dwarfs: Pathophysiology and anesthetic implications. Anesthesiology 1990; 73: 739–59
86. Mayhew, J.F., Katz, J., Miner, M., et al.: Anaesthesia for the achondroplastic dwarf. Can. Anaesth. Soc.J. 1986; 33: 216–21
87. Kalla, G.N., Fening, E., Obiaya, M.D.: Anaesthesia for the achondroplastic dwarf. Can. Anaesth. Soc.J. 1986; 33: 216–21
88. Katz, J., Mayhew, J.F.: Air embolism in the achondroplastic dwarf. Anesthesiology 1985; 63: 205–7
89. Cohen, S.E.: Anesthesia for cesarean section in achondroplastic dwarfs. Anesthesiology 1980; 52: 264–6
90. Ravindran, R., Stoops, C.M.: Anesthetic management of a patient with Hallermann-Streiff syndrome. Anesth. Analg. 1979; 58: 254–5

91. Browder, F.H., Lew, D., Shahbazian, T.S.: Anesthetic management of a patient with Dutch-Kentucky syndrome. Anesthesiology 1986; 65: 218–9
92. Vaghadia, H., Blackstock, D.: Anaesthetic implications of the trismus pseudocamptodactylyl (Dutch-Kentucky or Hecht Beals) syndrome. Can.J. Anaesth. 1988; 35: 80–5
93. Naguib, M., Farag, H., Ibrahim, A.E.W.: Anaesthetic considerations in Klippel-Feil syndrome. Can. Anaesth. Soc.J. 1986; 33: 66–70
94. Quance, D.R.: Anaesthetic management of an obstetrical patient with arthrogryposis multiplex congenita. Can.J. Anaesth. 1988; 35: 612–4

27 Infektionskrankheiten

Für eine optimale Patientenversorgung während Operation und Narkose ist es wichtig, die durch infektiöse Organismen verursachten Krankheiten und deren entsprechende Behandlung zu kennen [1]. Obwohl Infektionskrankheiten selten die Primärindikation für eine Operation darstellen, haben zusätzlich bestehende Infektionen öfters Einfluß auf das Behandlungsregime eines Patienten während der perioperativen Phase. So muß beispielsweise bei einem Patienten mit einer bekannten und ansteckenden Krankheit besonders darauf geachtet werden, daß möglichst Einwegutensilien verwendet werden. Darüber hinaus können viele Patienten Träger einer unerkannten Infektionskrankheit sein. Daher ist es notwendig, alle Patienten als potentiell infektiös zu betrachten. Dies gilt besonders hinsichtlich des Umgangs mit Blut und anderen Körperflüssigkeiten der Patienten [2].

Eine Infektion stellt die häufigste Ursache für Fieber dar. Fieber wird durch die Wirkung von Pyrogenen (Cytokinen) auf den hypothalamischen Regelfühler ausgelöst. Es gibt keinen direkten Beweis dafür, daß Fieber dem Kranken nützlich wäre. Im Gegenteil, hohes Fieber kann bei Kindern (im Alter von 6 Monaten bis 6 Jahren) Krampfanfälle und bei Erwachsenen zu Wahrnehmungsveränderungen führen. Bei alten Menschen oder Patienten mit kardiopulmonalen Krankheiten kann Fieber Herzrhythmusstörungen, myokardiale Ischämien oder eine Herzinsuffizienz verursachen. Dies ist Folge eines erhöhten Sauerstoffverbrauchs, der nicht durch eine entsprechende Steigerung des Herzzeitvolumens kompensiert werden kann. Ein deutlicher Anstieg der Körpertemperatur sollte bei kleinen Kindern, bei alten und geschwächten Patienten und bei Personen mit kardiopulmonalen Erkrankungen immer behandelt werden. Um Fieber, das durch einen erhöhten hypothalamischen Regelfühler bedingt ist, zu senken, können Acetylsalicylsäure-ähnliche Medikamente eingesetzt werden. Werden physikalische Kühlmethoden ohne zusätzliche Gabe eines antipyretischen Medikamentes angewandt, dann werden die körpereigenen Mechanismen versuchen, die Körpertemperatur wieder auf den im Hypothalamus vorgegebenen Temperaturwert zu erhöhen. Dies führt zu einer verstärkten Vasokonstriktion und zu Zittern.

27.1 Antibiotika

Die häufige Verwendung von Antibiotika zur Behandlung bakterieller Infektionen macht es nötig, daß die möglichen Nebenwirkungen der Antibiotika bekannt sind und berücksichtigt werden. Unerwünschte Wirkungen von Antibiotika sind 1. mikrobielle Superinfektionen, 2. allergische Reaktionen, 3. eine Beeinflussung der neuromuskulären Übertragung und 4. direkte organtoxische Wirkungen. Es ist unerläßlich, daß vor Behandlungsbeginn nach eventuellen Medikamentenallergien gefragt wird. Penicillin ist das Antibiotikum, das am häufigsten zu lebensbedrohlichen allergischen Reaktionen führt. Bei Cephalosporinen ist die Inzidenz allergischer Reaktionen geringer als bei Penicillinen. Da jedoch eine Kreuzallergie zwischen diesen beiden Antibiotikagruppen bestehen kann, sollte bei Patienten mit einer nachgewiesenen Penicillinallergie kein Cephalosporin angewendet werden. Aminoglykoside beeinflussen die präsynaptische Acetylcholinfreisetzung an der motorischen Endplatte. Dies kann zu einer Wirkungsverstärkung der depolarisierenden und nicht-depolarisierenden Muskelrelaxantien führen. Penicilline, Cephalosporine und Erythromycin haben keine Wirkung an der motorischen Endplatte, sie verstärken daher auch die Muskelrelaxantien nicht. Es ist wichtig zu beachten, daß eine durch Antibiotika verstärkte neuromuskuläre Blockade durch eine Antagonisierung mittels Cholinesterasehemmer oder Kalzium nicht sicher antagonisierbar ist [3]. Zu den direkten Organschädigungen durch Antibiotikagabe gehören u.a. die Nephrotoxizität von Aminoglykosiden,

Vancomycin und Amphotericin B. Dagegen kann eine während der intravenösen Gabe von Vancomycin auftretende Hypotension Zeichen einer Histaminfreisetzung oder einer direkten Myokarddepression sein [4, 5]. Da viele Antibiotika renal ausgeschieden werden, muß bei Patienten mit Niereninsuffizienz die Dosis ggf. entsprechend angepaßt werden.

Bei vielen chirurgischen Routineeingriffen werden Antibiotika prophylaktisch gegeben. Die Cephalosporine stellen wegen ihres antimikrobischen Spektrums und ihrer geringen Toxizität für eine präoperative Prophylaxe die Antibiotika der Wahl dar, falls ein gewöhnliches Erregerspektrum der Haut, des Gastrointestinaltraktes oder des Urogenitaltraktes als mögliche Infektionsquelle vermutet wird. Die Antibiotikagabe sollte möglichst zum Zeitpunkt der Bakterieneinschwemmung durchgeführt werden. Dies bedeutet, daß eine prophylaktische Antibiotikagabe nicht routinemäßig bereits vor Narkoseeinleitung gegeben werden muß. Eine prophylaktische Antibiotikatherapie über den ersten postoperativen Tag hinaus hat wahrscheinlich keine zusätzlich schützende Wirkung.

27.2 Infektionen durch grampositive Bakterien

Zur Gruppe der grampositiven Bakterien gehören Pneumokokken, Streptokokken und Staphylokokken. Grampositive Bakterien sind häufig Mitauslöser nosokomialer Infektionen und dadurch Mitursache der hohen Morbiditätsrate hospitalisierter Patienten.

27.2.1 Pneumokokken

Es existieren mehr als 80 verschiedene Serotypen der Art Pneumococcus (Streptococcus pneumoniae) [6]. Diese Serotypen unterscheiden sich durch die Polysaccharid-Polymere, aus denen ihre äußere Kapsel besteht. Die Kapsel ist entscheidend für die Virulenz der Pneumokokken, denn durch sie können sich die Bakterien einer Phagozytose widersetzen. Im Pneumokokkenimpfstoff sind die Kapselpolysaccharide der 14 am häufigsten vorkommenden Pneumokokkentypen enthalten [7]. Etwa 60% der Pneumonien werden durch Pneumokokken ausgelöst, sie sind damit Haupterreger dieses Krankheitsbildes. Pneumokokken gehören zur normalen Schleimhautflora des Nasopharynx. Die akute Otitis media, hervorgerufen durch Pneumokokken aus dem Nasopharynx, stellt eine der häufigsten bakteriellen Infektionen des Kindesalters dar. In seltenen Fällen kann eine Streuung aus dem Mittelohr oder den Nasennebenhöhlen zu einer Meningitis führen. Selten tritt auch eine Pneumokokkensepsis nach einer Milzexstirpation auf.

Penicillin oder andere Antibiotika, die ein vergleichbares Wirkspektrum besitzen, bleiben Mittel der Wahl für die Behandlung von Pneumokokkeninfektionen. Die Pneumokokkenimpfung ist bei Patienten indiziert, bei denen ein erhöhtes Risiko einer Pneumokokkeninfektion besteht, z.B. bei Patienten, die an chronischen kardiopulmonalen Erkrankungen, Leberzirrhose, Nephrose oder Sichelzellanämie leiden, sowie bei immunsupprimierten Patienten [7]. Die Impfung erscheint auch bei der Behandlung von Patienten mit einem Hodgkin-Sarkom sinnvoll, bei denen nach einer Staging-Laparotomie und Splenektomie ein hohes Risiko für eine Pneumokokkensepsis besteht. Es sollte jedoch beachtet werden, daß nach einer Chemotherapie oder Strahlentherapie die Impfung oft wenig Erfolg hat.

27.2.2 Streptokokken

Streptokokken stellen eine mannigfaltige Gruppe grampositiver Bakterien dar. Beim Menschen gehören sie zur normalen Flora. Die Streptokokken können aufgrund der spezifischen Kohlenhydratantigene ihrer Zellwand in 18 Gruppen (von A bis H und K bis T) eingeteilt werden.

Streptokokken der Gruppe A

Streptokokken der Gruppe A (Streptococcus pyogenes) sind sehr häufig und ubiquitär vorkommende human-pathogene Keime. Sie sind für zahlreiche bakterielle Infektionen verantwortlich, die häufigsten sind akute Pharyngitis und oberflächliche Hautinfektion [8] (Tab. 27.1).

Der Hauptübertragungsweg ist die Tröpfcheninfektion. Die Übertragung geht entweder vom Nasopharynx asymptomatischer Träger oder von Patienten mit einer Pharyngitis aus. Streptokokken der Gruppe A produzieren Enzyme, die dafür verantwortlich sind, daß eine Infektion mit diesen Keimen zu Entzündungsreaktionen führt und daß sich diese Mikroorganismen schnell auf das umliegende Gewebe ausbreiten können. Zu diesen Enzymen gehören das Streptolysin O und das Streptolysin S, die

Tab. 27.1: Durch Streptokokken der Gruppe A ausgelöste Infektionen

Pharyngitis und Tonsillitis
oberflächliche Hautinfektionen (Impetigo, Pyodermien)
tiefe Hautinfektionen (Phlemone, Erysipel)
Sinusitis
Otitis
Pneumonie
Bakteriämie (Endokarditis, Meningitis, Osteomyelitis)
Scharlach
Peritonsillar- und Retropharyngealabszesse
Wochenbettfieber oder Kindbettfieber
abakterielle Folgeerkrankungen (akutes rheumatisches Fieber, akute Glomerulonephritis)

für die Hämolyse (ß-hämolysierende Streptokokken) und die Leukozyteninaktivierung verantwortlich sind. Von einigen Streptokokkenstämmen wird ein Streptokinaseenzym produziert, das die Fibrinolyse fördert. Das von Streptokokken produzierte Hyaluronidaseenzym ermöglicht es, daß sich die Infektion in umgebendes Gewebe ausbreitet. Der Grund ist darin zu sehen, daß die Hyaluronidase die Fähigkeit besitzt, die im Bindegewebe vorhandene Hyaluronsäure zu spalten.

Bakterielle Pharyngitiden und Tonsillitiden werden zum größten Teil durch Streptokokken der Gruppe A verursacht. Die Freisetzung eines Exotoxins, des sogenannten erythrogenen Toxins, ist für Scharlach verantwortlich. Ein akutes rheumatisches Fieber tritt nur nach Pharyngitiden auf, die durch Streptokokken der Gruppe A ausgelöst wurden. Besonders Patienten im Alter zwischen 5 und 15 Jahren neigen dazu, ein rheumatisches Fieber zu entwickeln. Die Symptome des rheumatischen Fiebers entwickeln sich typischerweise ein bis 3 Wochen nach der Streptokokkeninfektion. Die bei einer vorausgegangenen Infektion mit Streptokokken der Gruppe A gegen Streptokokkenantigene gebildeten Antikörper stellen die häufigste Ursache für eine später auftretende Gewebeschädigung dar. Diese Gewebsschädigungen können sich als Perikarditis, Myokarditis oder Endokarditis äußern. Oft sind Mitral- und Aortenklappe von diesem Krankheitsprozess betroffen. Mehr als die Hälfte der Patienten, die ein rheumatisches Fieber entwickeln, weisen eine akute wandernde Polyarthritis auf. Durch eine rechtzeitige Behandlung einer durch Streptokokken der Gruppe A ausgelösten Pharyngitis können nachfolgende Schübe eines akuten rheumatischen Fiebers verhindert werden [6]. Gegen Fieber und Gelenksbeschwerden hilft beim akuten rheumatischen Fieber häufig Acetylsalicylsäure.

Die durch Streptokokken der Gruppe A hervorgerufenen oberflächlichen Infektionen der Epidermis werden als Impetigo bezeichnet. Sie sind hochkontagiös und prädisponieren zur akuten Glomerulonephritis, einem typischen Poststreptokokkensyndrom. Kommt es durch Streptokokken der Gruppe A zu Infektionen von Operationswunden, dann imponiert oft ein akuter Anstieg der Körpertemperatur, obwohl die Operationswunde relativ blande erscheint.

Die durch Streptokokken der Gruppe A ausgelösten tiefen Hautinfektionen werden als Erysipel und Phlegmone bezeichnet. Osteomyelitis, Meningitis und Endokarditis sind mögliche Komplikationen einer Bakteriämie mit Streptokokken der Gruppe A. Auch für postpartale Infektionen sind Streptokokken der Gruppe A die klassischen Erreger.

Penicillin ist das Mittel der Wahl zur Behandlung von Infektionen durch Streptokokken der Gruppe A. Mittel der zweiten Wahl sind Erythromycin und Clindamycin. Da viele Stämme von A-Streptokokken mittlerweile resistent gegen Tetracycline sind, wirken diese Antibiotika nicht mehr zuverlässig.

Streptokokken der Gruppe B

Streptokokken der Gruppe B sind die häufigste Ursache einer bakteriellen Sepsis bei Neugeborenen. Diese Infektionen treten zumeist bei Frühgeborenen und bei vorzeitigem Blasensprung auf. Bei etwa 50% der mit Streptokokken der Gruppe B infizierten Neugeborenen treten eine Pneumonie oder Meningitis auf. 20 bis 75% der Fälle enden trotz aggressiver antibiotischer Therapie tödlich. Bei den überlebenden Neugeborenen finden sich häufig neurologische Folgeschäden. Obwohl sich bei hochgefährdeten Kindern, die prophylaktisch mit Antibiotika behandelt wurden, eine geringere Inzidenz an nekrotisierender Enterokolitis nachweisen ließ, wird dies nicht routinemäßig durchgeführt, da es rasch zu einer Resistenzbildung kommt.

Streptokokken der Gruppe D

Streptokokken der Serogruppe D sind im Gastrointestinal- und im Urogenitaltrakt angesiedelt. Diese Enterokokken sind häufig Ursache von oberflächlichen Wundinfektionen, Harnwegsinfektionen, Peritonitis, Endokarditis und Bakteriämie. Infektionen mit dieser Erregergruppe treten vor allem bei Patienten mit gleichzeitigen Erkrankungen des Urogenital- oder Gastrointestinaltraktes auf. Die Behandlung derartiger Infektionen ist schwierig, da typischerweise dieser Streptokokkenstamm gegen Penicillin resistent ist.

27.2.3 Staphylokokken

Die beiden wichtigsten Vertreter dieser Gruppe sind Staphylococcus aureus und Staphylococcus epidermidis (früher Staphylococcus albus). Im Gegensatz zu den Pneumokokken und Streptokokken existiert noch keine befriedigende serologische Klassifikation der Staphylokokken.

Staphylococcus aureus. Staphylococcus aureus ist ein weitverbreiteter Keim. Erregerreservoir sind asymptomatische Träger und Individuen mit Staphylokokkenaffektionen. 15 bis 50% des Personals und der Patienten in einem Krankenhaus haben diese Keime im Nasen-Rachenraum. Bei Drogenabhängigen und insulinpflichtigen Patienten ist diese Rate noch höher. Hauptübertragungsweg ist die Kontamination der Hände durch entsprechendes Nasensekret.

Die häufigsten Symptome einer Infektion mit Staphylococcus aureus sind oberflächliche Infektionen (Konjunktivitis, Furunkel, Panaritium parunguale) sowie Weichteilinfektionen (Phlegmone, Mastitis, Besiedelung von Operationswunden). Diese Organismen zählen zu den Haupterregern der septischen Arthritis und Osteomyelitis. Eine Staphylokokkenbakteriämie kann zu Endokarditis und Meningitis führen. Staphylokokken verursachen keine Pharyngitis und sind nur in weniger als 10% der Fälle für bakterielle Pneumonien verantwortlich.

Dringen Staphylokokken in den Gastrointestinaltrakt ein, kann sich dies auf zwei verschiedene Arten äußern. Zum einen kann die Aufnahme von Staphylokokkenenterotoxin innerhalb von 3 bis 6 Stunden nach Verzehr von Nahrungsmitteln, die mit Staphylococcus aureus kontaminiert waren, zu Erbrechen und Diarrhoe führen. Typischerweise sind diese Symptome nicht von Fieber begleitet. Zum anderen kann es bei Patienten, die oral mit Breitspektrum-Antibiotika behandelt werden, zu einem Überwuchern der Darmflora mit Staphylococcus aureus und damit zur Staphylokokkenenterokolitis kommen.

Normalerweise ist Staphylococcus aureus resistent gegenüber Penicillin. Wirksame Antibiotika sind Aminoglycoside, Cephalosporine, Oxacillin und Nafcillin. Zusätzlich zur Antibiotikatherapie können auch andere Maßnahmen, wie z.B. Entfernen venöser Katheter oder operativ angelegter Drainageschläuche notwendig sein, die häufige Eintrittspforten darstellen.

Das toxische Schocksyndrom

Das toxische Schocksyndrom (TSS) ist eine potentiell tödliche Multiorganerkrankung, die durch eine Staphylococcus-aureus-Infektion und deren Toxine verursacht wird. Dieses Syndrom kann beim Gebrauch von Tampons während der Menstruation und bei Benutzung vaginaler Kontrazeptionsschwämmchen auftreten. Ein toxischer Schock kann auch als Komplikation einer Staphylokokkenpneumonie auftreten, die nach einer grippalen Erkrankung entstand (postgrippales toxisches Schocksyndrom) [9]. Nicht nur im Zusammenhang mit der Menstruation kann es zu einem toxischen Schocksyndrom kommen, sondern auch nach Einlegen einer Nasentamponade, nach Entbindungen, Aborten, infizierten Operationswunden oder Vaginalinfektionen.

Diagnostische Kriterien für das toxische Schocksyndrom (TSS) sind Fieber, diffuses fleckförmiges Erythem und niedriger Blutdruck. Ein charakteristisches, wenn auch erst spät auftretendes Zeichen ist die Hautschuppung. Im Rahmen einer Multiorganbeteiligung können Diarrhoe, Schmerzen der quergestreiften Muskulatur (erhöhter Plasma-Kreatinkinasespiegel), Nierenfunktionsstörung (erhöhter Plasma-Kreatininspiegel), Leberfunktionsstörung (Anstieg von Transaminasen und Bilirubin), disseminierte intravasale Gerinnung und Thrombozytopenie auftreten. Die Diagnose eines toxischen Schocksyndroms kann untermauert werden, wenn toxinproduzierender Staphylococcus aureus aus Sekreten betroffener Patienten isoliert werden kann.

Staphylococcus epidermidis. Staphylococcus epidermidis ist ein Keim mit niedriger pathogener Potenz. Er gehört zur normalen Hautflora und ist überall auf der Haut zu finden. Auf Grund seines ubiquitären Vorkommens kann Staphylococcus epidermidis häufig aus klinischen Proben, z.B. auch aus Blutkulturen, isoliert werden. In den meisten Fällen handelt es sich hierbei um Kontaminationen mit solchen Hautkeimen. Lediglich für Patienten mit ernsthaften Grunderkrankungen kann dieser Keim zum Problem werden.

Kommt es zu einer Infektion mit Staphylococcus epidermidis, so handelt es sich häufig um eine Bakteriämie, die von infizierten Venenkathetern ausgeht. Viele dieser Patienten haben persistierende subfebrile Temperaturen, periodisch kommt es jedoch zu deutlichen Temperaturanstiegen. Unter Umständen kann auch eine Thrombophlebitis vorhanden sein. Wichtigste Therapiemaßnahme ist daher die Entfernung der infizierten Katheter.

Die größten therapeutischen Probleme bereiten Staphylococcus-epidermidis-Infektionen an künstlichen Herzklappen. Diese Infektionen haben typischerweise einen subakuten Verlauf. Die völlige Vernichtung dieser Keime ist jedoch schwierig, da sie gegenüber den meisten verfügbaren Antibiotika resistent sind.

27.3 Infektionen durch gramnegative Bakterien

Zu den klinisch wichtigen Erkrankungen, die durch gramnegative Bakterien ausgelöst werden, gehören Salmonellose, Shigellose, durch Escherichia coli bedingte Diarrhoe sowie Cholera. Diese Erkrankungen äußern sich vor allem im Bereich des Gastrointestinaltraktes.

27.3.1 Salmonellose

Zwei Drittel aller Salmonelleninfektionen äußern sich als Gastroenteritis. Etwa 8 bis 48 Stunden nach Aufnahme dieser Keime treten Symptome wie abdominelle Krämpfe, Erbrechen und Diarrhoe auf. Der abdominelle Schmerz ist typischerweise periumbilikal oder im rechten unteren Quadranten lokalisiert. Daher kann dieser Schmerz eine akute Appendizitis, Cholezystitis oder eine Darmruptur vortäuschen. Antibiotika sind hierbei unwirksam.

Enteritisches Fieber (typhoides Fieber) ist durch eine anhaltende gramnegative Bakteriämie und anhaltende Erhöhung der Körpertemperatur gekennzeichnet.

Es kann zu multiplen Organstörungen kommen. Chloramphenicol ist das Mittel der Wahl.

27.3.2 Shigellose

Die Shigellose ist eine akute entzündliche Erkrankung des Gastrointestinaltraktes, die sich in Form einer milden unspezifischen Diarrhoe bis hin zur klassischen Dysenterie äußern kann. Initialsymptome dieser Erkrankung können Fieber, abdominale Krämpfe und wäßrige Stühle sein. Die Behandlung erfolgt mit Antibiotika der Tetracyclingruppe.

27.3.3 Cholera

Cholera ist eine akute Durchfallerkrankung, ausgelöst durch das Enterotoxin der Vibrio cholerae. Der Mensch ist der einzige bekannte Wirtsorganismus, eine Übertragung der Erkrankung kann daher nur durch infizierte menschliche Exkremente erfolgen. Diese Erreger sind besonders empfindlich gegenüber Magensäure, so daß Personen, die an Achlorhydrie (Anazidität des Magensaftes) leiden oder solche, die Antazida zu sich nehmen, besonders gefährdet sind.

Es kommt zu einem massiven und wäßrigen Durchfall. Am Höhepunkt der Erkrankung kann der Verlust an isotoner Flüssigkeit etwa ein Liter pro Stunde betragen. Niedriger Blutdruck und metabolische Azidose sind durch den starken Flüssigkeits- und Elektrolytverlust bedingt. Typischerweise tritt kein Fieber auf. Die Therapie besteht in Flüssigkeits- und Elektrolytersatz sowie der Gabe von Tetracyclinen, um die gramnegativen Keime abzutöten.

27.3.4 Durch Escherichia coli bedingte Diarrhoe

Escherichia coli ist wichtiger Bestandteil der Normalflora des Gastrointestinaltraktes. Einige Escherichia-coli-Stämme gehören jedoch nicht zur Normalflora und führen zu einer Durchfallerkrankung (Reisekrankheit), falls sie über kontaminierte Nahrungsmittel oder kontaminiertes Wasser in den Gastrointestinaltrakt gelangen. Zu den klinischen Symptomen gehören plötzlich einsetzende Bauchkrämpfe und wäßriger Durchfall. Daß es zu keinem Temperaturanstieg kommt, ist dadurch zu erklären, daß diese Erreger nicht in andere Gewebe eindringen oder Entzündungen hervorrufen können. Diese Form der Diarrhoe kann klinisch nicht von der Shigellose unterschieden werden. Die wichtigsten Therapiemaßnahmen sind Flüssigkeits- und Elektrolytersatz. Eine einmalige tägliche Gabe des Tetracyclins Doxycyclin kann als Prophylaxe ausreichen [10].

27.4 Infektionen durch sporenbildende Anaerobier

Sporenbildende grampositive Anaerobier, die zu invasiven Infektionen führen können, werden normalerweise im unteren Gastrointestinaltrakt von Mensch und Tier und in Erde gefunden, die mit deren Exkrementen kontaminiert ist. Diese Keime sind strikte Anaerobier. Sie schützen sich vor den für sie tödlichen Auswirkungen des Sauerstoffs durch Bildung von Sporen. Gelangen Sporen in Wunden (durch Punktionen, Verbrennungen, Eingriffe im harnableitenden System, subkutane Infektionen bei Drogenabhängigen), kann es zur Umwandlung der Sporen in exotoxinbildende vegetative Formen kommen. Diejenigen Spezies, die am häufigsten für Krankheiten beim Menschen verantwortlich sind, sind Clostridium perfringens, Clostridium tetani und Clostridium botulinum. Die von vegetativen Formen ausgeschiedenen Exotoxine verursachen clostridielle Myonekrose, Tetanus bzw. Botulismus.

27.4.1 Clostridium perfringens (Gasbranderreger)

Der Gasbrand wird durch eine Infektion mit Clostridium perfringens verursacht. Die Inkubationszeit nach Inokulation mit Clostridiumsporen beträgt 8 bis 72 Stunden. Danach kommt es zum plötzlichen Einsetzen lokalisierter Muskelschmerzen und Muskelschwellungen. Muskelnekrosen und Veränderungen der Kapillarmembranintegrität sind dadurch bedingt, daß von diesen Organismen ein bestimmtes Exotoxin (Lecithinase) freigesetzt wird. Übelriechende bräunliche Absonderungen sind charakteristisch. Neben dem Exotoxin setzen diese Keime auch Wasserstoff und Kohlendioxid frei, die für das «Schneeballknirschen» über den betroffenen Skelettmuskelpartien verantwortlich sind. Durch die begleitende Schwellung kann es zur Kompression umliegender Blutgefäße kommen.

Bei einer Infektion mit Clostridium perfringens stehen systemische Auswirkungen im Vordergrund. Zuerst treten Tachykardie und Fieber, danach Hypotension und Oligurie auf. Vermutlich spiegeln diese Symptome einen intravasalen Flüssigkeitsmangel wider. Ursache sind die massiven Gewebsödeme. Bei einer Bakteriämie mit Clostridien kommt es zur Hämolyse. Dadurch werden eine Anämie, Gelbsucht und Hämoglobinurie verursacht. Aufgrund der Hämoglobinurie kann es auch zu einem Nierenversagen kommen.

Die Behandlung des Gasbrandes besteht in sofortiger operativer Wundtoilette des infizierten Gewebes. Penicillin oder entsprechende Antibiotika sind zu verordnen, um auch diejenigen Erreger abzutöten, die durch die operative Wundtoilette nicht entfernt worden sind, und um die Bakteriämie in den Griff zu bekommen.

Narkoseführung

Bei der Narkoseführung zur operativen Wundtoilette muß beachtet werden, daß aufgrund solcher Infektionen zahlreiche physiologische Vorgänge gestört sein können [11]. Präoperativ ist es wichtig, das intravasale Flüssigkeitsvolumen, die Sauerstofftransportkapazität des Blutes und die Nierenfunktion zu überprüfen. Zur Einleitung und Aufrechterhaltung der Narkose ist Ketamin geeignet. Beim Gebrauch von Lachgas besteht theoretisch das Risiko, daß die durch die Clostridien entstandenen gasgefüllten Räume an Volumen zunehmen. Dies scheint jedoch eher unwahrscheinlich zu sein, da diese gasgefüllten Räume relativ schlecht durchblutet sind. Auch eine verstärkte Freisetzung von Kalium aus der nekrotischen Skelettmuskulatur scheint nach Verabreichung von Succinylcholin eher unwahrscheinlich, da die betroffene Muskulatur schlecht durchblutet und daher von der Zirkulation praktisch ausgeschlossen ist. Wird betroffenes Muskelgewebe in vitro einem Sauerstoffdruck von weniger als 2,5 Atmosphären ausgesetzt, kann damit die Freisetzung der Clostridienexotoxine nicht verhindert werden. Daher ist es intraoperativ nicht sinnvoll, mehr Sauerstoff zu verabreichen als zur Aufrechterhaltung einer adäquaten arteriellen Sauerstoffsättigung notwendig ist. Falls während der operativen Wundtoilette langwirkende nicht-depolarisierende Muskelrelaxantien verabreicht werden, muß eine eventuelle Funktionseinschränkung der Nieren berücksichtigt werden. Der Einsatz des Elektrokauters ist in Frage zu stellen, da die Clostridien Wasserstoff produzieren. Regionalanästhesieverfahren sind nicht zu empfehlen, denn die Keime könnten beim Anlegen der Blockade durch die verwendete Kanüle verschleppt werden. Außerdem wäre eine Blockade des peripheren sympathischen Nervensystems wegen des instabilen kardiovaskulären Systems unerwünscht.

Postoperativ besteht bei diesen Patienten keine Gefahr einer Übertragung auf andere Patienten, denn Clostridium perfringens stirbt ab, sobald es Luft ausgesetzt wird. Daher ist eine strikte Isolation dieser Patienten nicht zwingend.

27.4.2 Tetanus

Tetanus wird durch den grampositiven anaeroben Keim Clostridium tetani verursacht. Die Freisetzung des Neurotoxins Tetanospasmin (Tetanustoxin) durch vegetative Formen ist für die klinischen Symptome des Tetanus verantwortlich. Nach dem Botulinumtoxin ist das Tetanospasmin das für den Menschen gefährlichste Gift. Das in Wunden freigesetzte Tetanospasmin wandert entlang der motorischen Nerven nach zentral bis zum Rückenmark oder tritt in den systemischen Kreislauf über und erreicht so das zentrale Nervensystem. Dieses Toxin beeinflußt verschiedene Bereiche des Nervensystems. Im Rückenmark hemmt dieses Toxin inhibitorische Interneurone. Als Folge davon treten generalisierte Krämpfe der Skelettmuskulatur auf. Im Gehirn wird das Toxin an Gangliside gebunden. Es wird angenommen, daß der 4. Ventrikel eine selektive Permeabilität für Tetanospasmin besitzt. Dadurch werden die früh auftretenden Symptome Trismus und Nackensteifigkeit erklärt. Bei Fortschreiten der Krankheit kommt es zu einer Überaktivität des sympathischen Nervensystems [12].

Symptome

In 75% der Fälle ist ein Trismus das Hauptsymptom des Tetanus. Da der Musculus masseter wesentlich kräftiger als dessen Antagonisten (Musculus digastricus und Musculus mylohyoideus) ist, kommt es bei einer Erhöhung des Muskeltonus zu einer Kieferklemme. Diese Patienten werden oft zuerst bei einem Zahnarzt vorstellig. Die Rigidität der Gesichtsmuskulatur führt zu dem charakteristischen Risus sardonicus. Jederzeit können auch Spasmen der Kehlkopfmuskeln auftreten. Bei einem Patienten mit vorher unbekanntem Tetanus wurde ein unbeherrschbarer Spasmus der Pharynxmuskulatur nach Extubation beschrieben [13]. Durch Spasmen der Pharyngealmuskulatur können Dysphagien entstehen. Krämpfe der Interkostalmuskulatur und des Diaphragmas können eine suffiziente Ventilation behindern. Der typische Opisthotonus kommt durch die Rigidität der abdominellen und lumbalen Muskulatur zustande. Die Krämpfe der quergestreiften Muskulatur sind tonischer und klonischer Natur und bereiten qualvolle Schmerzen. Mit zunehmendem Tonus der Skelettmuskeln nimmt auch der Sauerstoffverbrauch zu. Auch eine periphere Vasokonstriktion kann zu einer Erhöhung der Körpertemperatur beitragen. Äußere Reize, wie z.B. plötzliche Lichtexposition, unerwartete Geräusche sowie endotracheales Absaugen, können generalisierte Muskelkrämpfe auslösen, die zu einer Ventilationsbehinderung und schließlich zum Tod führen können. Ein eventuell niedriger Blutdruck wurde auf eine Myokarditis zurückgeführt. Unerklärbare isolierte Tachykardien können Frühsymptome einer Hyperaktivität des sympathischen Nervensystems sein. Meist führt diese Hyperaktivität jedoch zu einer vorübergehenden Hypertension. Auf sämtliche äußere Reize reagiert das sympathische Nervensystem überschießend. Dies zeigt sich auch in Tachyarrhythmien und instabilem Blutdruckverhalten. Die enorm gesteigerte Aktivität des sympathischen Nervensystems führt außerdem zu einer erhöhten peripheren Vasokonstriktion, zu Schwitzen und einer erhöhten Katecholaminausscheidung über den Urin. Es kann zu einer unangemessenen Sekretion des antidiuretischen Hormons kommen, was sich in Hyponatriämie und abnehmender Plasmaosmolarität äußert.

Therapie

Die Behandlung von Tetanuspatienten zielt darauf ab, 1. die Muskelkrämpfe unter Kontrolle zu bekommen, 2. die Hyperaktivität des sympathischen Nervensystems zu vermindern, 3. die Ventilation zu unterstützen, 4. das zirkulierende Exotoxin unschädlich zu machen und 5. eine operative Wundtoilette durchzuführen, um die Quelle des Exotoxins zu beseitigen. Um die Muskelkrämpfe in den Griff zu bekommen, eignet sich eine intravenöse Gabe von Diazepam (40 bis 200 mg/d). Falls die Krämpfe mit Diazepam nicht zu kupieren sind, müssen nicht-depolarisierende Muskelrelaxantien eingesetzt und eine kontrollierte Beatmung durchgeführt werden. Oft ist eine frühzeitige Intubation notwendig, denn durch die generalisierten Muskelkrämpfe kann es zu Laryngospasmen kommen. Eine Überaktivität des sympathischen Nervensystems ist am besten mit intravenösen Gaben eines Betablockers, z.B. Propranolol oder Esmolol, in den Griff zu bekommen. Auch eine kontinuierliche Periduralanästhesie wurde zur Kontrolle einer tetanusbedingten Überaktivität des sympathischen Nervensystems eingesetzt [14]. Durch eine intramuskuläre Gabe von Humanhyperimmunglobulin kann das zirkulierende Exotoxin neutralisiert werden. Durch diese Neutralisation können jedoch bereits vorhandene Symptome nicht mehr beeinflußt werden. Hierdurch wird aber verhindert, daß noch weiteres Exotoxin das zentrale Nervensystem erreicht. Penicillin ist in der Lage, exotoxinproduzierende vegetative Formen von Clostridium tetani abzutöten.

Narkoseführung

Zur operativen Wundtoilette empfiehlt sich eine Intubationsnarkose. Die operative Wundtoilette sollte erst mehrere Stunden nach Gabe des Antitoxins durchgeführt werden, da durch die Manipulation noch weiteres Tetanusspasmin in den Kreislauf gelangen kann. Zum Monitoring gehören eine kontinuierliche arterielle Druckmessung sowie die Überwachung von zentralem Venendruck und/oder pulmonalarteriellem Druck. Liegt eine Hyperaktivität des sympathischen Nervensystems vor, eignen sich Inhalationsanästhetika zur Aufrechterhaltung der Narkose. Wegen der möglichen kardialen Sensibilisierung sollte Enfluran oder Isofluran dem Halothan vorgezogen werden. Medikamente wie Lidocain, Esmolol und Nitroprussid sollten greifbar sein, um eine mögliche perioperative Überaktivität des sympathischen Nervensystems in der perioperativen Phase behandeln zu können.

27.4.3 Botulismus

Botulismus wird durch ein Neurotoxin des Clostridium botulinum ausgelöst. Dieses Neurotoxin beeinträchtigt die Acetylcholinfreisetzung im Bereich der präganglionären Nervenendigungen und der neuromuskulären Synapsen. Die Diagnose Botulismus muß bei Patienten in Erwägung gezogen werden, bei denen eine akute symmetrische Muskelschwäche oder eine Muskellähmung auftritt, die zur Ateminsuffizienz führt. Die Inkubationszeit beträgt nach Aufnahme von entsprechend kontaminierten Lebensmitteln 18 bis 36 Stunden.

27.5 Infektionen durch Spirochäten

27.5.1 Syphilis

Syphilis ist eine durch Geschlechtsverkehr übertragbare Infektionskrankheit. Für dessen Erreger Treponema pallidum ist der Mensch der einzig bekannte Wirtsorganismus. Besteht die Krankheit schon länger als 4 Jahre, wird Syphilis nur noch selten übertragen. Bei einer unbehandelten Schwangeren kann jedoch – unabhängig vom Stadium der Erkrankung – der Fötus infiziert werden.

Klinische Symptome

Die klinischen Symptome der Syphilis hängen vom Erkrankungsstadium ab. Das erste klinische Zeichen ist der Schanker (Primäraffekt), der sich nach einer Inkubationszeit von etwa 3 bis 4 Wochen an der Eintrittspforte ausbildet. Etwa 6 Wochen nach Ausheilen des Schankers entwickelt sich das Stadium II mit Läsionen an der Haut und den Schleimhäuten des gesamten Körpers, mit Lymphadenopathie und Splenomegalie. Während des Latenzstadiums sind keine klinischen Syptome oder Liquorveränderungen mehr festzustellen, serologische Tests fallen jedoch positiv aus.

Im Stadium III der Syphilis treten am zentralen und peripheren Nervensystem sowie am kardiovaskulären System typische destruktive Veränderungen auf. Die Tabes dorsalis (Hinterstrangsataxie) entwickelt sich etwa 15 bis 20 Jahre nach der Primärinfektion mit Treponema pallidum. Störungen der Hinterwurzeln und Degeneration der Hinterstränge führen zu Ataxie mit breitbeinigem Gang, Blasenatonie und stechenden Schmerzen, typischerweise in den Beinen. Plötzliche abdominelle Schmerzattacken können ein akutes Abdomen vortäuschen.

Am Herzkreislaufsystem äußert sich die Syphilis meistens als Aortitis mit Dilatationen des Aortenringes und führt dadurch zu einer Aortenklappeninsuffizienz. Syphilitische Aneurysmen betreffen fast immer die aufsteigende thorakale Aorta, nur in seltenen Fällen ist die abdominelle Aorta befallen. Die Diagnose einer syphilitischen Aortitis sollte bei erwachsenen Patienten dann in Erwägung gezogen werden, falls eine isolierte Aortenklappeninsuffizienz und positive serologische Tests vorliegen. Sind in der Thoraxröntgenaufnahme entsprechende Verkalkungen der aufsteigenden Aorta zu sehen und liegen zusätzlich positive serologische Tests vor, kann dies auf ein syphilitisches Aneurysma hindeuten.

27.5.2 Lyme-Krankheit

Die Lyme-Krankheit (Lyme-Borreliose) wird durch Spirochäten der Gattung Borrelia burgdorferi verursacht. Sie werden durch Zeckenbisse auf den Menschen übertragen [15]. Die Übertragung auf bestimmte Mäusearten ist verhängnisvoll für den Lebenszyklus der Spirochäten, die Übertragung auf Rotwild scheint dagegen entscheidend wichtig zu sein für die Zecken. Obwohl diese Krankheit weltweit vorkommt, bezieht sich ihr Name (Lyme-Krankheit) auf die Erstbeschreibung einer Reihe von Kindern aus Lyme (Connecticut; USA), bei denen primär eine juvenile rheumatoide Arthritis vermutet wurde.

Die Lyme-Krankheit ist eine immunvermittelte Multiorganerkrankung. Wie auch andere Spirochäteninfektionen durchläuft die Lyme-Krankheit verschiedene klinische Stadien und ist durch Remissionen und Verschlechterungen gekennzeichnet. Ein chronisches Erythema migrans ist das einzige klinische Frühsymptom der Lyme-Krankheit. Dieses klassische Hautsymptom beginnt als rötliche Stelle, die sich zu einem Durchmesser von 3 bis unter Umständen 6 cm ausweiten kann. Unwohlsein, Müdigkeit, Kopfschmerzen, Fieber und Schüttelfrost begleiten oft diese Hauterscheinungen. Einige Patienten bieten Zeichen von Hirnhautreizung, Enzephalopathie, Lymphadenopathie oder Hepatitis. Auch Hirnvenenentzündungen einschließlich bilateraler Fazialisparese können auftreten. Neurologische Veränderungen dauern normalerweise monatelang an, bilden sich aber in der Regel wieder vollständig zurück. Innerhalb einiger Wochen nach Ausbruch der Erkrankung entwickeln etwa 8% der Patienten eine Herzbeteiligung, die sich meist als AV-Block wechselnden Grades äußert. Dieser kann 7 bis 10 Tage andauern. Selten tritt auch eine leichte Linksherzinsuffizienz auf. Die Dauer der Herzbeteiligung ist in der Regel kurz (3 Tage bis 6 Wochen), sie kann aber später erneut auftreten. Einige Wochen bis zwei Jahre nach Ausbruch der Krankheit entwickeln etwa 60% der Patienten eine Arthritis. Typischerweise äußert sich diese Arthritis in Muskelschmerzen wechselnder Lokalisation, die jahrelang bestehenbleiben können. Bei etwa 10% der Patienten mit Arthritis entwickelt sich eine chronische Beteiligung der großen Gelenke, die zu Erosionen von Knorpel und Knochen führen kann.

Schon kurz nach Ausbruch der Krankheit bestehen an auffälligen Labordaten eine erhöhte Blutsenkungsgeschwindigkeit und erhöhte Plasmakonzentrationen der Transaminasen und Immunglobuline der M-Klasse. In der Regel gehen diese Parameter innerhalb einiger Wochen wieder auf Normalwerte zurück. Eine leichte Anämie kann bestehen, die Nierenfunktionstests fallen normal aus. Zur Therapie sollten initial Tetracycline, später Penicillin und Erythromycin eingesetzt werden. Trotz antibiotischer Therapie leidet fast die Hälfte dieser Patienten weiterhin an leichten Beschwerden wie Kopfschmerzen, Müdigkeit oder Muskelschmerzen.

27.6 Infektionen durch Mykobakterien

Mycobacterium tuberculosis ist der Erreger der Tuberculose. Es ist ein obligat aerober Keim. Da dieser Erreger besonders gut in Geweben mit hoher Sauerstoffkonzentration wächst, siedelt er sich vorrangig in den Lungenspitzen an. Obwohl die Inzidenz von Tuberkulose in den USA gering zu sein scheint, muß diese Krankheit in den USA bei asiatischen Einwanderern, bei älteren Patienten (besonders solchen in Pflegeheimen) und bei HIV-infizierten Patienten in Betracht gezogen werden. Ein positiver Tuberkulin-Hauttest bei einem sonst unauffälligen Patienten zeigt eine frühere Infektion an. Ein solcher Patient kann lebensfähige Tuberkelbazillen in sich tragen, es sei denn, daß er mit tuberkulostatischen Medikamenten behandelt wurde.

In fast allen Fällen wird die Tuberkulose in Form von Tröpfcheninfektion übertragen. Da die meisten Patienten nur wenige Erreger ausscheiden, besteht ein nur niedriges Infektionsrisiko, sofern nur ein gelegentlicher Kontakt mit solchen Patienten besteht. Bei Patienten mit Lungenkavernen oder Larynxtuberkulose ist die Ansteckungsgefahr am größten. Falls infektiöses Material nach außen gelangt und sich auf Oberflächen von Gegenständen niederschlägt, verliert es weitgehend seine Infektiosität. Mehr als 90% der Patienten bleiben während der Primärinfektion asymptomatisch und können nur durch den nun positiv ausfallenden Intrakutantest identifiziert werden. Bei auffälligen Patienten sind Fieber und nicht-produktiver Husten die Hauptsymptome. Diese Symptome ähneln einer durch Mycoplasma pneumoniae ausgelösten Pneumonie (vgl. Abschnitt: Infektionen durch Mykoplasmen).

27.6.1 Behandlung

Patienten mit positivem Intrakutantest sollten tuberkulostatisch mit Isoniazid behandelt werden. Die Hauptnebenwirkungen von Isoniazid betreffen peripheres Nervensystem, Leber und möglicherweise die Nieren. Neurotoxische Nebenwirkungen können durch eine prophylaktische tägliche Gabe von Pyridoxin verhindert werden. Eine eventuelle Hepatotoxizität ist vermutlich durch die Acetylierung des Isoniazid in der Leber bedingt. Anhand genetisch bedingter Merkmale können Patienten in schnelle oder langsame Acetylierer unterteilt werden. Eine Hepatitis scheint häufiger bei Schnellacetylierern aufzutreten, denn bei ihnen fällt mehr Hydrazin, ein potentiell hepatotoxischer Metabolit des Isoniazid, an. Bei bleibend hohen Transaminasespiegeln muß die Therapie abgebrochen werden, leichte und vorübergehende Erhöhungen können jedoch toleriert werden. Isoniazidmetabolite, die eine Hydrazingruppe enthalten, können nicht nur lebertoxisch wirken, sie können auch die Fluoridabspaltung aus Inhalationsanästhetika steigern. Bei Patienten, die während einer Isoniazidbehandlung eine Enflurannarkose erhielten, sind erhöhte Plasma-Fluoridspiegel beobachtet worden [16].

Zur Tuberkulosebehandlung eignen sich auch Streptomycin und Rifampicin. Zu den Nebenwirkungen von Rifampicin gehören Thrombozytopenie, Leukopenie, hämolytische Anämie und Niereninsuffizienz. Etwa 10% der mit Rifampicin behandelten Patienten entwickeln eine Hepatitis mit Erhöhung der Plasma-Transaminasenkonzentrationen.

27.7 Systemische Pilzinfektionen

Die drei häufigsten systemischen Pilzinfektionen sind Blastomykose, Kokzidioidomykose und Histoplasmose. Alle drei Erkrankungen werden jeweils durch einen speziellen Pilz ausgelöst, der durch Inhalation in die Lungen des Wirtsorganismus gelangt. Die klinische Symptomatik ähnelt der Tuberkulose, es treten ebenfalls Lungenkavernen auf. Intravenös verabreichtes Amphotericin B ist für alle drei Erkrankungen das Mittel der Wahl. Amphotericin B kann zu Nebenwirkungen an Niere und Blutbild führen. Ein Abfall der glomerulären Filtrationsrate ist während der Therapie nicht zu vermeiden. Gelegentlich ist es notwendig, die Behandlung für kurze Zeit zu unterbrechen, damit die Plasma-Kreatinspiegel nicht über 3 mg/dl ansteigen. Renale tubuläre Azidose, Hypokaliämie und Hypomagnesiämie treten häufig auf und müssen normalerweise durch einen entsprechenden Elektrolytersatz korrigiert werden. Hämatologische Nebenwirkungen äußern sich als Anämie. Fieber, Schüttelfrost und niedriger Blutdruck treten oft in den ersten Stunden nach intravenöser Gabe von Amphotericin B auf. Kammerflimmern wurde nach rascher intravenöser Infusion von Amphotericin B beobachtet [17]. Hepatotoxische Wirkungen sind nicht bekannt.

Die Sporotrichose unterscheidet sich von den anderen systemischen Pilzinfektionen durch ihre weite geographische Verbreitung. Erregereintritt und hauptsächlicher Infektionsort ist die Haut. Lungenprozesse mit Kavernenbildung sind selten.

27.7.1 Blastomykose

Die Blastomykose wird durch Blastomyces dermatitidis ausgelöst. Dieser Pilz tritt endemisch in den südlichen und südöstlichen Regionen der Vereinigten Staaten auf. Es kommt zu einer Lungenbeteiligung in Form von Kavernenbildung in den oberen Lungenfeldern. Bei vielen Patienten treten Fieber, produktiver Husten und Hämoptoe auf. Außerdem kommt es oft zur Mitbeteiligung anderer Organsysteme, insbesondere von Haut und Skelett. Operative Eingriffe können notwendig werden, um persistierende Lungenkavernen zu entfernen oder um knöcherne Deformitäten zu korrigieren.

27.7.2 Kokzidioidomykose

Die Kokzidioidomykose wird durch den Pilz Coccidioides immitis verursacht. Dieser Pilz tritt im Südwesten der Vereinigten Staaten endemisch auf. Positive Hauttests können die einzigen Anhaltspunkte einer systemischen Infektion mit diesem Pilz sein. Auf routinemäßig durchgeführten Röntgenthoraxaufnahmen werden oft zufällig Lungenkavernen entdeckt. Eine Meningitis ist die folgenschwerste extrapulmonale Komplikation der Kokzidioidomykose. Eine durch diesen Keim verursachte Meningitis ist eine Indikation für die intrathekale Gabe von Amphotericin B. Falls es als Folge der Meningitis zu einem Hydrozephalus kommt, kann eine operative Intervention notwendig werden. Letztlich entwickeln 10 bis 20% der Patienten mit Kokzidioidomykose Arthralgien.

27.7.3 Histoplasmose

Die Histoplasmose ist eine Infektion der phagozytierenden Zellen des retikuloendothelialen Systems. Ursache ist der Pilz Histoplasma capsulatum. Dieser Pilz ist in den östlichen und zentralen Staaten der USA endemisch. Er gedeiht besonders gut auf Böden, die mit Exkrementen von Vögeln verunreinigt sind. Die Mehrzahl der Personen, die sich mit diesem Pilz infiziert haben, bleiben asymptomatisch oder entwickeln Symptome, die von einer gewöhnlichen Erkältung nicht zu unterscheiden sind. Durch positive Hauttests kann eine Infektion mit diesem Keim bestätigt werden.

Die chronische Histoplasmose mit Kavernenbildung ist vor allem eine Krankheit von Männern im mittleren bis höheren Alter, die gleichzeitig an einer chronisch obstruktiven Atemwegserkrankung leiden. Bei Vorliegen von Lungenkavernen kann deren operative Entfernung und eine gleichzeitige intravenöse Gabe von Amphotericin B notwendig werden. Bei älteren oder immunsupprimierten Patienten ist die disseminierte Form der Histoplasmose am wahrscheinlichsten.

27.8 Infektionen durch Mykoplasmen

Mycoplasma pneumoniae ist der kleinste bekannte lebende Erreger. Infektionen mit diesem Keim führen zu Mykoplasmenpneumonien, die auch als primär atypische Pneumonien bezeichnet werden. In der städtischen Bevölkerung werden bis zu 20% aller Pneumonien durch diesen Keim hervorgerufen [18].

Die Mykoplasmenpneumonie ist durch einen subakuten Beginn eines nicht-produktiven Hustens und eine Pharyngitis charakterisiert. In den meisten Fällen treten Kopfweh, Schüttelfrost und Fieber über 40 °C auf. Bei 10 bis 20% der Patienten findet sich ein gefäßinjiziertes hyperämisches Trommelfell. Bei den meisten Patienten ist die Leukozytenzahl im Blut normal. Dadurch unterscheidet sich eine Mykoplasmenpneumonie von einer bakteriellen Pneumonie. Bei 50% der Erkrankten liegt ein um über das Vierfache erhöhter Kälteagglutinintiter (1:128 oder höher) vor. Dagegen können bei der infektiösen Mononukleose oder bei Pneumonien, die durch Adeno- oder Influenzaviren verursacht sind, niedrige Titer vorliegen (unter 1:32). Charakteristischerweise dehnt sich die Infektion langsam auf eine ganze Familie aus. Medikamente der Wahl sind Erythromycin oder Tetracycline.

27.9 Infektionen durch Rickettsien

Rickettsien verursachen das Rocky Mountain spotted fever (amerikanisches Zeckenbißfieber) und das Q-Fieber. Zur Abtötung dieser Keime sind Chloramphenicol oder Tetracycline die Mittel der Wahl.

27.9.1 Rocky Mountain spotted fever

Als «spotted-fever» oder Zeckenbißfieber werden Erkrankungen bezeichnet, die sich nach ihrem Schweregrad und ihrer geographischen Verbreitung unterscheiden lassen. Das Rocky Mountain spotted fever ist eine akute, durch Zecken übertragene Krankheit. Erreger ist Rickettsia rickettsii. Charakteristisch für diese Krankheit sind ein plötzlicher Fieberausbruch, Kopfweh und ein Exanthem, das an den Extremitäten beginnt und sich anschließend auf den Rumpf ausbreitet. Dieses Exanthem ist das wichtigste diagnostische Zeichen. Im Vordergrund können auch abdominelle Schmerzen stehen, die eine operative Exploration notwendig erscheinen lassen. Bei nahezu der Hälfte der Betroffenen tritt eine Thrombozytopenie auf. Eine Beteiligung des Myokards führt im Elektrokardiogramm zu unspezifischen ST-Strecken- und T-Zackenveränderungen.

27.9.2 Q-Fieber

Das Q-Fieber wird durch den Keim Rickettsia burnetti (Coxiella burnettii) verursacht. Es handelt sich um eine akute systemische Erkrankung. Die Infektion mit diesem Keim gleicht dem klinischen Bild einer Mykoplasmenpneumonie. Das Q-Fieber unterscheidet sich von anderen Rickettsien-bedingten Erkrankungen dadurch, daß das Exanthem fehlt. Die Krankheit wird außerdem aerogen durch infizierten Kot, nicht jedoch durch Insektenstiche auf den Menschen übertragen. Auch Hepatosplenomegalie, Gelbsucht, pathologische Leberfunktionstests und Endokarditis können auftreten.

27.10 Virusinfektionen der oberen Atemwege

Erkrankungen der Atemwege werden meist durch Influenzaviren, Rhinoviren und Adenoviren ausgelöst. Diese Infektionen können in allen Altersgruppen auftreten, Erwachsene sind jedoch am häufigsten betroffen. In Krankenhäusern kommt es oft zu einer Übertragung von Viren auf andere Patienten [19].

27.10.1 Influenzavirus

Eine Influenzavirusinfektion erzeugt eine akute fieberhafte Erkrankung, bei der Muskelschmerzen, Unwohlsein und Kopfschmerzen auftreten. Diese Erkrankung wird in der Regel als Grippe bezeichnet. Sekret aus dem Nasen-Rachenraum infizierter Personen bildet das Hauptreservat der Viren. Das Anästhesiepersonal hat daher häufigen Kontakt mit diesen Viren und kann dazu beitragen, die Grippe unter Patienten und Personal weiterzuverbreiten. Die Grippe ist in der Regel selbstheilend, es sei denn, sie ist durch eine bakterielle Superinfektion oder eine vorbestehende chronische Lungenerkrankung kompliziert. Eine Pneumonie aufgrund einer sekundären bakteriellen Infektion ist die häufigste Komplikation einer Grippeerkrankung. Daher ist es gut möglich, daß eine Grippeinfektion zu Schäden an der Schleimhautoberfläche des Tracheobronchialbaumes führt. Dadurch und aufgrund des geschädigten Flimmerepithels wird eine Besiedelung mit

Bakterien wie z.B. Pseudomonas aeruginosa begünstigt. Bei einer schweren Myositis kann es auch zu einer Myokarditis kommen. Einer Influenza-A-Infektion kann in seltenen Fällen ein Guillain-Barré-Syndrom folgen.

Prophylaxe

Die Grippeimpfung muß jährlich wiederholt werden, da aufgrund des Antigenshifts der Viren ein neuer Impfstoff benötigt wird für den Schutz gegen neue epidemische Stämme. Oft wird ein Impfstoff hergestellt, der diejenigen Antigene von Influenza-A- und -B-Stämme enthält, von denen angenommen wird, daß sie die Hauptauslöser sind. Es wird angenommen, daß der Impfstoff die Todesfälle bei Hochrisikopatienten, wie ältere Patienten und Patienten mit Herz- und Lungenerkrankungen (z.B. Kinder mit Asthma) um 60% senkt. Pneumokokken- und Grippeimpfung können bei Bedarf gleichzeitig verabreicht werden. Neurologische Komplikationen wie Guillain-Barré-Syndrom treten bei einer Grippeimpfung praktisch nicht mehr auf.

Amantadin ist ein antivirales Medikament, welches das Influenza-A-Virus spezifisch hemmt. Es ist bei prophylaktischer Gabe äußerst wirkungsvoll. Selbst wenn es innerhalb der ersten 48 Stunden nach der Infektion gegeben wird, verbessert es deutlich die Symptome. Nebenwirkungen wie Schlaflosigkeit treten in 5 bis 10% der Patienten auf. Krampfanfälle sind möglich, falls bei Patienten mit Nierenversagen exzessive Medikamentenspiegel auftreten.

27.10.2 Rhinoviren

Über ein Drittel aller banalen Erkältungskrankheiten bei Erwachsenen werden durch Rhinoviren verursacht. Die üblichsten Infektionsquellen sind zumeist kontaminierte Oberflächen oder die Haut von infizierten Personen. Die aerogene Übertragung durch Husten oder Schnupfen ist eher unwahrscheinlich. Zu den klassischen Symptomen gehören ein akuter Schnupfen, leichtes Fieber und Unwohlsein. Diese Infektionen treten gehäuft im Winter auf. Der Grund hierfür ist jedoch nicht bekannt. Durch eine intranasale Interferonprophylaxe können bei Patienten, die mit infizierten Personen in Kontakt gekommen sind, die Atemwegssymptome verhindert werden [20].

27.10.3 Adenoviren

Adenoviren verursachen eine akute fieberhafte Erkrankung mit Pharyngitis und Husten. Meist werden Kinder oder zusammenlebende Gruppen, wie z.B. militärische Einheiten, befallen. Eine weitere, durch Adenoviren hervorgerufene Krankheit ist das hochkontagiöse Pharyngokonjunktivalfieber, das durch Pharyngitis, Konjunktivitis und Fieber gekennzeichnet ist. Hiervon sind vor allem Kinder und junge Erwachsene betroffen. Die durch Adenoviren hervorgerufene Keratoconjunctivitis epidemica wird leicht durch kontaminierte Finger übertragen. Bei der Behandlung von Patienten mit bekannter Adenovireninfektion sollte auf Händedesinfektion und den Gebrauch von Handschuhen geachtet werden, um das Risiko iatrogener Übertragung zu verringern.

27.10.4 RS-Virus (Respiratory syncytial virus)

RS-Viren sind die häufigste Ursache einer Pneumonie oder einer Bronchiolitis im Kindesalter. Das Krankenhauspersonal fungiert dabei als Infektionsüberträger auf Kinder. Die Viren können sich in kontaminierten Sekreten an Händen und Kleidung des Personals befinden. Das antivirale Medikament Ribavirin kann bei durch RS-Viren ausgelösten Bronchiolitiden oder Pneumonien wirksam sein.

27.10.5 Parainfluenzavirus

Bei Kindern sind Parainfluenzaviren die Hauptursache von Laryngotracheobronchitiden. Die Übertragung findet durch Kontakt- oder Tröpfcheninfektion statt.

27.10.6 Narkoseführung

Oft stellt sich die Frage, ob bei einem Patienten mit einem akuten viralen Infekt der oberen Luftwege eine geplante Operation in Vollnarkose durchgeführt werden kann oder aufzuschieben ist [21–25]. Trotz einiger Widersprüche in der Literatur scheint es sinnvoll zu sein, bei Patienten in einer akuten oder abklingenden Phase eines Atemwegsinfektes Intubationsnarkosen zu vermeiden [21]. Dies scheint insbesondere für Kinder zuzutreffen, während die entsprechenden Daten in bezug auf Erwachsene weniger überzeugend sind [22]. Selbst bei asymptomatischen Patienten mit einem nur kurz zurückliegenden Atemwegsinfekt scheinen Komplikationen häufiger zu sein, z.B. muß dreimal häufiger mit dem Auftreten eines intraoperativen Broncho- und Laryngospasmus gerechnet werden [23]. Es gibt Berichte über unerwartet starke Abfälle der arteriellen Sauerstoffsättigung in der perioperativen Phase bei Patienten mit einem asymptomatischen Infekt der oberen Atemwege. Diese Ergebnisse werden durch Untersuchungen an virusinfizierten Tieren bestätigt, bei denen sich ein erhöhter intrapulmonaler Shunt und möglicherweise auch ein erhöhter Sauerstoffverbrauch durch das entzündete Lungengewebe nachweisen ließ [24]. Während viraler Infekte verschlimmern sich ein Asthma und eine chronisch obstruktive Lungenerkrankung. Selbst bei Patienten ohne begleitende Lungenerkrankung kann ein viraler Infekt der oberen Atemwege eine vorübergehende Überreaktivität der Schleimhaut verursachen. Deshalb sollten bei diesen Patienten die möglichen Auswirkungen einer trachealen Intubation genau beachtet werden.

Die Bedenken wegen eines möglicherweise erhöhten Narkoserisikos bei Kindern mit einem Atemwegsinfekt führten zu der Empfehlung, in diesen Fällen einen chirurgischen Wahleingriff um 4 bis 6 Wochen zu verschieben [25]. Falls dieser Empfehlung entsprochen wird, muß jedoch berücksichtigt werden, daß insbesondere Kinder unter dem 2. Lebensjahr meist 5 bis 10 Atemwegsinfekte pro Jahr haben. Den gewünschten sicheren Zeitabschnitt zwischen Infekt und Allgemeinnarkose einzuhalten, kann daher schwierig sein. Das größte Risiko von Atemwegsproblemen während einer Narkose bei vorhandenem Atemwegsinfekt scheint bei Kindern unter einem Jahr zu bestehen. Bei Kindern über 5 Jahren ist das Risiko viel geringer, wahrscheinlich weil die Atemwege anatomisch größer sind.

Wenn eine Narkose bei einem Patienten mit Atemwegsinfekt nicht verschoben werden kann, ist stets an die Möglichkeit oben genannter Probleme (Atemwegshyperreaktivität, erniedrigte arterielle Sauerstoffsättigung, postoperatives Larynxödem) zu denken [22–25]. Daher ist es sinnvoll, auch postoperativ im Aufwachraum zusätzlichen Sauerstoff zu verabreichen und pulsoxymetrisch die arterielle Sauerstoffsättigung zu überwachen. Die erhöhte Empfindlichkeit der Atemwege läßt es sinnvoll erscheinen, vor Beginn der trachealen Intubation eine ausreichende Menge an Narkotika zu verabreichen. Eine Allgemeinnarkose erhöht die Inzidenz pulmonaler Komplikationen bei Patienten mit einem unkomplizierten Atemwegsinfekt wahrscheinlich nicht, wenn diese sich einer kleineren Operation (z.B. Parazentese) ohne endotracheale Intubation unterziehen [21]. Möglicherweise werden in Zukunft wirkungsvollere antivirale Medikamente entwickelt (das verfügbare Amantadin verkürzt zwar die Krankheit, wahrscheinlich aber nicht die Dauer der Atemwegsüberempfindlichkeit).

27.11 Infektionen durch Herpes-Viren

Die Gruppe der Herpes-Viren setzt sich aus 7 humanpathologischen und vielen tierpathologischen Viren zusammen (Tab. 27.2). Alle humanpathogenen Viren vermehren sich primär im Zellkern und ähneln sich in bezug auf Latenz- und Reaktivierungszeit. Während der Latenzzeit halten sich die Viren an unterschiedlichen Orten auf, z.B. in neuronalen Ganglionzellen und B-Lymphozyten.

Tab. 27.2: Humanpathologische Herpes-Viren

Herpes-simplex-Virus Typ 1 (HSV-1)
Herpes-simplex-Virus Typ 2 (HSV-2)
Varizella-Zoster-Virus
Zytomegalie-Virus
Epstein-Barr-Virus
humanes Herpes-Virus Typ 6 (HHV-6)
humanes Herpes-Virus Typ 7 (HHV-7)

27.11.1 Herpes-simplex-Virus

Das Herpes-simplex-Virus vom Typ I (HSV-1) wie das vom Typ II (HSV-2) zeichnen sich durch spezifische Übertragungswege und unterschiedliche klinische Symptome aus (Tab. 27.3). Bei erhöhten viralen Virustitern kommt es meist zu einer asymptomatischen Ausscheidung von Viruspartikeln, bei vorhandenen Hautläsionen ist dieses Risiko aber höher. Die Ausbreitung der Infektion durch Kontakt mit Speichel kann eine Gefahr für das Krankenhauspersonal sein und unterstreicht, wie wichtig es ist, Einmalhandschuhe zu tragen. Nach der Erstinfektion wandern die Herpes-simplex-Viren entlang des sensiblen Nerven in die Ganglionzellen. Dort verbleibt die Virus-DNA in einem Ruhestadium, und nur unter bestimmten Umständen, wie z.B. einer Schwächung des Immunsystems, werden diese Viren reaktiviert. Nach ihrer Reaktivierung wandern die Viren entlang der sensiblen Nervenbahnen nach peripher.

Häufigste und wichtigste Infektion durch Herpes-simplex-Viren ist die Keratokonjunktivitis, die zur Destruktion der Kornea führen kann. Bei Krankenhauspersonal, das ständigen Kontakt zu Mund-, Rachen- oder Trachealsekreten infizierter Personen hat, sind Nagelbettentzündungen (Paronychien) möglich. Trotz des Schmerzes, der bei einer solchen Nagelbettentzündung auftritt, sollte keine operative Wundtoilette durchgeführt werden. Hierdurch könnte es zum Viruseintritt in tiefere Schichten des Nagelbetts und zu einer nachfolgenden bakteriellen Infektion kommen. Infiziertes Personal sollte bis zum Abheilen der Läsionen den Kontakt mit chronisch kranken, geschwächten oder immunsupprimierten Patienten vermeiden.

Behandlung

Aciclovir ist das Mittel der Wahl bei der Behandlung von Herpes-simplex-Virusinfektionen. Es ist bei lokaler, oraler und intravenöser Gabe wirksam. Der

Tab. 27.3: Herpes-simplex-Viren im Vergleich

	HSV-1	HSV-2
Übertragungsweg	oral	genital
Manifestationsorte	oral-labial, okular, Nagel (Panaritium), Enzephalitis	genital, perianal und anal, Nagel (Panaritium)

Abbau ist von der renalen Ausscheidung abhängig, doch ist dieses Medikament insgesamt wenig toxisch. Bei einer schnellen intravenösen Gabe können jedoch Nierenfunktionsstörungen und vorübergehend erhöhte Leberparameter auftreten. Die Lösung von Aciclovir ist alkalisch. Deshalb kann nach der intravenösen Gabe eine Thromophlebitis auftreten.

27.11.2 Varizellen-Zoster-Virus

Das Varizellen-Zoster-Virus (VZV) verursacht Windpocken und den Herpes zoster (Gürtelrose). Windpocken eines Patienten können keinen Zoster bei einem anderen Patienten auslösen. Ein Patient mit Herpes zoster kann aber an Windpocken erkranken. Eine nosokomiale Übertragung des Varizellen-Zoster-Virus ist möglich, und infizierte Krankenhauspatienten sollten wohl besser isoliert werden. Ein vermutlich abwehrgeschwächter Patient, der mit einer infizierten Person Kontakt hatte, kann prophylaktisch mit Varizellen-Zoster-Immunglobulin behandelt werden. Aciclovir senkt den Schweregrad einer Windpockenerkrankung bei Kindern, wenn die Behandlung innerhalb der ersten 24 Stunden nach Beginn des Hautausschlages begonnen wird [26].

Herpes zoster

Ein Herpes zoster stellt eine endogene Reaktivierung latent verbliebener Viren dar. Es wird angenommen, daß nach einer Varizelleninfektion latente Viren in den sensiblen Spinalganglien verbleiben. Eine Herpes-zoster-Infektion entspricht einer Reaktivierung der Viren in diesen Ganglien. Die Inzidenz von Herpes zoster ist bei immunsupprimierten Patienten stark erhöht. Der Ausbruch eines Herpes zoster bei bislang asymptomatischen HIV-Trägern kann der Vorläufer einer AIDS-Erkrankung sein. Einer Herpes-zoster-Erkrankung geht oft ein mehrere Tage andauernder Schmerz voraus, bevor dann die einseitigen, meist thorakalen Hautbläschen erscheinen. Herpes-zoster-Erkrankungen sind normalerweise auf ein bis drei Dermatome begrenzt. Die häufigste Komplikation eines Herpes zoster ist die postherpetische Neuralgie. Sie kann insbesondere bei älteren Patienten schwer verlaufen und therapierefraktär sein. Insbesondere bei immunsupprimierten Patienten kann als Komplikation eines Herpes zoster eine Enzephalitis auftreten. Eine Therapie mit Aciclovir kann möglicherweise die Krankheitsdauer verkürzen und den Schweregrad vermindern. Dennoch scheint diese Therapie bei der Behandlung der postherpetischen Neuralgie nicht sinnvoll zu sein [27]. Ebenso ist die Wirkamkeit von Kortikoiden zur Behandlung der postherpetischen Neuralgie nicht bewiesen [28].

27.11.3 Cytomegalievirus

Das Cytomegalievirus (CMV) ist ein ubiquitäres Virus, das bei vielen Krankheiten eine wichtige Rolle spielt, z.B. beim heterophilen-negativen Mononukleose-ähnlichen Krankheitsbild und anderen Erkrankungen bei abwehrgeschwächten Patienten. Die Übertragung erfolgt durch Kontakt mit infizierten Sekreten oder Blutprodukten, die Leukozyten enthalten. Die Infektion einer Schwangeren kann zu einer Schädigung des unreifen fötalen ZNS führen. Auch durch eine Bluttransfusion sowie eine Organtransplantation kann das Cytomegalievirus von einem asymptomatischen Spender auf einen zuvor nicht-infizierten Empfänger übertragen werden [29]. Bei infizierten Patienten besteht kein erhöhtes Risiko, daß Cytomegalieviren auf das Krankenhauspersonal übertragen werden [30]. Eine ruhende Cytomegalievirusinfektion kann bei einem Patienten mit unterdrückter T-Lymphozytenfunktion (z.B. Transplantatempfänger, AIDS-, Lymphomkranke) reaktiviert werden. Falls für seronegative Transplantat- oder Transfusionsempfänger lediglich seronegative Organ- oder Blutspender verwendet werden, könnte die Häufigkeit von CMV-Übertragungen vermindert werden. Die durch das Cytomegalievirus hervorgerufene Mononukleose zeichnet sich durch Fieber, Lymphknotenschwellungen, Splenomegalie, Hepatitis und atypische (zytomegale) Lymphozyten im Blut aus. Die hierbei auftretende Hepatitis ist blande, und nur in seltenen Fällen kommt es zu einem chronischen Verlauf.

27.11.4 Epstein-Barr-Virus

Die meisten Menschen werden irgendwann mit dem Epstein-Barr-Virus (EBV) infiziert. Mehr als ein Drittel von ihnen entwickelt eine heterophilen-positive infektiöse Mononukleose. Die häufigsten Symptome sind Fieber, Pharyngitis, Lymphknotenschwellung und Hepatosplenomegalie. Eine Hyperplasie von Tonsillen und Adenoiden oder Ödeme der Uvula und Epiglottis können die oberen Atemwege einengen [31]. Eine blande verlaufende Hepatitis mit mäßiger Erhöhung der Plasma-Transaminasenkonzentrationen kann ebenfalls auftreten. Etwa 10 bis 20% der Patienten entwickeln eine Gelbsucht. Eine Milzruptur ist selten, doch sollte sie bei abdominellen Schmerzen in Erwägung gezogen werden. Eine autoimmun-hämolytische Anämie kann bestehen. Weniger als 1% der Mononukleosepatienten entwickelt eine Enzephalitis, Meningitis oder ein Guillain-Barré-Syndrom. Der Übertragungsweg ist oro-oral. Die Inkubationszeit beträgt ungefähr 28 Tage. Die Diagnose der infektiösen Mononukleose wird durch den Nachweis von heterophilen Antikörpern gesichert. Eine Behandlung mit Aciclovir scheint bei einer durch das EBV ausgelösten infektiösen Mononukleose wirkungslos zu sein. Das Virus persistiert lebenslänglich in Speicheldrüsen und B-Lymphozyten und kann in Anwesenheit von Immunsuppressiva lebensbedrohliche Störungen bei der B-Lymphozyten-Proliferation auslösen. Ein Zusammenhang zwischen chronischen Ermüdungserscheinungen und der Infektion mit dem Epstein-Barr-Virus wurde vermutet, konnte aber bisher nicht bewiesen werden.

27.12 Röteln-Virus (Rubellavirus)

Röteln sind hochkontagiös und werden aerogen übertragen. Das teratogene Potential der Rötelnviren verdeutlicht, wie wichtig eine Impfung des Krankenhauspersonals gegen Röteln ist. Die Behandlung mit Vitamin A senkt Morbidität und Mortalität bei Röteln [32]. Bei fast jeder bekannten Infektionskrankheit führt ein Vitamin-A-Mangel zum schwereren Verlauf und höherer Mortalität.

27.13 Jakob-Creutzfeldt-Krankheit

Die Jakob-Creutzfeldt-Krankheit ist eine seltene nicht-entzündliche Erkrankung des zentralen Nervensystems, die durch einen übertragbaren, langsam infektiös wirkenden Erreger (Prion) ausgelöst wird (siehe Kapitel 17).

27.14 AIDS (Acquired immunodefiency Syndrom)

Unter einer AIDS-Erkrankung wird das Auftreten lebensbedrohlicher opportunistischer Infektionen und/oder eines Kaposi-Sarkoms bei Patienten verstanden, die eine ausgeprägte Immunsuppression entwickeln, die nicht durch eine medikamentöse Therapie oder eine sonstige Erkrankung ausgelöst wird. Das Syndrom wird durch ein die menschlichen T-Lymphozyten befallendes Retrovirus ausgelöst, das als HIV bezeichnet ist. Durch die Replikation des Virus werden T-Lymphozyten beschädigt oder zerstört, wodurch es zu einem Defekt der zellvermittelten Immunantwort kommt. Es sind zwei verschiedene HIV-Viren bekannt. Das HIV-1 ist für die meisten Fälle von AIDS in den Vereinigten Staaten und Europa verantwortlich, das HIV-2 herrscht dagegen in West-Afrika vor. In den Vereinigten Staaten tragen vermutlich mehr als eine Million Menschen asymptomatisch das HIV in sich [33]. Es wird geschätzt, daß sich bei 50% der HIV-Infizierten innerhalb von 10 Jahren eine AIDS-Erkrankung entwickelt, und vermutlich kommt es auch bei allen anderen infizierten Patienten zur AIDS-Erkrankung, falls sie nicht schon vorher einer anderen Krankheit erliegen. Durch die Verabreichung von Immunglobulinpräparaten wird HIV nicht übertragen, obwohl Antikörper gegen HIV in Immunglobulinpräparaten gefunden werden können.

Tab. 27.4: Bevölkerungsgruppen, die gehäuft an AIDS leiden

	Fälle insgesamt (%)
homosexuelle/bisexuelle Männer	71
Heterosexuelle mit intravenösem Drogenmißbrauch	17
Bluttransfusionen (vor 1985)	2
Hämophiliekranke	1

27.14.1 Übertragungsmodus

In den Vereinigten Staaten finden sich die allermeisten AIDS-Fälle in vier bestimmten Bevölkerungsgruppen (Tab. 27.4). Das HIV kann aus Blut, Speichel, Tränenflüssigkeit, Samenflüssigkeit und Zervixsekret isoliert werden. Es gibt Beweise dafür, daß Hautläsionen der Anogenitalregion und Ulzerationen der Anorektalschleimhaut die Übertragungs- und Infektionsrate von HIV erhöhen. Andere Übertragungswege als sexueller Kontakt, Transfusion von Blutprodukten oder intravenöser Drogengebrauch mit gemeinsam verwendetem Injektionsbesteck sind praktisch unbekannt. Folglich sind Kontakte mit HIV-infizierten Patienten im Haushalt, in der Schule oder bei der Arbeit mit einem nur minimalen bzw. keinem Infektionsrisiko verbunden. Es gibt keine Hinweise für eine Tröpfcheninfektion von HIV. Das HIV kann längere Zeit (3–7 Tage) außerhalb des Wirtes überleben, jedoch ist das Virus sehr empfindlich auf sowohl mykobakterizide Desinfektionsmittel oder Natriumhypochlorit (Bleiche), als auch niedrige Erhitzungsstufen (10 Minuten bei 56 °C) [34]. Die in Krankenhäusern üblichen Sterilisationsmethoden mit Äthylenoxid, Dampf oder kochendem Wasser töten das HIV ab. Wichtig ist die Möglichkeit einer eventuellen HIV-Übertragung auf das Krankenhauspersonal. Vorliegende Zahlen lassen vermuten, daß dieses Risiko sehr gering ist (0,5% bei einem versehentlichen Nadelstich und noch niedriger bei anderen Kontaktmöglichkeiten). Dieses Risiko ist aber vorhanden [35]. Aus diesem Grunde sollte das Krankenhauspersonal generell Vorsichtsmaßnahmen gegen Kontakt mit Blut und Körperflüssigkeiten ergreifen (Tab. 27.5) [2].

Die Sicherheit von Bluttransfusionen hängt davon ab, ob 1. das gespendete Blut und Plasma auf HIV-Antikörper (seit 1985) untersucht wurde, 2. Konzentrate von Gerinnungsfaktoren hitzebehandelt wurden und 3. die Spenderauswahl aufgrund der Anamnese selektioniert wird. Die Übertragung von HIV durch ein Erythrozytenkonzentrat, das

Tab. 27.5: Allgemeine Vorsichtsmaßnahmen, um die Übertragung von HIV zu verhindern

1. Bei Kontakt mit Blut und anderen Körperflüssigkeiten sollten stets bei allen Patienten Vorsichtsmaßnahmen ergriffen werden, da es nicht möglich ist, alle infizierten Patienten zu identifizieren.
2. Es sollten Schutzmaßnahmen ergriffen werden, um Haut und Schleimhäute vor Kontakt mit Blut und anderen Körperflüssigkeiten, die Blut enthalten könnten, zu schützen:
   a) Handschuhe tragen,
   b) Schutzbrillen, wenn Spritzgefahr besteht, tragen
   c) Vorsicht bei der Arbeit mit scharfen Gegenständen, da erhöhte Verletzungsgefahr besteht. Nadeln sollten nicht wieder in die Schutzhülle zurückgesteckt werden.
3. Krankenhausbeschäftigte mit offenen Hautwunden sollten nicht mit der direkten Krankenpflege betraut werden.
4. Bei einer kardiopulmonalen Wiederbelebung sollten Ausrüstungen verwendet werden, bei denen eine Mund-zu-Mund-Beatmung vermieden wird.

(Modifiziert nach den Empfehlungen zur Verhütung von HIV-Übertragungen bei der Krankenversorgung. MMWR 1987, 36: 2S; mit freundlicher Genehmigung.)

mittels üblicher Tests als negativ für HIV-Antikörper getestet wurde, ist zwar möglich, die Wahrscheinlichkeit wird jedoch auf 1:225.000 pro transfundierter Einheit geschätzt [36]. Praktisch alle Patienten, bei denen sich AIDS als Folge einer kontaminierten Bluttransfusion entwickelte, hatten ihre Transfusion erhalten, bevor 1985 die Testverfahren eingeführt wurden. Mehr als 95% der Patienten, die nicht-hitzebehandeltes HIV-verseuchtes Blut oder dessen Komponenten erhalten hatten, wurden infiziert. Eine symptomatische AIDS-Erkrankung entwickelt sich bei 50% dieser Infizierten innerhalb von 7 Jahren. Schätzungsweise 80% der Hämophilie-Patienten in den Vereinigten Staaten sind durch Transfusionen, die vor Einführung der HIV-Tests verabreicht wurden, mit HIV infiziert.

AIDS zeigt gewisse Parallelen zu der Hepatitis B. Das Vorliegen von HIV-Antikörpern dient, wie auch das Vorliegen von Hepatits-B-Oberflächenantigenen, als Nachweis einer potentiell ansteckenden Infektion. Sowohl AIDS als auch Hepatitis B sind durch Blut übertragbare Infektionskrankheiten, die sich auch durch Geschlechtsverkehr übertragen können. Darüber hinaus spielen, besonders bei möglichen Blutspendern, asymptomatische Virämien sowohl bei der Übertragung von AIDS als auch bei der Hepatitis B eine Rolle.

27.14.2 Pathogenese

Praktisch alle immunologischen Veränderungen, die bei AIDS auftreten, lassen sich durch den Funktionsverlust der T_4-Helferzeller erklären. Das HIV hat eine hohe Affinität zu Zellen, die einen spezifischen Oberflächenmolekülrezeptor (CHD) tragen. Dieser Rezeptortyp ist insbesondere auf Helferzelllymphozyten zu finden. Daher vermehrt sich das HIV selektiv in den T-Lymphozyten, zerstört diese und macht es dem Wirtsorganismus unmöglich, mit verschiedenen Infektionskrankheiten und Neoplasien fertigzuwerden. Trotz der durch HIV bedingten Immunsuppression ist der infizierte Wirt in der Lage, nach der Infektion mit einer Immunantwort auf das Virus zu reagieren. Diese Antikörper stellen die Grundlage für die meisten diagnostischen Tests auf eine HIV-Infektion dar, aber sie bieten dem Wirt wenig Schutz gegen ein Fortschreiten der Krankheit.

27.14.3 Symptome

Die ersten klinischen Zeichen einer HIV-Infektion können eine mononukleoseähnliche Erkrankung sein oder häufiger unerklärliche persistierende generalisierte Lymphknotenschwellungen, zum Teil mit Fieber und Unwohlsein. In einer Lymphknotenbiopsie zeigt sich typischerweise eine unspezifische Hyperplasie. Tritt eine Lymphknotenschwellung bei einem Patienten auf, bei dessen Sozialanamnese eine HIV-Infektion wahrscheinlich ist, kann dies oft als Anfangsphase von AIDS angesehen werden. Die wichtigsten direkten Auswirkungen von HIV äußern sich am zentralen, peripheren und autonomen Nervensystem. Bei 90% der Patienten führt dies zu einer subakuten Enzephalitis und Demenz (Tab. 27.6). Andere direkte HIV-Wirkungen sind Kardiomyopathie, Nierenfunktionsstörung (oft mit Proteinurie), Nebenniereninsuffizienz und Thrombozytopenie. Gewichtsverlust, Müdigkeit und Anämie sind häufig.

Häufiger als diese direkten Folgen des AIDS sind indirekte Folgen, die durch opportunistische Infektionen bedingt sind (Tab. 27.6). Bei 50% der Patienten ist beispielsweise die Erstmanifestation von AIDS eine durch Pneumocystis carinii hervorgerufene Pneumonie. Hierbei zeigen sich im Röntgenthoraxbild typischerweise die Zeichen einer interstitiellen Pneumonie, und die Blutgasanalysewerte belegen eine Hypoxämie und Hyperkapnie. Andere häufige opportunistische Infektionen sind eine Aktivierung latenter Herpes-simplex-Viren, wiederholte Schleimhaut-Candidiasis und eine disseminierte Cytomegalie-Virusinfektion. Eine Diarrhoe ist Folge gastrointestinaler Keime, z.B. von Shigellen. Tuberkulose, Syphilis und Lymphome sind

Tab. 27.6: Neurologische Störungen, die bei HIV auftreten können

Störung	Inzidenz (%)	Symptome
Enzephalitis	90	Gedächtnisverlust Ataxie Krampfanfälle
Periphere Neuropathie	10–50	Parästhesien Schwäche Sensibilitätsverlust
Myelopathie	11–20	Spastische Paresen Inkontinenz
aseptische Meningitis	5–10	Fieber Kopfschmerzen Hirnnervenlähmungen

nicht selten bei Patienten mit AIDS. Annähernd 30% der Patienten mit AIDS haben ein Kaposi-Sarkom.

27.14.4 Labordiagnose

Üblicherweise können vorhandene HIV-Antikörper mit einem ELISA («enzyme-linked immunoabsorbent assay») etwa 1 bis 3 Monate nach einer Infektion mit dem Virus entdeckt werden. Mehr als 90% der Patienten mit AIDS haben Antikörper, und mehr als 95% der asymptomatischen HIV-Träger sind Antikörper-positiv. Bei jedem, der HIV-Antikörper besitzt, muß damit gerechnet werden, daß er das ansteckende Virus in Blut und Sekreten trägt. Blutproben, die im ELISA positiv sind, werden mittels spezifischeren Bestätigungstests, normalerweise dem Western-blot-Assay, nochmals getestet. Die Sensitivität dieser beiden Tests beträgt über 99%.

Die routinemäßige Antikörpersuche bei Blut- und Organspender wird dadurch erschwert, daß die serologische Konversion 1 bis 3 Monate nach Infektion nicht immer vorhanden sein muß. Eine Seronegativität wurde über einen Zeitraum von bis zu 36 Monaten beobachtet. Während dieser Zeitspanne kann der Patient das Virus möglicherweise übertragen, serologisch kann er jedoch nicht als HIV-Träger erkannt werden [37]. Auch immunsupprimierte Patienten, wie z.B. Transplantatempfänger, können mit einer deutlich verzögerten Antikörperantwort auf eine HIV-Infektion reagieren. Außerdem kann sich eventuell bei einem Patienten, der das HIV in sich trägt, wieder ein Antikörper-negativer Zustand einstellen [38].

27.14.5 Behandlung

Der einzig sichere Schutz gegen die Ausbreitung von AIDS ist es, einen entsprechenden Impfstoff zu entwickeln. Das Problem besteht darin, daß viele Stämme und damit Antigene von HIV existieren. Bis ein wirksamer Impfstoff entwickelt ist, kann die Behandlung von AIDS nur eine medikamentöse Therapie sein. Zidovudin (Azidothymidin, AZT) hemmt die Vermehrung von einigen Retroviren einschließlich des HIV und kann deshalb sinnvoll das Risiko von opportunistischen Infektionen vermindern. Dieses Medikament durchdringt die Blut-Hirn-Schranke und verbessert die neurologische Funktion bei symptomatischen Patienten. Die Anwendung von AZT wird durch eine dosisabhängige Anämie und Granulozytopenie sowie die gelegentlich plötzlich auftretende Therapieresistenz nach 6monatiger Behandlung eingeschränkt. Zur Prophylaxe gegen Pneumocystis-carinii-Pneumonien werden Trimethoprim-Sulfamethoxazol oder Pentamidin-Aerosol empfohlen.

27.14.6 Narkoseführung

Bei der Narkoseführung muß davon ausgegangen werden, daß jeder Patient mit HIV infiziert sein könnte oder an einer anderen durch Blut übertragbaren Erkrankung leidet [39, 40]. Daher sind geeignete Sicherheitsmaßnahmen wie Handschuhe, Gesichtsmasken und Augenschutz zu empfehlen, um bei invasiven Eingriffen, wie dem Legen von venösen Kathetern oder der endotrachealen Intubation, einen Kontakt mit Blut und Körperflüssigkeiten zu vermeiden (Tab. 27.7). Besonders in Notfallsituationen ist an diese Vorsichtsmaßnahmen zu denken, da hierbei das Risiko eines Blutkontaktes sehr groß und der Infektionsstatus des Patienten unbekannt ist. Nach Gebrauch sollten Injektionsnadeln nicht wieder in eine Schutzhülle gesteckt werden, da es gerade hierbei leicht zu Verletzungen kommen kann. Krankenhauspersonal mit oberflächlichen Hautverletzungen (Hautschnitte, Dermatitis, Akne) sollten beim Umgang mit AIDS-Patienten darauf achten, daß diese Läsionen entsprechend bedeckt sind. Hände und andere kontaminierte Oberflächen sollten nach versehentlichem Kontakt mit infiziertem Blut und Sekret sofort gewaschen werden. Es konnte nicht gezeigt werden, daß Schutzkleidung, Mützen oder gar strikte Isolierung dieser Patienten sinnvoll sind. Der Transport in den Operationsbereich kann auf dem üblichen Weg durch das normale Krankenhauspersonal erfolgen. Masken sollten von den Patienten nur zum Selbstschutz vor opportunistischen Infektionen getragen werden.

Obwohl es keine Hinweise darauf gibt, daß der Respirationstrakt einen Übertragungsweg für HIV darstellt, können Narkosegeräte durch bluthaltiges Trachealsekret kontaminiert werden, denn Trachealsekrete können mit Blut vermischt sein [41]. Es kann zwar davon ausgegangen werden, daß die

Tab. 27.7: Infektiöse Komplikationen, die bei AIDS auftreten können

Infektiöse Organismen	Art der Infektion
Bakterien	
Streptokokken	Pneumonie, allgemeine Infektion
Hämophilus influenzae Typ B	Pneumonie, allgemeine Infektion
Salmonellen	Gastroenteritis, allgemeine Infektion
Viren	
Herpes-simplex-Virus	rezidivierende lokale Infektion
Varizella-Zoster-Virus	disseminierte lokalisierte Infektion
Zytomegalie-Virus	Pneumonie, Retinitis, Enzephalitis, disseminierte Infektion
Epstein-Barr-Virus	lymphoproliferative Störungen
Pilze	
Candida albicans	Schleimhautinfektion, Ösophagitis, disseminierte Infektion
Aspergillus	nekrotisierende Bronchopneumonie, disseminierte Infektion
Cryptococcus	Meningitis, disseminierte Infektion
Pneumocystis carinii	Pneumonie
Mykobakterien	Tuberkulose, disseminierte Infektion

routinemäßig durchgeführte Sterilisation HIV abtötet, dennoch scheint es sinnvoll zu sein, daß für Schläuche, CO_2-Absorber und Beatmungsbeutel Einwegartikel verwendet werden. Laryngoskope oder andere nicht-wegwerfbare Gegenstände, die mit Schleimhäuten, Blut oder Sekret infizierter Patienten in Berührung gekommen sind, sollten streng von sauberen Gerätschaften ferngehalten und anschließend mit Seife und Wasser gewaschen und einer entsprechenden Gas- oder Dampfsterilisation oder einer adäquaten Desinfektion zugeführt werden [40]. Die Operateure sollten Wegwerftücher und Einwegkittel verwenden, die wie anderes kontaminiertes Material entsorgt werden. Gewonnenes Untersuchungsmaterial ist besonders zu kennzeichnen. Die Instrumente werden wie gewöhnlich sterilisiert, der Raum mit einer 1:10 verdünnten Lösung von Natriumhypochlorit gesäubert. Hierdurch wird das HIV abgetötet. Es sollte darauf geachtet werden, daß unverdünntes Natriumhypochlorit nicht verschüttet wird, da sich bei Kontakt mit Eiweiß (z.B. in getrocknetem Blut) Dämpfe bilden.

Welche Medikamente zur Anästhesie, welche Anästhesietechniken und welches Monitoring gewählt werden, hängt von den Symptomen der AIDS-Erkrankung und den begleitenden opportunistischen Infektionen ab. Bei einer durch Pneumocystis carinii bedingten Pneumonie kann beispielsweise der arterielle Sauerstoffpartialdruck vermindert sein. Auch eine Unterernährung oder eine Hypovolämie können vorliegen. Aufgrund der chronischen Infektionen ist mit einer Anämie zu rechnen. Beim Legen venöser oder arterieller Zugänge und bei der endotrachealen Intubation muß sorgfältig darauf geachtet werden, daß es zu keiner bakteriellen Kontamination kommt. Perioperativ sollte auch an eine eventuell auftretende Nebenniereninsuffizienz gedacht werden, da die Nebenniere bei Patienten mit AIDS häufig mitbetroffen ist. Postoperativ sollten diese Patienten im Aufwachraum genauso wie andere Patienten mit einer infektiösen Erkrankung betreut werden. Pflegepersonen, die einen AIDS-Patienten betreuen, sollten gleichzeitig nicht noch andere Patienten versorgen.

Bei einer eventuell notwendigen kardiopulmonalen Wiederbelebung ist die direkte Mund-zu-Mund-Beatmung zu vermeiden. Der sofortige Einsatz von Beatmungsgeräten und eine initiale endotracheale Intubation sind angezeigt. Genauso wie im Operationssaal und im Aufwachraum sollten hierbei Gesichtsmaske, Handschuhe und Augenschutz getragen werden.

Verletzt sich ein medizinischer Mitarbeiter mit einer kontaminierten Nadel, sollten serologische Tests durchgeführt werden [40]. Fällt der Test initial negativ aus, dann sollte sich der Betreffende alle 6 Wochen einem weiteren Test unterziehen, um eine eventuelle Serokonversion feststellen zu können, die meistens nach 6 bis 12 Wochen auftritt. Es sollten nicht nur die serologischen Tests durchgeführt werden, sondern der Betroffene sollte über die Risiken der Infektion und der möglichen Übertragung auf andere aufgeklärt werden. Außerdem sollte der Betroffene beruhigt werden, daß die Übertragung durch einen einzelnen Nadelstich unwahrscheinlich ist [39].

27.15 Nosokomiale Infektionen

Unter nosokomialen Infektionen werden solche Infektionen verstanden, die während eines Krankenhausaufenthaltes auftreten. Häufige Ursachen sind z.B. Infektionen des harnableitenden Systems (durch Escherichia coli), des Respirationstraktes (durch Klebsiella pneumoniae, Pseudomonas aeruginosa) und chirurgischer Operationswunden. Nosokomiale Pneumonien stellen eine wichtige Ursache für die Morbidität und Mortalität hospitalisierter Patienten dar. Sie sind Ursache für ungefähr 15% aller im Krankenhaus erworbenen Infektionen. Bei Erwachsenen entsteht die akute bakterielle Meningitis häufig nosokomial aufgrund gramnegativer Bakterien. Nosokomiale Infektionen sind häufig therapieresistent gegen Antibiotika. In den Krankenhäusern kommt es oft zur Übertragung von Viren. Die meisten dieser Infektionen betreffen den Respirationstrakt. Das Krankenhauspersonal spielt bei der Übertragung bakterieller und viraler Infektionen eine große Rolle. Durch sorgfältige Händedesinfektion nach Kontakt mit einem Patienten kann das Risiko eines solchen Übertragungsmodus deutlich vermindert werden. Auch durch den Gebrauch von Einweghandschuhen können sowohl Patienten als auch Krankenhauspersonal geschützt werden.

27.15.1 Narkoseausrüstung

Inwieweit eine bakterielle Kontamination von Narkoseapparaten und Narkoseausrüstung für die Entstehung pulmonaler Infektionen und Kreuzinfektionen zwischen einzelnen Patienten von Bedeutung ist, wird kontrovers diskutiert [19, 42]. Es wird angenommen, daß die Anästhesieausrüstung eine mögliche Quelle für bakterielle Kontaminationen der Patienten darstellt. Aufgrund dieser Annahme werden für das Kreissystem Einwegartikel sowie integrierte Bakterienfilter empfohlen. Jedoch selbst bei deren regelmäßigem Gebrauch ist es – im Vergleich zu Patienten, bei denen ein normales Kreissystem ohne Bakterienfilter verwendet wurde – nicht möglich, die postoperative Pneumonierate oder die Inzidenz anderer Infektionen zu senken. Selbst wenn bei Patienten, die mit gramnegativen Bakterien kolonialisiert sind, eine Narkose durchgeführt wird, kommt es nicht zu einer signifikanten bakteriellen Kontamination des Narkoseapparates [43]. Aufgrund dieser Beobachtungen ist zu vermuten, daß eine übliche hygienische Grundreinigung des Narkosegerätes ausreicht, um zu verhindern, daß es durch das Narkosegerät zu Kreuzinfektionen und nosokomialen Infektionen kommt. Außerdem konnte gezeigt werden, daß Bakterien nicht in der Lage sind, in einem mit volatilem Anästhetikum gefüllten Verdampfer zu überleben. Welche Rolle die Anästhesieausrüstung bei der Übertragung viraler Erkrankungen spielt, ist nicht klar. Die aerogene Übertragung intrazellulär lebender Viren scheint jedoch weniger wahrscheinlich als eine Übertragung extrazellulär lebender Bakterien [19]. Durch einen hohen Feuchtigkeitsgehalt im Kreissystem wird die Inaktivierung von Viren beschleunigt. Außerdem kann die Replikation von Viren durch anästhetische Konzentrationen von halogenierten volatilen Anästhetika gehemmt werden [44].

27.15.2 Bakteriämien durch gramnegative Keime

Etwa die Hälfte aller primär nosokomialen Bakteriämien werden durch gramnegative Bakterien verursacht. Die häufigsten Symptome einer gramnegativen Bakteriämie sind Fieber, Schüttelfrost und Leukozytose. Ein Blutdruckabfall tritt in der Regel hierbei nicht auf. Bei älteren, geschwächten oder immunsupprimierten Patienten sind Schüttelfrost und Fieber unter Umständen nicht so ausgeprägt.

27.15.3 Spinalanästhesie und Bakteriämie

Bei der Frage, ob beim Vorliegen einer Bakteriämie eine Spinalanästhesie durchgeführt werden kann oder nicht, ist zu beachten, daß die Kanüle möglicherweise infiziertes Blut in den subarachnoidalen oder epiduralen Raum verschleppen könnte, was zu einer Meningitis oder einem epiduralen Abszeß führen könnte [45]. Jedoch ist bei Patienten mit Fieber und/oder einer Bakteriämie unklarer Genese keine erhöhte Inzidenz an Meningitis zu befürchten, falls eine diagnostische Lumbalpunktion durchgeführt wird. Die vorliegenden Daten legen den Schluß nahe, daß eine Spinalanästhesie sehr wohl bei Patienten durchgeführt werden kann, bei denen nach der Lumbalpunktion das Risiko einer vorübergehenden, mäßigen, intraoperativen Bakteriämie besteht (z.B. bei urologischen und geburtshilflichen Operationen) [45]. Auch bei Patienten mit Zeichen einer systemischen Infektion ist die Durchführung einer Spinal- oder Epiduralanästhesie möglich, vorausgesetzt, daß eine entsprechende antibiotische Behandlung bereits begonnen wurde und daß der Patient darauf angesprochen hat, was sich in einem Temperaturabfall zeigt [45]. In jenen seltenen Fällen, in denen nach der Durchführung einer Regionalanästhesie eine Infektion des zentralen Nervensystems auftritt, ist es normalerweise nicht gerechtfertigt, einen kausalen Zusammenhang zwischen Anästhesieform und Infektion anzunehmen. Die meisten Fälle von Meningitiden oder epiduralen Abszessen treten spontan auf.

27.16 Septischer Schock

In den USA tritt jährlich schätzungsweise bei 500.000 Patienten ein septischer Schock auf. Die Mortalität beträgt hierbei etwa 35%. Die Hälfte dieser Fälle werden durch gramnegative Keime hervorgerufen. In 50% dieser Fälle treten positive Blutkulturen auf. Aggressive onkologische Chemotherapien, immunsuppressive Therapien nach Organtransplantationen und der operative Einsatz von Endoprothesen haben mit dazu beigetragen, daß Bakteriämien immer häufiger auftreten. Von den Patienten mit positiven Blutkulturen sterben 25% an Komplikationen, die direkt durch die Bakteriämie ausgelöst wurden, und 10% versterben an der zugrundeliegenden Krankheit. Der septische Schock kann unterteilt werden in eine frühe (hyperdyname) und spätere (hypovolämische) Phase (Abb. 27.1) [46].

27.16.1 Frühe (hyperdyname) Phase

Die frühe (hyperdyname) Phase des septischen Schocks ist durch Blutdruckabfall, erniedrigten peripheren Gefäßwiderstand und erhöhtes Herzminutenvolumen gekennzeichnet. Häufig treten Fieber und Hyperventilation auf. Es wird angenommen, daß die Vasodilatation durch ein Endotoxin aus den Zellwänden der Bakterien verursacht wird. Dieses Endotoxin fungiert als antigener Stimulus und führt zur Freisetzung vasoaktiver Substanzen wie Histamin und Bradykinin. Diese Phase kann bis zu 24 Stunden dauern.

27.16.2 Späte (hypovolämische) Phase

In der späten (hypovolämischen) Phase des septischen Schocks ist das Herzminutenvolumen verringert. Vermutlich aufgrund des erniedrigten Herzminutenvolumens und einer Dilatation der peripheren Gefäße (wodurch es zu Shunts in den Geweben kommt) fällt die Gewebsoxygenierung ab und es kommt zur Laktatazidose. Es wird angenommen, daß es zu einer Schädigung der glatten Gefäßmuskulatur und damit zu einem ausgeprägten Flüssigkeitsverlust mit intravasalem Volumenmangel kommt. Charakteristischerweise tritt eine Oligurie auf. Ein schwerer septischer Schock wird stets von hämatologischen Störungen begleitet. Typischer-

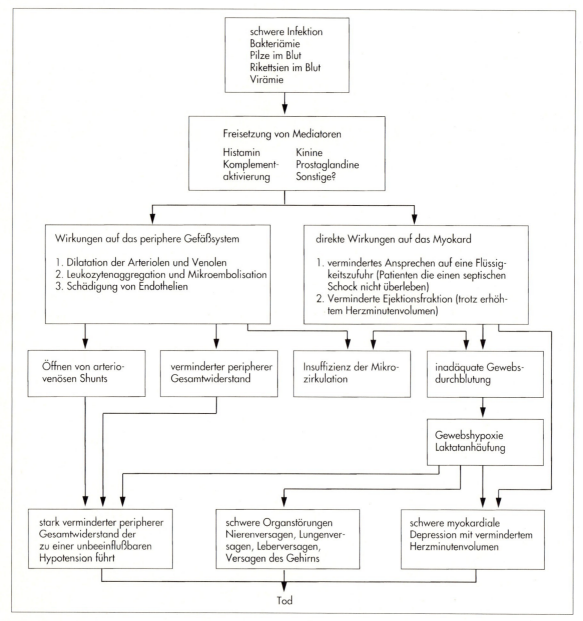

Abb. 27.1: Schematische Darstellung der Pathogenese des septischen Schocks beim Menschen. (Parker MM, Parrillo JE. Septic shock. Hemodynamics and pathogenesis. JAMA 1983; 250: 3324–7. Copyright 1983, American Medical Association)

weise tritt eine Thrombozytopenie, ein Abfall des Quick-Werts und eine Verlängerung der partiellen Thromboplastinzeit auf. Eine Erhöhung der Konzentration an Fibrinspaltprodukten weist auf eine disseminierte intravasale Gerinnung hin.

27.16.3 Diagnostik

Ein Blutdruckabfall (mit einem systolischen Blutdruck unter 90 mm Hg) bei gleichzeitiger peripherer Vasodilatation und Oligurie weist auf die Diagnose eines septischen Schocks hin. Vor allem nach Operationen oder instrumentellen Manipulationen im Urogenitaltrakt sollte an einen septischen Schock gedacht werden. Als Symptome einer gramnegativen Bakteriämie können Veränderungen des Bewußtseinsgrades wie Verwirrungszustände oder Desorientierung auftreten. Bestimmungen von Herzminutenvolumen und peripherem Gefäßwiderstand können die Diagnosestellung bereits in der frühen Phase erleichtern. Blutkulturen sind beweisend, müssen aber nicht immer positiv ausfallen.

27.16.4 Therapie

Die Behandlung eines septischen Schockes besteht in der intravenösen Gabe von Antibiotika und einem intravenösen Volumenersatz [47]. Die antibiotische Therapie sollte sofort durchgeführt werden, nachdem Blut für Blutkulturen (zur Bestimmung von Erreger und Resistenz) abgenommen wurde. Zumeist werden zwei Antibiotika verabreicht, von denen das eine gegen gramnegative, das andere gegen grampositive Bakterien wirkt. Clindamycin (in einer Dosierung von 25 mg/kg KG) wird bei grampositiven Keimen oft verabreicht. Gentamicin (in einer Dosierung von 5 mg/kg KG) wird bei einer gramnegativen Bakteriämie oft eingesetzt. Liegen die Ergebnisse der Blutkulturen vor, können die Antibiotika gegebenenfalls entsprechend gewechselt werden. Eine großzügige Infusionstherapie ist nötig, um das intravasale Volumen wieder aufzufüllen. Bei Kindern führt eine schnelle intravenöse Flüssigkeitsgabe von über 40 ml/kg KG während der ersten Stunde der Behandlung zu einer höheren Überlebensrate [48]. Der Volumenersatz wird am besten an den Füllungsdrücken des rechten und linken Vorhofs sowie der Urinausscheidung orientiert. Das positiv inotrop wirkende Dopamin ist geeignet, um gegebenenfalls Blutdruck und Nierenfunktion zu unterstützen. Die Gabe hoher Dosen von Methylprednisolon oder auch anderer Corticosteroide hat sich bisher nicht als vorteilhaft bei der Behandlung des septischen Schocks erwiesen und kann daher nicht als sinnvolle Zusatztherapie empfohlen werden [49]. Eine immunologische Therapie bei septischem Schock richtet sich zu Beginn der Sepsis gegen drei Schlüsselmediatoren (Endotoxin, Tumornekrosefaktor, Interleukin-1). Spezifische monoklonale Antikörper gegen Endotoxin, monoklonale Antikörper gegen Tumornekrosefaktor und Rezeptorantagonisten gegen Interleukin werden derzeit erforscht [47, 50]. Die Überlebenschance von Patienten mit einer gramnegativen Sepsis ist erhöht, wenn sie mit humanen monoklonalen Antikörpern behandelt werden, die sich an den Lipidteil des Endotoxins binden [52]. Die Kosten/Nutzen-Relation dieser Therapie ist jedoch bisher fraglich. Auch die Frage, welche Patienten am ehesten von dieser Behandlung profitieren werden, ist nicht klar [52]. Darüber hinaus ist diese Behandlungsform bei einer Sepsis durch grampositive Bakterien nicht wirkungsam.

Um den Infektionsherd zu sanieren, kann es notwendig werden, operativ einzugreifen. Bei Patienten mit einem septischen Schock ist kein bestimmtes Anästhetikum als besonders vorteilhaft zu bezeichnen. Bei Versuchstieren mit hämorrhagischem Schock konnte jedoch gezeigt werden, daß bei Gabe von Ketamin weniger Schädigungen an den Bauchorganen auftraten und daß die Überlebenschance höher war, als bei solchen Tieren, die mit Inhalationsanästhetika narkotisiert wurden [53]. Dagegen wurde in einem anderen Tierversuch gezeigt, daß die ketaminbedingte periphere Vasokonstriktion die Gewebsdurchblutung gefährdet, was sich darin äußerte, daß sich eine metabolische Azidose entwickelte [54]. Trotz dieser widersprüchlichen Untersuchungen legen klinische Erfahrungen nahe, daß Ketamin zur Narkoseeinleitung bei Notfallpatienten mit einer Hypovolämie aufgrund einer Bakteriämie gut geeignet sind.

27.17 Infektiöse Endokarditis

Die infektiöse Endokarditis ist eine mikrobiell bedingte Infektion, die zu einer Besiedelung von Herzklappen oder Endokard führt. In fast 50% der Fälle sind Streptokokken hierfür verantwortlich zu machen. Selten sind gramnegative Bakterien und Pilze die Ursache. Trotz verbesserter antibiotischer Therapie sind Morbidität und Mortalität bei diesem Krankheitsbild noch hoch.

27.17.1 Prädisponierende Faktoren

Einer bakteriellen Endokarditis muß eine Bakteriämie vorausgegangen sein. Zahnbehandlungen mit Verletzungen des Zahnfleisches sowie Operationen oder instrumentelle Manipulationen im Bereich von oberen Luftwegen, Gallenblase, unterem Gastrointestinaltrakt oder Urogenitaltrakt sind z.B. operative Eingriffe, bei denen eine vorübergehende Bakteriämie zu erwarten ist. Auch eine parenterale Medikamentengabe, wie z.B. im Rahmen eines intravenösen Drogenmißbrauchs oder langliegender Venenverweilkatheter, wie dies bei der parenteralen Ernährung der Fall ist, kann zu Bakteriämien führen. Das größte Risiko, im Rahmen einer Bakteriämie an einer infektiösen Endokarditis zu erkranken, haben Patienten mit einer künstlichen Herzklappe. Auch Patienten mit erworbenen oder angeborenen Herzfehlern, die zu Turbulenzen des Blutflusses führen, sind gefährdet. Z. B. kommt es bei Mitral- oder Aortenklappeninsuffizienz, bikuspidaler Aortenklappe und einem Ventrikelseptumdefekt (z.B. im Rahmen einer Fallot-Tetralogie) zu einer turbulenten Blutströmung, und daher besteht hierbei eine erhöhte Gefahr einer infektiösen Endokarditis. Für Patienten mit Aorten- oder Pulmonalklappenstenosen ist die Gefahr geringer. Patienten mit einer Mitralklappenstenose oder einem Vorhofseptumdefekt erkranken nur selten an einer infektiösen Endokarditis.

27.17.2 Antibiotikaprophylaxe

Vor operativen Eingriffen mit der Gefahr einer Bakteriämie ist bei gefährdeten Patienten eine prophylaktische Antibiotikagabe zu empfehlen (Tab. 27.8).

Tab. 27.8: Eingriffe, für die bei prädisponierten Patienten eine Antibiotikaprophylaxe empfohlen wird

Zahnärztliche Eingriffe, bei denen es zu Zahnfleischbluten kommt

Operationen oder Manipulationen am Respirationstrakt, bei denen es zu einer Verletzung der Schleimhaut kommt
Tonsillektomie und Adenotomie
nasotracheale Intubation
Bronchoskopie

Instrumentelle Eingriffe im Gastrointestinal- oder Urogenitaltrakt

Kardiochirurgie

nicht-kardiochirurgische Operationen bei Patienten mit Gefäßprothesen oder künstlichen Herzklappen

Operationen in infiziertem Gewebe

Auch wenn kein Herzfehler bekannt ist, muß bei einem diastolischen Herzgeräusch mit einer organischen Herzerkrankung gerechnet werden, und es ist eine perioperative prophylaktische Antibiotikagabe durchzuführen. Patienten, die wegen eines früheren rheumatischen Fiebers unter ständiger antibiotischer Therapie stehen, sollten zusätzlich Antibiotika erhalten. Die Antibiotikadosierungen, die zur Prophylaxe eines rheumatischen Fiebers eingesetzt werden, sind vermutlich nicht ausreichend, um eine infektiöse Endokarditis zu verhindern.

Zur Prophylaxe einer bakteriellen Endokarditis werden normalerweise bakterizide Antibiotika eingesetzt. Um einen ausreichenden Schutz bieten zu können, muß mit der prophylaktischen Antibiotikatherapie schon vor dem Eingriff begonnen werden, denn das Medikament muß bereits im Blut und auch im Gewebe vorhanden sein. Die Antibiotikatherapie muß für 48 bis 72 Stunden nach dem Eingriff fortgeführt werden. Eine derart spezifische Antibiotikatherapie sollte dasjenige Bakterienspektrum erfassen, mit dessen Einschwemmung in die Blutbahn während des geplanten Eingriffes am ehesten zu rechnen ist (Tab. 27.9).

Alpha-hämolysierende Streptokokken

Bei Zahnbehandlungen und operativen Eingriffen im oberen Respirationstrakt ist am ehesten mit dem Eintritt von alpha-hämolysierenden Streptokokken in die Blutbahn zu rechnen. Penicillin ist gegenüber diesen Keimen hochwirksam (Tab. 27.9). Liegt eine Penicillinallergie vor, wird Vancomycin oder Erythromycin verabreicht. Eine Kombination von Penicillin und Streptomycin wird für Patienten mit künstlichen Herzklappen empfohlen, da sie hochgefährdet sind.

Enterokokken

Bakteriämien mit Enterokokken treten vor allem nach instrumentellen Manipulationen oder operativen Eingriffen an Gallenblase, unterem Gastrointestinaltrakt oder Urogenitaltrakt auf. Auch Bakteriämien durch gramnegative Keime können bei diesen Eingriffen auftreten, jedoch wird durch sie relativ selten eine Endokarditis verursacht. Daher ist es ausreichend, eine Prophylaxe gegenüber Enterokokken durchzuführen (Tab. 27.9).

Staphylokokken

Nach Operationen im kardiopulmonalen Bypass können Bakteriämien auftreten, die zumeist durch Staphylokokken bedingt sind. Wirksame Medikamente sind hierbei penicillinaseresistente Penicilline und Cephalosporine (Tab. 27.9).

27.17.3 Klinische Symptome

Eine bakterielle Endokarditis muß bei Patienten mit Herzgeräuschen, Anämie und Fieber in Erwägung gezogen werden, vor allem dann, wenn eine vorbestehende Herzerkrankung bekannt war und/oder ein operativer Eingriff durchgeführt wurde. Systemische Embolisationen, die unter Umständen

Tab. 27.9: Endokarditisprophylaxe

Eingriff	Erreger	Antibiotika Standardmedikation	Antibiotika* bei Penicillinallergie	künstliche Herzklappe
zahnärztliche Eingriffe Tonsillektomie Adenektomie nasotracheale Intubation Bronchoskopie	alpha-hämolysierende Streptokokken	Penicillin	Vancomycin oder Erythromycin	Penicillin und Streptomycin
Cholezystektomie	Enterokokken	Penicillin oder Ampicillin und Gentamycin oder Streptomycin	Vancomycin	Standardmedikation
Herzchirurgie	Staphylokokken	penicillinase-resistente Penicilline oder Cephalosporine	Standardmedikation	Standardmedikation

*i.v. – oder i.m. – Gabe 30–60 Minuten vor Operationsbeginn

auch zu zerebralvaskulären Verschlüssen und einer Hämaturie führen, können durch eine Streuung abgesprengter bakterieller Vegetationen von den Herzklappen bedingt sein. Eine Herzinsuffizienz ist die häufigste kardiale Komplikation. Eine akute Aorten- oder Mitralklappeninsuffizienz kann durch eine Schädigung oder Perforation der Herzklappensegel bedingt sein. Auch bei einem Papillarsehnenabriß kann es zu einer Mitralklappeninsuffizienz kommen. Reizleitungsstörungen können auf eine Ausbreitung der Infektion auf das Ventrikelseptum hinweisen. Herzrhythmusstörungen, wie z.B. ventrikuläre Extrasystolen, können durch eine Myokarditis bedingt sein.

Kommt es aufgrund einer infektiösen Endokarditis zu einer nicht beherrschbaren Herzinsuffizienz, dann muß ein operativer Herzklappenersatz durchgeführt werden. Am besten ist es, diesen Eingriff so lange hinauszuzögern, bis die Therapie mit hohen Dosen entsprechender Antibiotika wirkt, um so die Wahrscheinlichkeit einer Infektion der neuen Herzklappe zu verringern.

27.18 Infektionen des Zentralen Nervensystems

Infektionen des zentralen Nervensystems stellen lebensbedrohliche Notfälle dar, die eine sofortige sowie richtige Diagnosestellung und Behandlung erfordern. Zerebrale Computertomographie und Kernspintomographie sind sinnvoll, um mögliche raumfordernde und infektionsbedingte Läsionen des zentralen Nervensystems beurteilen zu können. Zur Differentialdiagnose von Infektionen des zentralen Nervensystems ist es wichtig, den Liquor zu untersuchen. Bevor eine diagnostische Lumbalpunktion durchgeführt wird, sind unter Umständen bildgebende Verfahren zum Ausschluß einer anders bedingten intrakraniellen Schädigung notwendig. Neue Antibiotika, besonders Cephalosporine der 3. Generation, haben die Behandlung von Infektionen des zentralen Nervensystems verbessert.

27.18.1 Meningitis

Eine Meningitis äußert sich in Fieber, Kopfschmerzen, Erbrechen, Nackensteife und Bewußtseinstrübung. Bei über 20% der Patienten mit bakterieller Meningitis treten Hirnnervenstörungen auf, die besonders den III., IV., VI. und VII. Hirnnerven betreffen. Es können Krampfanfälle auftreten, und gelegentlich liegt ein Gehirnödem mit dadurch bedingtem erhöhtem intrakraniellen Druck (ICP) vor. Außerdem können im Rahmen einer Meningitis eine Bakteriämie und Hypotension auftreten, die zu Gerinnungsstörungen führen können, welche von einer Thrombozytopenie bis zu einer disseminierten intravaskulären Gerinnung reichen können.

Typische Liquorbefunde bei einer bakteriellen Meningitis sind unter anderem eine zahlenmäßige Zunahme der neutrophilen Lymphozyten, eine Glukosekonzentration von weniger als 50% der Blutzuckerkonzentration und eine erhöhte Proteinkonzentration. Für die endgültige Diagnose muß der verursachende Erreger aus dem Liquor isoliert werden. Die Meningokokken-Meningitis ist die einzige Form der bakteriellen Meningitiden, die epidemisch auftritt. Wiederholte bakterielle Meningitiden sind oft Folge anatomischer (traumatischer oder chirurgischer) Defekte, die den Eintritt von Bakterien in den Liquor ermöglichen.

Bei einer Meningitis treten intravenös in hohen Dosen verabreichte Antibiotika leichter in den Liquor über. Eine zusätzliche intrathekale Gabe von Aminoglykosiden ist dann sinnvoll, wenn die Meningitis durch gramnegative Keime ausgelöst wird. Falls zusätzlich ein Hirnödem auftritt, sind die üblichen Maßnahmen (Diuretika, Kortikosteroide) zur Senkung des ICP indiziert. Zu Beginn ist eine Flüssigkeitsrestriktion angezeigt, um die Entstehung eines Hirnödems zu verringern. Zur Behandlung akuter zerebraler Krampfanfälle wird oft Diazepam, zur Langzeittherapie jedoch oft Phenytoin eingesetzt.

27.18.2 Hirnabszeß

Ein Hirnabszeß kann durch die Ausbreitung eines angrenzenden Infektionsherdes (vereiterte Nasennebenhöhlen), durch die retrograde venöse Ausbreitung einer Infektion (chronische Otitis media) oder durch eine hämatogene Streuung (bei Lungenabszeß oder intrakardialem Rechts-Links-Shunt) entstehen und liegt typischerweise im Versorgungsgebiet der Arteria cerebri media. Bei einem Hirnabszeß finden sich oft Zeichen wie bei einem sich ausbreitenden intrakraniellen Tumor mit Bewußtseinseintrübung, Kopfschmerzen, fokalen neurologischen Symptomen und zerebralen Krampfanfällen. Ein erhöhter ICP äußert sich durch Somnolenz, Erbrechen und Hirnnervenlähmungen. Wegen der Gefahr einer Einklemmung von Hirnanteilen sollte bei Vorliegen eines Hirnabszesses keine Lumbalpunktion durchgeführt werden. Die Computertomographie ist ein hochsensitives Verfahren, mit der Abszesse, die größer als 1 cm im Durchmesser sind, gut festgestellt bzw. eine therapiebedingte Verkleinerung nachgewiesen werden kann. Die Kernspintomographie hat bei Weichteilläsionen eine höhere Sensitivität als die zerebrale Computertomographie und macht außerdem eine Gabe von Kontrastmitteln nicht notwendig.

Die Behandlung eines Hirnabszesses verlangt eine sofortige Antibiotikatherapie und oft eine operative Absaugung oder Exzision des Abszesses. Eine notfallmäßige operative Sanierung ist immer angezeigt, wenn aufgrund des erhöhten intrakraniellen

Drucks Hirnstrukturen einzuklemmen drohen. Ein Hirnödem wird perioperativ mit Diuretika und Kortikosteroiden behandelt. Krampfanfälle sind häufige Folgen eines Hirnabszesses.

27.18.3 Periduraler Abszeß

Ein Abszeß im lumbalen Periduralraum äußert sich durch Rückenschmerzen, Muskelschwäche und Lähmungen. Über dem betroffenen Gebiet können ein Klopfschmerz und paraspinale Muskelspasmen auftreten. Außerdem kann ein Meningismus bestehen. Fieber tritt regelmäßig auf. Ein Periduralabszeß ist meist Folge einer hämatogenen Streuung, ausgehend von einer Wirbelkörperosteomyelitis oder einem angrenzenden Infektionsherd. Bei etwa 30% der betroffenen Patienten findet sich in der Vorgeschichte eine Rückenverletzung. Wenn ein Periduralabszeß im Lumbalbereich besteht, kann durch das Einführen einer Spinalkanüle eine bakterielle Meningitis verursacht werden. Mit der Computertomographie kann die Lage eines periduralen Abszesses gut dargestellt werden. Falls ein periduraler Abszeß diagnostiziert wurde, sollte sofort eine Laminektomie durchgeführt werden, denn innerhalb von 24 Stunden können irreversible neurologische Schädigungen auftreten.

27.19 Bakterielle Infektionen der oberen Luftwege

Bakterielle Infektionen der oberen Luftwege treten oft nach Prozessen auf, die die normalen Widerstandskräfte schwächen. Z.B. kann es durch eine verringerte Aktivität der Flimmerhärchen und einen abgeschwächten Hustenreflex zu einer Verschlechterung der Sekretclearance aus der Lunge kommen. Oft sind virale Infektionen der Atemwege Ursache für geschwächte Abwehrmechanismen im Bereich der Luftwege. Die akute Epiglottitis ist im Bereich der oberen Atemwege die am schnellsten und ehesten letal verlaufende Infektion (siehe Kapitel 32).

27.19.1 Sinusitis

Typisch für die akute Sinusitis sind Nasenausfluß, Fieber, Leukozytose und Schmerzen im Gesicht, besonders wenn sich der Patient nach vorne lehnt. Ein viral, allergisch oder vasomotorisch bedingter Schnupfen geht häufig einer Sinusitis voraus. Bei traumatisierten Patienten können Eingriffe im Nasopharynx (nasotracheale Intubation, nasal eingeführte Magensonde, Nasentamponade) eine Sinusitis begünstigen [55]. Falls bei einem Patienten, der nasal intubiert ist, Fieber auftritt und kein ersichtlicher Fokus bekannt ist, sollte eine Sinusitis in Erwägung gezogen werden [56]. Ebenso können Nasenpolypen oder eine Septumdeviation eine Sinusitis begünstigen, falls dadurch der Abfluß aus den Nasennebenhöhlen behindert wird. Während Erwachsene meist an einer Sinusitis maxillaris oder frontalis erkranken, tritt im Kindesalter zumeist eine Sinusitis ethmoidalis auf. Schmerzen und Empfindlichkeit über den Wangen deuten auf eine Sinusitis maxillaris hin. Dieser Schmerz wird oft den Zähnen zugeschrieben. Hingegen führt eine Sinusitis frontalis zu Schmerzen und Druckempfindlichkeit über der Stirn. Patienten mit einer Sinusitis ethmoidalis berichten typischerweise von Schmerzen hinter der Augenhöhle.

Eine akute Sinusitis spricht gut auf abschwellende Nasentropfen und Analgetika an. Obwohl die meisten Patienten keine Antibiotika benötigen, wird bei Patienten, die nicht auf abschwellende Nasentropfen ansprechen, oft die Gabe von Ampicillin oder Amoxicillin empfohlen. Falls eine Sinusitis entweder über eine venöse Ausbreitung oder aufgrund einer Knochendurchwanderung zu einer intrakraniellen Infektion führt, sind eine Behandlung mit hohen Antibiotikadosen und eine operative Drainage notwendig. Falls bei einem Patienten mit akuter Sinusitis zur Narkose Lachgas angewendet wird, muß beachtet werden, daß Lachgas schneller in alle lufthaltigen Räume der Nasennebenhöhle dringt, als Stickstoff resorbiert wird. Dadurch könnte ein erhöhter Druck in den Nasennebenhöhlen entstehen. Diese theoretischen Bedenken werden aber durch klinische Erfahrungen nicht bestätigt.

27.19.2 Akute Otitis media

Eine Otitis media entsteht, falls es zu einer Bakterienverschleppung aus dem Nasopharynx in das normalerweise sterile Mittelohr kommt. Eine Obstruktion in oder ein veränderter Ausfluß aus der Eustachischen Röhre, die durch eine virale oder allergische Nasopharyngitis hervorgerufen wird, kann zu der Entzündung führen. Klassische Zeichen sind Schmerzen, Fieber und Hörverlust. Die Diagnose wird anhand des vorgewölbten Trommelfells und der verstrichenen knöchernen Strukturen gestellt. Die Behandlung erfolgt durch abschwellende Nasentropfen, Analgetika und ein Antibiotikum, meist Amoxicillin. Obwohl Antibiotika im allgemeinen über 10 Tage verabreicht werden, scheint eine fünftägige Behandlung ebenso wirksam zu sein. Die Heilung wird durch eine Parazentese nicht beschleunigt. Diese ist jedoch bei Patienten mit hartnäckigen Schmerzen indiziert, oder falls die medikamentöse Therapie nicht anschlägt. Bei Kindern mit rezidivierenden Mittelohrentzündungen kann es sinnvoll sein, Paukenröhrchen einzulegen. Früher war eine akute Mastoiditis eine häufige Folge der Otitis media. Durch den routinemäßigen Antibiotikaeinsatz ist sie heute selten geworden. Bei einer chronischen Otitis media kommt es typischerweise zu einem Hörverlust und zu einer Trommelfellperforation. Randständige oder periphere Trommelfellperforationen können dagegen durch ein invasives Cholesteatom bedingt sein.

Zur Differentialdiagnose der akuten Otitis media gehört die seröse Otitis media. Eine seröse Otitis media unterscheidet sich von der eitrigen Form dadurch, daß Fieber und Schmerzen fehlen. Im Gegensatz zur eitrigen Otitis media ist – trotz vorhandener Flüssigkeit im Mittelohr – das Trommelfell eingezogen und die knöchernen Strukturen bleiben erkennbar.

Wenn bei Vorliegen einer Entzündung oder eines Ödems der Eustachischen Röhre Lachgas verwendet wird, sollte der unterschiedliche Blut/Gas-Verteilungskoeffizient von Lachgas und Luft bedacht werden. Das Mittelohr stellt eine luftgefüllte Höhle dar, die bei einem Druck von über 20 cm H_2O durch die Eustachische Röhre entlüftet wird. Lachgas diffundiert schneller in das Mittelohr, als Stickstoff austreten kann. Falls kein Druckausgleich über die entzündete Eustachische Röhre möglich ist, kann der Druck im Mittelohr ansteigen. Eine Ruptur des Trommelfells nach Narkosen mit Lachgaszusatz wurde diesem Mechanismus zugeschrieben [57]. Umgekehrt kann sich nach Beendigung der Lachgaszufuhr ein negativer Mittelohrdruck entwickeln, was zu einer serösen Otitis führen kann.

27.19.3 Pharyngitis

In der Regel wird eine Pharyngitis durch Viren ausgelöst. Die Behandlung ist dann symptomatisch. Streptokokken der Gruppe A sind nur für etwa 5% der Fälle von Pharyngitis, aber für fast 40% der Fälle von Tonsillitis verantwortlich [58]. Um zwischen einer virus- oder einer streptokokkenbedingten Pharyngitis zu unterscheiden, muß ein Rachenabstrich entnommen werden. Klinisch ist diese Differenzierung nicht möglich. Eine Antibiotikagabe, meist Penicillin V oder Erythromycin, ist zur Behandlung der Infektion sowie zur Verhinderung eines rheumatischen Fiebers und lokaler eitriger Komplikationen wichtig. Da ein rheumatisches Fieber auch dann noch verhindert werden kann, wenn die Therapie erst 9 Tage nach Auftreten der Symptome begonnen wird, braucht die Behandlung nicht eingeleitet zu werden, bevor nicht die Ergebnisse des Rachenabstrichs vorliegen. Früher wurde bei Kindern routinemäßig eine Tonsillektomie durchgeführt, um rezidivierende Pharyngitiden zu verhindern. Heute ist diese Praxis weitgehend verlassen.

27.19.4 Peritonsillarabszeß

Als Komplikation einer Streptokokkentonsillitis kann ein Peritonsillarabszeß auftreten. Dem Patienten läuft Speichel aus dem Mund, weil das Schlucken von Speichel sehr schmerzhaft ist. Schmerzen und ein Ödem führen zu der charakteristischen kloßigen Sprache. Die betroffene Tonsille ist sichtlich zur Mittellinie verlagert und der weiche Gaumen kann geschwollen sein. Bei manchen Patienten kann eine Kieferklemme vorliegen. Die übliche Behandlung erfolgt durch parenterale Gabe von Penicillin und operative Drainage. Die in jüngerer Zeit öfters durchgeführte orale Antibiotikumgabe und zusätzliche Nadelaspiration ergibt akzeptable Ergebnisse. Eine Krankenhausaufnahme und Operation werden dadurch oft überflüssig [59].

27.19.5 Retropharyngeale Infektionen

Retropharyngeale Infektionen treten fast ausschließlich im Kindesalter auf, denn die Lymphknoten dieser Region atrophieren im Erwachsenenalter. Es treten Fieber, Schluckbeschwerden, in- und exspiratorischer Stridor und ein Anschwellen der Pharynxhinterwand auf. Ein seitliches Röntgenbild des Halses kann eine Schwellung der Weichteile und eine Verlagerung des Larynx nach ventral aufzeigen. Penicillin ist das Antibiotikum der ersten Wahl. Um eine Atemwegsverlegung oder eine Ausbreitung der Infektion auf das Mediastinum zu verhindern, ist eine operative Drainage notwendig.

Eine pharyngeale Infektion zeichnet sich durch eine schwere Kieferklemme, eine äußerlich sichtbare Entzündung hinter dem Kieferwinkel und eine Verlagerung der Tonsille nach medial aus. Die Behandlung besteht in der intravenösen Gabe von Penicillin und in einer Drainage hinter dem Kieferwinkel.

27.19.6 Angina Ludovici

Die Angina Ludovici ist eine Zellgewebsentzündung der submandibulären, sublingualen und submentalen Region. Sie wird meist durch Streptokokken verursacht und ist von Fieber und Ödemen begleitet, die sich rasch im vorderen Halsbereich und im Mundbodenbereich ausbreiten. Durch eine entzündungsbedingte Anhebung der Zunge ist der Schluckakt behindert, und es kann zu einer lateralen Verlegung der oberen Atemwege kommen. Eine endotracheale Intubation kann unmöglich werden, so daß eine Tracheostomie zur Freihaltung der oberen Luftwege notwendig sein kann. Es sind Breitband-Antibiotika indiziert, und eine operative Dekompression kann erforderlich sein.

27.19.7 Akute Epiglottitis

Die akute Epiglottitis wird in Kapitel 32 beschrieben.

27.20 Infektionen des Lungenparenchyms

Infektionen des Lungenparenchyms entwickeln sich typischerweise dann, wenn es zu einer Verringerung der Widerstandskräfte gekommen ist. Zu einer Abwehrschwächung kommt es beispielsweise nach viralen Infektionen, denn hierdurch werden die physikalischen und chemischen Barrieren des normalerweise schützenden Schleimsekrets der Atemwege verändert. Das während der Wintermonate gehäufte Auftreten viraler Erkrankungen ist charakteristischerweise mit einem vermehrten Auftreten bakterieller Pneumonien verbunden. Patienten mit chronisch obstruktiven Lungenkrankheiten sind auf Grund der erniedrigten muköziliaren Transportrate und eines unzulänglichen Hustenreflexes besonders anfällig für bakterielle Infektionen der Lungen. Ebenso kann es bei Rauchern aufgrund des verminderten ziliaren Transports zu einer erhöhten Inzidenz an pulmonalen Infektionen kommen.

27.20.1 Bakterielle Pneumonie

Bei Erwachsenen sind Pneumokokken nach wie vor die Haupterreger einer bakteriellen Pneumonie. Häufige Erreger sind auch Streptokokken. Zu einer Pneumokokkenpneumonie kommt es in der Regel durch Eintritt von oropharyngealem Sekret in die Luftwege, das diese Bakterien enthält. Seltene Ursache ist eine Übertragung durch Tröpfcheninfektion. Häufig kommt es während des normalen Schlafs zum Eintritt von oropharyngealem Sekret in die Luftwege. Trotzdem ist eine bakterielle Pneumonie bei gesunden Patienten ungewöhnlich, da die Widerstandsmechanismen meist ausreichend sind. Dagegen kann z.B. bei Alkoholismus, Drogenmißbrauch oder neurologischen Erkrankungen das Vigilanzniveau vermindert sein, wodurch es leichter zum Eintritt bakterienhaltigen Sekrets und zur Pneumonie kommt. Eine bakterielle Pneumonie durch gramnegative Keime tritt meistens bei chronisch kranken und geschwächten Patienten auf, die ans Bett gebunden sind.

Diagnostik und Behandlung

Eine bakterielle Pneumonie ist durch initialen Schüttelfrost, durch anschließenden plötzlichen Fieberanstieg und durch eine übermäßige Sputumproduktion gekennzeichnet. Eine segmentale Ausbreitung des Infektionsprozesses führt zur Bronchopneumonie. Ist mehr als ein Segment eines Lungenlappens oder sind mehrere Lungenlappen befallen, wird von einer Lobärpneumonie gesprochen. Bei der lobären Hepatisation können die klassischen Organ- und Röntgenbefunde fehlen. Aufgrund einer Dehydratation können die normalerweise auf der Röntgenthoraxaufnahme erkennbaren Veränderungen maskiert sein. Bei einer bakteriellen Pneumonie ist eine polymorphkernige Leukozytose typisch, eine arterielle Hypoxämie kann in schweren Fällen auftreten. Die arterielle Hypoxämie wird dadurch verursacht, daß es durch die mit entzündlichem Exsudat ausgefüllten Alveolen zu einem erhöhten intrapulmonalen Shuntvolumen kommt. Zur richtigen Diagnosestellung und entsprechenden Antibiotikaauswahl sind mikroskopische Sputumuntersuchungen, Kulturanlagen und Resistenzprüfungen notwendig. Neben einer Antibiotikatherapie muß eine verbesserte Sekretclearance angestrebt werden. Dies kann dadurch erreicht werden, daß Flüssigkeit zugeführt wird und die Atemluft und damit die Atemwege angefeuchtet werden.

Bakterielle versus virale Ursache

Wichtig ist es, zwischen bakterieller und nicht-bakterieller Pneumonie zu unterscheiden. Eine nichtbakterielle Pneumonie, z.B. eine Mykoplasmenpneumonie, tritt meist bei vorher gesunden und meist jungen Patienten auf. Im Gegensatz zur bakteriellen Pneumonie liegen bei einer nicht-bakteriellen Lungenerkrankung ein unproduktiver Husten und keine Leukozytose vor. Ist auf der Röntgenthoraxaufnahme ein interstitielles Infiltrat zu erkennen, so weist dies ebenfalls auf eine nichtbakterielle Ätiologie hin.

Akute Bronchitis versus Pneumonie

Eine akute Bronchitis wird von einer bakteriellen Pneumonie nur pathologisch-anatomisch unterschieden, nicht jedoch ätiologisch, da beide Krankheiten durch dieselben Keime verursacht werden können. Patienten mit einer bakteriellen Pneumonie entwickeln meist hohe Temperaturen, eine Bakteriämie und eine arterielle Hypoxämie. Bei Patienten mit einer Pneumonie lassen sich auf der Röntgenthoraxaufnahme typischerweise Infiltrate erkennen. Veränderungen im Rahmen von chronischen Lungenerkrankungen oder einer Bronchitits können eine pulmonale Infiltration vortäuschen.

27.20.2 Legionärskrankheit

Die Legionärskrankheit ist eine Pneumonieform, die durch den fadenförmigen gramnegativen Erreger Legionella pneumophilia verursacht wird. Prodromi dieser Erkrankung sind Myalgien, Unwohlsein und Kopfweh. Innerhalb von 24 Stunden kommt es dann plötzlich zu Fieberanstieg, Tachypnoe, unproduktivem Husten, Oligurie und oft zu einer Bewußtseinstrübung. Die klinischen und röntgenologischen Merkmale sind unspezifisch. Milde Formen dieser Erkrankung können einer Mykoplasmenpneumonie ähneln. Zur Behandlung ist Erythromycin das Antibiotikum der Wahl.

27.20.3 Bronchiektasen

Bronchiektasen werden in Kapitel 13 diskutiert.

27.20.4 Lungenabszeß

Lungenabszesse entwickeln sich sehr häufig nach einer bakteriellen Pneumonie. Bei den betroffenen Patienten besteht oft ein Alkoholabusus und eine schlechte Zahnpflege. Auch septische Lungenembolien, wie sie vor allem bei Drogenabhängigen auftreten, die intravenös Drogen injizieren, können zu Lungenabszessen führen. Zum Nachweis eines Lungenabszesses ist eine Röntgenthoraxaufnahme notwendig. Bei Durchbruch des Abszesses in den Brochialbaum wird auf der Thoraxröntgenaufnahme ein Flüssigkeitsspiegel erkennbar. Fauligstinkendes Sputum ist ebenfalls ein charakteristisches Zeichen, falls der Abszeß über den Bronchialbaum drainiert wird. Beim Lungenabszeß ist die Antibiotikagabe die Behandlungsmethode der Wahl. Ein operatives Vorgehen ist nur dann indiziert, falls Komplikationen, wie z.B. ein Pleuraempyem, auftreten. Um die Diagnose eines Pleuraempyems zu sichern, ist eine Pleurapunktion notwendig. Ein Empyem wird mit einer Thoraxdrainage und einer Antibiotikatherapie behandelt. Zur Behandlung eines chronischen Empyems ist eine operative Sanierung notwendig.

27.21 Intraabdominelle Infektionen

Beispiele für eventuell perioperativ auftretende intraabdominelle Infektionen sind eine Peritonitis und ein subphrenischer Abszeß. Beide Prozesse können mit Lungeninfektionen verwechselt werden.

27.21.1 Peritonitis

Bei der Peritonitis liegt ein lokal- bis diffus-entzündlicher Prozeß vor, der das Peritoneum mitbetrifft. Eine diffuse Entzündung des Peritoneums ist Folge einer Zerstörung der Integrität der Magen-Darmschleimhaut, wie sie im Rahmen einer Appendizitis, Divertikulitis oder nach einer Bauchverletzung auftreten kann. Für die Auslösung einer solchen Peritonitis sind zumeist mehrere Bakterienstämme mitverantwortlich. Auch eine akute Pankreatitis kann eine bakterielle Peritonitis vortäuschen. Ebenso können Schmerzen im Rahmen eines peptischen Ulkus, einer Gallenblasenentzündung, eines Mesenterialarterienverschlusses, einer akuten Porphyrie oder einer diabetischen Azidose eine Peritonitis vortäuschen. Gelegentlich können Patienten mit einem systemischen Lupus erythematodes eine bakterielle Peritonitis entwickeln.

Auch bei Patienten mit einer alkoholbedingten Leberzirrhose sind Peritonitiden beobachtet worden. In diesen Fällen war zumeist Escherichia coli ursächlich verantwortlich. Aus diesem Grund sollte bei jedem Patienten, der eine Leberzirrhose hat und Bauchschmerzen oder unerklärliches Fieber entwickelt, eine entsprechende Untersuchung der Aszitesflüssigkeit durchgeführt werden. Sollte Escherichia coli der verursachende Erreger sein, ist Gentamicin das Medikament der Wahl, um die Peritonitis zu behandeln.

27.21.2 Subphrenischer Abszeß

An einen subphrenischen Abszeß sollte bei Patienten gedacht werden, die sich einer abdominellen Operation unterzogen haben und anschließend unerklärliches Fieber entwickeln. Da es in Verbindung mit einem subphrenischen Abszeß häufig zu einem Pleuraerguß kommt, kann dies fälschlicherweise als eine bakterielle Pneumonie interpretiert werden. Ein großer Abstand zwischen dem Oberrand der Magenblase und dem Zwerchfell auf dem Röntgenthoraxbild deutet auf einen subphrenischen Abszeß hin. Fast immer besteht eine Leukozytose. Die Behandlung eines subphrenischen Abszesses erfolgt durch operative Drainage und gleichzeitige Gabe von Antibiotika. Die Antibiotika müssen nach der Abszeßpunktion und entsprechender Untersuchung des gewonnenen Materials auf Erreger und Resistenz gegebenenfalls gewechselt werden.

27.22 Infektionen des harnableitenden Systems

Harnwegsinfektionen sind die häufigsten bakteriellen Infektionen des Menschen. Bis zum 50. Lebensjahr sind vor allem Frauen davon betroffen. Die Symptome reichen von einer asymptomatischen Bakteriurie bis zur akuten Pyelonephritis. Die meisten Patienten klagen über Dysurie und Polyurie. Bei der Urinuntersuchung zeigen sich Hämaturie und Proteinurie. In der Regel sind gramnegative Bakterien wie z.B. Escherichia coli die verursachenden Keime. Ampicillin ist normalerweise wirksam bei einer sonst unkomplizierten Harnwegsinfektion.

Die akute bakterielle Prostatitis ist eine fieberhafte Erkrankung, bei der Schüttelfrost, Schmerzen im Becken, Dysurie und Polyurie auftreten. Der verursachende Keim ist zumeist Escherichia coli. Eine chronische bakterielle Prostatitis kann eine operative Entfernung der Prostata erforderlich machen.

27.23 Unklares Fieber

Unklares Fieber ist durch rezidivierende Temperaturanstiege auf mindestens 38 °C innerhalb von mindestens 3 Wochen gekennzeichnet. Bei der Mehrzahl der Patienten läßt sich unklares Fieber letztlich auf eine Infektion, Neoplasie oder Bindegewebskrankheit zurückführen. Die beiden systemischen Infektionen, an die hierbei vor allem gedacht werden sollte, sind die Tuberkulose und eine infektiöse Endokarditis. Lokale Infektionen, an die zu denken ist, sind Leberabszeß, subphrenischer Abszeß und Harnwegsinfektionen. Virale Infektionen erzeugen normalerweise kein Fieber, das länger als 3 Wochen andauert. Einzige wichtige Ausnahme ist eine Infektion durch Zytomegalieviren. Ultraschall und Computertomographie sind hilfreich, um verborgene Infektionsherde zu entdecken und sie verringern die zur Diagnosesicherung notwendige Zahl der Biopsien.

27.24 Mukokutanes Lymphknotensyndrom (Kawasaki-Syndrom)

Das mukokutane Lymphknotensyndrom ist eine akute fieberhafte Erkrankung, die vor allem bei Kindern im 1. Lebensjahr auftritt [60]. Die Ätiologie dieser Krankheit ist nicht bekannt, obwohl virale und bakterielle Ursachen vermutet wurden. Die Inzidenz dieser Erkrankung ist bei Kindern asiatisch/amerikanischer Abstammung erhöht und betrifft häufiger Jungen als Mädchen. Das Kawaski-Syndrom äußert sich im allgemeinen in einer ausgeprägten nekrotisierenden Vaskulitis mit Aneurysmen im Bereich der Koronararterien und der peripheren Arterien. Bei 15 bis 25% der Kinder, die an dieser Erkrankung leiden, entwickeln sich Aneurysmen an den Koronararterien, die zum plötzlichen Tod durch Herzrhythmusstörungen oder Herzinfarkt führen können. Es bestehen Fieber, Konjunktivitis, Pharyngitis, erythematöse Zunge, Ausschlag am Körperstamm und eine zervikale Lymphadenopathie. Bei der Narkoseführung sollte an die Möglichkeit einer intraoperativen Myokardischämie gedacht werden [60]. Wenn durch die Entzündung peripherer Arterien die Durchblutung von Fingern bedroht ist, sollten periphere Nervenblockaden in Betracht gezogen werden, um den Sympathikotonus zu durchbrechen [61].

27.25 Infektionen bei immunsupprimierten Patienten

Die wichtigste Ursache für Morbidität und Mortalität bei immunsupprimierten Patienten sind Infektionen, nicht die eigentliche Grundkrankheit. Auch therapeutische Maßnahmen wie Antibiotika, Strahlentherapie, Kortikosteroide und Krebschemotherapie können die Widerstandsfähigkeit des Patienten gegen Infektionen negativ beeinflussen (siehe Kapitel 28). Bei einer Antibiotikatherapie besteht besonders die Gefahr, daß es zu einer Selektion antibiotikaresistenter Keime kommt. Eine Strahlen-, Kortikosteroid- und Krebschemotherapie schwächen die Immunmechanismen der Patienten durch eine Beeinträchtigung von Funktion oder Zahl der neutrophilen Granulozyten. Wie hoch die Zahl der zirkulierenden neutrophilen Granulozyten sein muß, damit eine Infektion verhindert werden kann, ist nicht bekannt, aber ein Abfall auf weniger als 1.000 mm^3 erhöht das Risiko einer Sepsis. Eine Neutropenie ist einer der wichtigsten Gründe für eine bakterielle Infektion sowohl im Rahmen einer Karzinomerkrankung als auch nach Organtransplantationen. Weitere Ursachen, die eine Infektion bei immunsupprimierten Patienten begünstigen, sind Mangelernährung, Diabetes mellitus, Urämie, Splenektomie und Läsionen im Schleimhautbereich. Eine Strahlentherapie kann Haut und Schleimhäute schädigen, wodurch der Eintritt von Mikroorganismen begünstigt wird. Eine indirekte Wirkung der immunsuppressiven Therapie stellt – insbesondere bei Organtransplantatempfängern – die Aktivierung einer latenten CMV oder EBV Infektion dar.

Häufig findet sich bei immuneingeschränkten Patienten Fieber ohne weitere Lokalbefunde. Deshalb muß bei der Plazierung intravasaler Katheter oder der Durchführung einer Regionalanästhesie besondere Vorsicht walten [62]. Ein intravenös plazierter Hickman-Broviac-Verweilkatheter kann insbesondere bei vorliegender Neutropenie die Ursache für Bakteriämien darstellen. Die meisten dieser Katheterinfektionen können erfolgreich antibiotisch behandelt werden, und der Katheter kann belassen werden. Die Infektionsprophylaxe wird bei immunsupprimierten Patienten dadurch verbessert, daß, sofern möglich, stationäre Behandlungen zugunsten ambulanter Behandlungen vermieden werden. Außerdem sollten intravasale Verweilkatheter und ein Urinkatheter nur verwendet werden, wenn dies absolut notwendig ist.

Bei immunsupprimierten Patienten stellt eine Lungenentzündung die häufigste infektionsbedingte Todesursache dar. Eine potentiell tödliche Bakteriämie kann sich im Röntgenthoraxbild als harmloses Lungeninfiltrat darstellen. Pilzinfektionen stellen bei immunsupprimierten Patienten ein Problem dar. Dies zeigt sich durch das häufige Vorkommen einer Candidiasis. Die Aspergillose, die Gesunde kaum betrifft, wird durch Tröpfcheninfektion übertragen und führt bei immunsupprimierten Patienten leicht zu einer Bronchopneumonie und Bronchitis. Die Initialsymptome einer Aspergilluspneumonie sind Fieber, Dyspnoe, nicht-produktiver Husten und eine Hämoptysis mit gelegentlich lebensbedrohlichen Blutungen. Durch ein schnelles

Wachstum werden auch Blutgefäße betroffen. Dadurch gelangt der Aspergilluserreger in den Kreislauf und streut mit hoher Inzidenz besonders in Gehirn und Herz. Die Kryptokokkose (Torulose) ist eine systemische Pilzerkrankung, die eine Pneumonie und Meningitis verursachen kann. Disseminierte Pilzinfektionen werden mit intravenöser Gabe von Amphotericin B behandelt.

27.25.1 Pneumocystis carinii

Pneumocystis carinii ist ein Pilzorganismus, der häufig die Ursache opportunistischer interstitieller Pneumonien bei immunsupprimierten Patienten darstellt, besonders bei AIDS-Patienten. Diese Organismen können in den Lungen gesunder Personen nachweisbar sein, was die Vermutung nahelegt, daß durch die Immunsuppression eine latente Infektion reaktiviert und dadurch eine Lungenentzündung ausgelöst wird. Plötzliches Auftreten von Fieber, nicht-produktivem Husten, Tachypnoe und zunehmender Dyspnoe sind typische Zeichen einer Pneumonie durch diesen Keim. Der Grad der arteriellen Hypoxämie und das Ausmaß der Infiltrate im Röntgenthoraxbild korrelieren eng mit der Atemfrequenz. Der klassische Röntgenbefund zeigt diffuse, bilateral symmetrische interstitielle und alveolare Infiltrationsmuster vorwiegend perihilär. Das Ausmaß der Lungenbeteiligung kann anhand einer arteriellen Blutgasanalyse gut abgeschätzt werden. Für die endgültige Diagnose muß der Pneumocystis-Erreger im Auswurf oder im Lungengewebe nachgewiesen werden. Um zur Diagnosestellung eine Lungenbiopsie zu erhalten, muß eventuell eine Thorakotomie durchgeführt werden. Während der Narkose müssen diese Patienten mit einer hohen inspiratorischen Sauerstoffkonzentration kontrolliert beatmet werden. Zusätzlich kann ein PEEP (positive endexpiratory pressure) notwendig sein, um eine ausreichende arterielle Oxygenierung zu gewährleisten. Die Behandlung einer Pneumocystis carinii-Infektion erfolgt durch die intramuskuläre oder intravenöse Gabe von Pentamidin. Nebenwirkungen dieses Medikamentes sind Gesichtsrötung, Hypotension, Tachykardie, Hypoglykämie, Azotämie und Knochenmarkssuppresion. Eine alternative Behandlung stellt das wenig toxische Trimethoprim-Sulfamethoxazol dar.

Literaturhinweise

1. Browne, R.A., Chernesky, M.A.: Infectious diseases and the anaesthetist. Can.J. Anaesth. 1988; 35: 655–65
2. Recommendations for prevention of HIV transmission in health care settings. MMWR 1987; 36: 629–33
3. Sokoll, M.D., Gergis, S.D.: Antibiotics and neuromuscular function. Anesthesiology 1981; 55: 148–59
4. Mayhew, J.F., Deutsch, S.: Cardiac arrest following administration of vancomycin. Can. Anaesth. Soc.J. 1985; 32: 65–6
5. Symons, N.L.P., Hobbes, A.F.T., Leaver, H.K.: Anaphylactoid reactions to vancomycin during anaesthesia: Two clinical reports. Can. Anaesth. Soc.J. 1985; 32: 178–81
6. Mufson, M.A.: Pneumococcal infections. JAMA 1981; 246: 1942–8
7. Shapiro, E.D., Berg, A.T., Austrian, R., et al.: The protective efficacy of polyvalent pneumococcal polysaccharide vaccine. N. Engl.J. Med. 1991; 325: 1453–60
8. Bisno, A.L.: Group A streptococcal infections and acute rheumatic fever. N. Engl.J. Med. 1991; 325: 783–93
9. MacDonald, K.L., Osterholm, M.T., Hedberg, C.W., et al.: Toxic shock syndrome. A newly recognized complication of influenza and influenzalike illness. JAMA 1987; 157: 1053–8
10. Merson, M.H., Morris, G.K., Sack, D.A., et al.: Traveler's diarrhea in Mexico. A prospective study of physicians and family members attending a Congress. N. Engl.J. Med. 1976; 294: 1299–1305
11. Laflin, M.J., Tobey, R.E., Reves, J.G.: Anesthetic considerations in patients with gas gangrene. Anesth. Analg. 1976; 55: 247–51
12. Tsueda, K., Oliver, O.B., Richter, R.W.: Cardiovascular manifestations of tetanus. Anesthesiology 1974; 40: 588–92
13. Baronia, A.K., Singh, P.K., Dhiman, R.K.: Intractable pharyngeal spasm following tracheal extubation in a patient with undiagnosed tetanus. Anesthesiology 1991; 75: 1111–2
14. Southorn, P.A., Blaise, G.A.: Treatment of tetanus-induced autonomic nervous system dysfunction with continuous epidural blockade. Crit. Care Med. 1986; 14: 251–2
15. Steere, A.C.: Lyme disease. N. Engl.J. Med. 1989; 321: 586–96
16. Rich, S.A., Sbordone, L., Mazze, R.I.: Metabolism by rat hepatic microsomes of fluorinated ether anesthetics following isoniazid administration. Anesthesiology 1980; 53: 489–93
17. Craven, P.C., Gremillion, D.H.: Risk factors of ventricular fibrillation during rapid amphotericin B infusion. Antimicrob. Agents Chemother. 1985; 27: 868–71
18. Foy, H.M., Kenny, G.E., McMahan, R., et al.: *Mycoplasma pneumoniae* pneumonia in an urban area: Five years of surveillance. JAMA 1970; 214: 1666–72
19. duMoulin, G.C., Hedley-Whyte, J.: Hospital-associated viral infection and the anesthesiologist. Anesthesiology 1983; 59: 51–65
20. Hayden, F.G., Albrecht, J.K., Kaiser, D.L., Givaltney, J.M.: Prevention of natural colds by contact prophylaxis with intranasal alpha2-interferon. N. Engl.J. Med. 1986; 71–5
21. Jacoby, D.B., Hirshman, C.A.: General anesthesia in patients with viral respiratory infections: An unsound sleep. Anesthesiology 1991; 74: 969–72
22. Fennelly, M.E., Hall, G.M.: Anaesthesia and upper respiratory tract infections – a non-existent hazard? Br.J. Anaesth. 1990; 64: 535–6
23. Tait, A.R., Knight, P.R.: Intraoperative respiratory complications in patients with upper respiratory tract infections. Can.J. Anaesth. 1987; 34: 300–3

24. Kinouchi, K., Tanigami, H., Tashiro, C., Nishimura, M., Fukumitsu, K., Takauchi, Y.: Duration of apnea in anesthetized infants and children required for desaturation of hemoglobin to 95%. The influence of upper respiratory infection. Anesthesiology 1992; 77: 1105–7
25. Cohen, M.M., Cameron, C.B.: Should you cancel the operation when a child has an upper respiratory tract infection? Anesth. Analg. 1991; 72: 282–8
26. Dunkle, L.M., Arvin, A.M., Whitley, R.J., et al.: A controlled trial of acyclovir for chickenpox in normal children. N. Engl. J. Med. 1991; 325: 1539–44
27. Surman, O.S.: A double blind placebo controlled study of oral acyclovir in postherpetic neuralgia. Psychosomatics 1990; 31: 287–91
28. Esmann, V., Geil, J.P., Kroon, S., et al.: Prednosone does not prevent post-herpetic neuralgia. Lancet 1987; 2: 126–7
29. Drew, W.L., Miner, R.C.: Transfusion-related cytomegalovirus infection following noncardiac surgery. JAMA 1982; 247: 2389–91
30. Balfour, C.L., Balfour, H.H.: Cytomegalovirus is not an occupational risk for nurses in renal transplant and neonatal units. Results of prospective surveillance study. JAMA 1986; 256: 1909–14
31. Meyers, E.F., Krupin, B.: Anesthetic management of emergency tonsillectomy and adenoidectomy in infectious mononucleosis. Anesthesiology 1975; 42: 490–1
32. Hussey, G.D., Klein, M.: A randomized, controlled trial of vitamin A in children with severe measles. N. Engl. J. Med. 1990; 323: 160–4
33. Estimates of HIV prevalence and projected AIDS cases: Summary of a workshop, October 31-November 1, 1989. MMWR 1990; 39: 110–6
34. Resnick, L., Veren, K., Salahuddin, S.Z., Tondreau, S., Markham, P.D.: Stability and inactivation of HTLV-III/LAV under clinical and laboratory environments. JAMA 1986; 255: 1887–91
35. Chamberland, M.E., Conley, L.J., Bush, T.J., Ciesielski, C.A., Hammett, T.A., Jaffe, H.W.: Health care workers with AIDS. National Surveillance Update. JAMA 1991; 266: 3459–62
36. Dodd, R.Y.: The risk of transfusion-transmitted infection. N. Engl. J. Med. 1992; 327: 419–20
37. Imagawa, D.T., Lee, M.H., Wolinsky, S.M., et al.: Human immunodeficiency virus type 1 infection in homosexual men who remain seronegative for prolonged periods. N. Engl. J. Med. 1989; 320: 1458–64
38. Fazadegan, H., Polis, M.A., Wolinsky, S.M., et al.: Loss of human immunodeficiency virus type 1 (HIV-1) antibodies with evidence of viral infection in asymptomatic homosexual men: A report from the multicenter AIDS Cohort study. Ann. Intern. Med. 1988; 108: 785–92
39. Recommendations for prevention of HIV transmission in health-care settings. JAMA 1987; 258: 1293–1305
40. Kunkel, S.E., Warner, M.A.: Human T-cell lymphotropic virus type III (HTLV-III) infection: How it can affect you, your patients, and your anesthetic practice. Anesthesiology 1987; 66: 195–207
41. Schwartz, D., Schwartz, T., Cooper, E., Pullerits, J.: Anaesthesia and the child with HIV infection. Can. J. Anaesth. 1991; 38: 626–33
42. Feeley, T.W., Hamilton, W.K., Xavier, B., et al.: Sterile anesthetic breathing circuits do not prevent postoperative pulmonary infection. Anesthesiology 1981; 54: 369–72
43. DuMoulin, G.C., Saubermann, A.J.: the anesthesia machine and circle system are not likely to be sources of bacterial contamination. Anesthesiology 1977; 47: 353–8
44. Knight, P.R., Bedows, E., Nahrwold, M.L., et al.: Alterations in influenza virus pulmonary pathology induced by diethyl ether, ahlothane, enflurane, and pentobarbital anesthesia in mice. Anesthesiology 1983; 58: 209–15
45. Chestnut, D.H.: Spinal anesthesia in the febrile patient. Anesthesiology 1992; 76: 667–9
46. Parker, M.M., Parrillo, J.E.: Septic shock. Hemodynamics and pathogenesis. JAMA 1983; 250: 3324–7
47. Rackow, E.C., Astiz, M.E.: Pathophysiology and treatment of septic shock. JAMA 1991; 266: 548–54
48. Carcillo, J.A., Davis, A.L., Zaritsky, A.: Role of early fluid resuscitation in pediatric septic shock. JAMA 1991; 266: 1242–5
49. Bone, R.C., Fisher, C.J., Clemmer, T.P., et al.: A controlled clinical trial of high-dose methylprednisolone in the treatment of severe sepsis and septic shock. N. Engl. J. Med. 1987; 317: 653–8
50. Bone, R.C.: A critical evaluation of new agents for the treatment of sepsis. JAMA 1991; 266: 1686–91
51. Ziegler, E.J., Fisher, C.J., Sprung, C.L.: treatment of gram-negative bacteremia and septic shock with HA-1A human monoclonal antibody against endotoxin. A randomized, double-blind, placebo-controlled trial. N. Engl. J. Med. 1991; 324: 429–36
52. Wenzel, R.P.: Anti-endotoxin monoclonal antibodies – a second look. N. Engl. J. Med. 1992; 326: 1151–2
53. Longnecker, D.E., Ross, D.C.: Influence of anesthetic on microvascular responses to hemorrhage. Anesthesiology 1979; 51:S_{142}
54. Weiskopf, R.B., Townsley, M.I., Riordan, K.K., et al.: Comparison of cardiopulmonary responses to graded hemorrhage during enflurane, halothane, isoflurane, and ketamine anesthesia. Anesth. Analg. 1981; 60: 481–91
55. Caplan, E.S., Hoyt, N.J.: Nosocomial sinusitis. JAMA 1982; 247: 639–42
56. Hansen, M., Paulsen, M.R., Bendixen, D.K., Hartmann-Andersen, F.: Incidence of sinusitis in patients with nasotracheal intubation. Br. J. Anaesth. 1988; 61: 231–2
57. Perreault, L., Normandin, N., Plamondon, L., et al.: Tympanic membrane rupture after anesthesia with nitrous oxide. Anesthesiology 1982; 57: 325–6
58. Houvinen, P., Lahtonen, R., Ziegler, T., et al.: Pharyngitis in adults: The presence and coexistence of viruses and bacterial organisms. Ann. Intern. Med. 1989; 110: 612–15
59. Ophir, D., Bawnik, J., Poria, Y., et al.: Peritonsillar abscess: A prospective evaluation of outpatient management by needle aspiration. Arch. Otolaryngol. Head Neck Surg. 1988; 114: 661–5
60. McNiece, W.L., Krishna, G.: Kawasaki disease – a disease with anesthetic implications. Anesthesiology 1983; 58: 269–71
61. Edwards, W.T., Burney, R.G.: Use of repeated nerve blocks in management of an infant with Kawasaki's disease. Anesth. Analg. 1988; 67: 1008–10
62. Wiernik, P.H.: The management of infection in the cancer patient. JAMA 1980; 244: 185–9

28 Krebs

Krebs stellt nach den Herzerkrankungen die zweithäufigste Todesursache in den Vereinigten Staaten von Amerika dar. Jeder 3. Amerikaner wird an Krebs erkranken, einer von 5 stirbt daran. Da die Bevölkerung insgesamt älter wird, steigt die Zahl der an Krebs Erkrankten, gleichzeitig sinkt die Zahl der durch Herzerkrankungen verursachten Todesfälle. Bei der Krebsentstehung spielen eine genetische Prädisposition (veränderter Metabolismus von potentiell karzinogenen Stoffen, verminderte Funktionsfähigkeit des Immunsystems) bzw. die Mutation eines normalen Zellgens zu einem Onkogen eine Rolle. Bei schätzungsweise 80% der Krebsfälle in den USA stimulieren Karzinogene (Tabak, Alkohol, Sonneneinstrahlung) die Bildung von Onkogenen. Rauchen verursacht mehr Krebsfälle als alle anderen bekannten Karzinogene zusammen. Eine Veränderung in der DNA-Struktur ist entscheidend dafür, daß eine Zelle maligne entartet. Durch eine entsprechende Mutation in einer Zelle wird diese Zelle zur Vorläuferzelle einer gesamten Tumorzellpopulation. Durch eine hohe Mutationsrate können Tumorzellklone von noch geringerem Differenzierungsgrad auftreten. Dadurch können unter anderem Tumore entstehen, die resistent gegen Medikamente, Hormone und eine entsprechende Antikörpertherapie sind. Die Mutation hat auf die Keimzellen keinen Einfluß und wird nicht vererbt.

Krebszellen müssen das Immunabwehrsystem des Wirtsorganismus umgehen. Das Immunsystem sollte normalerweise Tumorzellen erkennen und zerstören. Die meisten mutierten Zellen regen normalerweise das Immunsystem zur Antikörperbildung an (siehe Abschnitt: Immunologie der Krebszellen). Manche Krebszellen metastasieren in andere Gewebe. Das Tumorwachstum ist sehr wahrscheinlich entweder Folge der Ausschaltung von wachstumshemmenden Genen (Tumor-Suppressor-Genen) oder Folge der Anschaltung von wachstumsstimulierenden Genen (Onkogenen). Bei immunsupprimierten Patienten, wie z.B. organtransplantierten Patienten, entsteht Krebs häufiger, was auf die schützende Wirkung des intakten Immunsystems hinweist.

28.1 Diagnose

Oft wird Krebs klinisch erst dann symptomatisch, wenn die Tumormasse die Funktion vitaler Organe beeinträchtigt. Die Diagnose «Krebs» wird oft durch Aspirationszytologie oder Biopsie (mittels Nadel, Inzision, Exzision) gestellt. Im Rahmen der Tumordiagnostik können eventuell monoklonale Antikörper eingesetzt werden, die spezifische Krebsantigene (von Prostata-, Lungen-, Mamma-, Ovarialkarzinomen) erkennen können (siehe Abschnitt: Immunologie der Krebszellen). Das am häufigsten verwendete Klassifizierungssystem bei soliden Tumoren ist das TNM-System, mit dem die Tumorgröße (T), die Lymphknotenbeteiligung (N) und die Fernmetastasen (M) klassifiziert werden. Mit diesem System werden die Patienten je nach Prognose auch Stadien zugeteilt, wobei Stadium I die beste und Stadium III und IV die schlechteste Prognose hat. Wie invasiv ein Tumor ins benachbarte Gewebe einbricht, hängt auch von der Freisetzung verschiedener Tumormediatoren ab, die dahingehend Einfluß auf die unmittelbare Umgebung des Tumors haben, daß sie neoplastischen Zellen die Ausbreitung entlang bestimmter Strukturen mit der geringsten Widerstandskraft erleichtern. Da Lymphgefäße keine Basalmembran aufweisen, breiten sich Tumore regional oft entlang des anatomischen Verlaufs von Lymphgefäßen aus. Beim Plattenepithel der Stimmbänder sind die regionalen Lymphknoten dagegen erst spät mitbeteiligt, da dieser Bereich kaum lymphatische Abflüsse hat. Dagegen ist beim supraglottischen Karzinom die Lymphknotenbeteiligung ein sehr frühes klinisches Zeichen, da diese Region reich an Lymphgefäßen ist. Mit den bildgebenden Verfahren wie Computertomographie und Kernspintomographie ist das Ausmaß des Tumorwachstums gut zu erfassen.

28.2 Behandlung

Zu den Behandlungsmöglichkeiten von Krebserkrankungen gehören Chemotherapie, Bestrahlung und chirurgische Intervention. Operationen sind oft im Rahmen der Diagnostik notwendig (z.B. Biopsie) sowie auch bei der anschließenden chirurgischen Behandlung, bei der der gesamte Tumor oder eine Fernmetastase entfernt bzw. die Tumormasse reduziert werden soll. Eine Operation kann auch als palliative oder rehabilitierende Maßnahme erforderlich sein. Eines der wichtigsten Ziele ist es, den Krebsschmerz ausreichend zu therapieren. Bei diesen Patienten besteht überhaupt kein Grund, eine Opioidabhängigkeit zu befürchten. Chronischer Krebsschmerz kann mit Regionalanästhesietechniken oder beispielsweise mittels kontinuierlicher rückenmarksnaher Opioidinfusion behandelt werden. Bei der Narkoseführung müssen die mit einer Krebserkrankung oft einhergehenden pathophysiologischen Veränderungen berücksichtigt werden. Außerdem müssen bei der Narkoseführung auch die Nebenwirkungen einer eventuellen Chemotherapie berücksichtigt werden.

28.3 Immunologie der Krebszellen

Tumorzellen unterscheiden sich in ihrer Antigenstruktur von normalen Zellen und können daher ähnliche Abstoßungsreaktionen hervorrufen wie histoinkompatible Transplantate. Antigene, die nur in Krebszellen, aber nicht in normalen Zellen vorhanden sind, werden als tumorspezifische Antigene bezeichnet. Tumorassoziierte Antigene (Alpha-Fetoprotein, prostataspezifisches Antigen, karzinoembryonales Antigen) sind dagegen sowohl in normalen als auch in Krebszellen vorhanden, in Tumorzellen liegen sie jedoch in höherer Konzentration vor. Da tumorassoziierte Antigene auch im normalen Gewebe vorhanden sein können, sind diese Antigene vor allem aussagekräftig, wenn der Verlauf einer bekannten malignen Erkrankung überwacht werden soll. Im Rahmen der Diagnostik einer Krebserkrankung sind sie dagegen weniger aussagekräftig.

Antikörper gegen tumorassoziierte Antigene können zur Immundiagnose einer Krebserkrankung verwendet werden. Monoklonale Antikörper, mit denen Proteine, die durch Onkogene oder andere Arten von tumorassoziierten Antigenen kodiert sind, erfaßt werden können, stellen etablierte Verfahren bei der Tumorsuche dar. Es stehen verschiedene injizierbare und mit radioaktiven Isotopen markierte monoklonale Antikörper gegen verschiedene tumorassoziierte Antigene zur Verfügung. Mit diesen monoklonalen Antikörpern kann die Krebsausbreitung dokumentiert werden. An diese monoklonalen Antikörper können auch Immunotoxine und Medikamente gebunden und mit ihnen transportiert werden. Da sich viele Krebsarten in ihrer Antigenstruktur sehr stark unterscheiden, ist die Entwicklung eines wirksamen Impfstoffes enorm schwierig. Alternativ können Anstrengungen unternommen werden, die Immunkompetenz eines Patienten mit unspezifischen immunstärkenden Mittel wie BCG (Bacillus Calmette-Guérin) und Interferonen zu stärken. Die meisten spontan auftretenden Tumoren scheinen nur schwer antigen zu sein. Andere Tumore dagegen können Suppressor-T-Zellen aktivieren, um dadurch die Intensität der Immunantwort auf Tumorantigene abzuschwächen.

Tab. 28.1: Pathophysiologische Veränderungen bei einem Karzinom

Fieber
Appetitlosigkeit und Gewichtsverlust
Laktatazidose
Anämie
Thrombozytopenie
Gerinnungsstörungen
neuromuskuläre Störungen
ektopische Hormonproduktion
Hyperkalzämie
Hyperurikämie
Tumorlyse-Syndrom
Nebennierenrindeninsuffizienz
nephrotisches Syndrom
Obstruktion des Ureters
pulmonale Osteoarthropathie
Obstruktion der Vena cava superior
Perikarderguß und Perikardtamponade
Kompression des Rückenmarks
Hirnmetastasen

28.4 Pathophysiologische Veränderungen

Die im Rahmen einer Krebserkrankung auftretenden pathophysiologischen Veränderungen werden als paraneoplastische Syndrome bezeichnet (Tab. 28.1). Manche dieser Störungen (Obstruktion der Vena cava superior, erhöhter intrakranieller Druck, Perikardtamponade, Nierenversagen, Hyperkalzämie) können zu akut lebensbedrohlichen Notfällen führen.

28.4.1 Fieber und Gewichtsverlust

Bei sämtlichen Krebsarten kann Fieber auftreten. Fieber ist jedoch besonders dann zu erwarten, wenn Lebermetastasen vorliegen. Bei schnell proliferie-

Tab. 28.2: Ektopische Hormonproduktion

Hormone	gleichzeitig bestehende Tumore	Symptome
adrenokortikotropes Hormon	Lungenkarzinom (kleinzellig)	Cushing-Syndrom
	Schilddrüsenkarzinom (medullär)	
	Thymom	
	Karzinoid	
	Pankreaskarzinom (nicht von den ß-Zellen ausgehend)	
antidiuretisches Hormon	Lungenkarzinom (kleinzellig)	Wasser-Intoxikation
	Pankreas	
	Lymphom	
Gonadotropin	Lungenkarzinom (undifferenziert, anaplastisch)	Gynäkomastrie
	Ovarialkarzinom	frühzeitige Pubertät
	Nebennierenkarzinom	
melanozytenstimulierendes Hormon	Lungenkarzinom (kleinzellig)	Hyperpigmentation
Parathormon	Nierenkarzinom	Hyperparathyroidismus
	Lungenkarzinom (Plattenepithelkarzinom)	
	Pankreaskarzinom	
	Ovarialkarzinom	
thyroideastimulierendes Hormon	Chorionepitheliom	Hyperthyreoidismus
	Hodentumor (embryonal)	
Thyreocalcitonin		Hypokalzämie
Insulin	Schilddrüsenkarzinom (medullär)	Hypoglykämie
	retroperitoneale Tumore	

renden Tumoren wie Leukämien und Lymphomerkrankungen kann es zu einer Erhöhung der Körpertemperatur und eventuell zu einer Laktatazidose kommen. Als Ursachen für das Fieber werden Tumorzerfall, Entzündung, Freisetzung toxischer Substanzen aus den Tumorzellen und die Bildung endogener Pyrogene angenommen. Eine eventuelle Azidose entsteht durch die erhöhte anaerobe Glykolyse der hypoxisch proliferierenden Tumorzellen, besonders bei zusätzlich eingeschränkter Leberfunktion.

Bei Patienten mit einer Krebserkrankung, besonders mit einem Lungenkarzinom, treten häufig Appetitlosigkeit und Gewichtsverlust auf. Zum einen sind die psychologischen Auswirkungen der malignen Erkrankung auf das Appetitverhalten zu berücksichtigen, zum anderen konkurrieren die Krebszellen mit dem normalen Gewebe um die Nährstoffe, was eventuell Mangelversorgung und Untergang gesunder Zellen verursachen kann. Deshalb ist bei schwerer Mangelernährung eine hochkalorische Ernährung indiziert, besonders vor geplanten Operationen.

28.4.2 Hämatologische Veränderungen

Eine bestehende Anämie ist am wahrscheinlichsten direkte Folge der Krebserkrankung. Ursächlich kommen z.B. gastrointestinale Ulzerationen mit Blutung oder eine Tumorinfiltration in das Knochenmark in Frage. Eine andere häufige Ursache ist eine Knochenmarkdepression durch Krebschemotherapeutika. Lymphoproliferative Erkrankungen können mit einer hämolytischen Anämie einhergehen. Solide Tumore, besonders metastasierende Mammakarzinome, können zu einer Panzytopenie führen. Andererseits kann es aber auch durch eine erhöhte Erythropoetinkonzentration, die im Rahmen eines Hypernephroms oder eines Hepatoms vorliegen kann, zu einer Polyzythämie kommen. Eine Thrombozytopenie kann Folge einer Chemotherapie oder einer nicht erkannten Krebserkrankung sein. Patienten mit fortgeschrittener Krebserkrankung können, besonders wenn Lebermetastasen vorhanden sind, eine disseminierte intravasale Koagulation entwickeln. Bei Pankreaskarzinomen treten oft rezidivierende Venenthrombosen auf. Der Mechanismus hierfür ist allerdings ungeklärt.

28.4.3 Neuromuskuläre Störungen

Bei 5 bis 10% der Patienten mit einer Krebserkrankung treten neuromuskuläre Störungen auf. Das häufigste Symptom ist eine im Rahmen eines Lungenkarzinoms auftretende Muskelschwäche (myasthenisches Syndrom) [1]. Bei Patienten mit einer vorbestehenden Muskelschwäche wurde eine verlängerte Wirkung depolarisierender und nicht-depolarisierender Muskelrelaxantien beobachtet, insbesondere wenn diese Muskelschwäche im Rahmen eines undifferenzierten, kleinzelligen Lungenkarzinoms vorlag.

28.4.4 Ektope Hormonproduktion

Eine Reihe von Krebsarten produziert aktive Hormone. Diese Hormone haben entsprechende physiologische Auswirkungen (Tab. 28.2).

28.4.5 Hyperkalzämie

Eine Hyperkalzämie ist mit großer Wahrscheinlichkeit Folge einer osteolytischen Knochenmetastasierung mit anschließender Freisetzung von Kalzium.

Bei einem Mammakarzinom kommt es z.B. oft zu einer Knochenmetastasierung mit gleichzeitiger Hyperkalzämie. Gelegentlich ist eine Hyperkalzämie auch Folge einer ektopen Parathormonproduktion. Diese tritt meistens im Zusammenhang mit Tumoren auf, die von den Nieren, der Lunge, dem Pankreas oder den Ovarien ausgehen. Ein schnelles Ansteigen des Kalziumspiegels bei einem Krebspatienten kann sich durch Lethargie und Koma äußern. Ebenso können Polyurie und Dehydratation auftreten. Auch eine schmerzhafte Knochenbeteiligung, die zu einer verminderten Mobilität des Patienten führt, kann eine Hyperkalzämie verschlimmern. Eine Hyperkalzämie kann eventuell auch verstärkt werden, wenn Opioide, die zur Schmerzerleichterung eingenommen werden, zu einer weiteren Immobilisierung, zu Erbrechen oder Dehydratation führen.

28.4.6 Tumorzerfallsyndrom

Zu einem Tumorzerfallsyndrom kommt es, wenn große Tumormassen vorliegen und wenn durch Krebschemotherapeutika plötzlich ein Zerfall größerer Tumorzellmengen ausgelöst wurde. Dadurch werden die Vorstufen der Harnsäure sowie Kalium und Phosphat vermehrt freigesetzt. Ein solches Tumorzerfallsyndrom tritt meist nach der Therapie hämatologischer Tumoren, z.B. einer lymphatischen Leukämie, auf. Im Rahmen einer Hyperurikämie kann es zu einem akuten Nierenversagen kommen. Bei einem solchen Nierenversagen sind Hyperkaliämie und dadurch bedingte Herzrhythmusstörungen häufiger. Dagegen kann eine Hyperphosphatämie zu einer sekundären Hypokalzämie führen, die ihrerseits sowohl die Gefahr von hypokalzämischen Herzrhythmusstörungen erhöht als auch neuromuskuläre Störungen wie Tetanie verursachen kann.

28.4.7 Nebenniereninsuffizienz

Nur selten kommt es aufgrund einer kompletten Zerstörung der Nebenniere durch einen metastasierenden Tumor zu einer Nebenniereninsuffizienz. Häufiger besteht jedoch eine relative Nebenniereninsuffizienz. Ursache ist dann meist eine partielle Zerstörung der Nebennierenrinde durch einen Tumor oder eine Suppression der Nebennierenrindenfunktion aufgrund einer langfristigen Kortikosteroidtherapie. Eine Nebenniereninsuffizienz tritt am häufigsten bei Patienten auf, bei denen eine Metastasierung im Rahmen eines Melanoms, eines retroperitonealen Tumors, eines Lungenkarzinoms oder eines Mammakarzinoms besteht.

Die Streßsituation in der perioperativen Phase kann eine relative Nebenniereninsuffizienz demaskieren. Zu den klinischen Symptomen gehören dann Müdigkeit, Dehydratation, Oligurie und Kreislaufzusammenbruch. Die Therapie der akuten Nebenniereninsuffizienz besteht darin, Kortisol sofort intravenös zu verabreichen. Anschließend wird so lange eine kontinuierliche Kortisolinfusion durchgeführt, bis eine orale Substitution begonnen werden kann.

28.4.8 Nierenfunktionsstörung

Renale Komplikationen bei einer Krebserkrankung können sich ergeben, wenn der Tumor in die Niere einbricht oder Tumorprodukte bzw. Chemotherapeutika die Niere schädigen. Die Ablagerung von Tumorantigen-Antikörperkomplexen in den Kapillarmembranen der Glomerula kann zu den typischen Symptomen eines nephrotischen Syndroms führen. Ausgedehnte retroperitoneale Tumormassen können zu einer bilateralen Verlegung der Ureteren und einer tödlich verlaufenden Urämie führen. Dies kann besonders bei Patienten mit Zervix-, Blasen- oder Prostatakarzinom der Fall sein. Falls der Ureter vollständig verlegt ist, ist eine perkutane Nephrostomie angezeigt. Durch eine Chemotherapie können eine große Anzahl von Tumorzellen zerstört werden. Die drohende hyperurikämische Nephropathie durch ausfallende Harnsäurekristalle in den Nierentubuli kann durch Allopurinol sowie gleichzeitige Flüssigkeitszufuhr und Alkalisierung des Harns verhindert werden. Methotrexat und Cisplatin sind die Chemotherapeutika mit der größten Nierentoxizität. Eine akute hämorrhagische Zystitis ist eine seltene Komplikation bei der Therapie mit Cyclophosphamid.

28.4.9 Akute respiratorische Komplikationen

Eine plötzlich einsetzende Atemnot kann durch die Ausbreitung des Tumors oder durch die Wirkungen der Chemotherapie bedingt sein. Die häufigsten pulmonalen Komplikationen durch Chemotherapeutika sind eine durch Bleomycin induzierte interstitielle Pneumonitis und Fibrose. Ein besonders hohes pulmonales Risiko besteht bei alten Patienten, die an einer zusätzlichen Lungenerkrankung leiden, die bereits vorbestrahlt wurden oder die hohe Dosen dieses Medikamentes erhalten. Bei Bleomycindosen von weniger als 150 U/m^2 tritt eine pulmonale Toxizität jedoch nur selten auf [2]. Das häufigste Symptom einer solchen interstitiellen Pneumonitis ist ein schleichender Beginn mit nicht-produktivem Husten, Dyspnoe, Tachypnoe und gelegentlichem Fieber, das 4 bis 10 Wochen nach Beginn der Bleomycintherapie einsetzt. Diese Symptome treten in 3 bis 6% der mit Bleomycin behandelten Patienten auf. Durch Messung der Diffusionskapazität der Lunge für Kohlenmonoxid kann der Beginn dieser Lungentoxizität erkannt werden. Die arterioalveolare Sauerstoff-Partialdruckdifferenz ist bei betroffenen Patienten oft erhöht. Wenn sich röntgenologische Veränderungen wie beidseitige diffuse Lungeninfiltrate zeigen, deutet dies meist auf eine irreversible Lungenfibrose hin. Die klinischen und radiologischen Zeichen einer durch Bleomycin induzierten Pneumonitis sind ohne Biopsie schwierig von einer durch Pneumocystis carinii verursachten Pneumonie zu unterscheiden. Lediglich mittels Kortikosteroiden können die akuten Folgen einer solchen medikamentös induzierten Pneumonitis therapiert werden. Die interstitiellen und alveolären Fibrosen sprechen hierauf jedoch nicht an.

28.4.10 Akute kardiale Komplikationen

Ein Perikarderguß durch Einbruch von Metastasen in das Perikard, wie dies besonders beim Lungenkarzinom möglich ist, kann zu einer plötzlichen Herztamponade führen. Ein maligner Perikarderguß ist die häufigste Ursache eines elektrischen Alternans im EKG. Ein paroxysmales Vorhofflimmern oder Vorhofflattern können Frühsymptome einer malignen Infiltration in das Peri- oder Myokard sein. Um die maligne Perikardtamponade optimal zu therapieren, müssen diese Flüssigkeitsansammlung abpunktiert und anschließend eine Perikardfensterung angelegt werden (vgl. Kapitel 9).

Bei 1 bis 5% der Patienten, die mit Doxorubicin oder Daunorubicin behandelt werden, kommt es aufgrund einer kardialen Toxizität zu einer lebensbedrohenden Kardiomyopathie. Die Initialsymptome einer Kardiotoxizität können an einen Infekt der oberen Atemwege (nicht-produktiver Husten) denken lassen. Ihnen folgt eine schnell fortschreitende Herzinsuffizienz, die therapierefraktär auf inotrope Medikamente oder selbst eine mechanische Herzunterstützung ist. Im Röntgenthoraxbild können sich Kardiomegalie und/oder Pleuraerguß zeigen. Im EKG kann eine Niedervoltage nachweisbar sein. Patienten, die insbesondere im Bereich des Mediastinums vorbestrahlt wurden, oder Patienten, die mit Cyclophosphamid behandelt werden, scheinen eher eine Kardiomyopathie zu entwickeln [3]. Es wurde noch 3 Jahre nach Absetzen von Doxorubicin eine Einschränkung der linken Ventrikelfunktion beobachtet [4]. Im Gegensatz zu einer lebensbedrohenden Kardiomyopathie zeigen etwa 10% der Patienten lediglich unspezifische und normalerweise gutartige EKG-Veränderungen (unspezifische ST-Strecken- und T-Zackenveränderungen, Niedervoltage, ventrikuläre oder supraventrikuläre Extrasystolen), die nicht unbedingt durch eine Kardiomyopathie bedingt sind.

28.4.11 Verlegung der Vena cava superior

Die Vena cava superior kann durch Tumoren verlegt werden, die sich in das Mediastinum ausbreiten oder die direkt die Gefäßwand infiltrieren. Meist handelt es sich dabei um Lungenkarzinome. In der oberen Körperhälfte kommt es zu einer übermäßigen Venenfüllung, besonders im Bereich der Jugular- und Armvenen. Es können auch Dyspnoe und Atemwegsobstruktionen vorhanden sein. Auffallend sind üblicherweise Ödeme an Armen und Gesicht. Heiserkeit kann Folge eines Ödems der Stimmbänder sein. Ein erhöhter intrakranieller Druck kann zu Übelkeit, Krampfanfällen und Bewußtseinseintrübungen führen und wird meist durch erhöhten zerebralen Venendruck bedingt. Die Therapie besteht – abhängig von der Histopathologie des Krebses – darin, die mediastinalen Tumormassen sofort zu bestrahlen oder chemotherapeutisch zu behandeln, damit die Tumorgröße abnimmt und dadurch die Kompression der Venen und der Luftwege vermindert wird. Eine diagnostische Bronchoskopie oder Mediastinoskopie kann bei diesen Patienten sehr gefährlich sein, besonders wenn zusätzlich eine Atemwegsverlegung und ein erhöhter Druck in den Venen des Mediastinums vorliegen.

28.4.12 Kompression des Rückenmarks

Als Folge einer Tumorinfiltration in den Periduralraum kann es zu einer Kompression des Rückenmarks kommen. Meist handelt es sich dabei um Mamma-, Lungen-, Prostatakarzinome oder um Lymphome. Die Symptome sind Schmerz, Muskelschwäche, Sensibilitätsverlust und Störungen des autonomen Nervensystems. Eine Myelographie kann notwendig werden, um das Ausmaß einer Kompression darzustellen, jedoch können sich die Symptome durch die dazu notwendige Lumbalpunktion verschlimmern und eine sofortige Operation erforderlich machen. Die Computertomographie ist eine Alternative zur Myelographie. Falls die neurologischen Defizite nur partiell sind, besteht die Therapie der Wahl in einer Bestrahlung. Zusätzlich werden oft Kortikosteroide verabreicht, um die Entzündungsreaktionen und das Ödem zu minimieren, die durch eine Bestrahlung dieser im Periduralraum gelegenen Tumore entstehen. Hat sich bereits eine komplette Lähmung entwickelt, so sind die Ergebnisse einer chirurgischen Laminektomie zur Dekompression des Rückenmarks genauso schlecht wie die einer Bestrahlung des Periduralraumes [5].

28.4.13 Erhöhter intrakranieller Druck

Hirnmetastasen, die meist von Lungen- und Brustkarzinomen abstammen, machen sich zuerst durch Bewußtseinstrübung, fokale neurologische Störungen und Krampfanfälle bemerkbar. Die Computertomographie ist das beste diagnostische Hilfsmittel. Die Therapie eines akuten Anstiegs des ICP aufgrund einer zerebralen Metastase besteht in Kortikosteroiden, Diuretika und Mannitol (siehe Kapitel

Tab. 28.3: Unerwünschte Nebenwirkungen von Krebs-Chemotherapeutika (siehe Fortsetzung)

	Immun-suppression	Thrombo-zytopenie	Leuko-zytopenie	Anämie	Kardio-toxizität	Lungen-toxizität	Nephro-toxizität
Alkylierende Substanzen							
Busulfan (Myleran)	+	+++	+++	+++		++	++
Chlorambucil (Leukeran)	+	++	++	++		+	
Cyclophosphamide Endoxan	++++	+	++	+		+	+
Melphalan (Alkeran)	+	++	++	++		+	
Thiotepa = Triäthylen-thiophosphoramid (Thiotepa)	+	+++	+++	+++		+	
Antimetabolite							
Methotrexat (Methotrexat)	+++	+++	+++	+++		+	++
6-Mercaptopurin (Puri-nethol)	+++	++	++	++			++
Thioguanin (Thioguanin)	+++	+	++	++			
5-Fluorouracil Fluoro-uracil, Efudix	++++	+++	+++	+++			
Pflanzenalkaloide							
Vinblastin (Velbe)	++	+	+++	+			
Vincristin (Vincristin)	++	+	++	+			+
Antibiotika							
Doxorubicin (Adriablastin)		+	+++	++	+++		
Daunorubicin (Daunoblastin)	+	++	+++	++	+++		
Bleomycin (Bleomycinum)		+	+	+		+++	
Mithramycin (Mithramycin)	+	++++	++++	+++			++
Nitroseharnstoffe							
Carmustin (BCNU)		++	++	++		+	+
Lormustin (CCNU)		+++	+++	++			
Enzyme							
L-Asparaginase (Crasnitin)	++	+	+	+			+

+ = gering; ++ = leicht; +++ = mäßig; ++++ = stark
(modifiziert nach: Selvin BL. Cancer chemotherapy: Implications for the anesthesiologist. Anesth Analg 1981; 60:425–34. Reprinted with permission from IARS.)

Hepato-toxizität	ZNS-Toxizität	toxische Wirkung auf das periphere Nervensystem	toxische Wirkung auf das vegetative Nervensystem	Stomatitis	Hemmung der Plasmacholin-esterase	Sonstiges
				+	+	ähnliche Wirkungen wie die Nebennierenrindenhormone (+) hämolytische Anämie (++)
+	+				+	hämolytische Anämie (++)
+				+	++	hämolytische Anämie (++)
						hämorrhagische Zystitis (+++) unangemessene ADH-Sekretion (+)
					+	hämolytische Anämie (++)
					++	hämolytische Anämie (++)
+				+++		
+++				+		
+++				+		
	+			+++		
		+	+	+		unangemessene ADH-Sekretion (+)
	+	++	++			
+				++		roter Urin (+)
				++		roter Urin (+)
				+++		Gerinnungsstörungen (+)
++	+			+++		Hypokalzämie (+) Hypokaliämie (+)
				+		
+				+		
+++	+			+		hämorrhagische Pankreatitis (+) Gerinnungsstörungen (+)

Tab. 28.4: Präoperative Untersuchungen bei Krebspatienten

Hämatokrit
Thrombozyten
Leukozyten
Prothrombinzeit (Quick-Wert)
Elektrolyte
Nierenfunktionstests (Retentionswerte)
Leberfunktionstests (Syntheseleistungen, Cholestase)
Blutzuckerkonzentration
arterielle Blutgasanalyse
Röntgen-Thoraxaufnahme
EKG

17). Die Bestrahlung kann eine sinnvolle palliative Behandlungsmaßnahme sein, während die operative Entfernung bei einer isolierten Metastase durchaus indiziert sein kann. Bei Beteiligung der Meningen kann die intrathekale Gabe von Chemotherapeutika notwendig werden.

28.5 Narkoseführung

Um einen Patienten mit Krebs präoperativ richtig beurteilen zu können, sollten die möglichen Nebenwirkungen der Grunderkrankung und die durch Chemotherapeutika ausgelösten unerwünschten Wirkungen bekannt sein (Tab. 28.1, 28.3) [3, 6, 7]. Übelkeit und Erbrechen sind die häufigsten und quälendsten Nebenwirkungen der Chemotherapie und treten zu einem gewissen Grad auch bei der Strahlenbehandlung auf. Mit Metoclopramid, Droperidol und neuerdings vor allem mit Odansetron kann die Übelkeit bei diesen Patienten perioperativ zufriedenstellend therapiert werden. Trizyklische Antidepressiva können sinnvoll sein, da sie sowohl die analgetischen Wirkungen der Opioide potenzieren als auch in manchen Fällen eine eigene analgetische Wirkung entfalten können. Werden Opioide gegen die Krebsschmerzen verabreicht, so kann dies die Ursache für eine Müdigkeit der Patienten sein.

Um präoperativ eventuelle Nebenwirkungen von Chemotherapeutika zu erfassen, sind einige klinische Untersuchungen notwendig (Tab. 28.4). So sollte bei Patienten, die mit entsprechenden Chemotherapeutika behandelt wurden, an eine pulmonale und kardiale Toxizität gedacht werden. Eine präoperativ bereits bestehende medikamenteninduzierte Lungenfibrose (mit Dyspnoe und nicht-produktivem Husten) oder Herzinsuffizienz können die Narkoseführung beeinflussen. Bei Patienten, die beispielsweise mit Bleomycin behandelt werden, scheint es sinnvoll, die arteriellen Blutgase und die Sauerstoffsättigung zu überwachen. Außerdem sollte der intravasale Flüssigkeitsersatz titrierend durchgeführt werden, da diese Patienten wahrscheinlich aufgrund einer verschlechterten Lymphdrainage bei medikamenteninduzierter Lungenfibrose sehr leicht ein interstitielles Lungenödem entwickeln [8]. Für die Vermutung, daß Bleomycin die Wahrscheinlichkeit einer Sauerstofftoxizität bei hohen Sauerstoffkonzentrationen steigern könnte, gibt es aufgrund tierexperimenteller und klinischer Studien keine Beweise [8, 9]. Trotzdem scheint es bei diesen Patienten sinnvoll zu sein, die Gabe von kolloidalen Lösungen zu erwägen und die inspiratorische Sauerstoffkonzentration entsprechend den bestimmten PaO_2- und SaO_2-Werten einzustellen. Bei Patienten mit Lungenfibrose ist eine postoperative Nachbeatmung oft notwendig, besonders nach invasiven und/oder langen chirurgischen Eingriffen. Bei Patienten mit medikamenteninduzierter Herzschädigung kann die myokardiale Kontraktilität durch die negativ inotropen Wirkungen der Anästhetika weiter eingeschränkt werden. Bei solchen Patienten sind postoperativ auch eher kardiale Komplikationen zu erwarten [4]. Bei der präoperativen Beurteilung sollte auch nach Zeichen einer eventuellen zentralnervösen Dämpfung, Störung des autonomen Nervensystems und peripherer Neuropathien gesucht werden. Auch eventuell vorliegende renale oder hepatische Störungen können Einfluß auf die Auswahl von Anästhetika und Muskelrelaxantien haben. Bei Patienten, die mit alkylierenden Substanzen behandelt werden, kann Succinylcholin manchmal eine verlängerte Wirkung aufweisen [4]. Vor einem chirurgischen Eingriff sollten Ernährungsmangel, Anämie, Gerinnungsstörungen und Elektrolytverschiebungen möglichst korrigiert werden. Da durch die meisten Chemotherapeutika eine Immunsuppression verursacht wird, sollte peinlichst auf eine aseptische Arbeitsweise geachtet werden. Bei an Krebs erkrankten Patienten könnte auch durch Narkose, chirurgische Stimulation oder eine perioperative Bluttransfusion eventuell eine Immunsuppression verursacht werden. Dies ist bisher aber nicht genau bewiesen (siehe Abschnitt: Kolonkarzinom und Kapitel 29).

28.6 Häufige Karzinomarten

Die bei Erwachsenen am häufigsten auftretenden Krebsformen sind Karzinome der Lunge, der Brust, des Kolons und der Prostata. Bei Männern ist das Lungenkarzinom, gefolgt von Prostata- und Kolonkarzinom, der häufigste maligne Tumor. Bei Frauen wird die Inzidenz von Lungenkarzinomen nur von Mamma- und Kolonkarzinomen übertroffen.

28.6.1 Lungenkarzinom (Bronchialkarzinom)

Bei 10% der Menschen, die über 40 Jahre lang täglich eine Schachtel Zigaretten rauchen, entwickelt sich ein Bronchialkarzinom. Da sich ein solches aber bei 90% der Raucher nicht entwickelt, scheinen

Tab. 28.5: Pathophysiologie des Bronchialkarzinoms

Typ	Inzidenz (%)	Häufigster Sitz von Metastasen bei Diagnosestellung	5-Jahres-Überlebensrate mit Operation	Begleitsyndrome
Plattenepithelkarzinom	30	Mediastinal Gehirn Leber	30	Hyperkalzämie
Adenokarzinom	29	Mediastinal Gehirn Knochen	17	Osteoarthropathie
großzelliges Karzinom	16	Mediastinal Knochen Gehirn	15	Milchfluß Gynäkomastie
kleinzelliges Karzinom	24	Mediastinal Knochen Leber	5	Lambert-Eaton-Syndrom Hyponatriämie bei SIADH* Cushing-Syndrom Hypokalzämie

SIADH, Syndrom der inadäquaten ADH-Sekretion

Umwelt- und genetische Faktoren eine Rolle dabei zu spielen. Bei einem Zigarettenraucher, der ein Lungenemphysem entwickelt, steigt das Risiko, an Lungenkrebs zu erkranken. Die wirksamste Behandlung des Lungenkrebses stellt die chirurgische Resektion dar. Ob ein Bronchialkarzinom chirurgisch reseziert werden kann, hängt von der Ausdehnung des Tumors ab, die Operationsfähigkeit hängt dagegen von dem medizinischen Allgemeinzustand des Patienten ab. Bei asymptomatischen Patienten, deren Bronchialkarzinom in einem frühen Stadium durch ein routinemäßiges Röntgenthoraxbild entdeckt wurde, beträgt die 5-Jahres-Überlebensrate nach chirurgischer Resektion annähernd 70% [10]. Diese 5-Jahres-Überlebensrate wird praktisch nicht verbessert, wenn zusätzlich eine herkömmliche Behandlung wie Bestrahlung, Chemotherapie und Immuntherapie durchgeführt wird. Bei fortgeschrittener Krankheit ist die Bestrahlung bei den meisten Patienten eine wirksame palliative Behandlung zur Verbesserung von Symptomen wie Dyspnoe, Hämoptysis oder einer Kompression der Vena cava superior.

Die Bronchialkarzinome werden unterteilt in Plattenepithelkarzinome, Adenokarzinome, großzellige und kleinzellige Karzinome (Tab. 28.5). Plattenepithelkarzinome wachsen oft in den Hauptbronchien und können deshalb in der Zytologie des Sputums entdeckt werden. Adenokarzinome, die bei Frauen überwiegen, entstehen in den Bronchialdrüsen und Schleimhautzellen und neigen dazu, in die Pleura einzubrechen sowie Pleuraergüsse hervorzurufen. Diese Form des Bronchialkarzinoms metastasiert typischerweise frühzeitig, besonders in Gehirn, Leber, Nebennieren und Knochen. Großzellige Karzinome metastasieren frühzeitig ins Gehirn. Kleinzellige Bronchialkarzinome streuen häufig frühzeitig auf lymphatischem Weg in verschiedene Organe wie Gehirn, Knochen Leber und endokrine Drüsen. Kleinzellige Tumoren sind auch in der Lage, Polypeptide mit endokriner Wirkung zu produzieren. Die meisten Patienten mit den Symptomen eines Bronchialkarzinoms haben bereits verborgene oder schon offenkundige Metastasen. Mit Biomarkern (Hormonen, Antigenen, monoklonalen Antikörpern) läßt sich die Diagnose des Bronchialkarzinoms leichter stellen und auch das Fortschreiten bzw. eine erfolgreiche Behandlung überwachen [10].

Durch eine Bronchoskopie in Verbindung mit einer Bronchiallavage und/oder einer Biopsie wird meist die erste Einstufung des Bronchialkarzinoms möglich. Periphere Lungenveränderungen werden normalerweise durch eine perkutane transthorakale Nadelbiopsie diagnostiziert. Bei Patienten mit einem neuaufgetretenen Rundherd wird üblicherweise chirurgisch reseziert, obwohl unter gewissen Umständen auch einer Nadelbiopsie der Vorzug gegeben werden kann. Um den Metastasierungsgrad zu erfassen, werden normalerweise Computertomographie oder Kernspintomographie von Schädel, Thorax und Abdomen sowie eine Gallium-Knochen-Szintigraphie durchgeführt. Zeigen sich im Computertomogramm mediastinale Lymphknoten, werden diese anschließend durch eine Mediastinoskopie näher untersucht.

Narkoseführung

Bei der Narkoseführung eines Patienten mit Bronchialkarzinom müssen präoperativ tumorbedingte Auswirkungen wie Mangelernährung, Pneumonie, Schmerz und ektope endokrine Störungen wie z.B. eine Hyponatriämie berücksichtigt werden (Tab. 28.2). Da das Bronchialkarzinom dazu neigt, in Gehirn und Knochen zu metastasieren, muß bei den Patienten nach entsprechenden klinischen Auffälligkeiten gesucht werden. Falls eine Resektion von Lungengewebe geplant ist, ist es wichtig, eventuell vorliegende Lungen- und Herzfunktionsstörungen zu erfassen, insbesondere ist zu klären, ob eine pulmonalvaskuläre Hypertension vorliegt.

Mediastinoskopie

Bei der Mediastinoskopie sind Blutungen und Pneumothorax die am häufigsten auftretenden Komplikationen. Um während der Mediastinoskopie die Gefahr einer venösen Luftembolie zu verhindern, wird eine Beatmung mit intermittierendem positiven Druck empfohlen. Mit dem Mediastinoskop wird eventuell Druck gegen die rechte Arteria subclavia ausgeübt, was zu einem Pulsverlust distal der Kompressionsstelle und zu der irrtümlichen Diagnose eines Herzstillstandes führen kann. Die unbemerkte Kompression der rechten Arteria carotis kann postoperativ zu neurologischen Ausfällen führen. Durch Überdehnen des Nervus vagus oder der Trachea mit dem Mediastinoskop kann es während einer Mediastinoskopie zu einer Bradykardie kommen.

28.6.2 Mammakarzinom

Das Mammakarzinom ist in den USA die häufigste maligne Erkrankung bei Frauen. Es wird geschätzt, daß ungefähr 6% aller Frauen in den USA an diesem Karzinom erkranken werden. Bei Frauen im Alter von 40 und 45 Jahren stellt Brustkrebs die häufigste krankheitsbedingte Todesursache dar. Frauen mit fibrotischen Veränderungen haben kein erhöhtes Risiko, an Brustkrebs zu erkranken. Ein erhöhtes Risiko, an Brustkrebs zu erkranken, besteht jedoch, wenn die weibliche Verwandschaft I. Grades davon betroffen ist. Dies spricht für eine genetische Störung. Die Diagnose Brustkrebs wird anhand einer Exzisionsbiopsie gestellt. Später schließt sich gegebenenfalls ein entsprechendes chirurgisches Verfahren (Mastektomie, großräumige Exzision, axilläre Lymphknotenausräumung) an, durch das die Tumormasse reduziert und die Wirksamkeit einer systemischen Therapie und Bestrahlung erhöht werden kann. Die systemische Therapie besteht aus einer Chemotherapie oder einer Hormontherapie (Tamoxifen), durch die verborgene Mikrometastasen ausgeschaltet werden sollen. Ein Tumor mit östrogenbindenden Rezeptorproteinen reagiert höchstwahrscheinlich auf die Blockade dieser Rezeptoren durch Tamoxifen oder darauf, daß die Östrogensynthese durch Aminoglutethimid verhindert wird. Bei Patientinnen mit Brustkrebs, die auf keine Hormontherapie ansprechen, ist eine Chemotherapie indiziert. Häufig treten Knochenmetastasen auf. Dies zeigt, wie wichtig ein Knochenszintigramm und die Bestimmung der alkalischen Phosphatase ist.

28.6.3 Kolonkarzinom

Kolon- und Rektumkarzinome (kolorektale Karzinome) stellen nach den Bronchialkarzinomen die zweithäufigste Todesursache durch Krebs in den Vereinigten Staaten dar. Bei einem 50 Jahre alten Menschen besteht ein 5%iges Risiko, mit 80 Jahren ein kolorektales Karzinom zu entwickeln, und ein Risiko von 2,5%, an dieser Erkrankung zu versterben [11]. Mehr als 99% der kolorektalen Karzinome sind Adenokarzinome und stammen damit vermutlich von einem adenomatösen Polypen ab. Bei dieser Krebsform gibt es sowohl eine genetische Vorbelastung als auch epidemiologische Hinweise darauf, daß Ernährungsgewohnheiten (wie ballaststoffarme Nahrung oder Genuß von halbrohem Fleisch) die Wahrscheinlichkeit erhöhen können, daß ein Mensch an einem Kolonkarzinom erkrankt. Entzündliche Darmerkrankungen sind öfters mit Darmkrebs vergesellschaftet. Eine angebliche Beziehung zwischen einer Cholezystektomie und Darmkrebs hat sich aber nicht bestätigt [12]. Die wichtigsten Untersuchungsmethoden sind die rektale Untersuchung und der Haemoccult-Test auf Blut im Stuhl. Da ein kolorektaler Krebs jedoch nur intermittierend blutet, sind der Erfassung durch Blut im Stuhl Grenzen gesetzt. Die sigmoidoskopische Untersuchung ist sensitiver als der Haemoccult-Test, um Polypen und kolorektale Karzinome zu entdecken. Proximale Veränderungen im Kolon können dabei jedoch übersehen werden. Die routinemäßige endoskopische Untersuchung bei asymptomatischen Personen ohne Risikofaktoren wird kontrovers diskutiert [11].

Je nach anatomischer Lage des kolorektalen Tumors variieren die Symptome. Da der Stuhl im rechten Kolon noch relativ flüssig ist, kann ein Tumor in diesem Bereich groß werden und das Darmlumen stark einengen, ohne obstruktive Symptome zu verursachen. Eine Veränderung im Colon ascendens führt häufig zu Ulzerationen und chronischem Blutverlust mit Anämie und Müdigkeit. Da im Colon transversum der Stuhl konzentrierter wird, kann ein Tumor in diesem Bereich zu abdominellen Krämpfen und Obstruktion führen. Im Abdomen-Röntgenbild können sich Stenosen mit Faltenabbruch im Relief zeigen. Wenn sich ein Tumor im rektosigmoidalen Bereich entwickelt, kommt es zum «Bleistift»-Stuhl. Obwohl hellrotes Blut dem Stuhl aufgelagert sein kann, das fälschlicherweise oft Hämorrhoiden zugeschrieben wird, kommt es selten zu einer Anämie. Wenn sich kein Lymphknotenbefall findet, beträgt die 5-Jahres-Überlebensrate 70 bis 75%, bei vorhandenen Metastasen sinkt diese auf unter 5%. Ein kolorektaler Krebs streut zuerst in regionale Lymphknoten und dann über den Portalvenenkreislauf in die Leber, in der viszerale Metastasen am häufigsten auftreten. Wenn der Primärtumor im distalen Rektum sitzt, können Tumorzellen das Portalvenensystem eventuell umgehen und durch den paravertebralen Plexus direkt in die Lungen gelangen. Die mittlere Überlebensrate nach Entdeckung von Fernmetastasen beträgt 6 bis 9 Monate.

Bei Patienten mit invasiv wachsendem kolorektalem Tumor stellt die chirurgische Resektion die erfolgversprechendste Therapieform dar. Wenn bereits Metastasen vorhanden sind, ist das Vorgehen öfters konservativ und chirurgisch hauptsächlich darauf ausgerichtet, Darmobstruktionen zu beseitigen. Bei einer distalen Rektumamputation muß sich der Patient mit einem dauerhaften Anus praeter abfinden. Bei einem rektalen Tumor, der aufgrund seiner lymphatischen Versorgung wahrscheinlich frühzeitig in die chirurgisch nicht zugängliche Bekkenseitenwand metastasiert, stellt die Bestrahlung eine Ergänzung zur chirurgischen Resektion dar. Nur wenn ein Tumor durch Bestrahlung vor der Operation verkleinert werden muß, wird bereits präoperativ bestrahlt. Zumeist wird dieses Verfahren erst postoperativ angewendet. Eine chemotherapeutische Behandlung des kolorektalen Karzinoms hat nur wenig Erfolg.

Narkoseführung

Die Narkoseführung zur chirurgischen Resektion eines kolorektalen Tumors kann durch die krankheitsbedingte Anämie und die Auswirkungen möglicher Metastasen in Lunge und Leber beeinflußt werden. Eine ausgeprägte chronische Dickdarmobstruktion erhöht die Aspirationsgefahr bei Narkoseeinleitung vermutlich nicht. Bei extremer Überfüllung der Därme können jedoch Ventilation und Oxygenierung beeinträchtigt werden. Es gibt Beweise dafür, daß eine Bluttransfusion während der chirurgischen Resektion eines kolorektalen Karzinoms die Überlebensrate vermindert [13]. Sollte dies stimmen, so könnte dies auf eine Immunsuppression durch das transfundierte Blut hinweisen, wodurch vorher immunologisch in Schach gehaltene Karzinomzellen nun schneller wachsen können. Bei diesen Patienten wurde vorgeschlagen, möglichst Plasmaexpander anstatt Blut einzusetzen sowie Narkosetechniken zu wählen, die den Blutdruck und damit den intraoperativen Blutverlust erniedrigen.

28.6.4 Prostatakarzinom

Die dritthäufigste Ursache für einen Krebstod bei Männern ist ein Prostatakarzinom. Lediglich Lungen- und Darmkrebs sind häufiger [14]. Die Erkrankung kann bei 70% aller Männer, die über 70 Jahre alt sind, asymptomatisch sein und bis zum Tod unerkannt bleiben. Bei Prostatakrebs ist die Plasmakonzentration des prostataspezifischen Antigens erhöht [15]. Erste Zeichen können eine Verhärtung der Prostata bzw. ein diskreter Knoten bei der rektalen Untersuchung oder Störungen beim Wasserlassen sein. Seltener stellen sich diese Patienten primär mit Symptomen einer metastatischen Beteiligung vor wie diffusem Knochenschmerz, Gewichtsverlust, Rückenmarkskompression oder akutem Nierenversagen aufgrund einer beidseitigen Hydronephrose. Die metastatische Streuung erfolgt sowohl lymphatisch als auch hämatogen. Die hämatogene Streuung erfolgt hauptsächlich in die Knochen und weniger in Lunge und Leber. Sind die Plasmakonzentrationen der sauren und alkalischen Phosphatase erhöht, so weist dies darauf hin, daß der Tumor die Kapselgrenze der Prostata überschritten hat und daß zumeist eine Knochenmetastasierung besteht. Bei der Röntgenuntersuchung des Skelettsystems können osteoblastische Veränderungen festgestellt werden. Wenn der Tumor entdeckt wird, weisen 75% der Patienten bereits eine Metastasierung auf.

Das auf die Drüse beschränkte Prostatakarzinom läßt sich üblicherweise durch die transurethrale Resektion heilen. Bei manchen Patienten wird eine radikalere Behandlung wie die radikale Prostatektomie oder Bestrahlung für notwendig erachtet. Die radikale Prostatektomie kann entweder durch einen retropubischen oder einen perinealen Zugang durchgeführt werden. Durch den retropubischen Zugang kann der Operateur zuerst die Lymphknoten biopsieren und bei positivem Lymphknotenbefund die Operation abbrechen. Durch Modifizierung der Operationstechnik konnte die Häufigkeit von postoperativer Impotenz und Inkontinenz gesenkt werden. Die Radiotherapie kann zum einen von extern mit Hilfe eines Linearbeschleunigers oder zum andern durch die Implantation einer radioaktiven Kapsel in die Prostata durchgeführt werden. Impotenz tritt nach einer Radiotherapie seltener als nach einer operativen Resektion auf. Jedoch sind nach einer solchen Bestrahlung eine stark beeinträchtigende Zystitis oder Prostatitis möglich.

Die Behandlung von Metastasen ist palliativ und beruht auf der Tatsache, daß der Prostatakrebs unter dem Wachstumseinfluß von androgenen Hormonen steht. Die angestrebte Androgenausschaltung kann durch eine Orchidektomie oder die Gabe von Medikamenten, die die Synthese (Aminoglutethimid), die Freisetzung (Leuprorelin) oder die Wirkung (Flutamid) der Androgene unterdrücken, erreicht werden [16]. Die Androgenausschaltung führt bei 50% der Patienten zu einer subjektiven Verbesserung und bei fast 50% zu einer objektiv faßbaren Tumorverkleinerung. Wenn der Krebs eines Patienten anfangs auf Hormontherapie anspricht, später aber refraktär wird, so bringt auch ein weiteres hormonelles Verfahren keinen Erfolg mehr. Wenn ein fortgeschrittener Prostatakrebs nicht mehr auf Hormontherapie anspricht, können starke Knochenschmerzen mit Bestrahlung oder Chemotherapie behandelt werden. Die durchschnittliche Überlebensrate bei Patienten mit metastatischem Prostatakarzinom beträgt 2,5 Jahre.

28.7 Seltenere Karzinomarten

28.7.1 Krebs im Kopf- und Halsbereich

Karzinome im Kopf- und Halsbereich machen in den USA 5% aller Tumoren aus und betreffen bevorzugt Männer über 50 Jahre. Die meisten Patienten betrieben exzessiven Nikotin- und Alkoholmißbrauch. Lunge, Leber und Knochen sind die häufigsten Metastasierungsorte dieser Tumoren. Durch Knochenmetastasen kann eine Hyperkalzämie entstehen, während erhöhte Leberwerte wahrscheinlich alkoholbedingt sind. Vor einer operativen Tumorresektion, die oft mit Lasertechniken durchgeführt wird, kann eine hochkalorische Ernährung notwendig sein. Falls eine Chemotherapie durchgeführt wird, so soll damit die Masse des Primärtumors oder eventuell bekannter Metastasen reduziert und damit die Wirksamkeit einer sich anschließenden Operation oder Bestrahlung erhöht werden. Außerdem sollen damit klinisch nicht erfaßbare Mikrometastasen vernichtet werden.

28.7.2 Malignome der Schilddrüse

Malignome der Schilddrüse sind zwar selten, sollten aber immer in Betracht gezogen werden, wenn sich Schilddrüsenknoten finden oder wenn sich anhand der Krankengeschichte ergibt, daß während der Kindheit der Hals bestrahlt wurde. Das papilläre Schilddrüsenkarzinom wächst langsam. Das follikuläre Schilddrüsenkarzinom kann sich dagegen primär in Form pathologischer Knochenbrüche aufgrund von Knochenmetastasen äußern. Das medulläre Schilddrüsenkarzinom kann mit einem Phäochromozytom verbunden als autosomal dominante Krankheit auftreten, die auch als multiple endokrine Neoplasie Typ II (MEN II) bekannt ist. Bei dieser Form von Schilddrüsenkrebs werden typischerweise große Mengen an Kalzitonin produziert, das gleichzeitig einen empfindlichen Marker für die Erkrankung wie für deren Heilungsverlauf darstellt. Trotz dieser erhöhten Kalzitoninfreisetzung tritt keine Hypokalzämie auf. Weitere klinische Zeichen eines medullären Schilddrüsenkarzinoms sind schwer beherrschbare Durchfälle und eine exzessive Sekretion von adrenokortikotropem Hormon (ACTH), was zu einem Cushing-Syndrom führt. Undifferenzierte (anaplastische) Schilddrüsenkarzinome sind schnell wachsende Tumoren, die die Trachea einengen können.

Die Diagnose eines Malignoms der Schilddrüse wird mittels Nadelbiopsie oder durch eine operative Biopsie gestellt. Der erste Behandlungsschritt bei nachgewiesenem Schilddrüsenkarzinom besteht in der chirurgischen Entfernung der Schilddrüse mit oder ohne radikale Halsausräumung (neck dissection). Wenn der Primärtumor entfernt wurde, wird der Patient üblicherweise mit Schilddrüsenhormonen substituiert. Ein funktionsaktives Schilddrüsenkarzinom kann radioaktives Jod aufnehmen und dadurch mit hohen Bestrahlungsdosen behandelt werden.

28.7.3 Malignome des Ösophagus

Für mehr als 80% der ösophagealen Malignome in den USA werden exzessiver Alkoholgenuß oder chronischer Nikotinabusus angeschuldigt. Bei 90% der Patienten mit Ösophagusmalignom sind Schluckstörungen und Gewichtsverlust die ersten Symptome. Wenn diese Symptome bereits aufgetreten sind, ist die Erkrankung üblicherweise nicht mehr heilbar. Da sich um den Ösophagus herum keine Serosaschicht befindet, dafür aber in diesem Bereich ein ausgeprägtes Lymphsystem existiert, kann sich ein Tumor sehr schnell, besonders in Leber und Lunge, ausbreiten. Schluckstörungen können zu Regurgitation und erhöhter Aspirationsgefahr führen. Die therapeutischen Erfolge der primären Radiotherapie entsprechen denen einer radikalen Operation mit einer 5-Jahres-Überlebensrate von 5%. Chemotherapie und Bestrahlung können vor einem operativen Resektionsversuch durchgeführt werden. Als palliative Maßnahmen können die operative Anlage einer Ernährungssonde oder die Implantation einer Polyvinyl-Ösophagusprothese durchgeführt werden. Bei der Narkoseführung bei einem solchen Patienten sollte an eine möglicherweise vorliegende alkoholinduzierte Lebererkrankung, an eine chronische Lungenerkrankung aufgrund des Nikotinabusus und an große Toleranz gegen verschiedene Narkotika gedacht werden. Besteht ein erheblicher Gewichtsverlust, so ist davon auszugehen, daß gleichzeitig das intravasale Flüssigkeitsvolumen vermindert sein kann, so daß bei Narkoseeinleitung und/oder während der Narkose auf eine mögliche Hypotension zu achten ist.

28.7.4 Kardiale Tumore

Bei kardialen Tumoren handelt es sich meist um Metastasen. Primäre Herztumore sind äußerst selten.

Metastatische Herztumore

Bei 10% aller Patienten, die an Krebs versterben, liegen metastatische Herztumoren vor, die jedoch nur bei 5 bis 10% der Patienten Symptome verursachen. Lungen- und Mammakarzinom, Kaposi-Sarkom und Leukämien sind diejenigen Tumoren, die zumeist ins Herz metastasieren. Herzmetastasen finden sich vor allem im Perikard. Ein maligner hämorrhagischer Perikarderguß ist möglich. Er kann auch zu einer Herztamponade führen. Manchmal ist das Perikard durch Tumor verbacken, was

Störungen verursachen kann, die einer Kardiomyopathie oder einer konstriktiven Perikarditis ähneln. Vorhofflimmern kann ein Frühzeichen einer malignen Beteiligung des Perikards sein. Ein maligner Perikarderguß ist die häufigste Ursache eines elektrischen Alternans im EKG. Echokardiographie, Computertomographie und Kernspintomographie sind sinnvoll, falls perikardiale und kardiale Metastasen diagnostiziert werden sollen. Die Behandlung beschränkt sich meist auf die Therapie eines Perikardergusses, der eine Herztamponade zu verursachen droht.

Primär benigne Tumoren

Ein Myxom des Herzens ist der häufigste gutartige Herztumor. Es geht vom Endothel aus und kann die intrakavitäre Blutstrombahn verlegen. Die meisten Myxome sind gestielt und gehen vom linken Vorhof aus. Ein kardiales Myxom kann als Teil eines Syndromes auftreten, das mit fleckigen Hautpigmentierungen und endokriner Überreaktivität (Cushing-Syndrom, Akromegalie) einhergeht. Beim Myxom des Herzens können die Füllungs- und die Entleerungsphase der entsprechenden Herzkammer beeinträchtigt sein. Außerdem können Emboli freigesetzt werden, die entweder aus myxomatösem Material oder aus im Bereich des Tumors gebildeten Thromben bestehen (Tab. 28.6). Ein Myxom im linken Vorhof kann eine Mitralklappenerkrankung vortäuschen und zu einem Lungenödem führen. Dagegen kann ein Myxom im rechten Vorhof eine Trikuspidalklappenbeteiligung vortäuschen und zu einer Behinderung des venösen Rückstroms mit Zeichen des Rechtsherzversagens führen. Ein Myxom im rechten Vorhof kann auch nur zu den Symptomen einer Trikuspidalstenose, zu Dyspnoe und arterieller Hypoxämie führen. Jeder operativ entfernte Embolus sollte mikroskopisch dahingehend untersucht werden, ob er aus myxomatösem Material besteht. Mit der Echokardiographie kann ein kardiales Myxom nicht-invasiv diagnostiziert werden [17]. Die Behandlung von Myxomen des Herzens besteht in der chirurgischen Exzision. Manchmal muß wegen entsprechender Beteiligung oder Schädigung der Herzklappe gleichzeitig ein Herzklappenersatz durchgeführt werden. Da gelegentlich lokale Rezidive auftreten können, sollte jener Bereich des Vorhofseptums reseziert werden, von dem der Tumor ausging.

Narkoseführung

Bei der Narkoseführung eines Patienten mit einem Myxom im rechten Vorhof muß an ein eventuell niedriges Herzzeitvolumen und an eine mögliche arterielle Hypoxämie aufgrund einer Verengung der Trikuspidalklappe gedacht werden [17]. Durch Änderungen der Körperlage können die Symptome einer solchen Behinderung des Blutflusses verstärkt werden. Wenn ein Myxom im rechten Vorhof vorliegt, sollte möglichst kein Kavakatheter bis in den rechten Vorhof und auch kein Pulmonalarterienkatheter gelegt werden [17].

Tab. 28.6: Hinweise auf Vorliegen eines kardialen Myxoms

therapierefraktäre Herzinsuffizienz
unerklärliche Herzrhythmusstörungen
lageabhängige Synkopen
unerklärliche systemische oder pulmonale Embolien
pulmonale Hypertension unbekannter Ursache

Primär maligne Tumoren

Ein primär maligner Tumor des Herzens ist meist ein Sarkom und findet sich häufiger im rechten als im linken Herzen. Die klinischen Symptome sind Folge des intrakavitären Tumorwachstums mit Verlegung der pulmonalarteriellen Ausflußbahn. Häufig kommt es hierbei zu einem plötzlichen Beginn und einem schnell fortschreitenden und therapieresistenten Herzversagen (besonders eines Rechtsherzversagens) sowie zu Synkopen. Durch Einbruch des Tumors in das Myokard und Behinderung der Koronardurchblutung können Symptome eines Myokardinfarktes entstehen.

28.7.5 Magenkrebs

Die Inzidenz von Magenkrebs hat seit 1930 deutlich abgenommen, als dieser noch die häufigste durch Krebs bedingte Todesursache bei Männern in den USA war. Die ersten Anzeichen von Magenkrebs (Verdauungsstörungen, epigastrische Beschwerden, Magersucht) lassen sich von einem gutartigen Magengeschwür oft nicht unterscheiden. In 90% der Fälle handelt es sich bei Magenkrebs um Adenokarzinome, die in 50% im distalen Teil des Magens lokalisiert sind. Wenn Symptome wie Gewichtsverlust und Aszites auftreten, ist das Krebsleiden meist schon weit fortgeschritten. Die Behandlung besteht in der operativen Resektion des Tumors und der zugehörigen Lymphknoten. Selbst wenn die Erkrankung bereits unheilbar ist, so kann die operative Resektion des Primärtumors die Krebserkrankung erleichtern und/oder das Ansprechen auf palliative Bestrahlung oder Chemotherapie verbessern.

28.7.6 Leberkrebs

Leberkrebs tritt meist bei Männern auf, die an einer durch Hepatitis B verursachten Leberzirrhose leiden. Die ersten Anzeichen sind oft schmerzhafte Resistenzen im rechten oberen Quadranten und Gewichtsverlust. Oft sind die Vena cava inferior und/oder die Portalvene komprimiert. Dies führt zusammen mit der Synthese eines veränderten Prothrombinmoleküls zu einer verschlechterten Gerinnung. Die Leberfunktionstests sind oft pathologisch verändert. Mit Hilfe der Computertomographie kann die anatomische Lage des Tumors bestimmt werden. Mittels Angiographie kann jedoch ein hepatozelluläres (stark vaskularisiertes) Karzinom von hepatischen Metastasen (mit geringer Vaskularisierung) unterschieden werden. Dies ist wichtig für die Entscheidung, ob ein Tumor reseziert werden kann oder nicht. Lediglich eine radikale operative Resektion oder alternativ eine Lebertransplantation bieten eine Überlebenschance. Die meisten Patienten mit Leberkrebs eignen sich nicht für eine Operation, da bei ihnen eine ausgeprägte Leberzirrhose oder eine stark eingeschränkte Leberfunktion besteht. Die Chemotherapie ist von geringem Wert, eine Bestrahlung zur Schmerzerleichterung ist grundsätzlich sinnvoll.

28.7.8 Gallenblasenkrebs

Gallenblasenkrebs ist in den USA selten. Er tritt üblicherweise bei Frauen auf und wird meist bei der operativen Cholezystektomie zufällig entdeckt. Das Risiko von Gallenblasenkrebs ist bei Patienten mit asymptomatischer Cholezystolithiasis nicht größer als die operative Mortalität einer Cholezystektomie. Deshalb wird eine Cholezystektomie nicht als prophylaktische Maßnahme gegen Gallenblasenkrebs empfohlen. Wenn der Gallenblasenkrebs bei Diagnosestellung bereits in das Nachbargewebe eingebrochen ist, beträgt die 5-Jahres-Überlebensrate trotz radikaler Operation, postoperativer Bestrahlung und Chemotherapie weniger als 5%.

28.7.9 Pankreaskrebs

Ein Pankreaskarzinom ist trotz dessen niedriger Inzidenz die vierthäufigste durch Krebs verursachte Todesursache. Alkoholmißbrauch, Koffeingenuß, Cholezystolithiasis oder Diabetes mellitus scheinen keine Ursachen für diesen Krebs zu sein. Dagegen weist Zigarettenrauchen eine positive Korrelation zum Pankreaskarzinom auf. In 95% der Fälle von Pankreaskrebs treten duktale Adenokarzinome auf, die meist im Pankreaskopf gelegen sind. Erste heimtückische Symptome sind oft Bauchschmerzen, Anorexie und Gewichtsverlust. Schmerzen deuten auf eine retroperitoneale Invasion und die Infiltration in die Splanchnikusnerven hin. Ein Ikterus bei einem Patienten mit Pankreaskopftumor ist Ausdruck einer biliären Obstruktion. Ein Diabetes mellitus ist jedoch bei Patienten, die einen Pankreaskrebs entwickeln, selten.

Ein Pankreaskrebs kann sich als lokalisierter Tumor oder als diffuse Pankreasvergrößerung im Computertomogramm des Abdomens darstellen. Eine Tumorbiopsie ist notwendig, um die Diagnose zu erhärten. Eine vollständige operative Resektion ist bei einem duktalen Pankreaskarzinom die einzig wirksame Behandlungsmethode. Die Tumoren im Pankreaskopf, die einen schmerzlosen Ikterus verursachen, sind wahrscheinlich am besten zu resezieren. Besteht bereits eine extrapankreatische Ausbreitung, dann ist eine operative Heilung nicht mehr möglich. Die beiden am häufigsten angewandten Resektionsverfahren sind die totale Pankreatektomie und die Pankreatoduodenektomie (Whipple-Operation). Die totale Pankreatektomie ist technisch einfacher, hat aber den Nachteil, daß sie zu Diabetes mellitus und Malabsorption führt. 10% der Patienten, die sich einer totalen Resektion unterziehen, überleben 5 Jahre, während Patienten mit inoperablem Tumor im Durchschnitt noch 5 Monate zu leben haben. Zu den palliativen Verfahren gehören die operative Umleitung der Galle, Bestrahlung und Chemotherapie. Schmerzen bei Pankreaskrebs können am wirksamsten durch eine Blockade des Plexus coeliacus mit Alkohol oder Phenol behandelt werden. Komplikation der Plexus-coeliacus-Blockade ist eine Hypotension. Dies ist Folge der blockbedingten Denervierung des sympathischen Nervensystems und tritt besonders bei chronisch-kranken und hypovolämischen Patienten auf. Unter computertomographischer Kontrolle kann die genaue Nadellage überprüft werden, bevor die vorgesehene Lösung in den Plexus coeliacus injiziert wird.

28.7.10 Nierenzellkarzinom

Das Nierenzellkarzinom tritt meist bei Männern auf und äußert sich durch Hämaturie, Flankenschmerz und tastbaren Tumor. Risikofaktoren sind familiäre Vorbelastung und Zigarettenrauchen. Durch die sonographische Untersuchung der Niere können Nierenzysten erfaßt werden, während Computertomographie und Kernspintomographie geeignet sind, um ein Nierenkarzinom und dessen Ausdehnung zu erfassen. Mittels Röntgenthorax, Knochenszintigraphie und Leberfunktionstests kann nach Fernmetastasen gesucht werden. An veränderten Laborwerten können Eosinophilie und Leberfunktionsstörungen auftreten. Wenn sich eine renale arteriovenöse Fistel ausbildet, kann sich ein hyperdynames Herzversagen einstellen. Die einzige kurative Therapie beim renalen Adenokarzinom, das noch auf die Niere beschränkt ist, liegt in der radikalen Nephrektomie mit regionaler Lymphadenektomie. Bei Patienten mit Fernmetastasen macht die radikale Nephrektomie keinen Sinn mehr. Hier zeigt dagegen die Chemotherapie eine gewisse Wirksamkeit, obwohl die 5-Jahres-Überlebensrate weniger als 5% beträgt.

28.7.11 Blasenkrebs

Blasenkrebs tritt meist bei Männern auf und kommt gehäuft bei Rauchern und bei Personen vor, die langfristigen Kontakt zu chemischen Stoffen hatten, wie sie in Textil- und Gummiindustrie verwendet werden. Häufig ist das erste Zeichen eine ausgeprägte, aber schmerzlose Hämaturie. Beim Überschreiten der Organgrenzen kommt es zur Metastasierung in die benachbarten Lymphknoten und zur Fernmetastasierung in Lunge, Leber und Knochen.

Zur Behandlung des nicht-invasiv wachsenden Blasenkrebses gehören die endoskopische Resektion und intravesikale Chemotherapie. Das Carcinoma in situ der Blase verhält sich – im Gegensatz zu dem der Cervix uteri – oft virulent und kann eine Zystektomie erforderlich machen, um die Invasion in die Muskelschicht und eine metastatische Streuung zu verhindern. Zur herkömmlichen Behandlungsstrategie bei Metastasen gehört oft eine präoperative Bestrahlung und eine anschließende Zystektomie und Chemotherapie. Häufig wird der Urin über eine Ureteroileostomie abgeleitet. Alternativ zur direkten Ableitung des Urins nach extern kann eine künstliche Neoblase aus Darmabschnitten angelegt werden.

28.7.12 Hodenkrebs

Obwohl Hodenkrebs selten ist, stellt er doch die häufigste Krebsart bei jungen Männern dar. Dieser Tumor kann, selbst wenn Fernmetastasen vorliegen, geheilt werden. Um das Risiko für einen später auftretenden Hodenkrebs zu vermindern, wird bei Vorliegen eines Kryptorchismus vor dem 2. Lebensjahr die Orchidopexie empfohlen. Erstes Zeichen von Hodenkrebs ist typischerweise eine schmerzlose Verhärtung. Bei Verdacht auf einen Hodenkrebs wird eine inguinale Hodenfreilegung und eine histologische Diagnostik durchgeführt. Eine transskrotale Biopsie wird nicht empfohlen, da bei einer Eröffnung des Skrotums das Risiko eines lokalen Rezidivs und einer metastatischen Streuung in die regionalen Lymphknoten erhöht wird. Keimzelltumoren, die 95% der Fälle von Hodenkrebs ausmachen, können in Seminome und Nicht-Seminome unterteilt werden. Seminome metastasieren häufig über regionale Lymphbahnen ins Retroperitoneum und Mediastinum. Nicht-Seminome metastasieren dagegen auch hämatogen in andere Organe, besonders Leber und Lunge. Eine computertomographische Untersuchung von Abdomen und Becken ist sinnvoll, um die metastatische Ausbreitung erfassen zu können.

Ein Seminom, das die retroperitonealen Lymphknoten nicht überschritten hat, wird durch Bestrahlung behandelt. Bei fortgeschrittenen Seminomen wird eine Chemotherapie empfohlen. Nicht-Seminome sind nicht strahlensensibel und werden daher durch die Ausräumung retroperitonealer Lymphknoten behandelt, oft in Kombination mit einer adjuvanten Chemotherapie. Eventuelle Nebenwirkungen der Chemotherapie bei solchen Patienten sind Knochenmarksuppression, Anämie, Kardiotoxizität, toxische Lungenschädigung, Nephrotoxizität und periphere Neuropathie.

28.7.13 Zervixkarzinom

Das Zervixkarzinom ist der häufigste gynäkologische Krebs bei Frauen zwischen 15 und 34 Jahren. Viruserkrankungen wie z.B. durch Herpes-simplex-Virus und humanes Papillomavirus können ein Zervixkarzinom begünstigen. Ein Carcinoma in situ, das durch einen Abstrich nach Papanicolaou diagnostiziert werden kann, wird durch eine bioptische Konisation behandelt. Wenn aber bereits Metastasen vorhanden sind, besteht die Behandlung in Bestrahlung, Operation und Chemotherapie.

28.7.14 Uteruskarzinom

Endometriumkarzinome kommen zumeist bei Frauen zwischen 50 und 70 Jahren vor. Öfters weisen diese Frauen Adipositas, Hypertension und Diabetes mellitus auf. Frauen, die stark rauchen, haben ein geringeres Risiko, an Endometriumkrebs zu erkranken. Dies ist wahrscheinlich durch die aufgrund des Rauchens erniedrigten Östrogenspiegel bedingt [19]. Das häufigste Zeichen eines Endometriumkrebses sind vaginale Blutungen zu Beginn oder während der Menopause einer Frau. Zu den ersten diagnostischen Schritten gehört auch eine fraktionierte Curettage. Wenn keine Metastasen vorhanden sind, besteht die Behandlung in der totalen abdominellen Hysterektomie und gleichzeitiger bilateraler Salpingo-Oophorektomie, eventuell auch in zusätzlicher Bestrahlung. Bei Vorliegen von Metastasen ist eine Hormontherapie, meist mit Progesteronen, sinnvoll. Eine Chemotherapie wird bei Endometriumkarzinom nicht häufig angewandt.

28.7.15 Ovarialkarzinom

Das Ovarialkarzinom entwickelt sich am wahrscheinlichsten bei Frauen, die früh in die Menopause kommen oder die eine familiäre Belastung von Ovarialkarzinomen haben. Wenn die Erkrankung entdeckt wird, ist sie normalerweise schon weit fortgeschritten. Dabei sind die bereits vorhandenen Metastasen im Omentum Ausdruck der Lymphdrainage des Ovars durch retroperitoneale Lymphknoten. Im Frühstadium des Ovarialkarzinoms wird operativ behandelt und anschließend oft eine Chemotherapie oder Bestrahlung durchgeführt. Die Wirksamkeit der Chemotherapie erhöht sich, wenn das Tumorgewebe zuvor operativ verkleinert wurde. Bei ausgewählten Patienten kann eine intraperitoneale Chemotherapie indiziert sein.

28.7.16 Malignes Melanom der Haut

Die Inzidenz des malignen Melanoms der Haut steigt schneller an, als die jedes anderen Tumors [20]. Im Jahre 2000 wird schätzungsweise einer von 90 Amerikanern ein Melanom entwickeln. Für die Entstehung des Melanoms ist Sonnenlicht (ultravioletter Bereich) nachgewiesenermaßen ein wichtiger auslösender Faktor. Wenn sich ein Muttermal in Farbe, Größe, Form oder Oberfläche ändert, besteht der Verdacht auf ein Melanom. Als erster Behandlungsschritt wird der verdächtige Bezirk bioptisch exzidiert. Metastasen finden sich zumeist in Lymphknoten, Gehirn, Leber, Lungen und Knochen. Ein metastasierendes Melanom ist normalerweise nicht heilbar. Palliativmaßnahmen sind regionale Lymphknotenausräumung, Bestrahlung und Chemotherapie.

28.7.17 Knochenkrebs

Plasmozytom (multiples Myelom)

Das Plasmozytom (multiples Myelom, Morbus Kahler) ist bei Erwachsenen der häufigste maligne Knochentumor (siehe Kapitel 29).

Osteosarkom

Ein Osteosarkom tritt häufig bei Jugendlichen auf und betrifft typischerweise die langen Knochen. Die Assoziation von Osteosarkom und Retinoblastom läßt auf eine genetische Prädisposition bei manchen Patienten schließen. Mit Hilfe der Computertomographie können die Ausdehnung des Primärtumors und eventuell vorhandene Metastasen, die besonders in der Lunge vorkommen, erfaßt werden. Bei einer Metastasierung ist häufig die Plasmakonzentration der alkalischen Phosphatase erhöht. Die Behandlung erfolgt mittels Chemotherapie und anschließender operativer Exzision. Bei vereinzelten Patienten kann durch eine erfolgreiche Chemotherapie ein die Extremität erhaltendes Operationsverfahren angewandt werden. Bei Patienten mit einer isolierten Lungenmetastase kann eine Lungenresektion indiziert sein.

Ewing-Sarkom

Das Ewing-Sarkom tritt normalerweise bei Patienten unter 30 Jahren auf und betrifft meistens Becken, Femur und Tibia. Zum Zeitpunkt der Diagnosestellung liegt meist schon eine Metastasierung vor. Die Behandlung besteht in Operation, lokaler Bestrahlung und Chemotherapie.

Chondrosarkom

Beim Chondrosarkom sind normalerweise Becken, Rippen oder die kranialen Enden von Femur oder Humerus betroffen. Dieser langsam wachsende Tumor tritt bei jungen Erwachsenen auf. Die Behandlung besteht in der radikalen operativen Exzision.

28.7.18 Lymphome

Der Morbus Hodgkin ist ein Beispiel für ein Lymphom, das sowohl durch infektiöse (Epstein-Barr-Virus) als auch genetische Faktoren begünstigt wird. Eine verminderte Immunitätslage scheint ein weiterer Faktor für die Entwicklung eines Lymphoms zu sein. Dies ist z.B. bei Organtransplantierten oder bei HIV-infizierten Patienten der Fall. Der Morbus Hodgkin beginnt typischerweise mit einem schmerzlos sich vergrößernden Tumor, der zumeist im Halsbereich lokalisiert ist. Ein generalisierter und schwerer Juckreiz kann bestehen. Es können periodische Temperaturerhöhungen und ein unerklärbarer Gewichtsverlust auftreten. Eine Kompression der Vena cava superior kann Folge einer Tumorinvasion in das Mediastinum sein. Oft besteht eine mäßig ausgeprägte Anämie. Röntgenaufnahmen des Thorax zeigen häufig eine Mitbeteiligung der Lungen. Ein Morbus Hodgkin kann oft auch auf die Leber oder die Milz übergreifen. Periphere Neuropathien und eine Kompression des Rückenmarks können eine direkte Folge des Tumorwachstums sein. Die Beteiligung von Knochenmark und zentralem Nervensystem ist bei Morbus Hodgkin selten, nicht dagegen bei anderen Lymphomen.

Bei Verdacht auf ein Lymphom besteht die wichtigste Untersuchungsmaßnahme in der Durchführung einer Lymphknotenbiopsie. Die chirurgische Exploration des Abdomens erlaubt die Beurteilung der Krankheitsausbreitung und stellt die Basis für deren Klassifizierung und damit für die Auswahl der geeigneten Therapieform dar. Mit Bestrahlung und einer zusätzlichen Krebschemotherapie können etwa 50% der Patienten mit Morbus Hodgkin geheilt werden.

28.7.19 Leukämien

Unter Leukämie wird eine unkontrollierte Vermehrung von Leukozyten verstanden. Ursache ist eine maligne Entartung der lymphatischen oder myeloischen Zellen. Daher werden die Leukämien normalerweise in lymphatische Leukämien und myeloische Leukämien unterteilt. Die lymphatische Leukämie beginnt in den Lymphknoten. Die myeloische Leukämie beginnt als krebsartige Wucherung von myeloischen Zellen im Knochenmark und breitet sich dann auf andere Körpergebiete aus. Später breitet sie sich auch auf extramedulläre Organe aus. Der hauptsächliche Unterschied zwischen normalen und leukämischen Zellen besteht darin, daß letztere sich ständig weiter teilen können. Die im Rahmen einer Leukämie sich vermehrenden Zellen der weißen Blutzellreihe infiltrieren das Knochenmark und machen dadurch den Patienten funktionell aplastisch.

Es kann eine schwere Anämie bestehen. Unter Umständen kann eine Knochenmarkinsuffizienz zu einer tödlich verlaufenden Infektion oder zu einer thrombozytopenischen Blutung führen. Außer in das Knochenmark können Leukämiezellen auch Leber, Milz, Lymphknoten und Hirnhäute infiltrieren und dort eine Funktionsstörung verursachen. Ein enormer Nährstoffverbrauch durch die sehr schnell wachsenden Krebszellen führt zu einem Verbrauch von Aminosäuren, wodurch es zu einer extremen Schwächung der Patienten und zu einer Minderversorgung des normalen Gewebes mit Nährstoffen kommt.

Behandlung

Ein Kilogramm Leukämiezellen (ungefähr 10^{12} Zellen) scheint letal zu sein. Symptome, die zu der Diagnosestellung einer Leukämie führen, treten normalerweise erst auf, wenn die Tumormasse ungefähr 10^9 Zellen beträgt. Mit Krebschemotherapeutika soll die Anzahl der Tumorzellen vermindert werden, so daß sich Organvergrößerungen zurückbilden und sich die Funktion des Knochenmarks wieder erholt. Es werden vor allem solche Krebschemotherapeutika eingesetzt, die die Knochenmarkaktivität hemmen. Damit werden Blutungs- und Infektionsneigung die limitierenden Faktoren für die maximale, noch akzeptable Dosierung der Chemotherapeutika. Aufgrund der Zerstörung von Leukämiezellen durch Krebschemotherapeutika kommt es zu einem hohen Anfall von Harnsäure, wodurch es zu einer Uratnephropathie und einer Gichtarthritis kommen kann. Bei Patienten, die sich einer Chemotherapie unterziehen, kann eine hochkalorische Ernährung notwendig werden, um eine Hypoalbuminämie und ein Versagen der Immunkompetenz zu verhindern.

Knochenmarktransplantation

Mit der Knochenmarktransplantation können sonst tödlich verlaufende Krankheiten eventuell geheilt werden. Dies betrifft therapierefraktäre Leukämien, die aplastische Anämie und bestimmte schwere angeborene Immunmangelsyndrome [21]. Bei der autologen Knochenmarktransplantation wird dem Patienten eigenes Knochenmark entnommen und ihm später wieder transfundiert. Bei der allogenen Knochenmarktransplantation hingegen handelt es sich um Knochenmark von einem immunkompatiblen Spender. Unabhängig von der Art des Transplantates muß sich der Empfänger vor der Transplantation einem Verfahren unterziehen, das die Funktionsfähigkeit seines Knochenmarks zerstört. Dies wird mittels einer 7- bis 10tägigen Kombinationstherapie aus Chemotherapie und Bestrahlung erreicht.

Ein Spenderknochenmark (bis zu 1.500 ml) kann während einer Allgemein- oder einer Regionalanästhesie durch zahlreiche Punktionen des vorderen und hinteren Beckenkamms und des Sternums gewonnen werden. Lachgas wird bei diesen Patienten aufgrund dessen möglicher Depression auf das Knochenmark oft vermieden. Trotzdem gibt es keine Beweise dafür, daß eventuell während der Knochenmarkgewinnung verwendetes Lachgas Nebenwirkungen auf das gewonnene Transplantat und dessen Funktionstüchtigkeit hätte. Eine kurzfristige Heparinisierung vor Entnahme des Knochenmarks kann Einfluß auf die Indikationsstellung zu einer Spinal- oder Periduralanästhesie für diesen Eingriff haben. Bei der Knochenmarkgewinnung kommt es zu einem Abfall des peripheren Blutvolumens, dessen Ausmaß ähnlich groß ist wie das gewonnene Volumen an Knochenmark. Oft werden Bluttransfusionen notwendig werden. Diese sollten möglichst mit autologem Blut oder (bei einem gesunden Knochenmarkspender) mittels Reinfusion von Erythrozyten durchgeführt werden, die aus dem Knochenmarkpunktat abgetrennt werden. Ob ein zentraler Venenkatheter plaziert werden soll, muß individuell beantwortet werden und hängt von dem Allgemeinzustand des Spenders, von der voraussichtlichen Dauer der Prozedur und vom geschätzten Volumen des zu gewinnenden Knochenmarks ab. Postoperative Komplikationen sind selten, Schmerzen an den Punktionsstellen jedoch üblich.

Die Aufbereitung des gewonnenen Knochenmarks (Zerstören von malignen Zellen, Auswaschen von inkompatiblen Erythrozyten) kann 2 bis 12 Stunden dauern. Anschließend wird dem Empfänger das kondensierte Knochenmarkaspirat (etwa 200 ml) über einen zentralen Venenkatheter infundiert. Die Knochenmarkstammzelle gelangt aus dem systemischen Kreislauf in das Knochenmark, wo sie die notwendige Umgebung für ihre Reifung und Differenzierung findet. Es dauert normalerweise 10 bis 28 Tage, bis das neue Transplantat nachgewachsen ist. Während dieser Zeit wird der Patient oft prophylaktisch isoliert. Die Regeneration des Knochenmarks wird durch tägliche periphere Blutbilder überwacht und durch Knochenmarkaspirationen und -biopsien überprüft. Während dieser Phase sollten gegebenenfalls Thrombozyten bei Werten unter $20.000/mm^3$ und Erythrozyten bei einem Hämatokrit unter 25% transfundiert werden.

Da vor einer Knochenmarktransplantation das Knochenmark des Empfängers mittels Chemotherapie und Ganzkörperbestrahlung zerstört werden muß, können verschiedene Komplikationen entstehen. Die Ganzkörperbestrahlung führt zu gastrointestinaler Schädigung (Übelkeit, Erbrechen, Durchfall, Entzündung der Mundschleimhaut). Später können Lungenfibrose, restiktive Kardiomyopathie und Kataraktbildung auftreten. Die Chemotherapie birgt ebenfalls eine Reihe von Nebenwirkungen in sich (Tab. 28.3). Das Budd-Chiari-Syndrom («VOD = venous occlusive disease») ist eine spezielle Komplikation einer hochdosierten Chemotherapie und äußert sich in Hyperbilirubinämie, Schmerzen im

Tab. 28.7: Zeichen einer Graft-versus-Host-Reaktion

orale Ulzerationen und Schleimhautentzündungen
ösophageale Ulzerationen
Diarrhoe mit Flüssigkeits- und Elektrolytverlust
Hepatitis mit Gerinnungsstörungen
Panzytopenie und Immunschwäche
Bronchiolitis obliterans
interstitielle Pneumonitis
Lungenfibrose
Nierenversagen

rechten Oberbauch und Gewichtszunahme. Alle Transplantatempfänger sind durch Bakterien-, Viren- und Pilzinfektionen gefährdet.

Eine Immunreaktion des Transplantates gegen Empfängergewebe («graft-versus-host»-Reaktion) ist eine lebensbedrohliche Komplikation bei der Knochenmarktransplantation und tritt bei etwa 50% der transplantierten Patienten auf. Diese Komplikation kann zu Störungen an den unterschiedlichsten Organen führen, meist sind jedoch Haut, Leber und Gastrointestinaltrakt betroffen (Tab. 28.7) [21]. Diese Reaktion tritt ein, wenn einem immunsupprimierten Wirt immunkompetente T-Zellen injiziert werden, durch welche die Organe zytotoxisch geschädigt und Lymphokine freigesetzt werden. Eine eventuelle akute Transplantatabstoßung tritt üblicherweise 10 bis 100 Tage nach der Transplantation auf. Die chronische Form einer Transplatatabstoßung erfolgt etwa 100 bis 400 Tage nach Transplantion und weist viele Zeichen einer Autoimmunerkrankung auf. Eine solche «graft-versus-host»-Reaktion wird mit Kortikosteroiden, Azathioprin und Ciclosporin behandelt.

Akute lymphatische Leukämie

Die akute lymphatische Leukämie macht ungefähr 15% aller Leukämieformen bei Erwachsenen aus. Eine Störung des zentralen Nervensystems ist hierbei häufig. Diese Patienten sind in hohem Maße für lebensbedrohliche Infektionen, wie z.B. Infektionen durch Pneumocystis carinii und Zytomegalieviren, anfällig. Durch eine Chemotherapie kann eine langanhaltende Remission und gelegentlich eine vollständige Heilung erreicht werden.

Chronische lymphatische Leukämie

Die chronische lymphatische Leukämie, die eine maligne klonale Störung der reifen Lymphozyten darstellt, macht ungefähr 25% aller Leukämieerkrankungen aus und wird zumeist bei älteren Erwachsenen angetroffen. Die Diagnose wird durch eine bestehende Lymphozytose und durch eine lymphozytäre Infiltration des Knochenmarks bestätigt. Die klinischen Symptome sind sehr unterschiedlich. Das Ausmaß der Knochenmarkinfiltration bestimmt oft den Krankheitsverlauf. Im Vordergrund können eine autoimmun-hämolytische Anämie und eine Milzvergrößerung stehen, die zu Panzytopenie und Thrombozytopenie führen können. Durch vergrößerte Lymphknoten können die Ureter verlegt sein.

Rezidivierende Infektionen können eine wiederholte antibiotische Therapie oder die intravenöse Gabe von Immunglobulinen notwendig machen. Die Therapie besteht darin, daß Krebschemotherapeutika aus der Gruppe der alkylierenden Substanzen verabreicht werden. Kortikosteroide zerstören leukämische Lymphozyten nicht. Gelegentlich kann eine Splenektomie notwendig sein.

T-Zell-Leukämie des Erwachsenen

Die T-Zell-Leukämie des Erwachsenen ist eine schnell tödlich verlaufende Erkrankung, die sich durch Leukozytose, Hepatosplenomegalie, Hautveränderungen und Hyperkalzämie auszeichnet. Die Ursache der Hyperkalzämie ist zumeist durch die osteolytischen Veränderungen bedingt. Bei betroffenen Patienten konnte ein humanes Retrovirus isoliert werden, das als humanes T-Zell-lymphotrophes Virus Typ 1 (HTLV-1) bezeichnet wird. Häufig treten Infektionen durch Pneumocystis carinii und Zytomegalieviren sowie eine Beteiligung des ZNS auf.

Akute myeloische Leukämie

Diese Form der Leukämie gehört mit zu den bösartigsten Erkrankungen, die beim Menschen bekannt sind. Wird sie nicht behandelt, so führt sie innerhalb von 100 Tagen zum Tode. Unter der Behandlung anderer Krebsarten scheint es häufiger zur Entwicklung einer akuten myeloischen Leukämie zu kommen. Fieber, allgemeine Schwäche, Blutungen und eine Hepatosplenomegalie sind typisch. Bei 65 bis 85% dieser Patienten kann durch eine Krebschemotherapie eine komplette Remission erzielt werden. Eine therapieinduzierte akute myeloische Leukämie dagegen spricht nicht auf Chemotherapie an.

Chronische myeloische Leukämie

Eine massive Hepatosplenomegalie und eine Leukozytose von mehr als 50.000/mm^3 sind für eine chronische myeloische Leukämie charakteristisch. Bei hohen Leukozytenzahlen treten häufiger Gefäßverschlüsse auf. Es können eine schwere Anämie und eine ausgeprägte Thrombozytopenie bestehen. Eine häufig auftretende Hyperurikämie ist mit Allopurinol zu behandeln. Oft werden Leukopherese, Splenektomie und Chemotherapie durchgeführt. Die herkömmliche Behandlung der chronischen myeloischen Leukämie besteht in der Gabe von Busulfan. Bei bestimmten Patienten kann heutzutage jedoch die Knochenmarktransplantation die Therapie der Wahl sein.

Połyzythämia vera

Die Polyzythämia vera ist eine myeloproliferative Erkrankung, bei der die Mutation einer einzigen Zelle zu einer verstärkten Produktion von Erythrozyten, Leukozyten und Thrombozyten führt [22]. Der Hb-Wert liegt typischerweise über 18 g/dl, und die Thrombozytenzahl kann über 400.000/mm^3 betragen. Die klinischen Symptome sind durch die erhöhte Viskosität des Blutes bedingt. Hierdurch kann es zu einer Verlangsamung des Blutflusses und zu einer erhöhten Inzidenz von Gefäßthrombosen, insbesondere in den kardialen und zerebralen Gefäßen (transischämische Attacken) kommen. Ein verminderter zerebraler Blutfluß kann sich in Bewußtseinstrübung äußern. Eine Störung der Thrombozytenfunktion ist die wahrscheinlichste Ursache für spontane Blutungen, die gelegentlich bei diesen Patienten beobachtet werden. Eine disseminierte intravasale Thrombozytenaggregation kann außer zu transischämischen Attacken auch zu Erythromelalgie (Plethora) und Juckreiz führen, den die Patienten oft beim Duschen verspüren. Eine Acetylsalicylsäuretherapie senkt die Inzidenz von thrombotischen Zwischenfällen nicht. Häufig besteht eine Splenomegalie.

Die Behandlung der Polyzythaemia vera besteht darin, daß wiederholt Aderlässe durchgeführt werden, um den Hämatokrit bei ca. 40% zu halten. Operative Eingriffe sind bei dieser Erkrankung mit einer hohen Inzidenz an perioperativen Blutungen und postoperativen Venenthrombosen verbunden. In Notfallsituationen kann die Viskosität des Blutes durch die intravenöse Infusion von kristalloiden Lösungen oder von niedermolekularem Dextran gesenkt werden.

Literaturhinweise

1. Wise, R.P.: A myasthenic syndrome complicating bronchial carcinoma. Anaesthesia 1962; 17: 488–90
2. Batist, G., Andres, J.L.: Pulmonary toxicity of antineoplastic drugs. JAMA 1981; 246: 1449–53
3. Dillman, J.B.: Safe use of succinylcholine during repeated anesthetics in a patient treated with cyclophosphamide. Anesth. Analg. 1987; 66: 351–3
4. Burrows, F.A., Hickey, P.R., Colan, S.: Perioperative complications in patients with anthracycline chemotherapeutic agents. Can. Anaesth. Soc.J. 1985; 32: 149–57
5. Gilbert, R.W., Kim, J.-H., Posner, J.B.: Epidural spinal cord compression from metastic tumor: Diagnosis and treatment. Ann. Neurol. 1978; 3: 40–51
6. Selvin, B.L.: Cancer chemotherapy: Implications for the anesthesiologist. Anesth. Analg. 1981; 60: 425–34
7. Klein, D.S., Wilds, P.R.: Pulmonary toxicity of antineoplastic agents: Anaesthetic and postoperative implications. Can. Anaesth. Soc.J. 1983; 30: 399–405
8. La Mantia, K.R., Glick, J.H., Marshall, B.E.: Supplemental oxygen does not cause respiratory failure in bleomycin-treated surgical patients. Anesthesiology 1984; 60: 65–7
9. Matalon, S., Harper, W.V., Nickerson, P.A., Olszowka, J.: Intravenous bleomycin does not alter the toxic effects of hyperoxia in rabbits. Anesthesiology 1986; 64: 619–9
10. Tockman, M.S., Gupta, P.K., Myers, J.D., et al.: Sensitive and specific monoclonal antibody recognition of human lung cancer antigen on preserved sputum cells: A new approach to early lung cancer detection. J. Clin. Oncol. 1988; 6: 1685–9
11. Ranshoff, D.F., Lang, C.A.: Screening for colorectal cancer. N. Engl.J. Med. 1991; 325: 37–41
12. Adami, H.O., Meirik, O., Gustavsson, S., et al.: Colorectal cancer after cholecystectomy: Absence of risk increase within 11–14 years. Gastroenterology 1983; 85: 859–63
13. Fielding, L.P.: Red for danger: Blood transfusion and colorectal cancer. Br. Med.J. 1985; 291: 841–3
14. Gittes, R.F.: Carcinoma of the prostate. N. Engl.J. Med. 1991; 324: 236–45
15. Catalona, W.J., Smith, D.S., Ratliff, T.L., et al.: Measurement of prostate-specific antigen in serum as a screening test for prostate cancer. N. Engl.J. Med. 1991; 324: 1156–61
16. Sogani, P.C., Vagaiwala, M.R., Whitmore, W.F., Jr.: Experience with flutamide in patients with advanced prostatic cancer without prior endocrine therapy. Cancer 1984; 54: 744–81
17. Lebovic, S., Koorn, R., Reich, D.L.: Role of two dimensional transoesophageal echocardiography in the management of a right ventricular tumor. Can.J. Anaesth. 1991; 38: 1050–4
18. Moritz, H.A., Azad, S.S.: Right atrial myxoma: Case report and anaesthetic considerations. Can.J. Anaesth. 1989; 36: 212–4
19. Lesko, S.M., Rosenberg, L., Kaufman, D.W., et al.: Cigarette smoking and the risk of endometrial cancer. N. Engl.J. Med. 1985; 313: 593–7
20. Koh, H.K.: Cutaneous melanoma. N. Engl.J. Med. 1991; 325: 171–82
21. Stein, R.A., Messino, M.J., Hessel, E.A.: Anaesthetic implications for bone marrow transplant recipients. Can.J. Anaesth. 1990; 37: 571–8
22. Conley, C.L.: Polycythemia vera. JAMA 1990; 263: 2481–4

29 Störungen des Immunsystems

Das Immunsystem, zu dem eine Reihe von Organen (Thymus, Lymphknoten, Tonsillen, Milz) gehört, ist dafür verantwortlich, den Körper vor Infektionen zu schützen und Fremdsubstanzen zu erkennen. Lymphozyten sind die immunologisch aktiven Zellen. Sie werden in B- und T-Lymphozyten unterteilt (Abb. 29.1).

29.1 Humorale Immunität

Die humorale Immunität wird durch B-Lymphozyten vermittelt, die sich, nach entsprechender Antigenstimulierung, in antikörperbildende Plasmazellen weiterentwickeln. Als Antigen kommt jede Substanz in Frage, die durch den Kontakt mit B-Lymphozyten diese zur Antikörperbildung anregen kann. Proteine haben fast immer antigenen Charakter. Die Proteinmembranen körpereigener Zellen weisen je nach Zusammensetzung bestimmte Histokompatibilitätsantigene (HLA) auf, anhand derer die eigenen Zellen von Fremdgewebe unterschieden werden können. Haptene sind kleine Moleküle, wie bestimmte Medikamente (z.B. Penicillin), die durch die Bindung an körpereigene Proteine eine Antikörperbildung induzieren können. Diese haptenvermittelte Antikörperbildung zeigt sich klinisch als allergische Reaktion.

Die von den Plasmazellen sezernierten Antikörper sind eine heterogene Gruppe von Plasma-Proteinen, die als Immunglobuline (Ig) bezeichnet werden. Aufgrund von elektrophoretischen und serologischen Eigenheiten werden sie als IgG, IgM, IgA, IgD und IgE klassifiziert (Tab. 29.1). Die Immunglobuline der Gruppe G stellen die wichtigste Immunglobulinklasse dar. Als Allergene werden Antigene bezeichnet, die bevorzugt eine Bildung von IgE-Antikörpern induzieren. Alle Allergene sind zwar Proteine, doch gibt es keine allgemeingültigen physikochemischen Eigenheiten, die sie von anderen Antigenen unterscheiden. Die Plasmakonzentrationen der Immunglobuline können mittels Radioimmunoassay (RIA-Techniken) gemessen werden. Jede Plasmazelle bildet ein spezifisches Immunglobulin. Die Fähigkeit, Antikörper gegen ein spezifisches Antigen zu bilden, wird autosomal dominant vererbt.

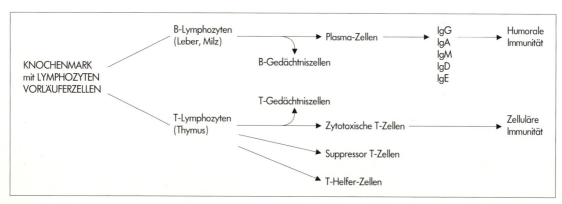

Abb. 29.1: Schematische Darstellung des Immunsystems.

Tab. 29.1: Eigenschaften der menschlichen Immunglobuline

	IgG	IgA	IgM	IgD	IgE
Lokalisation	Plasma Amnionflüssigkeit	Plasma Speichel Tränenflüssigkeit	Plasma	Plasma	Plasma
Plasmakonzentration (mg/dl)	550–1900	60–333	45–145	0.3–30	Spuren
Halbwertszeit (Tage)	23	6	5	3	2.5
Funktion	Immunität und Abwehr von systemischen Infektionen	lokale Abwehr von Infektionen	Lyse von Zellwänden der Bakterien	unbekannt	immunvermittelte Überempfindlichkeit (Anaphylaxie)

29.2 Zelluläre Immunität

T-Lymphozyten, auch bekannt als T-Helfer-Zellen, modulieren die Antikörperbildung der B-Lymphozyten, ohne selbst jedoch Antikörper zu bilden. Die zelluläre Immunität, durch die transplantiertes Fremdgewebe abgestoßen werden kann, wird durch T-Lymphozyten vermittelt: Durch den Kontakt mit einem Antigen (HLA) des transplantierten Fremdgewebes werden zytotoxische T-Lymphozyten aktiviert und Lymphokine gebildet. Lymphokine (z.B. Interleukin 2, Interferon) gehören nicht der Familie der Immunglobuline an; sie verstärken und regulieren eine Reihe von Immunantworten. Die Aktivität der T-Helfer-Zellen wird durch T-Suppressor-Lymphozyten, die ihrerseits eine Immunantwort dämpfen, in Schach gehalten. Somit ist die nach einer Antigenexposition auftretende Immunantwort das Ergebnis eines engen Wechselspiels zwischen (aktivierenden) Helfer- und (hemmenden) Suppressor-Zellen. Eine exzessive Immunantwort kann beispielsweise durch einen fehlerhaften Suppressor-Mechanismus (im Rahmen von Autoimmunkrankheiten) bedingt sein. Ein Immundefekt kann dagegen Folge einer übermäßigen Suppressor-Antwort sein.

29.3 Das Komplementsystem

Das Komplementsystem, das 18 Plasma-Proteine umfaßt, stellt den wichtigsten humoralen Faktor bei immunologisch induzierten Entzündungen dar. Das Komplement kann über den klassischen Weg (Antigen-Antikörper-Reaktion) oder einen alternativen Weg (bakterielle Polysaccharide) aktiviert werden (Abb. 29.2) [1]. Obwohl beide Aktivierungswege die gleiche, letztlich entscheidende Komponente, nämlich den C_3-Faktor, hervorbringen, scheint jeder dieser Wege eine bestimmte Aufgabe zu haben. Um den Körper gegen Autoimmunkrankheiten zu schützen, scheint der klassische Weg wichtig zu sein, beim Schutz gegen Infektion scheint der alternative Weg entscheidend zu sein. Die Komplementaktivierung ist für eine Reihe von Vorgängen verantwortlich, z.B. auch für die Freisetzung vasoaktiver Substanzen aus den Mastzellen, wodurch es zu einem Anstieg der Kapillarpermeabilität kommt. Durch die erhöhte Permeabilität können sich mehr Antikörper am Entzündungsort ansammeln. Zusätzlich locken aktivierte Bestandteile des Komplementsystems polymorphkernige Leukozyten in das Entzündungsgebiet. Hierdurch wird die Phagozytose und die Lyse der Bakterienzellwände erleichtert. Ein Mangel an dem Protein (C_1-Inhibitorprotein), das normalerweise die Komplementkaskade auslöst, führt dazu, daß es zu einer unkontrollierten Anhäufung von Komponenten des Komplementsystems kommt (vgl. Abschnitt: Quincke-Ödem).

29.4 Interferon

Interferone sind endogene Proteine, die, durch verschiedene Stimuli induziert, in den meisten Zellen gebildet werden können. Diese Proteine stellen natürliche Abwehrreaktionen gegen Bakterien, Viren, Tumorzellen und Antigene dar. Die exogene Verabreichung von Interferonen kann zur Behandlung von bestimmten Leukämiearten, des Kaposi-Sarkoms, der viralen Hepatitis C und chronischer granulomatöser Erkrankungen sinnvoll sein [2].

29.5 Allergische Reaktionen

Allergische Reaktionen können Folge einer Antigen-Antikörper-Reaktion (Anaphylaxie, immunvermittelte Hypersensitivität), Folge der Freisetzung chemischer Mediatoren ohne gleichzeitige Antigen-Antikörper-Reaktion (anaphylaktoide Reaktion) oder Folge einer Aktivierung des Komplementsystems sein. Bei der anaphylaktoiden Reaktion wird als Antwort auf bestimmte Medikamente (z.B. Opioide, Muskelrelaxantien oder Protamin) die vasoaktive Substanz Histamin in großen Mengen aus basophilen Leukozyten freigesetzt (siehe Abschnitt: Medikamentenallergie). Diese Freisetzung von Histamin kann unabhängig von einer Antigen-Antikörper-Reaktion stattfinden. Daher kann eine solche

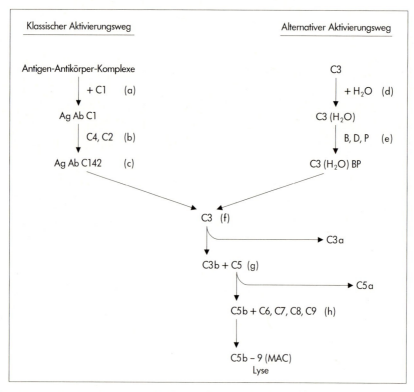

Abb. 29.2: Das Komplementsystem besteht aus einem klassischen und einem alternativen Aktivierungsweg. (Aus: Frank MM. Complement in the pathophysiology of human desease. N Engl J Med 1987; 316; 1525–1530; mit freundlicher Genehmigung.)

Histaminliberation auch bei einem entsprechend empfindlichen Patienten beim ersten Kontakt mit einem bestimmten Medikament auftreten.

29.5.1 Anaphylaxie

Die Anaphylaxie ist eine lebensbedrohliche Folge einer Antigen-Antikörper-Reaktion. Diese Form der allergischen Reaktion kann immer dann eintreten, wenn es durch eine vorausgegangene Exposition gegenüber einem Antigen (Medikament, Nahrungsmittel, Tiergift) zur Bildung von antigenspezifischen IgE-Antikörpern und damit zu einer Sensibilisierung kam. Wird der betreffende Organismus zu einem späteren Zeitpunkt nochmals dem gleichen oder einem chemisch ähnlichen Stoff ausgesetzt, so führt dies zu einer Antigen-Antikörper-Reaktion, die eine explosionsartige Degranulierung von Mastzellen und basophilen Leukozyten auslöst. Erste Symptome treten innerhalb von 10 Minuten nach Antigenexposition auf. Die durch Degranulation der Mastzellen und basophilen Leukozyten freigesetzten Mediatoren sind für die klinischen Symptome einer Anaphylaxie verantwortlich (Tab. 29.2). Urtikaria und Pruritus sind typischerweise bei Patienten zu finden, die eine Anaphylaxie entwickeln. In 25% der tödlich verlaufenden Anaphylaxien treten primär Kreislaufzusammenbruch, myokardiale Ischämie und Herzrhythmusstörungen auf [3]. Durch eine deutlich erhöhte Kapillarpermeabilität können Flüssigkeitsverschiebungen bis zu 50% vom Intravasal- in den Extravasalraum stattfinden [4]. Für die bei diesen Patienten auftretende Hypotension ist vor allem eine Hypovolämie verantwortlich. Zusätzlich können aber auch die negativ inotropen Wirkungen der Leukotriene wichtig sein (Tab.

Tab. 29.2: Vasoaktive Substanzen, die während einer Antigen-Antikörper-Reaktion durch Degranulation freigesetzt werden

vasoaktive Substanzen	physiologische Wirkungen
Histamin	erhöhte Kapillarpermeabilität periphere Vasodilatation Bronchokonstriktion
Leukotriene (slow-reacting substance of anaphylaxis)	erhöhte Kapillarpermeabilität starke Bronchokonstriktion negativ inotrope Wirkung Konstriktion der Koronargefäße
Prostaglandine	Bronchokonstriktion
eosinophil chemotactic factor of anaphylaxis	eosinophile Granulozyten werden chemotaktisch angelockt
neutrophil chemotactic factor	neutrophile Granulozyten werden chemotaktisch angelockt
platelet activating factor	Thrombozytenaggregation und Freisetzung von vasoaktiven Aminen

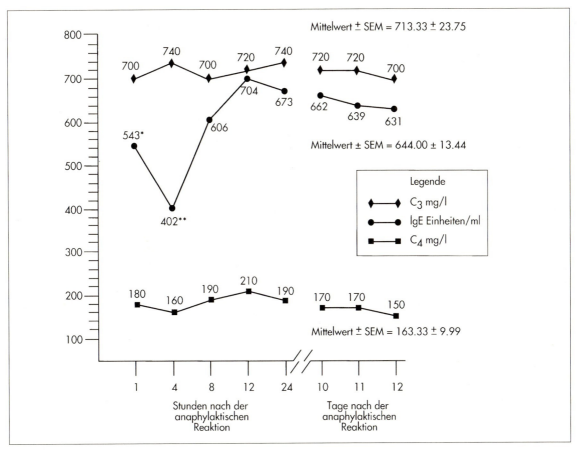

Abb. 29.3: Bei einem Patienten mit einer anaphylaktischen Reaktion auf Thiopental kam es zu einem Abfall und anschließend zu einem überschießenden Anstieg der Plasmakonzentration an Immunglobulin E (IgE). Die Konzentrationen der Komplementproteine C_3 und C_4 blieben unverändert. (Lilly JK, Hoy RH. Thiopental anaphylaxis and reagin involvement. Anesthesiology 1980; 53: 335–7)

29.2). Bei einer Anaphylaxie können zusätzlich auch Larynxödem, Bronchospasmus und arterielle Hypoxämie auftreten.

Diagnose

Die Diagnose einer Anaphylaxie wird anhand des dramatischen klinischen Verlaufs und dem engen zeitlichen Zusammenhang zu der Antigenexposition gestellt. Wenn nur einzelne Symptome der Anaphylaxie vorhanden sind, können auch eine Lungenembolie, ein akuter Myokardinfarkt, eine Aspiration oder eine vasovagale Reaktion vorgetäuscht werden. Anästhetika können die Freisetzung vasoaktiver Mediatoren beeinflussen. Dies kann eventuell dazu führen, daß eine anaphylaktische Reaktion erst verspätet erkannt wird [5]. Andererseits ist es auch denkbar, daß durch eine anästhesiebedingte Blockade der Nebenniereninnervation die endogene Katecholaminfreisetzung verhindert und dadurch die Symptome einer Anaphylaxie verstärkt werden können. Bei einem Patienten in Vollnarkose kann die Hypotension das einzige Zeichen einer Anaphylaxie sein (Tab. 29.2) [6]. Große Studien über intraoperativ aufgetretene anaphylaktische Zwischenfälle zeigten, daß hierbei ein Kreislaufzusammenbruch eindeutig im Vordergrund steht [4, 7].

In vivo kommt es zu Beginn einer anaphylaktischen Reaktion zu einem deutlichen Abfall der IgE-Plasmakonzentration. Der Konzentrationsabfall entsteht eine durch Komplexbildung der IgE-Antikörper mit dem injizierten Antigen (Abb. 29.3) [8]. Häufig kommt es nach diesem initialen Abfall zu einem überschießenden Konzentrationsanstieg der IgE-Antikörper. Falls keine Änderungen der Plasmakonzentrationen der Komplementfaktoren auftreten, spricht dies ebenfalls für eine allergische Reaktion vom anaphylaktischen Typ. Eine Erhöhung der Plasma-Tryptasekonzentration in Blutproben, die 15 bis 60 Minuten nach einer vermutlich allergischen Medikamentenreaktion abgenommen wurden, ist ein weiterer biochemischer Beweis für eine Anaphylaxie [9]. Tryptase, eine in Mastzellen gespeicherte neutrale Protease, wird nur ins Blut freigesetzt, wenn die Mastzellen degranulieren. Hinweis auf ein anaphylaktisches Ereignis ist auch eine erhöhte Plasma-Histaminkonzentration in einer

Blutprobe, die nur wenige Minuten nach einer vermutlich allergischen Medikamentenreaktion gewonnen wurde.

Ein positiver Intradermaltest mit dem auslösenden Antigen (Quaddel und umgebendes Erythem haben hierbei einen Durchmesser von mehr als 4 mm) bestätigt, daß antigenspezifische IgE-Antikörper vorliegen. Ein Intradermaltest ist jedoch nicht ohne Risiken. Daher sollte mit Injektionen begonnen werden, die das vermutete Antigen in verdünnter, konservierungsmittelfreier Lösung enthalten (10–20 µl). Der radio-allergo-sorbent-test (RAST) und der enzyme-linked-immuno-sorbent-assay (ELISA) sind kommerziell verfügbare Antigenaufbereitungen, die spezifische IgE-Antikörper im Plasma von sensibilisierten Patienten nachweisen können [10]. Bei Patienten, die intraoperativ eine tödlich verlaufende medikamentös bedingte allergische Reaktion erleiden, können mit RAST medikamentenspezifische Antikörper aus eventuell präoperativ gewonnenem Blut entdeckt und dadurch die vermutete Diagnose post mortem noch bestätigt werden [10]. Es liegen Berichte über zwei Patienten vor, deren Allergie auf sowohl Succhinylcholin als auch Thiopental durch die RAST-Analyse in ihrem Serum noch post mortem nachgewiesen werden konnte [10].

Therapie

Die drei primären Therapieziele bei einer anaphylaktischen Reaktion bestehen darin, die arterielle Hypoxämie zu beheben, den intravasalen Volumenmangel zu ersetzen und eine weitere Mastzelldegranulation mit weiterer Freisetzung vasoaktiver Substanzen zu verhindern (Tab. 29.4) [11]. Häufig müssen schnell 1 bis 4 Liter einer Vollelektrolytlösung und/oder einer kolloidalen Lösung infundiert werden, um das intravasale Flüssigkeitsvolumen und den Blutdruck anzuheben. Bei einer lebensbedrohlichen Anaphylaxie ist eine intravenöse Injektion von Suprarenin (Adrenalin) in der Dosierung von 10 bis 100 µg indiziert [12]. Die frühzeitige intravenöse Verabreichung von Suprarenin (Adrenalin) ist von entscheidender Wichtigkeit, um die lebensbedrohenden Abläufe einer ausgeprägten Anaphylaxie zu durchbrechen. Adrenalin führt über einen Anstieg der intrazellulären Konzentration an zyklischem Adenosinmonophosphat (cAMP) zur Wiederherstellung der normalen Membranpermeabilität und senkt damit die weitere Freisetzung vasoaktiver Mediatoren. Die beta-adrenergen Wirkungen von Adrenalin bewirken außerdem eine Tonusverminderung der glatten Bronchialmuskulatur. Alle 1 bis 3 Minuten sollte die Adrenalindosis so oft wiederholt und verdoppelt werden, bis ausreichende Blutdruckwerte erreicht werden. Durch dieses titrierende Vorgehen kann die Gefahr von unerwünschten überschießenden Blutdruckreaktionen durch Adrenalin vermindert werden. Bei einer nicht lebensbedrohlichen anaphylaktischen Reaktion werden normalerweise bei Erwachsenen 0,3 bis 0,5 mg Adrenalin (1:1.000) subkutan verabreicht.

Tab. 29.4: Behandlung einer anaphylaktischen Reaktion

erhöhte inspiratorische Sauerstoffkonzentration
balancierte Kristalloid- oder Kolloidlösungen
Adrenalin
Diphenhydramin
Beta-2-Agonist
Kortikosteroide

Die intravenöse Gabe eines Antihistaminikums (z.B. 50–100 mg Diphenhydramin bei Erwachsenen) führt zu einer kompetitiven Verdrängung von Histamin an den Membranrezeptoren und kann möglicherweise die anaphylaktischen Symptome wie Hypotension, Ödem, Pruritus und Bronchospasmus vermindern. Es gibt jedoch keine Beweise dafür, daß Antihistaminika bei der Behandlung einer Anaphylaxie noch eine Wirkung hätten, wenn die Mediatoren bereits freigesetzt sind. Darüber hinaus werden auch die bronchospastischen oder negativ-inotropen Wirkungen der Leukotriene durch Antihistaminika nicht beeinflußt. Kasuistische Berichte von angeblich erfolgreicher Therapie eines lebensbedrohlichen Kreislaufzusammenbruchs durch intravenöse Gabe von Cimetidin sind zweifelhaft, wenn die positive Wirkung von der Stimulation von H_2-Rezeptoren (positive Inotropie und Chronotropie; koronare Vasodilatation) bedacht wird [13, 14]. H_2-Stimulatoren führen zu einer negativen Rückkopplung und vermindern dadurch eine weitere Mediatorfreisetzung aus basophilen Leukozyten und Mastzellen. Zur Behandlung eines Brochospasmus bei Anaphylaxie wird daher heute anstatt Aminophyllin eher ein Beta2-Agonist wie Albuterol (über einen Inhalationsverdampfer) verabreicht.

Bei Patienten mit lebensbedrohender Anaphylaxie werden häufig Kortikosteroide (Kortisol oder Methylprednisolon) intravenös verabreicht. Es ist jedoch kein positiver Einfluß der Kortikosteroide auf die Mastzelldegranulation oder auf die Antigen-Antikörper-Reaktionen nachgewiesen. Die günstigen Effekte der Kortikosteroide beruhen vermutlich darauf, daß sie die beta-adrenergen Wirkungen anderer Medikamente verstärken und die Bildung von Arachidonsäure hemmen, aus der Leukotriene und Prostaglandine entstehen. Kortikosteroide können jedoch bei den Patienten wirkungsvoll sein, deren allergische Reaktionen auf einer Aktivierung des Komplementsystems beruhen.

29.5.2 Heuschnupfen

Heuschnupfen ist eine IgE-vermittelte Krankheit, die die nasalen Schleimhäute betrifft. Die Symptome treten normalerweise schon in der Kindheit und oft jahreszeitlich gehäuft auf, wenn Pollen (Antigene) in direkten Kontakt mit der Schleimhaut der Atemwege kommen. Dies führt zur Freisetzung vasoaktiver Substanzen aus submukösen Mastzellen. Häufige Symptome sind Juckreiz in der Nase, «laufende» Nase, Augentränen und Niesen. Diese können durch unspezifische Reizstoffe wie Zigarettenrauch verstärkt werden. Eine dadurch bedingte entzündliche oder infektiöse Nasennebenhöhlenentzündung kann zu Schmerzen im Bereich von Stirn- und Kieferhöhle, eitrigem Nasensekret und verstopfter Nase führen. Im Nasensekret finden sich oft vermehrt eosinophile Granulozyten. Dagegen sind sowohl bei allergischem als auch bei nicht-allergischem Schnupfen vermehrt eosinophile Granulozyten im peripheren Blut zu finden. Im Rahmen eines Heuschnupfens treten oft auch atopische Hautreaktionen auf. Auch virale Infekte der oberen Luftwege und hormonell verursachter Schnupfen (prämenstruell oder während der Schwangerschaft) können einen Heuschnupfen vortäuschen. Diese Unterscheidung kann bei Patienten, die für eine geplante Operation vorgesehen sind, schwierig sein. Im Gegensatz zu Heuschnupfen sind die Beschwerden bei viralen Atemwegsinfekten kurzdauernd (weniger als 7 Tage). Außerdem tritt hierbei Fieber auf, und im Nasensekret sind neutrophile Granulozyten enthalten.

Behandlung

Die Behandlung des Heuschnupfens besteht darin, entsprechende Allergene zu vermeiden, Antihistaminika zu verordnen sowie eine allergenspezifische Immuntherapie durchzuführen. Terfenadin, ein H_1-Antagonist, besitzt nur geringe sedierende Nebenwirkungen und ist gut wirksam bei jahreszeitlichem Heuschnupfen. Zusätzlich kann ein sympathomimetisches Medikament (Pseudoephedrin, Phenylpropanolamin) sinnvoll sein, um eine symptomatische Erleichterung zu erzielen. Nebenwirkungen dieser Sympathomimetika können eine Steigerung von Blutdruck und Herzfrequenz sein. In besonders hartnäckigen Fällen kann die nasale Inhalation von Cromoglicinsäure und/oder Kortikosteroiden hilfreich sein. Nasal applizierte Kortikosteroide hemmen die Nebennierenfunktion nicht.

29.5.3 Allergische Konjunktivitis

Die allergische Konjunktivitis ist das sich am Auge manifestierende Äquivalent des Heuschnupfens. Auch hierbei werden als Folge einer Antigen-Antikörper-Reaktion lokal Mediatoren freigesetzt. Im Vordergrund steht normalerweise ein Juckreiz und meistens ist ein allergischer Schnupfen vorhanden. Die vielen lokal zu applizierenden Präparate für die Behandlung der allergischen Konjunktivitis enthalten eine Mischung aus einem Antihistaminikum und einem Vasokonstriktor.

29.5.4 Allergisches Asthma

Das allergische Asthma äußert sich als reversible Atemwegsobstruktion und Bronchospasmus und ist von Entzündung der Atemwege und erhöhter Reaktivität der glatten Bronchialmuskulatur begleitet (siehe Kapitel 14). Die Reaktion wird durch spezifische Allergene getriggert und kann durch virale Infekte, Rauch, Luftverschmutzung (Schwefeldioxid), Konservierungsstoffe in Nahrungsmitteln (Natrium-Bisulfid) und bestimmte Medikamente (Acetylsalicylsäure, nicht-steroidale Antirheumatika) verstärkt werden. Die Symptome können höchst unterschiedlich sein, normalerweise gehören aber Giemen, Husten und Atemnot dazu. Die Behandlung erfolgt unter anderem mit Beta2-Agonisten, Kortikosteroiden und Cromoglicinsäure.

29.5.5 Nahrungsmittelallergie

Bei der Nahrungsmittelallergie kommt es zu einer antikörpervermittelten Degranulation der Mastzellen des Gastrointestinaltraktes, wenn sie einem spezifischen Antigen ausgesetzt werden. Zumeist treten Bauchschmerzen und Durchfall auf. Eine systemische Anaphylaxie kann innerhalb von Minuten oder Stunden auftreten. Insbesondere bei Patienten mit einer Fischallergie können – falls zur Heparinneutralisierung intraoperativ Protamin verabreicht wird – anaphylaktische Reaktionen auftreten, da dieses Medikament aus Lachssperma gewonnen wird [15].

29.5.6 Medikamentenallergie

In den Vereinigten Staaten entwickeln jährlich schätzungsweise etwa 200.000 hospitalisierte Patienten eine allergische Reaktion nach einer Medikamentengabe. Weitere ca. 50.000 Personen werden zur Behandlung einer Medikamentenallergie in ein Krankenhaus aufgenommen [16]. 90% aller Medikamentenallergien werden durch Penicillin verursacht. Auch für 97% der tödlich verlaufenden anaphylaktischen Reaktionen auf Medikamente ist Penicillin verantwortlich [3]. In Großbritannien wird bei 4,3% der Todesfälle in Narkose eine Empfindlichkeit gegen Medikamente angenommen [17, 18]. In Australien treten solche Reaktionen bei einer von 5.000 bis 25.000 Narkosen auf. Die Mortalität wird hierbei mit 3,4% angegeben [17, 18]. Die Inzidenz allergischer Medikamentenreaktionen in Narkose scheint zu steigen. Dies ist dadurch bedingt, daß einem Patienten häufig mehrere Medikamente gegeben werden, häufiger auch Kreuzallergien vorliegen. Allergische Reaktionen auf Medikamente können sich als echte Anaphylaxie, medikamentös bedingte Histaminfreisetzung (anaphylaktoide Reaktion) oder Aktivierung des Komplementsystems

Tab. 29.5: Differentialdiagnose zwischen Medikamentenallergie und Medikamententoxizität

	Medikamentenallergie	Medikamententoxizität
Mechanismus	Antigen-Antikörper-Reaktion	abhängig von chemischen Eigenschaften des Medikaments
Symptome	Hypotension Bronchospasmus Urtikaria	bei jedem Medikament unterschiedlich
Vorhersehbarkeit	gering	anhand von Studien bei Tieren und Menschen gut vorhersehbar
frühere Exposition	notwendig	nicht notwendig
dosisabhängig	nein	ja
Beginn	üblicherweise innerhalb von 10 Minuten	üblicherweise verzögert
Inzidenz	niedrig	hoch, besonders bei ausreichender Dosierung

äußern. Bei einem Patienten können auch mehrere dieser Mechanismen gleichzeitig beteiligt sein. Egal welcher Mechanismus für die lebensbedrohende Reaktion verantwortlich ist, die Symptome und Behandlung sind identisch (Tab. 29.3 und 29.4).

Es ist nicht möglich sicher vorherzusagen, welcher Patient nach Gabe eines sonst harmlosen Medikamentes möglicherweise eine Anaphylaxie erleiden wird. Patienten mit einer Allergieanamnese (Asthma, Nahrungsmittel-, Medikamentenallergie) weisen jedoch eine höhere Anaphylaxieinzidenz auf. Dies ist Folge einer genetisch bedingten Neigung, vermehrt IgE-Antikörper zu bilden. Bei einem Patienten mit einer Penicillinallergie ist die Gefahr, auf ein anderes Medikament allergisch zu reagieren, drei- bis viermal erhöht [19]. Eine präoperative Anamneseerhebung bezüglich einer bekannten Medikamentenallergie ist sinnvoll. Es muß jedoch immer bedacht werden, daß ein zuvor gut toleriertes Medikament wie beispielsweise Thiopental bei erneuter Exposition eine Anaphylaxie nicht ausschließt [17, 20–24]. Die Injektion einer kleinen Testdosis ruft eher eine Überempfindlichkeitsreaktion hervor, als daß es eine Anaphylaxie verhindert. Beispielsweise entsprechen bereits 5 mg Protamin 60×10^{15} Molekülen. Obwohl der Schweregrad einer Anaphylaxie wahrscheinlich von der Menge des injizierten Antigens abhängt, brauchen perioperativ routinemäßig keine initialen Testdosen der Medikamente gegeben werden, da allergische Reaktionen auf Medikamente sehr selten sind [25, 26]. Andererseits kann das Ausmaß der Histaminfreisetzung nach Reexposition eines Medikamentes, das bereits bei einer vorherigen Verabreichung eine anaphylaktoide Reaktion hervorgerufen hatte, dadurch verringert werden, daß die Dosis reduziert und die Injektionsrate verlangsamt wird [23]. Da das freigesetzte Histamin während einer anaphylaktoiden Reaktion der wesentliche vasoaktive Mediator ist, kann es bei einem Patienten mit Verdacht auf eine allergische Disposition sinnvoll sein, eine perioperative Prophylaxe durchzuführen. Eine solche Prophylaxe besteht aus einem Kortikosteroid und einem H_1- und H_2-Rezeptorantagonisten (z.B. 0,1 mg Dimetinden und 5 mg/kg Cimetidin). Trotzdem können noch schwere allergische Reaktionen auftreten [27].

Eine echte (Antigen-Antikörper-vermittelte) allergische Reaktion auf Medikamente muß unterschieden werden von einer Medikamentenunverträglichkeit, von einer Überempfindlichkeitsreaktion und von einer Medikamententoxizität (Tab. 29.5). Liegt eine Intoleranz gegenüber einem Medikament vor, dann treten unerwünschte pharmakologische Wirkungen bereits bei niedrigen Dosen auf, bei einer Überempfindlichkeitsreaktion sind die Nebenwirkungen dosisunabhängig und gehören nicht zum pharmakologischen Spektrum der Substanz. Wenn Histamin entlang einer Vene, in die ein Medikament injiziert wurde, ausgeschüttet wird, so ist dies Ausdruck einer lokalen und nicht-immunologisch bedingten Histaminfreisetzung. Dadurch kann keine anaphylaktoide Reaktion ausgelöst werden. Ein Patient mit solch einer lokalen Reaktion sollte nicht als allergisch auf dieses Medikament eingestuft werden. Bevor eine Hypotension eintritt, muß sich die Histaminkonzentration im Plasma verdoppeln. Durch die Vorbehandlung mit H_1- und H_2-Rezeptorantagonisten lassen sich eher jene Symptome in den Griff bekommen, die durch eine medikamentös bedingte lokale Histaminfreisetzung bedingt sind. Die Symptome einer anaphylaktoiden Reaktion lassen sich hierdurch weniger gut verhindern. Vermutlich werden bei einer lokalisierten medikamenteninduzierten Reaktion nur wenige vasoaktive Mediatoren freigesetzt. Histamin ist hierbei der wichtigste Mediator.

Perioperative Phase

Von nahezu allen Medikamenten, die im Rahmen einer Narkose injiziert werden, sind allergische Reaktionen berichtet worden (Tab. 29.6) [7, 16, 17, 23, 24, 28]. Ausnahmen dieser Verallgemeinerung könnten Ketamin und Benzodiazepine sein [29]. Ein Kreislaufzusammenbruch ist das häufigste Zeichen einer lebensbedrohlichen allergischen Medikamentenreaktion bei einem narkotisierten Patienten, ein Bronchospasmus ist bei narkotisierten Patienten dagegen eher seltener (Tab. 29.3) [6, 7, 28].

Tab. 29.6: Ursachen für allergische Reaktionen in der perioperativen Phase

Muskelrelaxantien
Barbiturate
Propofol
Lokalanästhetika (besonders Esterderivate)
Opioide
volatile Anästhetika (besonders Halothan)
Protamin
Antibiotika
Blut und Plasma-Volumen-Expander
intravaskulär appliziertes Kontrastmittel
Gefäßprothesen
latexenthaltendes Material

Muskelrelaxantien

Am häufigsten werden anaphylaktische und anaphylaktoide Reaktionen nach der Verabreichung von Muskelrelaxantien berichtet [30–34]. Außerdem kann eine Kreuzallergie zwischen den einzelnen Muskelrelaxantien bestehen. Es wird geschätzt, daß 50% derjenigen Patienten, die eine allergische Reaktion auf ein Muskelrelaxans entwickeln, auch auf ein oder mehrere andere Muskelrelaxantien allergisch reagieren werden [33]. Die Kreuzallergie zwischen Muskelrelaxantien unterstreicht deren strukturelle Ähnlichkeit, insbesondere das Vorliegen einer oder mehrerer antigen wirksamer quartärer Ammoniumgruppen. Bei Patienten, die allergisch auf Succinylcholin und andere Muskelrelaxantien reagierten, wurden IgE-Antikörper gegen Cholin nachgewiesen [34]. Bei vielen Muskelrelaxantien besteht zusätzlich die Möglichkeit, daß sie aus den Mastzellen und basophilen Granulozyten direkt Histamin freisetzen, insbesondere falls sie rasch und in großen Mengen intravenös verabreicht werden. Obwohl keine strukturelle Ähnlichkeit besteht, so weisen doch viele auf Succinylcholin allergisch reagierende Patienten auch eine Überempfindlichkeit gegenüber Penicillin auf [31].

Induktionshypnotika

Allergische Reaktionen auf Barbiturate, die im Rahmen der Narkoseeinleitung injiziert werden, sind zwar selten (ein Fall auf 30.000 Anwendungen), dann aber oft lebensbedrohlich. In der Mehrzahl der Fälle handelt es sich um Patienten, die eine positive Allergieanamnese (Nahrungsmittelallergie, Heuschnupfen, Asthma) aufweisen, die jedoch bereits früher im Rahmen einer Narkose Barbiturate erhielten, ohne daß dabei eine allergische Reaktion beobachtet worden wäre [8, 20, 21]. In einem Fall trat eine allergische Reaktion nach Narkoseeinleitung mit Thiamylal (Medikament in Deutschland nicht erhältlich) auf, obwohl eine chronische orale Einnahme von Barbituraten bestand, ohne daß jemals ein Problem aufgetreten wäre [22]. Bei einem stark sensibilisierten Patienten kann sogar so eine geringe Menge wie 10 µg Thiopental eine Anaphylaxie auslösen [20]. Allergische Reaktionen können sowohl nach Thiobarbituraten als auch nach Oxibarbituraten auftreten. In-vitro-Untersuchungen legen jedoch nahe, daß die Möglichkeit einer Histaminfreisetzung bei Methohexital am geringsten ist [35].

Auch nach Verwendung von Propofol, sowohl nach erstmaliger Gabe als auch nach wiederholter Exposition, sind lebensbedrohliche allergische Reaktionen beschrieben [28]. Da Patienten mit einer Allergieanamnese auch besonders zu einer Propofolallergie neigen, könnte vermutet werden, daß gemeinsame allergene Gruppen (Phenylring und Isopropylseitenketten) in Propofol und anderen chemischen Substanzen (wie Muskelrelaxantien, Lokalanästhetika, Antibiotika, dermatologischen Präparaten) hierfür verantwortlich sind. Die allergischen Reaktionen auf Etomidat unterscheiden sich von allergischen Reaktionen auf andere, zur Narkoseeinleitung eingesetzten Medikamente in der Hinsicht, daß Hauterscheinungen und gastrointestinale Symptome im Vordergrund stehen, während kardiopulmonale Symptome fehlen.

Lokalanästhetika

Allergische Reaktionen auf Lokalanästhetika treten selten auf, obwohl diese Medikamente häufig angewandt werden und obwohl häufig unkorrekterweise Patienten mitgeteilt wird, sie seien allergisch auf Lokalanästhetika. Es wird jedoch geschätzt, daß lediglich bei ca. 1% aller Reaktionen auf Lokalanästhetika ein allergisches Geschehen zugrunde liegt [36]. Durch sorgfältiges Befragen des Patienten und mit Hilfe von Arztbriefen über einen eventuell früher stattgehabten Zwischenfall kann der einer unerwünschten Reaktion auf Lokalanästhetika zugrundeliegende Pathomechanismus häufig abgeklärt werden. Beispielsweise sind Blutdruckabfall und Krampfanfälle charakteristische Merkmale einer systemischen Toxizität bei exzessiv hohen Blutspiegeln an Lokalanästhetika, wie dies nach versehentlicher intravasaler Injektion bei Durchführung einer Regionalanästhesie (Periduralanästhesie, Plexus-brachialis-Blockade, Interkostalblockade) möglich ist. Diese Reaktionen werden häufig fälschlicherweise als allergische Reaktionen eingestuft. Treten dagegen im Zusammenhang mit der Applikation eines Lokalanästhetikums eine Tachykardie und ein Hypertonus auf, so ist die Ursache sehr wahrscheinlich in einer systemischen Resorption eines mit Adrenalin gemischten Lokalanästhetikums zu suchen. Dagegen liegt in den seltenen Fällen, in denen Patienten eine Urtikaria, ein Larynxödem und einen Bronchospasmus entwickeln, aller Wahrscheinlichkeit nach eine allergische Reaktion vor.

Beim Abbau der Lokalanästhetika vom Estertyp entstehen Metabolite, die mit der stark antigen wirksamen Paraaminobenzoesäure (PABA) verwandt sind. Allergische Reaktionen sind daher bei den Lokalanästhetika vom Estertyp häufiger als bei

Lokalanästhetika vom Amidtyp, die nicht zu PABA metabolisiert werden [37]. Lokalanästhetikalösungen können außerdem Methylparaben oder Propylparaben als Konservierungsstoffe enthalten. Grund ist deren bakteriostatische und fungistatische Wirkung. Die strukturelle Ähnlichkeit dieser Konservierungsstoffe mit der Paraaminobenzoesäure ist für deren eventuell antigene Wirkung verantwortlich. Eine anaphylaktische Reaktion kann also durch eine vorausgehende Stimulation der Antikörperbildung durch das Konservierungsmittel – und nicht durch das Lokalanästhetikum selbst – bedingt sein.

Wie sicher ist die Anwendung von Lokalanästhetika bei Patienten, bei denen eine frühere allergische Reaktion auf ein Lokalanästhetikum bekannt ist? Dies stellt ein klinisch häufiges und wichtiges Problem dar. Einigkeit herrscht darüber, daß es keine Kreuzallergien zwischen den Ester- und Amidlokalanästhetika gibt. Daher scheint es vertretbar zu sein, bei Patienten, die eine Allergie auf Lokalanästhetika vom Estertyp haben, ein Lokalanästhetikum aus der Amidgruppe anzuwenden. Diese Empfehlung gilt umgekehrt genauso. Es muß jedoch beachtet werden, daß hierbei konservierungsmittelfreie Lokalanästhetikalösungen verwendet werden. Denn diese Konservierungsstoffe könnten die Ursache für die allergische Reaktion gewesen sein, die fälschlicherweise dem Lokalanästhetikum angelastet wurde. Bei Berücksichtigung all dieser Faktoren scheint es bei Patienten mit einer offensichtlichen Allergie auf ein Lokalanästhetikum sinnvoll zu sein, einen Allergietest (Intradermaltest) mit einem alternativen konservierungsstofffreien Lokalanästhetikum zu empfehlen. Dadurch läßt sich für künftige Lokal- oder Regionalanästhesien ein sicheres Medikament ermitteln.

Opioide

Anaphylaktische Zwischenfälle nach der Applikation von Opioiden sind selten. Dies könnte mit der strukturellen Ähnlichkeit mit den körpereigenen Endorphinen zusammenhängen. [38]. Nach systemischer oder rückenmarksnaher Gabe von Fentanyl sind anaphylaktische Reaktionen beschrieben worden [39, 40]. In einem Fallbericht wurde jedoch durch eine zweite Injektion von Fentanyl, die 2 Stunden später erfolgte, keine allergische Symptomatik mehr hervorgerufen. Dies läßt vermuten, daß die initiale Stimulation eine fast vollständige Degranulation induzierte, so daß eine erneute, unmittelbar im Anschluß daran durchgeführte Provokation zu keiner nennenswerten weiteren Freisetzung von vasoaktiven Substanzen führen konnte [39]. Morphin (nicht jedoch Fentanyl oder seine verwandten Derivate) kann zu einer direkten Histaminfreisetzung aus Mastzellen und basophilen Granulozyten führen und damit bei empfindlichen Patienten eine anaphylaktoide Reaktionen auslösen.

Volatile Anästhetika

Zu den klinischen Symptomen einer Halothan-Hepatitis, bei der eine medikamentös bedingte allergische Reaktion (nach vorheriger Halothanexposition) angenommen wird, zählen Eosinophilie, Fieber und Hautausschlag (siehe Kapitel 18). Wichtig ist, daß im Plasma von Patienten mit der klinischen Diagnose einer Halothan-Hepatitis eventuell Antikörper nachweisbar sind, die mit halothaninduzierten Leberantigenen (Neoantigene) reagieren [41]. Diese Neoantigene werden durch die kovalente Bindung reaktiver, durch oxidativen Abbau entstehender halogenierter Triflouressigsäure-Metabolite des Halothans an hepatische mikrosomale Proteine begünstigt. Die Acetylierung dieser Leberproteine verwandelt diese von Eigen- in Fremdproteine (Neoantigene), gegen die nun Antikörper gebildet werden. Vermutlich ist die dadurch bedingte Antigen-Antikörper-Reaktion für die Leberschädigung bei einer Halothan-Hepatitis verantwortlich. Aufgrund von Fallberichten über Halothan-Hepatitis bei eng verwandten Frauen wird ein genetisch prädisponierender Faktor vermutet. Auch nach einer Exposition gegenüber Enfluran und Isofluran wird ein ähnlicher, beim oxidativen Abbau entstehender halogenierter Metabolit gebildet. Dies könnte möglicherweise die Ursache für eine eventuelle Kreuzallergie in bezug auf diese volatilen Anästhetika bei prädisponierten Patienten sein [42]. Wenn jedoch die hepatische Metabolisierungsrate dieser volatilen Anästhetika betrachtet wird, kann davon ausgegangen werden, daß die Inzidenz einer narkoseinduzierten allergischen Hepatitis durch Halothan, Enfluran, Isofluran oder Desfluran in abnehmender Häufigkeit (Halothan > Enfluran > Isofluran > Desfluran) angenommen werden kann. Mit der möglichen Entwicklung eines ELISA, mit dem die durch Acetylierung von Leberproteinen induzierte Bildung von Antikörpern erfaßbar wäre, könnten jene seltenen Patienten identifiziert werden, die durch eine frühere Exposition gegenüber einem volatilen Anästhetikum (meist Halothan) sensibilisiert wurden. Bei diesen Patienten könnte auch bei nachfolgender Verwendung eines anderen volatilen Anästhetikums, das ebenfalls zu Triflouressigsäure metabolisiert wird, eine erhöhte Gefahr einer Hepatitis bestehen [43].

Protamin

Bei Patienten, die eine Allergie gegen Meeresfrüchte haben, können anaphylaktische Reaktionen auf Protamin auftreten, da dieses Präparat aus Lachssperma gewonnen wird [29]. Auch bei Patienten, die mit protaminhaltigen Insulinpräparaten behandelt werden, besteht bei Anwendung hoher Dosen von Protamin zur Heparinneutralisierung die erhöhte Gefahr eines anaphylaktischen Zwischenfalls [15, 17, 44, 45]. Vermutlich induziert der geringe Protaminanteil in bestimmten Insulinpräparaten (Verzögerungsinsuline) eine Antikörperbildung. Bei der Gabe hoher Dosen von Protamin, wie sie zur Neutralisierung der Heparinwirkung nötig sind, kann es dann zu einer anaphylaktischen Reaktion kommen. Es gibt jedoch auch Hinweise darauf, daß die Inzidenz allergischer Reaktionen auf Protamin bei Patienten, die mit protaminhaltigem Insulin behandelt sind, im Vergleich zu Nicht-Diabetikern nicht erhöht ist [46]. Bei vasektomierten oder infertilen Männern können zirkulierende Antikörper gegen Spermatozoen vorkommen. Bei diesen Männern ist jedoch kein erhöhtes Risiko für allergische Reaktionen auf Protamin nachgewiesen worden. Dies scheint auch unwahrscheinlich zu sein, da die Antikörperspiegel sehr niedrig sind. Protamin kann auch eine direkte Histaminfreisetzung bewirken und daher bei prädisponierten Patienten das Komplementsystem aktivieren und die Freisetzung von Thromboxan hervorrufen, was zu Bronchokonstriktion und pulmonalvaskulärer Hypertension führt [47]. Patienten mit einer bekannten Protaminallergie können ein schwerwiegendes therapeutisches Problem darstellen, falls eine Heparinneutralisierung erforderlich wird, denn eine medikamentöse Alternative zu Protamin ist nicht verfügbar [48]. Es dauert längere Zeit, bis die gerinnungshemmende Heparinwirkung spontan abklingt. Dies kann, insbesondere nach erfolgreichem Abgang von der Herz-Lungen-Maschine, mit großen Blutverlusten verbunden sein.

Antibiotika

Da mögliche Kreuzallergien zwischen Penicillinen und Cephalosporinen bestehen, sollten Cephalosporine nur mit Vorsicht gegeben werden, wenn ein Patient eine bekannte Penicillinallergie hat. Die derzeitig angenommene Häufigkeit einer Kreuzallergie zwischen diesen beiden Antibiotikagruppen (1,1–1,7%) entspricht jedoch der Inzidenz einer Allergie gegen Cephalosporine in der allgemeinen Bevölkerung [16]. Ein Patient mit einem durch Penicillin ausgelösten anaphylaktischen Zwischenfall in der Anamnese sollte möglicherweise kein Cephalosporin erhalten. Wenn nach Penicillingabe jedoch nur Hautrötungen aufgetreten sind, braucht nicht so vorsichtig vorgegangen zu werden. Bei prädisponierten Patienten kann auch Vancomycin lebensbedrohende allergische Reaktionen hervorrufen, selbst wenn es sehr langsam gegeben wird [49–51].

Blut und Plasmaersatzmittel

Trotz korrekt durchgeführter Kreuzprobe kommt es bei ca. 3% der Bluttransfusionen zu allergischen Reaktionen. Die Symptomatik reicht von Pruritus und Urtikaria über einen Anstieg der Körpertemperatur bis zum nicht-kardiogenen Lungenödem (siehe Kapitel 25). Auch im Zusammenhang mit synthetischen Plasmaersatzlösungen wie Dextran- und Hydroxyäthylstärkelösungen ist von anaphylaktischen und anaphylaktoiden Reaktionen berichtet worden. Die Symptome können hierbei von einem Hautexanthem und einem mäßigen Blutdruckabfall bis zu einem Bronchospasmus und einer Schocksituation reichen. Niedermolekulare Dextrane sind nicht in der Lage, eine Antikörperbildung auszulösen. Es kann jedoch zu einer Reaktion der niedrigmolekularen Dextrane mit Antidextran-Antikörpern kommen, die bereits bei einem früheren Kontakt mit Polysacchariden viralen oder bakteriellen Ursprungs gebildet wurden. Außerdem können Dextrane das Komplementsystem aktivieren und damit Symptome einer allergischen Reaktion auslösen.

Intravenös zu verabreichende Kontrastmittel

In ca. 5% der Fälle, in denen jodhaltige Kontrastmittel für radiologische Untersuchungszwecke intravenös verabreicht werden, kommt es zu allergischen Reaktionen. Bei Patienten, die eine Allergie gegen andere Medikamente oder gegen Nahrungsmittel aufweisen, ist das Risiko wahrscheinlich höher. Viele Kontrastmittelallergien scheinen anaphylaktoider Natur zu sein. Diese Reaktionen können durch eine Vorbehandlung mit Kortikosteroiden und Diphenhydramin sowie dadurch positiv beeinflußt werden, daß die verabreichte Joddosis möglichst niedrig gehalten wird. Obwohl neben einer H_1 – Blockade zusätzlich zumeist auch eine H_2 – Blockade empfohlen wird, gibt es Studien, in denen es unter zusätzlicher H_2 – Blockade sogar häufiger zu anaphylaktoiden Reaktionen kam, als unter alleiniger H_1 – Blockade in Kombination mit einem Steroid [52].

Gefäßprothesen

Nach operativem Einbringen von Gefäßprothesenmaterial kann es unter Umständen zu ausgeprägter Vasodilatation, Hypotension und disseminierter intravasaler Gerinnung kommen [53]. Für die Freisetzung vasoaktiver Mediatoren sind bei prädisponierten Patienten vermutlich die Kunststoffe verantwortlich, die das inerte Transplantatmaterial binden und zusammenhalten. Da es bei einer aortalen Gefäßrekonstruktion nach Wiedereröffnen des Blutflusses häufig zu einer vorübergehenden Hypotension kommt, kann eine allergische Reaktion als mögliche Erklärung dafür leicht übersehen werden, selbst wenn die Hypotension ausgeprägter und länger anhaltend ist als üblich. Die Behandlung besteht darin, daß die Prothese gegen das Material eines anderen Herstellers ausgetauscht wird.

Latexenthaltende medizinische Utensilien

Unerklärliche Kreislaufzusammenbrüche während Narkose und Operation wurden auch als Anaphylaxien beschrieben, die durch Latex (Naturgummi) ausgelöst wurden [54–58]. Im Latex enthaltene

Proteine scheinen die Antigene darzustellen, die besonders bei Kontakt mit muköse Membranen Probleme bereiten können. Um entsprechend prädisponierte Patienten erfassen zu können, sind anamnestische Angaben über Jucken, Hautrötung oder Giemen nach Tragen von Latexhandschuhen oder nach dem Aufblasen von Spielzeugballonen hilfreich. 7% des chirurgischen Personals und 40% der Spinabifida-Patienten (vielleicht als Folge der häufigen Exposition gegenüber latexhaltigen Blasenkathetern) sind auf Latex allergisch [56, 57]. Wenn bei Patienten eine Latexallergie vermutet wird, sollten bei ihnen zur definitiven Diagnosestellung von einem Allergologen Hauttestungen und möglichst eine RAST-Analyse durchgeführt werden [54]. Eine durch Latex induzierte allergische Reaktion unterscheidet sich von einer durch eine intravenöse Medikamentengabe induzierten allergischen Reaktion dadurch, daß sie erst verzögert (normalerweise mehr als 40 Minuten später) einsetzt. Durch Medikamente induzierte allergische Reaktionen treten dagegen innerhalb von 10 Minuten nach intravenöser Verabreichung der betreffenden Substanz auf. Bei einer Reaktion auf Latex dauert es vermutlich einige Zeit, bis das verantwortliche antigene Protein aus den Gummihandschuhen ausgewaschen und in ausreichender Menge in den Kreislauf absorbiert wird und eine systemische Reaktion eintritt. Bei latexsensibilisierten Patienten kann die Latexexposition vermieden werden, indem Polyvinyl- oder Neoprenhandschuhe sowie medizinisches Material aus synthetischem Gummi oder Kunststoff verwendet werden [54].

29.6 Resistenz gegenüber Infektionen

Es liegen zahlreiche Hinweise dafür vor, daß Narkose und Operation das Immunsystem vielfältig beeinflussen [59]. Es ist z.B. vorstellbar, daß – aufgrund einer narkosebedingten Depression des Immunsystems – das Risiko für postoperative Infektionen erhöht ist oder daß bereits bestehende Infektionskrankheiten verschlimmert werden. Im Rahmen einer Infektion kommt es zu Entzündungsreaktionen. Bei diesen Entzündungsreaktionen müssen polymorphkernige Leukozyten produziert und mobilisiert werden. Diese Zellen müssen dann in das Entzündungsgebiet migrieren und dort phagozytieren. Es gibt Anhaltspunkte dafür, daß Lokal- und Allgemeinanästhetika (insbesondere Lachgas) dosisabhängig diese Funktionen hemmen [59, 60]. Wahrscheinlich sind diese Effekte jedoch ohne klinische Relevanz, wenn eine normale Narkosedauer und eine übliche Dosierung der Anästhetika vorausgesetzt wird. Das Ausmaß des operativen Traumas und die damit verbundene Freisetzung von Kortisol und Katecholaminen, von denen eine Hemmung der Phagozytose bekannt ist, scheinen dagegen einen größeren Einfluß auf die Inzidenz postoperativer Infektionen zu haben. Von den Anästhetika alleine – ohne operativen Eingriff – sind keine erhöhten Kortisol- bzw. Katecholaminspiegel zu erwarten. Aufgrund der bisher verfügbaren Informationen besteht die übereinstimmende Auffassung, daß die Auswirkungen der Anästhetika auf die Infektionsresistenz nur passager und reversibel sind und daß sie, im Vergleich zu den längerfristigen immunsuppressiven Wirkungen des Kortisols und der Katecholamine, die im Rahmen der hormonellen Reaktionen auf das operative Trauma freigesetzt werden, von untergeordneter Bedeutung sind [59].

Falls im Hinblick auf die Infektionsanfälligkeit hormonelle Reaktionen unerwünscht sind, so ist eine tiefe Narkoseführung wünschenswert, denn bei einer flachen Narkoseführung kann die Aktivität des sympathischen Nervensystems nicht zuverlässig unterdrückt werden. Es ist nachgewiesen worden, daß ca. 1,5 MAC Halothan oder Enfluran oder mehr als 1 mg/kg KG Morphin notwendig sind, um bei 50% der Patienten die sympathikotone Reaktion auf einen Hautschnitt zu unterdrücken [61]. Bei einer Sternotomie scheinen sogar noch höhere Anästhetikakonzentrationen notwendig zu sein, um eine Stimulation des sympathischen Nervensystems zu verhindern. Auch ein Regionalanästhesieverfahren kann die hormonellen Reaktionen auf den operativen Eingriff vermindern [60]. Trotz dieser Beobachtungen gibt es keinen Beweis dafür, daß die Narkosetiefe oder die Auswahl des Narkoseverfahrens die Inzidenz postoperativer Infektionen beeinflussen würde.

Auch an eine mögliche bakteriostatische Wirkung der Anästhetika sollte gedacht werden. Für Lokalanästhetika konnte nachgewiesen werden, daß sie in den Konzentrationen, wie sie bei einer lokalen Anwendung auftreten, auf eine große Zahl von Mikroorganismen bakteriostatisch wirken [60]. Von klinischer Bedeutung ist, daß durch eine Schleimhautanästhesie, wie sie z.B. bei einer Bronchoskopie durchgeführt wird, die Inzidenz positiver Abstriche vermindert sein kann. Im Gegensatz dazu haben übliche Plasmakonzentrationen der Lokalanästhetika, wie sie im Rahmen einer Regionalanästhesie oder einer intravenösen Injektion auftreten, keinen Einfluß auf das Bakterienwachstum. Auch volatile Anästhetika haben wahrscheinlich keine bakteriostatischen Wirkungen [60]. Volatile Anästhetika können dagegen in flüssiger Form bakterizid wirken. Volatile Anästhetika in Konzentrationen unter 0,2 MAC hemmen dosisabhängig die Vermehrung des Masernvirus und vermindern die Mortalität von Mäusen, denen intranasal Influenzaviren appliziert wurden [62].

29.7 Resistenz gegenüber Krebserkrankungen

Entscheidend für die Resistenz gegenüber einer malignen Zellproliferation ist ein suffizientes Immunsystem. Klinisch besteht der Eindruck, daß bei einigen Patienten, bei denen präoperativ ein Karzinom diagnostiziert wurde, der Tumor nach Anästhesie und operativem Eingriff schneller wächst. Es ist vorstellbar, daß Anästhetika Wachstum und Ausbreitung von Tumoren dadurch beschleunigen könnten, daß sie die Abwehrkräfte des Wirtsorganismus vermindern. Trotz dieser Befürchtungen gibt es keinen Beweis, daß die kurzfristigen Wirkungen von Anästhetika irgendeine Bedeutung für die körpereigene Abwehr gegen Krebserkrankungen hätten [63]. Wie bei den Infektionen, so gilt auch hier die größere Sorge einer Immunsuppression, die Folge des operativen Traumas und der dadurch ausgelösten hormonellen Veränderungen ist. Sollten diese hormonellen Reaktionen unter dem Aspekt der Krebsresistenz unerwünscht sein, so erscheint es logisch, diese Veränderungen entweder durch ein Regionalanästhesieverfahren oder durch eine tiefe Allgemeinanästhesie zu unterdrücken. Es muß jedoch betont werden, daß es keine Anhaltspunkte dafür gibt, daß diese Spekulationen zuträfen.

Bei Krebspatienten könnten Bedenken bezüglich einer möglichen Immunsuppression auftreten. Dagegen könnte bei Patienten, die sich einer Organtransplantation unterziehen müssen, eine solche Immunsuppression (aufgrund hormoneller Veränderungen durch ein operatives Trauma) günstig sein. Falls solch ein positiver Effekt überhaupt besteht, ist er vermutlich zu gering oder zu kurzdauernd, um irgendeine Bedeutung für die frühe postoperative Phase zu haben.

29.8 Störungen der Immunglobuline

29.8.1 X-chromosomale Agammaglobulinämie

Die X-chromosomale Agammaglobulinämie (kongenitale Agammaglobulinämie, Panhypoglobulinämie) ist eine vererbte Erkrankung, die sich durch häufige bakterielle Infektionen, durch niedrige Plasmakonzentrationen oder durch ein völliges Fehlen aller Immunglobulinklassen auszeichnet. Es fehlt auch die Fähigkeit, selbst auf starke antigene Stimulation mit der Bildung von Antikörpern zu reagieren (Tab. 29.1) [64]. Da Kinder nach der Geburt noch vorübergehend mütterliches IgG haben, treten Symptome dieser Krankheit nicht vor dem Alter von 9 Monaten auf. Aufgrund des X-chromosomalen Erbgangs sind nur Männer von der Krankheit betroffen. Es sind allerdings einige wenige Fälle beschrieben worden, in denen ähnliche klinische Symptome auch bei Frauen auftraten. Die Störung scheint bei diesen Patienten in einer Reifungsstörung der B-Lymphozyten zu liegen, so daß keine Antikörperbildung möglich ist (Abb. 29.1). Dagegen sind die T-Lymphozyten und die zelluläre Immunität (z.B. Transplantatabstoßung) normal (Abb. 29.1). Das erste Anzeichen dieser Erkrankung kann vor allem eine Pneumonie durch Pneumocystis carinii sein. Rezidivierende Infekte können zu einer chronischen Sinusitis und zu Bronchiektasen führen.

Die Therapie der X-chromosomalen Agammaglobulinämie besteht in der intramuskulären Injektion von Gammaglobulinen oder in einer Plasmatransfusion, um so IgG-Plasmakonzentrationen von 400 bis 500 mg/dl aufrechtzuerhalten [65]. Die Halbwertszeit des so verabreichten IgGs beträgt etwa 30 Tage und ist damit länger als normal (Tab. 29.1). Bei Infekten wird IgG schneller abgebaut. Bei bakteriellen Infektionen sind Antibiotika indiziert.

29.8.2 Erworbenes Antikörpermangelsyndrom

Das erworbene Antikörpermangelsyndrom scheint nicht vererbt zu sein. Die Krankheit manifestiert sich gewöhnlich erst nach der Pubertät. Symptomatik und Behandlung entsprechen der X-chromosomalen Agammaglobulinämie. Dieses Syndrom tritt zusammen mit Autoimmunerkrankungen und Malabsorptionssyndromen auf.

29.8.3 Selektiver Mangel an Immunglobulin A

Ein völliges Fehlen oder eine deutlich erniedrigte Plasmakonzentration (unter 5 mg/dl) der IgA-Globuline ist nicht ungewöhnlich und findet sich in der Bevölkerung bei einem von 600 bis 800 Erwachsenen (Tab. 29.1). Die Konzentration der anderen Immunglobuline ist normal. Die Mehrheit der betroffenen Personen ist asymptomatisch und bleibt unbemerkt, kann aber z.B. im Rahmen einer Blutspende erkannt werden. Obwohl der IgA-Mangel symptomlos bleiben kann, findet sich eine erhöhte Inzidenz von Nasennebenhöhlenentzündungen und pulmonalen Infekten.

Über 40% dieser Patienten bilden Antikörper gegen IgA. Bei Gabe IgA-haltiger Lösungen entwickeln diese Patienten anaphylaktische Reaktionen. Aus diesem Grunde sollten diese Patienten nur IgA-freies Blut oder IgA-freie Blutbestandteile (von Patienten mit einem IgA-Mangel) erhalten.

Tab. 29.7: Kälte-Autoimmun-Erkrankungen

	Temperaturabhängige Reaktivität (°C)	Begleitumstände	Reaktion auf Kälteexposition
Kryoglobulinämie	17–33	Makroglobulinämie	Hyperviskosität Thrombozytenaggregation Nierenversagen
Kälte-Hämagglutinin-Erkrankung	15–32	keine	Akrozyanose Hämolyse Raynaud-Phänomen
Paroxysmale Kälte-Hämoglobinurie	10–15	Syphilis	Hämolyse Ikterus Nierenversagen
Erworbene Kälte-Autoimmun-Erkrankung	4–25	Mykoplasmen Mononukleose Leukämie	Akrozyanose Hyperviskosität Hämolyse

29.8.4 Kälte-Autoimmunerkrankungen

Bei Kälte-Autoimmunerkrankungen finden sich pathologische zirkulierende Proteine, die bei einem Abfall der Körpertemperatur agglutinieren können (Tab. 29.7) [66].

Kryoglobulinämie

Bei der Kryoglobulinämie handelt es sich um eine Störung, bei der pathologische zirkulierende Immunglobuline, sogenannte Kälteagglutinine oder Kryoglobuline, auftreten. Bei einer Erniedrigung der Körpertemperatur fallen diese aus und führen zu einer Aktivierung des Komplementsystems, einer Thrombozytenaggregation und zu einem Verbrauch von Gerinnungsfaktoren. Eine erhöhte Viskosität des Plasmas ist charakteristisch. Als Folge einer dadurch bedingten Thrombosierung kleinster Gefäße kann es zu einem akuten Nierenversagen kommen. Nierenfunktionsstörungen treten bei mehr als 20% der Patienten auf. Normalerweise treten Symptome erst ab Temperaturen unter 33 °C auf.

Narkoseführung

Bei der Narkoseführung von Patienten mit einer Kryoglobulinämie ist es wichtig, die Körpertemperatur perioperativ noch so zu halten, daß es nicht zur Ausfällung dieser Kälteagglutinine kommt [67]. Dies kann dadurch erreicht werden, daß die Raumtemperatur im Operationssaal erhöht, Wärmedecken und zur Beatmung angewärmte und angefeuchtete Atemgase verwendet werden. Auch durch vorheriges Anwärmen der benötigten Infusionslösungen kann der Wärmeverlust minimiert werden.

Patienten, bei denen eine Operation im extrakorporalen Kreislauf unter Hypothermie durchgeführt werden muß, stellen ein besonderes Problem dar [66]. Eine systemische Hypothermie kann kontraindiziert sein. Bei Verwendung einer kalten kardioplegischen Lösung kann es zu einer intrakoronaren Hämagglutination (mit ungleichmäßiger Verteilung der kardioplegischen Lösungen, Thrombosen, Ischämie oder Infarzierung) kommen. Eine Alternative zur kalten Kardioplegie ist ein ischämischer Herzstillstand für kurze Momente. Bei diesen Patienten kann präoperativ eine Plasmapherese durchgeführt werden, um die Konzentration der zirkulierenden Kälteagglutinine zu vermindern. Die Bluttemperatur sollte auch in der postoperativen Phase über der als kritisch betrachteten Körpertemperatur gehalten werden, damit keine Agglutination ausgelöst werden kann.

Kälteagglutininkrankheit

Bei der Kälteagglutininkrankheit finden sich IgM-Autoantikörper im Plasma, die mit Antigenen der Erythrozyten reagieren. Dadurch kann das Komplementsystem aktiviert werden und eine schwere intravasale Hämolyse entstehen. Kälte-Hämagglutinine können Gefäßverschlüsse in exponierten, der Kälte besonders ausgesetzten Regionen des Körpers begünstigen. Die Diagnose einer Kälteagglutininkrankheit ist bei hämolytischer Anämie und Zeichen von Gefäßverschlüssen zu vermuten. Die Behandlung besteht unter anderem darin, daß Erythrozytenkonzentrate verabreicht werden. Diese müssen angewärmt sein, um die Wahrscheinlichkeit einer Kälte-Hämagglutination zu senken. Bei Auftreten einer akuten Hämolyse können Austauschtransfusion und Plasmapherese sinnvoll sein. Auch hohe Dosen an Kortikosteroiden können gelegentlich das Ausmaß der Hämolyse verringern. Die Narkoseführung bei dieser Erkrankung entspricht den Richtlinien, die bei der Kryoglobulinämie beschrieben wurden.

29.8.5 Multiples Myelom

Das multiple Myelom (Plasmozytom) ist durch eine neoplastische Proliferation von einklonigen (Immunglobulin-sezernierenden) Plasmazellen gekennzeichnet. Die neoplastischen Zellen infiltrieren das Knochenmark. Hierdurch kommt es zu einer

Thrombozytopenie, Neutropenie und Anämie sowie zu einer erhöhten Infektanfälligkeit. Da der Knochen diffus zerstört wird entstehen oft schmerzhafte Frakturen und Wirbelkörpereinbrüche. Plasmazelltumore können sich bis in den Spinalraum ausbreiten und extradural zu den Symptomen einer Rückenmarkskompression führen. In diesem Fall kann eine notfallmäßige Laminektomie erforderlich sein. Mit Computertomographie und Magnetresonanzverfahren kann das Ausmaß der Knochenzerstörung erfaßt werden. Aufgrund der Zerstörung von Knochengewebe durch die Plasmazellen kommt es zu einer Hyperkalziämie. Hierdurch kann es zu einer Beeinträchtigung des zentralen Nervensystems und zu einer Niereninsuffizienz kommen. Kommt es zur Ablagerung von (pathologischen) Bence-Jones-Proteinen in den renalen Tubuli, kann auch dadurch eine Niereninsuffizienz begünstigt werden. Die malignen Plasmazellen können auch extramedullär Leber, Milz, Nasopharynx sowie Nasennebenhöhlen infiltrieren. Die im Rahmen eines multiplen Myeloms auftretenden Immunglobuline sind in der Lage, zirkulierende Gerinnungsfaktoren zu inaktivieren. Darüber hinaus können die pathologischen Immunglobuline die Thrombozytenfunktion negativ beeinträchtigen. Eine periphere Neuropathie kann Zeichen einer segmentalen Demyelinisierung sein. Auch eine unerklärliche hyperdyname Herzinsuffizienz wurde bei diesen Patienten beobachtet [68]. Durch die verschlechterte Immunantwort besteht eine erhöhte Infektanfälligkeit.

Therapie

Das multiple Myelom wird unter anderem mit Krebschemotherapeutika und Kortikosteroiden behandelt. Therapeutisches Ziel ist es, die Proliferation der Plasmazellen zu drosseln. Sind die Kalziumspiegel im Plasma erhöht, so ist es wichtig, daß eine Dehydratation verhindert wird. Eine Hyperkalziämie sollte umgehend mit intravenöser Gabe von physiologischer Kochsalzlösung und Furosemid behandelt werden. Bei lebensbedrohlichen Zuständen kann Plicamycin indiziert sein (siehe Kapitel 21). Bettruhe sollte vermieden werden, da die Inaktivität zu einer erhöhten Mobilisierung der Kalziumdepots und, aufgrund einer venösen Stase, zur Entwicklung venöser Thrombosen führt. Zur Therapie schmerzhafter, isolierter Knochenläsionen aufgrund von Plasmazellinfiltraten (besonders wenn sie zu einer Rückenmarkskompression führen) eignet sich eine lokale Bestrahlung. Wenn bei einer Rückenmarkskompression die systemische und radiologische Behandlung keinen Erfolg aufweisen, muß eine Dekompressionslaminektomie durchgeführt werden. Mittels Plasmapherese kann vor einer notwendigen Bluttransfusion (wegen einer Anämie) eine erhöhte Viskosität des Plasmas gesenkt werden. Da Patienten mit multiplem Myelom eine funktionelle Hypo-Gamma-Globulinämie haben, kann die Gabe von Gamma-Globulinen notwendig sein, um eine bakterielle Infektion zu verhüten oder zu behandeln.

Narkoseführung

Während der Narkose ist besonders auf eine vorsichtige Lagerung der Patienten zu achten, insbesondere dann, wenn bereits Kompressionsfrakturen vorliegen. Postoperativ können pathologische Rippenfrakturen die Ventilation beeinträchtigen und damit das Risiko für eine Pneumonie erhöhen. Ohne daß es bisher nachgewiesen worden wäre, wird vermutet, daß die zirkulierenden pathologischen Immunglobuline und die erniedrigte Plasma-Albuminkonzentration die Wirkung von Medikamenten beeinflussen könnten.

29.8.6 Makroglobulinämie Waldenström

Bei der Makroglobulinämie Waldenström handelt es sich um einen malignen Plasmazellklon, der pathologische Immunglobuline der IgM-Klasse produziert. Durch die hohe Konzentration der zirkulierenden Immunglobuline ist die Viskosität des Blutplasmas erhöht. Neben dem Knochenmark werden Leber, Milz und Lunge von malignen Lymphozyten infiltriert. Weitere häufige Befunde sind eine Anämie und eine erhöhte Anfälligkeit für Spontanblutungen. Im Gegensatz zum multiplen Myelom befällt die Makroglobulinämie Waldenström nur selten das Skelettsystem. Infolgedessen ist auch die Entwicklung einer hyperkalzämisch bedingten Niereninsuffizienz unwahrscheinlich.

Die Therapie der Makroglobulinämie Waldenström besteht in der Plasmapherese. Dadurch können die pathologischen Proteine entfernt und die Blutviskosität vermindert werden. Dies ist insbesondere wichtig, bevor Bluttransfusionen durchgeführt werden sollen, da hierdurch der Hämatokrit und die Plasmaviskosität plötzlich erhöht werden können. Um die Proliferation der für die Immunglobulinsynthese verantwortlichen Plasmazellen zu vermindern, werden Krebschemotherapeutika eingesetzt.

29.8.7 Amyloidose

Der Begriff Amyloidose umfaßt verschiedene Krankheitsbilder. Typisch für die Amyloidose ist eine Ablagerung unlöslicher fibrillärer Proteine (Amyloide) in verschiedenen Geweben, z.B. Herz, glatte Gefäßmuskulatur, Nieren, Nebennieren, Gastrointestinaltrakt, periphere Nerven und Haut [69]. Eine Makroglossie kann sowohl Schluck- und Sprechstörungen als auch Schwierigkeiten bei der direkten Laryngoskopie im Rahmen der endotrachealen Intubation verursachen. Wenn sich die Infiltration von den Speicheldrüsen bis in die Muskulatur erstreckt, können die oberen Luftwege verlegt sein und ein Quincke-Ödem vorgetäuscht werden. Bei Beteiligung des Herzens können Reizleitungsstörungen und lebensgefährliche Blockbilder entstehen. Kommt es zu einer Amyloidablagerung in den Nieren, entsteht ein nephrotisches Syndrom. Amyloidablagerung in den Gelenken führt zu Schmerzen und Bewegungseinschränkungen. Bei Beteiligung peripherer Nerven finden sich sensorische und motorische Störungen. Durch die Kompression des Nervus medianus kann ein Karpaltunnelsyndrom auftreten. Ist das autonome Nervensystem betroffen, finden sich eine verzögerte Magenentleerung und eine orthostatische Hypotension. Eine Amyloidose im Gastrointestinaltrakt kann Malabsorption, Ileus, Blutungen und Verstopfung hervorrufen. Eine Hepatomegalie findet sich zwar häufig, eine Leberfunktionsstörung dagegen selten. Durch Amyloidablagerungen kann Faktor X gebunden oder eine Fibrinolyse stimuliert werden, was zu einer verstärkten Blutungsneigung führt.

Eine Amyloidose ist häufig mit anderen Erkrankungen wie dem multiplen Myelom oder der rheumatoiden Arthritis vergesellschaftet. Häufig bestand auch eine verlängerte Antigenexposition, wie es z.B. bei chronischen Infektionen der Fall ist. Die Diagnose der Amyloidose wird durch eine Biopsie des betroffenen Organs bestätigt. Da die pathologischen Proteine häufig in der Wand des Rektums zu finden sind, gehört die Rektumbiopsie zu den wichtigen diagnostischen Untersuchungen. Obwohl sich gelegentlich der Zustand eines Patienten durch eine Chemotherapie verbessert, ist die Behandlung der Amyloidose im allgemeinen wirkungslos. Die kardiale Amyloidose scheint besonders therapieresistent zu sein. Bei amyloidinduziertem Nierenversagen kann eine Nierentransplantation in Betracht gezogen werden.

29.8.8 Syndrom der Hyperimmunoglobulinämie E

Das Syndrom der Hyperimmunoglobulinämie E ist eine seltene Erkrankung, die sich durch rezidivierende bakterielle Infekte der Haut, der Nasennebenhöhlen und der Lungen auszeichnet. Die IgE-Plasmakonzentrationen liegen mindestens 10fach über der Norm, und die neutrophilen Granulozyten haben eine unterschiedliche Störung ihrer chemotaktischen Fähigkeiten. Die meisten Infektionen sind durch Staphylococcus aureus verursacht. Es können Bakteriämien auftreten, und ein Schleimhautbefall mit Candidiasis ist wahrscheinlich. Trotz antibiotischer Therapie werden bei diesen Patienten wiederholt Abszeßspaltungen notwendig sein. Bei der Narkoseführung sollte beachtet werden, daß die Gefahr eines periduralen Abszesses besteht, falls eine Spinal- oder Epiduralanästhesie durchgeführt wird [70]. Bei einem Patienten mit diesem Syndrom wurde eine verlängerte Succinylcholinwirkung beschrieben, ohne daß sonst irgendeine offensichtliche Erklärung möglich war [71].

29.8.9 Wiskott-Aldrich-Syndrom

Das Wiskott-Aldrich-Syndrom wird X-chromosomal rezessiv vererbt und tritt daher ausschließlich bei männlichen Patienten auf. Das Syndrom ist durch eine Thrombozytopenie, eine Ekzemneigung und eine erhöhte Anfälligkeit gegenüber Infektionen gekennzeichnet. Aufgrund eines Defektes der Thrombozyten kommt es zu einem schnellen Zerfall der Blutplättchen und damit zur Thrombozytopenie. Hauptsymptom sind die Thrombozytopenie und die damit verbundene Blutungsneigung. Es findet sich häufig auch eine erniedrigte Plasmakonzentration an IgM. Da die Thrombozytopenie weder auf Kortikosteroide anspricht, noch durch eine Splenektomie zu beheben ist, besteht die Therapie in der Transfusion von Thrombozytenkonzentraten.

29.8.10 Ataxia teleangiectasia

Kennzeichnend für die Ataxia teleangiectasia sind eine bereits im Kindesalter einsetzende und fortschreitende zerebelläre Ataxie, rezidivierende Nasennebenhöhleninfekte sowie pulmonale Infekte und später die Entwicklung von konjuktivalen Teleangiektasien. Den meisten Patienten fehlen IgA und IgE oder deren Plasmakonzentrationen sind stark erniedrigt. Auch die Funktion der T-Lymphozyten kann beeinträchtigt sein. Bei diesen Patienten besteht eine hohe Inzidenz an Lymphomen. An der Haut finden sich Café-au-lait-Flecken sowie Veränderungen ähnlich wie bei einer Sklerodermie. Es kann zu Störungen im Glukosestoffwechsel kommen. Eine familiäre Häufung legt einen autosomal rezessiven Vererbungsmodus nahe.

29.9 Störungen des Komplementsystems

29.9.1 Das angeborene Quincke-Ödem

Das angeborene Quincke-Ödem (angioneurotisches Ödem) ist eine seltene Erkrankung mit autosomal dominantem Erbgang. Es besteht eine verminderte Funktion des C_1-Esterase-Inhibitors (Abb. 29.2). Fehlt die hemmende Wirkung des C_1-Esterase-Inhibitors, so kommt es zu einer atypischen initialen Aktivierung des Komplementsystems mit Freisetzung vasoaktiver Mediatoren (möglicherweise Bradykinin), wodurch die Gefäßpermeabilität erhöht wird. Deshalb zeichnet sich das angeborene Quincke-Ödem durch vorübergehende schmerzlose Ödeme der Haut (Gesicht und Gliedmaßen) und Schleimhäute (Atemwege und Gastrointestinaltrakt) aus. Sehr gefährlich ist ein Larynxödem, denn dies kann leicht zu Atemwegsobstruktion und Tod führen. Ödeme im Dünndarmbereich können abdominelle Krämpfe und gelegentlich eine falsch indizierte Probelaparotomie nach sich ziehen. Ein Krankheitsanfall kann sich spontan ereignen, wird jedoch häufiger durch ein Trauma, besonders eine Zahnoperation oder eine Laryngoskopie und endotracheale Intubation, ausgelöst. Emotionale Erregung und Angst wurden auch mit dem Beginn eines akuten Anfalls in Zusammenhang gebracht. Ein typischer Anfall dauert 48 bis 72 Stunden. Die Diagnose eines Quincke-Ödems ergibt sich aus Familienanamnese, klinischen Symptomen und dem Nachweis eines erniedrigten bzw. fehlenden Plasmaspiegels an C_1-Esterase-Inhibitorprotein. Etwa 15% der Patienten mit Quincke-Ödem haben normale Spiegel an C_1-Esterase-Inhibitor, dessen funktionelle Aktivität aber gleich Null ist.

Behandlung

Zur Behandlung des angeborenen Quincke-Ödems gehören eine Langzeitprophylaxe, eine kurzfristige Prophylaxe sowie die Behandlung des akuten Anfalls.

Langzeitprophylaxe

Eine Langzeitprophylaxe ist nicht bei jedem Patienten notwendig, sondern nur bei denen, die in der Anamnese wiederholte beeinträchtigende Anfälle mit Gesichts- und Larynxödemen aufweisen. Die zwei Medikamentengruppen, die zur Langzeitprophylaxe eingesetzt werden, sind Antifibrinolytika (Aminocapronsäure, Tranexamsäure) und anabole Steroide (Danazol, Stanozolol). Antifibrinolytika sollen über die Hemmung der Plasminaktivierung wirken, anabole Steroide angeblich dadurch, daß sie die Synthese von C_1-Esterase-Inhibitor in der Leber steigern. Bei beiden Medikamentengruppen muß die Therapie mehrere Tage durchgeführt werden, bis sich eine Wirkung einstellt. Kinder und Schwangere werden wegen der starken Nebenwirkungen dieser Medikamente (Maskulinisierung, Leberfunktionsstörungen) selten behandelt.

Kurzzeitprophylaxe

Eine Kurzzeitprophylaxe ist bei Patienten mit einem angeborenen Quincke-Ödem indiziert, die keine Langzeitprophylaxe erhalten und bei denen ein traumatischer Eingriff im Bereich der Atemwege (Zahnoperation, endotracheale Intubation) vorgesehen ist. Eine solche Kurzzeitprophylaxe kann mit einer 2- bis 3tägigen Gabe von anabolen Steroiden (unmittelbar vor der Operation) oder der Gabe von FFP durchgeführt werden. FFP enthält C_1-Esterase-Inhibitor. Zwei Einheiten FFP, die am Tag vor der Operation transfundiert werden, können intra- und postoperativ eine Schwellung der Atemwege verhindern. Wenn ein C_1-Esterase-Inhibitorkonzentrat intravenös gegeben wird, ist dies ebenso wirksam wie FFP und es besteht keine Gefahr, daß eine Virushepatitis übertragen wird [73].

Therapie des akuten Anfalls

Um den akuten Anfall eines Quincke-Ödems zu durchbrechen, gibt es keine spezifische Therapie. Therapieerfolge sind außerdem schwer abzuschätzen, da die Anfälle selbstlimitierend und deren Dauer unvorhersehbar sind. Der Patient reagiert wahrscheinlich weder günstig auf Suprarenin, Kortikosteroide oder Antihistaminika, noch haben Antifibrinolytika und anabolische Steroide einen größeren positiven Effekt im akuten Anfall. Theoretisch wäre es möglich, daß durch FFP-Gabe außer dem C_1-Esterase-Inhibitorprotein auch andere Faktoren wie z.B. die Komplementfaktoren C_2 und C_4 verabreicht werden, wodurch die akute Anfallssymptomatik verschlimmert werden könnte. Dies scheint jedoch nicht der Fall zu sein [74]. Alternativ dazu kann im akuten Anfall auch durch die intravenöse Gabe eines gereinigten C_1-Esterase-Inhibitorkonzentrats die Symptomatik verbessert werden [73]. Sollte es im akuten Anfall zu einer Verlegung der Atemwege kommen, muß der Patient intubiert werden, bis sich das Ödem zurückgebildet hat.

Narkoseführung

Zur Narkoseführung der Patienten mit einem angeborenen Quincke-Ödem gehört eine korrekt durchgeführte präoperative Prophylaxe mit anabolen Steroiden und/oder FFP [72, 74]. Daher wurde empfohlen, bei jedem Patienten am Abend vor einer Operation mit erwartetem Atemwegtrauma (einschließlich endotrachealer Intubation) 2 Einheiten FFP zu transfundieren [72]. Falls der Patient prophylaktische Medikamente erhält, sollten diese perioperativ weiterverabreicht werden. Auslösende Traumata, wie das Einführen eines Endotrachealtubus oder das Absaugen, sollten auf ein Minimum reduziert werden. Intramuskuläre Injektionen scheinen bei diesen Patienten keine Probleme zu verursachen. Regionalanästhesietechniken stellen eine durchaus sinnvolle Alternative dar, wenn dadurch eine Intubation vermeidbar wird. Wenn es für die Sicherheit des Patienten notwendig ist, sollte dennoch ein Endotrachealtubus mit Blockermanschette verwendet werden. Das Quincke-Ödem hat keinen Einfluß auf die Auswahl der zu einer Allgemein- oder Regionalanästhesie verwendeten Medikamente.

29.9.2 Mangel an Komplementfaktor C_2

Ein Mangel an Komplementfaktor C_2 kommt bei schätzungsweise einer von 10.000 Personen vor. In etwa der Hälfte der beschriebenen Fälle wurde bei den Patienten ein systemischer Lupus erythematodes oder eine verwandte Störung wie z.B. die Purpura Schönlein-Henoch festgestellt. Diese Kombination könnte sowohl dafür sprechen, daß diese Erkrankungen eine virale Genese haben als auch dafür, daß das Komplementsystem bei der Virusneutralisierung beteiligt ist.

29.9.3 Mangel an Komplementfaktor C_3

Bei einem Mangel an Komplementfaktor C_3 besteht eine erhöhte Anfälligkeit gegenüber lebensbedrohlichen bakteriellen Infektionen. Komplementabhängige Funktionen wie bakterizide Aktivität, Chemotaxis und Opsonierung fehlen, falls im Plasma ein C_3-Mangel vorliegt. Patienten, die homozygot einen Mangel an C_5, C_6, C_7 oder C_8 aufweisen, können ebenfalls unter einer erhöhten Infektanfälligkeit leiden.

Tab. 29.8: Beispiele von Autoimmunerkrankungen

organspezifische Erkrankungen
  insulinpflichtiger Diabetes mellitus (Typ I)
  Myasthenia gravis
  Morbus Basedow
  Thyreoiditis
  Morbus Addison
  perniziöse Anämie
  Infertilität beim Mann
  primäre biliäre Zirrhose
  chronisch aktive Hepatitis
  Morbus Crohn
  autoimmun-hämolytische Anämie
  Psoriasis

systemische Erkrankungen
  rheumatisches Fieber
  rheumatoide Arthritis
  ankylosierende Spondylitis (Morbus Bechterew)
  systemischer Lupus erythematodes
  Sklerodermie
  Polymyositis
  Goodpasture-Syndrom
  chronische Graft-versus-Host-Erkrankung
  hypereosinophiles Syndrom
  Lyme-Erkrankung (Borreliose)
  Morbus Kawasaki
  Immunglobulin-A-Mangel
  angeborener Komplementmangel
  Vaskulitis
  Sarkoidose

29.10 Autoimmunerkrankungen

Bei einer Autoimmunerkrankung liegt eine Antigen-Antikörper-Reaktion vor, wobei das körpereigene Gewebe als Antigen wirkt und die Bildung von Autoantikörpern auslöst (siehe Kapitel 26) (Tab. 29.8) [75]. Durch die Antigen-Antikörper-Reaktion wird das Gewebe geschädigt. Bei gesunden Menschen sind die T-Lymphozyten dafür verantwortlich, daß eine Antikörperbildung gegenüber körpereigenen antigenen Strukturen blockiert wird. Sind die T-Suppressor-Lymphozyten nicht mehr in der Lage, eine solche Antikörperbildung durch B-Lymphozyten zu verhindern, kommt es zur Autoimmunerkrankung. Zyklosporin A blockiert die Immunantwort, indem es die T-Helfer-Zellen hemmt, aber es hemmt nicht die antigeninduzierte Aktivierung der T-Suppressor-Zellen. Deshalb kann Zyklosporin A auch bei der Behandlung von Autoimmunkrankheiten wie insulinabhängigem Diabetes mellitus (Typ I), bei dem Autoantikörper gegen Insulin gebildet werden, sinnvoll angewandt werden. Möglicherweise werden bei Autoimmunerkrankungen körpereigene Antigene durch die Verbindung mit Medikamenten (Hydralazin, Procainamid) oder Viren modifiziert, wodurch die Antikörperbildung stimuliert wird. Ein ähnlicher Mechanismus könnte vorliegen, wenn Streptokokkenantigene bei genetisch prädisponierten Patienten die Bildung von Antikörpern gegen Herzklappen (rheumatisches Fieber) oder Nervengewebe (Sydenham-Chorea) induzieren. Bei der Myasthenia gravis entwickeln sich an der motorischen Endplatte Autoantikörper gegen Acetylcholinrezeptoren. Patienten mit Morbus Basedow können Autoantikörper gegen bestimmte Rezeptoren bilden, wodurch es zu einer erhöhten Synthese an cAMP kommt. Bei einer Autoimmunerkrankung tritt häufig eine Vaskulitis auf, die entweder auf ein einzelnes Organ wie die Nieren beschränkt oder auch generalisiert sein kann.

Literaturhinweise

1. Frank, M.M.: Complement in the pathophysiology of human disease. N. Engl. J. Med. 1987; 316: 1525–30
2. Baron, S., Tyring, S.K., Fleischmann, W.R., et al.: The interferons: Mechanisms of action and clinical applications. JAMA 1991; 266: 1375–83
3. Delage, C., Irey, N.S.: Anaphylactic deaths: A clinicopathologic study of 43 cases. J. Forensic Sci. 1972; 17: 525–30
4. Fisher, M.M.: Anaphylaxis. Dis. Mon. 1987; 33: 433–79
5. Kettelkamp, N.S., Austin, D.R., Cheek, D.B.C., Downes, H., Hirshman, C.: Inhibition of d-tubucurarine-induced histamine release by halothane. Anesthesiology 1987; 66: 666–9
6. Laxenaire, M.C., Moneret-Vautrin, D.A., Boileau, S., Moeller, R.: Adverse reactions to intravenous agents in anaesthesia in France. Klin. Wochenchr. 1982; 60: 1006–9
7. Schatz, M., Fung, D.L.: Anaphylactic and anaphylactoid reactions due to anesthetic agents. Clin. Rev. Allergy 1986; 4: 215–21
8. Lilly, J.K., Hoy, R.H.: Thiopental anaphylaxis and reagin involvement. Anesthesiology 1980; 53: 335–7

9. Laroche, D., Vergnaud, M.-C., Sillard, B., Soufarapis, H., Bicard, H.: Biochemical markers of anaphylactoid reactions to drugs. Anesthesiology 1991; 75: 945–9
10. Fisher, M.M., Baldo, B.A., Silbert, B.S.: Anaphylaxis during anesthesia: Use of radioimmunoassays to determine etiology and drugs responsible in fatal cases. Anesthesiology 1991; 75: 1112–5
11. Sage, D.J.: Management of acute anaphylactoid reactions. Int. Anesthesiol. Clin. 1985; 23: 175–86
12. Barach, E.M., Nowak, R.M., Lee, T.G., Tomlanovich, M.C.: Epinephrine for treatment of anaphylactic shock. JAMA 1984; 251: 2118–22
13. Kelly, J.S., Prielipp, R.C.: Is cimetidine indicated in the treatment of acute anaphylactic shock? Anesth. Analg. 1990; 71: 100–6
14. DeSoto, H., Turk, P.: Cimetidine in anaphylactic shock refractory to standard therapy. Anesth. Analg. 1989; 69: 264–5
15. Knape, J.T.A., Schuller, J.L., deHaan, P., et al.: An anaphylactic reaction to protamine in a patient allergic to fish. Anesthesiology 1981; 55: 324–5
16. Pallasch, T.J.: Principles of pharmacotherapy. III. Drug aallergy. Anesth. Prog. 1988; 35: 178–89
17. Weiss, M.E., Adkinson, N.F., Hirshman, C.A.: Evaluation of allergic drug reactions in the perioperative period. Anesthesiology 1989; 71: 483–6
18. Fisher, M.McD., More, D.G.: The epidemiology and clinical features of anaphylactic reactions in anaesthesia. Anaesth. Intensive Care 1981; 9: 226–34
19. Saxon, A., Beall, G.N., Rohr, S., Adelman, D.C.: Immediate hypersensitivity reactions to beta lactam antibiotics. Ann. Intern. Med. 1987; 107: 204–15
20. Etter, M.S., Helrich, M., Mackenzie, C.F.: Immunoglobulin E fluctuation in thiopental anaphylaxis. Anesthesiology 1980; 52: 181–3
21. Wyatt, R., Watkins, J.: Reaction to methohexitone. Br.J. Anaesth. 1975; 47: 119–20
22. Thompson, D.S., Eason, C.N., Flacke, J.W.: Thiamylal anaphylaxis. Anesthesiology 1973; 39: 556–8
23. Beaven, M.A.: Anaphylactoid reactions to ane4sthetic drugs. (Editorial.) Anesthesiology 1981; 55: 3–5
24. Moudgil, G.C.: Anaesthesia and allergic drug reactions. Can. Anaesth. Soc.J. 1986; 33: 400–14
25. Oh, T.E., Horton, J.M.: Adverse reactions to atracurium. Br.J. Anaesth. 1989; 62: 467
26. Bochner, B.S., Lichtenstein, L.M.: Current concepts: Anaphylaxis. N. Engl.J. Med. 1991; 324: 1785–91
27. Bruno, L.A., Smith, D.S., Bloom, M.J., et al.: Sudden hypotension with a test dose of chymopapain. Anesth. Analg. 1984; 63: 533–5
28. Laxenaire, M.-C., Mata-Bermejo, E., Moneret-Vautrin, D.A., Gueant, J.-L.: Life-threatening anaphylactoid reactions to propofol. Anesthesiology 1992; 77: 275–80
29. Mathieu, A., Goudsouzian, N., Snider, M.T.: Reaction to ketamine: Anaphylactoid or anaphylactic? Br.J. Anaesth. 1975; 47: 624–7
30. Farmer, B.C., Sivarajan, M.: An anaphylactoid response to a small dose of d-tubocurarine. Anesthesiology 1979; 51: 358–9
31. Ravindran, R.S., Klemm, J.E.: Anaphylaxis to succinylcholine in a patient allergic to penicillin. Anesth. Analg. 1980; 59: 944–5
32. Mishima, S., Yamamura, T.: Anaphylactoid reaction to pancuronium. Anesth. Analg. 1984; 63: 865–6
33. Harle, D.G., Baldo, B.A., Fisher, M.M.: Cross-reactivity of metocurine, atracurium, vecuronium and fazadinium with IgE antibodies from patients unexposed to these drugs but allergic to other myoneural blocking drugs. Br.J. Anaesth. 1985; 57: 1073–6
34. Harle, D.G., Baldo, B.A., Fisher, M.M.: Detection of IgE antibodies to suxamethonium after anaphylactoid reactions during anaesthesia. Lancet 1984; 1: 930
35. Hirshman, C.A., Edelstein, R.A., Ebertz, J.M., Hanifin, J.M.: Thiobarbiturate-induced histamine release in human skin mast cells. Anesthesiology 1985; 63: 353–6
36. DeShazo, R.D., Nelson, H.S.: An approach to the patient with a history of local anesthetic hypersensitivity: Experience with 90 patients. J. Allergy Clin. Immunol. 1979; 63: 387–94
37. Brown, D.T., Beamish, D., Wiedsmith, J.A.W.: Allergic reaction to an amide local anaesthetic. Br.J. Anaesth. 1981; 53: 435–7
38. Levy, J.H., Rockoff, M.A.: Anaphylaxis to meperidine. Anesth. Analg. 1982; 61: 301–3
39. Bennett, M.J., Anderson, L.K., McMillan, J.C., et al.: Anaphylactic reaction during anaesthesia ssociated with positive intradermal skin test to fentanyl. Can. Anaesth. Soc.J. 1986; 33: 75–8
40. Zucker-Inchoff, B., Ramanathan, S.: Anaphylactic reaction to epidural fentanyl. Anesthesiology 1989; 71: 599–601
41. Hubbard, A.K., Roth, T.P., Gandolfi, A.J., Brown, B.R., Webster, N.R., Nunn, J.F.: Halothane hepatitis patients generate an antibody response toward a covalently bound metabolite of halothane. Anesthesiology 1988; 68: 791–6
42. Christ, D.D., Kenna, J.G., Kammerer, W., Satoh, H., Pohl, L.R.: Enflurane metabolism produces covalently bound liver adduts recognized by antibodies from patients with halothane hepatitis. Anesthesiology 1988; 69: 833–8
43. Martin, J.L., Kenna, J.G., Pohl, L.R.: Antibody assays for the detection of patients sensitized to halothane. Anesth. Analg. 1990; 70: 154–9
44. Moorthy, S.S., Pond, W., Rowland, R.G.: Severe circulatory shock following protamine (an anaphylactic reaction). Anesth. Analg. 1980; 59: 77–8
45. Weiss, M.E., Nyhan, D., Peng, Z., et al.: Association of protamine IgE and IgG antibodies with life-threatening reactions to intravenous protamine. N. Engl.J. Med. 1989; 320: 886–92
46. Levy, J.H., Schwieger, I.M., Zaidan, J.R., Farey, B.A., Weintraub, W.S.: Evaluation of patients at risk for protamine reactions. J. Thorac. Cardiovasc. Surg. 1989; 98: 200–4
47. Morel, D.R., Zapol, W.M., Thomas, S.T., et al.: C_5a and thromboxane generation associated with pulmonary vaso- and bronchoconstriction during protamine reversal of heparin. Anesthesiology 1987; 66: 597–604
48. Campbell, F.W., Goldstein, M.F., Akins, P.C.: Management of the patient with protamine hypersensitivity for cardiac surgery. Anesthesiology 1984; 61: 761–4
49. Symons, N.L.P., Hobbes, A.F.T., Leaver, H.K.: Anaphylactoid reactions to vancomycin during anaesthesia: Two clinical reports. Can. Anaesth. Soc.J. 1985; 32: 178–81
50. Mayhew, J.F., Deutsch, S.: Cardiac arrest following

administration of vancomycin. Can. Anaesth. Soc.J. 1985; 32: 65–6
51. Lyon, G.D., Bruce, D.L.: Diphenhydramine reversal of vancomycin-induced hypotension. Anesth. Analg. 1988; 67: 1109–10
52. Greenberger, P.A., Patterson, R., Tapio, C.M.: Prophylaxis against repeated radiocontrast media reactions in 857 cases. Arch. Intern. Med. 1985; 145: 2192–2200
53. Roizen, M.F., Rodgers, G.M., Valone, F.H., et al.: Anaphylactoid reactions to vascular graft material presenting with vasodilation and subsequent disseminated intravascular coagulation. Anesthesiology 1989; 71: 331–8
54. Hirshman, C.A.: Latex anaphylaxis. Anesthesiology 1992; 77: 223–5
55. Calenda, E., Durand, J.P., Petit, J., et al.: Anaphylactic shock produced by latex. Anesth. Analg. 1991; 72: 839–45
56. Sussman, G.L., Tarlo, S., Dolovich, J.: The spectrum of IgE-mediated responses to latex. JAMA 1991; 265: 2844–7
57. Moneret-Vautrin, D.A., Laxenaire, M.C., Bavoux, F.: Allergic shock to latex and ethylene oxide during surgery for spina bifida. Anesthesiology 1990; 73: 556–8
58. Slater, J.E.: Rubber anaphylaxis. N. Engl.J. Med. 1989; 320: 1126–30
59. Walton, B.: Effects of anaesthesia and surgery on immune status. Br.J. Anaesth. 1979; 51: 37–43
60. Duncan, P.G., Cullen, B.F.: Anesthesia and immunology. Anesthesiology 1976; 45: 522–38
61. Roizen, M.F., Horrigan, R.W., Frazer, B.M.: Anesthetic doses blocking adrenergic (stress) and cardiovascular responses to incision – MAC BAR. Anesthesiology 1981; 54: 390–8
62. Knight, P.R., Bedows, E., Nahrwold, M.L., et al.: Alterations in influenza virus pulmonary pathology induced by diethyl ether, halothane, enflurane, and pentobarbital anesthesia in mice. Anesthesiology 1983; 58: 209–15
63. Lewis, R.E., Cruse, J.M., Hazelwood, J.: Halothane-induced suppression of cell-mediated immunity in normal and tumor-bearing C_3Hf/He mice. Anesth. Analg. 1980; 59: 666–71
64. Fosen, F.S., Cooper, M.D., Wedgwood, R.J. P.: the primary immunodeficiencies. N. Engl.J. Med. 1984; 311: 235–42
65. Buckley, R.H., Schiff, R.I.: The use of intravenous immune globulin in immunodeficiency diseases. N. Engl.J. Med. 1991; 325: 110–7
66. Park, J.V., Weiss, C.I.: Cardiopulmonary bypass and myocardial protection: Management problems in cardiac surgical patients with cold autoimmune disease. Anesth. Analg. 1988; 67: 75–8
67. Diaz, J.H., Cooper, E.S., Ochsner, J.L.: Cardiac surgery in patients with cold autoimmune disease. Anesth. Analg. 1984; 63: 349–52
68. McBridge, W., Jackman, J.D., Gammon, R.S., et al.: High-output cardiac failure in patients with multiple myeloma. N. Engl.J. Med. 1988; 319: 1651–6
69. Mizutani, A.R., Ward, C.F.: Amyloidosis associated bleeding diatheses in the surgical patient. Can.J. Anaesth. 1990; 37: 910–2
70. Miller, F.L., Mann, D.L.: Anesthetic management of a pregnant patient with the hyperimmunoglobulin E (Job's) syndrome. Anesth. Analg. 1990; 70: 454–6
71. Guzzi, L.M., Stamatos, J.M., Job's syndrome: An unusual response to a common drug. Anesth. Analg. 1992; 75: 139–40
72. Wall, R.T., Frank, M., Hahn, M.: A review of 25 patients with hereditary angioedema requiring surgery. Anesthesiology 1989; 71: 309–11
73. Gadek, J.E., Hosea, S.W., Gelfand, J.A., et al.: Replacement therapy in hereditary angioedema. Successful treatment of acute episodes of angioedema with partly purified C_1 inhibitor. N. Engl.J. Med. 1980; 302: 542–6
74. Poppers, P.J.: Anaesthetic implications of hereditary angioneurotic oedema. Can.J. Anaesth. 1987; 34: 76–8
75. Dalakas, M.C.: Polymyositis, dermatomyositis, and inclusion-body myositis. N. Engl.J. Med. 1991; 325: 1487–98

30 Psychiatrische Erkrankungen und Drogenmißbrauch

Aufgrund der weiten Verbreitung psychiatrischer Erkrankungen ist die Wahrscheinlichkeit hoch, daß bei Patienten mit einer solchen Erkrankung eine Narkose durchgeführt werden muß. Hierbei ist es wichtig, mögliche Medikamenteninteraktionen zwischen den zur Behandlung psychiatrischer Erkrankungen eingesetzten Medikamenten und den Anästhetika zu berücksichtigen. Medikamentenmißbrauch und Drogenabhängigkeit können ebenfalls als psychiatrische Erkrankungen angesehen werden.

30.1 Endogene Depressionen

Die endogene Depression stellt die häufigste psychiatrische Erkrankung dar (2–4% aller Erwachsenen sind betroffen). Sie wird von normaler Traurigkeit und üblichem Kummer dadurch unterschieden, daß Schwere und Dauer der Gemütsstörung ausgeprägter sind und daß zusätzlich Erschöpfung, Appetitlosigkeit und Schlaflosigkeit auftreten. Ein Patient mit einer Depression, der auch manische Phasen hat, wird der manisch-depressiven (bipolaren) Form zugeordnet. Die Familienanamnese ist bei Patienten mit ausgeprägter Depression meist positiv, und Frauen sind häufiger betroffen. Von den Patienten mit ausgeprägten Depressionen begehen etwa 15% Selbstmord. Die pathophysiologische Grundlage der schweren Depressionen ist unbekannt, obwohl Unregelmäßigkeiten im Amin-Neurotransmitterstoffwechsel als wahrscheinlichste Ursache angesehen werden. Bei etwa 50% der Patienten mit schweren Depressionen findet sich eine Kortisolhypersekretion.

Die Diagnose einer schweren Depression kann gestellt werden, wenn mindestens 5 Merkmale der Depression vorhanden und organische Ursachen oder normale Reaktionen z.B. auf den Tod eines nahestehenden Menschen ausgeschlossen sind (Tab. 30.1). Alkoholismus und schwere Depressionen treten häufig zusammen auf; es wird vermutet, daß hierfür toxische Auswirkungen auf das Gehirn verantwortlich sind. Bei älteren Patienten kann die Unterscheidung zwischen Depression und Demenz schwierig sein. Alle depressiven Patienten sollten hinsichtlich ihrer Suizidalität beurteilt werden. In den Vereinigten Staaten ist Selbstmord die zehnthäufigste Todesursache, bei Ärzten unter 40 Jahren steht er sogar an erster Stelle. Über 90% der Selbstmordopfer durch Überdosierung waren kurz vor ihrem Tod in ärztlicher Behandlung. Dies unterstreicht, wie wichtig es ist, gefährdete Patienten zu erkennen. Hoffnungslosigkeit ist das wohl bedeutendste Merkmal einer Depression, die im Selbstmord endet.

30.1.1 Therapie

Die Behandlung einer endogenen Depression erfolgt mit Antidepressiva oder Elektroschock [1]. Etwa 70 bis 80% der Patienten sprechen auf Antidepressiva an. Mindestens 50% der Patienten, die nicht auf Medikamente ansprechen, profitieren von der Elektroschocktherapie. Die Elektroschocktherapie bleibt jedoch den Patienten vorbehalten, die gegenüber Antidepressiva resistent oder bei denen Antidepressiva kontraindiziert sind. Patienten, die neben einer endogenen Depression auch psychotische Symptome (Wahnvorstellungen, Halluzinationen, Katatonie) aufweisen, benötigen neben Antidepressiva auch antipsychotische Medikamente. Der Vorstellung, daß Antidepressiva die Konzentra-

Tab. 30.1: Merkmale einer schweren Depression

depressive Stimmung
mangelndes Interesse an den Aufgaben des täglichen Lebens und am eigenen Erscheinungsbild
Schwankungen des Körpergewichtes
Schlaflosigkeit oder übermäßiger Schlaf
Erschöpfung
mangelnde Konzentrationsfähigkeit
wiederkehrende Selbstmordgedanken

Tab. 30.2: Trizyklische Antidepressiva und verwandte Antidepressiva

Medikament	sedierende Wirkung	anticholinerge Wirkung	orthostatische Hypotension	arrhythmogenes Potential
trizyklische Antidepressiva				
Doxepin	+++	++	++	++
Amitriptylin	+++	++++	+++	++
Imipramin	++	++	+++	++
Protriptylin (Maximed®; in Deutschland nicht mehr im Handel)	+	+++	+	++
Nortriptylin	+	+	+	++
Desipramin	+	+	+++	++
verwandte polyzyklische Antidepressiva				
Anixoube (in Deutschland nicht im Handel)	+	+	++	++
Maprotilin (Ludiomil®)	++	+	++	++
atypische Medikamente				
Fluoxetin (in Deutschland nicht im Handel)	+	0	0	+
Trazodon (Thrombran®)	+++	+	+++	+
Alprazolam (Tafil®)	+++	0	0	0

0 = keine, + = gering; ++ = stark, +++ = sehr stark

tion von Noradrenalin und Serotonin erhöhen, widerspricht die Tatsache, daß diese Medikamente erst nach 14 bis 28 Tagen ihre Wirkung entfalten, obwohl die Wirkung auf die Neurotransmitter-Wiederaufnahme sofort einsetzt. Statt dessen scheint die Wirkung dieser Medikamente wahrscheinlich darin zu bestehen, daß sie innerhalb einiger Tage die Funktion der Neurotransmitter-Rezeptoren beeinflussen.

Trizyklische Antidepressiva

Trizyklische Antidepressiva werden oft zur Erstbehandlung einer endogenen Depression eingesetzt, da ihr Gebrauch – entgegen den Monoaminoxidasehemmern – keiner diätetischen Einschränkung bedarf. Die Nebenwirkungen der einzelnen Antidepressiva beeinflussen die Auswahl des entsprechenden Medikamentes. Alle diese Medikamente sind bei Einnahme entsprechender Dosen gleich gut wirksam (Tab. 30.2). Im allgemeinen wird ein Medikament mit einem sedierenden Effekt bei Patienten, die über Schlaflosigkeit klagen, eingesetzt. Es ist wünschenswert, die medikamentös bedingten anticholinergen Wirkungen (verschwommenes Sehen, trockener Mund, verzögerte Magenentleerung, Harnretention, Tachykardie) insbesondere bei älteren Patienten oder bei Patienten mit einem Glaukom oder einer Hypertrophie der Prostata möglichst gering zu halten. Alle trizyklischen Antidepressiva haben anticholinerge Nebenwirkungen. Besonders stark sind diese bei Amitriptylin und Protriptylin ausgeprägt. Zusätzlich zu den sedierenden und anticholinergen Eigenschaften können trizyklische Antidepressiva auch kardiovaskuläre Veränderungen wie orthostatische Hypotension und Herzrhythmusstörungen verursachen. Trizyklische Antidepressiva verzögern die Reizleitungsgeschwindigkeit im Vorhof und Ventrikel, was sich im EKG als Verlängerung der PQ- und QT-Zeit und in der Verbreiterung des QRS-Komplexes äußert. Diese EKG-Veränderungen dürften, falls keine exzessiven Plasmaspiegel dieser Medikamente vorliegen, harmlos sein und können bei der Fortführung der Therapie langsam wieder verschwinden (siehe Abschnitt: Überdosierung von trizyklischen Antidepressiva) [2]. Frühere Vermutungen, daß trizyklische Antidepressiva das Risiko für Herzrhythmusstörungen und einen plötzlichen Herztod erhöhen, konnten – solange keine Überdosierungen dieser Medikamente vorliegen – nicht bestätigt werden. Trizyklische Antidepressiva haben selbst bei einer vorbestehenden kardialen Funktionsstörung keine negativen Auswirkungen auf die linksventrikuläre Funktion, sie können sogar eine antiarrhythmische Wirkung entfalten [3, 4]. Trotzdem ist es möglich, daß Patienten mit einem vorbestehenden Blockbild oder einer verlängerten QT-Zeit im EKG ein erhöhtes Risiko für eine Kardiotoxizität haben. Daß Doxepin (Aponal®) eine geringe Kardiotoxizität haben soll, konnte nicht bestätigt werden [5]. Das polyzyklische Maprotilin (Ludiomil®) kann im hochnormalen therapeutischen Bereich Krämpfe verursachen [6].

Normalerweise können Antidepressiva bei Patienten mit einer primären Depression, die über 6 Monate symptomfrei waren, ausgeschlichen werden. Einige Patienten bedürfen jedoch einer langfristigen Behandlung. Patienten, deren Depressionen mit einer anderen behandelbaren Erkrankung zusammenhängen, brauchen ebenfalls nur kurzfristig eine antidepressive Therapie. Wenn die Behandlung mit trizyklischen Antidepressiva wegen des kardialen Zustandes des Patienten kontraindiziert ist, wird eine Elektroschocktherapie oder die Gabe von Trazodon (Thombran®) empfohlen.

Narkoseführung

Muß wegen einer elektiven Operation eine Narkose durchgeführt werden, so braucht die Behandlung mit trizyklischen Antidepressiva nicht unterbrochen zu werden. Es sollte jedoch beachtet werden, daß diese Patienten auf perioperativ verabreichte Medikamente anders reagieren können. So kann z.B. die erhöhte Konzentration zentralnervöser Neurotransmitter dazu führen, daß der Bedarf an Anästhetika gesteigert ist [7]. Eine höhere Konzentration von Noradrenalin an den postsynaptischen Rezeptoren des peripheren sympathischen Nervensystems kann dafür verantwortlich sein, daß es nach Gabe indirekt wirkender Vasopressoren – wie z.B. Ephedrin – zu überschießenden Blutdruckreaktionen kommen kann. Falls in der perioperativen Phase Vasopressoren benötigt werden, ist es daher sinnvoll, direkt wirkende Medikamente wie Phenylephrin zu benutzen. Wenn eine behandlungsbedürftige Hypertension auftritt, kann ein peripherer Vasodilatator wie Nitroprussid wirksam eingesetzt werden. Die Gefahr einer hypertensiven Krise ist am Anfang der Behandlung (während der ersten 14–21 Tage) mit trizyklischen Antidepressiva am größten. Während der chronischen Therapie kommt es zu einer Down-Regulation der Rezeptoren, und das Risiko exzessiver Blutdruckanstiege nach Gabe von Sympathomimetika nimmt ab [8]. Da Antidepressiva unter Umständen zu Herzrhythmusstörungen führen können, ist es wichtig, das EKG zu überwachen. Zur Erstbehandlung eines AV-Blockes eignet sich Atropin.

Durch eine Langzeittherapie mit trizyklischen Antidepressiva kann die Wirkung von Pancuronium beeinflußt werden. Bei Patienten, die unter einer Imipraminmedikation standen, wurden während Halothannarkosen nach Gabe von Pancuronium Tachyarrhythmien beobachtet [9]. Auch bei Hunden, die unter einer Dauermedikation mit Imipramin standen, führte die Gabe von Pancuronium zu Tachykardie und ventrikulären Arrhythmien (Abb. 30.1) [9]. Wurde die Narkose allerdings mit Enfluran durchgeführt, so traten bei den Hunden keine vergleichbaren Herzrhythmusstörungen auf. Vermutlich gibt es eine Interaktion zwischen den trizyklischen Antidepressiva und den das anticholinerge und/oder sympathische Nervensystem stimulierenden Wirkungen des Pancuroniums. Theoretisch kann Ketamin eine ähnlich ungünstige Wirkung wie Pancuronium verursachen, wenn es unter gleichzeitiger Antidepressivatherapie gegeben wird. Die exogen zugeführte Adrenalindosis, die unter

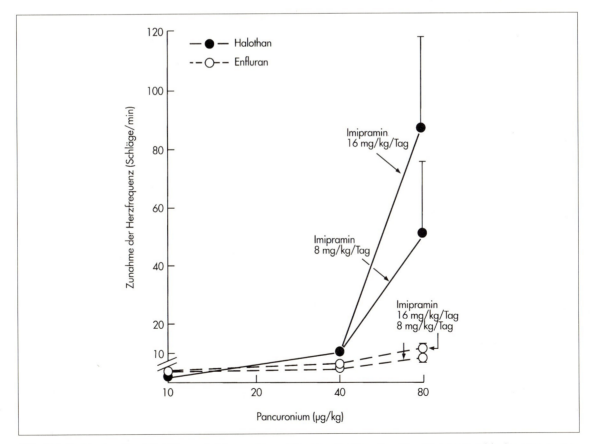

Abb. 30.1: Bei Hunden, die mit Halothan narkotisiert werden und die unter einer Dauertherapie mit Imipramin stehen, kommt es zu einer dosisabhängigen Zunahme der Herzfrequenz nach der Gabe von Pancuronium. Bei einer Enflurannarkose tritt dieses Phänomen dagegen nicht auf.
(Aus: Edwards RP, Miller RD, Poizen MF, et al. Cardiac responses to imipramine and pancuronium during anesthesia with halothane or enflurane. Anesthesiology 1979; 50: 421–425; mit freundlicher Genehmigung.)

einer Narkose mit einem volatilen Anästhetikum zu ventrikulären Herzrhythmusstörungen führt, kann erniedrigt sein, falls unmittelbar vorher eine akute Therapie mit Imipramin durchgeführt wurde [10]. Aus diesem Grund ist es auch vorstellbar, daß es unter einer Behandlung mit trizyklischen Antidepressiva leichter zu Rhythmusstörungen kommen kann, falls bei peripheren Nervenblockaden oder einer Periduralanästhesie ein Lokalanästhetikum mit Adrenalinzusatz verwendet wird. Bei einer chronischen Therapie mit Imipramin ist dagegen die Gefahr von Herzrhythmusstörungen nicht erhöht, da es bei einer Langzeittherapie wahrscheinlich zu Kompensationsmechanismen an den sympathischen Nervenendigungen kommt [11].

Eine Narkoseführung mit Enfluran ist bei Patienten, die trizyklische Antidepressiva einnehmen, umstritten, denn beide Medikamente verursachen im EEG Zeichen einer erhöhten Krampfbereitschaft. Bei Patienten, die unter einer Medikation mit Amitriptylin standen, konnten während der Verabreichung niedriger inspiratorischer Enflurankonzentrationen klonische Muskelbewegungen beobachtet werden [12]. Es wurde vermutet, daß eine Enfluran-induzierte Krampfaktivität bei diesen Patienten durch Amitriptylin verstärkt wurde. Bei Tieren verstärken trizyklische Antidepressiva die analgetische und atemdepressive Wirkung von Opioiden ebenso wie die sedativen Effekte von Barbituraten. Falls dies auch beim Menschen der Fall sein sollte, wäre es ratsam, die Dosierung der Opioide und Barbiturate zu reduzieren, um verstärkte und/oder verlängerte Wirkungen zu vermeiden [13]. Postoperativ können bei diesen Patienten häufiger ein Delir oder ein Verwirrungszustand auftreten. Die Ursache hierfür ist die additive anticholinerge Wirkung der trizyklischen Antidepressiva und der – im Rahmen der präoperativen Medikation meist benutzten – zentral wirksamen anticholinergen Medikamente.

Atypische antidepressive Medikamente

Fluoxetin (in Deutschland nicht im Handel), Trazodon (Thombran®) und Alprazolam (Tafil®) sind wirksame Antidepressiva, die jedoch strukturell weder zu den trizyklischen noch zu den tetrazyklischen Antidepressiva gehören. Fluoxetin ist relativ frei von anticholinergen Eigenschaften und scheint seltener orthostatische Hypotension und kardiale Reizleitungsstörungen zu verursachen als trizyklische Antidepressiva. Hypotension, Übelkeit und Sedierung sind die häufigsten Nebenwirkungen von Trazodon. Alprazolam hat weder kardiale noch anticholinerge Nebenwirkungen.

Monoaminoxidasehemmer (MAO-Hemmer)

Patienten, die nicht auf trizyklische Antidepressiva ansprechen, können von der Behandlung mit MAO-Hemmern (z. B. Phenelzin (in Deutschland nicht im Handel), Isocarboxazid (in Deutschland nicht im Handel), Trancylcypromin) profitieren. Im Gegensatz zu den trizyklischen Antidepressiva haben MAO-Hemmer nur unwesentliche anticholinerge Wirkungen, und sie sensibilisieren das Herz nicht gegenüber den arrhythmogenen Eigenschaften des Adrenalins. Das klinische Hauptproblem bei der Verabreichung dieser Medikamente besteht in dem möglichen Auftreten einer schweren Hypertension, wenn so behandelte Patienten Nahrung zu sich nehmen, die Tyramin enthält (z. B. bestimmte Käse- bzw. Weinsorten) oder wenn der Patient Sympathomimetika bekommt (Tab. 30.3). Die Hypertension ist Folge der Aktivitätshemmung des Enzyms Monoaminoxidase, was zu einer erhöhten Noradrenalinkonzentration führt. Daher kann es bei Verabreichung von Sympathomimetika (wie Ephedrin), die über die Freisetzung von Noradrenalin wirken, zu schweren Hypertensionen kommen. Auch in der Nahrung befindliches Tyramin wirkt als Stimulus für die Noradrenalinfreisetzung. Dies erklärt das eventuelle Auftreten einer Hypertension bei solchen Patienten, die tyraminhaltige Nahrung verzehren. Orthostatische Hypotensionen sind die häufigsten Nebenwirkungen bei Patienten, die mit MAO-Hemmern behandelt werden. Der Mechanismus für diese Hypotension ist nicht bekannt. Eine Ursache könnte z. B. sein, daß es zur Akkumulation eines falschen Neurotransmitters wie Octopamin (Norphen®) kommt. Der Neurotransmitter Octopamin hat eine geringere Wirkung als Noradrenalin. Dieser Mechanismus könnte auch erklären, warum es unter einer Dauermedikation mit MAO-1-Hemmern zu einer antihypertensiven Wirkung kommt.

Obgleich selten, so müssen doch unerwünschte Wechselwirkungen zwischen MAO-Hemmern und Opioiden beachtet werden [14, 15]. Nach der Gabe von Opioiden wurden bei Patienten, die unter einer Therapie mit MAO-Hemmern standen, Hypertensionen, Hypotensionen, Hyperthermie, Atemdepression, Krämpfe und Koma beobachtet. Am häufigsten trat dies bei der Anwendung von Pethidin auf. Dieselben Symptome können jedoch auch beim Einsatz anderer Opioide auftreten. Als Erklärungen für diese Nebenwirkungen wurden eine verminderte Metabolisierung der Opioide, überschießende sympathikotone Reaktionen nach Opioidgabe, die

Tab. 30.3: Nebenwirkungen einer Therapie mit Monoaminoxidasehemmern

Sedierung
verschwommenes Sehen
orthostatische Hypotension
periphere Neuropathie
Hypertension nach Verzehr tyraminhaltiger Nahrung
Hyperthermie nach Opioidgabe

Bildung toxischer Metabolite und erhöhte Serotoninkonzentrationen im ZNS diskutiert.

Narkoseführung

Früher wurde empfohlen, die MAO-Hemmer mindestens 14 bis 21 Tage vor einem elektiven Eingriff abzusetzen, um damit eine Neusynthese des Enzyms zu ermöglichen [14, 15]. Dies ist aber keine realistische Empfehlung, da die Patienten nach dem Absetzen der MAO-Hemmer ein erhöhtes Suizidrisiko haben. Es wird zunehmend die Meinung vertreten, daß diese Patienten auch dann sicher anästhesiert werden können, wenn sie noch unter einer Dauertherapie mit MAO-Hemmern stehen [14–16].

Bei Patienten, die sich einer Narkose für einen elektiven Eingriff unterziehen und unter einer Behandlung mit MAO-Hemmern stehen, sind bei der Auswahl der Anästhetika und ihrer Dosierungen einige Dinge zu beachten. Opioide sollten bei Patienten, die unter MAO-Hemmern stehen, im Rahmen der Prämedikation vermutlich vermieden werden. Ebenso ist bei fehlender Indikation die Gabe eines Anticholinergikums in der Prämedikation nicht zu empfehlen. Ein Benzodiazepin ist geeignet, um die präoperative Ängstlichkeit zu vermindern. Die Narkoseeinleitung kann mit Injektionsanästhetika sicher durchgeführt werden, wobei beachtet werden muß, daß es zu einer verstärkten Dämpfung von ZNS und Atmung kommen kann. Eine Ausnahme von dieser Regel macht das Ketamin. Es besitzt die Fähigkeit, das sympathische Nervensystem zu stimulieren. Da es bei einer Phenelzingabe eventuell zu einer Abnahme der Plasma-Cholinesteraseaktivität kommt, kann eine Dosisanpassung von Succinylcholin notwendig werden [15]. Lachgas in Kombination mit einem volatilen Anästhetikum ist für die Aufrechterhaltung der Narkose geeignet. Bei der Wahl des volatilen Anästhetikums sind dessen Fähigkeit, Herzrhythmusstörungen in Anwesenheit von Katecholaminen hervorzurufen, und die Möglichkeit MAO-Hemmerinduzierter Leberfunktionsstörungen (die mit Leberfunktionstests nachgewiesen werden können) zu berücksichtigen. Es wäre denkbar, daß der Anästhetikabedarf erhöht ist, was dann auf einer erhöhten Noradrenalinkonzentration im ZNS beruhen könnte. Fentanyl konnte bei diesen Patienten intraoperativ ohne nachteilige Wirkung eingesetzt werden [14, 15]. Mit Ausnahme des Pancuroniums ist es egal, welches nicht-depolarisierende Muskelrelaxans während einer MAO-Hemmertherapie eingesetzt wird. Spinal- und Periduralanästhesie können zwar durchgeführt werden, da sie jedoch möglicherweise eine Hypotension verursachen und dadurch ein Vasopressor notwendig wird, ist eine Allgemeinanästhesie vorzuziehen [17]. Der Adrenalinzusatz zum Lokalanästhetikum sollte vermieden werden, wenn regionale Anästhesieverfahren zur Anwendung kommen.

Während Narkose und Operation ist es wichtig, eine Stimulation des sympathischen Nervensystems, wie sie im Rahmen von arterieller Hypoxämie, Hyperkapnie, Hypotension, der lokalen Anwendung von Kokain oder nach Gabe indirekt wirkender Vasopressoren auftritt, zu vermeiden. Dadurch kann die Häufigkeit von Hypertensionen und/oder kardialen Rhythmusstörungen gesenkt werden [18]. Sollten Vasopressoren erforderlich sein, sind direkt wirkende Vasopressoren wie Phenylephrin zu empfehlen. Auch diese Medikamente sollten in erniedrigter Dosierung verabreicht werden, um die Gefahr einer überschießenden hypertensiven Reaktion zu vermindern. Ephedrin ist jedoch schon verabreicht worden, ohne daß ungünstige Wirkungen auftraten [15]. Die Gefahr einer hypertensiven Krise scheint während einer akuten Behandlung (die ersten 14–21 Tage) mit MAO-Hemmern am größten zu sein, während es unter chronischer Therapie zu einer Down-Regulation der Rezeptoren kommt. Dadurch nimmt das Risiko eventuell auftretender exzessiver Blutdruckanstiege nach Gabe von Sympathomimetika ab [8].

Bei der postoperativen Schmerztherapie muß beachtet werden, daß mögliche ungünstige Interaktionen zwischen Opioiden und MAO-Hemmern bestehen. Wenn für die postoperative Analgesie ein Opioid benötigt wird, kommt meist Morphin oder Fentanyl zur Anwendung. Die Dosierung sollte jedoch möglichst niedrig gewählt werden, so daß gerade noch eine ausreichende Schmerzlinderung garantiert ist. Für die postoperative Analgesie bieten sich als Alternative zur systemischen Opioidgabe die Verabreichung nicht-opioidhaltiger Medikamente, periphere Nervenblockaden mit Lokalanästhetika und die transkutane elektrische Nervenstimulation an. Die rückenmarksnahe Opioidgabe bewirkt eine effektive Analgesie, aber die Erfahrungen sind bei Patienten, die mit MAO-Hemmern behandelt werden, zu begrenzt, als daß allgemeine Empfehlungen für diesen Gebrauch ausgesprochen werden könnten.

Elektroschocktherapie

Eine Elektroschocktherapie wird bei Patienten mit einer schweren Depression durchgeführt, wenn sie auf eine medikamentöse Behandlung nicht ansprechen oder akut suizidgefährdet sind [19–21]. Die einzige Kontraindikation für die Elektroschocktherapie ist ein erhöhter intrakranieller Druck. Um das Auftreten einer Gedächtnisstörung zu vermeiden, wird die Elektroschocktherapie oft nur im Bereich der nicht-dominanten Hirnhemisphäre durchgeführt. Bei der Elektroschocktherapie mit pulsierendem Gleichstrom wird nur ein Drittel bis ein Viertel der Spannung verwendet, die für eine Elektroschocktherapie mit Wechselstrom notwendig ist. Obwohl der Wirkmechanismus der Elektroschocktherapie nicht genau bekannt ist, hängt der thera-

Tab. 30.4: Auswirkungen einer Elektroschocktherapie

Stimulation des parasympathischen Nervensystems
  Bradykardie
  Hypotension

Stimulation des sympathischen Nervensystems
  Tachykardie
  Hypertension
  Herzrhythmusstörungen

Steigerung des zerebralen Blutflusses

Steigerung des intrakraniellen Druckes

Steigerung des Augeninnendruckes

Steigerung des intragastralen Druckes

Hypoventilation

peutische Effekt möglicherweise von der Menge des verabreichten Stromes ab. Mit Hilfe kontrollierter Studien konnte nachgewiesen werden, daß der therapeutische Nutzen der Elektroschocktherapie nicht – wie früher angenommen – von der Krampfdauer abhängt [22]. Der elektrische Stimulus provoziert einen Grand-mal-Anfall, der durch eine kurze tonische und eine anschließende längere klonische Phase charakterisiert ist. Das EEG zeigt Veränderungen, die denen bei einem spontan auftretenden Grand-mal-Anfall ähnlich sind. Normalerweise sind ca. 8 Behandlungen notwendig, damit bei mehr als 75% der so behandelten Patienten eine vorteilhafte Wirkung auftritt.

Nebenwirkungen

Nebenwirkungen einer Elektroschocktherapie äußern sich vorwiegend am kardiovaskulären System und am ZNS (Tab. 30.4) [21]. Eine initial auftretende zentrale Vagusstimulation führt möglicherweise zu Bradykardie und Hypotonie. Anschließend kann es zu einer Stimulation des sympathischen Nervensystems kommen, die sich in einer Steigerung von Herzfrequenz und Blutdruck äußert. Diese Veränderungen sind bei Patienten mit einer koronaren Herzerkrankung unerwünscht. Die häufigste Todesursache nach Elektroschocktherapie sind Herzinfarkt und Herzrhythmusstörungen [23]. Ventrikuläre Extrasystolen sind wahrscheinlich Ausdruck einer überschießenden Sympathikusstimulierung. Während einer Elektroschocktherapie auftretende hohe T-Wellen im EKG, die an eine Hyperkaliämie erinnern, sind vermutlich Ausdruck einer Imbalance in der Aktivität des autonomen Nervensystems. Es ist nicht bekannt, daß elektrisch ausgelöste Krampfaktivitäten zu einer Kaliumfreisetzung führen [24]. Der venöse Rückfluß zum Herzen wird durch den erhöhten intrathorakalen Druck vermindert, der im Rahmen der Krampfanfälle und/oder der intermittierenden Überdruckbeatmung auftritt. Die kardiale Morbidität, die nahezu 0,03% beträgt, scheint durch die Aktivierung des sympathischen und parasympathischen Nervensystems – die bei einem Elektroschock und dem dadurch bedingten Krampfanfall auftritt – verursacht zu sein [25]. Es gibt Hinweise dafür, daß der elektrische Reiz – und nicht der Krampfanfall – für die kardiovaskulären Reaktionen bei der Elektroschocktherapie verantwortlich ist [26].

Als Folge der anfallsbedingten Steigerung des zerebralen Sauerstoffverbrauches kommt es zu einer Zunahme des zerebralen Blutflusses um bis zum 7fachen des Ausgangswertes. Diese Erhöhung des zerebralen Blutflusses führt zu einem dramatischen, wenngleich nur vorübergehenden Anstieg des intrakraniellen Druckes. Aus diesem Grund verbietet sich eine Elektroschocktherapie bei Patienten mit einer bekannten raumfordernden Läsion oder einer Schädelverletzung. Auch eine Steigerung des Augeninnendruckes ist eine unvermeidbare Nebenwirkung dieser elektrisch induzierten Krampfanfälle und schränkt die Anwendung dieser Therapie bei Patienten mit einem Glaukom stark ein. Zusätzlich tritt während der Anfälle eine Erhöhung des intragastralen Druckes auf. Sowohl eine vorübergehende Apnoe als auch ein postiktaler Verwirrungszustand können nach den Anfällen auftreten. Die häufigste Spätfolge nach einer Elektroschocktherapie ist eine Gedächtnisschwäche.

Narkoseführung

Zur Schonung und zur Sicherheit des Patienten wird eine Elektroschocktherapie normalerweise in Narkose durchgeführt [19]. Vor Therapiebeginn sollte der Patient nüchtern sein. Eine Prämedikation ist nicht zu empfehlen, da die medikamentöse Sedierung die Erholungsphase nach der Elektroschocktherapie verlängern kann. 1 bis 2 Minuten vor Narkoseeinleitung und Stromapplikation können Atropin oder Glykopyrrolat intravenös verabreicht werden, um die Gefahr einer Bradykardie – die bei einem Elektroschock auftreten kann – zu vermindern. Die Effekte der zentral wirksamen Anticholinergika (wie Atropin) können sich zu den peripheren und zentralen anticholinergen Wirkungen der trizyklischen Antidepressiva addieren. Dies kann sich nach der Narkose in einem Delirium und Verwirrungszustand äußern. Aus diesem Grund wird bei Patienten, die unter einer Medikation mit trizyklischen Antidepressiva stehen und eine Elektroschocktherapie erhalten sollen, meist das Glykopyrrolat empfohlen. Es wurde jedoch bei vielen Patienten auch ohne vorherige Anticholinergikumgabe eine komplikationslose Elektroschocktherapie durchgeführt [21]. Durch die Applikation von Nitroglycerinsalbe 45 Minuten vor Beginn der Elektroschocktherapie läßt sich das Ausmaß einer therapiebedingten Hypertension minimieren. Dies kann bei solchen Patienten von Vorteil sein, die durch eine myokardiale Ischämie gefährdet sind [27]. Ebenso kann Esmolol (100–200 mg i.v.), das 1 Minute vor Narkoseeinleitung und 2 Minuten vor der

Elektroschocktherapie verabreicht wird, den durch die Elektroschocktherapie induzierten Anstieg des Blutdruckes und der Herzfrequenz wirksam verringern [28, 29]. Die Dauer der Krampfaktivität läßt sich durch höhere Esmololdosen verkürzen. Eine EKG-Überwachung ist sinnvoll, um durch die Elektroschocktherapie induzierte Herzrhythmusstörungen erkennen zu können.

Methohexital (0,5–1 mg/kg i.v.) wird häufig zur Narkoseeinleitung vor einer Elektroschocktherapie eingesetzt. Thiopental hat dem Methohexital gegenüber keine Vorteile und kann sogar eher zu einer verlängerten Erholungszeit führen. Außerdem muß berücksichtigt werden, daß die dämpfende Wirkung der Barbiturate bei Patienten, die zuvor mit trizyklischen Antidepressiva oder MAO-Hemmern behandelt wurden, verstärkt sein kann. Propofol (1,5 mg/kg i.v.) stellt eine Alternative zum Methohexital dar, da es hierbei zu einem geringeren Blutdruck- und Herzfrequenzanstieg während der Elektroschocktherapie (im Vergleich zu den Barbituraten) kommt [30]. Die Erholungszeiten nach Methohexital und Propofol sind ähnlich. Jedoch wird dem Propofol eine antikonvulsive Wirkung zugeschrieben, da die Dauer eines elektrisch induzierten Krampfanfalles bei Patienten, die dieses Medikament erhalten haben, verkürzt ist (Abb. 30.2) [30].

Durch eine unmittelbar nach Narkoseeinleitung durchgeführte intravenöse Injektion von Succinylcholin kann das Risiko von potentiell gefährlichen Muskelkontraktionen und Knochenbrüchen, die durch die Krampfanfälle verursacht werden können, vermindert werden. Die benötigte Succinylcholindosis kann zwar variieren, in der Regel reichen aber 0,3 bis 0,5 mg/kg KG aus. Damit ist einerseits eine ausreichende Abschwächung der Muskelkontraktionen zu erzielen, andererseits ist noch eine visuelle Kontrolle des Krampfgeschehens möglich. Die sicherste Methode, den elektrisch ausgelösten Krampfanfall zu dokumentieren, besteht in einer EEG-Aufzeichnung. Eine Alternative besteht darin, die Bewegungen eines Armes – der vor Succinylcholingabe durch einen Tourniquet von der Zirkulation abgeschnitten wurde – zu beobachten. Armbewegungen werden normalerweise als Beweis für einen Anfall betrachtet. Eine Präcurarisierung mit einem nicht-depolarisierenden Muskelrelaxans vor Gabe von Succinylcholin wurde bei diesen Patienten nicht untersucht. Während der Krämpfe und bis zum Nachlassen der Succinylcholinwirkung sollte die Atmung mit einer erhöhten inspiratorischen Sauerstoffkonzentration unterstützt werden. Durch eine gute Präoxygenierung vor dem Auslösen der Krampfanfälle kann das Risiko, daß eine arterielle Hypoxämie auftritt, vermindert werden. Dies ist wichtig, da es während der Krampfaktivitäten aufgrund der Muskelkontraktionen schwierig sein kann, die Atmung zu unterstützen. Außerdem sollte beachtet werden, daß es nach einer Elektroschocktherapie zu einer bis zu 2 Minuten dauernden Ap-

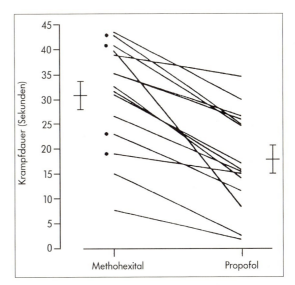

Abb. 30.2: Die durchschnittliche Dauer eines elektrisch induzierten Krampfanfalles war bei denselben Patienten unter Methohexitalgabe länger als bei Propofolgabe. Diejenigen Linien, die mit einem Sternchen (*) gekennzeichnet sind, zeigen Patienten, die ein Benzodiazepin erhielten. Die seitlichen Balken entsprechen Mittelwert ± SE für das jeweilige Medikament.
(Aus: Rampton AJ, Griffin RM, Stuart CS, Durcan JJ, Huddy NC, Abbott MA. Comparison of methohexital and propofol for electroconvulsive therapy: Effects of hemodynamic responses and seizure duration. Anesthesiology 1989; 70: 412–417; mit freundlicher Genehmigung.)

noe kommen kann, auch wenn kein Succinylcholin verabreicht wurde. Die Überwachung der arteriellen Sauerstoffsättigung mit Hilfe eines Pulsoxymeters ist sinnvoll, da so eine eventuell notwendig werdende Sauerstoffgabe und Beatmung bei diesen Patienten erkannt werden kann. Mit Hilfe eines peripheren Nervenstimulators kann das Ausmaß der succinylcholinbedingten neuromuskulären Blockade überprüft werden. Außerdem ermöglicht ein Nervenstimulator die Identifizierung von Patienten mit bislang unbekannter atypischer Cholinesterase. Da wiederholt Narkosen notwendig werden, kann die für die Patienten optimale individuelle Anästhetika- und Succinylcholindosis herausgefunden werden. Bei diesen Patienten kommt es nach Succinylcholingabe bemerkenswert selten zu Muskelschmerzen (in nur etwa 2%). Es gibt keine Hinweise dafür, daß das Auftreten einer succinylcholinbedingten Kaliumfreisetzung unter Elektroschocktherapie erhöht ist [24].

Gelegentlich wird eine Elektroschocktherapie auch bei Patienten mit einem permanenten Herzschrittmacher notwendig. Glücklicherweise scheint der zur Krampfauslösung benutzte Strom keine negativen Auswirkungen auf die Funktion der meisten Herzschrittmacher zu haben. Dennoch ist es ratsam, einen geeigneten externen Umschaltmagneten bereitzuhalten, damit der Schrittmacher in den asynchronen Modus umgeschaltet werden kann, falls

Tab. 30.5: Merkmale einer Manie
Selbstüberschätzung
verringertes Schlafbedürfnis
Ideenflucht
kurze Konzentrationsspanne
gesteigerter Rededrang

seine Funktion durch die Elektroschocktherapie beeinträchtigt werden sollte. Durch kontinuierliche EKG-Überwachung, Einsatz einer Doppler-Sonde und Palpation des peripheren arteriellen Pulses kann die reibungslose Funktion des Herzschrittmachers zusätzlich kontrolliert werden.

Eine sichere und erfolgreiche Elektroschocktherapie wurde auch bei einem Patienten beschrieben, der sich einer erfolgreichen Herztransplantation unterzogen hatte [31]. Bei solch einem Patienten treten wegen der fehlenden vagalen Innervation des Herzens keine Bradyarrhythmien auf. Eine Steigerung von Herzfrequenz und Blutdruck kann jedoch weiterhin auftreten, da dies Ausdruck der durch einen elektrisch induzierten Krampfanfall ausgelösten Katecholaminfreisetzung ist.

30.2 Manie

Die Manie ist eine autosomal-dominant vererbbare Erkrankung mit unterschiedlicher Penetranz. Sie äußert sich klinisch als eine längere Phase mit angehobener Stimmung. In schweren Fällen kann sie mit Wahnvorstellungen und Halluzinationen einhergehen (Tab. 30.5). Vermutlich liegen Störungen im neuroendokrinen Stoffwechsel vor, die zu einer anomalen Regulation eines oder mehrerer Amino-Neurotransmittersysteme führen. Diese Hypothese stimmt mit der Beobachtung überein, daß die therapeutischen Wirkungen entsprechender Medikamente meist erst innerhalb von 14 bis 28 Tagen eintreten und nicht sofort, was bei Erkrankungen der Fall wäre, die durch einen Überschuß oder einen Mangel eines Neurotransmitters verursacht wären.

30.2.1 Behandlung

Manien bedürfen einer sofortigen Lithiumtherapie, die etwa nach 14 Tagen anschlägt. Liegen schwerwiegende manische Symptome vor, wird Lithium gewöhnlich mit einem Antipsychotikum (Haloperidol) kombiniert, bis die akuten Symptome abklingen. Daraufhin kann das Antipsychotikum ausgeschlichen und schließlich abgesetzt werden.

Lithium

Lithium wird nach oraler Gabe in ausreichendem Maß resorbiert. Der therapeutische Plasmaspiegel von Lithium bei einer akuten Manie liegt zwischen 1,0 und 1,2 mmol/l und für die Prophylaxe zwischen 0,6 und 0,8 mmol/l. Toxische Wirkungen können auftreten, wenn die Lithium-Plasmakonzentration 2 mmol/l überschreitet. Sie äußern sich als Muskelschwäche, Ataxie, Sedierung und einer QRS-Verbreiterung im EKG. Schwere Intoxikationen werden von AV-Block, Hypotension und Krampfanfällen begleitet. Die Überwachung des Lithium-Plasmaspiegels mit Hilfe der Flammenemissionsphotometrie ungefähr 12 Stunden nach der letzten oralen Lithiumeinnahme wird empfohlen, um das Intoxikationsrisiko zu verringern. Der therapeutische Effekt von Lithium beruht am wahrscheinlichsten auf seiner Wirkung auf das Phosphatidylinositol-second-messenger-System. Lithium wirkt auch auf die transmembranösen Ionenpumpen und hat hemmende Wirkungen auf die Adenylatzyklase.

Lithium hemmt die Freisetzung der Schilddrüsenhormone und kann bei ca. 5% der Patienten zu einer Schilddrüsenunterfunktion führen. Eine Dauertherapie mit Lithium führt gelegentlich zu einem Syndrom, das einem vasopressinresistenten Diabetes insipidus (Polyurie, Polydipsie) gleicht. Dieses Syndrom verschwindet wieder, wenn das Medikament abgesetzt wird. Eine Dauertherapie mit Lithium verursacht harmlose T-Zacken-Erniedrigungen oder T-Zacken-Negativierungen im EKG. Kardiale Reizleitungsstörungen sind selten, trotzdem sollte bei Patienten mit einer vorbestehenden Sinusknotendysfunktion vor Beginn einer Lithiumtherapie möglicherweise ein Herzschrittmacher implantiert werden. Patienten, die mit Lithium behandelt werden, können eine Leukozytose von 10.000 bis 14.000 Zellen/mm^3 zeigen.

Lithium wird fast ausschließlich über die Nieren eliminiert. Die Rückresorption von Lithium geschieht im proximalen Tubuluskonvolut und ist umgekehrt proportional zur Natriumkonzentration im glomerulären Filtrat. Werden Schleifen- oder Thiaziddiuretika verabreicht, die zu einer erhöhten renalen Natriumausscheidung führen, so wird die renale Rückresorption des Lithiums erleichtert, und es kommt zu einer Erhöhung des Lithium-Plasmaspiegels um bis zu 50%. Umgekehrt begünstigt die Gabe natriumhaltiger Lösungen und/oder osmotischer Diuretika die renale Ausscheidung von Lithium bei Patienten, die Zeichen einer Lithiumintoxikation aufweisen.

Carbamazepin

Carbamazepin ist ein Antikonvulsivum, das bei der Behandlung von Patienten, die auf Lithium nicht ansprechen, besonders sinnvoll ist. Nebenwirkungen dieses Medikamentes sind beispielsweise Leukopenie, aplastische Anämie und Hepatotoxizität. Daher sind wiederholte Blutuntersuchungen und Leberfunktionstests notwendig.

30.2.2 Narkoseführung

Es ist wichtig, bei den Patienten während der präoperativen Untersuchung auf Zeichen einer eventuellen Lithiumintoxikation zu achten [32]. Eine neuere Lithium-Plasmakonzentrationsbestimmung kann hilfreich sein. Da Lithium bei erniedrigten Natriumkonzentrationen vermehrt rückresorbiert wird, kann es sinnvoll sein, während der perioperativen Phase natriumhaltige Lösungen intravenös zu verabreichen. Ebenso führt eine Stimulation der Urinausscheidung mit einem Schleifen- oder Thiaziddiuretikum eventuell zu einer nachteiligen erhöhten Lithium-Plasmakonzentration. Während der perioperativen Phase ist es vernünftig, bei der Elektrolytkontrolle Lithium mit zu bestimmen. Ebenso sollte das EKG entsprechend überwacht werden, um nachteilige Auswirkungen eines exzessiven Plasma-Lithiumspiegels auf das Reizleitungssystem zu erkennen. Aufgrund einer lithiumbedingten Sedierung kann der Anästhetikabedarf (sowohl von Injektions- als auch Inhalationsanästhetika) vermindert sein. Aufgrund seiner sedierenden Wirkung wurde Lithium auch schon zur medikamentösen Prämedikation empfohlen [33]. Eine Überwachung der neuromuskulären Blockade ist angezeigt, da die Wirkungsdauer von Succinylcholin und nicht-depolarisierenden Muskelrelaxantien unter einer Lithiumtherapie verlängert sein kann [34].

30.3 Schizophrenie

Die Schizophrenie ist die häufigste Psychose. Ca. 20% aller wegen einer psychischen Erkrankung behandelten Patienten leiden daran. Leitsymptom einer Schizophrenie ist die Psychose, die durch Wahnvorstellungen, Halluzinationen, katatones Verhalten und Affektstörungen charakterisiert ist. Die Erkrankung verläuft chronisch und ist durch akute Exazerbationen und fortschreitende Verschlimmerung zwischen den Episoden gekennzeichnet.

30.3.1 Therapie

Behandelt wird die Schizophrenie mit einem Antipsychotikum, das möglichst dadurch wirkt, daß es die Bindung von Dopamin an die postsynaptischen Dopaminrezeptoren hemmt (Tab. 30.6). Extrapyramidale Symptome, orthostatische Hypotension und Sedierung sind mögliche Nebenwirkungen einer Therapie mit antipsychotischen Medikamenten. Akute Dystonien (Kontraktionen der Muskeln von Hals, Mund und Zunge, Tremor) sprechen auf die intravenöse Gabe von 25 bis 50 mg Diphenhydramin an. Die schwerste Nebenwirkung einer Therapie mit antipsychotisch wirkenden Medikamenten ist die Spätdyskinesie, die durch unwillkürliche choreoathetoide Bewegungen charakterisiert ist. Spätdyskinesien entwickeln sich normalerweise nach einer mehrmonatigen Therapie mit antipsychotischen Medikamenten und können irreversibel sein, insbesondere bei älteren Patienten. Werden hohe Dosen antipsychotischer Medikamente verabreicht, kann es durch eine Alpha-Blockade zu einer orthostatischen Hypotension kommen. Es ist wichtig, daß bei der Narkoseführung diese Auswirkungen der Antipsychotika auf das sympathische Nervensystem berücksichtigt werden. Intraoperative Blutdruckabfälle, insbesondere im Rahmen von Blutverlusten oder einer intermittierenden Überdruckbeatmung, können bei diesen Patienten wesentlich stärker ausgeprägt sein, denn die sympathisch vermittelte kompensatorische Vasokonstriktion ist aufgrund der medikamentös bedingten Alpha-Blockade vermindert. In seltenen Fällen kann ein Antipsychotikum die QT-Zeit verlängern und damit zu einer ventrikulären Tachykardie prädisponieren [35]. Besteht präoperativ eine Sedierung, können weniger Anästhetika benötigt werden. Anfangs wurde bei der klinischen Anwendung von Chlorpromazin eine Cholestase beschrieben, dies scheint aber unter der heutigen Gebrauchsform nur noch selten aufzutreten.

Tab. 30.6: Medikamente, die zur Schizophreniebehandlung eingesetzt werden

Phenothiazine
- Chlorpromazin
- Triflupromazin
- Thioridazin
- Fluphenazin

Thioxanthene
- Chlorprothixen
- Thiothixen

Butyrophenone
- Haloperidol

Indolene
- Molindon

Malignes neuroleptisches Syndrom

Das maligne neuroleptische Syndrom ist eine seltene idiopathische Reaktion auf ein Antipsychotikum, das sich Stunden bis Monate nach Einnahme dieses Medikamentes ausbildet und nicht dosisabhängig zu sein scheint [36]. Droperidol und Metoclopramid können nach einer einzelnen Gabe bei einem sonst gesunden Patienten dieses Syndrom hervorrufen [37]. Die Symptome des malignen neuroleptischen Syndroms entwickeln sich über 24 bis 72 Stunden und bestehen in Tonuserhöhung der Skelettmuskulatur, Hyperthermie, wechselndem Bewußtseinsgrad und einer Labilität des autonomen Nervensystems (Tachykardie, labiler Blutdruck, Herzrhythmusstörungen, Schweißausbruch). Der Patient ist gewöhnlich verwirrt und kann einen wechselnden Bewußtseinszustand aufweisen. Die

Spastik der Skelettmuskulatur kann die Thorax-Compliance so stark vermindern, daß eine maschinelle Beatmung notwendig wird. Eine Zerstörung von Skelettmuskelgewebe kann zu einem Anstieg der Plasmakonzentration der Kreatininkinase führen. Ein Nierenversagen kann Folge einer Myoglobinurie und Dehydratation sein. Aus bisher ungeklärten Gründen sind die Leberfunktionstests oft anormal. Es wird vermutet, daß dieses Syndrom durch eine Dopaminblockade in Hypothalamus, Basalganglien und Hirnstamm verursacht wird, die zu einer Störung der zentralen Thermoregulation führt. Trotz einiger Ähnlichkeiten mit der malignen Hyperthermie besteht kein pathophysiologischer Zusammenhang zwischen diesen beiden Syndromen [38]. So gilt Succinylcholin bei Patienten, die eine Elektroschocktherapie zur Therapie eines malignen neuroleptischen Syndroms erhalten, als sicheres Medikament. Es besteht hierbei kein erhöhtes Risiko für das Auftreten einer malignen Hyperthermie [39]. In-vitro-Untersuchungen zur Kontraktilität quergestreifter Muskelfasern zeigen jedoch ähnliche Veränderungen, wie sie bei Patienten, die für eine maligne Hyperthermie empfindlich sind, vorliegen [40]. Eine mit diesem Syndrom verbundene Muskelrigidität wird mit Dantrolene, Dopamin-Agonisten wie Bromocriptin und nicht-depolarisierenden Muskelrelaxantien behandelt. Die Mortalität kann bis zu 20% betragen, wobei die Todesursachen häufig Herzrhythmusstörungen, Herzversagen, Hypoventilation, Nierenversagen und Thromboembolien sind. Ein Patient, der nach Erholung von diesem Syndrom die Behandlung mit einem Antipsychotikum wieder aufnimmt, erleidet möglicherweise einen Rückfall.

30.4 Angstzustände

Angstzustände können die Reaktion auf exogene Auslöser (Situationsangst, Schmerz, Angina pectoris) oder endogene Auslöser sein (Tab. 30.7). Angst, die auf einem erkennbaren Streß beruht, ist gewöhnlich selbstlimitierend und bedarf nur selten der pharmakologischen Behandlung. Patienten, deren Angst ungewöhnlich groß ist, profitieren jedoch von einer kurzfristigen, niedrig dosierten Benzodiazepinbehandlung (Diazepam 5 mg p.o., dreimal täglich). Eine Einzeldosis eines Benzodiazepins kann bei der Therapie einer spezifischen Phobie – wie z.B. der Flugangst – sinnvoll eingesetzt werden. Lampenfieber stellt einen speziellen Typ der Situationsangst dar, der besser mit einem Beta-Blocker ohne sedierende Wirkung (Propranolol 20–40 mg p.o.) behandelt wird. Endogene Liganden, die einen den Benzodiazepinen entgegengesetzten anxiogenen Effekt aufweisen, sind identifiziert worden und unterstützen die Hypothese, daß Störungen im

Tab. 30.7: Symptome von Angstzuständen

Tremor
Dyspnoe
Tachykardie
Schweißausbruch
Schlaflosigkeit
Reizbarkeit
Polyurie
Ermüdung
Durchfall
Muskelverspannung

Benzodiazepinsystem für einige Angstzustände verantwortlich sind.

Panikreaktionen scheinen vererbbar zu sein. Sie sind durch kurze Phasen enormer Angst gekennzeichnet, die nicht durch einen starken angstauslösenden Stimulus verursacht werden. Diese Funktionsstörung ist oft mit Dyspnoe, Tachykardie, vermehrter Schweißsekretion, Parästhesien, Übelkeit, Brustschmerzen und einer Todesangst vergesellschaftet. Eine bisher unerklärbare Beobachtung ist, daß eine Laktatinfusion bei einem anfälligen Patienten eine Panikattacke hervorrufen kann. Trizyklische Antidepressiva oder MAO-Hemmer können bei der Therapie von Panikattacken erfolgreich eingesetzt werden. Bei einer vorbestehenden Hysterie kann es zu verzögerter Erholung nach einer Narkose kommen [41].

30.5 Autismus

Autismus ist eine Entwicklungsstörung, die dadurch charakterisiert ist, daß die psychische, soziale und sprachliche Entwicklung hinter der Norm zurückbleibt. Spezifische kognitive Fähigkeiten können jedoch durchaus normal sein. Auf sensorische Reize kommt es zu abnormen Reaktionen im Sinne einer abwechselnden Hyperaktivität bzw. Hyporeaktivität. Die Prävalenz dieses Syndroms wird auf 4,7 pro 10.000 Lebendgeburten geschätzt, wobei das männliche Geschlecht 5mal häufiger betroffen ist als das weibliche. Eine Erweiterung der Hirnventrikel kann vorhanden sein, und im späten Kindesalter stellt sich oft ein Krampfleiden ein. Die Ursache dieses Syndroms ist nicht bekannt, als ätiologische Faktoren werden eine virale Enzephalitis und Stoffwechselstörungen diskutiert. Kongenitale oder familiäre Faktoren liegen nahe, da ein Autismus bei beiden Zwillingen und mehreren Geschwistern auftreten kann. Eine Behandlung kann den Spontanverlauf der Erkrankung nicht beeinflussen, die Lebenserwartung ist normal. Dennoch ist die Langzeitprognose schlecht, und viele Patienten werden als geistig zurückgeblieben eingestuft. Eine medikamentöse Therapie bleibt stets symptomatisch. Sie ist dann am sinnvollsten, wenn damit spezifische Verhaltensauffälligkeiten therapiert werden können.

30.6 Drogenmißbrauch und Medikamentenüberdosierung

Drogenmißbrauch kann als eine Selbstverabreichung von Medikamenten definiert werden, ohne daß diese Selbstmedikation aus medizinischen oder sozialen Gründen indiziert wäre. Wird eine solche Selbstmedikation über längere Zeit fortgeführt, so können sich physische und psychische Abhängigkeit entwickeln. Eine Abhängigkeit wird diagnostiziert, wenn ein Patient mindestens 3 von 9 charakteristischen Symptomen aufweist und einige dieser Symptome mindestens einen Monat lang bestanden oder immer wieder auftraten (Tab. 30.8) [42]. Eine physische Abhängigkeit hat sich entwickelt, sobald der Körper die Droge für die Aufrechterhaltung der normalen physiologischen Funktion und zum Verhindern von Entzugssymptomen benötigt. Typischerweise entsteht ein Entzugssyndrom durch ein Rebound-Phänomen in dem durch die Droge veränderten physiologischen Gefüge. Unter Toleranz wird ein Zustand verstanden, bei dem sich der Körper so an ein Medikament gewöhnt, daß immer höhere Medikamentendosierungen notwendig werden, um die gewünschte Wirkung zu erzielen. Der Patient mit einem Drogenmißbrauch kann eine Kreuztoleranz gegenüber Medikamenten entwickeln, so daß es schwierig wird, den Analgetika- oder Anästhetikabedarf vorherzusagen [43, 44]. Meistens führt ein chronischer Drogenmißbrauch zu einem erhöhten Bedarf an Analgetika und Anästhetika. Bei einem akuten Medikamentenmißbrauch können dagegen additive oder auch synergistische Wirkungen auftreten. Es ist wichtig, die Zeichen eines Medikamentenentzugs während der perioperativen Phase zu erkennen. Ein akuter Medikamentenentzug sollte sicherlich nicht in der perioperativen Phase versucht werden.

Ein Drogenmißbrauch wird oft erst während der medizinischen Versorgung anderer Erkrankungen (Hepatitis, AIDS, Schwangerschaft) vermutet oder erkannt. Die Patienten haben fast immer eine begleitende Persönlichkeitsstörung und zeigen asoziale Charakterzüge. Soziopathologische Merkmale (Gymnasialaussteiger, kriminelle Vorgeschichte, Polytoxikomanie) scheinen eher zur Drogensucht zu prädisponieren als eine Folge davon zu sein. Über 50% der in eine Klinik eingelieferten Patienten mit vorgetäuschten Erkrankungen sind drogensüchtig. Eine psychiatrische Mitbetreuung wird bei allen Fällen des Drogenmißbrauches empfohlen.

Bei Patienten, die bewußtlos in die Ambulanz gebracht werden, stellt die Medikamentenüberdosierung die häufigste Ursache dar; oft wurden mehr als eine Droge sowie Alkohol eingenommen. Neben einer Medikamentenüberdosierung können auch andere Ursachen zu einer Bewußtlosigkeit führen, was die Bedeutung von Laboruntersuchungen (Elektrolyte, Blutzucker, arterielle Blutgase, Nieren-

Tab. 30.8: Typische Symptome einer Abhängigkeit von Psychopharmaka

1. Medikamente werden in größeren Dosen oder für einen längeren Zeitraum als geplant eingenommen
2. fehlgeschlagene Versuche, den Medikamentengebrauch zu verringern
3. zunehmender Zeitaufwand, um das Medikament zu beschaffen
4. häufige Intoxikations- oder Entzugssymptome
5. eingeschränkte soziale oder mit der Arbeit verbundene Aktivitäten als Folge des Medikamentengebrauches
6. weitere Medikamenteneinnahme, obwohl der Medikamentengebrauch zu sozialen oder physischen Problemen führte
7. Hinweise auf Toleranzentwicklung gegenüber den Medikamentenwirkungen
8. typische Entzugssymptome
9. Medikamentengebrauch, um Entzugssymptome zu vermeiden

und Leberfunktionstests) im Rahmen der Diagnostik unterstreicht. Wie stark die zentralnervöse Dämpfung ist, kann mit Hilfe 1. der Antwort auf Schmerzreize, 2. der Aktivität des Würgereflexes, 3. dem Vorhandensein oder Fehlen einer Hypotension, 4. der Atemfrequenz und 5. der Größe und Lichtreaktion der Pupillen abgeschätzt werden. Unabhängig von den eingenommenen Medikamenten sind die klinischen Symptome stets ähnlich. Die klinische Beurteilung und die Behandlung dieser Patienten sollten gleichzeitig durchgeführt werden. Die erste Maßnahme ist die Sicherung der Atemwege und die Unterstützung von Ventilation und Kreislauf. Fehlt der Würgereflex, so bestätigt dies, daß die laryngealen Schutzreflexe in gefährlichem Ausmaß gedämpft sind. In diesem Falle sollte ein blockbarer Endotrachealtubus zum Schutz vor einer Aspiration eingeführt werden. Die Körpertemperatur sollte stets kontrolliert werden, da bei einer Bewußtlosigkeit aufgrund einer Medikamentenüberdosierung häufig eine Hypothermie vorliegt. Die Entscheidung darüber, ob versucht werden soll, die eingenommene Substanz zu entfernen (mittels Magenspülung, Verabreichung von Aktivkohle, forcierter Diurese, Hämodialyse), hängt von der aufgenommenen Substanz, von der Zeitspanne seit der Aufnahme sowie von dem Ausmaß der ZNS-Depression ab. Falls weniger als 4 Stunden seit der oralen Aufnahme vergangen sind, kann eine Magenspülung von Vorteil sein. Es muß jedoch betont werden, daß eine Magenspülung oder ein pharmakologisch ausgelöstes Erbrechen kontraindiziert sind, wenn es sich bei den aufgenommenen Substanzen um Kohlenwasserstoffverbindungen oder um ätzende Substanzen handelt oder falls die laryngealen Schutzreflexe nicht intakt sind. Nach dem Erbrechen oder nach einer Magenspülung kann Aktivkohle verabreicht werden, um das im Gastrointestinaltrakt noch verbliebene Medikament zu binden. Eine Hämodialyse kann in Erwägung gezogen werden, wenn eine möglicherweise letale Dosis eines Medikamentes aufgenommen wurde und wenn es zu einer fortschreitenden Verschlechterung der kardiovaskulären Funktion kommt oder wenn die

Tab. 30.9: Medizinische Probleme eines Alkoholmißbrauches

Wirkungen auf das ZNS
  psychiatrische Erkrankungen
     (Depressionen, unsoziales Verhalten)
  Ernährungsstörungen (Wernicke-Korsakoff-Syndrom)
  Entzugssyndrom
  Kleinhirn-Degeneration
  Zerebrale Atrophie

Wirkungen auf das kardiovaskuläre System
  dilatative Kardiomyopathie
  Herzrhythmusstörungen
  Hypertonie

Wirkungen auf das gastrointestinale und hepatobiliäre System
  Ösophagitis
  Gastritis
  Pankreatitis
  Leberzirrhose (portale Hypertension, die zu Ösophagusvarizen oder Hämorrhoiden führt)

Wirkungen auf die Haut und das muskuloskeletale System
  Spider naevi
  Myopathie
  Osteoporose

Wirkungen auf das endokrine und metabolische System
  verringerter Plasma-Testosteronspiegel (Impotenz)
  verringerte Gluconeogenese (Hypoglykämie)
  Ketoazidose
  Hypoalbuminämie
  Hypomagnesämie

Wirkungen auf das hämatologische System
  Thrombozytopenie
  Leukopenie
  Anämie

üblichen Metabolisierungswege bzw. die renale Ausscheidung vermindert sind. Eine Hämodialyse hat dann wenig Wert, wenn Medikamente aufgenommen wurden, die stark an Eiweiß gebunden sind oder in hohem Ausmaß im Gewebe gespeichert werden.

30.6.1 Alkoholismus

Der Alkoholismus ist als eine primär chronische Erkrankung definiert, deren Entwicklung und klinischen Symptome durch genetische, psychosoziale und Umweltfaktoren beeinflußt werden [45]. Der Alkoholismus betrifft mindestens 10 Millionen Amerikaner und ist in den USA für 200.000 Todesfälle im Jahr verantwortlich. Bis zu einem Drittel der erwachsenen Patienten haben alkoholbedingte medizinische Probleme (Tab. 30.9) (siehe Kapitel 19). Bei entsprechender Sensibilität und vorliegender unspezifischer, aber richtungsweisender Symptome (Gastritis, Tremor, Stürze in der Anamnese, ungeklärte Amnesiephasen) kann die Diagnose Alkoholismus gestellt werden. Die Möglichkeit, daß eventuell ein Alkoholismus vorliegt, wird bei älteren Patienten oft übersehen.

Die zwei Hauptrisikofaktoren für einen Alkoholismus sind männliches Geschlecht und eine positive Familienanamnese. Adoptionsstudien zeigten, daß männliche Kinder alkoholkranker Eltern eine höhere Wahrscheinlichkeit haben, Alkoholiker zu werden, auch wenn sie bei nicht-alkoholabhängigen Adoptiveltern aufgewachsen sind. Andere Formen psychiatrischer Erkrankungen wie die endogene Depression oder Soziopathien treten bei Kindern alkoholabhängiger Eltern nicht gehäuft auf. Angeborene Unterschiede in der Aktivität der Alkoholdehydrogenase innerhalb verschiedener ethnischer Gruppen sind nicht belegt.

Obwohl Alkohol eine weitverbreitete unspezifische Wirkung auf Zellmembranen zu haben scheint, gibt es doch Hinweise darauf, daß viele seiner neurologischen Effekte durch Wirkung an den Rezeptoren des inhibitorischen Neurotransmitters Gamma-Aminobuttersäure (GABA) vermittelt werden [45]. Bindet GABA an den Rezeptor, so wird ein Chloridkanal des Rezeptors geöffnet. Dies führt zu einer Hyperpolarisation des Neurons, wodurch dieses unempfindlicher für eine Erregung wird. Alkohol scheint diese GABA-vermittelte Chloridionen-Leitfähigkeit zu steigern. Der gemeinsame Angriffspunkt von Alkohol, Benzodiazepinen und Barbituraten könnte erklären, daß zwischen diesen Substanzen Kreuztoleranzen und Kreuzabhängigkeiten möglich sind.

Behandlung

Die erfolgreiche Therapie eines Alkoholismus erfordert eine totale Alkoholabstinenz. Disulfiram kann zusätzlich zu einer psychiatrischen Beratung eingesetzt werden. Therapeutische Grundlage für die Anwendung von Disulfiram sind die unangenehmen Wirkungen, die während einer Disulfiramtherapie auftreten, wenn gleichzeitig Alkohol aufgenommen wird (Gesichtsröte, Schwindel, Schweißausbruch, Übelkeit, Erbrechen). Diese Symptome sind Ausdruck einer Anhäufung von Acetaldehyd. Acetaldehyd entsteht bei der Oxidation von Alkohol und kann aufgrund der Disulfiram-induzierten Hemmung der Aldehyd-Dehydrogenase nicht weiter oxidiert werden. Die Compliance bei einer Langzeittherapie mit Disulfiram ist jedoch oft schlecht. Es konnte bisher kein Vorteil dieses Medikamentes gegenüber einem Placebo nachgewiesen werden, wenn das Therapieziel einer totalen Alkoholabstinenz betrachtet wird [46]. Kontraindikation für eine Disulfiramtherapie sind Schwangerschaft, Funktionsstörungen des Herzens, der Leber und der Niere sowie periphere Neuropathien. Zur notfallmäßigen Therapie bei unerwünschten Wechselwirkungen zwischen Alkohol und Disulfiram gehören die intravenöse Infusion kristalloider Lösungen und gelegentlich der Einsatz eines Vasopressors, um den Blutdruck aufrechtzuerhalten.

Überdosierung

Die Blut-Alkoholkonzentration verläuft parallel zu dem Ausmaß der Vergiftungserscheinungen. Bei einem Patienten, der nicht alkoholabhängig ist, geht ein Blut-Alkoholspiegel von 25 mg/dl mit einer eingeschränkten Wahrnehmung und Koordinationsstörungen einher. Eine Blut-Alkoholkonzentration von mehr als 100 mg/dl verursacht zunehmende vestibuläre und zerebelläre Funktionsstörungen (Nystagmus, Dysarthrie, Ataxie). Eine Funktionsbeeinträchtigung des autonomen Nervensystems kann zu Hypotension, Hypothermie, Stupor und schließlich zum Koma führen. Eine Alkoholvergiftung ist normalerweise durch eine Blut-Alkoholkonzentration von mehr als 100 mg/dl definiert. Alkoholspiegel von mehr als 500 mg/dl sind normalerweise aufgrund einer Atemdepression tödlich. Die Schwere der Vergiftungssymptome sind bei einem vorgegebenen Blutalkoholspiegel typischerweise größer, wenn die Konzentration ansteigend ist, als wenn sie abfällt. Dies ist vielleicht Ausdruck einer akuten Toleranzentwicklung. Aufgrund einer chronischen Toleranz wegen längerer exzessiver Alkoholaufnahme kann ein alkoholabhängiger Patient eventuell noch nüchtern bleiben, obwohl eine normalerweise tödliche Blut-Alkoholkonzentration vorliegt. Wichtigster Punkt bei der Therapie einer lebensbedrohlichen Alkoholüberdosierung ist die Aufrechterhaltung der Atmung. Eine ausgeprägte Hypoglykämie kann vorliegen, wenn der Alkoholkonsum mit einer Mangelernährung einhergeht. Es muß stets beachtet werden, daß oft andere zentralnervös dämpfende Medikamente gleichzeitig mit Alkohol eingenommen werden.

Entzugssyndrom

Eine physische Abhängigkeit von Alkohol führt zu einem Entzugssyndrom, wenn die Alkoholzufuhr unterbrochen oder vermindert wird [45]. Das früheste und häufigste Symptom eines Entzugssyndroms ist ein generalisierter Tremor, der mit Wahrnehmungsstörungen (Alpträume, Halluzinationen), einer Hyperaktivität des autonomen Nervensystems (Tachykardie, Hypertension, Herzrhythmusstörungen), Übelkeit, Erbrechen, Schlaflosigkeit und einem noch leichten Verwirrungszustand mit Agitiertheit verbunden sein kann. Diese Symptome beginnen gewöhnlich 6 bis 8 Stunden nach einem deutlichen Abfall der Blut-Alkoholkonzentration und sind typischerweise nach 24 bis 36 Stunden am stärksten ausgeprägt. Diese Entzugssymptome können durch Fortsetzung der Alkoholaufnahme oder durch die Gabe eines Benzodiazepins, eines Beta-Blockers oder Alpha-2-Agonisten unterdrückt werden. Unter klinischen Bedingungen wird gewöhnlich Diazepam verabreicht, um eine Sedierung zu erreichen; ein Beta-Blocker wird zusätzlich eingesetzt, wenn eine Tachykardie besteht. Die Fähigkeit sympatholytischer Medikamente, diese Symptome zu mildern, legt nahe, daß die Hyperaktivität des autonomen Nervensystems in der Ätiologie des Alkoholentzugssyndroms eine gewisse Rolle spielt.

Delirium tremens

Etwa 5% der Patienten, die ein Alkoholentzugssyndrom erleiden, entwickeln ein Delirium tremens – einen lebensbedrohlichen medizinischen Notfall. Ein Delirium tremens tritt 2 bis 4 Tage nach der Unterbrechung der Alkoholzufuhr in Form von Halluzinationen, Aggressivität, Hyperthermie, Tachykardie, Hypertension, Hypotension und Grand-mal-Anfällen auf. Die Behandlung muß aggressiv durchgeführt werden: Verabreichung von Diazepam (5–10 mg i.v. alle 5 Minuten, bis der Patient sediert, aber erweckbar ist) und Gabe eines Beta-Blockers (Propranolol, Esmolol), um die Zeichen einer Hyperaktivität des sympathischen Nervensystems zu unterdrücken (Herzfrequenz unter 100/Minute). Bei einigen Patienten müssen die oberen Luftwege mit Hilfe eines blockbaren Endotrachealtubus freigehalten werden. Die Korrektur des Flüssigkeitshaushaltes, der Elektrolyte (Magnesium, Kalium) und metabolischer Störungen (Thiamin) ist wichtig. Lidocain wird normalerweise erfolgreich bei der Therapie eventueller Herzrhythmusstörungen, die auch noch nach der Korrektur der Elektrolytstörungen bestehen können, wirksam. Um das Risiko einer Selbstverletzung oder einer Verletzung anderer Personen zu minimieren, müssen diese Patienten manchmal in ihrer Bewegungsfreiheit eingeschränkt werden. Trotz aggressiver Behandlung beträgt die Mortalität des Delirium tremens etwa 10% und ist im allgemeinen durch Hypotension, Herzrhythmusstörungen oder Krampfanfälle bedingt.

Wernicke-Korsakoff-Syndrom

Das Wernicke-Korsakoff-Syndrom ist Folge eines Neuronenverlustes im Kleinhirn (Wernicke-Enzephalopathie) und eines Gedächtnisverlustes (Korsakoff-Psychose), was auf einem Thiaminmangel (Vitamin B1) beruht. Thiamin wird für den Intermediärstoffwechsel der Kohlenhydrate benötigt (siehe Kapitel 24). Dieses Syndrom stellt kein Alkoholentzugssyndrom dar. Sein Auftreten bestätigt aber, daß ein Patient vom Alkohol physisch abhängig ist oder war. Viele dieser Patienten bilden zusätzlich zu Ataxie und Gedächtnisverlust globale Verwirrungszustände, Schläfrigkeit, Nystagmus und eine orthostatische Hypotension aus. In den meisten Fällen besteht auch eine periphere Polyneuropathie.

Die Therapie des Wernicke-Korsakoff-Syndroms besteht in der intravenösen Gabe von Thiamin, wenn möglich zusätzlich zu der normalen Nahrungsaufnahme. Da dieses Syndrom bei einem Patienten mit Thiaminmangel durch Kohlenhydratgabe ausgelöst werden kann, sollte bei mangelernährten oder alkoholabhängigen Patienten vor einer Glukoseinfusion Thiamin verabreicht werden.

Alkohol und Schwangerschaft

Alkohol ist plazentagängig, und eine mütterliche Alkoholaufnahme von etwa 30 ml/Tag kann zu einem verminderten Geburtsgewicht bei Neugeborenen führen. Hohe Alkoholdosen (über 150 ml/Tag) können ein fetales Alkoholsyndrom verursachen, das durch 1. kraniofaziale Fehlbildungen, 2. Wachstumsverzögerung und 3. geistige Retardierung gekennzeichnet ist. Es besteht eine erhöhte Inzidenz für kardiale Fehlbildungen, einschließlich eines persistierenden Ductus arteriosus und Septumdefekte.

Narkoseführung

Bei der Narkoseführung von Patienten, die mit Disulfiram behandelt werden, sollte eine möglicherweise vorhandene Disulfiram-bedingte Sedierung und Leberschädigung berücksichtigt werden (siehe Kapitel 19, Abschnitt: Narkoseführung bei Patienten mit Leberzirrhose). Ein verminderter Anästhetikabedarf könnte bei solchen Patienten durch eine vorbestehende Sedierung oder dadurch bedingt sein, daß Disulfiram nicht nur den Stoffwechsel von Alkohol, sondern auch anderer Substanzen hemmt. Beispielsweise kann Disulfiram die Wirkungen von Benzodiazepinen potenzieren. Plötzliche und anscheinend unerklärliche Blutdruckabfälle während einer Allgemeinnarkose könnten auch Ausdruck unzureichender Noradrenalinspeicher sein. Als Ursache kommt eine Disulfiram-induzierte Hemmung der Dopamin-Beta-Hydroxylase in Frage [47]. Diese Blutdruckabfälle können auf Ephedrin ansprechen. Korrekter ist es jedoch, eine Hypotension, die durch eine Entleerung der Noradrenalinspeicher bedingt ist, mit direkt wirkenden Sympathomimetika wie z.B. Phenylephrin zu behandeln. Die bei einigen Patienten unter Therapie mit Disulfiram auftretende Polyneuropathie muß bei der Durchführung von Regionalanästhesieverfahren beachtet werden. Alkoholhaltige Lösungen, wie sie zur Hautdesinfektion eingesetzt werden, sollten bei diesen Patienten nicht verwendet werden.

30.6.2 Kokain

Der Kokainmißbrauch hat sich inzwischen von einem relativ kleinen Problem zu einer großen Bedrohung der öffentlichen Gesundheit mit enormen ökonomischen und sozialen Konsequenzen entwickelt [48, 49]. Es wird geschätzt, daß 30 Millionen Amerikaner Kokain eingenommen haben und daß 5 Millionen noch regelmäßig Kokain zu sich nehmen. Der mit Kokainabusus verbundene Mythos besagt, daß dessen Einnahme sexuell stimulierend wirke, nicht abhängig mache und ungefährlich sei. Tatsache ist, daß Kokain extrem abhängig macht. Ein gelegentlicher Gebrauch wird unmöglich, wenn sich erst einmal eine Abhängigkeit und lebensbedrohliche Nebenwirkungen eingestellt haben. So wurden z.B. Koronarspasmen, die zu pektanginösen Beschwerden oder zum akuten Herzinfarkt führen, Herzrhythmusstörungen, zerebrovaskuläre Probleme, Krampfanfälle und Hyperthermie beobachtet [50, 51]. Diese kokaininduzierten Nebenwirkungen sind vermutlich die Folge davon, daß dieses Medikament die Aktivität des sympathischen Nervensystems vor allem dadurch steigert, daß es die Wiederaufnahme von Noradrenalin in die postganglionären Nervenendigungen hemmt und/oder direkte Wirkungen an den Dopaminrezeptoren hat. Bei Patienten, die Kokain rauchen, konnten eine Zerstörung von Lungengewebe und ein Lungenödem beobachtet werden. Ein Kokainmißbrauch bei Schwangeren kann zu Spontanabort, Plazentalösung und angeborenen Mißbildungen führen. Im Rahmen eines chronischen Kokainabusus treten eine Atrophie des Nasenseptums, agitiertes Verhalten, paranoides Denken und gesteigerte Reflexe auf. Zu den Symptomen eines Kokainentzuges gehören Erschöpfung, endogene Depression und gesteigerter Appetit. Nach allen Applikationsformen von Kokain (intranasal, oral, intravenös, Inhalation durch Rauchen) sind Todesfälle beschrieben worden, die im allgemeinen aufgrund von Apnoe, Krampfanfällen oder Herzrhythmusstörungen auftreten [52]. Bei Patienten mit einer verminderten Aktivität der Plasma-Cholinesterase (geriatrische Patienten, Schwangere, Patienten mit einer schweren Lebererkrankung) besteht bei einer Kokainzufuhr die Gefahr des plötzlichen Todes, denn dieses Enzym ist auch für den Abbau des Kokains notwendig.

Überdosierung

Eine Kokainüberdosierung ruft eine sympathisch vermittelte, überschießende Stimulation des kardiovaskulären Systems hervor. Eine dadurch bedingte Hypertension kann zu Lungen- und Hirnödem führen. Die kokainbedingte Stimulation des sympathischen Nervensystems kann über erhöhte Katecholaminspiegel auch zu Gefäßspasmen, insbesondere der Koronararterien, sowie zu einer Thrombozytenaggregation führen. Um die kokainbedingte überschießende Aktivierung des sympathischen Nervensystems (mit Stimulation der Alpha-, Beta-1- und Beta-2-Rezeptoren) zu therapieren, wird eine kontinuierliche intravenöse Infusion von Esmolol in einer solchen Dosierung empfohlen, daß die Herzfrequenz unter 100 Schläge/Minute bleibt [53]. Die Gabe eines nicht-selektiven Beta-Blockers wie Propranolol ist risikoreicher als die Gabe eines selektiven Beta-1-Blockers wie Esmolol. Denn bei Gabe eines nicht-selektiven Beta-Blockers wird auch die sympathisch vermittelte Stimulation der Beta-2-Rezeptoren (Vasodilatation) blockiert. Hierdurch kann die ebenfalls sympathisch vermittelte Stimulation der Alpha-Rezeptoren (Vasokonstriktion) uneingeschränkt wirken. Ferner erlaubt die kurze Wirkungsdauer von Esmolol eine bedarfsadaptierte Titrierung, falls die Kokainwirkung wieder nachläßt. Die Eliminationshalbwertszeit von Kokain beträgt nach nasaler Applikation etwa 1 Stunde. Dies ist durch den schnellen Abbau durch die Plasma-Cholinesterase und den hepatischen Metabolismus bedingt. Labetalol kann bei einer Kokainüberdosierung alternativ zu Esmolol eingesetzt werden. Da sein beta-antagonistischer Effekt jedoch größer ist als seine alpha-antagonistische Wirkung, kann dadurch die alpha-agonistische Wirkung der zirkulierenden Katecholamine fast uneingeschränkt agieren [54]. Diazepam kann zur Durchbrechung kokaininduzierter Krampfanfälle erfolgreich eingesetzt werden. Führt eine Kokainüberdosierung zu einer Hyperthermie, können Kühlungsmaßnahmen notwendig werden.

Narkoseführung

Bei der Narkoseführung von Patienten, die eine akute Kokainüberdosierung aufweisen, muß beachtet werden, daß sie zu myokardialen Ischämien und Herzrhythmusstörungen neigen. Bei jedem Ereignis oder Medikament, das möglicherweise die schon erhöhte Aktivität des sympathischen Nervensystems noch weiter steigern kann, muß vorher eine entsprechende Nutzen-Risiko-Abwägung erfolgen. Medikamente wie Esmolol, mit denen Blutdruck und Herzfrequenz unter Kontrolle gehalten werden können, sollten griffbereit sein. Es überrascht nicht, daß bei Tieren, denen während einer Halothannarkose intravenös Kokain verabreicht wird, die arrhythmisch wirkende Dosis von Epinephrin erniedrigt ist [55]. Bei Patienten mit einer akuten Kokainüberdosierung kann ein erhöhter Bedarf an volatilen Anästhetika bestehen, was sich vermutlich auf die erhöhte Katecholaminkonzentration im zentralen Nervensystem zurückführen läßt [56]. Unter einem Kokainmißbrauch kann es zu einer Thrombozytopenie kommen, was bei der eventuell geplanten Anwendung eines Regionalanästhesieverfahrens berücksichtigt werden muß.

Bei einem chronischen Mißbrauch von Kokain ist – solange keine akute Intoxikation vorliegt – mit keinen ungünstigen Wechselwirkungen mit Anästhetika zu rechnen. Die Möglichkeit, daß kardiale Rhythmusstörungen auftreten, muß jedoch stets in Betracht gezogen werden. Es ist möglich, daß der rasche Kokainmetabolismus die Wahrscheinlichkeit verringert, einen akut intoxikierten Patienten im Operationssaal vorzufinden. Kokain, das vor Beginn der nasotrachealen Intubation in der Dosierung von 1,5 mg/kg lokal angewendet wird, ruft während einer Lachgas-Halothannarkose keine erkennbaren kardiovaskulären Effekte hervor [57].

30.6.3 Opioide

Im Gegensatz zu der allgemeinen Vermutung kommt es infolge einer akuten postoperativen Schmerztherapie nur extrem selten zu einer Opioidabhängigkeit. Es ist jedoch möglich, in weniger als 14 Tagen opioidabhängig zu werden, falls ein Opioid täglich in steigender Dosierung eingenommen wird. Opioide werden wegen ihres euphorisierenden und/oder analgetischen Effektes oral, subkutan oder intravenös mißbraucht. Bei einem Opioidabhängigen treten zahlreiche medizinische Probleme auf, insbesondere bei denjenigen Patienten, die sich die Opioide intravenös verabreichen (Tab. 30.10). Bei Opioidabhängigen, die sich einer Operation unterziehen, sollte nach Hinweisen auf diese medizinischen Probleme gesucht werden. Gegenüber den meisten Wirkungen der Opioide (Analgesie, Sedierung, Übelkeit, Euphorie, Hypoventilation) kann sich eine Toleranz entwickeln. Bei anderen Opioidwirkungen (wie Miosis, Obstipation) entwickelt sich dagegen keine Toleranz. Glücklicherweise nimmt mit zunehmender Toleranz auch die letale Dosis der Opioide zu. Im allgemeinen besteht zu anderen Medikamenten mit einer morphinartigen Wirkung eine starke Kreuztoleranz. Eine Opioidtoleranz kann jedoch sehr schnell wieder verschwinden, wenn die Abhängigen einen Opioidentzug durchgemacht haben.

Überdosierung

Das auffallendste Symptom einer Opioidüberdosierung (normalerweise Heroin) ist eine niedrige Atemfrequenz mit normalem oder gar erhöhtem Atemzugvolumen. Die Pupillen sind typischerweise eng. Falls die Apnoe zu einer schweren arteriellen Hypoxämie führt, kann es jedoch zu einer Mydriasis kommen. Die ZNS-Symptome reichen von Dysphorie bis zur Bewußtlosigkeit. Zerebrale Krampfanfälle sind selten. Bei einem hohen Prozentsatz von Patienten, die Überdosen von Heroin zu sich nehmen, tritt ein Lungenödem auf. Dessen Ätiologie ist noch weitgehend unklar, aber eine arterielle Hypo-

Tab. 30.10: Medizinische Probleme im Zusammenhang mit chronischem Opioidmißbrauch

Zellulitis
oberflächliche Hautabszesse
septische Thrombophlebitiden
Tetanus
Endokarditis mit oder ohne Lungenembolien
systemische septische Embolisationen und Infarkte
Aspirationspneumonie
AIDS
Nebennierendysfunktion
Hepatitis
Malaria
Mangelernährung
Positive und falsch-positive Serologie
Querschnittsmyelitis

Tab. 30.11: Zeitlicher Ablauf des Opioidentzugsyndroms

Droge	Beginn	stärkste Intensität	Dauer
Pethidin Dihydromorphin	2–6 h	8–12 h	4–5 d
Codein Morphin Heroin	6–18 h	36–72 h	7–10 d
Methadon	24–48 h	3–21 d	6–7 Wo

xämie, eine Hypotension, neurogene Mechanismen und eine medikamentös bedingte Schädigung des Lungenendothels werden in Erwägung gezogen. Eine akute Opioidüberdosierung führt normalerweise zu einer Magenatonie. Eine tödliche Opioidüberdosierung ist meist Folge von Schwankungen im Reinheitsgrad der auf der Straße erworbenen Produkte oder Folge einer Kombination von Opioiden mit anderen ZNS-deprimierenden Substanzen. Naloxon (ein spezifischer Opioidantagonist) wird verabreicht, um eine akzeptable Atemfrequenz – gewöhnlich mehr als 12 Atemzüge pro Minute – aufrechtzuerhalten.

Entzugssymptome

Obwohl ein Opioidentzug selten lebensbedrohlich ist, ist er doch sehr unangenehm für den Patienten und erschwert das Erkennen sonstiger perioperativer Probleme. In diesem Zusammenhang ist es hilfreich, den Wirkungsbeginn, das Wirkungsspektrum und die Dauer eines Entzuges nach abruptem Opioidentzug zu kennen (Tab. 30.11) [58]. Nach intravenöser Verabreichung von Naloxon entwickeln sich innerhalb von Sekunden die für Opioide typischen Entzugssymptome. Normalerweise ist es jedoch möglich, die Entzugssymptome durch erneute Verabreichung des mißbrauchten Opioids oder durch Substitution von Methadon (2,5 mg entsprechen ca. 10 mg Morphin) zu durchbrechen. Es konnte nachgewiesen werden, daß auch Clonidin bei Entzugssymptomen nach einem Opioidmißbrauch erfolgreich eingesetzt werden kann. Es wird angenommen, daß Clonidin dadurch wirkt, daß es die opioidbedingte Hemmung, die während eines Entzuges plötzlich wegfällt, durch eine über die Alpha-2-Rezeptoren vermittelte Blockade des sympathischen Nervensystems im Gehirn ersetzt [59].

Zu den für Opioide typischen Entzugssymptomen gehört eine exzessive Aktivitätssteigerung des sympathischen Nervensystems (Schwitzen, Mydriasis, Hypertension, Tachykardie). Der initialen Gier nach dem Medikament und den Angstzuständen folgen Gähnen, Tränenfluß und laufende Nase, «Gänsehaut», Zittern, Muskel- und Knochenbeschwerden sowie Appetitlosigkeit. Schlaflosigkeit, Bauchkrämpfe, Diarrhoe und Hyperthermie können ebenfalls auftreten. Danach folgen Muskelkrämpfe und Zuckungen der Beine, auch ein Kreislaufzusammenbruch ist möglich. Krampfanfälle sind selten. Wenn sie auftreten, sollten andere Ursachen in Erwägung gezogen werden, wie z.B. ein unbemerkter Barbituratentzug oder eine vorbestehende Epilepsie.

Narkoseführung

Patienten, die von Opioiden abhängig sind bzw. Methadon erhalten, sollten diese Medikamente auch in der perioperativen Phase verabreicht bekommen. Diesen Patienten sollte im Rahmen der Prämedikation eventuell ihr gewohntes Opioid verordnet werden [60]. Opioide vom agonistisch/antagonistischen Typ sollten bei diesen Patienten vermieden werden, da durch deren Verabreichung akute Entzugssymptome ausgelöst werden können. Es ist nicht von Vorteil, wenn bei Opioidabhängigen versucht wird, die Narkose mit einem Opioid aufrechtzuerhalten. Hierzu würden vermutlich wesentlich höhere Opioiddosierungen als normalerweise erforderlich benötigt. Ferner führt eine chronische Opioidaufnahme zu einer Kreuztoleranz mit anderen zentral dämpfenden Medikamenten, was sich in einem verminderten Ansprechen auf die analgetischen Wirkungen von Inhalationsanästhetika wie z.B. Lachgas äußern kann (Abb. 30.3) [61]. Im Gegensatz zum chronischen Mißbrauch verringert die akute Opioidgabe den Anästhetikabedarf. Die Aufrechterhaltung der Narkose erfolgt meistens mit einem volatilen Anästhetikum, wobei jedoch daran gedacht werden muß, daß diese Patienten oft eine vorbestehende Lebererkrankung haben. Häufig kommt es in der perioperativen Phase zu einer Hypotension. Diese kann 1. durch einen intravasalen Flüssigkeitsmangel aufgrund chronischer Infektionen, Fieber oder Mangelernährung, 2. durch eine Insuffizienz der Nebennierenrinde und 3. durch einen inadäquaten Opioidspiegel im zentralen Nervensystem bedingt sein [62].

Bei ehemaligen Opioidabhängigen und bei Patienten, die im Moment mit einem Antagonisten behandelt werden, wird die Narkose am besten mit einem volatilen Anästhetikum durchgeführt. Bei einigen Patienten kann ein Regionalanästhesieverfahren sinnvoll sein, doch es ist wichtig, sich daran zu erinnern, daß bei diesen Patienten 1. eine Neigung zur Hypotension besteht, 2. häufig positive serologische Testergebnisse vorliegen, 3. gelegentlich eine periphere Neuritis besteht und 4. selten eine Querschnittsmyelitis vorhanden sein kann.

Opioidabhängige scheinen stärkere postoperative Schmerzen zu haben. Aus noch ungeklärten Gründen kann eine zufriedenstellende postoperative Analgesie oft dadurch erreicht werden, daß zusätzlich zu den bisher eingenommenen Tagesdosen von Methadon oder einem anderen Opioid übliche Dosen von Pethidin verabreicht werden. Methadon hat eine nur geringe analgetische Wirkung, was die Behandlung postoperativer Schmerzen betrifft. Alter-

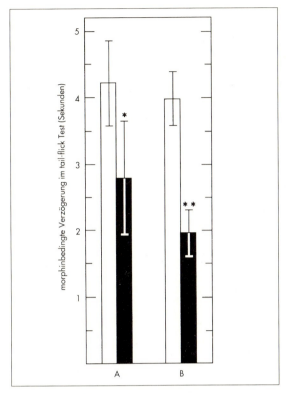

Abb. 30.3: Mit Hilfe des tail-flick-Latenztests kann bei Ratten (A = Long-Evans-Ratten; B = Sprague-Dawley-Ratten), die gegenüber Morphin eine Toleranz haben (dunkle Balken), eine verminderte analgetische Wirkung von Lachgas gezeigt werden. Verglichen werden sie mit Ratten, die nicht mit Morphin behandelt wurden (offene Balken).
Mittelwert ± SE *P 0,05, **P 0,005 verglichen mit Ratten, die keine Toleranz zeigen.
(Aus: Berkowitz BA, Finck AD, Hynes MD, Ngai SH. Tolerance to N_2O anesthesia in rats and mice. Anesthesiology 1979; 51: 309–314; mit freundlicher Genehmigung.)

native Methoden zur postoperativen Schmerzbekämpfung sind bei diesen Patienten z.B. kontinuierliche Regionalanästhesieverfahren mit einem Lokalanästhetikum, die rückenmarksnahe Opioidgabe und die transkutane elektrische Nervenstimulation.

30.6.4 Barbiturate

Ein chronischer Barbituratmißbrauch führt zu keinen großen pathophysiologischen Veränderungen. Diese Medikamente werden meistens wegen ihrer euphorisierenden Wirkungen, ihrer schlaferzeugenden Wirkungen oder deshalb oral mißbraucht, um die ZNS-stimulierenden Wirkungen anderer Medikamente aufzuheben. Gegenüber den meisten Wirkungen dieser Medikamente bildet sich eine Toleranz aus. Außerdem kommt es zu einer Kreuztoleranz gegenüber anderen ZNS-deprimierenden Medikamenten. Während die Barbituratdosierungen, die zur Erzeugung einer sedierenden oder euphorisierenden Wirkung benötigt werden, sehr schnell ansteigen, nimmt die letale Dosis nicht im selben Ausmaß zu. Daher verringert sich die therapeutische Breite bei Barbituratabhängigen (im Gegensatz zu Opioidabhängigen), falls die Barbituratdosis immer weiter gesteigert wird, um den gewünschten Effekt zu erzielen.

Überdosierung

Eine Depression des zentralen Nervensystems ist die wichtigste pharmakologische Wirkung einer Barbituratüberdosierung [1]. Die Barbituratspiegel im Blut korrelieren mit dem Ausmaß der ZNS-Depression (verwaschene Sprache, Ataxie, Reizbarkeit). Hohe Blutspiegel führen zu einem Verlust der pharyngealen Schutzreflexe, der tiefen Sehnenreflexe und zum Koma. Es gibt keine spezifischen Antagonisten, um eine barbituratbedingte Depression des ZNS zu antagonisieren. Auch der Einsatz unspezifischer Stimulantien ist wenig erfolgversprechend. Eine Atemdepression kann deutlich ausgeprägt sein. Wie bei einer Opioidüberdosierung gilt es auch hier, die oberen Luftwege freizuhalten, die Lungen vor einer Aspiration zu schützen und die Atmung gegebenenfalls mit Hilfe eines blockbaren Endotrachealtubus zu unterstützen. Eine Barbituratüberdosierung kann mit einer Hypotension vergesellschaftet sein, die auf einer zentralen Depression des Vasomotorenzentrums, einer direkten Myokarddepression und einem zunehmenden venösen Pooling beruht. Die barbituratbedingte Hypotension spricht gewöhnlich auf eine Flüssigkeitszufuhr an. Manchmal kann die Verabreichung eines Vasopressors oder eines positiv inotropen Medikamentes notwendig werden. Häufig tritt eine Hypothermie auf. Es können große Anstrengungen erforderlich sein, um eine Normothermie wiederherzustellen. Aufgrund einer Hypotension und einer Rhabdomyolyse kann es auch zu einem akuten Nierenversagen kommen. Die Elimination von Phenobarbital kann durch eine forcierte Diurese und eine Alkalisierung des Urins beschleunigt werden. Diese Maßnahmen sind jedoch bei vielen anderen Barbituraten wesentlich weniger effektiv. Sind seit dem Zeitpunkt der oralen Barbirutataufnahme weniger als 6 Stunden vergangen, so kann bei sonst wachen Patienten das Auslösen von Erbrechen oder eine Magenspülung mit der anschließenden Gabe von Aktivkohle sinnvoll sein.

Entzugssyndrom

Im Gegensatz zum Opioidentzug kann das abrupte Abbrechen einer exzessiven Barbiturataufnahme möglicherweise lebensbedrohlich sein. Der Beginn und die maximale Ausprägung der Entzugssymptome treten nach Barbituraten später auf als nach Opioiden. Die Dauer der Entzugssymptomatik ist auch länger (Tab. 30.12). Entzugssymptome nach Barbituraten äußern sich zunächst in Form von Angst, Zittern, Hyperreflexie, Schwitzen, Tachykardie und orthostatischer Hypotension. Eine Hyper-

Tab. 30.12: Zeitlicher Ablauf des Barbituratentzugsyndroms

Medikament	Beginn	stärkste Intensität	Dauer
Pentobarbital	12–24 h	2–3 d	7–10 d
Secobarbital	12–24 h	2–3 d	7–10 d
Phenobarbital	48–72 h	6–10 d	10 d oder länger

thermie und ein Zusammenbruch des Herz-Kreislaufsystems wurden beobachtet. Das größte Problem im Zusammenhang mit einem Barbituratentzug ist das Auftreten von Grand-mal-Anfällen. Krampfanfälle werden möglicherweise durch einen abrupten Abfall des Medikamentenspiegels hervorgerufen. Viele Symptome eines Barbituratentzuges – besonders die Krampfanfälle – können, wenn sie erst einmal aufgetreten sind, nur schwer durchbrochen werden. Hier besteht ein Unterschied zu den Entzugssymptomen nach Opioidmißbrauch.

Narkoseführung

Obwohl über die Narkoseführung bei Patienten mit einem chronischen Barbituratabusus wenig Daten vorliegen, ist doch davon auszugehen, daß es zu einer Kreuztoleranz mit den sedierenden Wirkungen von Anästhetika kommt. Mäuse, bei denen eine Thiopentaltoleranz besteht, wachen bereits bei einem höheren Gewebsspiegel an Barbituraten auf als Vergleichstiere. Ähnlich wird in kasuistischen Berichten über chronischen Barbituratabusus ein erhöhter Dosisbedarf an Barbituraten zur Narkoseeinleitung sowie über eine kürzere Schlafdauer berichtet [63]. Obwohl nachgewiesen wurde, daß eine akute Verabreichung von Barbituraten den Anästhetikabedarf vermindert, gibt es keine Berichte, daß bei Patienten mit chronischem Barbituratabusus höhere Konzentrationen an Inhalationsanästhetika notwendig wären. Ein anderes Problem besteht darin, daß ein chronischer Barbituratabusus zu einer deutlichen Induktion mikrosomaler Enzyme in der Leber führt, wodurch die Gefahr von Wechselwirkungen mit gleichzeitig verabreichten Medikamenten (z.B. Warfarin, Digitalis, Phenytoin, volatile Anästhetika) entsteht. Die Anlage eines venösen Zuganges stellt bei Barbituratabhängigen, die sich diese Medikamente intravenös verabreichen, möglicherweise ein Problem dar. Durch die vielmals injizierte alkalische Lösung können die Venen sklerosiert sein.

30.6.5 Benzodiazepine

Eine Benzodiazepinsucht bedarf der Aufnahme großer Benzodiazepindosen (Diazepam 80–120 mg für 40–50 Tage). Genauso wie bei Barbituraten kommt es bei einem chronischen Benzodiazepinabusus zu einer Toleranz und physischen Abhängigkeit. Benzodiazepine führen zu keiner stärkeren Induktion der mikrosomalen Enzyme. Die Symptome eines Entzuges treten aber normalerweise später als bei Barbituraten auf und sind weniger stark ausgeprägt. Grund hierfür ist die längere Eliminationshalbwertszeit der meisten Benzodiazepine sowie die Tatsache, daß die meisten dieser Medikamente zu pharmakologisch aktiven Metaboliten abgebaut werden, die eine noch längere Eliminationshalbwertszeit aufweisen. Bei Patienten mit einem chronischen Benzodiazepinabusus müssen bei der Narkoseführung ähnliche Dinge beachtet werden, wie sie bei chronischem Barbituratabusus beschrieben wurden.

Überdosierung

Im Vergleich zu einer Überdosierung von Barbituraten ist bei einer akuten Überdosierung von Benzodiazepinen eine Atemdepression wesentlich unwahrscheinlicher. Es muß jedoch beachtet werden, daß sich eine Kombination eines Benzodiazepins und anderer zentral deprimierender Substanzen (wie z.B. Alkohol) als möglicherweise letal erwiesen haben. Unterstützende Maßnahmen sind für die Behandlung der meisten Benzodiazepinüberdosierungen ausreichend. Spezifische Benzodiazepinantagonisten (Flumazenil) sind bei der Therapie einer massiven Überdosierung sinnvoll. Krampfaktivitäten, die vorher durch die Benzodiazepine unterdrückt werden, können nach der Anwendung von Flumazenil demaskiert werden.

30.6.6 Amphetamine

Amphetamine stimulieren die Freisetzung von Katecholaminen, was sich in einer Zunahme des Wachheitsgrades, einer Verminderung des Appetits und einem verminderten Schlafbedürfnis widerspiegelt. Anerkannte Anwendungsgebiete für Amphetamine stellen die Narkolepsie, Erkrankungen mit Konzentrationsstörungen und die Hyperaktivität bei Kindern mit minimalen zerebralen Funktionsstörungen dar. Hinsichtlich der appetitverringernden Wirkung entwickelt sich innerhalb weniger Wochen eine Toleranz, so daß Amphetamine nur eine schlechte Alternative für eine richtige Diät darstellen. Die Amphetamintoleranz ist ausgesprochen stark, so daß die tägliche Dosis eventuell auf das Vielhundertfache der therapeutischen Dosis gesteigert werden muß, um die gewünschte Wirkung zu erzielen. Der chronische Mißbrauch von Amphetaminen führt zu einer Entleerung der Katecholaminspeicher des Körpers. Ausdruck dieser entleerten Katecholaminspeicher sind Schläfrigkeit, Angst oder psychoseähnliche Zustände. Andere physiologische Veränderungen, die als Folge eines chronischen Amphetaminmißbrauches auftreten, sind Hypertension, Herzrhythmusstörungen und Mangelernährung. Amphetamine werden meistens oral mißbraucht, Metamphetamin wird dagegen intravenös mißbraucht.

Überdosierung

Eine Amphetaminüberdosierung verursacht Angst, psychotisches Verhalten und eine zunehmende Erregbarkeit des zentralen Nervensystems, die sich in einer Hyperaktivität, Hyperreflexie und gelegentlich in zerebralen Krampfanfällen äußert [43]. Weitere Folgen einer Amphetaminüberdosierung sind Blutdruck- und Herzfrequenzsteigerungen, Herzrhythmusstörungen, Abnahme der gastrointestinalen Motilität, Mydriasis, Schwitzen und Hyperthermie. Es können auch metabolische Störungen wie Dehydratation, Laktatazidose und Ketoazidose auftreten.

Zur Behandlung einer oralen Amphetaminüberdosierung werden ein Erbrechen ausgelöst oder eine Magenspülung durchgeführt und anschließend Aktivkohle und Abführmittel verabreicht. Phenothiazine können viele der akuten ZNS-Wirkungen antagonisieren. Diazepam kann zum Durchbrechen von amphetaminbedingten Krampfanfällen sinnvoll sein. Eine Ansäuerung des Urins begünstigt die renale Ausscheidung der Amphetamine.

Entzugssyndrom

Nach einem plötzlichen Abbruch einer chronischen Zufuhr von Amphetaminen kommt es zu extremer Lethargie, zu Depression, die zu einem Suizid führen kann, zu übersteigertem Appetit und Gewichtszunahme. Wird eine sedierende Wirkung notwendig, ist die Gabe eines Benzodiazepins in der Behandlung des Entzugssyndroms sinnvoll. Die Anwendung eines Beta-Blockers kann notwendig werden, um die Hyperaktivität des sympathischen Nervensystems zu behandeln. Die nach einem Amphetaminabusus auftretende Depression kann Monate andauern, so daß eine Behandlung mit trizyklischen Antidepressiva – wie Desipramin oder Imipramin – notwendig wird. Desipramin und Imipramin haben von den Antidepressiva die stärkste konzentrationssteigernde Wirkung für Noradrenalin, da sie die präsynaptische Wiederaufnahme von Noradrenalin hemmen.

Narkoseführung

Patienten mit einer akuten Amphetaminintoxikation können intraoperativ eine Hypertension, Tachykardie, Hyperthermie und einen erhöhten Bedarf an volatilen Anästhetika aufweisen. Eine akute intravenöse Verabreichung von Dextroamphetamin verursacht bei Tieren eine dosisabhängige Steigerung der Körpertemperatur und des Halothanbedarfes [64]. Aufgrund dieser Beobachtungen scheint es sinnvoll zu sein, perioperativ die Körpertemperatur dieser Patienten zu überwachen. Außerdem müssen bei diesen Patienten direkt vasokonstringierend wirkende Medikamente sowie Medikamente, die das Herz gegen Katecholamine sensibilisieren, mit Vorsicht angewendet werden.

Da bei einer chronischen Einnahme von Amphetaminen die Katecholaminspeicher des Körpers entleert sind, kann die Wirkung von indirekt vasokonstriktorisch wirkenden Medikamenten abgeschwächt sein. Die entleerten Katecholaminspeicher können auch für die bei einem chronischen Amphetaminabusus typische Schläfrigkeit verantwortlich sein. Der Halothanbedarf ist bei Tieren, die langfristig mit Dextroamphetamin behandelt wurden, erniedrigt [64].

30.6.7 Halluzinogene

Halluzinogene wie z. B. Lysergsäurediäthylamid (LSD) und Phencyclidin (PCP) werden gewöhnlich oral aufgenommen. Obwohl ein hoher Grad an psychischer Abhängigkeit besteht, gibt es keine Hinweise auf eine physische Abhängigkeit oder das Auftreten von Entzugssymptomen, wenn die LSD-Aufnahme abrupt unterbrochen wird. Ein chronischer Gebrauch von Halluzinogenen ist selten. Die Effekte dieser Drogen treten innerhalb von 1 bis 2 Stunden ein und dauern 8 bis 12 Stunden an. Es kommt zu visuellen, taktilen und akustischen Halluzinationen, zu einer verzerrten Darstellung der Umgebung und einem veränderten Körpergefühl. Die Fähigkeit des Gehirns, relativ unwichtige Informationen zu unterdrücken, ist durch LSD vermindert. Eine Stimulation des sympathischen Nervensystems äußert sich in Mydriasis, erhöhter Körpertemperatur, Hypertension und Tachykardie. Für die durch LSD ausgelösten Verhaltensänderungen entwickelt sich schnell eine Toleranz. Dagegen tritt eine Toleranzentwicklung gegenüber den kardiovaskulären Effekten wesentlich langsamer ein.

Überdosierung

Todesfälle aufgrund einer LSD-Überdosierung werden nur selten beschrieben. Die Patienten erleiden jedoch oft Verletzungen, die aufgrund der intrinsischen analgetischen Wirkung von LSD unbemerkt bleiben können. Selten verursacht LSD zerebrale Krampfanfälle und Apnoen. LSD kann akute panische Reaktionen auslösen, die durch eine Überaktivität, ausgesprochene Labilität der Stimmungslage und in extremen Fällen durch eine ausgeprägte Psychose gekennzeichnet sind. Die Patienten sollten in eine ruhige Umgebung mit möglichst wenigen äußeren Stimuli gebracht werden. Es gibt kein spezifisches Antidot. Benzodiazepine können allerdings sinnvoll sein, um die Erregung und die Angstzustände in den Griff zu bekommen. Unterstützende Maßnahmen, d.h. Offenhalten der Atemwege, Unterstützung der Ventilation, Behandlung von Krampfanfällen und symptomatische Therapie einer Überaktivität des sympathischen Nervensystems müssen – falls notwendig – gewährleistet sein. Forcierte Diurese und Ansäuerung des Urins können die Ausscheidung von Phencyclidin begünstigen. Durch die forcierte Diurese kann es jedoch zu Störungen im Flüssigkeits- und Elektrolythaushalt kommen, insbesondere droht eine Hypokaliämie.

Narkoseführung

Es wird berichtet, daß Narkosen und Operationen bei diesen Patienten Panikreaktionen auslösen können. Falls es zu einer solchen Reaktion (auch Flash back genannt) kommt, kann Diazepam meist mit Erfolg eingesetzt werden. Vermutlich sind hierbei die Reaktionen auf sympathomimetisch wirkende Medikamente verstärkt. Die analgetischen und wahrscheinlich auch die atemdepressiven Wirkungen zusätzlich verabreichter Opioide sind nach LSD verlängert. Es wird vermutet, daß die Aktivität der Plasma-Cholinesterase durch LSD gehemmt wird. Dies scheint jedoch klinisch wenig relevant zu sein.

30.6.8 Marihuana

Marihuana wird normalerweise geraucht und so mißbraucht. Hierbei ist die Bioverfügbarkeit des wichtigsten psychoaktiven Bestandteils – des Tetrahydrocannabinols (THC) – deutlich höher als nach oraler Aufnahme. Durch Inhalation von Marihuanarauch werden Euphorie, Zeichen einer erhöhten Sympathikusaktivität und eine Hemmung des parasympathischen Nervensystems erzeugt. Die häufigste kardiovaskuläre Veränderung ist eine Erhöhung der Ruhefrequenz des Herzens. Trotzdem kann eine orthostatische Hypotension auftreten. Ein chronischer Marihuanaabusus führt zu verstärkten Teerablagerungen in der Lunge, zu einer Schwächung der pulmonalen Abwehrmechanismen und zu einer Einschränkung der Lungenfunktion. Daher kommt es häufiger zu einer Sinusitis und Bronchitis. Außerdem kann ein chronischer Marihuanamißbrauch bei prädisponierten Menschen zerebrale Krampfanfälle provozieren. Eine Rötung der Bindehaut beruht auf einer Erweiterung der venösen Blutgefäße der Iris. Auch Schläfrigkeit ist eine häufige Nebenwirkung. Für die meisten psychoaktiven Wirkungen von THC wurde eine Toleranz beobachtet. Obwohl angenommen wird, daß keine physische Abhängigkeit eintritt, ist eine plötzliche Unterbrechung einer chronischen Marihuanazufuhr durch milde Entzugssymptome wie Reizbarkeit, Unruhe, Schlaflosigkeit, Schwitzen, Übelkeit, Erbrechen und Durchfall gekennzeichnet. Eine orale Verabreichung von THC ist dann medizinisch gerechtfertigt, wenn es bei Patienten, die eine Chemotherapie erhalten, wegen seiner antiemetischen Wirkung verabreicht wird [65].

Narkoseführung

Die pharmakologischen Wirkungen des inhalierten THC treten innerhalb weniger Minuten auf, halten jedoch nur selten länger als 2 bis 3 Stunden an. Dadurch nimmt die Wahrscheinlichkeit ab, daß ein akut intoxikierter Patient zu einer Operation kommt. Bei der Narkoseführung sind die unbekannten Wirkungen von THC auf Herz, Lunge und zentrales Nervensystem zu berücksichtigen. Die drogeninduzierte Schläfrigkeit paßt zu der tierexperimentellen Beobachtung, daß der Bedarf an volatilen Anästhetika nach einer intravenösen Gabe von THC verringert ist [66, 67]. Bei Tieren, die mit THC behandelt werden, kommt es nach Barbiturat- und Ketamingabe zu einem verlängerten Schlaf, und eine opioidinduzierte Atemdepression wird verstärkt [68, 69].

30.6.9 Überdosierung von trizyklischen Antidepressiva

Die absichtliche Einnahme einer Überdosis von trizyklischen Antidepressiva ist die häufigste Ursache von Todesfällen, die durch eine orale Medikamentenaufnahme bedingt sind [70]. Da der Grund für ihren Einsatz normalerweise eine Depression ist, überrascht es nicht, daß die absichtliche Überdosierung ein Problem darstellt. Eine möglicherweise letale Dosis dieser Medikamente ist nur 5- bis 10mal so hoch wie die therapeutische Tagesdosis. Eine Überdosierung beeinträchtigt vor allem das zentrale Nervensystem, das parasympathische Nervensystem sowie das kardiovaskuläre System. Der Übergang vom wachen Zustand mit milden Symptomen bis zu lebensbedrohlichen Veränderungen (Krampfanfälle, Hypoventilation, Hypotension, Koma) kann extrem schnell stattfinden. Zeichen der anticholinergen Wirkungen der trizyklischen Antidepressiva sind Tachykardie, Mydriasis, gerötete und trockene Haut, Urinverhalt und verzögerte Magenentleerung. Häufigste Todesursachen sind eine toxische Schädigung des kardiovaskulären Systems mit therapieresistenter myokardialer Depression, ventrikulären Herzrhythmusstörungen oder Kammerflimmern. Die Wahrscheinlichkeit, daß zerebrale Krampfanfälle oder Herzrhythmusstörungen auftreten, ist erhöht, falls der QRS-Komplex im EKG über 0,1 Sekunden verbreitert ist [70]. Die Plasmakonzentrationen der trizyklischen Antidepressiva korrelieren allerdings nicht zuverlässig mit dem Risiko von Krampfanfällen oder Herzrhythmusstörungen. Ein Koma aufgrund einer Überdosierung von trizyklischen Antidepressiva dauert 24 bis 72 Stunden. Selbst wenn diese Phase abgeklungen ist, besteht noch für mehrere Tage die Gefahr lebensbedrohlicher Rhythmusstörungen. Dies macht eine kontinuierliche EKG-Überwachung bei diesen Patienten oft notwendig.

Tab. 30.13: Medikamentöse Behandlung einer Überdosierung von trizyklischen Antidepressiva

Nebenwirkungen	Behandlung
Krampfanfälle	Diazepam
	Phenytoin
Herzrhythmusstörungen	Lidocain
	Phenytoin
kardiale Blockbilder	Isoproterenol
Hypotension	Sympathomimetika
	inotrope Substanzen

Therapie

Die initiale Therapie einer Überdosierung mit trizyklischen Antidepressiva besteht – falls die Schutzreflexe der oberen Luftwege vorhanden sind – darin, daß Erbrechen ausgelöst und/oder eine Magenspülung durchgeführt wird, selbst wenn bis zu 12 Stunden seit der Medikamentenaufnahme vergangen sind. Daß eine solch späte Magenentleerung noch sinnvoll erscheint, ist durch die wahrscheinlich vorliegende und durch diese Medikamente ausgelöste Verlängerung der Magenentleerungszeit bedingt. Eine Atemdepression und/oder ein Koma können eine endotracheale Intubation und eine maschinelle Beatmung notwendig machen. Ziel der medikamentösen Behandlung einer solchen Überdosierung ist es, die Nebenwirkungen am zentralen Nervensystem und am kardiovaskulären System zu therapieren (Tab. 30.13). Durch eine Alkalisierung des Plasmas auf einen pH-Wert von über 7,45 – entweder durch intravenöse Verabreichung von Natriumbikarbonat oder durch eine entsprechende Hyperventilation – kann die medikamentös bedingte Kardiotoxizität vorübergehend vermindert werden. Auch Lidocain ist bei der Behandlung dieser Herzrhythmusstörungen wirksam. Bei Patienten, die nach einer Volumensubstitution und Alkalisierung weiterhin hypotensiv bleiben, kann es notwendig werden, einen Vasopressor oder positiv inotrope Substanzen zu verabreichen. Deren Dosierung muß an den kardialen Füllungsdrücken und am Herzminutenvolumen orientiert werden. Diazepam kann sinnvoll sein, um zerebrale Krampfanfälle zu beherrschen. Durch Physostigmin können die zentralnervösen Wirkungen einer Überdosierung mit trizyklischen Antidepressiva oft aufgehoben werden. Diese Wirkung ist allerdings unspezifisch und zum Teil schlecht vorhersagbar. Es muß auch daran erinnert werden, daß die Wirkungsdauer von Physostigmin nur 1 bis 2 Stunden beträgt und daß aufgrund der längeren Eliminationshalbwertszeit der meisten trizyklischen Antidepressiva wiederholte Nachinjektionen dieses Medikamentes notwendig sein können. Eine Hämodialyse und eine forcierte Diurese haben keinen Wert, denn durch die hohe Fettlöslichkeit der trizyklischen Antidepressiva kommt es zu einer konstanten, aber nur geringen renalen Ausscheidung.

30.6.10 Überdosierung von Salicylsäure

Die Symptome einer Salicylsäureüberdosierung hängen direkt von dem Blutspiegel der Salicylsäure ab. Bei einer Plasmakonzentration von mehr als 85 mg/dl wird von einer schweren Überdosierung gesprochen. Eine Hyperventilation ist charakteristisch für eine Überdosierung von Salicylsäure. Diese Reaktion ist die Folge einer erhöhten Kohlendioxidproduktion sowie die Folge einer direkten Stimulation des Atemzentrums. Aufgrund dieser respiratorischen Alkalose liegt die Salicylsäure vermehrt in wasserlöslicher ionisierter Form vor, die renal eliminiert werden kann. Im Gegensatz dazu herrscht bei einer metabolischen Azidose, die ebenfalls bei einer Salicylsäureüberdosierung auftreten kann, die lipidlösliche und nicht-ionisierte Form dieses Medikamentes vor. Diese fettlösliche Form der Salicylsäure kann die Blutbahn verlassen und in die Gewebe – einschließlich des Gehirns – eindringen, wo toxische Wirkungen verursacht werden. Aufgrund eines vermehrten peripheren Glukoseverbrauches oder einer Beeinflussung der Glukoneogenese kann es zu einer Hypoglykämie kommen. Andererseits kann als Folge einer vermehrten Adrenalinfreisetzung eine Hyperglykämie auftreten. Ursache der Adrenalinfreisetzung ist eine durch Salicylsäure bedingte Stimulation des zentralen Nervensystems. In den ersten 24 Stunden nach einer Salicylsäureüberdosierung kommt es oft zu einem nicht-kardiogen bedingten Lungenödem. Andere Zeichen einer Salicylsäureüberdosierung sind Tinnitus, Erbrechen, Hyperthermie, Krampfanfälle und Koma.

Die korrekte Behandlung einer Salicylsäureüberdosierung verlangt die Überwachung des arteriellen pH-Wertes. Schon ein Abfall des pH-Wertes auf 7,2 verdoppelt den lipidlöslichen Anteil des Medikamentes in der Blutbahn. Abfallende Plasmaspiegel der Salicylsäure können dadurch bedingt sein, daß Salicylsäure über den Urin ausgeschieden wird oder aber dadurch, daß es aufgrund einer metabolischen Azidose zu einem unerwünschten Übertritt dieser Substanz nach intrazellulär kommt. Die Verabreichung von Natriumbikarbonat kann notwendig werden, um den arteriellen pH-Wert über 7,4 zu halten. Stehen eine ZNS-Depression und eine alveoläre Hypoventilation im Vordergrund, so sind Intubation und kontrollierte Beatmung angezeigt. Auch eine eventuell auftretende Dehydratation und eine Störung des Elektrolythaushaltes können behandlungsbedürftig werden. Eine Hämodialyse ist angezeigt, falls lebensbedrohlich hohe Plasmakonzentrationen der Salicylsäure vorliegen (mehr als 100 mg/dl).

30.6.11 Überdosierung von Paracetamol

Eine Paracetamolüberdosierung äußert sich mit Erbrechen, abdominellen Schmerzen und lebensbedrohlichen zentrilobulären hepatischen Nekrosen. Die hepatischen Nekrosen sind möglicherweise durch Metaboliten des Paracetamols bedingt, das an die Hepatozyten bindet und sie zerstört. Normalerweise wird dieser Metabolit durch die Konjugation mit endogenem Glutathion inaktiviert. Die bei einer Paracetamolüberdosierung erhöhte Metabolitenproduktion führt zu einer Entleerung der Glutathionspeicher. Dadurch kann sich dieser reaktive Metabolit anhäufen und die Hepatozyten zerstören. Die Behandlung einer Paracetamolüberdosierung wird mit Acetylcystein durchgeführt. Dieses stellt Sulfhydrylgruppen zur Verfügung, die als Vorstufen des Glutathions wirken. Die Entwicklung einer Hepatotoxizität kann höchstwahrscheinlich verhindert werden, wenn Acetylcystein innerhalb von 8 Stunden nach einer Paracetamolüberdosierung verabreicht wird [71].

30.6.12 Orale Aufnahme von Methylalkohol

Die orale Aufnahme von Methylalkohol (Methanol) führt zu einer metabolischen Azidose. Dies ist durch den Abbau von Methylalkohol zu Formaldehyd und Ameisensäure bedingt. Es wird angenommen, daß diese Metabolite für die toxischen Wirkungen am Nervus opticus, die unter Umständen auch zur Erblindung führen, verantwortlich sind. Bei einer Aufnahme von Methylalkohol können auch schwere Bauchschmerzen bestehen, die einen operativen Notfall oder eine Harnleiterkolik vortäuschen können. Ziel der Behandlung ist eine Verminderung des Metabolismus von Methylalkohol. Hierzu wird Alkohol intravenös verabreicht. Dieser konkurriert mit dem Methylalkohol um die Aldehyddehydrogenase. Alternativ kann die Aktivität der Aldehyddehydrogenase durch die Gabe von Methylpyrazol spezifisch gehemmt werden [72]. Eine eventuelle metabolische Azidose kann durch die intravenöse Verabreichung von Natriumbikarbonat ausgeglichen werden. Auch die Hämodialyse stellt eine effektive Therapiemaßnahme dar, um Methylalkohol aus dem Blut zu entfernen und um Schädigungen des Sehnervs und des Gehirns vorzubeugen.

30.6.13 Aufnahme von Äthylenglykol

Äthylenglykol (Antifrostschutzmittel) bestehen zu 93% aus Äthylenglykol und wird von der Alkoholdehydrogenase zu Glykolsäure verstoffwechselt, welches zu einer metabolischen Azidose führt. Die Glykolsäure wird weiter zu Oxalaten abgebaut, die ein Nierenversagen verursachen können. Aufgrund einer Chelatbildung aus Kalzium und Oxalsäure kann es zu einer Hypokalzämie kommen. Die Behandlung nach der Aufnahme von Äthylenglykol wird wie bei einer Methylalkoholaufnahme durchgeführt. Zusätzlich kann die Therapie einer Hypokalzämie notwendig werden.

30.6.14 Aufnahme von Petroleumprodukten

Todesfälle nach einer Aufnahme von Petroleumprodukten (z.B. Benzin, Kerosin, Feuerzeugbenzin, Möbelpolitur) sind normalerweise durch eine Aspiration bedingt, die während eines anschließenden spontanen oder induzierten Erbrechens auftrat. Die Resorption aus dem Gastrointestinaltrakt führt dagegen zumeist nicht zum Tode. Auch eine durch Kohlenwasserstoffe bedingte Pneumonitis tritt nur dann auf, falls eine Aspiration stattgefunden hat. Die Symptome reichen von Husten, Dyspnoe und Tachykardie bis zu einem lebensbedrohlichen ARDS (adult respiratory distress syndrome). Von denjenigen Patienten, die eine kohlenwasserstoffbedingte Pneumonitis entwickeln, weisen nahezu alle innerhalb von 12 Stunden nach der Aufnahme in die Lunge röntgenologische Veränderungen auf. Eine solche Pneumonitis ist vermutlich dadurch bedingt, daß durch Kohlenwasserstoffe die physikalischen Eigenschaften des Surfactants in der Lunge verändert werden. Hierdurch kommt es zu Atelektasen und zu einem frühzeitigen «airway-closure». Zu den gastrointestinalen Symptomen nach einer Aufnahme von Petroleumprodukten gehören Brennen in Mund und Hals, Übelkeit, Erbrechen und Durchfall. Die ZNS-Symptomatik ist nur schwach ausgeprägt. Bewußtlosigkeit oder generalisierte Krampfanfälle treten nur als Folge einer aspirationsbedingten arteriellen Hypoxämie auf. Die Nierenfunktion wird durch aufgenommene Petroleumprodukte nicht typisch verändert. Das Schnüffeln von Benzin oder Klebstoffen kann zu plötzlichen und oft fatalen Herzrhythmusstörungen führen. Dies kann durch eine Sensibilisierung des Myokards auf endogene Katecholamine bedingt sein [73].

Da die größte Gefahr bei einer Aufnahme von Petroleumprodukten in einer Aspiration besteht, sollte kein Erbrechen ausgelöst werden. Die endotracheale Intubation sollte nur durchgeführt werden, um eine Magenspülung zu ermöglichen. Auch ein geblockter Endotrachealtubus ist keine Garantie gegen eine Aspiration dieser niedermolekularen Flüssigkeiten. Ebenso bringen Aktivkohle und Abführmittel keinen Vorteil. Verlauf und Schwere einer kohlenwasserstoffbedingten Pneumonitis werden auch durch Verabreichung von Kortikosteroiden nicht beeinflußt. Breitspektrumantibiotika sollten nur eingesetzt werden, wenn eine bakterielle Infektion nachgewiesen werden konnte.

30.6.15 Überdosierung von Organophosphaten

Organophosphate sind potente Hemmer der Acetylcholinesterase (echte Cholinesterase). Eine Überdosierung von Organophosphaten ist am ehesten durch Insektizide verursacht. Diese Verbindungen können oral, per inhalationem oder über die Haut aufgenommen werden [74]. Nervengifte, wie sie für den chemischen Krieg entwickelt werden, hemmen ebenfalls dieses Enzym. Die Symptome einer Überdosierung von Organophosphaten sind durch die Hemmung (irreversible Phosphorylierung) der Acetylcholinesterase bedingt und beruhen auf einer Anhäufung von Acetylcholin an den nikotinartigen (an der neuromuskulären Endplatte befindlichen) und muskarinartigen cholinergen Rezeptoren (Tab 30.14). Die Intensität der Symptome ist abhängig von der Aufnahmeart; am stärksten ausgeprägt sind sie nach der Inhalation von Organophosphaten. Eine Überdosierung kann zu einer verzögert auftretenden peripheren Neuropathie führen, welche die distale Extremitätenmuskulatur betrifft [74]. Eine solche Neuropathie tritt 2 bis 5 Wochen nach der Überdosierung auf. Eine Muskelschwäche, die sich 1 bis 4 Tage nach einer Überdosierung von Organophosphaten entwickelt, betrifft vor allem die proximalen Muskeln der Extremitäten, die Beugemuskulatur des Halses, verschiedene Hirnnerven und die Atemmuskulatur. Eine Organophosphatüberdosierung führt gewöhnlich aufgrund einer Apnoe zum Tod.

Behandlung

Für die Behandlung einer Überdosierung von Organophosphaten stehen Anticholinergika, Oxime, Anticholinesterasen und Benzodiazepine zur Verfügung (Tab. 30.15). Atropin stellt den Hauptpfeiler in der Antidotbehandlung einer solchen Überdosierung dar. Atropin wird so hoch dosiert, bis die Atemwegssekretion im Griff ist und ein adäquates Atemzugvolumen erreicht ist. Pralidoxim ist ein Oxim, das mit den Organophosphaten Komplexe bildet, wodurch die Acetylcholinesterase wieder freigegeben wird. Dadurch wird das Enzym aktiviert, so daß Acetylcholin wieder enzymatisch abgebaut werden kann und damit eine normale cholinerge Neurotransmission gewährleistet wird. Zerebrale Krampfanfälle, die durch eine Organophosphatüberdosierung ausgelöst werden, können durch Verabreichung von Diazepam beherrscht werden. Aufgrund einer Schwäche der Atemmuskulatur kann eine mechanische Beatmung notwendig werden.

30.6.16 Kohlenmonoxidvergiftung

Eine Kohlenmonoxidvergiftung ist die häufigste direkte Todesursache nach einer Rauchvergiftung. Dieses farblose, geruchlose Gas ist dadurch so gefährlich, da es eine größere Affinität zum Hämoglobin hat als Sauerstoff und die Sauerstoffabgabe ans Gewebe vermindert. Die Affinität des Kohlenmonoxids zu den Sauerstoffbindungsstellen am Hämoglobin ist 210mal so groß wie die von Sauerstoff. Wegen dieser hohen Affinität sind bereits bei 0,1% Kohlenmonoxid in der Raumluft die Konzentrationen von oxygeniertem Hämoglobin und von Kohlenmonoxidhämoglobin gleich hoch. Hierdurch wird die Sauerstofftransportkapazität des Blutes um 50% vermindert. Kohlenmonoxid führt auch dadurch zu einer Gewebshypoxie, daß es die Sauerstoffbindungskurve nach links verlagert. Die Symptome einer Kohlenmonoxidvergiftung beruhen auf einer arteriellen Hypoxämie und äußern sich in Kopfschmerzen, Übelkeit, Unruhe und Verwirrung.

Die Diagnose einer Kohlenmonoxidvergiftung ist dann zu vermuten, wenn bei normalen arteriellen Sauerstoffpartialdrücken eine niedrige Sauerstoffsättigung besteht. Die Bestimmung der Sauerstoffsättigung aus einem Normogramm, dem die gemessenen PaO_2-Werte zugrundegelegt werden, führt zu falsch hohen Sättigungswerten. Durch Bestimmung der Kohlenmonoxidhämoglobinkonzentration im Blut (mit Hilfe eines CO-Oxymeters) kann die Diagnose gesichert werden. Von einer schweren Kohlenmonoxidintoxikation wird gesprochen, wenn die COHb-Konzentration über 40% beträgt. Es ist wichtig zu wissen, daß bei hohem Carboxihämo-

Tab. 30.14: Symptome einer Organophosphat-(Insektizid-)Überdosierung

nikotinartige Wirkungen (neuromuskuläre Endplatte)
 Faszikulationen
 Muskelschwäche
 Muskellähmung (Apnoe)

muskarinartige Wirkungen
 Hypersalivation
 Tränenfluß
 Miosis
 Schwitzen
 Bronchospasmus
 Bradykardie
 Hyperperistaltik (Durchfall, Harndrang)

zentralnervöse Wirkungen
 Grand-mal-Anfälle
 Bewußtlosigkeit
 Apnoe
 Hyperthermie

Tab. 30.15: Behandlung der Organophosphat-(Insektizid-)Überdosierung

Medikament	Behandlung
Atropin	2 mg bis die Atmung sich bessert die übliche Dosis bei einer schweren Vergiftung beträgt 15–20 mg innerhalb der ersten 3 Stunden
Pralidoxim	600 mg i.v.
Diazepam	4–10 mg i.v., wiederholte Gabe, bis die Krampfaktivitäten unter Kontrolle sind

globin mit einem Pulsoxymeter eine falsch hohe Sauerstoffsättigung gemessen wird [75]. Trotz einer stark verminderten Sauerstofftransportkapazität des Blutes ist das Atemminutenvolumen hierbei typischerweise unverändert, denn die Rezeptoren im Glomus caroticum sprechen hauptsächlich auf Veränderungen des arteriellen Sauerstoffpartialdruckes an, und dieser ist bei einer Kohlenmonoxidvergiftung meist normal. Aus diesem Grund tritt eine Steigerung des Atemminutenvolumens erst dann auf, wenn sich aufgrund der Gewebshypoxie eine Azidose entwickelt hat. COHb-Konzentrationen von mehr als 40% gehen mit einem klassischen kirschroten Erscheinungsbild und einem Koma einher.

Die Behandlung einer Kohlenmonoxidvergiftung besteht darin, Sauerstoff zu verabreichen, um dadurch das Kohlenmonoxid aus der Hämoglobinbindung zu verdrängen. Wenn die Patienten Raumluft atmen, so beträgt die Eliminationshalbwertszeit von Kohlenmonoxidhämoglobin ca. 250 Minuten. Durch Verabreichung von 100% Sauerstoff wird die Dissoziation des Kohlenmonoxids vom Hämoglobin beschleunigt und die Eliminationshalbwertszeit auf ungefähr 50 Minuten reduziert. Auch die Verabreichung von Sauerstoff mittels einer Überdruckkammer ist sinnvoll. Voraussetzung ist jedoch, daß diese Behandlungsmöglichkeit leicht verfügbar sein muß. Es ist ratsam, allen Patienten, die möglicherweise eine Kohlenmonoxidexposition hatten, initial Sauerstoff zu verabreichen. Dies gilt insbesondere dann, wenn es bei einem Brandunfall zu einer Rauchinhalation gekommen ist.

Literaturhinweise

1. Potter, W.Z., Rudorfer, M.V., Manji, H.: The pharmacologic treatment of depression. N. Engl. J. Med. 1991; 325: 633–42
2. Thompson, T.L., Moran, M.G., Nies, A.S.: Psychotropic drug use in the elderly. N. Engl. J. Med. 1983; 308: 194–8
3. Veith, R.C., Raskind, M.A., Caldwell, J.H., et al.: Cardiovascular effects of tricyclic antidepressants in depressed patients with chronic heart disease. N. Engl. J. Med. 1982; 306: 954–9
4. Roose, S.P., Glassman, A.H., Giardina, E.-G.V., et al.: Nortriptyline in depressed patients with left ventricular impairment. JAMA 1986; 256: 521–6
5. Luchins, D.J.: Review of clinical animal studies comparing the cardiovascular effects of doxepin and other tricyclic antidepressants. Am. J. Psychiatry 1983; 140: 1006–11
6. Dessain, E.C., Schatzberg, A.F., Woods, B.T., et al.: Maprotiline treatment in depression: A perspective on seizures. Arch. Gen. Psychiatry 1986; 43: 86–92
7. Miller, R.D., Way, W.L., Eger, E.I.: The effects of alpha-methyldopa, reserpine, guanethdine and iproniazid on minimum alveolar anesthetic requirement (MAC). Anesthesiology 1968; 29: 1153–8
8. Braverman, B., McCarthy, R.J., Ivankovich, A.D.: Vasopressor challenges during chronic MAOI or TCA treatment in anesthetized dogs. Life Sci. 1987; 40: 2587–95
9. Edwards, R.P., Miller, R.D., Roizen, M.F., et al.: Cardiac responses to imipramine and pancuronium during anesthesia with halothane or enflurane. Anesthesiology 1979; 50: 421–5
10. Wong, K.C., Puerto, A.X., Puerto, B.A., Blatnick, R.A.: Influence of imipramine and pargyline on the arrhythmogenicity of epinephrine during halothane, enflurane or methoxyflurane anesthesia in dogs. Anesthesiology 1980; 53: S_{25}
11. Spiss, C.K., Smith, C.M., Maze, M.: Halothane-epinephrine arrhythmias and adrenergic responsiveness after chronic imprarine administration in dogs. Anesth. Analg. 1984; 63: 825–8
12. Sprague, D.H., Wolf, S.: Enflurane seizures in patients taking amitriptyline. Anesth. Analg. 1982; 61: 67–8
13. Frommer, D.A., Kulig, K.W., Marx, J.A., Rumack, B.: Tricyclic antidepressant overdose. A review. JAMA 1987; 257: 521–6
14. El-Ganzouri, A.R., Ivankovach, A.D., Braverman, B., McCarthy, R.: Monoamine oxidase inhibitors: Should they be discontinued preoperatively? Anesth. Analg. 1985; 64: 592–6
15. Wong, K.C.: Preoperative discontinuation of monoamine oxidase inhibitor therapy: An old wives' tale. Seminars in Anesthesiology 1986; 5: 145–8
16. Stack, C.J., Rogers, P., Linter, S.P.K.: Monoamine oxidase inhibitors and anaesthesia. Br. J. Anaesth. 1988; 60: 222–7
17. Wells, D.G., Bjorksten, A.R.: Monoamine oxidase inhibitors revisited. Can. J. Anaesth. 1989; 36: 64–74
18. Tordoff, S.G., Stubbing, J.F., Linter, S.P.K.: Delayed excitatory reaction following interaction of cocaine and monoamine oxidase inhibitor (phenelzine). Br. J. Anaesth. 1991; 66: 516–8
19. Marks, P.J.: Electroconvulsive therapy: Physiological and anaesthetic considerations. Can. Anaesth. Soc. J. 1984; 31: 541–8
20. Selvin, B.L.: Electroconvulsive therapy – 1987. Anesthesiology 1987; 67: 367–85
21. Gaines, G.Y., Rees, E.I.: Electroconvulsive therapy and anaesthetic considerations. Anesth. Analg. 1986; 65: 1345–56
22. Price, T.R.P., McAllister, T.W.: Response of depressed patients to sequential unilateral nondominant brief-pulse and bilateral sinusoidal ECT. J. Clin. Psychiatry 1986; 47: 182–6
23. Gerring, J.P., Shields, H.M.: The identification and management of patients with a high risk for cardiac arrhythmias during modified ECT. J. Clin. Psychiatry 1981; 43: 140–3
24. Khoury, G.F., Benedetti, C.: T-wave changes associated with electroconvulsive therapy. Anesth. Analg. 1989; 69: 677–9
25. Abrams, R.: Electroconvulsive Therapy. New York. Oxford University Press 1988
26. Partridge, B.L., Weinger, M.B., Hauger, R.: Is the cardiovascular response to electroconvulsive therapy due to the electricity or the subsequent convulsion? Anesth. Analg. 1991; 72: 706–9
27. Lee, J.T., Erbaugh, P.H., Stevens, W.C., Sack, R.L.: Modification of electroconvulsive therapy induced hypertension with nitroglycerin. Anesthesiology 1985; 62: 793–6

28. Lovac, A.L., Goto, H., Pardo, M.P., Arakawa, K.: Comparison of two esmolol bolus doses on the haemodynamic response and seizure duration during electroconvulsive therapy. Can.J. Anaesth. 1991; 38: 204–9
29. Weinger, M.B., Partridge, B.L., Hauger, R., Mirow, A.: Prevention of the cardiovascular and neuroendocrine response to electroconvulsive therapy. I. Effectiveness of pretreatment regimens on hemodynamics. Anesth. Analg. 1991; 73: 556–62
30. Rampton, A.J., Griffin, R.M., Stuart, C.S., Durcan, J.J., Huddy, N.C., Abbott, M.A.: Comparison of methohexital and propofol for electroconvulsive therapy: Effects on hemodynamic responses and seizure duration. Anesthesiology 1989; 70: 412–7
31. Kellner, C.H., Monroe, R.R., Burns, C., Bernstein, H.J., Crumbley, A.J.: Electroconvulsive therapy in a patient with a heart transplant. N. Engl.J. Med. 1991; 325: 663
32. Havdala, H.S., Borison, R.L., Diamond, B.I.: Potential hazards and applications of lithium in anesthesiology. Anesthesiology 1979; 50: 534–7
33. Diamond, B.I., Havdala, H.S., Borison, R.L.: Potential of lithium as an anesthetic premedicant. Lancet 1977; 2: 1229–30
34. Hill, G.E., Wong, K.C., Hodges, M.R.: Lithium carbonate and neuromuscular blocking agents. Anesthesiology 1977; 46: 122–6
35. Wilson, W.H., Weiler, S.J.: Case report of phenothiazine-induced torsade de pointes. Am.J. Psychiatry 1984; 141: 1265–70
36. Guze, B.H., Baxter, L.R.: Neuroleptic malignant syndrome. N. Engl.J. Med. 1985; 313: 163–6
37. Patel, P., Bristow, G.: Postoperative neuroleptic malignant syndrome. A case report. Can.J. Anaesth. 1987; 34: 515–8
38. Krivosic-Horber, R., Adnet, P., Guevart, E., Theunynck, D., Lestavel, P.: Neuroleptic malignant syndrome and malignant hyperthermia. Br.J. Anaesth. 1987; 59: 1554–6
39. Geiduschek, J., Cohen, S.A., Khan, A., Cullen, B.F.: Repeated anesthesia for a patient with neuroleptic malignant syndrome. Anesthesiology 1988; 68: 134–7
40. Caroff, S.N., Rosenberg, H., Fletcher, J.E., et al.: Malignant hyperthermia susceptibility in neuroleptic malignant syndrome. Anesthesiology 1987; 67: 20–5
41. Adams, A.P., Goroszeniuk, T.: Hysteria. A cause of failure to recover from anaesthesia. Anaesthesia 1991; 46: 932–4
42. Diagnostic and Statistical Manual of Mental Disorders. Washington, D.C. American Psychiatric Association 1987
43. Jenkins, L.C.: Anaesthetic problems due to drug abuse and dependence. Can. Anaesth. Soc.J. 1972; 19: 461–77
44. McGoldrick, K.E.: Anesthetic implications of drug abuse. Anesthesiology Review 1980; 7: 12–7
45. Morse, R.M., Flavin, D.K.: The definition of alcoholism. JAMA 1992; 268: 1012–4
46. Fuller, R.K., Branchey, L., Brightwell, D.R., et al.: Disulfiram treatment of alcoholism: A Veternas Administration cooperative study. JAMA 1986; 256: 1449–53
47. Diaz, J.H., Hill, G.E.: Hypotension with anesthesia in disulfiram-treated patients. Anesthesiology 1979; 51: 355–8
48. Cregler, L.L., Mark, H.: Medical complications of cocaine abuse. N. Engl.J. Med. 1986; 315: 1495–1500
49. Pollin, W.: The danger of cocaine. JAMA 1985; 254: 98
50. Lange, R.A., Cigarroa, R.G., Yancy, C.W., et al.: Cocaine-induced coronary-artery vasoconstriction. N. Engl.J. Med. 1989; 321: 1557–62
51. Levine, S.R., Brust, J.C.M., Futrell, N., et al.: Cerebrovascular complications of the use of the "crack" form of alkaloidal cocaine. N. Engl.J. Med. 1990; 323: 699–704
52. Kossowsky, W.A., Lyon, A.F., Chou, A.Y.: Cocaine and ischemic heart disease. Practical Cardiology 1986; 12: 164–78
53. Pollan, S., Tadjziechy, M.: Esmolol in the management of epinephrine- and cocaine-induced cardiovascular toxicity. Anesth. Analg. 1989; 69: 663–4
54. Gay, G.R., Loper, K.A.: Control of cocaine-induced hypertension with labetalol. Anesth. Analg. 1988; 67: 92
55. Koehntop, D.E., Kiao, J.C., Van Bergen, F.H.: Effects of pharmacologic alteration of adrenergic mechanisms by cocaine, tropolone, aminophylline, and ketamine on epinephrine-induced arrhythmias during halothane-nitrous oxide anesthesia. Anesthesiology 1977; 46: 83–9
56. Stoelting, R.K., Creasser, C.W., Martz, R.C.: Effects of cocaine administration of halothane MAC in dogs. Anesth. Analg. 1975; 54: 422–4
57. Barash, P., Kopriva, C.J., Langou, R., et al.: Is cocaine a sympathetic stimulant during general anesthesia? JAMA 1980; 243: 1437–41
58. Blachly, P.H.: Management of the opiate abstinence syndrome. Am.J. Psychiatry 1966; 122: 742–59
59. Gold, M.S., Pottash, A.C., Sweeney, D.R., Kleber, H.D.: Opiate withdrawal using clonidine: A safe, effective, and rapid monopiate treatment. JAMA 1980; 243: 343–6
60. Giuffrida, J.G., Bizzarri, D.V., Saure, A.C., Sharoff, R.L.: Anesthetic management of drug abusers. Anesth. Analg. 1970; 49: 273–82
61. Berkowitz, B.A., Finck, A.D., Hynes, M.D., Ngai, S.H.: Tolerance to N_2O anesthesia in rats and mice. Anesthesiology 1979; 51: 309–14
62. Marck, L.C.: Hypotension during anesthesia in narcotic addicts. N. Y. State J. Med. 1966; 66: 2685–97
63. Lee, P.K.Y., Cho, M.H., Dobkin, A.B.: Effects of alcoholism, morphinism, and barbiturate resistance on induction and maintenance of general anaesthesia. Can. Anaesth. Soc.J. 1974; 11: 366–71
64. Johnston, R.R., Way, W.L., Miller, R.D.: Alteration of anesthetic requirements by amphetamine. Anesthesiology 1972; 36: 357–63
65. Poster, D.S., Penta, J.S., Bruno, S., Macdonald, J.S.: Tetrahydrocannabinol in clinical oncology. JAMA 1981; 245: 2047–51
66. Vitez, T.S., Way, W.L., Miller, R.D., Eger, E.I.: Effects of delta-9-tetrahydrocannabinol on cyclopropane MAC in the rat. Anesthesiology 1973; 38: 525–7
67. Stoelting, R.K., Martz, R.C., Gartner, J., et al.: Effects of delta-9-tetrahydrocannabinol on halothane MAC in dogs. Anesthesiology 1973; 38: 521–4
68. Johnstone, R.C., Lief, P.L., Kulp, R.A., Smith, T.C.:

Combination of delta-9-tetrahydrocannabinol with oxymorphine or pentobarbital. Anesthesiology 1975; 42: 674–9
69. Siemons, A.J., Kalant, H., Khanna, J.M.: Effect of cannabis on pentobarbital-induced sleeping time and pentobarbital metabolism in the rat. Biochem. Pharmacol. 1974; 23: 447–53
70. Frommer, D.A., Kulig, K.W., Marx, J.A., Rumack, B.: Tricyclic antidepressant overdose. A review. JAMA 1987; 257: 521–6
71. Smilkstein, M.J., Knapp, G.L., Kulig, K.W., Rumack, B.H.: Efficacy of oral N-acetylcysteine in the treatment of acetaminophen overdose. Analysis of the national multicenter study (1976–1985). N. Engl.J. Med. 1988; 319: 1557–62
72. Baud, F.J., Galliot, M., Astier, A., et al.: Treatment of ethylene glycol poisoning with intravenous 4-methylpyrazole. N. Engl.J. Med. 1988; 319: 97–100
73. Bass, M.: Death from sniffing gasoline. (Letter.) N. Engl.J. Med. 1978; 299: 203
74. Davies, J.E.: Changing profile of pesticide poisoning. N. Engl.J. Med. 1987; 316: 807–8
75. Barker, S.J., Tremper, K.K.: The effect of carbon monoxide inhalation on pulse oximetry and transcutaneous PO_2. Anesthesiology 1987; 66: 677–9

31 Physiologische Veränderungen in der Schwangerschaft und schwangerschaftsspezifische Erkrankungen

31.1 Physiologische Veränderungen in der Schwangerschaft

Im Rahmen von Schwangerschaft, Wehen und Entbindung kommt es zu typischen physiologischen Veränderungen vieler Organsysteme. Zur sicheren Betreuung der Schwangeren und des Feten ist es wichtig, diese Veränderungen und ihre Bedeutung für die Narkoseführung zu kennen.

31.1.1 Kardiovaskuläres System

Die schwangerschaftsbedingten Veränderungen des kardiovaskulären Systems stellen eine Adaptation an die Bedürfnisse des sich entwickelnden Feten dar. Außerdem wird dabei der mütterliche Organismus auf Wehen und Entbindung vorbereitet (Tab. 31.1). Bei der Schwangeren kommt es bereits im ersten Trimenon zu einer Zunahme des intravasalen Flüssigkeitsvolumens. Zum Zeitpunkt der Entbindung ist es im Durchschnitt um ungefähr 1.000 ml vergrößert (Abb. 31.1). Der überproportionale Anstieg des Plasmavolumens ist für die scheinbare Schwangerschaftsanämie verantwortlich. Eine Hämoglo-

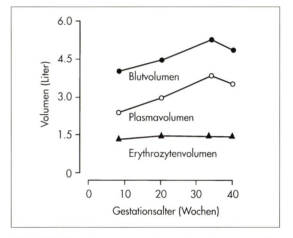

Abb. 31.1: Veränderungen des intravasalen Blutvolumens, des Plasmavolumens und des Erythrozytenvolumens im Verlauf einer normalen Schwangerschaft. Der überproportionale Anstieg des Plasmavolumens ist für die scheinbare Anämie während der Schwangerschaft verantwortlich.

Tab. 31.1: Änderungen des kardiovaskulären Systems

	Durchschnittliche Änderung gegenüber dem Ausgangswert (%)
intravasales Volumen	+35
Plasmavolumen	+45
Erythrozytenvolumen	+20
Herzminutenvolumen	+40
Schlagvolumen	+30
Herzfrequenz	+15
peripherer Kreislauf	
systolischer Blutdruck	keine Änderung
peripherer Gefäßwiderstand	−15
diastolischer Blutdruck	−15
zentraler Venendruck	keine Änderung
Druck in der Vena femoralis	+15

binkonzentration von weniger als 11 g/dl weist bei der Schwangeren normalerweise auf eine Eisenmangelanämie hin. Das erhöhte intravasale Flüssigkeitsvolumen ermöglicht es, den Blutverlust während einer vaginalen Entbindung (400–600 ml) bzw. einer Sectio caesarea (1.000 ml) zu tolerieren. Etwa 7 bis 14 Tage nach der Entbindung hat sich das intravasale Flüssigkeitsvolumen in der Regel wieder normalisiert.

Bereits in der 10. Schwangerschaftswoche liegt das Herzzeitvolumen ungefähr 40% über dem Wert von nicht-schwangeren Patientinnen. Das Herzzeitvolumen bleibt auch während des 2. und 3. Schwangerschaftsdrittels auf diesem Niveau. Die Ursache für diese Steigerung des Herzminutenvolumens ist vermutlich in den von der Plazenta und den Ovarien gebildeten Steroiden zu sehen. Ältere Studien, in denen ein Abfall des Herzminutenvolumens im dritten Trimenon beschrieben wurde, sind nicht korrekt. Die dort beschriebene Abnahme des Herzminutenvolumens war durch eine Verminderung des venösen Rückflusses aufgrund einer Kompression der Vena cava inferior durch den graviden Uterus bedingt.

Bei Beginn der Wehen kommt es zu einem weiteren Anstieg des Herzminutenvolumens. Während einer Uteruskontraktion kann das Herzminutenvolumen um weitere 20% zunehmen. Der stärkste Anstieg tritt unmittelbar nach der Entbindung auf (bis zu 60% Steigerung über den Wert vor Wehenbeginn). Schwangere mit vorbestehenden Herzerkrankungen sind unter Umständen nicht in der Lage, das Herzzeitvolumen während Wehen und Entbindung sowie in der postpartalen Phase entsprechend zu erhöhen. Regionalanästhesieverfahren können daher sinnvoll sein, um ein beeinträchtigtes kardiovaskuläres System zu schützen, indem sie den Anstieg des Herzzeitvolumens abschwächen [1].

Während einer unkomplizierten Schwangerschaft ist der systolische Blutdruck nicht höher als vor der Schwangerschaft. Da das Herzzeitvolumen jedoch erhöht ist, muß der systemische Gefäßwiderstand erniedrigt sein, falls die Blutdruckwerte normal bleiben sollen. Der diastolische Blutdruck ist normalerweise um ca. 15% niedriger als vor der Schwangerschaft.

Aortokavales Kompressionssyndrom

Bei ungefähr 10% der Hochschwangeren kommt es in Rückenlage zu einer Erniedrigung des Blutdrucks. Schwitzen, Übelkeit, Erbrechen und zerebrale Beeinträchtigungen können diese Hypotension begleiten. Dieser Symptomenkomplex wird als aortokavales Kompressionssyndrom bezeichnet. Ursache für dieses Syndrom ist eine Drosselung des venösen Rückstroms aufgrund einer Kompression der Vena cava inferior durch den graviden Uterus. Dazu kann es kommen, wenn die Schwangere die Rückenlage einnimmt. Am häufigsten kommt es zur Kompression der Vena cava inferior, bevor der vorangehende Teil des Kindes sich in der Spätschwangerschaft im Becken fixiert. Glücklicherweise verfügt die Mehrzahl der Schwangeren über Kompensationsmechanismen, wodurch die nachteiligen hämodynamischen Auswirkungen dieses Phänomens ausgeglichen werden können. Der erhöhte Venendruck distal der komprimierten Vena cava inferior führt beispielsweise zu einer Umleitung des Blutes aus der unteren Körperhälfte über paravertebrale Venengeflechte zur Vena azygos. Von hier strömt das Blut über die Vena cava superior zum rechten Herzen, wodurch venöser Rückstrom, Herzzeitvolumen und Blutdruck aufrechterhalten werden. Aufgrund dieses Umgehungskreislaufes kann es bei einer versehentlichen intravasalen Injektion eines Lokalanästhetikums im Rahmen einer Periduralanästhesie zu einem schnellen Anfluten des Medikamentes am Herzen kommen. Dies kann zu einer ausgeprägten kardialen Depression führen.

Ein weiterer Kompensationsmechanismus, der die Folgen einer Kompression der Vena cava inferior abschwächt, ist eine Zunahme des Sympathikotonus und damit eine Erhöhung des systemischen Gefäßwiderstandes. Hierdurch kann der Blutdruck trotz eines erniedrigten Herzzeitvolumens aufrechterhalten werden. Es muß daher beachtet werden, daß diese kompensatorische Zunahme des Gefäßwiderstandes durch rückenmarksnahe Regionalanästhesieverfahren abgeschwächt wird. Eine arterielle Hypotension tritt bei Schwangeren im Rahmen einer rückenmarksnahen Regionalanästhesie häufiger auf als bei nicht-schwangeren Patientinnen. Diese durch Regionalanästhesieverfahren verminderte kompensatorische Vasokonstriktion scheint jedoch weniger gefährlich zu sein als eine schmerzbedingte Vasokonstriktion, die auch die uterinen Gefäße betrifft.

Aufgrund angiographischer Studien konnte nachgewiesen werden, daß es durch den graviden Uterus auch zu einer Kompression der Aorta kommt, wenn Schwangere die Rückenlage einnehmen [2]. Diese Kompression führt zu einer arteriellen Hypotension der unteren Extremitäten und zu einer verminderten Uterusdurchblutung. Im Gegensatz zur Kompression der Vena cava inferior ist eine Kompression der Aorta nicht mit mütterlichen Symptomen oder einem am Arm meßbaren Blutdruckabfall verbunden. Eine aortokavale Kompression führt aufgrund eines verminderten uterinen Blutflusses zu einer uteroplazentaren Insuffizienz und einer fetalen Asphyxie. Selbst bei sonst normalen uteroplazentaren Verhältnissen kann ein systolischer Blutdruck von weniger als 100 mmHg bei der Mutter zu einer zunehmenden fetalen Azidose und Bradykardie führen, falls er länger als 10 bis 15 Minuten besteht [3]. Dadurch wird deutlich, daß die Durchblutung des Uterus und damit der Plazenta direkt vom mütterlichen Blutdruck abhängt.

Die Inzidenz des aortokavalen Kompressionssyndroms kann dadurch vermindert werden, daß schwangere Patientinnen auf die Seite gelagert werden. Falls 1. der systolische Blutdruck bei vorher normotensiven Schwangeren unter 100 mmHg abfällt, 2. ein 20- bis 30%iger Blutdruckabfall bei vorher hypertensiven Schwangeren auftritt oder 3. es zu einer Veränderung der fetalen Herzfrequenz kommt (als deren Ursache eine uteroplazentare Insuffizienz anzunehmen ist), sollten entsprechende Maßnahmen getroffen werden, um den mütterlichen Blutdruck anzuheben. Als therapeutische Maßnahmen kommen intravenöse Flüssigkeitszufuhr, Linksverlagerung des Uterus und intravenöse Ephedringabe in Frage. Eine Linksverlagerung des Uterus ist deshalb wirkungsvoll, da hierdurch der gravide Uterus nicht mehr auf Vena cava inferior bzw. Aorta drückt. Diese Linksverlagerung kann auch manuell durchgeführt werden, indem der Uterus angehoben und nach links weggeschoben wird. Statt dessen kann auch das Kreißsaalbett um 15°

Tab. 31.2: Änderungen des Respirationstraktes

	Durchschnittliche Änderung gegenüber dem Ausgangswert (%)
Atemminutenvolumen	+50
Atemzugvolumen	+40
Atemfrequenz	+10
PaO$_2$	+10 mmHg
PaCO$_2$	−10 mmHg
pHa	keine Änderung
Totalkapazität	keine Änderung
Vitalkapazität	keine Änderung
funktionelle Residualkapazität	−20
exspiratorisches Reservevolumen	−20
Residualvolumen	−20
Atemwegswiderstand	−35
Sauerstoffverbrauch	+20

nach links gekippt oder das rechte Gesäß um 10 bis 15 cm (mit Hilfe einer Decke oder eines Schaumgummikeils) hochgelagert werden.

31.1.2 Respiratorisches System

Schwangerschaftsbedingte Veränderungen im Bereich des respiratorischen Systems führen zu Veränderungen in den oberen Luftwegen, von Atemminutenvolumen, Lungenvolumina und arterieller Oxygenierung (Tab. 31.2) (Abb. 31.2). Durch diese Änderungen können die An- und Abflutung der Anästhetika und damit die Narkoseein- und -ausleitung beeinflußt werden. Auch bei der Wahl der Tubusgröße müssen diese Veränderungen berücksichtigt werden.

Die Kapillarfülle der Schleimhaut im Bereich der oberen Luftwege kann zur Behinderung der Nasenatmung führen und Nasenbluten begünstigen. Diese Symptome können bereits durch eine leichte Infektion im Bereich der oberen Atemwege oder durch ein Ödem im Rahmen einer schwangerschaftsbedingten Hypertension verstärkt werden. Daher muß beim Einführen von Instrumenten in die oberen Luftwege sehr vorsichtig vorgegangen werden. Unvorsichtiges oropharyngeales Absaugen, Einführen eines nasalen oder oralen Tubus oder eine Verletzung während der direkten Laryngoskopie können zu Blutung und einer Verstärkung des Ödems führen. Es ist ratsam, einen etwas kleineren, blockbaren Endotrachealtubus zu wählen (6,5–7,0 mm I.D.), da Taschenbänder und Arytänoidknorpel oft ödematös geschwollen sind.

Eine der am frühesten auftretenden und am stärksten ausgeprägten schwangerschaftsbedingten Veränderungen bezüglich der Atemfunktion ist die Zunahme des Atemminutenvolumens. Das Atemminutenvolumen ist bereits während des ersten Tri-

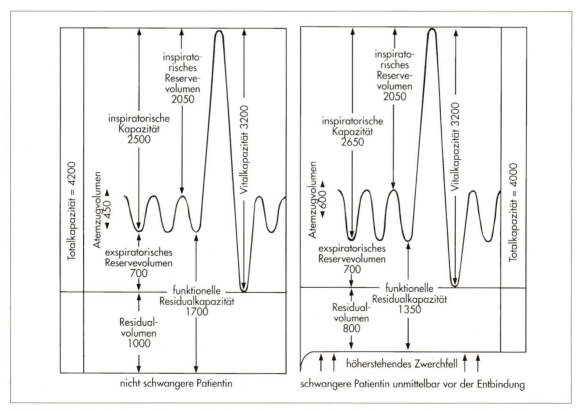

Abb. 31.2: Vergleich der Lungenvolumina und der Lungenkapazitäten bei der nicht-schwangeren Patientin und der hochschwangeren Patientin unmittelbar vor der Entbindung. (Bonica JJ. Principles and Practice of Obstetric Analgesia and Anesthesia. Philadelphia. FA Davis, 1976)

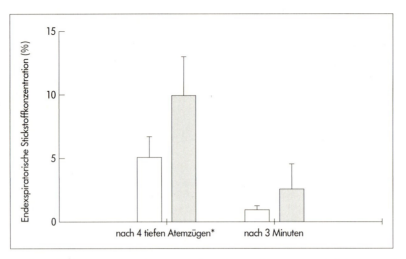

Abb. 31.3: Endexspiratorische Stickstoffkonzentration (N₂) in Prozent (%) nach einer Präoxygenierung über 3 Minuten bzw. nach vier tiefen Atemzügen mit 100% Sauerstoff bei Schwangeren (weiße Balken) und Nicht-Schwangeren (schraffierte Balken).
*p < 0,0001 gegenüber 3 Minuten,
< 0,001 gegenüber Schwangeren.
(Aus: Norris MC, Kirkland MR, Torjman MC, Goldberg ME. Denitrogenation in pregnancy. Can J Anaesth 1989; 36: 523–525; mit freundlicher Genehmigung.)

menons um ungefähr 50% über den Ausgangswert vor der Schwangerschaft erhöht und bleibt auch für die restliche Schwangerschaft auf diesem erhöhten Niveau. Als Ursache hierfür werden die erhöhten Progesteronkonzentrationen im Blut angenommen. Folge des erhöhten Atemminutenvolumens ist eine Abnahme des Kohlendioxidpartialdrucks ($PaCO_2$) während des ersten Trimenons unter Ruhebedingungen von 40 auf etwa 30 mmHg. Der Sauerstoffpartialdruck (PaO_2) nimmt um etwa den gleichen Betrag zu. Der arterielle pH-Wert bleibt aufgrund einer erhöhten renalen Bikarbonatausscheidung ungefähr konstant. Die Plasma-Bikarbonatkonzentration fällt dadurch um etwa 4 mval/l ab. Aufgrund von Wehen und Entbindung kann es zu einer noch stärkeren Hyperventilation kommen. Dies kann durch eine Periduralanästhesie vermindert werden [4]. Eine opioidinduzierte Atemdepression ist bei Schwangeren nicht so stark ausgeprägt. Dieses ist wahrscheinlich auf die erhöhte und atemstimulierende Progesteronkonzentration im Blut zurückzuführen.

Im Gegensatz zu der sehr früh auftretenden Zunahme des Atemminutenvolumens verändern sich die Lungenvolumina erst ab dem 5. Schwangerschaftsmonat. Mit zunehmender Vergrößerung des Uterus wird das Zwerchfell nach kranial verdrängt. Diese Veränderung ist hauptsächlich für die am Geburtstermin bestehende 20%ige Verminderung von exspiratorischem Reservevolumen und Residualvolumen verantwortlich (Abb. 31.2). Die funktionelle Residualkapazität ist ähnlich stark erniedrigt. Andere Lungenvolumina – einschließlich der Vitalkapazität – sind während der Schwangerschaft nicht signifikant verändert.

Aufgrund des erhöhten Atemminutenvolumens und der gleichzeitig erniedrigten funktionellen Residualkapazität wird bei Schwangeren der Stickstoff schneller aus der Lunge ausgewaschen als bei nichtschwangeren Patientinnen (Abb. 31.3) [5]. Damit kann auch die alveoläre Konzentration volatiler Anästhetika schneller verändert werden. Narkoseein- und -ausleitung sowie Änderungen der Narkosetiefe laufen bei Schwangeren schneller ab. Außerdem sind die benötigten Konzentrationen volatiler Anästhetika in der Schwangerschaft vermindert [6]. Aufgrund des beschleunigten Wirkungseintritts und eines erniedrigten Anästhetikabedarfs kann es bei Schwangeren leicht zu einer Überdosierung von Anästhetika kommen. Bereits die Verabreichung niedriger Konzentrationen eines Inhalationsanästhetikums, die normalerweise als ungefährlich angesehen werden, kann bei Schwangeren zu einem Verlust der Schutzreflexe im Bereich der oberen Luftwege führen.

Bei Einleitung einer Allgemeinanästhesie bei Schwangeren kann ein starker Abfall des arteriellen Sauerstoffpartialdruckes auftreten, falls es zu einer etwas längeren Apnoe – z.B. während der endotrachealen Intubation – kommt. Dieser sehr schnell auftretende Abfall der arteriellen Oxygenierung ist durch die verminderten Sauerstoffreserven der Schwangeren – aufgrund der erniedrigten funktionellen Residualkapazität – bedingt. Auch die Tatsache, daß der Sauerstoffverbrauch kurz vor der Entbindung um etwa 20% erhöht ist, begünstigt eine schnellere Erschöpfung der Sauerstoffreserven. Dies verdeutlicht, wie wichtig bei Schwangeren eine ausreichende Präoxygenierung vor jeder absehbaren Apnoephase ist. Damit der Fetus möglichst viel von der Präoxygenierung profitiert, sollte die Schwangere für ungefähr 6 Minuten reinen Sauerstoff ein-

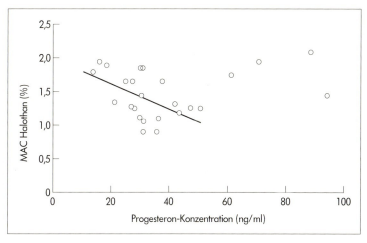

Abb. 31.4: Die erforderliche Halothankonzentration verhält sich umgekehrt proportional zur Plasmaprogesteronkonzentration. (Aus: Datta S, Migliozzi RP, Flanagan HL, Krieger NR. Chronically administered progesterone decreases halothane requirements in rabbits. Anesth Analg 1989; 68: 46–50; mit freundlicher Genehmigung.)

atmen, denn es wird geschätzt, daß es solange dauert, bis es zu einem entsprechenden Ausgleich zwischen mütterlichem und fetalem Blut gekommen ist. Wenn die Schwangere über diesen Zeitraum reinen Sauerstoff einatmet, kann davon ausgegangen werden, daß beim Feten der Sauerstoffpartialdruck in der Nabelvene von 22 mmHg auf durchschnittlich 28 mmHg ansteigt. Bei Atmung von Raumluft beträgt der mütterliche arterielle Sauerstoffpartialdruck oft mehr als 100 mmHg. Dies ist auf die chronische Hyperventilation zurückzuführen. Durch Flachlagerung kann der arterielle Sauerstoffpartialdruck abnehmen. Ursache hierfür ist wahrscheinlich ein vermindertes Herzzeitvolumen aufgrund einer aortokavalen Kompression. Da nicht vorherzusehen ist, ob eine Schwangere zu einem solchen Abfall des Sauerstoffpartialdruckes neigt, scheint es bei Durchführung einer Regionalanästhesie sinnvoll zu sein, routinemäßig den Uterus nach links zu verlagern und zusätzlich Sauerstoff zu verabreichen.

31.1.3 Nervensystem

Bei trächtigen Tieren ist der Bedarf an Methoxyfluran, Halothan und Isofluran am Geburtstermin um 25 bis 40% vermindert [6]. Obwohl keine Daten dazu vorliegen, scheint dies auch für den Lachgasbedarf zu gelten. Eine Behandlung von Tieren mit Progesteron kann den MAC-Wert für Halothan senken. Es ist wahrscheinlich, daß der sedierende Effekt dieses Hormons auch den verminderten Anästhetikabedarf bei Schwangeren erklären kann (Abb. 31.4) [7]. Bei Tieren erreicht der Anästhetikabedarf bereits 5 Tage nach der Geburt der Jungen wieder den Wert wie bei nicht-trächtigen Tieren. Die Progesteronkonzentration im Blut bleibt jedoch noch länger erhöht. Daher ist zu vermuten, daß der verminderte Anästhetikabedarf nicht allein dem Progesteron zugeschrieben werden darf [8]. Unabhängig vom zugrundeliegenden Mechanismus ist zu beachten, daß alveoläre Konzentrationen volatiler Anästhetika, die bei nicht-schwangeren Patientinnen noch keine Bewußtlosigkeit erzeugen können, bei schwangeren Patientinnen schon fast den für eine Narkose notwendigen Konzentrationen entsprechen. Durch diese starke zentralnervöse Dämpfung können auch die Atemschutzreflexe beeinträchtigt werden, und es besteht erhöhte Aspirationsgefahr für die Schwangere.

Da mit fortschreitender Schwangerschaft der intraabdominale Druck zunimmt und es aufgrund einer Kompression der Vena cava inferior zu einer Umleitung von Blut über paravertebrale Venengeflechte kommt, sind die periduralen Venengeflechte überfüllt. Diese verstärkte Venenfüllung führt zu einer Verkleinerung des restlichen Periduralraumes und zu einer kompressionsbedingten Verminderung des Volumens an Liquor cerebrospinalis. Ebenso kommt es durch die überfüllten Venen zu einer vermehrten Ausbreitung eines in den Periduralraum injizierten Lokalanästhetikums. Das Medikament breitet sich über mehr Rückenmarksegmente aus, als dies normalerweise der Fall wäre. Außerdem kann der erhöhte Druck im Periduralraum den Übertritt des Lokalanästhetikums in den Liquor cerebrospinalis erleichtern, wodurch die Wirkung des Medikamentes am Rückenmark selbst begünstigt wird. Jede Spinalwurzel wird bei ihrem Austritt durch das Foramen intervertebrale durch eine peridurale Vene begleitet. Ist diese Vene überfüllt, wird das Foramen intervertebrale weiter eingeengt, und der Austritt eines in den Periduralraum injizierten Medikamentes über die Foramina intervertebralia kann behindert sein. Auch die während der Schwangerschaft verstärkte Lendenlordose kann die kraniale Ausbreitung des Lokalanästhetikums begünstigen. Die genannten Veränderungen führen

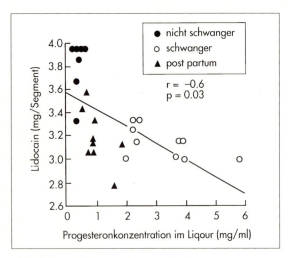

Abb. 31.5: Korrelation zwischen den Lidocaindosierungen (mg pro zu blockierendem Segment) und den Progesteronkonzentrationen im Liquor (ng/ml) bei nicht schwangeren und schwangeren Patientinnen sowie post-partal. (Datta S, Hurley RJ, Naulty JS, et al. Plasma and cerebrospinal fluid progesterone concentrations in pregnant and nonpregnant women. Anesth Analg 1986; 65:950–4 Reprinted with permission form IARS)

im Vergleich zu nicht-schwangeren Patientinnen dazu, daß im Rahmen von Peridural- bzw. Spinalanästhesie 30 bis 50% weniger Lokalanästhetikum benötigt werden [9]. Die Beobachtung, daß sich ein in den Periduralraum injiziertes Lokalanästhetikum bereits im ersten Trimenon weiter ausbreitet, läßt jedoch vermuten, daß neben mechanischen auch biochemische Veränderungen hierfür verantwortlich sind [10]. Da es aufgrund der schwangerschaftsbedingten Hyperventilation zu einem kompensatorischen Abfall der Plasma-Bikarbonatkonzentration kommt, kann die Pufferkapazität vermindert und die Wirkung der Lokalanästhetika verstärkt sein. Auch ein in den Spinalraum injiziertes Lokalanästhetikum weist eine größere segmentale Ausbreitung auf. Parallel dazu sind die Plasma- und Liquorkonzentrationen an Progesteron erhöht (Abb. 31.5) [11]. Es liegen allerdings auch Untersuchungen vor, die keinen Unterschied in der Höhe des erzielten sensiblen Niveaus aufzeigen konnten, falls bei schwangeren bzw. nicht-schwangeren Patientinnen gleiche Volumina eines Lokalanästhetikums peridural verabreicht werden und dabei sorgfältig darauf geachtet wird, daß es zu keinem aortokavalen Kompressionssyndrom kommt [12].

31.1.4 Nieren

Renaler Blutfluß und glomeruläre Filtrationsrate sind im 4. Schwangerschaftsmonat um ungefähr 50% erhöht. Während des 3. Schwangerschaftstrimenons fallen diese Größen langsam wieder auf die Werte vor der Schwangerschaft ab. Als Folge dieser Veränderungen sind die oberen Normalwerte der Harnstoff- und Kreatininkonzentrationen um ungefähr 50% erniedrigt.

31.1.5 Leber

Die Aktivität der Plasma-Cholinesterase ist von der 10. Schwangerschaftswoche an bis etwa 6 Wochen nach der Entbindung vermindert [13]. Es ist jedoch unwahrscheinlich, daß diese erniedrigte Cholinesteraseaktivität zu einer Wirkungsverlängerung von Succinylcholin führt, auch wenn vereinzelt eine unerwartet lange Relaxation beobachtet wurde [14, 15]. Eine schwangerschaftsbedingte akute Leberverfettung ist zwar eine seltene, aber möglicherweise tödliche Erkrankung, die sich typischerweise nach der 35. Schwangerschaftswoche entwickelt [16]. Bei einer solchen Patientin wurde die erfolgreiche Durchführung einer Periduralanästhesie zur Sectio caesarea beschrieben [17].

31.1.6 Gastrointestinaltrakt

Aufgrund der schwangerschaftsbedingten Veränderungen im Bereich des Gastrointestinaltraktes neigen Schwangere zur Regurgitation von Mageninhalt, zur Aspiration von Magensäure und zur Entwicklung einer Aspirationspneumonie. Beispielsweise führt der vergrößerte Uterus zu einer Verlagerung des Pylorus nach kranial und dorsal, wodurch die Magenentleerung verzögert wird. Außerdem ist die gastrointestinale Motilität durch den Einfluß von Progesteron vermindert. Infolgedessen ist die Magenentleerung verzögert, und die Magensaftmenge ist auch während einer Nahrungskarenz meistens erhöht. Daneben verändert der vergrößerte Uterus den Kardiawinkel, wodurch es zu einer relativen Insuffizienz dieses physiologischen Verschlußmechanismus kommt. Im Vergleich zu nichtschwangeren Patientinnen sind bei schwangeren Frauen der Tonus des unteren Ösophagussphinkters erniedrigt und der Mageninnendruck erhöht [18]. Infolgedessen kommt es häufig zu einem Reflux von Magensaft in den Ösophagus. Schwangere haben daher oft eine Ösophagitis. Aufgrund dieser Veränderungen sind Schwangere für eine Regurgitation prädestiniert, selbst wenn keine Sedativa verabreicht werden und keine Allgemeinanästhesie durchgeführt wird.

Die erhöhte Aspirationsgefahr von Mageninhalt ist der Grund dafür, daß bei jeder bewußtlosen Schwangeren (z.B. aufgrund zentral dämpfender Medikamente) eine Intubation mit einem blockbaren Endotrachealtubus empfohlen wird. Nur in seltenen Ausnahmen, z.B. falls die endotracheale Intubation technisch unmöglich ist und aus kindlicher Indikation eine sofortige Entbindung notwendig wird, kann eine Allgemeinanästhesie ohne endotracheale Intubation durchgeführt werden. In diesen Fällen sollte kontinuierlich der Krikoiddruck ausgeübt werden, um das Risiko einer Regurgitation von Mageninhalt in den Hypopharynx zu verringern. Außerdem soll durch den Krikoiddruck eine stärkere Überblähung des Magens verhindert werden.

Der Grund, warum bei Schwangeren während der Wehen und vor der Entbindung meist orale Antazida verabreicht werden, ist darin zu sehen, daß der pH-Wert des Mageninhaltes entscheidend für Entwicklung und Schweregrad einer Aspirationspneumonitis ist [19, 20]. Ohne Zweifel können orale Antazida den pH-Wert des Magensaftes anheben. Dennoch ist es schwierig, den Nutzen einer routinemäßigen Gabe von Antazida nachzuweisen [21, 22]. Um die Gefahr einer Aspiration von Antazidapartikeln zu vermeiden, wird die Verabreichung partikelfreier Antazida wie Natriumzitrat empfohlen [23]. Wichtig zu beachten ist, daß die zur Schmerzlinderung während der Wehen verabreichten Opioide die Magenentleerung verzögern und die Wirkungsdauer der Antazida verlängern [24]. Wiederholte Antazidagaben bei Patientinnen, die zusätzlich Opioide erhalten, können zu einer Zunahme des Magensaftvolumens führen. Aus diesem Grunde sollten die vor einer Allgemeinanästhesie prophylaktisch gegebenen Antazida erst unmittelbar vor Narkoseeinleitung verabreicht werden. In Anbetracht der Ansammlung von Antazida im Magen scheinen nur wenige Gründe für eine routinemäßige Antazidagabe in einem festen Zeitintervall während der Wehen zu sprechen [24].

Um den pH-Wert des Magensaftes anzuheben und dessen Volumen zu erniedrigen, kommen auch andere Medikamente in Betracht. Beispielsweise erhöht Metoclopramid den Tonus des unteren Ösophagussphinkters und beschleunigt die Magenpassage während der Wehen [25]. Die Gabe von Metoclopramid kann daher bei solchen Schwangeren sinnvoll sein, bei denen eine Allgemeinanästhesie durchgeführt werden muß, aber eine besonders große Gefahr eines erhöhten Magensaftvolumens besteht (z.B. wegen starker Angst, Schmerztherapie mit Opioiden, kurz zurückliegender Nahrungsaufnahme, Adipositas, Hypomotilität des Magens oder eines Sodbrennens, das auf eine Funktionsstörung des unteren Ösophagussphinkters hinweist). Eine opioidbedingte Hypomotilität des Magens kann durch Metoclopramid jedoch nicht aufgehoben werden. Sind keine Wehen vorhanden und ist das Magensaftvolumen nicht erhöht, läßt sich das Magensaftvolumen mit Metoclopramid nicht signifikant vermindern [26]. Auch scheint die Magenentleerungszeit bei Schwangeren ohne Wehen im Vergleich zu nicht-schwangeren Frauen nicht verlängert zu sein [27]. Aus diesem Grunde scheint die routinemäßige Gabe von Metoclopramid vor einer elektiven Sectio caesarea nicht sinnvoll zu sein. Auch durch Gabe eines H_2-Antagonisten kann bei Schwangeren der pH-Wert des Magensaftes angehoben werden.

31.2 Physiologie des uteroplazentaren Kreislaufs

Die Plazenta stellt die Verbindung zwischen mütterlichem und fetalem Kreislauf dar und dient dem Substrataustausch. Die Plazenta wird durch die beiden Arteriae uterinae mit mütterlichem Blut versorgt. Das fetale Blut fließt über zwei Umbilikalarterien zur Plazenta. Über die Umbilikalvene fließt nährstoffreiches und schlackstofffreies Blut wieder zum Fetus zurück. Die wichtigsten Einflußgrößen für die Plazentarfunktion sind der uterine Blutfluß und die für den Substrataustausch zur Verfügung stehende Plazentafläche. Eine akute Verschlechterung der Plazentarfunktion führt zu einer Störung des Sauerstofftransportes zum Feten und zu einer Beeinträchtigung des Kohlendioxidabtransportes vom Feten. Hierdurch kommt es zu einer fetalen Hypoxämie und Azidose. Eine chronische Störung der Plazentarfunktion führt aufgrund einer gestörten Substratversorgung zu einem verzögerten Wachstum des Feten.

31.2.1 Der uterine Blutfluß

Der uterine Blutfluß beträgt zum Zeitpunkt der Geburt etwa 500 bis 700 ml/Minute, was ca. 10% des mütterlichen Herzzeitvolumens ausmacht. Aufgrund des fehlenden Autoregulationsmechanismus ist der uterine Blutfluß zum mittleren Perfusionsdruck (Differenz aus arteriellem und venösem Druck in den uterinen Gefäßen) direkt proportional und zum uterinen Gefäßwiderstand umgekehrt proportional. Es ist wichtig, den uterinen Blutfluß aufrechtzuerhalten, denn der uterine Blutfluß ist für einen suffizienten Plazentarkreislauf und letztendlich für das Wohlergehen des Feten verantwortlich. Der uterine Blutfluß wird durch Medikamente oder Ereignisse, die den Perfusionsdruck erniedrigen oder den uterinen Gefäßwiderstand erhöhen, vermindert. Eine mütterliche Hypotension (z.B. im Rahmen eines Kava-Kompressionssyndroms) oder eine exzessive Uterusaktivität sind die häufigsten Ereignisse, die den uterinen Blutfluß akut vermindern. Es wird vermutet, daß der uterine Blutfluß bei normalen Plazentarverhältnissen um 50% abfallen kann, bevor es zu einer fetalen Asphyxie, die sich in einer fetalen Azidose äußert, kommt [28]. Alpha-adrenerge Medikamente wie Methoxamin oder Metaraminol können zu einer Kontraktion der Uterusgefäße und damit zu einem Abfall der uterinen Durchblutung sowie einer fetalen Azidose führen (Abb. 31.6) [29]. Dagegen führt Ephedrin zu keinem Abfall des uterinen Blutflusses, obwohl es den mütterlichen arteriellen Blutdruck deutlich steigert (Abb. 31.6) [29]. Mütterlicher Streß oder Schmerz können durch Freisetzung endogener Katecholamine zu einem Anstieg des uterinen Gefäßwider-

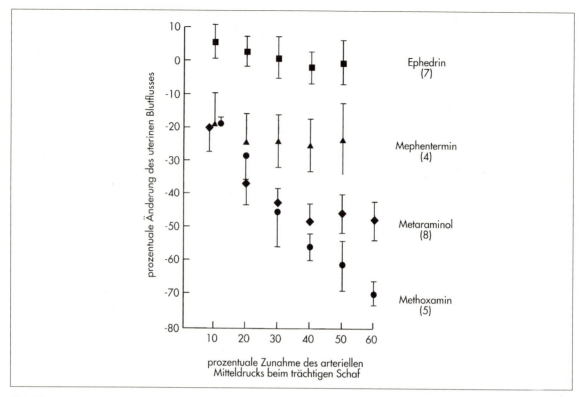

Abb. 31.6: Vor und nach Steigerung des arteriellen Mitteldruckes mittels Injektion eines Sympathomimetikums wurde beim trächtigen Schaf der uterine Blutfluß gemessen. Mit Ausnahme von Ephedrin, bewirken diese Medikamente eine Verminderung des uterinen Blutflusses, obwohl sie den arteriellen Mitteldruck steigern. Dargestellt sind Mittelwerte ± SE. (Ralston DH, Shnider SM, deLorimer AA. Effects of equipotent ephedrine, metaraminol, mephentermine, and methoxamine on uterine blood flow in the pregnant ewe. Anesthesiology 1974; 40: 354–70)

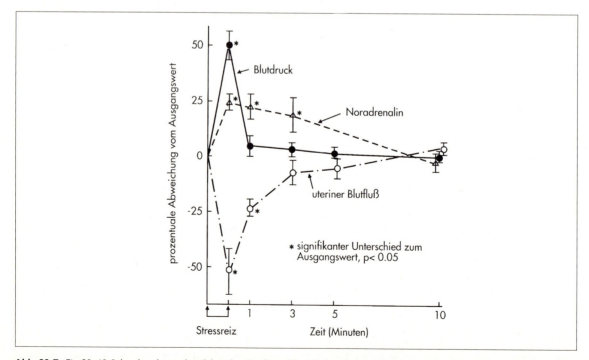

Abb. 31.7: Ein 30–60 Sekunden dauernder elektrischer Streßreiz führte bei trächtigen Schafen zu einem Anstieg des Blutdrucks und der Noradrenalin-Plasma-Konzentration (Mittelwert ± SE). Zum Zeitpunkt des maximalen Anstiegs des Blutdrucks und der Katecholaminspiegel war der uterine Blutfluß um ungefähr 50% vermindert. (Shnider SM, Wright RG, Levinson G, et al. Uterine blood flow and plasma norepinephrine changes during maternal stress in the pregnant ewe. Anesthesiology 1979; 50: 524–7)

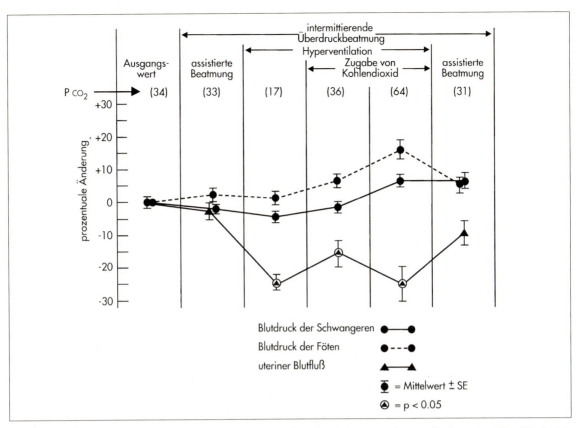

Abb. 31.8: Bei Schwangeren wurden während einer intermittierenden Überdruckbeatmung bei verschiedenen arteriellen CO_2-Partialdruckern (PCO_2) der Blutdruck der Schwangeren, der Blutdruck des Feten und der uterine Blutfluß bestimmt. Unabhängig von arteriellen PCO_2 der Schwangeren kam es zu Verminderungen des uterinen Blutflusses. Diese Tatsache legt nahe, daß die mechanischen Auswirkungen der intermittierenden Überdruckbeatmung für den Abfall des uterinen Blutflusses verantwortlich sind. (Levinson G, Shnider SM, deLorimer AA, Steffenson JL. Effects of maternal hyperventilation on uterine blood flow and fetal oxygenation and acid-base status. Anesthesiology 1974; 40: 340–7)

standes und zu einem Abfall der Uterusdurchblutung führen (Abb. 31.7) [30]. Daher ist zu vermuten, daß eine gut wirkende Regional- oder Allgemeinanästhesie einen Schutz für den Feten darstellt. Möglicherweise ist der verminderte uterine Blutfluß während einer kontrollierten Beatmung durch die mechanischen Auswirkungen des positiven Beatmungsdruckes und nicht durch den verminderten mütterlichen CO_2-Partialdruck bedingt (Abb. 31.8) [31].

Medikamente, die den Schwangeren während Wehen und Entbindung zur Schmerzlinderung verabreicht werden, können einen großen Einfluß auf den uterinen Blutfluß und damit das Wohlbefinden des Feten haben. Diese Auswirkungen sind wahrscheinlich durch eine medikamentös bedingte Veränderung des mütterlichen Blutdrucks und weniger durch eine direkte Wirkung auf den uterinen Muskeltonus oder auf das uterine Gefäßsystem bedingt. Die bisher vorliegenden Daten über die Auswirkungen von Anästhetika auf den uterinen Blutfluß sind nahezu ausschließlich im Tiermodell (meistens an trächtigen Schafen) erhoben worden. Solange die inspiratorische Konzentration von Halothan weniger als 1% beträgt, wird der Säure-Basen-Haushalt des Feten nicht nachteilig beeinflußt. Dies legt nahe, daß der uterine Blutfluß nicht signifikant vermindert ist [32]. Höhere inspiratorische Halothankonzentrationen sind mit einem mütterlichen Blutdruckabfall und einer fetalen Azidose verbunden. Isofluran und andere volatile Anästhetika haben, falls sie in äquipotenten Dosen verabreicht werden wie Halothan, einen ähnlichen Effekt auf den uterinen Blutfluß [33]. Thiopental vermindert den uterinen Blutfluß in dem Maße, in dem es zu einem medikamentös bedingten Blutdruckabfall führt. Ketamin verursacht vermutlich bis zu einer Dosierung von 1 mg/kg KG keine Veränderung des uterinen Blutflusses [34]. Höhere Dosen von Ketamin können eine Steigerung des uterinen Gefäßwiderstandes verursachen. Hierdurch kann es trotz eines normalen oder erhöhten mütterlichen Blutdrucks zu einer Verminderung des uterinen Blutflusses kommen (Abb. 31.9) [34]. Eine Periduralanästhesie mit Chloroprocain oder Bupivacain führt zu keiner Veränderung des uterinen Blutflusses, falls ein mütterlicher Blutdruckabfall vermieden wird [35, 36]. Auch die Beimischung von Adrenalin zum Lokalanästheti-

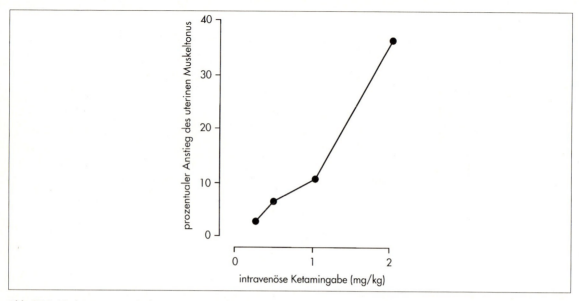

Abb. 31.9: Nach intravenöser Injektion von Ketamin (kumulative Dosen) kommt es zu einem dosisabhängigen Anstieg des mittleren uterinen Muskeltonus. Die Daten wurden bei fünf Hochschwangeren zum Zeitpunkt des errechneten Geburtstermins erhoben. (Zahlen übernommen von Galloon S. Ketamine for obstetric delivery. Anesthesiology 1976; 44: 522–4)

kum scheint normalerweise den uterinen Blutfluß nicht zu beeinflussen.

Der wichtigste Mechanismus für den Übertritt von Medikamenten vom mütterlichen in den fetalen Kreislauf ist die passive Diffusion. Damit nur kleine Mengen von Medikamenten in den fetalen Kreislauf übergehen, ist es entscheidend, die mütterliche Blutkonzentration möglichst gering zu halten. Der Übertritt von Medikamenten auf den Fetus kann auch dadurch vermindert werden, daß das Medikament unmittelbar vor einer Uteruskontraktion intravenös injiziert wird, denn während einer Kontraktion ist der mütterliche Blutfluß zur Plazenta deutlich reduziert.

Einige Besonderheiten des fetalen Kreislaufs beeinflussen die Medikamentenverteilung im Feten. So fließen ungefähr 75% des Nabelvenenblutes durch die fetale Leber. Der restliche Anteil des Blutes fließt über den Ductus venosus direkt in die Vena cava inferior. Ein großer Anteil der Medikamente kann bereits bei dieser Leberpassage metabolisiert werden. Der hepatische Metabolismus führt zu einer Reduktion derjenigen Medikamentenkonzentration, die über die arteriellen fetalen Gefäße zu den lebenswichtigen Organen wie Gehirn und Herz transportiert wird. Der Medikamentenanteil des Nabelvenenblutes, der über den Ductus venosus in die Vena cava inferior gelangt, wird durch das medikamentenfreie Blut, das aus den unteren Extremitäten und den Eingeweiden des Unterbauches vom Feten kommt, verdünnt. Aus den genannten Gründen ist es möglich, daß die im Nabelvenenblut gemessenen Medikamentenkonzentrationen wesentlich höher sein können, als die Konzentrationen, die letztlich über die arteriellen Gefäße des Feten zu den Geweben transportiert werden. Dies stimmt auch mit der Beobachtung überein, daß eine medikamentös bedingte Depression des ZNS der Mutter (z.B. durch Thiopental oder ein volatiles Anästhetikum) nicht von einer ähnlich stark ausgeprägten Depression des fetalen ZNS begleitet ist. Diese besonderen anatomischen Verhältnisse des fetalen Kreislaufs schützen die vitalen Organe des Feten vor den Folgen hoher Medikamentenkonzentrationen im Nabelvenenblut. Eine fetale Azidose ist jedoch mit einem erhöhten myokardialen und zerebralen Blutfluß verbunden. Hierdurch kommt es während einer fetalen Asphyxie zu einer erhöhten Medikamentenanflutung an diesen Organen. Der niedrigere pH-Wert des fetalen Blutes führt dazu, daß schwach alkalische Medikamente wie Lokalanästhetika und Opioide, die die Plazenta in nicht-ionisierter Form überschreiten, im fetalen Kreislauf in die ionisierte Form übergehen. Da ionisierte Medikamente nur noch schwer die Plazentaschranke passieren können, kommt es trotz eines Konzentrationsgradienten zu einer Anhäufung dieser Medikamente im fetalen Blut. Dieses Phänomen ist als «ion trapping» bekannt und kann erklären, warum es während einer Asphyxie und Azidose zu einer höheren Lidocainkonzentration im fetalen Blut kommt (Abb. 31.10) [37]. Außerdem führt die Umwandlung von Lidocain in die ionisierte Form dazu, daß ein Konzentrationsgradient für das nicht-ionisierte Lidocain von der Mutter zum Feten aufrechterhalten wird.

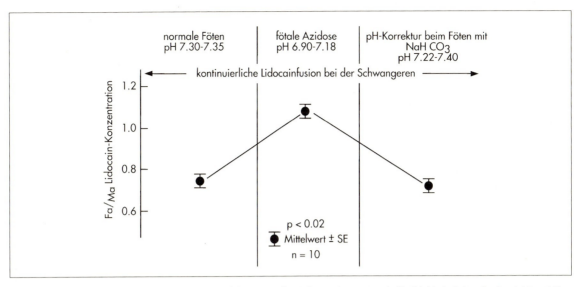

Abb. 31.10: Der Quotient aus den fetalen und mütterlichen arteriellen Lidocainplasmaspiegeln (Fa/Ma) ist bei einer fetalen Azidose höher als bei normalen Feten oder während einer pH-Korrektur beim Feten mit $NaHCO_3$. Vermutlich liegt bei einer fetalen Azidose ein höherer Anteil des Lidocains im Feten in ionisierter Form vor. Da die ionisierte Form der Lokalanästhetika Lipidmembranen wie die Plazenta nur schwer überqueren kann, ist zu erwarten, daß dieser ionisierte Anteil des Lidocains im Feten zurückgehalten wird (Ionen-Falle). Zusätzlich wird im azidotischen Feten Lidocain in die ionisierte Form umgewandelt. Hierdurch wird ein Konzentrationsgradient von der Mutter zum Feten für das nicht-ionisierte Lidocain aufrecht erhalten, und nicht ionisiertes Lidocain diffundiert weiterhin in die Feten. (Biehl D, Shnider SM, Levinson G, Callender K. Placental transfer of lidocaine: Effects of fetal acidosis. Anesthesiology 1978; 48: 409–12)

31.3 Verabreichung von Medikamenten an die Schwangere während der Wehen

Trotz des häufigen Einsatzes der Periduralanästhesie zur Schmerzlinderung während der Wehen gibt es gelegentlich im Rahmen der Schmerz- und Angstbekämpfung auch Indikationen für eine systemische Medikamentengabe. Ein ideales Medikament gibt es hierfür nicht, da alle systemisch verabreichten Medikamente in einem gewissen Ausmaß die Plazentaschranke überschreiten und eine Depression des Feten verursachen. Das Ausmaß der fetalen Depression hängt in erster Linie von der Medikamentendosis, vom Applikationsweg sowie davon ab, wieviele Minuten bzw. Stunden vor der Geburt das Medikament gegeben wurde. Beispielsweise werden häufig Benzodiazepine, Opioide und gelegentlich Ketamin systemisch verabreicht. Kleine Dosen von Midazolam (0,5–1 mg i.v.) können eingesetzt werden, um z.B. während einer Sectio caesarea unter Periduralanästhesie die Angst zu mindern. Alle Opioide passieren die Plazentaschranke und können beim Neugeborenen zu Atemdepression und Beeinträchtigung des neurologischen Status führen. Pethidin ist ein Opioid, das oft bei Schwangeren verabreicht wird. Ursache hierfür ist wahrscheinlich, daß das Atemzentrum des Neugeborenen auf dieses Opioid weniger empfindlich reagiert als auf Morphin [38]. Gelegentlich kann auch Ketamin durch intermittierende intravenöse Gabe (10–15 mg i.v.) so titriert werden, daß eine stark wirksame Schmerzlinderung bei der Gebärenden erreicht wird, ohne daß es zu einem Bewußtseinsverlust kommt. Der Wirkungsbeginn tritt hierbei innerhalb einer Minute ein, und die Wirkung hält 5 bis 15 Minuten an. Diese niedrig dosierte Ketamingabe scheint besonders bei Gebärenden sinnvoll, bei denen eine vaginale Entbindung unmittelbar bevorsteht oder bei denen eine Regionalanästhesie nur unvollständig wirkt. Ketamin überschreitet leicht die Plazentaschranke, bewirkt jedoch in niedrigen Dosierungen keine Depression des Neugeborenen. Beachtet werden muß, daß es selbst bei niedrigen Ketamindosierungen zu unerwünschten psychischen Veränderungen bei der Gebärenden kommen kann.

31.4 Geburtsverlauf

Der Geburtsverlauf wird entsprechend der zunehmenden Dilatation der Zervix und dem tiefertretenden vorangehenden Kindsteil in verschiedene Phasen unterteilt (Abb. 31.11) [39]. In Abhängigkeit von der Weite des Muttermundes wird zwischen Eröffnungs- und Austreibungsphase unterschieden. Die Eröffnungsphase wird weiter in eine Latenzphase und in eine aktive Phase unterteilt. Die aktive Phase besteht aus einer Akzelerationsphase, einer Phase der maximalen Akzeleration und einer Dezelerationsphase. Der Beginn regelmäßiger Wehen signalisiert den Anfang der Eröffnungsphase. Dieser

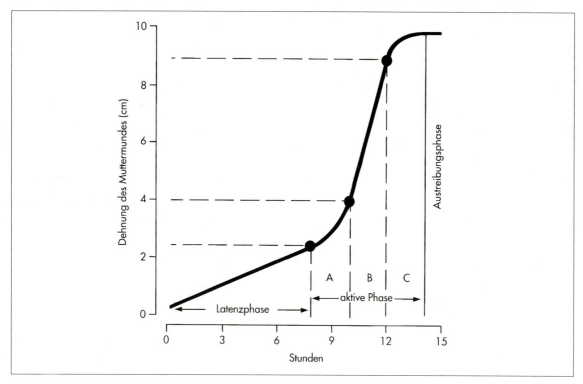

Abb. 31.11: Die Wehen werden (je nach Weite des Muttermundes) in die Eröffnungsphase und die Austreibungsphase unterteilt. Die Eröffnungsphase wird weiter unterteilt in eine Latenzphase und eine aktive Phase. Die aktive Phase besteht ihrerseits aus einer Akzelerationsphase (A), einer Phase der maximalen Akzeleration (B) und einer Dezelerationsphase (C). (Abbildung modifiziert nach Friedman EA. Primigravid Labor. A graphicostatistical analysis. Obstet Gynecol 1955; 6: 567–89. Reprinted with permission from the American College of Obstetricians and Gynecologists)

Geburtsabschnitt dauert bei Erstgebärenden 7 bis 13 Stunden, bei Mehrgebärenden 4 bis 5 Stunden. Die Austreibungsphase beginnt mit der vollständigen Öffnung des Muttermundes.

Der Geburtsverlauf ist nicht vorhersehbar. Er wird durch viele Größen wie z.B. Schmerzen der Mutter, Anzahl vorausgegangener Geburten, Lage des Kindes sowie durch die zur Analgesie oder Anästhesie eingesetzten Medikamente und Verfahren beeinflußt. Ein regelwidriger Geburtsverlauf liegt z.B. vor bei einer verlängerten Latenzphase, einem Geburtsstillstand in der aktiven Phase oder ausbleibendem Tiefertreten des vorangehenden Kindsteiles (Tab. 31.3). Übermäßige Sedierung oder eine Anästhesie sind die häufigsten Ursachen für eine Verlängerung der Latenzphase. Diese Verzögerung ist durch eine verminderte Uterusaktivität aufgrund hemmender Medikamente bedingt. Häufigster Grund für einen verzögerten Geburtsverlauf während der späten Eröffnungsphase (aktive Phase) sind ein Mißverhältnis zwischen Kopf und Becken sowie eine kindliche Lage- oder Einstellungsanomalie.

Eine Regionalanästhesie kann Uterusaktivität und Fortschreiten der Eröffnungsphase beeinflussen. Es wird manchmal angenommen, daß der Geburtsverlauf verzögert wird, falls bereits zu einem relativ frühen Zeitpunkt eine Regionalanästhesie durchgeführt wird. Da der Geburtsverlauf aber besonders in den frühen Phasen stark differieren kann, ist es schwierig, diese Vermutung wissenschaftlich zu belegen. Während der Latenzphase kann die Wehentätigkeit auch ohne Regionalanästhesie wieder abnehmen. Auch eine schmerzbedingte Katecholaminausschüttung kann die koordinierte und effektive Uteruskontraktion behindern. In diesem Fall kann mittels einer durch Regionalanästhesie erzielten Analgesie der Geburtsvorgang eventuell beschleunigt werden. Die Auswirkungen einer Anästhesie auf den Geburtsvorgang sind dagegen

Tab. 31.3: Verzögerungen der Wehentätigkeit

	Erstgebärende	Mehrfachgebärende
verlängerte Latenzphase	> 20 Stunden	> 14 Stunden
Stillstand in der aktiven Phase	keine Zervixerweiterung für mehr als 2 Stunden	
Stillstand in der Austreibungsphase	kein Tiefertreten des Kindes über einen Zeitraum von 1 Stunde	

während der aktiven Phase eher vorhersehbar. Beispielsweise bewirkt eine Spinal- oder Periduralanästhesie bis Th10 keine signifikante Veränderung von Uterusaktivität oder Geburtsverlauf während der Akzelerationsphase. Voraussetzung ist allerdings, daß keine kindliche Fehllage und kein atypischer vorangehender Kindsteil vorliegen und daß eine Hypotension vermieden wird [40, 41]. Durch eine Regionalanästhesie kann jedoch der reflektorische Preßdrang der Gebärenden unterdrückt und dadurch die Austreibungsphase verlängert werden. Es liegen aber keine Beweise vor, daß eine durch ein Regionalanästhesieverfahren bedingte Geburtsverlängerung für den Feten schädlich wäre.

Bei Durchführung einer Regionalanästhesie kann häufiger eine Forcepsentbindung aus Beckenmitte notwendig werden [42]. Eine Relaxierung der Beckenbodenmuskulatur kann die Flexion und Rotation des Feten behindern. Dadurch kann eine hintere Hinterhauptslage begünstigt werden. Diese Gefahr kann durch die Verwendung niedrigprozentiger Lokalanästhetika vermindert werden. Hierdurch wird die Skelettmuskulatur weniger stark beeinflußt. Erst bei tiefstehender Leitstelle und stattgefundener Rotation des Kopfes sollte die Beckenbodenmuskulatur durch Nachinjektion einer entsprechenden Dosis an Lokalanästhetikum ausgeschaltet werden.

Volatile Anästhetika verursachen eine dosisabhängige Abnahme der Uterusaktivität. Zuverlässigstes Verfahren, um eine sofortige Uterusrelaxierung zu erzeugen, ist die Durchführung einer Allgemeinanästhesie. Äquipotente Dosen von Halothan, Enfluran und Isofluran erzeugen eine ähnlich starke Uterusrelaxierung [43]. Soll eine möglichst rasche Uterusrelaxierung erreicht werden, kann das schnelle Anfluten von Desfluran von Vorteil sein. Höhere inspiratorische Konzentrationen von Halothan (1%), Enfluran (2%) und vermutlich auch von anderen volatilen Anästhetika relaxieren den Uterus, beeinflussen jedoch die Wirkung von Oxytocin nicht.

31.5 Regionalanästhesieverfahren für Wehenschmerz und vaginale Entbindung

Werden Regionalanästhesieverfahren zur Verminderung des Wehenschmerzes und zur vaginalen Entbindung eingesetzt, kommt es im Vergleich zu einer Analgesie mittels Inhalationsanästhetika oder systemisch verabreichter Medikamente seltener zu einer fetalen Depression oder mütterlichen Aspiration. Um Regionalanästhesieverfahren sinnvoll einsetzen zu können, müssen die für die Leitung der Geburtsschmerzen während Wehen und vaginaler Entbindung zuständigen Nervenbahnen bekannt sein

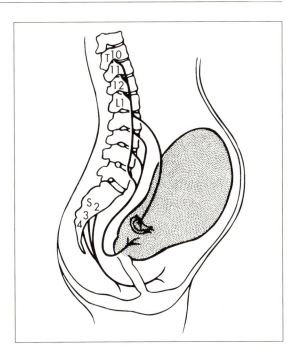

Abb. 31.12: Schematische Darstellung der den Geburtsschmerz leitenden Nervenfasern. Die Schmerzen aus der Zervix und dem Uterus werden über Nerven geleitet, die zusammen mit sympathischen Fasern verlaufen und bei Th_{10}-L_1 in das Rückenmark einmünden. Die Schmerzfasern aus dem Peritoneum verlaufen über die Nervi pudendi zu S_2-S_4.

(Abb. 31.12). Beispielsweise entsteht der Wehenschmerz hauptsächlich in Rezeptoren, die im Uterus- und Dammbereich liegen. Schmerzimpulse aus Zervix und Uterus verlaufen über Nerven, die von sympathischen Nervenfasern nach zentral begleitet werden und in Höhe Th10 bis L_1 in das Rückenmark eintreten. Schmerzfasern aus dem Dammbereich verlaufen über den Nervus pudendus zu den Rückenmarkssegmenten S_2 bis S_4. Die Schmerzen während der Eröffnungsphase entstehen durch Zervixdehnung, Uteruskontraktionen und Zug am Ligamentum rotundum. Während der Eröffnungsphase handelt es sich um einen viszeralen Schmerz, der in die Dermatome Th10 bis L_1 übertragen wird. Während der Austreibungsphase wird der Schmerz durch Überdehnung von Perineum, Muskelfaszien, Haut und subkutanem Gewebe verursacht. Dieser Schmerz hat typischerweise somatischen Charakter.

Schmerzen während Wehen und vaginaler Entbindung können durch Parazervikalblockade, lumbale Periduralanästhesie, Kaudalanästhesie, Spinalanästhesie oder Pudendusblock durchbrochen werden (Tab. 31.4). Während der Eröffnungsphase sind vor allem Parazervikalblock, lumbale Periduralanästhesie und Kaudalanästhesie geeignet. In der Austreibungsphase kann eine Schmerzerleichterung vor allem durch lumbale Periduralanästhesie, Kaudalanästhesie, Spinalanästhesie oder Pudendusblock erzielt werden.

Tab. 31.4: Regionalanästhesie während Wehen und vaginaler Entbindung

Technik	Anästhesiegebiet
Parazervikalblockade	$Th_{10}-L_1$
lumbale PDA	
segmentale Blockade	$Th_{10}-L_1$
übliche Ausbreitung	$Th_{10}-S_5$
Kaudalanästhesie	$Th_{10}-S_5$
Spinalanästhesie	
Sattelblock	S_1-S_5
übliche Ausbreitung	$Th_{10}-S_5$
Pudendusblockade	S_2-S_4

31.5.1 Parazervikalblockade

Durch Injektion eines Lokalanästhetikums in das Scheidengewölbe lateral der Zervix (bei 3.00 und 9.00 Uhr) werden die sensiblen Fasern aus Uterus, Zervix und oberer Vagina blockiert. Da hierbei keine sympathischen Nervenfasern ausgeschaltet werden, kommt es zu keinem Blutdruckabfall bei der Mutter. Eine Parazervikalblockade ist allerdings nur während der Eröffnungsphase wirkungsvoll, da keine sensiblen Fasern aus dem Perineumbereich blockiert werden.

Entscheidender Nachteil der Parazervikalblockade ist, daß es in 8 bis 40% der Fälle innerhalb von 2 bis 10 Minuten nach Injektion des Lokalanästhetikums zu einer fetalen Bradykardie kommt [44]. Die Ursache hierfür ist nicht klar. Vermutlich ist die Bradykardie dadurch bedingt, daß es aufgrund der Injektion eines Lokalanästhetikums in unmittelbarer Nähe der Arteriae uterinae zu einem Abfall des uterinen Blutflusses aufgrund einer Vasokonstriktion der Uterusgefäße kommt. Auch ein direkter kardiotoxischer Effekt hoher Lokalanästhetikakonzentrationen im fetalen Blut wird angeschuldigt. Da die Parazervikalregion gut vaskularisiert ist, kommt es zu einer raschen systemischen Resorption des Lokalanästhetikums und zu einem schnellen Übertritt durch die Plazenta. Eine fetale Bradykardie im Rahmen einer Parazervikalblockade geht häufig mit einer Azidose einher. Es erscheint ratsam, diesen Block bei Gebärenden mit einer uteroplazentaren Insuffizienz oder einer fetalen Asphyxie nicht anzuwenden. Falls eine Parazervikalblockade durchgeführt wird, ist stets eine kontinuierliche Überwachung der fetalen Herzfrequenz notwendig.

31.5.2 Lumbale Periduralanästhesie

Eine kontinuierliche lumbale Periduralanästhesie ist indiziert, wenn die Eröffnungsphase schon weiter fortgeschritten ist. Dies ist der Fall, wenn die Dilatation der Zervix bei Erstgebärenden 6 bis 8 cm, bei Mehrfachgebärenden 4 bis 6 cm beträgt und kräftige und regelmäßige Uteruskontraktionen bestehen. Vorteile einer Periduralanästhesie sind 1. die Möglichkeit, während der Eröffnungsphase eine segmentale Analgesie (Th10 bis Th12) zu erzielen, 2. daß nur minimale Dosen von Lokalanästhetika benötigt werden und 3. daß der Muskeltonus der Beckenbodenmuskulatur erhalten bleibt, so daß eine Rotation des kindlichen Kopfes leichter stattfinden kann. Eine Schmerzerleichterung kann während der Eröffnungsphase durch Injektion von 6 bis 8 ml Bupivacain 0,25% in den lumbalen Periduralraum erreicht werden. Diese niedrige Dosis erzeugt eine segmentale Analgesie und es ist unwahrscheinlich, daß eine Sympathikusblockade auftritt, die zu einem relevanten Abfall des mütterlichen Blutdrucks führt. Dennoch sollten die Gebärenden angehalten werden, in der Seitenlage zu verbleiben. Durch Zusatz geringer Dosen von Fentanyl (50–100 µg) zu einer stark verdünnten Bupivacainlösung (0,125%) kann eine Verlängerung der Analgesie erzielt werden, ohne daß gleichzeitig eine Verlängerung der Eröffnungsphase auftritt [45]. Eine ähnliche Wirkung konnte bei Zusatz von Sufentanil (10 µg/Stunde) zu einer kontinuierlichen periduralen Bupivacaininfusion (0,125%) beobachtet werden [46]. Ein Zusatz von Fentanyl zu höherprozentigem Bupivacain konnte dagegen keine Verbesserung der Analgesie (im Vergleich zum Lokalanästhetikum allein) erzielen [47]. Um bei Fortschreiten der Geburt auch eine Analgesie des Perineums zu erreichen, muß mehr Lokalanästhetikum injiziert werden. Sollte eine Sectio caesarea notwendig werden, kann durch Ausdehnung der Periduralanästhesie auch hierfür eine adäquate Analgesie erzielt werden.

Es ist eine klinische Erfahrung, daß es – falls das Lokalanästhetikum während einer Wehe in den Periduralraum injiziert wird – zu einer höheren Ausbreitung der Anästhesie kommt. Dennoch war es im Rahmen einer kontrollierten Studie nicht möglich, einen Unterschied im sensiblen Niveau festzustellen, egal ob das Lokalanästhetikum während oder zwischen den Wehen verabreicht wurde [48]. Die Uteruskontraktionen scheinen also die Ausbreitung des Lokalanästhetikums im Periduralraum nicht wesentlich zu beeinflussen.

31.5.3 Kaudalanästhesie

Wird in den sakralen Periduralraum ein Katheter eingeführt, dann kann durch Injektion von 10 bis 12 ml 0,25%igen Bupivacains über diesen Katheter eine ausreichende Analgesie erzielt werden. Vorteile dieses Verfahrens im Vergleich zur Periduralanästhesie sind die geringere Inzidenz einer versehentlichen Durapunktion sowie eine bessere Analgesie der Dammregion. Zu den Nachteilen dieser Technik gehören 1. die Schwierigkeit, die Sakralgegend sauber zu halten, 2. technische Punktionsschwierigkeiten bei ungefähr 10% der Patientinnen, die meistens durch Abweichungen der sakralen Anatomie bedingt sind, 3. eine ausgeprägte Blockade des sympathischen Nervensystems während der Eröffnungsphase, 4. eine hohe Inzidenz an Malrotationen des kindlichen Kopfes, 5. die Möglichkeit toxischer Reaktionen aufgrund einer Resorption des Lokalanästhetikums und 6. die versehentliche Injektion in den kindlichen Kopf. Außerdem ist es mit dieser Technik unter Umständen nicht möglich, ein entsprechend hohes Analgesieniveau zu erreichen, falls eine Sectio caesarea notwendig werden sollte.

31.5.4 Spinalanästhesie und Sattelblock

Eine Spinalanästhesie bei Schwangeren unterscheidet sich in vieler Hinsicht von einer Spinalanästhesie bei nicht-schwangeren Patientinnen [49]. Beispielsweise werden geringere Dosen von Lokalanästhetika benötigt, und die Ausbreitung des Medikamentes im Liquorraum ist schlechter vorhersehbar. Es kommt bei Schwangeren häufiger zu Blutdruckabfall und postspinalen Kopfschmerzen. Das Auffinden des Subarachnoidalraumes kann aufgrund der in der Schwangerschaft verstärkten Lendenlordose erschwert sein.

Eine Spinalanästhesie kann unmittelbar vor der vaginalen Entbindung durchgeführt werden, indem eine kleine Dosis von hyperbarem Tetracain (3–5 mg) oder Lidocain (25–30 mg) in den lumbalen Subarachnoidalraum injiziert wird. Die Gebärende wird dabei in eine sitzende Position gebracht. Soll nur eine Analgesie der Dammregion erzielt werden (Sattelblock), muß die sitzende Position für 60 bis 90 Sekunden beibehalten werden. Ein korrekt ausgeführter Sattelblock führt nicht zu vollständiger Schmerzfreiheit, da die afferenten Fasern des Uterus nicht blockiert werden. Ein reiner Sattelblock wird in der Praxis allerdings nur selten erreicht. Häufiger kommt es zu einer sensiblen Blockade bis ca. Th10. Dadurch werden Wehenschmerzen gut blockiert. Alternativ zur Verwendung eines Lokalanästhetikums kann auch eine Kombination von Opioiden (25 µg Fentanyl und 0,25 mg Morphin) zum Einsatz kommen, womit während der Wehen eine gute Analgesie erzielt werden kann. Lediglich für die vaginale Entbindung ist dann zusätzlich noch ein Pudendusblock erforderlich [50].

Wenn das sensible Niveau unter Th10 bleibt, führt eine Spinalanästhesie zu keiner stärkeren Sympathikolyse, und die Wahrscheinlichkeit eines Blutdruckabfalls ist gering. Aufgrund einer Schwächung der abdominalen Muskulatur durch eine Spinalanästhesie muß hierbei häufiger eine Forcepsentbindung durchgeführt werden. Größter Nachteil ist das gelegentliche Auftreten postspinaler Kopfschmerzen. Typischerweise verstärken sich diese Kopfschmerzen beim Aufsetzen und nehmen im Liegen wieder ab. Ursache dieser Kopfschmerzen ist wahrscheinlich ein Druckabfall im Liquor cerebrospinalis aufgrund eines Liquorverlustes durch das Punktionsloch. Im Vergleich mit nicht-schwangeren Patientinnen ist die Inzidenz solcher Kopfschmerzen bei Gebärenden etwa doppelt so hoch. Die Kopfschmerzwahrscheinlichkeit kann durch Verwendung kleinlumiger Spinalkanülen (25 Gauge) auf unter 1% gesenkt werden. Es muß berücksichtigt werden, daß es bei Durchführung einer Periduralanästhesie in 1 bis 2% der Fälle zu einer versehentlichen Durapunktion kommt. In diesem Fall wird die Dura mit einer großlumigen Kanüle (17–18 Gauge) perforiert. Mehr als die Hälfte dieser Patientinnen entwickeln schwere Kopfschmerzen. Bleiben die Kopfschmerzen trotz Bettruhe und Flüssigkeitszufuhr bestehen, so wird empfohlen, einen Blutpatch (mit autologem Blut) durchzuführen.

Sowohl nach einer Periduralanästhesie als auch nach einer Spinalanästhesie im Rahmen einer vaginalen Entbindung können Rückenschmerzen auftreten. Diese von Gebärenden häufig geklagten Beschwerden sind jedoch nach Allgemein- und Regionalanästhesien ähnlich häufig. Ursache für die Rückenschmerzen ist wahrscheinlich eine Überdehnung von Bändern aufgrund der Schwangerschaftslordose. In sehr seltenen Fällen kann es durch die Muskelanspannung während der Wehen zu einem Bandscheibenvorfall mit nachfolgender Kompression einer Nervenwurzel kommen. Dies äußert sich typischerweise als Rückenschmerzen und Taubheit in dem betreffenden Segment.

Häufigster Grund für eine Nervenschädigung in der postpartalen Phase ist eine Kompression des Truncus lumbosacralis zwischen dem tiefertretenden kindlichen Kopf und dem Os sacrum. Eine Schädigung des Truncus lumbosacralis ist durch Spitzfußstellung und Sensibilitätsverlust gekennzeichnet. Außerdem kann es zur Kompression des Nervus femoralis (L_2-L_4) oder des Nervus cutaneus femoris lateralis im Bereich des Leistenbandes kommen. Dies führt zu einem Sensibilitätsverlust an der Vorder- und Innenseite des Beines und am lateralen Oberschenkel. Zu dieser Schädigung kann es kommen, wenn die Gebärende zu lange in Steinschnittlage verbleibt. Der Nervus ischiadicus (L_4-S_3) teilt sich in den Nervus peronaeus communis und den Nervus tibialis auf. Der Nervus peronaeus communis verläuft sehr oberflächlich um das Fibulaköpfchen herum. Er kann in diesem Bereich durch unsachgemäße Lagerung in einer Beinhalterung während der vaginalen Entbindung geschädigt werden (siehe Kapitel 17). Eine solche Nervenschädigung äußert sich in der Unfähigkeit, die Großzehe dorsal zu flektieren, einem Spitzfuß sowie einem Sensibilitätsverlust im Bereich des lateralen Unterschenkels und des Fußrückens. Entwickelt sich in der postpartalen Phase – insbesondere nach Durchführung einer Peridural- oder Spinalanästhesie – ein neurologisches Defizit, ist es wichtig zu unterscheiden, ob die Schädigung im Bereich des Spinalkanals oder distal der Foramina intervertebralia liegt. Die Inzidenz von Parästhesien und motorischen Störungen beträgt nach Wehen und vaginaler Entbindung ungefähr 0,19% [51]. Diese Symptome bilden sich jedoch unter krankengymnastischen Übungen innerhalb von 72 Stunden wieder zurück. Das Auftreten neurologischer Störungen wird durch die Durchführung von Regionalanästhesien nicht beeinflußt.

31.5.5 Pudendusblock

Ein Pudendusblock wird typischerweise unmittelbar vor der Geburt durch den Geburtshelfer transvaginal durchgeführt. Ein beidseitiger Pudendusblock (z.B. mit 10 ml Lidocain 1%) erzeugt eine für die normale vaginale Entbindung zufriedenstellende Analgesie der Dammregion. Für eine Forcepsentbindung ist die Analgesie jedoch nicht ausreichend. Diese Form der Leitungsanästhesie führt nicht zu einer Blockade des sympathischen Nervensystems und der Geburtsverlauf wird nicht verlängert. Leider gelingt selbst dem Erfahrenen ein gut sitzender beidseitiger Pudendusblock nur in ca. 60% der Fälle.

31.6 Inhalationsanalgetika für die vaginale Entbindung

Ziel einer Inhalationsanalgesie ist es, daß die Gebärende während Eröffnungs- und Austreibungsphase bei erhaltenen laryngealen Reflexen wach und kooperativ bleibt. Die größte Gefahr besteht darin, daß es zu einer versehentlichen Überdosierung der Inhalationsanalgetika mit Verlust der Atemwegsschutzreflexe kommt. Begünstigt wird dies durch erniedrigte funktionelle Residualkapazität und erniedrigten Anästhetikabedarf während der Schwangerschaft.

Da Inhalationsanalgetika gut fettlöslich sind und ein geringes Molekulargewicht besitzen, überwinden sie sehr schnell die Plazentaschranke. Die Depression des Neugeborenen ist direkt von der Konzentration und Anwendungsdauer des der Mutter verabreichten Inhalationsanästhetikums abhängig. Analgetische Konzentrationen von Inhalationsanästhetika führen – selbst wenn sie über einen längeren Zeitraum verabreicht wurden – zu keiner stärkeren Depression des Feten [52].

Lachgas muß für etwa 50 Sekunden inhaliert werden, bevor wirksame analgetische Konzentrationen erreicht werden. Wird Lachgas nur während der Uteruskontraktionen verabreicht, ist die analgetische Wirkung unzureichend. Durch kontinuierliche Inhalation von 30 bis 40% Lachgas kann jedoch eine bessere Analgesie erzielt werden. Nach der Geburt kann es beim Neugeborenen durch die sehr schnelle Rückdiffusion von Lachgas aus dem Blut in die Alveolen zu einer Diffusionshypoxie kommen. Daher scheint es sinnvoll zu sein, diesen Kindern nach der Entbindung für 30 bis 60 Sekunden Sauerstoff zuzuführen.

Die intermittierende Inhalation von Methoxyfluran (0,1–0,3%) stellt eine Alternative zur kontinuierlichen Lachgasgabe dar. Analgetische Konzentrationen von Methoxyfluran beeinträchtigen die mütterlichen Schutzreflexe nicht bedrohlich, und die Neugeborenen werden nicht sediert. Sowohl bei der Mutter als auch beim Neugeborenen sind die Serum-Fluoridkonzentrationen (proportional zur verabreichten Methoxyflurankonzentration) erhöht [53, 54]. Es gibt jedoch keine Hinweise, daß es hierdurch bei Gebärenden oder Neugeborenen zu einer Nierenfunktionsstörung kommt. Enfluran (0,5%) bewirkt während der Austreibungsphase eine vergleichbare Analgesie wie 30 bis 40% Lachgas [55].

31.7 Narkoseführung bei Sectio caesarea

Häufige Indikationen für eine Sectio caesarea sind ein bereits bei einer früheren Schwangerschaft durchgeführter Kaiserschnitt, ein Mißverhältnis zwischen kindlichem Kopf und mütterlichem Becken, ein Geburtsstillstand, eine Blutung ex utero und eine fetale Asphyxie. Während früher gefordert wurde, daß nach einer Sectio caesarea bei allen weiteren Schwangerschaften ebenfalls ein Kaiserschnitt durchgeführt werden muß, wird dies heute nicht mehr so streng gesehen. Bei einigen Patientinnen (vorausgegangene tiefe Querinzision des Uterus und bei vorangehendem Kopf) ist es möglich, trotz einer früheren Sectio caesarea eine vaginale Entbindung durchzuführen [56]. Indikation für eine Sectio kann es auch sein, mögliche schwerere Verletzungen bei einer drohenden schwierigen vaginalen Entbindung (z.B. Steißlage) zu vermeiden. Durch Einsatz elektronischer und biochemischer Überwachungsverfahren ist es inzwischen häufiger möglich, gefährdete Feten, bei denen eine sofortige Entbindung per sectionem notwendig ist, zu erfassen. Dadurch wurde diese Operation zu einer der am häufigsten durchgeführten Operationen überhaupt [57].

Die Entscheidung, ob für eine Sectio caesarea eine Allgemein- oder Regionalanästhesie durchgeführt wird, hängt von den Wünschen der Patientin und vom Vorliegen einer fetalen Asphyxie ab. Besteht eine fetale Asphyxie, sollte eine Allgemeinanästhesie vorgezogen werden, da diese schnell durchgeführt werden kann und ein mütterlicher Blutdruckabfall weniger wahrscheinlich ist. Ein Regionalanästhesieverfahren wird häufig bei einer elektiven Sectio caesarea durchgeführt, insbesondere wenn die Gebärende bei Bewußtsein bleiben möchte. Außerdem werden bei Durchführung einer

Regionalanästhesie die Wahrscheinlichkeit einer Aspiration bei der Mutter und eine fetale Depression minimiert.

31.7.1 Allgemeinanästhesie

Im Rahmen einer präoperativen Medikation kann versucht werden, den pH-Wert des Magensaftes anzuheben. Häufig werden zu diesem Zweck partikelfreie Antazida benutzt. Auch mit einem H_2-Blocker kann der pH-Wert des Magensaftes angehoben werden. Allerdings wirken diese Medikamente erst mit einer gewissen Verzögerung, so daß deren Applikation unmittelbar vor der Allgemeinanästhesie nicht sinnvoll ist [58]. Außerdem haben H_2-Blocker – im Gegensatz zu Antazida – keine Auswirkung auf den pH-Wert des Sekretes, das zum Zeitpunkt der Medikamentenapplikation bereits im Magen ist. Antazida sind daher Medikamente der ersten Wahl, falls eine notfallmäßige Sectio caesarea durchgeführt werden muß und der pH-Wert des Magensaftes angehoben werden soll. Zur Beschleunigung der Magenentleerung kann vor Narkoseeinleitung auch Metoclopramid verabreicht werden, obwohl der Nutzen dieses Medikamentes bei Schwangeren, die sich einer Sectio unterziehen müssen, nicht bewiesen ist. Soll ein Anticholinergikum eingesetzt werden, bietet sich Glykopyrrolat an, da es aufgrund einer quarternären Ammoniumstruktur nicht gut über Lipidmembranen (wie z.B. die Plazenta) diffundiert. Falls es sich um eine elektive Sectio handelt und die Gebärende sehr aufgeregt ist, kann ein Benzodiazepin zur Angstminderung verabreicht werden.

Nach einer längeren Präoxygenierung wird die Narkose häufig mit Thiopental (3–5 mg/kg KG i.v.) eingeleitet. Zur Erleichterung der endotrachealen Intubation kann Succinylcholin (1–1,5 mg/kg KG) verabreicht werden. Bis die Luftwege mit einem geblockten Endotrachealtubus gesichert sind, sollte der Krikoiddruck ausgeübt werden. Eine ausreichende Präoxygenierung ist äußerst wichtig, da es während einer Apnoe, wie sie während der endotrachealen Intubation auftritt, bei Schwangeren zu einem sehr schnellen Abfall der arteriellen Oxygenierung kommt. Diese beschleunigt auftretende arterielle Hypoxie ist dadurch bedingt, daß während der Schwangerschaft die funktionelle Residualkapazität erniedrigt und der metabolische Sauerstoffbedarf erhöht sind. Vor Applikation von Succinylcholin sollte eine kleine Dosis eines nicht-depolarisierenden Muskelrelaxans verabreicht werden, um Muskelfaszikulationen zu vermeiden. Thiopental überschreitet sehr schnell die Plazentaschranke. Bereits eine Minute nach Applikation sind im Nabelvenenblut maximale Konzentrationen nachweisbar. Dennoch fluten am Gehirn des Feten keine hohen Konzentrationen an. Ursachen hierfür sind die Clearance der fetalen Leber sowie die Vermischung des Nabelvenenblutes mit fetalem Blut aus Eingeweiden und unteren Extremitäten [59]. Es ist daher sicher nicht vorteilhaft, die Abnabelung solange zu verzögern, bis sich das Thiopental vom Feten zur Mutter umverteilt hat.

Tab. 31.5: Vorgehen bei schwieriger Intubation im Rahmen einer Sectio caesarea

Glottis kann nicht eingesehen werden
Cricoid-Druck aufrechterhalten
Hilfe herbeirufen
Laryngoskopie wiederholen
    Kopfposition optimieren
    Pharynx absaugen
    Versuch mit kleinerem Tubus und Führungsstab
    Cricoid-Druck kurzzeitig vermindert

falls dennoch keine Intubation möglich, weiterhin Cricoid-Druck und entsprechendes Vorgehen a, b oder c wählen:
a) Ventilation möglich – elektive Sectio caesarea
    Cricoid-Druck aufrechterhalten
    Patientin aufwachen lassen
    Alternative wählen
        Regionalanästhesie
        Intubation bei wacher Patientin, dann Allgemeinanästhesie
b) Ventilation möglich – Notfall-Sectio-caesarea
    Cricoid-Druck aufrechterhalten
    Zufuhr eines volatilen Anästhetikums unter Spontanatmung oder kontrollierter Beatmung
    Entbindung durchführen unter Vermeidung starken Drucks auf den Uterusfundus
c) Ventilation unmöglich
    Cricoid-Druck aufrechterhalten
    Oropharyngeal- bzw. Nasopharyngealtubus einführen
    chirurgische Hilfe herbeirufen
    Koniotomie
    Tracheostomie

(Aus: Davis J M, Weeks S, Crone LA, Pavlin E. Difficult intubation in the parturient. Can J Anaesth 1989; 36:668–674; mit freundlicher Genehmigung.)

Eine schwierige oder mißlungene Intubation ist ein wichtiger Faktor der anästhesiebedingten peripartalen Morbidität und Mortalität. Für diesen Fall ist es wichtig, ein Notfallkonzept aufzustellen. Wichtigstes Prinzip ist eine Oxygenierung ohne Aspiration (Tab. 31.5) [60, 61]. Zur Vorbeugung von Regurgitation und Aspiration hat sich der Krikoiddruck bewährt.

Zur Aufrechterhaltung der Narkose werden oft ein Gemisch von Lachgas (50–60%) und Sauerstoff sowie Succinylcholin zur Muskelrelaxation verwendet. Da während der Schwangerschaft die funktionelle Residualkapazität erniedrigt ist, gleicht sich die alveoläre Lachgaskonzentration rasch der inspiratorischen Konzentration an. Außerdem ist zu beachten, daß Lachgas rasch die Plazentaschranke passiert. Dennoch sind die am zentralen Nervensystem des Feten anflutenden Lachgaskonzentrationen niedrig, da Lachgas schnell in die Gewebe aufgenommen wird und es außerdem zur Verdünnung des Nabelvenenblutes mit dem aus den unteren Extremitäten stammenden Blut kommt. Die Depression des fetalen ZNS durch Lachgas ist daher minimal. Lachgas verursacht auch keine nennenswerte Uterusrelaxation.

Größter Nachteil bei ausschließlicher Verwendung von Lachgas und Sauerstoff bis zur Abnabelung ist, daß die Patientin während der Operation wach werden kann. Es gibt Berichte, nach denen Patientinnen bei diesem Vorgehen in 2 bis 26% während einer Sectio caesarea etwas wahrnehmen [62]. Durch zusätzliche Verabreichung von niedrigen Konzentrationen eines volatilen Anästhetikums (Halothan 0,5%, Enfluran 1,0%, Isofluran 0,75%) kann eine Amnesie der Gebärenden sichergestellt werden [63]. Auch Desfluran kann in niedriger Dosierung verwendet werden. Diese niedrigen Konzentrationen volatiler Anästhetika führen zu keinem verstärkten Blutverlust der Mutter, bewirken kein verändertes Ansprechen des Uterus auf Oxytocin und verursachen keine Depression des Neugeborenen. Ein weiterer Vorteil bei Anwendung volatiler Anästhetika besteht darin, daß die inspiratorische Lachgaskonzentration vermindert werden kann. Durch Erhöhung der inspiratorischen Sauerstoffkonzentration kann die Oxygenierung des Feten verbessert werden. Schließlich kommt es bei Kombination von Lachgas mit einem volatilen Anästhetikum zu geringeren Reaktionen des sympathischen Nervensystems auf operative Manipulationen. Dadurch kann der uterine Blutfluß besser konstant gehalten werden. Dies ist vermutlich dadurch bedingt, daß volatile Anästhetika die endogene Noradrenalinfreisetzung hemmen [30].

Es ist eine kontrollierte Beatmung durchzuführen. Eine exzessive Hyperventilation ist zu vermeiden, da höhere positive Beatmungsdrücke zu einer Verminderung des uterinen Blutflusses führen können. Außerdem führt eine respiratorische Alkalose zu einer erhöhten Sauerstoffaffinität des mütterlichen Hämoglobins, wodurch der transplazentare Sauerstofftransport zum Feten vermindert wird.

Zur Muskelrelaxierung während der Sectio caesarea kann Succinylcholin verwendet werden. Obwohl die Aktivität der Plasma-Cholinesterase am Geburtstermin vermindert ist, scheint die klinische Wirkung von Succinylcholin nicht verändert zu sein [14]. Wird Succinylcholin bei Gebärenden verabreicht, die eine atypische Cholinesterase aufweisen, so führt dies bei Neugeborenen, die für diesen Enzymdefekt ebenfalls homozygot sind, zu einer verlängerten Apnoephase [64]. Alternativ zum Succinylcholin können auch mittellang oder kurz wirksame nicht-depolarisierende Muskelrelaxanzien verwendet werden. Sowohl Succinylcholin als auch nicht-depolarisierende Muskelrelaxanzien überschreiten, falls sie in klinisch üblichen Dosierungen verabreicht werden, nur in geringen Mengen die Plazentaschranke, so daß sie keine Wirkung beim Neugeborenen verursachen können.

Zu welchem Zeitpunkt bei Durchführung einer Allgemeinanästhesie die Abnabelung am besten erfolgt, ist umstritten. Besteht keine mütterliche Hypotension, kommt es während einer Zeitspanne bis zu 30 Minuten zwischen Narkoseeinleitung und Abnabelung nicht zu einer Azidose des Neugeborenen [65]. Wichtiger ist es, die Zeit zwischen Inzision des Uterus und Abnabelung möglichst kurz zu halten. Beträgt diese Zeitspanne mehr als 90 Sekunden, sind die Apgarwerte oft erniedrigt. Die nachteiligen Auswirkungen, die durch eine verlängerte Zeitspanne zwischen Inzision des Uterus und Abnabelung entstehen, sind möglicherweise dadurch bedingt, daß es aufgrund von Manipulationen am Uterus zu einer verminderten uteroplazentaren Durchblutung und/oder einem verminderten Blutfluß in der Nabelvene kommt. Werden alle Faktoren berücksichtigt, so scheint es ratsam, sowohl die Zeit zwischen Narkoseeinleitung und Abnabelung als auch die Zeitspanne zwischen Uterusinzision und Abnabelung so kurz wie möglich zu halten.

Nach der Abnabelung kann die Narkose mittels eines volatilen Anästhetikums oder eines Opioids vertieft werden. Es scheint vernünftig zu sein, vor Abschluß des operativen Eingriffs das Magensekret über eine Magensonde abzusaugen. Der geblockte Endotrachealtubus sollte erst entfernt werden, nachdem die mütterlichen laryngealen Reflexe sicher zurückgekehrt sind. Außerdem scheint es sinnvoll zu sein, dem Neugeborenen für 30 bis 60 Sekunden Sauerstoff zu verabreichen, um eine Diffusionshypoxie durch das rasch abflutende Lachgas zu vermeiden.

31.7.2 Regionalanästhesieverfahren

Für eine elektive Sectio caesarea wird oft eine Spinal- oder Epiduralanästhesie durchgeführt. Diese Verfahren ermöglichen es der Mutter, wach zu bleiben. Auch die Wahrscheinlichkeit einer mütterlichen Aspiration ist minimiert, es kommt zu keiner Depression durch Allgemeinanästhetika und es ist möglich, der Mutter hohe inspiratorische Sauerstoffkonzentrationen zu verabreichen. Die Entscheidung, ob eine Spinal- oder Epiduralanästhesie durchgeführt wird, muß in jedem Einzelfall anhand der Vor- und Nachteile dieser Verfahren individuell entschieden werden. Wird der Gebärenden während einer Regionalanästhesie zusätzlich Sauerstoff verabreicht, so können damit die fetalen Sauerstoffreserven während einer Sectio caesarea verbessert werden.

Spinalanästhesie

Vorteile einer Spinalanästhesie sind die leichte Durchführbarkeit und die hohe Erfolgsrate. Da hierzu nur geringe Dosen an Lokalanästhetika benötigt werden und die Resorption aus dem Spinalraum minimal ist, kommt es zu keiner fetalen Depression. Nachteile dieses Verfahrens sind darin zu sehen, 1. daß es schwierig ist, die Höhe der Spinalanästhesie vorherzusehen, 2. daß es häufig durch die plötzlich einsetzende Sympathikusblockade zu einer Hypotension kommt, 3. daß Übelkeit und

Erbrechen und 4. postoperative Kopfschmerzen auftreten können.

Gebärende neigen nach Einsetzen der Spinalanästhesie besonders stark zu einem Blutdruckabfall. Besteht eine rege Wehentätigkeit, kommt es seltener zu einem Blutdruckabfall als bei Patientinnen, die keine Wehen haben. Eine mögliche Erklärung ist, daß es bei jeder Uteruskontraktion zu einer Autotransfusion von etwa 300 ml Blut kommt. Durch einen mütterlichen Blutdruckabfall kommt es zu einem ähnlich stark ausgeprägten Abfall von uterinem Blutfluß und Plazentadurchblutung. Dies kann zu fetaler Hypoxämie und Azidose führen. Inzidenz und Ausmaß des Blutdruckabfalls können dadurch minimiert werden, daß der Uterus kontinuierlich nach links verlagert wird, daß 10 bis 30 Minuten vor Anlage der Blockade 500 bis 1.000 ml Elektrolytlösung infundiert werden und daß ungefähr 15 Minuten vor Anlage der Spinalanästhesie 25 bis 50 mg Ephedrin intramuskulär verabreicht werden [66]. Kommt es trotz dieser Maßnahmen zu einem Blutdruckabfall (systolischer Blutdruck unter 100 mmHg oder ein mehr als 30%iger Abfall bei vorher hypertensiven Gebärenden), so ist die zusätzliche intravenöse Gabe von Ephedrin (2,5–10 mg) angezeigt. Kommt es nach Anlegen einer Spinalanästhesie zu Übelkeit, so sollte immer an einen Blutdruckabfall mit vermindertem zerebralen Blutfluß gedacht werden. Besteht keine Hypotension, kann die Übelkeit auch durch Zug am Peritoneum bedingt sein. Eine andere mögliche Ursache für eine Übelkeit im Rahmen einer Spinalanästhesie kann die Ausschaltung der Sympathikusfasern bei intakter vagaler Innervation sein. Ist die Übelkeit durch eine überhöhte Parasympathikusaktivität bedingt, kann intravenös ein Anticholinergikum verabreicht werden. Obwohl von Glykopyrrolat anzunehmen ist, daß es die Plazentaschranke in geringerem Ausmaß überschreitet als Atropin, wird die fetale Herzfrequenz von keinem der beiden Medikamente signifikant beeinflußt [74].

Der Spinalkanal kann gut mit einer 25-Gauge-Spinalkanüle punktiert werden. Klinisch wird die zu injizierende Dosis des Lokalanästhetikums häufig anhand der Größe der Gebärenden abgeschätzt (Tab. 31.6). Diese klinische Regel konnte durch die bei Gebärenden am Termin erhobenen Daten nicht bestätigt werden. Es konnte kein Zusammenhang zwischen Größe der Gebärenden und Ausbreitung des sensiblen Niveaus festgestellt werden (Abb. 31.13) [66]. Damit eine Sectio caesarea durchgeführt werden kann, muß das sensible Niveau bis zur Höhe Th4 bis Th6 reichen. Nach Injektion des Lokalanästhetikums werden die Schwangeren in Rückenlage gebracht, wobei die rechte Hüfte erhöht gelagert werden sollte, um ein aortokavales Kompressionssyndrom möglichst zu vermeiden. Bis zur Abnabelung des Neugeborenen muß der Blutdruck bei der Mutter häufig kontrolliert werden.

Lumbale Periduralanästhesie

Im Vergleich zur Spinalanästhesie ist die Höhe des sensiblen Niveaus bei der Periduralanästhesie besser zu beeinflussen und ein Blutdruckabfall tritt weniger schnell auf. Vermutlich ist der langsamere Eintritt

Tab. 31.6: Lokalanästhetikumdosis für eine Spinalanästhesie bei Sectio caesarea

Größe (cm)	Tetracain (mg)	Lidocain (mg)	Bupivacain (mg)
<155 cm	7	50	9
155–170 cm	8	60	11
>170 cm	9	70	13

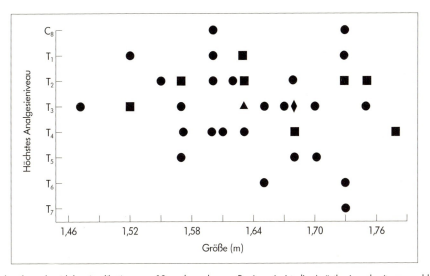

Abb. 31.13: Nach subarachnoidaler Applikation von 12 mg hyperbarem Bupivacain ist die Anästhesieausbreitung unabhängig von der Körpergröße der Gebärenden.
(Aus: Norris MC. Height, weight, and the spread of subarachnoid hyperbaric bupivacaine in the term parturient. Anesth Analg 1988; 67: 555–558; mit freundlicher Genehmigung.)

der Sympathikusblockade für den verzögert einsetzenden Blutdruckabfall verantwortlich. Im Gegensatz zur Spinalanästhesie werden für eine Periduralanästhesie hohe Dosen an Lokalanästhetika benötigt, so daß mit einer stärkeren systemischen Resorption zu rechnen ist. Resorbierte Lokalanästhetika, insbesondere Lidocain und Mepivacain, können die Plazentaschranke überschreiten und zu nachweisbaren Veränderungen beim Feten führen. Dennoch unterscheiden sich Neugeborene, deren Mütter eine Periduralanästhesie mit Bupivacain hatten, nicht von solchen Neugeborenen, bei deren Müttern eine Spinalanästhesie durchgeführt wurde. Eine lumbale Periduralanästhesie ist technisch schwieriger durchzuführen als eine Spinalanästhesie. Postoperativ kommt es nach einer Periduralanästhesie nicht zu Kopfschmerzen, da die Dura nicht perforiert wird.

Um während einer Sectio caesarea eine adäquate Analgesie gewährleisten zu können, muß eine mindestens 0,5%ige Bupivacainlösung in den Periduralraum injiziert werden. Dagegen kann für eine vaginale Entbindung mit einer 0,25%igen Bupivacainlösung eine ausreichende Analgesie erzielt werden. Es wird empfohlen, in der Geburtshilfe keine höhere Konzentration als eine 0,5%ige Bupivacainlösung zu verwenden, um bei einer versehentlich intravasalen Injektion die Wahrscheinlichkeit einer kardiotoxischen Wirkung möglichst niedrig zu halten. Wird ein Lokalanästhetikum in den Periduralraum injiziert, so ist es zwingend, zuerst eine Testdosis zu verabreichen, um eine unbemerkte intravasale oder intraspinale Katheterlage erkennen zu können. Werden als Testdosis 3 ml eines adrenalinhaltigen Lokalanästhetikums verabreicht (3 ml einer 1:200.000 verdünnten Lösung enthalten 15 µg Adrenalin), führt dies bei versehentlicher intravenöser Applikation zu einer vorübergehenden mütterlichen Tachykardie. Falls das Medikament in den Spinalraum gelangt, kommt es dagegen zu den Anzeichen einer Spinalanästhesie. Vorausgesetzt, daß es nach Injektion der Testdosis zu keiner der genannten Reaktionen kommt, wird eine weitere Bupivacaindosis über den lumbalen Periduralkatheter injiziert, um ein sensibles Niveau bis zur Höhe Th4 bis Th6 zu erzielen. Ist ein schneller Eintritt der Analgesie notwendig, kann 3%iges Chlorprocain injiziert werden. Falls Chlorprocain verwendet wird, ist es absolut zwingend, eine intrathekale Injektion zu vermeiden, denn nach versehentlicher intrathekaler Injektion größerer Volumina dieses Lokalanästhetikums wurden bleibende neurologische Schäden beschrieben [69, 70]. Werden Lokalanästhetika wie Bupivacain peridural verabreicht, nachdem Chlorprocain injiziert wurde, kann deren Wirkung schwächer ausfallen. Ist ein schnellerer Wirkungseintritt erwünscht, kann alternativ zum Chlorprocain auch das Amidlokalanästhetikum Prilocain in 1- bis 3%iger Lösung verabreicht werden. Eine Methämoglobinämie nach systemischer Resorption und Metabolisierung des Prilocains ist unwahrscheinlich, falls die in den Periduralraum injizierte Gesamtdosis nicht größer als 600 mg ist. Früher war Lidocain für eine Periduralanästhesie in der Geburtshilfe unbeliebt. Grund hierfür waren beobachtete Änderungen des neurologischen Status und Verhaltens bei Neugeborenen, deren Mütter dieses Lokalanästhetikum peridural erhalten hatten. Es gibt jedoch keine Hinweise, daß diese Veränderungen gefährlich wären. Außerdem waren diese Ergebnisse nicht reproduzierbar [71]. Daher scheint Lidocain eine geeignete Alternative sowohl zum Bupivacain als auch zum Chlorprocain zu sein.

Es existieren keine Hinweise, daß eine Periduralanästhesie bei Patientinnen mit aktivem Herpes genitalis zu einer Verschleppung von Viren in das zentrale Nervensystem führt oder ein Wiederauftreten dieser Infektion begünstigt [72].

Mittels eines peridural verabreichten Opioids kann eine gute postoperative Analgesie erreicht werden. Beispielsweise führt die epidurale Applikation von 3 bis 5 mg Morphin nach einer Sectio caesarea zu einer intensiven und anhaltenden Schmerzlinderung [73]. Alternativ können auch 0,1 bis 0,5 mg Morphin in den Spinalraum injiziert werden. Hierdurch läßt sich eine vergleichbare Analgesie erzielen, die eher noch länger anhält als nach epiduraler Applikation [73, 74]. Auch mittels einer kontinuierlichen Fentanylinfusion kann eine ähnlich gute Analgesie erreicht werden [75].

31.8 Regelwidriger Geburtsverlauf und Mehrlingsgeburten

Die Kindslage kann bei der vaginalen Untersuchung anhand des vorausgehenden Kindsteiles festgestellt werden. Welche Stellung das Kind hat, hängt davon ab, ob der kindliche Rücken auf der linken (1. Stellung) oder rechten Seite (2. Stellung) der Gebärenden liegt. Ungefähr 90% der Geburten sind hintere oder vordere Hinterhauptslagen. Alle anderen Lagen und Stellungen werden als regelwidrig bezeichnet.

31.8.1 Hintere Hinterhauptslage

Während der Wehen führt der kindliche Kopf im Geburtskanal eine Rotation durch und stellt sich normalerweise in der vorderen (anterioren) Hinterhauptslage ein. Manchmal rotiert das Hinterhaupt nach dorsal, so daß es zu einer hinteren Hinterhauptslage mit verlängerten und schmerzvollen Wehen kommt. Starke Rückenschmerzen können z.B. dadurch entstehen, daß das Hinterhaupt auf die kaudalen Sakralnerven drückt. Bei einer spontanen Entbindung werden hierbei Uterus und Bauchmuskulatur stärkere Arbeit abverlangt. Die Inzidenz von Zervix- und Dammeinrissen sowie einer postpartalen Blutung ist erhöht. Obwohl es zu einer spontanen Entbindung kommen kann, werden doch häufig eine manuelle Wendung oder Forcepswendung und -entbindung notwendig. Eine verlängerte Austreibungsphase oder eine schwierige Rotation mittels Zange in Beckenmitte führen häufig zu einem stärkeren Geburtstrauma, einer intrakraniellen Blutung oder einer Asphyxie des Kindes während der Geburt.

Regionalanästhesieverfahren, die zu einer Relaxierung der Beckenbodenmuskulatur führen können, werden am besten erst dann durchgeführt, wenn eine spontane innere Rotation des kindlichen Kopfes stattgefunden hat. Mit Hilfe einer segmentalen lumbalen Periduralanästhesie (Th_{10}-L_1) kann eine Schmerzfreiheit während der Geburt erzielt werden. Bleiben dennoch Rückenschmerzen bestehen, kann die Analgesie bis in den Sakralbereich ausgedehnt werden, indem zusätzlich noch verdünnte Bupivacainlösung (0,125–0,25%) verabreicht wird. Hierdurch wird die für die innere Wendung des kindlichen Kopfes notwendige Muskulatur nicht gelähmt. Ist eine Rotation mit einer Zange geplant, so sind eine komplette Analgesie und auch eine Relaxierung der Dammuskulatur notwendig.

31.8.2 Beckenendlage

Bei ungefähr 3,5% der Schwangerschaften kommt es statt zu einer Schädellage zu einer Beckenendlage. Beckenendlagen werden unterteilt in 1. eine reine Steißlage (Füße liegen vor dem Gesicht), 2. eine vollkommene Steiß-Fußlage (bei vaginaler Untersuchung sind Gesäß und Füße tastbar) und 3. eine unvollkommene Steiß-Fußlage bzw. Fußlage (Steiß und ein Fuß bzw. beide Füße bei vaginaler Untersuchung tastbar). Die reinen Steißlagen machen etwa 60%, die vollkommenen Steiß-Fußlagen etwa 10% und die unvollkommenen Steiß-Fußlagen etwa 30% der Beckenendlagen aus. Die Ursachen einer Beckenendlage sind nicht bekannt. Begünstigend wirken sich scheinbar ein unreifes Kind, eine Placenta praevia, mehrere vorausgegangene Geburten sowie Uterusanomalien aus. Auch fetale Mißbildungen wie z.B. Hydrozephalus oder Hydramnion können mit einer Beckenendlage verbunden sein.

Eine Beckenendlage geht mit einer erhöhten mütterlichen Mortalität einher. Im Vergleich zur Schädellage sind die Gefahr eines Zervix- oder Dammrisses, einer Retention der Plazenta oder eines hämorrhagischen Schocks erhöht. Auch die Morbidität und Mortalität des Neonaten sind erhöht. Bei diesen Kindern besteht die Gefahr, daß sie während der Geburt aufgrund einer Nabelschnurkompression eine arterielle Hypoxämie und Azidose erleiden. Ein Nabelschnurvorfall tritt bei ungefähr 10% der Steiß-Fußlagen auf, während deren Inzidenz für Schädellagen und reine Steißlagen nur 0,5% beträgt. Als Ursache für einen Nabelschnurvorfall wird angenommen, daß der atypisch vorangehende Kindsteil die unteren Uterinsegmente nicht vollständig ausfüllen kann. Außerdem ist während der Entwicklung einer Beckenendlage die Gefahr eines Kopftraumas und einer kindlichen intrakraniellen Blutung erhöht.

Entbindung durch Sectio caesarea

In zunehmendem Maße werden Beckenendlagen durch eine elektive Sectio caesarea entbunden. Handelt es sich um eine geplante Sectio, kann sowohl eine Regional- als auch eine Allgemeinanästhesie durchgeführt werden. Es sollte berücksichtigt werden, daß es während einer Regionalanästhesie schwierig sein kann, das Kind durch die Uterusinzision zu entwickeln. Liegt die Ursache in einem erhöhten Tonus der Uterusmuskulatur, muß eventuell schnell eine Allgemeinanästhesie eingeleitet werden. Nach der endotrachealen Intubation kommt es mit Verabreichung eines volatilen Anästhetikums zu einer Relaxierung des Uterus.

Vaginale Entbindung

Bei der vaginalen Entbindung einer Steißlage muß die Gebärende in der Lage sein, das Kind soweit auszutreiben, bis der Nabel sichtbar wird. Der Geburtshelfer vollendet dann die Geburt entweder manuell oder mit Hilfe einer Zange. Die Schmerztherapie während der Wehen wird oft mittels intramuskulärer oder intravenöser Analgetikagabe und anschließender Damminfiltration mit einem Lokalanästhetikum oder Anlage eines Pudendusblocks durchgeführt. Auch Inhalationsanalgetika können verabreicht werden. Falls die Erschlaffung der Dammuskulatur nicht ausreichend für die Geburt des kindlichen Kopfes ist oder falls sich das untere Uterinsegment kontrahiert, kann es notwendig werden, unverzüglich eine Allgemeinanästhesie mit endotrachealer Intubation einzuleiten. Eine Alternative zu Infiltration und Gabe von Inhalationsanalgetika stellt eine lumbale Periduralanästhesie dar. Die kontinuierliche Periduralanästhesie ermöglicht einerseits eine Analgesie und Relaxierung der Dammuskulatur zur Entwicklung des kindlichen Kopfes (falls ein hochkonzentriertes Lokalanästhetikum eingesetzt wird). Andererseits kann die Gebärende während der Entbindung mitpressen, falls ein niedrigprozentiges Lokalanästhetikum (Bupivacain 0,25%) verwendet wird. Bei Durchführung einer Periduralanästhesie ist die Inzidenz einer ganzen (manuellen) Extraktion nicht erhöht [76]. Falls zur Erleichterung einer instrumentellen Extraktion während der vaginalen Entbindung einer Beckenendlage eine Relaxierung des Uterus erforderlich wird, kann unter Umständen eine Allgemeinanästhesie notwendig werden.

31.8.3 Mehrlingsschwangerschaften

Die Inzidenz von Zwillingsschwangerschaften beträgt ungefähr 1 pro 90 Geburten. Bei Mehrlingsschwangerschaften treten häufiger Präeklampsie, Eklampsie, Anämie, vorzeitige Wehen, Beckenendlagen und Blutungen auf. Ungefähr 60% aller Zwillinge werden vorzeitig geboren. Der bei Mehrlingsschwangerschaften übergroße Uterus bewirkt eine stärkere aortokavale Kompression, und die Schwangeren neigen häufiger zu schweren Blutdruckabfällen in Rückenlage. Dieser Blutdruckabfall kann noch verstärkt werden, falls sympathische Nerven aufgrund einer Spinal- oder Periduralanästhesie blockiert werden. Der Blutverlust während einer Entbindung von Zwillingen ist doppelt so hoch wie bei einem Kind, und auch eine manuelle Plazentalösung wird etwa doppelt so häufig erforderlich. Es muß beachtet werden, daß beim zweiten Zwilling die Gefahr einer fetalen Depression erhöht ist. Dies ist vermutlich durch eine vorübergehende fetale Azidose bedingt, deren Ursache Uteruskontraktionen oder eine vorzeitige Plazentalösung nach Geburt des ersten Zwillings sind.

Falls eine Mehrlingsschwangerschaft vorliegt, muß bei der Auswahl des Anästhesieverfahrens beachtet werden, daß es sich häufig um unreife Kinder handelt und daß es oft zu Beckenendlagen kommt. Entsprechende Vorbereitungen müssen getroffen werden, damit die Möglichkeit besteht, für eine Wendung, Extraktion, Beckenendlage, Sectio caesarea oder Forcepsentbindung aus Beckenmitte sofort eine Allgemeinanästhesie durchzuführen. Ein Pudendusblock mit oder ohne zusätzliches Inhalationsanalgetikum bedeutet zwar nur eine minimale Depression für den Feten, aber die Mutter ist hierbei nicht vollständig schmerzfrei und es fehlt die Relaxierung der Beckenmuskulatur. Eine kontinuierliche Periduralanästhesie garantiert eine gute Analgesie, ohne daß der Gebärenden ein Opioid verabreicht werden muß. Dies ist insbesondere wichtig, um eine Depression bei Frühgeborenen zu vermeiden. Eine segmentale Periduralanästhesie mit Bupivacain (0,25%) ermöglicht einerseits eine adäquate Schmerzfreiheit, andererseits besteht noch eine ausreichende Kraft der Bauchmuskulatur, damit die Mutter die Geburt durch aktives Pressen unterstützen kann. Ist der Tonus der Beckenmuskulatur aufgrund einer Periduralanästhesie vermindert, sind Forcepsentbindungen, die bei Mehrlingsschwangerschaften häufig auftreten, leichter durchführbar. Ist das sympathische Nervensystem im Rahmen einer Periduralanästhesie blockiert, sind eine intravenöse Flüssigkeitszufuhr und eine Linksverlagerung des Uterus wichtig, um eine aortokavale Kompression möglichst gering zu halten.

31.9 Schwangerschaft und Herzerkrankungen

Es wird geschätzt, daß bei ungefähr 1,6% aller Schwangerschaften eine Herzerkrankung der Mutter vorliegt. Häufigste Ursachen sind angeborene Herzmißbildungen sowie erworbene Herzfehler aufgrund eines rheumatischen Fiebers (siehe Kapitel 2 und 3). Viele Symptome einer normalen Schwangerschaft können eine Herzerkrankung vortäuschen. Z. B. kann es schwierig sein, eine Dyspnoe im Rahmen eines interstitiellen Lungenödems aufgrund eines Linksherzversagens von dem angestrengten Atemtyp zu unterscheiden, der schon während einer normalen Schwangerschaft auftritt. Andererseits können Unterschenkelödeme aufgrund einer Herzinsuffizienz als venöse Stase aufgrund einer aortokavalen Kompression fehlgedeutet werden. Eine Herzinsuffizienz ist zu vermuten, falls eine Hepatomegalie oder gestaute Halsvenen bestehen, da diese Zeichen bei einer normalen Schwangerschaft nicht auftreten. Auch kann es schwierig sein, ein durch einen organischen Herzfehler bedingtes Geräusch von solchen Geräuschen zu unterscheiden, die durch einen erhöhten Blutfluß entstehen. Schließlich kann die Rotation des mütterlichen Herzens aufgrund der schwangerschaftsbedingten Kranialverlagerung des Zwerchfells als eine Herzhypertrophie fehlgedeutet werden.

Die während Schwangerschaft und Wehen auftretenden Kreislaufveränderungen können negative Auswirkungen auf ein bereits vorgeschädigtes Herz-Kreislauf-System haben. Das Herzminutenvolumen ist beispielsweise während der Schwangerschaft um ungefähr 40% erhöht und kann während der Wehen und der Entbindung nochmals um weitere 30 bis 45% ansteigen. Nach der Entbindung führt die nun fehlende aortokavale Kompression zu einer Zunahme des venösen Rückstroms und zu einer Steigerung des zentralen Blutvolumens. Dadurch kann das Herzzeitvolumen über den Ausgangswert vor Beginn der Wehen ansteigen. Diese Steigerung des Herzzeitvolumens, die von einer gesunden Patientin gut toleriert wird, kann bei vorbestehender Herzerkrankung zu einer Herzinsuffizienz führen. Bis zu 50% der Patientinnen, die bei geringer Belastung oder in Ruhe bereits Zeichen einer Herzinsuffizienz aufweisen, entwickeln daher während einer Schwangerschaft eine manifeste Herzinsuffizienz. Medikamente, die zur Behandlung einer Herzerkrankung eingesetzt werden (Lidocain, Propranolol, Digoxin), können die Plazentaschranke leicht passieren und den Fetus beeinflussen. Beispielsweise kann eine hohe mütterliche Lidocainplasmakonzentration von 5 µg/ml zu einer fetalen Depression führen. Propranolol kann eine fetale Bradykardie und Hypoglykämie hervorrufen. Die Eliminationshalbwertszeit von Digoxin ist beim Feten wahrscheinlich signifikant höher. Eine elektrische Kardioversion, wie sie z. B. zur Behandlung paroxysmaler supraventrikulärer Tachykardien eingesetzt wird, scheint keine nachteiligen Auswirkungen auf den Feten zu haben.

Erkennung und Beurteilung einer Herzerkrankung ist für die Planung des anästhesiologischen Vorgehens während Wehen und Entbindung wichtig. Bei den meisten Herzerkrankungen ist kein spezielles Anästhesieverfahren absolut indiziert oder kontraindiziert. Nachteilige Auswirkungen eines durch Schmerz oder Angst erhöhten Herzzeitvolumens können dadurch minimiert werden, daß mittels kontinuierlicher lumbaler Periduralanästhesie eine Schmerzfreiheit erreicht wird. Muß ein plötzlicher Blutdruckabfall vermieden werden, wird normalerweise ein Inhalationsanalgetikum verabreicht oder eine Allgemeinanästhesie eingeleitet.

Liegen bei einer bestehenden Herzerkrankung keine klinisch relevanten kardialen Symptome vor, so ist während Wehen und Entbindung wahrscheinlich kein invasives Monitoring notwendig. Eine Ausnahme bilden Gebärende mit pulmonalvaskulärer Hypertension, intrakardialem Rechts-Links-Shunt oder Aortenisthmusstenose. Bei diesen Patientinnen kann es sinnvoll sein, das Herzzeitvolumen zu messen und systemische und pulmonalvaskuläre Widerstände zu berechnen. Die während Wehen und Entbindung auftretenden hämodynamischen Veränderungen können bis in die postpartale Phase andauern. Daher ist es sinnvoll, ein invasives kardiales Monitoring auch noch einige Stunden nach der Entbindung fortzusetzen.

31.9.1 Mitralklappenstenose

Der während einer Schwangerschaft sich am häufigsten manifestierende Herzklappenfehler ist die Mitralklappenstenose. Bei Gebärenden mit einer Mitralklappenstenose kommt es häufiger zu Lungenödem, Vorhofflimmern und paroxysmaler supraventrikulärer Tachykardie. Eine kontinuierliche lumbale Periduralanästhesie, die eine segmentale Analgesie erzeugt, ist während Wehen und vaginaler Entbindung sinnvoll. Hierdurch werden die unerwünschten Auswirkungen der Schmerzen auf Herzfrequenz und Herzzeitvolumen minimiert. Durch Analgesie der Dammregion werden der Preßdrang der Gebärenden und damit auch die schädlichen Auswirkungen eines Valsalva-Manövers auf den venösen Rückstrom ausgeschaltet. Für eine Sectio caesarea kann eine Allgemein- oder Regionalanästhesie durchgeführt werden. Bei einer Allgemeinanästhesie müssen Medikamente, die eine Tachykardie verursachen können sowie Ereignisse, die den pulmonalvaskulären Widerstand erhöhen (z. B. arterielle Hypoxämie und Hypoventilation), vermieden werden (siehe Kapitel 2).

31.9.2 Mitralklappeninsuffizienz

Der sich während einer Schwangerschaft am zweithäufigsten manifestierende Herzklappenfehler ist die Mitralklappeninsuffizienz. Diese Patientinnen tolerieren im Gegensatz zu Schwangeren mit Mitralklappenstenose eine Schwangerschaft normalerweise gut. Klinische Symptome entwickeln sich meist erst jenseits des gebärfähigen Alters.

Für Wehen und vaginale Entbindung wird eine kontinuierliche lumbale Periduralanästhesie empfohlen, denn dadurch wird eine schmerzbedingte periphere Vasokonstriktion vermindert, wodurch das linksventrikuläre Schlagvolumen aufrechterhalten werden kann. Regionalanästhesieverfahren führen allerdings zu einer Kapazitätszunahme des venösen Gefäßsystems. Um die linksventrikuläre Füllung aufrechtzuerhalten, muß daher intravenös Flüssigkeit zugeführt werden. Falls eine Sectio caesarea geplant ist, kann hierfür eine Allgemeinanästhesie durchgeführt werden. (siehe Kapitel 2).

31.9.3 Aortenklappeninsuffizienz

Komplikationen einer Aortenklappeninsuffizienz entwickeln sich – ähnlich wie bei einer Mitralklappeninsuffizienz – erst jenseits des gebärfähigen Alters. Daher haben diese Patientinnen normalerweise eine unauffällige Schwangerschaft. Bei einem kleinen Prozentsatz kann es jedoch trotzdem zum Auftreten einer Herzinsuffizienz kommen. Während der Schwangerschaft kommt es zu einer Verminderung des systemischen Gefäßwiderstandes und zu einer Zunahme der Herzfrequenz. Dadurch können das Regurgitationsvolumen und die Lautstärke des bei einer Aortenklappeninsuffizienz auftretenden Herzgeräusches abnehmen. Dagegen kann eine Steigerung des systemischen Gefäßwiderstandes unter Geburtswehen und vaginaler Entbindung zu einer Zunahme des Regurgitationsvolumens führen. Wie bei einer Mitralklappeninsuffizienz wird auch bei einer Aortenklappeninsuffizienz eine kontinuierliche lumbale Periduralanästhesie zur Schmerzlinderung während Wehen und vaginaler Entbindung empfohlen. Wird eine Sectio caesarea geplant, ist eine Allgemeinanästhesie gut geeignet (siehe Kapitel 2).

31.9.4 Aortenklappenstenose

Eine Aortenklappenstenose bereitet während einer Schwangerschaft nur selten Probleme, da zwischen einem rheumatischen Fieber und den Symptomen einer Aortenklappenstenose normalerweise 35 bis 40 Jahre vergehen. Bei einer asymptomatischen Aortenklappenstenose ist das Risiko während Wehen und Entbindung nicht erhöht. Eine fixierte Klappenöffnung bedeutet jedoch, daß diese Gebärenden – falls der systemische Gefäßwiderstand plötzlich abnehmen sollte – durch ein nicht entsprechend steigerungsfähiges Herzzeitvolumen und eine drohende Hypotension gefährdet sind. Falls eine rückenmarksnahe Regionalanästhesie gewählt wird, ist eine kontinuierliche lumbale Periduralanästhesie vorzuziehen, da hierbei die Vasodilatation langsamer eintritt. Wegen der Gefahren einer Hypotension bei Anwendung rückenmarksnaher Anästhesietechniken werden zur Analgesie während Wehen und vaginaler Entbindung oft eine systemische Medikation, ein Pudendusblock oder Inhalationsanalgetika eingesetzt. Ist eine Sectio caesarea geplant, kann eine Allgemeinanästhesie durchgeführt werden (siehe Kapitel 2).

31.9.5 Fallot-Tetralogie

Während einer Schwangerschaft sind Morbidität und Mortalität bei Patientinnen mit Fallot-Tetralogie erhöht. Z. B. können Schmerzen während der Wehen und einer vaginalen Entbindung den pulmonalvaskulären Widerstand erhöhen und zu einer Zunahme des intrakardialen Rechts-Links-Shunts führen. Folge ist eine Verminderung der Lungendurchblutung und eine weitere Verschlechterung der arteriellen Hypoxämie. Auch der normalerweise während einer Schwangerschaft auftretende Abfall des systemischen Gefäßwiderstandes kann zu einer Zunahme des Rechts-Links-Shunts und zu einer Verschlechterung der arteriellen Hypoxämie führen. Die meisten kardialen Probleme entwickeln sich jedoch unmittelbar nach der Entbindung, wenn die systemischen Gefäßwiderstände am niedrigsten sind.

Zur Schmerztherapie während Wehen und vaginaler Entbindung wird oft ein Pudendusblock durchgeführt. Rückenmarksnahe Anästhesietechniken sollten nur mit Vorsicht angewandt werden, da es aufgrund einer peripheren Sympathikusblockade zu einem Blutdruckabfall kommen kann. Daher wird für eine Sectio caesarea normalerweise eine Allgemeinanästhesie durchgeführt (siehe Kapitel 3). Ein invasives Monitoring zur kontinuierlichen Überwachung des arteriellen Blutdruckes und der kardialen Füllungsdrücke ist sinnvoll. Liegt eine arterielle Kanüle, so können die arteriellen Sauerstoffpartialdrücke leicht bestimmt und eine Verschlechterung der arteriellen Oxygenierung frühzeitig erkannt werden. Dazu kann es kommen, falls sich der Rechts-Links-Shunt aufgrund eines verminderten systemischen Blutdruckes erhöht. Auch pulsoxymetrisch können Änderungen der arteriellen Oxygenierung nachgewiesen werden.

31.9.6 Eisenmenger-Syndrom

Das Eisenmenger-Syndrom umfaßt eine obliterierende Erkrankung der Pulmonalgefäße mit pulmonalvaskulärer Hypertension, intrakardialem Rechts-Links- oder bidirektionalem Shunt und arterieller Hypoxämie. Dieses Krankheitsbild ist operativ nicht zu korrigieren, und eine Schwangerschaft wird nur schlecht toleriert. Die mütterliche Mortalität kann bis zu 30% betragen. Bei Patientinnen mit einer Aortenisthmusstenose oder einer Fallot-Tetralogie beträgt die Mortalität ungefähr 4% [77].

Die größten Gefahren für eine Gebärende mit einem Eisenmenger-Syndrom sind 1. ein Abfall des systemischen Gefäßwiderstandes, wodurch es zu einer Vergrößerung des intrakardialen Rechts-Links-Shunts kommen kann, und 2. Thromboembolien, wodurch die bereits verminderte Lungendurchblutung weiter eingeschränkt werden kann. Der intrakardiale Shunt kann bereits durch die während einer Schwangerschaft üblicherweise auftretende Abnahme des systemischen Gefäßwiderstandes oder durch die selbst bei kleinen Lungenembolien auftretende pulmonale Vasokonstriktion verstärkt werden. Das größte Risiko für diese Patientinnen besteht während der Entbindung und in der unmittelbar postpartalen Phase.

Narkoseführung

Grundsatz jeglicher Schmerztherapie oder Anästhesie bei Patientinnen mit einem Eisenmenger-Syndrom muß es sein, einen Abfall des systemischen Gefäßwiderstandes und eine Verminderung des Herzzeitvolumens zu verhindern. Ebenso müssen Ereignisse vermieden werden, die zu einer Steigerung des pulmonalvaskulären Widerstandes führen könnten (Hyperkapnie, Verschlimmerung der arteriellen Hypoxämie). Schließlich muß sorgfältigst darauf geachtet werden, daß im Rahmen der intravenösen Flüssigkeitszufuhr keine Luftblasen ins venöse System gelangen, da die Gefahr einer paradoxen Luftembolie groß ist.

Es kann ohne weiteres eine vaginale Entbindung versucht werden. Eine Schmerztherapie mittels kontinuierlicher lumbaler Periduralanästhesie verhindert die Belastung durch schmerzhafte und anstrengende Wehen. Falls eine Periduralanästhesie durchgeführt wird, ist es entscheidend, daß der systemische Gefäßwiderstand möglichst wenig abfällt. Adrenalin sollte dem Lokalanästhetikum nicht beigemischt werden, da der systemische Gefäßwiderstand aufgrund einer peripheren beta-adrenergen Wirkung der aus dem Periduralraum resorbierten geringen Adrenalinmengen stärker abfallen kann. Für Patientinnen mit einem Eisenmenger-Syndrom wurde für die Eröffnungsphase auch die intrathekale Morphinapplikation beschrieben. Während der Austreibungsphase sollte die Analgesie dann mit einem Pudendusblock komplettiert werden [78]. Auch Inhalationsanalgetika können für die Schmerztherapie bei vaginaler Entbindung eingesetzt werden.

Eine Sectio caesarea wird zumeist in Allgemeinanästhesie durchgeführt. Der größte Nachteil bei der Durchführung einer Peridural- oder Spinalanästhesie für eine Sectio ist eine ausgeprägte Blockade des sympathischen Nervensystems. Dennoch wurde auch eine Periduralanästhesie bei solchen Patientinnen für eine elektive Sectio erfolgreich eingesetzt [77]. Unabhängig vom gewählten Anästhesieverfahren sollten in der perioperativen Phase Antibiotika verabreicht werden, um einer bakteriellen Endokarditis vorzubeugen (siehe Kapitel 27). Es muß beachtet werden, daß bei diesen Patienten aufgrund des intrakardialen Rechts-Links-Shunts die Zirkulationszeit vom Arm zum Gehirn sehr kurz ist. Daher haben intravenös verabreichte Medikamente einen sehr schnellen Wirkungseintritt. Ketamin hat, da es den systemischen Gefäßwiderstand nicht vermindert, im Vergleich zu Barbituraten Vorteile bei diesen Patientinnen. Andererseits kann es theoretisch zu einem Anstieg des pulmonalvaskulären Widerstandes kommen. Im Gegensatz zu intravenös verabreichten Medikamenten ist die Konzentrationszunahme der Inhalationsanästhetika im arteriellen Blut verlangsamt, denn bei Patientinnen mit einem Eisenmenger-Syndrom liegt eine verminderte Lungendurchblutung vor. Trotz des langsamen Wirkungseintrittes muß bei Einsatz volatiler Anästhetika vor deren myokarddepressiver und vasodilatierender Wirkung gewarnt werden. Selbst Lachgas kann nachteilige Auswirkungen haben, denn es wurde gezeigt, daß dieses Medikament den pulmonalvaskulären Widerstand erhöhen kann [79]. Es muß beachtet werden, daß auch eine intermittierende Überdruckbeatmung zu einer Abnahme der Lungendurchblutung führen kann. Eine invasive Überwachung des arteriellen Blutdruckes und der kardialen Füllungsdrücke ist sinnvoll. Da der rechte Ventrikel stärker gefährdet ist als der linke, ist insbesondere die Überwachung des rechtsatrialen Druckes angezeigt. Ob es bei diesen Patientinnen sinnvoll ist, einen Pulmonalarterienkatheter einzuschwemmen, ist fraglich [80].

31.9.7 Aortenisthmusstenose

Bei der Aortenisthmusstenose liegt wie bei der Aortenklappenstenose eine fixierte Obstruktion vor, wodurch der linksventrikuläre Auswurf erschwert ist. Eine Steigerung des Herzzeitvolumens ist hierbei vor allem über eine Zunahme der Herzfrequenz möglich. Unter Umständen kann die Herzfrequenz aber nicht ausreichend gesteigert werden, falls z.B. während der Wehen oder einer akuten Zunahme des intravasalen Flüssigkeitsvolumens aufgrund von Uteruskontraktionen ein hohes Herzzeitvolumen notwendig wird. Dadurch kann es zu einer akuten Linksherzinsuffizienz kommen. Eine weitere Gefahr während Wehen und vaginaler Entbindung ist beispielsweise eine Schädigung der Aortenwand, denn während der Geburtswehen kommt es zu einer Zunahme der Herzfrequenz und zu einer Steigerung der myokardialen Kontraktilität. Dadurch nimmt der linksventrikuläre Blutauswurf zu und es kann unter Umständen zu einer Aortendissektion kommen.

Bei der Narkoseführung ist es besonders wichtig, Herzfrequenz, myokardiale Kontraktilität und systemischen Gesamtwiderstand konstant zu halten. Wie bei der Aortenklappenstenose werden zur Analgesie während Wehen und vaginaler Entbindung oft systemische Analgetika oder Inhalationsanalgetika in Kombination mit einem Pudendusblock eingesetzt. Zur Durchführung einer Sectio caesarea wird eine Allgemeinanästhesie empfohlen. Sinnvoll ist es, den arteriellen Blutdruck sowie die kardialen Füllungsdrücke invasiv zu messen.

31.9.8 Primär pulmonalvaskuläre Hypertension

Die primär pulmonalvaskuläre Hypertension tritt vor allem bei jungen Frauen auf (siehe Kapitel 8). Schmerzen während Wehen und vaginaler Entbindung sind besonders nachteilig, da dadurch der pulmonalvaskuläre Widerstand zunehmen kann und der venöse Rückstrom gleichzeitig abnimmt. Um einen schmerzbedingten Anstieg des pulmonalvaskulären Widerstandes zu verhindern, eignet sich eine kontinuierliche lumbale Periduralanästhesie. Es ist jedoch wichtig, die Lokalanästhetikummenge sorgfältig zu titrieren, um einen Abfall des systemischen Gesamtwiderstandes möglichst gering zu halten [81]. Dem Lokalanästhetikum kann auch ein Opioid zugefügt werden. Obwohl auch eine Sectio caesarea in Periduralanästhesie durchgeführt werden kann, wird doch meistens eine Allgemeinanästhesie empfohlen [82]. Die Durchführung einer Spinalanästhesie kann nicht empfohlen werden, da bei der für diese Operation notwendigen hohen Ausbreitung ein plötzlicher, ausgeprägter Abfall des systemischen Gesamtwiderstandes wahrscheinlich ist [83]. Zu den möglichen Gefahren einer Allgemeinanästhesie bei diesen Patientinnen gehören ein verminderter Pulmonalarteriendruck während Laryngoskopie und endotrachealer Intubation, nachteilige Auswirkungen der intermittierenden Überdruckbeatmung auf den venösen Rückstrom sowie negativ inotrope Effekte volatiler Anästhetika. Lachgas kann den pulmonalvaskulären Widerstand noch weiter erhöhen. Um das Kreislaufverhalten während der Narkose besser einschätzen zu können, sollte bereits vorher genau überlegt werden, mit welchen Auswirkungen durch Gabe von Vasodilatanzien, positiv inotropen Medikamenten, Oxytocin sowie intravasaler Flüssigkeitszufuhr zu rechnen ist. Neben entsprechender Sauerstoffgabe kann die Verabreichung von Isoproterenol sinnvoll sein, um den pulmonalvaskulären Widerstand zu senken [81]. Eine invasive Überwachung von systemisch-arteriellem und pulmonalarteriellem Blutdruck ist bei diesen Patientinnen angezeigt. Besondere Risiken eines Pulmonalarterienkatheters sind – bei Vorliegen einer pulmonalvaskulären Hypertension – eine Pulmonalarterienruptur sowie eine Pulmonalarterienthrombose. Der Nutzen einer solchen invasiven Überwachung wiegt bei diesen kritischkranken Patientinnen diese möglichen Risiken allerdings auf [83]. Die mütterliche Mortalität beträgt über 50%. Die meisten Todesfälle treten aufgrund einer Herzinsuffizienz während der Wehen oder in der frühen postpartalen Phase auf.

31.9.9 Schwangerschaftsbedingte Kardiomyopathie

Eine in der Spätschwangerschaft oder in den ersten sechs postpartalen Wochen auftretende Linksherzinsuffizienz wird als schwangerschaftsbedingte Kardiomyopathie bezeichnet. Falls eine solche Linksherzinsuffizienz trotz Digitalis und Diuretika bestehenbleibt, wird zur Schmerztherapie während Wehen und vaginaler Entbindung eine kontinuierliche lumbale Periduralanästhesie empfohlen. Plötzliche Steigerungen des peripheren Gesamtwiderstandes sollten vermieden werden. Bei ungefähr der Hälfte dieser Patientinnen ist die Herzinsuffizienz nur vorübergehend und stellt sich nur bei einer erneuten Schwangerschaft wieder ein. Bei den übrigen Patientinnen bleibt die idiopathische kongestive Kardiomyopathie bestehen. Häufig kommt es zum Tode dieser Patientinnen, insbesondere wenn eine folgende Schwangerschaft bis zum Geburtstermin ausgetragen wird.

31.9.10 Aneurysma dissecans der Aorta

Zwischen einer Schwangerschaft und dem Auftreten eines Aneurysma dissecans der Aorta kann ein Zusammenhang bestehen. Ein solches Aneurysma tritt bei Frauen unter 40 Jahren in nahezu 50% der Fälle im Zusammenhang mit einer Schwangerschaft auf. Bei Gebärenden mit einer bekannten Aortendissektion wird zur Analgesie eine kontinuierliche lumbale Periduralanästhesie empfohlen. Damit kann ein normaler bis leicht erniedrigter Blutdruck erzielt werden.

31.9.11 Künstlicher Herzklappenersatz

Künstliche Herzklappen erfordern normalerweise eine kontinuierliche Behandlung mit Antikoagulanzien, um die Thrombosegefahr zu vermindern. Meistens werden Kumarinpräparate während der ersten 6 bis 12 Wochen der Schwangerschaft gegen Heparin ausgetauscht, da Heparin die Plazentaschranke nicht passieren kann. Aufgrund dieser Antikoagulanzienbehandlung ist die Durchführung einer Spinal- oder Periduralanästhesie nicht möglich.

31.10 Schwangerschaftsinduzierter Hypertonus

Der schwangerschaftsinduzierte Hypertonus umfaßt eine Reihe von Störungen, die früher zusammenfassend als Schwangerschaftstoxikosen bezeichnet wurden. Dazu gehören der isolierte Hypertonus (ohne Proteinurie), Präeklampsie (mit gleichzeitiger Proteinurie) und Eklampsie. Ein schwangerschaftsinduzierter Hypertonus tritt bei 5 bis 15% aller Schwangerschaften auf und ist eine Hauptursache für Morbidität und Mortalität während Schwangerschaft und Perinatalzeit. Als Ursache für einen schwangerschaftsinduzierten Hypertonus werden vor allem drei Faktoren diskutiert: 1. ein Vasospasmus aufgrund einer erhöhten Empfindlichkeit der glatten Gefäßmuskulatur gegenüber Katecholaminen, 2. eine Antigen-Antikörperreaktion zwischen mütterlichem und fetalem Gewebe im ersten Trimenon, die zu einer plazentaren Vaskulitis führt und 3. eine Störung des Gleichgewichtes vasoaktiver Prostaglandine (Thromboxan A, Prostazyklin), wodurch eine Konstriktion der kleinen Arteriolen und eine Thrombozytenaggregation hervorgerufen werden. Im Hinblick auf letzteren Mechanismus konnte gezeigt werden, daß eine niedrig dosierte Aspirinmedikation im 2. und 3. Trimenon (60–150 mg/d) das Risiko eines schwangerschaftsinduzierten Hypertonus senken kann [84].

Ein Schwangerschaftshypertonus beginnt normalerweise während der letzten Schwangerschaftswochen oder unmittelbar nach der Geburt. Eine Proteinurie oder Ödeme treten dabei nicht auf [85]. Der Blutdruckanstieg ist zumeist nur gering ausgeprägt, und der Ausgang der Schwangerschaft wird nicht signifikant beeinflußt. Während der ersten Wochen nach der Geburt normalisiert sich der erhöhte Blutdruck wieder, er kann allerdings während späterer Schwangerschaften wieder ansteigen. Bei Frauen, die einen schwangerschaftsinduzierten Hypertonus entwickeln, kann im späteren Leben ein essentieller Hypertonus auftreten. Von einer chronischen Hypertonie kann ausgegangen werden, falls die Blutdruckerhöhung vor der 20. Schwangerschaftswoche auftritt und auch postpartal noch länger als 6 Wochen bestehenbleibt.

Unter einer Präeklampsie wird ein Syndrom verstanden, das sich nach der 20. Schwangerschaftswoche in Hypertension, Proteinurie und generalisierten Ödemen äußern kann. Die Symptome einer Präeklampsie verschwinden normalerweise innerhalb der ersten 48 Stunden nach der Entbindung. Ausreichende Beweise für die Diagnose einer Präeklampsie sind ein Blutdruck von über 140/90 mmHg und eine Proteinurie von mehr als 2 g/Tag. Von einer schweren Präeklampsie wird bei einem Blutdruck von über 160/110 mmHg, einer Proteinurie über 5 g/Tag sowie Kopfschmerzen, Sehstörungen und epigastrischen Schmerzen gesprochen. Das Auftreten einer Hämolyse (H), von erhöhten Leberenzymen (elevated liver enzymes, EL) sowie niedrigen Thrombozytenzahlen (low platelets, LP) bezeichnet man als HELLP-Syndrom. Es stellt die schwerste Form der Präeklampsie dar [86]. Treten im Rahmen einer Präeklampsie zerebrale Krampfanfälle auf, wird von Eklampsie gesprochen. Bei der Eklampsie beträgt die mütterliche Mortalität ungefähr 10%. Zu den Ursachen der mütterlichen Mortalität im Rahmen einer Eklampsie gehören Herzinsuffizienz und intrakranielle Blutungen.

31.10.1 Pathophysiologie

Im Rahmen einer schwangerschaftsinduzierten Hypertension kann beinahe jedes Organsystem betroffen sein (Tab. 31.7) [87].

Zentrales Nervensystem

Das zentrale Nervensystem ist bei diesen Patientinnen übererregbar. Dies ist durch ein Hirnödem aufgrund eines erhöhten Flüssigkeitsgehaltes der Hirnzellen bedingt. Es können Grand-mal-Anfälle auftreten. Diese entstehen entweder spontan oder sind Folge eines weiteren Blutdruckanstieges bei der Mutter. Es kann unter Umständen auch zu einem Anstieg des intrakraniellen Druckes und damit zur Bewußtlosigkeit kommen. Ungefähr 30 bis 40% der Todesfälle bei diesen Patientinnen sind Folge einer Hirnblutung [87].

Herz-Kreislauf-System

Bei Vorliegen einer schwangerschaftsinduzierten Hypertension reagiert das periphere Gefäßsystem besonders empfindlich auf Katecholamine, Sympathomimetika und Oxytocinpräparate. Es liegen eine generalisierte Vasokonstriktion im Bereich der Arteriolen und damit ein erhöhter mütterlicher Blutdruck vor. Das erhöhte Afterload kann zu einer Linksherzinsuffizienz und einem Lungenödem führen.

Respirationstrakt

Da der kolloidosmotische Druck abnimmt, kann es zu einer interstitiellen Flüssigkeitsansammlung in der Lunge kommen. Im Rahmen einer schwangerschaftsinduzierten Hypertension tritt daher häufig ein Abfall des arteriellen Sauerstoffpartialdruckes auf. Ödeme der oberen Luftwege und des Larynx, wie sie schon während einer normalen Schwangerschaft auftreten können, sind bei diesen Patientinnen stärker ausgeprägt. Bei der Wahl des Endotrachealtubus müssen diese Veränderungen berücksichtigt werden.

Hepatorenales System

Es liegen eine Leberfunktionsstörung sowie eine verminderte Leberdurchblutung vor. Oft ist auch die Plasma-Cholinesteraseaktivität vermindert. Au-

Tab. 31.7: Auswirkungen einer schwangerschaftsinduzierten Hypertonie

Hirnödem
Grand-mal-Epilepsie
Hirnblutung
Hypertension
Herzinsuffizienz
verminderter kolloidosmotischer Druck
arterielle Hypoxämie
Larynxödem
Leberfunktionsstörung
oligurisches Nierenversagen
Hypovolämie
disseminierte intravasale Gerinnung
verminderter uteriner Blutfluß
vorzeitige Wehen und Geburt

ßerdem kann die zunehmende Verminderung von Nierendurchblutung und glomerulärer Filtrationsrate letztendlich zu einem oligurischen Nierenversagen führen. Durch den erhöhten Proteinverlust über die Nieren kommt es zu einer Abnahme des kolloidosmotischen Druckes.

Intravasales Flüssigkeitsvolumen

Das intravasale Flüssigkeitsvolumen ist während einer schwangerschaftsinduzierten Hypertension oft geringer als vor der Schwangerschaft. Durch diese Hypovolämie kommt es zu einem Anstieg des Hämatokritwertes. Dadurch kann eine bestehende Anämie verschleiert werden.

Blutgerinnung

Die häufig bestehenden Gerinnungsstörungen können bis zu einer disseminierten intravasalen Gerinnung fortschreiten, was sich in einer Konzentrationserhöhung der Fibrinspaltprodukte äußert. Auch die Thrombozytenzahl ist bei Patientinnen mit schwangerschaftsinduzierter Hypertension häufig vermindert. Dies ist vermutlich durch einen vermehrten Thrombozytenverbrauch bedingt. Blutungszeit und Thrombozytenzahl verhalten sich antiproportional zueinander, falls die Thrombozytenzahl unter 100.000 Zellen/mm^3 abfällt [88].

Uteroplazentarer Kreislauf

Während einer schwangerschaftsinduzierten Hypertension ist die Durchblutung von Uterus und Plazenta vermindert. Aufgrund der verminderten Durchblutung neigt der Uterus zu einer Hyperaktivität und häufig kommt es zu vorzeitigen Wehen. Aufgrund der eingeschränkten Plazentafunktion ist das Risiko für den Feten erhöht. Häufig handelt es sich um Frühgeborene, die für ihr Gestationsalter zu klein sind. Daher sind diese Neugeborenen besonders empfindlich für Nebenwirkungen von Medikamenten, die der Mutter im Rahmen der Geburtsanalgesie verabreicht wurden. Außerdem kommt es bei diesen Kindern häufig zu einer Mekoniumaspiration.

31.10.2 Behandlung

Die kausale Therapie der schwangerschaftsinduzierten Hypertension besteht darin, den Feten und die Plazenta zu entbinden. Bis die Entbindung durchgeführt werden kann, müssen bestehende Organfunktionsstörungen symptomatisch behandelt werden. Beispielsweise sollte unter Kontrolle von zentralem Venendruck und Urinausscheidung intravenöse Flüssigkeit zugeführt werden. Ungefähr ein Drittel der verabreichten Flüssigkeit sollte 5%iges Albumin sein, um den erniedrigten kolloidosmotischen Druck wieder anzuheben. Falls ein Lungenödem oder eine Herzinsuffizienz auftreten, sind Digitalis und Schleifendiuretika indiziert. Zur Behandlung eines Hirnödems können Osmodiuretika wie z.B. Mannitol eingesetzt werden. Eine Natriumrestriktion ist nicht zu empfehlen, da es hierdurch zu einer Aktivierung des Renin-Angiotensin-Aldosteron-Systems kommen kann. Bei Patientinnen mit schwangerschaftsinduzierter Hypertension werden häufig Magnesium und Antihypertensiva eingesetzt (Tab. 31.8) [85].

Magnesium

Magnesium wird bei einer schwangerschaftsinduzierten Hypertension mit dem Ziel eingesetzt, die Übererregbarkeit des zentralen Nervensystems zu verringern. Auch die Übererregbarkeit im Bereich der neuromuskulären Endplatte wird durch Magnesium vermindert. Magnesium vermindert die präsynaptische Azetylcholinfreisetzung sowie die Empfindlichkeit der postsynaptischen Membran gegenüber Azetylcholin. Außerdem hat Magnesium einen leicht relaxierenden Effekt auf die glatte Muskulatur von Uterus und Gefäßen. Die dadurch auftretende Uterusrelaxation ist von Vorteil, denn hierdurch kommt es zu einer Verbesserung der Uterusdurchblutung.

Die Effizienz einer Magnesiumtherapie wird klinisch dadurch abgeschätzt, daß die tiefen Sehnenreflexe beurteilt werden. Kommt es zu einer deutlichen Abschwächung des Patellarsehnenreflexes, so weist dies auf eine drohende Magnesiumintoxikation hin. Um beurteilen zu können, ob weitere Magnesiumgaben notwendig sind, ist es sinnvoll, wiederholt die Plasma-Magnesiumkonzentration zu bestimmen. Ziel muß es sein, die Plasmakonzentration im therapeutischen Bereich von 4 bis 6 mval/l zu halten. Normalerweise erhalten die Schwangeren eine Initialdosis von 4 g Magnesium in einer 20%igen Lösung per infusionem über 5 Minuten. Therapeutische Plasmakonzentrationen werden dadurch aufrechterhalten, daß anschließend eine kontinuierliche Infusion von 1 bis 2 g/Stunde durchgeführt wird. Falls die Plasma-Magnesiumkonzentration den therapeutischen Bereich stark überschreitet, kann es zu einer ausgeprägten Muskelschwäche mit Ateminsuffizienz und Herzstillstand kommen. Durch eine intravenöse Kalziumgabe können die Magnesiumwirkungen antagonisiert werden. Da Magnesium über die Nieren ausgeschieden wird, muß es bei einer Nierenfunktionsstörung mit Vorsicht verabreicht werden.

Klinisch ist es wichtig, daß sowohl die Wirkung depolarisierender als auch nicht-depolarisierender Muskelrelaxanzien durch Magnesium potenziert wird. Daher müssen Muskelrelaxanzien sorgfältig titriert, und der Relaxierungsgrad muß genau überwacht werden. Während einer schwangerschaftsinduzierten Hypertension kann es zu einer stärkeren Erniedrigung der Plasma-Cholinesterasekonzentration als während einer normalen Schwangerschaft kommen. Hierdurch können – unabhängig von einer Magnesiumtherapie – die Succinylcholinwirkungen potenziert werden [89]. Auch Sedativa und Opioide sollten niedriger dosiert werden, da auch deren Wirkungen durch Magnesium verstärkt werden können. Da Magnesium leicht die Plazentaschranke überschreiten kann, scheint es möglich, daß der Muskeltonus des Neugeborenen unmittelbar postpartal erniedrigt ist. Dennoch sind bei nichtasphyktischen und reifen Neugeborenen keine nachteiligen Auswirkungen zu beobachten, falls bei der Mutter eine Magnesiumtherapie durchgeführt wurde. Dies läßt vermuten, daß eine – früher oft der Magnesiumtherapie zugeschriebene – Atemdepression solcher Neugeborenen durch eine Asphyxie und/oder eine Unreife bedingt war. Auch eine Hypomagnesiämie kann zu postpartalen neurologischen Funktionsstörungen führen. Dies wurde fälschlicherweise den während der Wehen und der Entbindung durchgeführten Regionalanästhesieverfahren angelastet [90].

Antihypertensiva

Eine antihypertensive Therapie ist indiziert, falls der diastolische Blutdruck ständig über 110 mmHg liegt. Wegen des schnellen Wirkungseintritts (15 Minuten) nach intravenöser Injektion wird häufig Hydralazin (5–10 mg) eingesetzt. Je nach Bedarf können eventuell weitere Dosen von Hydralazin verabreicht werden, um den diastolischen Blutdruck

Tab. 31.8: Behandlung der schwangerschaftsinduzierten Hypertonie

Krampfprophylaxe
mittels Magnesiumgabe die Magnesiumkonzentration auf 4–6 mVal/l anheben (Therapie 12–24 Stunden post partum fortsetzen, da auch während dieser Zeit häufig zerebrale Krämpfe auftreten)

diastolischen Blutdruck unter 110 mm Hg einstellen
Hydralazin 5–10 mg i.v. alle 20–30 Minuten
Diazoxid 30 mg i.v., falls keine Besserung auf Hydralazin eintritt
  (Risiko: Wehenstillstand und fetale Hypoglykämie)
Labetalol (Vorsicht: möglicherweise lebertoxisch bei der Mutter)
Kalziumantagonisten
  (können die Wirkung von Magnesium verstärken, dadurch eventuell Hypotension)
Nitroprussid und ACE-Hemmer können nicht empfohlen werden

bei ungefähr 90 mmHg zu halten. Hydralazin führt oft zu einer Steigerung von Herzzeitvolumen, uteroplazentarer Durchblutung und renalem Blutfluß.

Eine kontinuierliche Infusion mit Trimethaphan (0,01%) kann zur Therapie einer hypertensiven Krise bei schwangerschaftsinduzierter Hypertension lebensrettend sein. Ziel ist es, den mütterlichen diastolischen Blutdruck auf ungefähr 90 mmHg zu senken. Es muß jedoch beachtet werden, daß plötzliche Blutdruckabfälle die uteroplazentare Durchblutung gefährden und zu einer fetalen Asphyxie führen können. Während der pharmakologischen Behandlung einer mütterlichen hypertensiven Krise muß die fetale Herzfrequenz kontinuierlich überwacht werden, um so eine eventuell beeinträchtigte uteroplazentare Durchblutung frühzeitig erkennen zu können. Diazoxid wird bei diesen Patientinnen nur selten eingesetzt, da das Ausmaß der Blutdrucksenkung durch dieses Medikament kaum vorhersehbar ist.

Nitroprussid wird zur Behandlung einer hypertensiven Krise bei Schwangeren nicht empfohlen. Diese Empfehlung basiert darauf, daß Zyanidionen leicht die Plazentaschranke überschreiten können. Dadurch besteht die Möglichkeit einer fetalen Zyanidintoxikation. Der Fetus besitzt geringere Thiosulfatreserven als der Erwachsene. Thiosulfat fungiert als Schwefeldonator und ist für die Entgiftung durch das Enzym Rhodanase (das Thiozyanat bildet, welches über die Nieren ausgeschieden werden kann) notwendig. Der Fetus scheint daher besonders empfindlich für eine Zyanidintoxikation durch Nitroprussidinfusionen zu sein [91]. Trotzdem wurde bei Schwangeren zur Erleichterung des operativen Vorgehens bei intrakraniellen Aneurysmen eine kontrollierte Hypotension mit Nitroprussid durchgeführt, ohne daß nachteilige Auswirkungen auf den Feten aufgetreten wären. Eine Senkung des Blutdruckes um 20% mit einer mittleren Nitroprussiddosierung von 1 µg/kg KG/Minute über eine Stunde hatte im Tiermodell keine negativen Auswirkungen auf die Feten [91]. Dagegen führte eine Blutdrucksenkung bei Tieren mit einer mittleren Nitroprussiddosis von 25 µg/kg KG/Minute zu einer Zyanidintoxikation und zu einem intrauterinen Fruchttod. Wahrscheinlich ist die kurzfristige Anwendung von Nitroprussid in niedrigen Dosierungen für die Behandlung einer Hypertension bei Schwangeren akzeptabel.

31.10.3 Narkoseführung

Bei einer schwangerschaftsinduzierten Hypertension kann, falls keine fetale Asphyxie vorliegt, eine vaginale Entbindung durchgeführt werden. Eine kontinuierliche lumbale Periduralanästhesie ist zur Schmerzbekämpfung während Wehen und Entbindung gut geeignet, falls bei den präklamptischen Patientinnen unter entsprechender Überwachung eine ausreichende Volumensubstitution durchgeführt wurde. Unter einer Periduralanästhesie braucht der Mutter kein Opioid verabreicht werden. Damit fallen die möglichen Nebenwirkungen eines Opioids auf das Frühgeborene weg. Der unter Periduralanästhesie fehlende mütterliche Preßdrang vermindert die Gefahr, daß es während der Wehen zu einem Blutdruckanstieg kommt. Außerdem kann es durch die vasodilatierende Wirkung einer Periduralanästhesie zu einer deutlichen Verbesserung der Plazenta- und Nierendurchblutung kommen.

Bevor eine kontinuierliche lumbale Periduralanästhesie angelegt wird, sollte den Patientinnen intravenös Flüssigkeit (1–2 l Elektrolytlösung) zugeführt werden. Die Flüssigkeitszufuhr sollte am zentralvenösen Druck orientiert werden. Außerdem sind vor Anlage eines lumbalen Periduralkatheters Gerinnungstests durchzuführen, insbesondere falls es sich um eine schwere Präklampsie handelt. Während der Eröffnungsperiode kann durch eine segmentale Periduralanästhesie (Th_{10}-L_1) eine Schmerzfreiheit erreicht werden. In der Austreibungsperiode ist es möglich, den durch die Periduralanästhesie blockierten Bereich zu vergrößern und auch eine Analgesie des Beckens zu erzielen. Wegen der Überempfindlichkeit des mütterlichen Gefäßsystems auf Katecholamine scheint es sinnvoll, den peridural applizierten Lokalanästhetika kein Adrenalin beizumischen. Dennoch verursachte der Einsatz adrenalinhaltiger Lokalanästhetika keine nachteiligen Kreislaufreaktionen bei diesen Patientinnen [92].

Steht eine vaginale Entbindung unmittelbar bevor, so ist es auch gut möglich, einen Sattelblock anzulegen. Genauso wie bei einer Periduralanästhesie ist es wünschenswert, vor Anlegen einer Spinalanästhesie intravenös entsprechend Flüssigkeit zuzuführen. Nachteile einer Spinalanästhesie sind die möglicherweise schnell einsetzende Sympathikusblockade und ein Blutdruckabfall, falls das sensible Niveau über Th_{10} aufsteigt. Wenn der systolische Blutdruck mehr als 30% unter den Ausgangswert abfällt, sollten der Uterus nach links verlagert und schneller Flüssigkeit verabreicht werden. Bleibt die Hypotension bestehen, so ist die intravenöse Gabe kleiner Ephedrindosen (2,5 mg) gerechtfertigt.

Bei Patientinnen mit einer schwangerschaftsinduzierten Hypertension muß oft eine Sectio caesarea durchgeführt werden. Indikation hierfür ist meist eine fetale Asphyxie, die durch eine zunehmende Verschlechterung der uteroplazentaren Durchblutung bedingt ist. Ist eine notfallmäßige Sectio zwingend, wird normalerweise eine Allgemeinanästhesie durchgeführt. Kommt es bei diesen Patientinnen während einer Peridural- oder Spinalanästhesie zu einer starken Blockade des sympathischen Nervensystems, kann es schwierig sein, den Blutdruck während einer Sectio caesarea im gewünschten Bereich zu erhalten. Daher muß vor Narkoseeinleitung versucht werden, das intravasale Flüssigkeitsvolumen aufzufüllen. Die kontinuierliche Überwachung von arteriellem Blutdruck, kardialen Füllungsdrücken, Urinausscheidung und fetaler Herzfrequenz ist sinnvoll. Zur Narkoseeinleitung werden oft Thiopental (3–5 mg/kg KG i.v.) sowie – zur Erleichterung der Intubation – Succinylcholin (1–1,5 mg/kg KG i.v.) eingesetzt. Ein Helfer sollte solange den Krikoiddruck ausüben, bis die Luftwege durch einen geblockten Tubus geschützt sind. Eine Präkurarisierung mit einem nicht-depolarisierenden Muskelrelaxans ist vor Verabreichung des Succinylcholins nicht unbedingt notwendig, da die succinylcholinbedingten Faszikulationen durch eine Magnesiumtherapie zumeist abgeschwächt sind. Ein stärkeres Ödem der oberen Luftwege kann die Einsicht auf die Glottis behindern (aufgrund einer geschwollenen Zunge und einer ödematösen Epiglottis). Eine bestehende Schwellung des Kehlkopfes kann der Grund sein, daß ein kleinerer Tubus benötigt wird, als dies normalerweise der Fall wäre. Bei Patientinnen mit einer Gerinnungsstörung kann bereits durch die Laryngoskopie eine stärkere Blutung ausgelöst werden. Ein Blutdruckanstieg, wie er während der endotrachealen Intubation zumeist auftritt, kann bei diesen Schwangeren verstärkt sein. Dadurch kann die Gefahr einer Hirnblutung oder eines Lungenödems auftreten. Durch eine möglichst kurzdauernde Laryngoskopie können Ausmaß und Dauer des Blutdruckanstieges minimiert werden. Zur Abschwächung dieser Blutdruckreaktionen werden auch eine Injektion von Hydralazin (5–10 mg i.v. 5–10 Minuten vor Narkoseeinleitung) oder eine Gabe von Nitroglyzerin (1–2 µg/kg KG) unmittelbar vor der Intubation empfohlen [93]. Volatile Anästhetika (0,5 MAC) können bereits vor der endotrachealen Intubation und auch zur Aufrechterhaltung der Narkose eingesetzt werden, um damit einen Blutdruckanstieg abzuschwächen bzw. zu behandeln. Es muß bei diesen Patientinnen beachtet werden, daß die Wirkung der Muskelrelaxanzien durch eine durchgeführte Magnesiumtherapie potenziert wird. Zur Überwachung der neuromuskulären Blockade muß daher ein Nervenstimulator verwendet werden. Die Extubation sollte erst dann erfolgen, wenn die Schutzreflexe der oberen Luftwege zurückgekehrt sind. Synthetische Oxytozinpräparate zur Behandlung eines atonischen Uterus müssen vorsichtig eingesetzt werden, da bei diesen Patientinnen von einer Überempfindlichkeit des peripheren Gefäßsystems auszugehen ist.

31.11 Schwangerschaft und Diabetes mellitus

Der Insulinbedarf schwankt bei Schwangeren mit einem Diabetes mellitus stark. Während des 1. Trimenons wird z.B. weniger Insulin, während des 2. Trimenons mehr Insulin benötigt. In der postpartalen Periode fällt der mütterliche Insulinbedarf wieder stark ab. Insulin überschreitet die Plazentaschranke nicht. Orale Antidiabetika können die Plazentaschranke dagegen leicht passieren und beim Neugeborenen eine Hypoglykämie verursachen.

Bei Schwangeren, die keinen Diabetes mellitus aufweisen, ist die Glukosekonzentration im Blut niedriger als vor der Schwangerschaft. Aus diesem Grund werden die Glukosekonzentrationen auch bei diabetischen Schwangeren oft auf einem relativ niedrigen Niveau gehalten. Um dieses Therapieziel zu erreichen, sind täglich mehrfache Insulininjektionen notwendig und es ist ein strenges Diätregime einzuhalten. Bei Schwangeren mit einem Diabetes mellitus besteht während des 2. und 3. Trimenons die erhöhte Gefahr, daß sich eine Ketoazidose entwickelt. Es kommt auch häufiger zu einer schwangerschaftsinduzierten Hypertonie. Neugeborene diabetischer Mütter sind oft für ihr Gestationsalter zu groß, und die Gefahr, daß sie ein Atemnotsyndrom entwickeln, ist erhöht.

Das Behandlungsziel besteht darin, die Schwangerschaft möglichst bis zum Termin auszutragen, um so eine maximale Lungenreifung zu ermöglichen. Häufig wird eine elektive Sectio caesarea durchgeführt, um die hohe Inzidenz eines Fruchttodes gegen Ende des letzten Trimenons zu vermindern. Dessen Ursache ist vermutlich eine Plazentainsuffizienz. Welches Anästhesieverfahren hierfür am besten geeignet ist, ist nicht klar. Kommt es während einer Sectio unter Peridural- oder Spinalanästhesie zu einem stärkeren mütterlichen Blutdruckabfall, ist eine postpartale kindliche Azidose möglich [94, 95]. Es gibt Hinweise dafür, daß der Zustand des Kindes nach einer Sectio caesarea unter einer Allgemeinanästhesie möglicherweise besser sei [95]. Dennoch hat ein Regionalanästhesieverfahren bei Schwangeren mit einem Diabetes mellitus die Vorteile, daß 1. Hyperglykämien aufgrund des operativen Eingriffs vermieden werden, 2. der neurologische Zustand der Mutter überwacht werden kann und 3. ein Anästhesieverfahren durchgeführt wird, bei dem keine zusätzliche medikamentös bedingte Depression des Neugeborenen zu erwarten ist, falls die operative Entbindung schwierig sein und länger dauern sollte. Unabhängig davon, welches Anästhesieverfahren gewählt wurde, sollte in der frühen postoperativen Phase bei dem Neugeborenen einer diabetischen Mutter die Blutzuckerkonzentration überprüft werden.

31.12 Myasthenia gravis und Schwangerschaft

Der Verlauf einer Myasthenia gravis ist während einer Schwangerschaft sehr unterschiedlich und unvorhersehbar [96]. Die Gefahr eines akuten Schubs

Tab. 31.9: Differentialdiagnose einer Blutung im letzten Schwangerschaftsdrittel

	Placenta praevia	Plazentalösung	Uterusruptur
klinische Symptome	schmerzlose vaginale Blutung	Bauchschmerzen Blutung unbemerkt oder nur zum Teil erkennbar Uterusempfindlichkeit Schock Gerinnungsstörung aktues Nierenversagen fetale Asphyxie	stärkste Bauchschmerzen Schock fetale Herztöne verschwinden
prädisponierende Faktoren	höheres Alter der Mutter Mehrfachgebärende	Mehrfachgebärende Uterusanomalien Kompression der Vena cava inferior chronischer Bluthochdruck	früherer Uteruseingriff plötzliche Spontangeburt überschießende Uterusstimulation Mißverhältnis kindlicher Kopf/mütterliches Becken Mehrfachgebärende Polyhydramnion spontan, ohne erkennbare Ursache

ist im 1. Trimenon und in den ersten 10 postpartalen Tagen am größten. Anticholinergika sollten während Schwangerschaft und Wehen weiter verabreicht werden. Theoretisch könnten diese Medikamente den Uterustonus erhöhen; es konnte jedoch keine erhöhte Inzidenz an spontanen Aborten oder vorzeitigen Wehen festgestellt werden.

Die Myasthenia gravis hat keinen Einfluß auf den Ablauf der Wehen. Im Hinblick auf die eingeschränkten Leistungsreserven dieser Patientinnen sollten Sedativa vermieden werden. Eine kontinuierliche lumbale Periduralanästhesie ist während Wehen und vaginaler Entbindung gut durchführbar. Häufig wird eine Zangenentbindung vom Beckenausgang durchgeführt, um die Austreibungsphase zu verkürzen und die Ermüdung der Skelettmuskulatur während der Austreibungswehen möglichst gering zu halten. Für eine Sectio caesarea bietet sich ein rückenmarksnahes Regionalanästhesieverfahren an. Es muß jedoch beachtet werden, daß eine vorübergehende Muskelschwäche zu einer Hypoventilation führen kann, falls das sensible Niveau sehr hoch ist.

31.13 Blutungen bei schwangeren Patientinnen

Blutungen ex utero sind weiterhin die häufigste mütterliche Todesursache. Obwohl eine solche Blutung zu jedem Zeitpunkt der Schwangerschaft auftreten kann, ist eine Blutung im letzten Trimenon für das mütterliche und kindliche Wohlbefinden am gefährlichsten [97] (Tab. 31.9). Eine Placenta praevia und eine vorzeitige Lösung der normalsitzenden Plazenta sind die häufigsten Gründe für eine Blutung während des letzten Trimenons. Eine postpartale Blutung tritt nach 3 bis 5% aller vaginalen Entbindungen auf. Ursache ist normalerweise eine Retention der Plazenta, eine Uterusatonie oder ein Zervix- bzw. Vaginaleinriß.

31.13.1 Placenta praevia

Unter einer Placenta praevia wird eine abnormal tiefe Anlage der Plazenta im Uterus verstanden. Dies ist bei Spätschwangerschaften in bis zu 1% der Fälle zu erwarten [97] (Tab. 31.9). Es besteht ein Zusammenhang zwischen der Inzidenz einer Placenta praevia und dem zunehmenden Alter der Schwangeren sowie der Parität. Die Ursache einer Placenta praevia ist jedoch letztlich unbekannt.

Eine Placenta praevia wird unterteilt in 1. eine Placenta praevia totalis, bei der der gesamte innere Muttermund von der Plazenta bedeckt ist, 2. eine Placenta praevia partialis, bei der der innere Muttermund – solange er verschlossen ist – teilweise von Plazentagewebe bedeckt ist (erst wenn der Muttermund voll dilatiert ist, ist er nicht mehr bedeckt), und 3. eine Placenta praevia marginalis, bei der die Plazenta nur bis zum Rand des inneren Muttermundes reicht. Bei nahezu 50% der Patientinnen mit einer Placenta praevia liegt eine Placenta praevia marginalis vor.

Hauptsymptom einer Placenta praevia ist eine schmerzlose Blutung aus der Vagina, die im allgemeinen spontan wieder zum Stillstand kommt. Die Blutung tritt normalerweise um die 32. Woche auf, wenn sich das untere Uterinsegment auszudehnen beginnt. Wird eine Placenta praevia vermutet, sollte die Lage der Plazenta mit Hilfe einer Ultraschalluntersuchung überprüft werden. Kann damit die Diagnose nicht bewiesen werden, muß – falls die vaginale Blutung weiterbesteht – die Diagnose anhand einer direkten Untersuchung des Muttermundes gestellt werden. Diese Untersuchung sollte im Kreißsaal durchgeführt werden, nachdem entsprechende Vorbereitungen getroffen wurden, um gegebenenfalls einen akuten Blutverlust ersetzen und eine notfallmäßige Sectio caesarea durchführen zu können. Falls durch die manuelle Untersuchung des Muttermundes eine Blutung ausgelöst wird, persistiert die Blutung wahrscheinlich so lange, bis die Plazenta entfernt ist. Bei einer akuten Blutung aufgrund einer Placenta praevia ist Ketamin für die Narkoseeinleitung gut geeignet. Es sollte jedoch daran gedacht werden, daß Ketamindosierungen über 1 mg/kg KG zu einer Zunahme des Uterustonus führen können [34]. Theoretisch könnte eine solche Steigerung des Uterustonus den bereits eingeschränkten uteroplazentaren Kreislauf weiter vermindern. Wie die Narkose bis zur Entbindung aufrechterhalten wird, ist von der hämodynamischen Situation der Mutter abhängig. Oft wird die Narkose mit 50% Lachgas und Succinylcholin durchgeführt. Es ist davon auszugehen, daß Neugeborene von Müttern mit einem hämorrhagischen Schock stark azidotisch und hypovolämisch sind. Eine Placenta praevia, bei der keine Blutung auftritt, wird mit Bettruhe und einer anschließenden elektiven Sectio caesarea behandelt.

31.13.2 Plazentalösung

Unter einer Plazentalösung wird die Ablösung einer normalen Plazenta nach der 20. Schwangerschaftswoche verstanden [97] (Tab. 31.9). Die Ursache ist unbekannt, aber die Inzidenz ist bei Multiparae, Uterusanomalien, einer Kompression der Vena cava inferior und einer Hypertension während der Schwangerschaft erhöht. Eine Plazentalösung ist für ungefähr ein Drittel der Blutungen im letzten Trimenon verantwortlich.

Die klinischen Zeichen hängen von Lokalisation und Ausmaß der Plazentalösung ab. Bauchschmerzen sind aber nahezu immer vorhanden. Falls die Lösung nur die Randgebiete der Plazenta betrifft, kann das austretende Blut als Vaginalblutung imponieren. Andererseits können aber selbst große Blutverluste vollständig im Uterus verbleiben. Schwere Blutverluste aufgrund einer Plazentalösung äußern sich in einem mütterlichen Blutdruckabfall, in einer Irritabilität und einem gesteigerten Tonus des Uterus sowie in einer fetalen Asphyxie. Unter Umständen können Fetus und Mutter versterben. Es können unklare Gerinnungsstörungen auftreten, die einer disseminierten intravasalen Gerinnung ähnlich sind. Aus diesem Grunde muß bei diesen Patientinnen der Gerinnungsstatus überprüft werden. Zum klassischen hämatologischen Befund gehören eine Thrombozytopenie, ein Fibrinogenmangel und eine verlängerte Thromboplastinzeit [97]. Zusammen mit der disseminierten intravasalen Gerinnung kann ein akutes Nierenversagen auftreten. Dies ist durch eine Ablagerung von Fibrin in den Nierenarteriolen bedingt. Eine fetale Asphyxie weist auf eine Funktionseinschränkung der Plazenta und auf eine Abnahme der uteroplazentaren Perfusion (aufgrund einer mütterlichen Hypotension) hin.

Die kausale Therapie einer Plazentalösung ist die Entbindung. Wenn keine Anzeichen einer mütterlichen Hypovolämie bestehen, die Gerinnungsparameter normal sind und es keine Hinweise auf eine uteroplazentare Insuffizienz gibt, ist die Durchführung einer kontinuierlichen lumbalen Periduralanästhesie zur Schmerztherapie während Wehen und vaginaler Entbindung sinnvoll. Falls die Plazentalösung und die daraus resultierende Blutung ausgeprägt sind, muß eine notfallmäßige Sectio caesarea in Allgemeinanästhesie durchgeführt werden. Für die Narkoseeinleitung eignet sich Ketamin gut. Anschließend kann zusätzlich Lachgas verabreicht werden. Es ist damit zu rechnen, daß Neugeborene, die unter solchen Umständen entbunden werden, azidotisch und hypovolämisch sind.

Bei einer frühzeitigen Plazentalösung ist es nicht ungewöhnlich, daß das Blut auch zwischen die Schichten des Myometriums eindringt. Als Folge davon ist der Uterus nicht mehr in der Lage, sich nach der Entbindung adäquat zu kontrahieren. Hierdurch kann es zu einer postpartalen Blutung kommen. Eine unkontrollierbare Blutung ex utero kann eine notfallmäßige Hysterektomie notwendig machen. Durch eine Gerinnungsstörung kann die Blutung schließlich noch verstärkt werden. In diesen Fällen sollten die fehlenden Gerinnungsfaktoren durch Transfusion von Fresh-Frozen-Plasma (FFP) und Thrombozytenkonzentrat ersetzt werden. Die Gerinnungsparameter normalisieren sich im allgemeinen innerhalb einiger Stunden nach der Entbindung des Kindes wieder.

31.13.3 Uterusruptur

Eine Uterusruptur tritt in bis zu 0,1% der ausgetragenen Schwangerschaften auf. Sie kann durch ein Einreißen einer alten Uterusnarbe, durch eine überstürzte Geburt oder durch eine exzessive Oxytocinstimulation bedingt sein. Eine Uterusruptur kann aber auch bei Frauen auftreten, die schon mehrere Geburten durchgemacht haben und bei denen ein Mißverhältnis zwischen kindlichem Kopf und mütterlichem Becken oder eine unerkannte Querlage bestehen [97]. Insgesamt treten jedoch mehr als 80% der Uterusrupturen spontan und ohne eine offensichtliche Erklärung auf [97]. Die Uterusruptur umfaßt ein Spektrum, das von der inkompletten Ruptur oder einer leichten Narbendehiszenz mit geringen Schmerzen bis hin zu einer explosionsartigen Ruptur mit Austreiben des Uterusinhaltes in den Peritonealraum reicht. Zu den Symptomen können 1. schwere Bauchschmerzen (die sich aufgrund einer subdiaphragmalen Reizung durch intraabdominales Blut als Schulterschmerzen äußern können), 2. eine mütterliche Hypotonie und 3. ein Verlust der fetalen Herztöne gehören. Gelegentlich wird bei Patientinnen, die bereits früher eine Sectio caesarea hatten, eine vaginale Entbindung durchgeführt. Bei diesen Patientinnen wurde die Durchführung einer kontinuierlichen lumbalen Periduralanästhesie in Frage gestellt, da diese Analgesieform einen intraabdominellen Schmerz, der das erste Zeichen einer drohenden oder bereits bestehenden Uterusruptur darstellt, verdecken könnte. Diese theoretische Überlegung wurde jedoch durch die klinische Erfahrung nicht bestätigt. Eine Periduralanästhesie mit einem niedrigprozentigen Lokalanästhetikum kann bei Patientinnen, die bereits eine vorausgehende Sectio caesarea hatten, sicher eingesetzt werden, falls geeignete Vorsichtsmaßnahmen (kontinuierliche Überwachung des Feten, Vermeidung einer Oxytocinstimulation des Uterus, intrauterine Druckmessung) beachtet werden [97, 98].

31.13.4 Retentio placentae

Eine Retentio placentae tritt bei ungefähr 1% aller vaginalen Entbindungen auf und macht normalerweise eine manuelle Plazentalösung notwendig. Wurde für die vaginale Entbindung keine Periduraloder Spinalanästhesie durchgeführt, so kann die manuelle Lösung zuerst unter einer Inhalationsanalgesie versucht werden. Eine Allgemeinanästhesie und die Gabe eines volatilen Anästhetikums sind notwendig, falls der Uterus die Plazenta fest umschließt. Damit kann eine Uterusrelaxierung erreicht werden. Wird eine Allgemeinanästhesie durchgeführt, um den Uterus zu relaxieren, so ist eine endotracheale Intubation notwendig. Ketamin in einer Dosierung über 1 mg/kg KG ist nicht zu empfehlen, da dieses Medikament eine dosisabhängige Zunahme des Uterustonus bewirkt [34].

31.13.5 Uterusatonie

Eine Uterusatonie nach vaginaler Entbindung ist eine wichtige Ursache postpartaler Blutungen und kann für die Mutter unter Umständen tödlich enden. Durch eine komplette Uterusatonie kann es innerhalb von 5 Minuten zu einem Blutverlust von ca. 2.000 ml kommen. Bei Multiparae, Mehrlingsschwangerschaften, Hydramnion, großem Kind oder einer Plazentaretention kommt es öfters zu einer Uterusatonie. Eine Uterusatonie kann sofort oder auch erst nach einigen Stunden auftreten. Die Therapie besteht in der intravenösen Oxytocingabe. Damit kann in den meisten Fällen eine Uteruskontraktion erreicht werden. Selten kann eine notfallmäßige Hysterektomie notwendig werden.

31.14 Asherman-Syndrom

Ein Asherman-Syndrom (Ausbildung intrauteriner Verwachsungen) kommt häufig nach postpartalen Kürettagen oder Abortkürettagen vor. Obwohl dadurch häufig eine Infertilität auftritt, kann es gelegentlich auch zur Konzeption kommen. Die Schwangerschaft hat dann eine hohe Komplikationsrate, wobei die gefährlichste Komplikation eine Blutung vor oder nach der Geburt aufgrund einer Placenta accreta ist. Unter einer Placenta accreta wird ein Einwachsen der Plazenta in die Uterusmuskulatur verstanden. Die Diagnose einer Placenta accreta erfordert in der Regel eine Notfallhysterektomie, die aufgrund des stark vaskularisierten schwangeren Uterus mit einem umfangreichen Blutverlust einhergehen kann. Aus diesem Grunde muß die Durchführung eines Regionalanästhesieverfahrens, bei dem es zu einer Sympathikusblockade kommen kann, bei Patientinnen mit Asherman-Syndrom in Frage gestellt werden [99].

31.15 Fruchtwasserembolie

Eine Fruchtwasserembolie, die schätzungsweise bei einer von 20.000 bis 30.000 Entbindungen auftritt, äußert sich in plötzlicher Atemnot, einer schweren Hypotonie und arterieller Hypoxämie [100]. Der Eintritt von Fruchtwasser in den Pulmonalkreislauf führt 1. zu einer Verlegung des pulmonalen Gefäßbettes (und nachfolgend zu einer Abnahme des Herzzeitvolumens und einer Hypotonie), 2. zu einer pulmonalvaskulären Hypertension mit akutem Cor pulmonale und 3. zu einer Ventilations-/Perfusionsstörung (wodurch es zu einer schweren arteriellen Hypoxämie kommt). In manchen Fällen geht ein Grand-mal-Anfall den kardiorespiratorischen Symptomen voraus. Anfangs besteht normalerweise keine starke Blutung. Später entwickelt sich jedoch beinahe bei jeder Schwangeren mit einer Fruchtwasserembolie eine sehr starke Blutung. Diese Blutung ist auf eine disseminierte intravasale Gerinnung zurückzuführen.

Außer der kardiopulmonalen Stabilisierung und der Zufuhr intravasaler Flüssigkeit gibt es keine spezifische Therapie der Fruchtwasserembolie. Es besteht eine schwere arterielle Hypoxämie. Eine erhöhte inspiratorische Sauerstoffkonzentration sowie eine endotracheale Intubation und kontrollierte Beatmung werden in der Regel notwendig. Falls die arterielle Hypoxämie weiterbesteht, kann auch eine PEEP-Beatmung notwendig werden. Kortikosteroide wurden zwar oft eingesetzt, scheinen aber keinen nachweisbaren Effekt zu haben. Die Mortalität bei einer massiven Fruchtwasserembolie beträgt über 80%.

Gebärende, die bereits mehrere Kinder entbunden und nun stürmische Wehen haben, neigen besonders zu einer Fruchtwasserembolie. Die endgültige Diagnose wird dadurch gestellt, daß im mütterlichen Blut, das über einen zentralvenösen Katheter entnommen wurde, Fruchtwasserbestandteile nachgewiesen werden [101]. Bei jeder Gebärenden, bei der der Verdacht einer Fruchtwasserembolie besteht, sollte ein Blutausstrich angefertigt werden. Eine Aspiration von Mageninhalt, eine Lungenembolie, eine Luftembolie und abnorme Reaktionen auf Lokalanästhetika können eine Fruchtwasserembolie vortäuschen. Eine pulmonale Aspiration ist jedoch wahrscheinlicher, falls zusätzlich ein Bronchospasmus besteht. Ein Bronchospasmus ist bei Gebärenden mit einer Fruchtwasserembolie selten. Eine Lungenembolie ist dagegen regelmäßig mit einem Brustschmerz verbunden.

31.16 Narkoseführung bei Operationen während der Schwangerschaft

Es wird geschätzt, daß sich etwa 50.000 schwangere Frauen pro Jahr in den USA einem operativen Eingriff in Narkose unterziehen müssen [102]. Der häufigste nicht-geburtshilfliche Eingriff ist die Exzision einer Ovarialzyste. Zweithäufigste Indikation für eine operative Intervention ist eine Appendizitis. In der Frühschwangerschaft kann auch wegen einer Zervixinsuffizienz eine Narkose notwendig werden (zur Anlage einer Cerclage). Außerdem besteht immer die Möglichkeit, daß eine Narkose in den Frühstadien einer noch nicht erkannten Schwangerschaft durchgeführt wird. Die Ziele der Narkoseführung bei schwangeren Patientinnen bestehen darin, teratogene Medikamente, eine intrauterine fetale Hypoxie und Azidose sowie vorzeitige Wehen zu vermeiden [103, 104].

31.16.1 Vermeidung teratogener Medikamente

Bei nahezu allen, einschließlich der bei einer Anästhesie verwendeten Medikamenten konnte – zumindest bei irgendeiner Tierspezies – eine teratogene Wirkung nachgewiesen werden. Damit ein Medikament teratogene Wirkungen entfalten kann, muß es bei einer dafür empfindlichen Spezies in einer entsprechenden Dosierung und während einer bestimmten Phase der Organentwicklung verabreicht werden. Jedes Organsystem durchläuft eine kritische Phase der Entwicklung, während der die Empfindlichkeit auf teratogene Substanzen am größten ist. Beim Menschen liegt diese kritische Phase der Organogenese zwischen dem 15. und 56. Gestationstag. Bei einer Untersuchung von Frauen, die während der Schwangerschaft eine Inhalationsanästhesie bekamen, konnte von keinem Anästhetikum eine teratogene Wirkung nachgewiesen oder aufgezeigt werden, daß es Fehlgeburten auslöst [104, 105]. Dennoch existieren ausreichend Hinweise über mögliche nachteilige Auswirkungen von Lachgas, so daß bezüglich der Verabreichung dieses Medikamentes in der Frühschwangerschaft Vorsicht geboten ist [104].

Es besteht die Sorge, daß subteratogene Dosierungen einiger psychoaktiver Medikamente, wie z.B. Anästhetika, Verhaltens- oder Lernstörungen verursachen könnten, ohne daß größere morphologische Veränderungen auftreten. Diese Sorge beruht darauf, daß die Entwicklung des zentralen Nervensystems bei der Geburt noch nicht vollständig abgeschlossen ist. Daher wurde vermutet, daß Medikamente, einschließlich derjenigen, die für eine Anästhesie während Wehen und Entbindung eingesetzt werden, zu einer bleibenden Organfunktionsstörung führen könnten. Werden trächtige Ratten kurzfristig Halothan ausgesetzt, konnten bei den Jungen Lernschwierigkeiten nachgewiesen werden, falls die Muttertiere das Medikament während des 1. oder 2. Trimenons erhielten. Wurde bei trächtigen Ratten im 3. Trimenon Halothan verabreicht, kam es zu keiner Beeinträchtigung der Lernfähigkeit [106]. Dennoch gibt es zur Zeit keine Beweise, die belegen, daß durch die Verabreichung von Anästhetika bei Schwangeren die geistige oder neurologische Entwicklung der Kinder nachteilig beeinflußt würde [107]. Außerdem gibt es keine Beweise dafür, daß irgendein Anästhetikum bei Feten karzinogen wirken würde.

31.16.2 Vermeidung einer intrauterinen fetalen Hypoxie und Azidose

Einer intrauterinen fetalen Hypoxie und Azidose kann dadurch vorgebeugt werden, daß bei der Mutter Hypotension, arterielle Hypoxämie und exzessive Veränderungen des arteriellen CO_2-Partialdruckes vermieden werden. Es muß berücksichtigt werden, daß die Uterusdurchblutung und damit die plazentare Perfusion vom Blutdruck abhängig sind. Die Gefahren für den Feten im Falle eines Sauerstoffmangels bei der Mutter sind offensichtlich. Dagegen führt eine Hyperoxämie der Mutter zu keiner Vasokonstriktion der Arteriae uterinae. Außerdem führen selbst hohe arterielle Sauerstoffpartialdrücke bei der Mutter nur selten zu einem fetalen arteriellen Sauerstoffpartialdruck von über 45 mmHg. Dies spiegelt den hohen Sauerstoffverbrauch der Plazenta und die ungleiche Verteilung von mütterlichem und fetalem Blutfluß in der Plazenta wider. Aus diesem Grund führt eine mütterliche Hyperoxämie zu keiner retrolentalen Fibroplasie und zu keinem vorzeitigen Verschluß des Ductus arteriosus beim ungeborenen Kind. Eine stärkere Hyperventilation sollte intraoperativ vermieden werden, da hohe positive Atemwegsdrücke die Uterusdurchblutung vermindern können und außerdem eine metabolische Alkalose die Affinität des mütterlichen Hämoglobins für Sauerstoff erhöht. Dadurch kann es in der Plazenta zu einer verminderten Sauerstoffabgabe an den Feten kommen.

31.16.3 Vermeidung vorzeitiger Wehen

Es gibt keine Beweise dafür, daß irgendwelche Anästhetika oder Anästhesietechniken die Inzidenz von Frühgeburten beeinflussen [105]. Vielmehr ist die dem operativen Eingriff zugrundeliegende Störung für die vorzeitigen Wehen verantwortlich. Beispielsweise treten bei 28 bis 40% der Patientinnen, bei denen eine Cerclage durchgeführt werden muß, vorzeitige Wehen auf. Dagegen werden durch orthopädische, neurochirurgische oder plastische Operationen keine vorzeitigen Wehen ausgelöst. Nach einem operativen Eingriff ist es daher ratsam, Mutter und Feten auch in der postoperativen Phase intensiv weiter zu überwachen. Von besonderem Interesse ist die kontinuierliche Überwachung von fetaler Herzfrequenz und mütterlicher Uterusaktivität.

Vorzeitige Wehen können mit einem selektiven Beta-2-Mimetikum wie Terbutalin oder Ritordin behandelt werden. Diese Medikamente relaxieren die glatte Uterusmuskulatur und führen damit zu einer Wehenhemmung. Eine Uterusrelaxierung trägt auch zur Verbesserung des uteroplazentaren Blutflusses und des fetalen Wohlbefindens bei. Es muß jedoch beachtet werden, daß diese Medikamente bei der Mutter erhebliche Nebenwirkungen wie z.B. ein Lungenödem, Herzrhythmusstörungen oder eine Hypokaliämie auslösen können [108, 109]. Diese Medikamente überschreiten die Plazentaschranke und können auch eine fetale Tachykardie und Hypoglykämie verursachen. Der Pathomechanismus für die Veränderung der mütterlichen Plasma-Kaliumkonzentration ist ungeklärt. Es wird jedoch angenommen, daß Beta-2-Mimetika sowohl die Glykolyse als auch die Insulinfreisetzung stimulieren, wodurch es auch zu einem Transport von Kalium in den Intrazellularraum kommt. Es ist daher wichtig, sich darüber im klaren zu sein, daß die unter Gabe von Beta-2-Mimetika zu beobachtende Hypokaliämie trotz Verabreichung zusätzlichen Kaliumchlorids bestehenbleibt. Wird die kontinuierliche intravenöse Zufuhr eines Beta-2-Mimetikums unterbrochen, so kehren die Plasma-Kaliumkonzentrationen nach ungefähr 30 Minuten wieder auf das Ausgangsniveau zurück. Daher kann es sinnvoll sein, die Infusion von Beta-2-Mimetika ca. 30 Minuten vor Beginn einer Entbindung in Narkose abzusetzen [109]. Wichtig ist es, intraoperativ das EKG kontinuierlich zu überwachen und eine stärkere Hyperventilation zu vermeiden. Um frühzeitige Wehen zu durchbrechen, wurde auch intravenös Alkohol verabreicht. Eine zentralnervöse Depression bei Mutter und Neugeborenem ist jedoch eine unerwünschte Nebenwirkung dieser Behandlung.

31.16.4 Narkoseführung

Eine elektive Operation sollte bis nach der Entbindung verschoben werden. Ist der operative Eingriff dringend, so ist es am besten, die Operation bis in das 2. oder 3. Trimenon hinauszuzögern. Eine notfallmäßige Operation im 1. Trimenon wird oft in Peridural- oder Spinalanästhesie durchgeführt. Eine Spinalanästhesie ist deshalb sinnvoll, da es bei diesem Verfahren nur zu einer sehr geringen Medikamentenexposition des Feten kommt. Dennoch gibt es keine Beweise dafür, daß Inhalationsanästhetika nachteilige Auswirkungen auf den Feten haben, falls sie bei Schwangeren für eine nicht-geburtshilfliche Operation verabreicht werden [105]. Nach der 16. Schwangerschaftswoche ist die kontinuierliche intraoperative Überwachung der fetalen Herzfrequenz sinnvoll, um eine fetale Hypoxie oder Azidose aufgrund einer verminderten uteroplazentaren Durchblutung frühzeitig erkennen zu können (vgl. Abschnitt: Diagnostik und Therapie einer drohenden fetalen Asphyxie). Falls Inhalationsanästhetika verwendet werden, ist zu beachten, daß niedrige Konzentrationen volatiler Anästhetika zu keiner signifikanten Abnahme des uterinen Blutflusses führen, denn hierdurch kommt es auch zu einer Verminderung des uterinen Gefäßwiderstandes. Obwohl kontrovers diskutiert, kann es doch ratsam sein, Lachgas bei Frauen in der Frühschwangerschaft zu vermeiden [104]. Unabhängig vom gewählten Anästhesieverfahren sollte die inspiratorische Sauerstoffkonzentration ungefähr 50% betragen.

31.17 Diagnostik und Therapie einer drohenden fetalen Asphyxie

Während der Uteruskontraktionen wird der uterine Blutfluß gedrosselt. Es können hierbei unter Umständen eine intrauterine Hypoxie, Azidose und fetale Asphyxie auftreten. Eine bereits vorher grenzwertige Plazentafunktion reicht daher während starker Wehen eventuell nicht mehr aus, um das kindliche Wohlbefinden zu garantieren, falls der transplazentare Gasaustausch aufgrund einer wehenbedingten Drosselung des uterinen Blutflusses vermindert sein sollte.

31.17.1 Elektronische Überwachung des Feten

Mit elektronischen Überwachungsverfahren kann beurteilt werden, ob es dem Feten gut geht. Hierzu werden Veränderungen der fetalen Herzfrequenz mittels einer externen Doppler-Sonde oder einer fetalen Skalpelektrode abgeleitet. Hauptziel der elektronischen Überwachung ist es, Veränderungen der fetalen Herzfrequenz mit dem kindlichen Wohlbefinden und den Uteruskontraktionen zu korrelieren. Der kindliche Zustand kann z.B. dadurch beurteilt werden, daß die anhand der RR-Intervalle berechnete Beat-to-beat-Variabilität bestimmt wird [110, 111]. Ein anderes Verfahren besteht darin, die im Zusammenhang mit Uteruskontraktionen auftretenden Abfälle der fetalen Herzfrequenz (Dezelerationen) zu beurteilen [111, 112]. Die drei Haupt-

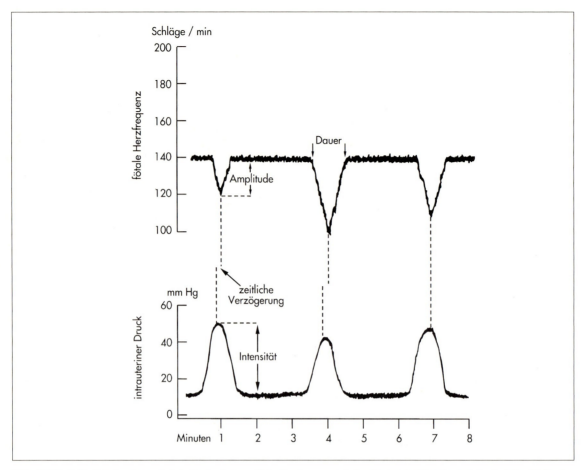

Abb. 31.14: Frühe Dezelerationen sind durch eine kurze zeitliche Verzögerung zwischen Beginn der Uteruskontraktion und der abfallenden fetalen Herzfrequenz gekennzeichnet. Die Herzfrequenz fällt um höchstens 20 Schläge pro Minute und ist zum Zeitpunkt der maximalen Uteruskontraktionen am niedrigsten. Am Ende der Uteruskontraktionen hat sich die Herzfrequenz bereits wieder normalisiert. Die wahrscheinlichste Erklärung für diese Veränderung ist ein Vagusreflex aufgrund einer Kompression des fetalen Kopfes. (Shnider SM. Diagnosis of fetal distress: Fetal heart rate. In: Shnider SM, ed. Obstetrical Anesthesia: Current Concepts and Practice. Baltimore. Williams & Wilkins Co. 1970: 197–203)

typen einer Dezeleration der fetalen Herzfrequenz sind die frühzeitigen, späten und variablen Dezelerationen. Falls abnorme Verhaltensmuster der fetalen Herzfrequenz längere Zeit bestehen, ist eine Mikroblutuntersuchung aus der Kopfhaut des Kindes angezeigt. Es konnte gezeigt werden, daß normalerweise dann eine fetale Depression vorliegt, wenn der pH-Wert nahe bei 7,0 liegt.

Beat-to-beat-Variabilität

Die fetale Herzfrequenz beträgt normalerweise 120 bis 160 Schläge pro Minute und schwankt um 5 bis 20 Schläge pro Minute. Es wird angenommen, daß diese physiologischerweise vorhandenen Herzfrequenzänderungen eine normale Funktion der neuronalen Verbindung zwischen Cortex, Medulla oblongata, Nervus vagus und Reizleitungssystem des Herzens widerspiegeln. Ist eine normale Beat-to-beat-Variabilität vorhanden, ist der Fetus wohlauf.

Dagegen liegt bei einer fetalen Asphyxie aufgrund einer arteriellen Hypoxie, Azidose oder einer Schädigung des zentralen Nervensystems nur eine minimale oder gar fehlende Beat-to-beat-Variabilität vor.

Werden der Gebärenden Medikamente verabreicht, kann dadurch die Variabilität der fetalen Herzfrequenz aufgehoben werden, selbst wenn keine fetale Asphyxie besteht. Benzodiazepine, Opioide, Barbiturate, Anticholinergika und Lokalanästhetika – wie sie z.B. für eine kontinuierliche Periduralanästhesie verwendet werden – führen sehr häufig zu einem Verlust der Beat-to-beat-Variabilität. Diese medikamentösen Effekte scheinen keine nachteiligen Auswirkungen zu haben, können jedoch bei der Interpretation der abgeleiteten fetalen Herzfrequenz Schwierigkeiten verursachen. Die Variabilität der Herzfrequenz kann auch bei unreifen Feten sowie während der Schlafphasen des Feten fehlen.

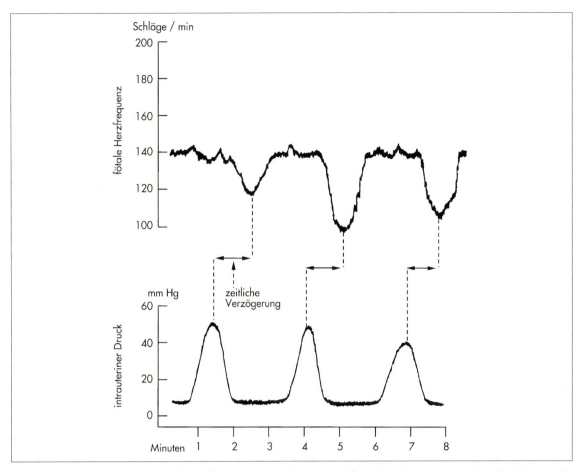

Abb. 31.15: Späte Dezelerationen der fetalen Herzfrequenz sind durch eine große zeitliche Verzögerung zwischen dem Einsetzen der Uteruskontraktionen und dem Beginn der fetalen Herzfrequenzverlangsamung gekennzeichnet. Die Herzfrequenz normalisiert sich erst wieder, nachdem die Kontraktionen vorbei sind. Eine leichte Form der späten Dezelerationen liegt vor, wenn die Herzfrequenz weniger als 20 Schläge pro Minute abfällt. Eine starke Verlangsamung der Herzfrequenz weist auf eine uteroplazentare Insuffizienz hin. (Shnider SM. Diagnosis of fetal distress: Fetal heart rate. In: Shnider SM, ed. Obstetrical Anesthesia: Current Concepts and Practice. Baltimore. Williams & Wilkins Co. 1970: 197–203)

Frühe Dezelerationen

Bei einer frühen Dezeleration kommt es mit Beginn der Uteruskontraktion zu einem Abfall der fetalen Herzfrequenz (Abb. 31.14). Zum Zeitpunkt der maximalen Kontraktion ist dabei die Herzfrequenz am niedrigsten. Bis zum Ende der Uteruskontraktion hat die Herzfrequenz bereits fast den Ausgangswert wieder erreicht. Normalerweise fällt die Herzfrequenz dabei um nicht mehr als 20 Schläge pro Minute bzw. nicht unter einen absoluten Wert von 100 Schlägen pro Minute ab. Es wird angenommen, daß diese Form der Dezeleration durch eine Vagusstimulation aufgrund einer Kompression des fetalen Kopfes bedingt ist. Frühe Dezelerationen können durch eine verbesserte fetale Oxygenierung nicht verhindert werden. Sie können jedoch durch eine Atropingabe abgeschwächt werden. Es ist wichtig zu wissen, daß diese Veränderungen der fetalen Herzfrequenz nicht mit einer fetalen Asphyxie vergesellschaftet sind.

Späte Dezelerationen

Späte Dezelerationen sind dadurch charakterisiert, daß die fetale Herzfrequenz erst 10 bis 30 Sekunden nach Beginn der Uteruskontraktion anfängt abzufallen. Die minimale Herzfrequenz tritt erst nach dem Kontraktionsmaximum auf (Abb. 31.15). Als eine leichte Form der Spätdezeleration wird eine Abnahme der Herzfrequenz um weniger als 20 Schläge pro Minute bezeichnet. Von einer starken Erniedrigung wird gesprochen, wenn die Herzfrequenz um mehr als 40 Schläge pro Minute abfällt. Spätdezelerationen sind mit einer fetalen Asphyxie verbunden. Als Ursache ist am ehesten eine myokardiale Hypoxie aufgrund einer uteroplazentaren Insuffizienz anzunehmen. Hauptfaktoren, die zu späten Dezelerationen führen können, sind eine mütterliche Hypotension, eine uterine Hyperaktivität und eine chronische uteroplazentare Insuffizienz, wie sie z.B. im Rahmen eines Diabetes mellitus oder einer Hypertension auftreten kann. Falls diese Fak-

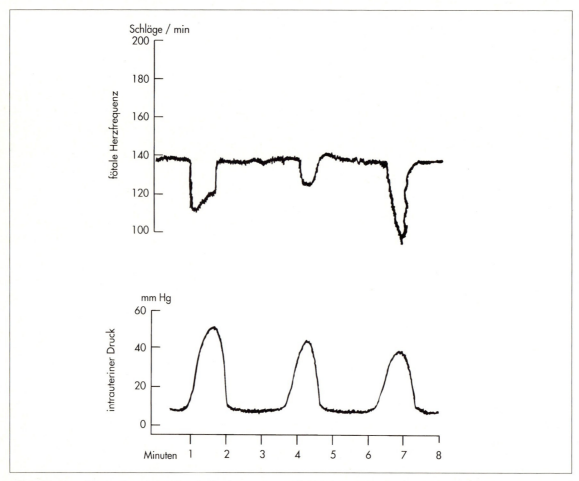

Abb. 31.16: Variable Dezelerationen sind dadurch gekennzeichnet, daß die Abfälle der Herzfrequenz unterschiedlich stark ausgeprägt sind und unterschiedlich lange anhalten. Außerdem weisen diese Frequenzabfälle keine konstante zeitliche Beziehung zu den Uteruskontraktionen auf. Diesen Veränderungen der fetalen Herzfrequenz liegt eine Kompression der Nabelschnur zugrunde. (Shnider SM. Diagnosis of fetal distress: Fetal heart rate. In: Shnider SM, ed. Obstetrical Anesthesia: Current Concepts and Practice. Williams & Wilkins Co. 1970: 197–203)

toren fortbestehen, ist mit der Entwicklung einer fetalen Azidose zu rechnen [111, 112]. Durch eine Verbesserung der fetalen Oxygenierung können späte Dezelerationen erfolgreich behandelt werden. Bleibt die Beat-to-beat-Variabilität trotz Spätdezelerationen erhalten, wird der Fetus wahrscheinlich in gutem Zustand geboren.

Variable Dezelerationen

Variable Dezelerationen sind die während der Geburt am häufigsten auftretenden Veränderungen der fetalen Herzfrequenz. Ausprägung, Dauer und zeitlicher Beginn in bezug auf die Uteruskontraktionen sind bei dieser Dezelerationsform nicht konstant (Abb. 31.16). Variable Dezelerationen können vor, mit oder nach Beginn der Uteruskontraktionen auftreten. Sie setzen normalerweise plötzlich ein und hören genauso schnell wieder auf. Die fetale Herzfrequenz fällt dabei fast immer unter 100 Schläge pro Minute ab. Es wird angenommen, daß variable Dezelerationen durch eine Kompression der Nabelschnur bedingt sind. Durch Atropingabe kann das Ausmaß variabler Dezelerationen vermindert werden. Eine Sauerstoffgabe bei der Mutter ist dagegen wirkungslos. Falls diese Dezelerationen nicht stark ausgeprägt sind und sich nicht laufend wiederholen, kommt es normalerweise nur zu minimalen Veränderungen des fetalen Säure-Basen-Haushaltes. Bei schweren variablen Dezelerationen, die für 15 bis 30 Minuten bestehenbleiben, kommt es zu einer fetalen Azidose.

31.18 Beurteilung des Feten

Es ist wichtig, eine intrauterine Wachstumsverzögerung (d.h. der Fetus hat ein geringeres Gewicht als aufgrund des Gestationsalters zu erwarten wäre) und eine noch bestehende Unreife des Feten (d.h. die 37. Woche nach der letzten Regelblutung ist

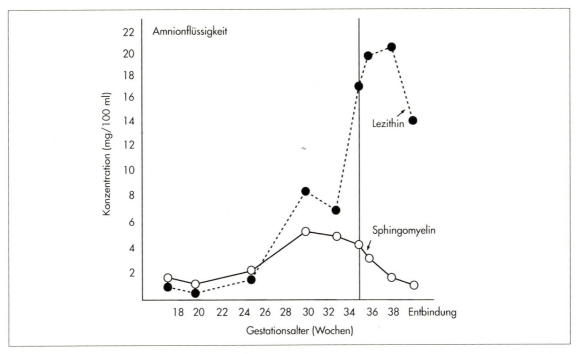

Abb. 31.17: Die Konzentration von Lezithin und Sphingomyelin in der Ammionflüssigkeit nimmt mit fortschreitender Schwangerschaft zu. Ungefähr in der 35. Schwangerschaftswoche kommt es, parallel zur Lungenreifung des Feten, zu einem plötzlichen Anstieg der Lezithinkonzentration. (Gluck L, Kulovich MV, Borer RC, et al. The diagnosis of the respiratory distress syndrome (RDS) by amniocentesis. Am J Obstet Gynecol 1971; 109: 440–5)

noch nicht überschritten) festzustellen. Bei Neugeborenen, die für ihr Gestationsalter zu klein sind, kommt es häufiger zu einer Hypoglykämie und Sepsis. Auch angeborene Mißbildungen treten bei ihnen öfters auf. Es wird angenommen, daß eine Mangelernährung oder eine chronische Hypoxämie – falls sie zu einer Wachstumsretardierung führen – auch eine verzögerte neurologische Entwicklung verursachen können. Bei Frühgeborenen ist die Inzidenz einer fetalen Asphyxie, eines Atemnotsyndroms, einer Hypovolämie, Hypoglykämie, Sepsis, intrakraniellen Blutung und Temperaturlabilität erhöht. Frühgeborene neigen außerdem dazu, eine retrolentale Fibroplasie zu entwickeln (vgl. Kapitel 32).

Eine Reihe von Labortests kann durchgeführt werden, um Funktionstüchtigkeit und Reife des Feten zu beurteilen. Hierzu gehören die Bestimmung der Östriolausscheidung im mütterlichen Urin, die Bestimmung der Plasmakonzentration des plazentaren Laktogens, die Untersuchung des Fruchtwassers auf Lecithin und Sphingomyelin sowie die Beurteilung des biparietalen Durchmessers mittels Ultraschall.

31.18.1 Fruchtwasseranalyse

Vor Durchführung einer elektiven Sectio caesarea oder vor Beginn einer Geburtseinleitung ist es in gewissem Umfang möglich, die fetale Lungenreife zu beurteilen. Z.B. kann die fetale Lungenreife anhand des mittels einer abdominalen Amniozentese gewonnenen Fruchtwassers beurteilt werden. Mit Reifung der entsprechenden Enzymsysteme kommt es ungefähr ab der 35. Gestationswoche zu einem plötzlichen Anstieg der Lecithinkonzentration im Fruchtwasser (Abb. 31.17) [113]. Ein mittels Dünnschichtchromatographie bestimmter Lecithin-Sphingomyelin-Quotient von mehr als 2 bis 3,5 bestätigt eine adäquate Surfactantaktivität und beweist im Grunde, daß das Neugeborene kein Atemnotsyndrom entwickeln wird. Eine besondere Bedeutung kommt der Einschätzung der fetalen Lungenreife bei Schwangeren mit einem Diabetes mellitus zu. Hier besteht das Ziel darin, die Schwangerschaft einerseits möglichst lange zu erhalten, andererseits die Geburt einzuleiten, bevor sich diabetesspezifische intrauterine Komplikationen entwickeln.

31.18.2 Ultraschalluntersuchung

Der mittels Ultraschall gemessene biparietale Durchmesser des kindlichen Kopfes korreliert sehr gut mit dem Alter des Feten. Aus diesem Grund wird oft eine Ultraschalluntersuchung durchgeführt, um vor einer elektiven Sectio caesarea die Reife des Feten zu beurteilen oder eine intrauterine Wachstumsverzögerung diagnostizieren zu können. Eine Ultraschalluntersuchung kann auch sinnvoll sein,

Tab. 31.10: Der Apgar-Score

	0	1	2
Atmung	fehlt	langsam, unregelmäßig	Schreien
Puls (Schläge/min)	fehlt	<100	>100
Grundtonus	schlaff	beugt Extremitäten	Spontanbewegungen
Aussehen der Haut	blaß, zyanotisch	Körper rosig, Extremitäten zyanotisch	rosig
Reflexe beim Absaugen	keine Reaktion	Grimassieren	Schreien

um ein Hydramnion, einen Hydrozephalus, eine Anenzephalie oder Anomalien des fetalen Rückenmarks festzustellen.

31.19 Beurteilung des Neugeborenen

Es ist wichtig, die Vitalität Neugeborener sofort nach der Geburt einzustufen. Hierdurch können deprimierte Neugeborene, bei denen eventuell eine Wiederbelebung durchgeführt werden muß, sofort erkannt werden. Anhand des APGAR-Schemas kann erkannt werden, welche Neugeborenen behandelt werden müssen. Das APGAR-Schema ist in dieser Hinsicht bisher unübertroffen.

31.19.1 APGAR-Schema

Das APGAR-Schema schreibt 5 wichtigen Symptomen einen numerischen Wert zu. Diese 5 Kriterien werden beim Neugeborenen 1 und 5 Minuten nach der Geburt beurteilt (Tab. 31.10). Von diesen Kriterien sind Herzfrequenz und Qualität der Atembewegungen am wichtigsten, um ein Neugeborenes zu beurteilen. Die Hautfarbe liefert am wenigsten Informationen. Eine Herzfrequenz von weniger als 100 Schlägen pro Minute weist normalerweise auf eine arterielle Hypoxämie hin. Liegen eine normale Ventilation und Zirkulation vor, so verschwindet eine bestehende Zyanose schnell. Aufgrund einer kalten Umgebungstemperatur im Kreißsaal und einer peripheren Vasokonstriktion haben jedoch viele gesunde Neugeborene auch noch nach einer Minute eine Zyanose. Azidose und Konstriktion der Pulmonalgefäße sind die wahrscheinlichsten Ursachen einer weiterbestehenden Zyanose.

Der APGAR-Score korreliert gut mit den unmittelbar nach der Geburt gemessenen Veränderungen des Säure-Basen-Haushaltes. Bei einem APGAR-Score über 7 sind die Neugeborenen entweder unauffällig oder haben eine leichte respiratorische Azidose. Neugeborene mit einem Wert von 4 bis 6 sind mäßig deprimiert, Neugeborene mit einem Wert von 3 oder weniger haben eine kombinierte metabolische und respiratorische Azidose. Bei Neugeborenen mit einer leichten oder mäßigen Depression (APGAR-Score zwischen 3 und 7) verbessert sich der Zustand oft, wenn Sauerstoff über eine Gesichtsmaske, eventuell mit zusätzlicher Überdruckbeatmung, verabreicht wird. Liegt der APGAR-Score unter 3, so sind eine endotracheale Intubation und möglicherweise auch eine externe Herzdruckmassage notwendig. Das APGAR-Schema ist allerdings nicht empfindlich genug, um medikamentös bedingte Veränderungen bzw. geringfügige Einflüsse geburtshilflicher Anästhesietechniken auf das Neugeborene zu erfassen (vgl. Abschnitt: Beurteilung des neurologischen Status).

31.19.2 Zeitspanne bis zum Einsetzen einer suffizienten Atmung

Auch die Zeitspanne zwischen Entbindung und Einsetzen einer suffizienten Atmung wurde herangezogen, um deprimierte Neugeborene erfassen zu können. Ist diese Zeitspanne länger als 90 Sekunden, deutet dies auf eine Depression hin und entspricht einem APGAR-Score von 6 oder weniger. Die routinemäßige Bestimmung dieses Zeitraumes kann nicht empfohlen werden, denn es ist besser, diese Zeit zur Beatmung des Neugeborenen mit Sauerstoff zu nutzen.

31.19.3 Beurteilung des neurologischen Status und des Verhaltens

Durch Beurteilung des neurologischen Status und des Verhaltens mittels bestimmter Skalen können leichte oder länger anhaltende Auswirkungen der Medikamente festgestellt werden, die während Wehen und Entbindung verabreicht wurden und die mit dem APGAR-Schema nicht erfaßbar sind [114, 115]. Bei diesen Untersuchungen wird beurteilt, wie leicht das Neugeborene erweckbar ist, wie Reflexverhalten, Muskeltonus und Reaktion auf akustische Reize sind. Beim Neugeborenen kann beispielsweise die Reaktion auf wiederholte Stimuli schnell abgeschwächt sein. Diese Gewöhnungsreaktion ist wahrscheinlich das erste Beispiel für eine entsprechende Informationsverarbeitung im zerebralen Kortex des Neugeborenen. Es konnte gezeigt werden, daß diese Gewöhnungsphänomene abgeschwächt sind, falls der Mutter während Wehen und Entbindung systemisch wirksame Anästhetika verabreicht wurden. Es liegen Untersuchungsergebnisse vor, die nachweisen, daß Neugeborene, deren Müttern im Rahmen einer Periduralanästhesie Lidocain oder Mepivacain verabreicht wurde, bei Beurteilung von Muskelkraft und Muskeltonus geringere Werte erreichen als Neugeborene von Müttern, bei denen Bupivacain appliziert wurde. Diese Ergebnisse waren jedoch nicht reproduzierbar [114, 115]. Neuere Untersuchungen konnten keinerlei Unterschied zwischen diesen Lokalanästhetika nachweisen, und Lidocain hat wieder an Beliebtheit für die geburtshilfliche Anästhesie gewonnen [115]. Neugeborene nach einer elektiven Sectio caesarea in Allgemeinanästhesie zeigten – im Vergleich zu Neugeborenen nach Sectio in Spinalanästhesie – eine allgemeine Depression bei der Untersuchung des neurologischen Status und des Verhaltens, obwohl die APGAR-Scores in beiden Gruppen vergleichbar waren. Es gibt jedoch keine Hinweise, daß bei diesen Kindern längerdauernde nachteilige Wirkungen zu erwarten wären [115].

Um zu beurteilen, welche Auswirkungen Medikamente auf das Neugeborene haben, die der Mutter während der Wehen verabreicht wurden, kann außer der Beurteilung des neurologischen Status und des Verhaltens auch ein Score zur Einschätzung des neurologischen Status und der Adaptationsfähigkeit benutzt werden [116]. Bei diesem Test wird der Muskeltonus stärker berücksichtigt und es wird vermieden, eventuell schädliche Stimuli zu setzen. Ergebnis dieses Tests ist ein einzelner numerischer Wert, der ein deprimiertes von einem lebhaften Neugeborenen unterscheidet. Es wird empfohlen, diesen Test zur Beurteilung des neurologischen Status und der Adaptationsfähigkeit primär im Kreißsaal (ca. 15 Minuten nach der Geburt) durchzuführen und etwa 2 Stunden später zu wiederholen. Werden Abnormalitäten festgestellt, sollte die Untersuchung nach 24 Stunden nochmals wiederholt werden.

31.20 Die unmittelbar postnatale Phase

Unmittelbar nach der Entbindung treten größere Veränderungen im kardiovaskulären und respiratorischen System des Neugeborenen auf. Beispielsweise kommt es durch Unterbinden der Nabelschnur kurz nach der Geburt zu einem Anstieg des systemischen Gefäßwiderstandes und des linksatrialen Druckes. Das Blut strömt nun nicht mehr durch das Foramen ovale. Durch die Entfaltung der Lungen fällt der pulmonalvaskuläre Widerstand ab, der gesamte rechtsventrikuläre Auswurf fließt durch die Lungen. Bei normalen Neugeborenen führt ein Anstieg des arteriellen Sauerstoffpartialdruckes über 60 mmHg zu einer Vasokonstriktion und einem funktionellen Verschluß des Ductus arteriosus. Kommt es nach der Entbindung zu keiner adäquaten Oxygenierung und Ventilation, bleiben die fetalen Zirkulationsverhältnisse bestehen. Diese sind durch einen erhöhten pulmonalvaskulären Widerstand und eine verminderte Lungendurchblutung gekennzeichnet. Außerdem bleiben Ductus arteriosus und Foramen ovale offen. Dadurch kommt es zu einem großen intrakardialen Rechts-Links-Shunt mit arterieller Hypoxämie und Azidose.

In der unmittelbar postpartalen Phase muß stets auch an schwerwiegende Probleme gedacht werden, die bereits kurz nach der Geburt auftreten oder auch erst mit einer gewissen zeitlichen Verzögerung manifest werden können. Zu diesen Problemen gehören Mekoniumaspiration, Choanalstenose und -atresie, Zwerchfellhernie, Hypovolämie, Hypoglykämie, ösophagotracheale Fistel, Kehlkopfanomalien und ein Pierre-Robin-Syndrom (siehe Kapitel 32)

31.20.1 Mekoniumaspiration

Mekonium ist ein Abbauprodukt von verschlucktem Fruchtwasser und von Zellen sowie Sekreten aus dem Gastrointestinaltrakt. Mekonium ist selten vor der 34. Gestationswoche vorhanden. Ungefähr ab der 34. Woche kann eine intrauterine arterielle Hypoxämie zu einer verstärkten Darmmotilität und zu einer Defäkation führen. Auftretende Schnappatmung während einer arteriellen Hypoxämie ist dafür verantwortlich, daß der Fetus Fruchtwasser und Gewebstrümmer in die Lungen einatmet. Kommt es danach erst verzögert zur Geburt, wird das Mekonium abgebaut und aus den Lungen wieder abtransportiert. Erfolgt die Geburt dagegen innerhalb von 24 Stunden nach einer solchen Aspiration, ist das Mekonium noch in den großen Luftwegen vorhanden und wird mit Beginn der Atemtätigkeit bis in die Lungenperipherie verteilt. Eine Obstruktion kleiner Luftwege verursacht eine Ventilations-/Perfusionsstörung. Die Atemfrequenz kann dann über 100 Atemzüge pro Minute betragen, und die Compliance der Lunge fällt auf ein Niveau ab, wie es bei Neugeborenen mit einem Atemnotsyndrom gesehen wird. In schweren Fällen führen eine pulmonalvaskuläre Hypertension und ein Rechts-Links-Shunt über das offene Foramen ovale und den Ductus arteriosus (persistierende fetale Zirkulation) zu einer schweren arteriellen Hypoxämie. Ein häufiges Problem bei einer Mekoniumaspiration ist auch ein Pneumothorax.

Die Behandlung einer Mekoniumaspiration besteht darin, das Neugeborene unmittelbar nach der Geburt endotracheal zu intubieren und abzusaugen. Läßt sich Mekonium absaugen, so ist die Absaugung so oft zu wiederholen, bis sich kein Mekonium mehr aspirieren läßt. Zwischen den endotrachealen Absaugmanövern ist eine vorsichtige Beatmung mit Sauerstoff durchzuführen.

31.20.2 Choanalstenose und Choanalatresie

Eine Obstruktion der Nase sollte bei allen Neugeborenen vermutet werden, bei denen kräftige Atembewegungen bestehen, ohne daß Luft in die Lungen eindringt. Werden diese Kinder gezwungen, mit geschlossenem Mund zu atmen, entwickelt sich eine Zyanose. Die Diagnose einer ein- oder beidseitigen Choanalatresie muß gestellt werden, falls es nicht gelingt, einen dünnen Katheter durch ein bzw. beide Nasenlöcher einzuführen. Dies kann durch einen kongenitalen (anatomischen) Verschluß oder häufiger durch eine funktionelle Verlegung durch Blut, Schleim oder Mekonium bedingt sein. Die kongenitale Form der Choanalatresie muß noch beim Neugeborenen operativ beseitigt werden. Bis die operative Korrektur durchgeführt ist, muß das Kind unter Umständen oral intubiert werden. Die Therapie einer funktionellen Choanalatresie besteht darin, daß entsprechend nasal abgesaugt wird. Auch wenn die werdende Mutter Opioide wie Heroin einnahm, kann dies oft dazu führen, daß die Nasenschleimhaut des Neugeborenen angeschwollen und die Atemwege verlegt sind. Eine solche Schwellung kann mit phenylephrinhaltigen Nasentropfen behandelt werden.

31.20.3 Zwerchfellhernie

Falls eine schwere postpartale respiratorische Störung mit Zyanose und einem kahnförmigen Abdomen vergesellschaftet ist, muß eine Zwerchfellhernie vermutet werden (siehe Kapitel 32). Anhand einer Röntgenthoraxaufnahme kann nachgewiesen werden, daß sich Abdominalinhalt im Thoraxraum befindet. Zur Initialtherapie im Kreißsaal gehören die endotracheale Intubation und die Beatmung mit Sauerstoff. Falls versucht wird, die betroffene hypoplastische Lunge zu blähen, besteht die Gefahr, daß auf der kontralateralen Seite ein Pneumothorax entsteht.

31.20.4 Hypovolämie

Falls Neugeborene unmittelbar nach der Geburt einen mittleren arteriellen Blutdruck unter 50 mmHg haben, liegt vermutlich eine Hypovolämie vor. Es finden sich dann eine verzögerte Rekapillarisierungszeit, Tachykardie und Tachypnoe. Nach einer intrauterinen fetalen Asphyxie entwickelt sich oft eine Hypovolämie, da während einer fetalen Asphyxie ein übergroßer Anteil des fetalen Blutes in die Plazenta verlagert wird, wo es nach der Geburt und nach Abklemmen der Nabelschnur verbleibt. Auch eine Kompression der Nabelschnur ist beim Neugeborenen oft mit einer Hypovolämie verbunden.

31.20.5 Hypoglykämie

Eine Hypoglykämie kann sich als Hypotension, als Zittern oder in Form von Krampfanfällen äußern. Neugeborene mit einer intrauterinen Wachstumsverzögerung sowie Neugeborene, die von diabetischen Müttern oder nach einer schweren fetalen Asphyxie geboren wurden, neigen zu einer Hypoglykämie.

31.20.6 Ösophagotracheale Fistel

An eine ösophagotracheale Fistel sollte stets gedacht werden, wenn bei der Schwangeren ein Hydramnion besteht (siehe Kapitel 32). Im Kreißsaal muß diese Diagnose vermutet werden, wenn ein in den Ösophagus eingeführter Katheter nicht bis in den Magen vorgeschoben werden kann. Normalerweise befinden sich dann große Mengen von Sekret im Oropharynx. Eine Röntgenthoraxaufnahme mit im Ösophagus liegendem Katheter bestätigt diese Diagnose.

31.20.7 Larynxmißbildungen

Sowohl bei Larynxmißbildungen als auch bei einer subglottischen Stenose besteht nach der Geburt ein Stridor. Wird ein endotrachealer Tubus über die Obstruktion hinweg eingeführt, bessern sich die Symptome. Unter Gefäßringen versteht man Mißbildungen der Aorta, die die Trachea komprimieren und eine inspiratorische und exspiratorische Obstruktion verursachen können (siehe Kapitel 3). Es kann schwierig sein, einen Endotrachealtubus über die durch einen Gefäßring hervorgerufene Stenose vorzuschieben.

31.20.8 Pierre-Robin-Syndrom

Das Pierre-Robin-Syndrom ist dadurch gekennzeichnet, daß bei diesen Patienten stets eine Glossoptose (Zurücksinken der Zunge in den Rachen) und eine Mikrognathie sowie bei über 50% der Kinder auch eine Gaumenspalte vorliegen. Bei einem negativen intrapharyngealen Druck wird die Zunge dieser Kinder gegen die hintere Rachenwand gesaugt und es kommt dadurch zu einer Atemwegsverlegung. Die initiale Therapie im Kreißsaal besteht darin, die Atemwege dadurch offenzuhalten, daß ein oraler Guedel-Tubus oder ein Endotrachealtubus eingeführt werden oder die Zunge mit einer Klemme nach vorn gezogen wird. Auch die Bauchlagerung ist hilfreich, um die Zunge von der hinteren Rachenwand abzuheben. Ein über die Nase eingeführter kleiner Tubus kann nötig werden, um zu vermeiden, daß negative intrapharyngeale Drücke entstehen. Unter keinen Umständen sollten bei diesen Kindern Muskelrelaxanzien verabreicht werden, solange sie nicht intubiert sind. Bei einer Relaxierung kann eine Beatmung völlig unmöglich werden.

31.21 Postpartale Tubenligatur

Eine postpartale Tubenligatur ist der am häufigsten durchgeführte Eingriff in der frühen postpartalen Phase [117]. Das Problem der Aspirationsgefahr und der Auswahl des richtigen Operationszeitpunktes ist schon weitgehend gelöst, falls die Entbindung bereits unter einer kontinuierlichen Epiduralanästhesie oder einer Spinalanästhesie durchgeführt wurde. Zur Durchführung dieses intraabdominellen Eingriffs kann dann die Restwirkung einer für die Entbindung durchgeführten rückenmarksnahen Leitungsanästhesie ausgenutzt werden. Damit diese Patientinnen beschwerdefrei sind, ist ein sensibles Niveau bis Th$_5$ notwendig. Wurden für die Entbindung keine Peridural- oder Spinalanästhesie durchgeführt, so ist es allgemein üblich, nach der Entbindung zumindest 8 bis 12 Stunden abzuwarten, bevor eine Narkose eingeleitet wird. Dieses Zeitintervall ist sinnvoll, damit sich bei der Patientin das kardiovaskuläre System stabilisieren kann und der Magen ziemlich sicher entleert ist. Dennoch ließ sich bei Frauen, bei denen 1 bis 8 Stunden nach der vaginalen Entbindung das Magensekret untersucht wurde, kein Unterschied in bezug auf Volumen und pH-Wert des Magensekretes nachweisen [117].

Wird für diesen Eingriff eine Allgemeinanästhesie durchgeführt, so empfehlen viele Autoren, vor der Narkoseeinleitung ein Antazidum oder einen H$_2$-Blocker zu verabreichen und anschließend eine endotracheale Intubation durchzuführen. Alternativ kommen rückenmarksnahe Regionalanästhesieverfahren in Frage. Mit einer Spinalanästhesie kann schneller als mit einer Periduralanästhesie eine suffiziente Analgesie erreicht werden. Außerdem ist sie technisch einfacher durchzuführen. Bei einer postpartalen Tubenligatur kommt es seltener als im Rahmen einer Sectio caesarea zu Blutdruckabfall, Übelkeit und Erbrechen. Dies ist dadurch bedingt, daß der Uterus wieder kleiner ist. Es ist umstritten, ob – aus Angst vor postspinalen Kopfschmerzen – eine Spinalanästhesie zugunsten einer Periduralanästhesie vermieden werden sollte. Die Inzidenz postspinaler Kopfschmerzen ist relativ niedrig, wenn dünne Spinalnadeln zur Durapunktion verwendet werden. Außerdem muß berücksichtigt werden, daß eine versehentliche Durapunktion mit einer großlumigen Kanüle im Rahmen einer Periduralanästhesie zu schweren Kopfschmerzen führen kann [117].

Literaturhinweise

1. Ueland, K., Hansen, J.M.: Maternal cardiovascular dynamics. III. Labor and delivery under local and caudal analgesia. Am.J. Obstet. Gynecol. 1969; 103: 8–18
2. Eckstein, K.-L., Marx, G.F.: Aortocaval compression and uterine displacement. Anesthesiology 1974; 40: 92–6
3. Zilanti, S.M.: Fetal heart rate and pH of fetal capillary blood during epidural analgesia in labor. Obstet. Gynecol. 1970; 36: 881–6
4. Fisher, A., Prys-Roberts, C.: Maternal pulmonary gas exchange. A study during normal labor and extradural blockade. Anaesthesia 1968; 23: 350–6
5. Norris, M.C., Kirkland, M.R., Torjman, M.C., Goldberg, M.E.: Denitrogenation in pregnancy. Can.J. Anaesth. 1989; 36: 523–5
6. Palahniuk, R.J., Shnider, S.M., Eger, E.I. II: Pregnancy decreases the requirement of inhaled anesthetic agents. Anesthesiology 1974; 41: 82–3
7. Datta, S., Migliozzi, R.P., Flanagan, H.L., Krieger, N.R.: Chronically administered progesterone decreases halothane requirement in rabbits. Anesth. Analg. 1989; 68: 46–50
8. Strout, D.D., Nahrwold, M.L.: Halothane requirement during pregnancy and lactation in rats. Anesthesiology 1981; 55: 322–3
9. Bromage, P.R.: Spread of analgesic solutions in the epidural space and their site of action: A statistical study. Br.J. Anaesth. 1962; 34: 161–78
10. Fagraeus, L., Urban, B.J., Bromage, P.R.: Spread of epidural analgesia in early pregnancy. Anesthesiology 1983; 58: 184–7
11. Datta, S., Hurley, R.J., Naulty, J.S., et al.: Plasma and cerebrospinal fluid progesterone concentrations in pregnant and nonpregnant women. Anesth. Analg. 1986; 65: 950–4
12. Grundy, E.M., Zamora, A.M., Winnie, A.P.: Comparison of spread of epidural anesthesia in pregnant and nonpregnant women. Anesth. Analg. 1979; 57: 544–6
13. Whittaker, M.: Plasma cholinesterase variants and the anaesthetist. Anaesthesia 1980; 35: 174–97
14. Blitt, C.D., Petty, W.C., Alberternst, E.E., Wright, B.J.: Correlation of plasma cholinesterase and duration of action of succinylcholine during pregnancy. Anesth. Analg. 1977; 56: 78–81
15. Weissman, D.B., Ehrenwerth, J.: Prolonged neuromuscular blockade in a parturient associated with succinylcholine. Anesth. Analg. 1983; 62: 44–6
16. Kaplan, M.M.: Acute fatty liver of pregnancy. N. Engl.J. Med. 1985; 313: 367–70
17. Anatognini, J.F., Andrews, S.: Anaesthesia for Caesarean section in a patient with acute fatty liver of pregnancy. Can.J. Anaesth. 1991; 38: 904–7
18. Brock-Utne, J.B., Dow, T.G.B., Dimopoulos, G.E., et al.: Gastric and lower oesophageal sphincter (LOS) pressures in early pregnancy. Br.J. Anaesth. 1981; 53: 381–4
19. Taylor, G., Pryse-Davies, J.: The prophylactic use of antacids in the prevention of the acid-pulmonary aspiration syndrome (Mendelson's syndrome). Lancet 1966; 1: 288–91
20. Roberts, R.B., Shirley, M.A.: Reducing the risk of acid aspiration during cesarean section. Anesth. Analg. 1974; 53: 59–68

21. Scott, D.B.: Mendelson's syndrome. (Editorial.) Br.J. Anaesth. 1978; 50: 977–8
22. Hutchinson, B.R.: Acid aspiration syndrome (correspondence). Br.J. Anaesth. 1979; 51: 75
23. Viegas, O.J., Ravindran, R.S., Shumacker, C.A.: Gastric fluid pH in patients receiving sodium citrate. Anesth. Analg. 1981; 60: 521–3
24. O'Sullivan, G.M., Bullingham, R.E.: Noninvasive assignment by radiotelemetry of antacid effect during labor. Anesth. Analg. 1985; 64: 95–100
25. Howard, F.A., Sharp, D.S.: Effect of metoclopramide on gastric emptying during labour. Br. Med.J. 1973; 1: 446–8
26. Cohen, S.E., Jason, J., Talafre, M.-L., et al.: Does metoclopramide decrease the volume of gastric contents in patients undergoing cesarean section? Anesthesiology 1984; 61: 604–7
27. Macfie, A.G., Magides, A.D., Richmond, M.N., Reilly, C.S.: Gastric emptying in pregnancy. Br.J. Anaesth. 1991; 67: 54–7
28. Parer, J.T., Behrman, R.E.: The influence of uterine blood flow on the acid base status of the rhesus monkey. Am.J. Obstet. Gynecol. 1970; 107: 1241–9
29. Ralston, D., Shnider, S.M., deLorimier, A.A.: Effects of equipotent ephedrine, metaraminol, mephentermine, and methoxamine on uterine blood flow on the pregnant ewe. Anesthesiology 1974; 40: 354–70
30. Shnider, S.M., Wright, R.G., Levinson, G., et al.: Uterine blood flow and plasma norepinephrine changes during maternal stress in the pregnant ewe. Anesthesiology 1979; 50: 524–7
31. Levinson, G., Shnider, S.M., de Lormier, A.A., Stefenson, J.L.: Effects of maternal hyperventilation on uterine blood flow and fetal oxygenation and acid-base status. Anesthesiology 1974; 40: 340–7
32. Cosmi, E.V., Marx, G.F.: the effect of anesthesia on the acid-base status of the fetus. Anesthesiology 1969; 30: 238–42
33. Palahniuk, R.J., Shnider, S.M.: Maternal and fetal cardiovascular and acid-base changes during halothane and isoflurane anesthesia in the pregnant ewe. Anesthesiology 1974; 41: 462–72
34. Galloon, S.: Ketamine for obstetric delivery. Anesthesiology 1976; 44: 522–4
35. Wallis, K.L., Shnider, S.M., Hicks, J.S., Spivey, H.T.: Epidural anesthesia in the normotensive pregnant ewe: Effects on uterine blood flow and fetal acid-base status. Anesthesiology 1976; 44: 481–7
36. Jouppila, R., Jouppila, P., Hollmen, A., Juikka, J.: Effect of segmental extradural analgesia on placental blood flow during normal labour. Br.J. Anaesth. 1978; 50: 563–7
37. Biehl, D., Shnider, S.M., Levinson, G., Callender, K.: Placental transfer of lidocaine. Effects of fetal acidosis. Anesthesiology 1978; 48: 409–12
38. Way, W.L., Costley, E.C., Way, E.L.: Respiratory sensitivity of the newborn infant to meperidine and morphine. Clin. Pharmacol. Ther. 1965; 6: 454–61
39. Friedman, E.A.: Primigravid labor. A graphicostatistical analysis. Obstet. Gynecol. 1955; 6: 567–89
40. Johnson, W.L., Winter, W.W., Eng, M., et al.: Effect of pudendal, spinal, and peridural block anesthesia on the second stage of labor. Am.J. Obstet. Gynecol. 1972; 113: 166–75
41. Vasicka, A., Kretchmer, H.: Effect of conduction and inhalation anesthesia on uterine contractions. Am.J. Obstet. Gynecol. 1961; 82: 600–11
42. Hoult, I.J., MacLenna, A.H., Carrie, L.E. S.: Lumbar epidural analgesia in labour: Relation to fetal malposition and instrumental delivery. Br. Med.J. 1977; 1: 14–6
43. Coleman, A.J., Downing, J.W.: Enflurane anesthesia for cesarean section. Anesthesiology 1975; 43: 354–7
44. Paul, R.H., Freeman, R.K.: Fetal cardiac response to paracervical block anesthesia. Am.J. Obstet. Gynecol. 1972; 113: 592–7
45. Celleno, D., Capogna, G.: Epidural fentanyl plus bupivacaine 0.125 per cent for labour: Analgesic effects. Can.J. Anaesth. 1988; 35: 375–8
46. Phillips, G.: Continuous infusion epidural analgesia in labor: The effect of adding sufentanil to 0.125% bupivacaine. Anesth. Analg. 1988; 67: 462–5
47. Cohen, S.E., Tan, S., Albright, G.A., Halpern, J.: Epidural fentanyl/bupivacaine mixtures for obstetric analgesia. Anesthesiology 1987; 67: 403–7
48. Sivakumarin, C., Ramanthan, S., Chalon, J., Turndorf, H.: Uterine contractions and the spread of local anesthetics in the epidural space. Anesth. Analg. 1982; 61: 127–9
49. Kestin, I.G.: Spinal anaesthesia in obstetrics. Br.J. Anaesth. 1991; 66: 596–607
50. Leighton, B.L., DeSimone, C.A., Norris, M.C., Ben-David, B.: Intrathecal narcotics for labor revisited: The combination of fentanyl and morphine intrathecally provides rapid onset of profound, prolonged analgesia. Anesth. Analg. 1989; 69: 122–5
51. Ong, B.Y., Cohen, M.M., Esmail, A., et al.: Paresthesias and motor dysfunction after labor and delivery. Anesth. Analg. 1987; 66: 18–22
52. Clark, R.B., Cooper, J.O., Brown, W.E., Greifenstein, F.E.: The effect of methoxyflurane on the foetus. Br.J. Anaesth. 1970; 42: 286–94
53. Creasser, C.W., Stoelting, R.K., Krishna, G., Peterson, C.: Methocyflurane metabolism and renal function after methoxyflurane analgesia during labor and delivery. Anesthesiology 1974; 41: 62–6
54. Clark, R.B., Beard, A.G., Thompson, D.S.: Renal function in newborns and mothers exposed to methoxyflurane analgesia for labor and delivery. Anesthesiology 1979; 51: 464–7
55. Abbound, T.K., Shnider, S.M., Wright, R.G., et al.: Enflurane analgesia in obstetrics. Anesth. Analg. 1981; 60: 133–7
56. Gellman, E., Goldstein, M.S., Kaplan, S., Shapiro, W.J.: Vaginal delivery after cesarean section. JAMA 1983; 249: 2935–7
57. Datta, S., Alper, M.H.: Anesthesia for cesarean section. Anesthesiology 1980; 53: 142–60
58. Hodgkinson, R., Glassenberg, R., Joyce, T.H., et al.: Comparison of cimetidine (Tagamet) with antacid for safety and effectiveness in reducing gastric acidity before elective cesarean section. Anesthesiology 1983; 59: 86–90
59. Kosaka, Y., Takahashi, T., Mark, L.C.: Intravenous thiobarbiturate anesthesia for cesarean section. Anesthesiology 1969; 31: 489–506
60. Davies, J.M., Weeks, S., Crone, L.A., Pavlin, E.: Difficult intubation in the parturient. Can.J. Anaesth. 1989; 36: 668–74

61. Tunstall, M.E.: Failed intubation in the parturient. Can.J. Anaesth. 1989; 36: 611–3
62. Crawford, J.S.: Awareness during operative obstetrics under general anaesthesia. Br.J. Anaesth. 1971; 43: 179–82
63. Warren, T.M., Datta, S., Ostheimer, G.W., et al.: Comparison of the maternal and neonatal effects of halothane, enflurane, and isoflurane for cesarean delivery. Anesth. Analg. 1983; 62: 516–20
64. Baraka, A., Haroun, S., Bassili, M.: Response of the newborn to succinylcholine injection in homozygotic atypical methoers. Anesthesiology 1975; 43: 115–6
65. Crawford, J.S., James, F.M., Crawley, M.: A further study of general anaesthesia for cesarean section. Br.J. Anaesth. 1976; 48: 661–7
66. Gutsche, B.B.: Prophylactic ephedrine preceding spinal analgesia for cesarean section. Anesthesiology 1976; 45: 462–5
67. Abboud, T., Raya, J., Sadri, S., et al.: Fetal and maternal cardiovascular effects of atropine and glycopyrrolate. Anesth. Analg. 1983; 62: 426–30
68. Norris, M.C.: Height, weight, and the spread of subarachnoid hyperbaric bupivacaine in the term parturient. Anesth. Analg. 1988; 67: 555–8
69. Reisner, L.S., Hochman, B.N., Plumer, M.H.: Persistent neurologic deficit and adhesive arachnoiditis following intrathecal 2-chloroprocaine injection. Anesth. Analg. 1980; 59: 452–4
70. Ravindran, R.S., Bond, V.K., Tasch, M.D., et al.: Prolonged neural blockade following regional analgesia with 2-chloroprocaine. Anesth. Analg. 1980; 59: 447–51
71. Kuhnert, B.R., Harrison, M.J., Lin, P.L., Kuhmert, P.M.: Effects of maternal epidural anesthesia on neonatal behavior. Anesth. Analg. 1984; 63: 301–8
72. Crosby, H.T., Halpren, S.H., Rolbin, S.H.: Epidural anaesthesia for cesarean section in patients with active recurrent genital herpes simplex infections: A retrospective review. Can.J. Anaesth. 1989; 36: 701–4
73. Chadwick, H.S., Ready, L.B.: Intrathecal and epidural morphine sulfate for postcesarean analgesia – a clinical comparison. Anesthesiology 1988; 68: 925–9
74. Abboud, T.K., Dror, A., Mosaad, P., et al.: Mini-dose intrathecal morphine for the relief of post-cesarean section pain: Safety, efficacy, and ventilatory responses to carbon dioxide. Anesth. Analg. 1988; 67: 137–43
75. Elis, D.J., Millar, W.L., Reisner, L.S.: A randomized double-blind comparison of epidural versus intravenous fentanyl infusion for analgesia fter cesarean section. Anesthesiology 1990; 72: 981–6
76. Crawford, J.S.: An appraisal of lumbar epidural blokkade in patients with singleton fetus presenting by the breech. Br.J. Obstet. Gynaecol. 1974; 81: 867–72
77. Spinnato, J.A., Kraynack, B.J., Cooper, M.W.: Eisenmenger's syndrome in pregnancy: Epidural anesthesia for elective cesarean section.N. Engl.J. Med. 1981; 304: 1215–6
78. Pollack, K.L., Chestnut, D.H., Wenstrom, K.D.: Anesthetic management of a parturient with Eisenmenger's syndrome. Anesth. Analg. 1990; 70: 212–5
79. Hilgenberg, J.C., McCammon, R.L., Stoelting, R.K.: Pulmonary and systemic vascular responses to nitrous oxide in patients with mitral stenosis and pulmonary hypertension. Anesth. Analg. 1980; 59: 323–6
80. Robinson, S.: Pulmonary artery catheters in Eisenmenger's syndrome: Many risks, few benefits. Anesthesiology 1983; 58: 588–9
81. Slomka, F., Salmeron, S., Zetlaoui, P., Cohen, H., Simonneau, G., Samii, K.: Primary pulmonary hypertension and pregnancy: Anesthetic management for delivery. Anesthesiology 1988; 69: 959–61
82. Breen, T.W., Tanzen, J.A.: Pulmonary hypertension and cardiomyopathy: anaesthetic management for Caesarean section. Can.J. Anaesth. 1991; 38: 895–9
83. Weeks, S.K., Smith, J.B.: Obstetric anaesthesia in patients with primary pulmonary hypertension. Can.J. Anaesth. 1991; 38: 814–6
84. Imperiale, T.F., Petrulis, A.S.: A meta-analysis of low-dose aspirin for the prevention of pregnancy-induced hypertensive disease. JAMA 1991; 266: 260–5
85. Cunningham, F.G., Lindheimer, M.D.: Hypertension in pregnancy.N. Engl.J. Med. 1992; 326: 927–32
86. Patterson, K.W., O'Toole, D.P.: HELLP syndrome: a case report with guidelines for diagnosis and management. Br.J. Anaesth. 1991; 66: 513–5
87. Wright, J.P.: Anesthetic considerations in preeclampsia-eclampsia. Anesth. Analg. 1983; 63: 590–61
88. Ramanathan, J., Sibai, B.M., Vu, T., Chauhan, D.: Correlation between bleeding times and platelet counts in women with preeclampsia undergoing cesarean section. Anesthesiology 1989; 71: 188–91
89. Kambam, J.R., Mouton, S., Entman, S., Sastry, V.R., Smith, B.E.: Effect of preeclampsia on plasma cholinesterase activity. Can.J. Anaesth. 1987; 34: 509–11
90. Ravindran, R.S., Carrelli, A.: Neurologic dysfunction of postpartum patients caused by hypomagnesemia. Anesthesiology 1987; 66: 391–2
91. Rigg, D., McDonagh, A.: Use of sodium nitroprusside for deliberate hypotension during pregnancy. Br.J. Anaesth. 1981; 53: 985–7
92. Heller, P.J., Goodman, C.: Use of local anesthetics with epinephrine for epidural anesthesia in preeclampsia. Anesthesiology 1986; 65: 224–6
93. Snyder, S.W., Wheeler, A.S., James, F.M.: The use of nitroglycerin to control severe hypertension of pregnancy during cesarean section. Anesthesiology 1979; 51: 563–4
94. Datta, S., Brown, W.U., Ostheimer, G.W., et al.: Epidural anesthesia for cesarean section in diabetic parturients: Maternal and neonatal acid-base status and bupivacaine concentration. Anesth. Analg. 1981; 60: 574–8
95. Datta, S., Brown, W.U.: Acid-base status in diabetic mothers and their infants following general or spinal anesthesia for cesarean section. Anesthesiology 1977; 47: 272–6
96. Rolbin, S.H., Levinson, G., Shnider, S.M., Wright, R.G.: Anesthetic considerations for myasthenia gravis and pregnancy. Anesth. Analg. 1978; 57: 441–7
97. Gatt, S.P.: Anaesthetic management of the obstetric patient with antepartum or intrapartum haemorrhage. In: Ostheimer, G.W., ed. Clinics in Anaesthesiology. London. W.B. Saunders 1986; 4: 373–88
98. Carlsson, C., Nybell-Lincahl, G., Ingemarsson, I.: Extradural block in patients who had previously undergone cesarean section. Br.J. Anaesth. 1980; 52: 827–30
99. Smith, C.E., Weeks, S.K.: Anesthesia for cesarean section in a patient with Asherman's syndrome. Anesthesiology 1988; 68: 615–8

100. Sperry, K.: Amniotic fluid embolism. To understand enigma. JAMA 1986; 255: 2183–6
101. Schaerf, R.H. M., deCampo, T., Civetta, J.A.: Hemodynamic alterations and rapid diagnosis in a case of amniotic fluid embolus. Anesthesiology 1977; 46: 155–7
102. Brodsky, J.B., Cohen, E.N., Brown, B.W., et al.: Surgery during pregnancy and fetal outcome. Am.J. Obstet. Gynecol. 1980; 138: 1165–7
103. Pedersen, H., Finster, M.: Anesthetic risk in the pregnant surgical patient. Anesthesiology 1979; 51: 439–51
104. Davis, A.G., Moir, D.D.: Anaesthesia during pregnancy. In: Ostheimer, G.W., ed.: Clinics in Anaesthesiology. London. W. B. Saunders 1986; 4: 233–46
105. Duncan, P.G., Pope, W.D. B., Cohen, M.M., Greer, N.: Fetal risk of anesthesia and surgery during pregnancy. Anesthesiology 1986; 64: 790–4
106. Smith, R.F., Bowman, R.E., Katz, J.: Behavioral effects of exposure to halothane during early development in the rat. Sensitive period during pregnancy. Anesthesiology 1978; 49: 319–23
107. Committee on Drugs of the American Academy of Pediatrics and the Committee on Obstetrics (Maternal and Fetal Medicine) of the American College of Obstetricians and Gynecologists. Effect of medication during labor and delivery on infant outcome. Pediatrics 1978; 62: 402–3
108. Ravindran, R., Viegas, O.J., Padilla, L.M., LaBlonde, P.: Anesthetic considerations in pregnant patients receiving terbutaline therapy. Anesth. Analg. 1980; 59: 391–2
109. Moravec, M.A., Hurlbert, B.J.: Hypokalemia associated with terbutaline administration in obstetrical patients. Anesth. Analg. 1980; 59: 917–20
110. Finster, M., Petrie, R.H.: Monitoring of the fetus. Anesthesiology 1976; 45: 198–215
111. Sachs, B.P., Friedman, E.A.: Antepartum and intrapartum assessment of the fetus: Current status and does it influence outcome? In: Ostheimer, G.W., ed.: Clinics in Anaesthesiology. London. W. B. Saunders 1986; 4: 53–66
112. Paul, R.H., Suidan, A.K., Yeh, S.Y., et al.: Clinical fetal monitoring. VII. The evaluation and significance of intrapartum baseline FHR variability. Am.J. Obstet. Gynecol. 1975; 123: 206–10
113. Gluck, L., Kulovich, M.V., Barer, R.C., et al.: The diagnosis of the respiratory distress syndrome (RDS) by amniocentesis. Am.J. Obstet. Gynecol. 1971; 109: 440–5
114. Scanlon, J.W., Brown, W.U., Weiss, J.B., Alper, M.H.: Neurobehavioral responses of newborn infants after maternal epidural anesthesia. Anesthesiology 1974; 40: 121–8
115. Corke, B.C.: Neonatal neurobehavior. II. Current clinical status. In: Ostheimer, G.W., ed.: Clinics in Anaesthesiology. London. W. B. Saunders 1986; 4: 219–27
116. Amiel-Tison, C., Barrier, G., Shnider, S.M., et al.: A new neurologic and adaptive capacity scoring system for evaluating obstetric medications in full-term newborns. Anesthesiology 1982; 56: 340–50
117. Abouleish, E.: Anaesthesia for postpartum surgery. Clin. Anaesthesiol. 1986; 4: 419–28

32 Pädiatrische Erkrankungen

Pädiatrische Patienten zeichnen sich durch spezielle anatomische, physiologische und pharmakologische Besonderheiten aus. Diese müssen bei der Durchführung einer Narkose berücksichtigt werden. Außerdem ist zu beachten, daß bestimmte Erkrankungen ausschließlich bei pädiatrischen Patienten, andere besonders häufig in dieser Altersgruppe auftreten. Es muß weiterhin beachtet werden, daß im Neugeborenenalter (definiert als das Lebensalter vom ersten bis zum 28. Lebenstag) und bei Säuglingen die Unterschiede zum Erwachsenen am größten sind. Bei Neugeborenen treten perioperativ häufiger kardiopulmonale Komplikationen auf [1].

32.1 Anatomie der Luftwege

Der große Kopf, die große Zunge, die bewegliche Epiglottis sowie die mehr ventrale Lage des Pharynx sind charakteristisch für das Neugeborene und

Tab. 32.1: Größe der Endotrachealtubi

Gewicht oder Alter	Innendurchmesser* (mm)	Einführtiefe des Tubus (Lippe-Tracheamitte) (cm)
1 kg	2,5 ohne Blockermanschette	7
1,5 kg	3,0 ohne Blockermanschette	7,5
2 kg	3,0 ohne Blockermanschette	8
3 kg (Frühgeborenes)	3,0 ohne Blockermanschette	9
3 kg (Reifgeborenes)	3,0 ohne Blockermanschette	10
6–12 Monate	3,5 ohne Blockermanschette	11
12–18 Monate	3,5 ohne Blockermanschette	12
18–36 Monate	4,0 ohne Blockermanschette	13
3–5 Jahre	4,5 ohne Blockermanschette	14
5–6 Jahre	5,0 mit Blockermanschette	15
6–8 Jahre	5,5 mit Blockermanschette	16
8–10 Jahre	6,0 mit Blockermanschette	18
10–12 Jahre	6,5 mit Blockermanschette	18

* Die Größe des Endotrachealtubus ohne Blockermanschette sollte so gewählt werden, daß bei einem Atemwegsdruck von +25 cm H_2O ein hörbares Leckageräusch auftritt.

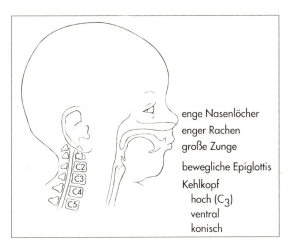

Abb. 32.1: Schematische Darstellung der anatomischen Besonderheiten beim Neugeborenen, die die laryngoskopische endotracheale Intubation erschweren können.

machen die Intubation in einer neutralen oder leicht gebeugten Kopfhaltung leichter, als wenn der Kopf überstreckt ist (Abb. 32.1). Da der Kehlkopf des Säuglings weiter kranial als beim Erwachsenen liegt, kann die Zunge des Säuglings viel leichter die Atemwege verlegen. Das Krikoid ist beim Kind die engste Stelle des Larynx. Bei der Auswahl des Endotrachealtubus muß deshalb streng darauf geachtet werden, daß die korrekte Größe verwendet wird, um die Traumatisierung der Luftwege und die nachfolgende Entwicklung eines subglottischen Ödems zu vermeiden. Für Reifgeborene wird z.B. ein Tubus mit 3,0 mm Innendurchmesser empfohlen. Aufgrund des Abgangswinkels des rechten Hauptbronchus wird bei Kindern, genauso wie beim Erwachsenen, eine rechtsseitige endobronchiale Intubation begünstigt, falls der Tubus zu tief eingeführt wird. Eine einfache Richtlinie, mit der eine endobronchiale Intubation beim Neugeborenen vermieden werden kann, besteht darin, den Tubus – gemessen an den Lippen – bei 1.000 g

Tab. 32.2: Durchschnittswerte für Lungenfunktionsparameter

	Neugeborenes (3 kg)	Erwachsener (70 kg)
Sauerstoffverbrauch (ml · kg^{-1} · min^{-1})	6,4	3,5
alveoläre Ventilation (ml · kg^{-1} · min^{-1})	130	60
Kohlendioxidproduktion (ml · kg^{-1} · min^{-1})	6	3
Atemzugvolumen (ml · kg^{-1})	6	6
Atemfrequenz (Atemzüge · min^{-1})	35	15
Vitalkapazität (ml · kg^{-1})	35	70
funktionelle Residualkapazität (ml · kg^{-1})	30	35
Tracheallänge (cm)	5,5	12
PaO$_2$ (FiO$_2$ = 0,21, mmHg)	65–85	85–95
PaCO$_2$ (mmHg)	30–36	36–44
pH-Wert	7,34–7,40	7,36–7,44

schweren Neugeborenen 7 cm einzuführen und für jedes weitere Kilogramm Körpergewicht den Tubus 1 cm tiefer bis zu einer maximalen Tiefe von 10 cm (beim reifen Neugeborenen) einzuführen. Letzten Endes hängen der notwendige Durchmesser des Tubus und die erforderliche Einführtiefe, mit der eine Lage der Tubusspitze in der Tracheamitte erzielt werden kann, vom Alter des Kindes ab (Tab. 32.1).

32.2 Physiologie

Bei der Durchführung einer Anästhesie bei Kindern ist es wichtig, die physiologischen Unterschiede zwischen Kindern und Erwachsenen zu berücksichtigen.

32.2.1 Respiratorisches System

Es ist allgemein bekannt, daß das respiratorische System beim Frühgeborenen noch unreif ist. Für eine normale Lungenfunktion sind die Produktion und Sekretion von Surfactant von außerordentlicher Bedeutung. Der Surfactant ist ein Komplex aus oberflächenaktiven Phospholipiden, der ausschließlich von den Typ-II-Pneumozyten produziert wird. Obwohl die Typ-II-Pneumozyten sich in der 24. Gestationswoche zu differenzieren beginnen, tritt eine stärkere Surfactant-Produktion erst ab der 34. bis 36. Gestationswoche auf.

Der wichtigste physiologische Unterschied zwischen Kindern und Erwachsenen ist der Sauerstoffverbrauch. Der Sauerstoffverbrauch des Neugeborenen beträgt mehr als 6 ml/kg/Minute. Dies ist, bezogen auf Kilogramm Körpergewicht, ungefähr doppelt so viel wie beim Erwachsenen (Tab. 32.2). Um diesem erhöhten Bedarf gerecht zu werden, ist die alveoläre Ventilation im Vergleich zum Erwachsenen doppelt so hoch. Die CO$_2$-Produktion ist beim Neugeborenen ebenfalls gesteigert. Aufgrund der erhöhten alveolären Ventilation ist der CO$_2$-Partialdruck im Blut jedoch fast normal. Da das Atemzugvolumen pro Kilogramm Körpergewicht bei Säuglingen und Erwachsenen gleich ist, wird die erhöhte alveoläre Ventilation durch eine Erhöhung der Atemfrequenz erreicht. Der arterielle PO$_2$ steigt nach der Geburt schnell an. Es vergehen jedoch einige Tage, bis Werte erreicht sind, die denen älterer Kinder vergleichbar sind. Anfänglich sind niedrigere PaO$_2$-Werte die Folge einer erniedrigten funktionellen Residualkapazität und Perfusion flüssigkeitsgefüllter Alveolen. Im Alter von 4 Tagen erreicht die funktionelle Residualkapazität Werte eines Erwachsenen (ungefähr 30 ml/kg) (Tab. 32.2). Die Kontrolle der Ventilation ist beim Neugeborenen unausgereift. Dies äußert sich in einer verminderten Ventilationssteigerung bei Vorliegen einer Hyperkapnie oder Hypoxämie. Es ist daher einleuchtend, daß bei Neugeborenen die Kombination aus atemdepressorischer Wirkung eventuell noch vorhandener, geringer Narkotikakonzentrationen sowie unreifer Atmungskontrolle leicht zu einer Hypoventilation führen kann.

32.2.2 Kardiovaskuläres System

Durch Geburt und einsetzende Spontanatmung kommt es zu Veränderungen der Kreislaufverhältnisse, die es dem Neugeborenen ermöglichen, in der extrauterinen Umgebung zu überleben [2]. Der fetale Kreislauf ist durch einen hohen pulmonalvaskulären Widerstand, durch niedrige systemische Widerstände (Plazenta) und durch einen Rechts-Links-Shunt über das Foramen ovale und den Ductus arteriosus gekennzeichnet. Nach der Geburt kommt es mit Beginn der Spontanatmung zu einem Abfall des pulmonalvaskulären Widerstandes und zu einer Zunahme des pulmonalen Blutflusses. Mit Zunahme des Druckes im linken Vorhof wird das Foramen ovale funktionell verschlossen. Zwar findet ein anatomischer Verschluß des Foramen ovale zwischen dem 3. und 12. Lebensmonat statt, trotzdem ist noch bei 20 bis 30% der Erwachsenen ein sondierbares Foramen ovale nachweisbar [3]. Der funktionelle Verschluß des Ductus arteriosus findet normalerweise 10 bis 15 Stunden nach der Geburt statt, der anatomische Verschluß dagegen erst in der 4. bis 6. Lebenswoche. Der Verschluß des Ductus arteriosus ist Folge des postpartal erhöhten Sauerstoffpartialdruckes. Der Ductus arteriosus kann sich jedoch während Phasen einer arteriellen Hypoxämie wieder eröffnen. Bestimmte Krankheitsbilder, wie z.B. eine Zwerchfellhernie, eine Mekoniumaspiration, pulmonale Infektionen und eine Polyzythämie sind mit einem erhöhten pulmonalvaskulären Widerstand und persistierenden fetalen Zirkulationsverhältnissen vergesellschaftet [3]. Bei einem hohen pulmonalvaskulären Widerstand kann es zu einem Übertritt von nicht oxygeniertem pulmonalarteriellen Blut über den Ductus arteriosus in den Systemkreislauf kommen. Die Diagnose einer persistierenden fetalen Zirkulation kann dadurch gestellt werden, daß simultan der präduktale (an der rechten Arteria radialis) und der postduktale (an der Arteria umbilicalis, Arteria tibialis posterior oder Arteria dorsalis pedis) Sauerstoffpartialdruck erfaßt werden (Abb. 32.2). Ein Unterschied von mehr als 20 mm Hg bestätigt die Diagnose.

Der Blutdruck des Neugeborenen hängt vom Gestationsalter und dem Gewicht ab (Tab. 32.3). Das Neugeborene reguliert Herzzeitvolumen und Blutdruck fast ausschließlich über die Herzfrequenz. Die bei einem Blutverlust auftretende Vasokonstriktion ist beim Neugeborenen geringer ausgeprägt als beim Erwachsenen. So führt z.B. eine Verminderung des intravasalen Volumens um 10% bereits zu einem Abfall des mittleren arteriellen Blutdrucks um 15 bis 30%. Kommt es bei einem unreifen Neugeborenen unter der Verabreichung eines volatilen Anästhetikums zu einem Blutdruckabfall, so ist dies am ehesten auf einen intravasalen Volumenmangel und/oder eine Anästhetikaüberdosierung zurückzuführen.

32.2.3 Verteilung des Körpergesamtwassers

Sowohl das Körpergesamtwasser als auch das Extrazellulärvolumen sind beim Neugeborenen erhöht. Beim Neugeborenen macht das Extrazellulärvolumen ungefähr 40% des Körpergewichts aus, beim Erwachsenen dagegen nur ungefähr 20%. Im Alter von 18 bis 24 Monaten hat das Verhältnis von Extrazellulärvolumen zu Körpergewicht ungefähr die Relation des Erwachsenen erreicht.

Neugeborene haben charakteristischerweise eine erhöhte Stoffwechsellage. Dadurch ist der Umsatz des Extrazellulärvolumens beschleunigt. Dies verlangt einen sehr genauen intraoperativen Flüssigkeitsersatz. Der intraoperative Flüssigkeitsbedarf kann in Basisbedarf und Verlustbedarf eingeteilt werden (Tab. 32.4). Die empfohlenen Infusionslösungen enthalten oft Glukose, obwohl der klinische Eindruck, daß Kinder während einer Nahrungskarenz stärker zu einer Hypoglykämie neigen, angezweifelt wurde [4, 5]. Der Basisbedarf sollte sich an der Stoffwechselsituation orientieren. Der Ersatzbedarf sollte sich nach zugrundeliegender Erkrankung, Größe des operativen Eingriffs und dem geschätzten Flüssigkeitsumsatz richten. Die Sequestration von Flüssigkeit in den dritten Raum ist beim Neugeborenen ähnlich wie beim Erwachsenen. Der Basisbedarf für die ersten 24 Lebensstunden beträgt ungefähr 75 bis 80 ml/kg. Frühgeborene haben in den ersten 24 Stunden einen größeren Flüssigkeitsbedarf, der mit bis zu 100 ml/kg angegeben wird. Die Perspiratio insensibilis variiert sehr stark. Fieber, Heizstrahler, erhöhte Umgebungstemperatur und verminderte Luftfeuchtigkeit steigern die Perspiratio insensibilis. Kleine Neugeborene benötigen eine höhere Umgebungstemperatur, so daß bei ihnen die Perspiratio insensibilis erhöht ist.

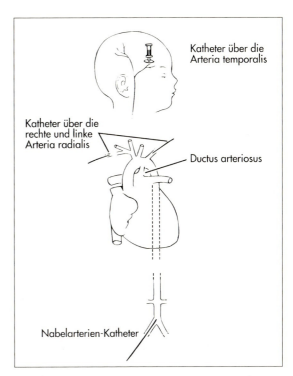

Abb. 32.2: Schematische Darstellung einiger Arterien, die zur Entnahme von arteriellen Blutproben geeignet sind, sowie deren Lage in Bezug zum Ductus arteriosus.

32.2.4 Nierenfunktion

Bei einem reifen Neugeborenen ist die glomeruläre Filtrationsrate stark vermindert, erhöht sich jedoch bis zum Alter von 3 bis 5 Wochen um das Vierfache (Tab. 32.5). Bei Frühgeborenen nimmt die glomeruläre Filtrationsrate dagegen nur verzögert zu. Neugeborene haben einen ausgeprägten (obligaten) renalen Natriumverlust, und sie können den Urin nicht so stark konzentrieren wie Erwachsene. Daher müssen perioperativ Natrium und Flüssigkeit adäquat substituiert werden. Andererseits muß aber auch berücksichtigt werden, daß Neugeborene die zugeführten Flüssigkeitsmengen zumeist langsamer ausscheiden als Erwachsene und daher auf eine Flüssigkeitsüberladung empfindlicher reagieren. Aufgrund der eingeschränkten Nierenfunktion kann

Tab. 32.3: Durchschnittswerte für Kreislaufparameter beim Neugeborenen

	Gewicht (kg)				
	0,75	1	2	3	>3
systolischer Blutdruck (mmHg)	44	49	54	62	66
mittlerer arterieller Druck (mmHg)	33	34	41	46	50
Herzfrequenz (Schläge/min)					120
Herzindex (L/min · m^2)					4,1

Tab. 32.4: Intraoperative Flüssigkeitstherapie bei Kindern

Operation	Ringer-Laktat mit 5% Glukose* (ml/kg/Stunde)		
	Basisbedarf	Verlustbedarf	gesamt
kleine Eingriffe (z.B. Herniotomie)	4	2	6
mittlere Eingriffe (z.B. Pyloromyotomie)	4	4	8
große Eingriffe (z.B. Darmresektion)	4	6	8

* Die notwendige Glukosekonzentration in der Infusionslösung kann sich mit der Dauer der Operation verändern. Die Bestimmung der Plasma-Glukosekonzentration kann bei längerdauernden operativen Eingriffen sinnvoll sein.

Tab. 32.6: Normalwerte für das Blutbild

Alter	Hämoglobin (g/dl)	Hämatokrit (%)	Leukozytenzahl (mm^3)
1 Tag	19,0	61	18000
2 Wochen	17,3	54	12000
1 Monat	14,2	43	
2 Monate	10,7	31	
6 Monate	12,3	36	10000
1 Jahr	11,6	35	
6 Jahre	12,7	38	
10–12 Jahre	13,0	39	8000

es auch zu einer verminderten Ausscheidung harnpflichtiger Medikamente kommen.

32.2.5 Hämatologie

Die Besonderheiten des fetalen Hämoglobins (HbF) haben Einfluß auf den Sauerstofftransport. Fetales Hämoglobin hat z.B. einen P_{50}-Wert von 19 mm Hg, während der P_{50}-Wert des Hämoglobins des Erwachsenen (HbA) bei 26 mm Hg liegt. Der erniedrigte P_{50}-Wert des fetalen Hämoglobins bewirkt eine Linksverschiebung der Sauerstoff-Dissoziationskurve. Dadurch ist die Affinität des Hämoglobins zum Sauerstoff erhöht und die Sauerstoffabgabe an das Gewebe erschwert. Diese erschwerte Sauerstoffabgabe an das Gewebe wird dadurch ausgeglichen, daß Neugeborene typischerweise einen erhöhten Hämoglobinwert haben. Hierdurch wird die Sauerstoffabgabe an das Gewebe gesteigert (Tab. 32.6). Zwischen dem 2. und 3. Lebensmonat kommt es jedoch zu einer physiologischen Anämie. Nach dem 3. Lebensmonat steigen Erythrozytenzahl und Hämatokrit wieder zunehmend an. Im Alter von 4 bis 6 Monaten entspricht die Sauerstoff-Dissoziationskurve weitgehend der des Erwachsenen. Die Linksverschiebung der Sauerstoff-Dissoziationskurve und die geringere kardiovaskuläre Reserve des Neugeborenen sind die Gründe, warum der Hämatokrit bei Neugeborenen eher bei 40% und nicht bei 30%, wie dies für ältere Kinder akzeptabel ist, gehalten werden sollte. Um den Ersatz intraoperativer Blutverluste besser steuern zu können, ist es sinnvoll, das geschätzte Erythrozytenvolumen und den noch tolerablen Erythrozytenverlust zu berechnen (Tab. 32.7) [6]. Die Entscheidung, ob Blut transfundiert werden muß, ist individuell zu treffen. Sie ist abhängig von dem Transfusionsrisiko und davon, ob und inwieweit der kleine Patient in der Lage ist, eine Anämie zu kompensieren. Dabei ist zu berücksichtigen, daß bei pädiatrischen Patienten bisher noch nicht feststeht, welcher Hämoglobinwert als erstrebenswert angesehen werden soll [7].

Ob der Hämoglobinwert präoperativ routinemäßig bestimmt werden soll, ist umstritten. Es konnte gezeigt werden, daß durch eine routinemäßige präoperative Hämoglobinbestimmung bei Kindern über einem Jahr nur sehr selten ein Hämoglobingehalt von 10 g/dl oder weniger festgestellt wird [7]. Außerdem hat ein eventuell erniedrigter Hämoglobinwert selten Auswirkungen auf die Narkoseführung, und die Operation wird deshalb meist nicht verschoben.

Wird hingegen im Säuglingsalter eine Anämie festgestellt, hat dies möglicherweise Konsequenzen. Es scheint daher in dieser Altersgruppe gerechtfertigt zu sein, präoperativ den Hämoglobinwert zu bestimmen [8].

Bei Neugeborenen sind die Gerinnungstests – mit Ausnahme der Blutungszeit – oft pathologisch verändert. Die Konzentration der Vitamin-K-abhängigen Gerinnungsfaktoren (II, VII, IX, X) ist erniedrigt. Dadurch ist der Quick-Wert erniedrigt. Die partielle Thromboplastinzeit (PTT) ist dagegen verlängert. Die Fibrinogen- und Faktor-V-Konzentrationen sind ähnlich hoch wie bei Erwachsenen. Trotz dieser veränderten Laborwerte gerinnt das Blut von Neugeborenen normal oder sogar verstärkt. Die Ursache ist vermutlich ein Mangel an natürlich vorkommenden Antikoagulantien. Schwerkranke Neugeborene können jedoch Gerinnungsstörungen aufgrund einer Thrombozytopenie oder eines Mangels an Vitamin-K-abhängigen Gerinnungsfaktoren haben.

32.2.6 Temperaturregulation

Neugeborene und Säuglinge sind besonders während der perioperativen Phase durch eine Hypothermie gefährdet. In dieser Altersgruppe verliert der Körper schneller Wärme, als dies bei älteren Kindern oder Erwachsenen der Fall ist. Ursachen

Tab. 32.5: Durchschnittswerte für die glomeruläre Filtrationsrate (GFR)

Alter	glomuläre Filtrationsrate (ml/min · 1.7 m^2)
Frühgeborenes	16
Reifgeborenes	20
3–5 Wochen	60
1 Jahr	80
Erwachsener	120

Tab. 32.7: Abschätzung eines noch tolerablen Erythrozytenverlustes

	Bei einem 3,2 kg schweren reifen Neugeborenen soll ein intraabdominaler Eingriff vorgenommen werden. Der präoperative Hämatokritwert beträgt 50%. Wie groß darf der intraoperative, noch tolerable Blutverlust sein, damit der Hämatokritwert nicht unter 40% abfällt?		
Berechnungen*			
geschätztes Blutvolumen		85 ml · kg^{-1} × 3,2 kg	= 272 ml
geschätztes Erythrozytenvolumen		272 ml × 0,5	= 136 ml
geschätztes Erythrozytenvolumen bei einem Hämatokritwert von 40%		272 ml × 0,4	= 109 ml
tolerierbarer intraoperativer Verlust an Erythrozytenvolumen		136 ml – 109 ml	= 27 ml
tolerierbarer intraoperativer Blutverlust, damit der Hämatokritwert nicht unter 40% abfällt		27 ml × 2**	= 54 ml

* Diese Berechnungen stellen nur eine Orientierung dar. Der Einfluß einer intraoperativen Infusion von kristalloidalen oder kolloidalen Lösungen auf den Hämatokritwert ist daher nicht berücksichtigt.
** Korrekturfaktor von 2, da ursprünglich 50% Plasma und 50% Erythrozytenvolumen vorlagen.

sind die im Vergleich zum Körpergewicht relativ große Körperoberfläche, die dünne isolierende subkutane Fettschicht und die verminderte Fähigkeit des Körpers, Wärme zu produzieren. Muskelzittern hat für die Wärmeproduktion bei Neugeborenen wenig Bedeutung. Bei Neugeborenen findet die Wärmeproduktion hauptsächlich durch zitterfreie Wärmeproduktion im braunen Fettgewebe statt. Das braune Fettgewebe ist ein spezielles Fettgewebe, das sich im Nacken, in der Interscapular- und Wirbelregion sowie im Bereich von Nieren und Nebennieren befindet. Der Metabolismus des braunen Fettgewebes wird durch Noradrenalin stimuliert. Hierdurch kommt es zu einer Hydrolyse von Triglyzeriden und zur Thermogenese.

Ein wichtiger Mechanismus des Wärmeverlustes im Operationssaal ist die Wärmeabstrahlung. Um den Sauerstoffverbrauch bei Neugeborenen zu minimieren, müssen sich Neugeborene in einer thermoneutralen Umgebung befinden. Die thermoneutrale Umgebungstemperatur ist definiert als diejenige Umgebungstemperatur, bei der der Sauerstoffverbrauch am niedrigsten ist (Tab. 32.8). Als kritische Temperatur wird diejenige Temperatur bezeichnet, unterhalb derer ein unbekleidetes, nicht anästhesiertes Individuum seine normale Körpertemperatur nicht mehr aufrechterhalten kann (Tab. 32.8). In den meisten Operationssälen liegt die Temperatur unter der für Reifgeborene angegebenen kritischen Temperatur. Es ist jedoch zwingend, den Temperaturverlust dieser kleinen Patienten zu minimieren. Zu den Maßnahmen, mit denen der Verlust von Körperwärme vermindert werden kann, gehören Transport von Neugeborenen in einem Inkubator, Erhöhung der Temperatur im Operationssaal, Anfeuchten und Erwärmen der Inspirationsgase, Verwendung warmer Lösungen zum Reinigen der Haut,

Anwärmen von Bluttransfusionen und Infusionslösungen sowie Benutzen von Wärmematten und Wärmestrahlern. Auch durch den Einsatz von Plastikfolien während des Transports von Neugeborenen sowie während der Operation kann der Wärmeverlust signifikant vermindert werden.

32.3 Pharmakologie

Kinder können auf Medikamente anders reagieren als Erwachsene. Insbesondere können der Bedarf an Anästhetika, die Wirkung von Muskelrelaxantien und die Pharmakokinetik von Medikamenten bei Kindern anders als bei Erwachsenen sein.

32.3.1 Bedarf an Anästhetika

Tierfeten weisen einen niedrigeren Bedarf an Anästhetika auf. Reife Neugeborene haben einen geringeren Bedarf an volatilen Anästhetika als ein- bis sechsmonatige Säuglinge. So wurde z.B. gezeigt, daß die minimale alveoläre Konzentration (MAC) bei Neugeborenen ungefähr 25% niedriger ist als bei Säuglingen [9]. Bei Frühgeborenen mit einem Gestationsalter von weniger als 32 Wochen ist der MAC-Wert niedriger als bei Frühgeborenen mit einem Gestationsalter von 32 bis 37 Wochen. Der MAC-Wert dieser beiden Frühgeborenengruppen ist niedriger als bei Reifgeborenen (Abb. 32.3). Eine Unreife des zentralen Nervensystems und erhöhte Progesteron- und Beta-Endorphinspiegel sind vermutlich die Gründe für den erniedrigten Anästhetikabedarf bei Neugeborenen [9]. Der MAC-Wert nimmt bis zum Alter von 2 bis 3 Monaten stetig zu. Nach dem 3. Lebensmonat nimmt der MAC-Wert wieder langsam ab. Zur Zeit der Pubertät ist er jedoch etwas erhöht.

Die Aufnahme der Inhalationsanästhetika verläuft bei Säuglingen schneller als bei älteren Kindern oder bei Erwachsenen (Abb. 32.4) [11–13]. Säuglinge haben eine im Vergleich zur funktionellen Residualkapazität relativ höhere alveoläre Ventilation, wodurch diese beschleunigte Aufnahme erklärt wer-

Tab. 32.8: Thermoneutrale und kritische Temperatur

	thermoneutrale Temperatur (° Celsius)	kritische Temperatur (° Celsius)
Frühgeborenes	34	28
Reifgeborenes	32	23
Erwachsener	28	1

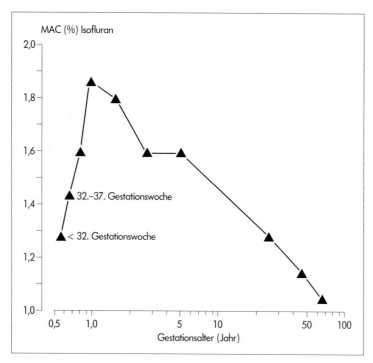

Abb. 32.3: Anästhetikumbedarf (MAC) von Isofluran in Abhängigkeit vom Gestationsalter.
(Aus: LeDez KM, Lerman J. The minimum alveolar concentration (MAC) of isoflurane in preterm neonates. Anesthesiology 1987; 67: 301–307; mit freundlicher Genehmigung.)

den

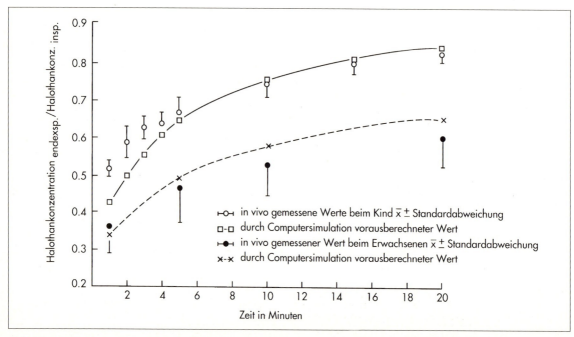

Abb. 32.4: Die durch Computersimulation vorausberechnete und die in vivo gemessene Geschwindigkeit, mit der sich die endexspiratorische Halothankonzentration der inspiratorischen Halothankonzentration (Halothankonz. endex./Halothankonz. insp.) angleicht, ist bei Kindern höher als bei Erwachsenen. (Brandon DW, Brandom RB, Cook DR. Uptake and distribution of halothane in infants: In vivo measurements and computer simulations. Anesth Analg 1983; 62: 404–10. Reprinted with permission from IARS)

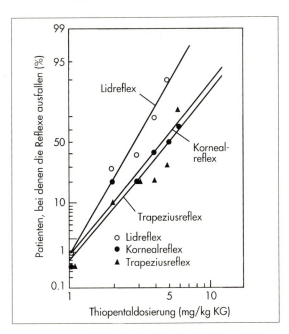

Abb. 32.5: Dosis-Wirkungskurven für den Ausfall verschiedener Reflexantworten 60 Sekunden nach der intravenösen Injektion von Thiopental. Die Daten wurden bei unprämedizierten Kindern in einem Alter zwischen 5 und 15 Jahren erhoben. (Cote CJ, Goudsouzian NG, Liu LMP, et al. The dose response of intravenous thiopental for the induction of general anesthesia in unpremedicated children. Anesthesiology 1981; 55: 703–5)

kann. Volatile Anästhetika wirken stark negativ inotrop, wenn sie Neugeborenen verabreicht werden. Neugeborene und Säuglinge neigen dazu, bei Verabreichung eines volatilen Anästhetikums eine Hypotension zu entwickeln [14, 15]. Aufgrund dieser Faktoren kann bei Säuglingen von einer geringeren therapeutischen Breite der volatilen Anästhetika ausgegangen werden.

Aufgrund einer unreifen Blut-Hirn-Schranke und eines eingeschränkten Medikamentenabbaus reagieren Neugeborene eventuell empfindlicher auf Barbiturate und Opioide. Daher benötigen Neugeborene zur Narkoseeinleitung eventuell geringere Dosen an Barbituraten [16]. Kinder im Alter zwischen 5 und 15 Jahren benötigen dagegen zur Narkoseeinleitung etwas höhere Dosen von Thiopental (6 mg/kg) oder Methohexital (2 mg/kg) als Erwachsene (Abb. 32.5) [17].

Bei bestimmten pädiatrischen Patienten werden häufig Opioide im Rahmen einer Narkose eingesetzt. Fentanyl (bis 50–75 µg/kg) und Sufentanil (bis 5–10 µg/kg) verursachen selbst bei Frühgeborenen nur geringe hämodynamische Veränderungen [18]. Die gute Wirksamkeit von Fentanyl und Sufentanil ist besonders bei Säuglingen offensichtlich, die sich einer kardiochirurgischen Operation unterziehen müssen. Es muß jedoch beachtet werden, daß es hierbei zu einer ausgeprägten Atemdepression kommt und daß eine postoperative Beatmung notwendig werden kann.

32.3.2 Muskelrelaxantien

Die motorische Endplatte ist erst im Alter von ungefähr 2 Monaten morphologisch und funktionell ausgereift [19]. Welche Auswirkungen diese Unreife auf die Pharmakodynamik von Muskelrelaxantien hat, ist nicht klar. Es gibt Hinweise darauf, daß Säuglinge empfindlicher auf nicht-depolarisierende Muskelrelaxantien reagieren [20–22]. Wegen des relativ großen Verteilungsvolumens in dieser Altersgruppe unterscheiden sich die auf Gewichtsbasis errechneten Initialdosierungen jedoch nicht von Erwachsenendosierungen. Die unzureichende bzw. unreife Leber- und Nierenfunktion kann die Wirkungsdauer solcher Muskelrelaxantien verlängern, die vorwiegend einer hepatischen bzw. renalen Clearance unterliegen. Die Erholungszeit nach Gabe von Atracurium ist nicht so sehr vom Alter abhängig wie nach Gabe von Vecuronium [23]. Die Antagonisierung von Muskelrelaxantien scheint zuverlässig zu sein. Die erforderliche Menge an Cholinesterasehemmern kann beim Säugling erniedrigt sein [24].

Die auf Gewichtsbasis errechnete Dosierung von Succinylcholin ist bei Neugeborenen und Säuglingen höher als bei älteren Kindern (Tab. 32.9) [25]. Die Ursache ist das bei diesen Patienten typischerweise erhöhte Extrazellulärvolumen. Aufgrund des erhöhten Extrazellulärvolumens ist das Verteilungsvolumen von Succinylcholin erhöht. Um bei Kindern Intubationsbedingungen zu erhalten, wie sie beim Erwachsenen nach intravenöser Injektion von 1 mg/kg erreicht werden, müssen daher 2 mg/kg Succinylcholin intravenös verabreicht werden. Falls kein venöser Zugang vorhanden ist, kann in Ausnahmesituationen eine intramuskuläre Injektion durchgeführt werden. Durch die intramuskuläre Injektion von 4 mg/kg Succinylcholin können bei den meisten Kindern innerhalb von 3 bis 4 Minuten zufriedenstellende Intubationsbedingungen erreicht werden [26]. Eine succinylcholinbedingte Bradykar-

Tab. 32.9: Alter der Patienten und Reaktion auf Succinylcholin

Alter	Durchschnittliche Unterdrückung der Zuckungsamplitude nach intravenöser Injektion von Succinylcholin (%)		Zeitspanne bis zu einer 90%-igen Erholung der Zuckungsamplitude (Minuten)	
	0,5 mg · kg^{-1}	1 mg · kg^{-1}	0,5 mg · kg^{-1}	1,0 mg · kg^{-1}
1–10 Wochen	69	85	2,3	4,0
5–7 Jahre	84	100	3,0	4,8

(Daten aus Cock DR. Fischer CG. Neuromuscular blocking effects of succinylcholine in infants and children. Anesthesiology 1975; 42: 662-5)

die kann durch die vorherige intravenöse Gabe von Atropin deutlich abgeschwächt werden [27]. Succinylcholin bewirkt bei Kindern nur eine geringe Erhöhung des intragastralen Druckes [28]. Daher ist die vorherige Injektion eines nicht-depolarisierenden Muskelrelaxans nicht notwendig, um initialen Muskelkontraktionen (Faszikulationen) der Bauchmuskulatur nach Succinylcholingabe und damit einer Regurgitation vorzubeugen. Die Inzidenz einer Myoglobinurie nach Succinylcholingabe ist bei Kindern erhöht.

Der Einsatz von Succinylcholin bei pädiatrischen Patienten wird durch mögliche Nebenwirkungen dieses Medikamentes eingeschränkt. Obwohl inzwischen neue nicht-depolarisierende Muskelrelaxantien, z.B. Mevacurium, zur Verfügung stehen bzw. bald eingeführt werden, gibt es zu Succinylcholin – hinsichtlich der Schnelligkeit, mit der eine Relaxation der Skelettmuskulatur erreicht wird – keine medikamentöse Alternative [29].

32.4 Pharmakokinetik

Die Pharmakokinetik des Neugeborenen und Säuglings unterscheidet sich von der des Erwachsenen. Aufgrund der für das Neugeborene typischerweise erniedrigten hepatischen und renalen Clearance kann es zu einer verlängerten Medikamentenwirkung kommen. Für viele Medikamente, einschließlich Theophyllin, Phenhydan und Diazepam, ist die Clearance während der Neonatalperiode erniedrigt. Die Clearance erreicht im Alter von 5 bis 6 Monaten den Erwachsenenwert und kann bei älteren Kindern sogar höher sein. Die Proteinbindung von vielen Medikamenten ist bei Säuglingen erniedrigt. Dadurch ist der Plasmaspiegel von ungebundenen und aktiven Medikamenten erhöht, und die pharmakologische Wirkung kann verstärkt sein.

32.5 Überwachung während der perioperativen Phase

Genauso wie bei Erwachsenen dienen auch bei Kindern die Überwachungsmaßnahmen dazu, nicht zu tolerierende Abweichungen von Normwerten sofort zu erkennen. Neugeborene und Säuglinge haben eingeschränkte physiologische Reserven. Daher ist die frühzeitige Erfassung unerwünschter Auswirkungen von Anästhetika und Operation besonders wichtig. Auf der anderen Seite muß beim Einsatz von Überwachungsapparaten oder Überwachungstechniken jeweils das Verhältnis von Risiko und Nutzen berücksichtigt werden. Die Anzahl und Art der eingesetzten Überwachungsverfahren hängen vom Zustand des Kindes und vom Ausmaß des operativen Eingriffs ab. Zum Monitoring von Neugeborenen und Säuglingen während der perioperativen Phase gehören kontinuierliche EKG-Ableitung, Blutdruckmessung, Registrierung der Körpertemperatur, Überwachung mit einem präkordialen oder ösophagealen Stethoskop und die Überwachung der Oxygenierung mit Hilfe eines Pulsoxymeters.

Vorteil einer kontinuierlichen EKG-Ableitung ist, daß Herzrhythmusstörungen sofort erkannt werden können. Bei Kindern sind Veränderungen des EKGs normalerweise eher durch Rhythmusstörungen als durch eine myokardiale Ischämie bedingt. Infolgedessen ist es am sinnvollsten, die Ableitung II und nicht eine präkordiale Ableitung zu wählen.

Die verminderte kardiovaskuläre Reserve, der veränderte Bedarf an Anästhetika und ein oft stärkerer Blutdruckabfall während einer Allgemeinanästhesie machen es zwingend, bei Neugeborenen und Säuglingen den Blutdruck zu messen. Bei der nicht-invasiven Überwachung des Blutdrucks muß eine aufblasbare Manschette verwendet werden, wobei stets auf die für den Arm des Patienten richtige Größe geachtet werden muß. Eine zu schmale Manschette ergibt falsch-hohe Werte, eine zu breite Manschette führt zu falsch-niedrigen Werten. Die Doppler-Methode stellt ein zuverlässiges Verfahren zur nicht-invasiven Blutdrucküberwachung dar und hat zusätzlich den Vorteil, daß kontinuierlich der arterielle Blutfluß gemessen werden kann. Damit können auch der Herzrhythmus und – in beschränktem Umfang – während Herzrhythmusstörungen auch der Auswurf des Herzens beurteilt werden. Auch die oszillometrische Methode der nicht-invasiven Blutdruckmessung, wie sie z.B. mit dem Dinamap-Gerät möglich ist, stellt für Kinder ein zuverlässiges Verfahren dar. Eine blutige arterielle Druckmessung kann im Einzelfall sinnvoll sein. Sie ermöglicht eine kontinuierliche Beurteilung des Blutdrucks und erlaubt wiederholte arterielle Blutentnahmen zur Bestimmung von Blutgasen. Welche Arterie für die transkutane Punktion ausgesucht wird, ist insbesondere bei Neugeborenen außerordentlich wichtig. Wird das Blut z.B. von einer distal des Ductus arteriosus abgehenden Arterie entnommen (linke Arteria radialis, Arteria umbilicalis, Arteria tibialis posterior), so entspricht der gemessene Wert, falls der Ductus arteriosus offen ist, nicht genau dem arteriellen Sauerstoffpartialdruck, mit dem die Retina und das Gehirn versorgt werden (Abb. 32.2). Wenn bei einem Neugeborenen die Gefahr einer retrolentalen Fibroplasie besteht, so sollte eine präduktal abgehende Arterie, wie z.B. die rechte Arteria radialis, kanüliert werden. Die Arteria temporalis ist ebenfalls als präduktaler Punktionsort möglich. Diese Arterie hat jedoch den Nachteil, daß beim Spülen des arteriellen Zuganges die Gefahr einer retrograden Einschwemmung von Mikroemboli in das zerebrale Gefäßbett besteht.

Während der perioperativen Phase sollte die Körpertemperatur überwacht werden, um eine Hypothermie zu erfassen und um eine eventuell auftretende maligne Hyperthermie besser diagnostizieren zu können. Eine Hypothermie kann bei Neugeborenen und Säuglingen während der Narkose leicht auftreten. Sie führt zu erhöhtem Sauerstoffverbrauch, Atemdepression, Bradykardie, metabolischer Azidose und Hypoglykämie. Die Körpertemperatur kann z.B. im Nasopharynx, im Ösophagus und im Rektum gemessen werden. Wenn die Sonde plaziert wird, muß vorsichtig vorgegangen werden, um eine Perforation z.B. des Rektums zu vermeiden. Normalerweise wird bei intubierten Patienten eine nasopharyngeale oder eine ösophageale Temperatursonde empfohlen.

Die endexspiratorische CO_2-Messung ist auch im Kindesalter zuverlässig, obwohl es bei Neugeborenen und Säuglingen einige Einschränkungen gibt. Aufgrund der kleinen Atemzugvolumina und der hohen inspiratorischen Gasflüsse kann es zur Verdünnung des ausgeatmeten CO_2 kommen. Dies würde zu einem falsch-niedrigen endexspiratorischen CO_2-Wert führen. Auch wenn viel Luft neben dem Endotrachealtubus entweicht, kann ein falsch-niedriger endexspiratorischer CO_2-Wert angezeigt werden.

32.6 Erkrankungen des Neugeborenenalters

Große technische und medizinische Fortschritte haben inzwischen zu einer höheren Überlebensrate von untergewichtigen Frühgeborenen geführt. Die perioperative Betreuung von Früh- und Reifgeborenen verlangt fundierte Kenntnisse bezüglich der in diesen Altersgruppen häufig auftretenden Erkrankungen. Es müssen aber auch die seltenen, nur in diesem Lebensalter auftretenden Erkrankungen bekannt sein (Tab. 32.10).

32.6.1 Das Atemnotsyndrom

Das Atemnotsyndrom (Syndrom der hyalinen Membranen) ist für 50 bis 75% der Todesfälle bei Frühgeborenen verantwortlich. Dieses Syndrom wird durch einen Mangel an oberflächenaktiven Phospholipiden in den Alveolen verursacht. Diese oberflächenaktiven Phospholipide sind als Surfactant bekannt. Die Aufgabe des Surfactants besteht darin, die Stabilität der Alveolen aufrechtzuerhalten. Bei einem Mangel an Surfactant kollabieren die Alveolen, wodurch es zu intrapulmonalem Rechts-Links-Shunt, arterieller Hypoxämie und metabolischer Azidose kommt. Der Surfactant wird durch die Typ-II-Pneumozyten produziert. Vor der 26. Ge-

Tab. 32.10: Erkrankungen des Neugeborenen

Atemnotsyndrom
bronchopulmonale Dysplasie
intrakranielle Blutung
Frühgeborenen-Retinopathie
Apnoephasen
Kernikterus
Hypoglykämie
Sepsis

stationswoche gibt es jedoch nicht genügend Typ-II-Pneumozyten, um eine adäquate Menge an Surfactant zu produzieren. Ab der 35. Woche sind dann eine ausreichend große Anzahl von Typ-II-Zellen vorhanden. Diese sind in der Lage, genügend Surfactant zu synthetisieren. Bis bei Frühgeborenen ausreichend Surfactant produziert wird, muß die arterielle Oxygenierung durch zusätzliche Sauerstoffgabe (mit oder ohne zusätzliche maschinelle Ventilation) aufrechterhalten werden. In bestimmten Fällen kann die Lungenreifung beschleunigt und die Entwicklung eines Atemnotsyndroms bei Frühgeborenen verhindert werden, wenn der Mutter vor der Geburt Steroide verabreicht werden. Begrenzte, aber vielversprechende Erfolge konnten bei Frühgeborenen durch die intratracheale Verabreichung von menschlichem Surfactant erzielt werden. Durch Gabe von Inositol bei Frühgeborenen mit einem Atemnotsyndrom kann die Überlebensrate unter Umständen ebenfalls erhöht werden.

Bei Vorliegen eines Atemnotsyndroms sollte während der Narkose der Sauerstoffpartialdruck auf Höhe des präoperativen Niveaus gehalten werden. Es sollte beachtet werden, daß volatile Anästhetika die arterielle Oxygenierung dadurch verändern können, daß sie das Herzminutenvolumen erniedrigen können. Im Idealfall sollte der arterielle Sauerstoffpartialdruck mittels Blutgasanalysen überprüft werden, die aus einem präduktal plazierten Katheter entnommen wurden (Abb. 32.2). Für kurze Eingriffe oder falls eine arterielle Kanülierung nicht durchführbar ist, ist die Überwachung mit einem Pulsoxymeter ausreichend. Das Ausmaß der pulmonalen Störungen bei Neugeborenen mit einem Atemnotsyndrom variiert enorm. Neugeborene mit einem nur gering ausgeprägten Atemnotsyndrom benötigen nur für einen kurzen Zeitraum eine zusätzliche Sauerstoffgabe. Neugeborene, die sehr stark betroffen sind, benötigen unter Umständen eine maschinelle Beatmung mit hoher inspiratorischer Sauerstoffkonzentration und einem positiv-endexspiratorischen Druck. Ein Pneumothorax ist eine stets drohende Gefahr und sollte immer in Erwägung gezogen werden, wenn sich bei Neugeborenen, die wegen eines Atemnotsyndroms behandelt werden, die Oxygenierung plötzlich verschlechtert. Eine Alternative zur maschinellen Beatmung bei diesen Neugeborenen stellt die High-Frequency-Ventilation dar [30]. Ein Blutdruckabfall ist ein häufiges Problem während der Narkose.

Durch die intravenöse Gabe von 1 g/kg Albumin können bei Frühgeborenen mit Atemnotsyndrom das Blutvolumen und die glomeruläre Filtrationsrate gesteigert werden. Der Hämatokrit wird bei Neugeborenen meist bei ungefähr 40% gehalten, um die Sauerstoffversorgung der Gewebe zu optimieren. Die Flüssigkeitssubstitution muß sehr sorgfältig überwacht werden, da eine Flüssigkeitsüberladung zur Wiedereröffnung des Ductus arteriosus botalli führen kann.

32.6.2 Bronchopulmonale Dysplasie

Eine bronchopulmonale Dysplasie ist eine chronische Lungenerkrankung. Sie befällt normalerweise Kinder, bei denen aus der Anamnese ein Atemnotsyndrom bekannt ist [31]. Obwohl der genaue Mechanismus nicht bekannt ist, konnten verschiedene Risikofaktoren identifiziert werden. Auslösende Ursachen können z.B. eine erhöhte inspiratorische Sauerstoffkonzentration und eine intermittierende Überdruckbeatmung sein, die zur Behandlung eines Atemnotsyndroms notwendig waren. 11 bis 21% der Neugeborenen mit Atemnotsyndrom, bei denen für mehr als 24 Stunden eine erhöhte Sauerstoffkonzentration verabreicht wurde, entwickeln eine bronchopulmonale Dysplasie [31]. Vom klinischen Standpunkt aus betrachtet sind Säuglinge mit einer bronchopulmonalen Dysplasie Kinder, bei denen sich ein Atemnotsyndrom chronifiziert hat. Je schwerwiegender das Atemnotsyndrom, desto ausgeprägter wird die bronchopulmonale Dysplasie sein.

Die bronchopulmonale Dysplasie ist durch erhöhte Empfindlichkeit der Atemwege, erhöhten Atemwegswiderstand, erniedrigte pulmonale Compliance, Ventilations-/Perfusionsstörungen, erniedrigten arteriellen Sauerstoffgehalt und Tachypnoe gekennzeichnet [33]. Der Sauerstoffverbrauch ist um ca. 25% erhöht. Es sollte davon ausgegangen werden, daß Kinder, bei denen in der Anamnese ein Atemnotsyndrom bekannt ist und bei denen eine erhöhte Sauerstoffkonzentration und eine maschinelle Beatmung notwendig wurden, vermutlich irgendwelche bleibenden Lungenerkrankungen haben werden. Die klinische Bedeutung solcher pulmonalen Funktionseinschränkungen ist nicht bekannt. Die Prognose von Kindern, die das erste Lebensjahr überstehen, ist gut.

Die Auswahl der Anästhetika ist bei Patienten mit bronchopulmonaler Dysplasie nicht von entscheidender Wichtigkeit. Entscheidend ist dagegen das sichere Offenhalten der Luftwege. Bei der Narkoseführung dieser Kinder sind z.B. eine endotracheale Intubation und eine maschinelle Ventilation durchzuführen sowie eine erhöhte inspiratorische Sauerstoffkonzentration zu verabreichen. Aufgrund der möglicherweise überreaktiven Atemwege ist es bei diesen Kindern sinnvoll, die Narkose entsprechend zu vertiefen, bevor an den Atemwegen manipuliert wird. Obwohl diese Kinder klinisch einen guten Eindruck machen können, ist die pulmonale Compliance normalerweise erniedrigt. Es muß beachtet werden, daß die pulmonalen Störungen bei diesen Kindern während des ersten Lebensjahres am stärksten ausgeprägt sind.

32.6.3 Intrakranielle Blutungen

An intrakraniellen Blutungen sind in der Neonatalphase die subdurale, die primär subarachnoidale, die periventrikulär-intraventrikuläre und die intraparenchymatöse Blutung wichtig. Die häufigste und wichtigste Form ist die periventrikulär-intraventrikuläre Blutung.

Bei Neugeborenen mit einem Gestationsalter unter 35 Wochen beträgt die Inzidenz einer periventrikulär-intraventrikulären Blutung 40 bis 45%. Der wichtigste Risikofaktor für eine intrakranielle Blutung ist die Unreife des Neugeborenen. Schwere respiratorische Komplikationen und Infektionen gehen mit einer intrakraniellen Blutung einher. Andere Faktoren, die die Frühgeborenen zu einer solchen Blutung prädisponieren, sind ein geschwächter Autoregulationsmechanismus des zerebralen Blutflusses, ein erhöhter zentralvenöser Druck und eine Unreife des zerebralen Kapillargefäßbettes. Inwieweit die zerebralen Autoregulationsmechanismen beim Reifgeborenen entwickelt sind, ist nicht bekannt. Bei Neugeborenen, die starken Streßsituationen ausgesetzt sind, konnte eine abgeschwächte Autoregulation des zerebralen Blutflusses nachgewiesen werden. Wenn die Autoregulation vermindert ist, führt eine Steigerung des Blutdrucks zu einer Erhöhung des zerebralen Blutflusses. Dadurch kann es zu einer periventrikulär-intraventrikulären Blutung kommen. Eine arterielle Hypoxämie und Hyperkapnie, die sich während einer Asphyxie unter der Geburt entwickeln, können ebenfalls zu einer solchen Blutung führen. Voraussetzung für die Diagnosestellung einer periventrikulär-intraventrikulären Blutung ist, daß bei dafür prädisponierten Neugeborenen stets an diese Möglichkeit gedacht wird. Diese Diagnose kann z.B. anhand klinischer und radiologischer Merkmale gestellt werden. Die klinischen Merkmale können von einer subtilen und nur schwer nachweisbaren neurologischen Abnormität bis hin zu einer dramatischen Verschlechterung mit schnell einsetzendem Koma reichen. Eine Ultraschalluntersuchung und ein Computertomogramm sind geeignete Verfahren, um eine solche Blutung festzustellen.

Obwohl die Auswirkungen der Anästhetika auf den zerebralen Blutfluß bei Neugeborenen nicht bekannt sind, können dennoch einige Empfehlungen bezüglich der Narkoseführung gemacht werden. Selbstverständlich sollten Faktoren wie z.B. eine arterielle Hypoxämie und Hyperkapnie, von denen bekannt ist, daß sie eine periventrikulär-intraventrikuläre Blutung begünstigen, vermieden werden.

Im Hinblick auf die veränderte Autoregulation des zerebralen Blutflusses sollte bei dafür prädestinierten Kindern der systolische Blutdruck im Normbereich gehalten werden, um das Risiko einer zerebralen Hyperperfusion zu vermindern. Um diese Therapieziele erreichen zu können, ist es sinnvoll, die Oxygenierung, Ventilation und den Blutdruck sorgfältig zu überwachen.

32.6.4 Frühgeborenen-Retinopathie

Die Frühgeborenen-Retinopathie (retrolentale Fibroplasie) ist vermutlich ein multifaktorielles Geschehen. Der wichtigste Faktor ist die Unreife des Neugeborenen. Die Gefahr einer Frühgeborenen-Retinopathie ist umgekehrt proportional zum Geburtsgewicht und tritt mit hoher Wahrscheinlichkeit bei Kindern unter 1.500 g auf [33]. Die Entwicklung und Reifung der Retina ist ein komplizierter Prozeß. Dieser Prozeß sowie die Faktoren, die die Entwicklung der Netzhautgefäße beeinflussen können, sind jedoch wenig bekannt. Unter normalen Umständen entwickelt sich das Gefäßnetz der Retina ausgehend von der Papilla nervi optici in Richtung Peripherie der Retina. Während einer arteriellen Hyperoxämie kommt es zu einer Vasokonstriktion der Netzhautgefäße, wodurch die normale Entwicklung der Retina gestört wird. Selbst wenn sich die Sauerstoffspannung wieder normalisiert, bleibt die Vaskularisierung der Retina gestört, und es kommt zur Gefäßneubildung und Narbenbildung. Obwohl sich 80 bis 90% der Netzhautveränderungen spontan zurückbilden, behalten 10 bis 20% der Kinder gewisse Sehstörungen zurück. In vielen Fällen kann das Fortschreiten der Erkrankung durch eine Kryotherapie und möglicherweise auch durch eine Lasertherapie, bei der die nicht mehr durchblutete periphere Retina abgetragen wird, aufgehalten und das Ausmaß der Sehstörung vermindert werden.

Bezüglich der retrolentalen Fibroplasie gibt es noch viele unbeantwortete Fragen. So ist nicht bekannt, welche Dauer eine arterielle Hyperoxämie haben muß, damit es zu nachteiligen Wirkungen an den Gefäßen der Retina kommt. Werden unreife Frühgeborenen (500–1.300 g) über einen längeren Zeitraum einem Sauerstoffpartialdruck von mehr als 80 mm Hg ausgesetzt, kann dies zu erhöhter Inzidenz und verstärktem Schweregrad der Retinopathie führen [33]. Obwohl die retrolentale Fibroplasie vermutlich die Folge einer Vasokonstriktion und Unreife der Retina ist, ist es ebenfalls möglich, daß eine direkte Wirkung des Sauerstoffs die Schädigung der Retina verursacht. Eine retrolentale Fibroplasie wurde jedoch auch bei Frühgeborenen beobachtet, die keinen zusätzlichen Sauerstoff erhielten, sogar auch bei Säuglingen mit einem angeborenen zyanotischen Herzfehler. Bekanntermaßen stellt die arterielle Hyperoxämie einen wichtigen Risikofaktor in der Entwicklung der retrolentalen Fibroplasie dar, zusätzlich muß aber eine Unreife vorhanden sein. Nach der 44. postkonzeptionellen Woche besteht kaum noch die Gefahr einer retrolentalen Fibroplasie. Daher besteht für Frühgeborene, die nach der 36. Gestationswoche geboren wurden, noch bis zur 8. Lebenswoche die Gefahr einer retrolentalen Fibroplasie. Die retrolentale Fibroplasie scheint weniger auf eine vermeidbare, unsachgemäße Zufuhr von Sauerstoff zurückzuführen zu sein, sondern sie ist eher als eine Erkrankung des Frühgeborenen anzusehen, bei der verschiedene Faktoren zu einer Schädigung der Netzhautgefäße führen [33].

Narkoseführung

Bei der Narkoseführung dieser kleinen Patienten tritt das Problem auf, daß bei einer Patientengruppe, die zur arteriellen Hypoxämie neigt, versucht werden soll, die inspiratorische Sauerstoffkonzentration möglichst niedrig zu halten. Um bei gefährdeten Säuglingen die Gefahr einer retrolentalen Fibroplasie zu vermindern, wird empfohlen, einen arteriellen Sauerstoffpartialdruck zwischen 60 und 80 mm Hg anzustreben. Während der Narkose ist es wichtig, die inspiratorische Sauerstoffkonzentration durch Zumischen von Lachgas oder Luft zu reduzieren. Die abgegebene Sauerstoffkonzentration sollte durch einen Sauerstoffsensor überwacht werden. Obwohl es wünschenswert ist, den arteriellen Sauerstoffpartialdruck anhand von Blutgasanalysen, die aus präduktalen Arterien abgenommen wurden, zu messen, stellt die pulsoxymetrische Überwachung eine akzeptable Alternative dar (Abb. 32.2). Es muß jedoch beachtet werden, daß eine arterielle Hypoxämie für Neugeborene eine starke Bedrohung darstellt. Einerseits muß zwar versucht werden, eine arterielle Hyperoxämie zu vermeiden, andererseits muß aber auch beachtet werden, daß eine unbemerkte arterielle Hypoxämie zu einer irreversiblen Hirnschädigung führen kann.

32.6.5 Apnoephasen

Apnoephasen sind definiert als Atemstillstände, die mindestens 20 Sekunden lang anhalten und zu einer Zyanose und einer Bradykardie führen. Es wird geschätzt, daß bei 20 bis 30% der Frühgeborenen während des 1. Lebensmonats Apnoephasen auftreten [34]. Je unreifer das Neugeborene, desto größer ist die Wahrscheinlichkeit, daß Apnoephasen auftreten. Frühgeborene können neben Apnoephasen auch ein Atemnotsyndrom und eine bronchopulmonale Dysplasie aufweisen. Leistenbrüche und inkarzerierte Leistenhernien treten bei Frühgeborenen relativ häufig auf. Folglich muß bei vielen Frühgeborenen eine Herniotomie durchgeführt werden. Obwohl die Herniotomie bei Säuglingen ein kleiner chirurgischer Eingriff ist, haben bis zu 33% dieser frühgeborenen Säuglinge in der perioperativen Phase respiratorische Probleme (Apnoephasen, Atelektasenbildung) [35]. Die Inzidenz postoperativer Apnoephasen bei Frühgeborenen, die (postkonzeptionell) weniger als 60 Wochen alt sind und bei denen eine Herniotomie durchgeführt wird, kann erhöht sein, falls der Hämatokrit unter 30% liegt [36]. Aus diesem Grund ist es wichtig, bei der präoperativen Visite sorgfältig die pulmonale Anamnese dieser Kinder zu überprüfen. Insbesondere sollte nach einer Unreife und einem Atemnotsyndrom in der Anamnese gesucht werden.

Da alle Anästhetika, sowohl Inhalationsanästhetika als auch intravenöse Anästhetika, die Atemregulation beeinflussen, ist wahrscheinlich während der perioperativen Phase – insbesondere bei frühgeborenen Säuglingen vor der 60. postkonzeptionellen Woche – die Gefahr von Apnoephasen erhöht [35]. Auch im Rahmen von Regionalanästhesieverfahren können Apnoephasen auftreten [37]. Folglich sind frühgeborene Säuglinge, bei denen in der Anamnese Apnoephasen bekannt sind, keine geeigneten Patienten für ambulante Operationen. Es wird empfohlen, diese Patienten nach der Operation für mindestens 12 Stunden im Krankenhaus zu überwachen [37, 38]. Die Gefahr einer postoperativen Apnoephase scheint nach der 60. postkonzeptionellen Woche erniedrigt zu sein. Daher ziehen es einige Autoren vor, eine nicht dringliche Operation bei frühgeborenen Säuglingen in dieses Alter zu verschieben.

Plötzlicher Kindstod

Der plötzliche Kindstod (SIDS) ist die häufigste Todesursache bei Säuglingen im Alter von einem bis 12 Monaten. Ein erhöhtes Risiko, einen plötzlichen Kindstod zu erleiden, haben unter anderem frühgeborene Säuglinge, Säuglinge mit einer bronchopulmonalen Dysplasie und Säuglinge mit einem Apnoesyndrom. Es gibt keinen Hinweis darauf, daß eine Vollnarkose einen plötzlichen Kindstod begünstigt.

32.6.6 Kernikterus

Ein Kernikterus ist ein Syndrom, das durch die toxischen Wirkungen des unkonjugierten Bilirubins auf das zentrale Nervensystem verursacht wird. Die wichtigsten Merkmale des Kernikterus umfassen einen erhöhten Muskeltonus, einen Opisthotonus und eine Spastik. Es ist naheliegend, daß die bilirubinbedingte Enzephalopathie auch lediglich subtile Veränderungen wie z.B. Lesestörungen, Hyperaktivität und eine verzögerte intellektuelle Entwicklung verursachen kann.

Bilirubin ist nicht lipophil, überwindet daher die Blut-Hirn-Schranke nur schwer. Die Blut-Hirn-Schranke von Neugeborenen, insbesondere von Frühgeborenen, ist jedoch noch unreif. Dadurch kann bei ihnen Bilirubin in das Gehirn übertreten und eine Zellschädigung verursachen [39]. Zusätzlich können Veränderungen der Blut-Hirn-Schranke aufgrund arterieller Hypoxämie, Hyperkapnie oder Azidose den Übertritt von Bilirubin in das zentrale Nervensystem erleichtern. Schnelle Änderungen des zerebralen Blutflusses, wie sie z.B. während einer Austauschtransfusion oder während schneller Bluttransfusionen möglich sind, können ebenfalls die Blut-Hirn-Schranke zerstören und den Übertritt von gebundenem und ungebundenem Bilirubin in das zentrale Nervensystem ermöglichen. Neugeborene mit anderen Erkrankungen, wie z.B. einem Atemnotsyndrom oder einer Sepsis, haben eventuell eine erniedrigte Bilirubinbindungskapazität und ein erhöhtes Risiko für einen Kernikterus.

Zur Behandlung der Hyperbilirubinämie gehören Phototherapie, Blutaustauschtransfusion und medikamentöse Therapie. Unter der Phototherapie entsteht aus Bilirubin Photobilirubin. Photobilirubin ist wasserlöslich und bindet sich nicht an Albumin. Eine Blutaustauschtransfusion wird normalerweise durchgeführt, wenn die Plasma-Bilirubinkonzentration höher als 18 mg/dl ist. Es müssen jedoch andere Risikofaktoren wie z.B. niedriges Geburtsgewicht, erniedrigte Plasma-Albuminkonzentrationen, Azidose, arterielle Hypoxämie und Hypothermie berücksichtigt werden. Bei Vorliegen solcher Faktoren kann eine Blutaustauschtransfusion schon bei niedrigeren Plasma-Bilirubinkonzentrationen notwendig sein. Es liegen keine Daten über die Auswirkung von Anästhetika auf die Plasma-Bilirubinkonzentration frühgeborener Säuglinge vor.

32.6.7 Hypoglykämie

Neugeborene haben im Gegensatz zu Erwachsenen nur schwach ausgebildete Regulationssysteme, um eine adäquate Plasma-Glukosekonzentration aufrechtzuerhalten. Sie neigen daher stärker zur Entwicklung einer Hypoglykämie. Eine Hypoglykämie ist definiert als eine Plasma-Glukosekonzentration von weniger als 25 mg/dl beim Frühgeborenen und von weniger als 35 mg/dl beim Reifgeborenen mit einem Lebensalter von weniger als 3 Tagen. Ab dem Alter von 3 Tagen sollte bei Reifgeborenen die Plasma-Glukosekonzentration mehr als 45 mg/dl betragen. Zeichen einer Hypoglykämie bei Neugeborenen sind Reizbarkeit, Krampfanfälle, Bradykardie, Hypotension und Apnoe. Viele dieser Zeichen sind unspezifisch und es ist wichtig, stets an eine Hypoglykämie zu denken. Die Symptome einer Hypoglykämie werden durch eine Narkose abgeschwächt. Deshalb sollten die Plasma-Glukosekonzentrationen bei Risikoneugeborenen intraoperativ überwacht werden. Zur Aufrechterhaltung einer adäquaten Plasma-Glukosekonzentration beim Neugeborenen kann eine intravenöse Verabreichung glukosehaltiger Lösungen notwendig werden. Die sofortige Behandlung einer Hypoglykämie besteht darin, daß intravenös 0,5 bis 1 g/kg Glukose oder eine kontinuierliche Infusion von 8 mg/ kg × Minute Glukose verabreicht werden. Eine Hyperglykämie muß jedoch vermieden werden, da eine Plasma-Glukosekonzentration von über 125 mg/dl eine osmotische Diurese mit nachfolgender Dehydratation verursachen kann.

32.6.8 Hypokalzämie

Die Kalziumreserven des Feten werden vor allem während des letzten Schwangerschaftsdrittels angelegt. Frühgeborene neigen daher zu einer Hypokalzämie. Eine Hypokalzämie ist bei Neugeborenen als eine Plasma-Kalziumkonzentration von weniger als 3,5 mval/1 oder eine Plasmakonzentration des ionisierten Kalziums von weniger als 1,5 mval/1 definiert. Die Anzeichen einer Hypokalzämie sind unspezifisch, wie etwa Übererregbarkeit, Hypotension und Krampfanfälle. Neugeborene mit einer Hypokalzämie weisen einen erhöhten Muskeltonus und Zuckungen auf, während dagegen eine Hypoglykämie mit einer Muskelhypotonie vergesellschaftet ist. Eine Hypokalzämie kann sich während einer sehr schnellen intraoperativen Zitratinfusion entwickeln. Dies ist z.B. im Rahmen einer Austauschtransfusion oder während der Infusion von zitrathaltigem Blut oder fresh-frozen-Plasma möglich. Der im Rahmen einer zitratbedingten Hypokalzämie auftretende blutdrucksenkende Effekt kann dadurch minimiert werden, daß 1 bis 2 mg Kalziumglukonat pro Milliliter transfundierten Blutes verabreicht werden.

32.6.9 Sepsis

Eine Sepsis ist bei Neugeborenen mit einer bis zu 50%igen Mortalität vergesellschaftet. Vermutlich spiegelt diese hohe Mortalitätsrate die Unreife des Immunsystems beim Neugeborenen wider. Die klinischen Symptome einer Sepsis sind beim Neugeborenen unspezifisch. Die Suche nach einer Sepsis ist daher ein wichtiger Aspekt in der neonatologischen Intensivmedizin geworden. Verdachtshinweise können Lethargie, Muskelhypotonie, Hypoglykämie oder respiratorische Probleme sein. Im Gegensatz zu Erwachsenen können bei Neugeborenen Temperaturanstieg oder Leukozytose fehlen. Positive Blutkulturen spielen bei der Diagnosefindung eine wichtige Rolle. Häufige Folgen einer unbehandelten Sepsis beim Neugeborenen sind z.B. eine Meningitis und eine Verbrauchskoagulopathie. Wegen der großen Gefahr einer Sepsis erhalten die meisten Neugeborenen, bei denen ein größerer operativer Eingriff durchgeführt werden soll, prophylaktisch Antibiotika. Trotzdem sollte auch in diesen Fällen beim postoperativen Auftreten von pulmonalen Störungen an eine eventuelle Sepsis gedacht werden.

Tab. 32.11: Chirurgisch angehbare Erkrankungen des Neugeborenen

Zwerchfellhernie
tracheoösophageale Fistel
Defekte der Bauchwand
    Omphalozele
    Gastroschisis
Pylorusstenose
lobäres Emphysem
nekrotisierende Enterokolitis

32.7 Operativ angehbare Erkrankungen des Neugeborenenalters

Operationen, die in den ersten Lebenstagen durchgeführt werden, sind immer Noteingriffe (Tab. 32.11) [40]. Neben krankheitsbedingten Störungen der physiologischen Verhältnisse kann auch eine Adaptationsstörung des Neugeborenen an die extrauterine Umgebung das perioperative Vorgehen komplizieren.

32.7.1 Zwerchfellhernie

Eine Zwerchfellhernie ist Folge eines unvollständigen Zwerchfellverschlusses in der Embryonalphase. Die Inzidenz beträgt ungefähr 1 pro 5.000 Lebendgeborenen. Obwohl die Herniation von Abdominalinhalt in den Thorax an verschiedenen Stellen auftreten kann, befindet sich der häufigste Zwerchfelldefekt im Bereich des linksposterolateralen Pleuroperitonealkanals (Bochdalek-Dreieck) (Abb. 32.6). Die während der intrauterinen Entwicklung des Kindes stattfindende Herniation von Abdominalinhalt in den Thorax behindert die normale Lungenreifung. Hierdurch kommt es zu einer unterschiedlich stark ausgeprägten Lungenhypoplasie. Wie stark die pulmonale Hypoplasie ausgebildet ist, hängt davon ab, zu welchem Zeitpunkt Abdominalinhalt in den Thoraxraum herniert. Eine frühzeitige Herniation wird zu einer stärkeren pulmonalen Hypoplasie und zu einer schlechteren Prognose führen. Es kann auch zu einer Hypoplasie des linken Ventrikels kommen. Hierdurch wird eine postnatale Herzinsuffizienz begünstigt. Trotz bemerkenswerter Fortschritte in der Kinderchirurgie und in der Anästhesiologie ist die perioperative Mortalität solcher Neugeborenen hoch. Todesursache ist häufig die pulmonale Hypoplasie oder eine persistierende pulmonalvaskuläre Hypertension.

Symptome

Die kurz nach der Geburt auftretenden Symptome einer Zwerchfellhernie umfassen kahnförmiges Abdomen, faßförmigen Thorax, nachweisbare Darmgeräusche bei der Auskultation der Lunge und

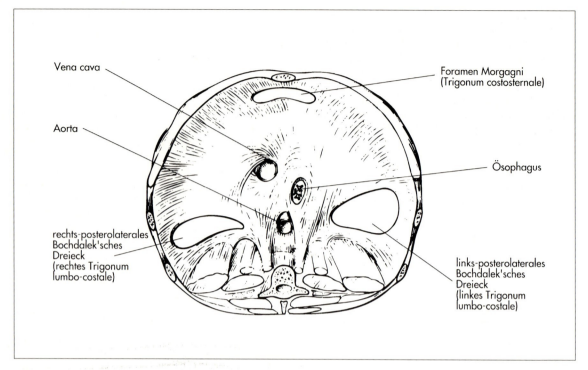

Abb. 32.6: Eine Zwerchfellhernie mit Übertritt von Abdominalinhalt in den Thoraxraum tritt zumeist im Bereich des links-posterolateralen Pleuroperitonealkanals (Bochdaleksches Dreieck) auf. (Smith RM. Anesthesia for Infants and Children. 4th Ed. St. Louis. DV Mosby 1980)

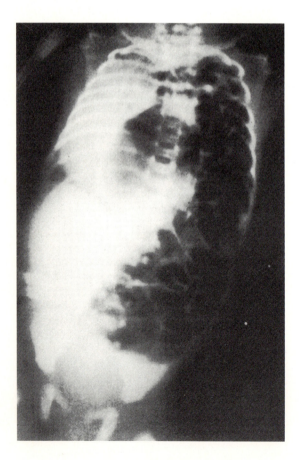

Abb. 32.7: Röntgenaufnahme des Thorax bei einem Neugeborenen mit einer Zwerchfellhernie. Die Darmschlingen im Bereich der linken Thoraxhälfte, die Rechtsverlagerung des Mediastinums und die Verdrängung der rechten Lunge bestätigen die Diagnose einer Zwerchfellhernie. Zu beachten ist der überblähte Magen, der mit zu der Mediastinalverlagerung beiträgt.

schwere arterielle Hypoxämie. Die Röntgenaufnahme des Thorax zeigt Darmschlingen im Thorax und eine Verlagerung des Mediastinums zur Gegenseite (Abb. 32.7). Eine arterielle Hypoxämie weist auf einen Rechts-Links-Shunt im Bereich des Ductus arteriosus als Ausdruck einer persistierenden fetalen Zirkulation hin. Der erhöhte pulmonalvaskuläre Widerstand wird durch eine arterielle Hypoxämie, Hyperkapnie und Azidose noch weiter gesteigert. Dadurch wird der Ductus arteriosus offengehalten, und eine fetale Zirkulation bleibt bestehen. Außerdem besteht bei Neugeborenen mit einer Zwerchfellhernie häufig eine angeborene Herzerkrankung und eine Malrotation des Darms.

Behandlung

Die sofortige Behandlung von Neugeborenen, bei denen eine Zwerchfellhernie vermutet wird, besteht darin, den Magen mit einer oral oder nasal eingeführten Magensonde zu entlasten und zusätzlich Sauerstoff zu verabreichen. Eine Maskenbeatmung mit intermittierend positivem Druck sollte vermieden werden, da ein Übertritt von Beatmungsgas in den Ösophagus den Magen überblähen und die Lungenfunktion weiter behindern kann. Falls abzusehen ist, daß eine maschinelle Beatmung notwendig wird, kann eventuell auch eine Wachintubation durchgeführt werden. Nach der Intubation sollte der Atemwegsdruck während der maschinellen Beatmung nicht über 25 bis 30 cm H_2O ansteigen, da hohe Atemwegsdrücke zu einer Verletzung der normalen Lunge und zu einem Pneumothorax führen können.

Obwohl die Zwerchfellhernie bisher als ein chirurgischer Notfall angesehen wurde, häufen sich Hinweise, daß die Mortalität bei instabilen Neugeborenen gesenkt werden kann, wenn diese präoperativ zuerst über Stunden oder eventuell auch Tage stabilisiert werden [41]. Zur präoperativen Stabilisierung gehören unter anderem eine Relaxation, die maschinelle Beatmung, die intravenöse Zufuhr von pulmonalen Vasodilatatoren (Tolazolin, Prostaglandin E-1, Isoproterenol) und die Anwendung der extrakorporalen Membranoxygenierung.

Narkoseführung

Bei Neugeborenen mit einer Zwerchfellhernie wird nach der Präoxygenierung öfters eine Wachintubation durchgeführt. Zusätzlich zum üblichen Monitoring sollte die rechte Arteria radialis oder Arteria temporalis (d.h. eine präduktale Arterie) punktiert werden, um Blutdruck, Blutgase und pH-Wert zu überwachen. Die Narkose kann mit einer niedrigen Konzentration eines volatilen Anästhetikums eingeleitet und aufrechterhalten werden. Lachgas sollte vermieden werden, da dessen Diffusion in intrathorakal gelegene Darmschlingen zu deren Überblähung und in der Folge zu einer Verdrängung des noch funktionsfähigen Lungengewebes führen kann. Wenn es die arterielle Oxygenierung erlaubt, kann eventuell noch so viel Luft zum Sauerstoff zugemischt werden, bis der gewünschte arterielle Sauerstoffpartialdruck erreicht ist. Da bei den allermeisten Kindern mit einer Zwerchfellhernie eine längere postoperative Beatmung notwendig ist, können zur Narkose außer Inhalationsanästhetika auch Opioide wie Fentanyl in Kombination mit einem Muskelrelaxans – oft Pancuronium – verwendet werden [42]. Diese Medikamentenkombination kann auch in der postoperativen Phase weiter verabreicht werden. Der Vorteil dieses Verfahrens ist, daß hierdurch die hormonellen Streßreaktionen in der postoperativen Phase minimiert werden können. Eine maschinelle Beatmung wird empfohlen. Die Atemwegsdrücke sollten überwacht werden und 25 bis 30 cm H_2O nicht überschreiten, damit die Gefahr eines Pneumothorax gering bleibt. Die chirurgische Rückverlagerung der Zwerchfellhernie wird über einen abdominalen Zugang durchgeführt. Nach Rückverlagerung der Hernie sollte nicht versucht werden, die hypoplastische Lunge zu blähen, da sie sich wahrscheinlich nicht ausdehnt und die normale Lunge durch hohe Atemwegsdrücke beschädigt werden kann. Zusätzlich zu einer hypoplastischen Lunge haben diese Neugeborenen häufig eine unterentwickelte Abdominalhöhle, so daß ein fester Verschluß der Bauchwand zu einem Anstieg des intraabdominellen Drucks führt. Durch die Verlagerung des Zwerchfells nach kranial kommt es zu einer Erniedrigung der funktionellen Residualkapazität und zu einer Kompression der Vena cava inferior. Um einen sehr straffen Verschluß der Bauchdecke zu vermeiden, ist es oft nötig, eine künstliche Bauchwandhernie zu schaffen, die später verschlossen werden kann.

Postoperative Betreuung

Die postoperative Betreuung von Kindern mit einer Zwerchfellhernie stellt eine große Herausforderung dar. Die Prognose dieser Kinder ist entscheidend vom Grad der pulmonalen Hypoplasie abhängig. Für die Therapie der pulmonalen Hypoplasie gibt es keine andere effektive Behandlung, als das Kind in der Hoffnung am Leben zu erhalten, daß eine Lungenreifung noch stattfinden wird. Hierzu ist bei diesen Patienten auch die extrakorporale Membranoxygenierung erfolgreich durchgeführt worden [43].

Nach der operativen Versorgung der Zwerchfellhernie kommt es im postoperativen Verlauf häufig schnell zu einer vorübergehenden Verbesserung. Anschließend folgt aber oft wieder eine plötzliche Verschlechterung mit schwerer arterieller Hypoxämie, Hyperkapnie, Azidose und Tod. Die Ursache für diese plötzliche Verschlechterung ist das Wiederauftreten einer fetalen Zirkulation mit Rechts-Links-Shunt im Bereich des Foramen ovale und des Ductus arteriosus. Tritt ein Shunt im Bereich des Ductus

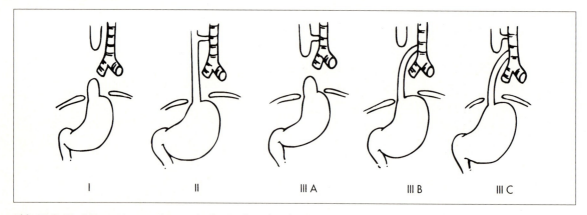

Abb. 32.8: Die 5 Typen einer ösophagotrachealen Fistel werden als I, II, III$_A$, III$_B$ und III$_C$ bezeichnet. Diese Klassifizierung hängt von der anatomischen Beziehung zwischen Trachea und Ösophagus ab. Die häufigste Form einer ösophagotrachealen Fistel ist der Typ III$_B$, bei dem ein blind endender oberer Ösophagus und eine Fistel zwischen dem distalen Ösophagusstumpf und der Trachea vorliegt. (Dierdorf SF, Krisha G. Anesthetic Management of neonatal surgical emergencies. Anesth Analg 1981; 60: 204-14. Reprint with permission from IARS)

arteriosus auf, so macht sich dies in einer Sauerstoffpartialdruckdifferenz von 20 mm Hg oder mehr zwischen prä- und postduktal abgenommenen arteriellen Blutgasanalysen bemerkbar. Tritt der Shunt vorwiegend im Bereich des Foramen ovale auf, ist eine solche Differenz nicht festzustellen.

32.7.2 Ösophagotracheale Fistel

Die Überlebensrate von Neugeborenen mit einer ösophagotrachealen Fistel ohne sonstige Mißbildungen erreicht fast 100%. Ungefähr 20% der Neugeborenen mit einer ösophagotrachealen Fistel haben zusätzlich jedoch eine schwere kardiovaskuläre Mißbildung (Ventrikelsptumdefekt, Fallot-Tetralogie, Aortenisthmusstenose, Vorhofseptumdefekt) und 30 bis 40% sind Frühgeborene. Die Überlebensrate von Kindern mit zusätzlichen Mißbildungen ist niedriger. Fünf verschiedene Typen einer ösophagotrachealen Fistel können zusammen mit einer Ösophagusatresie auftreten (Abb. 32.8). Die häufigste Form besteht aus einem blind endenden proximalen Ösophagusstumpf und einer Fistel zwischen dem distalen Ösophagusstumpf und der Trachea.

Symptome

Die Diagnose einer ösophagotrachealen Fistel wird normalerweise kurz nach der Geburt gestellt, wenn ein oral eingeführter Katheter nicht bis in den Magen vorgeschoben werden kann oder wenn das Neugeborene eine Zyanose oder Hustenanfälle während des Fütterns entwickelt. Zumeist kommt es zu einer Aspiration. Ist die Verdachtsdiagnose gestellt, muß der blind endende proximale Ösophagusstumpf entlastet werden; die Kinder werden mit erhöhtem Oberkörper gelagert. Die Überdehnung des Magens kann so stark sein, daß die Zwerchfellexkursionen behindert werden. Nimmt die Magenüberdehnung lebensbedrohliche Formen an, muß der Endotrachealtubus über die Fistel gegebenenfalls bis in einen Hauptbronchus vorgeschoben und eine nur einseitige Ventilation vorgenommen werden, bis eine Entlastung des Magens durchgeführt werden kann [44].

Behandlung

Die operative Vorgehensweise, die bei einem Neugeborenen mit einer tracheoösophagealen Fistel bevorzugt wird, besteht darin, daß die Fistel durchtrennt und eine primäre Anastomose des proximalen und distalen Ösophagussegmentes (über einen extrapleuralen Zugangsweg) durchgeführt wird [44]. Frühgeborene Säuglinge mit dieser Mißbildung können zusätzlich noch andere relevante Anomalien oder eine Pneumonie aufweisen. Bei diesen Säuglingen wird unter Umständen ein mehrzeitiges operatives Vorgehen gewählt. Dabei kann zunächst eine Gastrostomie in Lokalanästhesie angelegt werden. Die definitive operative Versorgung der tracheoösophagealen Fistel kann dann durchgeführt werden, wenn sich der Zustand des Neugeborenen gebessert hat.

32.7.3 Narkoseführung

Es ist sehr wichtig, den endotrachealen Tubus richtig zu plazieren. Die Spitze des Endotrachealtubus sollte oberhalb der Karina, aber unterhalb der ösophagotrachealen Fistel liegen. Dabei hängt das weitere Vorgehen davon ab, ob eine Gastrostomie vorgenommen wurde oder nicht. Wenn der eventuell angelegte Gastrostomieschlauch in ein Wasserglas geleitet wird und dadurch ein positiver Atemwegsdruck aufgebaut wird, kann die Position des Endotrachealtubus überprüft werden (Abb. 32.9) [40]. Treten z.B. bei einem positiven Atemwegsdruck keine Luftblasen in dem Wasserglas auf, so bestätigt

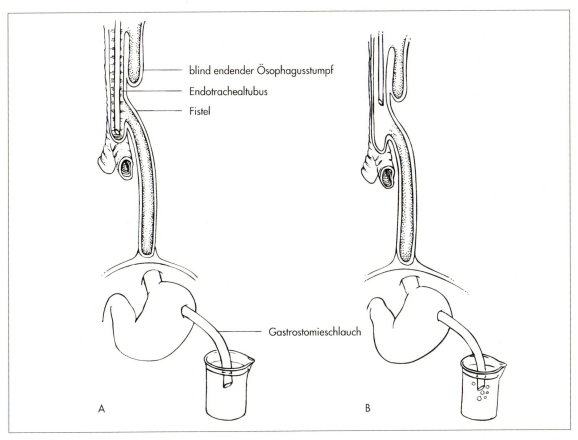

Abb. 32.9: (A) Ist der Endotrachealtubus korrekt plaziert, d.h. liegt dessen Spitze distal der ösophagotrachealen Fistel, so kommt es in dem Wasserglas, in das der Gastrostomieschlauch geleitet wird, bei Anwendung eines positiven Atemwegsdruckes nicht zum Auftreten von Luftblasen (B) Ist der Endotrachealtubus falsch plaziert, d.h. liegt dessen Spitze proximal der ösophagotrachealen Fistel, so ist dies daran zu erkennen, daß bei Anwendung eines positiven Atemwegsdruckes in dem Wasserglas Luftblasen auftreten. (Dierdorf SF, Krishna G. Anesthetic management of neonatal surgical emergencies. Anesth Analg 1981; 60: 204–15. Reprinted with permission from IARS)

dies, daß das Ende des Endotrachealtubus über die Fistel geschoben wurde.

Genauso wichtig ist es, daß die Spitze des Trachealtubus oberhalb der Karina liegt, denn während der Thorakotomie wird die rechte Lunge komprimiert. Eine versehentliche Intubation bis in den rechten Hauptbronchus führt zu einem plötzlichen Abfall der arteriellen Sättigung, insbesondere dann, wenn an der Lunge manipuliert wird. Ist bei dem Säugling keine Gastrostomie durchgeführt worden, muß darauf geachtet werden, daß hohe Atemwegsdrücke und damit eine weitere Überblähung des Magens vermieden werden. Nach der endotrachealen Intubation ist es sinnvoll, mit Hilfe eines pädiatrischen Fiberbronchoskops die korrekte Lage des Endotrachealtubus zu überprüfen.

Welche Anästhetika für die chirurgische Korrektur der ösophagotrachealen Fistel verwendet werden, hängt vom Zustand des Neugeborenen ab. Volatile Anästhetika können verwendet werden, wenn die Neugeborenen eine Normovolämie aufweisen. Lachgas sollte bei Neugeborenen, bei denen keine Gastrostomie angelegt ist, mit Vorsicht angewendet werden, da eine Diffusion dieses Gases in den überblähten Magen unerwünscht wäre. Wird auf Lachgas verzichtet, so kann es notwendig werden, den zugeführten Sauerstoff mit Luft zu mischen, um eine arterielle Hyperoxämie und die Gefahr einer retrolentalen Fibroplasie zu vermeiden. Zusätzlich zum normalen Monitoring kann eine periphere Arterie kanüliert werden. Damit ist es möglich, kontinuierlich Blutdruck, Blutgase und pH-Wert zu messen. Das Pulsoxymeter ist ein sinnvolles Überwachungsgerät, um schnell auftretende Änderungen der arteriellen Oxygenierung erfassen zu können. Eine numerische Verminderung der Trachealknorpel ist bei Neugeborenen mit einer ösophagotrachealen Fistel ein häufiger Nebenbefund. Dies kann nach der Extubation zu einem Trachealkollaps führen und eine sofortige Reintubation notwendig machen. Andererseits entwickeln einige Neugeborene mehrere Monate nach der Korrektur einer ösophagotrachealen Fistel eine Trachealeinengung. Auch ein chronischer gastroösophagealer Reflux oder eine Aspirationspneumonie können nach einer operativen Korrektur auftreten und eventuell

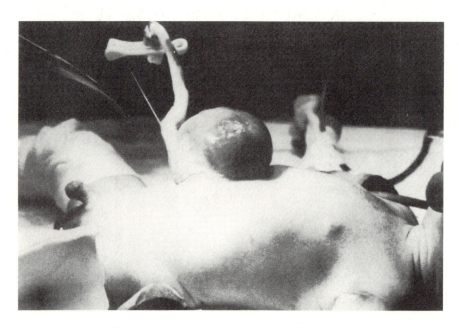

Abb. 32.10: Eine Omphalozele ist eine Herniation von Baucheingeweiden in die Basis der Nabelschnur. Der Abdominalinhalt wird dabei von einem intakten Bruchsack bedeckt.

zu einem späteren Zeitpunkt eine Antirefluxplastik notwendig machen.

32.7.4 Defekte der Bauchwand

Eine Omphalozele und eine Gastroschisis sind angeborene Defekte der ventralen Bauchwand. Über diese Bauchwanddefekte kommt es zum Austritt von Baucheingeweiden.

Omphalozele

Bei einer Omphalozele kommt es zu einer Herniation von Baucheingeweiden in die Basis der Nabelschnur (Abb. 32.10) [40]. Die Inzidenz beträgt ungefähr 1 pro 5.000 bis 1 pro 10.000 Lebendgeborene, wobei das männliche Geschlecht häufiger betroffen ist. Eine Omphalozele ist in 75% der Fälle mit anderen kongenitalen Mißbildungen vergesellschaftet, wie z.B. Herzmißbildungen, Trisomie 21 und einem Beckwith-Syndrom (Omphalozele, vergrößerte innere Organe, Makroglossie und Hypoglykämie). Ungefähr 33% der Neugeborenen mit einer Omphalozele sind Frühgeborene. Herzfehler und Unreife sind die wichtigsten Ursachen für die 30%ige Mortalität bei Neugeborenen mit einer Omphalozele.

Gastroschisis

Die Gastroschisis ist durch eine Herniation von Baucheingeweiden durch einen 2 bis 5 cm großen Defekt in der ventralen Bauchwand lateral der normal ansetzenden Nabelschnur gekennzeichnet (Abb. 32.11) [40]. Im Gegensatz zur Omphalozele sind die hernierten Baucheingeweide nicht durch einen Bruchsack bedeckt. Die Gastroschisis ist selten mit anderen kongenitalen Mißbildungen verbunden. Die Inzidenz einer Frühgeburt ist jedoch bei diesen Kindern höher als bei Neugeborenen mit einer Omphalozele.

Präoperative Vorbereitung

Bei der präoperativen Vorbereitung von Neugeborenen mit einer Omphalozele oder Gastroschisis muß beachtet werden, daß eine Infektion der Darmschlingen vermieden wird und Flüssigkeits- und Wärmeverluste über die exponierten Baucheingeweide minimiert werden. Durch Abdecken der exponierten Eingeweide mit angefeuchteten Tüchern und durch Einwickeln in eine Plastikhülle sowie durch Aufrechterhaltung einer thermoneutralen Umgebungstemperatur können die Flüssigkeits- und Wärmeverluste effektiv verringert werden. Der Magen sollte mittels einer Magensonde entlastet werden, um die Gefahr einer Regurgitation und Aspiration zu vermindern. Eine adäquate Flüssigkeitszufuhr ist in der perioperativen Phase wichtig. Der anfängliche Flüssigkeitsbedarf bei diesen Neugeborenen ist erhöht und beträgt 6 bis 12 ml/kg × Stunde. Diese Neugeborenen erleiden einen beachtlichen Eiweißverlust sowie eine ausgeprägte Flüssigkeitssequestration in den dritten Raum. Eine Hypovolämie zeigt sich in einer Hämokonzentration und metabolischen Azidose. Die Plasma-Albuminkonzentration und der kolloidosmotische Druck sind erniedrigt. Um einen normalen kolloidosmotischen

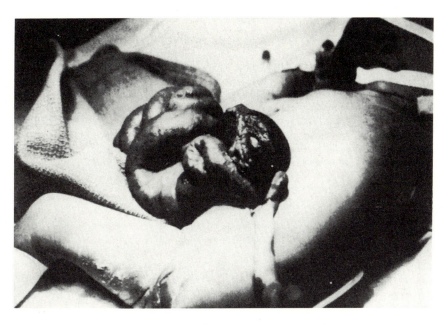

Abb. 32.11: Unter einer Gastrochisis wird eine Herniation von Baucheingeweiden über einen Defekt der Bauchwand verstanden. Dieser Bauchwanddefekt befindet sich lateral der normal ansetzenden Nabelschnur. Ein die Baucheingeweide bedeckender Bruchsack fehlt.

Druck aufrechtzuerhalten, sollten 25% der zugeführten Flüssigkeiten proteinhaltige Lösungen sein. Zum Ausgleich einer metabolischen Azidose sollte Natriumbikarbonat verabreicht werden. Die Dosierung richtet sich nach dem arteriellen pH-Wert.

Narkoseführung

Wichtige Punkte bei der Narkoseführung während der chirurgischen Versorgung einer Omphalozele oder Gastroschisis sind die Konstanthaltung der Körpertemperatur und die kontinuierliche Zufuhr von Flüssigkeit. Öfters wird empfohlen, nach Absaugen des Magens und Präoxygenierung eine Wachintubation durchzuführen. Opioide wie Fentanyl oder Sufentanil, aber auch volatile Anästhetika können verwendet werden. Wegen einer bestehenden Hypovolämie müssen die Anästhetika vorsichtig titriert werden, um einen Blutdruckabfall zu vermeiden. Ob Lachgas geeignet ist, ist fraglich, da dieses Gas in den Intestinaltrakt diffundieren und die Rückverlagerung der exponierten und überdehnten Darmschlingen erschweren könnte. Wenn auf Lachgas verzichtet wird, sollte der gewünschte arterielle Sauerstoffpartialdruck durch Zumischen von Luft eingestellt werden. Dies ist notwendig, da die oft unreifen Neugeborenen für die Entwicklung einer retrolentalen Fibroplasie anfällig sind. Muskelrelaxantien müssen wohlüberlegt eingesetzt werden. Eine maximale Muskelrelaxation kann die Entscheidung erschweren, ob ein primärer Verschluß der Bauchwand sinnvoll ist. Es muß daran gedacht werden, daß diese Neugeborenen eine unterentwickelte Abdominalhöhle haben. Ein (unter maximaler Relaxation erzwungener) fester Verschluß der Abdominalwand kann zu einer Behinderung der Zwerchfellexkursionen und einer Kompression der Vena cava inferior führen. Die Überwachung der Atemwegsdrücke ist sinnvoll. Damit können Veränderungen der pulmonalen Compliance, die durch den Verschluß der Abdominalwand bedingt sind, festgestellt werden. Hohe intraabdominelle Drücke beeinträchtigen die Perfusion der Abdominalorgane [45]. Wenn ein primärer Verschluß der Abdominalwand nicht möglich ist, wird ein vorübergehender Bauchdeckenverschluß mit einem verstärkten Dacrongewebe durchgeführt. Dieser mit Dacrongewebe gedeckte Bauchwanddefekt wird dann schrittweise über 1 bis 2 Wochen verkleinert. Eine intensive intra- und postoperative Überwachung wird empfohlen. Eine direkte Überwachung der arteriellen Blutgase und des pH-Wertes ist sinnvoll, um die Flüssigkeitstherapie besser steuern zu können, um die Gefahr einer retrolentalen Fibroplasie zu minimieren und um bisher undiagnostizierte Herzmißbildungen feststellen zu können. Eine maschinelle Beatmung für 24 bis 48 Stunden ist für die meisten Neugeborenen mit einer Omphalozele oder Gastroschisis indiziert. Verbesserungen der postoperativen Beatmungstechniken und die Möglichkeit der totalen parenteralen Ernährung haben die Überlebensrate von Kindern mit einer Omphalozele auf ungefähr 75% erhöht.

32.7.5 Pylorusstenose

Eine Pylorusstenose tritt bei ungefähr 1 pro 500 Lebendgeborenen auf und äußert sich normalerweise bei männlichen Neugeborenen im Alter von 2 bis 5 Wochen. Eine Pylorusstenose tritt bei Früh- und Reifgeborenen gleich häufig auf.

Symptome

Eine Pylorusstenose zeichnet sich durch anhaltendes Erbrechen aus. Hierdurch kommt es zu einem Verlust von H+-Ionen über den Magen. Kompensatorisch scheidet die Niere vermehrt Kaliumionen aus und resorbiert dafür H+-Ionen, um einen normalen arteriellen pH-Wert aufrechtzuerhalten. Da das Kind aufgrund des Erbrechens an Natrium verarmt, beginnt die Niere, zusätzlich K+-und H+-Ionen gegen Na+-Ionen auszutauschen. Die Folge ist ein dehydriertes Kind mit einer hypokaliämischen, hypochlorämischen metabolischen Alkalose. Um das Ausmaß der metabolischen Entgleisung abzuschätzen, ist es sinnvoll, Elektrolytkonzentrationen, arterielle Blutgase und pH-Wert zu messen.

Behandlung

Die chirurgische Behandlung einer Pylorusstenose ist kein Noteingriff [46]. Patienten mit einer Pylorusstenose sollten zuerst durch die intravenöse Verabreichung von natrium- und kaliumchloridhaltigen Lösungen therapiert werden. Der elektive chirurgische Eingriff wird nach einer 24- bis 48stündigen intravenösen Flüssigkeitstherapie durchgeführt.

Narkoseführung

Die Aspiration von Mageninhalt stellt bei Kindern mit einer Pylorusstenose eine große Gefahr dar. Dieses Risiko wird noch erhöht, wenn bei diesen Kindern eine Röntgen-Kontrastdarstellung des oberen Gastrointestinaltrakts mit Barium durchgeführt wurde. Deshalb sollte der Magen vor der Narkoseeinleitung mit einer großlumigen Sonde so gut wie möglich entleert werden. Bei weniger lebhaften Kindern wird öfters eine Wachintubation empfohlen. Bei kräftigeren Kindern ist eine Ileuseinleitung durchzuführen. Hierbei ist nach intravenöser Verabreichung eines Barbiturats Succinylcholin zu injizieren und ein kontinuierlicher Krikoiddruck durchzuführen. Die Aufrechterhaltung der Narkose mit einem volatilen Anästhetikum kann mit oder ohne Lachgas durchgeführt werden. Eine Muskelrelaxation ist normalerweise während des weiteren Narkoseverlaufs nicht nötig. Während der Operation wird eine maschinelle Beatmung empfohlen. Wird eine Muskelrelaxation benötigt, kann die Verabreichung von kurzwirksamen Muskelrelaxantien wie z.B. Succinylcholin oder Mivacurium in Erwägung gezogen werden.

Postoperative Betreuung

Bei Kindern mit einer Pylorusstenose kommt es oft zu einer postoperativen Atemdepression. Die Ursache ist nicht bekannt, kann aber durch eine Alkalose des Liquor cerebrospinalis und durch eine intraoperative Hyperventilation bedingt sein. Aus diesem Grund sollten die Kinder, bevor eine Extubation in Betracht gezogen wird, ganz wach sein und ein zufriedenstellendes Atemmuster aufweisen. 2 bis 3 Stunden nach der operativen Versorgung einer Pylorusstenose kann es zu einer Hypoglykämie kommen.

32.7.6 Lobäres Emphysem

Ein lobäres Emphysem kann beim Neugeborenen eine seltene Ursache einer Atemstörung sein. Als pathophysiologische Ursachen eines angeborenen lobären Emphysems kommen ein Bronchialkollaps durch eine Hypoplasie der die Bronchien offenhaltenden Knorpel, eine Bronchialstenose, Schleimpfröpfe, obstruierende Zysten und eine Kompression von Bronchien durch Gefäße in Frage. Ein erworbenes lobäres Emphysem kann auch Folge einer bronchopulmonalen Dysplasie sein. Der rechte Ober- und der rechte Mittellappen sind beim lobären Emphysem am häufigsten betroffen.

Symptome

Die Folgen eines lobären Emphysems sind – unabhängig von der Ursache, die zu einer Überblähung des Lungenlappens geführt hat – eine Kompressionsatelektase von normalem Lungengewebe, eine Verschiebung des Mediastinums und eine Behinderung des venösen Rückflusses mit nachfolgender arterieller Hypoxämie und Hypotension. Ungefähr die Hälfte der Patienten entwickelt deutliche Symptome während des ersten Lebensmonats. Zeichen eines lobären Emphysems sind Tachypnoe, Tachykardie, Zyanose und pfeifende sowie seitendifferente Atemgeräusche. Die Röntgen-Thoraxaufnahme zeigt einen überblähten Lungenlappen mit einer Mediastinalverlagerung. Bei der Abgrenzung eines lobären Emphysems von einem Pneumothorax spricht eine vorhandene Lungengefäßzeichnung im überblähten Lungenlappen für ein lobäres Emphysem.

Narkoseführung

Bei der Narkoseführung für eine Lobektomie (zur Behandlung eines lobären Emphysems) muß berücksichtigt werden, daß es unter maschineller Beatmung möglicherweise zu kardiovaskulären und pulmonalen Veränderungen kommen kann [47]. Bei der Narkoseeinleitung besteht hierbei das höchste Risiko, da eine Überdruckbeatmung der Lungen bei noch geschlossenem Thorax zu einer schnellen Überblähung des emphysematösen Lungenlappens führen kann (Gas strömt ein, kann aber nicht entweichen). Dadurch kann es zu einer plötzlichen Verlagerung des Mediastinums und einem Herz-Kreislaufstillstand kommen. Aus diesem Grund scheint es sinnvoll zu sein, eine spontane Ventilation mit minimalen Atemwegsdrücken aufrechtzuerhalten [48]. Eine Vollnarkose kann unter Umständen durch Lokalanästhetika ergänzt werden, bis der Thorax eröffnet und der emphysematöse Lungenlappen entfernt worden ist. Danach kann der Patient dann eventuell relaxiert und maschinell beatmet werden. Lachgas sollte nicht verwendet werden, da es in den überdehnten Lungenlappen diffundiert und eine weitere Überdehnung verursachen kann. Bei schwer dekompensierten Kindern kann zur Entlastung des betroffenen Lungenlappens eventuell eine notfallmäßige transthorakale Punktion oder Thorakotomie notwendig werden.

32.7.7 Nekrotisierende Enterokolitis

Die nekrotisierende Enterokolitis ist vor allem eine Erkrankung von kleinen Frühgeborenen und führt zu einer deutlich erhöhten perinatalen Morbidität und Mortalität. Bei Neugeborenen mit einem Gestationsalter von weniger als 32 Wochen und einem Gewicht von unter 1.500 g ist das Risiko am höchsten. Wird die nekrotisierende Enterokolitis überlebt, kommt es oft zu ausgedehnten langfristigen Ernährungs- und Entwicklungsstörungen.

Die Ätiologie der nekrotisierenden Enterokolitis ist multifaktoriell. Perinatale Asphyxie, Infektionen, Katheterisierung der Nabelarterie, Blutaustauschtransfusionen, hyperosmolare Ernährung und angeborene zyanotische Herzfehler wurden ursächlich mitangeschuldigt. Die gemeinsame Folge dieser möglichen Ursachen ist eine Minderperfusion des Gastrointestinaltraktes mit nachfolgender Ischämie der Schleimhaut und der Darmwand. Diese initiale Ischämie der Mukosa kann den Darm für eine bakteriell bedingte Schädigung oder für die Auswirkungen einer hyperosmolaren Ernährung empfindlicher machen.

Symptome

Die häufigsten Initialsymptome einer nekrotisierenden Enterokolitis sind eine Überdehnung des Abdomens und blutiger Stuhl. Apnoephasen, Lethargie und schwankende Körpertemperaturen können ebenfalls auftreten. Ein hypovolämischer Schock und eine metabolische Azidose können die Folge einer generalisierten Peritonitis mit multiplen Darmperforationen sein. Eine Gerinnungsstörung aufgrund einer Thrombozytopenie ist oft vorhanden. Darmgas durchdringt häufig die beschädigte Mukosa und dringt in das submuköse Gewebe ein. Dadurch kann das Gas Zugang zu den Mesenterialvenen und dem Pfortadersystem finden. In der intestinalen Submukosa vorhandenes Gas führt zu der klassischen Pneumatosis intestinii, die auf einer Röntgenaufnahme des Abdomens festgestellt werden kann. Häufig besteht zusätzlich ein Atemnotsyndrom, das eine maschinelle Beatmung notwendig macht.

Behandlung

Die konservative Behandlung umfaßt Dekompression des Magens, intravenöse Flüssigkeitszufuhr und Antibiotikagabe. Diese Therapiemaßnahmen sind bei Neugeborenen mit nekrotisierender Enterokolitis oft erfolgreich. Ein chirurgisches Vorgehen ist denjenigen Neugeborenen vorbehalten, bei denen die konservative Therapie versagt hat, was sich in einer Peritonitis, einer Darmperforation und einer zunehmenden metabolischen Azidose äußert.

Narkoseführung

Neugeborene mit einer nekrotisierenden Enterokolitis sind häufig hypovolämisch und benötigen vor der Narkoseeinleitung eine großzügige Flüssigkeitssubstitution mit kristalloiden und kolloidalen Lösungen. Auch Blut- und Thrombozytentransfusionen werden oft notwendig. Eine adäquate Überwachung der Flüssigkeitszufuhr ist wichtig. Wird eine periphere Arterie kanüliert, so besteht die Möglichkeit sowohl den Blutdruck kontinuierlich zu messen als auch arterielle Blutgase, pH-Wert, Hämatokrit und Elektrolyte zu überwachen. Es muß beachtet werden, daß bei Frühgeborenen eine schnelle Flüssigkeitszufuhr eine intrakranielle Blutung oder eine Wiedereröffnung des Ductus arteriosus verursachen kann. Volatile Anästhetika können bei diesen Neugeborenen einen starken Blutdruckabfall verursachen, insbesondere wenn eine Hypovolämie besteht. Daher sind niedrige Dosen von Ketamin, Fentanyl oder Sufentanil in Kombination mit einem nicht-depolarisierenden Muskelrelaxans zur Aufrechterhaltung der Narkose gut geeignet. Lachgas sollte vermieden werden, da es die Luftbläschen in den Mesenterialvenen und dem Pfortadersystem vergrößern kann. Es können auch Luftembolien auftreten, falls Luftblasen aus dem Pfortadersystem über den Ductus venosus (Arantii) in die Vena cava inferior übertreten [49]. Postoperativ wird normalerweise wegen des aufgetriebenen Abdomens und eines gleichzeitig bestehenden Atemnotsyndroms eine maschinelle Beatmung notwendig.

32.8 Traumatische Verletzungen

Traumatische Verletzungen sind die führende Todesursache bei Kindern über einem Jahr [50]. Dabei ist das stumpfe Schädel-Hirn-Trauma, das durch Verkehrsunfälle verursacht wird, für die meisten Verletzungen und Todesfälle verantwortlich. Viele vermeidbare Todesfälle sind auf Atemwegsobstruktion, Pneumothorax, intraabdominelle Blutungen oder eine zunehmende intrakranielle Blutung zurückzuführen. Der wichtigste Hinweis auf eine intrakranielle Blutung, die eine umgehende operative Intervention notwendig macht, ist eine Vigilanzminderung, die sich in einem abnehmenden Glasgow-Coma-Score äußert (Tab. 17.4). Der Glasgow-Coma-Score muß unter Umständen modifiziert werden, wenn es sich um ein Kind handelt, das noch nicht in der Lage ist zu sprechen. Stumpfe Bauchtraumen werden zunehmend seltener operativ versorgt, wobei sich die Diagnostik auf eine computertomographische Untersuchung stützt.

32.9 Nervensystem

Zu den Erkrankungen des Nervensystems bei Kindern gehören infantile Zerebralparese, Hydrozephalus, Myelomeningozele, Kraniostenosis, Krampfleiden (Epilepsie), Trisomie 21 (Down-Syndrom), Neurofibromatose und Reye-Syndrom. Die Versorgung dieser Patienten in der perioperativen Phase kann optimiert werden, wenn die Pathophysiologie dieser Erkrankungen bekannt ist.

32.9.1 Infantile Zerebralparese

Die infantile Zerebralparese umfaßt eine Gruppe von nicht-progressiven Störungen, die durch ein zentralbedingtes motorisches Defizit charakterisiert sind und auf eine hypoxische oder anoxische Hirnschädigung zurückzuführen sind. Als auslösende Ursachen kommen genetische und metabolische Störungen oder Verletzungen des Gehirns, die sich in der pränatalen Phase ereignen können, in Frage. Außerdem sind ein mechanisches Geburtstrauma, angeborene zerebrovaskuläre Mißbildungen, intrauterine oder neonatale Infektionen, Gifte, Unreife, ein Kernikterus und eine Hypoglykämie als auslösende Ursachen einer Zerebralparese bekannt. Schließlich kann eine Zerebralparese auch durch anatomische Mißbildungen mit einer lokalisierten oder diffusen Atrophie des zerebralen Kortex, der Basalganglien und der subkortikalen weißen Substanz bedingt sein. Obwohl ein Zusammenhang zwischen einer großen Reihe von Faktoren und der Zerebralparese zu bestehen scheint, ist die Ursache einer Zerebralparese in den meisten Fällen unbekannt [51].

Symptome

Die infantile Zerebralparese wird unterteilt in spastische, extrapyramidale und atonische Formen sowie Mischformen. Das häufigste Merkmal ist eine Muskelspastik. Eine extrapyramidale Zerebralparese geht mit einer Choreoathetose und einer Dystonie einher. Eine zerebelläre Ataxie ist für eine atonische Zerebralparese charakteristisch. Eine unterschiedlich stark ausgeprägte geistige Retardierung und Sprachdefekte können mit einer Zerebralparese verbunden sein. Auch Krampfleiden können gemeinsam mit einer Zerebralparese auftreten.

Kinder mit einer Zerebralparese können in verschiedenen Muskelgruppen eine unterschiedlich stark ausgeprägte Spastik aufweisen. Hierdurch kann es zu Kontrakturen und fixierten Deformitäten von mehreren Gelenken sowohl der oberen als auch der unteren Extremität kommen. Es kann z.B. zu einer fixierten Beugung und Innenrotationsdeformität des Hüftgelenks kommen, die durch die betroffenen Adduktorenmuskeln und Beugemuskeln ausgelöst wird. Ist die Achillessehne mitbetroffen, kann es zu einer Plantarflexion des Fußes kommen. Bei diesen Kindern werden oft elektive orthopädische Korrekturoperationen durchgeführt, wie z.B. Verlängerung der Achillessehne, Lösen der Hüftadduktoren und des Musculus iliopsoas und derotierende Osteotomie des Femurs. Stereotaktische Operationen werden in der Absicht durchgeführt, Muskelrigidität, Spastik und Dyskinesie zu vermindern. Auch Gebißsanierungen werden bei Patienten mit einer Zerebralparese häufig notwendig und müssen in Vollnarkose vorgenommen werden. Ein gastroösophagealer Reflux ist bei Kindern mit einer Schädigung des zentralen Nervensystems häufig anzutreffen, und oft werden Antireflux-Plastiken durchgeführt.

Kinder mit einer Zerebralparese erhalten zur Therapie eines Krampfleidens häufig Phenobarbital oder Phenytoin. Um die Muskelspastik zu verringern, wird oft Dantrolene verabreicht. Phenytoin kann zu einer Gingivahyperplasie und megaloblastischen Anämie führen. Phenobarbital stimuliert die hepatische mikrosomale Enzymaktivität. Hierdurch kann die Reaktion auf Medikamente, die in der Leber metabolisiert werden, verändert sein.

Narkoseführung

Bei der Narkoseführung bei Patienten mit einer Zerebralparese ist eine endotracheale Intubation durchzuführen, da diese Patienten oft zu einem gastroösophagealen Reflux neigen und nur schwach ausgebildete laryngeale und pharyngeale Reflexe haben. Obwohl Patienten mit einer Zerebralparese eine Muskelspastik aufweisen, führt Succinylcholin nicht zu einer abnormen Kaliumfreisetzung [52]. Die Körpertemperatur sollte überwacht werden, da diese Patienten während der intraoperativen Phase leicht eine Hypothermie entwickeln. Das Erwachen aus der Narkose kann wegen der Zerebralparese und einer eventuellen Hypothermie verhältnismäßig lange dauern. Die Extubation sollte so lange hinausgezögert werden, bis diese Kinder ganz wach sind und die Körpertemperatur wieder normal ist. Postoperativ treten bei diesen Kindern oft pulmonale Komplikationen auf.

32.9.2 Hydrozephalus

Ein Hydrozephalus ist bei Säuglingen und Kindern die Folge eines erhöhten Liquorvolumens. Hierdurch kommt es zu einer Vergrößerung der Hirnventrikel und zu einer Erhöhung des intrakraniellen Drucks. Ein Hydrozephalus aufgrund einer Überproduktion oder abnormen Resorption von Liquor wird als nicht-obstruktiver oder kommunizierender Hydrozephalus bezeichnet, da in diesen Fällen keine Abflußbehinderung für den Liquor vorliegt. Besteht eine Abflußbehinderung für den Liquor an den Stellen, wo er produziert bzw. dort, wo er im Subarachnoidalraum resorbiert wird, so handelt es sich um einen obstruktiven Hydrozephalus. Diese Obstruktion kann angeboren, durch einen Tumor bedingt, posttraumatisch oder Folge einer Entzündung sein. Angeborene Ursachen für einen obstruktiven Hydrozephalus sind 1. die Arnold-Chiari-Mißbildung, bei der die basilaren Subarachnoidalräume unterentwickelt sind, 2. eine Aquäduktstenose zwischen dem dritten und vierten Hirnventrikel und 3. das Dandy-Walker-Syndrom, bei dem eine Ausflußbehinderung des vierten Ventrikels aufgrund einer seit Geburt vorhandenen Membran besteht. Auch nach einer periventrikulär-intraventrikulären Blutung bei Frühgeborenen kommt es oft zu einer Erweiterung der Hirnventrikel.

Symptome

Die Symptome eines Hydrozephalus hängen vom Alter des Kindes und davon ab, wie schnell sich der Hydrozephalus entwickelt. Das Hauptmerkmal eines angeborenen Hydrozephalus ist eine abnorme Vergrößerung des Kopfes, die schon bei Geburt vorhanden sein oder sich kurz nach der Geburt entwickeln kann. Die Vergrößerung des Kopfes betrifft normalerweise vor allem die Frontalregion des Schädels. In den betroffenen Bereichen schimmert das knöcherne Schädeldach durch, und die Suturen der Schädelknochen sind erweitert. Die Perkussion des Schädels erzeugt einen widerhallenden Ton. Oft ist ein Sonnenuntergangsphänomen vorhanden. Die Venen der Kopfhaut sind erweitert, und die Haut ist dünn und durchsichtig. Bei chronischen und unbehandelten Fällen eines Hydrozephalus kann aufgrund einer Kompression des Sehnervs eine Sehstörung auftreten. Entwickelt sich ein Hydrozephalus erst später, kommt es unter Umständen zu keiner Vergrößerung des Kopfes mehr, sondern statt dessen zu einem starken Anstieg des intrakraniellen Drucks. Ein Hydrozephalus aufgrund eines Arnold-Chiari-Syndroms oder einer Aquäduktstenose kann zu einer Schädigung der Medulla und der kaudalen Hirnnerven führen, wodurch es zu Schluckstörungen, einem Stridor und einer Atrophie der Zunge kommen kann. Kinder mit einem Hydrozephalus können verschieden stark ausgeprägte intellektuelle Funktionsstörungen haben. Die Funktionsstörungen korrelieren nicht immer mit der Größe der Ventrikel oder damit, wie dünn die Hirnrinde ist. Wiederholte Messungen des Kopfumfanges, Röntgenaufnahmen des Schädels und ein zerebrales Computertomogramm bestätigen die Diagnose.

Behandlung

Die Behandlung hängt von der Ursache des Hydrozephalus ab. Wenn möglich, wird die für eine Abflußbehinderung des Liquors verantwortliche Obstruktion operativ entfernt. Kann die Obstruktion nicht operativ beseitigt werden, ist eine Shuntanlage notwendig. Bei dem Shuntsystem wird ein Einwegventil verwendet, welches den Liquor von den Hirnventrikeln ableitet. Zu den Shuntoperationen gehören die Ventrikulo-Zysternotomie (Torkildsen-Operation), der ventrikuloatriale und der ventrikuloperitoneale Shunt. Selten werden eine Ventrikulo-Cholezystostomie, eine Ventrikulo-Ureterostomie und ein ventrikulospinaler Shunt angelegt.

Ein ventrikuloatrialer Shunt wird sowohl bei einem nicht-obstruktiven als auch bei einem obstruktiven Hydrozephalus angelegt. Das distale Ende des Katheters wird im rechten Vorhof plaziert. Die richtige Lage ist durch die Aufzeichnung der Venendruckkurve erkennbar, die sich beim Vorschieben des Katheters über die Vena cava superior in den Vorhof entsprechend verändert. Eine Überprüfung der korrekten Lage ist auch mittels einer intrakardialen EKG-Ableitung über den mit Kochsalzlösung gefüllten Shunt (vergleichbar der Lagekontrolle eines Kava-Katheters mittels intrakardialer EKG-Ableitung) möglich. Zu den möglichen Komplikationen eines solchen Vorhofkatheters gehören Thrombose der Vena jugularis interna oder der Vena cava superior, Septikämie, Meningitis, Pleuraerguß, Lungenembolie und pulmonalvaskuläre Hypertension. Außerdem kommt es während des Wachstums dieser Kinder zu einer Verlagerung des kardialen Katheterendes in die Vena cava superior, wodurch eine Revision des Shunts oder dessen Umwandlung in einen ventrikuloperitonealen Shunt notwendig wird. Es wurde beschrieben, daß ein ventrikuloperitonealer Shunt in einen Bronchus eingebrochen ist und zu einer ventrikulobronchialen Fistel geführt hat [53].

Narkoseführung

Bei Kindern mit einem Hydrozephalus werden oft operative Eingriffe für die Plazierung, Revision oder Entfernung von Shunts notwendig. Einige dieser Kinder haben einen erhöhten intrakraniellen Druck, und entsprechende Vorsichtsmaßnahmen sollten bei der Narkoseführung getroffen werden. Dies ist insbesondere dann wichtig, wenn diese Kinder vor einer Kraniotomie wegen Exzision eines intrakraniellen Tumors einen Shunt implantiert bekommen.

Bei Säuglingen und Kindern mit einem normalen intrakraniellen Druck eignet sich zur Intubation und Narkoseeinleitung Thiopental in Kombination mit Succinylcholin oder einem kurz wirkenden nicht-depolarisierenden Muskelrelaxans. Anschließend kann die Narkose mit Hilfe eines volatilen Anästhetikums oder eines Opioids zusammen mit Lachgas durchgeführt werden. Besteht ein erhöhter intrakranieller Druck, so muß die mögliche Gefahr eines weiteren Hirndruckanstiegs nach Verabreichung von Succinylcholin beachtet werden [54]. Es sollte daran gedacht werden, daß manchmal ein plötzlicher Blutdruckabfall auftritt, wenn stark überdehnte Hirnventrikel entlastet werden. Außerdem kann es zu einer venösen Luftembolie und zu einem größeren Blutverlust kommen, wenn beim Plazieren des atrialen Katheters große Halsvenen eröffnet werden. Postoperativ werden diese Patienten in leichter Kopfhochlage belassen, um einen freien Abfluß des Liquor cerebrospinalis zu ermöglichen.

Während einer Operation bei Kindern mit einem ventrikuloperitonealen Shunt sollte vermieden werden, daß ein starker Druck auf die über dem Shunt liegende Kopfhaut ausgeübt wird. Der Kopf sollte daher auf die dem Shunt gegenüberliegende Seite gedreht werden. Druck auf das Katheterreservoir kann zu einer Hautnekrose und möglicherweise zu einer Funktionsstörung des Shunts führen.

32.9.3 Meningomyelozele

Das Neuralrohr des Embryos wird aus der ektodermalen Neuralleiste gebildet. Die Neuralleiste vertieft sich und bildet die Neuralrinne, deren Ränder verschmelzen und das Neuralrohr bilden. Bleibt der Verschluß des kaudalen Endes des Neuralrohres aus, kann es 1. zu einer Spina bifida (charakterisiert durch einen Defekt der Wirbelbögen), 2. zu einer Meningozele (charakterisiert durch eine sackförmige Vorwölbung, die Hirnhäute enthält) und 3. zu einer Meningomyelozele (charakterisiert durch eine sackförmige Vorwölbung, die Neuralstrukturen enthält) kommen.

Symptome

Kinder mit einer Meningozele haben bei Geburt normalerweise kein neurologisches Defizit. Diejenigen mit einer Meningomyelozele entwickeln wahrscheinlich unterschiedlich stark ausgeprägte motorische und sensible Ausfälle. Kinder mit einer lumbosakralen Meningomyelozele haben z.B. eine schlaffe Paraplegie und keine Empfindungen bei Berührung mit einem spitzen Gegenstand (Pinprick-Test) in der unteren Körperhälfte sowie keinen Muskeltonus des Anal-, Urethral- und Vesikalsphinkters. Zusätzliche angeborene Mißbildungen sind z.B. Klumpfuß, Hydrozephalus, Hüftdislokation, Blasenekstrophie, prolabierter Uterus, Klippel-Feil-Syndrom und kongenitale Herzfehler.

Diese Kinder können eine starke Dilatation des oberen Urogenitaltraktes entwickeln, wodurch urinableitende Operationen wie eine Vesikostomie, eine kutane Ureterostomie und ein Ileum- oder Kolonkonduit notwendig werden. Diese Kinder neigen dazu, rezidivierende Infektionen des harnableitenden Systems zu entwickeln, die durch eine gramnegative Sepsis kompliziert sein können. Es ist absehbar, daß an den unteren Extremitäten orthopädische Korrektureingriffe notwendig werden. Wenn diese Patienten heranwachsen, neigen sie dazu, eine unterschiedlich starke Skoliose auszubilden, die oft eine dorsale Wirbelfusion notwendig macht. Außerdem müssen häufig ein ventrikuloperitonealer oder ventrikuloatrialer Shunt erneuert oder revidiert werden. Ursache sind Infektionen oder eine Funktionsstörung des Shunts. Die Funktionsstörungen können durch eine wachstumsbedingte Dislokation des distalen Katheterendes verursacht sein.

Narkoseführung

Da eine Meningomyelozele nicht mit Haut bedeckt ist, besteht ein Infektionsrisiko. Hierdurch wird innerhalb von wenigen Stunden nach der Geburt ein operativer Verschluß notwendig. Dieser Verschluß wird in Lokal- oder Allgemeinanästhesie durchgeführt. Wird eine Allgemeinanästhesie gewählt, so kann durch eine Wachintubation in Seitenlage ein Druck auf den Meningealsack verhindert werden. Die Narkose kann auch in Rückenlage eingeleitet werden, wenn der Meningomyelozelensack dadurch geschützt wird, daß das Kind auf eine Unterlage gelegt wird, die eine entsprechende Vertiefung besitzt. Die Narkose wird mit Inhalationsanästhetika aufrechterhalten, und es wird eine maschinelle Beatmung durchgeführt. Der operative Eingriff erfolgt bei diesen Patienten in Bauchlage. Zur Erleichterung der endotrachealen Intubation wird meist Succinylcholin verwendet. Längerwirkende nicht-depolarisierende Muskelrelaxantien sollten vermieden werden, da zur Identifizierung von neuronalen Strukturen unter Umständen ein Nervenstimulator eingesetzt wird. Der chirurgische Verschluß des Meningomyelozelensackes muß dicht genug sein, um ein Austreten von Liquor cerebrospinalis zu verhindern. Dies kann überprüft werden, indem die Atemwegsdrücke und damit der Liquordruck langsam gesteigert werden. Postoperativ sollten die Neugeborenen auf dem Bauch gelagert werden, und es sollte stets an die Entwicklung eines erhöhten intrakraniellen Druckes gedacht werden.

Ältere Kinder mit einer Meningomyelozele benötigen zahlreiche Korrekturoperationen, die vor allem das harnableitende und muskuloskelettale System betreffen. Obwohl eine Meningomyelozele zu einer schweren Störung sowohl der oberen als auch der unteren Extremitäten führt, verursacht Succinylcholin keinen übermäßigen Anstieg des Kaliumspiegels [55]. Inhalationsanästhetika oder Opioide können zur Aufrechterhaltung der Narkose verwendet werden. Patienten mit einer Meningomyelozele können jedoch bei Hypoxie und Hyperkapnie ein abnormes Atemmuster entwickeln. Diese Patienten haben oft einen gastroösophagealen Reflux und eine gestörte Stimmbandbeweglichkeit, so daß entsprechende Vorsichtsmaßnahmen gegen eine Aspiration getroffen werden sollten.

Bei Patienten mit einer Spina bifida ist die Inzidenz einer Sensibilisierung gegenüber Latex (natürliches Gummi) erhöht. Dies kann sich intraoperativ in einem Herz-Kreislaufversagen und der Entwicklung eines Bronchospasmus äußern [56]. Es ist möglich, daß eine chronische Exposition durch liegende Katheter zu einer solchen Sensibilisierung gegenüber Latex führt. Wird in der Anamnese präoperativ von Juckreiz, Ausschlag oder keuchendem Atem berichtet, nachdem Latex-Handschuhe getragen wurden oder ein Luftballon aufgeblasen wurde, ist dies ein Hinweis auf eine Latex-Allergie. Die Diagnose einer Latex-Allergie kann durch einen Radioallergenabsorptionstest bestätigt werden. Es ist empfohlen worden, diesen Test bei Patienten mit Spina bifida im Rahmen der präoperativen Vorbereitung durchzuführen [56]. Besteht eine erhöhte Sensibilität gegen Latex, ist es sinnvoll, Materialien aus Plastik sowie latexfreie Handschuhe zu verwenden.

32.9.4 Kraniostenose

Die Kraniostenose (Kraniosynostose) ist eine angeborene Störung, die zu vielfältigen Schädeldeformitäten führen kann. Ihre Ursache ist ein vorzeitiger Verschluß einer oder mehrerer Schädelnähte. Der frühzeitige Verschluß der Sagittalnaht ist am häufigsten. Die Inzidenz der Kraniostenose beträgt 1 zu 1.000 Lebendgeborenen.

Symptome

Die Kraniostenose kann zu Schädeldeformitäten, mit Exophthalmus, Optikusatrophie, Erblindung, erhöhtem intrakraniellen Druck, Krampfanfällen und zu einer geistigen Retardierung führen. Kongenitale Herzfehler und ein Hydrozephalus können ebenfalls zusammen mit einer Kraniostenose auftreten. Die Form des deformierten Schädels hängt von der Lokalisation der frühzeitig verschlossenen Knochennaht sowie davon ab, daß die Schädelkalotte nur in den Bereichen, in denen die Knochennähte noch offen sind, zur Kompensation und zum Wachstum fähig ist. Röntgenaufnahmen des Schädels und eine Computertomographie bestätigen die Diagnose.

Behandlung

Die Kraniektomie ist zur operativen Behandlung der Kraniostenose sinnvoll. Diese Operation wird normalerweise sofort nach Diagnosestellung durchgeführt, da eine frühzeitige Korrektur komplikationsärmer ist und bessere Resultate aufweist. Sind mehrere Schädelnähte betroffen, wird eine mehrzeitige Kraniektomie durchgeführt. Bei der Kraniektomie werden streifenförmige Knochenbänder beidseits der betroffenen Knochennähte entfernt, bis hin zu den benachbarten normal entwickelten Knochennähten. Das angrenzende Periost wird großzügig entfernt, um eine Knochenneubildung zu verzögern.

Narkoseführung

An die Möglichkeit eines erhöhten intrakraniellen Druckes muß bei Kindern mit einer Kraniostenose stets gedacht werden. Trotzdem haben die meisten dieser Kinder einen normalen intrakraniellen Druck. Zur Narkoseeinleitung eignen sich Thiopental sowie Succinylcholin oder ein kurz oder mittellang wirkendes nicht-depolarisierendes Muskelrelaxans. Bei der Auswahl der Medikamente, die zur Aufrechterhaltung der Narkose benutzt werden, sollte berücksichtigt werden, daß das Operationsgebiet wahrscheinlich mit einer adrenalinhaltigen Lokalanästhetikumlösung infiltriert wird, um den bei der Hautinzision auftretenden Blutverlust zu minimieren. Die Kanülierung einer peripheren Arterie zur kontinuierlichen Überwachung des arteriellen Blutdrucks ist sinnvoll. Während einer Kraniektomie können sehr schnell bedrohlich werdende Blutverluste aus dem Sinus longitudinalis auftreten. Normalerweise tritt jedoch der Blutverlust allmählich während der Knochenexcision auf. Da die meisten dieser Patienten auf dem Bauch gelagert werden, muß darauf geachtet werden, daß kein Druck auf Gesicht oder Augen ausgeübt wird. Die Patienten werden oft mit dem Kopf etwas erhöht gelagert, um den Blutverlust aus venösen Sickerblutungen zu verringern. Abhängig von der Kopfhochlagerung und dem Operationsgebiet ist eine venöse Luftembolie möglich. Es sollten entsprechende Vorsichtsmaßnahmen getroffen werden, um sie zu verhindern, gegebenenfalls zu erkennen und sofort behandeln zu können.

Postoperativ sickert häufig weiter Blut aus der Wunde, und diese Patienten benötigen dann oft zusätzliche Bluttransfusionen. Sie sollten engmaschig überwacht werden, um eine eventuell auftretende Hypotension oder neurologische Ausfälle frühzeitig erfassen zu können. Diese Symptome können auf ein epidurales Hämatom hinweisen.

32.9.5 Epilepsie

Die Ursachen einer Epilepsie bei Kindern sind oft unbekannt. Mögliche Ursachen sind z.B. metabolische Störungen (Phenylketonurie, Hypoglykämie, Kernikterus, tuberöse Sklerose) und organische Hirnstörungen (Hirntumor, Hirnverletzung) (siehe Kapitel 17). Das Lennox-Gastaut-Syndrom beinhaltet eine schwere epileptische Enzephalopathie (verschiedene Krampfformen) bei Kindern und macht etwa 5% der kindlichen Epilepsien aus. Es ist bei diesen Patienten sehr schwierig, die Krampfanfälle zu kontrollieren, selbst wenn verschiedene Antikonvulsiva verabreicht werden. Es ist daher wahrscheinlich, daß es zu einer zunehmenden mentalen Retardierung kommt.

32.9.6 Trisomie 21

Die Trisomie 21 (Down-Syndrom) kommt bei ungefähr 0,15% aller Lebendgeborenen vor. In ungefähr 80% der Schwangerschaften mit einer Trisomie 21 kommt es zu einem spontanen Abort. Die Störung bei diesen Patienten ist dadurch bedingt, daß ein drittes Chromosom der Nr. 21 (Trisomie) vorhanden ist. Das Risiko, ein Kind mit einer Trisomie 21 zu bekommen, steigt mit zunehmendem Alter der Mutter. So haben z.B. 20jährige Mütter ein Risiko von 1:2.000, das Risiko steigt aber bei 35jährigen auf ungefähr 1:400 und bei Müttern über 45 Jahre auf 1:40.

Symptome

Kinder mit einer Trisomie 21 können leicht an ihrem charakteristischen flachen Gesicht mit einer schrägen Lidfalte (daher der alte Terminus «Mongolismus»), an einer Vier-Finger-Furche (Affenfurche) und an einem mißgebildeten Mittelglied des fünften Fingers erkannt werden. Verschiedene Merkmale bedingen eine Veränderung der oberen Luftwege bei diesen Kindern. So sind z.B. der Nasopharynx eng sowie die Tonsillen und die Adenoide ungewöhnlich groß. Bei Geburt ist die Zunge normal dimensioniert, wird aber später aufgrund einer Hypertrophie der Papillen übergroß. Um diese Einengung der oberen Luftwege zu kompensieren, halten diese Kinder normalerweise ihren Mund geöffnet und strecken die Zunge leicht vor. Eine chronische Einengung der oberen Luftwege kann zu einer arteriellen Hypoxämie führen.

Bei ca. 40% der Patienten mit einer Trisomie 21 bestehen angeborene Herzfehler. Defekte der Endokardkissen sind für ungefähr die Hälfte der Herzmißbildungen verantwortlich, und bei ungefähr einem Viertel dieser Patienten besteht ein Ventrikelseptumdefekt. Andere Mißbildungen sind z.B. eine Fallot-Tetralogie, ein offener Ductus arteriosus Botalli und ein Vorhofseptumdefekt vom Typ II. Die operative Versorgung von angeborenen Herzfehlern bei Kindern mit einer Trisomie 21 ist mit einer erhöhten Morbidität (postoperative Atelektasen und Pneumonien) und Mortalität verbunden. Sie ist vermutlich durch eine erhöhte Anfälligkeit für rezidivierende Infektionen und eine erhöhte Inzidenz einer vorbestehenden pulmonalvaskulären Hypertension bedingt. Es wurde vermutet, daß Entwicklungsstörungen der Alveolen und der Muskelfasern der Pulmonalgefäße sowie eine arterielle Hypoxämie (aufgrund einer chronischen Obstruktion der oberen Luftwege) dazu führen, daß Patienten mit einer Trisomie 21 zu einer präoperativen pulmonalvaskulären Hypertension und zu postoperativen pulmonalen Komplikationen neigen [57]. Eine angeborene Duodenalatresie kommt bei Patienten mit einer Trisomie 21 ca. 300mal häufiger als bei anderen Kindern vor. Auch eine Mikroenzephalie und ein verkleinertes Hirnvolumen sind anzutreffen. Die geistige Entwicklung der Patienten, die nicht in einer Anstalt untergebracht sind, ist meist nur gering bis mäßig verzögert, und eine Beurteilung der sozialen und verbalen Fähigkeiten ergibt meistens einen Wert im unteren Normbereich. Die Verhaltensmuster sind zwar einer großen interindividuellen Variabilität unterworfen, aber Kinder mit einer Trisomie 21 werden zumeist als liebe Babys beschrieben. Später werden sie oft als zufrieden, gut gelaunt und zugewandt bezeichnet. Sie können aber auch durch ihre extreme Sturheit auffallen.

Die schräge Lidfalte und die vorhandenen Brushfield-Flecken (leicht gefärbte, gering erhabene Flekken nahe der Peripherie der Iris) sind charakteristische Augenveränderungen bei Patienten mit Trisomie 21. Häufig treten ein Katarakt und ein Strabismus auf, wodurch oft eine operative Korrektur notwendig wird. Auch eine Otitis media und ein Hörverlust sind häufig, wodurch oftmals Ohruntersuchungen und Parazentesen notwendig werden.

Die Haut scheint insbesondere an den Handgelenken und an den Knöcheln zu groß zu sein. Außerdem sind diese Patienten häufiger übergewichtig. Diese beiden Faktoren machen nicht selten eine Venenpunktion schwieriger als beim normalen Kind.

Bei Patienten mit Trisomie 21 kann es zu zahlreichen muskuloskelettalen Veränderungen kommen. So haben z.B. 20% dieser Patienten eine asymptomatische Dislokation des Atlas gegen den Axis. Obwohl eine Rückenmarkskompression selten ist, muß an diese mögliche Gefahr gedacht werden, wenn während der endotrachealen Intubation stärker an Kopf und Nacken manipuliert wird [58]. Bei der Suche nach einer Instabilität im Atlantoaxialgelenk kann eine seitliche Röntgenaufnahme des Halses in gebeugter, überstreckter und neutraler Position durchgeführt werden. Wenn der Abstand zwischen dem vorderen Bogen des Atlas und dem Dens axis 5 mm überschreitet, ist die Diagnose einer Instabilität im Atlantoaxialgelenk wahrscheinlich [58]. Bei allen Patienten, die aufgrund dieser Subluxation Symptome aufweisen, muß von dorsal eine Stabilisierung der zervikalen Halswirbelsäule durchgeführt werden.

Die meisten hämatologischen Parameter bewegen sich innerhalb der Norm, obwohl eine Polyzythämie beschrieben wurde. 1% dieser Patienten entwickeln eine Leukämie. Eine erhöhte Inzidenz anderer maligner Erkrankungen wird jedoch nicht beobachtet. Die Plasmakonzentration von Noradrenalin ist normal, und das sympathische Nervensystem reagiert normal auf Streß. Die pharmakologischen Reaktionen auf Atropin sind insofern ungewöhnlich, als daß eine Mydriasis bei diesen Patienten schneller eintritt, obwohl Ausmaß und Dauer der Pupillenerweiterung normal sind. Auch die kardiovaskulären Reaktionen auf Atropin sind unverändert. Die Schilddrüsenfunktion ist bei diesen Patienten normal.

Narkoseführung

Zur Prämedikation bei Patienten mit Trisomie 21 kann ein Anticholinergikum wie Atropin oder Glykopyrrolat verabreicht werden, um die Sekretion der oberen Luftwege zu vermindern. Genauso wie bei anderen Patienten mit einer geistigen Retardierung ist die Reaktion auf Sedativa nicht vorhersehbar. Manchmal kann die intramuskuläre Verabreichung niedriger Dosen von Ketamin die Vorbereitung zur Narkoseeinleitung bei schwierigen Patienten erleichtern. Nachdem der Patient das Bewußtsein verloren hat, kann das Offenhalten der oberen Luftwege wegen des bei diesen Patienten charakteristischerweise kurzen Halses, kleinen Mundes, engen Nasopharynxraumes und der großen Zunge schwierig sein. Trotzdem ist die endotracheale Intubation normalerweise nicht problematisch. Beachtet werden muß, daß bei ungefähr 20% dieser Patienten eine symptomlose Dislokation von Atlas und Axis besteht. Ist kein angeborener Herzfehler vorhanden, so sind die üblichen Inhalationstechniken oder intravenösen Narkoseverfahren möglich. Anderenfalls muß sich die Auswahl der Anästhetika an der Pathophysiologie des angeborenen Herzfehlers orientieren (vgl. Kapitel 3).

32.9.7 Neurofibromatose

Eine Neurofibromatose ist eine angeborene und progressive Erkrankung des Stützgewebes im zentralen Nervensystem. Die Inzidenz beträgt 1 pro 3.000 Lebendgeborenen (vgl. Kapitel 17). Es wird geschätzt, daß 40% der Kinder, bei denen ein Elternteil betroffen ist, eine Neurofibromatose entwickeln werden.

32.9.8 Reye-Syndrom

Das Reye-Syndrom ist eine akute Enzephalopathie mit gleichzeitiger fettiger Infiltration der Eingeweide. Es führt aufgrund eines diffusen Hirnödems zu einem Hirninfarkt oder einer Herniation von Hirnanteilen und damit oft zum Tode. Die Betreuung der Patienten mit einem Reye-Syndrom ist, bis es zum spontanen Rückgang dieses Krankheitsprozesses kommt, darauf ausgerichtet, den intrakraniellen Druck zu überwachen und zu kontrollieren [59].

Symptome

Die meisten Fälle eines Reye-Syndroms treten bei Kindern unter 10 Jahren auf. Meist geht ein 3 bis 7 Tage dauerndes Prodromalstadium mit einer viralen Erkrankung voraus, die den Respirations- und/oder Gastrointestinaltrakt betrifft. Lange Phasen mit rezidivierendem Erbrechen oder mit neurologischen Symptomen (im Rahmen eines erhöhten intrakraniellen Drucks) kündigen den Beginn des Reye-Syndroms an.

Die initiale klinische Untersuchung zeigt leichtes Fieber, Tachykardie, Tachypnoe und Hepatomegalie. Die neurologische Untersuchung ergibt entweder einen lethargischen oder einen streitsüchtigen Patienten mit gesteigerten Sehnenreflexen. Anhand wiederholter neurologischer Untersuchungen kann eventuell eine Verschlechterung des neurologischen Zustandes festgestellt werden.

An pathologischen Laborwerten finden sich erhöhte Plasmakonzentrationen der Transaminasen und des Ammoniaks. Der Quick-Wert ist erniedrigt und die partielle Thromboplastinzeit ist verlängert. Die Glukosekonzentration im Plasma ist oft erniedrigt. Die Bestimmung der arteriellen Blutgase und des pH-Wertes ergibt oft eine respiratorische Alkalose. Bei der Untersuchung des Liquor cerebrospinalis sind typischerweise keinerlei Veränderungen der Zellzahl oder des Proteingehaltes nachweisbar. Auch die Glukosekonzentration im Liquor verhält sich parallel zu der Glukosekonzentration im Plasma.

Beim Reye-Syndrom sind hauptsächlich das Gehirn und die Leber betroffen. Es können aber auch die Nieren, das Pankreas und die quergestreifte Muskulatur befallen sein. Die klinischen Symptome und die biochemischen Störungen weisen darauf hin, daß Leber und Gehirn bereits bei der ersten Untersuchung des Patienten geschädigt sind. Die Anzeichen für eine Schädigung dieser Organe sind 3 bis 6 Tage lang progrediert, um sich dann, falls das Hirnödem nicht zum Tode geführt hat, schnell wieder zu verbessern. Es wird angesichts der Gerinnungsstörungen davon abgeraten, zur Diagnosesicherung eine Leberbiopsie durchzuführen.

Ätiologie

Ein Reye-Syndrom wird hauptsächlich bei Patienten unter 10 Jahren angetroffen [60]. In nahezu allen Fällen ging ein Prodromalstadium mit viraler Erkrankung voraus. Am häufigsten ist das Reye-Syndrom mit einer Influenza A oder B bzw. einer Windpockeninfektion verbunden. Aber es wurden auch mehr als ein Dutzend anderer viraler Infektionen in diesem Zusammenhang beschrieben. Es gibt einen deutlichen Zusammenhang zwischen dem Einsatz von Salicylaten während dieser viralen Erkrankung und der Entwicklung eines Reye-Syndroms. Seitdem dieser Zusammenhang entdeckt wurde und entsprechende Warnungen bezüglich des Einsatzes von Salicylaten ausgesprochen wurden, ist ein stetiger Rückgang in der Inzidenz des Reye-Syndroms festzustellen. Krankheitsfälle, die zusammen mit einer Influenza auftraten, scheinen mitten im Winter gehäuft zu sein. Dagegen scheinen Krankheitsfälle, die im Zusammenhang mit Windpocken auftreten, sporadisch zu sein und während des ganzen Jahres aufzutreten. Retrospektive pathologische Untersuchungen deuten darauf hin, daß es sich um eine relativ neue Erkrankung handelt, da es vor 1950 wenige Fälle gab, die zu dieser Diagnose paßten.

Behandlung

Die Behandlung eines mild verlaufenden Reye-Syndroms (Plasma-Ammoniakkonzentration unter 100 µmol/l) zielt darauf ab, die bestehende metabolische Entgleisung zu korrigieren. Zur Behandlung dieser Patienten gehören beispielsweise intravenöse Flüssigkeitszufuhr, Verabreichung von Vitamin K, falls der Quick-Wert erniedrigt ist, und orale Gabe von Neomycin und Laktulose.

Die Behandlung von Patienten mit einem schweren Reye-Syndrom (Plasma-Ammoniakkonzentrationen höher als 100 µmol/l) ist ähnlich wie die Behandlung von Patienten mit einem erhöhten intrakraniellen Druck (vgl. Kapitel 17). Zu den therapeutischen Maßnahmen und dem Monitoring gehören endotracheale Intubation, maschinelle Beatmung, Plazierung eines intrakraniellen Druckaufnehmers, Anlage eines zentralen Venenkatheters oder eines Pulmonalarterienkatheters und Kanülierung einer peripheren Arterie. Diese Maßnahmen sollten im Operationssaal durchgeführt werden. Die endotracheale Intubation wird durchgeführt, nachdem Thiopental und ein Muskelrelaxans (Succinylcholin ist wegen seiner eventuell kurzfristig hirndrucksteigernden Wirkung fragwürdig) sowie eine Hyperventilation (zur Erniedrigung des arteriellen CO_2-Partialdrucks auf 20–25 mm Hg) durchgeführt wurden. Nach der endotrachealen Intubation wird eine Schädeltrepanation vorgenommen, um einen Druckaufnehmer zur Überwachung des intrakraniellen Drucks zu plazieren. Das Therapieziel ist, den intrakraniellen Druck unter 15 mm Hg und den zerebralen Perfusionsdruck über 50 mm Hg zu halten. Der zentrale Venenkatheter oder der Pulmonalarterienkatheter werden oft über die Vena basilaris des Armes eingeführt. Dadurch kann vermieden werden, daß der Patient zur Punktion kopftief gelagert werden muß, wie es bei der Punktion der Vena subclavia oder der Vena jugularis interna notwendig wäre. Es muß beachtet werden, daß selbst kurzfristige Kopftieflagerungen zu einem anhaltenden Anstieg des intrakraniellen Drucks führen können.

Bei einem Abfall des mittleren arteriellen Drucks kann der zerebrale Perfusionsdruck unzureichend werden. Differentialdiagnostisch kommen für einen Blutdruckabfall ein intravasaler Volumenmangel, eine Myokarddepression und/oder Vasodilatation durch die Gabe von Barbituraten zur Senkung des Hirndrucks sowie eine Vasodilatation im Rahmen eines septischen Schocks in Frage. In dieser Situation hilft die Bestimmung des Herzminutenvolumens und der kardialen Füllungsdrücke mit Hilfe eines Pulmonalarterienkatheters, um die richtige Diagnose stellen und die entsprechende Therapie einzuleiten zu können. So kann eine kontinuierliche Infusion von Katecholaminen wie z.B. Dopamin oder Dobutamin notwendig werden, um das Herzminutenvolumen zu erhöhen und den arteriellen Blutdruck wieder auf akzeptable Werte anzuheben.

Die Therapiemaßnahmen bei der Behandlung eines schweren Reye-Syndroms können langsam reduziert werden, wenn der intrakranielle Druck für 36 bis 48 Stunden unter 15 mm Hg bleibt. Die aggressive Therapie von Patienten mit einem Reye-Syndrom – einschließlich eines Barbituratkomas und der gelegentlich durchgeführten bifrontalen Kraniotomie – scheint die Mortalität deutlich erniedrigt zu haben. Patienten, die ein Reye-Syndrom überleben, werden voraussichtlich wieder vollkommen gesund und haben keine bleibenden metabolischen oder neurologischen Schädigungen.

32.10 Mißbildungen des Gesichtsschädels

Mißbildungen des Gesichtsschädels sind aus kosmetischen Gründen für die Patienten sehr belastend. Bei diesen Patienten müssen oft größere rekonstruktive operative Eingriffe vorgenommen werden. Zusätzlich muß beachtet werden, daß derartige Mißbildungen häufig mit einer Einengung der Luftwege einhergehen. Zu den Mißbildungen des Gesichtsschädels, bei denen häufig eine chirurgische Korrektur nötig wird, gehören 1. die Lippen- und Gaumenspalte, 2. eine Unterkieferhypoplasie (wie es beim Pierre-Robin-Syndrom, Treacher-Collin-Syndrom und beim Goldenhar-Syndrom der Fall ist) und 3. der Hypertelorismus.

32.10.1 Lippenspalte und Gaumenspalte

Die Lippenspalte und die Gaumenspalte bilden zusammen die dritthäufigste angeborene Mißbildung, die bereits im frühen Lebensalter eine chirurgische Korrektur notwendig macht. Ungefähr 50% der Patienten haben sowohl eine Lippen- als auch eine Gaumenspalte, und 14% der Patienten mit einer Lippenspalte (mit oder ohne zusätzlicher Gaumenspalte) und 33% der Patienten mit einer Gaumenspalte haben zusätzliche Mißbildungen, wie z.B. einen angeborenen Herzfehler. Kinder mit einer Lippenspalte und einer Gaumenspalte haben Schluckprobleme und aspirieren häufig. Außerdem ist die

Inzidenz von Infektionen der oberen Luftwege erhöht, was zu einer chronischen Otitis media führen kann. Häufig besteht eine Anämie, was auf die Mangelernährung aufgrund der Fütterungsprobleme hinweist.

Behandlung

Die chirurgische Behandlung der Lippenspalte (Cheiloplastik) basiert auf verschiedenen Variationen einer «Z»-Plastik. Die Behandlung einer Gaumenspalte (Palatoplastik) besteht in einem mittelständigen Verschluß des Gaumens, nachdem das Gewebe des harten und des weichen Gaumens entsprechend mobilisiert und bilateral ein Entlastungsschnitt durchgeführt wurde. Eine Gaumenrückverlagerung ist ein operatives Vorgehen, bei dem der weiche Gaumen mit Hilfe eines lokalen Weichteillappens verlängert wird. Die Verwendung eines hinteren pharyngealen Stiellappens stellt ein anderes operatives Vorgehen dar. Hierbei wird ein Stiellappen aus Mukosa und Muskulatur, der aus der hinteren Pharynxwand entnommen wird, hinten am weichen Gaumen fixiert. Die Cheiloplastik wird normalerweise durchgeführt, wenn die Kinder 2 bis 3 Monate alt sind. Die Gaumenplastik wird bis ins Alter von ungefähr 18 Monaten verschoben.

Narkoseführung

Die Form der Narkoseeinleitung bei Kindern mit einer Lippen- und/oder Gaumenspalte hängt vom Grad der Atemwegsanomalie ab. Kinder ohne sonstige Atemwegsanomalien können mittels intravenöser Verabreichung eines Barbiturats oder eines anderen Induktionshypnotikums und eines Muskelrelaxans sicher eingeleitet werden. Dagegen wird bei Kindern mit anderen Begleitanomalien wie z.B. einem Pierre-Robin-Syndrom empfohlen, die endotracheale Intubation bei erhaltener Spontanatmung unter Gabe eines volatilen Anästhetikums durchzuführen. Bei Kindern mit einem großen kavernösen Defekt des Gaumens kann die endotracheale Intubation schwierig werden, wenn der Spatel des Laryngoskops in die Gaumenspalte rutscht und dadurch die Manipulation des Laryngoskopspatels erschwert ist. Durch Einbringen eines kleinen Schaumgummistücks oder eines aufgerollten Tupfers (wie er von Zahnärzten benutzt wird) kann die Spalte gefüllt und das Auftreten dieses Problems weitgehend verhindert werden. Endotrachealtuben sollten stets in der Mitte der Unterlippe fixiert werden, damit die Anatomie des Gesichtes nur minimal verschoben wird. Durch den Einsatz von vorgeformten Endotrachealtuben (RAE-Tuben) kann die Gefahr, daß der Endotrachealtubus während der Gaumenplastik durch den Gaumenspreizer abgeklemmt wird, vermindert werden.

Die Narkose wird zumeist mit einem volatilen Anästhetikum und mit Lachgas aufrechterhalten. Welches Anästhetikum und welches Muskelrelaxans gewählt wird und wie die maschinelle Beatmung durchgeführt wird, kann von eventuell vorhandenen Herzfehlern abhängig sein. Bei der Wahl des volatilen Anästhetikums sollte außerdem beachtet werden, daß der Operationssitus unter Umständen mit einem adrenalinhaltigen Lokalanästhetikum infiltriert wird. Im Gegensatz zu Erwachsenen tolerieren Kinder jedoch relativ hohe Dosen von Adrenalin, ohne daß es während einer Allgemeinnarkose zu Herzrhythmusstörungen kommt [61]. Während des operativen Eingriffs ist ein hohes Maß an Aufmerksamkeit erforderlich, da stets die Gefahr besteht, daß der Tubus versehentlich aus der Trachea herausrutscht. Die endexspiratorische CO_2-Messung ist ein sinnvolles Verfahren, um die korrekte endotracheale Lage des Tubus während intraoraler Operationen zu überwachen. Eine Konjunktivitis und eine Hornhautabschürfung sind weitere mögliche Gefahren. Deshalb sollten die Augen mit einer Augensalbe versehen und mit Augendeckeln geschützt werden. Blutverluste, die während einer Lippen- oder Gaumenplastik eine Bluttransfusion nötig machen, sind selten.

Nach einer Gaumenplastik kommt es postoperativ häufig zu Atemwegsproblemen [62]. Aus diesem Grund wird häufig ein Faden durch die Zunge geführt und an der Wange festgeklebt. Im Falle einer Atemwegsverlegung kann mit Hilfe dieses Fadens die Zunge nach vorne gezogen werden, und die oberen Luftwege können dadurch wieder geöffnet werden. Kinder mit zusätzlichen Mißbildungen, die zu einer Einengung der Mundhöhle führen, können aufgrund des operativ bedingten Ödems postoperativ eine ausgeprägte Atemwegseinengung haben. Postoperativ kann für 48 bis 72 Stunden eine endotracheale Intubation notwendig werden.

32.10.2 Hypoplasie des Unterkiefers

Eine Hypoplasie des Unterkiefers ist ein wichtiges Merkmal des Pierre-Robin-Syndroms, des Treacher-Collins-Syndroms und des Goldenhar-Syndroms. Bei diesen Sydromen hat die Zunge aufgrund des kleinen Unterkiefers nur wenig Platz und der Larynx scheint nach ventral verlagert zu sein. Daher kommt es leicht zu einer Obstruktion der oberen Luftwege und zu einer Erschwerung der endotrachealen Intubation.

Pierre-Robin-Syndrom

Das Pierre-Robin-Sydrom ist durch eine Mikrognathie gekennzeichnet, und normalerweise bestehen gleichzeitig eine Glossoptosis (Verlagerung der Zunge nach dorsal) und eine Gaumenspalte. Eine Hypoplasie des Unterkiefers kann für die Verlagerung der Zunge in Richtung Pharynx verantwortlich sein. Hierdurch wird eine Verschmelzung der Gaumenplatten verhindert. Bei Neugeborenen oder Säuglingen mit einem Pierre-Robin-Syndrom kann es zu einer plötzlichen Verlegung der oberen Luftwege kommen. Ernährungsprobleme, mangelnde Gewichtszunahme und zyanotische Episoden sind Frühkomplikationen dieses Syndroms. Häufig sind auch kongenitale Herzfehler vorhanden. Glücklicherweise werden die Atemwegsprobleme in späteren Jahren geringer, da es während der frühen Kindheit zu einem ausreichenden Wachstum des Unterkiefers kommt.

Treacher-Collins-Syndrom

Das Treacher-Collins-Syndrom ist die häufigste Form einer mandibulofazialen Dysostosis. Dieses Syndrom wird autosomal dominant mit einer variablen Penetranz vererbt. Häufig kommt es bereits pränatal zu einer letalen Störung, denn bei den betroffenen Familien treten häufig Aborte auf. Beim Miller-Syndrom treten ähnliche faziale Mißbildungen zusammmen mit schweren Deformitäten der Extremitäten auf.

Die Mikrognathie führt beim Treacher-Collins-Syndrom leicht zu Atemwegsproblemen, die denen bei Kindern mit einem Pierre-Robin-Syndrom ähnlich sind. Ungefähr 30% der Kinder mit einem Treacher-Collins-Syndrom haben gleichzeitig eine Gaumenspalte. Häufig treten bei diesem Syndrom auch angeborene Herzfehler auf, insbesondere ein Ventrikelseptumdefekt. Andere Merkmale sind z.B. eine Wangenhypoplasie, Kolobome (Spaltbildung des Unterlides) und eine antimongoloide Neigung der Lidspalte. Ohranhängsel und auch ausgeprägte Deformitäten des äußeren Gehörganges und der Gehörknöchelchen treten häufig auf. Eine geistige Retardierung gehört eigentlich nicht zu den primären Merkmalen des Treacher-Collins-Syndroms, kann sich jedoch aufgrund des Gehörverlusts einstellen. Die endotracheale Intubation ist, wie auch bei Kindern mit einem Pierre-Robin-Syndrom, schwierig oder manchmal unmöglich, insbesondere wenn ein vollständiger Zahnstatus vorliegt. Patienten mit einem Treacher-Collins-Syndrom werden oft wegen Problemen der oberen Luftwege, zur Durchführung einer Gaumenplastik, zur Behandlung einer chronischen Otitis media oder zur Korrektur von angeborenen Herzfehlern ins Krankenhaus aufgenommen. Außerdem unterziehen sich einige Patienten mit einem Treacher-Collins-Syndrom aus kosmetischen Gründen ausgedehnten kraniofazialen Osteotomien (vgl. Abschnitt: Hyperterlorismus).

Goldenhar-Syndrom

Das Goldenhar-Syndrom ist durch eine einseitige Hypoplasie des Unterkiefers charakterisiert. Außerdem können Anomalien der Augen und der Ohren und gleichzeitige Wirbelkörpermißbildungen auf der betroffenen Körperseite auftreten. Während bei einigen Patienten nur geringe Intubationsprobleme bestehen, kann die Intubation bei anderen extrem schwierig sein.

Narkoseführung

Die Narkoseführung bei Patienten mit einem Pierre-Robin-Syndrom, einem Treacher-Collins-Syndrom oder einem Goldenhar-Syndrom beginnt mit der präoperativen Beurteilung der oberen Luftwege und der Erstellung einer Intubationsstrategie. Daneben sollte sich die präoperative Beurteilung auf das kardiovaskuläre System und den Hämoglobinwert konzentrieren. Einige Patienten mit chronischer Atemwegsverlegung sind hypoxisch und entwickeln eine pulmonalvaskuläre Hypertension.

Es wird empfohlen, ein Anticholinergikum in der präoperativen Medikation zu verordnen, um die Sekretion in den oberen Atemwegen zu vermindern. Opioide und andere atemdepressive Medikamente werden in der Prämedikation häufig vermieden. Sinnvollerweise kann bei Säuglingen und Kindern zusätzlich zur präoperativen Medikation ein H_2-Rezeptorenblocker oral verabreicht werden, falls die Gefahr einer Aspiration während der Narkoseeinleitung erhöht ist. Es muß von mehreren Intubationsversuchen ausgegangen werden. Alternative Methoden wie z.B. die Möglichkeit zur notfallmäßigen Bronchoskopie, Koniotomie oder Tracheostomie müssen vorhanden sein. Vor einer direkten Laryngoskopie muß Atropin intravenös verabreicht werden. Damit kann die Gefahr einer Vagusstimulation mit nachfolgender Bradykardie minimiert werden. Vor Beginn der direkten Laryngoskopie wird eine sorgfältige Präoxygenierung empfohlen. Die Verabreichung von Muskelrelaxantien kann bei diesen Patienten erst empfohlen werden, wenn eine Beatmung über einen Endotrachealtubus möglich ist. Eine orale oder nasale Wachintubation kann manchmal (nach einer adäquaten lokalen Betäubung) durchgeführt werden. Eine Wachintubation kann jedoch zu einer schweren Traumatisierung der oberen Luftwege führen und das Risiko einer Aspiration nicht verhindern. Häufiger wird die endotracheale Intubation erst durchgeführt, nachdem die Narkose mit einem volatilen Anästhetikum eingeleitet wurde. Voraussetzung ist, daß die oberen Luftwege so lange offengehalten werden können, bis eine genügende Narkosetiefe erreicht wird. Während der Narkoseeinleitung ist eine Spontanatmung erwünscht. Hierdurch wird die Kontrolle der Atemwege sichergestellt und es kann vermieden werden, daß der Magen des Kindes mit Luft aufgeblasen wird. Die direkte Laryngoskopie sollte erst versucht werden, wenn eine ausreichende Narkosetiefe erzielt ist. Durch eine transtracheale Injektion von 4 mg/kg Lidocain kann die Gefahr eines Laryngospasmus während der Laryngoskopie verringert werden. Durch Vorziehen der Zunge können die oberen Luftwege leichter offengehalten werden bis eine genügende Narkosetiefe erreicht ist. Eventuell ist auch eine blind-nasale Intubation möglich. Bei älteren Kindern kann alternativ eine fiberoptische Intubation vorgenommen werden. Der Einsatz einer Larynxmaske kann eine Alternative darstellen, wenn eine endotracheale Intubation nicht möglich ist [63]. Wenn alle anderen Intubationsversuche scheitern, kann eine Tracheostomie in Lokalanästhesie notwendig werden. Bei diesen Kindern kann die Tracheostomie jedoch technisch schwierig sein; so treten häufig Früh-, aber auch Spätkomplikationen auf. Falls die Kinder hierbei sehr unruhig sind, ist die Gefahr eines Pneumothorax, einer Blutung, einer Luftembolie und eines nicht ganz korrekt plazierten Tracheostomas deutlich erhöht.

Die postoperative Extubation sollte solange hinausgezögert werden, bis diese Patienten ganz wach sind. Außerdem muß das für eine Reintubation notwendige Instrumentarium sofort griffbereit sein.

32.10.3 Hypertelorismus

Unter Hypertelorismus wird ein vergrößerter Augenabstand verstanden, der mit mehreren kraniofazialen Mißbildungen, wie einem Crouzon-Syndrom und einem Apert-Syndrom verbunden ist. Das Crouzon-Syndrom ist durch Hypertelorismus, vorzeitige Verknöcherung des Schädels, flache Augenhöhlen mit Exophthalmus und Hypoplasie des Mittelgesichtes gekennzeichnet. Das Apert-Syndrom weist im wesentlichen die gleichen Merkmale auf. Zusätzlich treten noch Syndaktylien an allen Extremitäten auf. Andere Mißbildungen, die mit einem Hypertelorismus zusammen auftreten können, sind eine Gaumenspalte, eine Versteifung der Halswirbelsäule, ein Hörverlust und eine geistige Retardierung. Für viele kraniofaziale Mißbildungen, bei denen eine chirurgische Rekonstruktion des Gesichtes möglich ist, ist ein Hypertelorismus typisch.

Behandlung

Zur operativen Korrektur stark ausgeprägter kraniofazialer Mißbildungen können Osteotomie des Unterkiefers, Kraniotomie mit großzügiger Freilegung der Frontallappen, Osteotomie und Vorverlagerung der Oberkieferknochen, Verlagerung der Orbita nach medial und Transplantation zahlreicher Rippenteile gehören. Solche ausgedehnten Operationen können sehr lange dauern und mehr als 100 operative Schritte umfassen. Die chirurgische Korrektur wird meist in der Kindheit durchgeführt, bevor es zur Verknöcherung der Gesichtsknochen kommt.

Narkoseführung

Die Durchführung der Narkose für eine kraniofaziale Operation bei Kindern mit einem Hypertelorismus ist ein umfangreiches Unterfangen. Es be-

Tab. 32.12: Überlegungen zur Narkoseführung bei kraniofazialen Eingriffen

schwierige Intubation versus elektive Tracheostomie
massiver Blutverlust
Hypothermie
intrakranielle Hypertension
Verletzung der Kornea
invasives Monitoring
postoperative maschinelle Beatmung

ginnt mit einer sorgfältigen präoperativen Untersuchung und Vorbereitung und erstreckt sich bis über einige Tage in die postoperative Phase hinein. Ein kraniofazialer Eingriff sollte nur durch ein qualifiziertes Ärzteteam unter idealen Bedingungen durchgeführt werden. Es können viele Probleme auftreten, und bei der Narkose sind dementsprechend zahlreiche Dinge zu beachten (Tab. 32.12).

Die Maßnahmen, die zum Freihalten der Luftwege ergriffen werden, dürfen den Operateur nicht bei der Durchführung des Korrektureingriffes behindern. Oft ist es abzusehen, daß die endotracheale Intubation schwierig sein wird. Intraoperativ kann es während der Vorverlagerung des Oberkieferknochens, während der Osteotomie des Unterkiefers oder der Positionsänderungen des Kopfes und des Nackens zu einer Tubusdislokation oder zu einem Abknicken des Tubus kommen. Außerdem kann es bei einer Bewegung des Halses zu einer Dislokation der Tubusspitze in einen Hauptbronchus kommen, oder der Tubus kann versehentlich mit der Knochensäge durchtrennt werden. Eine ungenügende Befeuchtung der Inspirationsgase kann, insbesondere wenn ein dünnlumiger Tubus verwendet wird, während dieser langen Operationen zu einer Verlegung durch einen Schleimpfropf führen.

Bei einigen Patienten stellt die Durchführung einer Tracheostomie ca. 3 Tage vor der Operation eine gute Alternative zur translaryngealen Intubation dar. Die Vorteile sind eine zuverlässige Überwachung der Atemwege während und nach dem operativen Eingriff. Außerdem kann, falls notwendig, leicht erneut eine Narkose durchgeführt werden. Daneben wird durch die Anlage eines Tracheostomas schon 3 Tage vor der Operation die Wahrscheinlichkeit von Komplikationen (wie Blutung, Pneumothorax, subkutanes Emphysem) während des operativen Eingriffs vermindert.

Der meist hohe Blutverlust entsteht im allgemeinen durch konstante Sickerblutungen aus den zahlreichen Osteotomien und aus den Stellen, an denen Knochentransplantate entnommen wurden. Der Blutverlust beläuft sich im Durchschnitt auf ungefähr das 1,2fache des Blutvolumens. Die Abschätzung des Blutverlustes ist aufgrund der diffusen Sickerblutung schwierig. Hämatokrit, zentraler Venendruck und Urinausscheidung sollten für die Abschätzung des Blutverlustes und als Richtlinie für den intravenösen Flüssigkeitsersatz mehrfach gemessen werden. Die Verfügbarkeit entsprechender

Mengen an Vollblut, Thrombozytenkonzentrat und fresh-frozen-Plasma sollte vor der Operation überprüft werden. Es sollte eine ausreichende Anzahl von entsprechend großlumigen venösen Zugängen vorhanden sein, um eine schnelle Bluttransfusion zu ermöglichen.

Der Blutverlust kann dadurch reduziert werden, daß der Kopf des Patienten um 15 bis 20 Grad hochgelagert wird. Daneben kann während der Operationsphasen, in denen größere Blutungen zu erwarten sind, mit Hilfe von Nitroprussid eine kontrollierte Hypotension sinnvoll sein. Der auf Höhe des Circulus arteriosus cerebri (Willisii) gemessene arterielle Mitteldruck sollte während der kontrollierten Hypotension nicht unter 50 mm Hg abfallen. Das Blut muß angewärmt und über einen Filter transfundiert werden und außerdem muß, falls es bei kleinen Kindern schnell transfundiert wird, zusätzlich Kalziumglukonat (1–2 mg/ml transfundiertem Blut) verabreicht werden, um einer möglichen Zitratintoxikation vorzubeugen.

Ausgedehnte kraniofaziale Rekonstruktionen dauern im Durchschnitt 14 Stunden. Eine Hypothermie während dieser langen Operationen kann dadurch vermieden werden, daß die Patienten auf einer Wärmematte gelagert werden, intravenöse Infusionen und Bluttransfusionen angewärmt sowie angewärmte und angefeuchtete Inspirationsgase verabreicht werden. Drucknekrosen und Nervenverletzungen können dadurch vermieden werden, daß der Patient gewissenhaft gelagert und sorgfältig abgepolstert wird, um z.B. einen Zug am Plexus brachialis zu vermeiden. Trotz dieser Vorsichtsmaßnahmen können Verletzungen der peripheren Nerven vorkommen (insbesondere ein Lagerungsschaden des Nervus ulnaris), obwohl es dafür keine Erklärung gibt (vgl. Kapitel 17). Durch Wickeln der Beine mit einer elastischen Binde kann eine venöse Stase minimiert werden.

Um die Entwicklung eines Hirnödems einzuschränken, wird eine Hyperventilation bis zu einem arteriellen CO_2-Partialdruck zwischen 30 und 35 mm Hg durchgeführt. Es wird deshalb außerdem stets eine Kopfhochlagerung beibehalten, und es werden Furosemid, Mannitol und Kortikosteroide verabreicht. Die Verabreichung von freiem Wasser kann dadurch begrenzt werden, daß keine reinen Glukoselösungen verwendet werden, sondern z.B. Glukose 5% in eine Ringer-Laktatlösung zugemischt und mit einer Infusionsgeschwindigkeit von 4 ml/kg × Stunde infundiert wird. Narkosetechniken, die das intrazerebrale Blutvolumen erniedrigen (Lachgas in Kombination mit Opioiden) sind sinnvoll. Eine intraoperative Hirnschwellung kann auch durch eine kontinuierliche lumbale Liquordrainage minimiert werden. Oft handelt es sich auch um extrakranielle rekonstruktive Eingriffe, bei denen das Hirnödem kein Problem darstellt.

Bei Patienten mit starkem Exophthalmus kann es leicht zu Hornhautabschürfungen kommen. Aus diesem Grund sollten die Augen angefeuchtet und die Augenlider zugenäht werden. Außerdem kann durch Manipulationen am Augapfel oder in der Orbita ein okulokardialer Reflex ausgelöst werden. Wird der Druck auf den Augapfel unterbrochen oder eine kleine Dosis Atropin verabreicht, so kann dieser Reflex schnell überwunden werden.

Neben dem üblichen Monitoring muß eine kontinuierliche arterielle Blutdruckmessung erfolgen. Durch Blutabnahmen aus dem arteriellen Katheter können auch Blutgase, pH-Wert, Hämatokrit und Plasmaosmolarität bestimmt werden. Ein zentraler Venenkatheter und ein Blasenkatheter sind sinnvoll, um den intravenösen Volumenstatus beurteilen zu können. Eine endexspiratorische CO_2-Messung ist sinnvoll, um eine adäquate Ventilation einstellen und um eine frühzeitige Tubusdislokation sofort erkennen zu können.

Postoperativ wird unter Umständen der gesamte Kopf mit einem Druckverband versehen, aus dem nur noch der Endotrachealtubus herausragt. Oft wird der Kiefer verdrahtet. Es können eine Blutung im Bereich des Pharynx, ein Larynxödem und ein erhöhter intrakranieller Druck auftreten. Am Ende der Operation braucht nicht versucht zu werden, Opioide oder Muskelrelaxantien zu antagonisieren. Die postoperative Beatmung sollte mindestens für die erste Nacht, oft sogar für mehrere Tage fortgeführt werden.

32.11 Störungen der oberen Luftwege

32.11.1 Epiglottitis

Zahlreiche pathologische Prozesse können die oberen Luftwege und den Respirationstrakt von Kindern betreffen (Tab. 32.13). Die Epiglottitis ist eine kurzdauernde Erkrankung, die sich meist in charakteristischen Symptomen äußert (Tab. 32.14) [64]. Manchmal sind jedoch diese klassischen Symptome nicht vorhanden und es kann schwierig sein, die Epiglottitis von einer Laryngotracheobronchitis zu unterscheiden. Die Epiglottitis kann tödlich sein, wenn die Obstruktion der oberen Luftwege nicht umgehend behandelt wird. Die Schwellung sowohl des supraglottischen Gewebes als auch der Epiglottis selbst ist der Grund, weshalb manchmal der Begriff Supraglottitis dem Begriff Epiglottitis vorgezogen wird.

Tab. 32.13: Störungen der oberen Luftwege bei Kindern

Epiglottitis (Supraglottitis)
Laryngotracheobronchitis
intubationsbedingtes Larynxödem
Fremdkörperaspiration
Papillomatosis des Larynx
Lungenabszess

Tab. 32.14: Klinische Merkmale einer Epiglottitis (Supraglottitis) und einer Laryngotracheobronchitis

	Epiglottitis	Laryngotracheobronchitis
betroffene Altersgruppe	2–6 Jahre	2 Jahre oder weniger
Inzidenz	für 5% des Stridors bei Kindern verantwortlich	für ungefähr 80% des Stridors bei Kindern verantwortlich
auslösendes Agens	bakteriell (H. influenzae)	viral
Beginn der Symptome	schnell, innerhalb von 24 Stunden inspiratorischer Stridor	langsam, innerhalb von 24–72 Stunden
Symptome	Fieber (oft > 39° Celsius) Lethargie bis Unruhe, besteht auf sitzender und nach vorne gebeugter Haltung Pharyngitis Sabbern (Speichelfluß) Tachypnoe Zyanose	inspiratorischer Stridor kruppartiger Husten laufende Nase Fieber (selten > 39° Celsius)
Laborbefunde	Neutrophilie	Lymphozytose
seitliche Röntgenaufnahme des Halses	geschwollene Epiglottis	eingeengter subglottischer Raum
Behandlung	Sauerstoff dringende Intubationsindikation oder Tracheostomie in Allgemeinanästhesie Flüssigkeit Antibiotika Kortikosteroide (?)	Sauerstoff vernebeltes Adrenalinracemat Flüssigkeit Feuchtigkeit Kortikosteroide Intubation bei schwerer Atemwegsobstruktion

Symptome

Im klassischen Fall sind Kinder mit einer Epiglottitis 2 bis 6 Jahre alt und weisen in der Anamnese akute Schluckstörungen, hohes Fieber und einen inspiratorischen Stridor auf. Diese Symptome haben sich normalerweise über einen Zeitraum von weniger als 24 Stunden entwickelt. Außerdem kann es zu einem exzessiven Speicheln, zu einer abgeschwächten Stimme, zu einer Leukozytose und zu der charakteristischen aufrechtsitzenden und nach vorne gebeugten Haltung kommen. Eine Veränderung dieser Lage kann die Luftwege weiter verlegen. Eine seitliche Röntgenaufnahme des Halses kann eine geschwollene Epiglottis und geschwollene aryepiglottische Falten zeigen. Trotzdem sollte bei Kindern, die Atemnot haben oder bei denen die Diagnose klinisch leicht gestellt werden kann, die Zeit nicht mit einer Röntgenaufnahme vergeudet werden. Die endgültige Diagnosestellung einer Epiglottitis wird im Operationssaal während der direkten Laryngoskopie für die endotracheale Intubation gestellt. Die auslösende Ursache einer Epiglottitis ist zumeist eine Infektion mit Haemophilus influenzae.

Behandlung

Es ist absolut notwendig, daß Kinder mit der Verdachtsdiagnose Epiglottitis in ein Krankenhaus aufgenommen werden. Die Anamnese kann schnell erhoben und das Kind auf Anzeichen einer Obstruktion untersucht werden. Ein Versuch, die Epiglottis einzustellen, sollte bei diesen Kindern erst im Operationssaal vorgenommen werden und nur dann, wenn alle Vorbereitungen für eine endotracheale Intubation oder eine möglicherweise nötige notfallmäßige Tracheostomie abgeschlossen sind. Es sollte daran gedacht werden, daß es bei Kindern mit einer Epiglottitis jederzeit zu einer totalen Verlegung der oberen Luftwege kommen kann, insbesondere wenn im Bereich der oberen Luftwege manipuliert wird. Die Ursachen können z.B. ein Verschluß der Glottis durch die ödematös geschwollene Epiglottis, ein Laryngospasmus durch aspirierten Speichel oder eine muskuläre Erschöpfung sein. Ein in der endotrachealen Intubation und der maschinellen Beatmung versierter Arzt sollte diese Kinder jederzeit begleiten und die Ausrüstung für eine Maskenbeatmung bereit haben.

Zur endgültigen Behandlung der Epiglottitis gehören die Verabreichung entsprechender Antibiotika und eine Sicherung der Atemwege, so lange, bis die Entzündung der Epiglottis abnimmt. Ampicillin ist das Antibiotikum der Wahl. Für ampicillinresistente Haemophilusstämme wird Chloramphenicol benötigt. Es wird gelegentlich vorgeschlagen, Kortikosteroide zur Behandlung des Ödems einzusetzen, eine sichere Wirkung ist jedoch nicht nachgewiesen. Die translaryngeale Intubation in Allgemeinnarkose wird zur Sicherung der Luftwege empfohlen [64]. Obwohl die Epiglottitis eigentlich eine Erkrankung des Kindesalters ist, gibt es eine zunehmende Anzahl von Berichten über eine Epiglottitis bei Erwachsenen. Ein Unterschied zwischen der Epiglottitis bei Erwachsenen und der bei Kindern kann das bei der körperlichen Untersuchung anders imponierende Gewebe sein. Bei den meisten Kindern mit einer durch Haemophilus influenzae bedingten Epiglottitis fällt eine ausgeprägte erythematöse (kirschrote) Schwellung auf, während bei Erwachsenen oft nur ein leichtes Erythem oder gar ein blasses, wässriges Ödem auftritt. Es wurde empfohlen, erwachsene Patienten mit einer Epiglottitis genauso zu behandeln wie Kinder mit einer Epiglottitis [65, 66]. Dennoch gibt es auch Autoren, die meinen, daß Erwachsene mit einer Epiglottitis, die als Symptome lediglich Halsschmerzen und/oder Schluckbeschwerden aufweisen, nicht routinemäßig endotracheal intubiert werden sollten [67]. Diese Patienten sollten besser engmaschig überwacht werden. Erst wenn es Anzeichen für zunehmende respiratorische Beschwerden gibt, sollten Vorkehrungen für eine endotracheale Intubation oder eine Tracheostomie getroffen werden.

Narkoseführung

Zur Narkoseeinleitung für die endotracheale Intubation werden ein volatiles Anästhetikum (zumeist Halothan) und Sauerstoff eingesetzt. Hohe inspiratorische Sauerstoffkonzentrationen, wie sie bei der Verabreichung von volatilen Anästhetika möglich sind, erleichtern bei diesen Patienten eine optimale Oxygenierung. Vor Narkoseeinleitung müssen die Vorbereitungen für eine notfallmäßige Koniotomie oder Tracheostomie getroffen werden. Diese kann eventuell notwendig werden, falls es zum Verschluß der Luftwege kommt und eine translaryngeale Intubation nicht möglich ist. Vor Narkoseeinleitung sollte ein periphervenöser Zugang gelegt werden und es kann sinnvoll sein, Atropin (6–10 µg/kg) oder Glykopyrrolat (3–5 µg/kg) zu verabreichen.

Die Narkoseeinleitung mit einem volatilen Anästhetikum sollte bei diesen Kindern in der sitzenden Position begonnen werden. Sind die Kinder benommen, werden sie in Rückenlage gebracht und die Atmung wird, falls nötig, unterstützt. Wenn eine ausreichende Narkosetiefe erreicht ist, wird die direkte Laryngoskopie durchgeführt und ein Tubus in die Trachea vorgeschoben. Nach der erfolgreichen endotrachealen Intubation wird eine sorgfältige direkte Laryngoskopie durchgeführt, um die Diagnose einer Epiglottitis zu bestätigen. Als nächster Schritt wird nun der orotracheale Tubus unter direkter Sicht durch einen nasotrachealen Tubus ersetzt. Ein nasotrachealer Tubus ist vorzuziehen, da dieser leichter zu fixieren und für wache Kinder angenehmer ist. Nachdem die nasotracheale Intubation durchgeführt wurde, können diese Kinder aus der Narkose erwachen. Normalerweise ist die endotracheale Intubation für 48 bis 96 Stunden notwendig, obwohl eine Publikation darauf hinweist, daß auch 8 bis 12 Stunden ausreichen können [68]. In einigen Fällen kann die Epiglottitis von Lungenödem, Perikarditis, Meningitis oder septischer Arthritis begleitet sein [64].

Die Extubation kann in Betracht gezogen werden, wenn die Körpertemperatur nicht mehr erhöht ist und auch andere Anzeichen einer Genesung, wie z.B. ein Abfall der Leukozytenzahl, eingetreten sind. Ein klinisches Zeichen der zurückgehenden Epiglottisschwellung ist ein undicht werdender Endotrachealtubus. Unabhängig vom klinischen Eindruck ist es am besten, diese Kinder in den Operationssaal zu bringen und eine direkte Laryngoskopie in Vollnarkose durchzuführen, um vor der Extubation sicherzustellen, daß die Entzündung der Epiglottis und des subglottischen Gewebes tatsächlich verschwunden ist.

32.11.2 Laryngotracheobronchitis

Die Laryngotracheobronchitis (Pseudo-Krupp) ist eine virale Infektion des oberen Respirationstraktes, die typischerweise Kinder vor dem 2. Lebensjahr befällt (Tab. 32.14) [64]. Die Ätiologie ist normalerweise viraler Genese. Als auslösende Ursachen sind Parainfluenzaviren, Adenoviren, Myxoviren und Influenza-A-Viren beteiligt. Die Laryngotracheobronchitis und die Epiglottitis weisen zum Teil die gleichen klinischen Symptome auf und werden manchmal miteinander verwechselt (Tab. 32.14) [64].

Symptome

Die Laryngotracheobronchitis hat, im Gegensatz zur Epiglottitis, einen langsamen Beginn über 24 bis 72 Stunden. Es bestehen die Zeichen einer Infektion der oberen Luftwege wie z.B. eine «laufende Nase» oder leichtes Fieber. Die Leukozytenzahl ist normal oder nur leicht erhöht. Gleichzeitig besteht eine Lymphozytose. Der Husten hat einen typischen bellenden oder metallenen Klang.

Behandlung

Die Behandlung der Laryngotracheobronchitis umfaßt Verabreichung von Sauerstoff, Befeuchtung der Einatemgase und Vernebelung eines Adrenalin-Racemates. Es konnte gezeigt werden, daß durch die stündliche Behandlung mit einem vernebelten Adrenalin-Racemat die Obstruktion der Luftwege aufgrund einer Laryngotracheobronchitis wirksam verbessert und damit die Inzidenz einer Intubationspflicht erniedrigt werden kann [69]. Die Anwendung von Kortikosteroiden (intravenöse Verabreichung von 0,5–1,0 mg/kg Dexamethason) wird weiterhin kontrovers diskutiert. Eine endotracheale Intubation ist notwendig, wenn eine physische Erschöpfung auftritt, was sich in einem Anstieg des arteriellen CO_2-Partialdrucks äußert. Falls eine endotracheale Intubation indiziert ist, sollte ein kleinerer Tubus als normalerweise üblich benutzt werden, um das intubationsbedingte Ödem möglichst gering zu halten. Sollten auch kleinere Tubuli im Bereich des subglottischen Raumes auf Widerstand stoßen, kann eine Tracheostomie notwendig werden. Obwohl eine Laryngotracheobronchitis im allgemeinen eine kurzdauernde Erkrankung ist, gibt es Hinweise darauf, daß Patienten, die diese Erkrankung hatten, hyperreaktive Atemwege aufweisen [70].

32.11.3 Intubationsbedingtes Larynxödem

Ein Larynxödem stellt bei Kindern eine mögliche Komplikation nach einer endotrachealen Intubation dar. Die Inzidenz ist bei Kindern zwischen dem 1. und 4. Lebensjahr am höchsten. Es liegen keine Studien vor, die die Ätiologie dieses Larynxödems nach einer Intubation untersucht haben, aber es scheinen einige prädisponierende Faktoren zu bestehen. Beispielsweise sind ein mechanisches Trauma der Atemwege während der endotrachealen Intubation und das Einführen eines zu dicht sitzenden Tubus mögliche Ursachen [71]. Ein nennenswertes Larynxödem nach einer Intubation kann normalerweise dadurch vermieden werden, daß die Größe des Endotrachealtubus so gewählt wird, daß eine hörbare Leckage auftritt, wenn der Atemwegsdruck 15 bis 25 cm H_2O beträgt. Ein weiterer prädisponierender Faktor, der ein intubationsbedingtes Larynxödem begünstigt, ist eine begleitende Infektion der oberen Luftwege. Dies gilt insbesondere für Neugeborene oder Säuglinge, bei denen jedes Ödem, das eine endotracheale Intubation begleitet, zu einer relativ größeren Einengung des trachealen Durchmessers führt als bei älteren Kindern. Die Inzidenz eines intubationsbedingten Larynxödems ist bei Säuglingen mit einem Infekt der oberen Luftwege, bei denen eine elektive Operation in Intubationsnarkose durchgeführt wurde, erhöht [72].

Ein Larynxödem nach einer Intubation wird dadurch behandelt, daß die Inspirationsgase angefeuchtet werden und daß stündlich ein vernebeltes Adrenalin-Racemat verabreicht wird. Diese Therapie wird so lange durchgeführt, bis die Symptome nachlassen. Das Adrenalin-Racemat wird mit 0,05 ml/kg (maximal 0,5 ml) in 2,0 ml Kochsalz dosiert. Bei einem intubationsbedingten Larynxödem führen in den meisten Fällen 1 bis 2 Behandlungen zu einer deutlichen Verbesserung. Eine Reintubation oder ein Tracheostoma sollten nur selten notwendig werden. Obwohl die einmalige intravenöse Verabreichung von Dexamethason (0,1–0,2 mg/kg) zur Prävention und Behandlung dieses Ödems eingesetzt wurde, ist die Wirksamkeit dieser Therapie nicht belegt. Bei Erwachsenen hat die intravenöse Gabe von Dexamethason eine Stunde vor der geplanten Extubation keinen nachweisbaren Einfluß auf die Entwicklung eines Larynxödems.

32.11.4 Fremdkörperaspiration

Kommt es nach Eindringen eines Fremdkörpers in die Luftwege zu einer Atemwegsverlegung, so kann dies sehr unterschiedliche Auswirkungen haben. Bei einer kompletten Verlegung z.B. auf Höhe des Larynx oder der Trachea kann der Patient an einer Asphyxie versterben. Im anderen Extrem kann es bei Eindringen eines Fremdkörpers bis in die distalen Luftwege zu nur leichten Symptomen kommen, was jahrelang unbemerkt bleiben kann. Kinder im Alter von 1 bis 3 Jahren sind aufgrund ihrer Neugierde und ihres neuerworbenen Bewegungsumfanges für solche Aspirationen am stärksten prädisponiert.

Symptome

Die üblichen klinischen Merkmale einer Fremdkörperaspiration sind Husten, pfeifende Atemgeräusche und eine Behinderung des Lufteintritts in das betroffene Lungensegment. Das Aspirat dringt zumeist in den rechten Hauptbronchus ein. Patienten mit einer Fremdkörperaspiration werden oft mit der Fehldiagnose einer Infektion der oberen Luftwege, eines Asthma bronchiale oder einer Pneumonie vorstellig. Eine Röntgenuntersuchung liefert, falls der aspirierte Gegenstand röntgendicht ist, den direkten Beweis. Falls der aspirierte Gegenstand strahlendurchlässig ist, kann der indirekte Beweis durch eine Überblähung der betroffenen Lunge mit einer Atelektase distal des Fremdkörpers erbracht werden. Bei einer Röntgenaufnahme der Lunge in Exspirationstellung kann die Überblähung deutlicher festgestellt werden. Es ist hilfreich, bei diesen Patienten den arteriellen Sauerstoffpartialdruck zu messen, um damit die Größe des intrapulmonalen Rechts-Links-Shunts aufgrund der Atemwegsobstruktion zu beurteilen.

Die Art des aspirierten Fremdkörpers kann den klinischen Verlauf beeinflussen. So sind z.B. Nüsse und verschiedene Gemüsepartikel für den Tracheobronchialbaum sehr irritierend. Bei der Aspiration von Nüssen kommt es auch häufig zu mehreren Aspirationsherden. Inerte Substanzen wie z.B. Plastikmaterialien sind relativ wenig reizend und verursachen nur eine geringe Entzündungsreaktion.

Behandlung

Die Behandlung eines aspirierten Fremdkörpers besteht in dessen endoskopischer Entfernung. Aufgrund der fortgeschrittenen Technologie der Fiberbronchoskopie sind Effektivität und Sicherheit dieses Verfahrens auch für Kinder inzwischen relativ hoch. Am besten ist es, den Fremdkörper innerhalb von 24 Stunden zu entfernen. Wird der Fremdkörper länger als 24 Stunden in den Luftwegen belassen, besteht die Gefahr, daß das aspirierte Material im Bronchialsystem weiterwandert und eine Pneumonie oder eine bleibende Lungenerkrankung auslöst.

Narkoseführung

Wenige Krankheitsbilder verlangen vom Anästhesisten so viel Flexibilität wie ein Kind mit einem aspirierten Fremdkörper. Jeder Fall verlangt ein individuelles technisches Vorgehen, um der klinischen Situation gerecht zu werden. Die Technik der Narkoseeinleitung wird von der Schwere der Atemwegsobstruktion abhängen. Besteht eine deutliche Verlegung der Atemwege, so ist es sinnvoll, zur Narkoseeinleitung nur ein volatiles Anästhetikum und Sauerstoff zu verabreichen. Sind die Atemwege weniger eingeengt, ist die Narkoseeinleitung mit einem Barbiturat oder einem anderen Induktionshypnotikum und anschließender Verabreichung eines volatilen Anästhetikums eine akzeptable Vorgehensweise. Nachdem eine ausreichende Narkosetiefe erreicht ist, werden die direkte Laryngoskopie durchgeführt und der Larynx mit Lidocain (2–4 mg/kg) eingesprüht. Mit Hilfe dieser Lokalanästhesie kann ein Laryngospasmus während endoskopischer Manipulationen wirkungsvoll verhindert werden. Durch die intravenöse Verabreichung von Atropin (6–10 µg/kg) oder Glykopyrrolat (3–5 µg/kg) kann die Gefahr einer Bradykardie aufgrund einer Vagusstimulation während der Endoskopie verringert werden. Muskelrelaxantien sollten während der Bronchoskopie am besten vermieden werden, denn eine Spontanatmung ist wünschenswert. Atmet das Kind während der endoskopischen Untersuchung spontan, hat der Untersucher mehr Spielraum und kann sich mehr Zeit lassen. Außerdem könnte die Anwendung eines positiven Atemwegdrucks die Wanderung des Fremdkörpers nach distal begünstigen und damit die Extraktion erschweren. Hat der Fremdkörper zu einem Ventilmechanismus geführt, könnte die Anwendung einer Überdruckbeatmung außerdem eine Überblähung und möglicherweise einen Pneumothorax begünstigen. Während der Bronchoskopie wird die Anästhesie mit einem volatilen Anästhetikum und Sauerstoff aufrechterhalten. Die Beatmung über das Bronchoskop kann wegen des hohen Widerstands, den das englumige Bronchoskop dem Gasfluß entgegensetzt, und dadurch, daß neben dem Bronchoskop oft viel Beatmungsgas entweicht, schwierig sein. Auch aus diesem Grund ist es wünschenswert, die Spontanatmung aufrechtzuerhalten. Eine Relaxierung mit Succinylcholin kann jedoch notwendig werden, wenn das Bronchoskop zusammen mit dem Fremdkörper herausgenommen werden muß, der Fremdkörper aber recht groß ist und sich deshalb nicht durch die sich bewegenden Stimmbänder entfernen läßt.

Mögliche Komplikationen, die während einer Bronchoskopie auftreten können, sind Atemwegsverlegung, Auseinanderbrechen des Fremdkörpers, arterielle Hypoxämie und Hyperkapnie. Eine Traumatisierung des Tracheobronchialbaumes durch den Fremdkörper und die instrumentelle Manipulation können zu einem subglottischen Ödem führen. Nach der Bronchoskopie kann durch Inhalation eines vernebelten Adrenalin-Racemates und durch intravenöse Verabreichung von Dexamethason das subglottische Ödem vermindert werden. Nach der Bronchoskopie sollte eine Röntgenaufnahme der Lunge durchgeführt werden, um eine eventuelle Atelektase oder einen Pneumothorax feststellen zu können. Eine Lagerungsdrainage und ein Abklopfen des Brustkorbes können den Sekretabtransport beschleunigen und die Gefahr einer nachfolgenden Infektion vermindern.

32.11.5 Papillomatosis des Larynx

Die Papillomatosis des Larynx ist die am häufigsten vorkommende gutartige Tumorerkrankung des Larynx im Kindesalter. Die wahrscheinlichste Ursache ist eine viral ausgelöste Gewebsreaktion. Eine maligne Entartung von juvenilen Papillomen ist selten, kann aber bei älteren Patienten vorkommen. Das häufigste Symptom einer Papillomatosis ist eine Veränderung des Klangcharakters der Stimme. Bei den meisten Kindern mit einer Papillomatosis äußern sich die Symptome vor dem 7. Lebensjahr. Bei über 40% der Patienten besteht eine gewisse Einengung der Atemwege. Die Papillome bilden sich normalerweise in der Pubertät spontan zurück.

Behandlung

Für die Behandlung der Papillomatosis des Kehlkopfes wurden verschiedene Behandlungsverfahren, wie z.B. chirurgische Abtragung, Kryochirurgie, lokale Anwendung von 5-Fluoruracil, Verabreichung von Interferon und Laserabtragung angewandt. Da diese Erkrankung letztendlich selbstheilend ist, müssen komplikationsträchtige Therapieverfahren vermieden werden. Nach einer Tracheostomie kann es zu einer Aussaat in die distalen Luftwege kommen. Die chirurgische Therapie durch Laserkoagulation wurde mit Erfolg angewandt. Da die Papillome rezidivieren, sind jedoch bis zum Eintritt der Spontanheilung wiederholt Laserbehandlungen nötig.

Narkoseführung

Die Narkoseführung zur Entfernung von Papillomen des Kehlkopfes hängt davon ab, wie stark die Luftwege eingeengt sind. Bei einer schweren Atemwegsobstruktion wird eine Wachintubation empfohlen. Kinder mit einer schweren Atemwegsobstruktion sollten keine Muskelrelaxantien zur endotrachealen Intubation erhalten. Bei einigen Patienten kann der Glottiseingang in der Tat nur während der Spontanatmung des Kindes identifiziert werden. Ein starres Bronchoskop sollte jederzeit bereitliegen, da es bei einigen Kindern nur damit gelingt, die Atemwege freizuhalten. Es muß berücksichtigt werden, daß bei einigen Patienten das Ausmaß der Atemwegsobstruktion zwischen den einzelnen operativen Eingriffen erheblich variieren kann.

Die Einleitung und Aufrechterhaltung der Narkose wird am besten mit einem volatilen Anästhetikum, das zusammen mit einer hohen inspiratorischen Sauerstoffkonzentration verabreicht wird, durchgeführt. Die operative Therapie der Papillomatosis wird normalerweise als mikrolaryngoskopischer Eingriff durchgeführt, unabhängig davon, ob eine Laserkoagulation oder eine Zangenexzision vorgenommen wird. Während der Mikrolaryngoskopie dürfen sich die Stimmbänder nicht bewegen. Um akzeptable Operationsbedingungen zu erzielen, ist eine Muskelrelaxierung oder eine tiefe Narkose notwendig. Kurz oder mittellang wirkende nichtdepolarisierende Muskelrelaxantien können hierzu verwendet werden. Ein blockbarer Endotrachealtubus, der kleiner als ein normalerweise benötigter Tubus ist, sollte für die endotracheale Intubation verwendet werden. Hierdurch bleibt die Glottis während der Laryngoskopie beurteilbar. In einigen Fällen kann eine apnoische Oxygenation und eine zeitweilige Entfernung des Endotrachealtubus notwendig werden. Bei der Laserabtragung der Papillome sollten die für Laser üblichen Sicherheitsvorkehrungen beachtet werden. Dazu gehören, daß der Endotrachealtubus mit einem metallbeschichteten Band umwickelt, die Tubusmanschette mit Kochsalzlösung geblockt, das Gesicht und die Augen des Patienten geschützt und die niedrigste inspiratorische Sauerstoffkonzentration gewählt wird, mit der eine adäquate Oxygenierung sichergestellt werden kann. Dabei gilt es zu bedenken, daß Lachgas die Gefahr der Brennbarkeit erhöhen kann. Nach der Resektion der Papillome sollte das Kind erst extubiert werden, wenn es ganz wach ist und keine Blutung im Kehlkopfbereich vorliegt. Nach der Extubation kann durch Inhalation von Adrenalin-Racemat und intravenöser Injektion von Dexamethason das subglottische Ödem vermindert werden.

32.11.6 Lungenabszeß

Ein Lungenabszeß ist bei Kindern zumeist Folge einer Aspiration von Sekreten, die krankheitserregende Bakterien enthielten. Außerdem kann selten auch eine tumorbedingte Bronchialobstruktion zu einem Lungenabszeß distal der Atemwegsverlegung führen.

Bei den Fällen, die nicht auf eine Antibiotikatherapie ansprechen, ist die operative Exzision der Abszeßhöhle indiziert. Bei einem operativen Vorgehen besteht jedoch das Risiko, daß der Lungenabszeß platzt und der Bronchialbaum mit großen Mengen von purulentem Material überschwemmt wird. Hierdurch kann es zu einer rapiden Verschlechterung der Ventilation und Oxygenierung und zur Ausbildung von Abszessen in bisher nicht betroffenen Anteilen der Lunge kommen. Eine entsprechende Isolierung des betroffenen Lungenlappens oder der betroffenen Lunge ist wünschenswert, um dieses Risiko zu minimieren. Geeignete Größen eines Doppellumentubus oder eines Bronchusblockers sind für den Einsatz bei Kindern nicht immer verfügbar. Der betroffene Lungenlappen kann dann auch mit Hilfe eines Fogarty-Katheters, der unter direkter Sicht durch ein Beatmungsbronchoskop eingeführt wird, effektiv ausgeschaltet werden [74]. Nachdem der Ballon des Fogarty-Katheters aufgeblasen ist, wird ein Endotrachealtubus in den Hauptbronchus der gesunden Lunge eingeführt. Durch dieses Vorgehen kann die gesunde Lunge geschützt und der betroffene Lungenlappen der erkrankten Lunge isoliert werden. Hohe inspiratorische Sauerstoffkonzentrationen sind nötig, da es bei der Ein-Lungen-Anästhesie zu einer Zunahme des intrapulmonalen Rechts-Links-Shunts kommt, wodurch der arterielle Sauerstoffpartialdruck abfällt. Die arteriellen CO_2-Partialdrücke werden bei der Ein-Lungen-Anästhesie nicht beeinflußt, falls ein entsprechendes Atemminutenvolumen aufrechterhalten wird.

32.12 Jeune-Syndrom

Das Jeune-Syndrom ist eine autosomal-rezessiv vererbte Erkrankung, bei der es eine Neugeborenenform (mit einer zur Asphyxie führenden Thoraxdeformität) und eine kindliche Form (mit diffuser interstitieller Fibrose der Nieren) gibt.

Bei der Neugeborenenform verhindert die Deformität der Thoraxwand eine normale interkostale Atmung und es kommt zu einem Versagen der respiratorischen Funktion. Wie zu erwarten, sind die Lungenvolumina erniedrigt. Es können eine Lungenhypoplasie und eine pulmonalvaskuläre Hypertension bestehen. Selbst wenn diese Kinder in Ruhe einen normalen Sauerstoffpartialdruck aufweisen, neigen sie bei Belastung aufgrund der asynchronen Thorax- und Bauchwandbewegungen zur Ausbildung einer schweren arteriellen Hypoxämie. Die Folge einer chronischen arteriellen Hypoxämie ist ein Cor pulmonale. Zusätzlich wurden eine Leberfibrose und eine myokardiale Insuffizienz beobachtet.

Bei diesen Kindern kann eine Narkose für eine Thorakoplastik, eine Nierentransplantation, eine Bronchoskopie oder eine Tracheostomie notwendig werden [75]. Auch ältere Kinder, die sich einer Nierentransplantation unterziehen müssen, haben die typischen Thoraxdeformitäten, obwohl diese weniger schwer ausgebildet sind als bei Neugeborenen. Während der intraoperativen Phase sollten die Atemwegsspitzendrücke möglichst niedrig gehalten werden, um die Gefahr eines Barotraumas zu minimieren. Bei der Auswahl der Narkosemedikamente sollten ihre Auswirkungen auf die Lungenfunktion, das kardiovaskuläre System und die Nierenfunktion berücksichtigt werden. Kinder, die sich einer Thorakoplastik unterziehen müssen, benötigen oft langfristig eine maschinelle Beatmung.

32.13 Maligne Hyperthermie

Die maligne Hyperthermie (MH) ist ein klassisches Beispiel einer pharmakogenetischen Erkrankung. Empfindliche Patienten besitzen eine genetische Prädisposition zur Entwicklung dieser Krankheit, die sich erst manifestiert, wenn sie mit bestimmten Triggersubstanzen konfrontiert werden, wie z.B. Medikamente oder Streßfaktoren. Gegenwärtig gibt es 3 anerkannte Vererbungsmodi, den autosomal-dominanten, den autosomal-rezessiven oder multifaktoriellen sowie nicht klassifizierte Formen. Das Gen für die maligne Hyperthermie ist auf dem Chromosom 19 lokalisiert, das auch der genetische Sitz für die Kalziumkanäle des sarkoplasmatischen Retikulums der Skelettmuskulatur ist (Ryanodin-Rezeptor) [76]. Es wird angenommen, daß ein Defekt dieser Kalziumkanäle für die Wahrscheinlichkeit, eine maligne Hyperthermie zu entwickeln, verantwortlich ist. Tatsächlich kann beim Schwein eine einzige Mutation am Ryanodin-Rezeptor für das Auftreten der gesamten Fälle an maligner Hyperthermie verantwortlich gemacht werden. Im Gegensatz dazu deutet die Zahl verschiedener Mutationen oder sogar die bei einigen Patienten vorkommende fehlende Verbindung zwischen maligner Hyperthermie und Mutationen des Ryanodin-Rezeptors auf einen heterogenen genetischen Ursprung der malignen Hyperthermie beim Menschen hin [76].

Empfindliche Patienten sollten über die möglichen Gefahren einer malignen Hyperthermie sorgfältig aufgeklärt werden. Die Inzidenz einer malignen Hyperthermie wird bei Kindern auf 1:12.000 und bei Erwachsenen auf 1:40.000 Narkosen geschätzt. Die Inzidenz ist höher, wenn Succinylcholin mit anderen Triggersubstanzen zusammen eingesetzt wird [77]. Die Inzidenz hängt offensichtlich von der geographischen Lage ab, denn die Erkrankung tritt in bestimmten Gebieten der USA häufiger auf. Die maligne Hyperthermie tritt normalerweise bei Kindern und jungen Erwachsenen auf, aber es wurden auch Erkrankungsfälle in den extremen Altersbereichen (zwischen dem 2. Lebensmonat und 70 Jahren) berichtet. Bei zwei Dritteln der empfindlichen Patienten zeigt sich dieses Syndrom während der ersten Narkose und bei dem restlichen Drittel während späterer Narkosen.

32.13.1 Symptome

Die maligne Hyperthermie ist durch einen gesteigerten Metabolismus (bis zum 10fachen des Normalwertes) gekennzeichnet. Die klinischen Symptome dieser Erkrankung sind unspezifisch und umfassen Tachykardie, Tachypnoe, arterielle Hypoxämie, Hyperkapnie, metabolische und respiratorische Azidose, Hyperkaliämie, Herzrhythmusstörungen, Hypotension und Muskelrigidität (Trismus oder Masseterkrampf) nach Verabreichung von Succinylcholin sowie eine Erhöhung der Körpertemperatur.

Die Frühsymptome einer malignen Hyperthermie sind die durch den enormen Anstieg des Metabolismus bedingten Zeichen [78]. Frühzeitig kommt es zu einer Steigerung der CO_2-Produktion. Daher ist eine endexspiratorische CO_2-Überwachung mit einem Kapnometer sehr wichtig. Eine Tachykardie ist ebenfalls ein Frühzeichen der malignen Hyperthermie. Die Tachykardie ist sowohl Folge einer Adrenalin- und Noradrenalinfreisetzung als auch Folge einer metabolischen und respiratorischen Azidose. Herzrhythmusstörungen wie ein Bigeminus, multifokale ventrikuläre Extrasystolen und eine ventrikuläre Tachykardie können ebenfalls auftreten, insbesondere wenn es gleichzeitig zu einer Hyperkaliämie kommt. Eventuelle Hautveränderungen können von einer vasodilatationsbedingten Rötung bis zu einer starken vasokonstriktionsbedingten Blässe reichen.

Empfindliche Patienten können nach der Verabreichung von Succinylcholin einen Krampf der Massetermuskulatur entwickeln. Dieser Muskelspasmus kann so stark ausgeprägt sein, daß es unmöglich ist, den Mund zu öffnen, um eine direkte Laryngoskopie im Rahmen der endotrachealen Intubation durchzuführen. Bei anderen Patienten können diese medikamentös verursachten Muskelkrämpfe mild und passager sein oder ganz fehlen. Es wird gegenwärtig empfohlen, daß – bevor die Diagnose einer malignen Hyperthermie gestellt wird – zusätzlich zu einem Masseterspasmus Symptome eines Hypermetabolismus (metabolische und respiratorische Azidose, eventuell erhöhte Körpertemperatur) vorliegen sollten [79]. Gibt es keine eindeutigen Hinweise auf einen Hypermetabolismus, scheint es nicht gerechtfertigt, einen Patienten nur aufgrund eines Masseterspasmus einer Skelettmuskelbiopsie zu unterziehen [80]. Es wurde jedoch vermutet, daß bei 50% der Patienten, bei denen sich ein Masseterspasmus entwickelt, im Rahmen einer späteren Muskelbiopsie Zeichen für eine Empfindlichkeit gegenüber einer malignen Hyperthermie gefunden werden [81, 82]. Das Auftreten einer generalisierten Muskelrigidität während einer Narkose, bei der Halothan und/oder Succinylcholin verabreicht wird, scheint ein spezifischerer Hinweis auf eine Empfindlichkeit für eine maligne Hyperthermie zu sein als ein Masseterspasmus nach der Verabreichung von Succinylcholin [83]. Bei allen Patienten, bei denen die Konzentration der Plasma-Kreatinkinase nach einem succinylcholinbedingten Masseterkrampf über 20.000 IU/l beträgt, zeigt die Muskelbiopsie eine MH-Empfindlichkeit [81].

Ein Anstieg der Körpertemperatur ist oft ein spätes Zeichen einer malignen Hyperthermie. Die Diagnose einer malignen Hyperthermie sollte auf keinen Fall von einem Anstieg der Körpertemperatur abhängig gemacht werden. Dennoch kann die Körpertemperatur sehr steil ansteigen, z.B. um 0,5 °C alle 15 Minuten, und es kann eine Körpertemperatur bis zu 46 °C auftreten.

Die arterielle und zentralvenöse Blutgasanalyse zeigen arterielle Hypoxämie, Hyperkapnie (100–200 mm Hg), respiratorische und metabolische Azidose (pH-Wert 7,15–6,80) sowie eine stark erniedrigte zentralvenöse Sättigung. Bereits in frühen Stadien des Krankheitsverlaufes kann eine Hyperkaliämie auftreten. Die Plasma-Kaliumkonzentration kann aber sehr schnell wieder abfallen, nachdem sich die Temperatur wieder normalisiert hat. Die Plasmakonzentrationen der Transaminasen und der Kreatinkinase sind in der Regel stark erhöht, obwohl die Maximalkonzentrationen erst später als 12 bis 24 Stunden nach einem akuten Ereignis auftreten. Die Myoglobinkonzentrationen in Plasma und Urin (der Urin wird ähnlich wie durch Hämoglobin verfärbt) sind ebenfalls erhöht, was auf eine massive Rhabdomyolysis hinweist. Zu den Spätkomplikationen einer unbehandelten malignen Hyperthermie gehören disseminierte intravasale Gerinnung, Lungenödem und akutes Nierenversagen. Schädigungen des zentralen Nervensystems können sich als Erblindung, Krämpfe, Koma oder Lähmungen äußern.

32.13.2 Therapie

Die erfolgreiche Therapie einer malignen Hyperthermie hängt von der frühzeitigen Diagnosestellung und einem sinnvollen therapeutischen Vorgehen ab (Tab. 32.15). Die Bereithaltung entsprechender Medikamente an einem zentral gelegenen Platz innerhalb des Operationstraktes hilft kostbare Zeit sparen. Die Behandlung der malignen Hyperthermie kann in eine kausale und symptomatische Therapie unterteilt werden. Die kausale Behandlung zielt auf die Beseitigung des zugrundeliegenden Pathomechanismus ab. Die symptomatische Therapie versucht, die Nierenfunktion aufrechtzuerhalten und Hyperthermie, Azidose und arterielle Hypoxämie zu beseitigen.

Kausale Behandlung

Dantrolene ist, intravenös verabreicht, das einzige Medikament, das eine zuverlässige Wirkung bei der Behandlung der malignen Hyperthermie aufweist (Tab. 32.15) [76, 84]. Die Verfügbarkeit intravenös verabreichbarer Dantrolenepräparate hat die Mortalität der malignen Hyperthermie von über 70% auf weniger als 5% gesenkt. Die Behandlung einer akuten Episode einer malignen Hyperthermie besteht in der raschen intravenösen Verabreichung von 2 bis 3 mg/kg Dantrolene. Diese Dosis wird, abhängig vom Temperaturverhalten des Patienten, alle 5 bis 10 Minuten bis zu einer Maximaldosierung von 10 mg/kg wiederholt. Normalerweise werden 2 bis 5 mg/kg Dantrolene für die Behandlung eines akuten Ereignisses benötigt. Gelegentlich müssen jedoch mehr als 10 mg/kg Dantrolene verabreicht werden. Um einem möglichen Rezidiv einer malignen Hyperthermie vorzubeugen, sollte die Dantrolenetherapie auch in der postoperativen Phase weitergeführt werden. Ein Therapieschema besteht darin, Dantrolene (1 mg/kg i.v.), auch nachdem sich das akute Ereignis zurückgebildet hat, über weitere 72 Stunden alle 6 Stunden zu verabreichen.

Tab. 32.15: Behandlung der malignen Hyperthermie

kausale Behandlung
Dantrolen (2–3 mg/kg i.v.) als initialer Bolus, anschließend wiederholte Boli alle 5 bis 10 Minuten, bis die Symptome beherrscht sind (selten wird eine Gesamtdosis von mehr als 10 mg/kg benötigt). Verhinderung eines Wiederauftretens der Symptome (Dantrolen 1 mg/kg i.v. alle 6 Stunden über insgesamt 72 Stunden).

symptomatische Behandlung
Sofortiger Stop der Zufuhr von Inhalationsanästhetika sowie zügige Beendigung der Operation.
Hyperventilation (ca. 4faches bisheriges Atemminutenvolumen) der Lungen mit 100 % Sauerstoff (Frischgasfluß 15 l Sauerstoff pro Minute);
Einleitung aktiver Kühlungsmaßnahmen (intravenöse Infusion eiskalter kristalloider Lösung (15 ml/kg alle 10 Minuten, Spülung des Magens mit eiskalter kristalloider Lösung, Oberflächenkühlung);
Korrektur der metabolischen Azidose (Natriumbikarbonat 1–2 mVal/kg i.v., titriert je nach aktuellem pH-Wert);
Aufrechterhaltung der Urinausscheidung (Volumenzufuhr, Mannitol 0,25 g/kg i.v., Furosemid 1 mg/kg i.v.);
Behandlung kardialer Rhythmusstörungen (mit Procainamid 15 mg/kg i.v. oder einem Amidlokalanästhetikum);
Überwachung auf einer Intensivstation (Diurese, arterielle Blutgase, pH-Wert, Elektrolyte).

Symptomatische Therapie

Die symptomatische Therapie der malignen Hyperthermie besteht darin, die Zufuhr von Inhalationsanästhetika sofort zu unterbrechen sowie den chirurgischen Eingriff zügig zu beenden (Tab. 32.15). Unter keinen Umständen dürfen volatile Anästhetika unter der falschen Vorstellung weiterverabreicht werden, daß eine anästhetikainduzierte Vasodilatation die Kühlung erleichtern oder hohe Konzentrationen dieser Medikamente den Stoffwechsel reduzieren würden. Der Patient muß mit 100% Sauerstoff hyperventiliert werden, und aktive Kühlmaßnahmen müssen eingeleitet werden. Die aktive Kühlung kann durch eine Oberflächenkühlung oder eine Spülung des Magens und der Blase mit einer kalten kristalloiden Lösung durchgeführt werden. Auch die über einen periphervenösen Katheter verabreichten Lösungen sollten gekühlt sein. Es wurde auch die Kühlung durch eine extrakorporale Zirkulation mittels eines Wärmeaustauschers beschrieben, obwohl dies selten durchgeführt werden kann [85]. Die Kühlung ist zu unterbrechen, wenn die Körpertemperatur 38 °C erreicht. Andere symptomatische Therapiemaßnahmen umfassen die intravenöse Infusion von Natriumbikarbonat, um die metabolische Azidose und Hyperkaliämie auszugleichen, sowie eine Volumenzufuhr in Form isotoner Kochsalzlösung und die Verabreichung eines Osmodiuretikums oder eines Schleifendiuretikums, um eine Urinproduktion von 1 bis 2 ml/kg × Stunde aufrechtzuerhalten. Die Verabreichung von Glukose und einer entsprechenden Menge an Insulin unterstützt den Transport von Kalium nach intrazellulär, und es kann eine exogene Energiequelle bereitgestellt werden, um die entleerten Energiespeicher des Gehirns wieder aufzufüllen. Gelingt es nicht, eine Urinausscheidung aufrechtzuerhalten, kann es aufgrund einer Ablagerung von Myoglobin in den Nierentubuli zu einem akuten Nierenversagen kommen. Procainamid (15 mg/kg i.v.) (aber auch Amidlokalanästhetika) können zur Behandlung ventrikulärer Arrhythmien, die während einer malignen Hyperthermie auftreten können, eingesetzt werden.

Nachdem sich der Patient von einer akuten MH-Krise erholt hat, sollte er auf einer Intensivstation für 24 bis 72 Stunden engmaschig überwacht werden. Urinausscheidung, arterielle Blutgase, pH-Wert und die Konzentrationen der Serum-Elektrolyte sollten häufig bestimmt werden. Es muß beachtet werden, daß es auf der Intensivstation trotz Vermeidung offensichtlicher Triggermechanismen zu einem erneuten Auftreten einer malignen Hyperthermie kommen kann [86].

32.13.3 Erfassung von MH-empfindlichen Patienten

Es ist sehr wichtig, MH-empfindliche Patienten vor Durchführung einer Narkose zu erfassen. Es sollte daher eine detaillierte medizinische und familiäre Anamnese unter besonderer Berücksichtigung früherer Anästhesieerfahrungen durchgeführt werden. Frühere problemlose Narkosen bedeuten nicht zwangsläufig, daß der Patient nicht zu einer malignen Hyperthermie neigt. Eine Streßsituation ist ein häufiger Triggermechanismus der malignen Hyperthermie bei Tieren. Dies wurde auch für den Menschen berichtet [87]. Aus diesem Grund kann es sinnvoll sein, die Reaktionen des Patienten auf körperliche Anstrengung zu erfragen. Die klinische Untersuchung sollte sich auf das muskuloskelettale und kardiale System konzentrieren. Zwei verschiedene myopathische Syndrome sind z.B. mit einer erhöhten Neigung für eine maligne Hyperthermie vergesellschaftet. Das eine myopathische Syndrom ist durch einen Schwund des distalen und eine Hypertrophie des proximalen Endes des Musculus quadriceps femoris gekennzeichnet. Das andere myopathische Syndrom ist durch Kryptorchismus, Hühnerbrust, Kyphose, Lordose, Ptosis und hypoplastischen Unterkiefer gekennzeichnet. Die Inzidenz einer malignen Hyperthermie ist auch bei Patienten mit einer Muskeldystrophie des Typs Duchenne erhöht (vgl. Kapitel 26). Eine maligne Hyperthermie wurde auch bei Patienten mit einem Burkitt-Lymphom, einer Osteogenesis imperfecta, einer Myotonia congenita, einem malignen neuroleptischen Syndrom und einer Meningomyelozele beschrieben [88]. Es gibt auch Hinweise, daß bei MH-empfindlichen Patienten die Herzmuskulatur beeinträchtigt ist. Von kardialer Seite finden sich bei diesen Patienten oft ventrikuläre Rhythmusstörungen und ein pathologischer Befund bei der Radionukliduntersuchung des Myokards.

Bei MH-empfindlichen Patienten sollte die Kreatinkinase gemessen werden. Bei ungefähr 70% dieser Patienten ist die Plasmakonzentration der Kreatinkinase in Ruhe erhöht. Andererseits gibt es aber in MH-gefährdeten Familien Familienmitglieder, die normale Kreatinkinasespiegel haben. Auch andere Erkrankungen wie eine Muskeldystrophie oder ein Muskeltrauma führen zu einer Erhöhung des Kreatinkinasespiegels. Aus diesen Gründen ist die Messung des Kreatinkinasespiegels kein beweisender Screening-Test für die maligne Hyperthermie. Bei 50% der MH-empfindlichen Patienten bestehen elektromyographische Veränderungen. Hierbei können gehäuft polyphasische Aktionspotentiale und Fibrillationspotentiale festgestellt werden.

Nur mittels Muskelbiopsien aus der quergestreiften Muskulatur und anschließender In-vitro-Untersuchung der isometrischen Kontraktion dieser Muskelfasern kann eine Empfindlichkeit für eine maligne Hyperthermie bewiesen werden. Die Muskelbiopsien werden typischerweise unter Lokal- oder Regionalanästhesie aus dem Musculus quadriceps femoris am Oberschenkel entnommen. Histologische Veränderungen der Skelettmuskulatur sind für eine Disposition zur malignen Hyperthermie nicht beweisend. Bei den quergestreiften Muskelproben muß unter dem Einfluß von Koffein, Halothan oder beiden Medikamenten die isometrische Kontraktion untersucht werden. Koffein und Halothan erzeugen bei Patienten, die für eine maligne Hyperthermie empfindlich sind, eine verstärkte Kontraktion der quergestreiften Muskelfasern. Da es hier einige Überlappungen zwischen gesunden und MH-empfindlichen Patienten gibt, sollten diese Untersuchungen von einem erfahrenen Labor durchgeführt werden.

Es wird angenommen, daß in Zukunft weniger invasive Tests wie z.B. genetische Tests (Chromosomenanalyse) oder in vivo durchgeführte Phosphor-Magnet-Resonanzspektroskopie zur Verfügung stehen könnten [89]. Bis die Verläßlichkeit dieser Tests erwiesen ist, sind nur Muskelbiopsie und Kontraktionstest zum definitiven Nachweis einer Empfindlichkeit für eine maligne Hyperthermie geeignet. Nicht alle Patienten mit einer Empfindlichkeit für die maligne Hyperthermie weisen eine entsprechende genetische Grundlage auf, die auf der Mutation des Ryanodin-Rezeptorgens beruht [76].

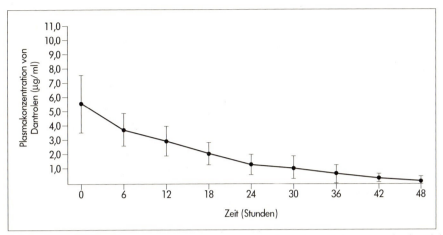

Abb. 32.12: Die Plasmakonzentration von Dantrolen (Mittel ± SD) zum Zeitpunkt der Narkoseeinleitung (O) und während der nächsten 48 Stunden bei Patienten, denen oral eine Gesamtdosis von 5 mg/kg Dantrolen in 3 bis 4 Einzeldosen alle 6 Stunden verabreicht wurde. Die letzte Dosis wurde 4 Stunden vor der Operation verabreicht.
(Aus: Allen GC, Cattran CB, Peterson RG, Lalande M. Plasma levels of dantrolene following oral administration in malignant hyperthermiasusceptible patients. Anesthesiology 1988; 69: 900–904; mit freundlicher Genehmigung.)

32.13.4 Narkoseführung

Von keinem Anästhesieverfahren konnte nachgewiesen werden, daß es bei empfindlichen Patienten absolut sicher ist. Dennoch sollten gewisse Richtlinien bei der Betreuung dieser Patienten befolgt werden. Eine Prophylaxe bei Patienten mit einer Empfindlichkeit für eine maligne Hyperthermie kann mit der oralen Gabe von Dantrolene durchgeführt werden (5 mg/kg in 3 bis 4 Gaben alle 6 Stunden, die letzte Gabe 4 Stunden vor der Operation). Mit dieser Dosierung liegt zum Zeitpunkt der Narkoseeinleitung ein therapeutischer Plasmaspiegel vor, der noch für mindestens 6 weitere Stunden ausreichend ist (Abb. 32.12) [90]. Alternativ dazu kann Dantrolene (2,4 mg/kg) intravenös als Prophylaxe 10 bis 30 Minuten vor Narkoseeinleitung verabreicht werden. Zur Fortführung der Prophylaxe wird dann die Hälfte der Dosis nach 6 Stunden noch einmal gegeben (Abb. 32.13) [91]. Eine verstärkte Diurese kann im Zusammenhang mit der intravenösen Gabe von Dantrolene auftreten. Dies ist darauf zurückzuführen, daß dem Dantrolenepulver Mannitol zugesetzt ist, um eine isotone Lösung

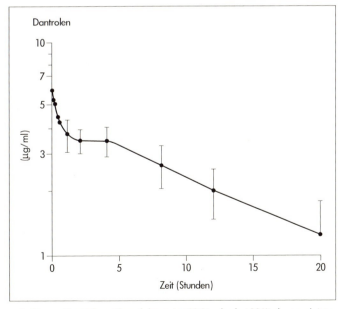

Abb. 32.13: Die Plasmakonzentration von Dantrolen während der ersten 20 Stunden bei 10 Kindern nach intravenöser Gabe von Dantrolen (2,4 mg/kg).
(Aus: Lerman J, McLeod ME, Strong HA. Pharmacokinetics of intravenous dantrolene in children. Anesthesiology 1989; 70: 625–629; mit freundlicher Genehmigung.)

Tab. 32.16: Medikamente, die bei einer malignen Hyperthermie eingesetzt werden können

Barbiturate
Opioide
Benzodiazepine
Propofol
Etomidate
Droperidol
Lachgas (?)
nicht-depolarisierende Muskelrelaxanzien
(d-Tubocurare?)
Cholinesterasehemmer
Anticholinergika
Sympathomimetika
Lokalanästhetika

zu erhalten. Aus diesem Grund wird empfohlen, Patienten, denen Dantrolene intravenös verabreicht wird, mit einem Dauerkatheter zu versehen [92]. Hohe Dosen von Dantrolene, die akut zur Prophylaxe verabreicht werden, können Übelkeit, Diarrhoe, eingeschränkte Sehfähigkeit und Schwäche der quergestreiften Muskulatur erzeugen. Diese medikamenteninduzierte Schwäche der Skelettmuskulatur kann ausreichen, um eine adäquate Ventilation oder die Schutzreflexe, die eine Aspiration von Mageninhalt verhindern, zu beeinträchtigen [93]. Bleiben intraoperativ die Anzeichen einer malignen Hyperthermie aus, so ist es in der Regel nicht notwendig, Dantrolene in der postoperativen Phase weiterhin zu verabreichen. Trotz einer Prophylaxe mit Dantrolene kann es bei einzelnen empfindlichen Patienten zu der Entwicklung einer malignen Hyperthermie kommen [94]. Ein Bericht weist darauf hin, daß angesichts der Nebenwirkungen einer Dantrolenetherapie eine prophylaktische Gabe bei empfindlichen Patienten nicht notwendig sei, vorausgesetzt, daß alle bekannten Triggersubstanzen vermieden werden [95].

Patienten, die für eine maligne Hyperthermie empfindlich sind, sollten vor der Narkoseeinleitung gut sediert werden. Bei der präoperativen Medikation sollten keine Anticholinergika verabreicht werden, um eine Veränderung der Herzfrequenz richtig interpretieren zu können und die Wärmeabgabe des Körpers nicht zu stören. Alle Vorbereitungen für die Behandlung einer malignen Hyperthermie müssen vor Narkoseeinleitung abgeschlossen sein (vgl. Abschnitt: Therapie). Zu den Medikamenten, die eine maligne Hyperthermie auslösen können, gehören volatile Anästhetika und Succinylcholin. Weitere Medikamente, die vermieden werden sollten, sind Kalzium und Kalium. Bei der gleichzeitigen Gabe von Kalziumantagonisten und Dantrolene wurde die Entwicklung einer Hyperkaliämie und Myokarddepression beschrieben [96]. Medikamente, die bei diesen Patienten als sicher betrachtet werden, sind Barbiturate, Opioide, Benzodiazepine, Ketamin, Droperidol und nicht-depolarisierende Muskelrelaxantien (Tab. 32.16). Wird einem MH-empfindlichen Patienten, der mit Dantrolene vorbehandelt worden ist, ein nicht-depolarisierendes Muskelrelaxans verabreicht, kann dies zu einer verlängerten neuromuskulären Blockade führen [97]. Lachgas kann vermutlich als ein sicheres Medikament bei diesen Patienten eingesetzt werden, obwohl es beim Auftreten einer malignen Hyperthermie beteiligt war [94]. Es wäre denkbar, daß Lachgas aufgrund seiner Fähigkeit, das sympathische Nervensystem zu stimulieren, den Verlauf einer malignen Hyperthermie indirekt beeinflussen könnte. Die Antagonisierung von nicht-depolarisierenden Muskelrelaxantien ist nicht als Triggermechanismus für eine maligne Hyperthermie anzusehen. Vasopressoren, Digitalis und Methylxanthine können eingesetzt werden, wenn spezielle Indikationen bestehen. Es gibt bisher keine Studien, die belegen, daß Spuren volatiler Anästhetika, insbesondere von Halothan, die von vorher eingesetzten Narkosegeräten noch abgegeben werden, eine maligne Hyperthermie auslösen können. Dennoch plädieren einige konservative Autoren bei diesen Patienten für den Einsatz eines Narkosegeräts, mit dem noch nie ein volatiles Anästhetikum verabreicht wurde. Eine praktischere und akzeptablere Alternative würde darin bestehen, ein Narkosegerät zu verwenden, das 1. ein neues Kreissystem und einen neuen Abgasschlauch besitzt, 2. neue CO_2-Absorber hat, 3. bei dem der Verdampfer entfernt wurde und 4. bei dem vor Einsatz des Gerätes über 5 bis 20 Minuten ein kontinuierlicher Sauerstofffluß von 10 l/min durchgeströmt war [98].

Eine Regionalanästhesie ist eine sinnvolle und akzeptable Narkoseform bei MH-empfindlichen Patienten. In der Vergangenheit wurde empfohlen, Lokalanästhetika vom Amidtyp zu vermeiden, da die Meinung vertreten wurde, daß diese Medikamente eine maligne Hyperthermie bei empfindlichen Patienten auslösen könnten. Diese Meinung scheint sich jedoch zu ändern: Lokalanästhetika vom Ester- und vom Amidtyp werden zur Durchführung einer Regional- oder Lokalanästhesie (z.B. für eine Muskelbiopsie) als akzeptabel angesehen [99]. Es muß aber beachtet werden, daß eine Regionalanästhesie MH-empfindliche Patienten nicht vor einer durch Streß ausgelösten malignen Hyperthermiekrise schützen kann. Aus diesem Grund sollten diese Patienten während der Regionalanästhesie entsprechend anxiolytisch therapiert werden.

Patienten, die sonst nach einem elektiven operativen Eingriff noch am selben Tage wieder entlassen werden könnten, sollten auch nach einer komplikationslosen Narkose eventuell über Nacht stationär aufgenommen werden, falls eine bekannte oder vermutete MH-Empfindlichkeit vorliegt. Es gibt jedoch keinerlei Hinweise darauf, daß dieses Vorgehen zwingend ist. Nach einem kleineren chirurgischen Eingriff scheint die wenig später erfolgende Entlassung nach Hause mit keinem erhöhten Risiko verbunden zu sein [100].

32.14 Familiäre Dysautonomie

Die familiäre Dysautonomie (Riley-Day-Syndrom) ist eine seltene erbliche Erkrankung, die fast ausschließlich bei Kindern gefunden wird, die von osteuropäischen Juden abstammen. Die Vererbung erfolgt autosomal rezessiv, wobei die Symptome im Säuglings- oder frühen Kindesalter auftreten. Ungefähr 50% dieser Kinder sterben im Alter von 4 Jahren, normalerweise an den Folgen einer respiratorischen Komplikation. Dennoch überleben inzwischen viele erkrankte Kinder aufgrund besserer Kenntnisse über diese Krankheit und ihre Behandlung bis ins Erwachsenenalter.

32.14.1 Symptome

Eine Funktionsstörung des autonomen Nervensystems ist das wichtigste Merkmal einer familiären Dysautonomie. Eine Labilität der Gefäßregulation ist durch plötzliche Blutdruckschwankungen mit hypo- und hypertonen Phasen gekennzeichnet. Es kann zu einer orthostatischen Hypotension mit nachfolgender Synkope kommen. Dies weist auf eine gestörte Aktivität der Baro-Rezeptorenreflexe und/oder eine ungenügende Freisetzung von Noradrenalin hin. Zu den charakteristischen Symptomen bei diesen Patienten gehört, daß sie nicht in der Lage sind, die Herzfrequenz bei einem Abfall des Blutdrucks kompensatorisch zu steigern und daß nach körperlicher Anstrengung oder Einnehmen einer stehenden Körperposition die Plasmakonzentration von Noradrenalin nicht ansteigt. Die ventilatorischen Veränderungen bei einer arteriellen Hypoxämie und Hyperkapnie sind ebenfalls abgeschwächt. Es wird angenommen, daß hypertensive und hypertherme Episoden, die häufig in Zusammenhang mit einer emotionalen Streßsituation auftreten, sowohl Ausdruck einer gesteigerten Empfindlichkeit gegenüber Katecholaminen sind (Denervations-Hypersensitivität) als auch Ausdruck dessen, daß gegenregulatorische Reaktionen des parasympathischen Nervensystems nicht möglich sind. Das Auftreten einer Hypertension unterscheidet die familiäre Dysautonomie von dem Shy-Drager-Syndrom.

Die Schmerzwahrnehmung ist bei erkrankten Kindern reduziert bzw. nicht vorhanden. In der Anamnese gibt es häufig Hinweise auf Traumata, die nicht wahrgenommen wurden. Bei diesen Patienten wurden schon Spalthauttransplantate ohne Narkose entnommen. Eine Empfindungslosigkeit der Hornhaut und das Fehlen von Tränen prädisponieren zu Hornhautulzera. Das Geschmacks- und Wärmeempfinden ist stets gestört. Diese Patienten können z.B. normal temperiertes Leitungswasser nicht von Eiswasser unterscheiden. Die Zunge ist glatt, was auf das Fehlen der Papillae fungiformes zurückzuführen ist.

Der Würgereflex und die Motilität des Ösophagus sind deutlich eingeschränkt, wodurch diese Patienten zu rezidivierenden Aspirationen neigen. Phasen von schwerem, rezidivierendem Erbrechen sind ein häufiger Grund für die stationäre Einweisung von Kindern mit einer familiären Dysautonomie. Es kommt typischerweise zu schwallartigem Erbrechen. Das Erbrechen kann über einen Zeitraum von 1 bis 5 Tagen alle 15 bis 20 Minuten auftreten und wird von Hypertension und Schweißausbruch begleitet. Während dieser Phasen kann es zu einer Dehydratation und zu einer Aspiration von erbrochenem Mageninhalt kommen. 25% dieser Episoden werden durch eine Hämatemesis kompliziert und gelegentlich ist eine operative Intervention nötig. Die intramuskuläre Verabreichung von Chlorpromazin (0,5–1 mg/kg) ist zur Angstminderung und zur Senkung des Blutdruckes geeignet. Chlorpromazin hat außerdem eine antiemetische Wirkung.

Die Regulation der Körpertemperatur ist bei Kindern mit familiärer Dysautonomie stark schwankend. Die am frühen Morgen gemessene Temperatur kann 35 °C oder weniger betragen. Auf der anderen Seite können bereits leichte Infektionen eine deutliche Erhöhung der Körpertemperatur und das Auftreten von Fieberkrämpfen auslösen. Dagegen können schwere Infektionen ohne Fieberreaktion ablaufen.

Bei nahezu 90% dieser Kinder kommt es zur Ausbildung einer Kyphoskoliose, die durch die neuromuskuläre Störung bedingt ist. Eine schwere Kyphoskoliose kann zu einer restriktiven Lungenerkrankung und im Extremfall zu einer arteriellen Hypoxämie und pulmonalvaskulären Hypertension führen. Ungefähr 40% der Patienten weisen in der Anamnese ein Krampfleiden auf, das auf Fieber zurückzuführen ist. Eine emotionale Labilität und ein unausgereiftes, unselbständiges Verhalten sind für diese Patienten charakteristisch. Eine leichte geistige Retardierung scheint weniger ein primäres Merkmal dieser Erkrankung zu sein, als vielmehr Folge der chronischen Erkrankung, der gestörten motorischen Koordination und der sensorischen Deprivation.

32.14.2 Narkoseführung

Zur präoperativen Einschätzung bei Kindern mit einer familiären Dysautonomie gehört die Untersuchung der Lungenfunktion (arterielle Blutgase, Lungenfunktionstests), insbesondere dann, wenn die operative Korrektur einer Kyphoskoliose geplant ist. Wiederholte Aspirationen können sich präoperativ in einer Pneumonie äußern. Der Flüssigkeits- und Elektrolytstatus müssen sorgfältig beurteilt werden, insbesondere bei Kindern, bei denen kürzlich eine Phase des Erbrechens vorlag. Atropin kann, wenn es im Rahmen der präoperativen Medikation intramuskulär verabreicht wird, eine Bradykardie und Hypotension während der Narkoseeinleitung nicht verhindern. Opioide werden für die medikamentöse Prämedikation nicht empfohlen, da Kinder mit einer familiären Dysautonomie relativ unempfindlich für Schmerzen sind. Außerdem können Opioide die bereits abgeschwächte ventilatorische Antwort auf eine arterielle Hypoxämie und Hyperkapnie weiter beeinträchtigen.

Zur Narkoseeinleitung bei Patienten mit einer familiären Dysautonomie eignen sich die üblichen intravenösen Induktionsanästhetika. Lachgas und Muskelrelaxantien reichen oft zur Aufrechterhaltung der Narkose aus, da diese Patienten relativ schmerzunempfindlich sind. Es ist jedoch auch empfohlen worden, die Narkose mit Fentanyl durchzuführen [101]. Die Stimulation, die mit der endotrachealen Intubation einhergeht, kann zu einer exzessiven Hypertension führen. Daher kann es sinnvoll sein, vorübergehend ein volatiles Anästhetikum zu verabreichen, wobei zu beachten ist, daß es dadurch unter Umständen auch zu einem plötzlichen Blutdruckabfall kommen kann [101, 102]. Es scheint sinnvoll, ein nicht-depolarisierendes Muskelrelaxans mit möglichst geringer Kreislaufwirkung einzusetzen. Auch Succinylcholin wurde bei diesen Patienten eingesetzt, obwohl zu bedenken ist, daß bei jedem Patienten mit einer progressiven neurologischen Erkrankung das Risiko einer erhöhten Kaliumfreisetzung besteht. Der Blutdruck ist bei diesen Patienten sehr stark vom Blutvolumen abhängig. Aus diesem Grund müssen Volumenverluste genau überwacht und umgehend ersetzt werden. Eine Hypotension ist durch die intravenöse Zufuhr einer kristalloiden Lösung oder die Verabreichung von niedrigen Dosen eines direkt sympathomimetisch wirkenden Vasopressors wie Phenylephrin zu behandeln. Dabei ist zu bedenken, daß die Gabe eines Sympathomimetikums zu einem exzessiven Blutdruckanstieg führen kann. Es ist wichtig, bei diesen Patienten Blutdruck, Herzfrequenz und Körpertemperatur kontinuierlich zu überwachen. Da diese Patienten oft eine Empfindungslosigkeit der Hornhaut und eine mangelnde Tränenproduktion haben, muß besonders darauf geachtet werden, daß Hornhautverletzungen vermieden werden. Die Überwachung mit Hilfe eines zentralen Venenkatheters oder eines Pulmonalarterienkatheters ist während großer chirurgischer Eingriffe sinnvoll, insbesondere dann, wenn die kardiopulmonale Funktion bereits grenzwertig ist. Die Durchführung einer Regionalanästhesie scheint bei diesen Patienten angesichts der kardiovaskulären Instabilität, die für dieses Krankheitsbild typisch ist, keine gute Alternative zu sein.

32.14.3 Postoperative Betreuung

Als Komplikationen können in der postoperativen Phase anhaltendes Erbrechen, Aspiration, sehr hohes Fieber, labiler Blutdruck, arterielle Hypoxämie, Hypoventilation und Krampfanfälle auftreten. Diesen Patienten sollte routinemäßig eine erhöhte inspiratorische Sauerstoffkonzentration zugeführt werden. Die kontinuierliche Überwachung der arteriellen Oxygenierung mit Hilfe eines Pulsoxymeters, der arteriellen Blutgase und des pH-Wertes sind sinnvoll, wenn Unsicherheit bezüglich der adäquaten Oxygenierung oder Ventilation besteht. Da diese Patienten eine verminderte Schmerzempfindung haben, ist es unwahrscheinlich, daß sie zur Schmerztherapie ein Opioid benötigen. Chlorpromazin hat sich gut bewährt, um in der postoperativen Phase Übelkeit, Hyperthermie oder erhöhten Blutdruck zu therapieren.

32.15 Solide Tumore

Tumorerkrankungen stellen nach Unfällen die zweithäufigste Todesursache bei Kindern zwischen 1 und 14 Jahren dar. Die Behandlung der akuten lymphatischen Leukämie war die erste, anerkanntermaßen erfolgreiche Therapie in der pädiatrischen Onkologie. Inzwischen gibt es jetzt ähnliche Erfolge in der Behandlung maligner solider Tumoren. Eine dramatische Verbesserung des Behandlungserfolges konnte durch einen kombinierten Therapieansatz erzielt werden (Kombination von Operation, Chemotherapie und Radiotherapie). Narkosen werden nicht nur für die primäre Tumorentfernung notwendig, sondern es gibt inzwischen einen steigenden Bedarf für Narkosen bei diagnostischen und unterstützenden Maßnahmen. Solide Tumoren, die sich bei Säuglingen oder Kindern entwickeln, können unter anderem intraabdominalen oder retroperitonealen Ursprungs sein. Nahezu 60% der intraabdominalen Tumoren bei Kindern sind durch eine Leukämie, die auch die Leber und die Milz betrifft, verursacht. Im Gegensatz dazu sind die meisten intraabdominalen Tumoren bei Säuglingen gutartig und gehen von der Niere aus. Auch retroperitoneale solide Tumoren gehen häufig von der Niere aus. Zwei Drittel dieser Nierentumoren sind zystische Veränderungen wie z.B. eine Hydronephrose. In den restlichen Fällen handelt es sich um ein Nephroblastom (Wilms-Tumor). Das Neuroblastom ist ebenfalls ein solider Tumor, der bevorzugt im Retroperitonealraum auftritt.

32.15.1 Neuroblastom

Neuroblastome entstehen durch eine maligne Entartung aus Vorläuferzellen der sympathischen Ganglien. Diese Tumoren können überall im Bereich des sympathischen Grenzstranges entstehen, aber 60 bis 75% bilden sich im Nebennierenmark und im Retroperitonealraum. Neuroblastome treten mit einer Inzidenz von ungefähr 1 pro 10.000

Lebendgeborenen auf. Es wird geschätzt, daß 10 bis 20% der soliden Tumoren bei Kindern Neuroblastome sind. Neuroblastome manifestieren sich zumeist bei Kindern unter einem Jahr.

Symptome

Kinder mit einem Neuroblastom werden typischerweise wegen eines vorgewölbten Abdomens auffällig, was von den Eltern oft zufällig entdeckt wird. Bei der klinischen Untersuchung zeigt sich ein Neuroblastom meist als großer, fester, nodulärer und manchmal schmerzhafter Tumor in der Flanke, der normalerweise mit den umgebenden Gebilden verwachsen ist. Eine Ptosis und periorbitale Hautblutungen können aufgrund periorbitaler Metastasen vorhanden sein. Manche Kinder werden durch pulmonale Metastasen auffällig. Paraspinale Neuroblastome können sich durch das Foramen intervertebralis in den Periduralraum ausdehnen und eine Lähmung verursachen. Eine Vergrößerung von peripheren Lymphknoten, ein Horner-Syndrom, ein komplettes oder partielles Fehlen der Iris und eine metastasenbedingte Vergrößerung der Leber können außerdem vorhanden sein. Neuroblastome können vasoaktive intestinale Peptide sezernieren, die für anhaltende wässerige Durchfälle mit Verlust von Flüssigkeit und Elektrolyten verantwortlich sind. Diese Tumore produzieren auch Katecholamine, aber eine Hypertension ist selten.

Diagnose

Die Ultraschalluntersuchung, die Computertomographie und die Kernspintomographie sind die wichtigsten diagnostischen Maßnahmen, um einen abdominalen Tumor bei Kindern festzustellen. Die Arteriographie ist sinnvoll um darzustellen, inwieweit die großen Gefäße mitbetroffen sind und ob der Tumor operativ reseziert werden kann. In einigen Fällen sind die großen Gefäße durch den Tumor umschlossen, so daß der Versuch einer kompletten Resektion mit der Gefahr eines starken Blutverlustes verbunden wäre. Eine röntgenologische Darstellung der Vena cava inferior mit Kontrastmittel kann notwendig sein, um festzustellen, wie stark dieses Gefäß durch den Tumor ummauert ist. Die Ausscheidung von Vanillinmandelsäure im Urin ist bei den meisten Kindern mit einem Neuroblastom erhöht, was auf den Katecholaminmetabolismus dieser Tumoren hinweist. Unglücklicherweise weisen 50% der Kinder zum Zeitpunkt der Diagnosestellung bereits Fernmetastasen auf. Die Überlebensrate von Kindern mit einem Neuroblastom beträgt nur 30%.

Behandlung

Die Behandlung des Neuroblastoms besteht in der operativen Exzision des Primärtumors einschließlich lokaler Metastasen und befallener Lymphknoten. Wenn diese Tumoren nicht komplett reseziert werden können, werden sie unter Zerstückelung entfernt. Alternativ können vor der operativen Resektion eine Chemotherapie oder Bestrahlung durchgeführt werden. Bei Kindern, die Zeichen einer Rückenmarkskompression und variierende Lähmungserscheinungen aufweisen, kann es nötig werden, in Narkose ein Myelogramm und anschließend eine notfallmäßige Laminektomie zur Entfernung des sich bis in den Periduralraum ausdehnenden Tumors durchzuführen. Es kann auch eine palliative oder therapeutische Bestrahlung durchgeführt werden. Die für die Chemotherapie in unterschiedlichen Kombinationen verwendeten Medikamente sind Cyclophosphamid, Vincristin und Doxorubicin. Mögliche Nebenwirkungen einer Chemotherapie müssen bei der Prämedikation dieser Patienten berücksichtigt werden (vgl. Kapitel 28).

Narkoseführung

Die Narkoseführung für die Resektion eines Neuroblastoms entspricht dem Vorgehen, wie es für die Entfernung eines Nephroblastoms beschrieben ist.

32.15.2 Nephroblastom

Nephroblastome (Wilms-Tumoren) machen ungefähr 10% der soliden Tumoren bei Kindern aus. Ein Drittel dieser Tumoren tritt bei Kindern unter einem Jahr auf, und 75% dieser Tumoren werden bis zum Alter von 4 Jahren diagnostiziert. Die Inzidenz beträgt ungefähr 1 pro 13.500 Lebendgeborenen.

Symptome

Nephroblastome fallen typischerweise bei ansonsten gesunden Kindern als asymptomatische Tumoren in der Flanke auf. Der Tumor wird normalerweise zufällig durch die Eltern oder den Arzt während einer Routineuntersuchung entdeckt. Nephroblastome können eine sehr unterschiedliche Größe aufweisen und sind normalerweise von fester Konsistenz, schmerzlos und mit den umgebenden Strukturen nicht verbacken. Schmerzen, Fieber und eine Hämaturie sind normalerweise späte Symptome. Diese Kinder können Beeinträchtigung des Wohlbefindens, Gewichtsverlust, Anämie, Miktionsstörung und aufgrund einer tumorbedingten Kompression von angrenzenden Anteilen des Gastrointestinaltrakts Symptome wie Erbrechen oder Verstopfung aufweisen. Auch ein Hypertonus kann ein Symptom eines Nephroblastoms sein, insbesondere wenn diese Tumoren beide Nieren befallen. Die Steigerung des Blutdrucks ist normalerweise gering; selten kann jedoch ein so starker Hypertonus vorliegen, daß sich eine Enzephalopathie oder Herzinsuffizienz entwickeln. Eine Hypertension kann durch eine tumorbedingte Reninproduktion oder durch eine Stimulation der Reninfreisetzung aufgrund einer Kompression der Nierengefäße bedingt sein. Ein sekundärer Hyperaldosteronismus und eine Hypokaliämie können auftreten. Nach einer Nephrektomie verschwindet der Hypertonus normalerweise wieder, kann aber erneut auftreten, falls sich Metastasen entwickeln.

Diagnose

Die Röntgenaufnahme des Abdomens zeigt einen Nierentumor und gelegentlich Kalzifikationen. Ein intravenöses Pyelogramm weist eine Verlagerung des harnableitenden Systems und gelegentlich eine fehlende Ausscheidung der betroffenen Niere auf. Diese diagnostische Untersuchung erlaubt auch eine Funktionsbeurteilung der kontralateralen Niere. Eine Röntgendarstellung der Vena cava inferior kann ein Einwachsen des Tumors in dieses Gefäß aufzeigen. Mittels eines Arteriogramms kann das Ausmaß des Tumors und die Beteiligung der kontralateralen Niere nachgewiesen werden. Anhand einer Röntgenaufnahme der Lunge oder eines Szintigramms der Leber kann eine eventuelle Metastasierung festgestellt werden.

Therapie

Die Therapie des Nephroblastoms besteht in einer Nephrektomie und – je nach Stadium – eventuell in einer anschließenden Bestrahlung und Chemotherapie. Bei einer Kombinationstherapie des Nephroblastoms beträgt die Überlebensrate nahezu 80%. Riesige Tumoren können eine radikale En-bloc-Resektion nötig machen, wobei Teile von Vena cava inferior, Pankreas, Milz und Diaphragma entfernt werden müssen. Sind Metastasen vorhanden, können zahlreiche operative Eingriffe notwendig werden. Erscheint der Tumor bei der ersten Exploration inoperabel oder ist der Patient in einer schlechten klinischen Verfassung, kann primär eine Radiatio durchgeführt werden, um den Tumor zu verkleinern. Anschließend kann dann eine erneute Exploration durchgeführt werden. Eine vorausgehende Strahlentherapie kann eine Strahlennephritis der gesunden Niere verursachen, insbesondere, wenn zusätzlich eine Chemotherapie durchgeführt wird.

Bei 3 bis 10% der Patienten kommt es zu einem bilateralen Nephroblastom. In zwei Dritteln der Fälle manifestieren sich diese Tumoren gleichzeitig, bei den restlichen Patienten zeigt sich ein Befall der kontralateralen Niere erst später. Je nach Größe des Tumorbefalls muß eine bilaterale partielle Nephrektomie oder eine bilaterale totale Nephrektomie mit anschließender Dialyse oder eventueller Nierentransplantation durchgeführt werden.

Narkoseführung

Säuglinge und Kinder, bei denen eine Exploration und eine Resektion eines Neuroblastoms oder eines Nephroblastoms geplant sind, können sich in einem sehr unterschiedlichen Allgemeinzustand befinden. Wird der Tumor z.B. im Spätstadium diagnostiziert, besteht wahrscheinlich eine schwere Anämie. Außerdem müssen Nebenwirkungen einer eventuell durchgeführten Chemotherapie berücksichtigt werden (vgl. Kapitel 28). Bei einer Anämie sollte der Hb-Wert auf mindestens 10 g/dl angehoben werden. Kinder, bei denen nach einer Bestrahlung oder Chemotherapie ein operativer Eingriff geplant ist, können erniedrigte Thrombozytenzahlen aufweisen, was eine Thrombozytentransfusion vor Narkoseeinleitung nötig machen kann. Präoperativ sollte eine entsprechende Anzahl von Blutkonserven gekreuzt werden, da die Resektion eines Neuroblastoms oder eines Nephroblastoms mit schweren Blutverlusten verbunden sein kann. Bei diesen Kindern muß präoperativ eine entsprechende Flüssigkeitszufuhr durchgeführt werden, und Störungen des Elektrolyt- und Säure-Basen-Haushalts müssen ausgeglichen werden, insbesondere wenn diese Kinder aufgrund einer Diarrhoe große Mengen von Flüssigkeit und Elektrolyten verloren haben.

Zusätzlich zum üblichen Monitoring wird die Kanülierung einer peripheren Arterie empfohlen, um eine kontinuierliche Überwachung des Blutdrucks und häufige Bestimmungen der arteriellen Blutgase und des pH-Werts zu ermöglichen. Intraoperativ kommt es nicht selten zu einer Hypotension. Ursache ist ein plötzlicher Blutverlust, der meistens während des Absetzens dieser Tumoren von großen ummauerten Blutgefäßen auftritt. Venöse Zugänge zur Infusionstherapie sollten an den oberen Extremitäten oder in der Vena jugularis externa plaziert sein. Die Venen der unteren Extremitäten sollten gemieden werden, da es nötig werden kann, die Vena cava inferior zu ligieren oder partiell zu resezieren. Die Kontrolle des zentralen Venendrucks ist für die Überwachung des intravasalen Volumenstatus und der Suffizienz des Flüssigkeitsersatzes hilfreich. Genauso kann ein Blasenkatheter, mit dem die Urinausscheidung überwacht wird, bei der Überwachung des intravasalen Flüssigkeitsvolumens nützlich sein.

Während der Narkoseeinleitung müssen Vorsichtsmaßnahmen getroffen werden, um eine Aspiration zu verhindern, insbesondere wenn diese Tumoren den Gastrointestinaltrakt komprimieren. Bei Kindern in einem schlechten Allgemeinzustand kann es während der Narkoseeinleitung zu einem plötzlichen Blutdruckabfall kommen, insbesondere wenn das intravasale Flüssigkeitsvolumen präoperativ nicht durch kristalloide oder kolloidale Lösungen aufgefüllt wurde. Auch an eine eventuell vorliegende Hypertension muß gedacht werden. Es müssen dann Vorkehrungen getroffen werden, um exzessive Blutdruckanstiege während der endotrachealen Intubation zu verhindern. Obwohl dies bei solchen Patienten – im Vergleich zu Patienten mit einem Phäochromozytom – normalerweise kein Problem darstellt, ist es denkbar, daß katecholaminsezernierende Neuroblastome – ähnlich wie Phäochromozytome – eine Hypertension verursachen können. Eine Hypertension kann auch durch eine Manipulation am Nebennierenmark während der Resektion dieser Tumoren bedingt sein. Bei Manipulationen an der Vena cava inferior kann es zu einer Tumorembolisation ins Herz oder in die Arteria pulmonalis kommen, falls in der Vena cava inferior Tumormetastasen vorhanden sind [103]. Dies kann zu einer unterschiedlich starken Behinderung des Blutflusses im rechten Vorhof oder zu typischen Anzeichen einer Lungenembolie (z.B. einer plötzlichen Hypotension), zu Herzrhythmusstörungen oder einem Herzstillstand führen.

Zur Aufrechterhaltung der Narkose eignet sich Lachgas in Kombination mit einem volatilen Anästhetikum oder einem Opioid. Um die operative Freilegung zu erleichtern, sind Muskelrelaxantien notwendig. Der Mageninhalt sollte über eine Magensonde abgesaugt werden.

32.16 Onkologische Notfälle

Bei Kindern mit Tumorerkrankungen können sich lebensbedrohliche Syndrome entwickeln (vgl. Kapitel 28).

32.16.1 Kompression des oberen Mediastinums

Die die Vena cava superior und die Trachea umgebenden mediastinalen Lymphknoten können diese Strukturen komprimieren, wenn sie von Tumorzellen befallen werden. Obwohl es wünschenswert ist, vor Beginn einer Therapie eine Gewebebiopsie zu entnehmen, kann dies aufgrund einer schweren Atemwegsobstruktion unmöglich sein. Da die meisten Lymphome sehr empfindlich auf eine Strahlentherapie reagieren, kann durch eine Bestrahlung eine drastische Verkleinerung der Tumoren erzielt werden. Die Bestrahlung kann jedoch zu Gewebsveränderungen führen, die eine genaue histologische Diagnose erschweren.

Das Risiko bei einer Narkose von Kindern mit einem unbehandelten mediastinalen Tumor besteht darin, daß die Beatmung nach Verlust des Bewußtseins unter Umständen nicht mehr möglich ist, auch wenn der endotracheale Tubus korrekt plaziert ist [104]. Ist eine Beatmung über einen Endotrachealtubus nicht möglich, kann das notfallmäßige Einführen eines starren Bronchoskops (über die Stelle der Obstruktion hinaus) notwendig werden.

32.16.2 Rückenmarkskompression

Bei ungefähr 4% der Kinder mit einem Karzinom besteht eine Kompression des Rückenmarks. Bei den hierfür verantwortlichen Tumoren handelt es sich oft um Sarkome, Lymphome oder Leukämien. Die kausale Behandlung besteht in Bestrahlung oder Operation.

32.16.3 Tumorlyse-Syndrom

Das Tumorlyse-Syndrom beginnt 1 bis 5 Tage nach Beginn einer Chemotherapie bei Tumoren, die sehr gut auf eine Chemotherapie ansprechen (z.B. Lymphome, Leukämien). Es äußert sich in Hyperurikämie, Hyperkaliämie und Hyperphosphatämie. Das Syndrom wird durch ein plötzliches systemisches Anfluten von Harnsäure und Kalium verursacht. Die Ablagerung von Harnsäure und Phosphat in den renalen Tubuli kann zu einem akuten Nierenversagen führen. Um die schweren Nebenwirkungen dieses Syndroms zu verhindern, werden häufig Flüssigkeit und Allopurinol verabreicht. Eine Narkose kann für die Plazierung eines Dialysekatheters notwendig werden.

32.17 Verbrennungen

Ungefähr 70.000 Menschen werden in den USA jährlich wegen Verbrennungen ins Krankenhaus aufgenommen; ca. die Hälfte davon sind Kinder. Ungefähr ein Drittel der durch Verbrennungen bedingten Todesfälle betrifft Kinder unter 15 Jahren. Die Überlebenschance nach einer Brandverletzung hängt vom Alter des Patienten und von dem Prozentsatz der verbrannten Körperoberfläche ab. Jüngere Patienten haben eine höhere Überlebenschance. Das Ausmaß der Verbrennung wird dadurch abgeschätzt, daß der Prozentsatz der verbrannten Körperoberfläche bestimmt wird. Der prozentuale Anteil verschiedener Körperteile an der Körpergesamtoberfläche ist altersabhängig (Abb. 32.14) [105].

32.17.1 Pathophysiologie

Brandverletzungen verursachen typisch ablaufende pathophysiologische Reaktionen (Tab. 32.17). Diese Reaktionsmuster müssen bei einem eventuellen anästhesiologischen Vorgehen berücksichtigt werden.

Herzminutenvolumen

Unmittelbar nach der Verbrennung kommt es zu einem ausgeprägten Abfall des Herzminutenvolumens. Dieser initiale Abfall tritt auf, bevor es zu einem meßbaren Verlust von intravasaler Flüssigkeit kommt und ist vielleicht der Ausdruck eines im Kreislauf zirkulierenden, niedermolekularen humoralen Faktors, der die myokardiale Kontraktilität

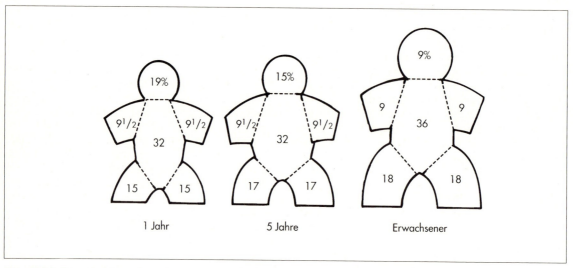

Abb. 32.14: Beim Abschätzen der verbrannten Körperoberfläche muß das Alter des Patienten berücksichtigt werden. (Smith El. Acute management of thermal burns in children. Surg Clin North Am 1970; 50: 807–14)

Tab. 32.17: Pathologische Reaktionen bei Brandverletzungen

initialer Abfall des Herzminutenvolumens mit anschließender hyperdynamer Kreislaufsituation
Hypovolämie
Hypertension
Ödem der oberen Luftwege
chemische Pneumonitis
Karbonmonoxidvergiftung
Stoffwechselsteigerung
paralytischer Ileus
Ulzerationen des Magens oder des Duodenums
Oligurie
initiale Hyperkaliämie, später Auftreten einer Hypokaliämie
Hyperglykämie
Erhöhung der Blutviskosität
Hyperkoagulabilität
Immunsuppression

vermindert [106]. Anschließend kommt es aufgrund einer akuten Hypovolämie zu einem noch stärkeren Abfall des Herzminutenvolumens. Die Ursache ist eine Verringerung des intravasalen Volumens aufgrund einer Sequestration in den dritten Raum. Obwohl durch eine sofortige Flüssigkeitszufuhr die Urinproduktion innerhalb von 3 Stunden meist wieder einsetzt, bleibt das Herzminutenvolumen bis zum Beginn des 2. Tages nach der Verbrennung erniedrigt. Das Myokard wird durch intensive Vasokonstriktion, erhöhten Stoffwechselbedarf und Hämolyse von Erythrozyten weiter belastet. Kommt zusätzlich noch die negativ inotrope Wirkung volatiler Anästhetika hinzu, so kann es zu einer plötzlichen Dekompensation des Herz-Kreislaufsystems kommen.

Nach den ersten 24 Stunden, in denen eine Flüssigkeitssubstitution durchgeführt wurde, kommt es zu einer hyperdynamen Situation des Kreislaufsystems, die für längere Zeit bestehenbleibt. Blutdruck und Herzfrequenz sind erhöht, und das Herzminutenvolumen pendelt sich ungefähr in Höhe des doppelten Normalwertes ein. Der pulmonalkapilläre Verschlußdruck ist im unteren Normalbereich, es sei denn, daß es aufgrund des hohen Herzminutenvolumens zu einer Herzinsuffizienz kommt. Ein Lungenödem ist in den ersten Tagen der Flüssigkeitssubstitution sehr selten, kann jedoch während der ersten Woche nach dem Verbrennungstrauma auftreten, wenn die Ödemflüssigkeit rückresorbiert wird und das intravasale Volumen maximal erhöht ist.

Hypertension

Ungefähr 30% der Kinder mit ausgeprägten Verbrennungen werden in der posttraumatischen Phase hypertensiv [107]. Die Hypertension beginnt normalerweise innerhalb der ersten 2 Wochen. Jungen unter 10 Jahren haben das größte Risiko, eine Hypertension zu entwickeln. Die Hypertension ist normalerweise vorübergehend, kann gelegentlich jedoch für einige Wochen andauern. Unbehandelt entwickeln ungefähr 10% dieser Kinder eine hypertensive Enzephalopathie, die durch Reizbarkeit, Kopfschmerzen und unter Umständen durch Krampfanfälle gekennzeichnet ist. Die Ätiologie dieser Hypertension ist unklar, kann jedoch durch die hohen Plasmakonzentrationen der Katecholamine und/oder eine Aktivierung des Renin-Angiotensinsystems bedingt sein. Die Behandlung mit antihypertensiven Medikamenten wie Hydralazin oder Nitroprussid ist bei einigen Kindern notwendig.

Intravasales Flüssigkeitsvolumen

Das intravasale Flüssigkeitsdefizit nach einer Verbrennung ist ungefähr dem Ausmaß und der Tiefe der Verbrennung proportional. Am ersten Tag nach der Verbrennung wird das Gefäßsystem für Plasmaproteine einschließlich Fibrinogen durchlässig. Diese erhöhte Permeabilität tritt im gesamten Gefäßsystem auf, ist jedoch im Bereich der Verbrennung am ausgeprägtesten. Die aus dem Gefäßsystem in den dritten Raum austretenden Plasma-Proteine üben einen osmotischen Druck aus und können große Mengen an Flüssigkeit im extravasalen Raum zurückhalten. Eine ausgeprägte Hypoproteinämie ist die hauptsächliche Ursache für das Gewebsödem. Die Permeabilität der Lungenkapillaren ist nicht erhöht, falls kein Inhalationstrauma vorliegt. Daraus folgt, daß die Verabreichung von Kolloiden in der frühen Stabilisierungsphase nicht eingeschränkt werden muß. Die Flüssigkeitsverluste aus dem Gefäßsystem betragen am 1. Tag nach der Verbrennung ungefähr 4 ml/kg pro Prozent verbrannter Körperoberfläche. So würde z.B. ein 40 kg schweres Kind mit einer 50%igen Verbrennung für die ersten 24 Stunden 8.000 ml Flüssigkeit benötigen. Am effektivsten ist die Wiederherstellung des intravasalen Flüssigkeitsvolumens, wenn zwei Drittel dieser Flüssigkeit während der ersten 8 Stunden nach der Verbrennung verabreicht werden [108]. Während des 2. Tages nach der Verbrennung ist die Integrität der Kapillaren weitgehend wiederhergestellt und die Flüssigkeits- und Plasma-Proteinverluste sind deutlich reduziert. Um das intravasale Flüssigkeitsvolumen aufrechtzuerhalten, werden immer geringere Mengen an Flüssigkeit benötigt. Eine weitere großzügige Verabreichung von Elektrolytlösungen in dieser Krankheitsphase führt zu Ödemen, ohne daß hämodynamische Vorteile auftreten. Aus diesem Grund ist die Infusion von kristalloiden Lösungen ab dem 2. Tag nach der Verbrennung stark zu reduzieren und es sind kolloidale Lösungen zu verabreichen.

Luftwege

Eine direkte thermische Verletzung der Luftwege tritt, mit Ausnahme einer Wasserdampfinhalation, normalerweise nicht unterhalb der Stimmbänder auf. Dies ist durch die geringe Wärmekapazität von Luft und den suffizienten Kühlmechanismus der oberen Luftwege bedingt [110]. Thermische und/oder chemische Verletzungen der oberen Luftwege können jedoch ein schweres Ödem verursachen. Heiserkeit, Stridor und Tachypnoe verlangen eine sofortige Untersuchung der Luftwege, da es noch Stunden nach der eigentlichen thermischen Verletzung aufgrund einer Schwellung des supraglottischen Gewebes zu einer plötzlichen kompletten Verlegung der oberen Luftwege kommen kann. Die Sicherung der Luftwege sollte durchgeführt werden, bevor es zur respiratorischen Dekompensation kommt, denn eine translaryngeale endotracheale Intubation kann, wenn das Ödem fortgeschritten ist, schwierig sein. Die Auswirkungen eines Ödems der Atemwege auf den Atemwegswiderstand werden durch den kleinen Durchmesser der Atemwege beim Kind noch verstärkt. Wenn bei Kindern eine endotracheale Intubation notwendig wird, sollte ein nasotrachealer Tubus verwendet werden, da ein nasal eingeführter Tubus angenehmer und leichter zu fixieren ist als ein orotrachealer Tubus.

Die Tracheostomie sollte Patienten vorbehalten bleiben, die pulmonale Spätkomplikationen entwickeln und eine langdauernde Unterstützung der Atmung benötigen. Die Durchführung einer Tracheostomie bei einem verbrannten Kind mit angeschwollenem Gesicht und Hals ist eine gefährliche operative Herausforderung. Frühkomplikationen einer Tracheostomie bei verbrannten Patienten können Blutung, Pneumothorax und Fehlposition der Trachealkanüle sein. Spätkomplikationen werden durch mechanische Faktoren (Fehllage der Trachealkanüle) und durch eine eventuell durch die Trachealkanüle verursachte Gefäßarrosion mit massiver Blutung verursacht.

Rauchinhalation

Die Inhalation von Schwebepartikeln (Rauch) und toxischen Produkten bei unvollständigen Verbrennungsvorgängen führt zu einer chemischen Pneumonitis ähnlich der, die nach einer Aspiration von Magensäure auftritt [110]. Die meisten Patienten mit einer Rauchinhalation werden gleichzeitig auch eine Verbrennung von Gesicht und Hals aufweisen. Oft waren sie in geschlossenen Räumen gefangen. Wie bei anderen Formen eines Atemnotsyndroms besteht bei den Opfern einer Rauchinhalation oft eine asymptomatische Zeitspanne, die bis zu 48 Stunden dauern kann. Eventuell kann erst dann eine Atemnot auftreten. Eine initial durchgeführte Röntgenaufnahme der Lunge kann unauffällig sein. Der arterielle Sauerstoffpartialdruck ist, solange der Patient Raumluft atmet, jedoch immer erniedrigt. Produktion von rußhaltigem Sputum und Auftreten von Giemen und Brummen während der Auskultation der Lunge kündigen ein drohendes Lungenversagen an.

Die Behandlung eines durch Rauchinhalation bedingten Atemnotsyndroms ist rein symptomatisch. Die Verabreichung von warmem, angefeuchteten Sauerstoff und eines Bronchodilatators ist angezeigt. Die frühzeitige Durchführung einer maschinellen Beatmung mit positivem endexspiratorischen Druck sollte in Erwägung gezogen werden, falls der arterielle Sauerstoffpartialdruck bei Atmung von Raumluft unter 60 mm Hg beträgt. Die prophylaktische Gabe von Antibiotika ist nicht sinnvoll. Auch der Stellenwert von Kortikosteroiden wird kontrovers diskutiert. Eine extrakorporale Membranoxygenierung wurde versucht, aber die Ergebnisse waren nicht ermutigend.

Die Kanülierung einer peripheren Arterie ist für die Überwachung von Patienten mit einer symptomatischen Rauchinhalationsverletzung sinnvoll.

Geht mit der Atemnot eine kardiale Funktionsstörung einher, ist häufig die Indikation für einen Pulmonalarterienkatheter gegeben.

Kohlenmonoxid

Eine Brandverletzung, die in geschlossenen Räumen auftritt, ist oft durch eine Kohlenmonoxidvergiftung kompliziert. Dies stellt die häufigste unmittelbare Todesursache bei Brandunfällen dar (vgl. Kapitel 30).

Restriktive Veränderungen nach Brandverletzungen

Nach Brandverletzungen kann es aufgrund von mechanischen Störungen zu einer Beeinträchtigung der Lungenfunktion kommen. Beispielsweise können Verbrennungen, die die ganze Zirkumferenz des Brustkorbes oder des oberen Abdomens betreffen, zu einer Behinderung der Thoraxbewegungen führen, sobald sich der Brandschorf kontrahiert und verhärtet. Diese restriktive Lungenveränderung wird durch einen Ileus und ein überblähtes Abdomen noch verstärkt. Eine Entfernung des Brandschorfes kann nötig werden, um diese Restriktion zu vermindern.

Thermoregulation und Metabolismus

Nach einer Brandverletzung kommt es zu einer Stoffwechselsteigerung, deren Ausmaß von der Größe der Brandverletzung abhängt. Bei Patienten, bei denen mehr als 50% der Körperoberfläche betroffen sind, kann die Stoffwechselrate mehr als doppelt so hoch sein. Um diesen erhöhten Stoffwechselbedürfnissen gerecht zu werden, kann eine totale parenterale Ernährung notwendig werden. Neben dieser Steigerung des Metabolismus ist die Temperaturregulation nach oben verschoben, so daß Verbrennungspatienten dazu neigen, ihre Haut- und Kerntemperatur unabhängig von der Umgebungstemperatur etwas über den Normalwert zu steigern. Die frühzeitige enterale Ernährung von Verbrennungspatienten hat einige Vorteile; so wird unter anderem der Hypermetabolismus als Reaktion auf das Verbrennungstrauma herabgesetzt [109]. Eine frühzeitige enterale Ernährung hält auch die Integrität des Gastrointestinaltraktes aufrecht und verzögert die Aufnahme von Bakterien und Endotoxinen. Die thermoregulatorische Funktion der Haut und damit auch die Regulation der Hautgefäße, das Schwitzen, die Piloerektion und die Schutzfunktion sind durch Brandverletzungen aufgehoben oder vermindert. Außerdem kann die Haut ihrer Funktion nicht mehr nachkommen, eine Verdunstung von Körperflüssigkeit zu verhindern. Hierdurch kommt es zu einem Verlust von freiem Wasser. Es wird geschätzt, daß der tägliche evaporative Wasserverlust bei Kindern 4.000 ml/m² verbrannter Körperoberfläche beträgt, bei Erwachsenen dagegen 2.500 ml/m² [109]. Wird davon ausgegangen, daß für jeden Milliliter evaporativen Wasserverlustes 0,58 Kalorien verlorengehen, würde ein Wasserverlust von 4.000 ml einen täglichen Energieverlust von ungefähr 2.400 Kalorien bedeuten. Dicht abschließende Verbände oder eine Erhöhung der Umgebungstemperatur sind nicht in der Lage, den Metabolismus wesentlich zu erniedrigen. Dies zeigt, daß der Hypermetabolismus von Verbrennungspatienten nicht ausschließlich auf Wasser- und Wärmeverlust über die verbrannte Körperoberfläche zurückzuführen ist. Bei Kindern kann eine starke Vasokonstriktion in den nicht verbrannten Körpergebieten zu einem Anstieg der Körpertemperatur führen, der so hoch ist, daß es zu Fieberkrämpfen kommt. Werden dagegen die Stoffwechselrate und die periphere Vasokonstriktion vermindert, wie z.B. während einer Allgemeinnarkose, kann es bei Kindern mit Verbrennungen zu einem schnellen Abfall der Körpertemperatur kommen.

Gastrointestinaltrakt

Bei Verbrennungen von mehr als 20% der Körperoberfläche besteht normalerweise ein paralytischer Ileus. Aus diesem Grunde ist die frühzeitige Entleerung des Magens über eine Magensonde indiziert. Akute Ulzerationen des Magens oder Duodenums, bekannt als «Curling-Ulzera», stellen die häufigsten lebensbedrohlichen gastrointestinalen Komplikationen dar. Die genaue Ätiologie der «Curling-Ulzera» ist unbekannt. Diese Ulzera sind jedoch bei Patienten mit einer Sepsis und/oder ausgedehnten Verbrennungen am häufigsten. Bei Kindern treten Duodenalulzera doppelt so häufig auf wie bei Erwachsenen (14% versus 7%) [107]. Die meisten Patienten mit einem «Curling-Ulkus» können konservativ mit einem Antazidum oder einem H_2-Antagonisten erfolgreich therapiert werden. Selten kann aber bei diesen Patienten eine Vagotomie mit oder ohne partieller Gastrektomie notwendig werden.

Eine steinlose Cholezystitis kann in der 2. oder 3. Woche nach der Verbrennung auftreten. Eine sofortige Cholezystektomie ist zur Behandlung dieser Komplikation notwendig. Ein Verschlußsyndrom der Arteria mesenterica superior kann bei Verbrennungspatienten zum Zeitpunkt des maximalen Gewichtsverlustes auftreten. Falls die konservative Therapie versagt, können eine Duodenojejunostomie oder ein anderer intraabdominaler Eingriff notwendig werden.

Nierenfunktion

Unmittelbar nach dem Verbrennungstrauma fallen Herzminutenvolumen und intravasales Flüssigkeitsvolumen ab, und die Plasmakonzentrationen der Katecholamine steigen an. Hierdurch kommt es zu einer Erniedrigung des renalen Blutflusses und der glomerulären Filtrationsrate. Der erniedrigte renale Blutfluß führt zu einer Aktivierung des Renin-Angiotensin-Aldosteron-Regelkreises und stimuliert die Freisetzung des antidiuretischen Hormons. Nettoeffekte sind eine Retention von Natrium und Wasser sowie ein verstärkter Verlust von Kalium, Kalzium und Magnesium. Später kann die glomeruläre Filtrationsrate nach adäquater Flüssigkeitssubstitution wieder stark zunehmen.

Die stündliche Urinausscheidung ist die am leichtesten meßbare Größe für eine adäquate Flüssigkeitssubstitution. Die Urinausscheidung sollte bei adäquat substituierten Kindern bei ungefähr 1,0 ml/kg × Stunde liegen. Bei Kindern, die eine adäquate Flüssigkeitssubstitution erhalten haben, ist ein Nierenversagen selten, es sei denn es liegen schwere elektrische Verbrennungen oder ausgedehnte thermische Muskelschädigungen vor. Bei schweren thermischen Muskelschädigungen können Hämochromogene in den Kreislauf freigesetzt werden, welche sich in den Nierentubuli niederschlagen und zu einer akuten Tubulusnekrose führen können.

Elektrolyte

In den ersten 2 Tagen nach der Verbrennungsverletzung ist ein Anstieg der Plasma-Kaliumkonzentration aufgrund von Gewebsnekrosen und einer Hämolyse normal. Danach folgt in den nächsten Tagen eine ausgeprägte Hypokaliämie. Die Ursache ist ein verstärkter Kaliumverlust über die Nieren. Eine Diarrhoe und eine Ableitung des Magensekrets verstärken diesen Kaliumverlust weiter. Zu iatrogenen Herzrhythmusstörungen kann es bei hypokaliämischen Patienten kommen, wenn sie Medikamente erhalten, die eine Kaliumaufnahme in die Zelle begünstigen (Insulin, Glukose, Natriumbikarbonat) oder Medikamente, die den Wirkungen des Kaliums auf die Reizleitung entgegenwirken (Kalzium). Die Gabe von Digitalis ist bei diesen Patienten besonders gefährlich. Digitalis sollte nicht prophylaktisch verabreicht werden. Die Plasmakonzentration von ionisiertem Kalzium kann nach einer Verbrennung erniedrigt sein. Da Kinder empfindlicher als Erwachsene auf die Wirkung von Zitrat und/oder Kalium in gelagertem Blut reagieren, sollten Kinder mit ausgeprägten Verbrennungen, bei denen schnell große Volumina von Vollblut transfundiert werden, 1 bis 2 mg Kalziumglukonat pro Milliliter transfundierten Blutes erhalten.

Endokrine Veränderungen

Die endokrinen Veränderungen nach einer Brandverletzung sind durch eine massive Freisetzung von ACTH, antidiuretischem Hormon, Renin, Angiotensin, Aldosteron, Glukagon und Katecholaminen gekennzeichnet. Die Plasmakonzentration von Insulin kann erhöht oder erniedrigt sein. Dennoch wird die Glukosekonzentration im Plasma erhöht sein, weil die Konzentration von Glukagon und die katecholaminbedingte Glykolyse in der Leber- und Skelettmuskulatur erhöht sind. Bei verbrannten Patienten, die keinen Diabetes mellitus haben, tritt oft eine Glukosurie auf. Verbrennungspatienten können für die Entwicklung eines nicht-ketoazidotischen, hyperosmolaren Komas besonders empfindlich sein, vor allem, wenn eine totale parenterale Ernährung durchgeführt wird.

Der maximale Anstieg der Plasmakonzentration von Noradrenalin tritt 3 bis 4 Tage nach der Verbrennung auf und kann für einige Tage erhöht bleiben. Die maximalen Plasmakonzentrationen von Noradrenalin können 26mal so hoch sein wie der Normalwert [108]. Sie erzeugen eine ausgeprägte Vasokonstriktion in den Haut- und Splanchnikusgefäßen. Des weiteren sind diese erhöhten Plasmakonzentrationen von Noradrenalin als mitauslösende Faktoren für viele unerwünschte Symptome einer Verbrennungskrankheit bei Kindern verantwortlich, wie z.B. Ischämie im Bereich des Gastrointestinaltrakts, Leberfunktionsstörung, «Curling-Ulkus», Oligurie, disseminierte intravasale Gerinnung, kardiale Funktionsstörung, hypertensive Krisen und Erhöhung der Körpertemperatur. Gelegentlich wurden periphere Vasodilatantien wie z.B. Hydralazin in der Frühphase nach einer Verbrennung infundiert, um die Vasokonstriktion aufzuheben und die Gewebeperfusion zu verbessern.

Rheologie

Die Viskosität des Blutes nimmt sofort nach einer Verbrennungsverletzung zu und bleibt für einige Tage erhöht, selbst dann, wenn sich der Hämatokrit wieder normalisiert hat. Nach einer vorübergehenden Erniedrigung der Plasmakonzentrationen von Fibrinogen und Faktor V und VIII kommt es für einige Wochen zu einer Konzentrationserhöhung dieser Faktoren. Diese Hyperkoagulabilität kann zu einer disseminierten intravasalen Gerinnung führen. Die Diagnose einer disseminierten intravasalen Gerinnung ist schwierig, da die Plasmakonzentrationen von Fibrinspaltprodukten nach Verbrennungsverletzungen fast immer erhöht sind.

Die durch das Verbrennungstrauma ausgelöste Hämolyse der Erythrozyten ist nicht stark ausgeprägt. Daher ist, wenn keine anderen Verletzungen vorhanden sind, selten in der Frühphase einer Verbrennung eine Transfusion von Vollblut oder Erythrozytenkonzentrat notwendig. Nach einem Verbrennungstrauma kommt es jedoch zu einer allgemeinen Suppression der Erythrozytenproduktion und zu einer Verminderung der Erythrozytenüberlebenszeit. Diese Veränderungen können noch längere Zeit nach einer Verbrennung fortbestehen. Aus diesem Grund wird oft um den 5. Tag nach einer Verbrennung die Transfusion von Erythrozyten notwendig, um die Hämoglobinkonzentration über 10 g/dl zu halten.

Immunologie

Die Leukozytenfunktion ist gestört, und die Spiegel der Immunglobuline G und M sind nach einem Verbrennungstrauma niedrig. Die häufigste Todesursache bei Kindern mit einer Brandverletzung ist eine Sepsis. Eine gramnegative Bakteriämie führt zu einer signifikanten Steigerung der Mortalitätsrate. Pneumonie, eitrige Thrombophlebitis und bakterielle Besiedelung der Verbrennungswunde sind mögliche Erklärungen für eine Sepsis. Es ist offensichtlich, daß ein aseptisches Vorgehen von allen Personen, die an der Betreuung von verbrannten Kindern beteiligt sind, streng beachtet werden muß.

Leberfunktion

Die Leberfunktionstests sind bei Verbrennungspatienten häufig pathologisch, selbst wenn das Ausmaß der Verbrennung gering ist. Ein Leberversagen ist jedoch ungewöhnlich, es sei denn, der Verlauf nach der Verbrennung ist durch Hypotension, Sepsis oder durch zahlreiche Bluttransfusionen kompliziert. Eine halothanbedingte Leberfunktionsstörung wurde bei Verbrennungspatienten nicht beschrieben [111].

32.17.2 Narkoseführung

Die genaue Anamnese bezüglich Zeit und Art der Brandverletzung ist für die Versorgung von schwerverbrannten Kindern wichtig [111, 112]. Der Zeitpunkt der Verletzung ist z.B. deshalb wichtig, weil der initiale Flüssigkeitsbedarf von dem Zeitraum abhängt, der seit der Verbrennung verstrichen ist. Kinder, die in Räumen eingeschlossen waren, haben vermutlich eine Verletzung durch Rauchinhalation erlitten. Elektrische Verbrennungen können wesentlich stärkere Gewebszerstörungen verursachen, als oberflächliche Brandmale vermuten lassen (vgl. Abschnitt: Elektrische Verbrennungen).

Die klinische Untersuchung sollte sich auf den Zustand der Atemwege konzentrieren. Kopf- und Halsverbrennungen, versengte Nasenhaare und Heiserkeit sind Anzeichen, daß sich ein supraglottisches Ödem entwickeln kann oder bereits entwickelt hat. Rußhaltiges Sputum, Giemen oder abgeschwächte Atemgeräusche legen eine Verletzung durch Rauchinhalation nahe. Eine Überblähung des Abdomens kann auf einen paralytischen Ileus hinweisen, weshalb während der Narkoseeinleitung zur Verminderung der Gefahr einer Aspiration besondere Vorsichtsmaßnahmen getroffen werden müssen. Während der präoperativen Beurteilung sollte sorgfältig nach geeigneten Stellen gesucht werden, die für die Plazierung von intravenösen Kathetern und Überwachungsgeräten noch geeignet sind.

Bei Patienten, bei denen der Verdacht auf eine Rauchinhalation besteht, sind die Messung der arteriellen Blutgase sowie des pH-Wertes und die Durchführung einer Röntgenaufnahme der Lunge angezeigt. Die Konzentration des Kohlenmonoxidhämoglobins ist nur in den ersten Stunden nach einer Brandverletzung hilfreich. Bei Vorliegen von Kohlenmonoxidhämoglobin zeigt das Pulsoxymeter eine zu hohe arterielle Sauerstoffsättigung an. Bei der Beurteilung der pulsoxymetrischen Sättigung von Patienten, die kurz vorher eine Kohlenmonoxidexposition hatten, ist daher Vorsicht angebracht [113]. Die Plasmakonzentration von Glukose und die Osmolarität sollten bestimmt werden, insbesondere wenn diese Patienten eine totale parenterale Ernährung erhalten. Nach ausgedehnten elektrischen Verbrennungen ist eine Kontrolle der Nierenfunktion angezeigt. Ob der Flüssigkeitsersatz adäquat ist, kann am besten durch die Urinausscheidung beurteilt werden. Sie sollte ungefähr 1 ml/kg × Stunde betragen. Bei Patienten, bei denen starke intraoperative Blutverluste erwartet werden, sollten die Gerinnungsparameter bestimmt werden.

Bei schwerverbrannten Kindern kann das Plazieren von intravenösen Kathetern schwierig sein. Manchmal wird es notwendig, die Venen von Axilla, Kopfhaut oder Interdigitalhaut zu punktieren. Bei Patienten, bei denen eine Abtragung des Brandschorfes durchgeführt wird, müssen zuverlässig funktionierende intravenöse Zugänge mit ausreichendem Durchmesser vorhanden sein, da es innerhalb kurzer Zeit zu großen Blutverlusten kommen kann. Selbst Spalthauttransplantate sind mit einem Blutverlust von ungefähr 80 ml pro 100 cm^2 entnommener Haut verbunden [107].

Kinder mit schweren Brandverletzungen benötigen ein intensives Monitoring. Unter Umständen ist jedoch keine unverbrannte Extremität mehr für das Anlegen einer Blutdruckmanschette verfügbar. Periphere arterielle Kanülen müssen manchmal durch verbranntes Gewebe eingeführt werden. Septische Komplikationen sind hierbei wahrscheinlich, so daß Katheter, die durch eine Brandwunde eingeführt wurden, so schnell wie möglich wieder entfernt werden sollten. Die Stellen, an denen eine venöse Punktion durchgeführt wurde, sind besonders empfindlich für septische Komplikationen. Während der intraoperativen Phase kommt es zu einem stärkeren Abfall der Körpertemperatur. Dies ist durch einen Verlust der Isolierfunktion der Haut, durch den evaporativen Wasserverlust über die Wundfläche und eine Erniedrigung der Stoffwechselrate durch die Allgemeinanästhesie bedingt. Routinemaßnahmen zur Verminderung des Wärmeverlustes umfassen den Einsatz von Wärmematten und Wärmestrahlern. Die Inspirationsgase sollten erwärmt und angefeuchtet und die intravenös verabreichten Flüssigkeiten sollten über einen Durchlauferhitzer geleitet werden. Die Raumtemperatur im Operationssaal sollte ungefähr 25 °C betragen. Ab-

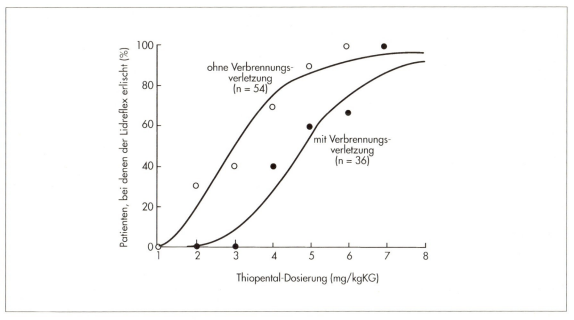

Abb. 32.15: Die Thiopentaldosis, die intravenös verabreicht werden muß, damit der Lidreflex erlischt, ist bei verbrannten Kindern (mehr als 15% verbrannte Körperoberfläche und später als 1 Jahr nach der Verbrennungsverletzung) größer als bei Kindern ohne Verbrennungsverletzung. (Cote CJ, Petkau AJ. Thiopental requirements may be increased in children reanesthetized at least 1 year after recovery from extensive thermal injury. Anesth Analg 1985; 64: 1156–60. Reprinted with permission from IARS)

decktücher aus Plastik oder Papier können den evaporativen und konvektiven Wärmeverlust vermindern.

Pharmakologische Besonderheiten

Eine Reihe verbrennungsbedingter pathophysiologischer Veränderungen beeinflussen die Wirkungen von Medikamenten. Unmittelbar nach dem Verbrennungstrauma ist die Durchblutung der Organe und Gewebe erniedrigt. Ursachen dafür sind Hypovolämie, Depression der myokardialen Funktion und Freisetzung vasoaktiver Substanzen. Medikamente, die nicht intravenös verabreicht werden, weisen eine verzögerte Resorption auf. Intravenös und per inhalationem verabreichte Medikamente können eine verstärkte Wirkung an Gehirn und Herz aufweisen, da der Blutfluß zu diesen lebenswichtigen Organen relativ hoch ist. Nach einer adäquaten Flüssigkeitssubstitution beginnt 48 Stunden nach der Verletzung die hypermetabolische Phase. Während dieser Phase sind der Sauerstoff- und der Glukoseverbrauch deutlich erhöht. Die Plasma-Albuminkonzentrationen sind nach einem Verbrennungstrauma erniedrigt, so daß bei albumingebundenen Medikamenten (z.B. Benzodiazepinen, Antikonvulsiva) der ungebundene Anteil erhöht sein wird. Dagegen ist die Plasmakonzentration des sauren Alpha-1-Glykoproteins erhöht, so daß Medikamente, die an dieses Protein gebunden werden (z.B. Muskelrelaxantien, trizyklische Anti-

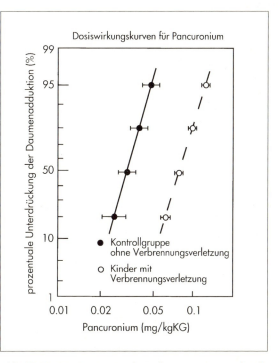

Abb. 32.16: Die Pancuroniumdosis, die intravenös verabreicht werden muß, um die Daumenadduktion zu unterdrücken, ist bei verbrannten Kindern (verbrannte Körperoberfläche: 4–85%; Untersuchungszeitpunkt: 34 ± 7,9 (SE) Tage nach dem Verbrennungstrauma) größer als bei einer Kontrollgruppe ohne Verbrennungsverletzung. (Martyn JAJ, Liu LMP, Szyfelbein SK, et al. The neuromuscular effects of pancuronium in burned children. Anesthesiology 1983; 59: 561–4)

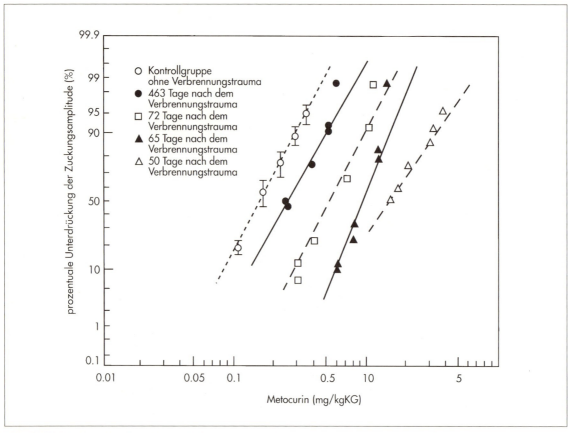

Abb. 32.17: Zwischen dem 50. und dem 463. Tag nach einem Verbrennungstrauma ist bei verbrannten Patienten – im Vergleich zu einer Kontrollgruppe ohne Verbrennungstrauma – die Dosiswirkungskurve einer intravenösen Injektion von Metocurin nach rechts verschoben. (Martyn JAJ, Matteo RS, Szyfelbein SK, Kaplan RF. Unprecedented resistance to neuromuscular blocking effects of metocurine with persistence after complete recovery in a burned patient. Anesth Analg 1982; 61: 614–6. Reprinted with permission from IARS)

depressiva) einen erniedrigten freien Anteil aufweisen werden. Auch nach der Genesung von einer Verbrennungsverletzung können pharmakologische Veränderungen noch einige Zeit fortbestehen. Es konnte gezeigt werden, daß bei Kindern der Bedarf an Thiopental für mehr als ein Jahr nach dem Verbrennungstrauma erhöht ist (Abb. 32.15) [114]. Der Bedarf an Opioiden kann bei Verbrennungspatienten ebenfalls erhöht sein.

Von allen Medikamentengruppen wurden die Muskelrelaxantien bei Verbrennungsverletzungen am intensivsten untersucht. Das Auftreten einer Hyperkaliämie nach Succinylcholin ist gut bekannt. Die Gefahr einer Hyperkaliämie ist vermutlich von dem Ausmaß der Verbrennung und dem Zeitraum zwischen Eintritt der Verletzung und Verabreichung des Succinylcholins abhängig. Die größte Gefahr scheint zwischen dem 10. und dem 50. Tag nach der Verletzung zu bestehen [115]. Dennoch ist diese Zeitspanne sehr vage definiert und die sicherste Empfehlung scheint zu sein, Succinylcholin zu vermeiden. Verschiedene Untersuchungen haben gezeigt, daß Verbrennungspatienten eine ausgeprägte Resistenz auf nicht-depolarisierende Muskelrela-

xantien entwickeln (es kann bis zum 3fachen der Normaldosis benötigt werden) (Abb. 32.16) [112, 116–119]. Ungefähr 30% der Körperoberfläche oder mehr müssen verbrannt sein, um eine Resistenz gegen nicht-depolarisierende Muskelrelaxantien zu erzeugen. Diese Resistenz gegenüber nicht-depolarisierenden Muskelrelaxantien tritt ungefähr 10 Tage nach der Brandverletzung auf, erreicht nach ca. 40 Tagen ihr Maximum und nimmt nach ca. 60 Tagen wieder ab [119]. Trotz dieses typischen zeitlichen Verlaufs wird in einem Artikel von einer verlängerten Resistenz gegenüber nicht-depolarisierenden Muskelrelaxantien berichtet, die 463 Tage anhielt (Abb. 32.17) [120]. Daß ein pharmakodynamischer Zusammenhang als hauptsächliche Erklärung für eine Resistenz gegenüber nicht-depolarisierenden Muskelrelaxantien besteht, drückt sich darin aus, daß in verbranntem Gewebe im Vergleich zu unverletztem Gewebe eine höhere Plasmakonzentration an diesen Medikamenten vorliegen muß, um eine vergleichbare Unterdrückung der Zuckungsamplitude zu erreichen (Abb. 32.18) [121, 122]. Eine Ursache scheint die vermehrte Bildung von cholinergen Rezeptoren außerhalb der

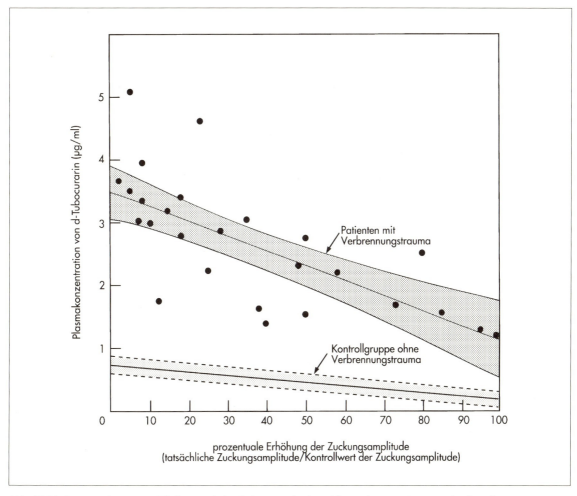

Abb. 32.18: Bei einem bestimmten Erholungsgrad der Zuckungsamplitude sind bei verbrannten Patienten die Plasmakonzentrationen an d-Tubocurarin höher als bei Patienten ohne Verbrennungsverletzung. (Martyn JAJ, Szyfelbein SK, Ali HH, et al. Increased d-tubocurarine requirement following major thermal injury. Anesthesiology 1980; 52: 352–5)

motorischen Endplatten (extrajunktionale Rezeptoren) zu sein. Es wird ebenfalls angenommen, daß eine stärkere Hyperkaliämie nach Verabreichung von Succinylcholin bei Verbrennungspatienten durch eine erhöhte Anzahl der cholinergen Rezeptoren bedingt ist. Trotz dieser Annahmen gibt es auch Hinweise darauf, daß Verbrennungen nicht mit einer erhöhten Anzahl extrajunktionaler cholinerger Rezeptoren einhergehen [123]. Als weitere Erklärungsursache für die Resistenz gegenüber diesen Medikamenten bei Verbrennungen kann eine veränderte Affinität cholinerger Rezeptoren für Acetylcholin oder nicht-depolarisierende Muskelrelaxantien diskutiert werden. Ketamin wurde viele Jahre als Anästhetikum bei brandverletzten Patienten eingesetzt, insbesondere bei Verbandswechseln und Abtragung von Verbrennungsschorf. Dieses Medikament kann entweder intravenös oder intramuskulär mit guter Wirkung verabreicht werden. Da eine exzessive Hypersalivation wahrscheinlich ist, sollte vor der Verabreichung von Ketamin ein Anticholinergikum injiziert werden. Eine intravenöse Einzeldosis von 2 bis 4 mg/kg Ketamin erzeugt eine exzellente Analgesie für 15 bis 20 Minuten. Nach einer intravenösen Einzelinjektion von Ketamin kehrt das Bewußtsein normalerweise schnell zurück, wodurch sehr bald wieder ein Übergang zur oralen Ernährung möglich ist. Um die unter Ketamin häufig auftretenden unwillkürlichen Bewegungen der Extremitäten zu verhindern, kann Lachgas zugesetzt werden. Die Inzidenz einer postoperativen psychischen Alteration scheint nach Verabreichung von Ketamin bei Kindern selten. Die zentralen Effekte von Ketamin können jedoch, falls sie auftreten, zumindest teilweise durch die intravenöse Verabreichung von Physostigmin (30 µg/kg) aufgehoben werden [124]. Starke Bewegungen während des Erwachens aus der Narkose können zur Dislokation von Hauttransplantaten führen oder eine Blutung begünstigen, wodurch es zur frühzeitigen Abstoßung des Transplantates kommen kann. Halothan ist das am häufigsten eingesetzte Inhalationsanästhetikum bei Kindern mit einer Verbrennungsverletzung. Dieses volatile Anästhetikum ermöglicht die Aufrechterhaltung einer spontanen Atmung und, falls nötig, die Verabreichung von hohen Sauerstoffkonzentrationen. Die Narkosetiefe kann hierbei gut der operativen Stimulation angepaßt werden. Bei sehr schmerzhaften Manipulationen wie der Entnahme von Hauttransplantaten ist eine hohe inspiratorische Halothankonzentration notwendig. Das Aufbringen und Fixieren der Hauttransplantate ist im wesentlichen schmerzlos, und während dieser Phase kann die Halothankonzentration erniedrigt werden. Trotz mehrfacher Expositionen gegenüber Halothan wurden keine halothanbedingten Leberfunktionsstörungen bei verbrannten Patienten beobachtet [111]. Insbesondere bei alten Patienten, die oft mehrere Narkosen benötigen, sind Enfluran, Isofluran oder Desfluran gute Alternativen zum Halothan.

32.18 Elektrische Verbrennungen

Eine elektrische Hochspannung verursacht dadurch Gewebsschädigungen, daß sie in Wärmeenergie umgewandelt wird [125]. Die auf das Gewebe übertragene Wärmekapazität hängt von der Voltzahl der Stromquelle, dem Hautwiderstand des Opfers und der Kontaktzeit mit der Stromquelle ab. Die Gewebsschädigung wird dort am größten sein, wo die elektrischen Spannungsfelder sehr konzentriert sind, wie es z.B. an den Stellen des Stromeintritts und -austritts der Fall ist, und dort, wo die betroffenen Extremitäten den kleinsten Durchmesser haben. Eine Verletzung der Eingeweide ist bei elektrischen Verbrennungen unwahrscheinlich.

Die durch eine elektrische Verbrennung bedingte Zerstörung der tieferen Gewebsstrukturen ist oft stark ausgeprägt, da diese Gewebe die thermische Energie nicht so schnell wie das oberflächlichere Gewebe ableiten können. Hierdurch wird es schwierig, das Ausmaß einer durch die elektrische Spannung verursachten Gewebsschädigung anhand der oberflächlichen Verletzung zu beurteilen. Fasziotomien, zahlreiche Débridements und Arteriogramme können zur Beurteilung der Vitalität der betroffenen Extremität nötig sein.

Bei der initialen elektrischen Verletzung kann ein reanimationsbedürftiger Herz-Kreislauf- und Atemstillstand auftreten. Bei ungefähr jedem 6. Patienten, der eine elektrische Verbrennung erlitten hat, kam es zu Herzrhythmusstörungen. Diese Patienten sollten nach der Verbrennung mindestens für 48 Stunden kontinuierlich mittels eines EKGs überwacht werden.

Eine elektrische Verbrennung kann von einem Nierenversagen begleitet werden, was darauf hinweist, daß sich aus verletzten Muskelzellen stammendes Myoglobin in den Nierentubuli abgelagert hat. Außerdem kann das meist relativ geringe Ausmaß der oberflächlichen Gewebszerstörung zu einer Unterschätzung des initialen Flüssigkeitsbedarfs führen. Bei Beachtung tiefer Gewebsverletzungen und bei gleichzeitiger Verabreichung von Flüssigkeit und Diuretika (zur Aufrechterhaltung einer Urinausscheidung von ungefähr 1 ml/kg × Stunde) ist ein Nierenversagen selten.

Häufig kommt es nach elektrischen Verbrennungen zur Ausbildung von neurologischen Komplikationen. Ein Ausfall von peripheren Nerven oder eine Störung auf Rückenmarksebene können bereits frühzeitig auftreten und damit eine direkte Nervenverletzung aufzeigen oder sich erst später als Folge einer perineuralen Vernarbung oder neuronalen Ischämie äußern. Neuropathien können auch Nerven betreffen, die weit entfernt von der Kontaktstelle mit der Stromquelle verlaufen, und sie können sich selbst einige Jahre nach der Verletzung noch verschlimmern. Eine andere Spätfolge kann die Ausbildung eines Katarakts sein.

Ein typisches elektrisches Verletzungsmuster bei Kindern tritt auf, wenn die Kinder ein elektrisches Kabel durchbeißen. Die auftretenden Verbrennungen betreffen normalerweise die Mundöffnung. Die nachfolgende Narbenbildung kann zu einer Einengung der Mundöffnung führen, was das Offenhalten der oberen Luftwege oder die Durchführung einer endotrachealen Intubation für eine Korrekturoperation erschweren kann.

Eine Verletzung durch einen Blitz ist eine Sonderform der elektrischen Verbrennung [126]. Der Blitz neigt dazu, sich über die Oberfläche des Opfers auszubreiten, was zu oberflächlichen Brandwunden und weniger zu thermischen Verletzungen der tiefen Gewebsstrukturen führt, wie es bei elektrischen Verbrennungen typisch ist. Vorübergehende neurologische Defizite und Herzrhythmusstörungen sind nach Blitzverletzungen typisch. Die meisten Todesfälle bei Blitzverletzungen sind durch einen initialen Herz-Kreislauf- und Atemstillstand bedingt.

32.19 Trennung siamesischer Zwillinge

Die operative Trennung siamesischer Zwillinge verlangt eine sorgfältige präoperative Vorbereitung und eine Absprache zwischen Chirurgen, Pädiatern und Anästhesisten [127–129]. Ein exakter Probelauf des gesamten Vorgehens, beginnend mit dem Transport in den Operationssaal, dient dazu, die Aufgaben und die Verantwortungsbereiche aller Beteiligten festzulegen. Bei der präoperativen Untersuchung müssen diejenigen Organsysteme festgelegt werden, die beiden Zwillingen gemeinsam sind. Die Durchführung der Anästhesie verlangt zwei Teams und jeweils zwei Narkosegeräte, Vaporen, Ventilatoren und Überwachungssysteme. Letztendlich wird auch ein zweiter Operationstisch benötigt.

Vor der Verabreichung von Muskelrelaxantien wird oft die Wachintubation empfohlen. Dies ist jedoch nicht zwingend [127]. Die Überwachungsmaßnahmen müssen umfangreich und invasiv sein (zentraler Venendruck, arterielle Kanüle), um Blutverluste leichter ersetzen und die Oxygenierung und Ventilation gut überwachen zu können. Es ist wichtig, eine adäquate Körpertemperatur aufrechtzuerhalten. Die Überwachung der Plasmakonzentration des ionisierten Kalziums und ein entsprechender Ersatz sind zur Aufrechterhaltung der myokardialen Kontraktilität und zur Optimierung der Gerinnung sinnvoll [128]. Die farbliche Kodierung aller intravasalen Katheter, Überwachungsgeräte, Apparate, Protokolle sowie des Personals ist sinnvoll. Besteht eine Verbindung der Kreisläufe, so können Medikamente, die dem einen Kind verabreicht werden, vermutlich auch bei dem anderen Kind wirken. Wie stark der Blutaustausch zwischen den beiden Kreisläufen ist, kann sich von Minute zu Minute ändern. Dadurch sind die zu erwartenden Medikamentenwirkungen im zweiten Zwilling noch schwieriger vorherzusagen. Es sind große Anstrengungen nötig, um eine Normothermie aufrechtzuerhalten. Eine metabolische Azidose kann im Vordergrund stehen und eine Therapie mit Natriumbikarbonat notwendig machen. Häufig ist auch noch in der postoperativen Phase eine künstliche Beatmung notwendig.

Literaturhinweise

1. Cohen, M.M., Cameron, C.B., Duncan, P.G.: Pediatric anesthesia morbidity and mortality in the perioperative period. Anesth. Analg. 1990; 70: 167–7
2. Pang, L.M., Mellins, R.B.: Neonatal cardiorespiratory physiology. Anesthesiology 1975; 43: 171–96
3. Hagen, P.T., Scholz, D.G., Edwards, W.D.: Incidence and size of patent foramen ovale during the first 10 decades of life on autopsy study of 965 normal hearts. Mayo Clin. Proc. 1984; 59: 17–20
4. Welborn, L.G., Hannallah, R.S., McGill, W.A., et al.: Glucose concentrations for routine intravenous infusion in pediatric outpatient surgery. Anesthesiology 1987; 67: 427–30
5. Sieber, F.E., Smith, D.S., Traystman, F.J., Wollman, H.: Glucose: A reevaluation for its intraoperative use. Anesthesiology 1987; 67: 72–81
6. Furman, E.B., Roman, D.G., Lemmer, L.A.S., et al.: Specific therapy in water, electrolyte, and blood volume replacement during pediatric surgery. Anesthesiology 1975; 42: 187–93
7. Presson, R.G., Hillier, S.C.: Perioperative fluid and transfusion management. Semin. Pediatr. Surg. 1992; 1: 22–31
8. Roy, W.L., Lerman, J., McIntyre, B.G.: Is preoperative haemoglobin testing justified in children undergoing minor elective surgery? Can.J. Anesth. 1991; 38: 700–3
9. Lerman, J., Robinson, S., Willis, M.M., Gregory, G.A.: Anesthetic requirement for halothane in young children 0–1 month and 1–6 months of age. Anesthesiology 1983; 59: 421–4
10. LeDez, K.M., Lerman, J.: the minimum alveolar concentration (MAC) of isoflurane in preterm neonates. Anesthesiology 1987; 67: 301–7
11. Cook, D.R.: Newborn anaesthesia: Pharmacological considerations. Can. Anaesth. Soc.J. 1986; 33: 38–42
12. Steward, D.J., Creighton, R.E.: The uptake and excretion of nitrous oxide in the newborn. Can. Anaesth. Soc.J. 1978; 25: 215–7
13. Brandom, B.W., Brandom, R.B., Cook, D.R.: Uptake and distribution of halothane in infants: In vivo measurements and computer simulations. Anesth. Analg. 1983; 62: 404–10
14. Friesen, R.H., Lichtor, J.L.: Cardiovascular effects of inhalation induction with isoflurane in the infants. Anesth. Analg. 1983; 62: 411–4
15. Murray, D.J., Forbes, R.B., Mahoney, L.T.: Comparative hemodynamic depression of halothane versus isoflurane in neonates and infants: An echocardiographic study. Anesth. Analg. 1992; 74: 329–37
16. Westrin, P., Jonmarker, C., Werner, O.: Thiopental requirements for induction of anesthesia in neonates and infants one to six months of age. Anesthesiology 1989; 71: 344–6
17. Cote, C.J., Goudsouzian, N.G., Liu, L.M.P., et al.: The dose response of intravenous thiopental for the induction of general anesthesia in unpremedicated children. Anesthesiology 1981; 55: 703–5
18. Hickey, P.R., Hansen, D.D.: Fentanyl and sufentanil-oxygen-pancuronium anesthesia for cardiac surgery in infants. Anesth. Analg. 1984; 63: 117–24
19. Goudsouzian, N.G.: Maturation of neuromuscular transmission in the infant. Br.J. Anaesth. 1980; 50: 205–13
20. Fisher, D.M., O'Keeffe, C., Stanski, D.R., et al.: Pharmacokinetics and pharmacodynamics of d-tubocurarine in infants, children, and adults. Anesthesiology 1982; 57: 203–8
21. Goudsouzian, N.G., Liu, L.M.P., Cote, C.J.: Comparison of equipotent doses of non-depolarizing muscle relaxants in children. Anesth. Analg. 1981; 60: 862–6
22. Brandom, B.W., Woelfel, S.K., Cook, D.R., et al.: Clinical pharmacology of atracurium in infants. Anesth. Analg. 1984; 63: 309–12
23. Fisher, D.M., Campbell, P.C., Spellman, M.J., Miller, R.D.: Pharmacokinetics and pharmacodynamics of atracurium in infants and children. Anesthesiology 1990; 73: 33–7
24. Fisher, D.M., Cronnelly, R., Miller, R.D., Sharma, M.: The neuromuscular pharmacology of neostigmine in infants and children. Anesthesiology 1983; 59: 220–25
25. Cook, D.R., Fischer, C.G.: Neuromuscular blocking effects of succinylcholine in infants and children. Anesthesiology 1975; 42: 662–5
26. Liu, L.M.P., De Cook, T.H., Goudsouzian, N.G., et al.: Dose response to succinylcholine in children. Anesthesiology 1981; 55: 599–602
27. Cook, D.R.: Muscle relaxants in infants and children. Anesth. Analg. 1981; 60: 335–43
28. Salem, M.R., Wong, A.Y., Lin, Y.H.: The effect of suxamethonium on the intragastric pressure in infants and children. Br.J. Anaesth. 1972; 44: 166–9
29. Brandom, B.W., Sarner, J.B., Woelfel, S.K., et al.:

Mivacurium infusion requirements in pediatric surgical patients during nitrous oxide-halothane and during nitrous oxide-narcotic anesthesia. Anesth. Analg. 1990; 71: 16–22
30. Froese, A.B., Butler, P.O., Fletcher, W.A., Byford, L.J.: High-frequency oscillatory ventilation in premature infants with respiratory failure: A preliminary report. Anesth. Analg. 1987; 66: 814–8
31. Bancalari, E., Gerhardt, T.: Bronchopulmonary dysplasia. Pediatr. Clin. North. Am. 1986; 33: 123
32. Northway, W.H., Moss, R.B., Carlisle, K.B., et al.: Late pulmonary sequelae of bronchopulmonary dysplasia. N. Engl.J. Med. 1990; 323: 1793–9
33. Phelps, D.L.: Retinopathy of prematurity. N. Engl.J. Med. 1992; 326: 1078–80
34. Gregory, G.A., Steward, D.J.: Life-threatening perioperative apnea in the ex-"premie." Anesthesiology 1983; 59: 495–8
35. Kurth, C.D., LeBard, S.E.: Association of postoperative apnea, airway obstruction, and hypoxemia in former premature infants. Anesthesiology 1991; 75: 22–6
36. Welborn, L.G., Hannallah, R.S., Luban, N.L.C., Fink, R., Tuttimann, U.E.: Anemia and postoperative apnea in former perterm infants. Anesthesiology 1991; 74: 1003–6
37. Welborn, L.G., Rice, L.J., Hannallah, R.S., Broadman, L.M., Ruttimann, U.E., Fink, R.: Postoperative apnea in former preterm infants: Prospective comparison of spinal and general anesthesia. Anesthesiology 1990; 72: 838–42
38. Liu, L.M.P., Cote, C.J., Goudsouzian, N.G., et al.: Life-theratening apnea in infants recovering from anesthesia. Anesthesiology 1983; 59: 506–10
39. Hansen, T.W.R., Bratlid, D.: Bilirubin and brain toxicity. Acta Paediatr. Scand. 1986; 75: 513–22
40. Dierdorf, S.F., Krishna, G.: Anesthetic management of neonatal surgical emergencies. Anesth. Analg. 1981; 60: 204–15
41. Nakayama, D.K., Motoyama, E.K., Tagge, E.M.: Effect of preoperative stabilization on respiratory system compliance and outcome in newborn infants with congenital diaphragmatic hernia.J. Pediatr. 1991; 118: 793–9
42. Vacanti, J.P., Crone, R.K., Murphy, J.D., et al.: The pulmonary hemodynamic response to perioperative anesthesia in the treatment of high-risk patients with congenital diaphragmatic hernia.J. Pediatr. Surg. 1984; 19: 672–9
43. Bartlett, R.H., Toomasian, J., Roloff, D., et al.: Extracroporeal membrane oxygenation (ECMO) in neonatal respiratory faillure. 100 cases. Ann. Surg. 1986; 204: 236–45
44. Baraka, A., Akel, S., Haroun, S., Yazigi, A.: One lung ventilation of the newborn with tracheoesophageal fistula. Anesth. Analg. 1988; 67: 189–91
45. Yaster, M., Buck, J.R., Dudgeon, D.L., et al.: Hemodynamic effects of primary closure of omphalocele/gastroschisis in human newborns. Anesthesiology 1988; 69: 84–8
46. Bissonnette, B., Sullivan, P.J.: Pyloric stenosis. Can.J. Anaesth. 1991; 38: 668–76
47. Cote, C.J.: The anesthetic management of congenital lobar emphysema. Anesthesiology 1978; 49: 296–8
48. Al-Salem, A.H., Adu-Gyamfi, Y., Grant, C.S.: Congenital lobar emphysema. Can.J. Anaesth. 1990; 37: 377–9
49. Haselby, K.A., Dierdorf, S.F., Krishna, G., et al.: Anaesthetic implications of neonatal necrotizing enterocolitis. Can. Anaesth. Soc.J. 1982; 29: 255–9
50. Jaffe, D., Wesson, D.: Emergency management of blunt trauma in children. N. Engl.J. Med. 1991; 324: 1477–82
51. Nelson, K.B., Ellenberg, J.H.: Antecedents of cerebral palsy. N. Engl.J. Med. 1986; 315: 81–6
52. Dierdorf, S.F., McNiece, W.L., Rao, C.C., et al.: Effect of succinylcholine on plasma potassium in children with cerebral palsy. Anesthesiology 1985; 62: 88–90
53. Rao, C.C., Krishna, G., Haselby, K., et al.: Ventriculobronchial fistula complicating a ventriculoperitoneal shunt. Anesthesiology 1977; 47: 388–90
54. Minton, M.D., Grosslight, K., Stirt, J.A., Bedford, R.F.: Increases in intracranial pressure from succinylcholine: Prevention by prior nondepolarizing blokkade. Anesthesiology 1986; 65: 165–9
55. Dierdorf, S.F., McNiece, W.L., Rao, C.C., et al.: Failure of succinylcholine to alter plasma potassium in children with myelomeningocele. Anesthesiology 1986; 64: 272–3
56. Vautrin-Moneret, D.A., Laxenaire, M.C., Bavoux, F.: Allergic shock to latex and ethylene oxide during surgery for spina bifida. Anesthesiology 1990; 73: 556–8
57. Morray, J.P., MacGillivray, R., Duker, G.: Increased perioperative risk following repair of congenital heart disease in Down's syndrome. Anesthesiology 1986; 65: 221–4
58. Williams, J.P., Somerville, G.M., Miner, M.E., Reilly, D.: Atlanto-axial subluxation and trisomy-21: Another perioperative complication. Anesthesiology 1987; 67: 253–4
59. Hubert, C.H.: Critical care and anesthetic management of Reye's syndrome. South. Med.J. 1979; 72: 684–9
60. Barrett, M.J., Hurwitz, E.S., Schonberger, L.B., Rogers, M.F.: Changing epidemiology of Reye's syndrome in the United States. Pediatrics 1986; 77: 598–602
61. Karl, H.W., Swedlow, D.B., Lee, K.W., Downes, J.J.: Epinephrine-halothane interactions in children. Anesthesiology 1983; 58: 142–5
62. Bell, C., Oh, T.H., Loeffler, J.R.: Massive macroglossia and airway obstruction after cleft palate repair. Anesth. Analg. 1988; 67: 71–4
63. Chadd, G.D., Crane, D.L., Phillips, R.M., Tunell, W.P.: Extubation and reintubation guided by the laryngeal mask airway in a child with the Pierre-Robin syndrome. Anesthesiology 1992; 76: 640–1
64. Diaz, J.H.: Croup and epiglottitis in children. Anesth. Analg. 1985; 64: 621–33
65. Mayo-Smith, M.F., Hirsch, P.J., Wodzinski, S.F., Schiffman, F.J.: Acute epiglottitis in adults. N. Engl.J. Med. 1986; 314: 1133–9
66. Muller, B.J., Fliegel, J.E.: Acute epiglottis in a 79-year-old man. Can. Anaesth. Soc.J. 1985; 32: 415–7
67. Crosby, E., Reid, D.: Acute epiglottitis in the adult: Is intubation mandatory? Can.J. Anaesth. 1991; 38: 914–8
68. Phelan, P.D., Mullins, G.C., Laundau, L.I., Duncan, A.W.: The period of nasotracheal intubation in acute epiglottitis. Anaesth. Intensive Care 1980; 8: 402–3

69. Adair, J.C., Ring, W.H., Jordan, W.S., Elwyn, R.A.: Ten-year experience with IPPB in the treatment of acute laryngotracheobronchitis. Anesth. Analg. 1971; 50: 649–55
70. Loughlin, G.M., Taussig, L.M.: Pulmonary function in children with a history of laryngotracheobronchitis. J. Pediatr. 1979; 94: 365–9
71. Koka, B.V., Jeon, I.S., Andre, J.M., et al.: Postintubation croup in children. Anesth. Analg. 1977; 56: 501–5
72. Cohen, M.M., Cameron, C.B.: Should you cancel the operation when a child has an upper respiratory tract infection? Anesth. Analg. 1991; 72: 282–8
73. Darmon, J.-Y., Rauss, A., Dreyfuss, D., et al.: Evaluation of risk factors for laryngeal edema after tracheal extubation in adults and ist prevention by dexamethasone. Anesthesiology 1992; 77: 245–51
74. Rao, C.C., Krishna, G., Grosfeld, J.L., Weber, T.L.: One-lung pediatric anesthesia. Anesth. Analg. 1981; 60: 450–2
75. Borland, L.M.: Anesthesia for children with Jeune's syndrome (asphyxiating thoracic dystrophy). Anesthesiology 1987; 66: 86–8
76. Mac Lennan, D.H., Phillips, M.S.: Malignant hyperthermia. Science 1992; 256: 789–94
77. Ording, H.: Incidence of malignant hyperthermia in Denmark. Anesth. Analg. 1985; 64: 700–4
78. Newbauer, K.R., Kaufman, R.D.: Another use for mass spectrometry: Detection and monitoring of malignant hyperthermia. Anesth. Analg. 1985; 64: 837–9
79. Van der Spek, A.F., Reynolds, P.I., Fang, W.B., Ashton-Miller, J.A., Stohler, C.S., Schork, M.A.: Changes in resistance to mouth opening induced by depolarizing and nondepolarizing neuromuscular blockers. Br. J. Anaesth. 1990; 64: 21–7
80. Saddler, J.M.: Jaw stiffness An ill understood condition. Br. J. Anaesth. 1991; 67: 515–6
81. Rosenberg, H., Fletcher, J.E.: Masseter muscle rigidity and malignant hyperthermia susceptibility. Anesth. Analg. 1986; 65: 161–4
82. Allen, G.C., Rosenberg, H.: Malignant hyperthermia susceptibility in adult patients with masseter muscle rigidity. Can. J. Anaesth. 1990; 37: 31–5
83. Larach, M.G., Rosenberg, H., Larach, D.R., Broennle, A.M.: Prediction of malignant hyperthermia susceptibility by clinical signs. Anesthesiology 1987; 66: 547–50
84. Britt, B.A.: Dantrolene. Can. Anesth. Soc. 1984; 31: 61–75
85. Ryan, J.F., Donlon, J.V., Malt, R.A., et al.: Cardiopulmonary bypass in the treatment of malignant hyperthermia. N. Engl. J. Med. 1974; 290: 1121–2
86. Mathieu, A., Bogosian, A.J., Ryan, J.F., et al.: Recrudescence after survival of an initial episode of malignant hyperthermia. Anesthesiology 1979; 51: 454–5
87. Gronert, G.A., Thompson, R.L., Onofrio, B.M.: Human malignant hyperthermia: Awake episodes and correction by dantrolene. Anesth. Analg. 1980; 59: 377–8
88. Lees, D.E., Gadde, P.L., Macnamara, T.E.: Malignant hyperthermia in association with Burkitt's lymphoma: Report of a third case. Anesth. Analg. 1980; 59: 514–5
89. Olgin, J., Argov, Z., Rosenberg, H., et al.: Non-invasive evaluation of malignant hyperthermia susceptibility with phosphorus nuclear magnetic resonance spectroscopy. Anesthesiology 1988; 68: 507–13
90. Allen, G.C., Cattrain, C.B., Peterson, R.G., Lakende, M.: Plasma levels of dantrolene following oral administration in malignant hyperthermia susceptible patients. Anesthesiology 1988; 67: 900–4
91. Lerman, J., McLoen, M.E., Strong, H.A.: Pharmacokinetics of intravenous dantrolene in children. Anesthesiology 1989; 70: 625–9
92. Flewellen, E.H., Nelson, T.E., Jones, W.P., et al.: Dantrolene dose response in awake man: Implications for management of malignant hyperthermia. Anesthesiology 1983; 59: 275–80
93. Watson, C.B., Reierson, N., Norfleet, E.A.: Clinically significant muscle weakness induced by oral dantrolene sodium prophylaxis for malignant hyperthermia. Anesthesiology 1986; 65: 312–4
94. Ruhland, G., Hinkle, A.J.: Malignant hyperthermia after oral and intravenous pretreatment with dantrolene in a patient susceptible to malignant hyperthermia. Anesthesiology 1984; 60: 159–60
95. Hackl, W., Maurtiz, W., Winkler, M., Sporn, P., Steinbereithner, K.: Anaesthesia in malignant hyperthermia susceptible patients without dantrolene prophylaxis: A report of 30 cases. Acta Anaesthesiol. Scand. 1990; 34: 534–7
96. Rubin, A.S., Zablocki, A.D.: Hyperkalemia, verapamil, and dantrolene. Anesthesiology 1987; 66: 246–9
97. Dreissen, J.J., Wuis, E.W., Gielen, J.M.: Prolonged vecuronium neuromuscular blockade in a patient receiving orally administered dantrolene. Anesthesiology 1985; 62: 523–4
98. Beebe, J.J., Sessler, D.I.: Preparation of anesthesia machines for patients susceptible to malignant hyperthermia. Anesthesiology 1988; 69: 395–400
99. Berkowitz, A., Rosenberg, H.: Femoral block with mepivacaine for muscle biopsy in malignant hyperthermia patients. Anesthesiology 1985; 62: 651–2
100. Yentis, S.M., Levine, M.F., Hartley, E.J.: Should all children with suspected or confirmed malignant hyperthermia susceptibility be admitted after surgery? A 10-year review. Anesth. Analg. 1992; 75: 345–50
101. Beilin, B., Maayan, C.H., Vatashsky, E., et al.: Fentanyl anesthesia in familial dysautonomia. Anesth. Analg. 1985; 64: 82–6
102. Stirt, J.A., Frantz, R.A., Gunz, E.F., Conolly, M.E.: Anesthesia, catecholamines and hemodynamics in autonomic dysfunction. Anesth. Analg. 1982; 61: 701–4
103. Milne, B., Cervenko, F.W., Morales, A., Salerno, T.A.: Massive intraoperative pulmonary tumor embolus from renal cell carcinoma. Anesthesiology 1981; 54: 253–5
104. Ferrari, L.R., Bedford, R.F.: General anesthesia prior to treatment of anterior mediastinal masses in pediatric cancer patients. Anesthesiology 1990; 72: 991–5
105. Smith, E.I.: Acute management of thermal burns in children. Surg. Clin. North. Am. 1970; 50: 807–14
106. Demling, R.H.: Burns. N. Engl. J. Med. 1985; 313: 1389–98
107. Popp, M.B., Friedberg, D.L., MacMillan, B.G.: Clinical characteristics of hypertension in burned children. Ann. Surg. 1980; 191: 473–8

108. Pruitt, B.A.: Fluid and electrolyte replacement in the burned patient. Surg. Clin. North. Am. 1978; 58: 1291–1312
109. Deitch, E.A.: The management of burns. N. Engl. J. Med. 1990; 323: 1249–53
110. Fein, A., Leff, A., Hopewell, P.C.: Pathophysiology and management of the complications resulting from fire and the inhaled products of combustion: A review of the literature. Crit. Care Med. 1980; 8: 94–8
111. Boswick, J.A., Thompson, J.D., Kershner, C.J.: Critical care of the burned patient. Anesthesiology 1977; 47: 164–70
112. Martyn, J.: Clinical pharmacology and drug therapy in the burned patient. Anesthesiology 1986; 65: 67–75
113. Barker, S.J., Tremper, K.K.: The effect of carbon monoxide inhalation on pulse oximetry and transcutaneous PO_2. Anesthesiology 1987; 66: 677–9
114. Cote, C.J., Petkau, A.J.: Thiopental requirements may be increased in children reanesthetized at less than one year after recovery from extensive thermal injury. Anesth. Analg. 1985; 64: 1156–60
115. Katz, R.L., Katz, L.E.: Complications associated with the use of muscle relaxants. In: Orkin, F.K., Cooperman, L.H., eds.: Complications in Anesthesiology. Philadelphia. J. B. Lippincott 1983: 557–9
116. Martyn, J.A.J., Matteo, R.S., Grenblatt, D.J., et al.: Pharmacokinetics of d-tubocurarine in patients with thermal injury. Anesth. Analg. 1982; 61: 241–6
117. Martyn, J.A.J., Liu, M.L.P., Szyfelbein, S.K., et al.: The neuromuscular effects of pancuronium in burned children. Anesthesiology 1983; 59: 561–4
118. Martyn, J.A.J., Goudsouzian, N.G., Matteo, R.S., et al.: Metocurine requirements and plasma concentrations in burned pediatric patients. Br. J. Anaesth. 1983; 55: 263–8
119. Dwersteg, J.F., Pavlin, E.G., Heimbach, D.M.: Patients with burns are resistant to atracurium. Anesthesiology 1986; 65: 517–20
120. Martyn, J.A.J., Matteo, R.S., Szyfelbein, S.K., Kaplan, R.F.: Unprecedented resistant to neuromuscular blocking effects of metocurine with persistence after complete recovery in a burned patient. Anesth. Analg. 1982; 61: 614–7
121. Marathe, P.H., Dwersteg, J.F., Pavlin, E.G., Haschke, R.H., Heimbach, D.M., Slattery, J.T.: Effect of thermal injury on the pharmacokinetics and pharmacodynamics of atracurium in humans. Anesthesiology 1989; 70: 752–5
122. Martyn, J.A.J., Szyfelbein, S.K., Ali, H.H., et al.: Increased d-tubocurarine requirement following major thermal injury. Anesthesiology 1980; 52: 352–5
123. Marathe, P.H., Haschke, R.H., Slattery, J.T., Zucker, J.R., Pavlin, E.G.: Acetylcholine receptor density and acetylcholinesterase activity in skeletal muscle of rats following thermal injury. Anesthesiology 1989; 70: 654–9
124. Toro-Mates, A., Rendon-Platas, A.M., Avila-Valdez, E., Villarrel-Guzman, R.A.: Physostigmine antagonizes ketamine. Anesth. Analg. 1980; 59: 764–7
125. Hunt, J.L., Mason, A.D., Masterson, T.S., Pruitt, B.A.: The pathophysiology of acute electric injuries. J. Trauma 1976; 16: 335–40
126. Cooper, M.A.: Lightning injuries: Prognostic signs for death. Ann. Emerg. Med. 1980; 9: 134–8
127. Hoshima, H., Tanaka, O., Obara, H., Iwai, S.: Thoracopagus conjoined twins: Management of anesthetic induction and postoperative chest wall defect. Anesthesiology 1987; 66: 424–6
128. Georges, L.S., Smith, K.W., Wong, K.C.: Anesthetic challenges in separation of craniopagus twins. Anesth. Analg. 1987; 66: 783–7
129. Diaz, J.H., Furman, E.R.: Perioperative management of conjoined twins. Anesthesiology 1987; 67: 965–73

33 Geriatrische Patienten

Im Laufe des Alterungsprozesses kommt es zu unvermeidbaren Veränderungen wichtiger Organfunktionen und veränderten Reaktionen auf Medikamente. Diese Veränderungen der Organfunktionen äußern sich in einer eingeschränkten Kompensationsbreite. Hohes Alter ist durch immer geringer werdende Adaptationsmöglichkeiten charakterisiert [1] (Abb. 33.1). Eine solche Funktionseinschränkung der Organsysteme kann jedoch oft nur durch Belastungstests nachgewiesen werden. Beispielsweise kann die kardiale Belastbarkeit, die für eine vorwiegend sitzende Lebensweise noch ausreicht, perioperativ unzureichend sein, falls zusätzlich eine Anämie oder Infektion auftreten. Es ist aber wichtig zu beachten, daß biologisches und chronologisches Alter nicht unbedingt übereinstimmen müssen.

33.1 Organfunktionen

Mit fortschreitendem Alter kommt es zu einer zunehmenden Aktivitätsminderung des zentralen Nervensystems und zu einer Abnahme der Neuronenzahl, insbesondere im Kortexbereich. Die Reizleitungsgeschwindigkeit in den peripheren Nerven nimmt mit fortschreitendem Alter langsam ab. Im Rückenmark kann die Anzahl der Nervenfasern vermindert sein. Parallel zu diesen neuroanatomischen Veränderungen nimmt der Bedarf an intravenösen und volatilen Anästhetika mit zunehmendem Alter ab.

Bei älteren Patienten ist häufig ein gestörtes Schlafmuster zu beobachten, das mit einer Verkürzung des Schlafstadiums, das durch das überwiegende Auftreten langsamer Delta-Wellen gekennzeichnet ist (Stadium IV) einhergeht. Der ältere Patient verbringt z.B. mehr Zeit im Bett, schläft aber insgesamt weniger und ist leichter erweckbar als ein junger Mensch. Ältere Menschen sind nachts oft

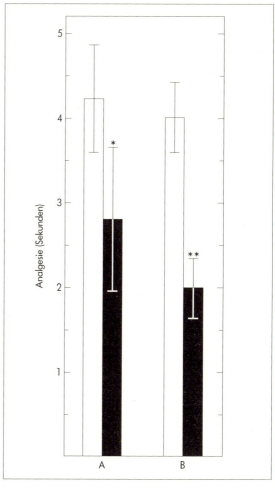

Abb. 33.1: Mit fortschreitendem Alter kommt es zu einer zunehmenden Funktionseinschränkung wichtiger Organsysteme (1% bis 1,5% pro Jahr).
(Aus: Evans TI. The physiological basis of geriatric general anesthesia. Anaesth Intensive Care 1973; 1: 319–328; mit freundlicher Genehmigung.)

Tab. 33.1: Differentialdiagnose zwischen Delirium und Demenz

	Delirium	Demenz
Beginn	plötzlich	schleichend
Verlauf über 24 Stunden	wechselnd mit nächtlicher Verschlimmerung	stabil
Bewußtseinsgrad	eingeschränkt	unverändert
Vigilanz	insgesamt eingeschränkt	normalerweise unverändert
Halluzinationen	häufig	selten
Orientierung	eingeschränkt	eingeschränkt
psychomotorische Aktivität	unberechenbar	normalerweise unverändert
Sprache	häufig zusammenhanglos (inkohärent)	Wortfindungsstörungen
körperliche Erkrankungen oder toxische Medikamentennebenwirkungen	häufig	selten

wach, tagsüber dagegen sind sie häufig müde und neigen dazu, einzuschlafen. Ältere Patienten tolerieren Umstellungen im Schlaf-Wach-Rhythmus (z.B. jet lag) deutlich weniger.

Bei älteren Patienten, insbesondere bei Männern, treten nachts häufig Atemstörungen (Schlaf-Apnoe-Syndrom) auf (siehe Kapitel 17). Diese Apnoephasen dauern länger als 10 Sekunden an und führen zu häufig (20mal oder öfters) auftretenden nächtlichen Hypoxämiephasen mit Abfall der arteriellen Sauerstoffsättigung auf unter 80%. Alkohol und andere vigilanzmindernde Medikamente verschlimmern diese Episoden. Mit steigendem Alter nimmt, insbesondere bei Männern, das mit einer obstruierenden Schlafapnoe einhergehende Schnarchen zu. In epidemiologischen Studien wurde ein Zusammenhang zwischen Schnarchen und der Entwicklung von Schlafapnoe, Hypertonus und kardiovaskulären Erkrankungen nachgewiesen [2].

Ältere und insbesondere greise Menschen entwickeln schnell ein Delirium, z.B. nach fast jeder Erkrankung (z.B. nach einer Pneumonie oder einem Herzinfarkt) oder nach Gabe höherer Dosen gängiger Medikamente, oft sogar dann, wenn diese in therapeutischen Dosen verabreicht wurden [3]. Ein solches Delirium ist durch einen akuten geistigen Verwirrtheitszustand gekennzeichnet, der plötzlich einsetzt und hauptsächlich nachts auftritt. Typischerweise ist die Symptomatik während des Tages wechselnd und nicht vorhersehbar und während der Nacht besonders ausgeprägt.

Bei den älteren Patienten muß die Einnahme von Medikamenten besonders überwacht werden. Unnötig viele Medikamente sollten vermieden werden, insbesondere sollten nicht gleichzeitig mehrere Medikamente mit anticholinerger Wirkung verabreicht werden. Ein solcher deliranter Zustand hält gewöhnlich höchstens einen Monat an. Die meisten Patienten erholen sich davon vollständig. Es ist wichtig, ein solches Delirium von einer Demenz (Alzheimer-Krankheit) abzugrenzen. Die Alzheimer-Krankheit ist das einzige Syndrom, das ebenfalls durch die globale Abnahme kognitiver Funktionen gekennzeichnet ist (Tab. 33.1).

Die mit fortschreitendem Alter auftretenden Veränderungen des kardiovaskulären Systems führen oft dazu, daß das Herz-Kreislaufsystem zunehmend unempfindlicher auf Stimulationen des vegetativen Nervensystems reagiert. Die Fähigkeit des Herzens, auf Belastungssituationen adäquat zu reagieren, nimmt ab. Das Herzzeitvolumen nimmt parallel zu dem altersbedingt abfallenden Sauerstoffbedarf ab.

Ältere Menschen, die jedoch weiterhin körperlich aktiv sind, können trotz zunehmenden Alters ein relativ konstantes Herzzeitvolumen aufweisen [4]. Obwohl das Schlagvolumen unter Ruhebedingungen relativ unabhängig vom Alter ist, kann das ältere Herz das Herzzeitvolumen bei Belastung nicht mehr so stark erhöhen. Auch reagiert das Herz des älteren Menschen empfindlicher auf eine medikamentös bedingte Verminderung der myokardialen Kontraktilität. Die katecholaminbedingte Steigerung der Chronotropie ist beim älteren Herzen geringer. Wahrscheinlich ist dies auf eine verminderte Empfindlichkeit der Beta-Rezeptoren zurückzuführen, denn die Rezeptorendichte ist unverändert. Die Herzfrequenz nimmt mit zunehmendem Alter ab. Ursachen sind vermutlich eine Aktivitätssteigerung des parasympathischen Nervensystems oder degenerative Veränderungen, die auch den Sinusknoten und/oder das Reizleitungssystem betreffen. Im Sinusknoten nimmt die Anzahl der Zellen ab. Im Alter von 75 Jahren sind nur noch ungefähr 10% der Zellen nachweisbar, die bei 20jährigen vorhanden sind [5]. Diese Veränderungen stimmen damit überein, daß ältere Patienten häufiger ein Sick-Sinus-Syndrom und Vorhofarrhythmien aufweisen. Eine Herzinsuffizienz ist bei älteren Patienten ein häufiges Problem (bei über 65jährigen ist sie 6mal häufiger als bei unter 54jährigen) und normalerweise von einem Bluthochdruck und einer koronaren Herzerkrankung begleitet [5]. Der Blutdruck steigt mit zunehmendem Alter an. Dies ist dadurch bedingt, daß sich in den

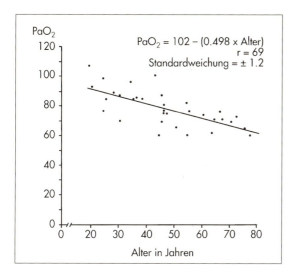

Abb. 33.2: Alter und PaO$_2$ verhalten sich reziprok zueinander. Dies kann anhand folgender Gleichung beschrieben werden:
PaO$_2$ = 102 − (0,498 × Alter).
(Aus: Wahba WM. Body build and preoperative arterial oxygen tensions. Can Anaesth Soc J 1975; 22: 653–658; mit freundlicher Genehmigung.)

Wänden der großen Arterien vermehrt verdickte, elastische Fasern bilden. Als Folge dessen sind die Blutgefäße nur noch wenig dehnbar und systolischer und diastolischer Blutdruck steigen an.

Im Alter verschlechtern sich die mechanische Atemfunktion und die Effizienz des Gasaustausches. Die mechanische Atemfunktion ist aufgrund der verminderten Elastizität der Lunge und der verminderten maximalen Atembeweglichkeit des Thorax eingeschränkt. Diese Veränderungen sind durch eine fortschreitende Zerstörung des Lungenparenchyms und eine Verknöcherung der knorpeligen Rippenanteile bedingt. Neben einer zunehmenden Steifheit des knöchernen Thorax kommt es auch zu einer zunehmenden Verkrümmung der thorakalen Wirbelsäule, wodurch die Rippen und das Sternum nach oben und vorne rotiert werden. Hierdurch nimmt der anterior-posteriore Durchmesser des Brustkorbes zu und es kommt zu einer eingeschränkten Thoraxdehnbarkeit. Trotz dieser Veränderungen sind Residualvolumen und funktionelle Residualkapazität erhöht. Die Vitalkapazität und das forcierte Exspirationsvolumen in einer Sekunde (FEV$_1$) nehmen jedoch mit fortschreitendem Alter ab. Der Prozeß des Alterns ist mit einer kontinuierlichen Abnahme des PaO$_2$ verbunden. Dies ist wahrscheinlich auf den in der Exspirationsphase früher einsetzenden Verschluß der kleinen Luftwege und ein erniedrigtes Herzzeitvolumen zurückzuführen, wodurch es zu Ventilations-/Perfusionsstörungen kommt [6] (Abb. 33.2). Bei älteren Patienten, die unter Ruhebedingungen noch keine Zeichen einer pulmonalen Funktionseinschränkung haben, kann es operationsbedingt zu zusätzlichen Einschränkungen der Lungenfunktion und damit zu schweren pulmonalen Problemen kommen.

Mit fortschreitendem Alter kommt es mit der Verminderung des Herzzeitvolumens auch zu einer Abnahme von renalem Blutfluß und glomerulärer Filtrationsrate. Dadurch wird der geriatrische Patient anfälliger für ein Volumenüberangebot. Des weiteren ist die Gefahr einer Kumulation von Medikamenten, die weitgehend über die Nieren ausgeschieden werden, erhöht (z.B. Digoxin, Antibiotika, bestimmte nicht-depolarisierende Muskelrelaxantien). Obwohl die Nierenfunktion eingeschränkt ist, steigt die Plasma-Kreatininkonzentration oft nicht an. Der Grund ist vermutlich eine erniedrigte Kreatininproduktion bei altersbedingt verminderter Muskelmasse. Bei geriatrischen Patienten ist die Fähigkeit, den Urin zu konzentrieren, vermindert. Auch nach einer Flüssigkeitsrestriktion sind sie schlechter in der Lage, den Harn entsprechend zu konzentrieren. Die Fähigkeit, vermehrt saure Valenzen auszuscheiden, ist ebenfalls vermindert. Ältere Patienten können Natrium schlechter retinieren, so daß eine Erniedrigung des Gesamtnatriums in dieser Altersgruppe häufiger anzutreffen ist, insbesondere wenn akute Erkrankungen zu einer verminderten oralen Aufnahme von Natrium führen.

Im Alter kommt es außer zu einem verminderten Herzzeitvolumen auch zu einer entsprechenden Abnahme der Leberdurchblutung. Dies beeinflußt unter Umständen den Abbau solcher Medikamente, die hepatisch metabolisiert werden. Im Alter kann die Magenentleerung verzögert sein. Die Inzidenz eines Diabetes mellitus ist im Alter erhöht. Dies ist wahrscheinlich auf eine verminderte Insulinausschüttung oder eine herabgesetzte Empfindlichkeit der Insulinrezeptoren zurückzuführen.

Eine subklinische Hypothyreose, die sich nur in einer erhöhten Plasmakonzentration von TSH äußert, tritt bei 13,2% der gesunden geriatrischen Patienten, insbesondere bei Frauen, auf [7].

33.2 Pharmakokinetik und Pharmakodynamik

Altersbedingte Veränderungen der Pharmakokinetik äußern sich meist in einer Verlängerung der Eliminationshalbwertszeit von Medikamenten. Die Ursachen einer Erhöhung der Eliminationshalbwertszeit von Medikamenten können eine erniedrigte renale Clearance (z.B. bei Digoxin, Antibiotika, Pancuronium), eine verminderte hepatische Metabolisation (z.B. bei Propanolol, Lidocain, Vecuronium) oder ein erhöhtes Verteilungsvolumen (z.B. bei Diazepam) sein. Die Zunahme des Verteilungsvolumens für Medikamente ist unter anderem dadurch bedingt, daß mit fortschreitendem Alter der Fettanteil des Körpers zunimmt und die Bildung von Albumin vermindert ist.

Tab. 33.2: Im Alter häufig auftretende Erkrankungen

essentielle Hypertonie
koronare Herzkrankheit
Reizleitungsstörungen
Herzinsuffizienz
chronische Lungenerkrankung
Diabetes mellitus
subklinische Hypothyreose
rheumatoide Arthritis
Osteoarthritis

Tab. 33.3: Medikamente, die häufig für geriatrische Patienten verschrieben werden

Medikamente	Nebenwirkungen und Medikamenteninteraktionen
Diuretika	Hypokaliämie Hypovolämie
Digitalis	Herzrhythmus- und Reizleitungsstörungen
Beta-Rezeptorenblocker	Bradykardie Herzinsuffizienz Bronchospasmus Aktivitätsminderung des vegetativen Nervensystems
zentral wirkende Antihypertensiva	Aktivitätsminderung des vegetativen Nervensystems Reduktion des MAC
trizyklische Antidepressiva	anticholinerge Wirkungen Herzrhythmusstörungen Reizleistungsstörungen Erhöhung des MAC
Lithium	Herzrhythmusstörungen verlängerte Wirkung der Muskelrelaxantien
Antiarrhythmika	verlängerte Wirkung der Muskelrelaxantien
Antibiotika	verlängerte Wirkung der Muskelrelaxantien

Aufgrund der beim älteren Patienten verlängerten Eliminationshalbwertszeit von Medikamenten kommt es bei Repetitionsdosen schneller zu einer Kumulation und zu entsprechenden Medikamentennebenwirkungen. Aufgrund der altersbedingten Veränderungen der Pharmakokinetik ist außerdem das Risiko, daß es zu unerwünschten Medikamenteninteraktionen kommt, erhöht.

Die Pharmakodynamik beschreibt die Ansprechbarkeit von Rezeptoren auf Medikamente. Die Pharmakodynamik beschreibt also die pharmakologischen Wirkungen eines Medikaments. Es wird oft behauptet, daß die in einem bestimmten Gewebe vorhandene Rezeptorenzahl mit zunehmendem Alter abnimmt. Die Anzahl der beta-adrenergen Rezeptoren verändert sich im Alter nicht, allerdings nimmt die Affinität dieser Rezeptoren zu adrenergen Neurotransmittern mit zunehmendem Alter ab. Die altersabhängige Abnahme des MAC-Wertes von Inhalationsanästhetika stellt einen pharmakodynamischen Effekt dar. Die Ursachen dafür sind

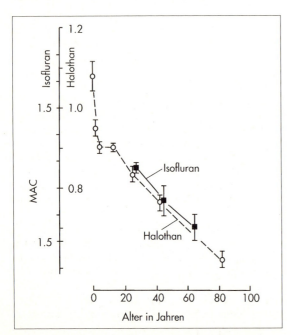

Abb. 33.3: Die minimalen alveolären Konzentrationen (MAC) für Isofluran und Halothan nehmen mit zunehmendem Alter ab.
(Aus: Quasha AL, Eger EL, Tinker JH. Determination and application of MAC. Anesthesiology 1980; 53: 315–334; mit freundlicher Genehmigung.)

allerdings nicht bekannt [8] (Abb. 33.3). Andererseits ist die für einen bestimmten Relaxierungsgrad notwendige Plasmakonzentration von Pancuronium bei älteren Patienten nicht verändert. Dies legt nahe, daß es bei geriatrischen Patienten zu keinen Veränderungen an der motorischen Endplatte kommt.

33.3 Narkoseführung

Bei der präoperativen Beurteilung geriatrischer Patienten muß berücksichtigt werden, daß neben der zur Operation führenden Erkrankung vermutlich zusätzliche Erkrankungen wichtiger Organsysteme vorliegen (Tab. 33.2). Viele Veränderungen, die für das Alter als typisch gelten, sind in Wirklichkeit Symptome von Erkrankungen, die bei älteren Menschen sehr häufig vorliegen. Bei älteren Patienten kann selten auch ein Alkoholismus vorliegen. Eine neu aufgetretene Veränderung der zerebralen Funktion sollte erst dann dem fortgeschrittenen Alter angelastet werden, wenn kardiale oder pulmonale Erkrankungen als auslösende Faktoren ausgeschlossen wurden. Daß vorbestehende Nebenerkrankungen ein Risiko darstellen, wird dadurch unterstrichen, daß geriatrische Patienten eine erhöhte postoperative Mortalität aufweisen. Dies trifft insbesondere für Notoperationen zu. Die Wahrscheinlichkeit unerwünschter Medikamenteninteraktionen wird durch altersbedingte Veränderungen der Pharmako-

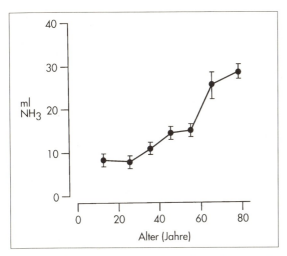

Abb. 33.4: Die Menge an Ammoniakgas (ml NH₃), die notwendig ist, um einen kurzfristigen Glottisverschluß und eine kurze Unterbrechung der Inspiration zu erzeugen, nimmt mit fortschreitendem Alter zu (insbesondere zwischen 50 und 70 Jahren). Dies ist auf eine mit dem Alter abnehmende Empfindlichkeit der Atemwege zurückzuführen.
(Daten aus: Pontoppidan H, Beecher HK. Progressive loss of protective reflexes in the airway with the advance of age. JAMA 1960; 174: 2209–2213; mit freundlicher Genehmigung.)

kinetik und Pharmakodynamik erhöht [9]. Außerdem nehmen ältere Patienten häufig mehrere Medikamente ein. Dadurch werden Medikamentennebenwirkungen oder Medikamenteninteraktionen begünstigt (Tab. 33.3). Ungefähr 30% aller Medikamentenverordnungen werden für ältere Patienten ausgestellt [10]. Beim geriatrischen Patienten liegt präoperativ häufig eine Anämie vor sowie eine orthostatische Hypotension, die auf einen intravasalen Volumenmangel zurückzuführen ist.

Bei der präoperativen Beurteilung der Luftwege sollten typische altersbedingte Veränderungen beachtet werden. Zum Beispiel muß eine eventuell bestehende Insuffizienz der Arteria vertebrales und der Arteria basilaris dadurch überprüft werden, ob eine Extension oder Rotation des Kopfes zu einer neurologischen Beeinträchtigung führen. Ein schlechter Zahnstatus bzw. eine eventuell vorhandene Zahnprothese müssen ebenfalls berücksichtigt werden. Ist z.B. eine Maskennarkose geplant, kann es unter Umständen sinnvoll sein, die Zahnprothese eines sonst zahnlosen Patienten während der Narkose zu belassen. Bei Vorliegen einer zervikalen Osteoarthritis oder rheumatoiden Arthritis kann es schwieriger sein, die Glottis bei der direkten Laryngoskopie einzustellen. Eine altersbedingte Atrophie der Haut mit Verlust an Kollagen und einer verminderten Elastizität machen die Haut empfindlicher gegenüber Verletzungen durch Pflaster oder Überwachungselektroden (EKG, peripherer Nervenstimulator).

Die beste Prämedikation besteht bei geriatrischen Patienten häufig darin, sie genau über die perioperativen Geschehnisse aufzuklären. Falls eine zusätzliche Anxiolyse erwünscht ist, wird häufig die orale Gabe eines Benzodiazepins in Erwägung gezogen. Wird bei älteren Patienten für die Prämedikation ein Anticholinergikum verwendet, sind zentralvenöse Nebenwirkungen unwahrscheinlich, falls Glykopyrrolat verabreicht wird, da dieses die Blut-Hirnschranke nicht überwindet.

Bei geriatrischen Patienten müssen bei der Auswahl von Medikamenten und des Narkoseverfahrens beachtet werden, daß altersbedingte Organfunktionsstörungen sowie veränderte Medikamentenwirkungen (aufgrund einer altersbedingt beeinträchtigten Pharmakokinetik und Pharmakodynamik) vorliegen können. Ein erniedrigtes Herzzeitvolumen kann die Ursache für den verzögerten Wirkungseintritt von intravenös verabreichten Medikamenten sein. Neben einem verzögerten Wirkungseintritt ist häufig auch von einer verlängerten pharmakologischen Wirkung auszugehen. Das erniedrigte Herzzeitvolumen und der verminderte Bedarf an Anästhetika erhöhen die Gefahr, daß es zu einer Überdosierung volatiler Anästhetika kommt [8] (Abb. 33.3). Da mit steigendem Alter die Schutzreflexe der oberen Luftwege zunehmend abgeschwächt sind und eine hohe Inzidenz einer Hiatushernie zu beachten ist, wird deutlich wie wichtig es ist, die Lungen vor einer Aspiration zu schützen und einen geblockten Endotrachealtubus zu verwenden [11] (Abb. 33.4). Es gibt keine Hinweise darauf, daß bestimmte Inhalationsanästhetika oder bestimmte intravenös zu verabreichende Medikamente zur Aufrechterhaltung der Narkose bei geriatrischen Patienten bevorzugt werden sollten. Bei geriatrischen Patienten kommt es – im Gegensatz zu jüngeren Patienten – unter Isoflurangabe seltener zu einer Zunahme der Herzfrequenz [12]. Eine möglicherweise verzögerte Verteilung, Metabolisierung und Elimination von Medikamenten wie Thiopental, Opioiden, Diazepam und Pancuronium muß bei älteren Patienten beachtet werden. Im Gegensatz zu den lang wirkenden Muskelrelaxantien sind mittellang wirkende Substanzen weniger von renalen oder hepatischen Ausscheidungsfunktionen und daher vermutlich auch weniger von einer altersbedingten Veränderung des Herzminutenvolumens abhängig. Die Überwachung geriatrischer Patienten wirft außer der Tatsache, daß deren eingeschränkte Kompensationsbreite berücksichtigt werden muß, keine speziellen Probleme auf. Während der postoperativen Phase muß darauf geachtet werden, daß keine arterielle Hypoxämie oder myokardiale Ischämie auftreten. Eine frühe Mobilisation ist wichtig, um das Risiko einer Pneumonie oder der Entwicklung einer tiefen Venenthrombose zu verringern. Ein postoperativer Verwirrtheitszustand und eine Störung der mnestischen Funktion können die perioperative Morbidität geriatrischer Patienten erhöhen.

Regionalanästhesieverfahren stellen bei bestimm-

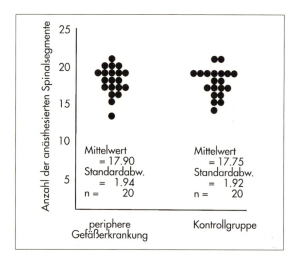

Abb. 33.5: Die Anzahl der anästhesierten Spinalsegmente nach einer Injektion von Bupivacain in den Periduralraum wird durch eine periphere Gefäßerkrankung nicht beeinflußt.
(Aus: Sharrock NE. Lack of exaggerated spread of epidural anesthesia in patients with arteriosclerosis. Anaesthesiology 1977; 47: 307–308; mit freundlicher Genehmigung.)

ten älteren Patienten eine gute Alternative zur Allgemeinnarkose dar, insbesondere bei einer transurethralen Resektion der Prostata, gynäkologischen Operationen, Leistenhernien und Operation bei Hüftfrakturen. Das sensible Niveau sollte für diese Operationen bei Th8 liegen. Vorbedingung für die Durchführung einer Regionalanästhesie ist ein wacher und kooperativer Patient. Ist der Patient während der Operation bei Bewußtsein, so können akut auftretende Bewußtseinsveränderungen und pektanginöse Beschwerden sofort erkannt werden. Sind die Patienten trotz einer adäquaten Analgesie ängstlich, kann zusätzlich die intravenöse Gabe von Medikamenten wie Midazolam notwendig werden. Dabei ist zu beachten, daß ältere Patienten möglicherweise nur eine geringe Dosierung benötigen, um den gewünschten Effekt zu erzielen. Beim älteren Patienten kann es bei Hüftgelenksoperationen unter Umständen sinnvoll sein, Vollnarkose und Regionalanästhesie miteinander zu kombinieren.

Die längere Wirkungsdauer einer Spinalanästhesie bei älteren Patienten könnte, obwohl wissenschaftlich nicht bestätigt dadurch bedingt sein, daß die Resorption des Lokalanästhetikums verzögert ist. Dies könnte möglicherweise darauf zurückzuführen sein, daß bei älteren Patienten mit einer ausgeprägten Arteriosklerose die Gefäße, die den Subarachnoidalraum umgeben, weniger durchblutet sind. Die für eine Periduralanästhesie erforderliche Menge an Lokalanästhetika scheint mit fortschreitendem Alter abzunehmen. Es berichten jedoch nicht alle Untersuchungen von einer linearen Beziehung zwischen Dosis und Alter [13, 14]. Es gibt auch Studien, die zeigen, daß bei älteren Patienten die kraniale Ausbreitung des Lokalanästhetikums nach einer periduralen Injektion ausgeprägter ist und die sensible und motorische Blockade weniger lange anhält [15]. Es wird angenommen, daß der verminderte Bedarf an Lokalanästhetika bei geriatrischen Patienten teilweise durch anatomische Veränderungen im Periduralraum zu erklären ist. Typischerweise kommt es im Alter zu einem zunehmenden bindegewebsartigen Verschluß der Foramina intervertebralia. Dadurch tritt ein geringerer Anteil des Lokalanästhetikums durch die Foramina intervertebralia aus, so daß es zu einem höheren Aufsteigen im Epiduralraum kommt. Diese Veränderungen würden auch zu einer vergrößerten Resorptionsfläche für das Lokalanästhetikum im Periduralraum führen. Dies stimmt damit überein, daß bei geriatrischen Patienten nach Injektion von Lidocain in den Periduralraum höhere maximale Plasmakonzentrationen auftreten als bei jungen Patienten [14]. Bei Patienten mit einer Arteriosklerose kommt es offensichtlich zu keinem übermäßigen Aufsteigen des Analgesieniveaus [16] (Abb. 33.5). Es gibt klinische Hinweise darauf, daß bei Patienten, bei denen eine Operation im Hüftbereich in Regionalanästhesie durchgeführt wurde, der perioperative Blutverlust und die Inzidenz tiefer Venenthrombosen und von Lungenembolien vermindert sind [17]. Des weiteren kann es bei älteren Patienten nach einer Regionalanästhesie seltener zu Verwirrtheitszuständen als nach einer Vollnarkose kommen [18]. Wird im Rahmen der Prämedikation ein Anticholinergikum verabreicht, so kann dies, unabhängig von dem Narkoseverfahren, zu postoperativen Verwirrtheitszuständen beitragen [19].

33.4 Osteoporose

Die Osteoporose gehört zu den wichtigsten Erkrankungen des Alters [20]. Bei mehr als 1,5 Millionen Amerikanern sind Schmerzen sowie Frakturen auf eine Osteoporose zurückzuführen. Frauen verlieren im Laufe ihres Lebens ungefähr 50% der spongiösen und 30% der kortikalen Knochenmasse, Männer entsprechend jeweils 30 bzw. 20%. Spongiöse Knochenmasse findet sich hauptsächlich im Bereich der Wirbelsäule und in den Enden langer Röhrenknochen. Hier treten auch die meisten durch Osteoporose bedingten Frakturen auf. Bei älteren Patienten ist neben osteoporotischen Veränderungen die Tendenz zu stolpern und zu fallen Ursache der erhöhten Frakturinzidenz.

Prävention ist die einzige effektive Maßnahme bei der Behandlung der Osteoporose. Körperliche Kraftübungen können zu einer Erhöhung der Knochenmasse beitragen. Auch eine ausreichende Kalziumzufuhr ist wichtig. Bei Frauen nach der Menopause bleibt die Östrogenersatztherapie weiterhin eine der wichtigsten präventiven und therapeutischen Maßnahmen. Bei Patienten, die aufgrund von Wirbelkörperfrakturen unter Rückenschmerzen leiden, können die Gabe von Analgetika, eine physikalische Therapie oder eventuell ein Stützkorsett sinnvoll sein.

33.5 Progerie

Progerie (Hutchinson-Guilford-Syndrom) ist ein Syndrom, das durch ein vorzeitiges Altern gekennzeichnet ist. Diese Erkrankung wird autosomal rezessiv vererbt. Klinische Symptome treten nach dem 6. Lebensmonat auf. Die Patienten entwickeln während des 1. oder 2. Lebensjahrzehnts alle für den alten Menschen typischen Erkrankungen. So treten z.B. häufig eine koronare Herzerkrankung, ein Hypertonus, eine zerebrale Gefäßerkrankung, eine Osteoarthritis und ein Diabetes mellitus auf. Die mittlere Lebensdauer beträgt 13 Jahre. Die Patienten versterben gewöhnlich im Alter von 25 Jahren an einer Herzinsuffizienz oder einem Herzinfarkt.

Bei der Narkoseführung von Patienten mit einer Progerie müssen Veränderungen wichtiger Organfunktionen, wie sie normalerweise bei älteren Patienten auftreten, berücksichtigt werden (siehe Abschnitt: Organfunktionen) [21]. Außerdem können eine vorhandene Hypoplasie des Unterkiefers und eine Mikrognathie das Offenhalten der Luftwege und eine endotracheale Intubation erschweren. Die für diese Patienten typische hohe Stimmlage läßt eine enge Glottis vermuten und macht es wahrscheinlich, daß ein kleiner Endotrachealtubus verwendet werden muß. Selbst ein minimales Ödem des Kehlkopfes kann die Durchgängigkeit der Luftwege einschränken. Um eine Verletzung der dünnen und gebrechlichen Extremitäten zu vermeiden, müssen Patienten mit einer Progerie vorsichtig bewegt und gelagert werden.

Literaturhinweise

1. Evans, T.I.: The physiological basis of geriatric general anaesthesia. Anaesth. Intensive Care 1973; 1: 319–28
2. Prinz, P.N., Vitiello, M.V., Raskind, M.A., Thorpy, M.J.: Geriatrics: Sleep disorders and ageing. N. Engl.J. Med. 1990; 323: 520–6
3. Schor, J.D., Levkoff, S.E., Lipsitz, L.A., et al.: Risk factors for delirium in hospitalized elderly. JAMA 1992; 267: 827–31
4. Craig, D.B., McLeskey, C.H., Mitenko, P.A., et al.: Geriatric anaesthesia. Can.J. Anaesth. 1987; 34: 156–67
5. Wie, J.Y.: Age and the cardiovascular system. N. Engl.J. Med. 1992; 327: 1735–9
6. Wahba, W.: Body build and preoperative arterial oxygen tension. Can. Anaesth. Soc.J. 1975; 22: 653–8
7. Cooper, D.S.: Subclinical hypothyroidism. JAMA 1987; 258: 246–7
8. Quasha, A.L., Eger, E.I., Tinker, J.H.: Determination and applications of MAC. Anesthesiology 1980; 53: 315–34
9. Greenblatt, D.J., Sellers, E.M., Shader, R.I.: Drug disposition in old age. N. Engl.J. Med. 1982; 306: 1081–8
10. Thompson, T.L., Moran, M.G., Nies, A.S.: Psychotropic drug use in the elderly. N. Engl.J. Med. 1983; 308: 136–41
11. Pontoppidan, H., Beecher, H.K.: Progressive loss of protective reflexes in the airway with the advance of age. JAMA 1960; 174: 2209–13
12. Mallow, J.E., White, R.D., Cucchiara, R.F., Tarhan, S.: Hemodynamic effects of isoflurane and halothane in patients with coronary artery disease. Anesth. Analg. 1976; 55: 135–8
13. Park, W.Y., Hagins, F.M., Rivat, E.L., Macnamara, T.E.: Age and epidural dose response in adult men. Anesthesiology 1982; 56: 318–20
14. Finucane, B.T., Hammonds, W.D., Welch, M.B.: Influence of age on vascular absorption of lidocaine from the epidural space. Anesth. Analg. 1987; 66: 843–6
15. Nydahl, P.-A., Philipson, L., Axelsson, K., Johansson, J.-E.: Epidural anesthesia with 0.5% bupivacaine: Influence of age on sensory and motor blockade. Anesth. Analg. 1991; 73: 780–6
16. Sharrock, N.E.: Lack of exaggerated spread of epidural anesthesia in patients with arteriosclerosis. Anesthesiology 1977; 47: 307–8
17. Covert, C.R., Fox, G.S.: Anaesthesia for hip surgery in the elderly. Can.J. Anaesth. 1989; 36: 311–9
18. Chung, F., Meier, R., Lautenschlager, E., Carmichael, F.J., Chung, A.: General or spinal anesthesia: Which is better in the elderly? Anesthesiology 1987; 67: 422–7
19. Berggren, D., Gustafson, Y., Eriksson, B., et al.: Postoperative confusion after anesthesia in elderly patients with femoral neck fractures. Anesth. Analg. 1987; 66: 497–504
20. Riggs, B.L., Melton, L.J.: The prevention and treatment of osteoporosis. N. Engl.J. Med. 1992; 327: 620–7
21. Chapin, J.W., Kahre, J.: Progeria and anesthesia. Anesth. Analg. 1979; 58: 424–5

Sachregister

A

A s. alles
AaDO₂, s. Sauerstoffpartialdruckdifferenz, alveolo-arterielle 194
Abhängigkeit
- physisch 595
- psychisch 595
Abstoßungsreaktion 351
Abszeß, -Hirn, s. Hirnabszeß 539
Abszeß, Lungen-, s. Lungenabszeß 543
Abszeß, peridural, s. Periduraler Abszeß 540
Abszeß, peritonsillar, s. Peritonsillarabszeß 541
Abszeß, subphrenisch, s. Subhrenischer Abszeß 543
Acantholysis bullosa, s. Epidermolysis bullosa 481
ACE-Hemmer 91, 106
Acetylcholinesterase
- Organophosphate 607
Acetylsalicylsäure 7, 170, 345
- KHK 7
Achondroplasie 512
Acquired immunodeficiency Syndrom, s. AIDS 531
ACTH 405, 416
Adenosin 69, 70
Adenoviren 528
ADH, antidiuretisches Hormon 193, 330, 355, 416, 417
Adipositas
- Behandlung 432
- Einstellung der Ventilation 436
- kardiovaskuläre Probleme 433
- Leberprobleme 433
- metabolische Probleme 434
- Narkoseführung 434, 436
- Nebenwirkungen 433, 434
- postoperative Komplikationen 436
- respiratorische Probleme 433
Adrenalin 274, 404
Adrenoleukodystrophie, s. Leukodystrophien 243
Adult Respiratory Distress Syndrome, ARDS 179
Aerosol 171
A-Gamma-Globulinämie 577
Ahorn-Sirup-Krankheit 430
AIDS 406, 531
Air-trapping 154, 175
Akromegalie
- Behandlung 418
- Narkoseführung 418
- Symptome 417
Akuter arterieller Verschluß, s. arterieller Verschluß, akut 142
Albright-McCune-Sternberg-Syndrom, s. McCune-Syndrom 510
Albumin 290, 473
Albuminsynthese 286

Aldosteron 326, 404
Alexander-Syndrom, s. Leukodystrophien 243
Alkalose 196, 442
- hypokaliämische metabolische 409
- metabolische 376
-- Therapie 380
-- Ursachen 380
- respiratorische 376, 379
Alkohol
- Neuropathie 252
Alkoholabusus
- chronischer 374
Alkoholintoxikation 305
Alkoholismus
- Delirium tremens 597
- Entzugssyndrom 597
- GABA 596
- Narkose 598
- Schwangerschaft 598
- Therapie 596
- Überdosierung 596
- Wernicke-Korsakoff-Syndrom 597
ALL, s. Akute lymphatische Leukämie 564
Allergie, Medikamenten-, s. Medikamentenallergie 571
Allergie, Nahrungsmittel-, s. Nahrungsmittelallergie 571
Allergische Reaktionen 567
Allergisches Asthma 571
alles s. für
Allgemeinanästhesieverfahren 350
Allopurinol 344
Alpha-1-Antitrypsin 154
Alpha-1-Antitrypsinmangel 299
Alport-Syndrom 344
Aluminiumtoxizität 336
Alveolarproteinose 183
Alzheimer-Krankheit 241
Amaurosis fugax 221
Aminolävulinsäure-Synthetase 422
Aminophyllin 171
Aminosäurestoffwechsel
- Störungen 429
Amiodaron 69, 70
AML, s. Leukämie, akute myeloische 564
Ammoniak 302
Amphetamine
- Entzugssyndrom 603
- Mißbrauch 602
- Narkose 603
- Überdosierung 603
Amphotericin B 330
Amyloidose 345, 579
Amyotrophe Lateralsklerose (ALS) 235
Analgesie-Syndrom
- angeborenes 240
Anämie 335
- aplastische 447

- hämolytische 449
- hypochrome 443
- immunhämolytische 450
- megaloblastische 448
- mikrozytäre 443
- perniziöse 448
Anämie, Sichelzell- (siehe Sichelzellanämie) 451
Anaphylaxie 567
Anästhetika 331
Anästhetika, intravenöse 174
Aneurysma
- intrakranielles 229
-- kontrollierte Hypotension 231
-- Narkose 230
Aneurysma dissecans 127
Aneurysmata, abdominelle Aorta
- Behandlung 132
- Narkoseführung 133
- Postoperative Betreuung 135
Aneurysmata, thorakale Aorta
- Diagnose 129
- Klassifikation 127
- Narkoseführung 130
- postoperative Betreuung 131
- Symptome 128
- Therapie 129
- Ursachen 128
ANF, s. atrialer natriuretischer Faktor 193
Anfallsleiden 263
- Klassifizierung 264
- Narkoseführung 265
- Pathophysiologie 264
- Therapie 264
Angina Ludovici 541
Angina Pectoris
- ösophageale Spasmen 4
Angiographie
- KHK 10
Angiotensin I 182, 327
Angiotensin II 182, 327
Angiotensin-Converting-Enzym 182, 327
Angiotensinogen 326
Angstzustände 594
Anorexia nervosa 436
- Narkoseführung 437
Antazida 316
Antiarrhythmika
- Adenosin 69, 70
- Amiodaron 69, 70
- Bretylium 69, 70
- Chinidin 68, 69
- Digoxin 69, 70
- Disopyramid 68, 69
- Esmolol 68, 69
- Lidocain 68, 70
- Phenytoin 68, 69, 70
- Procainamid 68, 69
- Propranolol 68, 69
- Verapamil 68, 69
Antibiotikaprophylaxe

- Aorteninsuffizienz 40
- Aortenstenose 38
- Herzfehler, angeborene 43
- Mitralinsuffizienz 34
- Mitralklappenprolaps 36
- Mitralstenose 31
- Vorhofseptumdefekt 46

Anticholinergika 155, 172, 316
Antidepressiva
- anticholinerge Wirkungen 586, 588
- atypische 588
- Barbiturate 588
- Enfluran 588
- kardiovaskuläre Veränderungen 586
- MAO-Hemmer 588
- Narkose 586, 589
- Opioide 588
- Pancuronium 587
- trizyklische 586
- Überdosierung 604

Antidiuretisches Hormon, ADH 193
- unangemessene Sekretion 418

Antigen-Antikörper-Reaktion 568
Antigene
- halothan-induzierbare 296

Antihypertensiva
- ACE-Hemmer 91
- Diuretika 91
- Kalziumantagonisten 91
- Nebenwirkungen 93
- Sympatholytika
- - Betarezeptorenblocker 91
- - Clonidin 91
- - Methyldopa 91
- - Prazosin 91
- - Vasodilatatoren 91

Antikonzeptiva
- orale 415

Antioxydantien 170
Antithrombin III 458
Antithrombin-III-Mangel 466, 472
Anurie 331

Aorteninsuffizienz
- Antibiotikaprophylaxe 40
- Hämodynamisches Monitoring 40
- Narkoseführung 40
- Pathophysiologie 39

Aortenklappeninsuffizienz 127
Aortenstenose
- Angina Pectoris 4
- Antibiotikaprophylaxe 38
- Narkoseführung 38
- Pathophysiologie 37

Aortokavales Kompressionssyndrom 612
Aortopulmonales Fenster 49
Apert-Syndrom 687
APGAR-Schema 650
Apneusis 271
Apnoe
- Neugeborene 667

Appendizitis
- Differentialdiagnosen 324

Aquäduktstenose 234

ARDS, Adult Respiratory Distress Syndrom 179
ARDS, s. Lungenerkrankung restriktive 179
Arnold-Chiari-Syndrom 234
Arteria hepatica 287
Arterieller Verschluß
- akut 142
- chronisch 142
- chronisch, Narkoseführung 143
- chronisch, Therapie 143
Arteriitis temporalis 140
Arteriovenöse Mißbildung, s. Blutung, intrakranielle 230
Arthrogryposis multiplex congenita 514
Arthropathien
- bei Darmerkrankungen 508
Arthrose 508
Asphyxie 173
Aspirationspneumonitis 181
Aspirin, s. Acetylsalicylsäure 7
Asthma, allergisches, s. Allergisches Asthma 571
Asthma bronchiale 167, 168
- allergeninduziertes 170
- ASS-induziertes 170
- Atemwegsobstruktion 169
- belastungsinduziertes 170
- berufsbedingtes 170
- infektbedingtes 170
- nächtliches 170
Aszites 287, 290, 300
Ataxia teleangiectasia 580
Atelektasen 181
Atemdepression
- verzögerte 161
Ateminsuffizienz
- akute 188
- chronische 188
Atemmuster, abnormale
- Klassifizierung 271
Atemnotsyndrom
- Neugeborene 665
Atemstromstärke
- mittelexspiratorische, FEF 168, 169
Atemwegsdruck
- kontinuierlicher positiver, CPAP 189, 191
- positiver 191
Atemwegsobstruktion s. Asthma bronchiale 168
Atemzugvolumen 195
α-Thalassämie 445
Äthylenglykol
- Intoxikation 606
AT-III, s. Antithrombin-III-Mangel 466
AT-III-Mangel 466, 472
Atmung
- paradoxe 184
Atopie 170
Atracurium 305, 307, 339, 350
- Anfallsleiden 265
- Hirndruck 213
- KHK 19

- pädiatrische Patienten 663
Atrialer natriuretischer Faktor, ANF 193
Augenverletzungen 276
Autismus 594
Autoimmunerkrankungen 582
Autoregulation 328
- zerebrale 208
AV-Block
- I (ersten Grades) 75
- II (zweiten Grades)
- - IIa (Typ Wenckebach) 75
- - IIb (Typ Mobitz) 75
- - III (dritten Grades) 75
- - Behandlung 77
- - Ursachen 77
AV-Knoten 67
AV-(Knoten-)Rhythmus 80
Azathioprin 297
Azetazolamid 268, 274
Azidose 196, 442
- hyperchlorämische metabolische 401
- metabolische 326, 336, 376, 379, 446
- - Therapie 379
- - Ursachen 379
- renal tubuläre 298, 299
- respiratorische 376, 378

B

Bakterielle Endokarditis 43
Bandscheibenvorfall
- lumbaler 269
Banscheibenvorfall
- zervikaler 268
Barbiturate
- Entzugssyndrom 601
- intrakranieller Druck 208
- Hirndurchblutung 211
- Hirnprotektion 261
- Mißbrauch 601
- Schädel-Hirn-Trauma 263
- Überdosierung 601
Barbituratmißbrauch
- Narkose 602
Barotrauma 159, 193
Bartter-Syndrom 345
Beatmung
- assistierte 190
- intermittierende maschinelle, IMV 190
- kontrollierte 190
- synchronisierte intermittierende maschinelle, SIMV 190
Beatmungsgerät
- druckgesteuert 190
- volumengesteuert 190
Bechterew'sche Krankheit, s. Spondylarthritis ankylopoetica 507
Beclomethason 172
Beinaheertrinken 180
Beinvenenthrombose
- tiefe 157
Belastungs-EKG
- KHK 9

Bell-Lähmung 247
Benzodiazepine
– Hirndurchblutung 215
– Mißbrauch 602
– Schlaflosigkeit 270
– Überdosierung 602
Benzoesäure 170
Beriberi-Krankheit 438
Best-PEEP 192
Beta-Agonisten 107
Beta-Rezeptorenblocker 91
– Antagonisierung 7
– KHK 6
Beta-2-Agonisten 171
Bifaszikulärer Block 75, 76
Bilirubin 289
– transfundiertes 291
Biot-Atmung 271
Blasenkrebs 560
Blastomykose 526
Bleomycin 180, 552
Blue bloater 155
Blutdruck
– Hirndurchblutung 208
Blutdruckmessung
– arterielle 447
Blutfluß
– renaler 328
– zerebraler 224
Blutgasanalyse
– arterielle 155, 169
– Fehler 196
– Temperaturkorrektur 196
Blutglukosespiegel 285
Bluthochdruck 425
Bluthochdruck, s. Kortikosteroide 172
Bluttransfusion 444, 471
Blutung
– intrakranielle 229
Blutung, gastrointestinale 322
Blutungszeit
– subaquale 335
Blutverlust
– akuter 446
B-Lymphozyten 567
Body-mass-Index 432
Borderline-Hypertonus 90
boring lecture syndrom s. Narkolepsie
Botulismus 524
Bowditch-Effekt 100
Bradykardie-Tachykardie-Syndrom 78
Bretylium 69, 70
β-Rezeptorenblocker
– Glaukom 274
Bronchialkarzinom 554
Bronchiektasien 163
Bronchiektasien, s. Kartagener Syndrom 164
Bronchiolitis obliterans 164
Bronchitis
– asthmatoide 167
– chronische 153
Bronchodilatator 155
Bronchodilatatoren 171

Bronchopulmonale Dysplasie 666
Bronchospasmus
– intraoperativ 176
– β-Thalassämie 445
Bulimia nervosa 436
Busulfan 180, 552

C

Canavan-Syndrom, s. Leukodystrophien 243
Candidainfektion, s. Kortikosteroide 172
Captopril 345
Carbachol 274
Carbamazepin
– Manie 592
– Multiple Sklerose 245
Carmustin 552
Carnitin-Mangel-Krankheit 427
Charcot-Marie-Tooth-Syndrom 255
Cheyne-Stokes-Atmung 271
Chinidin 68, 69, 450
Chlorambucil 344, 552
Chloramphenicol 447, 450
Cholelithiasis 290
– chronische 308
Cholera 522
Cholestase
– benigne postoperative intrahepatische 306
Cholesterin
– KHK 1
– Plasma 1
Cholezystektomie
– laparoskopische 309
Cholezystitis 308
Cholinesterase
– atypische 287
Cholinesterasehemmer 175
Chondrosarkom 562
Chorea Huntington 238
Chromoglykat 172
Chronisch-arterielle Verschlußkrankheit, s. arterieller Verschluß, chronisch 142
Chronische Hepatitis
– medikamentös bedingte 297
Chvostek-Zeichen 403
Chylothorax 184
Cimetidin 173, 485, 572
Clearance
– mukoziliare 163
– Kreatinin 329
CLL, s. Chronische lymphatische Leukämie 564
Clodronsäure 401
Clonidin 91
Clonidin-Suppressionstest 411
Clostridium botulinum, s. Botulismus
Clostridium perfringens 522
Clostridium tetani 523
CML, s. Leukämie, chronische myeloische 564
CMV, s. Cytomegalievirus
Coeruloplasmin 299
Colitis ulcerosa 317

Compliance 179
Computertomographie 331
Conn-Syndrom 409
Converting-Enzym 327
Cooley-Anämie 445
Coombs-Test 450
Cor pulmonale 155
– intraoperative Beatmung 119
– Luftembolie, venöse 218
– Narkoseführung 118
– pulmonalvaskuläre Hypertonie 116
Cornelia-de-Lange-Syndrome 491
Coronary Steal
– Isofluran 17
Cortisol 403
Coxiella burnettii, s. Q-Fieber
CO_2
– endexspiratorisch 218
– Hirndruck 208
CPAP, s. Atemwegsdruck, kontinuierlicher positiver 189, 191
Creatinkinase
– Myokardinfarkt, akuter 12
CREST-Syndrom, s. Sklerodermie 299, 486
Crigler-Najjar-Syndrom 306
Cromoglicinsäure 571
Crouzon-Syndrom 687
Cushing-Syndrom
– Narkoseführung 406
– Regionalanästhesie 406
– Symptome 405
– Therapie 406
Cyclophosphamid 344, 552
Cyclosporin 307, 308, 344, 351
Cytomegalievirus 530

D

Dantrolene
– Multiple Sklerose 245
Darmerkrankungen, entzündliche
– Colitis ulcerosa 317
– Enterokolitis, pseudomembranöse 319
– Morbus Crohn 318
– Narkoseführung 319
Daunorubicin 552
Debré-de-Toni-Fanconi-Syndrom 345
Deep Breathing Exercise 162
Defibrillator 348
Defibrillatoren automatische, implantierbare 82
Dehydratation 328
Dekortikation 183
Delirium
– geriatrische Patienten 718
Demenz
– geriatrische Patienten 718
Depression
– Alkoholismus 585
– Antidepressiva 585
– Elektroschocktherapie 585, 589
– endogene 585
Dermatitis
– atopische 485

Dermatomyositis, s. Polymyositis
Desfluran 350
– Hirndurchblutung 211
Desmopressin 335, 463
Devaskularisierung
– gastroösophageale 300
Devic-Syndrom 246
Dextran 473
Dextrokardie, s. Kartagener Syndrom 164
Diabetes insipidus 360, 406, 418
– Lithium 592
– renaler 330
Diabetes mellitus 172, 299, 323, 337, 382ff., 425
– Antidiabetika, orale 383
– Behandlung 383, 383ff., 384
– eingeschränkte Gelenkbeweglichkeit 386
– Glaukom 385
– Hämoglobin A$_1$C 387
– Hypoglykämie 383
– Insulin 383, 388
– insulinabhängiger (IDDM) 382
– insulinpflichtig (IDDM) 382
– Katarakt 385
– Ketoazidose 384
– – Therapie 385
– – – Ketoazidose und Tokolyse 385
– Komplikationen 384, 384ff.
– Makroangiopathie, diabetische 384
– Mikroangiopathie, diabetische 384
– Myokardinfarkt 385
– Narkoseführung 387
– Neuropathie 253
– nicht-insulinabhängiger (NIDDM) 382
– Nicht-ketoazidotisches hyperosmolares hyperglykämisches Koma 390
– Niereninsuffizienz 385
– Notfalloperationen 390
– Pankreastransplantation 384
– Pathophysiologie 383
– Periduralanästhesie 387, 389
– perioperative Morbidität 387
– Retinopathie, diabetische 384
– Sekundärer 383
– sensible Neuropathie 386
– Sklerödem 387
– Spinalanästhesie 389
– Übergewicht 382
– vegetative Neuropathie 385, 390
– verzögerte Magenentleerung (Gastroparesis) 386
Dialysebehandlung 335
Diamond-Blackfan-Syndrom 447
Diathese
– hämorrhagische 287
Diazepam
– Anfallsleiden 265
(DIC) 461, 468
die s. Katz'
Diffusionskapazität
– für Kohlenmonoxid 155, 169, 179
Di-George-Syndrom 402, 403

Digitalis 103, 337
– Herzrhythmusstörungen, digitalisbedingte 105
– Intoxikation
– – Plasmakonzentration 105
Digitalisierung, prophylaktische 104
Digitalisintoxikation 27, 370
Digoxin 69, 70
Dilatation, myokardiale 100
Diltiazem 7
Dimetinden 572
Diphenhydramin 238, 485
2,3-Diphosphoglycerat 442, 476
Disopyramid 68, 69
Disseminierte intravasale Coagulopathie, s. diss. intravasale Gerinnung
disseminierte intravasale Gerinnung 461, 468
Disulfiram 303
Diuretika 91, 106, 344
– intrakranieller Druck 207
– osmotische 330
Divertikulitis 323
Dopamin 341, 343
Doppellumentubus 200
Doppler-Sonographie
– Luftembolie 216, 218
Dörrpflaumenbauch, s. Prune-Belly-Syndrom
Doxacurium 19
Doxorubicin 552
Dressler-Syndrom 121
Drogenmißbrauch
– Entzugssyndrom 595
– Toleranz 595
Druck
– Druck-Volumen-Compliance-Kurve 204
– intrakranieller 182, 203
– – Plateauwellen 205
– – Therapie 206
– – Überwachung 205
– kolloidosmotischer 286
– positiver endexspiratorischer, PEEP 192
– zerebraler Perfusionsdruck 205
Druck, enddiastolischer 101
Druckbeatmung
– intermittierende positive 331
Dubin-Johnson-Syndrom 306
Duchenne'sche Muskeldystrophie, s. Muskeldystrophie Typ Duchenne
Ductus arteriosus, offener
– Antibiotikaprophylaxe 48
– Behandlung 48
– Maschinengeräusch 48
– Narkoseführung 48
– Symptome 48
Dünndarmischämie 323
Dünndarmresektion 323
Duodenalulzera 301
Dutch-Kentucky-Syndrom 514
Dysautonomie
– familiäre 240, 699
Dyskinesien
– Schizophrenie 593

Dysphonie, s. Kortikosteroide 172
Dyspnoe 101, 163
Dystrophie 493
– faszio-skapulo-humerale 493
– okulopharyngeale 493

E

Ebstein-Syndrom 53
EBV, s. Epstein-Barr-Virus
Echokardiographie
– KHK 9
Echothiophat 274
ECMO, s. Membranoxygenierung, extrakorporale 181
Edrophonium 340
EEG
– Anfallsleiden 263
Ehlers-Danlos-Syndrom 128, 243, 488
Einflußstauung
– obere 185
Ein-Lungen-Beatmung 200
Eisenmangelanämie 443
Eisenmenger-Syndrom 52
Eiweißbindung 285
Eiweißstoffwechsel 285
Eiweißverlust 290
Ejektionsfraktion 101
EKG 67
– Ashman-Sequenz 79
– Belastungs-EKG 9
– Blutung, intrakranielle 229
– Delta-Welle 83
– KHK 8, 19
– Langzeit-EKG 9
– Myokardischämie 8, 9
– Sägezahnphänomen 79
– Vulnerable Phase 81
Elektrolytverteilung 356
Elektrophysiologie der Zelle 356
Elektroschocktherapie 589
Eliminationsrate
– hepatische 287
Ellis-Damoiseau-Linie 184
Embolisation 163
– zerebrale 228
Emphysem 183
– lobäres 676
Endarteriektomie
– Arteria carotis 222
– EEG 223
– Gefäßstumpfdruck 225
– postoperative Probleme 226
– Shunt-Anlage 224
Endokarditis
– infektiöse 537
Endokarditisprophylaxe, siehe Antibiotikaprophylaxe
Endotracheale Intubation
– KHK 17
Endotrachealtubus
– doppellumig 163
Endoxan 552
Enfluran 296, 330, 333, 350
– Hirndurchblutung 211

Enterokolitis
- nekrotisierende 677
- pseudomembranöse 319
Enzephalomyelopathie, subakute nekrotisierende, s. Leigh-Syndrom
Enzephalopathie 337
- hepatische 297, 302
- postanoxische 262
Enzephalopathie, subakute spongiforme, s. Jakob-Creutzfeldt-Erkrankung
Enzyminduktion 287, 303
Eosinophiles Granulom 183
Eosinophilie 170
Epidermolysis bullosa 481
Epiglottitis 182, 688
- Behandlung 689
- Narkoseführung 690
- Symptome 689
Epilepsie
- pädiatrische Patienten 681
Epilepsie 263
Epistaxis 272
Epithelkörperchen, Funktionsstörungen 400
Epithelzylinder 330
Epstein-Barr-Hepatitis 295
Epstein-Barr-Virus 292, 530
Erblindung
- progressive 240
Ergotamin 267
Ernährung
- künstliche 193
Ernährungsstörungen 422
Erysipel 519
Erythema exsudativum multiforme 485
Erythroblastose
- fetale 451
Erythropoetin 443
- rekombinantes, humanes 335
Erythrozytenzylinder 330, 344
Ertrinken s. Beinaheertrinken
Esmolol 68, 69, 129
Etacrynsäure
- intrakranieller Druck 207
Etomidat
- Hirndurchblutung 215
Eulenberg-Myotonie, s. Paramyotonia congenita
Euler-Liljestrand Reflex 158, 195
Euphyllin 171
evozierte Potentiale
- Endarteriektomie 225
- Hirntod 262
- Multiple Sklerose 244
- Sotos-Syndrom 242
Ewing-Sarkom 562
Extrakorporale Stoßwellen-Lithotripsie (ESWL) 309
Extrasystolen, supraventrikuläre 78
Extrasystolen, ventrikuläre 80

F

Fabella-Syndrom 252
Faktor
- atrialer natriuretischer 331, 355
Faktor IX-Mangel 464
Faktor VIII-Mangel 464
Faktor-V-Mangel 464
Faktor-XIII-Mangel 465
Faktor-XII-Mangel 464
Fallot'sche Tetralogie 49
- Antibiotikaprophylaxe 50
- Behandlung 50
- Blalock-Taussig-Shunt 51
- Hockstellung 50
- Narkoseführung 51
- Potts-Operation 51
- Symptome 50
- Trommelschlegelfinger 50
- Waterston-Shunt 51
Faltennacken 447
Familiäre Dysautonomie 699
Fam. paroxysmale hypokaliämische Lähmung 369
Familiäre paroxysmale (periodische) Lähmung 501
Fanconi-Syndrom 447
FEF 168, 169
Femoralis-Neuropathie 251
Fentanyl 295
- Hirndurchblutung 213
- KHK 18
- Laryngoskopie, KHK 17
- pädiatrische Patienten 663
Ferritinspiegel 443
Fettembolie 151
Fettleber 285
Fettstoffwechsel 285
FEV_1, Forciertes Exspiratorisches Volumen in 1 Sekunde 153
FFP 472
Fibrin 458
Fibrinogenspaltprodukte 458
Fibrinolyse 287
Fibrinspaltprodukte 301
Fibrodysplasia ossificans 510
Fibroplasie
- retrolentale 667
Filtrationsrate
- glomeruläre 327
Fistel
- ösophagotracheale 672
Flash back
- Halluzinogene 604
Floppy-Infant-Syndrom 495
Fludrocortison 407, 410
Fluorid 330, 333
5-Fluorouracil 552
Flüssigkeitstherapie
- Tumoren, intrakranielle 216
Fluß-Volumen-Diagramm 179
Fluß-Volumen-Diagramm 169
Folsäuremangel 448
Foramen ovale
- arterielle Hypoxämie 54
- Inkompletter Verschluß 42
- paradoxe Luftembolien 54, 218
Frank-Starling-Mechanismus 98
FRC 169
Freeman-Sheldon-Syndrom 502
Fremdkörperaspiration 691

fresh-frozen-Plasma 472
Friedreich-Ataxie 235
Frischplasma
- gefrorenes 472
Frühgeborenen-Retinopathie 667
Fruktose-1,6-diphosphatase-Mangel 428
FSH 416
für s. die
Funktionen
- endokrine 326
Furosemid 193, 341, 343
- intrakranieller Druck 207
Furunkel 520

G

GABA 596
Galaktosämie 428
Gallenblasenkrebs 560
Gallensteine 301
Gallenwegserkrankungen 285
Gangliosidosen 432
Gasbrand 522
Gastrinom
- Narkoseführung 317
Gastrointestinaltrakt, Erkrankungen 313
Gastroschisis 674
Gaucher-Krankheit 432
Geburtsverlauf
- Austreibungsphase 621
- Eröffnungsphase 621
Gefäßshunt 339
Gegenstrommechanismus 326
Geriatrische Patienten
- Atemfunktion 719
- Blutdruck 718
- Delirium 718
- Demenz 718
- Diabetes mellitus 719
- funktionelle Residualkapazität 719
- Gasaustausch 719
- glomeruläre Filtrationsrate 719
- Herzfrequenz 718
- Herzzeitvolumen 718
- Leberdurchblutung 719
- Luftwege 721
- MAC-Wert 720
- Medikamentenauswahl 721
- Narkoseführung 720
- Nierenfunktion 719
- Osteoporose 722
- PaO_2 719
- Periduralanästhesie 722
- Pharmakodynamik 720
- Pharmakokinetik
- - hepatische Metabolisation 719
- - renale Clearance 719
- - Verteilungsvolumen 719
- Regionalanästhesieverfahren 721
- renaler Blutfluß 719
- Schlaf-Apnoe-Syndrom 718
- zentrales Nervensystem 717
Gerinnung 468
- disseminierte intravasale, DIC 180
Gerinnungsfaktoren 286

Gerinnungskaskade 458
Gerinnungsstörungen 286, 335, 458
Gesamtthyroxin 391
Gesamt-T$_3$-Spiegel 391
GFR 329
Gicht 346
– Medikamente 425
– – Allopurinol 425
– – Colchizin 425
– – Probenecid 425
– Narkoseführung 425
Gichtnephropathie 346
Giemen 168
Gierke-Krankheit 427
Gilbert-Syndrom 291, 306
Glasgow Coma Scale 233
Glaukom
– Narkoseführung 275
– Therapie 274
Glomerulonephritis 330, 344, 345
Glomerulus 326
Glomus caroticum 227
Glomus-jugulare-Tumor 276
Glossitis 172, 448
Glossopharyngeusneuralgie 248
Glukokortikoide 403
Glukose-6-Phosphat-Dehydrogenase-Mangel 449
Glykogen 285
Glykohämoglobin 387
Glykopyrrolat
– KHK 19
Goldenhar-Syndrom 686
Gonadendysgenesie 416
Goodpasture-Syndrom 344
Graft-versus-host-Reaktion 164
Grand-mal-Anfälle 265
Granulomatose
– systemische 182
Granulozyten
– basophile 456
– eosinophile 167, 455
– neutrophile 455
Grönblad-Strandberg-Syndrom 488
Guillain-Barré-Syndrom 254
Gürtelrose 530

H

Hallermann-Syndrom 514
Halllervorden-Spatz-Syndrom 237
Halluzinogene
– Abhängigkeit 603
– LSD (Lysergsäurediäthylamid) 603
– Narkose 604
– PCP (Phencyclidium) 603
– Überdosierung 603
Halothan 287, 295, 350
– Hirndurchblutung 211
– KHK 18
– Verbrennung 711
Halothan-Hepatitis 296
Hämatokrit 442
Hämatothorax 183, 184
Hämaturie 330
Hämiglobin 454

Hämochromatose 299
Hämodialyse 330
Hämoglobin
– fetales 445
– adultes 445
Hämoglobin S 451
Hämoglobinurie
– paroxysmale nächtliche 449
Hämolyse 291
– intravasale 442
– medikamentös bedingte 450
Hämophilie A 462
Hämophilie B 463
Hämoptoe 163
Hämosiderin 452
Harnmenge 330
Harnsediment 330
Harnstoff 285
– intrakranieller Druck 207
Harnstoffkonzentration 328
Hautemphysem 185
Heerfordt-Syndrom 247
Hemiblock, linksanterior 75, 76
Hemiblock, linksposterior 75, 76
Henderson-Hasselbach Gleichung 378
Hepatitis
– akute 292
– alkoholtoxische 298
– chronisch persistierende 298
– chronisch aktive 297, 298
– medikamentös bedingte 295
Hepatitis A 293
Hepatitis B 293, 297, 351
Hepatitis C 294, 297
Hepatitis D 295
Hepatitis-B-Impfstoff 294
Hepatitis-B-Surface-Antigen (HBsAg) 293
Hepatom 297
Hepatomegalie 298
Hepatotoxizität
– Häufigkeit 296
Herpes zoster 530
Herpes-simplex-Virus vom Typ I (HSV-1) 529
Herpes-simplex-Virus vom Typ II (HSV-2) 529
Herzbeuteltamponade 121, 123
– Narkoseführung 125
– Therapie 124
Herzerkrankung
– koronare 425
Herzfehler, angeborene
– Antibiotikaprophylaxe 43
– bakterielle Endokarditis 43
– Fallot'sche Tetralogie 49
– Herzfehler mit Links-Rechts-Shunt 44
– Herzfehler mit Rechts-Links-Shunt 49
– Probleme 43
– Symptome 43
– Vorhofflimmern 43
Herzfrequenz 100
Herzgeräusche 27
Herzinsuffizienz 328

– Allgemeinanästhesie 107
– Behandlung
– – ACE-Hemmer 106
– – Beta-Agonisten 107
– – Digitalis 103
– – Diuretika 106
– – Phosphodiesterasehemmer 107
– – Vasodilatantien 106
– Bowditch-Effekt 100
– Dilatation, myokardiale 100
– Frank-Starling-Mechanismus 98
– Herzfrequenz 100
– Hypertrophie, myokardiale 100
– Inotropie 98
– Kompensationsmechanismen, physiologische
– Laplace-Gesetz 99
– links, KHK 4
– Myokardinfarkt 14
– Nachlast (Afterload) 99
– Nervensystem, sympathisches 100
– Regelkreise, hormonale 100
– Regionalanästhesie 108
– Ursachen 98
Herzkatheterisierung
– KHK 10
Herzklappe
– Druckgradient 28
Herzklappen, künstliche
– Björk-Shiley-Klappe 29
– St. Jude Klappe 29
– Starr-Edwards-Klappe 29
Herzklappenfehler
– Anamnese 26
– Apparative Untersuchungen 27
– Behandlung 29
– Belastbarkeit nach NYHA (New York Heart Association) 26
– Digitalis 27
– Diuretika 27
– Doppler-Echokardiographie 29
– Herzrhythmusstörungen 27
– Herztöne und -geräusche 27
– Körperliche Untersuchung 26
– Medikamentöse Behandlung 27
– Paroxysmales Vorhofflimmern 27
– Präoperative Beurteilung 26
Herzkontusion 131
Herz-Lungen-Transplantation 199
Herzrhythmusstörungen 65, 348
– Antiarrhythmika 68
– AV-(Knoten-)Rhythmus 80
– Behandlung 68, 79
– Defibrillatoren automatische, implantierbare 82
– Diagnostik 67
– Extrasystolen, supraventrikuläre 78
– Extrasystolen, ventrikuläre 80
– – Behandlung 81
– Kammerflimmern 82
– Kardioverter automatischer, implantierbarer 82
– Präexzitationssyndrom 79, 82
– R-auf-T-Phänomen 80
– Sick-Sinus-Syndrom (Bradykardie-Tachykardie-Syndrom) 78

– Sinusbradykardie 78
– Sinustachykardie 77
– Tachykardie, paroxysmale supraventrikuläre 78
– Tachykardie, ventrikuläre
– – Behandlung 81
– Vorhofflattern 79
– Vorhofflimmern 79
– – Behandlung 80
– Wandernder Vorhofschrittmacher 80
Herzschrittmacher 347
– Aggregattypen 73
– Defibrillation, externe 74
– Defibrillatoren automatische, implantierbare 82
– Elektrokauter 74
– Elektroschocktherapie 591
– Kardioverter automatische, implantierbare 82
– Magnet 72
– Narkoseführung 74
– Narkoseführung, Implantation 75
– Präoperative Beurteilung 73
– Transthorakaler 73
Herzstillstand 350
– Hirnschädigung 261
Herztransplantation
– Narkoseführung 21
Herztumore
– metastatische 558
– primäre 558
Herzzeitvolumen 100
– geriatrische Patienten 718
H$^+$-Ionen 476
Hirnabszeß 539
Hirndruck 204
Hirnödem
– Hirndurchblutung 210
Hirnprotektion
– Hypothermie 261
Hirnstammischämie 221
Hirntod
– Kriterien 262
His'sches Bündel 67
Histamin 319
– Receptoren 173
– Asthma bronchiale 167
Histiocytosis X 183
Histoplasmose 526
HIV 531
Hochfrequenzbeatmung 165, 191, 347
Hodenkrebs 561
Hodgkin-Lymphom, s. Morbus Hodgkin 562
Höhenkrankheit 182
– akute 272
Homozystinurie 430
Hormon (ADH)
– antidiuretisches 326, 331, 355, 417
Hunter-Syndrom 431
Hurler/Scheie-Syndrom 431
Hydralazin 249
Hydrolyse 286
Hydrothorax 184

Hydroxyäthylstärke 473
Hydrozephalus
– Behandlung 679
– Narkoseführung 679
– Symptome 679
Hyperaldosteronismus
– Behandlung 409
– Narkoseführung bei 409
– primärer 361, 409
– sekundärer 409
Hyperalimentation 374
Hyperaminoazidurie 345
Hyperbilirubinämie
– Hämatome 291
– idiopathische 306
Hypercholesterinämie 344
– familiäre 1
– KHK 1
Hyperekplexie 496
Hyperimmunoglobulinämie E 580
Hyperkaliämie 336, 350, 362
– bei Hypoaldosteronismus 410
– EKG-Veränderungen 364
– Narkoseführung 365
– Störung der Kaliumverteilung 363
– Symptome 364
– Therapie 365
– Ursachen 363
Hyperkalzämie 182, 330, 346, 400, 549
– Narkoseführung 372
– Symptome 371
– Therapie 371
Hyperkapnie 156, 169, 195
– Hirndurchblutung 210
Hyperlipidämien 426
Hyperlipoproteinämie
– Behandlung 426
– Narkoseführung 426
Hypermagnesiämie 336
– Narkoseführung 374
– Symptome 374
– Therapie 374
hyperosmolare Lösungen
– Hirndrucksenkung 207
Hyperparathyreoidismus 346, 371
– ektoper 400, 402
– primärer 400, 401
– sekundärer 400, 402
– Symptome 403
Hyperphosphatämie 336
Hyperpigmentation 447, 448
Hypertelorismus 687
Hypertension
– benigne intrakranielle 268
– paroxysmale 411
– portale 298
– portalvenöse 300
– pulmonalvaskulär 155, 180, 188
Hypertensive Krise
– Antidepressiva 587
Hyperthermie 442
– maligne 378, 492, 694
– malignes neuroleptisches Syndrom 593
Hyperthyreose 391
– Angina pectoris 392

– Aufrechterhalten der Narkose 394
– bei Neugeborenen 392
– Exophthalmus 392
– Muskelrelaxantien 396
– Narkoseführung 394
– präoperative Medikation 394
– Radioaktives Jod 394
– Regionalanästhesie 396
– Symptomatik 392
– Therapie 394
– Vorhofflimmern 392
Hypertonie 89, 336
– Querschnittsyndrom 257
– renal bedingte 345
– renovaskuläre 345
Hypertonus
– arterieller 89
– Behandlung 90
– – Antihypertensiva 91
– essentieller (primärer) 89
– KHK 2
– Linksherzhypertrophie 2
– Narkoseeinleitung 94
– Narkoseführung 92, 95
– Postoperative Überwachung 96
– Präoperative Untersuchung 92
– sekundärer 89
– – Ursachen 90
Hypertrophie, myokardiale 100
Hyperventilation 161, 178
– Senkung des intrakraniellen Drucks 206
– zentral bedingte neurogene 272
Hypoalbuminämie 303, 371
Hypoaldosteronismus 410
Hypoglykämie 301, 305, 383
– Neugeborene 668
Hypokaliämie 330, 357
– Digitalis 367
– EKG-Veränderungen 369
– erniedrigter Kaliumgesamtgehalt des Körpers 367
– Narkoseführung 370
– Störungen der Kaliumverteilung 368
– Symptome 369
– Therapie 370
– U-Welle 369
Hypokalzämie 336, 357, 402
– akute 403
– Äthylenglykol 606
– Behandlung 403
– chronische 403
– Narkoseführung 373
– Neugeborene 669
– Symptome 372
– Therapie 373
Hypokapnie
– Hirndurchblutung 209
Hypomagnesiämie 402
– Narkoseführung 377
– Symptome 374
– Therapie 377
Hyponatriämie 357
Hypoparathyreoidismus
– nach Schilddrüsenoperation 393
– Narkoseführung 403

– Sofortmaßnahme 394
– Symptomatik 393, 402
Hypophyse 416
Hypophysen-Nebennierenrinden-Achse
– blockierte 409
– – Operation bei 407
Hypophysenvorderlappeninsuffizienz 406, 407
Hypoplastisches Linksherz 57
– Behandlung 58
– Narkoseführung 58
Hyporeninämie 410
Hypotension, kontrollierte, bei Aneurysma, intrakranielles 231
Hypothermie 442
Hypothyreose 299, 432
– Aufrechterhaltung der Narkose 398
– Behandlung 397
– Hashimoto-Thyreoiditis 396
– Morbus Addison 396
– Muskelrelaxantien 398
– Myasthenia gravis 396
– Myxödemkoma 397
– Narkoseeinleitung 398
– Narkoseführung 397
– Nebennierenrindenatrophie 397
– Neuropathie 253
– Opioide 398
– Prämedikation 397
– primäre 392, 396
– Regionalanästhesie 400
– sekundäre 392, 396
– Symptome 397
– Therapie 393
– vorzeitige Ovarinsuffizienz und 396
Hypotonie
– KHK 16
Hypoxämie
– arterielle 195
– chronische 195
– Hirndurchblutung 210
Hypoxie 291
H_2-Antagonisten 173, 316

I

ICHD-Code 72
Ikterus 291
Ileo-jejunaler Bypass 299
Immobilisierung 371
Immunglobulin A 567
Immunglobulin D 567
Immunglobulin E 567
Immunglobulin G 567
Immunglobulin M 567
Immunität
– humorale 566
– zelluläre 567
Immunsuppression 301
Immunsystem 566
Impetigo 519
Indometacin 345
Infektionen
– nosokomiale 534

– opportunistische 351
Infektionen, retropharyngeal 541
Infertilität 164
Influenzavirus 527
Inhalationsanästhetika
– Anfallsleiden 265
Inotropie 98
Insulin 326, 383 ff.
– allergische Reaktion 384
– Intermediär 383
– Lente 383
– NPH 383
– protaminhaltig 384
Insulinom
– Hypoglykämie 390
– Narkoseführung 390
– Streptozozin 390
Interferon 567
Interkostalnervenblockade 162
Intermediärinsuline s. Insulin
Intermitierende positive Druckbeatmung, IPPB 162
Intermittierende maschinelle Beatmung, IMV 199
Intrakardialer Links-Rechts-Shunt
– Vorhofseptumdefekt, Ostium-secundum-Typ 44
– Vorhofseptumdefekt, Ostium-primum-Typ 45
Intrakranielle Blutungen
– Neugeborene 666
Intrakranielle Tumoren 202
intrakranieller Druck 204
Intrinsic-Faktor 448
Intubation
– endotracheale 189
IPPB 162
Ipratropiumbromid 172
Ischämie
– spinale 130
Isofluran 287, 296, 303, 350
– Hirndurchblutung 211
Isoniazid 335, 450
Isoproterenol 240

J

Jahnke Syndrom s. boring lecture syndrom
Jakob-Creutzfeldt-Erkrankung 241
James-Bündel 83
Jeune-Syndrom 693
Juvenile rheumatische Arthritis 508

K

Kalium 356, 476
Kaliumfreisetzung 338
Kaliumgehalt des Körpers
– erhöhter 362
Kallikrein 319
Kälteagglutininkrankheit 578
Kälteurtikaria 485
Kalzinose, s. Tumorkalzinose 491
Kalzitonin 401
Kalzium 356, 371
Kalziumantagonisten 91

– KHK 7
Kammerflimmern 82
Karboxyhämoglobin, COHb 157
Kardiale Belastbarkeit 4
Kardiale Tumore 558
Kardiogener Schock 14
Kardiomyopathie 438
– alkoholbedingte 303
– Ätiologie 109
– Dilatative 109
– – Behandlung 110
– – Narkoseführung 110
– Echokardiographie 112
– Einteilung 109
– Hämodynamik 109
– Hypertrophe
– – Behandlung 113
– – Narkoseführung 113
– – Symptome 111
– Obliterative 114
– Restriktive 111
Kardioversion, elektrische 70
Kardioverter automatische, implantierbare 82
Karotissinus-Syndrom 277
Karpaltunnel-Syndrom 249
Kartagener Syndrom 164
Karzinoide
– Histamin 319
– Kallikrein 319
– Karzinoidsyndrom 319
– – Narkoseführung 321
– – Symptome 320
– – – Serotonin 319
Karzinom, Bronchial 554
Karzinom, Kolon 556
Karzinom, Mamma 556
Karzinom, Nierenzell 560
Karzinom, Prostata 557
Karzinome
– Neuropathie 253
Katarakt 275
Katecholamine 291
Katz'? s. 1–723
Kawasaki-Syndrom 142, 544
Kayser-Fleischer-Ring 299
Kearns-Sayer-Syndrom 240
Kent-Bündel 83
Kerley-Linien 102
Kernspintomographie 203, 331
Ketamin 174
– Anfallsleiden 265
– Hirndurchblutung 211
– KHK 17
– Verbrennung 711
Ketoazidose 385
Ketoazidurie 430
KHK 1
– Anamnese 4
– – Angina Pectoris 4
– – Kardiale Belastbarkeit 4
– Angina Pectoris 4
– Angiographie 10
– Atherosklerose 1
– Belastungs-EKG 9
– Beta-Rezeptorenblocker 6

– Echokardiographie 9
– EKG 8
– früherer Myokardinfarkt 5
– Herzkatheterisierung 10
– Hypertonus 2
– Hypotonie 16
– Kalziumantagonisten 7
– kardiale Untersuchung 3
– Ketamin 17
– körperliche Untersuchung 8
– Langzeit-EKG 9
– Linksherzinsuffizienz 4
– Low Density Lipoprotein 2
– myokardialer Sauerstoffverbrauch 4
– Myokardinfarkt, akut 1, 11
– Myokardinfarkt, perioperativ 5
– Myokardinfarkt, stumm 5
– Narkoseführung 16
– Nebenerkrankungen 6
– Nikotinabusus 2
– Nitrate 7
– Plasma-Cholesterinkonzentration 1
– präoperative Medikation 15
– Pulmonalarterienkatheter, intraoperativ 20
– Regionalanästhesieverfahren 19
– Reinfarkt 5
– Risikofaktoren 1
– Röntgenbild des Thorax 8
– Sport 3
– Szintigraphie 9
– transösophageale Echokardiographie 21
Kielbrust 512
Kinder s. Pädiatrische Patienten
Kleine-Levin-Syndrom 269
Kleinwuchs 447
Klinefelter-Syndrom 415
Klippel-Feil-Syndrom 514
Klippel-Trénaunay-Syndrom 142
Knochenkrebs 562
Knochenmarkdepression 297
Knochenmarktransplantation 447, 563
Koagulation
– disseminierte intravaskuläre 449
Kohlenhydratstoffwechsel 285
– Störungen des 427
Kohlenmonoxid
– Intoxikation 607
Kohlenmonoxid 156
Kokain
– Entzug 598
– Mißbrauch 598
– Narkose 599
– Nebenwirkungen 598
– Schwangerschaft 598
– Überdosierung 598
Kokzidioidomykose 526
Kollagenosen
– Neuropathie 253
Kolonkarzinom 556
Komplementfaktor 455
Komplementfaktor 2 Mangel 582
Komplementfaktor 3 Mangel 582
Komplementsystem 567

Kompressionssyndrom, aortokavales 612
Konservierungsmittel 170
Kontrazeptiva, orale 415
Konzentrierung des Urins 330
Kopfschmerzen
– Cluster-Kopfschmerz 267
– erhöhter intrakranieller Druck 267
– Migräne 266
– Pseudotumor cerebri 268
Koproporphyrie
– hereditäre 425
Koronarangiographie 10
Koronare Angioplastie 12
Koronare Herzkrankheit s. KHK
Koronar-Subclavian-Steal-Syndrom 144
Körpergesamtwasser, Defizit
– Narkoseführung 360
– Symptome 360
– Therapie 360
Körpergesamtwasser, Überschuß
– Narkoseführung 360
– Symptome 358
– Therapie 358
Körperwasser
– Verteilung 354
Korsakow-Psychose 438
Kortikosteroide 199, 344
– chronisch aktive Hepatitis 297
– Gehirntumoren 203
– intrakranieller Druck 208
– Nebenwirkungen 172
Kortikosteroidmedikation
– periop. Management 407
Kortisol 172
Krabbe-Syndrom 243
Krampfanfälle
– cerebrale 336
Kraniostenose 681
Kreatinin-Clearance 329
Kreatininkonzentration im Plasma 329
Krebs 547
– Kompression des oberen Mediastinums 703
– Rückenmarkskompression 703
– Tumorlyse-Syndrom 703
Krise, hypertensive
– Behandlung 96
– Ursachen 96
Kristalloide 473
Kryoglobulinämie 578
Kryopräzipitat 472
Kußmaul'sches Zeichen 122, 124

L

Labetalol 412
– kontrollierte Hypotension 231
Lachgas 295, 309
– Cor pulmonale 118
– Hirndurchblutung 212
Lagerung
– Hirndrucksenkung 206
– Tumoren, intrakranielle 217
Laktulose 302

Lambert-Eaton Syndrom 501
Lange-Syndrom, s. Cornelia-de-Lange-Syndrom
Langzeit-EKG 67
Langzeitintubation
– Komplikationen 164
Laplace-Gesetz 99
Laryngoskopie
– KHK 17
Laryngospasmus 182
Laryngotracheobronchitis 690
Larynxödem
– intubationsbedingtes 691
Larynxstenose 189
L-Asparaginase 552
Latex 575
LATS 392
Leberbiopsie 298
Leberdurchblutung 303
– Autoregulation 287
Lebererkrankungen 285
Leberfunktionsstörungen 350
– postoperativ 291
Leberfunktionstest 289
Leberkrebs 559
Leber-Syndrom 240
Lebertransplantation
– orthotope 306
Leberversagen 297, 306
– akutes 302
Leberzellkarzinom 294
– primäres 298, 299
Leberzellschaden 290
Leberzirrhose 287, 297, 298, 346
Leberzirrhose bei Mukoviszidose 163
Legionärskrankheit 542
Leigh-Syndrom 242
Lente-Insulin 383
Lesch-Nyhan-Syndrom 426
Letalität 343
Leukämie
– akute lymphatische 564
– akute myeloische 564
– chronische lymphatische 564
– chronische myeloische 564
Leukodystrophien
– Adreno- 243
– Alexander-Syndrom 243
– Canavan-Syndrom 243
– Krabbe-Syndrom 243
– metachromatische 243
– Pelizaeus-Merzbacher 243
Leukotriene 167, 170
Leukozyten 455
Le-Veen-Shunt 300
Levodopa 236
LH 416
Lhermitte-Zeichen 244
Lidocain 68, 70, 175
– intrakranieller Druck 215
Linksherzhypertrophie
– Hypertonus 2
Linksherzinsuffizienz
– Symptome
– – Dyspnoe 101
– – Dyspnoe, paroxysmale nächtliche 101

– – Lungenödem
– – – Behandlung
– – – Symptome 102
– – Orthopnoe 101
Linksschenkelblock 75, 76
Lipoprotein
– Low Density 2
Liquor cerebrospinalis
– Hypokapnie 209
Liquordrainage
– Senkung intrakranieller Druck 207
Lithium 330
– Intoxikation 593
– Manie 592
Löffler-Syndrom 455
long-acting thyroid stimulator 392
Lormustin 552
Lown-Ganong-Levine-(LGL-)Syndrom 83
Luftembolie
– paradoxe 218
– venöse 215, 217, 307
– Glomus-jugulare-Tumor 277
– Kapnographie 216
– Kavakatheter 216
– Lachgas 218
– Therapie 218
Lunge
– weiße 180
Lungenabszeß 543, 693
Lungencompliance
– statische 197
Lungenembolie 195
– Angiographie 150
– Diagnose 149
– Fett 151
– Narkoseführung 150
– Symptome 149
– Therapie 150
Lungenemphysem 153
Lungenerkrankung
– chron. obstruktive 153, 163
– chronisch restriktive 163, 178
Lungenfibrose 180, 182
– chronisch interstitielle 199
Lungenfunktionstest 155, 168
Lungenkarzinom 554
Lungenkontusion 180, 347
Lungenödem 179, 180
– Behandlung 102
– Bronchiolitis obliterans 164
– Heroinüberdosierung 599
– negativer Atemwegsdruck 182
– neurogenes 181
– opioidinduziertes 182
– s. Höhenkrankheit 182
– Symptome 102
Lungentransplantation 199
Lungenvenenfehlmündung
– Komplette 56
– – Narkoseführung 57
– – Symptome 57
– Partielle 56
Lupus erythematodes 490
Lyme-Borreliose 525
Lyme-Krankheit 525

Lymphangiomyomatose 183
Lymphom
– großzelliges 351
Lymphozyten 455

M

M. Boeck 182
Magenentleerung 305
Magenkrebs 559
Magnesium 356, 373
Maheim-Bündel 83
Maheim-Syndrom 83
Makroglobulinämie Waldenström 579
Malabsorption 322, 374
Maldigestion 322
Maligne Hyperthermie (MH)
– Dantrolene 695
– empfindliche Patienten 694
– Kühlung 695
– Narkoseführung 697
– Symptome 694
– Therapie 695
Malignes Melanom der Haut 562
Malignes neuroleptisches Syndrom 593
Mammakarzinom 556
Mangelernährung 437
Manie
– Therapie 592
Mannitol 341, 343, 346, 350
– intrakranieller Druck 207
MAO-Hemmer
– Opioide 588
Marfan-Syndrom 35, 128, 129, 410, 510
Marie-Strümpell-Krankheit 507
Marihuana
– Mißbrauch 604
– Narkose 604
Maroteaux-Lamy-Syndrom 431
Maschinengeräusch 48
Mastozytose 484
Mastzellen 456
May-Hegglin-Anomalie 465
McArdle-Krankheit 428
McCune-Syndrom 510
Mediastinitis 185
Mediastinoskopie 187
Medikamentenallergie 571
Medikamentenmetabolismus 287
Medikamentenüberdosierung 595
Mekoniumileus 163
Melphalan 552
Membranoxygenierung
– extrakorporale, ECMO 181
MEN (Multiple endokrine Neoplasie) 317
MEN II 558
MEN Typ IIa 410
MEN Typ IIb 410
Ménière-Krankheit 272
Meningitis 539
Meningomyelozele 680
Menkes-Syndrom 242
Menopause, physiologische 415

Meralgia parästhetica 251
6-Mercaptopurin 552
metachromatische Leukodystrophien 243
Methadon 600
Methämoglobinämie 454
Methohexital
– Anfallsleiden 265
Methotrexat 172, 552
Methoxyfluran 330, 333
Methylalkohol
– Intoxikation 606
– Therapie 606
Methyldopa 91
Methylenblau 450, 454
Methylmalonazidurie 430
Methylmalonyl-Coenzym-A-Mutase-Mangel 430
Methylprednisolon 172
Methysergid 267
MH siehe Maligne Hyperthermie
Mikrozephalie 447
Milch-Alkali-Syndrom 316
Mineralokortikoid 404
Minirin 463
Mithramycin 372, 552
Mitralinsuffizienz 32
– Antibiotikaprophylaxe 34
– Hämodynamisches Monitoring 35
– Narkoseführung 34
– Pathophysiologie 33
– Regionalanästhesieverfahren 34
– Schlagvolumen 33
– Vorhofflimmern 34
– V-Wellen 28
Mitralklappenprolaps
– Antibiotikaprophylaxe 36
– Komplikationen 36
– Marfan-Syndrom 35
– Narkoseführung 36
Mitralstenose
– Antibiotikaprophylaxe 31
– Anticholinergika 31
– Druckgradient 29
– Hämodynamisches Monitoring 32
– Inotropiesteigerung 31
– Klinische Symptome 29
– Narkoseführung 30
– Pathophysiologie 30
– Pulmonalvaskuläre Hypertension 30
– pulmonaler Gefäßwiderstand 31
– Vorhofthromben 30
Mittelohr
– Komplikationen durch Lachgas 273
Mivacurium 339, 350
Möbius-Syndrom 249
Mononukleose
– infektiöse 295, 530
Monozyten 456
Morbus Basedow 392
Morbus Behçet 142
Morbus Crohn 318
Morbus haemolyticus neonatorum 451
Morbus Hodgkin 562

Morbus Kahler 562
Morbus Osler-Rendu-Weber 465
Morbus Paget 509
Morbus Parkinson 236
Morbus Recklinghausen
– Symptome 278
Morbus Waldenström (Makroglobulinämie) 579
Morquio-Syndrom 431
Moyamoya-Syndrom 141
Mukokutanes Lymphknotensyndrom 544
Mukoviszidose 163, 199
Multiorganversagen 181
Multiple endokrine Neoplasie Typ II 558
Multiple Sklerose 243
– Periduralanästhesie 245
– Spinalanästhesie 245
Multiples Myelom 562, 578
Muskeldystrophie Typ Duchenne 492
Muskeldystrophie Typ Erb 493
Muskelpolysaccharidosen 431
Muskelrelaxans 350
Muskelrelaxantien 304, 339
Muskelrelaxantien bei Asthma bronchiale 175
Muskelschwäche 193
Muskeltrauma 363
Myasthenia gravis 496
Myasthenisches Syndrom 501
Mycobacterium tuberculosis 525
Mycoplasma pneumoniae 527
Myelinolyse
– zentrale pontine 359, 419
Mykoplasmenpneumonien 527
Myokardiale Belastung, erhöhte
– Aortenisthmusstenose
– – Postduktale (Erwachsenentyp) 60
– – Präduktale (Infantiler Typ) 60
– Aortenisthmusstenose, postduktale
– – Behandlung 61
– – Narkoseführung 61
– – Renin-Angiotensin-Aldosteron-System 62
– Aortenisthmusstenose, präduktale
– – Narkoseführung 61
– Aortenklappenstenose 59
– – Behandlung 60
– – Symptome 60
– Pulmonalklappenstenose
– – Behandlung 62
– – Narkoseführung 62
– – Symptome 62
Myokardialer Sauerstoffbedarf
– intraoperativ 16
Myokardiales Sauerstoffangebot
– intraoperativ 16
Myokardinfarkt
– akut 11
– – Herzrhythmusstörungen 13
– – kardiogener Schock 14
– – Komplikationen 13
– – Linksherzinsuffizienz 14
– – linksventrikulärer Thrombus 14
– – Perikarditis 14
– – Plasmaenzyme 12
– – Reizleitungsstörungen 13
– – subendokardial 12
– – Therapie 12
– perioperativ, Mortalität 5
– stumm 5
Myokardiopathie, siehe Kardiomyopathie
Myokardischämie
– Belastungs-EKG 9
– EKG 8
– KHK 4, 8, 16
Myopathie
– alkoholisch bedingte 502
– nemaline 493
– Kortikosteroide 172
Myositis ossificans 510
Myotone Dystrophien 493
Myotonia congenita (Thomsen) 495
Myotonia Curschmann-Steinert 494
Myxom 559

N

Nachbeatmung 161
Nachlast (Afterload) 99
Nahrungsmittelallergie 571
Naloxon 341
Narkolepsie 270
Narkoseführung 409
Nasenbluten 272
Natrium 356
Natriumausscheidung 330
Natriumbikarbonat 379
Natriummangel
– Berechnung 362
– Narkoseführung 362
– Symptome 361
– Therapie 361
Natriumüberschuß
– Narkoseführung 361
– Symptome 361
– Therapie 361
Nebenniereninsuffizienz
– Symptome 407
– Therapie 407
Nebennierenmark 403
Nebennierenrinde 403
Nebennierenrindenadenome 405
Nebennierenrindeninsuffizienz
– primäre 406
Nebennierenrindenkarzinome 405
Nebenschilddrüsenadenom 400
Nebenschilddrüsenkarzinom 400
Nelson-Syndrom 406
Neomycin 302
Neoplasie, multiple endokrine (MEN) 317, 400, 410
Neostigmin 340
Nephritis
– interstitielle 344
Nephroblastom 701
Nephrolithiasis 346
Nephron 326
Nephropathie
– diabetische 330, 345
Nephrotoxizität 330, 333
– von Röntgenkontrastmitteln 331
Nervensystem, sympathisches 100
Nesselsucht 485
Neugeborenen-Sepsis 520
Neugeborenes
– Atemnotsyndrom 665
– Choanalstenose und Choanalatresie 652
– Fistel, ösophagotracheale 652
– Hypoglykämie 652
– Hypovolämie 652
– Kernikterus 668
– Larynxmißbildungen 652
– Mekoniumaspiration 651
– Pierre-Robin-Syndrom 652
– Zwerchfellhernie 652
Neuritis nervi optici 245
Neuroblastom 700
Neurodermitis 170, 485
Neurofibromatose 683
– Narkoseführung 279
– Symptome 278
– Therapie 279
Neuromuskuläre Erkrankungen, Lungenerkrankungen, restriktive 183
Neuropathien
– der Hirnnerven 246
– periphere
– – angeborene 246
– – b. systemischen Erkrankungen 246
– – kompressionsbedingte 246
– – metabolisch-bedingte 246
– – toxisch-bedingte 246
– – postoperative 246
Niemann-Pick-Syndrom 432
Niere 326
Nierenbiopsie 331
Nierenerkrankungen 326
Nierenfunktion 331
Nierenfunktionstest 328
Niereninsuffizienz 335, 372
– chronische 329
Nierensteine 330
Nierentransplantation 349
Nierenvenenthrombose 344
Nierenveränderungen
– zystische 345
Nierenversagen 326
– chronisches 335
Nierenzellkarzinom 560
Nifedipin 7
Nifedipin bei Höhenkrankheit 182
Nikotinabstinenz 156
Nikotinabusus 153
– KHK 2
Nimodipin
– Gefäßspasmen 229
Nitrofurantoin 450
Nitroglycerin
– Hirndurchblutung 215
– kontrollierte Hypotension 231
Nitroglyzerin
– KHK 7, 17
Nitroprussid 129, 413
– Hirndurchblutung 215
– kontrollierte Hypotension 231

- Laryngoskopie, KHK 17
- Querschnittsymptomatik 259
Nitrosegase 180
Noonan-Syndrom 416
Noradrenalin 404
NPH-Insulin 383

O

Oberbaucheingriffe
- pulmonale Komplikationen 159
Octreotid 321
Okuloplethysmographie 226
Oligurie 331, 446
- perioperative 342
Omphalozele 674
Operative Behandlung 316
Opioidabhängigkeit
- Schmerztherapie 601
Opioide 308, 309, 341
- Abhängigkeit 599
- Entzug 600
- Hirndurchblutung 211
- Narkose 600
- peridural 161
- Überdosierung 599
Organophosphate
- Antidot 607
- Überdosierung 607
Orthopnoe 101
Osmolarität des Urins 330
Ösophagoskopie 298
Ösophagus
- Achalasie 314
- Divertikel 315
- Dysphagie 313
- Gefäßerkrankungen, kollagene 314
- Hiatushernie 314
- Infektionen 315
- Karzinom 315
- Ösophagitis, medikamenteninduzierte 314
- Ösophagospasmus 313
- Ösophagusstriktur 315
- Refluxkrankheit 313
Ösophagusmalignom 558
Ösophagusvarizen 297, 298
Osteodystrophie
- renale 336
Osteogenesis imperfecta 509
Osteomalazie 345
Osteoporose 298
- Kortikosteroide 172
Osteosarkom 562
Ostitis fibrosa generalisata cystica 401
Otitis media
- akute 540
Otitis media chronica 164
Ovarfunktion
- Syndrom der gesteigerten 415
Ovarialkarzinom 561
Ovarien
- kleinzystische Degeneration 416
Oxytozin 416, 417

P

Pädiatrische Patienten
- Anästhetikabedarf 661
- Barbiturate 663
- Gaumenspalte 684
- Hämatologie 660
- Intubation 657
- kardiovaskuläres System 658
- Körpergesamtwasser 659
- Lippenspalte 684
- Luftwege, Anatomie 657
- MAC 661
- Nierenfunktion 659
- Opioide 663
- perioperative Phase 664
- Pharmakokinetik 664
- respiratorisches System 658
- solide Tumore 700
- Succinylcholin 663
- Temperaturregulation 660
- Trauma 677
Palmarerythem 298
Panaritium parunguale 520
Pancuronium 305
- KHK 19
Panhypopituitarismus 407, 417
Pankreaserkrankungen
- Pankreaskarzinome 322
- Pankreatitis, akute 321
- Pankreatitis, chronische 322
Pankreasinsuffizienz bei Mukoviszidose 163
Pankreaskrebs 560
Pankreatitis
- akute 321, 372, 401
- ARDS 180
- chronische 322, 401
Panzytopenie 447
Papillomatosis
- Larynx 692
Paracetamol 450
Paracetamol
- Antidot 606
- Überdosierung 606
Parallelschaltung von Pulmonal- und Systemkreislauf 54
Paramyotonia congenita 495
Parasiten 455
Parathormon 326, 336, 371, 400
Parathyreoidektomie 336, 401
partielle Thromboplastinzeit 461
PCP 503
Pectus carinatum 512
Pectus excavatum 512
PEEP
- Asthma bronchiale 175
- intrakranieller Druck 215
- Luftembolie 219
- positiver endexspiratorischer Druck 192
Pelizaeus-Merzbacher 243
Pellagra 439
Pemphigus 483
Penicillamin 299
Penicillin 450
Pentobarbital

- intrakranieller Druck 263
Perfusionsdruck
- verminderter renaler 331
Periduraler Abszeß 540
Perikarderguß 121, 337
Perikarderkrankungen 121
Perikarditis
- akute 121
- chronisch-konstriktive 121, 122
- Myokardinfarkt, akut 14
Perikardtamponade 337
Periodische Lähmung 501
Periphere Gefäßerkrankungen 137
Peritonitis 543
- spontan auftretende bakterielle 302
Peritonsillarabszeß 541
Peronaeuslähmung 252
Peronaeusmuskulatur, Atrophie 255
Perspiratio insensibilis 341
Petroleumprodukte
- Intoxikation 606
Pfaundler-Hurler-Krankheit 431
Pfortader 287
Phäochromozytom 89, 405
- Aufrechterhalten der Narkose 413
- Diagnose 410
- Droperidol 414
- Halothan 413
- Kardiomyopathie 412
- Narkoseeinleitung 413
- Narkoseführung 412
- postoperative Betreuung 414
- Prämedikation 413
- Regionalanästhesie 414
- Therapie 412
- Todesursachen 412
- Überwachung 414
Pharyngitis 541
Phenacetin 450
Phenobarbital 306
Phenoxybenzamin 412
Phentolamin 413
Phenylephrin 239
Phenylketonurie 430
Phenytoin 68, 69, 70, 344
- Anfallsleiden 265
Phlegmone, s. Streptokokken 519
Phosgene 180
Phosphatase
- alkalische 290
Phosphatmangel 193
Phosphatverarmung 316
Phosphodiesterasehemmer 107
Phrenikusparese 184
Physiotherapie 162
Pickwick-Syndrom 269, 270, 436
Pierre-Robin-Syndrom 652, 685
Pilocarpin 274
Pilzinfektionen 455
Pimozid 266
Pink puffer 155
Plasma-Cholinesterase
- Kokain 598
Plasmaosmolarität 355
Plasmozytom 562, 578
Pleuraerguß 184

Pleurafibrose 183
Pleuraschwarte 183
Pleurodese 183, 184
Plexus brachialis-Neuropathie 251
Plexus-brachialis-Blockade 339
Plicamycin 372
Pneumocystis carinii 545
Pneumokokken 519
Pneumokokkenimpfung 449, 452
Pneumomediastinum 185
Pneumonektomie 200
Pneumonie
– allergische 183
– bakterielle 542
– atypische 527
Pneumoperikard 123
Pneumothorax 184
Polyarteriitis nodosa 140
Polyglobulie 155
Polymyositis 489
Polyneuritis, akute idiopathische 254
Polyneuropathie 337
Polypen
– gastrointestinale 324
– Polyposis coli, familiäre 324
Polyzythamia vera 565
Polyzythämie
– absolute 456
– relative 456
Pompe-Krankheit 428
Porphyria cutanea tarda 423
– Narkoseführung 424
Porphyria variegata 424
Porphyrie
– Neuropathie 253
– akute intermittierende 422
– – Hämatingabe 423
– – Narkoseführung 424
– – Prophylaxe 423
– – Symptome 423
– – Therapie 423
– erythropoetische 422
– hepatische 422
Posthyperventilationsapnoe 272
Posthyperventilationshypoxie 196
Poststreptokokken-Glomerulonephritis 344
Prader-Willi-Syndrom 503
Präexzitationssyndrome 82
– Behandlung 83
– James-Bündel 83
– Kent-Bündel 83
– Lown-Ganong-Levine-(LGL-)Syndrom 83
– Maheim-Bündel 83
– Maheim-Syndrom 83
– Wolff-Parkinson-White-(WPW-)Syndrom 83
Prämenstruelles Syndrom 415
Prazosin 91, 412
Predigerhand 386
Primäre pulmonale Hypertonie 119
Prinzmetal-Angina 4
Probenecid 317
Procainamid 68, 69
Progerie 723
Prolactin 416

Propofol
– Anfallsleiden 265
– antikonvulsive Wirkung 591
– Hirndurchblutung 215
Propranolol 68, 69, 345
Propylthiouracil 393
Prostacyclin 181
Prostaglandine 327
Prostaglandine bei Asthma bronchiale 167
Prostatahyperplasie 348
Prostatakarzinom 557
Protamin 574
Protein C 458
Protein-C-Mangel 465
Proteinose, lipoide 491
Proteinsynthese 285
Proteinurie 330, 344
Prothrombinmangel 300
Prothrombinzeit, s. Quickwert
Protoporphyrie
– erythropoetische 425
Prune-Belly-Syndrom 503
Pseudocholinesterase 287
Pseudohyperkaliämie 366
Pseudohypoparathyreoidismus 402
Pseudo-Krupp 690
Pseudoxanthoma elasticum 488
Psoriasis 483
PTCA 12
PTT, s. partielle Thromboplastinzeit
Pulmonalarterienkatheter 341
– intraoperativ, KHK 20
Pulmonalarterienkatheter, Rechtsschenkelblock 76
Pulmonalvaskuläre Hypertonie
– Cor pulmonale 116
Pulsus paradoxus 122, 124
Purkinjefasern 67
Purpura
– idiopathische 470
– thrombotische, thrombozytopenische 470
Purpura Schönlein-Henoch 140
Pyelogramm 330
Pyelonephritis
– chronische 345
Pylorusstenose 675
– Narkoseführung 676
Pyridostigmin 340
Pyrovatdehydrogenase-Mangel 429
Pyruvat-Kinase-Mangel 450

Q

Q-Fieber 527
QT-Syndrom
– Behandlung 86
– Jervell-Lange-Nielsen-Syndrom 85
– Narkoseführung 86
– Romano-Ward-Syndrom 85
Querflöte 198
Querschnittsmyelitis 245
Querschnittsymptomatik 363
– akute 258
– chronische 258, 259
Querschnittsyndrom 255

– Atmung 256
– autonome Hyperreflexie 256
– muskuloskelettales System 258
– Narkoseführung 258
– Pathophysiologie 256
– Urogenitalsystem 258
Quick-Wert 286, 461
Quincke-Ödem 580

R

Rachitis 439
Radialisparese 251
Radionukliddarstellung 331
Rauchvergiftung
– CO 607
R-auf-T-Phänomen 80
Raynaud-Syndrom
– Narkoseführung 141
Reaktionen
– allergische 474
– febrile 474
– hämolytische 475
– verzögerte 475
Rebound-Hypertonie 93
Rechter Ventrikel mit doppelter Ausflußbahn 59
Rechtsherzinsuffizienz
– Symptome
– – Ödeme 103
Rechts-Links-Shunt
– intrapulmonal 195
Rechtsschenkelblock 75, 76
Reentry-Mechanismus 65
Reflex, okulokardialer 78
Reflexbradykardie 78
Reflux
– gastroösophagealer 170
Refsum-Krankheit 255
Regelkreise, hormonale 100
Regionalanästhesie
– Vaginale Entbindung 623
– Wehenschmerz 623
Regionalanästhesie, Schwangerschaft
– Kaudalanästhesie 624
– Parazervikalblockade 624
– Periduralanästhesie, lumbale 624
– Pudendusblockade 624, 626
– Sattelblock 625
– Spinalanästhesie 624, 625
Regionalanästhesieverfahren 350
– Geriatrische Patienten 721
– KHK 19
Reiter-Syndrom 508
Reizhusten bei Asthma bronchiale 168
Reizkolon 317
Reizleitungsstörungen
– AV-Block I 75
– AV-Block II 75
– AV-Block III 75
– Bifaszikulärer Block 75, 76
– Hemiblock, linksanterior 75, 76
– Hemiblock, linksposterior 75, 76
– Linksschenkelblock 75, 76
– Rechtsschenkelblock 75, 76
– Trifaszikulärer Block 75

Reizleitungssystem 67
Rekurarisierung 340
Renin 326, 355
Renin-Angiotensin-System 404
Reninfreisetzung 332
Residualkapazität
– funktionelle 169
Residualkapazität (FRC)
– funktionelle 154
Residulavolumen (RV) 154
Respirator 190
Respiratory syncytial virus 528
Restharnmenge 331
Restless-leg-Syndrom 270
Retikulozytenzahl 291
Retikulozytose 443, 449
Retinitis pigmentosa 240
Retropharyngeale Infektionen 541
Rett-Syndrom 242
Reye-Syndrom
– Ätiologie 683
– Behandlung 684
– intrakranieller Druck 683
– Symptome 683
Rhabdomyolyse
– Barbiturate 601
Rheomacrodex 473
Rhesus-Antigene 451
Rheumatoide Arthritis 503
rheumatoide Arthritis bei Bronchiolitis obliterans 164
Rhinoviren 528
Rickettsia burnetti 527
Riley-Day-Syndrom 240
Rippenserienfraktur 184
Robin-Hood-Phänomen
– Hirndurchblutung 210
Rocky Mountain spotted fever 527
Röntgenkontrastmittel 331
Röteln-Virus 531
RS-Virus 528
Rubellavirus, s. Röteln-Virus 531

S

Salbutamol 171
Salicylsäure
– Überdosierung 605
Salmonellose 521
Sanfilippo-Syndrom 431
Sarkoidose 346, 371
– Neuropathie 253
Sarkoidose 182
Sauerstoffaustausch 194
Sauerstoffdissoziationskurve 188, 442
Sauerstoffgehalt 442
– arteriell (CaO_2) 195
– Kohlenmonoxid 607
Sauerstoffgehaltdifferenz
– arterio-venös 196
Sauerstoffpartialdruck 442
– gemischt-venös (PvO_2) 195
Sauerstoffpartialdruckdifferenz
– alveolo-arterielle, $AaDO_2$ 194
Sauerstoffsättigung 442
Sauerstofftherapie 189

Sauerstofftoxizität 180
Sauerstofftransport 442
Säure-Basen-Haushalt
– Störungen 377
Säure-Rebound-Phänomen 316
Schädel-Hirn-Trauma
– epidurales Hämatom 233
– Hirnprotektion 262
– subdurales Hämatom 233
Scheie-Syndrom 431
Schilddrüsenerkrankungen 391
Schilddrüsenfunktionstests 391
Schilddrüsenkarzinom
– follikuläres 558
– medulläres 558
– papilläres 558
Schizophrenie
– Therapie 593
Schlaf-Apnoe-Syndrom 270
– geriatrische Patienten 718
Schlafstörungen 269
Schlaganfall
– Blutung 227
– Hirnprotektion 262
– Ischämie 227
Schmerztherapie
– postoperative 161
Schock 331
– hämorrhagischer 446
– septischer 535
– spinaler 256
Schocksyndrom
– toxisches 521
Schrittmacherfunktionsarten 72
Schwangerschaft 392
– Anästhetikabedarf 615
– – Nieren 616
– – Respiratorisches System
– – – Funktionelle Residualkapazität
– – – Luftwege, obere 613
– – – Sauerstoffverbrauch 614
– – – Postpartale Phase 651
– APGAR-Schema 650
– Asherman-Syndrom 643
– Aspiration 616
– – Kardiovaskuläres System 611
– – Leber 616
– – Nervensystem
– Beurteilung des Neugeborenen 650
– Blutung, vaginale
– – Differentialdiagnose 641
– – Placenta praevia 641
– – Plazentalösung 642
– – Retentio placentae 643
– – Uterusatonie 643
– – Uterusruptur 642
– Diabetes mellitus 640
– Erkrankungen 611
– Fetale Asphyxie 645
– Fetale Überwachung
– – Beat-to-Beat-Variabilität 646
– – Dezelerationen 646
– – Dezelerationen, späte 647
– – Dezelerationen, frühe 647
– – Dezelerationen, variable 648
– – Herzfrequenz 646

– Fruchtwasseranalyse 649
– Fruchtwasserembolie 643
– Geburtslagen
– – Beckenendlage
– – – Sectio caesarea
– – – Vaginale Entbindung 631
– – Fußlage 631
– – Hinterhauptslage, hintere 630
– – Steiß-Fußlage 631
– – Steißlage 631
– Herzerkrankungen 632
– – Aneurysma dissecans 636
– – Aortenisthmusstenose 635
– – Aortenklappeninsuffizienz 633
– – Aortenklappenstenose 633
– – Eisenmenger-Syndrom
– – – Narkoseführung 634
– – Fallot'sche Tetralogie 634
– – Herzklappenersatz, künstlicher 636
– – Hypertension, pulmonalvaskuläre 635
– – Kardiomyopathie 636
– – Mitralklappeninsuffizienz 633
– – Mitralklappenstenose 633
– Hypertonus, schwangerschaftsinduzierter 636
– – Behandlung 638
– – Folgen 637
– – Narkoseführung 639
– – Pathophysiologie 637
– Mehrlingsschwangerschaften 632
– Myasthenia gravis 640
– Operationen während der Schwangerschaft
– – Narkoseführung 644
– Physiologische Veränderungen
– – Aortokavales Kompressionssyndrom 612
– – Gastrointestinaltrakt 617
– – Gastrointestinaltrakt
– Regurgitation
– Sectio caesarea 626
– – Allgemeinanästhesie 627
– – Regionalanästhesie 628
– – Schwierige Intubation 627
– Tubenligatur, postpartale 653
– Ultraschalluntersuchung 649
– Uteriner Blutfluß
– – Kohlendioxidpartialdruck 619
– vaginale Entbindung
– – Inhalationsanalgetika 626
Sectio caesarea 626
– Allgemeinanästhesie 627
– Regionalanästhesie 628
– Schwierige Intubation 627
Sehnenreflexe
– gesteigerte 447
Sepsis 291, 337
– Neugeborene 669
Sepsis bei ARDS 180
Serotonin 319
Serum-Glutamat-Oxalazetat-Transaminase [SGOT] 290
Serum-Glutamat-Pyruvat-Transaminase [SGPT] 290
Shigellose 522

Shuntfraktion 197
Shunt-Operation
– portosystemische 300
Shunt-Umkehr 52
Shy-Drager-Syndrom 239
Siamesische Zwillinge
– Trennung 712
Sichelzellanämie 330, 451
Sick-Sinus-Syndrom (Bradykardie-Tachykardie-Syndrom) 78
– Glossopharyngeusneuralgie 248
SIDS (Sudden Infant Death Syndrome) 668
Sinus caroticus 224
Sinusbradykardie 78
Sinusitis 540
Sinusknoten 67
Sinustachykardie 77
Sipple-Syndrom 410
Situs inversus (Kartagener Syndrom) 164
Sjögren-Syndrom 299, 505
Sklerodermie 299, 486
Sklerotherapie 300
Skorbut 439
SLE (Systemischer Lupus erythematodes) 490
Somogyi-Effekt 384
Sotos-Syndrom 242
Spannungspneumothorax 158, 185
Sphärozytose
– hereditäre 449
Sphincter Oddi
– Spasmus 309, 310
Spider naevi 298
Spinalanästhesie 347
– TURP 348
Spirometrie 154, 168
– incentive 162
Spironolacton 345, 409
Splenomegalie 287, 298
Spondylarthritis ankylopoetica 507
Spondylose
– zervikale 269
Spontanpneumothorax 184
spotted-fever 527
Sprue
– einheimische 323
– tropische 323
Standardbikarbonatwert 378
Staphylococcus aureus 520
Staphylococcus epidermidis 520
Staphylokokken 520
Status asthmaticus 172
Steal-Phänomen, intrazerebrales
– Hirndurchblutung 210
Stein-Leventhal-Syndrom 416
Stellatum-Blockade
– Hirndurchblutung 209
Stevens-Johnson-Syndrom 486
STH 416
Stickstoffmonoxid (NO) 188
Stiff-baby-Syndrom 246, 496
Stiff-man-Syndrom 246
Stoffwechselfunktion 285
Stoffwechselstörungen 422
Stoßwellen-Lithotripsie (ESWL)

– extrakorporale 347
Strabismus 447
Strahlenenteritis 323
Streptococcus pneumoniae 519
Streptokokken 344, 519
– β-hämolysierende 520
Streptokokken der Gruppe B 520
Streptokokken der Gruppe D 520
Streptomycin 450
Stridor 165
Strumektomie
– Komplikationen einer subtotalen 393
– Nervenschädigung nach subtotaler 393
Subarachnoidalblutung 229
Subclavian-Steal-Syndrom 144
Subphrenischer Abszeß 543
Succinylcholin 287, 338
– Echothiophat 275
– Elektroschocktherapie 591
– intrakranieller Druck 213
– Lithium 593
– malignes neuroleptisches Syndrom 594
– pädiatrische Patienten 663
– Querschnittsymptomatik 259
– Syringomyelie 235
Sudden Infant Death Syndrome 668
Sufentanil
– Hirndurchblutung 213
– pädiatrische Patienten 663
Sukralfat 316
Sulfhämoglobinämie 454
Sulfonamide 344, 450
Sumatriptan 267
Suppressor-Zellen 567
Sympatholytika
– Betarezeptorenblocker 91
– Clonidin 91
– Methyldopa 91
– Prazosin 91
Sympathomimetika 291
Syndrom
– akutes nephritisches 344
– hepatorenales 301, 346
– multiglanduläres 410
– neoplastisches (MEN) 410
– nephrotisches 344
Synkope 266
Syphilis 524
Syringomyelie 234
System
– mononukleares 456
– phagozytierendes 456
– retikuloendotheliales 445
Systemischer Lupus erythematodes 490
Szintigraphie
– KHK 9

T

Tachykardie 446
– paroxysmale supraventrikuläre 78
– ventrikuläre Behandlung 81

Tachypnoe 169
Takayasu-Syndrom
– Narkoseführung 138
– Symptome 137
Tawaraschenkel 67
Tay-Sachs-Syndrom 432
Teleangiektasie
– angeborene hämorrhagische 465
Telemetrie 67
TENS, transkutane elektrische Nervenstimulation 162
Tensilon (Edrophonium) 498
Tetanus 523
Tetrajodthyronin (T_4) 391
Thalassaemia major 445
Thalassaemia minor 445
α-Thalassämie 445
β-Thalassämie 445
T-Helfer-Zellen 567
Theophyllin 171
Thiamazol 393
Thiaminmangel
– Alkoholismus 597
Thioguanin 552
Thiopental 304, 338
– Hirndurchblutung 212
Thiotepa 552
Thomsen-Myotonia 495
Thoracicus-longus-Lähmung 251
Thorax, instabiler 184
Thorax, Röntgenbild
– Kerley-Linien 102
– Schmetterlingsform 102
Thoraxdrainage 184
Thoraxverletzungen 128
Thrombangiitis obliterans 138
Thrombelastographie 461
Thrombembolie 146, 344
Thrombin 458
Thrombinzeit 461
Thromboplastinzeit
– partielle 286
Thromboplastinzeit, s. Quickwert 461
Thrombose
– zerebrale 228
Thrombozytenaggregation 305
Thrombozytopenie 300, 301, 469
Thrombus
– venös 146
Thyreostatika
– Agranulozytose 393
– Beta-Rezeptorantagonisten und 393
– Hypoprothrombinämie 393
– Hypothyreose 393
– Therapie der Hyperthyreose 393
– Thrombozytopenie 393
Thyreotoxische Krise 394
Thyroxin 391
Tiefe Venenthrombose 146
– Heparin 147
– Prophylaxe 148
– Therapie 147
T-Lymphozyten 567
Toleranz 171
– Amphetamine 602

– Barbiturate 601
– Benzodiazepine 602
– Drogenmißbrauch 595
– LSD 603
– Marihuana 604
– Opioide 599
Torticollis spasticus 238
Totalkapazität 169, 178
Totraumventilation 195
Tourette-Syndrom 266
Toxizität
– zentralnervöse 308
Trachealeinengung, mechanische
– Aortenbogen, doppelter 63
– Pulmonalarterie, aberrierende linke 63
– Pulmonalklappe, fehlende 63
Trachealstenose 164, 165
Tracheomalazie 190, 393
Tracheomegalie 496
Tracheotomie 190
Transaminasen 290
Transfusion 471
Transfusionen 294
Transösophageale Echokardiographie
– KHK 21
Transposition der großen Gefäße
– Behandlung 54
– Mustard-Operation 55
– Narkoseführung 55
– Rashkind-Manöver 55
– Rastelli-Operation 55
– Symptome 54
Treacher-Collins-Syndrom 686
Treponema pallidum 524
Triamcinolon 172
Trichterbrust 512
Trifaszikulärer Block 75
Trigeminusneuralgie 247
Trijodthyronin (T_3) 391
Trikuspidalatresie
– Behandlung 53
– Narkoseführung 53
– Operation nach Fontan 53
Trikuspidalinsuffizienz
– Luftembolie 42
– Narkoseführung 41
– Pathophysiologie 41
Trimetaphan
– kontrollierte Hypotension 231
Trisomie 21 682
Trommelschlegelfinger 163
Trousseau-Zeichen 403
Truncus arteriosus communis 55
– Behandlung 56
– Narkoseführung 56
– Symptome 56
TSH 416
TSH-Spiegel 391
T-Stück 198
Tuberkulose 525
Tubulus 326
Tubulusnekrosen 330
Tumoren
– mediastinale 185
– intrakranielle
– – Behandlung 202

– – Diagnose 202
– – Einteilung 202
– – Krampfanfall 202
– – Narkoseführung 202
– – Prämedikation 214
– – Symptome 202
– – Therapie 202
Tumorkalzinose 491
Tumorzerfallsyndrom 550
Turner-Syndrom 416
TURP-Syndrom 348
Typ Becker-Kiener 493
Typ-A-Virus 292
Typ-B-Virus 292
Typ-C-Hepatitis 292
Typ-D-Virus 292
T-Zell-Leukämie 564
T_3 Aufnahme-(Uptake)-Test (RT_3U) 391
T_4-Gesamtplasmaspiegel (Gesamtthyroxin) 391

U

Ulkus duodeni
– Antazida 316
– Anticholinergika 316
– Behandlung 316
– H_2-Rezeptorenblocker 316
– Operative Behandlung 316
– Sukralfat 316
– Symptome 315
Ulkus ventriculi 317
Ulkuskrankheit 315, 401
Ulnarislähmung 250
Ultraschalluntersuchung 331
Unangemessene Sekretion des antidiuretischen Hormons 358
Undines Fluch 270
Urämie 335
– Neuropathie 253
Uratnephropathie 346
Urbach-Wiethe-Krankheit 491
Urographie 331
Uroporphyrie
– erythropoetische 425
Urtikaria 485
Uteruskarzinom 561

V

Valproinsäure 264
Valsalva-Manöver 79
Varizellen-Zoster-Virus 530
Varizen 297, 300
Vaskulitis 330
Vasodilatantien 91, 106
Vasokonstriktion
– hypoxische, Euler-Liljestrand Reflex 158
Vasopressin 330
Vecuronium 305, 339
– intrakranieller Druck 213
– KHK 19
– pädiatrische Patienten 663
Venendruck, zentraler
– Hirndurchblutung 208

Ventilations-/Perfusionsverhältnis 169, 197
Ventrikelfunktion
– Parameter, hämodynamische
– – Druck, enddiastolischer 101
– – Ejektionsfraktion 101
– – Herzzeitvolumen 100
Ventrikelseptumdefekt 46
– Narkoseführung 47
– Symptome 47
– Therapie 47
Venturi-Gesichtsmaske 189
Verapamil 7, 68, 69
Verbrennung
– Elektrolyte 707
– endokrine Veränderungen 707
– Gastrointestinaltrakt 706
– Halothan 711
– Herzminutenvolumen 703
– Hypertension 704
– Immunologie 708
– intravasales Flüssigkeitsvolumen 704
– Ketamin 711
– Kohlenmonoxid 706
– Leberfunktion 708
– Luftwege 705
– Metabolismus 706
– Muskelrelaxantien, nicht-depolarisierende 710
– Narkoseführung 708
– Nierenfunktion 706
– pathophysiologische Veränderungen 709
– pharmakologische Besonderheiten 709
– Rauchinhalation 705
– restriktive Veränderungen 706
– Rheologie 707
– Succinylcholin 363, 710
– Thermoregulation 706
Verbrennungen
– elektrische 712
Verschlußikterus 346
Vestibularisneuronitis 249
Vibrio cholerae 522
Vinblastin 552
Vincristin 552
Virus-Hepatitis 292, 337
Vitalkapazität 178
– forcierte 154
Vitamin K-Mangel bei Mukoviszidose 163
Vitamin-B_{12}-Mangel 448
– Neuropathie 252
Vitamin-D-Intoxikation 371
Vitamin-D-Mangel 372
Vitamin-K 287
Vitamin-K-Analoga 450
Vitamin-K-Mangel 466
Vitaminmangelstörungen
– Ascorbinsäure (Vitamin C) 439
– Nikotinsäureamid (Nikotinamid) 439
– Thiamin (Vitamin B1) 438
– Vitamin A 439
– Vitamin D 439

– Vitamin K 439
Volatile Anästhetika
– Atemwege 164, 173
von Hippel-Lindau-Syndrom 410
Von-Willebrand-Faktor 335
Von-Willebrand-Jürgens-Syndrom 464
Vorhofflattern 79
Vorhofflimmern 79
– Behandlung 80
Vorhofseptumdefekt
– Antibiotikaprophylaxe 46
– Narkoseführung 46
– Ostium-primum-Typ
– – Behandlung 45
– – Symptome 45
– Ostium-secundum-Typ
– – Komplikationen 45
– – Symptome 44
– – Therapie 45

W

Waller-Degeneration 246
Wandernder Vorhofschrittmacher 80
Warren-Shunt
– splenorenaler 300
Wasserintoxikation 358
Wasted ventilation 195
Weaning 198
Wegener-Granulomatose
– Narkoseführung 139

Wehen
– Regionalanästhesie 623
– Verabreichung von Medikamenten 621
– Verzögerte Wehentätigkeit 622
Werdnig-Hoffmann-Erkrankung 235
Wernicke-Korsakoff-Syndrom 597
Widerstand
– pulmonalvaskulärer 197
– systemischer 197
Wiederbelebung
– hypertone Kochsalzlösung 261
Willebrand-Syndrom 35
Williams-Beuren-Syndrom 514
Wilms-Tumor 701
Wilson-Krankheit 299
Windpocken 530
Wiskott-Aldrich-Syndrom 580
Wolff-Parkinson-White-(WPW-)Syndrom 83

Y

Yohimbin 239

Z

Zeckenbißfieber 527
Zerebralparese
– infantile 678
Zerebrovaskuläre Erkrankungen

– Arteria basilaris, Erkrankungen 221
– Arteria carotis, Erkrankungen 221
– Arteria vertebralis, Erkrankungen 221
– Narkoseverfahren 222
– Präoperative Beurteilung 222
– Therapie
– – medikamentös 222
– – operativ 222
– Transitorisch ischämische Attacken (TIA) 220
Zervixkarzinom 561
Ziliendyskinesie 164
Zirrhose
– postnekrotische 298
– primär biliäre 298
Zitratintoxikation 303
Zöliakie 323
Zwerchfellhernie
– Behandlung 671
– Narkoseführung 671
– Symptome 669
Zwergwuchs 345
Zyanidvergiftung 338
Zystennieren 344
Zystoskopie 330
Zytomegalievirus 292
Zytomegalievirus-Hepatitis 295
– Uteriner Blutfluß
– – Hypotension 617
– – Uteroplazentarer Kreislauf 617

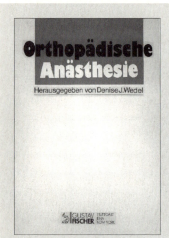

Wedel
Orthopädische Anästhesie
1995. XII, 388 S., 83 Abb., 82 Tab., geb. DM 148,–

Inhalt: Einleitung • Die präoperative Beurteilung • Transfusions-Medizin • Gerinnungsstörungen • Regional- und Allgemeinanästhesie im Vergleich • Lagerung und Monitoring • Der pädiatrische Patient: Regionalanästhesie • Der geriatrische Patient • Wirbelsäulenchirurgie • Orthopädische Tumoren • Mikrovaskuläre Chirurgie • Ambulante Chirurgie • Periphere Nervenblockaden • Spinal- und Periduralanästhesie • Komplikationen • Postoperative Analgesie • Therapie chronischer Schmerzen

Verfaßt von führenden Kapazitäten der Mayo-Klinik, bietet dieser Band eine einzigartige und umfassende Darstellung aller Bereiche, die für die Anästhesie bei orthopädischen Operationen von Bedeutung sind. Neben den anatomischen und physiologischen Grundlagen sind ebenso alle wichtigen speziellen Themen, wie z. B. die Transfusionsmedizin, enthalten. Ein entsprechender Einblick in das Fach Orthopädie schafft die Basis für das Verständnis der klinischen Probleme, die sich im perioperativen Umfeld bei orthopädischen Patienten ergeben.

Liu
Anästhesiologie
Grundlagen und Verfahren
1996. Etwa 520 S., zahlr. Abb. u. Tab., geb. etwa DM 148,–

Grote/Witzleb
Regulation von Durchblutung und Sauerstoffversorgung der Organe • Regulation of Blood Flow and Tissue Oxygen Supply
1994. 290 S., 88 Abb., 20 Tab., kt. DM 118,–

Jöhr
Kinderanästhesie
3. Aufl. 1995. XIV, 232 S., 47 Abb., 39 Tab., kt. DM 32,80

Schranz
Pädiatrische Intensivtherapie
2. Aufl. 1993. XIV, 624 S., geb. DM 74,–

Saint-Maurice/Schulte-Steinberg
Regionalanästhesie bei Kindern
1992. 199 S., 125 größtenteils farb. Abb., 17 Tab., geb. DM 146,–

Benumof
Anästhesie in der Thoraxchirurgie
1991. XVIII, 452 S., 230 Abb., 75 Tab., geb. DM 278,–

Renck
Behandlung des viszeralen Abdominalschmerzes durch Nervenblockade
1993. 115 S., 33 teils farb. Abb., 10 Tab., geb. DM 119,–

Hoerster u.a.
Regionalanästhesie
Operativer Bereich - Geburtshilfe - Schmerztherapie
3. Aufl. 1989. 299 S., 225 meist farb. Abb., geb. DM 158,–

Keats
Notfallradiologie
Ratgeber für Radiologen und Ärzte in der Notaufnahme
2. Aufl. 1989. XIV, 531 S., 770 Abb. mit 1659 Teildarst., geb. DM 210,–

Platt
Handbuch der Gerontologie
Band 4/1: Anästhesie, Chirurgie, Neurochirurgie
1990. XX, 525 S., 224 Abb., davon 10 in Farbe, 122 Tab., Ln. DM 455,– (Subs.-Preis DM 410,–)

Preisänderungen vorbehalten.

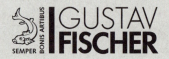

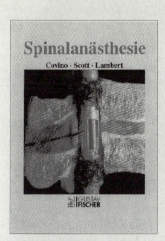

Covino/Scott/Lambert
Spinalanästhesie
1995. X, 157 S., 110 Abb., 22 Tab., geb. DM 128,–

Das Handbuch gibt in fundierter und systematischer Darstellung zunächst Auskunft zu den anatomischen, physiologischen und pharmakologischen Grundlagen der Spinalanästhesie. Weiterhin werden neben den technischen Aspekten sämtliche klinischen Anwendungsbereiche und insbesondere die möglichen Komplikationen ausführlich besprochen.

Aus dem Inhalt: Einführung • Anatomische Betrachtungen • Die Wirbelsäule • Die Wirbelkörper • Der spinale Bandapparat • Die spinalen Hirnhäute • Das Rückenmark • Die Spinalnerven • Autonomes Nervensystem • Der Liquor cerebrospinalis • Physiologische Betrachtungen • Der Liquor cerebrospinalis • Die Physiologie der sensorischen afferenten Nervenbahnen • Kardiovaskuläre Effekte der Spinalanästhesie • Respiratorische Effekte der Spinalanästhesie • Pharmakologische Betrachtungen • Wirkmechanismus der Lokalanästhetika • Mechanismen der Spinalanästhesie • Wirkstoffe bei Spinalanästhesie • Faktoren der spinalanästhetischen Aktivität • Pharmakokinetik der Spinalanästhesie • Spezifische Spinalanästhetika • Intrathekale Opioide ...

Yao/Artusio
Anästhesiologie
Problemorientierte Patientenbehandlung
3., neubearb. und erw. Aufl. 1996. Etwa 632 S., 33 Abb., 15 Tab., geb. etwa DM 169,–

Murphy/Murphy
Radiologie in Anästhesiologie und Intensivmedizin
Ein Leitfaden für Radiologen und Anästhesisten
1990. XII, 273 S., 287 Abb. mit 440 Teildarst., 15 Tab., geb. DM 198,–

Bready/Smith
Anaesthesiologische Entscheidungen
1993. XVIII, 280 S., 134 Flußdiagramme, geb. DM 136,–

Craft/Upton
Anästhesie
Schlüsselthemen der klinischen Praxis
1994. XII, 259 S., kt. DM 64,–

Nemes/Niemer/Noack
Datenbuch Anästhesiologie
Grundlagen - Empfehlungen - Techniken - Übersichten - Grenzgebiete - Bibliographie
4. Aufl. 1996. In Vorbereitung

Niemer/Nemes/Lundsgaard-Hansen/Blauhut
Datenbuch Intensivmedizin
3. Aufl. 1992. XIV, 1821 S., 346 Abb., 1034 Tab., geb. DM 598,–

Thys/Kaplan
Das EKG in der Anästhesie und Intensivmedizin
1992. VIII, 263 S., 232 Abb., 23 Tab., geb. DM 119,–

Litscher
Multivariable nicht-invasive Intensivüberwachung
Neue computergestützte Verfahren
1994. XII, 158 S., 179 Abb., kt. DM 98,–

Allgeier
Anästhesie und Intensivpflege in Theorie und Praxis
1995. XVIII, 817 S., geb. DM 98,–

Preisänderungen vorbehalten.

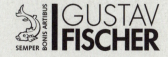